CB070558

DORES OROFACIAIS

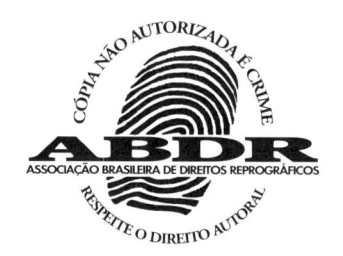

D695	Dores orofaciais : diagnóstico e tratamento / José Tadeu Tesseroli de Siqueira ... [et al.]. – São Paulo : Artes Médicas, 2012.
	816 p. : il. color ; 28 cm.
	ISBN 978-85-367-0159-2
	1. Odontologia. 2. Dor orofacial. I. Siqueira, José Tadeu Tesseroli de.
	CDU 616.314

Catalogação na publicação: Ana Paula M. Magnus – CRB 10/2052

DORES OROFACIAIS
DIAGNÓSTICO E TRATAMENTO

JOSÉ TADEU TESSEROLI DE SIQUEIRA

MANOEL JACOBSEN TEIXEIRA

E COLABORADORES

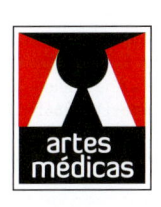

artes médicas

2012

© Grupo A Educação S.A., 2012

Diretor editorial: Milton Hecht
Gerente editorial – Biociências: Letícia Bispo de Lima
Editora responsável por esta obra: Juliana Lopes Bernardino
Capa: Paola Manica
Projeto gráfico e editoração: Tatiana Pessoa
Desenhos: Daniel Barcelos de Melo (págs. 21, 23, 65, 66, 71, 72, 83, 86, 89, 227, 228, 269, 297, 317, 331, 333, 336, 339, 341, 379-381, 446, 535, 536, 557, 560, 563, 581, 611, 613, 620, 627, 629, 634, 655-657, 659)
e Tatiana Pessoa (págs. 64, 68, 70, 72, 74, 75, 89, 297, 317, 401, 626, 627, 629)
Preparação de originais: Andréa Bruno, Melina Marin e Silvia Spada
Leitura final: Carina de Lima Carvalho e Silvia Spada

Reservados todos os direitos de publicação, em língua portuguesa, à
EDITORA ARTES MÉDICAS LTDA., divisão do GRUPO A EDUCAÇÃO S.A.

Editora Artes Médicas Ltda.
Rua Dr. Cesário Mota Jr., 63 – Vila Buarque
CEP 01221-020 – São Paulo – SP
Tel.: 11.3221.9033 – Fax: 11.3223.6635
www.grupoaeditoras.com.br

É proibida a duplicação ou reprodução deste volume, no todo ou em parte, sob quaisquer formas
ou por quaisquer meios (eletrônico, mecânico, gravação, fotocópia, distribuição na Web e outros),
sem permissão expressa da Editora.

Unidade São Paulo
Av. Embaixador Macedo Soares, 10.735 – Pavilhão 5 – Cond. Espace Center
Vila Anastácio – 05095-035 – São Paulo – SP
Fone: (11) 3665-1100 Fax: (11) 3667-1333

SAC 0800 703-3444

IMPRESSO NO BRASIL
PRINTED IN BRAZIL

AUTORES

José Tadeu Tesseroli de Siqueira
Cirurgião-dentista, bucomaxilofacial. Supervisor da Equipe de Dor Orofacial da Divisão de Odontologia do Hospital das Clínicas (HC) da Faculdade de Medicina da Universidade de São Paulo (FMUSP). Coordenador do Curso de Residência/Aprimoramento em Odontologia Hospitalar: Dor Orofacial do HC/FMUSP. Orientador e professor de disciplina de pós-graduação do Departamento de Neurologia e do Programa de Fisiopatologia Experimental da FMUSP. Membro da Comissão de Ética para Análise de Projetos de Pesquisa do HC/FMUSP (CAPPesq), de 1999 a 2007. Vice-presidente da Sociedade Brasileira para o Estudo da Dor (SBED).

Manoel Jacobsen Teixeira
Médico, neurocirurgião. Professor titular da disciplina de Neurocirurgia da FMUSP. Coordenador do Centro Interdisciplinar de Dor da Divisão de Neurologia do HC/FMUSP. Diretor técnico de Serviço de Saúde da Divisão de Neurocirurgia Funcional do Instituto de Psiquiatria do HC/FMUSP. Diretor técnico de Serviço de Saúde de Neurocirurgia da Divisão de Clínica Neurocirúrgica das Unidades Médicas e de Apoio do Instituto Central do HC/FMUSP. Diretor técnico da Divisão de Neurocirurgia Funcional do Instituto de Psiquiatria do HC/FMUSP de 1999 a 2004.

Aldo Brugnera Junior — Professor emérito da Universidade Camilo Castelo Branco (Unicastelo). Professor dos Cursos de Mestrado e Doutorado em Engenharia Biomédica da Unicastelo. Editor sênior da revista Photomedicine and Laser Surgery, EUA. Doutor em Odontologia pela Universidade Federal do Rio de Janeiro (UFRJ).

Alexandre F. DaSilva — Cirurgião-dentista e Doutor em Ciência Médica. Professor assistente do Departamento de Ciências Biológicas da Faculdade de Odontologia da Universidade de Michigan, EUA.

Alfredo José Mansur — Professor livre-docente de Cardiologia da Universidade de São Paulo (USP). Diretor da Unidade Clínica de Ambulatório Geral do Instituto do Coração (Incor) do HC/FMUSP.

Ana Carolina de Oliveira Franco — Pós-graduada em Odontologia Hospitalar pelo HC/FMUSP.

Ana Laura Polizel Ranieri — Cirurgiã-dentista. Assistente da Divisão de Odontologia do HC/FMUSP. Mestre em Ciências da Saúde pela USP.

André Caroli Rocha — Cirurgião bucomaxilofacial do HC/FMUSP, Hospital A. C. Camargo, SP, e Hospital Regional Sul, SP. Doutor em Diagnóstico Bucal pela Faculdade de Odontologia da USP.

André Antonio Monteiro — Professor de Clínica Integrada da UFRJ. Coordenador do Curso do Sistema ITI® de Implantes Dentários e do Curso de Especialização em Dor Orofacial e Disfunção Temporomandibular (DTM) da UFRJ. Doutor em Odontologia pelo Instituto Karolinska, Suécia. Mestre em Ciências: Biologia Oral pela Universidade da California, EUA. Disfunção Mastigatória pela Universidade da Califórnia, EUA. Periodontia, Prótese e Oclusão pela Universidade do Sul da Califórnia, EUA.

Barry J. Sessle — Neurocientista, PhD. Professor e pesquisador da Faculdade de Odontologia e Medicina da Universidade de Toronto, Canadá. Membro Editor-chefe do Jornal de Dor Orofacial.

Carina Mamy Nishimura — Enfermeira, especialista em Pesquisa Clínica pela Invitare, SP. Membro da Liga de Dor do HC/FMUSP.

Christian Wiikmann — Doutor em Otorrinolaringologia pela FMUSP.

Cibele Nasri — Professora visitante da Equipe de Dor Orofacial da Divisão de Neurologia do HC/FMUSP. Pesquisadora associada do Centro de Dor Orofacial do Departamento de Ciências do Diagnóstico da Faculdade de Odontologia da Universidade de Medicina e Odontologia de Nova Jersey, EUA. Pós-graduada em Odontologia Hospitalar pelo HC/FMUSP. Especialista em Dor Orofacial e DTM pelo Conselho Federal de Odontologia (CFO). Mestre em Ciências Dentárias pelo Centro de Dor Orofacial do Departamento de Ciências do Diagnóstico e Departamento de Biologia Oral da Universidade de Medicina e Odontologia de Nova Jersey, EUA.

Cinara Maria Camparis — Professora adjunta das disciplinas de Oclusão, DTM e Dores Orofaciais da Faculdade de Odontologia de Araraquara (FOAr) da Universidade Estadual Paulista (Unesp). Coordenadora do Grupo de Assistência, Pesquisa e Ensino em Dor Orofacial e Cefaleia da FOAr – Unesp. Pós-doutora em Dor Orofacial pela Divisão de Odontologia do HC/FMUSP.

Claudio Kliemann — Especialista em Prótese Dentária pela Associação Paulista dos Cirurgiões Dentistas (APCD). Mestre em Prótese Bucomaxilofacial pela Unesp. Doutor em Odontologia Restauradora pela Unesp.

Clovis Artur Almeida da Silva — Professor livre-docente do Departamento de Pediatria da FMUSP. Médico responsável pela Unidade de Reumatologia Pediátrica do Instituto da Criança do HC/FMUSP.

Cynthia Savioli — Assistente da Equipe de Dor Orofacial da Divisão de Odontologia do HC/FMUSP. Especialista em Dor Orofacial e Odontologia para Pacientes com Necessidades Especiais pelo CFO. Mestre e doutora em Ciências pela FMUSP.

Daniel Ciampi de Andrade — Neurologista do Centro de Dor do Instituto do Câncer do Estado de São Paulo Octávio Frias de Oliveira. Neurologista coordenador do Centro de Dor do Departamento de Neurologia da USP. Coordenador da Liga de Dor do Centro Acadêmico da Faculdade de Medicina e da Escola de Enfermagem da USP. Doutor em Ciências Neurológicas pela USP.

Dirce Maria Navas Perissinotti — Psicóloga. Mestre em Ciências pelo Departamento de Fisiopatologia Experimental da FMUSP. Doutora em Ciências pelo Departamento de Neurologia da FMUSP. Pós-doutora pelo Departamento de Psiquiatria da Universidade Federal de São Paulo (Unifesp).

Eduardo Grossmann — Professor associado doutor, responsável pela disciplina de Dor Craniofacial aplicada à Odontologia da Universidade Federal do Rio Grande do Sul (UFRGS). Professor da disciplina de DTM e Dor Orofacial do Curso de Pós-graduação em Dor e Cuidados Paliativos do Instituto de Educação e Pesquisa do Hospital Moinhos de Vento, RS. Diretor do Centro de Dor e Deformidade Orofacial, RS.

Edward F. Wright — Professor associado da Universidade do Texas, Centro de Ciências da Saúde, em San Antonio, EUA. Diretor dos cursos sobre DTM e Anatomia Dentária e Oclusão.

Elbio Antonio D'Amico — Médico assistente do Serviço de Hematologia e Hemoterapia do HC/FMUSP. Professor livre-docente e professor colaborador da FMUSP.

Fabio Kurogi Alvarez — Cirurgião-dentista. Colaborador da Equipe de Dor Orofacial do HC/FMUSP. Pós-graduado em Odontologia Hospitalar pelo HC/FMUSP. Mestre em Ciências pela FMUSP.

Fátima Zanin — Professora do Curso de Doutorado de Laser na Odontologia da Universidade Federal da Bahia (UFBA). Mestre em Dentística pela Unicastelo. Doutora em Odontologia: Cariologia pela UFRJ.

Fausto Bérzin — Professor titular da Faculdade de Odontologia de Piracicaba – Universidade de Campinas (FOP – Unicamp). Presidente da Sociedade Brasileira de Eletromiografia e Cinesiologia (Sobec).

Flanio Teixeira da Cruz — Fisioterapeuta bucomaxilofacial. Pós-graduado em Fisioterapia Cardiorrespiratória pela Universidade de Brasília (UNB). Formação em Terapia Manual pela Associação dos Fisioterapeutas de Brasília (Afibra). Aperfeiçoamento em DTM pelo Hospital das Forças Armadas (HFA). Formação teórico-prática em Disfunções Craniomandibulares pelo Centro de Estudos das Disfunções Musculoesqueléticas (Cedime), Chile. Curso Clínico Internacional de DTM e Dores Orofaciais pela Sociedade Brasileira de ATM e Dor Orofacial (Sobrad).

Gary M. Heir — Diretor clínico do Centro de Dor Orofacial do Departamento de Ciências do Diagnóstico da Faculdade de Odontologia da Universidade de Medicina e Odontologia de Nova Jersey, EUA. Diretor do Comitê Examinador da Academia Americana de Dor Orofacial. Membro do Conselho Governamental para Doença de Lyme do Estado de Nova Jersey, EUA.

Gilberto Formigoni — Professor colaborador da FMUSP. Doutor em Otorrinolaringologia pela USP.

Gisele Maria Campos Fabri — Especialista em Periodontia e em Odontologia para Pacientes com Necessidades Especiais pela USP. Doutora em Ciências pelo Departamento de Fisiopatologia Experimental da FMUSP. Pós-doutoranda em Reumatologia pela FMUSP.

Heine Maria Benito Scapolan de Almeida — Cirurgiã-dentista. Especialista em endodontia pela Universidade Paulista (Unip).

Helena Hideko Seguchi Kaziyama — Médica fisiatra. Mestre em Reumatologia pela FMUSP. Responsável pelo Ambulatório de Fibromialgia do Centro Multidisciplinar de Dor da Clínica Neurológica do Instituto Central do HC/FMUSP. Responsável pelo Ambulatório de Dor Miofascial da Divisão de Medicina Física do Instituto de Ortopedia do HC/FMUSP.

Hong Jin Pai — Médico do Centro de Dor da Clínica Neurológica e do Centro de Acupuntura do Instituto de Ortopedia e Traumatologia do HC/FMUSP. Coordenador dos Cursos de Acupuntura do Centro de Estudos Integrados de Medicina Chinesa (Ceimec).

James Fricton — Cirurgião-dentista. Professor da Faculdade de Odontologia, Medicina e Saúde Pública da Universidade de Minnesota, EUA. Pesquisador associado senior da Health Partners Research Foundation. Membro da Academia Americana para Estudo da Dor Orofacial.

Jeffrey S. Mannheimer — Fisioterapeuta Ph.D. em terapia temporomandibular e cervical. Presidente do Physical Therapy Board of Craniofacial and Cervical Therapeutics, EUA. Professor assistente no Programa de Fisioterapia da Universidade da Columbia.

Jefferson Rosi Junior — Neurocirurgião do HC/FMUSP.

Jeffrey A. Crandall — Cirurgião-dentista, especialista em Diagnóstico e Tratamento de Disfunções Temporomandibulares pela Universidade de Medicina e Odontologia de Nova Jersey, EUA. Diplomado do Conselho Americano de Dor Orofacial e Presidente da Academia Americana de Dor Orofacial (2011-2012).

Joao Augusto Figueiró — Médico clínico e psicoterapeuta do Centro Multidisciplinar de Dor do HC/FMUSP.

José Nicolau — Professor titular aposentado, emérito da Faculdade de Odontologia da USP.

Juliana Bertoldi Franco — Cirurgiã-dentista responsável pelo Serviço de Odontologia do Hospital Auxiliar de Suzano – HC/FMUSP. Cirurgiã-dentista assistente da Divisão de Odontologia do Instituto Central do HC/FMUSP. Pós-graduada em Odontologia Hospitalar pelo HC/FMUSP. Pós-graduada em Saúde Baseada em Evidências pelo Instituto Sírio-Libanês de Ensino e Pesquisa.

Junad Khan — Cirurgião-dentista. Bacharel em Cirurgia Odontológica. Mestre em Odontologia e em Saúde Pública. Universidade de Medicina e Odontologia de Nova Jersey.

Lin Tchia Yeng — Médica fisiatra coordenadora do Grupo de Dor do HC/FMUSP. Mestre e doutora pelo departamento de Ortopedia e Traumatologia da FMUSP.

Luiz Biella Souza Valle — Cirurgião-dentista pela Faculdade de Odontologia da USP. Médico anestesiologista pela Faculdade de Medicina de Jundiaí (FMJ). Professor adjunto de Farmacologia do ICB – USP. Professor do Grupo de Acupuntura do Ceimec. Membro do Grupo de Dor do HC/FMUSP.

Marcos Venturini Ferreira — Cirurgião-dentista. Especialista em DTM e Dor Orofacial pela APCD.

Maria da Graça Rodrigues Bérzin — Psicóloga clínica. Pesquisadora em Dor Orofacial, Estresse no Trabalho e Formação Profissional em Saúde do Centro de Eletromiografia de Piracicaba. Membro da Diretoria da Sobec. Doutora em Biologia Bucodental pela FOP – Unicamp.

Maria de Fatima Vidotto Oliveira — Psicóloga e psicanalista pelo Instituto Sedes Sapientiae, SP. Psicóloga hospitalar e sistêmica pela Pontifícia Universidade Católica (PUC), SP. Pesquisadora e colaboradora da Divisão de Odontologia do Instituto Central e da Equipe de Dor Orofacial do HC/FMUSP.

Maria Eduina da Silveira — Cirurgiã bucomaxilofacial da Divisão de Odontologia do HC/FMUSP. Especialista em Cirurgia e Traumatologia Bucomaxilofacial pelo CFO.

Maria Estela Justamante de Faria — Assistente da Divisão de Odontologia do HC/FMUSP. Especialista em Ortodontia e em Pacientes com Necessidades Especiais pela USP. Doutora em Ciências pela FMUSP.

Maria Teresa Neves Pedrosa — Médica assistente do Serviço de Anestesiologia do HC/FMUSP.

Massako Okada — Médica neuropediatra. Pesquisadora do Centro de Dor da Clínica Neurológica do HC/FMUSP.

Maurício Kosminsky — Professor de DTM e Dor Orofacial e coordenador do Centro de Controle da Dor Orofacial da Faculdade de Odontologia da Universidade de Pernambuco (UPE). Doutor em Odontologia pela UPE.

Monica L. Andersen — Professora adjunta da disciplina de Medicina e Biologia do Sono da Unifesp. Professora visitante na Yerkes National Primate Research Center da Universidade Emory, EUA. Mestre e doutora em Psicobiologia pela Unifesp. Pós-doutora em Neurobiologia das Drogas de Abuso pela Universidade Emory, EUA.

Natalino Hajime Yoshinari — Professor livre-docente da FMUSP.

Onofre Alves Neto — Médico. Professor adjunto de Anestesiologia da Universidade Federal de Goiás (UFG). Preceptor-chefe da Residência em Anestesiologia do Hospital das Clínicas de Goiânia, GO. Conselheiro do Conselho Regional de Medicina do Estado de Goiás. Ex-presidente da SBED. Doutor em Ciências da Saúde pela UNB.

Patrick R. N. A. G. Stump — Médico fisiatra do Grupo de Dor da Neurologia do HC/FMUSP e do Instituto Lauro de Souza Lima, SP.

Pedro Augusto Sampaio Rocha Filho — Médico neurologista do Hospital Oswaldo Cruz – UPE. Graduado em Medicina pela UPE. Residência médica em Neurologia pela Unifesp. Doutor em Ciências: Neurologia pela USP.

Rita de Cássia Bonatto Vilarim — Cirurgiã-dentista assistente da Divisão de Odontologia do HC/FMUSP. Especialista em DTM e Dor Orofacial pelo CFO. Aprimoramento em Odontologia Hospitalar pelo HC/FMUSP.

Sabrina de Souza Teixeira Lima — Cirurgiã-dentista. Pós-graduada em Odontologia Hopitalar: Dor Orofacial e DTM pelo HC/FMUSP.

Sergio Tufik — Professor titular do Departamento de Psicobiologia da Unifesp.

Silvia R. D. T. de Siqueira — Cirurgiã-dentista. Professora doutora da Escola de Artes, Ciências e Humanidades da USP. Diretora científica do Comitê de Dor Orofacial da SBED. Professora e livre-docente pelo Departamento de Neurologia da FMUSP.

Sumatra Melo da Costa Pereira Jales — Cirurgiã-dentista da Equipe de Dor Orofacial e da Divisão de Odontologia das Unidades Médicas e de Apoio do Instituto Central do HC/FMUSP. Pós-graduada em Odontologia Hospitalar: Dor Orofacial pela Divisão de Odontologia do HC/FMUSP. Doutora em Ciências pelo Programa de Neurologia da FMUSP.

Tanit Ganz Sanchez — Professora associada livre-docente da disciplina de Otorrinolaringologia da FMUSP. Diretora e presidente do Instituto Ganz Sanchez, SP.

Telma Regina Mariotto Zakka — Ginecologista, obstetra e acupunturista. Coordenadora do Ambulatório de Dor Pélvica Crônica do Departamento de Neurologia do HC/FMUSP.

Teresa Cristina Barros Schütz — Especialista e mestre em Ortodontia e Ortopedia Funcional dos Maxilares pela USP. Doutora e pós-doutoranda em Ciências: Biologia e Medicina do Sono pela Unifesp.

Thiago Kreutz Grossmann — Graduando de Medicina pela Universidade Federal de Ciências da Saúde de Porto Alegre (UFCSPA).

Victor E. Arana-Chavez — Cirurgião-dentista. Professor titular do Departamento de Biomateriais e Biologia Oral da Faculdade de Odontologia da USP. Professor livre-docente, mestre e doutor em Biologia Celular e Tecidual: Histologia e Embriologia pelo ICB – USP.

Vivian Bradaschia — Cirurgiã-dentista pela Faculdade de Odontologia da USP. Doutoranda em Biologia Celular e Tecidual pelo ICB – USP com Estágio na Universidade da Flórida, EUA.

Wagner Cesar Munhoz — Cirurgião-dentista. Habilitado em Acupuntura Odontológica pelo CFO. Especialista em Disfunção Temporomandibular e Dor Orofacial pelo CFO. Mestre em Ciências pela FMUSP.

William Gemio Jacobsen Teixeira — Médico assistente do Grupo de Coluna do Instituto do Câncer do Estado de São Paulo (Icesp).

Wilson Jacob-Filho — Professor titular de Geriatria da FMUSP. Diretor do Serviço de Geriatria do HC/FMUSP.

APRESENTAÇÃO

Dor é um sintoma de amplo aspecto que compreende sofrimento físico acompanhado de sofrimento mental ou emocional.

É comprometedora da saudável condição sistêmica e compreendida no seu real significado muito mais quando é aliviada por diferentes métodos de controle clínico do que durante sua duração ou quando referida por outrem ou, ainda, quando lida do ponto de vista neurofisiológico ou literário. Em qualquer situação a dor é uma experiência subjetiva peculiar a cada indivíduo e, não raramente, indutora até mesmo de desequilíbrio comportamental de variadas consequências!

A dor é o sintoma mais comum de lesões e doenças, e quando é aguda representa um alerta útil. Este complexo fenômeno da dor consequente da percepção a estímulos diversos é de difícil descrição, mensuração, avaliação, interpretação e com diferentes formas de expressão.

Estudar esta temática com dedicação e adquirir competente qualificação com inquestionável reconhecimento pelos mais versáteis profissionais da área da saúde não é missão trivial e muito menos de rápida conquista.

Exemplo paradigmático incorporador desses princípios é o do presente tratado *Dores orofaciais: diagnóstico e tratamento*, que nos é brindado por José Tadeu Tesseroli de Siqueira e Manoel Jacobsen Teixeira, ambos excepcionais especialistas do tema e representantes, respectivamente, da área odontológica e médica.

Eles não fizeram apenas um agregado de informações coletadas em fontes bibliográficas. Ao contrário, sem desconsiderar o acervo de conhecimentos enriquecidos por terceiros, souberam colocar contribuições próprias com maestria de forma a configurar o "estado da arte" no seu sentido mais moderno e com toda a meritocracia que o fenômeno dor merece. Ou seja, é o atestado inequívoco dos que atuam na prática vivenciando os fundamentos do saber acadêmico com a habilidade profissional de quem sabe quando e o que exatamente deve ser realizado.

Esta dupla admirável mostrou ainda elogioso descortino ao proporcionar a associação de co-autores portadores de reconhecido valor acadêmico-assistencial que valorizaram ainda mais o qualificado conjunto de 56 importantes capítulos do presente compêndio.

Temos, portanto, um conteúdo abrangente e objetivo integrando inúmeras disciplinas básicas e aplicadas e abordando ocorrências da clínica diuturna na área odontológica, médica e outras afins.

Toda a riqueza contida na essência deste livro está coroada por uma escrita agradável, por uma documentação primorosa e por um cuidado editorial dos mais elogiosos.

O Brasil e o Sistema Faculdade de Medicina da Universidade de São Paulo e seu Hospital das Clínicas estão orgulhosos de oferecer mais esta valiosa e moderna contribuição ao complexo tema da dor orofacial.

Prof. Dr. Flavio Fava de Moraes
Professor Emérito do Instituto de Ciências Biomédicas da Universidade de São Paulo (USP).
Diretor Científico da Fundação de Amparo à Pesquisa do Estado de São Paulo (Fapesp).
Secretário Estadual/SP de Ciência e Tecnologia

PREFÁCIO

Em livro anterior, publicado há 10 anos, dizíamos: "esta obra reflete o sonho realizado da integração de profissionais [...], atuando em ambiente comum de um hospital geral e universitário, onde há intenso e constante intercâmbio de experiências assistenciais ou de pesquisas nacionais e internacionais". O livro atual – *Dores orofaciais: diagnóstico e tratamento* – não perdeu sua origem filosófica, e foi enriquecido por dados da pesquisa clínica e experimental realizada por nosso grupo desde então, e pelo reconhecimento oficial da residência em Odontologia Hospitalar do Hospital das Clínicas da Faculdade de Medicina da Universidade de São Paulo (HC/FMUSP). Esse modelo inédito de pós-graduação em odontologia tem por base a integração multidisciplinar em ambiente multiprofissional, para atenção terciária à saúde, e se assemelha aos modelos já tradicionais de residência médica e de enfermagem.

O livro traduz o pensamento do grupo, que acredita que o tratamento da dor exige conhecimento diagnóstico e que seu objetivo inclui reabilitar o indivíduo e dar-lhe a mínima qualidade de vida. Está em consonância com: a) as diretrizes do Sistema Único de Saúde (SUS), que reforça a necessidade de formação holística aos profissionais da saúde; b) os objetivos do Conselho Federal de Odontologia (CFO) para o especialista em Disfunção Temporomandibular e Dor Orofacial; c) as orientações de associações especializadas, como a Sociedade Brasileira para o Estudo da Dor (SBED).

São ao todo 56 capítulos, entre os quais alguns absolutamente inéditos, abordando temas indispensáveis ao entendimento e ao tratamento de pacientes com dores orofaciais e disfunções mandibulares. A produção desse material só foi possível graças à colaboração de clínicos, professores e pesquisadores com experiência na área.

Nosso especial agradecimento aos colegas de todas as nacionalidades que colaboraram com esta obra; aos professores Flavio Fava de Moraes e João Batista Santos Garcia, pelos textos de apresentação e de quarta-capa, respectivamente; a todos os departamentos do HC e disciplinas da FMUSP, que de alguma forma colaboraram com os conceitos aqui expressos; aos colegas da equipe de Dor Orofacial da Divisão de Odontologia e do Centro Interdisciplinar de Dor da Divisão de Neurologia do HC/FMUSP; à Editora Artes Médicas; aos pacientes, fontes de motivação; e aos nossos familiares, cujo apoio esteve sempre presente.

Por fim, nosso agradecimento a você que nos prestigia com sua leitura.

José Tadeu Tesseroli de Siqueira
Manoel Jacobsen Teixeira

SUMÁRIO

Parte 1 – Pesquisa, ensino e assistência em dor orofacial

1 Dor orofacial: evolução e desafios à odontologia 17
José Tadeu Tesseroli de Siqueira

2 Princípios éticos no tratamento da dor 38
Onofre Alves Neto

3 Epidemiologia da dor 46
Manoel Jacobsen Teixeira, Silvia R. D. T. de Siqueira, Maurício Kosminsky e André Antonio Monteiro

Parte 2 – Mecanismos de dor aplicados à clínica

4 Fisiopatologia da dor/glossário de termos para a semiologia da dor 61
Manoel Jacobsen Teixeira, José Tadeu Tesseroli de Siqueira e Fabio Kurogi Alvarez

5 O complexo trigeminal sensitivo 82
Wagner Cesar Munhoz, Manoel Jacobsen Teixeira e José Tadeu Tesseroli de Siqueira

6 Mecanismos da dor orofacial e suas correlações clínicas 100
Barry J. Sessle

7 Imagem cerebral das dores craniofaciais 109
Alexandre F. DaSilva

Parte 3 – Avaliação do paciente com dor

8 Avaliação do paciente com dor orofacial 117
Patrick R. N. A. G. Stump e Silvia R. D. T. de Siqueira

9 Avaliação da dor na criança 124
Maria Estela Justamante de Faria e Cynthia Savioli

10 Avaliação da hemostasia na clínica de dor 139
Elbio Antonio D'Amico

11 Avaliação da dor orofacial persistente e exames complementares em pacientes complexos ou com doenças sistêmicas 145
José Tadeu Tesseroli de Siqueira

Parte 4 – Dor orofacial e saúde mental

12 Procedimentos psicoterápicos no tratamento da dor e estudos psicológicos sobre dores orofaciais 159
Dirce Maria Navas Perissinotti e João Augusto Figueiró

13	Psicoterapia no tratamento da dor crônica da face 173
	Maria de Fatima Vidotto Oliveira

14	Qualidade de vida dos profissionais que tratam pacientes com dor 179
	Maria da Graça Rodrigues Bérzin

Parte 5 – Cefaleias e dores referidas craniofaciais

15	Cefaleias de origem neurológica 189
	Manoel Jacobsen Teixeira

16	Cefaleias e algias faciais odontológicas 199
	José Tadeu Tesseroli de Siqueira

17	Cefaleias e algias faciais otorrinolaringológicas 208
	Gilberto Formigoni e Christian Wiikmann

18	Cefaleia cervicogênica 214
	Lin Tchia Yeng, Manoel Jacobsen Teixeira, Telma Regina Mariotto Zakka, Daniel Ciampi de Andrade e Jefferson Rosi Junior

19	Dor orofacial de origem cardíaca 225
	Ana Carolina de Oliveira Franco, Alfredo José Mansur e José Tadeu Tesseroli de Siqueira

Parte 6 – Dor, distúrbios do sono e zumbido

20	Anormalidades do sono e dor 237
	Lin Tchia Yeng, Carina Mamy Nishimura e Manoel Jacobsen Teixeira

21	Sono e dor orofacial: aspectos experimentais 245
	Teresa Cristina Barros Schütz, Monica L. Andersen e Sergio Tufik

22	Dor e bruxismo do sono 253
	Cinara Maria Camparis e José Tadeu Tesseroli de Siqueira

23	Apneia obstrutiva do sono 263
	Ana Laura Polizel Ranieri, Gilberto Formigoni e José Tadeu Tesseroli de Siqueira

24	Zumbido 273
	Tanit Ganz Sanchez, Marcos Venturini Ferreira e Sabrina de Souza Teixeira Lima

Parte 7 – Queimação bucal e dor no idoso

25	Fisiologia do envelhecimento e senescência oral 279
	Wilson Jacob-Filho e Silvia R. D. T. de Siqueira

26	Saliva e sua importância para o organismo 284
	José Nicolau

27	Síndrome da ardência bucal 293
	Cibele Nasri e José Tadeu Tesseroli de Siqueira

28	Dores orofaciais no idoso 312
	José Tadeu Tesseroli de Siqueira

Parte 8 – Odontalgias de difícil diagnóstico

29	Histologia dentária aplicada à clínica 327
	Victor E. Arana-Chavez e Vivian Bradaschia

30 Odontalgias odontogênicas e não odontogênicas 337
   José Tadeu Tesseroli de Siqueira

31 Diagnóstico e conduta na suspeita de dor pulpar 355
   Heine Maria Benito Scapolan de Almeida e José Tadeu Tesseroli de Siqueira

32 Sensibilidade dentinária e lesão cervical não cariosa 370
   Claudio Kliemann

Parte 9 – Neuralgias, neuropatias e dor orofacial persistente

33 Dores faciais de origem neuropática 385
   Manoel Jacobsen Teixeira e Massako Okada

34 Neuralgia idiopática do trigêmeo 396
   Silvia R. D. T. de Siqueira e Manoel Jacobsen Teixeira

35 Dor facial atípica/odontalgia atípica 409
   José Tadeu Tesseroli de Siqueira, Silvia R. D. T. de Siqueira e Manoel Jacobsen Teixeira

36 Dor orofacial pós-cirúrgica persistente/dor neuropática pós-traumática 417
   José Tadeu Tesseroli de Siqueira

Parte 10 – Dor orofacial por infecção, tumores ou doenças sistêmicas

37 Dor, infecção odontogênica e implicações sistêmicas 439
   José Tadeu Tesseroli de Siqueira e Gisele Maria Campos Fabri

38 Doença de Lyme e dor 475
   Gary M. Heir, Cibele Nasri e Natalino Hajime Yoshinari

39 Dor orofacial no câncer 486
   José Tadeu Tesseroli de Siqueira, Manoel Jacobsen Teixeira e Rita de Cássia Bonatto Vilarim

40 Dor na mucosa oral 505
   Juliana Bertoldi Franco e André Caroli Rocha

41 Cuidados paliativos odontológicos em doentes oncológicos 518
   Sumatra Melo da Costa Pereira Jales e José Tadeu Tesseroli de Siqueira

Parte 11 – Dor e disfunção mandibular por afecções ou doenças musculares

42 Músculos da cabeça e pescoço: fisiologia e eletromiografia 533
   Fausto Bérzin

43 Disfunção mandibular: doença ou sinal? 544
   José Tadeu Tesseroli de Siqueira

44 Diagnóstico e tratamento da dor muscular mastigatória 556
   José Tadeu Tesseroli de Siqueira e Pedro Augusto Sampaio Rocha Filho

45 Síndrome dolorosa miofascial e síndrome fibromiálgica 582
   Lin Tchia Yeng, Telma Regina Mariotto Zakka, Helena Hideko Seguchi Kaziyama e
   Manoel Jacobsen Teixeira

46 Relação entre disfunções temporomandibulares, cefaleias primárias e cervicalgias 597
   Gary M. Heir, Junad Khan, Jeffrey S. Mannheimer, James Fricton, Jeffrey A. Crandall e
   Edward F. Wright

Parte 12 – Dor e disfunção mandibular por afecções ou doenças da articulação temporomandibular

47 Diagnóstico e tratamento da dor articular (ATM) 609
José Tadeu Tesseroli de Siqueira

48 Doenças reumatológicas e a articulação temporomandibular 644
Cynthia Savioli, Clovis Artur Almeida da Silva e José Tadeu Tesseroli de Siqueira

49 Cirurgia da articulação temporomandibular (ATM) 654
Maria Eduina da Silveira

50 Artrocentese aplicada à articulação temporomandibular 676
Eduardo Grossmann e Thiago Kreutz Grossmann

Parte 13 – Tratamento da dor / farmacologia / sedação

51 Prescrição e dispensação de medicamentos no Brasil 683
José Tadeu Tesseroli de Siqueira

52 Gestação e lactação: riscos e benefícios no uso de medicamentos 691
Telma Regina Mariotto Zakka, Lin Tchia Yeng, Manoel Jacobsen Teixeira e William Gemio Jacobsen Teixeira

53 Tratamento farmacológico da dor 697
Manoel Jacobsen Teixeira, Luiz Biella Souza Valle e William Gemio Jacobsen Teixeira

54 Sedação e analgesia em cirurgia oral ambulatorial 767
Maria Teresa Neves Pedrosa

Parte 14 – Reabilitação e qualidade de vida na dor crônica

55 Tratamento das dores orofaciais e das disfunções mandibulares 775
José Tadeu Tesseroli de Siqueira, Flanio Teixeira da Cruz, Silvia R. D.T. de Siqueira,
Aldo Brugnera Junior, Fátima Zanin, Hong Jin Pai e Luiz Biella Souza Valle

56 Reabilitação oral e qualidade de vida 795
José Tadeu Tesseroli de Siqueira

Índice 811

PARTE 1 — Pesquisa, ensino e assistência em dor orofacial

CAPÍTULO 1

DOR OROFACIAL: EVOLUÇÃO E DESAFIOS À ODONTOLOGIA

José Tadeu Tesseroli de Siqueira

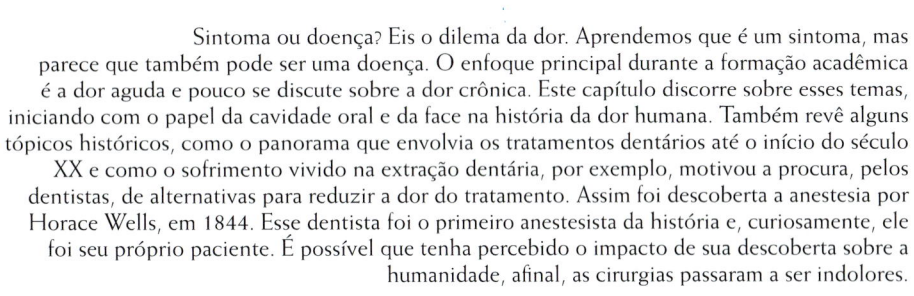

Sintoma ou doença? Eis o dilema da dor. Aprendemos que é um sintoma, mas parece que também pode ser uma doença. O enfoque principal durante a formação acadêmica é a dor aguda e pouco se discute sobre a dor crônica. Este capítulo discorre sobre esses temas, iniciando com o papel da cavidade oral e da face na história da dor humana. Também revê alguns tópicos históricos, como o panorama que envolvia os tratamentos dentários até o início do século XX e como o sofrimento vivido na extração dentária, por exemplo, motivou a procura, pelos dentistas, de alternativas para reduzir a dor do tratamento. Assim foi descoberta a anestesia por Horace Wells, em 1844. Esse dentista foi o primeiro anestesista da história e, curiosamente, ele foi seu próprio paciente. É possível que tenha percebido o impacto de sua descoberta sobre a humanidade, afinal, as cirurgias passaram a ser indolores.

Após essa conquista extraordinária do controle da dor operatória, ainda persistia o enigma de algumas dores, como a dor fantasma do amputado. A dor continuou sendo alvo de estudo da comunidade científica internacional, que gradativamente mostrou novas e interessantes descobertas capazes de influenciar profissionais de diferentes áreas e países. Entre nós, essas mudanças ocorreram inicialmente em centros multidisciplinares de ensino público e em hospitais universitários, contribuindo para formar uma nova imagem sobre dor, particularmente sobre a dor crônica. O curso de Odontologia Hospitalar, de onde vem a experiência deste livro, contribuiu para incluir o cirurgião-dentista na equipe multidisciplinar e trouxe novos desafios, como a importância de internato e residência hospitalar em odontologia.

No Brasil, o representante mais antigo da odontologia foi, possivelmente, Tiradentes, que, independentemente do seu saber científico, destacou-se pela sua participação social e capacidade de liderança.

Em 1929, a dor em odontologia foi discutida em um congresso latino-americano realizado no Rio de Janeiro, durante o qual o professor Henrique Carlos Carpenter mostrou profundo conhecimento sobre o complexo fenômeno da dor e discutiu as incompreensíveis manifestações clínicas das odontalgias e neuralgias faciais. Ele solicitava que a Saúde Pública autorizasse o uso de medicamentos internos (analgésicos) pelos dentistas brasileiros. Isso demorou, mas aconteceu. Porém, hoje temos os medicamentos, mas continuamos nos defrontando com dores faciais persistentes. Do que precisamos ainda?

Nesta década, houve a aprovação da especialidade Disfunção Temporomandibular e Dor Orofacial pelo Conselho Federal de Odontologia, fato que realça a importância e complexidade das dores faciais e, ao mesmo tempo, aumenta nossa responsabilidade nessa complexa área. Vivemos, portanto, novos tempos e desafios.

INTRODUÇÃO

A dor é corriqueiramente ensinada como sendo o mais comum e relevante dos sintomas. Assim, somos treinados a procurar a doença que a provoca – pode ser uma cárie dentária, um tumor, uma fratura ou outra de inúmeras afecções possíveis e descritas na *Classificação Internacional de Doenças* (CID-10). Mais recentemente descobriu-se que a dor pode ser a própria doença Assim, na clínica, ao aplicarmos os conceitos de Semiologia, descobrimos que temos de fazê-lo a partir da queixa comum, **dor**, que pode ser um mero, ou patognomônico, **sintoma**, ou a própria **doença**. Eis o enigma da dor! Como diferenciar?

A complexidade desta tarefa é reforçada por ser a dor subjetiva, em qualquer uma das situações acima descritas, e por nem sempre estar acompanhada de sinais visíveis que esclareçam sua origem, como feridas, alteração de cor ou aumento de volume da área envolvida.

A linguagem básica da dor é o elo comum que une todos os profissionais da área da saúde, ou qualquer pessoa interessada nesse atraente e complexo assunto.

Além disso, a palavra "dor" tem um significado que não se restringe apenas às áreas da saúde, estando presente também na filosofia, nas artes e na teologia. "Dor" faz parte do cotidiano da vida. Portanto, sempre é hora de reciclar conhecimentos e de discutir na prática clínica o significado de *ter* dor.

Por que estudar e tratar a dor?

Segundo o médico e professor John Bonica,[1] um dos pioneiros em aplicar na clínica o princípio da multidisciplinaridade no tratamento da dor:

> Como sempre, o tratamento da dor permanece uma das mais importantes preocupações da sociedade, e uma preocupação específica da comunidade científica e dos profissionais da saúde. Esta importância deriva do fato de que dor aguda ou crônica aflige milhões de pessoas anualmente; e em muitos pacientes com dores crônicas, e uma significativa parcela daqueles com dor aguda, ela é inadequadamente aliviada. Consequentemente dor é a mais frequente causa de sofrimento e incapacidade que compromete seriamente a qualidade de vida de milhões de pessoas ao redor do mundo. Nos EUA, 15 a 20% da população tem dor aguda, e entre 25 e 30% tem dor crônica.[1]

A sensação de que entendemos dor, por considerá-la sintoma comum para o diagnóstico de muitas doenças, não preenche toda a dimensão em que ela se expressa em cada paciente e no mesmo paciente ao longo dos anos. Também não explica a razão pela qual muitos pacientes não têm alívio da dor a despeito dos tratamentos recebidos e, tampouco, explica as alterações que ocorrem no indivíduo ou na sua vida, como alterações emocionais, depressão, distúrbios do sono ou perda do emprego.

Além disso, as "sequelas" da dor independem da extensão da lesão ou do local do corpo humano onde ela se instalou, não isentando, portanto, nenhum profissional da área da saúde da sua responsabilidade de, no mínimo, entender a complexidade de tal fenômeno. Uma vez ciente de que a dor tem múltiplas dimensões, ele evita comentários depreciativos perante a queixa do paciente, pode agir mais rapidamente no sentido de compreender e encaminhar casos complexos de dor e, principalmente, não se prende ao mito de que a dor é "só" um sintoma e, portanto, deve ter uma relação de causa-efeito para poder ser explicada.

Dor: a importância da Patologia e da Semiologia

Como a dor é, antes de mais nada, um sintoma, ela exige conhecimento de Patologia. Desta, decorre a necessidade de sólida formação em Semiologia, indispensável ao diagnóstico das doenças. Tommasi[2] lembra que:

> Um bom conhecimento da Patologia nos permite compreender as doenças que afligem nossos semelhantes, valoriza os sinais e sintomas e permite uma adequada formulação de hipóteses diagnósticas. Enfim, de uma forma ou de outra, é no conhecimento da Patologia e Semiologia que se fundamenta a identificação da doença – o diagnóstico.

Tratar dor exige sólida formação em Patologia e Semiologia, mas não basta conhecer os componentes físicos da doença, ou a condição que a provoca. Existe um outro lado, ainda mal compreendido pela maioria dos profissionais da área da saúde, que engloba os aspectos emocional, cognitivo e comportamental dos pacientes com doenças crônicas; além disso, também existe o ambiente familiar, as condições de trabalho e o aspecto social. Sem dúvida, a dor deve ser avaliada em um amplo aspecto biopsicossocial. As dores orofaciais não fogem a essa regra.[3]

> É no conhecimento da Patologia e da Semiologia que se fundamenta a identificação da doença: o diagnóstico.

Dor: experiência e metáfora com conteúdo biopsicossocial

O que fazer quando a dor, além de ser o sintoma, parece ser também a própria doença? Além do indispensável conhecimento de Patologia e Semiologia, teremos de ir além e conhecer melhor as repercussões da dor no organismo como um todo, tanto física como afetivamente. Afinal, o quanto conhecemos dos nossos pacientes para compreendermos suas queixas de dor? Existem inúmeras variáveis que os tornam únicos, de tal forma que podemos ter a mesma doença, ou "dor", em indivíduos diferentes, mas obter respostas distintas de tratamentos idênticos.[4] Devemos estar preparados para compreendê-los um pouco mais em suas queixas e angústias. "A resposta à dor nem sempre decorre da extensão da lesão, mas em grande parte do susto que a mesma causa ao doente". Esta frase, pronunciada em 1996 por Wall,[5] um dos pais das teorias modernas sobre os mecanismos da dor, ajuda-nos a lembrar que tratamos doentes e não simplesmente um dente, uma articulação ou uma mera estrutura orgânica.

Por essa razão, a definição mais difundida sobre dor (leia a seguir) foi encontrada após longas discussões e ainda hoje é motivo de controvérsias na International Association for the Study of Pain (IASP).[6] O capítulo brasileiro da IASP chama-se Sociedade Brasileira para o Estudo da Dor (SBED).

> Dor: é uma experiência sensitiva e emocional desagradável que resulta em dano real ou potencial dos tecidos, ou é descrita em tais termos.[6]

Nessa definição da IASP fica evidente a necessidade de compreender que dor é uma experiência cuja percepção é individual e multidimensional no cérebro da pessoa que dela sofre.[7] A persistência da dor ao longo do tempo merece atenção, bem como o entendimento da doença envolvida. Portanto, é importante reconhecer duas dimensões simultâneas ao avaliar e tratar pacientes com dor: duração da dor (tempo) e doença envolvida (patologia).[8] Daí surgiram os conceitos de dor aguda e dor crônica, que se baseiam principalmente no tempo de dor, embora existam outras características que as distinguem. A dor crônica é um fenômeno que se mostrou diferente da dor aguda.[6] Este é o grande desafio atual: conhecer o fenômeno da dor crônica vai além de conhecer o estímulo que a provoca ou que a iniciou.

A dor aguda está relacionada claramente à lesão tecidual e ao processo inflamatório, enquanto na dor crônica não existe uma clara ligação entre ela e a lesão tecidual ou a inflamação, e ela persiste após a cicatrização do tecidual, quando há história de traumatismo ou lesão.[9] Na dor aguda, a dor é o sintoma de uma doença ou lesão tecidual, enquanto na dor crônica a própria dor pode ser a doença.[10] A compreensão dessas diferenças levou à adoção de um modelo conceptual de dor que considere sua multidimensionalidade: o modelo biopsicossocial.

Tal modelo entende a dor como uma verdadeira metáfora e a lesão tecidual pode ser só o fator inicial; entretanto, sua percepção no cérebro depende de um sistema nervoso apto e susceptível a mudanças neuroplásticas; ela gera sofrimento, e o doente, que nem sempre encontra alívio e explicação para os seus sintomas, acaba passando por muitas consultas, profissionais ou tratamentos diferentes.[11] Esse é o todo da dor, principalmente da persistente ou crônica, na qual o risco de iatrogenia é muito alto.

Modelo conceitual, multidimensional de dor:[11] nocicepção, dor, sofrimento e comportamento doloroso.

Boca / face: onde as expressões de dor e sofrimento se misturam

A face, incluindo a boca, forma uma região extremamente complexa do ponto de vista anatomofisiológico. Ela é indispensável para as atividades cotidianas, como o comer e o falar, e é, em parte, a essência da nossa humanidade, pois é através dela que transmitimos sentimentos e emoções: ela nos permite sorrir; ver, beijar, cheirar, saborear e também chorar pela dor.[12]

A importância dessas estruturas para a sobrevivência é realçada pelos diversos reflexos que permitem a integração das suas funções, além da enorme e reconhecida sensibilidade decorrente da sua extensa representação no córtex cerebral.[13] Muitas doenças manifestam-se primária ou secundariamente nos tecidos da cavidade oral; ela também sedia uma microbiota abundante, com a qual vive em simbiose, e auxilia na defesa do organismo. O risco de infecções na cavidade oral aumenta a possibilidade de bacteremia, com risco iminente aos indivíduos susceptíveis à infecção, como é o caso de pacientes susceptíveis à endocardite bacteriana.[14]

Curiosamente, a face é exatamente a região do corpo humano em que ocorre a expressão do sofrimento. E o sofrimento, expresso pelo choro, mistura-se, inúmeras vezes, com a própria fonte física da dor. Assim, dores comuns aos seres humanos, como de dente, de garganta, das aftas fazem parte do nosso cotidiano e, de tão conhecidas, nem sempre são entendidas e, muitas vezes, causam surpresa quando se manifestam de forma atípica. Dessas dores, as de dente assumem, seguramente, posição de liderança quando se fala em dores orofaciais, seja pelas suas características fisipatológicas, pelo sofrimento que causam ou pela variabilidade clínica com que se manifestam. A história humana documentou, em um misto de comédia e drama, o sofrimento causado por essa dor corriqueira. Artistas europeus, entre outros, deixaram quadros que mostram como eram realizados os tratamentos dentários na Europa, os quais certamente não eram muito diferentes dos realizados no Brasil dos tempos de Tiradentes (Fig. 1.1 A-B).

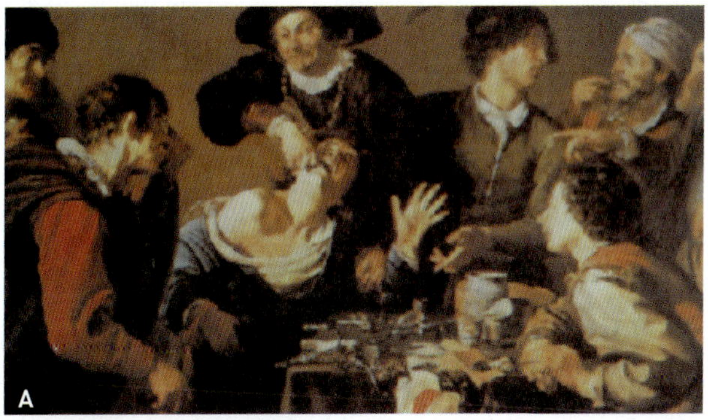

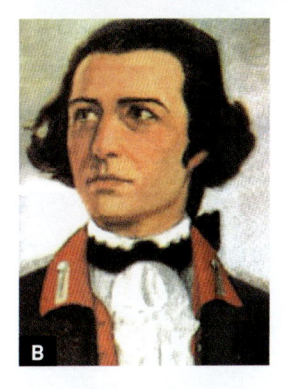

Figura 1.1. O cirurgião-barbeiro na Europa e no Brasil. **A.** Quadro do período renascentista que mostra o ambiente em que eram realizadas as extrações dentárias e realça o sofrimento decorrente dessa pequena cirurgia. Observe a "mesa cirúrgica" e o desespero do doente; aparentemente seu braço direito está amarrado enquanto o esquerdo está contido pelo "Sacamuelas", "El Sacamuelas" de Theodor Romboutus (1597-1637), e exposto no Museu do Prado em Madrid. **B.** Curiosamente, o primeiro "Sacamuelas" brasileiro conhecido foi Joaquim José da Silva Xavier, o Tiradentes. Esse apelido virou nome próprio, e uma breve consulta à internet mostra cerca de 3,8 milhões de possibilidades de consulta, em diversos idiomas.

Fonte: Ojugas.[15]

DOR EM ODONTOLOGIA: DA DOR DE DENTE AO SOFRIMENTO DO TRATAMENTO

O sofrimento milenar, físico e emocional, causado pela dor de dente, ou pelo seu tratamento, criou mitos que se estendem até os nossos dias, pois, ao contrário do que ocorria em cirurgias de braços ou pernas, o uso de anestesia por isquemia ou por congelamento não era, evidentemente, capaz de permitir a extração indolor de dentes. Com um agravante, pois possivelmente o número de extrações dentárias foi superior ao de outros procedimentos cirúrgicos na área médica ao longo da história humana, e antes da descoberta da anestesia.[16]

A descoberta da anestesia geral

Dor e sofrimento tornaram-se o terror de pacientes que necessitavam tratar seus dentes. Assim, a anestesia geral foi a grande descoberta, ao possibilitar tratamentos e cirurgias dentárias indolores. A descoberta e o uso pioneiro do óxido nitroso e do éter como agentes anestésicos em cirurgia pelos cirurgiões-dentistas Horace Wells e Thomas Green Morton, respectivamente, é, sem dúvida, um marco na História da odontologia e do controle da dor.[17] Esses homens são lembrados como grandes benfeitores da humanidade e, curiosamente, foram os primeiros anestesistas (Fig. 1.2 A-B). Outro grande avanço no controle e tratamento da dor em odontologia ocorreu com a descoberta da anestesia local, que mudou o panorama do atendimento odontológico, possibilitando o controle da dor transoperatória, a agilização dos tratamentos e a redução do sofrimento deles decorrentes. Ela é a grande arma do cirurgião-dentista no combate à dor, embora necessite ser mais explorada como método eficiente de diagnóstico em dor difusa, ou referida, e também como método de tratamento da dor crônica. A angústia, a ansiedade e o medo gerados pelos tratamentos odontológicos são típicos constituintes do componente afetivo-comportamental que acompanha a dor aguda ou a expectativa de dor.[18,19] A tranquilização do paciente, juntamente com o controle da dor operatória, reduz a resposta neurovegetativa, típica do estresse emocional, que é, inegavelmente, um dos responsáveis por algumas das mais frequentes complicações sistêmicas observadas em cirurgias ou procedimentos odontológicos. Um bom exemplo é a lipotimia.

Dor em odontologia no Brasil

No Brasil, relatos pioneiros sobre a dificuldade no diagnóstico e tratamento da dor em odontologia encontram-se nos livros do III Congresso Odontológico Latino-Americano, realizado no Rio de Janeiro, em 1929.[20] Naquela oportunidade o Professor Henrique Carlos Carpenter, da Faculdade de Odontologia da Universidade do Rio de Janeiro, relatava as dificuldades clínicas para o diagnóstico das neuralgias faciais e realçava o papel do dente como fonte de dor referida à cabeça. O professor apresentou em sua tese ilustrações publicadas pelo médico neurologista inglês Dr. Henry Head, que mostravam mapas de irradiação das dores de dente à cabeça e ao pescoço (Fig. 1.3 A-B). Esses mapas foram publicados originalmente em 1894 e o Dr. Carpenter realçava sua importância clínica, a despeito das controvérsias, pois esse conhecimento era raro na época. Além disso, ele citava as alterações emocionais comuns aos pacientes com dor. Justificava, dessa forma, a necessidade de receitar medicamentos de uso interno para o tratamento da dor em odontologia – procedimento que era vedado ao cirurgião-dentista pelo Ministério da Saúde Pública do Brasil.[20] "A Dôr em Odontologia" foi a *These* por ele apresentada.

Passaram-se 22 anos até o cirurgião-dentista brasileiro ter reconhecido esse direito legal de prescrever medicamentos de uso interno. Porém, só mais tarde, no dia 24 de agosto de 1966, é que o exercício profissional da odontologia foi regulamentado no Brasil pela lei de Nº 5.081, a mesma que vigora nos dias atuais. Longa jornada para regulamentar uma profissão que exerce atividade clínica, faz diagnóstico, realiza tratamentos e atua em doenças de origem local e sistêmica ocorridas na boca; isso sem considerar as diferentes interações médicas e os níveis de complexidade que atualmente também são exigências do Sistema Único de Saúde Brasileiro – SUS.[3] Crenças, ignorância e ambições pessoais

Figura 1.2. Luta contra a dor. **A.** Horace Wells é considerado o descobridor da anestesia. **B.** Esta pintura do século XIX retrata a histórica cirurgia realizada sob anestesia geral (éter), aplicada por outro cirurgião-dentista, Thomas Green Morton. É um marco histórico no combate à dor humana que identifica a participação da odontologia no controle da dor. "Primeira operação em éter", Biblioteca Médica de Boston, 1881, por Robert C. Hinckley.

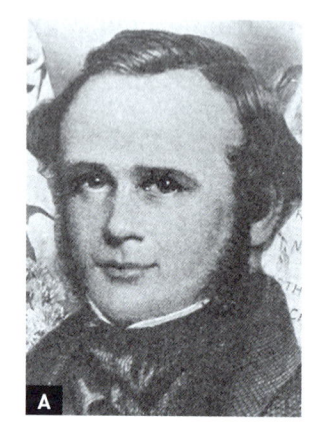

Fonte: Rings.[17]

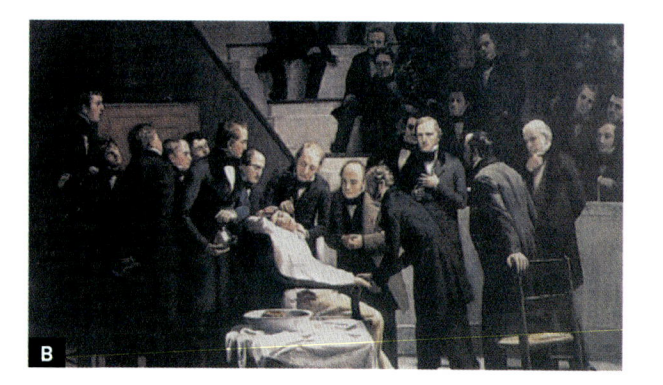

foram e são motivações que insistem em minimizar o papel da Patologia Dental na Patologia Geral. Felizmente esse panorama está mudando gradualmente no Brasil.

DOR NA FACE: INTEGRANDO A BOCA AO CORPO

Dores desse segmento corpóreo são motivos frequentes de procura por atendimento à saúde, tanto médico como odontológico. Entre elas, a dor de dente é a mais comum e provavelmente uma das mais conhecidas da humanidade. Se considerarmos os gastos que envolvem o tratamento da dor de dente, decorrentes de faltas ao trabalho ou à escola, da necessidade de medicamentos ou da adequação dos serviços de saúde pública para esse atendimento, verificamos que essa dor tem grande impacto sobre o indivíduo, a família e o estado. Além disso, se atualmente a medicina e a ciência lutam para melhorar a qualidade e o tempo de vida das pessoas, estas necessitam de saúde oral compatível com esse objetivo.

Infelizmente, doenças da boca, como a cárie dentária e a doença periodontal, são mais comuns nas populações mais carentes e ainda motivo de preocupação por parte do poder público e de organizações como a Organização Mundial da Saúde (OMS). Se considerarmos os riscos aumentados de morbidade e até de mortalidade das infecções agudas ou crônicas de origem odontogênica, então vemos que a dor de dente é a ponta do *iceberg* de um problema de saúde pública que deve ser enfrentado com realismo.

As dores de dente representam sintomas agudos de doenças bem conhecidas e comuns, e curiosamente, se assemelham a outras dores que são verdadeiras doenças crônicas que acompanharão o indivíduo que a sente por toda a vida – como é o caso da neuralgia do trigêmeo que, de tão forte, pode levar ao suicídio no desespero das crises.

Junto com câncer de boca, dores irradiadas à face, síndrome da ardência bucal, dor muscular mastigatória e disfunção da articulação temporomandibular (ATM), as dores de dente, típicas e atípicas, representam um universo que pode ser mais bem compreendido na atualidade, mas que exige integração de diversas disciplinas para a formação profissional.

Dores crônicas da boca e da face

Atualmente, a odontologia defronta-se com outro desafio: o tratamento e o controle das dores crônicas da boca e da face, predominantemente as que envolvem a dinâmica do aparelho mastigatório e aquelas decorrentes de procedimentos cirúrgicos ou de traumatismos. Nesta área, a odontologia participa ativamente do tratamento das dores orofaciais e de muitas cefaleias secundárias decorrentes de doenças localizadas na boca ou na face. Estudos epidemiológicos demonstram a alta prevalência das dores orofaciais na população em geral, iniciando pelas dores de dente e estendendo-se às dores musculoesqueléticas do aparelho mastigatório.[21-23] No

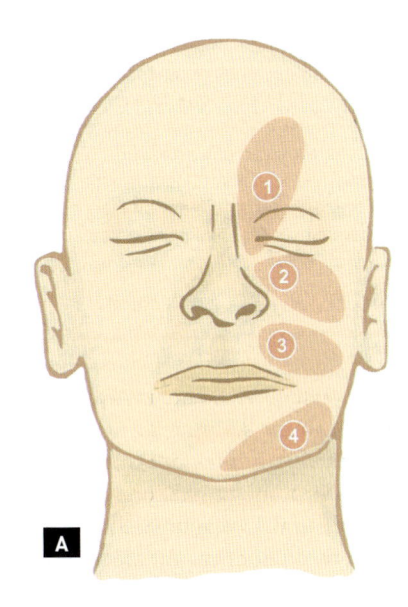

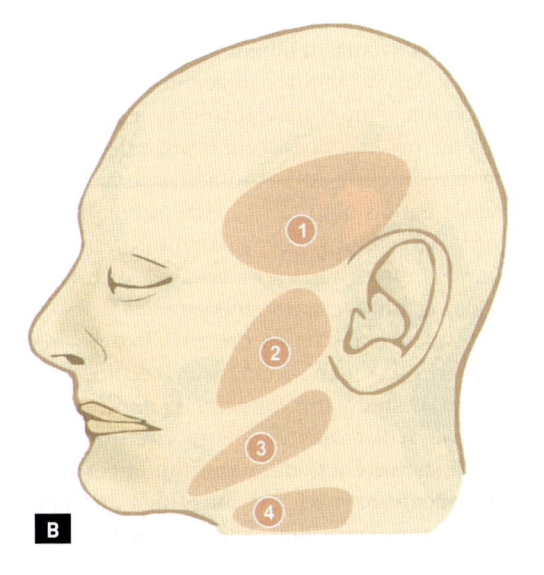

Figura 1.3. Os esquemas exemplificam os mapas de espalhamento das dores dentais à cabeça e ao pescoço (foram descritos pelo neurologista inglês Dr. Henry Head e publicados originalmente em 1894). Os mapas faciais das dores de dente fazem parte da *These* apresentada pelo professor Henrique Carlos Carpenter, que discorreu sobre o tema "A Dôr em Odontologia", em que relatava sua experiência com essas intrigantes dores e reinvidicava aos órgãos públicos brasileiros a liberação da prescrição de medicamentos de uso interno pelo cirurgião-dentista brasileiro.

Fonte: Carpenter.[20]

Brasil, a dor de dente foi apontada por cerca de 40% dos entrevistados quando perguntados sobre as dores que sentiram.[24] Em relação a outras dores, a dor facial ocorreu em 12% da população estudada, a lombalgia em 41%, as cefaleias em 26%, a dor abdominal em 16% e dor torácica em 12%.[25]

O cirurgião-dentista, frequentemente, é o primeiro profissional procurado por pacientes com dor na boca e deve se preparar para assumir tal responsabilidade. Ela inclui necessidade de diagnóstico preciso e encaminhamento desses doentes. É a interdisciplinaridade. Como acontece no diagnóstico e prevenção do câncer bucal, o cirurgião-dentista faz parte da linha de frente também no diagnóstico precoce da dor e da prevenção da dor crônica da face, considerando-se que muitos doentes relatam ao especialista longas histórias de tratamentos dentários ou cirurgias orais.

> A exemplo do seu papel no diagnóstico e prevenção do câncer bucal, o cirurgião-dentista faz parte da linha de frente no diagnóstico precoce da dor e da prevenção da dor crônica da face, pois, normalmente, é o primeiro profissional a ser consultado por doentes com dores faciais.

Neste sentido, é indispensável sua participação nas equipes multidisciplinares de dor, particularmente nas queixas relacionadas ao segmento cefálico.

Sem dúvida, um outro papel incorpora-se à atividade profissional rotineira do cirurgião-dentista, que é o controle e a prevenção da dor crônica da face e de cefaleias secundárias de origem odontológica. Surgem outras necessidades, como adequar o ensino de graduação e de pós-graduação às necessidades clínicas dos pacientes e aprimorar o relacionamento multiprofissional responsável. Além disso, no diagnóstico diferencial de cefaleias e dores craniofaciais ou cervicais fica mais evidente a necessidade da participação do cirurgião-dentista, que contribui identificando e tratando as doenças da boca pertinentes à sua atividade profissional.

Este é um momento histórico vivido pela odontologia na batalha contra a dor: o atendimento de pacientes com **dores orofaciais crônicas**, incluindo as dores persistentes orofaciais e as cefaleias secundárias originárias no aparelho mastigatório. É a participação do cirurgião-dentista na equipe multidisciplinar de dor. A escolha da escultura de Praxíteles, "Afrodite", simboliza este empolgante instante brasileiro da luta contra a dor (Fig. 1.4).

DOR OROFACIAL / BUCOFACIAL

Genericamente, a denominação dor orofacial refere-se às condições álgicas relacionadas às estruturas da boca e da face propriamente dita. Entretanto, tanto estruturas do crânio como do pescoço também podem causar dores faciais.

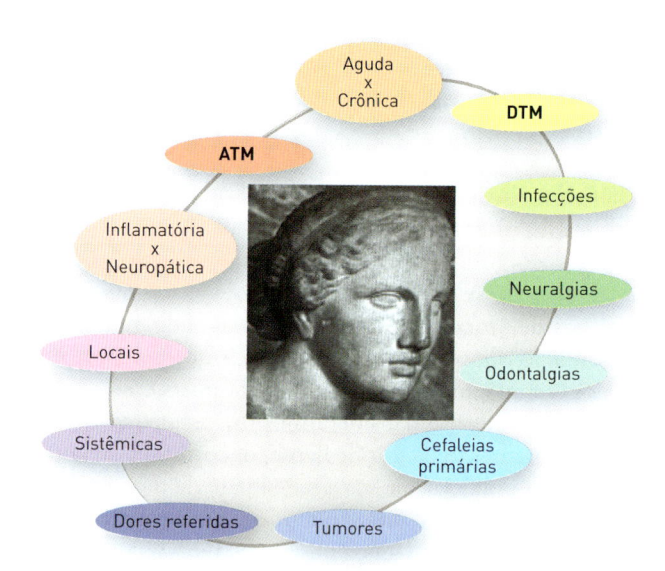

Figura 1.4. Momento histórico atual vivido pela odontologia na luta contra a dor: o atendimento de pacientes com dores orofaciais crônicas, incluindo dores persistentes orais e faciais, além de cefaleias secundárias originárias do aparelho mastigatório. É a participação do cirurgião-dentista na equipe multidisciplinar de dor. Esta cabeça de mulher é parte da escultura "Afrodite" do escultor grego Praxíteles (330 a.C.), que teve como modelo a cortesã, famosa na época, Frineia. A escultura simboliza histórico e revolucionário período na evolução das artes. Ela foi escolhida já como símbolo dessa nova fase da odontologia brasileira e mundial, em que a boca é integrada ao corpo, e a dor na face, além de expressar lesão física, também é expressão da pessoa que sofre e do contexto biopsicossocial em que vive.

Fonte: Grande Enciclopédia Larousse Cultural.[26]

De acordo com a Academia Americana de Dor Orofacial,[27,28] o campo de atuação nessa área inclui as condições álgicas decorrentes dos diferentes tecidos da cabeça e do pescoço, incluindo todas as estruturas que formam a cavidade oral. O diagnóstico diferencial abrange grande número de doenças ou afecções que afetam, primária ou secundariamente, esse segmento corpóreo. Portanto, dor orofacial pode ser o principal sintoma das inúmeras doenças que acometem diretamente as estruturas orofaciais; mas também pode ser o sintoma de doenças alojadas nas regiões adjacentes da cabeça e do pescoço, ou em regiões mais distantes, como do tórax e do abdome, quando provocam dores referidas. Todas as potenciais fontes de dores orofaciais podem cruzar as fronteiras de muitas disciplinas médicas ou odontológicas, o que faz com que a abordagem interdisciplinar seja frequentemente necessária para estabelecer tanto o seu diagnóstico quanto o seu tratamento.[29-32]

As dores provenientes da boca passaram a receber atenção a partir da segunda metade do século XX, quando se iniciou o estudo aprofundado da dor de dente, de seu tratamento e dos aspectos emocionais envolvidos. É possível que a existência da odontologia como profissão independente da medicina causasse a impressão de que não é uma profissão da área da saúde, e que apenas conservava e repunha dentes. Esse pensamento ainda existe nos dias atuais. Por outro lado, a responsabilidade de estudar os dentes permitiu o reconhecimento gradativo e científico de que eles fazem parte do ser vivo e a ele estão incorporados, e as doenças corriqueiras da boca, como os focos infecciosos odontogênicos e a própria dor de dente têm implicações locais e distantes, e comprometem, evidentemente, a saúde. Além disso, inúmeras doenças sistêmicas podem manifestar-se primária ou secundariamente na boca. O estudo da dor orofacial aproximou inevitavelmente os profissionais de diferentes áreas da saúde, e, com o tempo, percebeu-se a complexidade desse segmento do corpo humano.

O estudo da dor na boca:
- Possibilitou o reconhecimento gradativo e científico de que os dentes fazem parte do ser vivo e a ele estão incorporados. Doenças corriqueiras da boca, como a cárie e a doença periodontal, têm implicações locais e distantes, e comprometem, evidentemente, a saúde do indivíduo.
- Permitiu compreender que nem toda dor de dente é de origem dentária, pois doenças como a neuralgia do trigêmeo, tumores, leucemia ou a artrite reumatoide também podem afetar a boca e os dentes.
- Levou ao estudo das dores da boca e da face, integrando a boca ao corpo e contribuindo para integrar profissionais de diferentes áreas da saúde, levando-os a entender melhor os pacientes com dor crônica ou persistente nessa região do corpo.

Em 1974, o Instituto Nacional de Saúde dos Estados Unidos da América reuniu, pela primeira vez, clínicos e cientistas de várias profissões da área da saúde para um significativo simpósio sobre as dores orais e faciais.[33] É grande a multiplicidade de fontes potenciais de dores orofaciais e envolvem os diversos tipos de tecidos que formam essa região. Ver Figura 1.5.

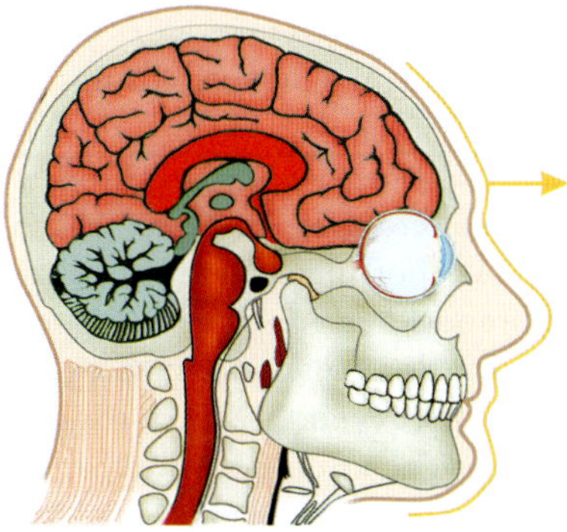

Estudo recente sobre a formação profissional de dentistas e médicos brasileiros que tratam pacientes com dor crônica na região facial mostrou que os currículos precisam ser uniformizados de modo a contemplar a complexidade da área, pois, independentemente do tratamento pertinente a cada especialidade ou profissão, é necessário o reconhecimento das condições álgicas que afetam a cabeça e podem se manifestar como dor orofacial.[32] Portanto, o atendimento de pacientes com dores orofaciais indica a necessidade de conhecer, além de Anatomia e Fisiologia, também os aspectos psicológicos envolvidos; obriga a conhecer o diagnóstico diferencial entre condições, síndromes ou doenças que causam dor na região cefálica, incluindo a possibilidade das dores referidas e, finalmente, exige que o profissional, na fase de tratamento, esteja familiarizado com as diferentes terapêuticas existentes, indicações e contraindicações, incluindo formação sólida em farmacologia, fisioterapias e abordagem multidisciplinar, quando necessário.[34] Ver Quadro 1.1.

Quadro 1.1. Dor orofacial (aguda / crônica)

1. **Alveolodentárias**, destacando-se as odontalgias, principalmente as difusas e que se manifestam como dor facial ou cefaleias secundárias.
2. **Musculoesqueléticas**, destacando-se as Disfunções Temporomandibulares (DTM), mas sem esquecer os tumores e as infecções.
3. **Neuropáticas**, são comuns na face e algumas delas são odontalgias não odontogênicas, como a neuralgia idiopática do trigêmeo. A síndrome da ardência bucal e dor facial atípica também entram neste grupo.
4. **Neurovasculares**, algumas cefaleias manifestam-se na face, como as cefaleias em salvas. Também são causas de odontalgias não odontogênicas.
5. **Psiquiátricas/psicológicas**, estas são apenas citadas, porém devem ser consideradas no diagnóstico diferencial.
6. **Dores referidas à face** são condições que podem indicar risco à vida, como o infarto agudo do miocárdio e o câncer.

Dor orofacial: da disfunção da ATM à dor crônica

A denominação "dor orofacial" tornou-se popular entre os cirurgiões-dentistas e os profissionais da área da saúde envolvidos no tratamento da dor. Ela é amplamente divulgada na literatura científica internacional e inclui o segmento odontológico, no qual se destacam as odontalgias e as históricas disfunções da articulação temporomandibular como condições muito prevalentes na população geral.[21,30] As disfunções da ATM tornaram-se tão populares que muitas vezes são usadas praticamente como sinônimo de dor orofacial, o que certamente é

Figura 1.5. Desenho esquemático da cabeça mostrando as potenciais fontes de dores orofaciais.

Dor orofacial:
alveolodentárias
musculoesqueléticas
neuropáticas
neurovasculares
psiquiátricas/psicológicas
dores referidas

inadequado, já que o capítulo da dor orofacial engloba, como vimos anteriormente, grande variedade de condições álgicas. Estudos clínicos com dores persistentes da face mostram que a falta de diagnóstico preciso é uma das principais causas de insucesso nos tratamentos, os quais são frequentemente dirigidos a uma causa única, muitas vezes atribuída às disfunções da ATM.[35]

O conceito atual de dores musculoesqueléticas mastigatórias ultrapassa os limites convencionais das antigas disfunções da ATM, ou seja, de disfunção da articulação temporomandibular propriamente dita. Essa denominação engloba diversas anormalidades de natureza musculoesquelética que afetam a função mandibular e podem causar dor. Gradativamente, a literatura científica mostra evidências de que essas disfunções, na existência de dor, necessitam ser avaliadas no contexto "dor" tanto ou mais que no contexto "disfunção",[36,37] já que a dor é a experiência complexa e o motivo principal que leva o paciente à procura de assistência à saúde. Este representativo grupo de dores musculoesqueléticas da face deve ser incorporado às dores orofaciais de acordo com critérios que permitam identificá-lo e diferenciá-lo das demais condições álgicas que acometem a face. Existem inúmeras doenças, locais ou sistêmicas, que afetam o complexo maxilomandibular e que devem ser incluídas no diagnóstico diferencial das dores orofaciais, como cefaleias primárias, cervicalgias e doenças cardíacas.

A odontologia, qualquer que seja sua especialidade, tem implícita em sua atividade a prevenção e a cura das doenças de origem bucodental, bem como a restauração da função mandibular. Nesse contexto, os conhecimentos sobre oclusão dentária e ATM são indispensáveis para o cirurgião-dentista, clínico ou especialista, independentemente se é cirurgião, periodontista, endodontista, protesista ou ortodontista. Esses conceitos já foram plenamente salientados e defendidos por diversos profissionais.[38,39]

A tarefa de cuidar do aparelho mastigatório, da oclusão dentária ou da ATM pertence essencialmente ao cirurgião-dentista, porém, independentemente dos aspectos estruturais envolvidos, quando há queixa de dor, ela pode ser o diferencial ou o complicador dessa tarefa. Devemos estar preparados para compreender que dor é fenômeno complexo, o qual precisa ser entendido e que, mesmo sendo as disfunções mandibulares muito frequentes, existem outras condições dolorosas da face que as simulam, como dores referidas da própria face, do crânio, do tórax e até do abdome. Devemos ainda compreender que existem dores somáticas, neuropáticas e por transtornos psiquiátricos e que, embora seja a dor o sintoma essencial à proteção da vida, sentinela que nos alerta, ela pode se tornar a própria doença;[40] que também existe a dor do câncer, a qual pode ser a manifestação inicial da doença e, como inúmeras vezes somos os primeiros profissionais a atender o paciente, nossa responsabilidade frente ao diagnóstico precoce e rápido encaminhamento é absolutamente indispensável para o seu prognóstico.

Acima de tudo devemos compreender que essa entidade "disfunção de ATM" ou "disfunção temporomandibular" será gradativamente substituída pelas afecções ou doenças que causam dor e disfunção mandibular, e que esta é mais uma consequência do que uma causa de dor. Portanto, a variabilidade desses problemas que acarretam dor e disfunção mandibular exigirá conhecimento amplo, tanto das bases neurobiológicas da dor, como de critérios diagnósticos e de terapêutica em dor, seja oclusal, ortopédica, fisiátrica, farmacológica, cirúrgica ou psicológica.

Níveis de complexidade em dor orofacial

A dor crônica e as diversas condições de dor deveriam ser avaliadas em um contexto de níveis de complexidade, o que permitiria um melhor prognóstico a cada caso, individualmente, e também para que o clínico identifique seus limites e as necessidades de encaminhamento e de interconsultas, assim como preconiza o Sistema Único de Saúde (SUS) adotado pelo Brasil. Ver na Figura 1.6 as sugestões sobre níveis de complexidade em dor orofacial.[3]

DESAFIOS DA ODONTOLOGIA NA ÁREA DE DOR

Se inicialmente a dor decorrente de doenças dos dentes foi o foco primário da atenção odontológica, em um segundo momento as doenças e disfunções relacionadas à articulação temporomandibular passaram a se destacar pela sua prevalência e importância clínica. Entretanto, vivemos um momento em que as necessidades dos pacientes vão além. Dores crônicas, como a síndrome da ardência bucal, as dores neuropáticas e a dor facial persistente, são outros exemplos do dia a dia, e, embora pouco prevalentes, têm grande impacto biopsicossocial. Outro grande desafio à profissão odontológica é o que diz respeito aos pacientes com necessidades especiais (morbidades associadas) e que sentem dor orofacial. Finalmente, um grupo especial exige atenção odontológica: são os pacientes com câncer de cabeça e pescoço.

A seguir serão relacionadas diversas situações da clínica odontológica que constituem o universo da dor em odontologia.[41]

a. **Controle da dor transoperatória**: pode ser conseguido convenientemente por meio das técnicas de anestesia local, lembrando que há pacientes geneticamente susceptíveis à dor e não sabemos exatamente quem são eles. A prevenção da dor aguda pode ser medida de prevenção da dor crônica. Estudos genéticos experimentais apontam que há susceptibilidade individual à dor e espera-se que, em um futuro próximo, possamos saber previamente à cirurgia quem são esses pacientes.[42]

b. **Controle do medo e da ansiedade**: é conseguido

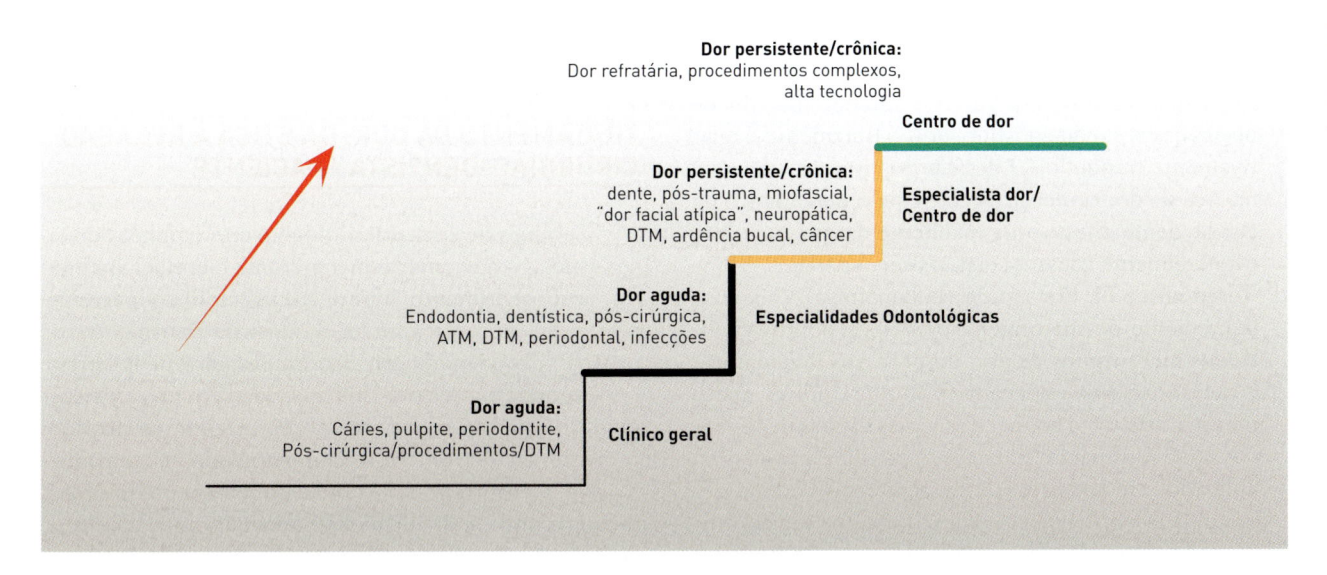

Figura 1.6. Nesta escada são apresentadas as sugestões de níveis de complexidade de dor orofacial e necessidade de tratamento. Este esquema para o tratamento da dor foi elaborado para ser adaptado aos níveis de complexidade do Sistema Único de Saúde (SUS) brasileiro.

Fonte: Siqueira.[3]

por meios seguros, capazes de minimizar os efeitos emocionais gerados pelo atendimento odontológico, ou pela simples expectativa do mesmo. A tranquilização dos pacientes pode ser realizada no pré, pós e transoperatório. Medidas que tranquilizem o paciente na fase pré-operatória podem contribuir para a redução das dores trans e pós-operatórias. Não se justifica que em cirurgias eletivas sob anestesia local o paciente ainda sofra física e mentalmente como no passado remoto. Historicamente o cirurgião-dentista descobriu a anestesia geral, e no Brasil finalmente está regulamentado o uso do óxido nitroso em consultório odontológico. É relevante lembrar que o controle da dor e da ansiedade foi responsável pela incorporação de medicação de uso interno, incluindo os ansiolíticos, no receituário da odontologia – o que pressupõe a necessidade de educação profissional para a aplicação desses conhecimentos na clínica. O estudo da farmacologia e o preparo para aplicação de procedimentos de emergência são indispensáveis para enfrentar eventuais intercorrências.[16] As técnicas de sedação e analgesia exigem treinamento especializado e, dependendo da condição clínica do doente, devem ser realizadas por um médico-anestesista.

A Divisão de Odontologia do Instituto Central do Hospital das Clínicas da Faculdade de Medicina da Universidade de São Paulo (HC/FMUSP) desenvolveu pioneiramente grande experiência neste tipo de técnica, principalmente no atendimento odontopediátrico de pacientes pouco cooperativos devido a distúrbios neurológicos, a alto grau de ansiedade ou a outros distúrbios comportamentais. A analgesia ambulatorial através da cetamina iniciou-se com a necessidade cirúrgica de eliminação de focos dentários em crianças que deveriam se submeter a cirurgias cardíacas e corriam risco de infecção focal de origem dentária. Esta técnica foi introduzida por Cromberg, em 1975.[43] Considerando-se a demanda por atendimento odontológico sob anestesia geral, o custo/benefício decorrente da analgesia ambulatorial é mais interessante, evidenciando a importância da técnica em um país carente economicamente e com enorme fila de doentes esperando por tratamento odontológico. Na analgesia ambulatorial a equipe pode ser composta por odontopediatras e médico-anestesista especializado neste tipo de atendimento. O consultório deve estar em condições que permitam segurança ao paciente no transcorrer do procedimento operatório. Além disso, os membros dessa equipe multidisciplinar devem ter treinamento adequado para avaliação e preparo pré, trans e pós-operatório do doente, ressalvando-se, evidentemente, a autonomia das respectivas áreas, de acordo com sua atuação e competências profissionais.[44]

Em 2004, após discussão entre os Conselhos Federais de Odontologia e Medicina, foi regulamentado o uso pelo cirurgião-dentista brasileiro da sedação por meio do óxido nitroso.

c. **O diagnóstico da dor de dente referida à cabeça e ao pescoço**: ainda é um grande desafio clínico e exige avaliação meticulosa que inclui semiotécnica refinada, se possível alicerçada pelo conhecimento da fisiopatologia da dor e pelos critérios para o diagnóstico diferencial de odontalgias (patogênese). O espalhamento de algumas dessas dores às regiões adjacentes da face, crânio e pescoço produz grande confusão e indecisões. Nas dores de dente difusas, o doente assusta-se de tal forma com a intensidade da dor que normalmente procura atendimento em pronto-socorro de hospitais gerais. A grande dificuldade nesses casos é o diagnóstico, pois o tratamento é relativamente tranquilo. O desafio do cirurgião-dentista na área de dor orofacial inicia-se pelo diagnóstico da dor de dente difusa, principalmente das pulpites, que eventualmente causam cefaleias secundárias.[35]

d. **Terapêutica da dor aguda (inflamatória)**: independentemente de sua origem, pressupõe conhecimento dos mecanismos da dor, do processo inflamatório e de farmacologia aplicada. É imprescindível que o cirurgião-dentista conheça as várias classes de fármacos utilizados para o tratamento da dor e saiba como aplicá-los em cada caso; a situação mais comum decorre da dor pós-operatória e sabe-se que seu controle incompleto, além do sofrimento que gera, pode ser causa de cronificação da dor. A experiência clínica e os dados da literatura científica sugerem que os profissionais se preocupem mais com este aspecto.[45] Ver Capítulo 36.

e. **Dor crônica orofacial/cefaleias secundárias/dor pós-operatória persistente**: a exemplo da dor miofascial mastigatória, da síndrome da ardência bucal (SAB), das neuralgias e neuropatias orofaciais, da odontalgia atípica/dor facial atípica e da dor no câncer, pressupõem um largo espectro de conhecimentos que vai desde o conhecimento da fisiopatologia da dor até os mecanismos biopsicossociais envolvidos no comportamento de dor do paciente. É indispensável que o cirurgião-dentista conheça, no mínimo, as principais causas de dores craniofaciais para estabelecer o diagnóstico diferencial. Deve-se lembrar, também, que ao lado do diagnóstico físico deve existir uma avaliação comportamental do doente. Medicamentos não convencionalmente usados na odontologia brasileira, embora de prescrição legal, começam a fazer parte do receituário do cirurgião-dentista, a exemplo dos antidepressivos tricíclicos e dos anticonvulsivantes, preconizados em pacientes com dor crônica. Equipe multidisciplinar para o controle da dor crônica pode ser indispensável para alguns doentes. Esta distinção deve ser feita, inclusive, para determinar as limitações clínicas do profissional, a necessidade de interconsultas e o encaminhamento do doente.[19,28,30,46]

f. **Dor e cuidados paliativos no paciente com câncer de cabeça e pescoço**: nos últimos anos, aumentaram os esforços da odontologia para identificar o câncer de boca. Entretanto, quando a dor é o sintoma do câncer ainda não identificado nem sempre o diagnóstico é rápido ou mesmo há suspeita da doença. Além disso, o câncer de cabeça e de pescoço, incluindo o de boca, são os que causam maior dor. Portanto, além dos tratamentos do próprio câncer pela equipe médica, o controle de doenças bucais é fundamental.

Então, a odontologia participa com medidas preventivas, curativas e paliativas, a fim de proporcionar uma melhor qualidade de vida ao paciente.[47] Ver os capítulos da Parte 10.

TRATAMENTO DA DOR: DA ÉTICA À RELAÇÃO CIRURGIÃO-DENTISTA / PACIENTE

O código de ética odontológico contempla os diversos aspectos que envolvem a pesquisa científica incluindo o consentimento livre e esclarecido do paciente, ou de seu representante legal, além de transplantes de órgãos.[48] Todavia, o universo da pesquisa nem sempre corresponde à atividade clínica, a qual envolve decisões diárias. Quando o paciente apresenta dor, as decisões profissionais defrontam-se com vários desafios: primeiro, com a própria complexidade do fenômeno doloroso; depois, com a individualidade do sujeito que a sofre e, ainda, com o próprio conceito de ética pelo profissional. Neste sentido, podem existir julgamentos empíricos que afetam as decisões profissionais e nem sempre são favoráveis aos pacientes.

A International Association for the Study of Pain (IASP) discute os aspectos éticos que envolvem a dor na clínica e na pesquisa.[34] Entre os conceitos filosóficos dessa relação é fundamental ao profissional da saúde relembrar a necessidade de:

1. Distinguir os aspectos subjetivos da dor dos aspectos objetivos obtidos na avaliação da dor.
2. Distinguir entre dor e sofrimento.
3. Entender que existem diferenças individuais e de grupos no que concerne à intensidade e ao significado da dor.

Entre as obrigações éticas destacam-se:

1. Respeitar as culturas individuais, lembrar dos direitos humanos básicos e da responsabilidade profissional.
2. Entender o significado moral do sofrimento desnecessário por dor.
3. Entender que dor moderada a excruciante provoca danos físicos e psicológicos. Obedecer aos princípios da beneficência (caridade) e da não maleficência (não provocar dano).
4. Ter consciência de que a dor agride a dignidade humana; e que a dor iatrogênica, de certa forma, compara-se à dor das vítimas de tortura.
5. Entender o princípio de justiça no manejo e pesquisa em dor.

Quando o paciente decide-se por fazer uma cirurgia odontológica eletiva, como é o caso de cirurgia de implantes de titânio, de terceiros molares e da cirurgia ortognática, ou procedimentos menos invasivos, como o tratamento de canal, uma restauração ou uma prótese dentária, ele nem sempre conta com riscos e nem sempre imagina a possibilidade de complicações, como a lesão de nervo ou a chance de ficar com dor pós-cirúrgica persistente. Se a cirurgia na boca é de um tumor, ou de uma fratura, ela é necessária e, psicologicamente, as complicações serão mais aceitas, pois há risco potencial à vida. As cirurgias orais têm risco mínimo a médio, em sua maioria, desde que a condição clínica do paciente seja boa. Infelizmente há uma tendência de minimização dos riscos pelo cirurgião-dentista, de modo que o paciente em geral não recebe as informações a respeito dos riscos cirúrgicos e de suas sequelas, o que em muito contribui para a insatisfação dos pacientes e para a deterioração das relações profissional/paciente.[3] No capítulo sobre dor orofacial persistente, a qual surge após procedimentos odontológicos ou cirúrgicos da boca, discute-se amplamente aspectos pouco conhecidos pelo cirurgião-dentista, como a dor neuropática, cujo tratamento é prolongado e varia do simples ao complexo. Embora sejam casos menos comuns, eles são muito incapacitantes e deveriam ser reconhecidos pelos profissionais envolvidos no tratamento da dor.

O professor Gino Emílio Lasco, um dos grandes representantes da cirurgia bucomaxilofacial no Brasil, sempre lembrava aos seus alunos: "Em casos de riscos cirúrgicos, esclareçam detalhadamente seus doentes antes da cirurgia; assim eles não atribuirão a erros as eventuais complicações que apareçam".[3]

Inúmeras vezes discutimos sobre dor, mas nem sempre é ela o alvo do problema. Insatisfações e frustrações de expectativas aborrecem as pessoas. A odontologia realiza procedimentos invasivos, biológica e psicologicamente, com riscos potenciais que não deveriam ser minimizados ou deixados de ser apresentados ao paciente. Apresentar o prognóstico e as informações necessárias exige preparo profissional primoroso, mas torna menos estressante e mais humano o relacionamento entre cirurgiões-dentistas e seus pacientes, particularmente em procedimentos cirúrgicos.[3]

TREINAMENTO PROFISSIONAL EM DOR: EDUCAÇÃO CONTINUADA

Atualmente, preparar os profissionais da saúde para abordar pacientes com queixas de dor é um desafio enfrentado por associações internacionais e instituições de ensino em inúmeros países, havendo várias sugestões de programas curriculares.[34,49,50] O cirurgião-dentista, clínico ou especialista, convive com as queixas de dor de seus pacientes e não pode se eximir dessa responsabilidade. Considere queixas comuns como odontalgias, sensibilidade dentinária, aftas e disfunções da ATM. Talvez não exista uma única pessoa no mundo que, pelo menos uma vez na vida, não tenha tido uma dessas queixas ou que continua a tê-la a despeito dos tratamentos. Esse desafio também é nosso.[40]

Entidades internacionais como a International Association for the Study of Pain (IASP); a Sociedade Brasileira para o Estudo da Dor (SBED); a Academia Americana de Dor Orofacial (AAOP – American Academy of Orofacial Pain); a Academia Brasileira de Fisiopatologia Crânio-Oro-Cervical (ABFCOC); a Sociedade Brasileira de Dor Orofacial e ATM (SOBRAD); o Departamento de DTM e Dor Orofacial da Associação Paulista de Cirurgiões-Dentistas (APCD) e o Centro Multidisciplinar de Dor do Hospital das Clínicas de São Paulo são exemplos do interesse que desperta o tema dor em todos os profissionais da área da saúde. Recentemente a Academia Americana de Dor Orofacial publicou as bases para a formação do cirurgião-dentista que atuará em dor orofacial.[51] Ver Figura 1.7.

Existem sugestões de currículos mínimos para formar profissionais da área de saúde na abordagem dos pacientes com dor, seja na graduação ou na pós-graduação.[34] Torna-se necessária no Brasil uma ampla discussão para uniformização de termos, condutas e programas, pois inúmeras faculdades de odontologia, geralmente de forma independente, enfocam as matérias básicas e as disciplinas técnicas (especialidades odontológicas) nos pacientes com anormalidades de oclusão dental. A disfunção temporomandibular é abordada nas disciplinas de oclusão, mais comumente dentro da Prótese dentária, mas também pela Ortodontia e eventualmente pela Cirurgia Oral. Essas disciplinas normalmente têm enfoques próprios e independentes, e, do ponto de vista técnico, é importante essa abordagem, pois são nas disciplinas que os alunos aprendem e se preparam para seu desempenho operatório (técnico) na odontologia. Por exemplo, técnicas de reabilitação oral são ensinadas pela Prótese; os tratamentos da anquilose e da luxação da ATM são bem abordados pela Cirurgia Oral e as anormalidades do crescimento maxilomandibular e da ATM são matérias básicas da Ortodontia

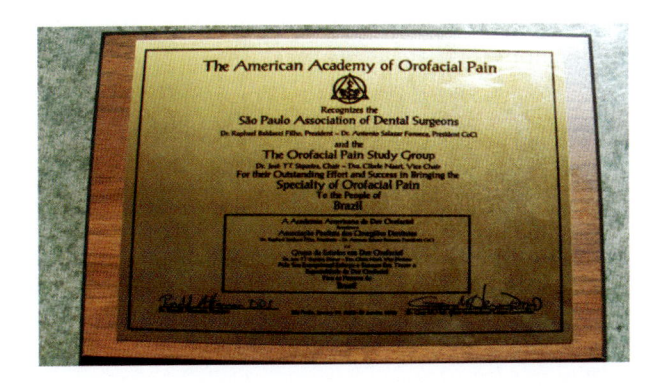

Figura 1.7. Placa enviada pela American Academy of Orofacial Pain (AAOP) à Associação Paulista de Cirurgiões-Dentistas (APCD) comemorativa à participação do Grupo de Estudos em Dor Orofacial na aprovação, pelo Conselho Federal de Odontologia, da nova especialidade Disfunção Temporomandibular e Dor Orofacial, cujo objetivo é o de preparar cirurgiões-dentistas para a difícil tarefa de diagnosticar e tratar doentes com dor crônica.

e da Ortopedia dos Maxilares. O interessante é que a odontologia, em si uma especialidade, gira, direta ou indiretamente, em torno da oclusão dentária e do aparelho mastigatório, conhecimentos que são a base da profissão. Ninguém deve se considerar isento ou ter exclusividade sobre conhecimentos indispensáveis ao exercício de sua profissão.

Felizmente, a par das técnicas avançadas e complexas, usadas pela odontologia, chegamos a uma fase de transição sobre as relações da oclusão com as DTM, a partir da experiência adquirida nos últimos anos e de evidências científicas sobre o tema. Estudos em diversas áreas da odontologia apontam para a necessidade de que o enfoque oclusal indispensável ao tratamento do paciente seja complementado pelo entendimento do contexto neural em que ocorrem as funções orais e mandibulares.[7,32,52-55]

> A odontologia, como especialidade, gira em torno, direta ou indiretamente, da oclusão dental e do aparelho mastigatório. Esses conhecimentos são indispensáveis ao cirurgião-dentista. Ninguém deve se considerar isento ou ter exclusividade de conhecimento básico e indispensável à sua profissão.

De qualquer forma, a razão principal da procura pela assistência médico-odontológica no momento atual chama-se dor, e, sem dúvida, merecerá sempre nosso enfoque, pelo menos no princípio. Revisão curricular para integração das diferentes disciplinas é necessária. Os conhecimentos básicos sobre os mecanismos neurais da dor orofacial, a sua fisiopatologia e os fatores psicossociais envolvidos devem fazer parte da formação nuclear dos profissionais da odontologia. Os conhecimentos sobre a complexidade do fenômeno dor são comuns e aplicáveis a todas as áreas clínicas: clínica odontológica geral, endodontia, periodontia, ortodontia, prótese, semiologia, cirurgia, odontopediatria e na própria dor orofacial.

> Não há necessidade de ser especialista em dor. Mas, havendo este desejo, o profissional deve estar apto para enfrentar e conhecer um vasto campo, que envolve amplos conhecimentos básicos e clínicos, em toda a odontologia e nas matérias afins, particularmente no que tange à dor crônica.

OS CENTROS UNIVERSITÁRIOS DE TRATAMENTO DA DOR NA FORMAÇÃO PROFISSIONAL

A dor, como sintoma primário de grande número de doenças, deve ser conhecimento indispensável a todos os profissionais da área de saúde. Na odontologia, esta afirmação aplica-se a todas as áreas. Entretanto, a experiência clínica e inúmeros relatos da literatura mostram que há consenso quanto às dificuldades de abordagem dos doentes com dor orofacial crônica. Para tentar saná-las, atualmente existem cursos regulares e de especialização odontológica em dor que preparam os profissionais interessados nessa tarefa. Com esses cursos, espera-se a redução de erros e iatrogenias e a agilização do encaminhamento adequado desses pacientes, pois o convívio e treinamento em equipes multidisciplinares de dor crônica trariam a experiência indispensável sobre dor, doenças e doentes.

Do anteriormente exposto depreende-se que a participação do cirurgião-dentista em equipe multidisciplinar de dor pressupõe os seguintes conhecimentos:

Tópicos da equipe multiprofissional para tratamento da dor:

a. Linguagem comum a todos os membros da equipe: **dor**.
b. Modelo conceitual de dor: do biomédico ao biopsicossocial.
c. Anatomia, Fisiologia, Patologia e Semiologia.
d. Síndromes álgicas que acometem cabeça e pescoço.
e. Princípios gerais do tratamento da dor, incluindo a Farmacologia.

Para atingir tais objetivos é necessário que haja educação continuada em dor; prática clínica em equipes especializadas em dor, principalmente em dor crônica, e discussões interdisciplinares de casos clínicos de dor.

> A manutenção das responsabilidades individuais obriga o profissional a preparar-se para tomar decisões que não prejudiquem o doente, não confundam os membros da equipe multidisciplinar e não comprometam os aspectos éticos envolvidos.

O CIRURGIÃO-DENTISTA NA EQUIPE MULTIDISCIPLINAR DE DOR

A conduta clínica do cirurgião-dentista que se propõe a atender e tratar pacientes com dor persistente ou crônica depende muito de sua formação nessa área. Ela exige sólida formação interdisciplinar e, a exemplo da cirurgia bucomaxilofacial, a presença do dentista nos hospitais permite a resolução dos problemas pertinentes à odontologia e lhe dá enorme experiência clínica, seja pela variedade de problemas com os quais se defronta, seja pela complexidade desses problemas, ou, ainda, pela convivência multidisciplinar. Os conceitos científicos que embasam o atendimento de pacientes com dor solidificam-se durante a vivência clínica hospitalar, em meio a profissionais treinados para esse fim.

Sob esse enfoque, Dor Orofacial é outra área que exige a presença do cirurgião-dentista no hospital. A face é ocupada em grande parte pelo aparelho mastigatório; além disso, muitas doenças bucodentais causam dor, diversas cefaleias secundárias são de origem odontológica e muitos pacientes têm dores mistas que necessitam de abordagem interdisciplinar. A complexidade da face é exemplificada pela própria representação dela no córtex cerebral, seja a parte sensitiva ou a motora. Além disso, o sistema trigeminal inerva estruturas intra e extracranianas, o que poderia explicar a dificuldade de diagnóstico das dores craniofaciais. Queixas banais como aftas, traumatismo de prótese dentária ou queimor oral podem aparentar exagero, mas são explicáveis dentro desse contexto.

> O aperfeiçoamento em Odontologia Hospitalar pode funcionar como "residência odontológica hospitalar". Seu objetivo é a prática clínica no ambiente multidisciplinar próprio do hospital, vendo o doente em sua globalidade e necessidades. Desta forma, além de exercitar o diagnóstico, ele aprende a considerar os riscos e os benefícios de sua terapêutica nos diferentes níveis de complexidade do doente.

O médico e os demais profissionais da área da saúde envolvidos no tratamento da dor entendem e reconhecem a necessidade da participação do cirurgião-dentista na equipe multidisciplinar, particularmente nas cefaleias e algias craniofaciais. Esse convívio é perfeitamente possível, como demonstra a experiência clínica, pois facilita o estudo e o conhecimento da fisiopatologia da dor e de sua complexidade; permite reconhecer que as demais regiões do corpo humano podem ter manifestações clínicas semelhantes à da boca/face e permite, principalmente, despertar a consciência de que cada um é parte desse universo. Assim, cada profissional trata criteriosamente o que é de sua alçada e encaminha corretamente o que não é. Quem ganha é o paciente, que não tem "dono", mas se entrega e confia imensamente em quem o atende. E ganhamos todos nós, pois aprendemos e mantemos o respeito mútuo.

ODONTOLOGIA HOSPITALAR: A SAÚDE BUCAL NO CONTEXTO DA SAÚDE GERAL

O exercício da odontologia em âmbito hospitalar no Brasil recebe a denominação genérica de Odontologia Hospitalar. Pereira[56] definiu a Odontologia Hospitalar "como o ramo da odontologia que visa ao entrosamento com especialidades médicas, tendo por objetivo oferecer atendimento de alto nível, em condições de segurança, contando com o apoio efetivo do corpo clínico do hospital".

A experiência dos útimos 70 anos nas áreas de cirurgia bucomaxilofacial, dor orofacial e pacientes com necessidades especiais, e as próprias exigências atuais do Sistema Único de Saúde (SUS), sinalizam para a evolução do conceito de Odontologia Hospitalar e para mudanças na formação do cirurgião-dentista. O treinamento hospitalar mínimo durante o período de graduação em odontologia seria altamente recomendável, pois Odontologia Hospitalar é, na verdade, a nossa odontologia, generalista ou especializada, sendo realizada dentro do hospital. Em geral, a imagem que essa denominação passa aos profissionais da área da saúde, e aos próprios dentistas, é de que ela se refere exclusivamente à cirurgia bucomaxilofacial, mas essa é uma visão limitada. A odontologia é indispensável em hospitais gerais, e principalmente nos de ensino, sejam públicos ou privados, quer para ajudar no diagnóstico diferencial de doenças da cavidade oral e dos maxilares, quer para realizar o tratamento específico de doenças que afetam primária, ou secundariamente, os dentes e as áreas anexas. Além disso, os doentes internados podem apresentar dores e infecções dentárias que exijam atendimento imediato; a morbidade desses problemas de saúde estende-se a riscos à saúde geral, como ocorre nas infecções focais, a exemplo da endocardite bacteriana. O doente internado pode apresentar alto risco em procedimentos odontológicos corriqueiros, devido ao nível de complexidade da doença sistêmica que motivou sua internação. Atender esses pacientes exige recursos hospitalates, humanos e técnicos altamente especializados. Alguns desses pacientes, mesmo após a alta hospitalar, necessitam de acompanhamento permanente pelas equipes treinadas do próprio hospital; outros, dependendo do nível de complexidade da doença, podem ser devidamente orientados, e, desse modo, receber tratamento nos consultórios dentários particulares. É evidente que os dentistas que atendem tais pacientes deveriam receber capacitação mínima, e o treinamento e a vivência em uma residência odontológica hospitalar seriam muito benéficos nesse sentido.

> A experiência dos útimos 25 anos na área de Odontologia Hospitalar no Hospital das Clínicas de São Paulo e as próprias exigências atuais do Sistema Único de Saúde (SUS) sinalizam para a evolução do conceito tradicional de isolamento do dentista entre as quatro paredes do consultório, apontando para a necessidade de mudança na sua formação clínica e humanista.
>
> O desafio de criar regimes de internato ou de residência hospitalar odontológica ainda assusta, mas é a forma de adequar recursos humanos visando ao nível de complexidade das doenças e dos doentes.

Odontologia Hospitalar: integração no contexto de saúde pública

Nos Estados Unidos da América, a área da Medicina Oral é a que corresponde à Odontologia Hospitalar brasileira, mas, no contexto em que é realizada a nossa Odontologia Hospitalar, ela não deveria ter a conotação de especialidade, pois todas as especialidades odontológicas têm vantagem no atendimento do paciente hospitalar. A nosso ver, a Odontologia Hospitalar é o complemento da graduação, em ambiente multidisciplinar e em diversos níveis de complexidade. A importância dos programas de aprimoramento, estágio ou residência hospitalar para o cirurgião-dentista decorre da experiência profissional que terá no ambiente em que conviverá com os doentes e com os demais profissionais da área da saúde; vivência do contexto em que se discutem e tratam doentes e doenças, além da observação e participação nas dificuldades inerentes aos tratamentos desses doentes complexos.

No ambiente hospitalar, o dentista se defronta, na prática, com as mais variadas situações e doenças, enriquecendo sua formação, independentemente de sua especialidade, pois ele se prepara para tratar as doenças bucodentais no contexto da saúde geral, na qual o objetivo primário é conhecer o doente, para que possa atendê-lo de acordo com o prognóstico determinado pela sua doença, ciente dos riscos e benefícios que o tratamento trará à condição clínica sistêmica. Períodos de estágio ou residência profissional em Odontologia Hospitalar objetivam dar ao profissional a prática de que ele precisa para compreender seu paciente durante quaisquer tratamentos dentários, principalmente quando estará isolado em seu consultório. Também o preparam para avaliar mais rapidamente os riscos e benefícios dos tratamentos sugeridos.

Experiência brasileira da Odontologia Hospitalar no ensino da dor

A experiência em Dor e Disfunção Temporomandibular e Dor Orofacial descrita neste livro solidificou-se na atividade exercida no Hospital das Clínicas de São Paulo, onde existe o Centro Interdisciplinar de Dor, idealizado em 1974, no Departamento de Neurologia, e oficializado em 1979. Com o passar do tempo, as atividades do Centro de Dor ampliaram-se de forma interdisciplinar, permitindo a aglutinação de profissionais de diferentes áreas interessados no estudo e tratamento da dor.[57] Especificamente na Divisão de Odontologia, o estudo da dor iniciou-se com o atendimento de pacientes com disfunção de ATM, em 1980, como atividade voluntária do autor em Cirurgia Oral, a convite do Dr. Clóvis de Almeida, então diretor. Em 1984, a Dra. Conceição da Glória Motta incorporou essa atividade à rotina do Grupo da Cirurgia Oral, que era uma das três equipes que compunham a Divisão de Odontologia do Instituto Central. Esse subgrupo foi nomeado Grupo de ATM. Em 1986 foi realizado o I Curso de Dor Facial pela Divisão de Odontologia, já então de natureza multidisciplinar, englobando odontologia, neurologia, oftalmologia e otorrinolaringologia. No I Encontro de Odontologia Hospitalar do Hospital das Clínicas de São Paulo, foi realizado o Curso Multidisciplinar de Dor Facial. Em 1988, quando foi criada a Liga de Cefaleia da Faculdade de Medicina da Universidade de São Paulo,[57] também foi incluída a odontologia com a participação de um cirurgião-dentista. Posteriormente, em 1991, motivado pela experiência clínica adquirida, e também pelas necessidades crescentes devido à complexidade dos problemas, o Grupo de ATM passou a chamar-se Grupo de Estudos em Dor Orofacial e ATM. Finalmente, em 1997, a Dra. Eliane Barbosa Prado, então diretora da Divisão de Odontologia do Instituto Central, desvinculou o Grupo da Dor Orofacial/ATM da Cirurgia Oral, transformando-o em uma das três equipes da Divisão de Odontologia do Instituto Central do Hospital das Clínicas (ICHC) ICHC. A denominação passou a ser Equipe de Dor Orofacial / ATM (EDOF/HC). Atualmente essa equipe é integrada ao Centro de Dor da Divisão de Neurologia do Hospital das Clínicas de São Paulo, fato que favorece a interdisciplinaridade e propicia o estudo de casos complexos de dor, aproveitando o potencial tecnológico e humano disponível na instituição. Esse entrosamento permitiu a elaboração de muitos estudos, os quais culminaram em protocolos de abordagem e tratamento da dor orofacial, apresentados ao longo deste livro.

Possivelmente, este foi o primeiro serviço odontológico em hospital universitário brasileiro com o objetivo de formar cirurgiões-dentistas, em regime de residência, capazes de abordar as mais diversas condições álgicas da boca e da face, em atuação multidisciplinar, e que englobasse o tripé: pesquisa, ensino e assistência, nos diversos níveis de complexidade exigidos pelo SUS.

No Curso de Aprimoramento em Odontologia Hospitalar do HC/FMUSP, em modelo de residência, todos os aprimorandos (estagiários, residentes) recebem 96 horas de ensino e treinamento em dor orofacial no 1º ano do curso. Já no 2º ano, os alunos da Divisão de Odontologia do ICHC recebem 460 horas, enquanto os alunos da área específica de Dor Orofacial recebem cerca de 2.000 horas e passam por diversas clínicas que abordam a dor nesse complexo hospitalar.

Desde 2003, existe uma a duas vagas para a área de Dor Orofacial, tendo sido formados nesse período nove cirurgiões-dentistas, com treinamento em período integral de dois anos em um total de cerca de 4.000 horas. Em 2010 foi aprovada a Residência em Odontologia Hospitalar do HC/FMUSP, com oito vagas, sendo uma para Dor Orofacial, em período integral de dois anos, com cerca de 3.600 horas. Certamente é um programa inédito e que contempla a complexidade das dores orofaciais e disfunções mandibulares, preparando jovens cirurgiões-dentistas para esse desafio (Quadro 1.2).

Quadro 1.2. Histórico dos cursos de Aprimoramento e de Residência em Odontologia Hospitalar do HC/FMUSP

Início do Curso de Aprimoramento em Odontologia Hospitalar: 1986
Bolsa PAP/FUNDAP do Governo do Estado de São Paulo
Vagas: 15
Duração: dois anos em período integral (3.600 horas)
– 1º ano: básico (geral) – 2º ano: específico, a partir de 2003, o aprimoramento específico passou a ter as seguintes opções: • Cirurgia Bucomaxilofacial (BMF) • Pacientes com Necessidades Especiais (PNE) • Dor Orofacial/Disfunção Temporomandibular (DOF/DTM)
A partir de 2010 foi aprovado pelo Governo Federal o Programa de Residência em Odontologia Hospitalar (5.200 horas), com oito vagas. Os dois cursos passaram a ter esta distribuição: – Curso de Aprimoramento (3.600 horas): 8 vagas (BMF: 2; PNE: 5; DOF/DTM: 1) – Curso de Residência (5.200 horas): 8 vagas (BMF: 2; PNE: 5; DOF/DTM: 1)

Os objetivos dos Programas de Educação Continuada em Dor Orofacial da Instituição são apresentados no Quadro 1.3.

O programa geral teórico-prático, que apoia esses objetivos, é apresentado em diversos módulos no 1º e no 2º ano dos Cursos de Aprimoramento ou Residência em Odontologia Hospitalar do HC/FMUSP, tanto para os alunos das áreas específicas de Pacientes com Necessidades Especiais e Cirurgia Bucomaxilofacial, quanto para aqueles que escolheram a área específica de Disfunção Temporomandibular e Dor Orofacial. O que muda, naturalmente, é a carga horária total em cada área.

A pesquisa clínica e experimental da Equipe de Dor Orofacial é vinculada ao Departamento de Neurologia e ao Programa de Fisiopatologia Experimental da FMUSP. Nas diversas linhas de pesquisa sobre Dor Orofacial os alunos egressos da Residência/Aprimoramento têm oportunidade de realizar seu mestrado ou doutorado. Até o presente momento foram formados quatro doutores e 12 mestres dentro dessas linhas de pesquisa.

Internato e residência odontológica hospitalar: o desafio do presente

A Odontologia Hospitalar exige preparo específico e oferece benefícios ao doente, ao hospital, aos profissionais da saúde, incluindo as diferentes equipes médicas, e ao próprio cirurgião-dentista que, independentemente de sua especialidade, convive com diferentes situações clínicas, morbidades associadas, locais ou sistêmicas e se prepara para exercer sua atividade nessas circunstâncias. O beneficiário é o doente, em quem aplicamos terapêutica para determinada doença, respeitando suas individualidades e reconhecendo os riscos e benefícios dos procedimentos. Entre os benefícios está o preparo e o aperfeiçoamento profissional para exercer tarefas, aparentemente privativas do hospital, em nível de ambulatório ou de consultório privado. São favorecidos, principalmente, os pacientes cardiopatas, os coagulopatas e os imunossuprimidos, além dos pacientes que podem necessitar de biópsia, dentística, cirurgia periodontal, cirurgia para exerese de um cisto maxilar ou reabilitação funcional do maxilar através de próteses dentárias. O cirurgião-dentista, ao atender esses pacientes com necessidades especiais, deve estar preparado para abordá-los e avaliá-los, independentemente de sua doença local, discutir os riscos e os benefícios que a terapêutica terá para o doente e saber avaliar a necessidade e a oportunidade de cada intervenção. Como ocorre na medicina, todos devemos conhecer o mínimo indispensável sobre nossos doentes, na prática, antes de optarmos por algum tratamento. Isso significa a possibilidade de interconsultas para avaliação preliminar e respectivo preparo do paciente, quer na rotina do procedimento eletivo, quer nos casos de urgência. O cirurgião-dentista deve estar apto para fazer avaliação no contexto clínico do doente, e o convívio multidisciplinar em ambiente hospitalar fornecido pela residência odontológica auxiliaria muito nesse sentido.

O HC/FMUSP tem programa oficial de Aprimoramento em Odontologia Hospitalar, com bolsa patrocinada pelo PAP/FUNDAP, desde 1986. Funciona em modelo de residência, semelhante à residência médica, e seu formato é inédito e pioneiro no Brasil. Permite formação ampla em clínica odontológica, colocando o cirurgião-dentista em contato com inúmeras condições clínicas, em diferentes níveis de complexidade, as quais o levam a conhecer melhor os pacientes, suas doenças e as condições sociais que apresentam.

Atualmente, o Curso de Aprimoramento em Odontologia Hospitalar continua sendo ministrado em dois anos, com dedicação integral. No primeiro ano, todos os alunos (15) circulam em todos os setores de odontologia do hospital e praticam odontologia generalista nos doentes. No segundo ano, os alunos escolhem, de acordo com a classificação no primeiro ano, três possíveis áreas: Cirurgia Bucomaxilofacial, Odontologia para Pacientes com Necessidades Especiais e Disfunção Temporomandibular e Dor Orofacial (Quadro 1.2).

Em 2010, foi criada oficialmente a Residência em Odontologia Hospitalar do HC/FMUSP. Corresponde à residência médica, com bolsa do Ministério da Educação/Saúde, com duração de dois anos e 5.200 horas. A característica desse programa de residência odontológica é inédita e pioneira no Brasil, pois

Quadro 1.3. Objetivos dos Programas de Educação Continuada em Disfunção Temporomandibular e Dor Orofacial para cirurgiões-dentistas dos Cursos de Aprimoramento ou Residência em Odontologia Hospitalar do Hospital das Clínicas – HC/FMUSP

ODONTOLOGIA HOSPITALAR – PROGRAMA DIDÁTICO PARA EDUCAÇÃO EM DOR
Área: Dor Orofacial/Disfunção Temporomandibular
Instituição: Equipe de Dor Orofacial da Divisão de Odontologia e Centro de Dor da Divisão de Neurologia do Hospital das Clínicas da Faculdade de Medicina da Universidade de São Paulo
Objetivo geral dos programas de educação continuada:
Preparar o cirurgião-dentista para atender pacientes com dor, incluindo as disfunções mandibulares, em todos os níveis de complexidade, visando capacitá-lo para: – Interagir na equipe multidisciplinar e conviver com a realidade da saúde pública brasileira e a diversidade social dos pacientes de um hospital universitário. – Abordar e avaliar pacientes com dor, compreender e organizar as histórias de acordo com os diferentes níveis de complexidade dos pacientes, das doenças e da própria queixa de dor. – Fazer o diagnóstico de doenças específicas de sua área de atuação, a partir da queixa "dor", diferenciando dores de origem odontológica das não odontológicas, reconhecendo as síndromes álgicas crônicas que afetam a região orofacial, particularmente as de natureza musculoesquelética, neuropática ou neurovascular e, finalmente, identificando possíveis relações entre a queixa de dor orofacial e doenças crônicas, quando existentes (pacientes com necessidades especiais). – Planejar o tratamento do paciente com dor, inclusive os cuidados paliativos no câncer, definindo prioridades e riscos de cada intervenção, distinguindo entre aguda e crônica, inflamatória e neuropática e observando os níveis de complexidade da dor e do paciente. – Receitar fármacos indicados no tratamento da dor, reconhecendo seus riscos e benefícios. – Entender que o paciente com dor crônica é também "um paciente com necessidades especiais".
Objetivos específicos dos programas de educação continuada:
1. Conhecer os mecanismos biológicos da dor tendo como suporte dados científicos sobre: – Anatomia e fisiologia da boca e do aparelho mastigatório e representação no córtex cerebral, sensitiva e motora, da face. – Nervos cranianos, com ênfase no complexo nuclear trigeminal. – Neuroanatomia e fisiopatologia da dor, incluindo a distinção entre aguda e crônica, inflamatória e neuropática, e entre os componentes afetivos e cognitivos da dor. – Modelo biopsicossocial para avaliar e tratar pacientes com dor. – Modelo de Adaptação à Dor para compreender as dores musculoesqueléticas. – Dor e sono, incluindo os distúrbios orofaciais (apneia e bruxismo).
2. Exercitar a prática da avaliação e diagnóstico do paciente com dor estando ciente da importância de: – Ouvir, conduzir e organizar a narrativa de dor do paciente, valorizando e entendendo a queixa principal e seu significado para o paciente, realizando história clínica detalhada, que inclua o histórico da queixa/doença e a história médico-odontológica do paciente. – Realizar exame físico, intra e extraoral, incluindo avaliação funcional da mandíbula e dos nervos cranianos, identificar a necessidade de exames de imagens, laboratoriais e de interconsultas e usar injeções anestésicas ou testes terapêuticos. – Identificar os casos em que a dor é um sinal de urgência ou emergência médica. – Conhecer Patologia e Semiologia Bucodental. – Conhecer os critérios de diagnóstico das síndromes álgicas craniofaciais e cefaleias.
3. Fazer o planejamento do tratamento do paciente com dor orofacial/disfunção mandibular, conhecendo as evidências científicas sobre: – Efeitos do esclarecimento e da atitude profissional no efeito placebo. – Tratamento odontológico em geral, incluindo placas de mordidas e cirurgias. – Tratamento odontológico dos distúrbios orofaciais do sono (apneia e bruxismo). – Controle da dor e cuidados paliativos odontológicos no paciente com câncer de boca. – Tratamento farmacológico: analgésicos, anti-inflamatórios e adjuvantes. – Tratamento não farmacológico: fisioterápico, neuroestimulação elétrica transcutânea (TENS), *laser* terapêutico, acupuntura, hipnose, etc. – Tratamentos de alta complexidade: estimulação magnética transcraniana, neurocirurgia e bombas analgésicas.
4. Interagir com o Grupo Multidisciplinar de Dor para compartilhar o conhecimento sobre: – Epidemiologia, classificações e impacto social e na saúde pública da dor, incluindo a orofacial. – Princípios de ética no tratamento do paciente com dor. – Relação entre Assistência, Ensino e Pesquisa em hospital universitário. – Instrumentos usados para avaliação do paciente com dor crônica. – Integração da Equipe Multidisciplinar para avaliação e tratamento de casos complexos de dor orofacial, ou para identificar as implicações sistêmicas das doenças bucodentais em pacientes com dor ou doenças crônicas. – Discussão multidisciplinar e multiprofissional.

contempla a clínica odontológica em três áreas principais: Pacientes com Necessidades Especiais, Disfunção Temporomandibular e Dor Orofacial e Cirurgia Bucomaxilofacial.

O programa prático consta de atendimento de pacientes em diversos níveis de complexidade; de reuniões clínicas para discussão e planejamento dos casos clínicos; de reuniões científicas da Equipe de Dor Orofacial, na Divisão de Odontologia; do Ambulatório de Cefaleia; da Liga de Dor e do Grupo Multidisciplinar de Dor da Divisão de Neurologia do HC/FMUSP. As aulas teóricas são ministradas por cirurgiões-dentistas, médicos e profissionais de saúde do corpo clínico do Hospital das Clínicas e da Faculdade de Medicina da Universidade de São Paulo. A carga horária é praticamente a mesma dos cursos de graduação em odontologia, o que permite formação complementar e altamente especializada nessas três áreas.

Dor na graduação: a experiência brasileira das Ligas de Dor

As Ligas, como a Liga de Dor, são criações brasileiras que permitem integração e motivação perante assuntos de saúde durante a formação acadêmica. Comuns na medicina e na enfermagem, são ótimos locais de convívio para os estudantes de graduação de todas as áreas de saúde, incluindo a odontologia. Este é um assunto que desperta a atenção de todos, e provavelmente estamos apenas no início de uma nova fase de adaptações e desafios aos professores e profissionais brasileiros da área de saúde, particularmente para o cirurgião-dentista.

Em 1995 foi criada a Liga de Dor da Faculdade de Medicina e da Escola de Enfermagem da Universidade de São Paulo.[57] A odontologia esteve presente em todas essas atividades multidisciplinares do Centro de Dor, o que propiciou uma ampla atividade de ensino, pesquisa e assistência em dores orofaciais, incluindo as disfunções temporomandibulares, servindo como modelo de atuação.[58,59]

As Ligas de Dor estão em pleno crescimento nas universidades brasileiras e mostram os sinais dos novos tempos na formação universitária dos profissionais da saúde. A Sociedade Brasileira para o Estudo da Dor (SBED), a partir de 2005 incentivou a criação e atuação das ligas de dor, implementando um programa anual em todo o Brasil. O interesse dos alunos de graduação de odontologia aumenta gradativamente. Provavelmente, a mudança curricular nas universidades brasileiras sofrerá a influência das ligas, que difundem ensinamentos sobre o convívio interdisciplinar e sobre a fisiopatologia da dor, particularmente da dor crônica. Essa experiência já permitiu sugestões de currículos mínimos para as diferentes profissões de saúde em nosso país.[49,50]

Na odontologia, a dor orofacial poderia ser aplicada pelas disciplinas de Semiologia ou de Clínica Integrada, desde que sob supervisão de docente com formação específica no diagnóstico e controle da dor orofacial, com formação e experiência preferencial nesses centros multidisciplinares de dor. Disciplinas como a Farmacologia poderiam incentivar a aplicação clínica dos fármacos nas diversas áreas de atuação do cirurgião-dentista, particularmente no controle da dor. Os cursos de graduação que mantêm estágios ou residência de Odontologia Hospitalar (cirurgia bucomaxilofacial, pacientes com necessidades especiais, estomatologia ou dor orofacial) teriam a possibilidade prática de aplicar esse currículo mínimo em dor (Quadro 1.4).

A Sociedade Brasileira para o Estudo da Dor (SBED) já enviou sugestões à Associação Brasileira de Ensino Médico (ABEM) e à Associação Brasileira de Ensino Odontológico (ABENO), com o objetivo de incentivar o estudo da dor, de forma integrada, entre os profissionais da área da saúde.

A ESPECIALIDADE DISFUNÇÃO TEMPOROMANDIBULAR E DOR OROFACIAL

O outro contexto da dor em odontologia é o que diz respeito aos doentes com dor crônica da face, e neste caso é indispensável que os profissionais envolvidos tenham treinamento e formação específicos e que sejam verdadeiramente especializados. O Conselho Federal de Odontologia regulamentou a especialidade de Disfunção Temporomandibular e Dor Orofacial (ver no Quadro 1.5 a resolução do CFO). Inúmeros cursos foram criados em todo o Brasil e espera-se que, gradativamente, apliquem o currículo mínimo, com treinamento interdisciplinar, preferencialmente com estágios em centros hospitalares de dor, indispensáveis à boa formação profissional nessa complexa área.

A especialidade em dor foi questionável inicialmente, porém, pelo desconhecimento da dor crônica e sua abordagem precária na graduação ela justifica-se.[59] Quanto ao nome da especialidade, possivelmente Dor Orofacial é o que melhor se aplica, pois as dores musculoesqueléticas mastigatórias, conhecidas tradicionalmente como disfunção de ATM, ou, mais recentemente, disfunção temporomandibular, são parte dessa área (ver também Capítulos da Parte 12 sobre disfunção mandibular). A mudança do nome fortalece a necessidade de estudar e receber treinamento em dor, especialmente da dor crônica, em todas as suas variáveis e níveis de complexidade.

DESAFIOS À ODONTOLOGIA BRASILEIRA

O presente aprendizado sobre Dor, Dor Orofacial e ATM, incluindo o ensino da oclusão dentária, permite incluir, entre nossos objetivos futuros, mudanças substanciais na formação do cirurgião-dentista aqui no Brasil.[3,59]

Eis algumas metas:

1. Entender o problema global da dor crônica no Brasil, incluindo a que ocorre na região orofacial, e seu impacto na saúde pública.

Com a especialidade defrontamo-nos com três desafios. O primeiro é o de levar em frente o estudo, o diagnóstico e o tratamento das dores orofaciais e da

Quadro 1.4. Sugestão de currículo mínimo para graduação em odontologia

CONTEÚDO	CARGA HORÁRIA

1. Mecanismos neurais da dor.
  – Neuroanatomia craniofacial.
  – Fisiologia da dor, somação, facilitação, sinapses, neurotransmissores, convergência, dualidade da dor.
	2

2-. Fisiopatologia da dor.
  – Dor por nocicepção – inflamação.
  – Dor neuropática.
  – Sensibilização periférica, sensibilização central, neuroplasticidade, resposta neurovegetativa e muscular.
  – Dor aguda x dor crônica.
  – Dor referida; comportamento doloroso.
	2

3. Classificação em dor orofacial. – Critérios diagnósticos das cefaleias e algias craniofaciais.	1

4. Abordagem clínica ao paciente com dor orofacial.
  – Importância do diagnóstico clínico em dor (Patologia e Semiologia).
  – Exames complementares: imagens e laboratoriais – quando usá-los.
  – O controle da dor; prognóstico em dor orofacial.
	1,30

5. Critérios de diagnóstico em dor orofacial.
  – Dores dentinárias, pulpares e periodontais.
  – Neuralgias e neuropatias da face.
  – Doenças da ATM, disfunções temporomandibulares, síndrome dolorosa miofascial.
  – Neoplasias de cabeça e pescoço.
  – Cefaleias primárias.
  – Epidemiologia da dor.
	4

6. Terapêutica em dor orofacial.
  – Níveis de controle da dor: alívio, cura, cuidados paliativos.
  – Fármacos: analgésicos de ação central e periférica, anti-inflamatórios, antidepressivos, antivonvulsivantes, neurolépticos, ansiolíticos.
  – Terapia física: TENS, Laser, calor, frio, outros.
  – Terapia oclusal: placas de mordida, ajustes, reposição postural da mandíbula.
  – Outros métodos: acupuntura, hipnose.
	2

7. Abordagem multidisciplinar ao paciente com dor orofacial.
  – Condições dolorosas sistêmicas (fibromialgia, artrite reumatoide).
  – Depressão, quadros conversivos, aspectos psicológicos e psiquiátricos.
  – O papel do cirurgião-dentista na equipe multidisciplinar de dor.
	1,30

TOTAL	14 horas

Fonte: Pimenta e colaboradores.[49]

Quadro 1.5. Resolução do CFO sobre a especialidade

RESOLUÇÃO CFO-25/2002

Art. 1º. As áreas de competência para atuação do especialista em Disfunção Temporomandibular e Dor Orofacial incluem:
  a) Diagnóstico e prognóstico das dores orofaciais complexas, incluindo as disfunções temporomandibulares, particularmente aquelas de natureza crônica.
  b) Inter-relacionamento e participação na equipe multidisciplinar de dor em instituições de saúde, de ensino e de pesquisas.
  c) Realização de estudos epidemiológicos e de fisiopatologia das disfunções temporomandibulares e demais dores que se manifestam na região orofacial; e,
  d) Tratamento das dores orofaciais e disfunções temporomandibulares, através de procedimentos de competência odontológica.

Fonte: Conselho Federal de Odontologia.[60]

DTM, em todos os níveis de complexidade. O segundo é o reconhecimento de que devemos encarar velhos e conhecidos inimigos: cárie dentária e doença periodontal e suas consequências para a saúde, com números alarmantes de necessidades de tratamento, o que as tornam importante problema de saúde pública para o nosso país. Por fim, o terceiro desafio é o crescimento dos atendimentos odontológicos para doentes com necessidades especiais em diversos níveis de complexidade, alguns deles obrigatoriamente em hospitais universitários. Formar recursos humanos com treinamento avançado é o desafio, mas, felizmente, temos plenas condições de encará-lo, a exemplo do que ocorreu com a AIDS no Brasil.

2. O ensino da oclusão dentária.

É fundamental, mas a tentativa de relacioná-la com a DTM, de modo até obsessivo, está sendo revista.[52-55,61] A dinâmica do aparelho mastigatório inclui os dentes, a atividade dos músculos da mastigação e uma intensa rede neural de comando. Esta, infelizmente, sempre foi ignorada em nossa formação profissional. Esquecemos que esta rede tem informações periféricas, reflexos complexos e comando central. E aqui reside a essência biológica do indivíduo, inclusive no que se refere à boca: é no sistema nervoso central (SNC) que existe a integração do todo, que é o organismo, sob o aspecto biológico, emocional e cognitivo. A função de uma estrutura como a boca é algo complexo e as sensações anormais nela presentes, incluindo a dor das disfunções musculoesqueléticas mastigatórias (DTM), não se explicam unicamente pelas alterações morfológicas nela existentes. Felizmente, vivemos uma época de mudanças conceituais sobre DTM, e, a par das discussões sobre evidências científicas entre oclusão e DTM, creio que o maior desafio é refletir sobre as mudanças no ensino da oclusão dentária, na graduação e na pós-graduação, para que a própria oclusão seja apresentada dentro da complexidade neural que a comanda.

3. Necessidade de estudos epidemiológicos sobre saúde bucal e dores orofaciais. Incluindo as DTM.

Em todo o país, dada sua extensão territorial e desigualdade social, permitiriam criação de estratégias pontuais pelos órgãos responsáveis pelas políticas de saúde pública no Brasil.

4. Mudanças nos currículos de graduação e de pós-graduação nas nossas faculdades de odontologia.

Os exemplos dos Cursos de Aprimoramento e Residência em Odontologia Hospitalar, para os recém-formados, e das Ligas de Dor, para os acadêmicos, mostram o caminho para a integração do dentista aos demais profissionais da saúde. A exemplo do internato e da residência médica, é a melhor forma de colocar o acadêmico de odontologia em contato com seus colegas de outras áreas da saúde, em contato com os doentes e seus diversos graus de complexidade e com a própria realidade social do país e seus desafios em relação à saúde da Nação e à saúde bucal em particular. Esse é o desafio das nossas faculdades de odontologia, a fim de cumprir seu dever de educar e preparar profissionais que terão em suas mãos a saúde e a vida das pessoas. É a melhor maneira de formar profissionais que preencham os critérios para o bom atendimento do Sistema Único de Saúde (SUS) dentro dos diversos níveis de complexidade, entendendo e agilizando o sistema de transferência e contratransferência de doentes.

5. Abordagem humanística dos pacientes com dores orofaciais.

A par da melhora das classificações em dor, com critérios de diagnóstico, sob o aspecto semiológico, é necessária a incorporação de valores humanos à formação do dentista, assim como de todos os profissionais da saúde, incluindo aspectos éticos, filosóficos e religiosos, a fim de reduzir a abordagem excessivamente tecnicista. Essa abordagem humanística, que não prescinde da técnica, começa a ser discutida em nosso meio, a exemplo das histórias e narrativas em dor, na medicina e na odontologia, e é um grande desafio para o futuro.[3]

6. Incentivo às nossas publicações na lingua inglesa e os desafios das traduções.

É absolutamente necessária a uniformização da linguagem sobre DTM e Dor Orofacial (DOF) no Brasil. Há necessidade de grupos de trabalho de diferentes instituições para tradução adequada da linguagem técnica da lingua inglesa para o português, respeitando as características da nossa cultura e formação, e evitando a criação de termos inadequados e confusos que não correspondem aos originais. Esta é uma tarefa enorme, mas necessária. Além disso, um dos maiores desafios para o futuro são as publicações brasileiras na língua inglesa, que é muito diferente do pensar em português. Necessitaremos editar revistas brasileiras em inglês para divulgarmos as atividades científicas aqui realizadas, mas de forma que não se perca o conteúdo cultural e social em que fomos formados e em que são executados os estudos. Isto ocorre frequentemente nas traduções técnicas por nativos da língua inglesa que desconhecem algumas das expressões e características da língua portuguesa. Talvez ainda não estejamos adequadamente preparados para esta tarefa.

CONCLUSÃO

Importantes avanços sobre dor foram conseguidos por meio da evolução no tratamento e entendimento das dores em odontologia. As odontalgias, além de intensas e frequentemente difusas, são muito prevalentes na população em geral e um dos problemas mais comuns de dor da humanidade. Nos últimos 50 anos, os avanços científicos sobre dor, incluindo estudos sobre dores dentárias, permitiram a melhoria no conhecimento sobre os problemas clínicos, incluindo as dores da região orofacial. Estas são de múltiplas origens, fazem parte de uma região complexa, em termos de funções, inervação e expressão de dor, e, para serem reconhecidas clinicamente, necessitam de profissionais com formação interdisciplinar, preferencialmente com treinamento em centros de dor.

Esses avanços foram extremamente benéficos, particularmente à odontologia e à medicina brasileiras, cujas fronteiras são imprecisas no que concerne à dor facial. O paciente precisa do conhecimento decorrente da integração entre ambas.

REFERÊNCIAS

1. Bonica JJ, Loeser JD. History of pain concepts and therapies. In: Loeser JD, Butler SH, Chapman CR, Turk DC, editors. Bonica's management of pain. 3rd ed. New York: Lippincott Williams & Wilkins; 2001. p. 3-16.
2. Tommasi AF. Diagnóstico em patologia bucal. São Paulo: Artes Médicas; 1982.
3. Siqueira JTT. Dores mudas: as estranhas dores da boca. São Paulo: Artes Médicas; 2008.
4. Rudy TE, Turk D, Kubinski JA, Zaki HS. Differential treatment responses of TMD patient as a function of psychological characteristics. Pain. 1995;61(1):103-12.
5. Wall PD. The mechanisms by which tissue damage and pain are related. In: Campbell JN, editor. Pain: updated review. Seattle: LASP; 1996. p. 123-6.
6. Merskey H, Bogduk N. Classification of chronic pain: descriptions of chronic pain syndromes and definitions of pain terms. 2nd ed. Seattle: IASP; 1994.
7. Sessle BJ. Peripheral and central mechanisms of orofacial pain and their clinical correlates. Minerva Anestesiol. 2005;71(4):117-36.
8. Jacobson L, Mariano AJ. General considerations of chronic pain. In: Loeser JD, Butler SH, Chapman CR, Turk DC, editors. Bonica's management of pain. 3rd ed. New York: Lippincott Williams & Wilkins; 2001. p. 3-16.
9. Bonica JJ. The management of pain. Philadelphia: Lea & Febiger; 1953.
10. Stembach RA. Chronic pain as a disease entity. Triangle. 1981;20:27-32.
11. Loeser JD. Concepts of pain. In: Stanton-Hicks M, Boas R, editors. Chronic low back pain. New York: Raven; 1982. p. 145-8.
12. National Institute of Dental and Craniofacial Research. Department of Health and Human Services. Oral health in America: a report of the surgeon general. Bethesda: NIDCR; 2000.
13. Miyamoto JJ, Honda M, Saito DN, Okada T, Ono T, Ohyama K, et al. The representation of the human oral area in the somatosensory cortex: a functional MRI study. Cereb Cortex. 2006;16(5):669-75.
14. Ford PJ, Yamazaki K, Seymour GJ. Cardiovascular and oral disease interactions: what is the evidence? Prim Dent Care. 2007;14(2):59-66.
15. Ojugas AC. A dor através da história e da arte. Barcelona: Atlas Medical; 1999.
16. Haas D. Tratamento do medo e da ansiedade. In: Yagiela JA, Neidle EA, Dowd FJ, editores. Farmacologia e terapêutica para dentistas. 4. ed. Rio de Janeiro: Guanabara Koogan; 2000. p. 587-96.
17. Rings ME. Dentistry: an illustrated history. New York: Harry N. Abrams; 1985.
18. Melzack R. The puzzle of pain. New York: Penguin; 1973.
19. Teixeira MJ. Aspectos gerais do tratamento da dor. Rev Med. 1995;76:46-7.
20. Carpenter HC. A dôr em odontologia. In: Eyer F, organizador. Actas e trabalhos do 3º Congresso Odontológico Latino-Americano; Rio de Janeiro; 1929. Rio de Janeiro: Imprensa Nacional; 1929. p. 499-512, v. 1.
21. Lipton JA, Ship JA, Larach-Robinson D. Estimated prevalence and distribuition of reported orofacial pain in the United States. J Am Dent Assoc. 1993;124(10):115-21.
22. Góes PSA, Kosminsky M, Siqueira JTT, Ribeiro MFP. Dor orofacial. In: Antunes JLF, Peres MA, editores. Fundamentos de odontologia: epidemiologia da saúde bucal. Rio de Janeiro: Guanabara Koogan; 2006. p. 102-14.
23. Grossi ML. Disfunção da articulação temporomandibular. In: Antunes JLF, Peres MA, editores. Fundamentos de odontologia: epidemiologia da saúde bucal. Rio de Janeiro: Guanabara Koogan; 2006. p. 152-7.
24. Teixeira MJ. Estudo master em dor. 1º SIMBIDOR; São Paulo; 1994. São Paulo: APM; 1994.
25. Von Korff M, Dworkin SF, LeResche L, Kruger A. An epidemiologic comparison of pain complaints. Pain. 1988;32(2):173-83.
26. Grande enciclopédia Larousse Cultural. São Paulo: Círculo do Livro; 1988.
27. Okeson JP. Orofacial pain. In: The American Academy of Orofacial Pain. Guidelines for assessment, diagnosis, and management. Chicago: Quintessence; 1996.
28. De Leeuw R. Orofacial pain. In: Guidelines for assessment, diagnosis, and management of The American Academy of Orofacial Pain. 4th ed. Chicago: Quintessence; 2008.
29. Blasberg B, Geenberg MS. Orofacial pain. In: Greenberg MS, Glick M, editors. Burket's oral medicine. 10th ed. Hamilton: BC Decker; 2003. p. 307-40.
30. Okeson JP. Dores bucofaciais de Bell. 6. ed. São Paulo: Quintessence; 2006.
31. Nóbrega JCM, Siqueira SRDT, Siqueira JTT, Teixeira MJ. Differential diagnosis in atypical facial pain: a clinical study. Arq Neuropsiquiatr. 2007;65(2-A):256-61.
32. Bérzin MGR, Siqueira JTT. Study on the training of brazilizan dentists and physicians who treat patients with chronic pain. Braz J Oral Sci. 2009;8(1):44-9.

33. IASP proceedings first World Congress of the International Association for the Study of Pain; Florence, 1975. Seattle: IASP; 1975.
34. Fields H. Core curriculum for professional education in pain. 2nd ed. Seattle: IASP; 1995.
35. Siqueira JTT, Ching LH, Nasri C, Siqueira SRDT, Teixeira MJ, Heir G, et al. Clinical study of patients with persistent orofacial pain. Arq Neuropsiquiatr. 2004;62(4):988-96.
36. Carlsson EG. Introdução. In: Barros JJ, Rode SM, editores. Tratamento das disfunções craniomandibulares (ATM). São Paulo: Santos; 1995. p. 3-5.
37. Sessle BJ, Bryant PS, Dionne RA, editors. Temporomandibular disorders and related pain conditions: progress in pain research and management. Seattle: IASP; 1995.
38. Simões WA. Ortopedia funcional dos maxilares. São Paulo: Santos; 1985.
39. Planas P. Reabilitação neuro-oclusal. Rio de Janeiro: Medsi; 1988.
40. Siqueira JTT. Dor orofacial e ATM. J APCD. 1999(502):28.
41. Siqueira JTT. Dor orofacial: o papel da odontologia em um hospital geral. J Bras Oclusao ATM Dor Orofac. 2001;1(2):167-72.
42. Max MB. Studying common genes that contribute to human pain: an introduction. In: Castro-Lopes J, Raja S, Schmelz M, editors. Pain: an updated review: refresher course syllabus. Seattle: IASP; 2008. p. 227-35.
43. Cromberg S, Motta CG. Anestesia ambulatorial em odontopediatria com a ketamina: avaliação do anestésico. Anais da 6ª Reunião da Sociedade Brasileira de Pesquisa Odontológica; 1987. São Paulo: SBPqO; 1987. p. 12, v. 3.
44. Prado EB, Cillo MT, Siqueira JTT. O controle da dor e da ansiedade em cirurgia bucal: sedação consciente e analgesia. In: Siqueira JTT, Ching LH, editores. Dor orofacial/ATM: bases para o diagnóstico clínico. Curitiba: Maio; 1999. p. 67-73.
45. Ready LB, Edwards WT. Tratamento da dor aguda. Rio de Janeiro: Revinter; 1995.
46. Dworkin S. Behavioral characteristics of chronic temporomandibular disorders: diagnosis and assessment. In: Sessle BJ, Bryant PS, Dionne RA, editors. Temporomandibular disorders and related pain conditions: progress in pain research and management. Seattle: IASP; 1995. p. 175-92, v. 4.
47. Siqueira JTT, Jales S, Vilarim RCB, Siqueira SRDT, Teixeira MJ. Dor em pacientes com câncer de boca: do diagnóstico aos cuidados paliativos. Rev Dor. 2009;10(2):150-7.
48. Conselho Federal de Odontologia. Código de ética odontológica. Brasília: CFO; 2003.
49. Pimenta CAM, Figueiró JAB, Teixeira MJ, Siqueira JTT, Perissinotti DMN, Castro CES, et al. Proposta de conteúdo mínimo sobre dor e cuidados paliativos nos cursos de graduação da área de saúde. Rev SIMBIDOR. 2001;2(1):23-35.
50. Grossman E. Uma proposta de um curso de pós-graduação em dor orofacial e disfunção temporomandibular. JBA: J Bras Oclusao ATM Dor Orofac. 2001;1(3):258-62.
51. Core curriculum in orofacial pain: postgraduate orofacial pain programs in United States-based dental school and university-based programs. J Orofacial Pain. 2010;24(4):423-49.
52. Nilmer M. Musculoskeletal disorders and the occlusal interface. Int J Prosthodont. 2005;18(4):297-9.
53. Bryant SR. The rationale for management of morphologic variations and nonphysiologic occlusion in the young dentition. Int J Prosthodont. 2005;18(4):284-7.
54. Palla S. The interface of occlusion as a reflection of conflicts within prosthodontics. Int J Prosthodont. 2005;18(4):304-6.
55. Rammelsberg P. Significance of the occlusal interface. Int J Prosthodont. 2005;18(4):306-8.
56. Pereira LCC. Odontologia hospitalar. São Paulo: Santos; 1984.
57. Teixeira MJ. Centro de Dor do Hospital das Clínicas da Faculdade de Medicina da Universidade de São Paulo. Anais do 4º SIMBIDOR; 1999. São Paulo: SIMBIDOR; 1999. p. 384.
58. Siqueira JTT, Siqueira SRD, Fujarra F, Camparis CM, Savioli C, Teixeira MJ. Dor orofacial: experiência interdisciplinar em hospital universitário. Rev Dor. 2003;4(3):122-35.
59. Siqueira JTT. The past, present and future of temporomandibular disorders and orofacial pain in Brazil. In: Chung S-C, Fricton J, editors. The past, present and future of temporomandibular disorders and orofacial pain. Seoul: Shinhung International; 2006. p. 315-48.
60. Conselho Federal de Odontologia. Resolução CFO-25/2002 [Internet]. Rio de Janeiro: CFO; 2002 [capturado em 20 jul. 2011]. Disponível em: http://www.cro-rj.org.br/legislacao/index.asp
61. Sessle BF. Biological adaptation and normative values. Int J Prosthodont. 2005;18(4):280-2.

CAPÍTULO 2

PRINCÍPIOS ÉTICOS NO TRATAMENTO DA DOR

Onofre Alves Neto

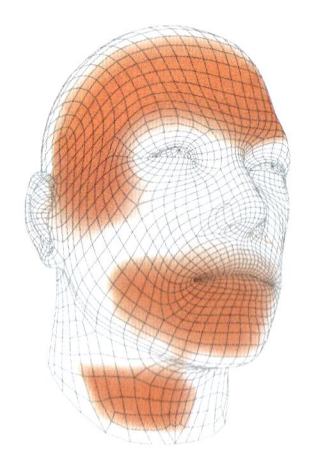

A dor aflige quem dela padece. Talvez uma das maiores dificuldades dos profissionais da área da saúde é a distinção entre a lesão física e o dano material propriamente dito, do sofrimento que dela decorre. Ao longo dos últimos anos, entre as grandes e importantes questões da biologia e da medicina destaca-se a ética, particularmente quando se fala em dor e sofrimento. Há milênios os filósofos discutem sobre esse tema, porém, atualmente, com os grandes avanços da ciência, medicina e tecnologia, e com o aumento exponencial da pesquisa clínica, a ética tornou-se um tema imprescindível na discussão tanto da pesquisa, quanto da assistência ao paciente. No Brasil, desde 1996, o Conselho Nacional de Saúde estabelece regras para a pesquisa com seres humanos. Órgãos e associações nacionais e internacionais concordam que o objetivo final da saúde é o paciente, devendo haver uma relação ética entre ele e seu médico ou cuidador. A dor também é um tema frequente na atividade do cirurgião-dentista, possivelmente a origem da profissão, e o tema ética o envolve diretamente. Este capítulo faz um breve histórico sobre o conceito de ética filosófica até chegar ao tema da ética médica e da relação com pacientes que sofrem por dor.

INTRODUÇÃO

Por definição, ética é o estudo dos juízos de apreciação referentes à conduta humana suscetível de qualificação do ponto de vista do bem e do mal, seja relativamente a determinada sociedade, seja de modo absoluto.[1] Desde os tempos de Aristóteles, tem-se que o objetivo da medicina é a saúde do ser humano, e, em seus estudos sobre ética, ele dizia que tudo que a pessoa faz, seja por meio das artes ou de qualquer outra disposição da virtude, visa à obtenção de algo, de um bem.

Para Aristóteles, o estudo da ética apenas se dá enquanto há um vínculo entre as pessoas, seja ele imediato, como acontece na relação privatística, cujos efeitos se dão de forma direta entre as partes envolvidas, ou mediato, como acontece nas relações com o ente social, com ações diretas sobre o social e indireta sobre as pessoas que podem estar até indeterminadas nessa relação direta.

Ética, é, pois, a teoria ou a ciência do comportamento moral do homem em sociedade. A ética não é a moral, portanto, não pode e não deve ser reduzida apenas a um elaborado conjunto de normas e prescrições. A moral refere-se ao domínio da alma e da inteligência sobre o físico e o material. Ela trata dos costumes e dos deveres do ser humano em relação aos seus semelhantes e a si mesmo. É a moral que, em uma sociedade, indica o que deve ser considerado bom ou mau. É considerado moral respeitar a dignidade e a liberdade do ser humano, ter plena consciência e responsabilidade por seus atos.

A ética procura sempre o fundamento dos valores, isto é, os fundamentos do agir humano, que orientam o seu comportamento, pois o caráter ético da pessoa se forma calcado, especificamente, nas experiências adquiridas durante toda a sua vida em sociedade. A ética deve ser sempre procurada a partir de uma escolha pessoal, porém consciente.[2]

Ética está sempre ligada às pessoas, chamando a sua atenção para seus direitos e deveres em relação a si próprio, ao próximo e à sociedade como um todo.[3]

Ética e virtude são termos próximos, indissociáveis. Se aceitarmos a definição de virtude como uma disposição firme e constante para a prática do bem, como sendo uma boa qualidade moral ou como qualidade própria para se produzir certos efeitos, tem-se que a virtude, seja intelectual ou moral, é gerada no íntimo das pessoas, por meio do ensino. "Se assim não fosse, não haveria necessidade do mestre, pois todos nasceriam bons ou maus."[4] Qual seria a participação da virtude para se atingir a ética? O próprio Aristóteles ensina que "devemos atingir o meio-termo. A virtude é um meio entre dois extremos e de acordo com a reta razão".[4] O excesso, então, será considerado erro e a falta é censurada.

O fim da medicina é a saúde. No juramento clássico de Hipócrates, a finalidade da medicina limita-se ao bem do doente, devendo as ações do médico serem sempre coerentes com isso, agindo de acordo com o seu poder e a sua razão.

Conforme redefinido no novo Código de Ética Médica (CEM), em vigor no Brasil desde maio de 2010,[5] a medicina é uma profissão a serviço da saúde do ser humano e da coletividade e será exercida sem discriminação de nenhuma natureza, sendo o alvo de toda a atenção do médico a saúde do ser humano, em benefício do qual deverá agir com o máximo de zelo e o melhor de sua capacidade profissional. Atualizar-se cientificamente não é mais apenas um desejo de cada um em particular, mas uma exigência da sociedade, pois é princípio estabelecido no novo CEM[5] que o médico deve aprimorar continuamente seus conhecimentos e usar o melhor do progresso científico em prol do paciente.

Antes mesmo da existência de um Código de Ética para os profissionais da medicina, a Declaração de Genebra, de setembro de 1948, documento que é adotado pela Assembleia Geral da Associação Médica Mundial, estabeleceu como fim da medicina a saúde, reafirmando que a saúde dos pacientes deve ser a preocupação primeira dos médicos.

O Código Internacional de Ética Médica, adotado pela III Assembleia Geral da Associação Médica Mundial, em Londres, em outubro de 1949, entende como finalidade da medicina o cuidado com a vida humana, devendo o médico ter sempre o cuidado em preservá-la. Mais próximo a nós, a Declaração dos Princípios Éticos dos Médicos para o Mercosul, de 18 de maio de 1995, em Assunção, declara que o fim da medicina é a saúde do ser humano, assim como esta é também alvo de toda a atenção do médico.

A preocupação atual do pagamento de vultosas indenizações, em casos de culpa médica, vem sendo objeto de preocupação por parte de todos os profissionais de saúde, especialmente os médicos, remetendo todos de volta à procura da ética, da razão do seu trabalho e, principalmente, dos princípios norteadores do trabalho de prestação de serviços de saúde às pessoas, como no tratamento da dor. Não é de se estranhar, então, a avalanche de publicações, no meio, de temas relacionados à ética e bioética no exercício da profissão.

Até mesmo termos como arrogância médica[6] são trazidos à tona em conceituados periódicos de atualização médica, despertando a atenção para assuntos importantes para a sociedade, como a questão das dietas na saúde das pessoas, enquanto sociólogos e eticistas procuram dar destaque ao que eles chamam de autoritarismo, paternalismo ou dominação dos médicos. Embora o médico seja o profissional procurado por pessoas que necessitam (ou pensam necessitar) de ajuda, 90% das consultas são de casos autolimitados ou que não dispõem de possibilidade terapêutica na medicina. É, especialmente, o caso das queixas de dor crônica, nas quais há pouca coisa que os médicos podem fazer, já que prescrever uma formulação química pode não ser suficiente para erradicar a causa da dor crônica.[6] Frequentemente, até mesmo uma cirurgia pode não ser curativa ou capaz de erradicar a origem dos problemas, ainda que ela consiga fazer com que o paciente se sinta melhor.

E então questões éticas importantes são, novamente, trazidas à discussão, cada vez mais atual, na prática da relação médica. Assim, "futilidade" é um dos novos termos frequentemente colocados por médicos, eticistas e a mídia de maneira geral, argumentando que pacientes e famílias insistem em receber certos cuidados médicos que são julgados como fúteis.[7] O novo Código de Ética Médica, no Brasil, diz textualmente que no processo de tomada de decisões profissionais, de acordo com seus ditames de consciência e previsões legais, o médico aceitará as escolhas de seus pacientes, relativas aos procedimentos diagnósticos e terapêuticos por eles expressos, desde que adequadas ao caso e cientificamente reconhecidas (Cap. 1, XXI), mas também deixa claro que é vedado ao médico abreviar a vida do paciente, ainda que a pedido deste ou de seu representante legal (Cap. 4, Art. 41).

Em casos de pacientes graves, com dor e com doença incurável e terminal, deve o médico oferecer todos os cuidados paliativos disponíveis sem empreender ações diagnósticas ou terapêuticas inúteis ou obstinadas, levando sempre em consideração a vontade expressa do paciente ou, na sua impossibilidade, a de seu representante legal. Nas situações clínicas irreversíveis e terminais, o médico evitará a realização de procedimentos diagnósticos e terapêuticos desnecessários e propiciará aos pacientes sob sua atenção todos os cuidados paliativos apropriados (Cap. 1, XXII). Questões mais presentes em outras sociedades e nem tanto ainda no Brasil, como ordens para não reanimar pacientes em unidades de terapia intensiva, em casos de suspeita ou determinação de morte, são cada vez mais discutidas pela sociedade, tornando-se um dilema ético atual, especialmente para os que lidam com pacientes terminais.[8]

Com a intenção de se proteger, hospitais e médicos em países de primeiro mundo mantêm seguro de responsabilidade civil por danos a terceiros, e no Brasil essas apólices também já estão disponíveis.[9] A discussão sobre o "repasse" dos custos desses seguros para os pacientes, tanto pelos profissionais (na cobrança de seus honorários, p. ex.) como pelos hospitais (na cobrança da conta hospitalar) é ampla e atual. No Brasil, especialistas observam que o sistema se equilibra de modo frágil: os lesados ainda pouco buscam reparar danos que lhes são causados pelos profissionais da medicina; os médicos, quando demandados, tentam defender, atribuindo à fatalidade o evento danoso, enquanto os hospitais nem sempre dispõem de recursos para satisfazer as indenizações, enfatizando que a responsabilidade é sempre pessoal do médico ou do profissional de saúde que lidou com o paciente diretamente.

BIOÉTICA: OS PRINCÍPIOS

A sociedade observa que os grandes movimentos culturais que têm a prática como objetivo começam quase sempre propondo novas soluções, sem se preocupar muito em avaliar a verdadeira natureza da mudança que representam. Assim foi com a Reforma Protestante, com a Revolução Francesa e com outros movimentos históricos, e hoje parece acontecer o mesmo com o que conhecemos como "bioética", que talvez seja a maior mudança cultural das últimas décadas.[10] A "ética aplicada" tem a ver com o surgimento da bioética, assim como a ética dos negócios (business ethics) e a ética ambiental. Nascida no início dos anos 1970, nos Estados Unidos, a bioética estabeleceu-se definitivamente no contexto acadêmico dos anos 1980 e 1990 como uma disciplina autônoma.

Cunhado em 1971, o termo bioética é um neologismo derivado das palavras gregas bios (vida) e ethike (ética). Pode-se defini-la como sendo o estudo sistemático das dimensões morais – incluindo visão, decisão, conduta e normas morais – das ciências da vida e do cuidado da saúde, utilizando uma variedade de métodos éticos em um contexto interdisciplinar.[11] Foi Potter, pesquisador na área de oncologia, em Wisconsin, nos EUA, quem primeiro usou a palavra em um sentido evolutivo muito distante do significado que foi dado a ela nas duas décadas seguintes, ao escrever o livro Bioethics: Bridge to the Future, em 1971.[12]

O avanço da bioética nesses 40 anos é extraordinário;[13] nem mesmo o próprio Potter poderia imaginar a velocidade da sua evolução. A bioética é reconhecida, como dissemos anteriormente, como o mais importante movimento cultural.[10] A publicação do livro Principles of Biomedical Ethics, em 1979,[14] fez com que a bioética se desenvolvesse principalmente a partir de quatro princípios básicos, dois deles de caráter deontológico (não maleficência e justiça) e os outros dois de caráter teleológico (beneficência e autonomia).

A iniciativa da publicação, pelo Conselho Federal de Medicina (CFM), do livro Iniciação à Bioética, em 1998,[13] buscou a construção de uma bioética brasileira" original, capacitada a enfrentar, mediar e, se possível, dar respostas aos conflitos morais emanados das diferentes questões éticas relacionadas com os costumes vigentes na nossa sociedade.

A bioética, por si só, não pode prescindir de um segundo e igualmente importante campo: o campo das virtudes, especialmente no contexto da nossa cultura latina. A virtude é considerada um traço do caráter socialmente válido. As virtudes morais, por sua vez, devem fazer parte do arsenal dos médicos em sua prática diária, principalmente dos que trabalham com clínica de dor.[15] Virtudes como respeito, benevolência, busca da verdade, prudência, solidariedade, respeito à privacidade, capacidade de perdoar, generosidade, compaixão e bondade, entre outras, devem ser seguidas pelos seres humanos de forma geral, e, especialmente, pelos médicos. A relação entre a bioética e a prática profissional já foi objeto de discussão, mostrando a sua importância, nos dias atuais, no exercício da profissão médica, principalmente em temas como o tratamento da dor.[16]

Dos princípios descritos por Beauchamp e Childress, tem-se, principalmente pelas referências a que o biodireito exerce atualmente no país e que norteiam a publicação recente no novo Código de Ética Médica do CFM, que quatro princípios devem ser levados em consideração:

1. O princípio da Beneficência, que significa fazer o bem, é reconhecido como um dos critérios mais antigos da ética médica, tendo suas raízes no paradigma hipocrático da medicina. As máximas desse critério são: fazer o bem, cuidar da saúde, favorecer a qualidade de vida.[17,18] Um conceito mais atualizado refere-se à beneficência como uma manifestação da benevolência. Este princípio tenta, em um primeiro momento, a promoção da saúde e a prevenção da doença e, posteriormente, pesa os benefícios e danos, buscando a prevalência dos primeiros. É evidente que o médico não pode exercer o princípio da beneficência de maneira absoluta, existindo também limites para a mesma, sendo o primeiro deles o direito autônomo dos indivíduos – cidadãos – sobre seus corpos e suas próprias vidas.

2. O princípio da Não maleficência, o qual lembra a obrigação de não ser mau intencionalmente. É geralmente muito associado à ética médica, hipocrática, através da máxima primum non nocere, ou seja, acima de tudo não fazer o mal, não causar danos. O princípio da não maleficência requer não causar danos, prevenir danos e retirar os danos ocasionados.[19] No entanto, Beauchamp e Childress[14] o dividem em duas partes: não maleficência ou a obrigação de não causar danos; e a beneficência propriamente dita ou a obrigação de prevenir danos, retirar danos e promover o bem. A prioridade desses princípios pode ser avaliada clinicamente em inúmeras situações, como, por exemplo, no caso de um paciente com melanoma em uma das mãos e que poderá perder o braço na tentativa de salvar a vida ou de um paciente com doença de Hodgkin que, para submeter-se ao tratamento, poderá ficar estéril; nesses casos é evidente que o objetivo principal não é nem cortar o braço nem a esterilidade, mas a saúde geral do indivíduo.

3. O princípio da Autonomia. Diz respeito à capacidade da pessoa de se autogovernar, autodeterminar, escolher, compartilhar e avaliar, sem restrições internas ou externas. A introdução do critério da autonomia em ética médica é recente, mas na ética em geral já era utilizada há muito tempo.[17] Anteriormente, prevalecia a autoridade única do médico; com o advento do critério da autonomia, verificou-se uma reviravolta completa na relação médico-paciente. O novo

Código de Ética Médica,[5] em vigor no Brasil desde maio de 2010, contempla o respeito à autonomia do paciente como uma das suas principais vertentes, a partir da definição em seu Capítulo I, XXI, em que o médico aceitará as escolhas de seus pacientes, relativas aos procedimentos diagnósticos e terapêuticos por eles expressos, desde que adequadas ao caso e cientificamente reconhecidas, no processo de tomada de decisões profissionais, de acordo com seus ditames de consciência e previsões legais.[5]

Agora, médico e paciente são sujeitos autônomos, devendo estabelecer relações interpessoais e compartilhar decisões em parceria, reconhecendo, em diversas situações e oportunidades, a existência do "conflito de interesses".

Exemplo dos mais frequentes no nosso meio é o de um paciente Testemunha de Jeová, cuja religião dita que não lhe seja administrado sangue sob qualquer hipótese, o que deve ser considerado a partir do princípio bioético da autonomia do paciente sobre seu corpo e sua integridade moral e não a partir da fórmula de que a "preservação da vida do paciente é bem jurídico maior do que a liberdade da própria pessoa". Nessas circunstâncias, o que vale para a bioética é o desejo livre, consciente e soberano do indivíduo e não o que preceitua um código profissional. É aí, exatamente, onde reside a modernidade e o espírito democrático da bioética – livre de paternalismos que se confundem com a beneficência. Discussão equivalente pode ser aplicada a vários pacientes que não querem se submeter a procedimentos – diagnósticos ou terapêuticos – considerados fúteis em uma fase terminal de vida, na qual o tratamento da dor e a prestação de cuidados paliativos devem ser as premissas básicas dos cuidados médicos.

O paternalismo médico, também conhecido pela denominação de privilégio terapêutico, significa a interferência do profissional de saúde na vontade da pessoa autônoma, mediante ação justificada por razões referidas, exclusivamente ao bem-estar, alegria, necessidades, interesses ou valores da pessoa que está sendo tratada, relação esta, segundo alguns autores, distinta de outras relações contratuais. Segundo esses autores, premissas devem orientar a relação, para que se caracterize o privilégio terapêutico, sem prejuízo ao paciente.[16]

A nova postura do médico em relação ao paciente, no entanto, deve procurar uma medicina compartilhada. O esclarecimento pelo médico é essencial; forçar o paciente a tomar qualquer decisão diferente da que escolheu significa constrangê-lo e, ao mesmo tempo, agir com autoritarismo. De acordo com a nova concepção bioética, os sujeitos sociais autônomos têm o direito de aceitar ou recusar propostas de caráter preventivo, diagnóstico ou terapêutico que afetem ou venham a afetar sua integridade físico-psíquica ou social.[20] A máxima do "princípio do consentimento" (expressão utilizada por Engelhardt) é "não faça aos outros aquilo que eles não fazem consigo mesmos, e faça por eles o que foi contratado para fazer".[21]

4. O princípio da Justiça. É este princípio que analisa a distribuição justa, equitativa e universal dos benefícios dos serviços de saúde. A introdução desse princípio na bioética também é recente.[17] A Organização Mundial da Saúde (OMS) lançou, em 1978, depois da reunião de Alma-Ata, na antiga União Soviética, a campanha "Saúde para todos no ano 2000". Esse projeto contava com o empenho da maioria dos países para que, no final do século passado, fossem reduzidas as diferenças nos indicadores de saúde das populações pobres e ricas em pelo menos 25%, o que significaria melhora sensível em favor das nações mais carentes. Embora o índice possa ser atingido, ainda é evidente a diferença dos indicadores de saúde entre os países ricos e pobres no planeta.

É tão grande a distância entre a universalidade do acesso à saúde e o aumento dos custos operacionais em saúde que até mesmo os países ricos não são poupados desse problema. Sabe-se que os Estados Unidos levaram 43 anos (1938-1981) para atingir o primeiro bilhão de dólares investidos em saúde; já o segundo bilhão foi alcançado em apenas cinco anos (1981-1986), mas o custo em saúde tem causado grandes preocupações. Com parcos recursos, realçando o princípio da justiça, é a equidade, então, a base ética que deve guiar o processo decisório da alocação de recursos em saúde[22] e este aspecto interessa diretamente aos profissionais de saúde no Brasil, principalmente os que trabalham para o Sistema Único de Saúde (SUS). É somente através deste princípio, associado aos princípios da responsabilidade (individual e pública) e da justiça, que conseguiremos fazer valer o valor do direito à saúde. A equidade é o ponto de partida para a igualdade.

No caso do tratamento da dor no Brasil, o Ministério da Saúde criou, por meio da Portaria GM 3150, de 12/dezembro/2006, publicada no Diário Oficial da União edição nº 238, de 13/12/2006, a **Câmara Técnica em Controle da Dor e Cuidados Paliativos**, com composição multidisciplinar e multiprofissional. A finalidade é estabelecer diretrizes nacionais sobre o controle da dor e a prestação de cuidados paliativos aos pacientes do SUS, de forma a propor:

1. **ações** de controle da dor e cuidados paliativos, na assistência pública;
2. **recomendações** às entidades públicas e privadas que integram o SUS;
3. **atualização** das normas e procedimentos do SUS referentes ao controle da dor;
4. **incorporação tecnológica** para ações de controle da dor junto ao MS;
5. projetos de **incentivo** para ações de controle da dor e cuidados paliativos;

6. estruturação de **redes de atenção** na área de controle da dor;
7. **formação e qualificação** de profissionais para atuação em controle da dor e cuidados paliativos;
8. **avaliação** de estudos e pesquisas na área de controle da dor e cuidados paliativos.

Essa Câmara Técnica se reuniu exaustivamente, redigiu e propôs um sistema de diagnóstico, tratamento e seguimento da dor e prestação de cuidados paliativos aos pacientes do SUS, no Brasil, concluindo seus trabalhos há mais de 2 anos. No momento, aguarda a definição da área técnica do Ministério da Saúde sobre o assunto e a real implementação das sugestões apresentadas.

A discussão sobre escassez de recursos para a área da saúde é ampla e oportuna, mas ainda precisa se tornar uma prioridade, especialmente no que tange à prestação de serviços de diagnóstico e tratamento da dor.[23]

A ética na terapêutica da dor tem sido objeto de discussões frequentes, em nosso meio[24] e em todo o mundo, analisando-se consensos e decisões tomadas para o tratamento da dor, com a preocupação cada vez mais evidente na literatura de que "estatísticas podem mentir",[25] uma vez que a inferência estatística de trabalhos experimentais ou observacionais é indispensável na pesquisa médica. Já a estatística é baseada em modelos matemáticos e suposições. Importante estudo[25] foi publicado na Europa, em 1996, chamando a atenção dos leitores a respeito desse importante tema.

A PESQUISA EM SERES HUMANOS NO BRASIL

A Resolução 196/96 do Conselho Nacional de Saúde foi editada procurando disciplinar a pesquisa em seres humanos no Brasil, devendo ser a norteadora da prática em medicina da dor, especialmente no que se refere à experimentação de novos medicamentos e novas técnicas com a intenção de aliviar o sofrimento das pessoas.

Ao realizar pesquisa em *anima nobili*, o médico nunca deve esquecer que o "ato médico é um ato singular, de homem para homem, que não admite intervenção alheia" e que "se isto é importante na prática diária, conferindo à medicina a dignidade única de lidar com a vida, mais transcendente se torna quando se utiliza do homem para a investigação clínica". Um alerta[26] foi feito para lembrar que pesquisas patrocinadas por laboratórios farmacêuticos ou por agências de financiamento com sede no exterior não modificam em nada as exigências, e acrescem as preocupações de que interesses estranhos não prevaleçam sobre os interesses nacionais.

O paternalismo, na prática médica,[27] deve ser pensado em nossas tomadas de decisões. O bom profissional médico é aquele que no seu trabalho consegue equilibrar a aplicação dos princípios bioéticos ao lado do exercício das virtudes que devem nortear a profissão médica. Na prática, este equilíbrio nem sempre é possível. Frente às situações mais difíceis, a solução é lançar mão da tolerância e, principalmente, da prudência, assegurando-se de que a relação médico-paciente e o respeito à sua autonomia estão inseridas no contexto.

USO DE VIAS NÃO APROVADAS PARA ADMINISTRAÇÃO DE DROGAS

Prática antiga, comum no Brasil e em outros países, a experimentação médica utilizando vias de administração não aprovadas para fins de pesquisa de resultados terapêuticos é fato amplamente divulgado. Importante revista científica em dor publicou recentemente um trabalho[28] oriundo da China, em que a administração intradiscal de azul de metileno na coluna vertebral, para o tratamento de dor crônica de origem discogênica, produziu impressionante redução do nível de dor e de incapacidade em pacientes portadores de dor crônica, sem a ocorrência de nenhum efeito adverso ou complicações, sugerindo os autores que a injeção de azul de metileno intradiscal é um procedimento seguro, efetivo e minimamente invasivo para o tratamento de dor discogênica incapacitante ou intratável. Tal artigo motivou a descrição, na mesma importante revista científica,[29] de editorial de *expert* no assunto, segundo o qual, embora a publicação na revista *Pain* traga um prestígio inerente ao artigo, este prestígio não deve ser abusivo. A publicação, por si só, não traz o endosso obrigatório da revista, pois o conteúdo é de responsabilidade dos autores. O artigo, segundo o editor, foi publicado não porque o que diz seja verdade, mas porque foi a primeira publicação apresentada de uma maneira disciplinada, segundo julgamento do Conselho Editorial. A publicação não se torna verdadeira até que seja corroborada por outros autores.

Revistas médicas prestigiadas[30,31] revisaram, recentemente, suas regras para que autores observem normas para publicação de resultados de injeção intratecal, epidural ou perineural de drogas, NÃO APROVADAS (grifo nosso) para uso por essas vias de administração, pelos órgãos avaliadores competentes. Essas revistas decidiram que não vão publicar tais trabalhos, mesmo que tenham sido aprovados por Comitês de Ética (chamados de Institutional Review Board – IRB), a não ser que preencham pelo menos um dos três critérios seguintes:

1. Que a droga tenha sido aprovada por uma agência reguladora apropriada (nos EUA, Food and Drug Administration – FDA) para uso intratecal, epidural ou perineural.
2. Mesmo que não aprovada, a droga seja largamente utilizada na prática clínica pela mesma via de administração objeto do estudo, documentada em doses e vias publicadas em livros-texto de referência sobre o assunto.
3. Quando a droga que está sendo objeto do estudo tenha sido avaliada e aprovada por uma agência reguladora nacional ou internacional específica (nos EUA,

a FDA e, na Europa, a European Medicines Evaluation Agency).

Em medicina da dor é frequente a publicação, tanto no Brasil quanto internacionalmente,[32-42] de experimentos, na maioria das vezes falando de resultados benéficos de utilização de drogas em vias não devidamente aprovadas e definidas. Enquanto não se definem, por legislação, as regras para tais situações, não seria demasiado sugerir prudência e discernimento, tanto na elaboração quanto na análise científica de trabalhos que se prestam a analisar uma "nova" via de administração de drogas conhecidas, especialmente aquelas que utilizam a via espinhal ou perineural, pelo potencial de dados irreversíveis que podem causar aos que se sujeitam a esses experimentos.

Médicos devem observar não só o que prevê a Resolução 196/96 do Conselho Nacional de Saúde,[43] que regulamenta a pesquisa em seres humanos no Brasil (e segundo a qual os participantes devem ser completamente esclarecidos e dar o seu consentimento), mas especialmente o que prevê o art. 22, Cap. 4, no novo CEM – o qual diz enfaticamente que "é vedado ao médico deixar de obter consentimento do paciente ou de seu representante legal após esclarecê-lo sobre o procedimento a ser realizado, salvo em caso de risco iminente de morte" e que é vedado o uso de placebo (comum em pesquisas de dor).[5] No mesmo CEM, Art. 106, está dito claramente que "é vedado ao médico manter vínculo de qualquer natureza com pesquisas médicas, envolvendo seres humanos, que usem placebo em seus experimentos, quando houver tratamento eficaz e efetivo para a doença pesquisada".[5]

CONFLITO DE INTERESSE

No Brasil, a publicação de artigo de pesquisa relatando pesquisa experimental em humanos ou animais exige a aprovação prévia do projeto em um Comitê de Ética apropriado, devendo estar de acordo com a Declaração de Helsinque.[44] Declaração específica deve estar incluída no capítulo sobre a metodologia do trabalho pesquisado.

Definida como Declaração de Conflito de interesses, esta informação está cada vez mais inserida em todas as publicações científicas,[45] assim como na apresentação de conferencistas e/ou expositores em eventos com a finalidade de atualização científica, para deixar bem explícito e conhecido pelos que assistem se o expositor teve, ou tem, algum vínculo de interesse comercial e/ou industrial.

Novidade, no Brasil, foi a publicação do novo Código de Ética Médica (CEM),[5] que, em seu art. 109, deixa claro que é vedado ao médico deixar de zelar, quando docente ou autor de publicações científicas, pela veracidade, clareza e imparcialidade das informações apresentadas, bem como deixar de declarar relações com a indústria de medicamentos, órteses, próteses, equipamentos, implantes de qualquer natureza e outras que possam configurar conflitos de interesses, ainda que em potencial. Seguindo a necessidade de rigor ético na pesquisa científica, o mesmo CEM veda ao médico anunciar títulos científicos que não possa comprovar, assim como especialidade ou área de atuação para a qual não esteja qualificado e registrado em um Conselho Regional de Medicina.

A QUESTÃO DA DOR CRÔNICA PÓS-OPERATÓRIA

Da prática corriqueira sabe-se que um grande número de pacientes, no pós-operatório, ainda experimenta dor aguda de intensidade moderada a severa e que, destes, cerca de 24% têm alívio inadequado.[46] Embora a dor crônica pós-operatória não seja uma condição nova, só recentemente tem merecido maior interesse no seu estudo e prevenção.[47] Esta situação ainda é bastante comum, podendo ser severa e resultar em grande incapacidade para o paciente. Nos compêndios de cirurgia ainda é tema ignorado ou brevemente mencionado.

As chamadas síndromes de dor crônica pós-operatória têm sido descritas principalmente após mastectomia, herniorrafia, colecistectomia, amputação de membros, cirurgias torácicas e cardíacas, mas já aparecem relatos em outras áreas, como as cirurgias ginecológicas e obstétricas e até mesmo em cirurgias ambulatoriais. Nas primeiras, a dor pode tornar-se crônica em cerca de 10 a 50% dos casos.

A lesão nervosa pós-operatória e a dor de grande intensidade persistente na primeira semana do pós-operatório estão intimamente relacionadas à condição de hiperalgesia crônica. Para dificultar ainda mais a compreensão do assunto, recentemente o fenômeno da hiperalgesia tem sido imputado como induzido por medicamentos usados para tratar a própria dor, como os opioides.

Questões éticas na prescrição de opioides para tratamento de dor crônica têm sido levantadas por importantes autores.[48] As dificuldades do controle médico sobre o uso de opioides, o processo de tomada de decisão compartilhada entre o médico e o paciente, a regulação sobre esta prescrição, o que fazer em situações de dores intratáveis e, especialmente, o conhecimento recente sobre a propriedade dos opioides em desenvolver a hiperalgesia tornam essa discussão atual e necessária, mostrando a importância não só de se conhecer melhor o mecanismo fisiopatológico da dor, principalmente a crônica, mas também de se desenvolver drogas e/ou técnicas para sua prevenção e/ou tratamento, sem a associação com efeitos adversos conhecidos, destacando-se, recentemente, a identificação de substância química capaz de bloquear, seletivamente, a subunidade Nav 1.8 do canal de sódio, resultando em potente analgesia em modelos experimentais, sem a existência de efeitos colaterais comuns às drogas atualmente existentes.[49]

A identificação de fatores preditivos de dor pós-operatória, após cirurgias ditas ambulatoriais, já começa a se delinear na literatura,[50] assim como a publicação de *guidelines* práticas para o tratamento da dor crônica,[51] resultado da interação de *experts* de diversas áreas, interessados no assunto e capazes de contribuir consideravelmente para a prevenção do desenvolvimento da dor crônica pós-operatória, minorando o sofrimento das pessoas.

A RESPONSABILIDADE ÉTICA DOS ODONTÓLOGOS EM DOR

Mesmo sabendo que os odontólogos, atuando em área anatomicamente restrita do organismo humano, têm o seu Código de Ética próprio e que, pela legislação brasileira, são prescritores de medicamentos (até mesmo os opioides) para controle da dor, ainda não é discussão corrente no meio as implicações que o seu trabalho pode ter na vida dos pacientes, mas já há discussão a respeito, até mesmo em capítulos de livros.[52]

A utilização de seres humanos (pacientes) para objeto de pesquisas, sem o devido esclarecimento e consentimento por parte dos pacientes, é importante também para os cirurgiões-dentistas. A Resolução 196/96 do CNS, que incorporou os conceitos de bioética, deixa clara a necessidade de se obter o consentimento do indivíduo sobre sua participação como objeto de pesquisa, assim como a aprovação prévia de projeto por um Comitê de Ética. Não se pode ignorar que apenas a *Revista de Odontologia* da Universidade de São Paulo (USP) faz referência à necessidade do consentimento livre e esclarecido do paciente e que nenhuma revista de odontologia faz referência à declaração de Helsinque sobre ética em pesquisa.

A importância de temas como o desenvolvimento de dor crônica pós-intervenção odontológica deve ser objeto da atenção e preocupação dos pesquisadores, assim como a obrigatoriedade da incorporação dos princípios de bioética em todas as nossas atividades, especialmente as de ensino e pesquisa, visando, ao final, sempre proteger o paciente, especialmente aqueles vulneráveis (crianças, drogados, idosos, indivíduos em uso de medicamentos crônicos, portadores de doenças crônicas incapacitantes, etc.).

A preocupação com a qualidade de vida do paciente[53] – especialmente os portadores de dores crônicas orofaciais, que se submetem a procedimentos sobre a articulação temporomandibular, dentística de uma maneira geral, endodontia, periodontia, próteses e, mais recentemente, procedimentos de implantodontia – deve ser a raiz da ação dos odontólogos e dos que se propõem a lidar com pacientes portadores de dores crônicas, não só por razões humanitárias, mas principalmente por razões éticas.

CONCLUSÃO

No mundo moderno em que vivemos, em que os objetivos de uma atuação profissional são completamente diferentes daqueles da antiguidade, e a procura por sucesso no trabalho a qualquer preço faz com que os profissionais da saúde, principalmente aqueles que lidam com pacientes com dor, se distanciem ainda mais dos princípios éticos da existência da vida, da existência da atividade profissional e dos critérios que deveriam nortear as relações, não podemos perder de vista os princípios da bioética (beneficência, não maleficência, autonomia e justiça). Além de "proteger" o profissional de questões ético-legais cada vez mais demandadas, esses princípios contribuem para desenvolver, no próprio profissional de saúde, o sentimento e a alegria de saber que sempre faz o melhor uso dos seus conhecimentos científicos, legais e éticos, para o bem da humanidade.

REFERÊNCIAS

1. Ferreira ABH. Novo dicionário da língua portuguesa. 2. ed. Rio de Janeiro: Nova Fronteira; 1986.
2. Posso IP, Salazar-Posso MB. Princípios de bioética no tratamento da dor. In: Alves-Neto O, Costa CMC, Siqueira JTT, Teixeira MJ. Dor: princípios e prática. Porto Alegre: Artmed; 2009. p. 1369-74.
3. Barbieri JE. Defesa do médico: responsabilidade civil e a inversão do ônus da prova sob a óptica da bioética. São Paulo: Ed. de Direito; 2008. p. 33-82.
4. Aristóteles. A ética. Bauru: Edipro; 1996.
5. Conselho Federal de Medicina. Código de ética médica. Resolução CFM nº 1931/2009. Brasília: CFM; 2009.
6. Ingelfinger FJ. Arrogance. N Eng J Med. 1980;303(26):1507-11.
7. Truog RD, Brett AS, Frader J. The problem with futility. N Eng J Med. 1992;326(23):1560-4.
8. Zimmerman JE, Knaus WA, Sharpe SM, Anderson AS, Draper EA, Wagner DP. The use and implications of do not resuscitate orders in intensive care units. JAMA. 1986;255(3):351-6.
9. Kfouri Neto M. Responsabilidade civil do médico. 3. ed. São Paulo: Revista dos Tribunais; 1998.
10. Mori M. A bioética: sua natureza e história. Humanidades (UnB). 1994;9(4):332-41.
11. Reich WT. Encyclopedia of bioethics. 2nd ed. New York: MacMillan; 1995.
12. Reich WT. How bioethics got its name. Hastings Cent Rep. 1993;23(6):S6-7.
13. Costa SIF, Garrafa V, Oselka G. Apresentando a bioética. In: Iniciação à bioética. Brasília: CFM; 1998. p. 15-8.
14. Beauchamp TL, Childress JF. The principles of biomedical ethics. 4th ed. New York: Oxford University; 1994.

15. Alves Neto O, Garrafa V. Anestesia e bioética. Rev Bras Anestesiol. 2000;50(2):178-88.
16. Garrafa V. Bioética e ética profissional: esclarecendo a questão. J CFM. 1998;97:28.
17. Pessini L, Barchifontaine CP. Problemas atuais de bioética. São Paulo: Loyola; 2008.
18. Kipper DJ, Clotet J. Princípios da beneficência e não-maleficência. In: Iniciação à bioética. Brasília: CFM; 1998. p. 37-51.
19. Frankena WK. Ética. Rio de Janeiro: Zahar; 1969.
20. Muñoz DR, Fortes PAC. O princípio da autonomia e o consentimento livre e esclarecido. In: Iniciação à bioética. Brasília: CFM; 1998. p. 53-70.
21. Engelhardt HT Jr. Os princípios da bioética. In: Engelhardt HT Jr. Fundamentos da bioética. 2. ed. São Paulo: Loyola; 1998. p. 131-68.
22. Clouser KD, Gert B. A critique of principlism. J Med Philos. 1990;15(2):219-36.
23. Pinotti JA. Prioridades x escassez em saúde: visão política. Bioética. 1997;5(1):53-66.
24. Posso IP, Salazar-Posso MB, Costa DSP. A ética e a terapêutica da dor. Rev Dor. 2002;2(2):40-5.
25. Abt K. How statistics can "lie". Eur J Aneaesth. 1996;13:427-31.
26. Duarte DF. Aspectos éticos na pesquisa clínica. Rev Bras Anest. 1990;40(2):137-9.
27. Alves-Neto O. O paternalismo na anestesia: postura a ser transformada. J CFM. 1999(96):8-9.
28. Peng B, Pang X, Wu Y, Zhao C, Song X. A randomized placebo-controlled trial of intradiscal methylene blue injection for the treatment of chronic discogenic low back pain. Pain. 2010;149(1):124-9.
29. Bogduk N. A cure for back pain? commentary. Pain. 2010;149(3):7-8.
30. Anesthesia & analgesia guide for authors. Anesth Analg. 2007;105(1):187-99.
31. Lippincott Williams & Wilkins. Anesthesiology [periódico na Internet]. [capturado em 8 dez. 2009]. Disponível em: http://journals.lww.com/anesthesiology/pages/default.aspx.
32. Souza KM, Serenato G, Arakaki TA, Costa AM. Estudo comparativo entre cetamina-S(+) e morfina peridural para analgesia pós-operatória. Rev Dor. 2008;9(1):1170-5.
33. Tebaldi TC, Malbouisson LMS, Kondo MM, Cardoso MMSC. Analgesia e sedação da S(+)Cetamina e da S(+)Cetamina-morfina, associadas à ropivacaina, por via peridural, no pós-operatório de intervenção cirúrgica de abdomen superior. Rev Bras Anestiol. 2008;58(6):593-601.
34. Gradert TL, Baze WB, WSatterfield WC, Hildebrand KR, Johansen MJ, Hassenbusch SJ. Safety of chronic intrathecal morphine infusion in a sheep model. Anesthesiology. 2003;99(1):188-98.
35. Karpinski N, Dunn J, Hansen L, Masliah E. Subpial vacuolar myelopathy after intrathecal ketamine: report of a case. Pain. 1997;73(1):103-5.
36. Munts AG, van der Plas AA, Voormolen JH, Marinus J, Teepe-Twiss IM, Onkenhout W, et al. Intrathecal glycine for pain and dystonia in complex regional pain syndrome. Pain. 2000;146(1-2):199-204.
37. Walker SM, Yaksh TL. New caudal additives in children: benefit vs risk? Acta Anaesthesiol Scand. 2009;53(8):1097-8.
38. Yaksh TL, Allen JW. Preclinical insights into the implementation of intrathecal midazolam: a cautionary tale. Anesth Analg. 2004;98(6):1509-11.
39. Yash TL, Allen JW. The use of intrathecal midazolam in humans: a case study of process. Anesth Analg. 2004:98(6):1536-45.
40. Yaksh TL, Tozier N, Horais KA, Malkmus S, Rathbun M, Lafranco L, et al. Toxicology profile of N-methyl-D-aspartate antagonists delivered by intrathecal infusion in the canine model. Anesthesiology. 2008;108(5):938-49.
41. Schnaider TB, Vieira AM, Brandão ACA, Roquim AC. Analgesia preemptiva com S(+) cetamina e bupivacaína peridural em histerectomia abdominal. Rev Bras Anestesiol. 2007;57(1):8-18.
42. Martins CAS, Aragão PW, Prazeres JO, Martins MMRS. Bloqueio peridural sacral: avaliação da duração da analgesia com o uso associado de lidocaína, fentanil e clonidina. Rev Bras Anestesiol. 2004;54(4):501-5.
43. Conselho Nacional de Saúde. Resolução 196, de 10 de outubro de 1996 [Internet]. Brasília: CNS; 1996 [capturado em 18 jul. 2011]. Disponível em: http://conselho.saude.gov.br/resolucoes/reso_96.htm.
44. Normas aos autores. Rev Dor. 2010;22(1):103-4.
45. International Association for the Study of Pain. Pain [periódico na Internet]. [capturado em 30 maio 2010]. Disponível em: http://www.elsevier.com/wps/find/journaldescription.cws_home/506083/description#description.
46. Dolin SJ, Cashman JN, Bland JM. Effectiveness of acute postoperative pain-management: evidence from published data. Br J Anaesth. 2002;89(3):409-23.
47. Martins ANMB, Mello FR, Alves-Neto O. Dor crônica pós-operatória. In: Alves-Neto O, Costa CMC, Siqueira JTT, Teixeira MJ. Dor: princípios e prática. Porto Alegre: Artmed; 2009. p. 1329-37.
48. Ballantyne JC, Fleisher LA. Ethical issues in opioid prescribind for chronic pain. Pain. 2010;148(3):365-7.
49. Ilfeld BM, Yaksh TL. The end of postoperative pain: a fast-approaching possibility? And, if so, will we be ready? Reg Anesth Pain Med. 2009;34(2):85-7.
50. Gramke HF, Rijke JM, van Kleef M, Kessels AG, Peters ML, Sommer M, et al. Predictive factors of postoperative pain after day-case surgery. Clin J Pain. 2009;25(6):455-9.
51. Practice guidelines for chronic pain management. An updated report by the American Society of Anesthesiologists Task Force on Chronic Pain Management and The American Society of Regional Anesthesia and Pain Medicine. Anesthesiology. 2010;112(4):810-33.
52. Siqueira JTT. Ética e dor: o impacto das decisões profissionais na vida do paciente. In: Siqueira JTT. Dores mudas: as estranhas dores da boca. São Paulo: Artes Médicas; 2008. p. 47-60.
53. Siqueira JTT. Qualidade de vida: a reabilitação oral. In: Siqueira JTT, Teixeira MJ. Dor orofacial: diagnóstico, terapêutica e qualidade de vida. Curitiba: Maio; 2001. p. 639-4.

CAPÍTULO 3

EPIDEMIOLOGIA DA DOR

Manoel Jacobsen Teixeira
Silvia R. D. T. de Siqueira
Maurício Kosminsky
André Antonio Monteiro

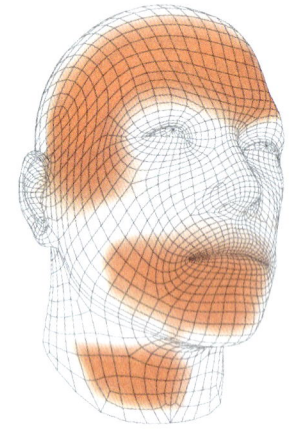

Estudos epidemiológicos sobre dor possibilitam a elaboração de programas de cuidados destinados à profilaxia e ao tratamento dos doentes que dela padecem. Analisar a distribuição e os determinantes de sua ocorrência em populações ou grupos contribui para organizar programas para sua prevenção e tratamento e sinaliza modificações do comportamento dos fatores etiológicos e dos indivíduos.

A epidemiologia estabelece as dimensões da mortalidade e da morbidade relacionadas ao hospedeiro e a relação entre ela e os fatores ambientais; identifica e define síndromes específicas, descreve o espectro clínico das doenças e das condições, bem como elucida e caracteriza a história natural das doenças em termos de início, duração, recorrência, complicações, incapacidades e mortalidades. Além disso, evidencia fatores que influenciam ou predizem a evolução clínica das doenças, estabelece causas das doenças, das incapacidades e da mortalidade e, finalmente, permite avaliar os métodos de prevenção e controle das doenças.

Dores orofaciais são prevalentes na população geral, chegando a atingir 12% das amostras estudadas, percentual semelhante ao da dor torácica, ficando atrás das lombalgias (41%), cefaleias (26%) e dores abdominais (17%).[1] Outros estudos mostram que 22% da população americana referiu algum tipo de dor orofacial nos seis meses que antecederam a pesquisa.[2]

No Brasil, estudo realizado na população geral mostrou que a dor de dente é queixa comum (38%), enquanto lombalgias e cefaleias são as dores mais lembradas entre os brasileiros, com cerca de 60% cada. Entretanto, os estudos epidemiológicos brasileiros sobre dor crônica, inclusive orofacial, ainda são escassos, porém, alguns dados indicam a alta prevalência desses diagnósticos e a comum associação entre eles em um mesmo doente. Esses dados são importantes para a compreensão da dor orofacial no Brasil e para estabelecer estratégias de controle e combate a ela em nossa população.

INTRODUÇÃO

A ocorrência de dor, especialmente crônica, é crescente talvez em decorrência dos novos hábitos da vida, da maior longevidade do indivíduo, do prolongamento da sobrevida dos indivíduos com afecções clínicas naturalmente fatais, das modificações do meio ambiente e, provavelmente, do reconhecimento de novas condições álgicas e da aplicação de novos conceitos que traduzam seu significado.[3]

A dor aguda, com raríssimas exceções, é de ocorrência universal e constitui sintoma que alerta os indivíduos para a necessidade de assistência médica.[3] Nos Estados Unidos da América, surgem, ao ano, aproximadamente 50 milhões de casos de lesões traumáticas e mais de 15 milhões de indivíduos apresentando câncer, condições frequentemente causadoras de dor aguda. Em 1980, aproximadamente 23 milhões de cirurgias foram realizadas nos Estados Unidos e resultaram, em mais de 70% dos casos, na ocorrência de dor moderada ou intensa.

NATUREZA DA DOR

Os estudos sobre a epidemiologia da dor são complexos e imprecisos devido à heterogeneidade da apresentação, variações sazonais e regionais e ausência de padronização de classificação das afecções álgicas. A Associação Internacional para o Estudo da Dor (IASP – International Association for the Study of Pain) classificou mais de 600 afecções álgicas que compreendem 36 condições dolorosas generalizadas, 66 síndromes acometendo o segmento cefálico e cervical, 35, os membros superiores, 154, a região da coluna vertebral cervical e dorsal, 136, a região lombar, sacral, coccígea espinal e raízes nervosas, 85, o tronco e 18, os membros inferiores.[4] Classificam a dor quanto à duração; dor aguda dura menos de um mês, a subaguda, de um a seis meses e a crônica, mais de seis meses. A dor crônica também é conceituada como a que persiste além da resolução da lesão que a causou.

DOR AGUDA

Nos serviços de emergência, as dores agudas são frequentemente relacionadas a traumatismos, infarto agudo do miocárdio, visceropatias abdominais ou infecções.[3,5] Em 85% da população, ocorre dor musculoesquelética indefinida, cefaleia ou dores não especificadas.[6] A dor crônica geralmente localiza-se na região lombar e nas articulações em até dois terços dos indivíduos e, no segmento cefálico, em um quarto deles.[7] Dor recorrente abdominal, lombar, craniana e/ou na articulação temporomandibular ocorreu em 63,5% dentre 1.016 indivíduos entrevistados por Von Korff e colaboradores;[1] a dor foi intensa, persistente e limitante para as atividades em 8,5% dos entrevistados.

No Brasil, as condições álgicas agudas mais comuns nos indivíduos adultos que frequentam consultórios médicos são as epigastralgias (43,2%), outras dores abdominais, dor à micção e dor torácica; as condições álgicas crônicas são representadas pela dor decorrente de afecções do aparelho locomotor incluindo as artralgias, lombalgias (65,9%), dor nos membros e cefaleia tensional (60,2%), além de dores musculares (50,1%), enxaqueca (48,6%), dor nas costas (41,2%) e dor de dente (38,4%).[5] A prevalência de dor em hospitais varia de 45 a 80%.[8]

DOR CRÔNICA E SEUS GASTOS

A prevalência de dor crônica nas comunidades varia de 7 a 40%.[9] A dor é persistente e intensa em 8% dos indivíduos. Admite-se que 2,7% da população apresentou sete ou mais dias de dor incapacitante, o que resultou em limitação para a execução das atividades habituais durante os seis meses que precederam as entrevistas.[6] Brattberg,[10] na Suécia, observou que havia dor recentemente instalada em 65,9% dos indivíduos com idades de 18 a 84 anos. Inquérito realizado na Nova Zelândia revelou que ocorreu dor intensa em algum momento da vida em 81,7% da população avaliada;[11] a dor teve duração superior a um mês em 43,9% dos indivíduos e superior a 6 meses em 39,9%. Cerca de 30% dos neozelandeses apresentam dor prolongada durante a vida.[11] De 10 a 40% dos indivíduos apresentam dor com duração superior a um dia, pelo menos uma vez por ano.[11] Nos Estados Unidos, 41 a 56% dos indivíduos apresentaram dor durante os últimos 6 a 12 meses.[12] Segundo o *Nuprin Pain Report*,[12] 5 a 10% dos indivíduos nos Estados Unidos apresentam dor durando mais de três meses.[12] Von Korff e colaboradores[1] observaram que dor, com duração de pelo menos um dia ou diversas vezes ao ano, ocorreu em 12 a 41% dos entrevistados. Segundo Von Korff e colaboradores,[13] ocorre dor recorrente em 37% da população; a dor é intensa e persistente em 8%, e a dor é intensa e persistente durante mais de seis dias em 3%. Estudos realizados na Escandinávia demonstraram que um quarto a um terço da população adulta apresenta dor contínua.[9,14] Croft e colaboradores[7] relataram que dor persistente ocorre em 11% dos indivíduos. Adultos experienciam três ou mais tipos de dor diferente a cada ano. É provável que, na população oriental, o limiar necessário para haver relato de dor seja superior.

> Indivíduos com dor crônica tornam-se importante ônus para serviços médicos, institutos de previdência e companhias de seguro.

Nos Estados Unidos, aproximadamente 89 bilhões de dólares são destinados anualmente ao tratamento, compensações trabalhistas e litígios envolvendo doentes com dor crônica.[11] No Brasil, mais de um terço do povo julga que a dor crônica compromete as atividades habituais e mais de três quartos considera que a dor crônica limita as atividades recreacionais, relações sociais e familiares.[3] Devido à dor, cerca de 50 a 60% dos doentes torna-se parcial ou totalmente incapacitado, transitória ou permanentemente.[11]

DOR E IDADE

A ocorrência de dor varia de acordo com a idade. Na Unidade de Triagem do Centro de Dor do Hospital das Clínicas da Faculdade de Medicina da Universidade de São Paulo (UTCD/HC/FMUSP), as idades dos doentes variaram de 11 a 84 anos, e foi em média de 48,8 anos. A chamada cólica do recém-nascido é comum durante os primeiros anos de vida; a síndrome da dor abdominal recorrente ocorre em até 25% das crianças com idade escolar e a cefaleia afeta 3% das crianças e cerca de 10% dos adolescentes. A dor recorrente nos membros ou "dor do crescimento" acomete 4,2 a 33,6% das crianças e adolescentes.[5,15] Há de 3 a 460 casos de artrite reumatoide juvenil a cada 100 mil crianças.[16,17] História de dor com características de fibromialgia durante últimos três meses ocorre em 2,2% das crianças com 8 a 12 anos de idade.[18] A prevalência de dor crônica no joelho em crianças aumenta de 3,9% nos indivíduos com 9 a 10 anos para 18,5% nos com 14 a 15 anos.[19]

No adulto, os traumatismos do tegumento e das estruturas musculoesqueléticas advindos de acidentes ou induzidos por procedimentos terapêuticos são as causas mais frequentes de dor aguda. O pico de prevalência de dor nos indivíduos com 45 a 64 anos deve-se, provavelmente, a afecções cervicais ou nos ombros, membros superiores e região lombar. Após o pico de ocorrência aos 65 anos de idade há declínio de ocorrência de dor nos indivíduos mais idosos (75 a 84 anos). A dor é frequente em 32 a 34%, ocasional em 20 a 25%, aguda em 6 a 7% e crônica em 48 a 55% dos indivíduos aos 65 anos de idade.[20]

Os idosos são mais propensos a apresentar osteoartrite – fraturas geradas pela osteoporose e outras causas, especialmente na coluna vertebral e nos membros –, neuralgia pós-herpética e cefaleia decorrente de arterite temporal.[21] Apesar de a frequência do câncer e de lesões do sistema nervoso central e periférico ser maior no idoso, o encurtamento da vida causada por algumas dessas condições e a menor frequência de outras afecções é superada pela cronicidade das doenças degenerativas. Admite-se que 25 a 80% dos indivíduos com mais de 60 anos de idade apresente dor e que 80 a 85% dos indivíduos com mais de 65 anos apresente, pelo menos, um problema significativo de saúde que os predisponha à dor.[22] Exceção feita às dores articulares, é observada tendência à redução da dor no idoso. O declínio das queixas álgicas após a sétima década de vida[23] provavelmente ocorre porque esses indivíduos mobilizam-se menos, apresentam afecções menos dolorosas, têm sua atenção dirigida para outros aspectos da vida, como as preocupações pessoais, são mais estoicos,[24] apresentam comprometimento do sistema nociceptivo, ou apresentam estratégias mais eficazes para solucionar condições estressantes de vida que os jovens. A frequência de dor precordial relacionada à angina de esforço, as artralgias, as neuralgias e a dor associada ao câncer eleva-se com o progredir da idade. Lombalgias são causas importantes de morbidade nos adultos e nos idosos. A frequência de cefaleia é maior nos indivíduos com 45 a 50 anos de idade e reduz-se, a seguir, com o progredir da idade. A dor torácica é mais prevalente nos indivíduos de meia-idade; a doença isquêmica cardíaca declina ulteriormente apesar do aumento da frequência da mortalidade decorrente desta afecção. Há dor em quatro ou mais locais do corpo em 21,4% dos homens e em 33% das mulheres com 45 a 64 anos de idade. Nos idosos, a dor geralmente é crônica e mais relacionada a doenças degenerativas e especialmente articulares, as quais ocorrem em 50 a 70% dos indivíduos com 60 a 85 anos.[12]

DOR E AS DIFERENÇAS ENTRE OS SEXOS

As mulheres apresentam prevalência significativamente maior de dor que os homens com idades similares.[1,12] Artrite reumatoide, osteoartrite, cefaleias, enxaqueca, dores faciais, fibromialgia, síndrome do cólon irritável, afecções musculoesqueléticas relacionadas ao trabalho (AMERT), esclerose múltipla, síndromes dolorosas miofasciais e dores viscerais são as dores mais comuns nas mulheres, enquanto dor decorrente de câncer, de amputações, mielopatias, encefalopatias, gota, espondilite anquilosante e doença coronariana são as mais comuns nos indivíduos do sexo masculino.[25] Aspectos biológicos e culturais justificam tais diferenças sexuais.[14,26] Mais de 63% dos indivíduos com lombalgia, com mais de 65 anos, é do sexo feminino; após o ano 2020, esta cifra deverá ser de 73% nos indivíduos com mais de 85 anos de idade. A prevalência da cefaleia é 15% superior nas senhoras de meia-idade, mas essa diferença desaparece em indivíduos com mais de 70 anos; a dor abdominal visceral é mais comum nas senhoras com 18 a 40 anos que nos senhores com a mesma idade, mas ocorre com frequências similares em senhores e em senhoras idosos. A influência sexual na ocorrência de dor reduz-se nas idades mais avançadas. Predomina nas mulheres e em indivíduos deprimidos.

As afecções do aparelho locomotor e as cefaleias são as razões mais frequentes da ocorrência de dor crônica.[3,10] Prevalecem mais em mulheres, em indivíduos com idades de 55 a 64 anos e em mais idosos.[10]

Na Finlândia, a dor musculoesquelética crônica foi diagnosticada em 32,1% dos homens deprimidos e em 26,7% dos não deprimidos; em 36,7% das mulheres deprimidas e em 31,2% das não deprimidas.[27] Dura várias semanas e manifesta-se em algum momento da vida em cerca de 40% dos indivíduos. A dor decorrente de afecções do aparelho locomotor aumenta em frequência com a idade; 38% dos adultos com 50 a 70 anos de idade apresentam afecções reumáticas e dor com duração superior a seis semanas.[28] Em Hong Kong ocorre dor musculoesquelética incapacitante em 9 a 20% dos homens e em 37 a 41% das mulheres com mais de 70 anos.[29] Segundo pesquisa realizada em 1974 e 1975, ocorre dor musculoesquelética crônica na região cervical, dorsal ou lombar, joelho ou outras articulações em 14,4% de 3.023 indivíduos não institucionalizados nos Estados Unidos com idades entre 25 e 74 anos.[30] A frequência de dor elevou-se para 32,8% com o progredir da idade.[31] Na Suécia ocorre dor musculoesquelética em 55% dos indivíduos com idades de 16 a 84 anos; a dor é intensa em 18% dos casos.[10] Manifesta-se na região cervical, ombro, região lombar ou membros inferiores durante mais de seis meses em 39,9% dos indivíduos com 18 a 64 anos de idade. Cervicalgia crônica com duração de mais de seis meses ocorre em 13,8% dos indivíduos.[32]

CEFALEIAS PRIMÁRIAS

Dor no segmento cefálico ocorre em algum momento da vida em mais de 70% das pessoas.[5] É crônica em mais de 10% dos indivíduos. Admite-se que 90% dos homens e 95% das mulheres apresentam cefaleia pelo menos uma vez ao ano. Manifesta-se em 3 a 8% das crianças com 3 anos, em 19,5% dos indivíduos com 5 anos, em 37 a 51,5% com 7 anos e em 57 a 82% com 7 a 15 anos.[33] Dentre as cefaleias funcionais, a enxaqueca e a cefaleia tipo tensão são as mais prevalentes. A prevalência da cefaleia em salvas é de 0,04 a 0,09%. Predomina nos indivíduos do sexo masculino.[34] As cefaleias agudas (decorrentes de doenças orgânicas), recorrentes (enxaqueca), crônicas progressivas (doenças neurológicas), crônicas não progressivas (tipo tensão, equivalentes depressivos, conversão) e/ou mistas (cefaleia tipo tensão, enxaqueca) são frequentes nas crianças e nos adolescentes. A enxaqueca corresponde a aproximadamente 25% das cefaleias e manifesta-se em cerca de 15% dos indivíduos,[34] ou seja, em 20% dos indivíduos do sexo feminino e em 6% dos indivíduos do sexo masculino. Aproximadamente 79% dos indivíduos apresentam ao menos um episódio de cefaleia tipo tensão ao longo da vida.[34] Torna-se crônica em aproximadamente 20 a 30% dos indivíduos e predomina nas mulheres.[34] A enxaqueca é mais frequente nos meninos que nas meninas antes da puberdade, porém sua ocorrência eleva-se mais nas meninas que nos meninos após a adolescência.

CERVICALGIAS E ATIVIDADES DE TRABALHO

As cervicalgias podem ser decorrentes de afecções ocupacionais, osteoartrite, disfunções musculares, espondilose, síndrome do desfiladeiro torácico, tumores espinais, artrite reumatoide, infecções e fraturas; na maioria dos casos a etiologia é inespecífica. Cervicalgia ocorre em 9,5 a 35% dos indivíduos; a média de sua ocorrência é de 32 a 33%.[35] É mais comum nas mulheres da Finlândia, sendo crônica em 9,5% dos homens e em 13,5% das mulheres.[36] Ocorre em 4% dos indivíduos com menos de 30 anos, em 40% dos indivíduos com 50 a 59 anos de idade,[35] em 5% dos indivíduos com 30 a 44 anos, em 14% com 45 a 54 anos e em 22% com 55 a 64 anos.[37] A prevalência nos trabalhadores varia de 16 a 48%. A ocorrência de cervicalgia é relacionada a atividades de trabalho que impliquem o uso de carga (vibração, torção ou flexão do pescoço, postura sentada, elevação de peso). Fatores psicossociais também estão relacionados à sua ocorrência. Ocorre dor no ombro em 1,9%[38] a 26% dos indivíduos com menos de 65 anos; em idosos a frequência varia de 5[38] a 34%.[39]

LOMBALGIAS E DORES MUSCULOESQUELÉTICAS

A dor torácica, geralmente de natureza miofascial, é mais frequente no sexo masculino na juventude e no sexo feminino entre os idosos.[1] Predominou no sexo masculino (66,7%) na UTCD/HC/FMUSP. As lombalgias são a causa mais comum de incapacidade decorrente de afecções do aparelho locomotor; é responsável por 70 a 80% das queixas álgicas relacionadas à coluna vertebral.[40] Ocorrem em número crescente nos últimos anos. Foram responsáveis por 12,8% dos casos de dor musculoesquelética da UTCD/HC/FMUSP, e 61,1% dos casos são de mulheres. A prevalência das lombalgias varia de 8 a 45%;[41] afeta 58 a 84% dos adultos em algum momento de suas vidas[40,42] e manifesta-se em aproximadamente 70% dos brasileiros.[3] Nos Estados Unidos, aproximadamente 10 milhões de indivíduos apresentam incapacidade resultante da lombalgia, gerando uma perda de 250 milhões de dias de trabalho, 19 milhões de visitas aos médicos, metade dos gastos com compensações trabalhistas e consumo de 14 bilhões de dólares ao ano para tratamento médico e compensações. A lombalgia ocorre em 3,8% dos indivíduos, na maioria dos dias ou durante, pelo menos, duas semanas durante a vida[43] e é crônica em 10 a 15% dos trabalhadores. Ocorre em 7,6 a 34% das crianças;[44,45] sua prevalência aumenta com o progredir da idade, tendo pico de manifestação nos indivíduos com 30 a 39 anos de idade. Todavia, sua ocorrência reduz-se após a quinta década de vida.[45] Felizmente, a maioria dos episódios não é incapacitante; apenas 11% dos indivíduos apresentam grau significativo de incapacidade.[13] As diferenças na ocorrência das lombalgias entre os povos podem ser explicadas por questões constitucionais, diferenças ocupacionais ou comportamentais frente à ocorrência dos sintomas, condições de vida na zona rural ou urbana e condições socioeconômicas.

FIBROMIALGIA / OSTEOARTRITE / LER

A fibromialgia ocorre em nove mulheres para cada homem e é mais comum na faixa etária de 45 a 64 anos.[46] Nas mulheres, a frequência eleva-se de 1% na faixa etária entre 18 e 29 anos para 7% entre 70 e 89. Nos homens, existe discreto aumento com o avanço da idade; o pico de ocorrência ocorre entre 70 e 79 anos.

As artralgias, especialmente as resultantes de osteoartrite,[5] corresponderam a 11% dos casos de dor decorrentes de afecções do aparelho locomotor na UTCD/HC/FMUSP. A frequência de casos de dores articulares aumenta com o progredir da idade, especialmente após os 50 anos. É a causa mais comum de dor regional nos idosos.[47,48] É mais comum nos obesos e em indivíduos que exercem atividades físicas intensas. A monoartrite pode ser causada por tumores, gota e infecções. Nos indivíduos com mais de 55 anos de idade, a osteoartrite é a causa mais comum de artralgias, e, nos jovens, são as lesões agudas dos tecidos moles articulares. A osteoartrite ocorre em 40% dos indivíduos com mais de 65 anos e é sintomática em mais de 10% da população adulta. Segundo O'Reilly e colaboradores,[49] a dor nos joelhos manifestou-se em 9% dos indivíduos durante o mês que precedeu as entrevistas e em 25 a 28% dos indivíduos durante o ano que as precedeu. Ocorre gota em 0,8% da população, artrite reumatoide em 1% e espondilite anquilosante em 0,5%.

As lesões por esforços repetitivos (LER)[50] ou AMERT ocorreram em 5,2% dos indivíduos, ou seja, em 9,8% dos casos das afecções álgicas do aparelho locomotor da UTCD/HC/FMUSP. Predominaram nas mulheres. O Departamento de Trabalho dos Estados Unidos demonstrou que mais de 60% das doenças ocupacionais em 1992 estava associada à LER. Mostrou-se que o diagnóstico passou de cinco para 10 mil trabalhadores em 1982 e de 44 para 10 mil trabalhadores em 1992, talvez mais como resultado do alerta de sua ocorrência do que do aumento da prevalência. Essas condições parecem ser mais comuns em indústrias onde há substancial atividade repetitiva, situação que se manifesta em 5% dos trabalhadores.[50]

NEUROPATIAS POR LESÃO VIRAL

A dor ocorre em quase 100% dos doentes que apresentam neuropatia pelo vírus herpes-zóster.[51] A neuralgia pós-herpética (NPH) foi responsável por 12,4% das neuralgias nos doentes atendidos na UTCD/HC/FMUSP em 1997.[52] Admite-se que a incidência da NPH seja de 1,3 casos por 1 mil habitantes ao ano,[53] sendo, nos países em que a população apresenta idades mais avançadas, de até 4,8 casos por 1 mil habitantes ao ano.[54,55] É mais comum nas mulheres.[54] Em 20 a 40% dos casos, durante até os 100 dias que precedem a erupção, ocorrem dor ou disestesias segmentares (neuralgia pré-herpética).[53] Em até 4% dos casos pode manifestar-se apenas como dor e déficits neurológicos, estando ausente a erupção (*herpes sine herpete*).[53] Aproximadamente 0,5% dos doentes não apresenta dor durante o transcorrer da doença. A dor mantém-se após quatro semanas em 9 a 25% dos casos e torna-se crônica em cerca de 10%.[53,54] A cronificação é mais frequente em indivíduos idosos;[53] após o primeiro ano, é observada em 4,2% dos doentes com idade inferior a 20 anos, em 15,9% dos doentes com menos de 60 anos, em 46,9% dos doentes com mais de 60 anos e em 47,5 a 70% dos doentes com mais de 70 anos.

A neuralgia pós-herpética manifesta-se em 53 a 55% das vezes na região torácica, em 17 a 25% na face, em 10 a 20% na região cervical, em 11 a 17% na região lombossacral e é generalizada em 1 a 1,8% dos casos.[38] No segmento cefálico, o nervo trigêmeo é acometido em 88 a 94% dos casos, sendo a primeira divisão afetada em 73,1 a 75%, a segunda em 8,8%, a terceira, em 5,9%, a primeira e a segunda em 6,7 a 12% e, as três, em 2,1%.[53] Segue-se, em frequência, o acometimento do gânglio geniculado (herpes ótico) e do nervo glossofaríngeo. O comprometimento da primeira divisão do nervo trigêmeo é mais comum no idoso que no jovem.[4]

Não há estatísticas nacionais ou internacionais a respeito da incidência e prevalência das neuropatias traumáticas.[56] A síndrome complexa de dor regional I foi responsável por 3,3% dos casos atendidos na UTCD/HC/FMUSP em 1997.[52] A mediana das idades foi 38 anos. Predomina no sexo feminino nos membros superiores em adultos e nos inferiores em crianças.[56] A síndrome complexa de dor regional II manifestou-se em apenas 1,2% dos casos na UTCD/HC/FMUSP. A mediana das idades foi 42,5 anos. A dor decorrente de amputação foi a razão para a procura da UTCD/HC/FMUSP por 10,4% dos doentes em 1997. A dor ocorre de 0,4 a 88% dos indivíduos que sofrem amputação. A dor no coto de amputação ocorre de 15 a 66% nos doentes com dor fantasma.[57]

NEUROPATIA DIABÉTICA

As neuropatias periféricas são bastante frequentes em doentes com diabetes melito (DM) e síndrome da imunodeficiência adquirida (AIDS). Não existem dados sobre a prevalência das neuropatias alcoólicas, tóxicas e de outras causas.[58] Ao ano, surgem 7,6% e 35,3% novos casos de diabetes a cada 100 mil habitantes em Portugal e na Finlândia, respectivamente.[59] Ocorre diabetes em 1,3% dos indivíduos de Rochester (EUA).[60] A neuropatia diabética manifesta-se em 10 a 100% dos diabéticos.[55,61,62] Em Rochester (EUA), estima-se que ocorram 7,8 casos de neuropatia diabética ao ano a cada 100 indivíduos com diabetes.[55,61] Foi evidenciada polineuropatia diabética em 0,3% da população na Sicília. Nos doentes dependentes de insulina, há neuropatia objetiva em 66% dos casos, sendo sintomática em 15% e intensa em 6%. Há neuropatia objetiva em 59% dos doentes com diabetes não dependentes de insulina, sendo sintomática em 13% e intensa em 1%. A neuropatia é diagnosticada eletrofisiologicamente em 8% dos casos no momento do diagnóstico, em 42% dos casos após dois anos de duração da doença e em 50% dos casos após 25 anos.[62] A neuropatia apresenta-se habitualmente como polineuropatia periférica. Neuralgia diabética ocorre em mais 10% dos doentes com neuropatia diabética.[62] Neuropatias periféricas ocorrem em 30 a 35% dos doentes com AIDS.[63] Dor manifesta-se em 40% dos doentes com neuropatia por AIDS.[63]

Em muitos desses doentes ocorre polineuropatia iatrogênica decorrente de toxicidade pelos antivirais.[52] Aproximadamente 5% dos doentes com vasculite apresentam polineuropatia periférica ou mononeuropatia *multiplex*.[63,64] Solventes orgânicos (N-hexanas, metil--M-butilcetona), inseticidas (arsênico, tálio, agentes organofosforados), venenos (cianureto), metais pesados (mercúrio)[63] e agentes imunossupressores (vincristina, cisplatina, taxol, paxitavel, docetaxecel, tacrolimus, doxorrubicina) frequentemente causam neuropatias dolorosas.[65] Isoniazida, metronidazol, ouro, dissulfiram, nitrofurantoína, cloroquina, cloranfenicol, clioquinol e análogos dos nucleosídeos utilizados no tratamento da AIDS, amiodarona e benzifibrate podem causar polineuropatia, dolorosa em aproximadamente 5% dos casos.[63] O álcool é causa comum de polineuropatia generalizada, habitualmente pouco dolorosa; geralmente quando a dor manifesta-se há coexistência com outras neuropatias.[52]

NEUROPATIAS POR NEOPLASIAS

Neuropatias clinicamente evidentes são observadas em 1 a 5% dos doentes com neoplasias e são mais comuns em casos de neoplasias avançadas de longa duração.[66,67] Neuropatias paraneoplásicas são mais frequentes em casos de carcinoma de pulmão (tumor de pequenas células) e mais raras em neoplasias do aparelho digestivo (estômago, cólon) ou genital (mama, útero, ovário, próstata, testículo, tireoide ou outros órgãos). Neuropatias periféricas ocorrem em 0,1 a 8% dos doentes com linfomas.

As neoplasias podem também causar neuropatias por comprometerem mecanicamente as raízes, plexos e troncos nervosos. Neoplasias orbitárias, da nasofaringe e dos seios da face, bem como as metástases, podem causar neuropatia do nervo trigêmeo, glossofaríngeo e/ou intermediário. Carcinomatose meníngea manifesta-se em 3 a 8% dos doentes com neoplasias, especialmente de mama e pulmões, ou com melanoma, e causa comprometimento de nervos cranianos e/ou das raízes nervosas em 50 a 75% das vezes.[66] Neuropatias infecciosas causadas pelo vírus herpes-zóster, neuropatias actínicas ou por quimioterápicos ou traumatismos mecânicos decorrentes de incisões cirúrgicas são frequentes nos doentes com câncer.[68]

DOR NA ESCLEROSE MÚLTIPLA E NAS LESÕES ENCEFÁLICAS VASCULARES

Dor, geralmente mielopática, ocorre em 28% dos doentes com esclerose múltipla; a neuralgia do trigêmeo é observada em 4% deles.[69] A esclerose múltipla é mais frequente no sexo feminino, ocorrendo um a três casos a cada 100 mil habitantes ao ano. O pico de ocorrência manifesta-se aos 30 anos de vida. Os tumores raquimedulares podem ser causa de dor mielopática ou de dor radicular. Siringomielia costuma expressar-se em doentes com 28 a 41 anos de idade;[70] ocorre dor em 50% dos doentes com siringomielia.[70] Aproximadamente 3 a 5% dos doentes desenvolvem dor central após cordotomias.[71]

Lesões encefálicas vasculares (isquemias, hemorragias, malformações vasculares), desmielinizantes (esclerose múltipla), inflamatórias, traumáticas, infecciosas (abscessos, granulomas, encefalites, sífilis) ou tumorais, epilepsia e doença de Parkinson podem causar dor rebelde.[72] A dor foi decorrente de lesões encefálicas em 9,8% dos casos de neuropatias dolorosas atendidas na UTCD/HC/FMUSP.[52] Há maior prevalência de dor por lesão encefálica no sexo masculino (63%) e em indivíduos com mais de 61 anos. Em doentes com lesões progressivas ou que apresentam episódios de esclerose múltipla, siringobulbia, tumores e malformações vasculares, é difícil estabelecer a relação temporal entre a instalação da afecção e o início da dor.[73] As lesões costumam ocorrer no tálamo e no tronco encefálico, mas frequentemente são múltiplas e supratentoriais extratalâmicas. Em 15% dos casos, o sítio da lesão não é precisado.[74] No tronco encefálico as lesões mais comumente associadas à dor central são as localizadas no bulbo,[74,75] ou no bulbo e na ponte, e predominam na face.[74,76-78] Dor espontânea em doentes com lesões corticais e subcorticais superficiais é raramente observada.[79] As encefalopatias resultantes de acidentes vasculares encefálicos são a causa mais comum de dor central encefálica.[74] A dor ocorre em 1/15 mil a 2% dos casos de infarto encefálico.[9,74,80] A lesão é isquêmica em cerca de 90% dos casos.[73,74] Há indícios de que há maior frequência de dor central após infarto isquêmico do que após hemorragia encefálica.[73,74,78,81] Metade dos doentes apresenta dor durante os primeiros dias ou durante o primeiro mês após a instalação da doença neurológica, um quarto deles, entre um e seis meses e, os demais, após seis meses.[78,82]

Dor crônica ocorre em mais de 30% dos casos de doença de Parkinson.[75] A dor ocorre em até 2,8% dos doentes durante crises de epilepsia originadas, particularmente, no giro pré-central ou na região somatossensitiva.[83,84]

É comum a ocorrência de dor por nocicepção e desaferentação em doentes com isquemia decorrente de aterosclerose, embolias de trombos cardíacos e vasculopatias (periarterite nodosa, poliarterite reumática [1-10%], lúpus eritematoso disseminado [10%], síndrome de Sjögren).[63] Vasculopatia foi a causa de dor em apenas 1,3% dos casos e predominou nos homens na UTCD/HC/FMUSP em 1997.[52]

DOR NO CÂNCER

Câncer foi a terceira causa de dor entre os doentes que procuraram a UTCD/HC/FMUSP em 1997. Manifestou-se em 52 (10,7%) dos 485 doentes avaliados e predominou no sexo masculino. A mediana das idades no sexo masculino foi 60 anos. Câncer é a segunda causa de morte no Estado de São Paulo. É responsável por 5% dos casos de dor crônica.[85] Dor é sintoma frequente em doentes com câncer,[86-88] acometendo 29 a 57% dos pacientes.[89-91] Grande número de doentes com câncer falece apresentando dor considerável.[92]

A dor é menos comum nas fases iniciais do câncer, sendo observada em 20 a 50% dos casos quando do diagnóstico e em 70 a 90% dos indivíduos com a doença avançada.[86,87] É muito intensa em 25 a 30% dos doentes.[27] Frequentemente manifesta-se em mais de um local.[93] Parece ser mais comum quando o câncer se localiza em áreas muito inervadas, tal como no segmento cefálico ou cervical e pelviperineal.[85,86]

No câncer de cabeça e pescoço, a dor ocorre em cerca de 58% dos pacientes que aguardam tratamento e em 30% dos pacientes tratados,[42] e afeta as funções orais.[94] Dor na boca e na face pode ser o sintoma inicial do câncer bucal que leva o paciente a procurar atendimento médico-odontológico.[95,96] Estudo retrospectivo brasileiro com 1.412 pacientes com câncer bucal mostrou que cerca de 20% deles procuraram atendimento por algum tipo de dor orofacial.[97]

NEURALGIAS IDIOPÁTICAS DA FACE

Após os 40 anos de idade, há redução de sua frequência.[98] Nos Estados Unidos, a prevalência da neuralgia do trigêmeo é de 155 casos para cada 1 milhão de habitantes. Frequência similar foi observada na Itália.[99] Em uma comunidade francesa, manifestou-se em 0,1% dos indivíduos.[100] Em Rochester (EUA), a incidência anual foi de 4,3 casos novos por 100 mil habitantes entre 1945 e 1969; foi maior no sexo feminino (5 casos novos ao ano por 100 mil mulheres e 2,7 casos novos ao ano por 100 mil homens).[101,102] Predomina na mulher, no lado direito e na segunda e terceira divisões do nervo trigêmeo.[101] A cada 70 a 100 casos de neuralgia do trigêmeo ocorre um caso de neuralgia do glossofaríngeo;[65,70,103-105] há sete casos de neuralgia do glossofaríngeo para 100 mil habitantes.[100] Compromete mais o lado esquerdo e é bilateral em 2% dos casos.

DORES OROFACIAIS E DISFUNÇÕES TEMPOROMANDIBULARES (DTM)

Dados relativos às odontalgias serão discutidos nos respectivos capítulos. Há poucos estudos na população brasileira que tenham identificado a presença de dor orofacial e DTM. Estudo brasileiro recente realizado em uma clínica odontológica de Santo André, na Grande São Paulo, mostrou que 25,7% dos doentes que compareceram às consultas apresentavam algum tipo de dor orofacial, e, destes, 54,7% conseguiam determinar o local da dor (Tabela 3.1). Nesses indivíduos, a presença de dor na face se associou à presença de dor no corpo (Fig. 3.1), o que reforça a importância de uma Semiologia cuidadosa para diagnosticar condições associadas, e, por outro lado, a repercussão que a dor regional pode causar, provavelmente devido aos fenômenos de sensibilização na cronificação álgica.[106]

Dentre as dores orofaciais, a dor e a disfunção temporomandibular são alvos frequentes de estudos epidemiológicos, sendo Helkimo um dos pioneiros.[107] A falta de padronização do conceito de DTM e de suas características dificulta a avaliação epidemiológica.[110,111] Faltam critérios válidos e reprodutíveis de mensuração

Tabela 3.1. Local da dor orofacial em doentes de uma clínica odontológica em Santo André

LOCAL DA DOR	N	%
Frontal	15	15,9
Nuca	6	6,3
Cabeça	5	5,3
Dentes	4	4,2
Temporal	4	4,2
Face esquerda	3	3,2
ATM	2	2,1
Face direita	1	1,1
Face	1	1,1
Fronte e nuca	1	1,1
Maxila	1	1,1
Frontal e maxilar	1	1,1
ATM e bochecha	1	1,1
Cabeça e dentes	1	1,1
Topo da cabeça	1	1,1
Pescoço	1	1,1
Consegue localizar, porém não referiu local	5	5,3
TOTAL	**52**	**54,7**

Fonte: Siqueira e colaboradores.[106]

que permitam a homogeneização das amostras e a comparação entre experimentos clínicos e populacionais, e por isso os estudos das últimas décadas voltaram-se para sinais e sintomas na busca de critérios de diagnóstico bem estabelecidos. Muitos desses estudos permitiram concluir que as DTM são caracterizadas por: dor à mastigação e/ou na abertura máxima, dor à movimentação mandibular, cefaleia, fadiga nos músculos mastigatórios, dor à palpação muscular, dor à palpação lateral da ATM e sinais como travamento de abertura, travamento de fechamento, sons articulares, limitação de abertura, desvio e deflexão durante a movimentação vertical da mandíbula, podendo apresentar-se sobrepostos ou não (Tabela 3.2). Parece não haver associação importante entre a intensidade dos sinais e os sintomas.[112] Em DTM, a prevalência dos sintomas apresenta-se em 4%[113] a 59% dos pacientes e dos sinais entre 8%[113] e 86%. As dores articulares acometem 62% dos pacientes, enquanto 65%[112] a 95%[114-116] apresentam dores musculares. Em pacientes com afecções intracapsulares, a dor na região pré-auricular é queixa presente em 63,2% dos pacientes, e 40,7% referem dor à palpação dessa região.[117] Os poucos estudos epidemiológicos de DTM realizados no Brasil corroboram a tendência mundial.[106,118]

Apesar dos sinais e sintomas encontrados, ainda permanece a dúvida do papel de cada um deles e do quanto cada um está envolvido na DTM.[119,120] Assim, novos estudos epidemiológicos permanecem necessários. Isso, de certa forma, faz com que a história natural das DTM não seja bem conhecida, comprometendo o sucesso das terapias atuais.[110]

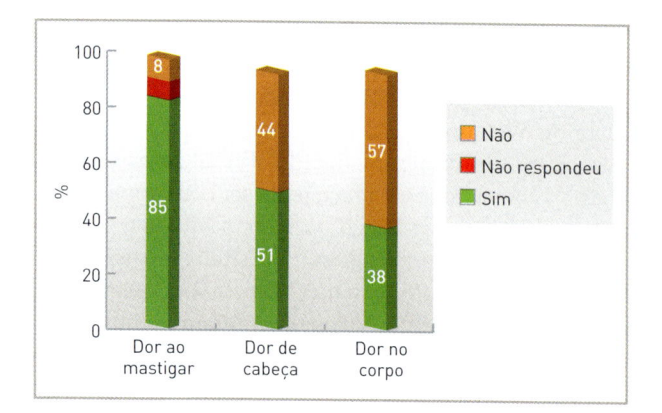

Figura 3.1. Frequência de dor ao mastigar, dor de cabeça e dor no corpo em doentes de uma clínica odontológica de Santo André.

Fonte: Siqueira e colaboradores.[106]

Tabela 3.2. Percentual mínimo, máximo e médio de sintomas e sinais relatados em 14 estudos epidemiológicos selecionados da literatura

	PREVALÊNCIA %		
	mín.	máx.	média
Um sintoma	12	59	41
Sons ATM	7	39	21
Cefaleia	5	28	16
Trincar	3	34	11
Ranger	4	20	10
Dor ATM-facial	3	18	6
Um sinal	41	88	76
Sensibilidade muscular	13	66	34
Estalido	7	44	16
Sensibilidade ATM	1	45	10
Crepitação	0	23	4
Abertura limitada	0	13	2

Fonte: Helkimo,[107] Heloe e Heloe,[108] Solberg.[109]

O grau de DTM parece ser mais grave nos casos de classe II de Angle, bem como na presença de sobremordida maior que dois milímetros, não se relacionando com outros fatores oclusais ou ausências dentárias.[121-123] Porém, pacientes desdentados unilaterais podem ser beneficiados pela redução dos sintomas com a colocação de prótese parcial removível.[124] A substituição de próteses totais que não preenchem os requisitos funcionais podem também reduzir ou remover os sintomas associados à dor em diversos segmentos da face, em número elevado de pacientes.[125]

DTM e idade

Estudos de base populacional apresentam pequena variabilidade da idade média dos pacientes com diagnóstico de DTM, de 32,6 anos[126-129] a 39 anos.[133-134] Já os estudos transversais mostram uma tendência de declínio na prevalência de DTM de acordo com a idade,[135-137] assim como o estudo longitudinal ao longo de 20 anos,[138] o que sugere autolimitação das DTM.[110] Houve fraca correlação dos sinais com os sintomas observados, e morbidades associadas presentes poderiam justificar esses dados.[136]

Disfunções tempormandibulares são mais raras em idosos.[139-141] Entre os idosos que usavam prótese total, 5% apresentavam dor no movimento de abertura, 6% dor na região temporomandibular, 39% dor na região de masseter e 24% ruídos articulares;[142] em contrapartida, em adolescentes apenas 3,2% apresentaram dificuldade de abertura, 7,4% dor no corpo do masseter e 19,8% ruídos articulares.[143] Ao menos um sinal ou sintoma de DTM esteve presente em 34% das crianças entre 3 e 5 anos,[144,145] o que tende a aumentar com a parafunção oral. Novos estudos longitudinais e o acompanhamento dessas populações permitirão a confirmação de tais hipóteses, já que os estudos ainda são escassos.[137,146]

DTM e gênero

Vários estudos de base populacional demonstram que as mulheres experimentam mais dor relacionada à DTM do que os homens,[2,109,111,112,118,135,137,147-149] porém são elas que mais buscam assistência referente a suas queixas em geral.[127,128,133,134,150] As mulheres também percebem mais frequentemente a DTM com caráter crônico.[130,150,151] Esses dados são similares aos encontrados em outras síndromes dolorosas crônicas.

Sons articulares são mais comuns em mulheres.[108,117,138] Na adolescência, elas têm um risco três vezes maior de deslocamento de disco articular do que os homens, porém, quando isso ocorre, apresentam intensidade de dor semelhantes.[152] Elas também apresentam maior sensibilidade à palpação do músculo pterigóideo lateral.[143] Na infância, sinais e sintomas de DTM parecem ser semelhantes entre os gêneros.[144]

Em população aleatoriamente selecionada, a prevalência de dor relacionada às DTM em mulheres é o dobro em relação aos homens,[153] o que pode ocorrer em razão de aspectos comportamentais ou hormonais.[148,154,155] Em termos de diferenças fisiopatológicas, as mulheres apresentam maior sensibilização central trigeminal do que os homens. DTM é 20 a 30% mais comum em mulheres em uso de contraceptivos orais e reposição hormonal pós-menopausa,[135] e em mulheres entre 45 e 64 anos de idade.[148]

Ruídos na articulação temporomandibular

Muitos estudos epidemiológicos demonstraram que ruídos articulares são comuns na população em geral, chegando a 78%,[156] porém não necessariamente associados à dor. Por outro lado, os ruídos são o sinal mais frequente nas DTM,[157,158] cuja importância permanece controversa.[137,159] Estudo longitudinal indicou que, quando associados a sintomas, os ruídos podem indicar necessidade de tratamento.[138,160] Quando analisados bilateralmente, os ruídos foram quatro vezes mais comuns em doentes com DTM do que na população normal.[161]

Os ruídos podem ser divididos em estalos (66,7%), crepitação fina e crepitação grosseira (16,7%).[117,162] O estalo pode estar associado ao deslocamento de disco com redução ou desvio em forma das superfícies articulares, e a crepitação aos processos degenerativos. Osteoartrite e osteoartrose manifestam-se mais frequentemente como crepitação.[163] Estudos demonstraram que o estalo não obrigatoriamente evolui para quadros graves de disfunção[164] ou travamento mandibular,[138] e que inflamação articular não precisa obrigatoriamente estar acompanhada de ruídos.[159] Entretanto, para indivíduos mais idosos, os ruídos articulares podem estar diretamente correlacionados à DTM.[156]

Há poucos estudos que avaliam anormalidades de imagem da ATM com ruídos, e os que existem concluem que não há especificidade da imagem observada com o quadro clínico de ruído.[138] Estudos com ressonância magnética observaram que há correlação entre dor na ATM e hemorragia articular, sendo observada em 7% dos doentes com DTM muscular, 40% dos doentes com deslocamento anterior de disco com redução, 50% dos doentes com deslocamento de disco sem redução e 27% dos doentes com artrose em ATM.[161,165]

A ATM pode também ser afetada por doenças inflamatórias sistêmicas,[166,167] como osteoartrite, artrite psoriática e artrite reumatoide (AR).[168] Doentes com AR apresentam maior prevalência de DTM;[169,170] dor está presente nas ATM em 9,2%[170] a 33%[171] desses doentes.

Em uma população de orientais, dor espontânea foi observada em 1,4% dos pacientes; 4,9% apresentavam dor à movimentação mandibular, e houve correlação entre crepitação e sintomas nas ATM.[170] Na artrite idiopática juvenil, DTM apresenta-se em 94% dos pacientes, e em 30% a disfunção apresenta-se grave, o mesmo ocorrendo com o grau de mobilidade mandibular.[172]

Perfil sintomático de pacientes brasileiros com DTM

Os aspectos avaliados para a identificação de DTM não devem ser muito amplos para não resultarem em achados falsos positivos, já que se observa que muitos dos sinais e sintomas podem apresentar-se em indivíduos saudáveis. As perguntas sobre sintomas de DTM devem ser baseadas na tríade funcional de fadiga e dor nos músculos e nas ATM durante a mastigação, limitação de abertura bucal e presença de ruídos articulares, ficando a dor e os sintomas periféricos (cefaleia, otalgia, cervicalgia, zumbido, tontura, sensação surdez, sintomas orofaríngeos) registrados como sintomas associados ou agravantes do quadro clínico do paciente. Embora os aspectos avaliados para a identificação de DTM não possam ser muito restritos para não resultarem em achados falsos negativos, o grau de especificidade apresentado acima é muito útil para a triagem de disfunção do sistema mastigatório. Por meio de um conjunto de quatro perguntas, três objetivas e uma subjetiva, é possível verificar a possibilidade de DTM como diagnóstico diferencial em doentes em um sistema de triagem[121,122] (Tabela 3.3). A avaliação de pacientes de Odontogeriatria da Universidade Federal do Rio de Janeiro (UFRJ), sendo 57 mulheres com uma média etária de 72 anos, encontrou sintomatologia positiva em 47% da amostra. Os dados podem ser observados nas Figuras 3.2, 3.3, 3.4 e 3.5.

Além dos sinais e sintomas, a frequência com que ocorrem e a gravidade podem colaborar durante o diagnóstico.[122] Na Califórnia, 9% dos estudantes e 80% dos pacientes apresentaram disfunção grave; o perfil sintomático de pacientes e não pacientes foi diferenciado unicamente pela presença de dor. Esse mesmo protocolo de avaliação foi aplicado no Rio de Janeiro, em alunos de graduação da UFRJ e em pacientes da clínica de dor orofacial e clínica odontológica (Fig. 3.6). Os pacientes das clínicas apresentaram maior prevalência dos fatores avaliados. O gênero feminino foi o mais afetado, principalmente na quinta década de vida (Fig. 3.7). A gravidade da disfunção nos diversos grupos é apresentada no Figura 3.8.

Nos grupos estudados, os sintomas foram menos graves nos estudantes, e com menor impacto na vida pessoal, familiar e no trabalho (Fig. 3.9). Nos pacientes e estudantes com disfunção leve ou moderada, o impacto psicossocial foi semelhante.

O perfil psicossomático de idosos com DTM (UFRJ, n = 93) avaliado indicou que 66% deles apresentaram algum grau de disfunção (Fig. 3.10), sendo a dor periférica a queixa mais comum (22%), seguido de desconforto dental/oclusal (9%), frequência de estalido e travamento (5%) e intensidade de dor mastigatória (4%).[173]

Impacto da DTM na qualidade de vida

Dworkin e LeResche[135] constataram que 95% dos pacientes com DTM reportavam duração média de dor igual a 8,3 anos, enquanto List e Dworkin[174] encontraram prevalência de dor de 83% em pacientes com DTM, com uma média de 5,7 anos de duração.

Esses sintomas podem produzir impacto nas atividades sociais, de lazer e no trabalho. Estudo recente realizado em doentes com DTM em comparação com indivíduos que apresentavam neuralgia idiopática do trigêmeo demonstrou que, apesar da maior gravidade da neuralgia em relação à DTM, os pacientes com DTM têm maior dificuldade de enfrentamento de sua doença e são menos colaborativos, talvez pela natureza multifatorial e pelo diagnóstico menos preciso dessa doença.[175] Os indivíduos com DTM apresentam-se apreensivos em aderir ao tratamento, e o profissional de saúde é fundamental não só na terapêutica, mas também para informar ao doente sobre sua condição e sobre os tratamentos propostos e disponíveis.[176]

O maior prejuízo para o desempenho das atividades diárias em doentes com DTM está no domínio físico, seguido do psicológico e, com menor impacto, nas atividades sociais. O impacto nas atividades relacionadas ao trabalho é relevante em 18% dos pacientes; nas atividades escolares é de 13%; no relacionamento familiar, de 18% e, na qualidade do sono, de 27%.[177] O real impacto socioeconômico das DTM ainda não se encontra estabelecido. É também importante salientar que a presença de um ou mais sintomas muitas vezes não se relaciona com a incapacidade do paciente. Sendo assim, esses fatores devem ser levados em conta durante o tratamento, para se estabelecer também a aderência e enfrentamento adequados.

Tabela 3.3. Questionário de Triagem da Disciplina Eletiva de Disfunção Mastigatória e do Curso de Especialização em Disfunção Temporomandibular e Dor Orofacial da UFRJ; um achado positivo indica necessidade de avaliação detalhada para DTM

1. Você sente dor quando mastiga?	___ Sim (+)	___ Não
2. Você consegue colocar três dedos na boca (verticalmente)?	___ Sim (-)	___ Não
3. Você sente ruídos (estalido ou crepitação) na frente do ouvido?	___ Sim (+)	___ Não
4. Você sente dor ___ articular ou ___ muscular à palpação?	___ Sim (+)	___ Não

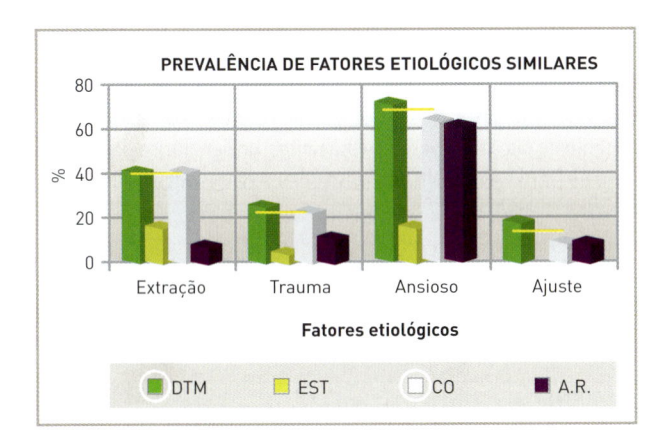

Figura 3.2. Sintomatologia positiva de DTM (Clínica de Odontogeriatria, UFRJ, n = 93).

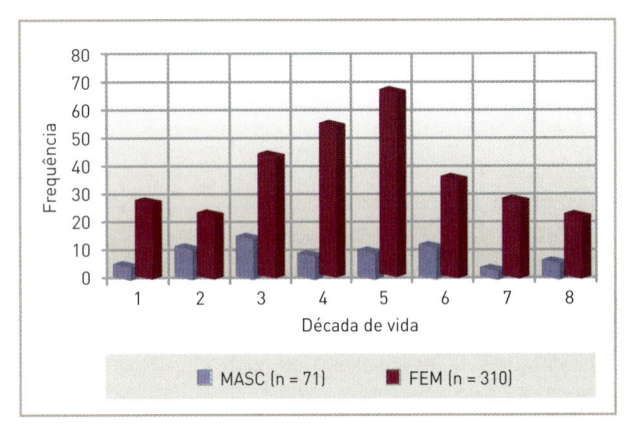

Figura 3.3. Frequência de sinais e sintomas dos doentes com sintomatologia positiva de acordo com o sexo (Clínica de Odontogeriatria, UFRJ, n = 93).

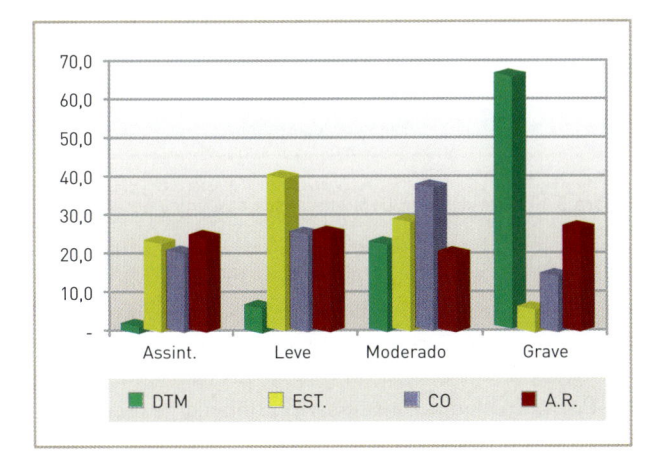

Figura 3.4. Frequência de sinais e sintomas dos doentes com dor à mastigação (Clínica de Odontogeriatria, UFRJ, n = 93).

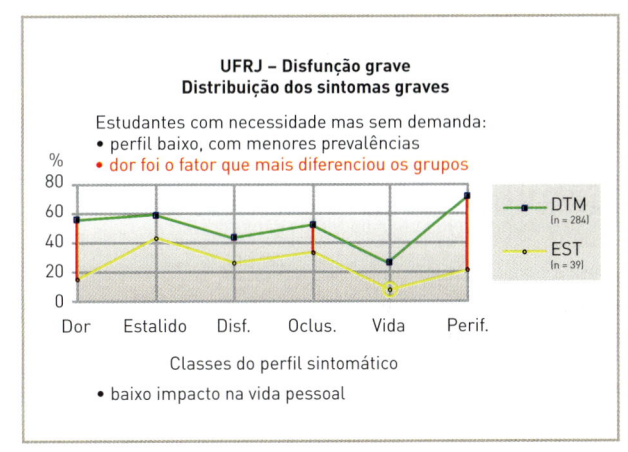

Figura 3.5. Associação da gravidade da doença com a sintomatologia positiva (Clínica de Odontogeriatria, UFRJ, n = 93).

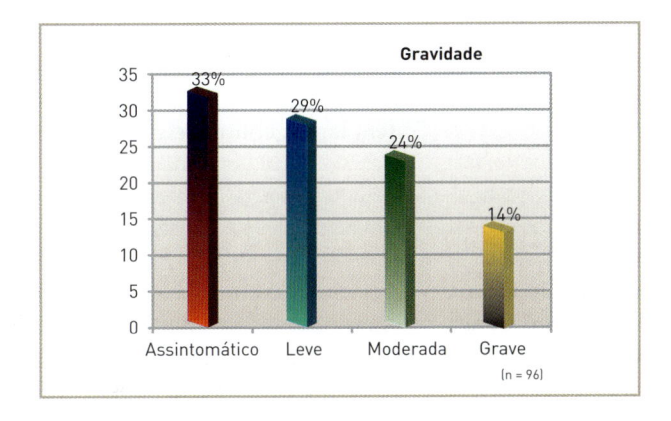

Figura 3.6. Avaliação de fatores etiológicos em potencial para DTM: extração complicada de dente, trauma na face, autopercepção de ansiedade e ajuste oclusal. Pacientes com DTM – verde; estudantes (EST) – amarelo; pacientes da clínica odontológica (CO) – azul; pacientes com artrite reumatoide (AR) – roxo.

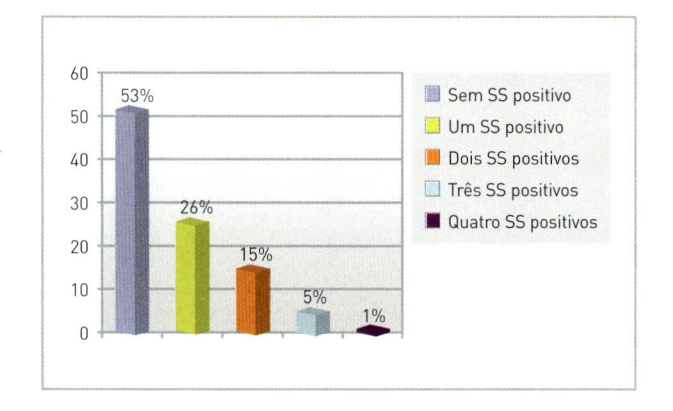

Figura 3.7. Distribuição de pacientes com DTM, por faixa etária.
SS: sinal ou sintoma

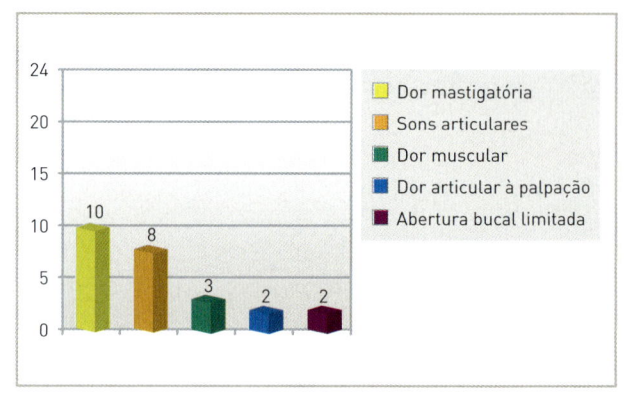

Figura 3.8. Prevalência de indivíduos assintomáticos e com DTM leve, moderada e grave, em grupos de pacientes com demanda de tratamento de DTM (verde), estudantes universitários (amarelo), pacientes em tratamento na clínica integrada (azul) e pacientes com artrite reumatoide (grená).

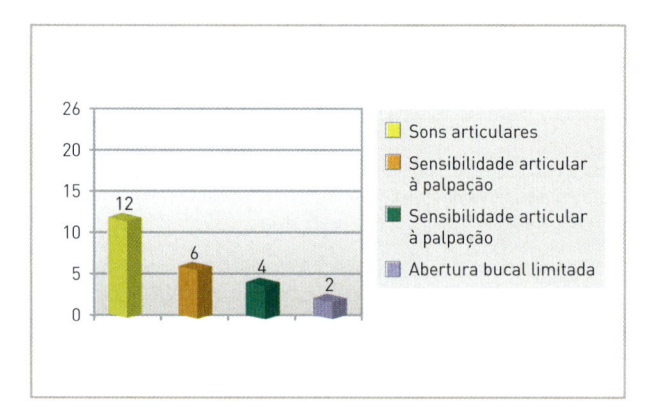

Figura 3.9. Perfil de gravidade e de impacto na qualidade de vida dos pacientes e estudantes do Rio de Janeiro (UFRJ).

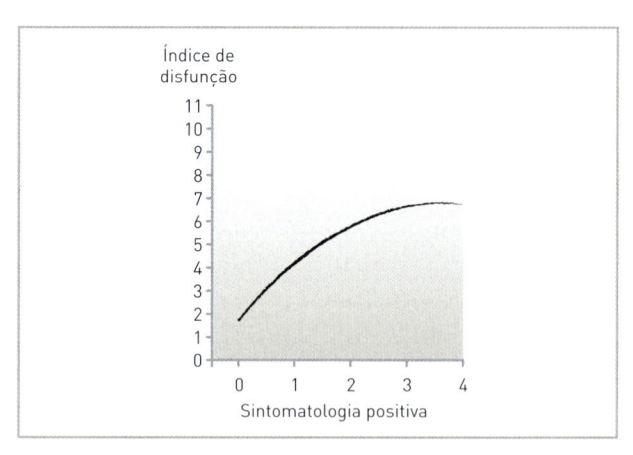

Figura 3.10. Gravidade de DTM em idosos da Clínica de Odontogeriatria da UFRJ.

CONCLUSÃO

Conhecer a prevalência e as características da dor nas diversas especialidades é fundamental para estabelecer políticas de saúde pública. Felizmente, o Brasil já tem um volume maior de informações sobre epidemiologia em dores orofaciais, especificamente no que diz respeito à cárie dentária, que ainda é o principal problema de dor em odontologia. Entretanto, o país ainda é carente no que diz respeito a outros tipos de dor, incluindo aquelas da articulação temporomandibular.

Por outro lado, é necessário conhecer a relação de dor com outros aspectos, como gênero, idade, condição social e doenças crônicas sistêmicas. Por isso, neste capítulo, esses vários tópicos foram apresentados, de modo que o leitor tenha uma noção geral do problema da dor crônica e compreenda sua complexidade.

Esperamos que futuros estudos epidemiológicos nos ajudem a conhecer melhor nossos problemas, de forma a atender todas as necessidades deste imenso país, que tem tantos contrastes.

REFERÊNCIAS

1. Von Korff M, Dworkin SF, Le Resche L, Kruger A. An epidemiologic comparison of pain complaints. Pain. 1988;32(2):173-83.
2. Lipton JA, Ship JA, Larach-Robinson D. Estimated prevalence and distribution of reported orofacial pain in the United States. J Am Dent Assoc. 1993;124(10):115-21.
3. Teixeira MJ, Teixeira WGJ, Santos FPS, Andrade DCA, Bezerra SL, Figueiró JAB, et al. Epidemiologia clínica da dor músculo-esquelética. Rev Med. 2001;80:1-21.
4. Merskey H, Bogduk N. Classification of chronic pain: descriptions of chronic pain syndromes and fefinitions of paian Terms. Seattle: IASP; 1994.
5. Teixeira MJ, Pimenta CAM. Epidemiologia da dor. In: Teixeira MJ, editor. Dor: conceitos gerais. São Paulo: Limay; 1994. p. 57-61.
6. Turk DC, Melzack R. The meassurement of pain and the assessment of people experiencing pain. In: Turk DC, Melzack R, editors. Handbook of pain assessment. New York: Guilford; 1992. p. 3-12.
7. Croft P, Rigby AS, Boswell R, Schollum, Silman A. The prevalence of chronic widespread pain in the general population. J Rheum. 1993;20(4):710-3.
8. Lamid S, Chia JK, Kohli A, Cid E. Chronic pain spinal cord injury: comparison between inpatients and outpatients. Arch Phys Med Rehabil. 1985;66(11):777-8.
9. Andersen S, Worm-Pedersen J. The prevalence of persistent pain in a Danish population. Pain. 1987;4(Suppl):S332.
10. Brattberg G. Epidemiological studies of pain [dissertation]. Uppsala: Uppsala University; 1989.
11. Jensen TS, Krebs B, Nielsen J, Rammussen P. Immediate and long-term phantom limb pain in amputees incidence, clinical characteristics and relationship to pre-amputation limb pain. Pain. 1985;21(3):267-78.
12. Sternback RA. Survey of pain in the United States: the Nuprin pain report. Clin J Pain. 1986;2(1):49-53.
13. Von Korff A, Ormel J, Keefe F, Dworkin S. Grading the severity of chronic pain. Pain. 1992;50(2):133-49.
14. Pedersen OE. Symptomklassifikation af henvendlesesarsager i almen prksis. Ugeskr Laeger. 1977;141(22):1480-2.
15. Oberkalid F, Amos D, Liu C, Jarman F, Sanson A, Prior M. "Growing pain": clinical and behavioral correlates in a community sample. Dev Beh Pediatr. 1997;18(2):102-6.
16. Andersson Gäre B, Fasth A, Andersson J, Berglund G, Ekström H, Eriksson M, et al. Incidence and prevalence of juvenile chronic arthritis: a population survey. Ann Rheum Dis. 1987;46(4):277-81.
17. Newacheck PW, Taylor WR. Childhood chronic illness: prevalence, severity and impact. Am J Public Health. 1992;82(3):364-71.
18. Mikkelsson M, Sourander A, Piha J, Salminen JJ. Psychiatric symptoms in preadolescents with musculoskeletal pain and fibromyalgia. Pediatrics. 1997;100(2 Pt 1):220-7.
19. Vähäsaarja V. Prevalence of chronic knee pain in children and adolescents in northern Filand. Acta Paediatr. 1995;84(7):803-5.
20. Helme RD, Gibson SJ. Pain in the elderly. In: Jesen TS, Turner JA, Wiesenfeld-Hallin Z, editors. Proceedings of the 8th World Congress on pain. Seattle: IASP; 1997. p. 919-44.
21. Ferrell BA, Ferrell BR, Osterwil D. Pain in the nursing home. J Am Geriatric Soc. 1990;38(4):409-14.
22. Roy R, Michael T. A survey of chronic pain in an elderly population. Can Fam Physician Med. 1986;32:513-6.
23. Heikinheimo K, Salmi K, Myllarniemi S, Kiverskari P. Symptoms of craniomandibular disorder in a sample of Finnish adolescents at the ages of 12 and 15 years. Eur J Orthod. 1989;11(4):325-31.
24. Foley KM. Pain management in the elderly. In: Hazzard WR, Bierman EL, Blass JP, Ettinger WH, Halter JB, editors. Principles of geriatric med geront. 3rd ed. New York: McGraw-Hill; 1994. p. 317-31.
25. Berkeley KJ. Sex and chronobiology: opportunities for focus on the positive. IASP Newsletter. 1993:2-5.
26. Frolund F, Frolund C. Pain in general practice. Scand J Prim Health Care. 1986;4(2):97-100.
27. Rajala U, Keinanen-Kiukaanniemi S, Uusimaki A, Kivela SL. Musculoskeletal pains and depression in a middle-aged. Pain. 1995;61(3):451-7.
28. Jacobson L, Lindgarde F, Manthorpe R. The commonest rheumatic complaints of over six week' duration in a twelve-month period in a defined Swedish population. Scand J Rheumatol. 1989;18(6):353-60.
29. Woo J, Ho SC, Lau J, Leugn PC. Musculoskeletal complaints and associated consequences in elderly chinese aged 70 years and over. J Rheumatol. 1994;21(10):1927-31.
30. Magni G, Caldieron C, Rigatti-Luchini S, Merskey H. Chronic musculoskeletal pain and depressive symptoms in the general population. An analysis of the 1st National Health and Nutrition Examination Survey data. Pain. 1990;43(3):293-300.
31. Magni G, Marchetti M, Moreschi C, Merskey H, Luchini SR. Chronic musculoskeletal pain and depressive symptoms in the National Health and Nutrition Examination. I. Epidemiologic follow-up study. Pain. 1993;53(2):163-8.
32. Bovim G, Schrader H, Sandt T. Neck pain in the general population. Spine. 1994;19(12):1307-9.
33. Lipton RB. Diagnosis and epidemiology of pediatric migraine. Curr Opin Neurol. 1997;10(3):231-6.
34. Schoenen J, Sándor PS. Headache. In: Wall PD, Melzack R, editor. Textbook of pain. 4th ed. Edinburgh: Churchill Livingstone; 1999. p. 761-98.
35. Ariëns GAM, Borghouts JAJ, Koes BW. Neck pain. In: Crombie IA, Croft PR, Linton SJ, LeResche L, Von Korff M, editors. Epidemiology of pain. Seattle: IASP; 1999. p. 235-55.
36. Mendonça Neto A, Teixeira MJ, Andrade AF, Taricco MA, Barros Filho TEP. Traumatismos raquimedulares fechados. Arq Bras Neurocirurg. 1986;5(1):1-35.
37. Lin TY, MJ Teixeira, Barboza HFG. Fisiopatologia da dor nos doentes com LER. In: Oliveira CR, editor. Manual prático de LER. Belo Horizonte: Health; 1997. p. 191-204.
38. Mäkelä M, Heliövaara M, Sievers K, Knekt P, Maatela J, Aromaa A. Musculoskeletal disorders as determinants of disability in Finns aged 30 years or older. J Clin Epidemiol. 1993;46(6):549-59.
39. Chakravarty K, Webley M. Shoulder joint movement and its relationship to disability in the elderly. J Rheumatol. 1993;20(8):1359-61.
40. Dione CE. Low back pain. In: Crombie IA, Croft PR, Linton SJ, LeResche L, Von Korff M, editors. Epidemiology of pain. Seattle: IASP; 1999. p. 283-97.
41. Girolamo GD. Epidemiology and social cost of low back pain and fibromyalgia. Clin J Pain. 1991;7(Suppl 1):S1-7.
42. Epstein JB, Emerton S, Kolbinson DA, Le ND, Phillips N, Stevenson-Moore P, et al. Quality of life and oral function following radiotherapy for head and neck cancer. Head Neck. 1999;21(1):1-11.
43. Deyo RA, Tsui-Wu YJ. Descriptive epidemiology of low-back pain and its related medical care in the United States. Spine. 1987;12(3):264-8.
44. Salminen JJ. The adolescent back pain and disability in 14-year-old schoolchildren. Acta Paediatr Scand. 1984;315(Suppl):1-122.
45. Taimela S, Kijala UM, Salminen JJ, Viljanen T. The prevalence of low back pain among children and adolescents. Spine. 1997;22(10):1132-6.
46. Forseth KO, Gran JT. The prevalence of fibromyalgia among women aged 20-49 years in Arenal, Norway. Scand J Rheumatol. 1992;21(2):74-8.

47. Lawrence JS, Bremner JM, Bier F. Osteo-arthrosis. Prevalence in the population and relationship between symptom and x-ray changes. Ann Rheum Dis. 1966;25(1):1-23.
48. McCarney R, Croft PR. Knee pain. In: Crombie IA, Croft PR, Linton SJ, LeResche L, Von Korff M, editors. Epidemiology of pain. Seattle: IASP; 1999. p. 299-313.
49. O'Reilly SC, Muir KR, Doherty M. Screening for pain in knee osteoarthritis: which question? Ann Rheum Dis. 1996;55(12):931-3.
50. Gordon SL, Blair SJ, Foirine LJ. Overview. In: Gordon SL, Balir SJ, Fine LLLJ, editors. Repetitive motion disorders of the upper extremity resemont. Illinois: Academy of Orthopaedic Surgeons; 1994. p. 3-5.
51. Teixeira MJ. A lesão do trato de Lissauer e do corno posterior da medula espinal e a estimulação elétrica do sistema nervoso central para o tratamento da dor por desaferentação [tese]. São Paulo: Universidade de São Paulo; 1990.
52. Teixeira MJ. Centro de Dor do Hospital das Clínicas da Faculdade de Medicina da Universidade de São Paulo. Anais do 4º SIMBIDOR; 1999. São Paulo: SIMBIDOR; 1999. p. 384.
53. Teixeira MJ, Okada M. Neuralgia pós-herpética. Rev Med. 1999;78(3):140-9.
54. Ragozino MW, Melton LJ III, Kurland LT, Chu CP, Perry HO. Population-based study of herpes zoster and its sequela. Medicine (Baltimore). 1982;61(5):310-6.
55. Shoenberg BS, Melton LJ. Epidemiologic aproaches to peripheral neuropathy. In: Dick PJ, Thomas PK, editors. Peripheral neuropathy. Philadelphia: W. B. Saunders; 1993. p. 775-83.
56. Omer GE. peripheral nerve injuries: 45 year odyssey and quest continues. In: Omer GE Jr, Spinne M, Van Beek AL, editors. Management of peripheral nerve problems. 2nd ed. Philadelphia: W. B. Saunders; 1988. p. 3-6.
57. Carlen PL, Wall PD, Nadvorna H, Steinback T. Phantom limbs and related phenomena in recent traumatic amputations. Neurology (NY). 1978;28(3):211-7.
58. Brew BJ. The clinical spectrum and pathogenesis of human immunodeficiency virus encephalopathy, myelopathy and peripheral neuropathy. Curr Opin Neurol. 1994;7(3):209-16.
59. Ferreira SR, Franco LJ, Vivolo MA, Negrato CA, Simoes AC, Venturelli CR. Population-based incidence of IDDM in the state of São Paulo, Brazil. Diabetes Care. 1993;16(5):701-4.
60. Duck PJ, Kratz KM, Kames JL, Litchy WJ, Kein R, Pach JM, et al. The prevalence by staged severity of various types of diabetic neuropathy, retinopathy, and nephropathy in a population-based cohort: the Rochester Diabetic Neuropathy Study. Neurology. 1993;43(4):817-24.
61. Palumbo PH, Elveback LR, Whisnant JP. Neurologic complications of diabetes mellitus: transient ischemic attack, stroke, and peripheral neuropathy. Adv Neurol. 1978;19:593-601.
62. Pirart J. Diabetes mellitus and its degenerative complications: a prospective study of 4,400 patients observed between 1947 and 1973. Diabetes Care. 1978;1:168.
63. Wallat JM, Tabaraud F. Neuropathies périphériques. Encycl Med Chir Neurologie. 1997;17:100-A-10.
64. Nurmikko T. Polyneuropathy pain. In: Campbell JN, editor. IASP Committee on Refresher Courses. Seattle: IASP; 1996. p. 61-7.
65. Bohm E, Strang RR. Glossopharyngeal Neuralgia. Brain. 1962;85:371-88.
66. Boada FV, Delattre JY. Neuropathies néoplasioques et paranéoplasiques au cours des tumeurs solides. Encycl Med Chir Neurologie. 1994;17:104-A-10.
67. Dubas F, Letournel F. Syndromes neurologiques paranéoplasiques. Neurologia. 1988;17:162-A-10.
68. Hughes RAC. Epidemiology of peripheral neuropathy. Curr Opin Neurol. 1995;8(5):335-8.
69. Kurtzke JF. Epidemiology of multiple sclerosis. In: Vinken PJ, Bryn GW, Klawans HL, editors. Handbook of clinical neurology. Amsterdan: Elsevier; 1985. p. 259-87.
70. Sichez JP, Capelle L, Duffau H. Syringomyélie. Encycl Med Chir Neurologie. 1997;17:077-A-10.
71. Tasker R. Pain resulting from central nervous system pathology (central pain). In: Bonica JJ, editor. The management of pain. 2nd ed. Philadelphia: Lea and Febiger; 1990. p. 164-280.
72. Pagni CA. Central pain and painful anesthesia. Prog Neurol Surg. 1976;8:132-257.
73. Boivie J. Central pain. In: Wall PD, Melzack R, editors. Textbook of pain. New York: Raven; 1994. p. 871-902.
74. Amâncio EJ. Dor central encefálica [tese]. São Paulo: Escola Paulista de Medicina; 1994.
75. Goetz CG, Tanner CM, Levy M, Wilson RS, Garron DG. Pain in idiopathic Parkinson's disease. Neurology. 1985;35(Suppl 1):200.
76. Alajouanine T, Thurel R, Brunelli A. Les douleurs alternes dans les lésions bulbo-protubérantielles: contribution à l'étude de la physiopathologie des douleurs centrales. Rev Neurol (Paris). 1935;63:828-37.
77. Head H, Holmes G. Sensory disturbances from cerebral lesions. Brain. 1911;34:102-254.
78. Leijon G, Boivie J, Johansson I. Central post-stroke pain neurological symptoms and pain characteristcs. Pain. 1989;36(1):13-25.
79. Marshall J. Sensory disturbances in cortical wounds with special reference to pain. J Neurol Neurosurg Psychiatry. 1951;14(3):187-204.
80. Ferrell BA, Ferrell BR, Rivera L. Pain in cognitively impaired nursing home patients. J Pain Symptom Manage. 1995;10(8):591-8.
81. Boivie J, Leijon G. Clinical findings in patients with central post-stroke pain. In: Casey KL, editor. Pain and central nervous system disease: the central pain syndromes. New York: Raven; 1991. p. 65-75.
82. Ajuriaguerra DJ. La douleur dans les affections du système nerveux central. Paris: Doin; 1937.
83. Young GB, Barr HWK, Blume WT. Painful epileptic seizures involving the second sensory. Neurology. 1988;19(4):412-21.
84. Young BG, Blume WT. Painful epileptic seizures. Brain. 1983;106(Pt 3):537-54.
85. Teixeira MJ. Editorial. Rev Med. 1995;74(2):52-4.
86. Pimenta CAM. Aspectos culturais, afetivos e terapêuticos relacionados à dor no câncer [tese]. São Paulo: Universidade de São Paulo; 1995.
87. Pimenta CAM, Teixeira MJ. Considerações iniciais sobre a dor no câncer e seu controle. Rev Med. 1997;76(1):3-6.
88. Teixeira MJ. Editorial: dor oncológica. Rev Med. 1997;76:1-2.
89. Bonica JJ. Treatment of cancer pain: current status and future needs. In: Fields HL, editors. Advances in pain research and therapy. New York: Raven; 1985. p. 589-616, v. 9.
90. Hiraga K, Mizuguchi T, Takeda F. The incidence of cancer pain and improvement of pain management in Japan. Postgrad Med J. 1991;67 Suppl 2:S14-25.
91. Larue F, Colleau SM, Brasseur L, Cleeland CS. Multicentre study of cancer pain and its treatment in France. BMJ. 1995;310(6986):1034-7.
92. Daut RL, Cleeland CS. The prevalence and severity of pain in cancer. Cancer. 1982;50(9):1913-8.
93. Donovan M, Dillon P, McGuire L. Incidence and characteristics of pain in a sample of medical-surgical patients. Pain. 1987;30(1):69-78.
94. Connelly ST, Schmidt BL. Evaluation of pain in patients with oral squamous cell carcinoma. J Pain. 2004;5(9):505-10.
95. Marshall JA, Mahanna GK. Cancer in the differential diagnosis of orofacial pain. Dent Clin North Am. 1997;41(2):355-65.
96. Siqueira JTT, Ching LH, Nasri C, Siqueira SRDT, Teixeira MJ, Heir G, et al. Clinical study of patients with persistent orofacial pain. Arq Neuropsiquiatr. 2004;62(4):988-96.
97. Cuffari L, Siqueira JTT, Nemr K, Rapaport A. Pain complaint as the first symptom of oral cancer: a descriptive study. Oral Surg Oral Med Oral Pathol Oral Radiol Endod. 2006;102(1):56-61.

98. Lipton RB, Stwart W. Prevalence and impact of migraine. In: Ninan MT, editor. Neurologic clinics. Philadelphia: W. B. Sauders; 1997. p. 1-13.
99. 99. Buscaino GA. [Physiology in essential neuralgia of the trigeminal nerve]. Acta Neurol (Napoli). 1980;2(2):137-44.
100. Zarzewska JM. Trigeminal, eye and ear pain. In: Wall PD, Melzack R, editor. Textbook of pain. 4th ed. Edinburg: Churchill Livingstone; 1999. p. 739-59.
101. Teixeira MJ. A rizotomia percutânea por radiofreqüência e a descompressão vascular do nervo trigêmeo no tratamento das algias faciais [dissertação]. São Paulo: Universidade de São Paulo; 1984.
102. Yoshimasu F, Kurland LT, Elvelvack LR. Tic doloureux in Rochester, Minnesota, 1945-1969. Neurology. 1972;22(9):952-6.
103. Bruzustowcz RJ. Combined trigeminal and glossopharyngeal neuralgia. Neurology. 1955;5(1):1-10.
104. Chawla JC, Falconer MA. Glossopharyngeal and vagal neuralgia. Br Med J. 1967;3(5565):529-31.
105. White JC, Sweet WH. Intermedius, vago glossopharyngeal and upper cervical neuralgia. Pain and the Neurosurgeon. Springfield: Charles C. Thomas; 1990. p. 257-305.
106. Siqueira SRDT, Almansa NK, Teixeira MJ, Siqueira JTT. Levantamento epidemiológico de dor na clínica odontológica do SESC, Santo André, Brasil. Rev Dor. 2008;9(2):1225-33.
107. Helkimo M. Studies on function and dysfunction of the masticatory system. 3. Analysis of anamnestic and clinical recordings of dysfunction with the aid of indices. Sven Tandlak Tidskr. 1974;67(3):165-81.
108. Helöe B, Helöe LA. Frequency and distribution of myofascial pain-dysfunction syndrome in a population of 25-year-olds. Community Dent Oral Epidemiol. 1979;7(6):357-60.
109. Solberg WK, Woo MW, Houston JB. Prevalence of mandibular dysfunction in young adults. J Am Dent Assoc. 1979;98(1):25-34.
110. De Bont LG, Dijkgraaf LC, Stegenga B. Epidemiology and natural progression of articular temporomandibular disorders. Oral Surg Oral Med Oral Pathol Oral Radiol Endod. 1997;83(1):72-6.
111. Goulet JP, Lavigne GJ, Lund JP. Jaw pain prevalence among French-speaking Canadians in Québec and related symptoms of temporomandibular disorders. J Dent Res. 1995;74(11):1738-44.
112. Kataoka MSS, Matos DAD. Classificação da DCM em pacientes do serviço de disfunção craniomandibular do Curso de Odontologia da Universidade Federal do Pará. Rev Odontol UNICID. 2000;12(2):109-19.
113. de Krom MC, Knipschild PG, Kester AD, Thijs CT, Boekkooi PF, Spanns F. Carpal tunnel syndrome: prevalence in the general population. J Clin Epidemiol. 1992;45(4):373-6.
114. Al-Ani MZ. Stabilization splint therapy for the treatment of temporomandibular myofascial pain: a systematic review. J Dent Educ. 2005;69(11):1242-50.
115. Dworkin S, Von Korff M, LeReshe L. Epidemiologic studies of chronic pain: a dynamic-ecologic model perspective. Ann Behav Med. 1992;14(1):3-11.
116. Wassell RW, Adams N, Kelly PJ. Treatment of temporomandibular disorders by stabilising splints in general dental practice: results after initial treatment. Br Dent J. 2004;197(1):35-41; discussion 31; quiz 50-1.
117. Cardoso R, Donega SHP, Procopio ASF, Luz JGC. Analysis of symptomatology in patients with intra-articular disorders of the temporomandibular joint. Rev Odontol USP. 1997;11 Suppl 1:77-83.
118. Oliveira W. Contribuição ao estudo da freqüência de sintomas subjetivos, relatados como queixa principal, por pacientes com disfunção craniomandibular [dissertação]. São José dos Campos: Universidade Estadual de São Paulo; 1992.
119. John MT, Miglioretti DL, LeResche L, Von Korff M, Critchlow CW. Widespread pain as a risk factor for dysfunctional temporomandibular disorder pain. Pain. 2003;102(3):257-63.
120. Rollman GB, Gillespie JM. The role of psychosocial factors in temporomandibular disorders. Curr Rev Pain. 2000;4(1):71-81.
121. Pullinger AG, Monteiro AA, Liu S. Etiological factors associated with temporomandibular disorders. J Dent Res. 1985;64:269.
122. Pullinger AG, Monteiro AA. Functional impairment in TMJ patients and nonpatient groups according to a disability index and symptom profile. Cranio. 1988;6(2):156-64
123. Pullinger AG, Monteiro AA. History factors associated with symptoms of temporomandibular disorders. J Oral Rehabil. 1988;15(2):117-24.
124. Gil C, Nakamae AEM. Avaliação das disfunções craniomandibulares em pacientes parcialmente edentados unilaterais: um estudo longitudinal sobre o efeito da utilização de prótese parcial removível (PPR). Rev Odontol USP. 1999;13(3):275-82.
125. Siqueira JTT, Ching LH. Dor orofacial em pacientes desdentados totais com disfunções temporomandibular: estudo retrospectivo longitudinal. Rev Paul Odontol. 1999;21(3):32-7.
126. Yap AUJ, Tan KB, Chua EK, Tan HH. Depression and somatization in patients with temporomandibular disorders. J Prosth Dent. 2002;88(5):479-84.
127. Yap AUJ, Chua EK, Dworkin SF, Tan HH, Tan KB. Multiple pains and psychosocial functioning psychologic distress in TMD patients. Int J Prosthed. 2002;15(5):461-6.
128. Yap AUJ, Dworkin SF, Chua EK, List T, Tan KB, Tan HH. Prevalence of temporomandibular disorder subtypes, psychologic distress, and psychosocial dysfunction in Asian patients. J Orofacial Pain. 2003;17(1):21-8.
129. Epker J, Gatchel RJ. Prediction of treatment-seeking behavior in acute TMD patients: practical application in clinical settings. J Orofacial Pain. 2000;14(4):303-9.
130. Epker J, Gatchel RJ, Ellis E 3rd. A model for predicting chronic TMD: practical application in clinical settings. J Am Dent Assoc. 1999;130(10):1470-5.
131. Barclay P, Hollender LG, Maravilla KR, Truelove EL. Comparison of clinical and magnetic resonance imaging diagnoses in patients with disk displacement in the temporomandibular joint. Oral Surg Oral Med Oral pathol Oral Radiol Oral Endod. 1999;88(1):37-43.
132. Emshoff R, Brandlmaier I, Bösch R, Gerhard S, Rudisch A, Bertram S. Validation of the clinical diagnostic criteria for temporomandibular disorders for the diagnostic subgroup: disc derangement with reduction. J Oral Rehabil. 2002;29(12):1139-45.
133. Emshoff R, Rudisch A. Validity of clinical diagnostic criteria for temporomandibular disorders: clinical versus magnetic resonance imaging diagnosis of temporomandibular joint internal derangement and osteoarthrosis. Oral Surg Oral Med Oral Pathol Oral Radiol Endod. 2001;91(1):50-5.
134. Rammelsberg P, LeResche L, Dworkin S, Mancl L. Longitudinal outcome of temporomandibular disorders: a 5-year epidemiologic study of muscle disorders defined by research diagnostic criteria for temporomandibular disorders. J Orofacial Pain. 2003;17(1):9-20.
135. LeResche L. Epidemiology of temporomandibular disorders: implications for the investigation of etiologic factors. Crit Rev Oral Biol Med. 1997;8(3):291-305.
136. Salonen L, Hellden L, Carlsson GE. Prevalence of signs and symptoms of dysfunction in the masticatory system: an epidemiologic study in an adult Swedish population. J Craniomandib Disord. 1990;4(4):241-50.
137. Dworkin SF, Huggins KH, LeResche L, Von Korff M, Howard J, Truelove E, et al. Epidemiology of signs and symptoms in temporomandibular disorders: clinical signs in cases and controls. J Am Dent Assoc. 1990;120(3):273-81.
138. Magnusson T, Egermark I, Carlsson GE. A longitudinal epidemiologic study of signs and symptoms of temporomandibular disorders from 15 to 35 years of age. J Orofac Pain. 2000;14(4):310-9.

139. Osterberg T, Carlsson GE. Symptoms and signs of mandibular dysfunction in 70-year-old men and women in Gothenburg, Sweden. Community Dent Oral Epidemiol. 1979;7(6):315-21.
140. Osterberg T, Carlsson GE, Wedel A, Johansson U. A cross-sectional and longitudinal study of craniomandibular dysfunction in an elderly population. J Craniomandib Disord. 1992;6(4):237-45.
141. Mäkilä E. Frequency of mandibular dysfunction symptoms in institutionalized elderly people. Gerontology. 1979;25(4):238-43.
142. Santos JFF, Marchini L, Campos MS, Damião CF, Cunha VPP, Barbosa CMR. Symptoms of craniomandibular disorders in elderly Brazilian wearers of complete dentures. Gerodontology. 2004;21(1):51-2.
143. Bonjardim LR, Gavião MBD, Pereira LJ, Castelo PM, Garcia RC. Signs and symptoms of temporomandibular disorders in adolescents. Braz Oral Res. 2005;19(2):93-8.
144. Bonjardim LR, Gavião MBD, Pereira LJ, Castelo PM. Movimentos mandibulares em crianças portadoras ou não de sinais e sintomas de disfunção temporomandibular. J Appl Oral Sci. 2004;12(1)39-44.
145. Tallentes RH, Catania J, Sommers E. Temporomandibular joint findings in pediatric population and young adults: a critical review. Angle Orthod. 1991;61(1):7-16.
146. Stohler CS. Phenomenology, epidemiology, and natural progression of the muscular temporomandibular disorders. Oral Surg Oral Med Oral Pathol Oral Radiol Endod. 1997;83(1):77-81.
147. Svenson P. Orofacial musculoskeletal pain. In: Giamberardino MA. Pain 2002: an updated review: refresher course syllabus. Seattle: IASP; 2002. p. 447-58, cap. 44.
148. Riley JL 3rd, Gilbert GH. Orofacial pain symptoms: an interaction between age and sex. Pain. 2001;90(3):245-56.
149. Kamisaka M, Yatani H, Kuboki T, Matsuka Y, Minakuchi H. Four-year longitudinal course of TMD symptoms in an adult population and the estimation of risk factors in relation to symptoms. J Orofac Pain. 2000;14(3):224-32.
150. Phillips JM, Gatchel RJ, Wesley AL, Ellis E 3rd. Clinical implications of sex in acute temporomandibular disorders. J Am Dent Assoc. 2001;132(1):49-57.
151. Garofalo JP, Gatchel RJ, Wesley AL, Ellis E 3rd. Predicting chronicity in acute temporomandibular joint: disorders using the research diagnostic criteria. J Am Dent Assoc. 1998;129(4):438-47.
152. Isberg A, Hagglund M, Paesani D. The effect of age and gender on the onset of symptomatic temporomandibular joint disk displacement. Oral Surg Oral Med Oral Pathol Oral Radiol Endod. 1998;85(3):252-7.
153. Katz J, Heft M. The epidemiology of self-reported TMJ sounds and pain in young adults in Israel. J Public Health Dent. 2002;62(3):177-9.
154. Dao TTT, Knight K, Ton-That V. Modulation of myofascial pain by reproductive hormones: a preliminary report. J Prosthet Dent. 1998;79(6):663-70.
155. Wise EA, Riley LE, Robinson ME. Clinical pain perception and hormone replacement therapy in post menopausal females experiencing orofacial pain. Clin J Pain. 2000;16(2):155-62.
156. Larheim TA, Katzberg RW, Westesson PL, Tallents RH, Moss ME. MR evidence of temporomandibular joint fluid and condyle marrow alterations: occurrence in asymptomatic volunteers and symptomatic patients. Int J Oral Maxillofac Surg. 2001;30(2):113-7.
157. Wanman A, Agerberg G. Temporomandibular joint sounds in adolescents: a longitudinal study. Oral Surg Oral Med Oral Pathol. 1990;69(1):2-9.
158. Vincent SD, Lilly GE. Incidence and characterization of temporomandibular joint sounds in adults. J Am Dent Assoc. 1988;116(2):203-6.
159. Conti PCR, Miranda JES, Ornelas F. Ruídos articulares e sinais de disfunção temporomandibular: um estudo comparativo por meio de palpação manual e vibratografia computadorizada da ATM. Pesqui Odontol Bras. 2000;14(4):367-71.
160. Raphael KG, Marbach JJ. A year of chronic TMPDS: relating patient symptoms and pain intensity. J Am Dent Assoc. 1992;123(12):49-55.
161. Tasaki MM, Westesson PL, Isberg AM, Ren YF, Tallents RH. Classification and prevalence of temporomandibular joint disk displacement in patients and symptom-free volunteers. Am J Orthod Dentofacial Orthop. 1996;109(3):249-62.
162. Drum R, Litt M. Spectral analysis of temporomandibular joint sounds. J Prosthet Dent. 1987;58(4):485-94.
163. Smith HJ, Larheim TA, Aspestrand F. Rheumatic and nonrheumatic disease in the temporomandibular joint: gadolinium-enhanced MR imaging. Radiology. 1992;185(1):229-34.
164. Greene CS, Laskin DM. Long-term status of TMJ clicking in patients with myofascial pain and dysfunction. J Am Dent Assoc. 1988;117(3):461-5.
165. Takahashi T, Nagai H, Seki H, Fukuda M. Relationship between joint effusion, joint pain, and protein levels in joint lavage fluid of patients with internal derangement and osteoarthritis of the temporomandibular joint. J Oral Maxillofac Surg. 1999;57(10):1187-93.
166. Tegelberg A, Kopp S. Clinical findings in the stomatognathic system for individuals with rheumatoid arthritis and osteoarthrosis. Acta Odontol Scand. 1987;45(2):65-75.
167. Harriman LP. Temporomandibular joint dysfunction and selected health parameters in the elderly. Oral Surg Oral Med Oral Pathol. 1990;70(4):406-13.
168. Chenitz JE. Rheumatoid arthritis and its implications in temporomandibular disorders. J Craniomand Pract. 1992;10(1):59-69.
169. Smith HL, Aspestrand F. Temporomandibular joint abnormalities associated with rheumatic disease: comparison between MR imaging and arthrotomography. Radiology. 1992;183(1):221-6.
170. Yamakawa M, Ansai T, Kasai S, Ohmaru T, Takeuchi H, Kawaguchi T, et al. Dentition status and temporomandibular joint disorders in patients with rheumatoid arthritis. Cranio. 2002;20(3):165-71.
171. Bayar N, Kara SA, Keles I, Koc MC, Altinok D, Orkun S. Temporomandibular joint involvement in rheumatoid arthritis: a radiological and clinical study. Cranio. 2002;20(2):105-10.
172. Savioli C, Silva CAA, Lin HC, Campos LMMA, Prado FBG, Siqueira JTT. Características dentárias e faciais de pacientes com artrite idiopática juvenil. Rev Hosp Clin. 2004;59(3):93-8.
173. Universidade Federal do Rio de Janeiro. Programa de Educação Tutorial (PET). XVII Jornada Acadêmica de Odontologia; 2007 Out 29-30; Rio de Janeiro.
174. List T, Dworkin SF. Comparing TMD diagnoses and clinical findings at Swedish and US TMD centers using research diagnostic criteria for temporomandibular disorders. J Orofac Pain. 1996;10(3):240-53.
175. Castro AR, Siqueira SRDT, Perissinotti DMN, Siqueira JTT. Psychological evaluation and cope with trigeminal neuralgia and temporomandibular disorder. Arq Neuropsiquiatr. 2008;66(3B):716-9.
176. Oliveira SB de, Siqueira SRDT, Sanvovski AR, do Amaral LMTB, de Siqueira JTT. Temporomandibular disorder in brazilian patients: a preliminary study. J Clin Psychol Med Settings. 2008;15(4):338-43.
177. Bermudez CC, Oliveira AS, Souza RA, Souza CM, Dias EM, Castro CE, et al. Impacto da dor na vida de portadores de disfunção temporomandibular. J Appl Oral Sci. 2003;11(2):138-43.

PARTE 2 — Mecanismos de dor aplicados à clínica

CAPÍTULO 4

FISIOPATOLOGIA DA DOR / GLOSSÁRIO DE TERMOS PARA A SEMIOLOGIA DA DOR

Manoel Jacobsen Teixeira
José Tadeu Tesseroli de Siqueira
Fabio Kurogi Alvarez

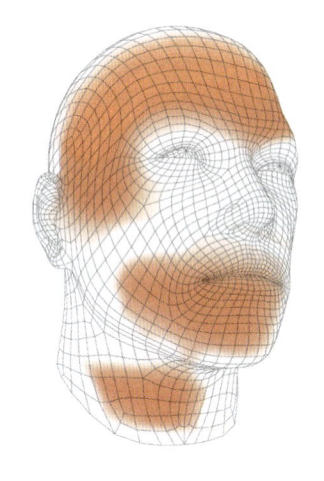

Dor é uma experiência vivenciada pela quase totalidade dos seres humanos. Como sintoma ou doença, é frequentemente objeto da procura pelo sistema de saúde. Da análise crítica de sua expressão é que, independentemente dos métodos complementares, o diagnóstico é estabelecido e as estratégias terapêuticas, visando ao seu controle ou à eliminação das condições causais, são implementadas.

Enquanto a dor por nocicepção, especialmente a aguda, é fundamental para a preservação da integridade do indivíduo, porque é um sintoma que alerta para a ocorrência de lesões no organismo, a dor crônica não tem este valor biológico e é uma importante causa de incapacidade. A dor pode ser gerada por excesso de estímulos nociceptivos ou por hipoatividade do sistema supressor de dor, tal como ocorre em casos de dor por desaferentação.

Em doentes com dor intensa ou prolongada, ocorrem modificações anatômicas, eletrofisiológicas e neuroquímicas significativas nas vias nervosas periféricas e nos núcleos e tratos implicados no processamento sensitivo. Há evidências de que tais modificações morfofuncionais estejam correlacionadas com a dor persistente.

Estudantes e profissionais que se iniciam no estudo da dor devem lembrar que é indispensável conhecer os aspectos básicos de anatomia e fisiologia que devem ser aplicados à clínica. Muitas vezes, a simples revisão desses conceitos é suficiente para esclarecer aspectos clínicos relevantes. Bons exemplos são os fenômenos de hiperalgesia, alodínia, sensibilização central e dor referida, frequentes na prática clínica, e que podem decorrer tanto de nocicepção como de lesão neuronal.

Em quaisquer especialidades das profissões da área de saúde há necessidade de uniformização de linguagem nos diferentes aspectos relacionados a esse tema: neuroanatomia, fisiopatologia, diagnóstico e tratamento.

Este capítulo faz uma revisão de neuroanatomia e fisiopatologia da dor e apresenta um breve glossário de termos em dor necessário à prática clínica.

INTRODUÇÃO

Em condições normais, a informação sensitiva é captada pelas estruturas do sistema nervoso periférico (SNP) e transmitida para as unidades do sistema nervoso central (SNC) onde é decodificada e interpretada. Mecanismos modulatórios sensibilizam ou suprimem a nocicepção em todas as estações em que ela é processada. Há considerável integração da nocicepção nos tecidos e no SNC. À medida que ascende no neuroeixo, a redundância anatômica das vias sensitivas aumenta de modo significativo, e a especificidade se reduz. A ação dos neurotransmissores excitatórios liberados na medula espinal pelos aferentes primários nociceptivos sofre influência de sistemas neuronais excitatórios e inibitórios em várias regiões do sistema nervoso. É provável que, na dependência da modulação da nocicepção na medula espinal, a informação nociceptiva seja ou não transferida pelos neurônios de segunda ordem para os centros rostrais do neuroeixo. O encéfalo não é passivo às mensagens coletadas no meio exterior e interior. Aspectos da vida pregressa e presente e experiências pessoais interagem de modo significativo com a percepção da dor. Sistemas neuronais supraespinais permitem ao organismo utilizar a experiência passada para controlar a sensibilidade nas várias estruturas do neuroeixo e reagir de modo variado e autodeterminado.

Apesar das limitações dos trabalhos laboratoriais, evidenciou-se em condições agudas a participação de grande número de centros, vias nervosas e neurotransmissores nos mecanismos centrais e periféricos relacionados com o processamento segmentar e suprassegmentar da nocicepção. Entretanto, a dor crônica difere da aguda em vários aspectos, e sua reprodução continua sendo muito difícil nos modelos experimentais.[1]

> Dor é uma experiência sensitiva e emocional desagradável que resulta em dano real ou potencial dos tecidos, ou é descrita em tais termos.[2]

DOR AGUDA *VERSUS* DOR CRÔNICA

Sob o ponto de vista da pesquisa, dor aguda e dor crônica são definidas pelo tempo decorrido desde seu aparecimento.[2] Assim, dor crônica é aquela cuja ocorrência é superior a seis meses. Certamente são fenômenos diferentes, já que a dor aguda tem efeito de alerta ou protetor, enquanto a dor crônica apresenta-se mais como uma doença.

É bem provável que os mecanismos envolvidos na manifestação da dor crônica sejam diferentes daqueles observados na dor aguda. Em animais submetidos a regime de dor crônica há aumento da concentração de metionina-encefalina e de dinorfina no corno posterior da substância cinzenta da medula espinal (CPME) e no tálamo[3] e redução do limiar aos estímulos mecânicos. Este último fenômeno acentua-se quando há bloqueio dos receptores κ. Ocorre também redução dos níveis de receptores κ e aumento dos receptores μ, o que indica haver elevação da atividade dinorfinérgica. Esses, entre outros mecanismos, podem ser responsáveis pela modificação do padrão funcional nos neurônios convergentes na medula espinal no complexo ventrobasal e núcleo intralaminar do tálamo, nessas eventualidades.

O desequilíbrio funcional que resulta na ocorrência de dor ainda é motivo de muitas controvérsias. Não há conceito ou definições que se apliquem a todos os casos de dor. A intensidade da dor e a expressão do sofrimento variam grandemente de indivíduo para indivíduo e nas diferentes espécies de animais. Numerosos fatores individuais e ambientais, entre eles aspectos raciais, sociais, culturais, religiosos, filosóficos, experiências pregressas e estado mental de cada indivíduo, podem exercer efeito amplificador ou atenuador da expressão nociceptiva.[4]

> A dor pode ser gerada por excesso de estímulos nociceptivos e/ou por hipoatividade do sistema supressor, tal como ocorre em casos de dor por desaferentação.[4]

Em muitas situações, há participação de mecanismos periféricos e centrais na sua gênese, como ocorre em casos de distrofia simpático-reflexa e de causalgia.[5] O estresse, o medo, a ansiedade e a duração da dor interferem no mecanismo de ativação do sistema morfínico envolvido na modulação da analgesia.[6] As endorfinas e outros neuromoduladores da nocicepção são liberados quando a dor é muito intensa e quando há estresse associado. A depressão e a ansiedade também interagem na percepção da dor por meio de mecanismos inibitórios e facilitatórios ainda não adequadamente elucidados. Talvez, vias noradrenérgicas e serotoninérgicas estejam envolvidas no mecanismo de ansiedade e de depressão, fenômenos que normalmente estão associados à dor crônica.[7] Qualquer que seja a natureza da dor, dela resultam modificações do comportamento psíquico e, por mecanismos reflexos, hiperatividade do sistema nervoso neurovegetativo e aumento do tônus muscular com a consequente instalação de síndrome dolorosa miofascial.

A dor aguda é interpretada como ameaça à integridade. Gera atitudes de escape, proteção, busca de apoio, medo e ansiedade. É um sintoma de alerta que apresenta fisiologia bem estabelecida. Seu diagnóstico etiológico não é difícil e seu controle é geralmente possível após a eliminação do agente causal. É possível que a dor aguda persistente possa alterar a plasticidade do sistema nervoso e esta ser responsável pela cronificação da sintomatologia.

> Dor crônica é aquela que persiste além do prazo previsto para a cura da lesão ou que está associada a afecções crônicas. Não tem a mesma função de alerta da dor aguda.

É vivida como perda e gera depressão, choro e lamento, comportamentos que visam à reintegração. Estresse físico, comprometimento do desempenho físico e mental e outras repercussões negativas prolongadas na vida de relação, nas atividades laborativas, sociais, familiares e de vida diária e prática são marcantes em tais doentes. É menos delineada no tempo e no espaço. Sua etiologia é mais difícil de ser estabelecida, a condição nosológica não é necessariamente vinculada à sua existência e seu tratamento é mais difícil. Mais que um sintoma, a dor crônica torna-se a doença, e o seu controle, mais do que a eliminação do elemento causal, é o objetivo primordial do tratamento. Os componentes emocionais envolvidos na experiência dolorosa crônica podem ser mais significantes que os sensitivos. Doentes com dor crônica apresentam prevalência elevada de transtornos depressivos, ansiosos, somatoformes, factícios e conversivos transtornos da sexualidade, transtornos do sono, transtornos relacionadados com o uso de substâncias, transtornos da ansiedade, hipocondria e simulação. A associação dor-depressão pode agravar o sofrimento, comprometer a adesão ao tratamento e a resposta aos analgésicos, acarretar isolamento social, desesperança e privação de cuidados. Supõe-se que esses fenômenos (dor e depressão) sejam autoalimentadores e vicariantes.

COMPORTAMENTO DE DOR: FATORES ENVOLVIDOS

A experiência dolorosa é o resultado da inter-relação entre os componentes sensoriais com os afetivos, cognitivos, neurovegetativos, neuroendócrinos e neuroimunológicos que se expressam frente à estimulação ou disfunção do sistema nociceptivo. A interpretação do fenômeno é individual. O indivíduo atribui significados idiossincrásicos ao fenômeno sensorial de acordo com o estado mental e o valor simbólico imaginário que representa. Os comportamentos são determinados pelo significado e não pela natureza ou intensidade do estímulo original. Este significado é resultante da interação de determinantes físicos, psíquicos, ambientais e socioculturais. Para sua expressão, concorrem alterações orgânicas e respostas emocionais de negação, ansiedade, raiva, depressão, impotência, desamparo, dependência, necessidade de proteção e desesperança. A confluência desses fatores determina o colorido particular das experiências dolorosas e influencia a adoção de atitudes e os resultados dos procedimentos diagnósticos e terapêuticos, bem como as consequências biológicas, psicológicas, sociais, comportamentais e ambientais do sofrimento.

> Qualquer que seja a natureza da dor, dela resultam modificações do comportamento psíquico e, por mecanismos reflexos, hiperatividade do sistema nervoso neurovegetativo e aumento do tônus muscular com a consequente instalação de dor miofascial.

TIPOS DE DOR

Dor por nocicepção

Ocorrendo traumatismo, os receptores nociceptivos modificam-se lentamente, gerando dor prolongada em decorrência da alteração da sua estrutura anatômica e funcional e da liberação de substâncias algiogênicas nos tecidos. A sensibilização dos neurônios periféricos gera hiperalgesia termomecânica primária e, a dos neurônios centrais, hiperalgesia mecânica secundária. As anormalidades neuroplásticas segmentares e suprassegmentares são responsáveis pela cronificação da dor. As normalidades comportamentais psíquicas primárias ou secundárias e a adoção de comportamentos anormais pelo reforço da condição de mal-estar também contribuem para sua cronificação (Simons, 1981).

    Dor por nocicepção
a. Ativação de receptores silenciosos
b. Redução do limiar de geração de potenciais
c. Inflamação neurogênica
d. Atividade do sistema neurovegetativo

Nocicepção periférica

O primeiro passo na sequência dos eventos que originam o fenômeno sensitivo-doloroso é a transformação dos estímulos ambientais físicos ou químicos intensos em potenciais de ação, que são transferidos das fibras nervosas periféricas para o SNC. Os receptores nociceptivos (nociceptores) são representados pelas terminações nervosas livres presentes nas fibras mielínicas finas A-δ e amielínicas C. De acordo com os estímulos que os acionam, são classificados como termomecânicos ou químicos e polimodais inespecíficos.[1,4] A sensibilização dos nociceptores nos tecidos decorre de vários mecanismos (Fig. 4.1):

1. **Ativação de receptores silenciosos.** Muitos receptores "silenciosos", em condições normais, especialmente os relacionados com as fibras C, são ativados durante a ocorrência de processos inflamatórios.
2. **Redução do limiar de geração de potenciais.** Os receptores nociceptivos são sensibilizados pelas substâncias algiogênicas, incluindo a bradicinina, a acetilcolina, as prostaglandinas (PGs), a histamina, a serotonina, a histamina, o leucotrieno, a tromboxana, o fator de ativação plaquetário, os radicais ácidos, os íons potássio e as citocinas, liberados no ambiente tecidual do interior dos mastócitos e outros leucócitos, vasos sanguíneos e células traumatizadas. São responsáveis pela hiperalgesia termomecânica primária e pela vasodilatação observada em lesões traumáticas, inflamatórias e isquêmicas.
3. **Inflamação neurogênica.** A substância P (SP), as neurocininas A e B e o peptídeo relacionado geneticamente à calcitonina (CGRP), entre outros, são liberados nos tecidos pelas terminações nervosas dos aferentes nociceptivos, e interagem com elementos celulares envolvidos na inflamação (neutrófilos, linfócitos, plasmócitos, macrófagos) ou na reparação (fibroblastos, células de Schwann, etc.), atraindo-os ou ativando-os, geram vasodilatação e instalação de processo inflamatório de origem neurogênica.[8]
4. **Atividade do sistema neurovegetativo simpático (SNNVS).** O SNNVS frente à ação da bradicinina libera noradrenalina e PGs nos tecidos, que contribuem para sensibilizar os nociceptores.

Dor neuropática / desaferentação

É a que se manifesta em doentes com lesões do SNP, medula espinal, tronco encefálico ou encéfalo.[9] A lesão das vias sensitivas periféricas e centrais pode resultar na ocorrência de dor espontânea nas áreas desaferentadas.[1,10] As propriedades funcionais dos axônios e das unidades centrais precisam ser mantidas íntegras para que o processamento da informação sensitiva ocorra de modo adequado. Havendo modificações na função ou na anatomia das terminações nervosas e troncos nervosos periféricos ou nas vias de condução e de processamento central da informação sensitiva, dor espontânea ou gerada por estímulos não nocivos pode manifestar-se. A sensibilização dos receptores, a ocorrência de focos ectópicos de potenciais de ação nas fibras nervosas periféricas e nas vias centrais, bem como a atividade anormal das unidades de processamento central da aferência sensitiva são mecanismos importantes envolvidos na gênese da dor por desaferentação.[11]

Dor por desaferentação
a. Sensibilização dos receptores.
b. Ocorrência de focos ectópicos de potencial de ação nas fibras nervosas periféricas e nas vias centrais.
c. Atividade anormal das unidades de processamento central da aferência sensitiva.

NEUROANATOMIA

Nervos cranianos

São 12 pares. Sete têm a finalidade de veicular informações oriundas dos órgãos dos sentidos (I, II, V, VII – intermediário, VIII, IX, X); quatro estão relacionados a funções motoras somáticas (V, VII, XI, XII) do segmento cefálico ou cervical; um tem funções viscerais não apenas da cabeça, mas também do tórax e do abdome (X), e três regulam a função das glândulas salivares ou lacrimais (VII, IX, X). O nervo trigêmeo, o nervo intermediário, o nervo glossofaríngeo e o nervo vago estão envolvidos no processamento de informações sensitivas da face, do crânio ou do viscerocrânio (Fig. 4.2).

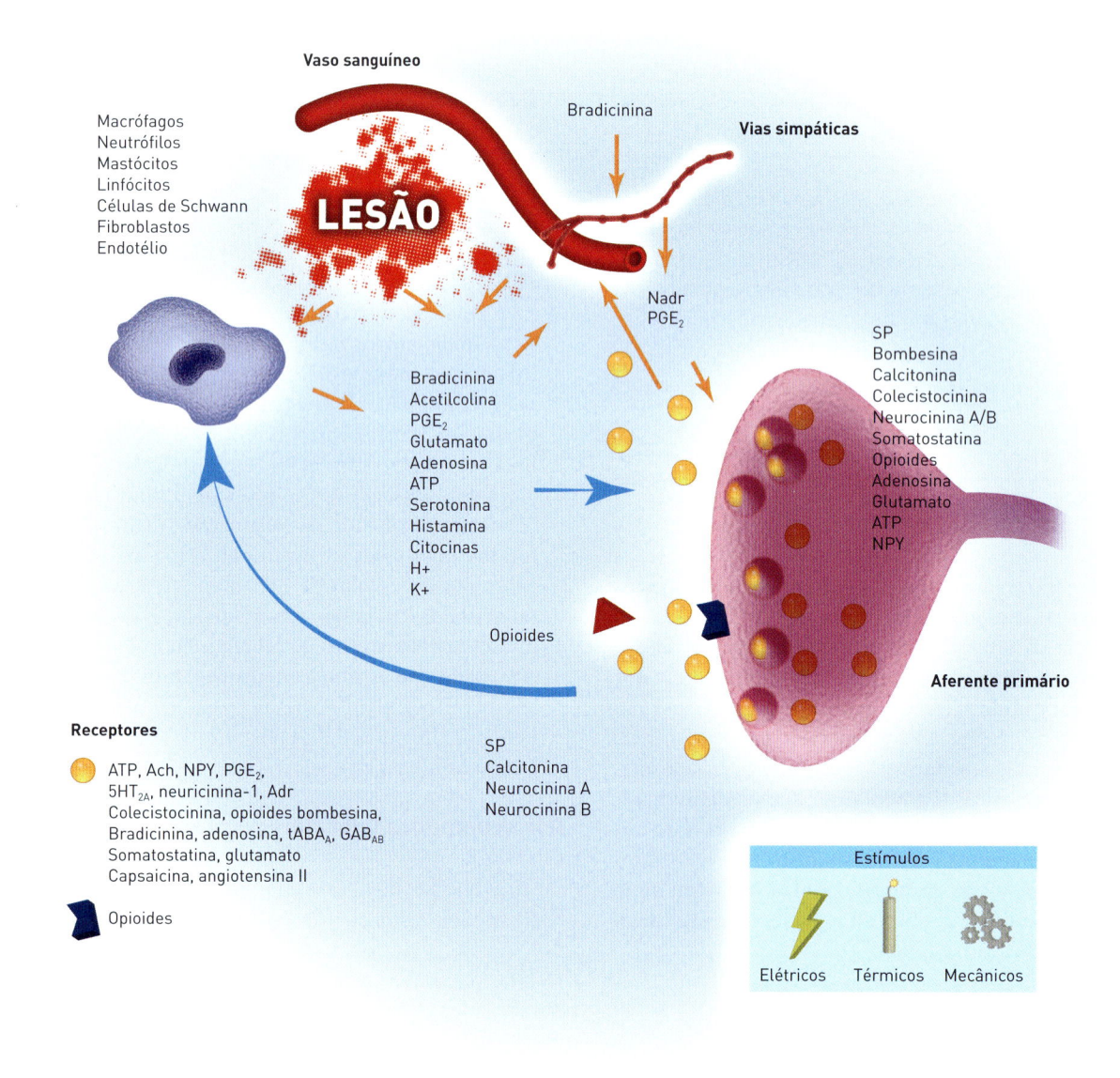

Figura 4.1. Ativação dos nociceptores periféricos.

NC I: Olfatório
Apenas sensitivo: olfato

NC VII: Facial
Motor: músculos da expressão facial, estapédio, ventre posterior do músculo digástrico, estilo-hióideo; secretomotor para as glândulas lacrimal, submandibular e sublinguais

NC II: Óptico
Apenas sensitivo: visão

Sensitivo: paladar, palato, 2/3 anterior da língua

NC III: Oculomotor
Apenas motor: músculos levantados da pálpebra superior, reto superior, reto medial, reto inferior, oblíquo inferior, ciliar e esfíncter da pupila.

NC VIII: Vestibulococlear
Apenas sensitivo: audição e equilíbrio

NC IX: Glossofaríngeo

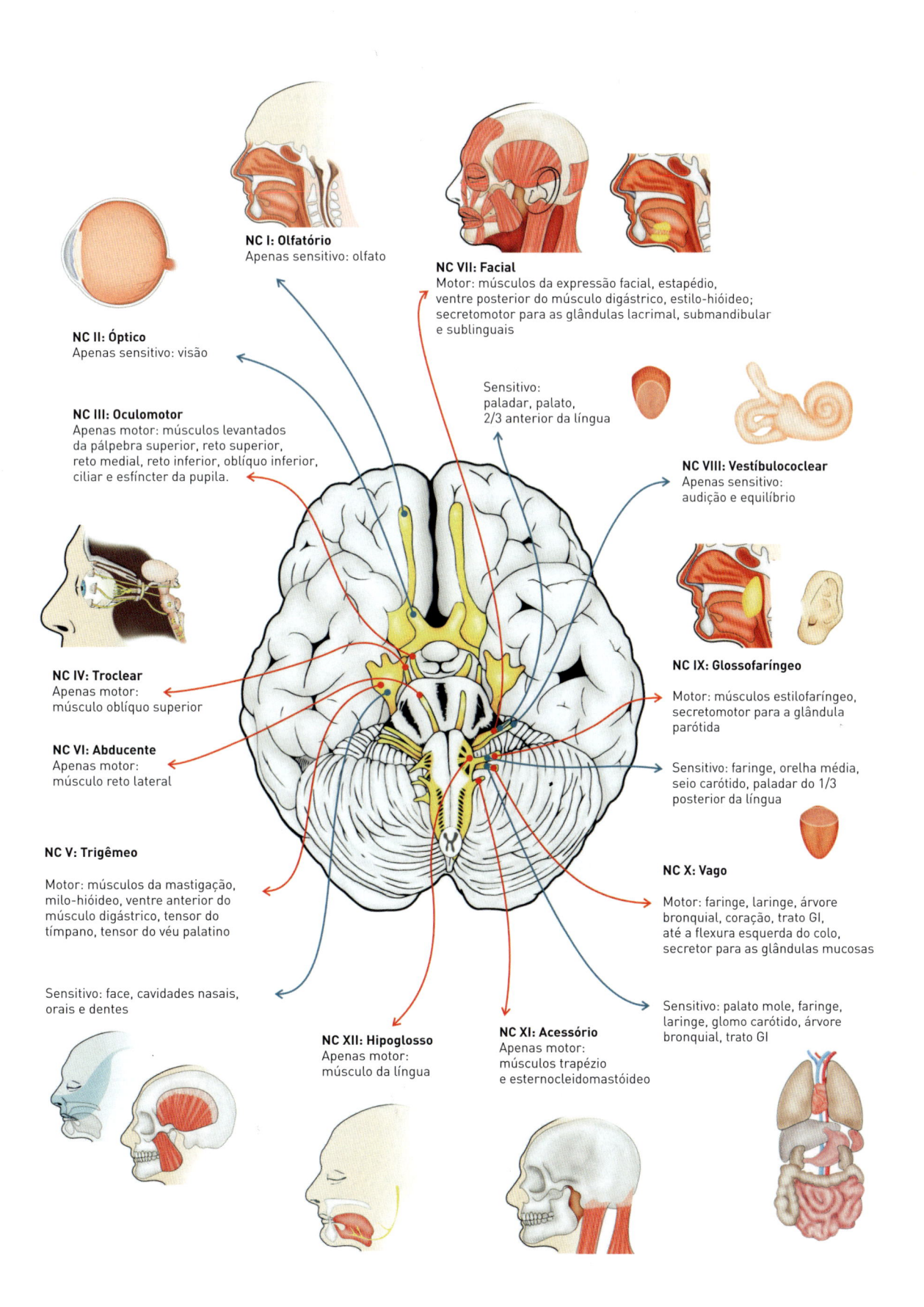

Motor: músculos estilofaríngeo, secretomotor para a glândula parótida

NC IV: Troclear
Apenas motor: músculo oblíquo superior

Sensitivo: faringe, orelha média, seio carótido, paladar do 1/3 posterior da língua

NC VI: Abducente
Apenas motor: músculo reto lateral

NC X: Vago

NC V: Trigêmeo

Motor: faringe, laringe, árvore bronquial, coração, trato GI, até a flexura esquerda do colo, secretor para as glândulas mucosas

Motor: músculos da mastigação, milo-hióideo, ventre anterior do músculo digástrico, tensor do tímpano, tensor do véu palatino

Sensitivo: face, cavidades nasais, orais e dentes

Sensitivo: palato mole, faringe, laringe, glomo carótido, árvore bronquial, trato GI

NC XII: Hipoglosso
Apenas motor: músculo da língua

NC XI: Acessório
Apenas motor: músculos trapézio e esternocleidomastóideo

Figura 4.2. Nervos cranianos.

Vias nervosas aferentes / nervo trigêmeo

As vias nervosas aferentes primárias têm o corpo celular localizado nos gânglios sensitivos, de onde as fibras emergentes seguem curso glomerular e dividem-se em ramos proximais e distais. A informação sensitiva segue por três neurônios: Neurônio I, da periferia ao subnúcleo caudal do trigêmeo, Neurônio II, do SNCT ao tálamo, e Neurônio III, do tálamo ao córtex sensitivo. Cada sinapse tem inúmeras conexões com interneurônios (Fig. 4.3).

Serão apresentadas neste texto em dois grupos: a) nervo trigêmeo e b) CPME.

a. Nervo trigêmeo

A inervação periférica da face pelos três ramos do nervo trigêmeo na face pode ser observada na Figura 4.4. Os neurônios convergem para o subnúcleo *caudalis* do trato espinal trigeminal onde fazem sinapse com os segundos neurônios (ver Fig. 6.1 do Cap. 6). Os corpos celulares das fibras aferentes trigeminais localizam-se no gânglio trigeminal ou no núcleo mesencefálico do trigêmeo. A distribuição sensitiva no subnúcleo *caudalis* decorre da distribuição trigeminal em forma de casca de cebola, de modo que os estímulos periorais localizam-se na região mais rostral do subnúcleo *caudalis* do trigêmeo (ver Fig. 5.2 do Cap. 5). A citoarquitetura do subnúcleo *caudalis* é, a exemplo da medula espinal, também em forma de lâminas (Fig. 5.4 do Cap. 5). O complexo nuclear trigeminal é detalhado no Capítulo 5. Os tecidos que compõem o complexo dente-alvéolo ósseo são a principal fonte de dor do segmento facial e causam intensa sensibilização periférica e central; geralmente a dor é difusa e referida às demais estruturas da cabeça e do pescoço. Para detalhes, consulte o Capítulo 16 sobre cefaleia de origem odontológica e os capítulos da Parte 8, que tratam sobre as dificuldades de entender e diagnosticar as dores odontogênicas.

b. CPME

Os ramos proximais agrupam-se em radículas e penetram na medula espinal pelas raízes posteriores e pelas raízes ventrais.[12,13] Em um ponto situado aproximadamente um milímetro antes da penetração das

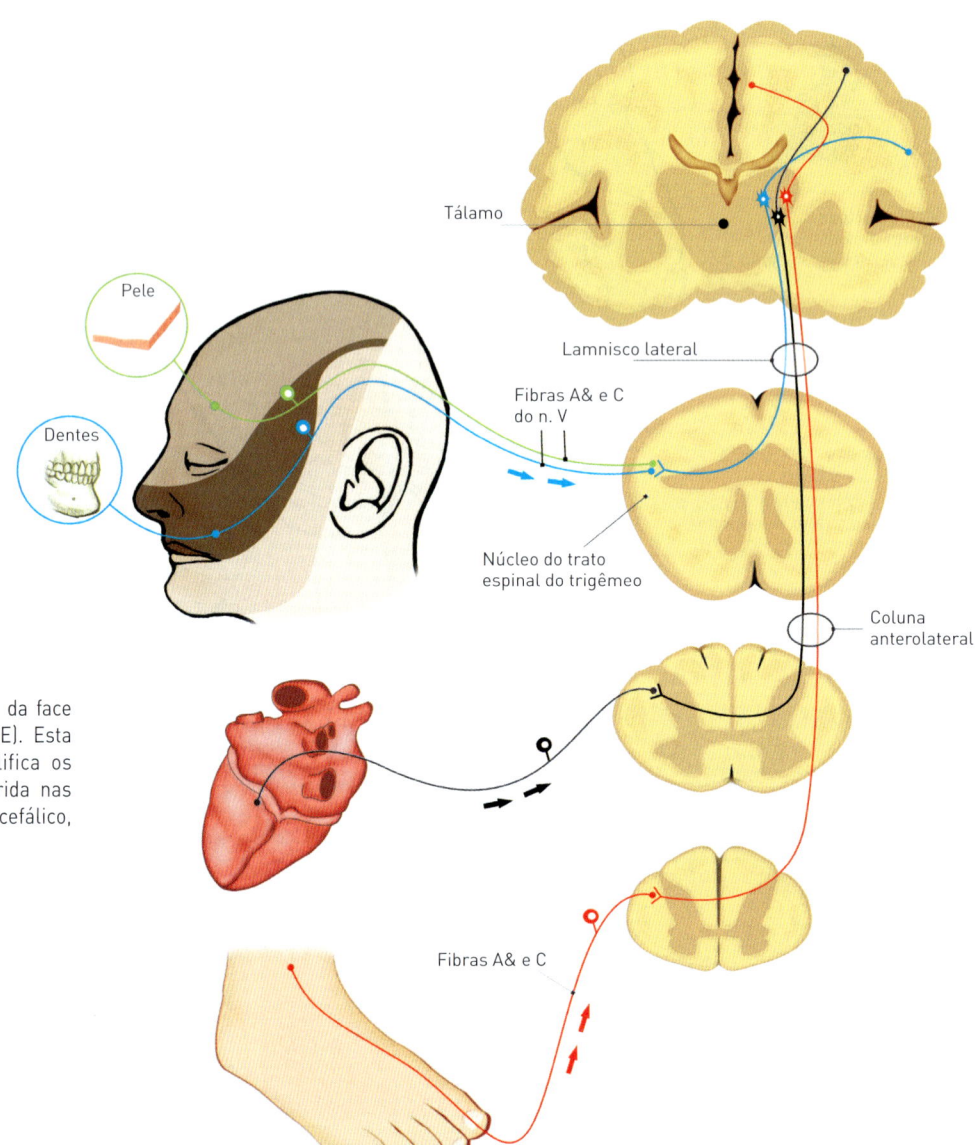

Figura 4.3. Vias aferentes da face (V par) e do corpo (CPME). Esta imagem também exemplifica os mecanismos de dor referida nas estruturas do segmento cefálico, como do tórax à face.

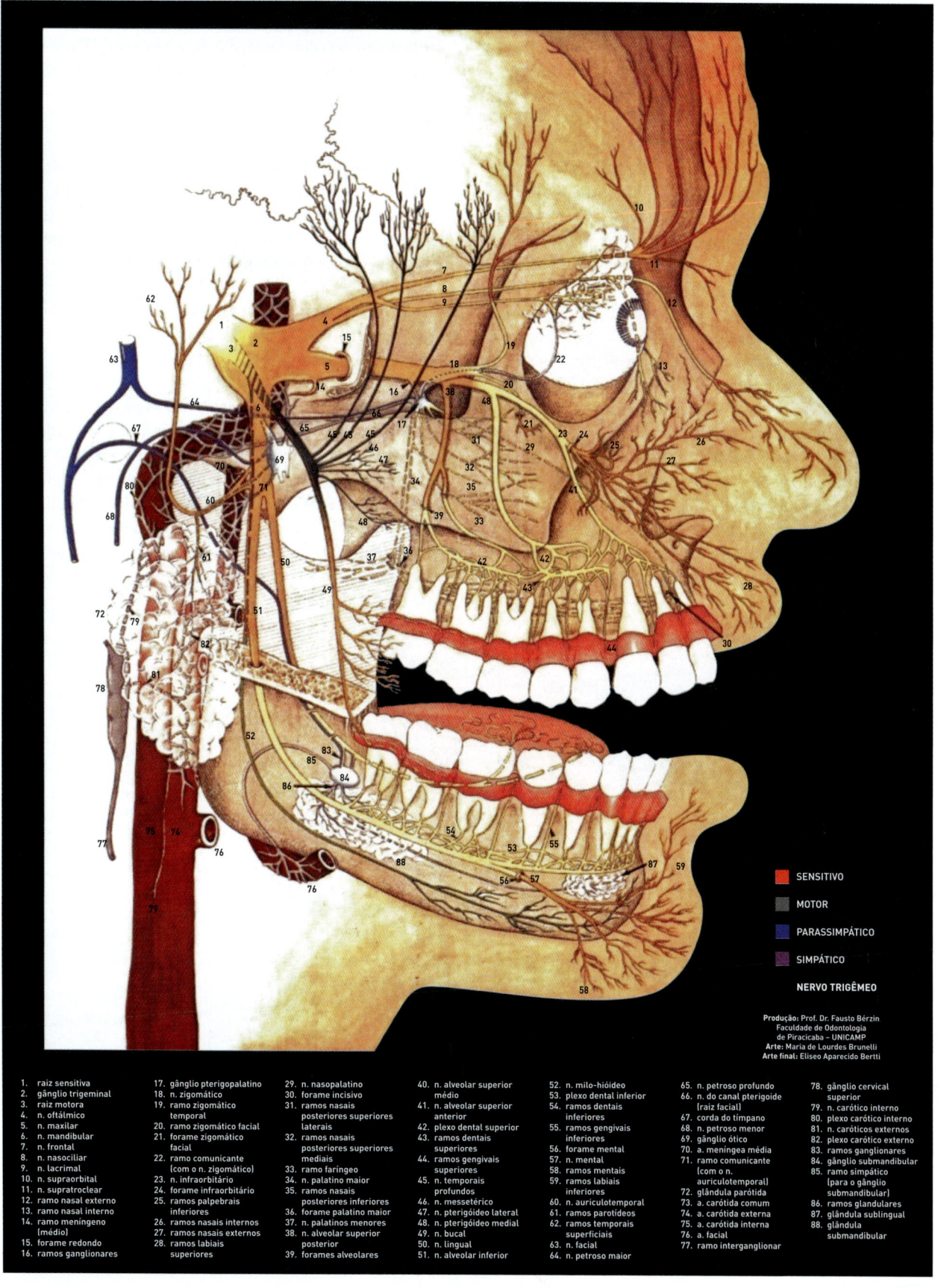

Figura 4.4. Desenho esquemático da distribuição periférica facial do Nervo Trigêmeo (V par craniano). Observar a ampla inervação dos dentes, bem como a relação do canal mandibular com os dentes, a relação dos antros maxilares com os dentes e, finalmente, a relação das emergências dos nervos infraorbitários e mentuais.

Fonte: Figura gentilmente fornecida pelo Professor Fausto Bérzin, da Faculdade de Odontologia de Piracicaba (FOP)/Unicamp.

1. raiz sensitiva
2. gânglio trigeminal
3. raiz motora
4. n. oftálmico
5. n. maxilar
6. n. mandibular
7. n. frontal
8. n. nasociliar
9. n. lacrimal
10. n. supraorbital
11. n. supratroclear
12. ramo nasal externo
13. ramo nasal interno
14. ramo meníngeo (médio)
15. forame redondo
16. ramos ganglionares
17. gânglio pterigopalatino
18. n. zigomático
19. ramo zigomático temporal
20. ramo zigomático facial
21. forame zigomático facial
22. ramo comunicante (com o n. zigomático)
23. n. infraorbitário
24. forame infraorbitário
25. ramos palpebrais inferiores
26. ramos nasais internos
27. ramos nasais externos
28. ramos labiais superiores
29. n. nasopalatino
30. forame incisivo
31. ramos nasais posteriores superiores laterais
32. ramos nasais posteriores superiores mediais
33. ramo faríngeo
34. n. palatino maior
35. ramos nasais posteriores inferiores
36. forame palatino maior
37. n. palatinos menores
38. n. alveolar superior posterior
39. forames alveolares
40. n. alveolar superior médio
41. n. alveolar superior anterior
42. plexo dental superior
43. ramos dentais superiores
44. ramos gengivais superiores
45. n. temporais profundos
46. n. messetérico
47. n. pterigóideo lateral
48. n. pterigóideo medial
49. n. bucal
50. n. lingual
51. n. alveolar inferior
52. n. milo-hióideo
53. plexo dental inferior
54. ramos dentais inferiores
55. ramos gengivais inferiores
56. forame mental
57. n. mental
58. ramos mentais
59. ramos labiais inferiores
60. n. auriculotemporal
61. ramos parotídeos
62. ramos temporais superficiais
63. n. facial
64. n. petroso maior
65. n. petroso profundo
66. n. do canal pterigoide (raiz facial)
67. corda do tímpano
68. n. petroso menor
69. gânglio ótico
70. a. meníngea média
71. ramo comunicante (com o n. auriculotemporal)
72. glândula parótida
73. a. carótida comum
74. a. carótida externa
75. a. carótida interna
76. a. facial
77. ramo interganglionar
78. gânglio cervical superior
79. n. carótico interno
80. plexo carótico interno
81. n. caróticos externos
82. plexo carótico externo
83. ramos ganglionares
84. gânglio submandibular
85. ramo simpático (para o gânglio submandibular)
86. ramos glandulares
87. glândula sublingual
88. glândula submandibular

radículas na medula espinal (zona de entrada das raízes nervosas), a bainha de mielina, produzida pela oligodendroglia junta-se à bainha de mielina produzida pelas células de Schwann. Na zona de entrada, fibras mielínicas finas e amielínicas destacam-se das fibras aferentes mais calibrosas e concentram-se no feixe ventrolateral das radículas, bifurcam-se em ramos com projeção rostral ou caudal e entram na constituição do trato de Lissauer.[12] As fibras aferentes C projetam-se nas lâminas superficiais do CPME, ou seja, lâmina I e porção superficial da lâmina II e as A-δ, nas lâminas superficiais (lâmina I e porção externa da lâmina II) e profundas (lâmina V). Os aferentes primários A-β e A-δ, que veiculam informações captadas por receptores mecânicos de baixo limiar, dividem-se em ramos rostrais e caudais no trato de Lissauer e originam colaterais que penetram na porção medial do CMPE e alcançam as lâminas IV, V, VI e IX e recorrem para terminar nas lâminas III e II.[14] Os neurônios das lâminas III e IV respondem à estimulação mecânica de baixo limiar e os da lâmina V, à estimulação de receptores mecânicos de baixo e alto limiares.[13] Parecem existir neurônios nociceptivos específicos na lâmina I e na substância gelatinosa.[15] As regiões proximais do corpo estão representadas lateralmente, e as distais, medialmente, nas lâminas do CPME.[1,16]

Trato de Lissauer

Conjunto de fibras oriundas de projeções rostrais e caudais dos aferentes primários logo após sua penetração na medula espinal e de fibras interneurônios do corno posterior da substância cinzenta da medula espinal. Corresponde ao trato espinal do nervo trigêmeo.

Vias com projeção rostral

Trato neoespinotalâmico

Conjunto de fibras originadas do corno posterior da substância cinzenta da medula espinal que se projetam, em sua maioria, contralateralmente nos núcleos sensitivos específicos do tálamo com somatotopia definida; origina poucas projeções para a formação reticular do tronco encefálico e outros segmentos da medula espinal. Está relacionado à dimensão sensitivo-discriminativa da sensibilidade (Fig. 4.5).

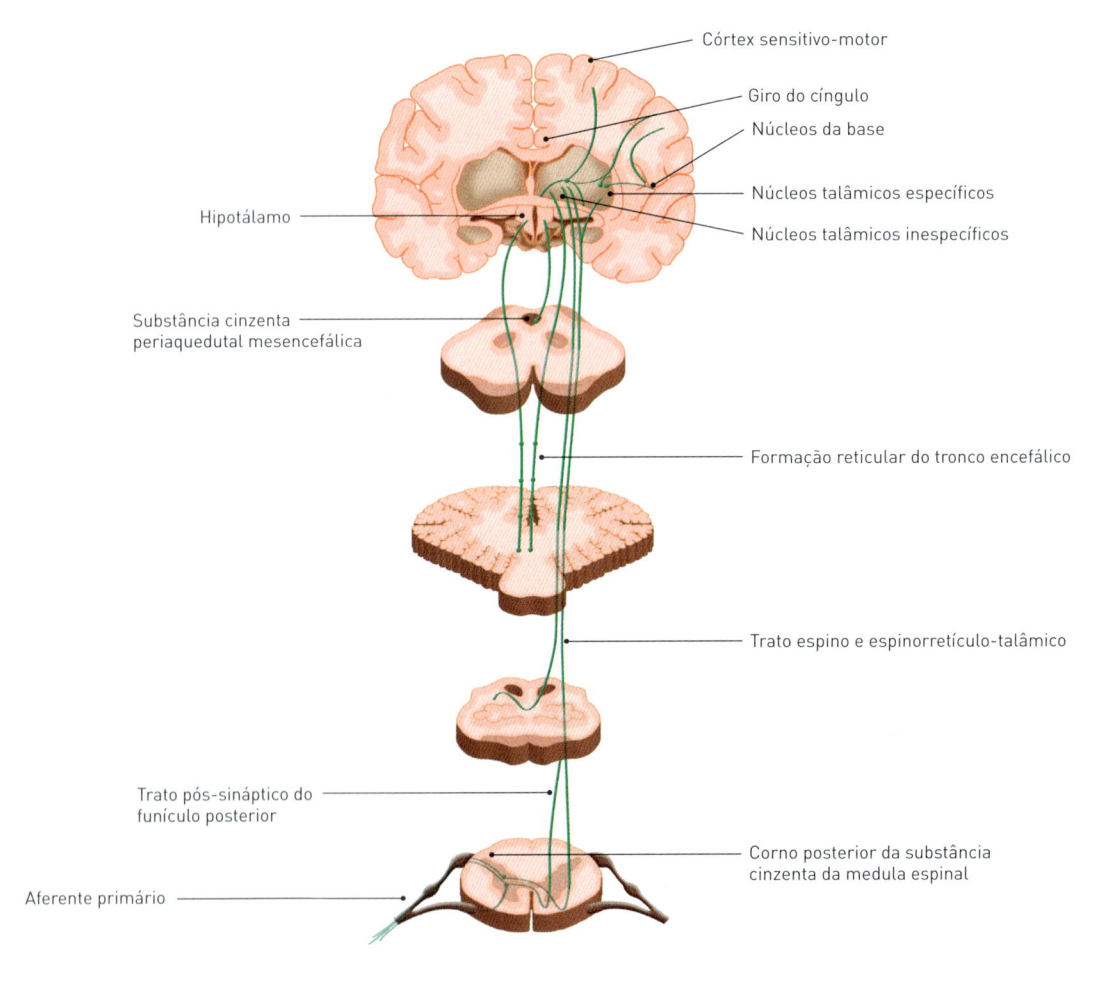

Figura 4.5. Trato espinotalâmico.

Trato palioespinotalâmico

Conjunto de fibras originadas no corno posterior da substância cinzenta da medula espinal e que ipso e contralateralmente projetam-se nos núcleos talâmicos inespecíficos sem somatotopia definida, na formação reticular do tronco encefálico e em outros segmentos da medula espinal. Está relacionado à dimensão afetivo-multivacional e à regulação automática dos movimentos em decorrência da dor.

Trato espinorreticular

Conjunto de fibras originadas no corno posterior da substância cinzenta da medula espinal e que se projetam ipso e contralateralmente em estruturas nucleares da formação reticular do tronco encefálico envolvidas no alerta e na regulação de funções automáticas, sensitivas e motoras. Seu componente destinado à substância periaqueduetal mesencefálica (trato espinomesencefálico) exerce importante papel no mecanismo de modulação da atividade sensitiva. Da formação reticular, fazem-se projeções para o hipotálamo e porção basomedial lobo frontal. Este trato está relacionado com os comportamentos afetivo-motivacional, motor, neuroendócrino, neurovegetativo e neuroimunitário decorrentes da estimulação dolorosa (Fig. 4.5).

Trato espinocervical

Origina-se na substância cinzenta do corno posterior da medula espinal e ipsolateralmente projeta-se no núcleo cervical lateral, onde suas fibras fazem sinapse com neurônios que originam tratos que cruzam a linha mediana e projetam-se nos núcleos sensitivos específicos do tálamo. Está relacionado à dimensão sensitiva discriminativa da sensibilidade dolorosa.

A transmissão das informações nociceptivas da medula espinal para as estruturas encefálicas é realizada mediante os tratos espinotalâmico, espinorreticular, espinomesencefálico, espinocervical, pós-sináptico do funículo posterior e intracornual. O maior contingente de tratos localiza-se no quadrante anterior da medula espinal oposto à entrada da raiz.

O CPME contém interneurônios que interferem no processamento das informações sensitivas, inibindo ou facilitando a transmissão dos potenciais veiculados pelos aferentes primários para os sistemas de projeção rostral. Além das aferências oriundas dos nervos periféricos, os neurônios do CPME recebem projeções originadas em outros segmentos espinais, no córtex cerebral, nas estruturas subcorticais e no tronco encefálico que participam do mecanismo de modulação da atividade sensitiva.[4]

As fibras do trato espinotalâmico originam-se nas lâminas I, IV, V, VI e VII do CPME. O maior contingente dessas fibras, após sua emergência, cruza a linha mediana na comissura branca anterior, projeta-se pelo quadrante anterolateral oposto da medula espinal e veicula estímulos dolorosos e não dolorosos, sendo pequeno o número de fibras nociceptivas específicas, para os núcleos do complexo ventrobasal (trato neoespinotalâmico), núcleo centrolateral, núcleos intralaminares e, possivelmente, núcleo centromediano e parafascicular do tálamo. Colaterais do trato espinotalâmico projetam-se na formação reticular do bulbo, ponte e mesencéfalo, incluindo o núcleo gigantocelular, paragigantocelular e substância cinzenta periaquedutal mesencencefálica.[17]

As fibras nociceptivas espinorreticulares homo e contralaterais originam-se nas lâminas VII e VIII da medula espinal e projetam-se no núcleo gigantocelular, no tegmento pontino lateral[18] e no núcleo subcerúleo ventral e dorsal[19] de onde a informação é transferida para os núcleos intralaminares e ventrais do tálamo e para o hipotálamo.[18]

Os neurônios que originam o trato espinorreticular são ativados por estímulos nocivos e não nocivos, superficiais e profundos.

> O trato espinorreticular está envolvido no fenômeno de despertar, contribui para ativar estruturas que envolvem as reações emocionais e neurovegetativas associadas à dor[18] e participa do mecanismo de modulação de atividade das unidades nociceptivas espinais e encefálicas.

O trato espinomesencefálico origina-se nas lâminas I e V do CPME e projeta-se no subnúcleo lateral da substância cinzenta periaquedutal e no teto mesencefálico. No trato espinocervical e no trato pós-sináptico dos funículos posteriores, há fibras que respondem a estímulos nociceptivos e, outras, a estímulos nociceptivos e não nociceptivos.[20]

As fibras do trato espinocervical originam-se nas lâminas I, III e IV do CPME e projetam-se, via quadrante lateral homolateral da medula espinal, no núcleo cervical lateral, onde fazem sinapses com neurônios que originam fibras que cruzam a linha mediana e projetam-se no complexo ventrobasal do tálamo, na formação reticular do tronco encefálico e no diencéfalo.[20]

O trato pós-sináptico do funículo posterior origina-se nas lâminas III, IV, V e VI do CPME e contém fibras somatotopicamente organizadas que se projetam no complexo ventrobasal do tálamo.[21] Aferentes espinais e do núcleo caudal do complexo espinal trigeminal projetam-se no núcleo submédio do tálamo medial.

Há evidências de que 50 a 80% dos neurônios do núcleo gigantocelular respondem à estimulação nociva, principalmente se recrutada por fibras A-δ.[22] Alguns neurônios respondem à estimulação nociva apenas e, outros, a estímulos nocivos e não nocivos, além de apresentar atividade excitatória e inibitória e grandes campos receptivos.[22] Dão origem a fibras que compõem o trato reticuloespinal e projeções rostrais para os núcleos centromediano e parafascicular do tálamo. Na formação reticular mesencefálica há neurônios que respondem à estimulação das vias nociceptivas periféricas.[22]

Do núcleo penduculopontino originam-se projeções para o hipotálamo. Projeções reticulotalâmicas exercem atividade inibitória sobre os núcleos do complexo ventrobasal do tálamo. É possível que a via espinomesencefalotalâmica atue elevando a inibição tônica no complexo ventrobasal do tálamo.[23]

A área pontina parabraquial parece participar de alguns aspectos do processamento nociceptivo, uma vez que recebe aferências da lâmina I da medula espinal e dá origem a fibras que se projetam na amígdala e, provavelmente, no tálamo;[22] participa dos aspectos emocionais relacionados à dor (ver Fig. 4.5).

Tronco encefálico

Estrutura anatômica situada entre a porção rostral da medula espinal cervical e o tálamo e a cápsula interna. Contém núcleos envolvidos na regulação de atividades automáticas, neurovegetativas, motoras, psíquicas e sensitivas, assim como na ativação do córtex cerebral; contém também fibras dos tratos espinotalâmicos, corticoespinais, espinocerebelares e que do cerebelo projetam-se no tálamo e dos núcleos reticulares. Origina projeções para medula espinal, cerebelo, tálamo, hipotálamo, córtex cerebral difusamente, em especial para a base medial do lobo frontal. Recebe projeções da medula espinal, cerebelo, tálamo, hipotálamo, núcleos da base e córtex cerebral (Fig. 4.6).

Formação reticular do tronco encefálico

Estruturas neurais sediadas no tronco encefálico que estão envolvidas na regulação da ativação do córtex cerebral (formação reticular ativadora ascendente) e na regulação das atividades motora, sensitiva, neurovegetativa e psíquica. Nessa estrutura, especialmente no mesencéfalo, é que está sediado um importante sistema de modulação central da dor (ver Fig. 4.5).

Complexo nuclear trigeminal

O complexo nuclear trigeminal é subdividido citoarquitetonicamente em núcleo mesencefálico, núcleo principal e núcleo do trato espinal do nervo trigêmeo. As porções caudais correspondem às lâminas posteriores do CPME e, as rostrais, às anteriores. Ver Capítulo 5.

Inervação sensitiva facial / dermátomos faciais

A inervação sensitiva da cabeça (face e crânio) é essencialmente trigeminal. Participam, ainda, o nervo intermédio (do facial), o glossofaríngeo, o vago e os primeiros ramos cervicais (Fig. 4.7). O nervo trigêmeo distribui-se da seguinte forma: a) ramo oftálmico (V1), que inerva a região frontal, globo ocular, órbita, dorso do nariz; b) ramo maxilar (V2), que inerva a asa do nariz, região geniana, lábio superior e região da arcada superior, pálato duro, vestíbulo oral superior e cavidade

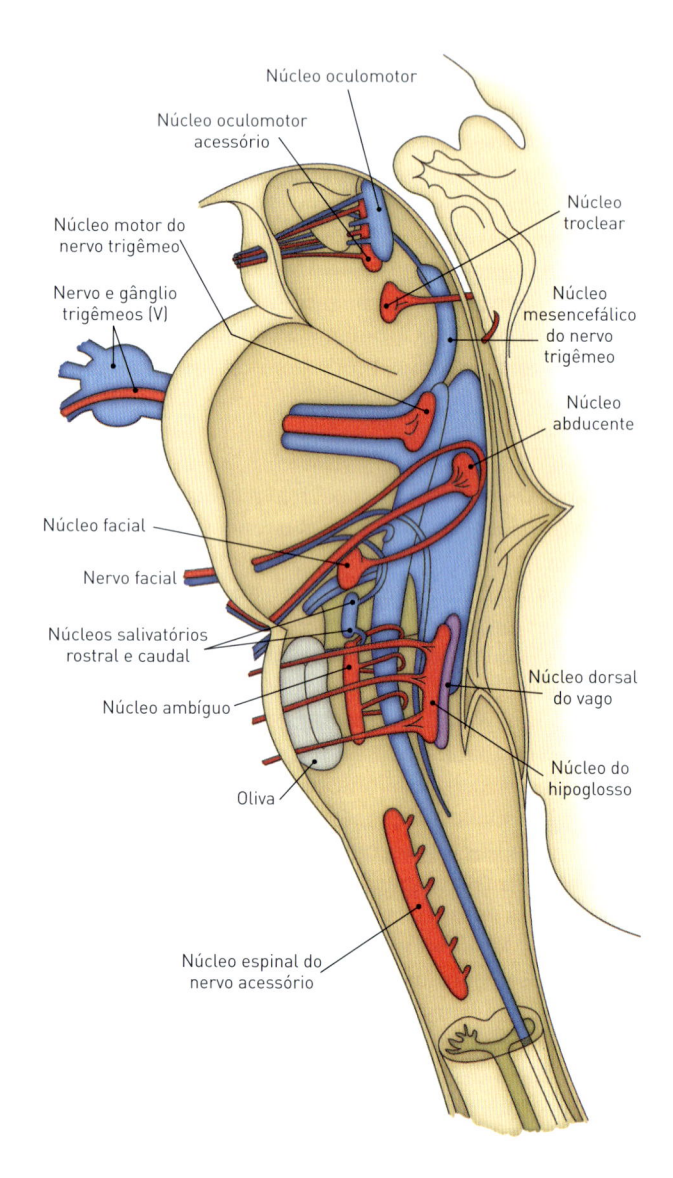

Figura 4.6. Tronco encefálico é a região intermediária entre a medula espinal e o mesencéfalo. É formado pelo bulbo e pela ponte. Grande parte dos nervos cranianos relaciona-se com essa região.

nasal; c) ramo mandibular (V3), que inerva o lábio inferior, arcada dentária inferior, dois terços distais da língua, vestíbulo oral inferior, região pré-auricular, metade anterior da região temporal, porção anterior do conjunto auditivo externo e parte do pavilhão da orelha. A representação sensitiva da face no complexo sensitivo trigeminal ocorre como lâminas concêntricas centradas na região oral. Ver no Capítulo 5 a distribuição da face no subnúcleo *caudalis* do trigêmeo, cuja característica é de casca de cebola.

Tálamo

Estrutura composta de neurônios de projeção e neurônios internunciais situados profundamente nos hemisférios cerebrais. Exerce função integradora entre atividades motoras, sensitivas, psicocomportamentais e neurovegetativas. Origina projeções para o córtex cerebral, outros núcleos talâmicos, núcleos da base, estruturas do sistema límbico e formação reticular do tronco encefálico. O componente sensitivo do tálamo situa-se em seu terço posterior. Seus núcleos anteriores e dorsais estão relacionados ao comportamento psíquico, e os do terço médio, ao comportamento motor. Apresenta conexões recíprocas com a medula espinal, projeções do cerebelo, dos núcleos da base, da formação reticular do tronco encefálico e córtex cerebral.

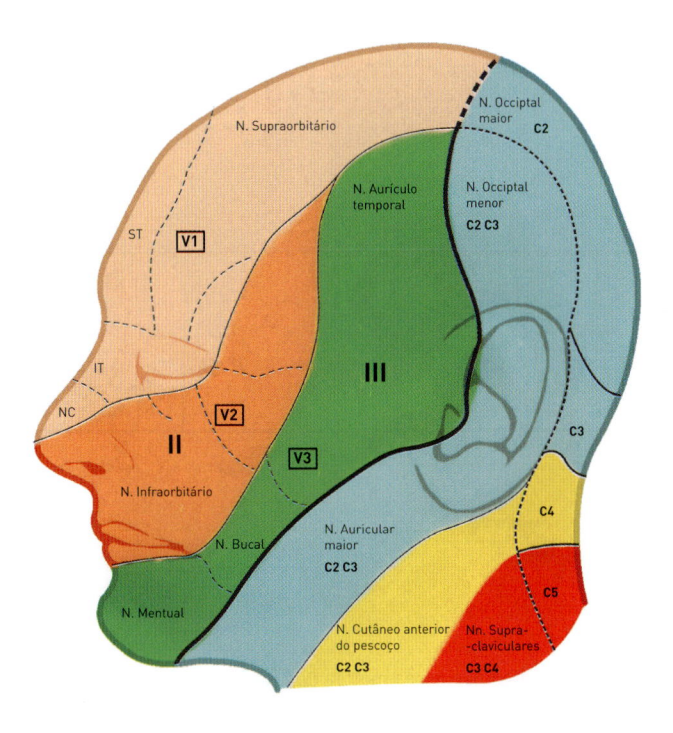

Figura 4.7. Dermátomos faciais.

Nos núcleos talâmicos há unidades celulares que reagem à estimulação nociceptiva e não nociceptiva.[24] As vias nociceptivas discriminativas do trato espinotalâmico projetam-se no complexo ventrobasal, grupamento nuclear posterior, núcleos intralaminares e núcleo submédio do tálamo e, as vias espinorreticulotalâmicas, nos núcleos centromediano, centrolateral e parafascicular do tálamo e porção magnocelular do corpo geniculado medial.[17] Os campos receptivos das unidades celulares talâmicas envolvidas na nocicepção são amplos, frequentemente bilaterais e comumente multimodais. No complexo ventrobasal do tálamo há organização somatotópica bem definida. Seus neurônios projetam-se, com organização somatotópica, no córtex sensitivo SI e SII[25] e no córtex orbitário.[17] Os neurônios do núcleo centromediano, parafascicular e núcleos da linha média apresentam grandes campos receptivos e recebem aferências bilaterais. A projeção para o estriado e córtex pré-motor sugere que esses núcleos estejam relacionados à reação motora de defesa aos estímulos nociceptivos. O núcleo centromediano projeta-se no córtex cerebral via núcleo ventrolateral, ventromedial, ventral anterior e núcleos da linha média. Os núcleos da linha média projetam-se no córtex cerebral através do núcleo dorsal anterior. No núcleo submédio talâmico medial há fibras que se destinam ao córtex fronto-orbitário, porção basomedial da amígdala e área de associação do córtex frontal, occipital e temporal. O grupamento nuclear talâmico posterior projeta-se na área SII.[26] A projeção dos núcleos da linha média no complexo ventrobasal do tálamo é inibitória.

Córtex cerebral

Camada que reveste a convexidade dos hemisférios cerebrais e onde estão situados os neurônios de projeção e associação envolvidos no processamento de informações sensitivas e motoras, memória, comportamento psíquico, neurovegetativo e na integração dessas unidades. No ser humano, apresenta-se macroscopicamente com circunvoluções compostas de giros separados por sulcos; várias funções cerebrais especializadas são sediadas em alguns giros (Fig. 4.8).

Representação da área sensitiva (área somestésica) (homúnculo de Penfield)

A área sensitivo-motora primária situa-se posteriormente ao sulco central. Nela, as diferentes regiões do corpo estão representadas com disposição inversa, ou seja, os membros inferiores nos segmentos mais rostrais e o segmento cefálico nos segmentos mais caudais do giro. Os segmentos corpóreos com maior importância funcional apresentam maior representação na área sensitiva, ou seja, a região como a oral, incluindo a língua e a porção distal do membro superior (Fig. 4.9).

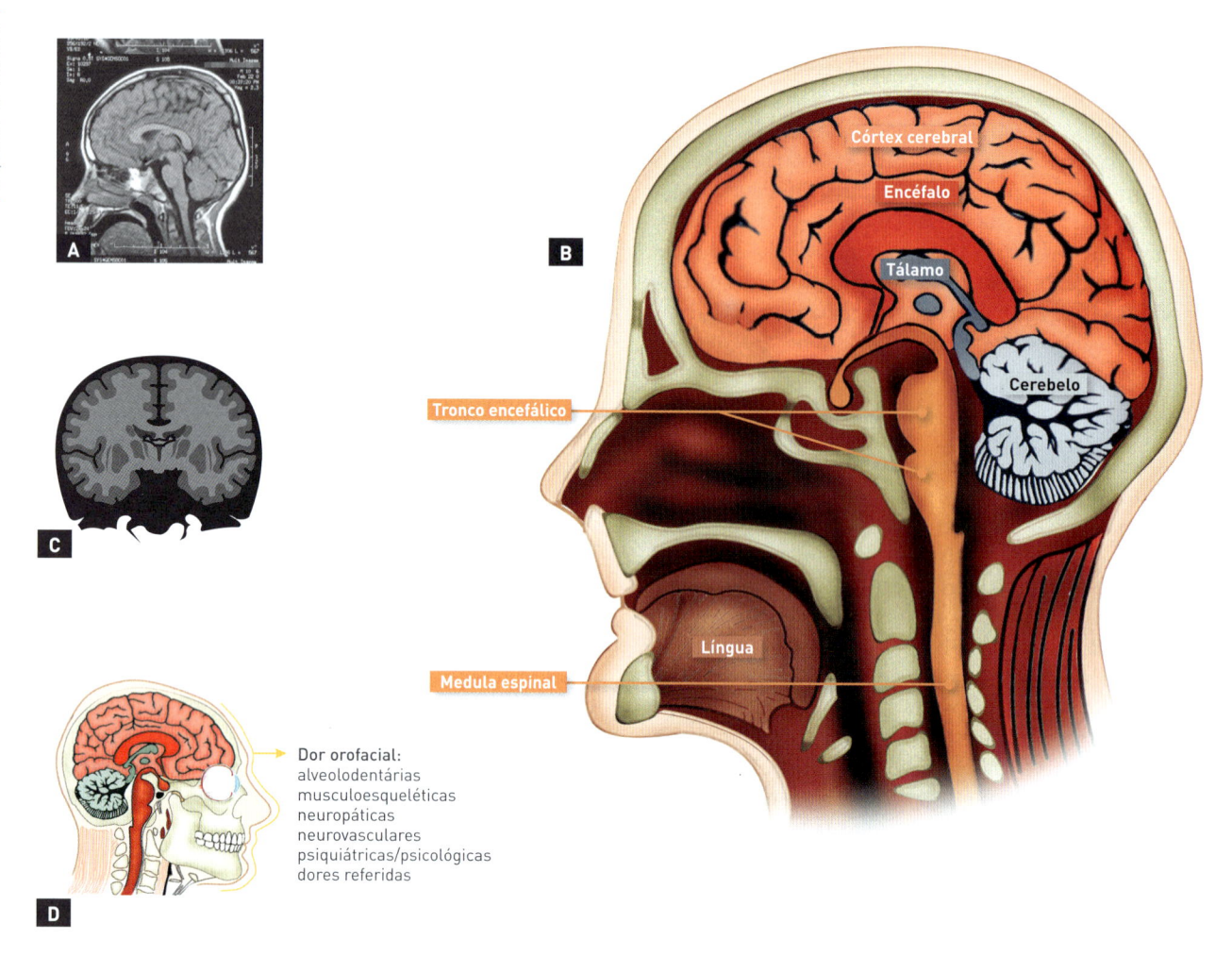

Figura 4.8. Dermátomos faciais. O córtex cerebral é a região do encéfalo que nos dá a consciência da dor. Desenho artístico. **A.** Corte sagital. **B.** Corte coronal. **C.** Esquema ilustrando as origens potenciais das dores orofaciais.

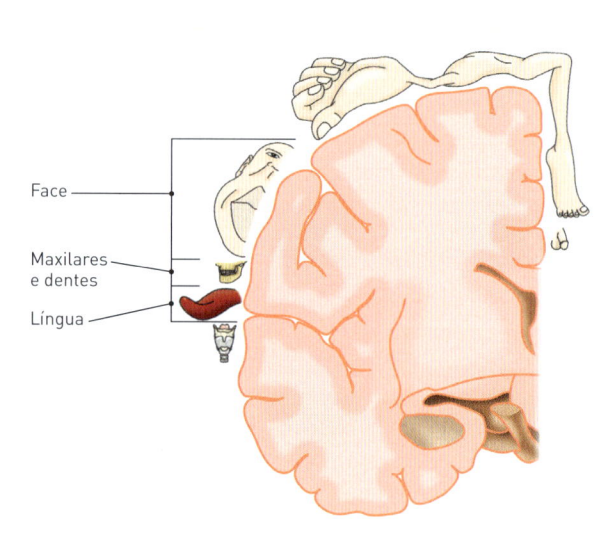

Figura 4.9. Representação sensitiva da face no córtex cerebral (somestésico), comparativamente com as demais regiões do corpo humano (homúnculo anatômico) no giro pós-central. A pequena representação dos dentes auxilia a explicar parte dos fenômenos de dor referida, o incômodo provocado por uma afta ou por fiapo de laranja preso entre os dentes.

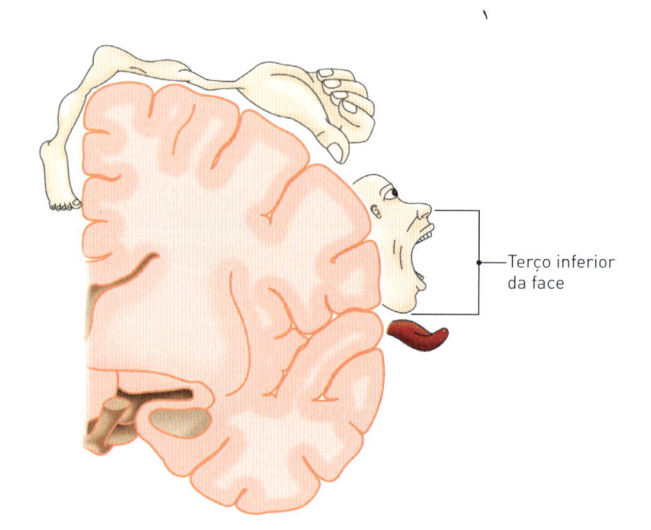

Figura 4.10. Representação motora da face no córtex cerebral (motor), comparativamente com as demais regiões do corpo humano (homúnculo anatômico) no giro pré-central. A grande representação do terço inferior da face explica algumas dificuldades que ocorrem devido à instabilidade de próteses totais.

Representação cortical motora (área motora) (homúnculo de Penfield)

As áreas motoras são representadas no giro situado anteriormente ao sulco central. Como no giro pós-central, nele o corpo humano é também representado em posição inversa em relação ao corpo e as várias regiões estão representadas com amplitude proporcional à sua importância funcional, ou seja, a região oral e as porções distais do membro superior são as com maior amplitude (Fig. 4.10).

Poucos neurônios de área sensitiva principal respondem exclusivamente à estimulação nociva.[26] Na porção posterior da área SII há neurônios multimodais com grandes campos receptivos que são ativados pela estimulação nociceptiva bilateral. Na área Ms I há neurônios que respondem a estímulos somáticos menos específicos. Nas áreas de associação fronto-orbitárias há neurônios multimodais ativados por estímulos nocivos e não nocivos.[26]

As estruturas que compõem o sistema límbico recebem aferências do núcleo ventral anterior, formação reticular do tronco encefálico e núcleos posteriores do tálamo. O hipotálamo recebe aferências da formação reticular mesencefálica, núcleo ventral anterior do tálamo e córtex frontal.[4] Existem conexões recíprocas entre a área sensitiva primária e a secundária homo e contralateral, e entre estas e o córtex motor primário, córtex parietal e estruturas do sistema límbico. Há conexões recíprocas entre o núcleo centromediano, grupamento nuclear posterior do tálamo, estriado e projeções do córtex sensitivo primário para o complexo ventrobasal do tálamo, grupamento nuclear posterior, núcleo parafascicular e, talvez, centromediano, com atividade excitatória e inibitória. O córtex sensitivo secundário projeta-se no complexo ventrobasal do tálamo, grupamento nuclear posterior e centromediano.

A área motora primária projeta-se nos núcleos talâmicos específicos e inespecíficos. Foram descritas projeções oriundas do córtex cerebral sensitivo e motor, córtex orbitário e giro temporal superior para a formação reticular do tronco encefálico; do córtex sensitivo primário e motor principal para o corno anterior e posterior da medula espinal; do córtex orbitário para as lâminas profundas do CPME; do córtex sensitivo parietal, occipital e temporal para os núcleos do funículo posterior.[26] Tais projeções exercem atividade excitatória ou inibitória.

As projeções para a formação reticular do tronco encefálico justificam a ativação dos mecanismos de alerta, as modificação neurovegetativas e o efeito modulatório supressor da dor discriminativa. A projeção para o hipotálamo justifica a reação de agressividade e as anormalidades neurovegetativas, neuroimunitárias e neuroendócrinas observadas quando da nocicepção.[27] A conexão recíproca existente entre as estruturas da medula espinal, formação reticular do tronco encefálico, tálamo e córtex

> O complexo neoespinotalâmico exerce a função discriminativa no processamento da dor (dimensão sensitivo-discriminativa). A projeção via grupamento nuclear posterior e núcleos intralaminares do tálamo (sistema páleo-espinotalâmico) não exerce atividade discriminativa. As vias que se projetam na formação reticular do tronco encefálico e nas estruturas do sistema límbico, mediante o trato espinorreticular, estão relacionadas com o alerta, as anormalidades neurovegetativas, a modulação da dor e com os aspectos afetivos associados à nocicepção (dimensão afetivo-motivacional). Da atuação das várias estruturas corticais expressa-se a dimensão cognitiva-avaliativa.

cerebral possibilita a avaliação dos aspectos qualitativos e quantitativos dos estímulos nociceptivos, bem como o controle sobre o comportamento desencadeado pelos estímulos dolorosos.

MODULAÇÃO DA DOR

Sensibilização neuronal

Quando a estimulação é intensa e prolongada, há sensibilização dos neurônios nociceptivos do CPME ou do subnúcleo caudal do trigêmeo via vários mecanismos. A sensibilização depende da atuação dos aminoácidos (ácido glutâmico, ácido aspártico) e das taquicininas (SP).

Os receptores AMPA (ativados pelo ácido 2-amino-3-hidroxi-5-metil-4-isoxasole-propiônico) e cainato são acionados imediatamente após a liberação de aminoácidos excitatórios e estão envolvidos no mecanismo de localização têmporo-espacial e na quantificação da dor.[28]

Os receptores NMDA (N-metil-D-aspartato), ativados por aminoácidos e modulados por neuropeptídeos (SP), atuam centenas de milissegundos após a chegada do estímulo. Os receptores de neurocininas ativados pelas taquicininas atuam segundos após a liberação desses neurotransmissores. Os receptores NMDA e os de neurocininas estão relacionados com o mecanismo da sensibilização dos neurônios da medula espinal (dor crônica) e com a modulação da nocicepção. Estímulos leves e moderados liberam pequena quantidade de ácido glutâmico e de SP que despolarizam a membrana neuronal e geram sensação dolorosa momentânea. Estímulos intensos e prolongados resultam em deslocamento dos íons Mg^{++} dos receptores NMDA e em penetração de íons Ca^{++} para o interior do citoplasma. Os íons Ca^{++} extracelulares somam-se aos íons Ca^{++} das reservas intracelulares e ativam sistemas enzimáticos, os quais sintetizam segundos mensageiros, incluindo o monofosfato de adenosina (AMP)-cíclico, que causa fosforilação das membranas neuronais que se tornam hiperexcitáveis, os neurotransmissores retrógrados (óxido nítrico, PGs) que, do interior dos neurônios, escoam-se para o interstício e acarretam liberação de maior quantidade de neurotransmissores excitatórios dos aferentes primários, ou creatinofosfocinase (PKC), que modifica a expressão genética (pró-oncogenes), resultando na síntese de ácido ribonucleico (RNA) mensageiro, a qual induz a produção de receptores excitatórios que se adaptam à superfície neural (regulação ascendente).

Mecanismos de modulação da dor

Apesar das evidências sobre a existência de mecanismos supressores desde o início do século passado, foi a partir da teoria de comporta apresentada por Melzack e Wall[23] que os sistemas modulatórios de dor passaram a ser reconhecidos. Segundo essa teoria, a supressão da dor decorreria da inibição pré-sináptica na medula espinal resultante da colisão entre potenciais dos aferentes primários e os antidrômicos originados na substância gelatinosa do CPME. Os interneurônios ativados pelos aferentes de grosso calibre gerariam potenciais negativos nas raízes sensitivas e reduziriam a amplitude dos potenciais nociceptivos; a atividade das fibras discriminativas do SNP de grosso calibre bloquearia a transferência das informações nociceptivas para os neurônios do CPME e as influências hiperpolarizantes dos aferentes de calibre fino. A ausência de correspondências anatômica, eletrofisiológica, neuroquímica e de achados clínicos que sustentassem a teoria da comporta foram razões para que ela não mais fosse aceita da forma como havia sido idealizada.

Supressão da dor

A administração de morfina e a estimulação elétrica de regiões limitadas da substância cinzenta periaquedutal mesencefálica e da substância cinzenta ao redor do III ventrículo resulta em analgesia e deprime a atividade dos neurônios das lâminas I e V do CPME[29] (Fig. 4.12). Há receptores de morfina e neurotransmissores com atividade semelhante a dos agentes morfínicos na amígdala, hipotálamo, núcleo caudado, substância cinzenta periaquedutal mesencefálica, tálamo e substância gelatinosa da medula espinal.[11,30] A leucina e a metionina-encefalina (derivadas da pró-encefalina A) estão presentes nos neurônios e terminações nervosas da amígdala, tálamo, substância cinzenta periaquedutal do mesencéfalo, núcleo magno e dorsal da rafe e CPME; a β-endorfina (derivada da pró-opiomelanocortina) está presente nos neurônios da porção anterior e intermediária da hipófise e em fibras que, do núcleo arqueado, projetam-se no septo, tálamo, mesencéfalo e substância periaquedutal do mesencéfalo;[31] a dinorfina (derivada da pró-encefalina-B) está presente na substância negra, estruturas do sistema límbico, no CPME e substância periaquedutal mesencefálica;[13] a α-neoendorfina (derivada da pró-encefalina-B) é difusamente distribuída no SNC. Há vários subtipos de receptores de morfina. Os receptores μ são mais importantes para a atividade analgésica da morfina no compartimento supraespinal e estão concentrados nas vizinhanças da substância cinzenta periaquedutal mesencefálica, estriado, córtex cerebral, habênula, tálamo e lâminas superficiais do CPME. Os receptores κ estão presentes no hipotálamo, claustro e substância periaquedutal mesencefálica. Os receptores

> A teoria da comporta (Fig. 4.11) teve o mérito de inaugurar um conceito apropriado para justificar a sensibilidade, que é o da *interação sensitiva*, segundo o qual as diferentes modalidades e qualidades sensoriais interagem entre si, modificando-se quanto à sua expressão.[4]

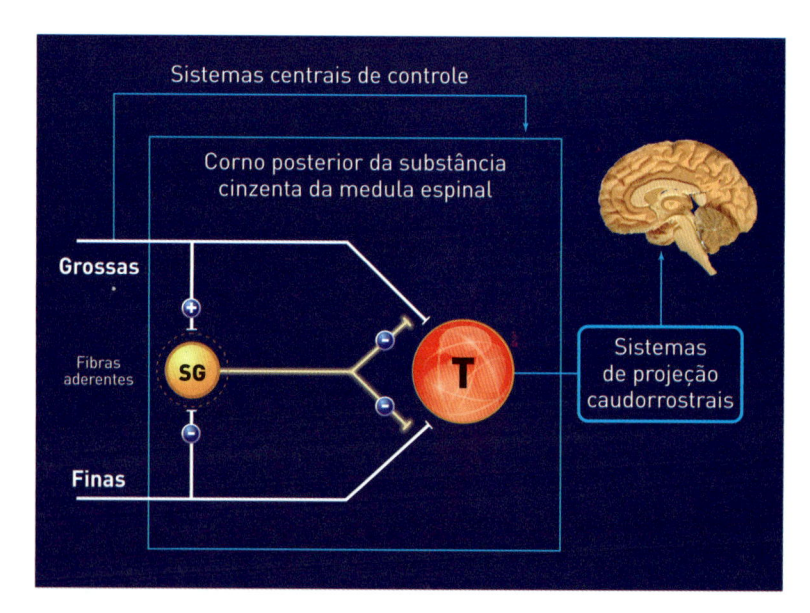

Figura 4.11. Teoria da comporta.
Fonte: Melzack e Wall.[23]

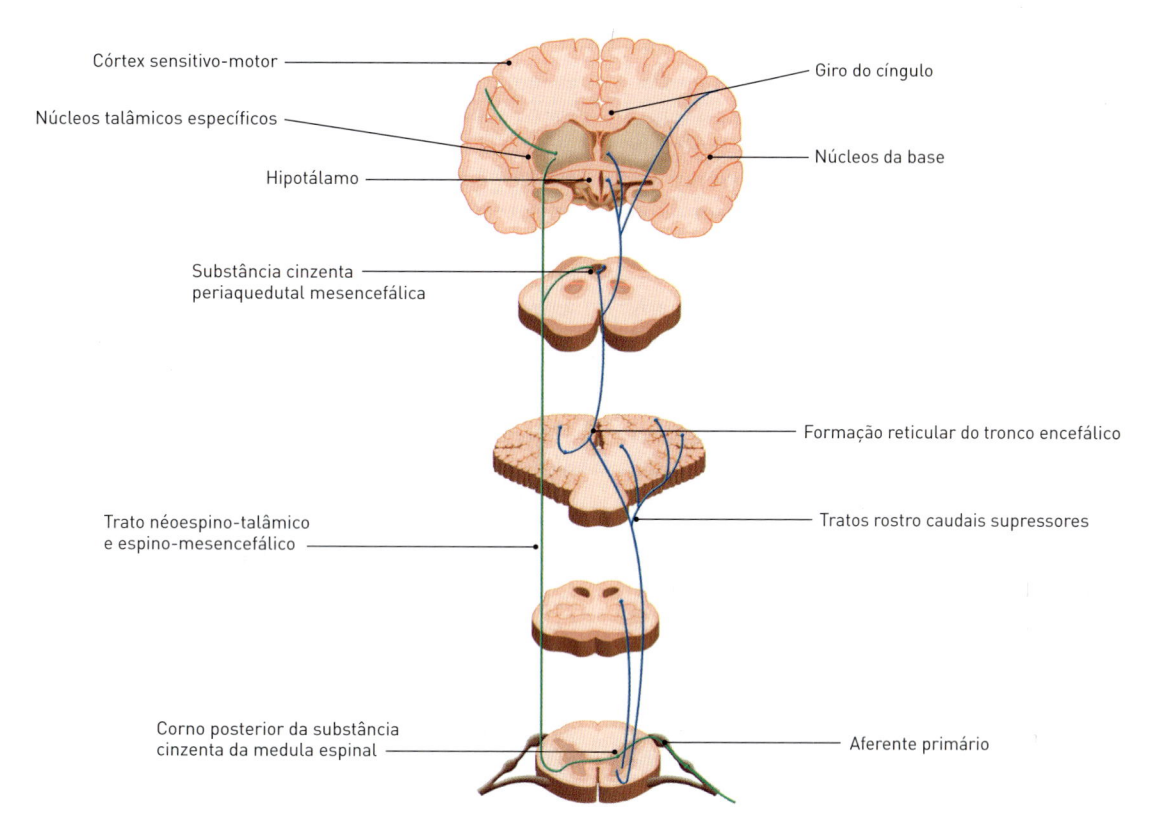

Figura 4.12. Sistema supressor de dor.

δ são escassos no encéfalo e estão presentes em elevada concentração nas lâminas superficiais do CPME.[3,32]

Essas diferenças, quanto aos tipos e locais dos receptores de morfina, parecem ter importância funcional: há evidências de que os receptores κ estejam envolvidos na analgesia frente à estimulação nociceptiva mecânica, somática e visceral, que os receptores d estejam relacionados à analgesia quando a dor é induzida por estímulos térmicos e que os receptores μ estejam envolvidos na analgesia em situações em que a dor é induzida por estímulos variados.[13] Não há, entretanto, dados precisos a respeito de neurotransmissores naturais que se liguem aos receptores μ.[3] A leucina e a metionina-encefalina têm afinidade predominante pelos receptores δ, a metionina-encefalina tem afinidade pelos receptores m, a dinorfina apresenta afinidade por receptores κ e a β-endorfina, pelos receptores ε.[3] É provável que os receptores μ e os receptores ε atuem em vias supressoras da dor no encéfalo e os receptores μ, δ e κ em vias supressoras na medula espinal. Foi demonstrada ocorrência de encefalinas locais em que há grande concentração de receptores μ, δ e κ, ou seja, nas lâminas I, II, III e V do CPME e, de dinorfina, nas lâminas I e V.

A supressão da atividade das unidades nociceptivas da medula espinal resultante da ativação das estruturas encefálicas depende da integridade das vias rostrocaudais localizadas no funículo dorsolateral da medula espinal.[33-35] A substância periaquedutal mesencefálica contém elevada concentração de receptores μ, recebe aferências do hipotálamo, mediante fibras que trafegam pela substância cinzenta periventricular, córtex frontal e insular, amígdala, núcleo parafascicular do tálamo, núcleo cuneiforme, núcleo do loco cerúleo, formação reticular pontobulbar e CPME e exerce função fundamental no mecanismo da supressão da dor. Identificaram-se leucina-encefalina, metionina-encefalina e dinorfina nos seus neurônios e β-endorfina nas terminações das fibras oriundas do hipotálamo. A morfina atua na substância cinzenta periaquedutal mesencefálica por mecanismos de desinibição, possivelmente via sistema gabaérgicos.

Há encefalinas nos neurônios e neurotensina nas terminações nervosas no núcleo magno da rafe e nos neurônios da formação reticular ventral ao núcleo reticular gigantocelular, que recebem projeções oriundas da substância periaquedutal mesencefálica, hipotálamo posterior, neurônios serotoninérgicos do encéfalo, noradrenérgicos do bulbo e ponte e do núcleo reticular gigantocelular dorsolateral. A projeção excitatória da substância cinzenta periaquedutal mesencefálica na formação reticular bulbar ventromedial utiliza neurotensina como neurotransmissor e os que se projetam nos núcleos bulbares rostrais mediais utilizam encefalina. No núcleo reticular paragigantocelular, que recebe projeções da substância cinzenta periaquedutal mesencefálica, há neurônios que contêm encefalinas e serotonina. O glutamato e o aspartato atuam como neurotransmissores excitatórios na conexão entre a substância periaquedutal mesencefálica e os núcleos reticulares ventromediais no bulbo. Há, em neurônios e em terminações nervosas da substância cinzenta periaquedutal mesencefálica, núcleo magno da rafe e núcleo reticular gigantocelular, GABA, provavelmente com atividade supressora.[31]

Além de estarem envolvidas na antinocicepção produzida pela morfina, as vias noradrenérgicas, colinérgicas e dopaminérgicas participam também da analgesia induzida pelo GABA.[13] A neurotensina, presente na substância cinzenta periaquedutal mesencefálica, atua nas vias rostrocaudais supressoras de dor oriundas do núcleo magno da rafe.[13] As vias dopaminérgicas antagonizam a analgesia induzida pela neurotensina. Os grupamentos nucleares bulbares medianos e paramedianos recebem projeções que contêm glutamato e exercem atividade excitatória nos neurônios do CPME.[13] A ação supressora da calcitonina sobre a dor é mediada pelas vias catecolaminérgicas;[13] a histamina exerce atividade supressora sobre a dor devido à interação com a morfina;[36] a dopamina e seus agonistas e antagonistas noradrenérgicos exercem atividade supressora quando administrados no núcleo da rafe; a atividade supressora da acetilcolina está relacionada à atividade das vias morfínicas. Os neurônios do núcleo rostroventral do bulbo contêm serotonina, SP, encefalinas e hormônio liberador de tireotrofina (TRH). As projeções noradrenérgicas para o núcleo da rafe originam-se nos núcleos A5 e A7 do bulbo e as projeções rostrocaudais têm origem desconhecida. A SP coexiste em neurônios e em terminações nervosas contendo encefalinas na substância periaquedutal mesencefálica, núcleo da rafe, núcleo do trato espinal do nervo trigêmeo e CPME. Parece que, em alta concentração, exerce atividade excitatória sobre os neurônios nociceptivos e, em baixa concentração, libera endorfina e inibe as encefalinas. A SP está presente em estruturas nucleares da rafe que contêm serotonina.

> A estimulação das vias nervosas supressoras descendentes libera peptídeos antes das monoaminas, sugerindo que, na dor aguda e na dor crônica, haja atuação diferenciada dos neurotransmissores nos supressores.

Há vias que se projetam no funículo dorsolateral e utilizam noradrenalina com atividade inibitória nas células do CPME. Há projeções inibitórias oriundas dos núcleos bulbares ventromediais, trafegando pelo quadrante dorsolateral da medula espinal que se projetam nas lâminas superficiais do CPME e fibras catecolinérgicas inibitórias oriundas do bulbo projetando-se nas unidades nociceptivas do CPME, principalmente nas lâminas I, II e X, onde atuam via receptores α-2[37] e mediante a liberação de GABA e glicina ou, indiretamente, de serotonina. Essas vias rostrocaudais trafegam pelo funículo dorsolateral da medula espinal e alcançam as lâminas superficiais do CPME. As que utilizam a SP, serotonina e noradrenalina são as mais relevantes. A via serotoninérgica está envolvida no efeito analgésico da administração de morfina e da estimulação elétrica do tronco encefálico.[13] Há vias serotoninérgicas excitatórias atuando nos neurônios que dão origem aos tratos espinotalâmicos.[13] A noradrenalina exerce ação inibitória nas vias nociceptivas da medula espinal e no núcleo magno da rafe. A estimulação das vias nervosas supressoras rostrocaudais libera peptídeos antes das monoaminas, sugerindo que, na dor aguda e na dor crônica, haja atuação diferenciada dos neurotransmissores supressores.

Os núcleos serotoninérgicos dorsais da rafe, sob a influência de vias encefalinérgicas, apresentam função moduladora no núcleo *acubens*, amígdala e habênula. A projeção do núcleo pedunculopontino sobre o núcleo reticular talâmico resulta em atividade inibitória deste sobre o complexo ventrobasal. Pouco se conhece a respeito dos mecanismos da modulação da dor no telencéfalo. A analgesia induzida pela administração de morfina na amígdala independe da atividade dos neurônios do CPME. Colaterais do trato corticoespinal oriundos do córtex motor e das áreas sensitivas primária e secundária exercem atividade inibitória nos neurônios das lâminas IV e V do CPME.[21] O trato rubroespinal exerce atividade inibitória nos neurônios das lâminas V, VI e VII do CPME. As vias vestibuloespinais exercem atividade inibitória nos neurônios das lâminas V e VI e do CPME via tratos presentes do funículo anterior da medula espinal.[21]

Parecem exercer atividades supressoras no CPME: a adenosina e análogos, o GABA, a neurotensina, a somatostatina, a vasopressina,[38] a glicina e, possivelmente, a dopamina. Parece ter atividade excitatória nos neurônios do CPME a calcitonina,[39] e atividade excitatória e inibitória, a SP,[40] a colecistocinina e a noradrenalina.[13]

Interação sensitiva

O efeito inibidor tônico rostrocaudal sobre a nocicepção é influenciado por vários mecanismos. A modificação dos paradigmas comportamentais e a atividade do SNP influenciam a resposta dos neurônios do CPME. Muito frequentemente os indivíduos não percebem de imediato a dor gerada por traumatismos, enquanto, em outras situações, o estímulo nociceptivo é percebido com intensidade exagerada. Tais mecanismos de controle da nocicepção parecem atuar rapidamente, mesmo antes de haver percepção do estímulo.[27]

> Quando a dor se torna crônica, o comportamento do indivíduo modifica-se e há alterações na fisiologia de vários orgãos e sistemas. O sistema analgésico intrínseco, atuando como mecanismo regulador complexo, é ativado pela estimulação nociceptiva e atenua a dor.

Este sistema inibe neurônios polimodais presentes nas lâminas superficiais do CPME e nos núcleos do trato espinal do nervo trigêmeo e é ativado por estímulos álgicos discriminativos aplicados em qualquer região do corpo, mesmo distante do campo de distribuição do neurônio nociceptivo. A inibição resultante da sua ativação perdura durante vários minutos.

O sistema difuso parece ser bloqueado pela morfina e é dependente da atuação de estruturas supraespinais, incluindo-se entre elas o núcleo magno da rafe e a porção ventral do núcleo reticular paragigantocelular. Depende da integridade das vias rostrocaudais presentes no funículo dorsolateral homolateral da medula espinal. Possibilita que neurônios multimodais reconheçam sinais nociceptivos e atenuem a atividade dos neurônios convergentes vizinhos aos ativados, melhorando, desse modo, o caráter discriminativo dos estímulos processados por essas unidades sensitivas. A estimulação nociceptiva intensa resulta em elevação dos níveis basais de serotonina, noradrenalina e encefalina no líquido cefalorraquidiano e de encefalinas no CPME. Estímulos nociceptivos liberam neurotransmissores que estão envolvidos na modulação segmentar da aferência nociceptiva. Neurônios da substância cinzenta periaquedutal mesencefálica e da formação reticular bulbar ventromedial são ativados por estímulos nocivos e pelo despertar, sugerindo que a atenção e o alerta estejam envolvidos na sua atividade. O estímulo nocivo é um dos mais eficazes para a produção da analgesia porque atua de modo marcante no sistema supressor rostrocaudal. Parece atuar na supressão da dor de longa duração, mas não da dor aguda. Isto sugere que a duração da dor e o estresse são elementos importantes para a ativação dos sistemas moduladores. No mecanismo de ativação do sistema supressor interagem fatores ambientais complexos de atenção e de condicionamento.[41] Podemos concluir, portanto, que as unidades neuronais, os canais sensoriais e os neurotransmissores envolvidos no mecanismo de supressão e ativação das vias nociceptivas parecem atuar de forma conjugada.[6]

Assim, a ativação dos receptores de morfina ou de glutamato do tronco encefálico, a estimulação elétrica do tálamo, hipotálamo lateral, substância cinzenta periaquedutal mesencefálica e estruturas da formação reticular ventromedial do bulbo podem bloquear os reflexos nociceptivos espinais através da excitação das vias bulboespinais inibitórias. As vias rostrocaudais podem inibir os circuitos nociceptivos diretamente ou excitar as vias segmentares que liberam neurotransmissores inibitórios. A SP e o glutamato parecem liberar encefalinas nas terminações nervosas do CPME. A supressão do mecanismo de modulação resulta em aumento aparente da intensidade do estímulo, tal como ocorre quando há bloqueio da ação do ácido gama-aminobutírico (GABA) ou da glicina ou após administração da estriquinina ou biculina. Isso sugere a existência de atividade tônica inibitória intensa, que é ativada por estímulos aferentes de vários limiares. A atuação desse sistema resulta na interpretação de o estímulo ser ou não nociceptivo.

> É bem provável que os mecanismos envolvidos na manifestação da dor crônica sejam diferentes daqueles observados na dor aguda.

Esses dados, aparentemente conflitantes, refletem a complexidade dos sistemas neuronais sensitivos. Entretanto, a maioria dos trabalhos faz referência ao que ocorre em situações de dor aguda. Há poucos dados a respeito dos mecanismos de supressão de dor crônica e sobre as modificações do padrão da atividade dos neurotransmissores nessa eventualidade.

Mecanismos neurais das dores referidas

A sensibilização dos neurônios do CPME, ou do subnúcleo *caudalis* do trato espinal do trigêmeo, a ativação das sinapses inativas e o reforço das sinapses fracas de colaterais de aferentes primários que veiculam informações das áreas vizinhas ou distantes daquelas em que a dor foi originalmente induzida são, entre outras, as causas da hiperalgesia mecânica secundária, da alodínia e da dor referida. Esta última deve-se à projeção, facilitação e somação de estímulos em neurônios comuns da lâmina V do CPME. A sensibilização neuronal ocorre também nos núcleos talâmicos e nas estruturas do sistema límbico.[1]

GLOSSÁRIO DE TERMOS DE DOR[2,45,46]

Alodínia. Dor provocada por estímulos que normalmente não provocam dor. Ocorre quando há comprometimento dos mecanismos de especificidade de uma modalidade sensorial, levando o estímulo não doloroso a evocar respostas sensoriais dolorosas.

O termo alodínia também se aplica a situações em que há sensibilização do tegumento, como ocorre em queimaduras, traumatismos e inflamações.

Dor como resposta a estímulos não nociceptivos.

Analgesia. Ausência de dor durante a aplicação de estímulos que, normalmente, seriam dolorosos.

Anestesia dolorosa. Dor em área ou região anestesiada.

Antidrômico. Veiculação de potenciais de ação no sentido oposto ao normal.

Axonotmese. Lesão mais grave, entretanto a recuperação pode ocorrer tardiamente sem necessidade de intervenção cirúrgica (Classificação de Seddon/Sunderland).

Causalgia. Síndrome caracterizada por dor e queimor constantes, alodínia e hiperpatia, que se manifestam após lesão traumática de um nervo; está geralmente associada à disfunção vasomotora e da sudorese e à alterações tróficas tardias.

Corrente efática. Transmissão de potenciais de ação entre fibras nervosas com diferentes funções, em decorrência do comprometimento do isolamento entre elas.

Degeneração Walleriana. É a degeneração de uma fibra nervosa após lesão, traumatismo ou doença. Também chamada de degeneração secundária. Do médico inglês Augustus Waller, 1816-1870.

Desaferentação. Condição gerada pela interrupção da aferência sensitiva de determinado centro ou núcleo no sistema nervoso central. É um dos mecanismos relacionados à ocorrência da dor neuropática.

Desinibição. Mecanismo pelo qual ocorre hiperatividade de uma unidade neuronal em decorrência da supressão dos mecanismos inibitórios.

Disestesia. Qualquer sensação anormal desagradável, seja ela espontânea ou evocada (ver a definição de parestesia).

Dor central. Dor iniciada ou causada por lesão primária ou disfunção do sistema nervoso central.

Dor neurogênica. Dor iniciada ou causada por lesão primária, disfunção ou perturbação transitória do sistema nervoso central ou periférico.

Dor neurogênica neuropática periférica. Dor iniciada ou causada por lesão primária ou disfunção ou anormalidade transitória do sistema nervoso periférico.

Dor neuropática. Dor originada como consequência direta de uma lesão ou doença atingindo o sistema somatossensitivo.

Dor neuropática central. Dor originada como consequência direta de uma lesão ou doença no sistema somatossensitivo central.

Dor neuropática periférica. Dor originada como consequência direta de uma lesão ou doença no sistema somatossensitivo periférico.

Dor nociceptiva. Dor originada da ativação de nociceptores.

Estereognose oral. Consiste na identificação através do contato dentário, de objetos de diversos formatos, de preferência na ausência de outros estímulos, como a visão, por exemplo.

Estímulo nociceptivo. Evento tecidual real ou potencialmente prejudicial transduzido e codificado por um nociceptor.

Estímulo nocivo. É um estímulo lesivo ao tecido normal. Não é usado para definir outros termos relativos à dor. Ou, ainda, evento real ou potencialmente prejudicial para os tecidos.

Fibras condutoras. Tratos de fibras que interligam estruturas nucleares ou centros nervosos entre si (Quadro 4.1).

Foco ectópico. Ponto ou área de instabilidade neuronal situado ao longo de uma fibra nervosa ou no corpo celular onde são gerados potenciais de ação anormais.

Hiperalgesia. Reação exacerbada a estímulos normalmente dolorosos. Reflete aumento da sensação dolorosa quando a estimulação é limiar ou supralimiar. Aumento na sensibilidade dolorosa.

Hiperestesia. Sensibilidade aumentada à estimulação, excluindo-se os sentidos especiais. É relacionada às numerosas modalidades sensitivas e ao local da estimulação. Indica tanto redução do limiar como aumento de resposta aos estímulos: inclui alodínia e hiperalgesia.

Hiperpatia. É uma síndrome dolorosa caracterizada por reações dolorosas anormais a um estímulo doloroso. É especialmente desencadeada por estímulos repetitivos em condições em que há aumento do limiar da dor. Associa-se à alodínia, hiperestesia, hiperalgesia ou disestesia. A dor induzida tem geralmente caráter explosivo. Pode haver dificuldade em localizar espacialmente o estímulo, ocorrer sensação dolorosa retardada e/ou sensação dolorosa irradiada.

Hipoalgesia. Dor em menor intensidade como resposta a estímulos normalmente dolorosos. Hipoestesia era definida como diminuição da sensibilidade ao estímulo doloroso, incluindo a hipoalgesia. A definição atual não leva em consideração a sensibilidade, somente a natureza e a intensidade do estímulo.

Hipoestesia. Redução da sensibilidade à estimulação, excluindo-se os sentidos especiais. Inclui a hipoalgesia. Especificar o local e o tipo de estímulo.

Limiar doloroso. É o menor estímulo necessário para gerar mínima experiência dolorosa em um indivíduo após a aplicação de determinado estímulo. O limiar é a real experiência, e a intensidade medida é um evento externo. Estímulo não é dor, não devendo ser instrumento de mensurar da dor. Já estímulo limiar pode ser reconhecido e mensurado. Ou, ainda, intensidade mínima de estímulo que é percebida como dor.

Modulação segmentar. Conjunto de fenômenos que regulam a atividade de um determinado segmento no sistema nervoso central.

Modulação suprassegmentar. Mecanismos pelos quais estruturas localizadas em porções rostrais do sistema nervoso, especialmente no córtex e subcórtex cerebral ou tronco encefálico, regulam as funções de estruturas nervosas situadas em segmentos caudais como, por exemplo, na medula espinal.

Neuralgia. Dor no território de distribuição de um ou mais nervos. Não se deve reservar este termo exclusivamente para dores paroxísticas.

Neurite. Inflamação de um ou mais nervos. Evitar o uso deste termo em casos em que não haja evidência de inflamação.

Neurônio nociceptivo. Neurônio periférico ou central capaz de codificar estímulos nocivos.

Neuropatia. Anormalidade da função ou alteração estrutural em um nervo. Pode associar-se à mononeuropatia, mononeuropatia *multiplex* ou polineuropatia. Neurite é um tipo especial de neuropatia. Não inclui anormalidades temporárias da função do nervo (neurogênico).

Neuroplasticidade. Alteração na estrutura subcelular de neurônios em decorrência de modificações dos mecanismos de transmissão das informações sensitivas ou da degeneração de seus aferentes.

Neuropraxia. Anormalidades temporárias da função nervosa; bloqueio de condução nervosa sem haver degeneração neuronal. Não há indicação de microcirurgia reconstrutiva (Classificação de Seddon/Sunderland).

Neurotmese. Lesão grave ou seção de nervo, sem regeneração a não ser por cirurgia (Classificação de Seddon/Sunderland).

Neurotransmissores. Elementos moleculares que possibilitam a comunicação entre elementos nervosos.

Nível de tolerância dolorosa. É a maior intensidade de dor que o indivíduo tolera. É uma experiência subjetiva. Os estímulos que produzem nível de tolerância podem ser mensurados. O mesmo aplica-se à tolerância à dor. Aplica-se também ao limiar doloroso. Ou, ainda, intensidade máxima de um estímulo que provoca dor em um indivíduo disposto a tolerar em uma determinada situação.

Nocicepção. Conjunto de fenômenos que aciona o componente sensitivo da sensibilidade dolorosa. Processo neural de codificação e processamento de estímulos nocivos.

Nociceptor. É um receptor especializado na transdução dos eventos teciduais nocivos, ou estímulos que poderiam tornar-se nocivos quando prolongados, para as fibras do sistema nervoso periférico. Ou, ainda, receptor sensitivo capaz de transduzir e codificar estímulos nocivos.

Osteopercepção. Depende da influência do sistema nervoso central, dos comandos corticomotores dos músculos da mastigação, e também da contribuição dos mecanorreceptores dos tecidos orofaciais, incluindo os componentes temporomandibulares.[42]

Parestesia. É uma sensação anormal, espontânea ou evocada. Parestesia inclui disestesia entre outras sensações anormais. Recomenda-se usar o termo parestesia para sensação não desagradável e disestesia somente para a desagradável.

Periodontite. Inflamação do ligamento periodontal que liga o dente ao osso alveolar. Tem múltiplas etiologias, sendo a infecção a mais frequente. As características da dor dependem da evolução da inflamação e do estágio da lesão óssea circundante.

Prodrômico. Conjunto de fenômenos que precedem a ocorrência de um determinado tipo de fenômeno; pródromos de enxaqueca consistem em alterações do humor ou do apetite, que precedem em horas ou dias a manifestação da enxaqueca propriamente dita.

Pulpite. Inflamação da polpa dental que causa dor com diferentes características, dependendo da evolução inflamatória.

Sensibilização. Resposta aumentada de neurônios a seus impulsos normais ou recrutamento de respostas a impulsos normalmente sublimiares.

Sensibilização central. Resposta aumentada de neurônios nociceptivos no SNC a seus impulsos aferentes normais ou sublimiares.

Sensibilização periférica. Resposta aumentada e redução do limiar de nociceptores à estimulação de seus campos receptivos.

Síndrome complexa de dor regional tipo I ou II. Definem, respectivamente, a distrofia simpático-reflexa (DSR) e a causalgia. Não se utilizam mais os termos dor mantida pelo simpático e dor independente do simpático. A DSR apresentaria as mesmas características clínicas da causalgia, porém, sem se associar à lesão nervosa. Os termos dor neurogênica, neuropática e por desaferentação clinicamente definem o mesmo "tipo de dor", causada por disfunção do sistema nervoso periférico ou central. Este termo e outros que sugerem alteração fisiopatológica ou situações clínicas ainda não bem definidas podem ser alterados ou introduzidos conforme evoluem os conhecimentos sobre dor.

Quadro 4.1. Condução nervosa: classificação das fibras nervosas periféricas

TIPO DE FIBRA	DIÂMETRO DA FIBRA (µm)	VELOCIDADE DE CONDUÇÃO (M/S)	ORIGEM
A-alfa	12-21	70-120	Fusos musculares Órgãos tendinosos de Golgi Motoneurônios
A-beta	6-12	35-70	Fusos musculares Mecanorreceptores de baixo limiar
A-gama	2-8	12-48	Motoneurônios
A-delta (Grupo III – músculos)	1-6	2,5-35	Mecarreceptores de baixo limiar Termorreceptores Nociceptores
B	1-3	2,5-15	Nervos autonômicos pré-ganglionicos
C (Grupo IV – músculos)	0,4-1,2	0,7-1,5	Mecarreceptores de baixo limiar Termorreceptores Nociceptores Nervos autonômicos pós-ganglionicos

Fonte: Sessle,[43] Mense.[44]

Sistema cognitivo. Conjunto de estruturas corticais que envolvem a memória, áreas sensitivas e áreas psicocomportamentais que, interagindo entre si, permitem ao indivíduo reconhecer e integrar informações do meio ambiente.

Sistema límbico. Conjunto de estruturas envolvidas no comportamento psíquico. Compõem-se do giro do cíngulo, hipocampo, corpos mamilares, núcleos talâmicos anteriores, núcleo dorsomediano do tálamo, septo, amígdala, hipotálamo, fascículo do cíngulo e mamilotalâmico.

Sistema neuronal excitatório. Conjunto de estruturas que ativam unidades neuronais.

Sistema neuronal inibitório. Conjunto de estruturas que inibem a atividade de estruturas neurais.

PROCEDIMENTOS CIRÚRGICOS PARA TRATAMENTO DA DOR

Cordotomia. Procedimento que consiste na interrupção de um trato de fibra na medula espinal.

Nucleotomia. Procedimento neurociúrgico que consiste da destruição ou eliminação de um determinado núcleo sensitivo ou motor.

Tratotomia. Consiste da interrupção de trato de fibras longas na medula espinal, tronco encefálico ou cápsula interna.

CONCLUSÃO

Conhecer neuroanatomia e fisiopatologia da dor é indispensável para entender na clínica as diferentes manifestações do fenômeno álgico. Diferenciar dor aguda de crônica, bem como dor inflamatória de neuropática contribui para o diagnóstico diferencial em dor e, particularmente, para definir o prognóstico do caso e o planejamento do tratamento. Nesse sentido, também é necessário compreender as diferentes manifestações clínicas da dor reconhecendo o significado de cada uma delas. Para isso, o glossário de dor da IASP, bem como de termos gerais em dor e neuroanatomia, são indispensáveis para os profissionais da saúde envolvidos no tratamento de pacientes com dor.

REFERÊNCIAS

1. Teixeira MJ. A lesão do trato de Lissauer e do corno posterior da substância cinzenta da medula espinal e a estimulação elétrica do sistema nervoso central para o tratamento da dor por desaferentação [tese]. São Paulo: Universidade de São Paulo; 1990.
2. Merskey H, Bogduk N. Classification of chronic pain: descriptions of chronic pain syndromes and definitions of pain terms. 2nd ed. Seattle: IASP; 1994.
3. Hertz A. Opiates, opioids and their reception in the modulation of pain. Acta Neurochir. 1987;38(Suppl):36-40.
4. Waisbrod H, Hansen D, Gerbershagen HV. Chronic pain in paraplegics. Neurosurgery. 1984;15(6):993-4.
5. Craig AD. Supraspinal pathways and mechanisms relevant to central pain. In: Casey KL, editor. Pain and central nervous disease: the central pain syndromes. New York: Raven; 1991. p. 157-70.
6. Fields HL, Basbaum AI. Endogenous pain control mechanisms. In: Wall PD, Melzack R, editors. Textbook of pain. Edinburgh: Churchill Livingstone; 1989. p. 206-17.
7. Asberg M, Thoren P, Traskman L, Bertilsson L, Ringberger V. Serotonin depression: a biochemical subgroup within the affective disorders? Science. 1976;191(4226);478-80.
8. Sedivec MJ, Ovelmen-Levitt J, Karp K, Mendell LM. Increase in nociceptive input to spinocervical tract neurons following chronic partial deafferentation. J Neurosci. 1983;3(7):1511-9.
9. Sweet WH. Deafferentation pain in man. Appl Neurophysiol. 1988;51(2-5):117-27.
10. Jensen TS. Mechanisms of neuropathic pain. In: Campbell JN, editor. Committee on Refresher Courses. Seattle: IASP; 1996. p. 77-86.
11. Pagni CA. Central pain and painful anesthesia. Prog Neurol Surg. 1976;8:132-257.
12. Smith MC. Retrograde cell changes in human spinal cord after anterolateral cordotomies. Adv Pain Res Ther. 1976;1:91-8.
13. Yaksh TL, Aimone LD. The central pharmacology of pain transmission. In: Wall PD, Melzack R, editor. Textbook of pain. Edinburgh: Churchill Livingstone; 1989. p. 181-205.
14. Cervero F, Iggo A. The substantia gelationosa of the spinal cord: a critical review. Brain. 1980;103(4):717-72.
15. Wall PD, Egger MD. Formation of new connections in adult brains after partial deafferentation. Nature. 1971;232(5312):542-5.
16. Janig W. Neuronal mechanisms of pain with special emphasis on viscera and deep somatic pain. Acta Neurochirur. 1987;38(Suppl):16-32.
17. Ignelzi RJ, Atikinson JH. Pain and its modulation. Neurosurgery. 1980;6(5):577-83.
18. Bowsher D. Role of the reticular formation in response to noxious stimulation. Pain. 1976;2(4):361-78.
19. Willis WD, Coggesshall RE. Sensory mechanisms of the spinal cord. New York: Plenum; 1978.
20. Wall PD. The dorsal horn. In: Wall PD, Melzack R, editors. Textbook of pain. Edinburgh: Churchill Livingstone; 1989. p. 102-11.
21. Brown AG, Gordon G. Subcortical mechanisms concerned in somatic sensation. Br Med Bull. 1977;33(2):121-8.
22. Merskey H, Albe-Fessard DG, Bonica JJ, Carmon A, Dubner R, Kerr FWL, et al. Pain terms: a list with definitions and notes on usage. Pain. 1979;6(3):249-52.
23. Melzack R, Wall PD. Pain mechanisms: a new theory. Science. 1965;150(699):971-9.
24. Jones EG. Thalamus and pain. Int Ass Study Pain J. 1992;1:58-61.

25. Tasker RR, Dostrovsky FO. Deafferentation and central pain. In: Wall PD, Melzack R, editors. Textbook of pain. Edinburgh: Churchill Livingstone; 1989. p. 154-80.
26. Bloedel JR. The substrate for integration in the central pain pathways. Clin Neurosurg. 1976;21:194-228.
27. Melzack R. The puzzle of pain. Auckland: Penguin Books; 1977.
28. Collingridge GL, Singer W. Excitatory amino-acid receptors and synaptic plasticity. Tren Pharmacol Sci. 1990;11(7):290-6.
29. Dewey WL, Snyder JW, Harris LS, Howes JF. The effect of narcotics and narcotic antagonists on the tail-flick response in spinal mice. J Pharm Pharmacol. 1969;21(8):548-50.
30. Hughes J, Smith TW, Kosterkitz HW, Fothergill LA, Morgan BA, Morris HR. Identification of two related pentapeptides from the brain with potent agonist activity. Nature. 1975;258(5536):577-9.
31. Hökfeld T, Zhang XY, Xu ZQ, Rong JR, Shi T, Corness J, et al. Cellular and synaptic mechanisms in transition of pain from acute to chronic. In: Jensen TS, Turner JA, Hallin ZW, editors. Proceeding of VIII Work Congress ON Pain. Seattle: IASP; 1996. p. 133-53, v. 8.
32. Aronin N, Difiglia M, Liotta AS, Martin JB. Ultrastructural localization and biochemical features of immunoreactive leu-enkephalin in monkey dorsal horn. J Neurosci. 1981;1(6):561-77.
33. Boivie J, Leijon G, Johansson I. Central post-strok pain a study of the mechanisms trough analyses of the sensory abnormalities. Pain. 1989;37(2):173-85.
34. Mayer DJ, Wolfe TJ, Akil H, Carder B, Liebeskind JC. Analgesia form electrical stimulation in the brainstem of the rat. Science. 1971;174(16):1351-4.
35. Namba S, Nishimoto A. Stimulation of internal capsule thalamic sensory nucleus (VPM) and cerebral cortex inhibition deafferentation hyperactivity provoked after Gasserian Ganglionectomy in cat. Acta Neurochir Suppl (Wien). 1988;42:243-7.
36. Chung YH, Miyake H, Kamei C, Tasaka K. Analgesic effect of histamine induced by intracerebral injection into mice. Agents Actions. 1990;5(3-4):137-42.
37. Melamed E, Lahau M, Atlas D. Histochemical evidence for beta-adrenergic receptors in the rat spinal cord. Brain Res. 1976;116(3):511-5.
38. Berson BS, Berntson GG, Zip FW, Torello MW, Kirk WT. Vasopressin-induced antinociception: an investigation into its physiological and hormonal basis. Endocrinology. 1983;113(1):337-43.
39. Candelehi S, Romualdi P, Spadaro C, Spampinato S, Ferri S. Studies on the antinociceptive effect of intrathecal salmon calcitonin. Peptides. 1985;6 Suppl 3:273-6.
40. Doi T, Jurna J. Intrathecal substance P depresses the tail-flick response antagonism by naloxone. Arch Pharmacol. 1981;317(2):135-9.
41. Engel GZ. Pyschogenic pain and the pain-prone patient. Am J Med. 1959;26(6):899-918.
42. Klineberg I, Murray G. Osseoperception: sensory function and proprioception. Adv Dent Res. 1999;13:120-9.
43. Sessle B. Pain. In: Roth GI, Calmes R, editors. Oral biology. St Louis: Mosby; 1981. p. 3-28.
44. Mense S. Peripheral and central mechanisms of musculoskeletal pain. In: Castro-Lopes J, Raja S, Schmelz M. Pain 2008: an updated review. Seattle: IASP; 2008. p. 55-62.
45. International Association for the Study of Pain. Subcommittee Taxonomy. Classification of chronic pain: descriptions of chronic pain syndromes and definitions of pain terms. Pain. 1986;3:S1-226.
46. Loeser JD, Treede RD. The kyoto protocol of lasp basic pain terminology. Pain. 2008;137(3):473-7.

CAPÍTULO 5

O COMPLEXO TRIGEMINAL SENSITIVO

Wagner Cesar Munhoz
Manoel Jacobsen Teixeira
José Tadeu Tesseroli de Siqueira

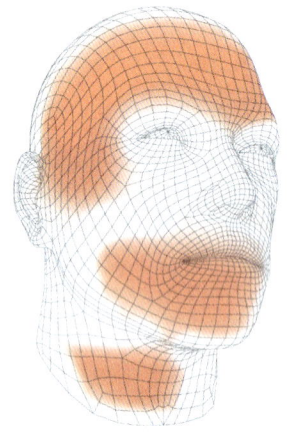

Em condições normais, a informação sensitiva é captada pelas estruturas do sistema nervoso periférico (SNP) e transmitida para as unidades do sistema nervoso central (SNC) onde é descodificada e interpretada. Mecanismos modulatórios sensibilizam ou suprimem a nocicepção em todas as estações em que ela é processada. Há considerável integração da nocicepção nos tecidos e no SNC. À medida que ascende no neuroeixo, a redundância anatômica das vias sensitivas aumenta de modo significativo, e a especificidade reduz-se. A ação dos neurotransmissores excitatórios liberados nesses centros sensitivos pelos aferentes primários nociceptivos sofre influência de sistemas neuronais excitatórios e inibitórios em várias regiões do sistema nervoso. É provável que, na dependência da modulação da nocicepção na medula espinal, a informação nociceptiva seja ou não transferida pelos neurônios de segunda ordem para os centros rostrais do neuroeixo. O encéfalo não é passivo às mensagens coletadas no meio exterior e interior. Aspectos da vida pregressa e presente e experiências pessoais interagem de modo significativo com a percepção da dor. Sistemas neuronais supraespinais permitem ao organismo utilizar a experiência passada para controlar a sensibilidade nas várias estruturas do neuroeixo e reagir de modo variado e autodeterminado.

Este capítulo revisa o complexo sensitivo nuclear trigeminal em seus aspectos anatomofisiológicos de modo a permitir ao clínico um melhor entendimento da dor no segmento cefálico.

INTRODUÇÃO

O estudo das bases neuroanatômicas e neurofisiológicas da dor orofacial é assunto recente. Somente em 1950, Olszewski[1] iniciou o detalhamento ultraestrutural dos núcleos do complexo sensitivo trigeminal. Até meados da década de 1970, os estudos baseavam-se predominantemente no método de degeneração.[2-5] As técnicas de marcadores hodológicos (HRP) para estudar núcleos trigeminais passaram a ser utilizadas por volta da segunda metade da mesma década, a fim de se constatar a terminação dos aferentes de primeira ordem nos núcleos (n) sensitivos do trigêmeo.

CITOARQUITETURA

Os núcleos do complexo trigeminal são divididos funcionalmente em sensitivos somáticos e proprioceptivos e motor. Os núcleos sensitivos somáticos são relacionados à sensibilidade exteroceptiva em geral, incluindo, portanto, processos fisiológicos relacionados à dor orofacial. Existe ampla integração anatomofuncional entre estes núcleos e aqueles relacionados à propriocepção e motricidade, levando à interação de fenômenos sensitivos, proprioceptivos e motores. Os núcleos somatossensitivos são divididos em dois núcleos básicos: o sensitivo principal (NSP) e o do trato espinal (NTE) (Fig. 5.1). O NSP localiza-se na região lateral do tegmento pontino médio e estende-se rostralmente por cerca de 4 a 5 mm. Seu polo rostral localiza-se a menos de 1 mm do polo caudal do n. motor do trigêmeo e, caudalmente, margeia o subnúcleo *oralis* do trato espinal. As estruturas vizinhas mediais no núcleo sensitivo principal são o núcleo intertrigeminal e o núcleo motor do trigêmeo. Não há característica ultraestrutural que qualifique o NSP como "principal". O NSP está primariamente envolvido na modulação de estímulos relacionados à discriminação temporoespacial de estímulos táteis discretos.[6,7]

O NTE é mais profundo que o trato espinal e estende-se caudalmente até o segmento cervical (c) C2 ou C3. É dividido em três subnúcleos: *oralis*, *interpolaris* e *caudalis*.[1] Ver a Figura 6.1 do Capítulo 6.

Núcleo do trato espinal do trigêmeo

Subnúcleo *oralis*

O subnúcleo *oralis* está localizado na região caudal da ponte e na região rostral da medula oblonga.

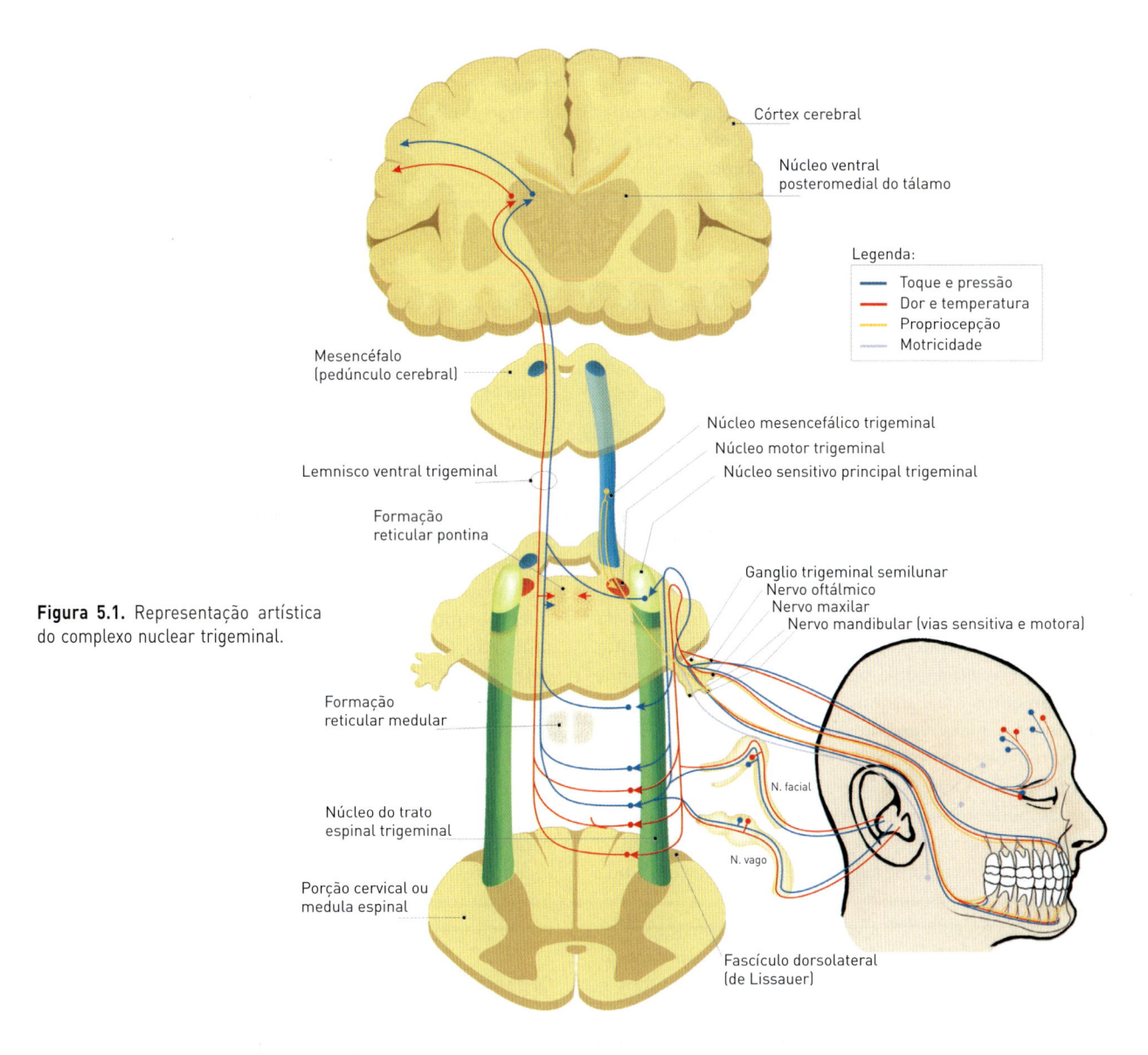

Figura 5.1. Representação artística do complexo nuclear trigeminal.

Rostralmente, é contínuo com o NSP e, caudalmente, com o componente rostral do subnúcleo *interpolaris*. Na ponte é margeado lateralmente pelo trato espinal do trigêmeo; seus fascículos em geral cruzam-no transversalmente, dividindo-o em vários grupos que variam de secção para secção. Na região imediatamente dorsal ao subnúcleo *oralis* encontra-se o polo rostral do núcleo oval e axônios do nervo vestibular. Dorsalmente a este último, encontra-se o núcleo vestibular lateral. Nos pontos mais caudais da ponte, o núcleo vestibular lateral é substituído pelo núcleo vestibular espinal (inferior). Ventromedialmente, o subnúcleo *oralis* é separado do núcleo do facial por um estreito feixe de células pequenas e pardas (extensão ventrolateral do núcleo reticular parvocelular). Na medula oblonga, o subnúcleo *oralis* é margeado lateralmente pelo trato espinal do trigêmeo, dorsalmente pelo núcleo solitário e seu respectivo trato e pelo núcleo vestibular espinal, ventralmente pelos tratos ascendentes do funículo lateral e medialmente pelo núcleo reticular parvocelular. Imediata e rostralmente ao polo do núcleo ambíguo, o subnúcleo *oralis* encontra o subnúcleo *interpolaris*.

Subnúcleo *interpolaris*

Está localizado na medula oblonga. Rostralmente, é contínuo com o *oralis* e, caudalmente, com o subnúcleo *caudalis*. O polo caudal do subnúcleo *interpolaris* localiza-se discretamente rostral ao polo caudal do complexo olivar inferior.[8] Em uma secção transversal, o subnúcleo *interpolaris* é oval irregular e tem seu eixo longo dirigido dorsomedialmente. Rostralmente, é constituído por uma fina camada de células que gradualmente aumenta de dimensão em direção caudal. Ao longo de seu percurso, o subnúcleo *interpolaris* é margeado lateralmente pelo núcleo do trato espinal do trigêmeo e, nas proximidades de seu polo rostral, é margeado dorsalmente pelo núcleo do trato solitário e seu respectivo trato; nesta região é atravessado por fibras oriundas do nervo glossofaríngeo. Em direção medial, o núcleo e o trato solitário deslocam-se medialmente e são substituídos pelos núcleos cuneato e cuneato externo. Medialmente, o subnúcleo *interpolaris* é margeado pelo núcleo reticular parvocelular da medula oblonga e nas proximidades da transição com o subnúcleo *caudalis* pelo núcleo reticular central da medula. Ventralmente ao subnúcleo *interpolaris*, situam-se os núcleos reticulares paragigantocelular lateral e o núcleo subtrigeminal, bem como tratos de projeção rostral oriundos da medula espinal.

Subnúcleo *caudalis*

É o mais pronunciado dos n. somatossensitivos do trigêmeo. Estende-se da porção caudal da medula oblonga, na região correspondente ao polo caudal da oliva inferior, e do óbex, do segundo ao quarto segmento cervical da medula espinal. Rostralmente, é contínuo com o subnúcleo *interpolaris* e, caudalmente, avizinha-se do corno posterior da substância cinzenta da medula espinal (CPME). Tradicionalmente, em secção transversal, o núcleo *caudalis* é dividido em três subnúcleos que correspondem ao ápice do CPME: o mais lateral é o subnúcleo *zonalis*, seguido pelo *gelatinosus*, e o mais medial é o subnúcleo *magnocelularis*. Ao longo de sua extensão rostrocaudal, o subnúcleo *caudalis* é margeado lateralmente pela porção caudal do trato espinal do trigêmeo. Dorsalmente ao subnúcleo *caudalis* situa-se o fascículo do cuneato; nos seus segmentos mais rostrais, situa-se o núcleo cuneato externo e, medial e ventromedialmente, o subnúcleo do núcleo reticular central da medula oblonga (o núcleo reticular dorsal). A extensão lateral deste último, junto com tratos ascendentes espinhais, delimita a borda ventral do subnúcleo *caudalis*. Na transição com a medula espinal, o subnúcleo *caudalis* assume a forma de bastão que continua medialmente com a camada V do CPME.

Segundo os achados anatômicos, eletrofisiológicos e observações clínicas, o NTE espinal está intimamente relacionado à transmissão de estímulos térmicos e nociceptivos das regiões oral e facial.[9,10] Pesquisas revelaram que os outros componentes mais rostrais ao NTE também podem estar envolvidos no mecanismo nociceptivo.[11,12] Em razão de sua associação com a transmissão da nocicepção e de sua similaridade estrutural e funcional com o CPME, o subnúcleo *caudalis* foi denominado "corno dorsal da medula".

O trato espinal do trigêmeo (TET) é um agrupamento compacto de fibras sensitivas rostrocaudais da raiz trigeminal. Acompanha toda a extensão rostrocaudal do NTE e suas fibras mais caudais sobrepõem-se às fibras do trato de Lissauer. Esta sobreposição é responsável pela miscigenação dos impulsos do CPME cervical com as regiões caudais do subnúcleo *caudalis*, o que embasa anatômica e fisiologicamente a dificuldade encontrada muitas vezes para o preciso diagnóstico de dores envolvendo primariamente a cabeça ou a região cervical. A composição de fibras do trato espinal nas suas porções mais rostrais é comparável à da raiz sensitiva do trigêmeo, muito embora na bifurcação ocorra direcionamento de fibras para o NSP. Grande número de fibras abandona o TET e dirigem-se medialmente na altura do subnúcleo *oralis*. A partir deste ponto, ocorre gradativo aumento na proporção de fibras amielínicas em relação às mielínicas.

Este aspecto diferencia funcionalmente as regiões mais rostrais do NTE do subnúcleo *caudalis*.

> O subnúcleo *caudalis* parece estar mais relacionado à perpetuação da dor e não à discriminação ou recrutamento de arcos reflexos.

Na região mais rostral do núcleo do NTE há um número maior de fibras mielinizadas que, entre outras funções, atuam no componente discriminativo da dor e na sua inter-relação com os arcos reflexos e recrutamento de vias antinociceptivas.

Lateralmente ao subnúcleo *zonalis* e medialmente ao TET há um número escasso de pequenas células nervosas. Mais lateralmente, há células um pouco maiores. Há também um grupo de células grandes situadas laterodorsalmente que compõem os núcleos anexos ao trigêmeo. O núcleo paratrigeminal consiste em um pequeno grupo de neurônios difusamente organizados na região do TET na altura do subnúcleo *interpolaris*, através do qual trafegam fibras aferentes do nervo trigêmeo, estando relacionado ao controle das funções neurovegetativas, pois apresenta conexões eferentes com a área parabraquial e n. do trato solitário e conexões aferentes do nervo trigêmeo, vago e glossofaríngeo. Isto mostra que ele reúne propriedades exteroceptivas e visceroceptivas. Lindsey e colaboradores[13] observaram que os receptores de cininas deste núcleo são responsáveis, juntamente com outras áreas do tronco encefálico, pela mediação do aumento da pressão arterial.

Organização somatotópica

Os ramos centrais dos neurônios pseudounipolares ou unipolares, cujos corpos celulares estão localizados no gânglio de Gasser ou trigeminal, penetram no sistema nervoso central (SNC) pela face ventral da ponte. No SNC, esses ramos trafegam pelo TET e projetam-se nos núcleos do complexo sensitivo do trigêmeo.

No gânglio de Gasser, os corpos celulares dos aferentes mecanossensitivos do ramo oftálmico estão concentrados medial e anteriormente, os do ramo mandibular estão localizados caudal e lateralmente, enquanto os do ramo maxilar situam-se entre essas duas regiões. As fibras responsáveis pela inervação da região perioral e oral localizam-se mais ventralmente no gânglio, enquanto aquelas das estruturas mais remotas da boca localizam-se no dorso do gânglio. Na raiz sensitiva, os neurônios do ramo mandibular situam-se posteromedialmente, os do ramo oftálmico estão localizados anterolateralmente e, os do nervo maxilar, na posição intermediária.[14]

Estudos experimentais e clínicos demonstraram que há organização somatotópica similar no TET envolvendo tanto as fibras mielínicas quanto as amielínicas. Estudos de degeneração demonstraram que colaterais de fibras mielínicas terminam no NSP e de TET em setores bem definidos mesclando-se suavemente com projeções vizinhas.[15] Tal organização contrasta com a das fibras nociceptivas de pequeno diâmetro que terminam no subnúcleo *caudalis*, muito embora haja colaterais que se desprendem em nível do subnúcleo *interpolaris*.[1,16]

No sentido rostrocaudal do subnúcleo *caudalis*, os territórios da inervação facial apresentam forma peculiar conhecida como "casca de cebola" (Fig. 5.2 A). Como inicialmente descrito por Déjerine,[17] segue o seguinte padrão: a inervação sensitiva localizada nas proximidades da linha média ao redor da boca e do nariz representam-se nas regiões mais rostrais do subnúcleo *caudalis*, enquanto os componentes mais laterais da face são representados nas regiões mais caudais do núcleo *caudalis*. São significantes as inter-relações entre as aferências da coluna cervical rostral e o subnúcleo *caudalis*, uma vez que as projeções centrais dos neurônios de C1 a C3 projetam-se via trato de Lissauer nos componentes mais caudais do subnúcleo *caudalis* do que resultam possíveis transferências de sensação dolorosa de anormalidades cervicais para regiões do crânio e face. Este arranjo somatotópico definido choca-se com as características clínicas da dor orofacial, onde se evidencia com muita frequência confusão no discernimento de sua localização pelo doente. Tal confusão, portanto, não pode encontrar substrato teórico na organização dos aferentes primários, dado o seu alto grau de arranjo com os neurônios de segunda ordem. Esta má definição da dor encontra justificada pelos processos de sensibilização de neurônios no SNC.[18] Ver também a distribuição dermatomal facial do nervo trigêmeo (Fig. 5.2 B) e os mecanismos de dor referida nas figuras do Capítulo 4.

ULTRAESTRUTURA DOS NÚCLEOS DO COMPLEXO TRIGEMINAL

Núcleo Sensitivo Principal (NSP)

Apesar de a maioria dos neuroanatomistas ainda utilizarem esta denominação, em 1955 a Nomenclatura Anatômica Parisiense sugeriu o termo "núcleo sensitivo superior do nervo trigêmeo" e, em 1983, o termo "núcleo pontino".[19]

Ultraestruturalmente, o NSP apresenta neurônios de pequenas dimensões, que raramente excedem 25 a 28 micrômetros. Há homogeneização da morfologia celular no interior do núcleo, a qual não é usufruída apenas em seus segmentos mais rostrais. Nesta região há diferenciação do núcleo em subnúcleos dorsal e ventral. As células da porção ventral tendem a ser maiores, mais cromáticas e se agrupar como cachos. Os neurônios da região dorsal são mais espalhados, de menores dimensões e menos cromáticos. No interior de todo o núcleo, especificamente na porção medial do subnúcleo dorsal, há neurônios extremamente pequenos.

Pouco se sabe a respeito dos neurotransmissores que atuam no interior do núcleo. Os neurônios de dimensões menores são imunorreativos para o ácido δ-aminobutírico (GABA)[20] e a parvalbumina,[21] enquanto os de maiores dimensões são imunorreativos para a calbidina.[21]

A raiz sensitiva do trigêmeo penetra pelas faces lateral, ventral e ventromedial do NSP.

Como principal relê lemniscal, o NSP apresenta grande importância fisiológica e clínica na sensação facial e no controle motor. Ele recebe fibras ascendentes multimodais (oriundas da bifurcação do TET), representadas principalmente pela sensação tátil. Como ligações eferentes, o NSP envia fibras para o tálamo ventral-posteromedial. O NSP também recebe aferentes do córtex sensitivomotor, núcleo rubro, substância cinzenta periaquedutal e núcleos dorsais da rafe. Por causa dessa variedade de entradas aferentes, as atividades neuronais do NSP estão sujeitas à modulação e controle.[22] A atividade neuronal do NSP é sujeita à modulação e ao controle.[22] Darian-Smith[23] distinguiu um grupo de neurônios que reagem como ondas agudas ou como surtos de ondas. Propôs que os "surtos" representam reação anormal dos neurônios. Os padrões de resposta resultam da integração de neurônios excitatórios e inibitórios no NSP.

Kobayashi,[24] utilizando as técnicas de HRP, estudou as conexões eferentes do NSP e de quatro outros núcleos próximos (trigêmino-angular, supratrigeminal, intertrigeminal, justatrigeminal) para o tálamo e cerebelo.[25] Quase todos os neurônios do NSP projetam-se no tálamo, ao passo que a maioria dos neurônios do núcleo trigêmino-angular e intertrigeminal foi marcada somente após a injeção no cerebelo. Nas regiões justatrigeminal e supratrigeminal havia maior proporção de projeções para o cerebelo.

Woda e colaboradores[26] registraram 492 células do núcleo sensitivo principal de 42 gatos sob anestesia geral durante a estimulação do periodonto; as 73 que reagiram à estimulação mecânica foram localizadas de maneira precisa histologicamente. Esses neurônios projetam-se no núcleo ventroposterior do tálamo.

Outros estudos demonstraram que as fibras do NSP projetam-se nas regiões somatossensitivas do SNC, como o colículo superior contralateral (região de projeção do subnúcleo *interpolaris*) e o córtex cerebelar; tais vias veiculam impulsos não nociceptivos.[27]

> Aparentemente, o NSP desempenha importante papel no controle consciente da discriminação espacial da mandíbula, via contatos dentais. Fibras aferentes primárias relacionadas a proprioceptores periodontais podem estabelecer contatos sinápticos no NSP entre outras regiões do SNC vinculadas à propriocepção. Foram encontradas conexões eferentes deste núcleo – diretas ou indiretas – com o núcleo motor e mesencefálico do V. O controle involuntário da posição da mandíbula parece, em parte, relacionado à ligação desta região com o núcleo mesencefálico do trigêmeo e cerebelo.

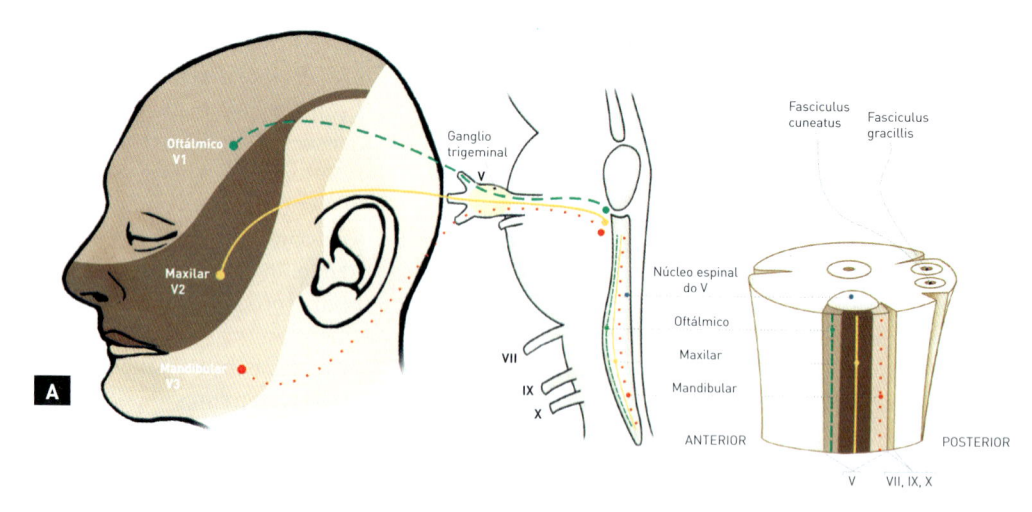

Figura 5.2. A. Distribuição em "casca de cebola". **B.** Dermátomos faciais do nervo trigêmeo.

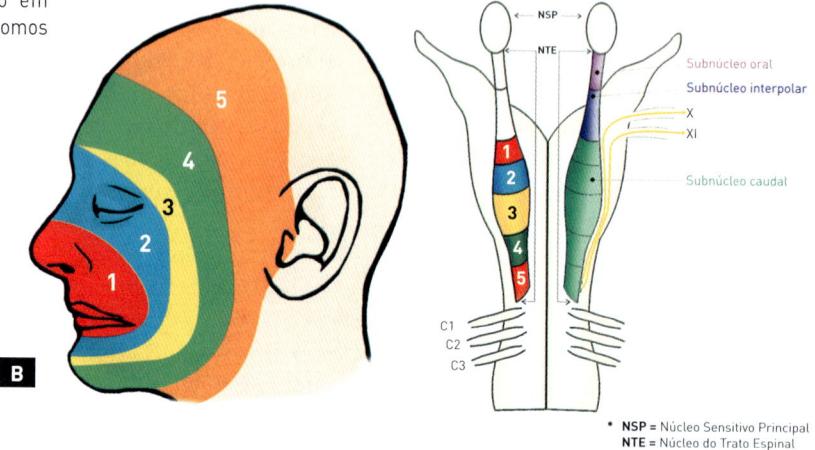

NÚCLEO DO TRATO ESPINAL DO NERVO TRIGÊMEO (NTET)

Subnúcleo *oralis* (NoV)

O NoV apresenta neurônios de pequenas e médias dimensões. Estes últimos são mais frequentes nas regiões mais rostrais do núcleo. Taber[28] dividiu o NoV de gatos em duas regiões distintas em função do tipo celular: a região dorsomedial e a região ventrolateral. Eisnman e colaboradores[29] empregaram o termo subnúcleo *oralis* para a região do NTET compreendida entre o NSP e o subnúcleo *caudalis*. Dividiram-no em regiões alfa, beta e gama. De acordo com Capra e Dessem,[30] o NoV corresponde à região gama e talvez beta, sendo a região alfa aparentemente correspondente à descrição do subnúcleo *interpolaris*. Outros autores descreveram vários outros grupos celulares e classificaram-nos de acordo com suas conexões aferentes e eferentes.[31] Por exemplo, neurônios da região ventrolateral são relacionados com a projeção dos impulsos aferentes para centros superiores, como o núcleo ventral posteromedial do tálamo, centros de modulação suprassegmentar da nocicepção e outros relacionados com respostas neurovegetativas. Neurônios da parte dorsomedial do NoV são implicados em reflexos sensomotores,[32] dada a falta de projeções para o tálamo. Encontraram-se também conexões eferentes para o cerebelo,[33] sugerindo influências do NoV com o controle motor da mandíbula.

Há no NoV grande número de células com propriedades funcionais semelhantes aos neurônios de amplo espectro de estimulação (AAE ou WDR) no subnúcleo *caudalis* ou na medula espinal. A maioria dos neurônios do NoV responde à estimulação mecânica nociva, a agentes irritantes e à estimulação inócua, indicando que apresenta resposta gradual frente à estimulação com intensidades crescentes. Também sofre sensibilização central induzida pela atividade repetida de fibras C (*wind-up*) semelhantemente aos neurônios do subnúcleo *caudalis* ou da medula espinal.[34] O fenômeno do controle inibitório nociceptivo difuso também ocorre em seus neurônios. Apresenta também grande número de células com características dos neurônios NP. Ambos os tipos apresentam campo receptivo localizado no interior ou ao redor da cavidade oral.[35]

Falls[36] descreve, utilizando HRP, fibras rostrais oriundas da medula espinal de ratos projetando-se direta ou colateralmente no NoV. Tais fibras provavelmente poderiam sensibilizar neurônios desta região a partir de eferências da medula espinal cervical. O mesmo autor, em

1983, observou no subnúcleo *oralis* um tipo de neurônio semelhante ao tipo II de Golgi. Como este é inibitório, acreditou que atuaria como interneurônio de arcos reflexos da região mastigatória.

Sugimoto e colaboradores[37,38] observaram neurônios com *fos* ativados na região dorsomedial deste núcleo, que contém o peptídeo geneticamente relacionado à calcitonina, sugerindo estarem relacionados com a nocicepção. Parada e colaboradores[34] observaram receptores NMDA em neurônios no NoV semelhantemente ao observado na medula espinal, os quais os capacitam a promover o efeito *wind-up* nesta região.

Neurônios pré-motores do núcleo motor do trigêmeo foram encontrados no NSP contralateral e, bilateralmente, nos subnúcleos *oralis* e *interpolaris*, estando envolvidos com arcos reflexos trigeminais.[39]

Azerad e colaboradores[40] encontraram representações nas quatro subunidades sensitivas centrais do trigêmeo a partir da estimulação periférica. O NoV processa grande representação da cavidade oral, região que também possui representações nas outras três divisões sensitivas trigeminais; unidades que respondem a estimulação mecânica nociva foram encontradas em duas regiões: no SNCV, para a região de toda a inervação do trigêmeo, e no NoV, para a região intraoral específica. Estímulos da polpa dentária projetam-se nas quatros divisões, mas preferencialmente no NoV e NSP.

Panneton e Burton[41] estudaram por técnicas de marcação retrógrada a partir da região rostral do NTET, a fim de identificar quais são as origens dessas projeções no interior do próprio núcleo, via trato ascendente intranuclear. As marcações foram encontradas ipsolateralmente no subnúcleo *interpolaris*, nas lâminas III e IV e poucas na lâmina II no subnúcleo *caudalis*. As lâminas I e V foram marcadas bilateralmente, especialmente quando a região parabraquial foi incluída na injeção.

Microinjeções de morfina no interior do NoV não reduziram o efeito das fibras C nos neurônios convergentes. Ao contrário, a microinjeção de morfina nas lâminas superficiais (I e II) do SNC propiciou rápido e profundo efeito inibitório sobre o NoV. O efeito inibitório propiciado após a injeção das lâminas profundas foi intenso e demorado. Baseando-se nesses fatos, os autores chegaram à conclusão de que o subnúcleo *caudalis* estimula a função do NoV e tal ação ocorre via substância gelatinosa.[42] Como esta projeta-se escassamente no NoV via trato intranuclear ascendente,[101] sua ação deve ser indireta.

A estimulação do núcleo magno da rafe e de outras regiões da formação reticular relacionadas à inibição da dor provoca decréscimo da atividade dos neurônios do NoV frente à estimulação A-δ da polpa dentária. Esta estimulação não é suprimida pela aplicação intravenosa de naloxona, sugerindo ação pré-sináptica do GABA.[43] Raboisson e colaboradores[44] analisaram o efeito da injeção de formalina em neurônios convergentes do NoV e compararam com os do subnúcleo *caudalis*. A injeção de formalina desencadeou respostas de excitação central diferentes nos grupos de neurônios. A proporção de neurônios que obtiveram ativação central foi maior no *caudalis*. A proporção de fibras C, bem como receptores NMDA (N-metil-D-asparato), no *caudalis*, é maior do que no NoV. Isto sugere que o *caudalis* esteja mais envolvido na perpetuação de processos nociceptivos e/ou estados hiperálgicos do que o NoV.

Andressen e colaboradores[45] demonstraram que a administração iontoforética de morfina diretamente no NoV não afetou a atividade espontânea de seus neurônios. Em contraste, Luccarini e colaboradores[46] notaram que a microinjeção de morfina no NoV reduziu o comportamento nociceptivo induzido pela formalina na região de lábio superior de ratos. Rosenfeld e colaboradores[47] notaram aumento de duração da latência da reação dolorosa na face de ratos frente à estimulação térmica, após a aplicação de morfina no NoV.

Bae e colaboradores[48] observaram ultraestruturalmente grande variação anatômica nas terminações dos aferentes periodontais de adaptação lenta no NSP e NoV e concluíram que ambas as estruturas processam a informação de maneira distinta. Dallel e colaboradores[35] administraram morfina sistemicamente em ratos e verificaram o comportamento da atividade dos neurônios convergentes do NoV. Ocorreu redução da atividade das fibras C e do comportamento doloroso, a qual foi provocada pela injeção subcutânea de formalina em lábio superior dos ratos. Os autores afirmam que esta região é o principal relê de processamento da dor intraoral e perioral.

Subnúcleo *interpolaris* (NiV)

Ao nível do óbex, o subnúcleo *caudalis* sofre abrupta modificação citoarquitetural, constituindo o subnúcleo *interpolaris* (NiV). Sua população neuronal é heterogênea. A maioria das células é semelhante às do subnúcleo *oralis*: são pequenas ou médias (15 a 20 micrômetros) e possuem corpos celulares irregularmente ovais ou alongados, além de discreta basofilia. O pericário é grande e elíptico, com basofilia marcante e difusa, em geral localizada excentricamente em relação ao núcleo da célula. Olszewski e Baxter[49] concluíram que o polo mais rostral do NiV é marcado por súbita mudança do padrão celular em relação ao NoV. Entretanto, outros não observaram uma zona limítrofe nítida entre ambos. Phelan e Falls[50] observaram que o NiV de ratos sobrepõe-se rostralmente à região dorsomedial do NoV e caudalmente com o subnúcleo *caudalis*. Distinguiram no NiV seis regiões que podem ser consideradas funcionalmente distintas (este subnúcleo apresenta diversas conexões eferentes).

Foram identificadas células imunorreativas ao glutamato, ao GABA e às encefalinas, entre outros neurotransmissores, relacionadas à atividade nociceptiva ou antinociceptiva.[20,21,51]

Há evidências de que neurônios do córtex somatossensitivo, dos núcleos serotoninérgicos da rafe ou de outros subnúcleos trigeminais enviem fibras centrais para esta região, propiciando modulação descendente de seus neurônios.[52]

> Parece que muitos neurônios do NiV, NoV, bem como de muitas regiões adjacentes (supratrigeminal, intertrigeminal), atuam como interneurônios em arcos reflexos de músculos mastigatórios e em funções integrativas de funções motoras.[41,96,109]

Neurônios no NoV projetam-se nos núcleos motores situados cranialmente[53] e neurônios do NoV e NiV recebem extensa convergência de aferências orofaciais.[11,53,54]

A região de transição entre os subnúcleos *caudalis* e NiV, conjuntamente com a região de transição entre *caudalis*/C1, é ativada pela estimulação da córnea, a qual é utilizada como modelo de estudo neuroanatômico e neurofisiológico da dor orofacial. Há muitas semelhanças entre ambos, por exemplo o padrão de projeção para regiões semelhantes, como o tálamo e a região parabraquial. Entretanto, Meng e colaboradores[55] não evidenciaram ativação da região dos subnúcleos *caudalis/interpolaris* durante sua ativação antidrômica. A reatividade de tais regiões para substância P, peptídeo geneticamente relacionado à calcitonina e às encefalinas, é semelhante em ambas regiões. Aparentemente, essas duas regiões processam a estimulação dolorosa de maneira diversa. Estímulos nocivos ou não aplicados à córnea ativam a região dos subnúcleos *caudalis/interpolaris* ipsilateral, ao passo que somente estímulos nocivos ativam a lâmina superficial de *caudalis*/C1. Os neurônios da região entre *caudalis*/C1 são mais sensíveis aos hormônios circulantes e à morfina aplicada por via intravenosa. Por essas razões, Meng e colaboradores[55] acreditaram que esses neurônios sejam importantes para os reflexos motores ou para o recrutamento de vias antinociceptivas.

Foi demonstrado que a lesão do nervo infraorbitário pode causar alterações da inervação serotoninérgica dessa região. Há evidências de que sinapses inefetivas possam ser ativadas após a lesão das fibras do nervo infraorbitário, induzindo alteração inicialmente aguda e depois crônica do campo receptivo dos neurônios da região.[52] Isto promoveria alterações morfológicas e funcionais permanentes nesses neurônios, como alterações de sua somatotopia ou modificações de seus padrões de resposta frente a um estímulo.

Ebersberger e colaboradores[56] encontraram grande inibição da atividade *c-fos* de neurônios do NiV induzida pela injeção de óleo de mostarda na mucosa nasal, por meio de opioides e substâncias antagonistas de receptores 5-HT2 e 5-HT3. Os autores acreditam que a inibição pelo opioide deve-se ao bloqueio do receptor no NiV, ao passo que aquela induzida pelos antagonistas da serotonina deve-se ao bloqueio de receptores localizados nos aferentes primários.

Subnúcleo *caudalis* / aferentes primários do SNCV

Fibras mielínicas e amielínicas dos aferentes primários penetram no SNCV, via TET, segundo padrão radial, o que difere daquele encontrado no CPME, no qual fibras mielínicas penetram pela região medial; a proporção de fibras mielínicas no TET tende a decrescer em regiões distais ao óbex. As fibras mecanonociceptivas A-δ e nociceptivas C terminam nas lâminas I, II externa (II) e V; as fibras A-δ mecanorreceptivas de baixo limiar, nas lâminas II interna (IIi) e III; enquanto as fibras de grande diâmetro, mecanorreceptivas A-β, terminam indistintamente nas lâminas III-VI.[57-59]

Matesz,[60] estudando as aferências trigeminais de primeira ordem, por meio de marcação por cobalto, reparou reatividade do NTET a partir de C3. O NSP caracterizou-se como distribuição uniforme de terminações de fibras e o NTET foi caracterizado como um pequeno grupo de fibras de origem intranuclear que apresentava um padrão de interrupção periódica nos diversos segmentos do núcleo. A ocorrência de fibras primárias provenientes do núcleo mesencefálico no NoV distinguiu-o do NiV. Além do SNCV, aferentes primários foram evidenciados no n. solitário, região lateral da formação reticular da coluna dorsal e vestibulares superiores. Não foram encontradas projeções para o cerebelo.

Insausti e colaboradores[61] lesaram o gânglio trigeminal de ratos e evidenciaram que as terminações preferentemente ocorriam em regiões próximas aos núcleos sensitivos do trigêmeo (região lateral do n. reticular ventral e dorsal, n. reticular parvocelular, zona reticular entre o SNP e n. motor) e em regiões medialmente localizadas (região medial do n. reticular ventral e dorsal, n. reticular *gigantocellularis* e n. reticular pontino caudal). Algumas projeções foram encontradas no núcleo da rafe (pálido e magno) e região caudal da substância cinzenta periaquedutal mesencefálica). Alguns núcleos da região lateral da formação reticular como o *ventralis* e *dorsalis* compõem parte do SNCV propriamente dito; outros localizados na formação reticular medial, como os da rafe e substância cinzenta periaquedutal mesencefálica, são responsáveis pela modulação da nocicepção. Esta relação direta entre os aferentes primários e a formação reticular não ocorre na medula espinal.

Ultraestrutura do SNCV

Olszewski[1] propôs subdivisão do SNCV em três lâminas, de acordo com a estrutura citoarquitetônica: a marginal, a substância gelatinosa e a magnocelular. Outros investigadores[9,15,62] concordam que a lâmina marginal corresponda à lâmina I de Rexed da medula espinal,[63] (Figs. 5.3 e 5.4) a substância gelatinosa, à

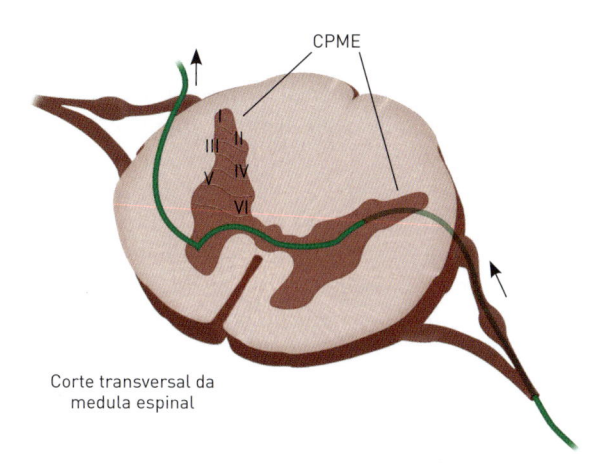

Figura 5.3. Lâmina de Rexed do corno posterior da medula espinal.

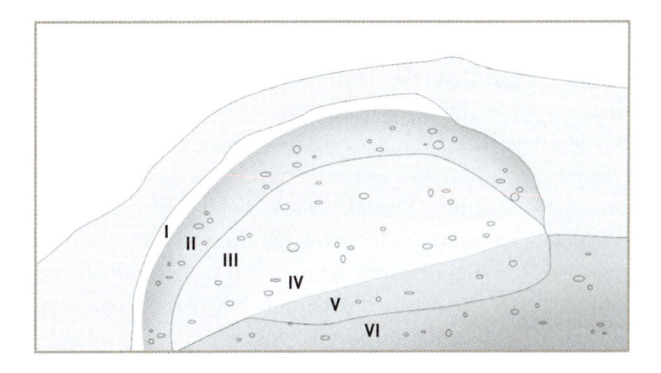

Figura 5.4. Lâminas do subnúcleo caudal do nervo trigêmeo.

lâmina II e, a magnocelular, às lâminas III e IV. O pescoço da região da substância cinzenta dorsolateral, situada ventromedialmente adjacente à magnocelular, é componente da formação reticular dorsolateral, análogo à lâmina V. Esta é a região lateral do subnúcleo *reticularis dorsalis*. Neurônios que recebem aferências musculares e táteis de baixo limiar estão localizados na lâmina VI e correspondem à região localizada entre o subnúcleo *caudalis* e o núcleo cuneato, região esta suprajacente à lâmina VI do CPME cervical.[64] Finalmente, o componente dorsolateral do subnúcleo *reticularis ventralis* (SRV) é provavelmente análogo à lâmina VII da medula espinal e contém neurônios nociceptivos especiais, denominados por Yokota[64] de neurônios SRV.

Os neurônios presentes do NTET (neurônios II) podem ser funcionalmente classificados, de acordo com sua reação aos estímulos, como mecanorreceptores de baixo limiar (MBL ou LTM), nociceptores puros (NP, ou do inglês, NS) ou de amplo espetro de ativação (LEE ou WDR); estes últimos reagem à estimulação mecânica fraca e sofrem aumento de atividade proporcionalmente ao aumento da intensidade dos estímulos. Os neurônios nociceptivos específicos NP não reagem à estimulação não nociva e requerem estimulação de limiar elevado.

Lâmina I (ou zona marginal)

A lâmina I ou zona marginal é uma banda fina que recobre o SNCV e que contém quatro tipos de neurônios: células piramidais finas e pequenas e dois tipos de neurônios multipolares.[57] Há controvérsia quanto à morfologia dos dendritos desses neurônios. Gobel[57] afirma que os dendritos estão restritos à zona marginal e, por isso, são capazes de receber impulsos somente de uma população restrita de neurônios aferentes primários ou por ação de relê de interneurônios de regiões mais profundas. Beal e colaboradores[65] observaram que dendritos dos neurônios das células mediais da lâmina I projetam-se na lâmina II e podem alcançar até a lâmina III; recebem portanto, impulsos aferentes de neurônios de primeira ordem que terminam na lâmina I, substância gelatinosa e talvez de interneurônios de ação relê. Os dendritos dos neurônios da região lateral da lâmina I entram em contato direto com axônios provenientes do TET. Tais dendritos podem ser estimulados ou inibidos por aferentes primários (nocivos ou não) e por interneurônios localizados nas regiões profundas do SNCV, que, por sua vez, podem ser ativados por estímulos aferentes (nocivos ou não). Tais detalhes reforçam a importância do controle segmentar da dor no SNCV.

A lâmina I contém grande quantidade de neurônios NP de corpos pequeno, médio ou grande do tipo Waldeyer.[9,66] Cervero e colaboradores[67] relataram que os neurônios NP da camada marginal respondem tanto à estimulação de fibras A-δ como C provenientes de pele/mucosa, quanto ativados por impulsos provenientes de fibras do grupo III e IV dos músculos, o que indica convergência de aferências da pele e musculares em um único neurônio. Outros neurônios na lâmina I respondem somente à estimulação térmica inócua e outros são LEE. Na lâmina I do TET de gatos há base anatômica de inibição e facilitação da sensação orofacial no córtex sensitivo-motor.[68] Há mais atividade *c-fos* no SNCV em animais acordados que submetidos à anestesia geral.

Lâmina II (ou substância gelatinosa) do SNCV

A maioria dos neurônios na lâmina II (ou SG) é pequena e tem dendritos arborizando-se em plano rostro-caudal. Neurônios do SG da lâmina II externa respondem a aferências de elevado limiar e termorreceptivos primários; incluem neurônios pequenos que respondem a impulsos nocivos ou não. Neurônios próximos à lâmina III reagem somente a impulsos mecanorreceptivos aferentes primários de baixo limiar.[69] A região profunda da lâmina II (IIi) contém ramificações e terminações de fibras mielínicas finas mecanorreceptivas de baixo limiar, cujas principais projeções fazem-se na lâmina III. As células da SG consideradas mais importantes são as células limítrofes e as células em tronco. Estudos recentes indicam que algumas células em tronco são inibitórias. As células centrais ou ilhotas são consideradas inibitórias. As células em tronco têm o seu corpo celular na transição das lâminas II e III, dendritos que se dirigem ventralmente na lâmina II e, ocasionalmente, nas lâminas III e IV e axônios que se arborizam extensivamente na lâmina I entre os dendritos das células de projeção. Segundo Gobel,[57] essas células atuam como neurônios excitatórios locais, coletando e chaveando os impulsos nociceptivos na lâmina II e projetando-os na lâmina I. Os dendritos das células em tronco recebem sinapses de axônios terminais dos aferentes primários que se assemelham a terminações de axônios de neurônios serotoninérgicos descendentes.[9]

Células em ilhotas (*islet-cells*), o segundo maior tipo de neurônios de circuito local, são encontradas no interior de toda a SG. No plano sagital, essas células são fusiformes e a árvore dendrítica estende-se rostrocaudalmente. Os axônios das células em ilhotas são amielínicos e entrelaçam-se muito em árvores dendríticas. Gobel[57] admite que tais células são inibitórias. Há evidências que algumas células em ilhota são GABAérgicas e encefalinérgicas.[9] Almond e colaboradores[70] demonstraram que a inibição da nocicepção pela lâmina II do SNCV de gatos pelo GABA pode ocorrer tanto pré (axônios aferentes de primeira ordem) quanto pós-sinapticamente (inibição direta dos neurônios da lâmina I).

Bennett e colaboradores,[21] usando HRP intracelular, observaram que as respostas das células em tronco e das células em ilhotas da lâmina II externa eram comparáveis às respostas de neurônios NP e LEE, ao passo que as células em ilhotas da lâmina IIi respondiam somente à estimulação inócua (MBL).

Por serem quase totalmente constituídas de interneurônios de pequenas dimensões, as células da SG têm função integrativa local de estímulos aferentes (inibição, excitação ou inter-relação de estímulos entre neurônios). Alguns de seus neurônios apresentam axônios de dimensões maiores que podem projetar-se em alguns segmentos rostrais ou mesmo no tronco encefálico. A SG pode receber também vias modulatórias descendentes, ou seja, a SG é um centro de integração intra e intersegmentar.

As aferências são musculares (III e IV) e viscerais e ocorrem nas lâminas I e V do subnúcleo *caudalis* e, muito escassamente, na SG, embora axônios da SG modulem neurônios receptores dessas estruturas. Isso torna a dor muscular e visceral diferente fisiologicamente da dor tegumentar ou da mucosa, quanto ao seu processo de filtragem intrassegmentar.

Os neurônios da SG apresentam elevado limiar de acomodação à estimulação repetitiva[9] oriunda tanto de fibras A-δ e C, quanto não nociceptivos (fibras A-β).

Foram descobertas ligações entre a região parabraquial lateral, incluindo o núcleo Kölliker-Fuse, e a lâmina II do subnúcleo *caudalis*, bem como entre as regiões ventrolaterais do NSP, NoV e NiV envolvidas no controle da nocicepção.[12] Chiang e colaboradores[71] demonstraram que a estimulação da área parabraquial, bem como do núcleo magno da rafe, modulam de maneira inibitória grande quantidade de impulsos cutâneos e profundos de fibras A-δ e C em neurônios de várias classes do SNCV.

Admite-se que o *wind-up* (aumento gradual da atividade de neurônios convergentes evocada por estímulos repetitivos de baixa frequência e elevada intensidade a partir de aferentes C) é mediado por receptores NMDA presentes na SG.[72,73]

Drogas colinérgicas, com afinidade pelos receptores muscarínicos (M1, M2) presentes nas células da SG do NTET, bem como em terminações de neurônios de primeira ordem, apresentam efeito antinociceptivo. As substâncias sensibilizadoras desses receptores estão presentes exclusivamente nos aferentes sensitivos de primeira ordem. Travagli[74,75] admite que a inibição da atividade nociceptiva de neurônios da SG com agonistas muscarínicos (muscarina) seria decorrente da hiperpolarização das células da SG via ativação de receptores não M1, ativação de interneurônios da SG que contêm GABA e mediam a atividade inibitória de neurônios ascendentes e redução da atividade das células da SG com atividade excitatória.

Iliakis e colaboradores,[76] usando anticorpos contra o GABA e glutamato, observaram que há subpopulação de axônios aferentes primários contendo glutamato que sofre mediação pré e pós-sináptica por células da SG contendo GABA.

Lâminas III e IV do SNCV

A lâmina III distingue-se da lâmina II, pelo grande número de células com axônios mielinizados, e da lâmina IV pelo aparecimento nesta última de grande número de neurônios com corpos celulares maiores.[63] Recebe grande número de dendritos das lâminas mais profundas e algumas de suas células têm projeções dendríticas para a lâmina I e SG, apresentando características de neurônios de projeção, com participação na formação do trato espinotalâmico.[69] Outras células assemelham-se às da SG.[77] Segundo Bennett e colaboradores[21] esta região está relacionada com a terminação de aferentes de mecanorreceptores de baixo limiar.

A lâmina IV apresenta células grandes que recebem dendritos de lâminas superficiais, axônios de projeção para centros rostrais e algumas células de pequeno calibre. A maioria de suas células é do tipo MBL,[21] embora algumas delas sejam LEE.[69]

Lâmina V do SNCV

Esta região recebe fibras A-δ e C, bem como fibras de grosso calibre A-β. É constituída, em sua grande maioria, de neurônios do tipo LEE, havendo, contudo algumas células tipo NP. Recebe grande convergência de estruturas distintas (músculos, articulação temporomandibular, polpa dentária, pele, vísceras) e está envolvida no processo de dor referida. Vários estudos demonstraram que tais neurônios apresentam campos receptivos de pequenas dimensões (geralmente ipsilaterais) ainda que haja outros com campo receptivo maior (geralmente bilaterais)[78,79] e que ambos os tipos estariam indistintamente dispersos na formação reticular. Outros estudos distinguiram neurônios com campos receptivos pequenos e ipsilaterais localizados nas V-VI do SNCV de neurônios com campo receptivo maior (algumas vezes alcançando todo o corpo) localizados na formação reticular dorsomedial ou ventromedial à região onde são localizados os neurônios especificamente trigeminais.[80] Foi demonstrado que essas últimas regiões, incluindo os núcleos *reticularis dorsalis* e *ventralis*, participam de conexões recíprocas com lâminas superficiais e profundas do CPME e, portanto, devem estar envolvidas na modulação da nocicepção espinal.[80,81] Grande número de neurônios (35 a 50%) é de projeção e origina tratos para o tálamo, mesencéfalo e formação reticular.[9] Recebe fibras rostrocaudais inibitórias, que controlam os campos receptivos cutâneos e selecionam a sensibilidade à natureza dos estímulos (nociceptivo ou não nociceptivo) desses neurônios.[9]

A lâmina V do SNCV recebe grande quantidade de aferências oriundas do trato piramidal corticobulbar, o que evidencia a possibilidade de modulação de seus neurônios durante a ação deste trato nos neurônios pré-motores e motores do núcleo motor do trigêmeo.[82]

Lâmina VI no SNCV

Apresenta neurônios com características nociceptivas de modo similar ao da lâmina V. Recebe aferentes primários de estruturas profundas, como músculos mastigatórios, articulação temporomandibular (ATM), dentes e outras regiões e impulsos superficiais da mucosa bucal e tegumento da face. Constitui, portanto, região de grande convergência de estímulo, estando envolvida em processos de dor referida e arcos reflexos motores e viscerais. Yokota e Koyama[83] observaram o SRV e descobriram que neurônios da lâmina VI (subnúcleo reticular ventral) da formação reticular adjacente ao NoV e NiV ou contralateral atuam como relê desses neurônios SRV.

Estudos neuroanatômicos e neurofisiológicos envolvendo o SNCV

Muitos estudos neuroanatômicos e neurofisiológicos foram elaborados para um melhor entendimento dos mecanismos da dor orofacial. Citam-se, a seguir, apenas alguns deles. Sugere-se ao leitor um acompanhamento da literatura científica a respeito deste tema, de forma a complementar a leitura deste texto.

Sessle e colaboradores[84] demonstraram que neurônios nociceptivos puros (NP) predominam nas lâminas I-II e V-VI; os de amplo espectro de excitação (LEE) aparecem principalmente nas lâminas V-VI e os neurônios mecanorreceptores de baixo limiar de ativação (MBL) principalmente nas lâminas III-IV e V-VI. Os neurônios MBL das camadas III-IV geralmente não recebem convergência de impulsos de estruturas anatômicas distintas, como ocorre nos neurônios MBL das camadas mais profundas. As camadas I-II e V-VI são, portanto, regiões de grande convergência de estímulos nociceptivos (pele, mucosa, polpa dental, músculo). Cerca de 58% dos neurônios MBL e 76% dos neurônios nociceptivos de gatos podem ser ativados por estímulos oriundos de um ou dois ramos do trigêmeo além daquele a que pertence. Além disso, os neurônios nociceptivos podem reagir com maior frequência que os MBL à estimulação oriunda de mais de uma região (pele, mucosa, pescoço, nervo laríngeo superior, polpa dentária, nervo glossofaríngeo, músculos mastigatórios superficiais). Depreende-se que os neurônios nociceptivos do SNC (como também da medula espinal) apresentam características peculiares quanto à amplitude de seu campo receptivo, o que fornece base experimental para justificar a aplicação da área de dor quando há sensibilização. Cerca de 97% dos MBL ativados exclusivamente por estímulos cutâneos ou da mucosa apresentam campo receptivo localizado na região trigeminal e somente 67% dos MBL que reagem a uma fonte adicional apresentaram esta fonte localizada na mesma divisão do nervo trigêmeo.[84]

Neurônios NP e LEE, analogamente àqueles que recebem informação nociceptiva no CPME, localizam-se na lâmina superficial e profunda do SNCV. Alguns desses neurônios ocorrem na região rostral do complexo trigeminal. Alguns desses neurônios, localizados no SNCV ou em regiões mais rostrais do NTET, possuem campos de recepção localizados na pele, mas podem ser estimulados também por aferentes oriundos da polpa dental ou cerebrovasculares.[70] Em comum com muitos neurônios do SNC, alguns dos neurônios dos componentes rostrais do NTET projetam-se ao tálamo.

Sessle e Hu[85] analisaram 123 MBL, sete LEE, 25 NP e sete neurônios profundos (ativados apenas por estímulos não cutâneos) do SNCV de gatos e 83 MBL, 14 LEE, 27 NP e dois profundos do SNCV de ratos. A resposta dos neurônios foi analisada por meio de estimulação elétrica, mecanorreceptiva nociva ou química dos aferentes oriundos da ATM e, em alguns casos, de músculos mastigatórios de fechamento ou músculos linguais. Foi documentado que o SNCV de ratos e gatos recebe estímulos oriundos da ATM. Estimulação elétrica, mecânica nociva ou química da ATM preferencialmente excitam neurônios nociceptivos mecânicos (LEE ou NP) localizados predominantemente nas lâminas I-II e V-VI do SNCV. Provavelmente neurônios rostrais possam estar envolvidos em mecanismos nociceptivos de profundidade. Alguns estudos evidenciaram que aferências nociceptivas da musculatura mastigatória exercem efeito facilitatório nos neurônios cutâneos no NoV. No SNCV de gatos, a estimulação elétrica excitou 24% dos neurônios MBL, 29% dos LEE e 36% dos NP. A média do período de latência foi duas ou três vezes mais prolongada que dos neurônios cutâneos. Os neurônios apresentaram reação gradual ao aumento do estímulo, sugerindo ser capazes de codificar a intensidade da estimulação oriunda da ATM.

Em um estudo elaborado por Broton e Sessle,[86] uma pequena amostra de LEE e de NP pôde ser ativada simultaneamente por aferentes musculares, bem como por aferentes cutâneos (ou intraorais) e por estimulação da ATM. Pode ocorrer convergência visceral da laringe. Mais de 50% dos neurônios localizados nas lâminas I-II ou V-VI do SNCV de gatos foram ativados pela estimulação de elevada limiar dos músculos masseter ou temporal ou nervo hipoglosso.[84]

Hu e colaboradores[87] observaram que houve no SNCV de ratos considerável proporção de neurônios ativados por aferências nociceptivas oriundas da ATM ou de aferentes musculares de elevado limiar do hipoglosso. Essas aferências eram dirigidas a neurônios nociceptivos cutâneos. Os neurônios (NP, LEE) apresentavam respostas graduais ao aumento da intensidade dos estímulos da ATM ou ao hipoglosso e foram localizados na lâmina superficial e profunda do SNCV. A estimulação elétrica da ATM e do nervo hipoglosso excitou respectivamente 8% e 0% dos MBL, 64% e 50% dos LEE e 15% e 4% dos NP. Em 50% dos neurônios LEE havia aferências A e C evocadas por estímulos de elevado limiar da ATM, do hipoglosso e da pele; em contraste, somente um NP e nenhum MBL apresentava aferência via fibras A e C oriundas da ATM e do hipoglosso.

As respostas evocadas pela ATM e por aferentes musculares no SNC refletem predominantemente aferências nociceptivas, pois há longa latência e elevado limiar de resposta, o que sugere aferências de fibras de pequeno diâmetro. Há predominância de fibras de pequeno diâmetro inervando a ATM,[9,88] algumas das quais projetam-se no SNCV.[89] A maioria dos neurônios excitados pela estimulação elétrica da ATM puderam também ser excitados pela estimulação mecânica de ambas as ATMs e da pele, como também pela injeção de substâncias algiogênicas. Demonstrou-se que as aferências terminais primárias das ATMs de gatos ocorre nas lâminas I-III e menos claramente nas lâminas mais profundas do SNCV.[89] Isto vem a dar uma evidência da terminação primária dos aferentes da ATM diretamente no SNCV.

Hu e colaboradores[90] observaram a estimulação cutânea da face de ratos, pela injeção de óleo de mostarda no músculo masseter profundo. Observaram ação facilitatória em 12 dos 27 neurônios do SNCV e em cinco dos 12 do SNCV, efeito refletido pela expansão do campo receptivo mecanorreceptivo, aumento da atividade espontânea ou por um aumento da resposta à estimulação elétrica dos neurônios cutâneos. A facilitação foi reversível e surgiu 3 a 5 minutos após a injeção, alcançou pico 5 a 10 minutos após e permaneceu durante 20 a 30 minutos.

Projeções aferentes do nervo de Arnold foram identificadas homolateralmente por HRP nas porções laterais do NSP, na camada marginal do NiV, bem como na camada marginal e magnocelular do SNCV. Foram também projetadas no núcleo cuneato, solitário e segmentos espinais C1-C3. Os núcleos trigeminais, bem como os segmentos cervicais podem, portanto, ser responsáveis pela modulação e transmissão da dor da oriunda deste nervo.[91]

Walberg e colaboradores[92] observaram projeções de fibras descendentes provenientes do núcleo mesencefálico do trigêmeo em coelhos na substância gelatinosa e magnocelular do SNCV, além do núcleo *parvicellularis* da formação reticular, região principal de aferência de tais fibras. Sugere-se que a conexão entre o núcleo mesencefálico do trigêmeo e seus núcleos sensitivos esteja relacionada com o fenômeno de cinestesia.

Cropper e colaboradores[93] estudaram neurônios dos núcleos trigeminais de ratos que respondem à serotonina. Nos núcleos trigeminais sensitivos, as marcações foram densamente encontradas nas regiões responsáveis pela nocicepção e esparsamente nas regiões não nociceptivas. Na SG do SNCV foi encontrado grande número de células, mas poucas marcações foram vistas na lâmina V e em NoV e NiV.

Tashiro e colaboradores[94] encontraram fibras do trato piramidal corticobulbar terminando no SNCV de gatos. Assim como nos subnúcleos mais rostrais, os neurônios do SNCV podem ser modulados por esta via eferente.

A carbamazepina suprimiu a atividade dos neurônios do subnúcleo reticular dorsal e SNCV previamente excitados por injeção intrapulpar de bradicinina, demonstrando o papel destes neurônios na transmissão da dor dental, bem como a ação analgésica desta droga.[95]

Uma população de neurônios LEE do SNCV estudada eletrofisiologicamente para comprovar a possível relação destes com o controle inibitório difuso. A aplicação de estimulação transcutânea na região facial para promover ativação de fibras A e C, resultou em inibição da resposta à estimulação nociceptiva (mecânica e térmica) em regiões retrógradas, como nariz ou ouvido.[96] O controle nociceptivo inibitório difuso é possivelmente elaborado por uma série de regiões do tronco encefálico e da formação reticular ou talâmica.

Grande número de células do núcleo magnocelular (V) do SNCV esquerdo e direito apresenta conexão com células comuns nas regiões do núcleo magno da rafe, paragigantocelular e substância cinzenta periaquedutal mesencefálica. Estes achados sugerem que alguns grupos de células de caráter modulatório podem promover dupla ação de controle simultâneo do SNCV bilateralmente, mesmo que a aferência nociceptiva ocorra em apenas um lado da face.[97]

Hockfield e Gobel[98] demonstraram interligações do SNCV com os subnúcleos mais rostrais do trigêmeo. O SNCV recebeu aferentes oriundos do NiV, NoV, NSP e NTET contralateral. Usando marcação retrógrada por HRP, os autores demonstraram que o SNCV recebe projeções ipsilaterais de subnúcleos mais rostrais do NTET, mas não de áreas da formação reticular adjacente. A região mais rostral do NoV (n. *oralis*, *pars* β) contém o maior número de projeções ao SNCV. O NTET recebe grande número de fibras do núcleo respectivo contralateral a partir das lâminas I, III, IV, VII e VIII, mas não da II e VI. Os autores concluem que a atividade do NTET pode ser controlada pelas suas porções mais rostrais e o NTET pode ser mediado inibitoriamente pelo seu núcleo respectivo contralateral. Neurônios do SNCV, por sua vez, parecem conter elementos que podem ativar ou modular a atividade nas regiões mais rostrais (NiV, NoV).[99]

Sessle e Hu[54] estudaram o comportamento do reflexo mandibular de abertura promovido após estimulação simultânea da polpa dentária. Observaram decréscimo da atividade dos núcleos magno da rafe e substância cinzenta e consequente diminuição do arco reflexo. Alguns efeitos puderam ser diminuídos pelo uso de naloxona, sugerindo mediação pela morfina.

Em 1976, Stephan[100] estudou a ativação de 122 células nas regiões rostrais do NTET (NoV e NiV) e de 44 do SNCV via estimulação de polpa dentária, e observou que os neurônios apresentaram respostas diferentes quanto à facilidade de estimulação e às propriedades do campo receptivo. Os componentes mais rostrais apresentaram limiares menores de ativação e alcançam pico de ativação com menor intensidade de estímulo. Oaken e Boissonade[101] estimularam eletricamente a polpa dental de caninos de furões, sob anestesia geral ou com preservação da consciência, e observou atividade *c-fos* nas lâminas superficiais (I e II) (anestesiados e conscientes) e nas profundas (somente em animais conscientes) do SNCV e no NoV. Não encontraram atividade no NiV ou NSP. Em animais anestesiados, não houve atividade *c-fos* nos núcleos contralaterais, fenômeno que ocorreu nos conscientes. Os resultados sugerem que deve haver interferências de centros localizados no córtex cerebral com a resposta nociceptiva relativa à dor orofacial. A inflamação induzida no gânglio cervical superior aumentou a ativação da proteína *c-fos* no SNCV de ratos, indicando ação simpática na gênese ou perpetuação da dor orofacial.[102]

A adrenalectomia em ratos demonstra que a ausência destes hormônios aumentou a atividade da enzima NADPHd (adenina dinucleotídeo fosfato-diaforase) nas lâminas superficiais do SNCV, cuja ação é intimamente relacionada à atividade neural nociceptiva.[103] Foi observado grande número de receptores para glicocorticoides nas lâminas superficiais do CPME e no SNCV.[1] A injeção sistêmica de hormônios esteroides ocasiona diminuição da atividade *c-fos* no SNC em ratos previamente adrenalectomizados.[104]

Allen e Pronych[105] examinaram as vias mediadoras do reflexo de aumento da pressão arterial pós-estímulo do incisivo inferior com uso de substâncias bloqueadoras da transmissão nociceptiva e observaram que a região dorsomedial do SNCV, ativada após a estimulação do incisivo, estimula subsequentemente as regiões laterais do núcleo parabraquial e a região entre a porção rostroventral lateral da medula e caudal à região A5.

Chiang e colaboradores[71] estudaram a ação inibitória da região parabraquial e do núcleo magno da rafe na atividade das fibras A e C de várias classes funcionais (NP, LEE, MBL e neurônios sem campo recepção em pele/mucosa [profundo]) de neurônios do SNCV. Ambas as estruturas promoveram grande efeito inibitório na ação das fibras A e C em todos os neurônios estudados. Não houve diferença estatística entre ambas as inibições proporcionais pela região parabraquial e pelo núcleo magno da rafe.

Conexões eferentes do SNCV

A maioria dos neurônios na lâmina I são de projeção.[106] Muitos deles têm axônios longos que fazem sinapses com o tálamo, tronco encefálico e cerebelo.[107] Evidencia-se ligação direta da lâmina I com a região lateral do hipotálamo,[108] particularmente responsável por aspectos importantes da dor, tais como processamento, reações neurovegetativas, modulação da função endócrina e reações afetivas à dor.

Neurônios de projeção da lâmina I, bem como impulsos nociceptivos da lâmina II, alcançam o núcleo central da amígdala via núcleos laterais externos da região parabraquial, formando a via trigêmino-parabráquio-amigdaloide.[109]

Lâminas superficiais do núcleo do NTET projetam-se na região lateral da região parabraquial ipsilateral e contralateral (subnúcleos centrolateral, externolateral e medial), incluindo a região do núcleo Fuso-Köllinker (ventral), e estão intimamente envolvidas no controle da nocicepção e arcos reflexos neurovegetativos.[110]

A ativação da região parabraquial lateral e de neurônios catecolaminérgicos situados na transição da região ventrolateral rostral do bulbo e A5 promovem aumento da resposta do reflexo cardiovascular, após a ativação do SNCV.[105] Outros neurônios do SNCV interconectam-se com regiões próximas ou distantes do bulbo, estando envolvidos na organização segmentar da transmissão sensitiva.[111]

Matsushita e colaboradores[112] utilizaram marcadores retrógrados (HRP) para estudar as projeções dos núcleos sensitivos do trigêmeo para o tálamo, cerebelo e medula espinal em gatos. Demonstraram que havia projeções da lâmina I e áreas profundas das lâminas IV e V do SNCV

---

[1] Nos primatas são muito escassos os neurônios de projeção da lâmina I do SNCV ao tálamo. No entanto, existem interconexões recíprocas entre esta região e os subnúcleos mais rostrais do núcleo do trato espinal do V, sendo estes os responsáveis pela projeção indireta destes neurônios núcleo ventral-posteromedial do tálamo.[117]

para o tálamo contralateral; poucos neurônios da região caudal do NiV e porção ventral e dorsal do NSP marcaram-se de maneira retrógrada após a injeção no tálamo contralateral. Regiões do córtex cerebelar apresentaram representações restritas à área ventrolateral da lâmina IV na porção rostral do SNCV e na lâmina V. Muitos neurônios foram marcados no NiV. Houve representação da região rostral do SNCV e da superfície mais ventral do NSP. Os neurônios trigêmino-espinais foram marcados nas lâminas I, III e profundas da IV. Somente poucos neurônios foram marcados no NiV. O número desses neurônios cresce no SNO na altura da oliva superior.[113] Nenhum neurônio do NSP projetou-se na medula espinal. Os autores concluíram que os núcleos sensitivos do trigêmeo são compostos de grupos de neurônios com diferentes projeções, uma vez que as agregações celulares estão localizadas em níveis distintos.

> Alguns neurônios dos núcleos do complexo sensitivo do trigêmeo e os de outras regiões adjacentes atuam como pré-motores de grupos musculares mastigatórios e fornecem substrato neural para o controle sensitivo motor da atividade mastigatória.

Li e colaboradores[114] utilizando marcadores retrógrados ou anterógrados, observaram que as regiões dorsais do SNCV, NoV e NiV, bem como do núcleo mesencefálico do trigêmeo, região medial parabraquial e supratrigeminal, projetam-se na região dorsolateral do núcleo motor do trigêmeo, que é responsável pela inervação dos músculos elevadores da mandíbula. As regiões intermediárias do SNP, os NoV e NiV, região parabraquial lateral e região α do núcleo *gigantocelularis*, projetam-se na região ventromedial do núcleo motor do trigêmeo, que é responsável pela inervação dos músculos depressores da mandíbula. Lund e colaboradores[115] acreditam que muitos dos neurônios pré-motores, especialmente os diretamente relacionados com a nocicepção, estão envolvidos nos arcos reflexos inibitórios da atividade muscular.

Buisseret-Delmas e colaboradores[116] observaram projeções de neurônios do NSP e NTET no núcleo mesencefálico do trigêmeo, sugerindo a possibilidade de controle da aferência de informações proprioceptivas no SNCV pelas unidades nociceptivas e não nociceptivas.

NEUROTRANSMISSORES E RECEPTORES DE MEMBRANA DO NTET

Receptores de neurocinina-A e substância P

As tacininas, a substância P e a neurocinina-A derivam de processos metabólicos semelhantes e se acoplam a receptores próprios (NK1, NK2). Estão presentes nas terminações centrais e periféricas dos aferentes primários, bem como em seus corpos celulares. A SP e a neurocinina-A neuromodulam a transferência do estímulo nociceptivo entre os aferentes primários e os núcleos do nervo trigêmeo. Quando liberadas pelas terminações nervosas periféricas dos aferentes primários com outros mediadores, induzem à inflamação neurogênica. Seus receptores distribuem-se de modo diferente nas diversas lâminas, sendo os NK1 encontrados preferencialmente naquelas que contêm neurônios nociceptivos, ao passo que os NK2 são mais escassos, o que sugere possível diferença da função entre esses receptores na nocicepção.[118,119] O bloqueio dos receptores NK1 e NK2 após a estimulação da córnea de ratos com óleo de mostarda reduz a atividade *c-fos* de neurônios das lâminas superficiais do SNCV. Quando combinado com antagonista de NMDA, a redução da atividade é maior. Entretanto, os bloqueadores NK1 e NK2 não reduzem a atividade na região de transição SNCV/NiV, a qual é ativada concomitantemente com a região SNCV/CI neste modelo de estudo.[118]

A distribuição dos receptores de SP no interior das lâminas do SNCV pode não ser compatível com a presença de fibras contendo SP que a elas aferem. Por exemplo, em um estudo recente[120] foi demonstrado que embora exista grande número de fibras C contendo SP que aferem à lâmina II, esta é desprovida de receptores de neurocininas. Grande número de receptores ocorre nas lâminas I, III, IV e V. Os neurônios das lâminas III e IV apresentam grandes árvores dendríticas que se prolongam perifericamente até alcançar as lâminas mais superficiais. Estas regiões (I e II superficial), juntamente com a lâmina V são as regiões terminais das fibras C. Foi observado que um bloqueador da SP não modificou a ação da estimulação elétrica do seio sagital superior em gatos, o que sugere que há necessidade do bloqueio de outros receptores para controlar a enxaqueca.[121] Outro estudo, revelou que um bloqueador central da SP reduziu a expressão da *c-fos* à estimulação elétrica do seio sagital em porquinhos-da-índia, ao passo que um bloqueador periférico não o fez; um efeito semelhante ocorreu após a administração de um inibidor de NMDA, mas não de bloqueador de PGRC.[122]

Foi identificada pequena proporção de fibras imunorreativas para SP nas lâminas I e II do SNCV, oriundas de regiões tradicionalmente supressoras de dor, como a substância cinzenta periaquedutal mesencefálica, núcleo magno da rafe e outros núcleo da rafe, bem como do núcleo reticular gigantocelular, sugerindo que, em pequenas concentrações, a SP exerce importante ação neurotransmissora ou neuromoduladora na supressão de dor.[114] Outra função dessas fibras seria a facilitação da propagação dos impulsos nociceptivos das lâminas I e II para os núcleos da rafe ou substância cinzenta periaquedutal mesencefálica.

Glutamato e receptores NMDA

Os receptores NMDA são relacionados à propagação e à perpetuação dos impulsos dolorosos. São locais do acoplamento do L-glutamato, neurotransmissor de grande importância nociceptiva em mamíferos, encontrado conjuntamente com a SP e outros neurotransmissores e neuromoduladores nas fibras mielinizadas ou não. Acredita-se que esses receptores sejam responsáveis pelo efeito *wind-up*, característico de neurônios convergentes, e pela sensibilização central baseada na ativação das fibras C que se projetam na SG. Entretanto, tal efeito foi descrito em neurônios do NoV que é desprovido de SG.[34] O bloqueio desses receptores com antagonistas específicos, como o MK-801, reduz a atividade *c-fos* em neurônios do SNCV e a resposta neurovegetativa subsequente após a estimulação da córnea.[123,124] Mitsikostas e colaboradores[125] observaram redução da atividade *c-fos* nas lâminas superficiais (I e II) do SNCV após a administração do mesmo antagonista, mas não redução da atividade nos núcleos reticulares laterais.

A aplicação de um agonista de receptor "μ" nos receptores encefalinérgicos reduziu em 77% a atividade NMDA dos neurônios trigêmino-talâmicos induzida pelos aferentes C, ao passo que um agonista-δ reduziu em 36% tal atividade. Os autores sugerem que a ação dos opioides pode ser devida à inibição dos receptores NMDA, via receptores "μ" e "δ".[126] Um estudo analisou a atividade de 61 neurônios nociceptivos (23 NP, 38 LEE) das lâminas superficiais e 37 (3NP, 34 LEE) das lâminas profundas do SNCV de ratos frente à ação de agonistas do δ-1, δ-2 e μ. Wang e colaboradores[127] observaram redução na atividade desses neurônios tanto pelas fibras A-δ quanto C. Bereiter[128] administrou morfina intraventricularmente após a injeção de óleo de mostarda na córnea de ratos e inibiu a atividade *c-fos* na região entre o SNCV/C1, bem como a resposta cardiovascular consequente, muito embora a atividade da região SNCV/NiV não tenha sofrido alterações significativas. Acredita-se que a região SNCV/NiV, apesar de apresentar características histológicas semelhantes às do CPME,[50,129] não seja mera continuação rostral deste, mas apresente características neurofisiológicas próprias. Bereiter e Bereiter[123] encontraram máxima redução da atividade *c-fos* nos neurônios do SNCV e da região de transição entre o *caudalis/interpolaris* induzida pela estimulação de óleo de mostarda em córnea de ratos após a administração de antagonistas NMDA e antagonistas não NMDA, sugerindo coparticipação de ambos os receptores no processamento da dor.

Receptor para peptídeo geneticamente relacionado à calcitonina (CGRP)

O CGRP é um mediador químico para dor (transmissão e modulação) presente em aferentes de pequeno e médio diâmetro e em geral encontrado conjuntamente com a SP. Sugimoto e colaboradores[38] observaram certa similaridade entre a distribuição central das fibras CGRP-ir e SP-ir. Ambas projetavam-se no NTET, núcleo paratrigeminal e núcleo do trato solitário. Havia fibras CGRP-ir projetando-se também no NSP. O nervo trigêmeo foi a fonte exclusiva de fibras contendo CGRP na região medial do NoV, no NSP e no NiV. No SNCV e região lateral do NoV há outras fontes de CGRP, possivelmente oriundas de aferentes do nervo glossofaríngeo ou vago. Segundo Henry e colaboradores,[130] a persistência de fibras com CGRP no SNCV explicaria um dos mecanismos por meio do qual haveria persistência da dor após a tratotomia espinal do trigêmeo.

Receptores de serotonina (5-HT)

Substâncias agonistas dos receptores de serotonina 5-HTs são importantes para neuromodulação ou supressão dos impulsos nociceptivos aferentes. Tais receptores podem ser de várias subclasses distintas, 1 (B, D, F), 2 e 3. Alguns deles foram encontrados nas terminações nervosas aferentes, no gânglio trigeminal de animais e humanos, bem como no SNCV. A manipulação desses receptores por agonistas (1B, 1D) é útil no controle da inflamação neurogênica, decorrente da liberação de substâncias vasodilatadoras na dura-máter (PGRC, SP, neurocinina A) pelas terminações dos aferentes C e responsável pela enxaqueca.[131] Substâncias agonistas 5-HT1/2 são úteis na inibição da liberação dessas substâncias, bem como na inibição da vasodilatação dos vasos regionais. Acredita-se que os derivados da ergotamina sejam, segundo dois mecanismos. Há dúvida se a ergotamina agiria através de receptores 5-HT 1/2 (e alfa2-adrenorreceptores) do SNCV ou somente nos terminais periféricos.[74,132] Esses receptores ativados pela serotonina (núcleo magno da rafe) ou noradrenalina (núcleos A6-A7) bloqueiam a atividade do L-glutamato no SNCV.[133] Hoskin e colaboradores,[134] encontraram ligação direta da di-hidroergotamia em receptores do SNCV e de C1-C2, *in vivo*.

Ebersberger e colaboradores[56] induziram supressão da atividade *c-fos* no SNCV e *interpolaris* induzida pela aplicação de óleo de mostarda na mucosa nasal de ratos pela administração intravenosa de substâncias agonistas 5-HT2 e 5-HT3 nos receptores dos aferentes primários.

CONCLUSÃO

Apesar de haver inúmeras semelhanças na ultraestrutura e fisiologia dos núcleos do complexo sensitivo do trigêmeo com o corno posterior da medula espinal, há muitas variações entre ambas, principalmente nas regiões mais rostrais do complexo sensitivo trigeminal. Isso faz com que um estudo específico de tais núcleos deva ser realizado por aqueles que porventura desejem aprofundar seus conhecimentos sobre os mecanismos da dor orofacial. O clínico atuante nesta área deve estar sempre atualizado no tema, já que se trata de um campo em constante transformação.

REFERÊNCIAS

1. Olszewski J. On the anatomical and functional organization of the spinal trigeminal nucleus. J Comp Neurol. 1950;92(3):401-13.
2. Chia LG, Shen WC. Wallenberg's lateral medullary syndrome with loss of pain and temperature sensation on the contralateral face: clinical, MRI and electrophysiological studies. J Neurol. 1993;240(8):462-7.
3. Grant G. Neuronal changes central to the site of axon transaction: a method for the identification of retrograde changes in perikaria, dendrites and axons by silver-impregnation. In: Nauta WJH, Ebbesson SOE, editors. Contemporary research methods in neuroanatomy. Berlin: Springer; 1970. p. 173-85.
4. MacGowan DJ, Janal MN, Clark WC, Wharton RN, Lazar RM, Sacco RL, et al. Central poststroke pain and Wallenberg's lateral medullary infarction: frequency, character, and determinants in 63 patients. Neurology. 1997;49(1):120-5.
5. Mailis A. Compulsive targeted self-injurious behaviour in humans with neuropathic pain: a counterpart of animal autonomy? Four case reports and literature rewiew. Pain. 1996;64(3):569-78.
6. Darian-Smith I. Trigeminal system. In: Iggo A, editor. Handbook of sensory physiology. Berlin: Springer-Verlag; 1973. p. 271-314.
7. Dubner R, Sessle BJ, Storey AT. The neural basis of oral and facial function. New York: Plenum; 1978.
8. Molinari HH, Schultze KE, Strominger NL. Gracile, cuneate, and spinal trigeminal projections to inferior olive in rat and monkey. J Comp Neurol. 1996;375(3):467-80.
9. Dubner R, Bennett GJ. Spinal and trigeminal mechanisms of nociception. Ann Rev Neurosci. 1983;6:381-418.
10. Sessle BJ, Greenwood LF. Inputs to trigeminal brainstem neurones from facial, oral, tooth pulp and pharyngolaringeal tissues: I. Responses to innocuous and noxious stimuli. Brain Res. 1976;117(2):211-26.
11. Hayashi H, Sumino R, Sessle BJ. Functional organization of trigeminal subnucleus interpolaris, nociceptive and innocuous afferent inputs, projections to thalamus, cerebellum and spinal cord and descending modulation from periaqueductal gray. J Neurophysiol. 1984;51(5):890-905.
12. Yoshida A, Chen K, Moritani M, Yabuta NH, Nagase Y, Takemura M, et al. Organization of the descending projections from the parabraquial nucleus to the trigeminal sensory complex and spinal dorsal horn in the rat. J Comp Neurol. 1997;383(1):94-111.
13. Lindsey CJ, Buck HS, Fior-Chad DR, Lapa RCRS. Pressor effect mediated by bradikinin in the paratrigeminal nucleus of the rat. J Physiol. 1997;502(Pt 1):119-29.
14. Brodal A. Neurological anatomy in relation to clinical medicine. 3rd ed. New York: Oxford University; 1978.
15. Darian-Smith I. Neurone activity in the cat's trigeminal mainsensory nucleus eliceted by graded afferent stimulation. J Physio. 1960;153:52-73.
16. Kunc Z. Significance of fresh anatomic data on spinal trigeminal tract for possibility of seletive tratotomies. In: Knigton RS, Dumke PR, editors. Pain. Boston: Little Brown; 1966. p. 351-66.
17. Déjerine JJ. Sémiologie des affections du système nerveux. Paris: Mansson; 1914.
18. Guilbald G. Central neurophysiological processing of joint pain on the basis of studies performed in normal animals and in models of experimental arthrtis. Can J Physiol Pharmacol. 1991;69(5):637-46.
19. Usunoff KG, Marani E, Schoen JHR. The trigeminal System in Man. In: Advances in anatomy, embriology and cell biology. Berlin: Springer; 1997. p. 9-28, v. 136.
20. Haring JH, Henderson TA, Jacquin MF. Principalis- or parabraquial-projecting spinal trigeminal neurons do not stain for GABA or GAD. Somatosens Mot Res. 1990;7(4):391-7.
21. Bennett-Clarke CA, Chiaia NL, Jacquin MF, Rhoades RW. Parvalbumin and calbindin immuno-citochemistry reveal functionally distinct cell groups and vibrissa-related patterns in the trigeminal brainstem complex of the adult rat. J Comp Neurol. 1992;320(3):3236-338.
22. Sandler VM, Puil E, Schwarz WF. Intrissic response properties of bursting neurons in the nucleus principalis trigemini of gerbil. Neuroscience. 1998;83:891-904.
23. Darian-Smith I. Neural mechanisms of facial sensation. Int Rev Neurobiol. 1966;9:301-95.
24. Kobayashi Y. Distribution and size of cerebellar and thalamic projection neurons in the trigeminal principal sensory nucleus and adjacent nuclei in the rat. Kaibogaku Zasshi. 1995;70(2):156-71.
25. Chafetz MD, Friedman AL, Kevorkian CG, Levy JK. The cerebellum and cognitive function: implications for rehabilitation. Arch Phys Med Rehabil. 1996;77(12):1303-8.
26. Woda A, Azerad J, Albe-Fessard D. The properties of cells in the cat trigeminal main sensory and spinal subnuclei activated by mechanical stimulation of the periodontum. Arch Oral Biol. 1983;28(5):419-22.
27. Huerta MF, Frankfurter A, Harting JK. Studies of the principal sensory and spinal trigeminal nuclei of the rat: projections to the superior colliculus, inferior olive, and cerebellum. J Comp Neurol. 1983;220(2):147-67.
28. Taber E. The citoarchitecture of brain stem of the cat. I. Brain stem nuclei of the cat. J Comp Neurol. 1961;116:27-60.
29. Eisenman J, Landgren S, Novin D. Functional organization in the main sensory trigeminal nucleus and in the rostral subdivision of the spinal trigeminal tract in the cat. Acta Physiol Scand sUPPL. 1963;Suppl 214:1-44.
30. Capra NF, Dessem D. Central conections of trigeminal primary afferent neurons: topographical and functional considerations. Crit Rev Oral Biol Med. 1992;4(1):1-52.
31. Falls WM. A Golgi Type II neuron in trigeminal nucleus oralis: a Golgi study in the rat. Neurosci Lett. 1983;41(1-2):1-7.
32. Olsson KA, Westberg KG. Integration in trigeminal premotor interneurons in the cat. 2. Functional characteristics of neurons in the subnucleus-gama of the oral nucleus of the spinal trigeminal tract with a projection to digastric motoneurone subnucleus. Exp Brain Res. 1991;84(1):115-24.
33. Jacquin MF, Roades RW. Cell structure and response porpites in the trigeminal subnucleus oralis. Somtosens Mot Res. 1990;7(4):265-88.
34. Parada CA, Luccarini P, Woda A. Effect of an NMDA receptor antagonist on the wind-up of neurons in the trigeminal oralis subnucleus. Brain Res. 1997;761(2):313-20.
35. Dallel R, Luccarini P, Molat JL, Woda A. Effects of systemic morphine on`activity of convergent neurons of spinal trigeminal nucleus oralis in the rat. Eur J Pharmacol. 1996;314(1-2):19-25.
36. Falls WM. Termination in trigeminal nucleus oralis of ascending intratrigeminal axons originating from neurons in the medullary dorsal horn: an HRP-study in the rat employing light and electron microscopy. Brain Res. 1984;290(1):136-40.
37. Sugimoto T, Fujiyoshi, Xiao C, Yi-Fen H, Ichikawa H. Central projection of calcitonin gene-related peptide (CGRP)- and substance P (SP)- immunoreactive trigeminal primary neurons in the rat. J Comp Neurol. 1998;378(3):425-42.
38. Sugimoto T, He Y-F, Xiao C, Ichikawa H. C-fos induction in sub-nucleus oralis following trigeminal nerve stimulation. Brain Res. 1998;783(1):158-62.
39. Mizuno N, Yasui Y, Nomura S, Itoh K, Konishi A, Takada M, et al. A light and electron microscopic study of premotor neurons for the trigeminal motor nucleus. J Comp Neurol. 1983;215(3):290-8.
40. Azerad J, Woda A, Albe-Fessard D. Physiological properties of neurons in different parts of the cat trigeminal sensory complex. Brain Res. 1982;246(1):7-21.

41. Panneton WM, Burton H. Origin of ascending intratrigeminal pathways in the cat. Brain Res. 1982;236(2):436-70.
42. Dallel R, Dualé C, Molat JL. Morphine administrated in substantia gelatinosa of the spinal trigeminal nucleus caudalis inhibis nociceptive activities in the spinal trigeminal nucleus oralis. J Neuroscience. 1998;18(10):3529-36.
43. Lovick TA. Primary afferent depolarization of tooth pulp afferents by stimulation in nucleus raphe magnus and the adjacent reticular formation in the cat: effects of bicuculline. Neurosci Lett. 1981;25(2):173-8.
44. Raboisson P, Dallel R, Clavelou P, Sessle BJ, Woda A. Effects of subcutaneous formalin on activity of trigeminal brain stem nociceptive neurones in the rat. J Neurophysiol. 1995;73(2):496-505.
45. Andressen RK, Lund JP, Puil E. Effects of iontophoretic applcation of morfine and putative neurotransmitters on neurons of trigeminal nuclei oralis and caudalis. In: Anderson DJ, Matthews B, editors. Pain in trigeminal system. North Holland: Elsevier; 1977. p. 271.
46. Luccarini P, Cadet R, Saade M, Woda A. Antinociceptive effect of morphine microinjections into the spinal trigeminal subnucleus oralis. Neuro Report. 1995;6(2):365-8.
47. Rosenfeld JP, Picrel C, Broton JG. Analgesia for orofacial nociception produced by morphine microinjection into the spinal trigeminal complex. Pain. 1983;15(2):145-55.
48. Bae YC, Nakagawa S, Yoshida A, Nagase Y, Takemura M, Shigenaga Y. Morphology and synaptic connections of slowly adapting periodontal afferent terminals in the trigeminal subnuclei principalis and oralis of the cat. J Comp Neurol. 1994;348(1):121-32.
49. Olszewski J, Baxter D. The cytoarchiteture of the human brain stem. In: Usunoff KG, Marani E, Schoen JHR, editors. The trigeminal system in man. The Netherlands: Leiden University; 1954.
50. Phelan KD, Falls WM. An analysis of the cito- and myeloarchitetonic organization of trigeminal nucleus interpolaris in the rat. Somatosens Mot Res. 1989;6:333-366, 1989.
51. Magnusson KR, Larson AA, Madl JE, Beitz AJ. Localization of glutamate in trigemino-talamic projections in neurons: a combined retrogade transport-immunohistochemical study. Somatosens Res. 1987;4(3):177-90.
52. Klein BG, White CF, Duffin JR. Rapid shifts in receptive fields of cells in trigeminal sub-nucleus interpolaris following infraorbital nerve transection in adults rats. Brain Res. 1998;779(1-2):136-48.
53. Olsson KA, Westberg KG. Interneurones in the trigeminal motor system. In: van Steenberghe D, de Laat D, editors. Eletromyography of jaw reflexes in man. The Netherlands: Leuven University; 1989. p. 19-50.
54. Sessle BJ, Hu JW. Raphe-induced suppression of the jaw-opening reflex and single neurons in trigeminal subnucleus oralis, and influence of naloxone and subnucleus caudalis. Pain. 1981;10(1):19-36.
55. Meng ID, Hu JW, Bennetti, Bereiter DA. Encoding of corneal input in two distinct regions of the trigeminal nucleus in the rat: cutaneous receptive field properties, responses to thermal and chemical stimulation, modulation by diffuse noxious controls, and projections to the parabraquial area. J Neurophysiol. 1997;77(1):43-56.
56. Ebersberger A, Anton F, Tolle TR, Zieglgansberger W. Morphine, 5-HT2 and 5-HT3 receptor antagonists reduce c-fos expression in the trigeminal nuclear complex following noxious chemical stimulation of the rat nasal mucosa. Brain Res. 1995;676(2):336-42.
57. Gobel S. Golgi studies of the neurones in layer II of dorsal horn neurones (trigeminal nucleus caudalis). J Comp Neurol. 1978;180(2):375-93.
58. Hayashi H. Morphology of terminations of small and large myelinate trigeminal primary afferent fibers in cat. J Comp Neurol. 1985;240(1):71-89.
59. Price DD, Dubner R, Hu JW. Trigeminothalamic neurons in nucleus caudalis responsive to tactile, thermal, and nociceptive stimulation of monkey's face. J Neurophysiol. 1976;39(5):936-53.
60. Matesz C. Termination areas of primary afferent fibers of the trigeminal nerve in the rat. Acta Biol Hung. 1983;34(1):31-43.
61. Insausti R, Gonzalo Sanz LM. Primary trigeminal projection to the brain stem-reticular formation. experimental study in the rat. Rev Med Univ Navarra. 1981;25(1):41-6.
62. Melzack R, Wall PD. Challenge of pain. New York: Basic Books; 1982.
63. Rexed B. A citoarquitetonic atlas of spinal cord in the cat. J Comp Neurol. 1954;100:297.
64. Yokota T. Neural mechanism of trigeminal pain. In: Fields HL, Dubner R, Cervero F, editors. Advances in pain research and therapy. New York: Raven; 1985. p. 211-35.
65. Beal JA, Penny JE, Bicknell HR. Structural diversity of marginal (laminal) neurons in the adult monkey (Macaca mulatta) lumbrosacral spinal cord: a golgi study. J Comp Neurol. 1981;202(2):237-54.
66. Pear ER. Pain and nociception. In: Handbook of physiology. Bethesda: American Physiologic Society; 1984. p. 915-75, v. 3.
67. Cervero F, Iggo A, Ogwa H. Nociceptor-driven dorsal horn neurons in the lumbar spinal cord of the cat. Pain. 1976;2(1):5-24.
68. Dunn RC Jr, Chong KL. Sensorimotor cortical projections to the marginal zone of the trigeminal subnucleus caudalis. Brain Res. 1982;232(1):171-6.
69. Willis WD. The pain system: The neural basis of nociceptive transmission in the mamalian neurvous sistem. Basel: Krager; 1985.
70. Almond JR, Westrum LE, Henry MA. Post-embedding imunogold labeling of gama-aminobutyric acid in lamina II of the spinal trigeminal subnucleus pars caudalis: a qualitative study. Sinapse. 1996;24(1):39-47.
71. Chiang CY, Sessle BJ, Hu JW. Parabrachial area and nucleus raphe magnus-induced modulation of electrically evoked trigeminal subnucleus caudalis neuronal responses to cutaneous or deep a-fiber and c-fiber inputs in rats. Pain. 1995;62(1):61-8.
72. Davies SN, Lodge D. Evidence for involvment of N-methil-aspartate in "wind-up" of class 2 neurones in the dorsal horn of the rats. Brain Res. 1987;424(2):402-6.
73. Jeftinija S, Urban L. Repetitive stimulation induced potentiation of excitatory transmission in the dorsal horn: an vitro study. J Neurophysiol. 1994;71(1):216-28.
74. Travagli RA, Willians JT. Endogenous monoamines inhibit glutamate transmission in the spinal trigeminal nucleus of the guinea-pig. J Physiology. 1996;491(Pt 1):177-85.
75. Travagli RA. Muscarine receptor activation in the substantia gelatinosa of the spinal trigeminal nucleus of the guinea pig. J Neurophysiology. 1996;76(6):3817-22.
76. Iliakis B, Anderson NL, Irish PS, Henry MA, Westrum LE. Electron microscopy of immunoreactivity patterns for glutamate and gamma-aminobutyric acid in synaptic glomeruli of the feline spinal trigeminal nucleus (subnucleus caudalis). J Comp Neurol. 1996;366(3):465-77.
77. Beal JA, Cooper MH. Neurons in the gelatinosa complex of the monkey (Macaca mulata): a Golgi study. J Comp Neurol. 1978;179(1):89-121.
78. Nishida Y, Yokota T. Corneal representetion within the trigeminal subnucleus caudalis and adjacent reticular formation of the cat. Jpn J Physiol. 1991;41(4):551-65.
79. Yokota T, Koyama N, Nishikawa N, Nishida Y, Haewaga A, Fujino Y. Trigeminal nociceptiveneuronons in subnucleus reticularis ventralis. I. response properties and afferent connections. Neurosci Res. 1991;11:1-17.
80. Villanevua L, Bouhassira D, Bing Z, Le Bars D. Convergence of heterotopic nociceptive infoirmation onto subnucleus reticularis dorsalis neurons in the rat medulla. J Neurophysiol. 1988;60(3):980-1009.

81. Lima D, Mendes-Ribeiro JA, Coimbra A. The spino-latero-reticular system of the rat: projections from the superficial dorsal horn and superficial and structural characterization of marginal neurons involved. Neuroscience. 1991;45(1):137-52.
82. Antal M. Termination areas of corticobulbar and corticospinal fibres in the rat. J Hirnforsch. 1984;25(6):647-59.
83. Yokota T, Koyama N. Identification of neurons relaying trigeminal nociceptive input onto subnucleus reticularis ventralis in the cat. Neurosci Lett. 1983;36(3):273-8.
84. Sessle BJ, Hu JW, Amano N, Zhong G. Convergence of cutaneous, tooth pulp, visceral, neck and muscle afferents onto nociceptive and non-nociceptive neurones in trigeminal subnucleus caudalis (medulary dorsal horn) and its implications for referred pain. Pain. 1986;27(2):219-35.
85. Sessle BJ, Hu JW. Mechanisms of pain arising from articular tissues. Can J Physiol Pharmacol. 1991;69(5):617-26.
86. Broton JG, Sessle B. Reflex excitation of masticatory muscles induced by algesic chemicals applied to temporomandibular joint of the cat. Arch Oral Biol. 1988;33(10):741-7.
87. Hu JW, Sharav Y, Sessle BJ. Joint and muscle A- and C-afferent fiber convergence in rat trigeminal (V) brainstein neurons. Soc Neurosci Abstr. 1989;15:1190.
88. Klineberg IJ. Structure and function of temporomandibular joint innervation. Ann R Coll Surg Engl. 1971;49(4):268-88.
89. Capra NF. Localization and central projections of primary afferents nerves that innervate the temporomandibular joint in cats. Somatosens Res. 1989;4(3):201-13.
90. Hu JW, Sessle BJ, Raboisson P, Dallel R, Woda A. Stimulation of craniofacial muscle afferents induces prolonged facilitatory effects in trigeminal nociceptive brain-stem neurones. Pain. 1992;48(1):53-60.
91. Nomura S, Mizuno N. Central Distribution Of Primary Afferent Fibers in the Arnold's nerve (the auricular branch of the vagus nerve): a transganglionic HRP study in the cat. Brain Res. 1984;292(2):199-205.
92. Walberg F, Dietrichs E, Nordby T. The medullary projection from the mesencephalic trigeminal nucleus. An experimental study with comments on the intrinsic trigeminal connections. Exp Brain Res. 1984;56(2):377-83.
93. Cropper EC, Eisenman JS, Azmitia EC. 5-HT-immunoreactive fibers in the trigeminal nuclear complex of the rat. Exp Brain Re. 1984;55(3):515-22.
94. Tashiro T, Matsuyama T, Higo S. Distribution of cells of origin of the corticotrigeminal projections to the nucleus caudalis of the spinal trigeminal complex in the cat. a horseradish peroxidase (HRP) study. Exp Neurol. 1983;80(1):178-85.
95. Satoh M, Foong FW. A mechanism of carbamazepine-analgesia as shown by bradykinin-induced trigeminal pain. Brain Res Bull. 1983;10(3):407-9.
96. Dickenson AH, Le Bars D. Diffuse noxious inhibitory controls (dnic) involve trigeminothalamic and spinothalamic neurones in the rat. Exp Brain Res. 1983;49(2):174-80.
97. Beitz AJ, Wells WE, Shepard RD. The location of brainstem neurons which project bilaterally to the spinal trigeminal nuclei as demonstrated by the double fluorescent retrograde tracer technique. Brain Res. 1983;258(2):305-12.
98. Hockfield S, Gobel S. An anatomical demonstration of projections to the medullary dorsal horn (trigeminal nucleus caudalis) from rostral trigeminal nuclei and the contralateral caudal medulla. Brain Res. 1982;252(2):203-11.
99. Khayyat GF, Yu UJ, King RB. Response patterns to noxious and non-noxious stimuli in rostral trigeminal relay nuclei. Brain Res. 1975;97(1):47-60.
100. Stephan FK. Responses of neurons in rostral and caudal trigeminal nuclei to tooth pulp stimulation. Brain Res Bull. 1976;1(5):489-92.
101. Oakden EL, Boissonade FM. Fos expression in the ferret trigeminal nuclear complex following tooth pulp stimulation. Neuroscience. 1998;84(4):1197-208.
102. Laudana A, Nogueira MI, Mariano M. Expression of fos-protein in the central nervous system in response to noxious stimulation: effects of chronic inflammation of superior cervical ganglion. Braz J Med Biol Res. 1998;31(6):847-50.
103. Hathaway CB, Collins TP, Bereiter DA. Adrenalectomy increases reduced nicotinamide adenine dinucleotide phosphata-diaphorase activity in the rat spinal trigeminal subnucleus caudalis. Brain Res. 1996;712(1):143-7.
104. Lu J, Bereiter DA. Acute injection of adrenal steroids reduces cornea-evoked expression of c-fos within the spinal trigeminal nucleus of adrenalectomized rats. Neuroscience. 1995;66(4):933-41.
105. Allen GV, Pronych SP. Trigeminal autonomic pathways involved in nociception-induced reflex cardiovascular responses. Brain Res. 1997;754(1-2):269-78.
106. Ahima RS, Harlan RE. Charting of type II glucocorticoid receptor-like immunoreactivity in the rat central nervous system. Neuroscience. 1990;39(3):579-604.
107. Basbaum AL. Anatomical substrates of pain and pain modulation and their relation with analgesic drugs. In: Kular M, Pasternak C, editors. Analgesics: neurochemical, behavioral and clinical perspective. New York: Raven; 1984. p. 97-123.
108. Li JL, Kanero T, Shigemoto R, Mizuno N. Distribuition of trigeminohypothalamic and spinohypotalamic tract neurons displaying substance P receptor-like immunoreactivity in the rat. J Comp Neurol. 1997;378:508-21.
109. Jasmin L, Burkey AR, Card JP, Basbaum AI. Transneuronal labeling of a nociceptive pathway, the spino-(trigemino)parabrachio-amigdaloid, in rat. J Neuroscience. 1997;17(10):3751-65.
110. Slugg RM, Light AR. Spinal cord and trigeminal projections to the pontine parabraquial region in the rat as demonstrated with phaseolus vulgaris leucoagglutinin. J Comp Neurol. 1994;339(1):49-61.
111. Yaksh TL, Hammond DL. Peripheral and central substrates in rostral transmission of nociceptive information. Pain. 1982;13:1-85.
112. Matsushita M, Ikeda M, Okado N. The cells of origin of the trigeminothalamic, trigeminospinal and trigeminocerebellar projections in the cat. Neuroscience. 1982;7(6):1439-54.
113. Walberg F. The trigemino-olivary projection in the cat as studied with retrograde transport of horseradish peroxidase. Exp Brain Res. 1982;45(1-2):101-7.
114. Li Y-Q, Wang Z-M, Zheng H-X, Shi J-W. Central origins of substance P-like immunoreactive fibers and terminals in the spinal trigeminal caudal subnucleus in the rat. Brain Res. 1996;719(1-2):219-24.
115. Lund JP, Donga R, Widmer CG, Stohler CS. The pain-adaptation model: a discussion of the relationship between chronic musculoskeletal pain and motor activity. Can J Physiol. 1991;69(5):683-94.
116. Buisseret-Delmas C, Pinganaud G, Compoint C, Buisseret P. Projection from trigeminal nuclei to neurons of the mesencephalic trigeminal nucleus in rat. Neurosci Lett. 1997;229(3):189-92.
117. Takemura MT. Mechanisms of orofacial pain control in the nervous system. Arch Histol Cytol. 2006;69(2):79-100.
118. Bereiter DA, Bereiter DF, Tonnesse BH, MaClean DB. Selective blockade of substance P or neurokinin A receptors reduces the expression of c-fos in the trigeminal subnucleus caudalis after corneal stimulation in the rat. Neuroscience. 1998;83(2):525-34.
119. Watson F. Dor e nocicepção: mecanismo e modulação. In: Moderna terapia manual. São Paulo: Moderna; 1995. p. 206-32, cap. 21.
120. Brown JL, Liu H, Maggio JE, Vigna SR, Mantyh PW, Basbaum AI. Morphological characterizationof substance P receptor-immunoreactive neurons in the rat spinal cord and trigeminal nucleus caudalis. J Comp Neurol. 1995;356(3):327-44.
121. Goadsby PJ, Hoskin KL, Knight YE. Substance P blockate with the potent and centrally acting antagonist GR205171 does not effect central trigeminal activity with superior sagital sinnus stimulation. Neuroscience. 1998;86(1):337-43.

122. Clayton JS, Gaskin PJ, Beattie DT. Attenuation of fos-like immunoreactivity in the trigeminal nucleus caudalis following trigeminovascular activation in the anesthetised guinea-pig. Brain Res. 1997;775(1-2):74-80.
123. Bereiter DA, Bereiter DF. N-methil-d-aspartate and non-n-methil-d-aspartate receptor antagonism reduces fos-like immunoreactivity in central trigeminal neurons after corneal stimulation in the rat. Neuroscience. 1996;73(1):249-58.
124. Bereiter DA, Bereiter DF, Hathaway CB. The NMDA receptor antagonist MK-801 reduces fos-like immunoreactivity in central trigeminal neurons and blocks select endocrine and autonomic to corneal stimulation in the rat. Pain. 1996;64(1):179-89.
125. Mitisikostas DD, Del Rio MS, Waeber C, Moskowitz MA, Cutrer FM. The NMDA receptor antagonist MK-801 induces capsaicin-induced c-fos expression within rat nucleus caudalis. Pain. 1998;76(1-2):239-48.
126. Wang X-M, Mokha SS. Opioids modulate N-methyl-d-asrtic acid (NMDA)-evoked responses of trigeminothalamic neurons. J Neurophysiol. 1996;76(3):2093.
127. Wang X-W, Yan J-A, Zhang K-M, Mokha SS. Role of opiod receptors (mi, deta-1, delta-2) in modulating responses of nociceptive neurons in the superficial and deeper dorsal horn of the medulla (trigeminal nucleus caudalis) in the rat. Brain Res. 1996;739(1-2):235-43.
128. Bereiter DA. Morphine and somastotin analogue reduce c-fos expression in the trigeminal subnucleus caudalis produced by corneal stimulation in the rat. Neuroscience. 1997;77(3):863-74.
129. Wall PD. The dorsal horn. In: Wall PD, Melzack R, editors. Textbook of pain. Edinburgh: Churchill Livingstone; 1984. p. 80-7.
130. Henry MA, Johnson LR, Nousek-Gobel N, Westrum LE. Light microscopic localization of calcitonin gene-related peptide in the normal feline trigeminal system and following retrogasserian rhizotomy. J Comp Neurol. 1996;365(4):526-40.
131. Cumberbatch MJ, Hill RG, Hargreaves RJ. Rizatriptan has central antinociceptive effects against durally evoked responses. Eur J Pharmacol. 1997;328(1):37-40.
132. Timothy JG, Willians JT, Travagli RA. Inhibition by 5-hidroxitryptamine and noradrenaline in substantia gelatinosa of guinea-pig spinal trigeminal nucleus. J Physiology. 1995;485(Pt 1):113-20.
133. Hovdal H, Syversen GB, Rosenthaler J. Ergotamine in plasma and CFS after i.m. and rectal administration in humans. Cephalalgia. 1982;2(3):145-50.
134. Hoskin KL, Kaube H, Goadsby PJ. Central activation of the trigeminovascular pathway in the cat is inhibited by dihydroergotamine. A c-fos and electrophysiological study. Brain. 1996;119(Pt 1):249-56.

CAPÍTULO 6

MECANISMOS DA DOR OROFACIAL E SUAS CORRELAÇÕES CLÍNICAS

Barry J. Sessle

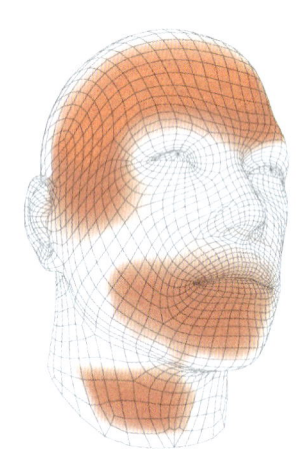

A dor é uma experiência complexa e multidimensional que compreende as dimensões sensitiva/discriminatória, cognitiva, emocional e motivacional. Essas dimensões apresentam expressão particular na região orofacial, já que a face e a boca possuem significados biológico, emocional e psicológico especiais para cada indivíduo. Além disso, a face e a boca representam localizações das dores mais comuns do corpo. Estudos epidemiológicos revelaram a alta prevalência de muitas condições de dor orofacial, como as disfunções temporomandibulares, a síndrome da ardência bucal e as dores dentárias, e estudos em humanos chamaram a atenção para a importância das influências psicossociais, ou biológicas, como a inflamação e a lesão nervosa, na predisposição ou na modulação de muitas dessas condições dolorosas.

Muitas das dificuldades vivenciadas pelos clínicos no diagnóstico e tratamento das condições de dor orofacial aguda e crônica se dão pela falta de reconhecimento e compreensão desses fatores e interações complexas, bem como pelas incertezas sobre a etiologia ou patogênese de muitas dessas condições. No entanto, foram alcançados avanços consideráveis durante as últimas duas décadas no que se refere ao entendimento dos mecanismos da dor orofacial. Este estudo faz uma revisão das recentes pesquisas que forneceram importantes conceitos novos para os processos periféricos, pelos quais os estímulos nocivos ativam ou modulam o impulso aferente nociceptivo no tronco cerebral, que identificaram os elementos e vias neurais críticos no tronco cerebral e nos níveis rostrais do sistema somatossensitivo trigeminal que recebem e transmitem impulsos nociceptivos dos tecidos orofaciais, e esclareceram alguns dos mecanismos envolvidos na modulação e na plasticidade da transmissão nociceptiva. Esta revisão também delineia algumas das correlações clínicas desses avanços nas pesquisas.

INTRODUÇÃO

Este capítulo revisa os mecanismos e as vias somatossensitivas envolvidos na função e disfunção sensitivomotora oral, especialmente o conceito de neuroplasticidade e sua aplicabilidade na dor orofacial.

MECANISMOS SENSITIVOS PERIFÉRICOS

Aspectos gerais

Os tecidos orofaciais, como os dentes, pele da face, articulação temporomandibular (ATM) e os músculos adjacentes são inervados principalmente por ramos do V par craniano, o nervo trigêmeo, o qual contém fibras nervosas aferentes primárias (sensitivas), que por sua vez terminam em órgãos sensíveis (os receptores), os quais respondem à estimulação periférica desses tecidos.[1-5] Os aferentes primários de largo diâmetro, de condução rápida (A-beta) terminam em receptores de baixo limiar, e são ativados por estímulos mecânicos não nociceptivos ou pelos movimentos. Estes receptores tipicamente têm especializações celulares nos tecidos conjuntivo ou epitelial que envolvem as terminações aferentes. Em muitos músculos, alguns desses aferentes de largo diâmetro estão relacionados aos fusos musculares e aos órgãos tendinosos de Golgi, os quais respondem, respectivamente, ao alongamento e à tensão contrátil muscular.

Os receptores de baixo limiar, localizados na pele, mucosa, ATM, músculos, periodonto, etc., e seus impulsos aferentes em direção ao sistema nervoso central (SNC), são considerados importantes tanto na percepção, como nas respostas reflexas associadas aos estímulos táteis ou térmicos da pele e dos tecidos intraorais: à posição articular não nociceptiva e aos movimentos de alongamento e tensão muscular.[1,3-5] O papel dos receptores articulares, em relação aos receptores musculares e cutâneos, na contribuição para a posição articular (cinestesia), parece ser totalmente limitado e somente se torna significante em posições articulares extremas. No caso dos movimentos e da posição mandibular, alguns aferentes não nociceptivos de baixo limiar da ATM podem responder, tanto de forma adaptativa rápida como de forma lenta, para o movimento articular ou para as mudanças de posição. Outros aferentes primários não articulares também podem ser ativados durante os movimentos mandibulares; isso inclui os aferentes que suprem os fusos musculares, e são limitados apenas a alguns músculos da mastigação, como também a alguns aferentes da pele e a outros intraorais. Por sua atividade induzida pelo movimento, esses aferentes não articulares podem desse modo contribuir para o sentido cinestético e o controle motor.

Algumas das fibras sensitivas são de pequeno diâmetro, aferentes primárias de condução lenta (fibras A-delta e C) que terminam em tecidos periféricos como terminações livres, as quais são ativadas por estímulos nociceptivos e assim essas terminações são denominadas "nociceptivas". Alguns aferentes de pequeno diâmetro têm terminações livres que atuam como termorreceptores, os quais respondem especificamente ou para estímulo quente ou frio.

Sensibilização periférica

No caso dos nociceptores, sua ativação leva à geração de potenciais de ação em suas fibras aferentes e estes sinais neurais são conduzidos para o SNC e podem provocar respostas comportamentais, reflexas e perceptuais que caracterizam a dor.[1,4,6] Terminações nociceptivas aferentes são geralmente ativadas por substâncias químicas liberadas por células ou vasos sanguíneos lesados por estímulos nociceptivos periféricos (p. ex., K^+, prostaglandinas, bradicininas), mas também podem apresentar excitabilidade aumentada (denominada nociceptor ou sensibilização periférica) sob certas condições.

Numerosos fatores e mediadores químicos foram identificados como capazes de influenciar a excitabilidade das terminações nociceptivas. Eles incluem lesão dos tecidos periféricos (entre os quais, nervos), a qual pode resultar em inflamação e envolver liberação de substâncias dos vasos sanguíneos ou das células do sistema imunológico. Substâncias neuroquímicas sintetizadas no corpo celular do aferente primário e que são liberadas nos tecidos periféricos das próprias fibras aferentes também podem influenciar a excitabilidade dos aferentes nociceptivos. Os exemplos incluem os neuropeptídeos, como a *proteina relacionada ao gene da calcitonina* (CGRP) e a *substância P*, e as neurotrofinas, como o fator de crescimento do nervo. Outras substâncias, como a noradrenalina, também podem ser liberadas nos aferentes autonômicos simpáticos que inervam muitos tecidos periféricos e também podem modular a excitabilidade dos aferentes nociceptivos e, desse modo contribuir para a dor em condições álgicas como na síndrome complexa de dor regional. Lesões periféricas também podem ocasionar crescimento neuronal, ou alterações do nervo, o que pode estar relacionado à descarga neural ectópica ou aberrante, que tem significância fisiopatológica na dor neuropática.

A sensibilização periférica envolve as substâncias neuroquímicas anteriormente relacionadas (p. ex., CGRP e substância P), as quais são liberadas das terminações aferentes nociceptivas. Estes neuropeptídeos podem atuar em plaquetas, mastócitos, macrófagos e outras células do sistema imunológico e liberar mediadores inflamatórios, como a serotonina (5-HT), histamina, bradicinina e citocinas, resultando em *inflamação neurogênica*. Este processo inflamatório é caracterizado por vermelhidão, edema e aumento da temperatura local, os quais, com a dor representam os sinais cardinais da inflamação. Além de produzirem inflamação, os mediadores inflamatórios podem também atuar nas terminações aferentes nociceptivas e aumentar sua excitabilidade, isto é, causam sensibilização periférica.[2,4]

Implicações clínicas da sensibilização periférica

O aumento de excitabilidade manifestado na sensibilização periférica das terminações nociceptivas pode expressar-se também pela atividade neuronal espontânea, por resposta aumentada a estímulos nociceptivos subsequentes e menores limiares de ativação, os quais parecem contribuir, respectivamente, para a dor espontânea, *hiperalgesia* (maior sensibilidade ao estímulo nocivo) e *alodínia* (dor produzida por um estímulo que normalmente não é nocivo), que são sinais de muitas condições de dor aguda ou crônica. Os mediadores inflamatórios também podem se difundir através dos tecidos periféricos e influenciar a excitabilidade de terminações nociceptivas adjacentes, e ainda causar os processos periféricos que contribuem para a disseminação da dor. A atividade nociceptiva aumentada pode também levar a mais estímulos aferentes no SNC, onde podem ocorrer alterações funcionais no processamento nociceptivo central, que contribuem para a dor persistente, isto é, crônica. Este processo, denominado *sensibilização central* será mais detalhado adiante, e está especialmente envolvido na chamada *hiperalgesia secundária*, na qual ocorre aumento da sensibilidade dolorosa bem além do local da lesão tecidual. Em contraste, o processo periférico envolvendo a sensibilização central das terminações aferentes nociceptivas no local da própria lesão parece representar o principal mecanismo que contribui para maior sensibilidade dolorosa nesse local ou próximo a ele (*hiperalgesia primária*). O esclarecimento dos mecanismos químicos envolvidos na ativação ou sensibilização dos aferentes nociceptivos permite o desenvolvimento de agentes terapêuticos cujo alvo são os mecanismos periféricos específicos, por exemplo, as conhecidas *drogas anti-inflamatórias não esteroidais* (AAINEs) e os salicilatos, como a *aspirina*, bem como muitos analgésicos recentes, como os inibidores de ciclo-oxigenase-2 (COX-2). Sua principal ação é nos tecidos orofaciais periféricos, seja reduzindo a inflamação associada à lesão tecidual, seja modulando a excitabilidade aferente nociceptiva, ou alterando a hiperalgesia associada às condições transitórias de dor orofacial. Mais recentemente, alguns mecanismos adicionais nas terminações nervosas periféricas envolvidos na dor[2,5,7,8] incluem a descoberta do chamado *receptor TRPV1* e outros receptores *TRP*, que contribuem para a sensibilidade ao calor, frio e a substâncias químicas, como a capsaicina (o ingrediente da pimenta-do-reino). Além disso, mediadores químicos que há muito são relacionados à transmissão nociceptiva no SNC (por ex., o aminoácido excitatório glutamato; substâncias relacionadas aos opioides e o ácido gama-aminobutírico [GABA]) têm ações periféricas que influenciam a excitabilidade dos aferentes nociceptivos. Por exemplo, assim como a substância P e o CGRP, o glutamato é também sintetizado nos corpos celulares dos aferentes primários e pode ser liberado das suas terminações aferentes primárias. Por exemplo, o glutamato existe nos aferentes da polpa dentária, e quando aplicado nos músculos mastigatórios ou na ATM, excita os aferentes nociceptivos que inervam essas estruturas e produz dor transitória em humanos devido à ativação dos receptores dos aminoácidos excitatórios (receptores N-metil-D-aspartato [NMDA], e também a receptores não NMDA), localizados nas terminações aferentes. Em contraste, a aplicação periférica de GABA e de morfina pode deprimir a atividade dos aferentes nociceptivos, aparentemente por interação com os receptores GABA e de opioides, respectivamente, nas terminações aferentes nociceptivas. Curiosamente, foram encontradas algumas diferenças entre os sexos nessas ações periféricas do glutamato e da morfina, o que sugere a possibilidade de que mecanismos fisiológicos periféricos possam contribuir para a diferença entre os sexos quanto à prevalência de muitas condições de dor crônica, como nas disfunções temporomandibulares (DTM). Os numerosos mediadores químicos envolvidos nos mecanismos nociceptivos periféricos indicam que existem alvos potenciais para o desenvolvimento de novas e mais efetivas abordagens terapêuticas que atuam perifericamente para modificar a dor, e sem os efeitos colaterais indesejáveis que caracterizam muitos dos analgésicos de ação central em uso corrente.

Sem dúvida, os numerosos mediadores químicos envolvidos na ativação dos aferentes nociceptivos periféricos, a sensibilização e os eventos relacionados (p. ex., inflamação) também implicam que o uso clínico de uma droga que atinja apenas um desses inúmeros processos pode ter eficácia clínica limitada para o alívio da dor, a menos que essa dor específica atue por um processo químico no qual este mecanismo específico seja crucial.

O COMPLEXO NUCLEAR TRIGEMINAL SENSITIVO: AFERENTES PRIMÁRIOS E ORGANIZAÇÃO

Os aferentes dos fusos musculares e alguns aferentes mecanossensitivos, que suprem os tecidos periodontais, têm seus corpos celulares dos aferentes primários no SNC, no núcleo mesencefálico do V par.[1,3,4] Eles se projetam deste núcleo para o núcleo motor do trigêmeo ou para os núcleos adjacentes (p. ex., núcleo supratrigeminal, subnúcleo oral do V par), onde excitam interneurônios envolvidos na função reflexa orofacial. Proximamente, todos os remanescentes aferentes primários somatossensitivos, que inervam os tecidos orofaciais, têm o seu corpo celular no gânglio do trigêmeo (semilunar ou de Gasser). As projeções centrais desses corpos celulares dos aferentes primários entram no tronco cerebral e podem ascender ou descender no trato espinal do trigêmeo, e aí fornecer ramos colaterais, que terminam em uma ou mais subdivisões do complexo nuclear sensitivo do trigêmeo, e ativam neurônios de segunda ordem no complexo trigeminal.[1,6] O complexo trigeminal pode ser subdividido em núcleo sensitivo principal e núcleo do trato espinal, o qual apresenta três subnúcleos (oral, interpolar e caudal) (Fig. 6.1). O subnúcleo caudal estende-se até a medula espinal cervical e assemelha-se ao corno dorsal espinal em sua estrutura laminada.[1,6]

Muitos neurônios nos quatro componentes do complexo nuclear trigeminal contribuem para acessar outras vias sensitivas nociceptivas e não nociceptivas por meio de suas projeções para áreas como tálamo ventrobasal, substância periaquedutal, área parabraquial da ponte, ou a formação reticular do tronco encefálico, todos estão envolvidos na função ou modulação somatossensitiva. Algumas das conexões que vão para a formação reticular e outras áreas do tronco encefálico são utilizadas em respostas reflexas autonômicas aos estímulos orofaciais, embora alguns neurônios no complexo trigeminal do tronco encefálico e adjacentes a ele (p. ex., núcleo supratrigeminal) também atuem como interneurônio nas vias reflexas musculares cervical e orofacial. Além disso, existem conexões intrínsecas entre neurônios de diferentes componentes do complexo trigeminal do tronco encefálico (p. ex., alguns neurônios caudais projetam-se para o subnúcleo oral, e vice-versa) e estas conexões contribuem para as influências modulatórias entre neurônios trigeminais caudais e rostrais (ver adiante). Alguns aferentes nociceptivos trigeminais intraorais e cutâneos (incluindo aferentes da polpa dentária) terminam em alguns dos componentes rostrais, porém muitos aferentes nociceptivos trigeminais de pequeno diâmetro (A-delta ou fibra C) terminam nas lâminas I, II e V e VI do subnúcleo caudal, enquanto os aferentes primários mecanossensitivos trigeminais de baixo limiar terminam nos componentes mais rostrais do complexo trigeminal e nas lâminas III-VI do subnúcleo caudal.[1,6] Além de sua predominância em nervos

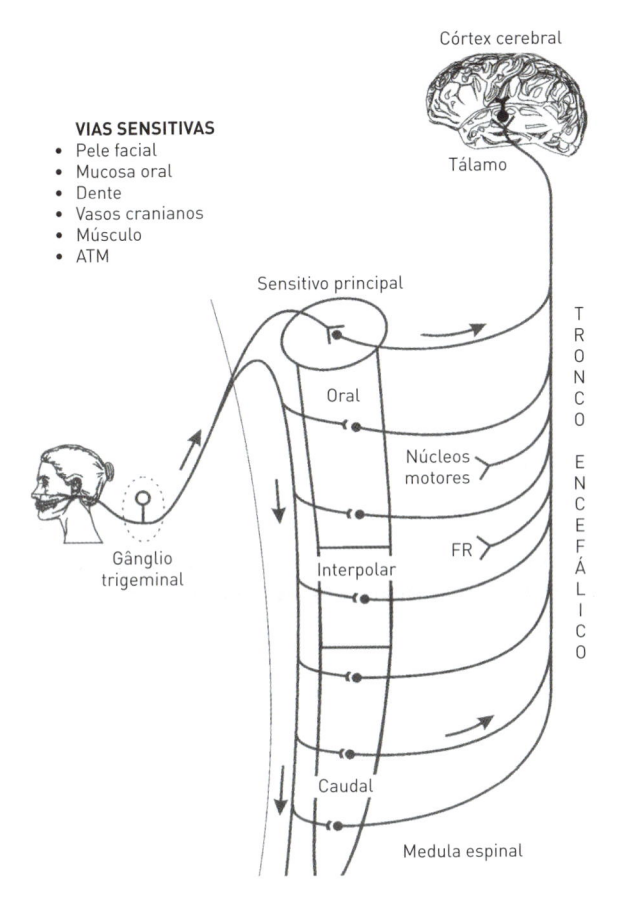

VIAS SENSITIVAS
- Pele facial
- Mucosa oral
- Dente
- Vasos cranianos
- Músculo
- ATM

Figura 6.1. Vias somatossensitivas principais da boca e da face. Os aferentes primários trigeminais (V) têm seus corpos celulares no gânglio trigeminal e projetam-se para os neurônios de segunda ordem no complexo nuclear sensitivo trigeminal. Estes neurônios podem projetar-se a neurônios situados em níveis mais rostrais (p. ex., no tálamo) ou em regiões encefálicas como a formação reticular (FR) ou aos núcleos motores dos nervos cranianos. Não são mostradas as projeções de alguns aferentes dos nervos cervicais e aferentes dos nervos cranianos VII, IX, X e XII para o complexo nuclear trigeminal.

Fonte: Sessle.[6]

aferentes, o complexo nuclear trigeminal (especialmente o subnúcleo caudal) pode também receber impulsos aferentes de outros nervos cranianos, como do VII, IX, X e XII, tanto quando dos nervos cervicais superiores.

O complexo trigeminal tem uma organização topográfica ou somototópica,[1,4,6] e os neurônios que recebem impulsos aferentes mandibulares localizam-se na parte dorsal de cada núcleo e subnúcleo do complexo trigeminal e aqueles com impulsos aferentes oftálmicos na parte ventral; a região maxilar é representada entre eles, e estruturas orais e periorais são representadas medialmente. No subnúcleo caudal, isto é invertido, medialmente, com regiões periorais representadas na parte rostral do caudal e as regiões mais laterais da face mais caudalmente; este padrão somatotópico no subnúcleo caudal é algumas vezes conhecido como arranjo em *casca de cebola*. Ver Figura 5.2 do Capítulo 5.

Existem vários tipos neuronais morfologicamente distintos no complexo trigeminal.[1,4,6] Por exemplo, a lâmina II do caudal, conhecida como *substância gelatinosa* (SG), representa um importante sistema interneuronal envolvido na poderosa modulação segmentar e na modulação descendente da transmissão somatossensitiva que ocorre no subnúcleo caudal e nos componentes mais rostrais do complexo trigeminal (ver adiante). Os neurônios da SG controlam influências modulatórias destes impulsos nos neurônios do complexo trigeminal, através de sua arborização no complexo. Os vários tipos celulares morfologicamente distintos na SG contêm substâncias químicas neuromoduladoras, como os opioides endógenos (p. ex., encefalinas) ou GABA, e tanto os impulsos aferentes periféricos de alto e baixo limiar como os impulsos dos centros cerebrais superiores se projetam nos neurônios da SG. Ver Figura 5.3 do Capítulo 5.

PROCESSAMENTO DOS ESTÍMULOS AFERENTES NO COMPLEXO TRIGEMINAL

Características dos neurônios mecano e termorreceptores de baixo limiar

Os componentes rostrais do *complexo trigeminal* representam controles essenciais da informação mecanossensitiva orofacial de baixo limiar relacionada ao chamado toque fino e são geralmente análogos do núcleo da coluna dorsal dos sistema somatossensitivo espinal.[1,4-6] O termo "campo mecanorreceptivo" refere-se à região de tecido periférico que, quando estimulada por estímulo mecânico, pode excitar os aferentes que suprem aquele tecido e causar a ativação do(s) neurônio(s) do tronco encefálico, para o(s) qual(is) se projeta(m). As propriedades do campo mecanorreceptivo de alguns dos neurônios que controlam a informação mecanossensitiva de baixo limiar, chamados neurônios mecanorreceptores de baixo limiar (LTM), podem dar informações precisas sobre localização, intensidade e duração dos estímulos mecânicos orofaciais.

Os neurônios mecanossensitivos, em todos os níveis do complexo trigeminal, são capazes de receber e com fidelidade transmitir informação somatossensitiva detalhada sobre estímulos táteis leves provenientes de regiões localizadas na boca e na face. Os neurônios LTM são comuns nos quatro núcleos/subnúcleos do complexo trigeminal, incluindo o caudal onde eles predominam na lâmina III/IV. Semelhante aos neurônios análogos do núcleo da coluna dorsal e do corno dorsal espinal, estes neurônios recebem impulsos de aferentes A de baixo limiar, que parecem liberar glutamato como o principal neurotransmissor excitatório e respondem a estímulos táteis leves aplicados em um determinado campo mecanorreceptivo, e também graduam os aumentos de suas respostas, à medida que a estimulação do campo receptivo ou a intensidade do estímulo é gradualmente aumentada.

Os neurônios LTM geralmente têm propriedades funcionais que asseguram uma transmissão segura dos mecanorreceptores orofaciais até o complexo trigeminal, e também suprem os níveis superiores do cérebro com informação detalhada sobre a modalidade e as características temporais e espaciais (isto é, localização, intensidade) de um estímulo tátil orofacial.

Contudo, poucos neurônios no complexo trigeminal podem ser excitados por outros impulsos aferentes além daqueles derivados dos mecanorreceptores orofaciais.[1,4] Alguns neurônios dos componentes rostrais em particular podem ser ativados pelos movimentos mandibulares, em especial de abertura, provavelmente por impulsos dos mecanorreceptores de baixo limiar na ATM ou de receptores musculares sensíveis ao alongamento, e imagina-se que esses neurônios contribuam para as vias sensitivas ascendentes (p. ex., para o tálamo e córtex) ou para circuitos no tronco encefálico que controlam a regulação reflexa da atividade muscular mastigatória. Além disso, alguns neurônios também respondem ao resfriamento de seus campos mecanorreceptivos orofaciais, aparentemente através de impulsos de alguns aferentes mecanorreceptivos de adaptação lenta, que são sensíveis ao resfriamento inócuo. Outros neurônios, especialmente no subnúcleo caudal, respondem exclusivamente, e com muito maior sensibilidade, ao aquecimento ou resfriamento inócuo, e parecem receber seus impulsos aferentes de termorreceptores específicos. Eles são importantes para o controle dos centros rostrais do cérebro de informação detalhada (p. ex., intensidade, duração, localização) sobre estímulos térmicos orofaciais.

Características dos neurônios nociceptivos no subnúcleo caudal

Como já foi dito anteriormente muitos aferentes primários de pequeno diâmetro terminam no subnúcleo caudal. Muitos destes aferentes são nociceptivos em essência.[1-3,6] Suas terminações dentro do subnúcleo caudal contêm várias substâncias neuroquímicas, incluindo neuropeptídeos. Um destes neuropeptídeos é a substância P, a qual se encontra em aferentes somatossensitivos de pequeno diâmetro e em seus corpos celulares ganglionares, e tem sido implicada na inflamação e lesão periférica (ver anteriormente). Também se concentram nas terminações centrais destes aferentes primários nas lâminas superficiais e profundas do subnúcleo caudal onde predominam os neurônios nociceptivos (ver adiante), e o estímulo nocivo dos tecidos orofaciais periféricos causa a liberação de substância P destas terminações centrais, que por sua vez atuam nos receptores neuronais de neurocininas produzindo a excitação prolongada desses neurônios.

Vários outros neuropeptídeos, como CGRP e a somatostatina, e outros mediadores químicos liberados das terminações centrais também são envolvidos nos processos excitatórios subjacentes à transmissão nociceptiva. O ATP é um exemplo; outro são os aminoácidos excitatórios como o glutamato.[2,4,6-8] Por exemplo, existe alta concentração de receptores de glutamato e este se localiza nas terminações aferentes primárias no complexo trigeminal, incluindo o subnúcleo caudal. O glutamato liberado das terminações dos aferentes primários no subnúcleo caudal, devido à estimulação nociva dos tecidos orofaciais, pode ativar os neurônios nociceptivos do complexo trigeminal atuando nos receptores glutamatérgicos da membrana neuronal, e este efeito pode ser bloqueado por antagonistas do glutamato. O receptor N-metil-D-aspartato (NMDA), um subtipo de receptor inotrópico da família dos receptores dos aminoácidos excitatórios, tanto quanto dos mecanismos de receptores não NMDA, foi implicado especificamente nestes vários efeitos periféricos e centrais.

O envolvimento de neuropeptídeos e aminoácidos excitatórios no processamento nociceptivo do subnúcleo caudal apoia as descobertas eletrofisiológicas, clínicas e anatômicas que indicam que esse subnúcleo atua como principal sítio controlador da informação nociceptiva trigeminal.[1,4,6] Anatomicamente, existem similaridades na estrutura, impulsos aferentes, tipos celulares e sítios de projeção entre o subnúcleo caudal e o corno dorsal da medula espinal, que é o controlador espinal integral dos sinais nociceptivos. Também, no corno dorsal espinal, a estimulação nociva induz aumento da expressão de certos elementos intracelulares (p. ex., c-fos) nos neurônios caudais. Sinais clínicos e observações experimentais em animais sobre os efeitos da tractotomia do trigêmeo próxima ao óbex revelaram que este procedimento neurocirúrgico (usado para aliviar a dor da neuralgia do trigêmeo em humanos) produz profunda analgesia orofacial (e também termoanestesia) e causa pequena perda da sensibilidade tátil. Existem também similaridades eletrofisiológicas entre o caudal e o corno dorsal espinal desde que os neurônios nociceptivos começaram a ser documentados no subnúcleo caudal, assim como no corno dorsal espinal. Estes neurônios nociceptivos podem ser classificados em dois grupos com base em suas propriedades dos campos receptivos cutâneos (ou mucosos): (i) de amplo ou largo espectro (WDR) ou neurônios convergentes, os quais podem receber impulsos aferentes de fibras A de pequeno e de largo diâmetro, tanto quanto de impulsos aferentes de fibras C; esses neurônios podem ser excitados por estímulos nocivos e não nocivos (p. ex., tátil); e (ii) neurônios nociceptivos específicos (NS), que recebem impulsos aferentes de pequeno diâmetro das fibras C e/ou das fibras A-delta, e respondem somente a estímulos nocivos (por ex., picada, calor) aplicados em área localizada no campo receptivo craniofacial.[1,4,6] Esses dois tipos de neurônios têm respostas graduadas, à medida que a intensidade do estímulo é progressivamente aumentada, ou quanto mais o campo receptivo é estimulado; e parece que têm papel crítico para nossa habilidade de localizar e discriminar a dor superficial da região orofacial. Os neurônios WDR e NS estão concentrados nas lâminas profundas (V/VI) e superficiais (I/II) do caudal, e projetam-se para áreas implicadas na transmissão nociceptiva ou na sua modulação (p. ex., área pontina parabraqueal, formação reticular, tálamo ventrobasal). Como neurônios semelhantes também são encontrados no corno dorsal espinal, similaridades funcionais e morfológicas entre o subnúcleo caudal e o corno dorsal espinal motivaram a denominação "corno dorsal medular" para o subnúcleo caudal.

Características de outros neurônios do complexo trigeminal

Ainda que o subnúcleo caudal seja fundamental para o processamento nociceptivo trigeminal, diversos estudos, comportamentais, eletrofisiológicos e anatômicos, mostram também o envolvimento de componentes mais rostrais do complexo trigeminal nos mecanismos nociceptivos orofaciais.[4,6] Por exemplo, neurônios dos subnúcleos oral e interpolar do núcleo do trato espinal do trigêmeo projetam-se para algumas das mesmas regiões que representam os sítios dos neurônios nociceptivos caudais envolvidos na transmissão nociceptiva ou na sua modulação, e a estimulação desses sítios modulatórios pode inibir a atividade neuronal, tanto do oral como do interpolar. Ademais, neurônios nociceptivos, ativados por estímulos nocivos das regiões perioral e intraoral, também foram documentados nos subnúcleos interpolar e oral. Além disso, alguns aferentes da ATM, dos músculos, da polpa dentária e dos vasos cranianos, assim como aferentes nociceptivos cutâneos, podem terminar nesses componentes trigeminais rostrais. Mais ainda, terminações contendo opioides e receptores de opioides são encontrados nesses componentes rostrais, e a injeção de substâncias analgésicas, como a morfina, dentro desses componentes rostrais pode inibir o comportamento nociceptivo orofacial. Estas descobertas sugerem que os componentes rostrais do núcleo do trato espinal têm importantes papéis na dor orofacial, especialmente no que se refere aos mecanismos nociceptivos intraoral e perioral.

Convergência de aferentes

Uma interessante característica dos neurônios WDR e NS no subnúcleo caudal é que cerca de 50% deles recebe exclusivamente entradas aferentes cutâneas (mucosas ou periodontais) orofaciais.[4,6] Sem dúvida, muitos neurônios WDR e NS podem ser também excitados por estimulação dos aferentes que inervam polpa dentária, ATM, mandíbula e músculos da língua, ou vasos cranianos, bem como por estimulação nociva cutânea. Os neurônios LTM, em contraposição, tipicamente respondem apenas a estímulos cutâneos. Como poucos neurônios caudais respondem somente à estimulação de ATM, músculos, polpa ou aferentes dos vasos cranianos, acredita-se que as entradas convergentes amplas desses aferentes, para os neurônios nociceptivos cutâneos no subnúcleo caudal, sejam as responsáveis pelas características de localização precária, disseminação da dor e dor referida, que são típicas de tecidos profundos, como a ATM e os músculos envolvidos, ou os vasos cranianos ou os vasos pulpares. Além disso, a extensa convergência no subnúcleo caudal de aferentes não trigeminais (p. ex., muitos dos neurônios nociceptivos cutâneos podem ser excitados por outros aferentes de nervos cranianos e por nervos cervicais superiores) dá uma explicação fisiológica para a dor referida entre locais inervados por nervos trigeminais e estes aferentes não trigeminais.

PROJEÇÕES DO COMPLEXO NUCLEAR TRIGEMINAL SENSITIVO

Cada componente do complexo trigeminal contém neurônios reguladores que se projetam para o tálamo, direta ou indiretamente, através de vias polissinápticas que podem envolver a formação reticular,[4,5] e liberar sinais que alcançam os centros cerebrais superiores envolvidos na percepção somatossensitiva (p. ex., toque, dor) e em outras funções (p. ex., emoção, motivação).

Algumas das projeções da formação reticular, bem como dos núcleos motores dos nervos cranianos, contribuem para os circuitos neurais centrais envolvidos na resposta reflexa autonômica e muscular aos estímulos orofaciais, enquanto outros neurônios têm somente projeções intrínsecas, isto é, seus axônios não deixam o complexo trigeminal, mas na verdade terminam dentro dele, como já foi apresentado anteriormente.

Tálamo e córtex

As projeções do complexo trigeminal para o tálamo podem ativar neurônios em algumas partes do tálamo lateral (p. ex., o complexo ventrobasal), o grupo nuclear posterior e o tálamo medial.[1,4] Isto inclui ambos os tipos de neurônios, LTM e nociceptivos (WDR e NS), que recebem informação somatossensitiva orofacial regulada através do complexo trigeminal. Os neurônios são somatotopicamente distribuídos no tálamo ventrobasal, e muitos dos neurônios nociceptivos e LTM ventrobasais são neurônios reguladores que se projetam diretamente aos neurônios no córtex cerebral somatossensitivo sobrejacente. Suas propriedades funcionais indicam que seu papel principal relaciona-se aos aspectos sensitivo-discriminativos do toque e da dor, respectivamente; por exemplo, de modo similar aos neurônios nociceptivos no subnúcleo caudal, os neurônios NS e WDR do tálamo ventrolateral têm um campo receptivo localizado dentro da região orofacial e eles têm respostas graduadas ao aumento progressivo dos estímulos. Em contraste, os neurônios nociceptivos do tálamo medial (por ex., núcleos intralaminares; núcleo parafascicular) geralmente têm um campo receptivo mais extenso (p. ex., da face e membros), bem como outras propriedades e conexões (p. ex., com o córtex cingulado anterior; ver adiante) sugerindo que têm papel relacionado às dimensões motivacionais ou afetivas da dor. Descobertas recentes por imagens cerebrais em humanos revelaram que estímulos nocivos nestes podem ativar estas áreas talâmicas assim como várias regiões corticais, incluindo o córtex somatossensitivo, ínsula e córtex cingulado anterior. Neurônios LTM são encontrados no córtex somatossensitivo primário da face (SI), e têm campos receptivos intraoral ou cutâneos localizados e mostram respostas graduadas aos estímulos táteis; suas propriedades indicam seu envolvimento no processamento cortical subjacente à discriminação de intensidade e localização dos estímulos táteis orofaciais.[1,4,5] A área SI também contém neurônios NS e WDR com propriedades que são geralmente similares àquelas dos neurônios nociceptivos ventrobasais ou caudais, indicando que eles têm um papel na codificação da intensidade e localização da dor, isto é, na dimensão sensitivo-discriminativa da dor. Neurônios nociceptivos também são encontrados em outras regiões corticais, como no córtex cingulado anterior e na ínsula, os quais estão envolvidos na dimensão afetiva da dor.

Estimulação de baixa intensidade das entradas aferentes de mandíbula, língua ou músculos mastigatórios podem também ativar neurônios no tálamo ventrobasal ou no SI da face ou no córtex motor primário (MI).[3,4,9] Os impulsos sensitivos para o SI e o MI da face, provenientes de receptores superficiais e profundos, são considerados importantes para a cinesiologia mandibular (posição mandibular) e para fornecer *feedback* sensitivo para os receptores orofaciais que podem ser utilizados no controle motor dos movimentos.

MODULAÇÃO DA TRANSMISSÃO SOMATOSSENSITIVA TRIGEMINAL

A transmissão somatossensitiva pode ser modulada ao nível dos neurônios corticais e talâmicos, mas também em níveis mais caudais das vias somatossensitivas (por ex., complexo trigeminal).[1,4,8] Estes mecanismos modulatórios podem também ser operados em vários níveis durante a função motora (p. ex., muitos neurônios sensitivos do tronco encefálico atuam como interneurônios nos circuitos reflexos), bem como em diferentes estados de comportamento, além de contribuir para características específicas dessas condições, por exemplo, a acentuada redução do tônus muscular no sono.

A variedade de impulsos e interconexões e da intrincada organização de cada subdivisão do complexo trigeminal fornece as bases para a grande interação entre os diversos impulsos provenientes dos tecidos periféricos (p. ex., a chamada inibição aferente ou segmentar) ou das regiões cerebrais intrínsecas (p. ex., inibição descendente). Exemplos incluem o sistema interneuronal dentro da SG do subnúcleo caudal, a influência modulatória ascendente do subnúcleo caudal dos neurônios trigeminais mais rostrais e os impulsos descendentes para os componentes caudal e rostral do complexo trigeminal provenientes da substância cinzenta periaquedutal, núcleo magno da rafe, córtex cerebral e de vários outros centros cerebrais. Estes processos modulatórios podem envolver mecanismos regulatórios pré e pós-sinápticos, bem como várias substâncias neuroquímicas endógenas e mecanismos receptores, alguns dos quais primariamente subjacentes às influências modulatórias (p. ex., encefalina, GABA, 5-HT), enquanto estão integrados a circuitos facilitatórios da transmissão nociceptiva (p. ex., substância P, NMDA).

As influências inibitórias são mecanismos intrínsecos no SNC que podem deprimir a transmissão nociceptiva e parecem estar envolvidas em algumas abordagens terapêuticas para o controle da dor (p. ex., acupuntura, neuroestimulação elétrica transcutânea – TENS, opioides, antidepressivos tricíclicos). As influências excitatórias, ou a inibição das influências inibitórias podem resultar em aumento da dor, como ocorre na sensibilização central, a qual será agora considerada.

Neuroplasticidade nos neurônios nociceptivos: sensibilização central

As vias aferentes convergentes descritas previamente parecem ser importantes nas alterações neuroplásticas no complexo trigeminal e podem ser provocadas por lesão, inflamação e desaferentação.[4,6] A neuroplasticidade nas vias somatossensitivas centrais pode ser induzida pela diminuição dos estímulos aferentes (p. ex., a lesão de nervo que resulta em desaferentação) ou por aumento dos impulsos aferentes nociceptivos (p. ex., por estimulação direta dos nervos periféricos por lesão ou inflamação). No caso da dor, é notável que ela possa ser refletida em excitabilidade aumentada dos neurônios nociceptivos centrais. Este aumento da excitabilidade neuronal pode ser acompanhado por comportamento de dor e é considerado como a consequência de uma plasticidade funcional central ou "sensibilização central" que resulta de um "desfazer" ou de um "fortalecimento" central dos impulsos aferentes convergentes para os neurônios nociceptivos. A excitabilidade aumentada pode ser o reflexo de maior atividade espontânea neuronal, do tamanho do campo receptivo, das respostas aos estímulos nocivos e também uma redução no limiar de ativação. As alterações neuronais parecem resultar, em parte, da desinibição e de um desfazer, bem como da maior eficácia dos extensos impulsos aferentes convergentes que, como apresentado anteriormente, são característicos de muitos neurônios NS e WDR. A desinibição pode envolver a ação contrária de algumas influências modulatórias descendentes ou segmentares, como já foi apresentado previamente. Também há evidência de que essas influências facilitatórias descendentes, já mencionadas, possam ter papel importante em alguns casos. Além disso, embora a sensibilização central seja usualmente reversível após uma lesão ou inflamação transitória ou sem complicações, ela pode ser associada a comportamento de dor que pode durar horas, dias ou até semanas, dependendo do tipo de lesão ou inflamação. O fato de que a sensibilização central pode desaparecer após muitas lesões, mas não em outras, é ainda uma questão obscura, mas é uma importante matéria a resolver, visto que a manutenção da sensibilização central é considerada um contribuinte da dor crônica ou persistente e da dor espontânea, alodínia, hiperalgesia, disseminação da dor ou dor referida, que caracterizam muitos casos clínicos de dor persistente decorrente de lesão ou inflamação. Ver o glossário no Capítulo 4.

Outros mecanismos que podem resultar em sensibilização central podem também ser desencadeados por lesão dos nervos aferentes. Isto inclui (i) crescimento de aferentes nos tecidos periféricos, (ii) formação de neuroma, (iii) início de impulsos anormais nos aferentes lesados e que são conduzidos para o SNC, (iv) mudanças fenotípicas nos aferentes, (v) desenvolvimento de contatos entre aferentes neurovegetativos simpáticos e aferentes nociceptivos, (vi) reorganização estrutural das terminações centrais no SNC dos aferentes primários devido ao crescimento central, e (vii) ativação da glia no SNC. Tais mudanças nas fibras aferentes e suas consequências centrais, como a sensibilização central e mudanças (p. ex., desinibição) nas influências descendentes ou segmentares, podem persistir por longos períodos de tempo e liderar o desenvolvimento de condições de dor neuropática.

Lesão em nervos periféricos ou a aplicação de substâncias químicas álgicas e de irritantes inflamatórios aos tecidos orofaciais podem aumentar acentuadamente a resposta neuronal dos neurônios NS e WDR no subnúcleo caudal. As propriedades de campos receptivos profundos dos neurônios nociceptivos, especialmente, manifestam sua plasticidade neuronal refletindo uma sensibilização central; os impulsos nociceptivos profundos podem ser mais efetivos do que os cutâneos na indução destes efeitos. As mudanças neuronais nociceptivas induzidas no complexo trigeminal podem ser também acompanhadas por atividade eletromiográfica induzida reflexamente nos músculos de fechamento e abertura da mandíbula, que são dependentes de controle regulador no subnúcleo caudal para sua efetivação.[2,6] Embora a sensibilização central nas vias nociceptivas trigeminais também ocorra nos neurônios nociceptivos do subnúcleo oral do complexo trigeminal e nas regiões cerebrais superiores, como no tálamo ventrobasal, a importância do subnúcleo caudal nos mecanismos nociceptivos trigeminais é ressaltada por descobertas que mostram que a expressão da sensibilização central nestas estruturas, e o aumento das atividades dos músculos mastigatórios induzidos reflexamente, e que acompanham o processo de sensibilização central (ver anteriormente), são dependentes da integridade funcional do caudal.

Agora está claro que vários neuropeptídeos (p. ex., substância P, CGRP) e aminoácidos excitatórios (p. ex., glutamato) estão envolvidos na produção da sensibilização central.[4,6,10] Por exemplo, os mecanismos dos receptores NMDA são particularmente importantes na produção da sensibilização central, o que explica porque a ação central dos antagonistas dos receptores de NMDA pode ser particularmente efetiva no bloqueio dos eventos relacionados à nocicepção, por exemplo, prevenção de aumento da atividade muscular mandibular e sensibilização central dos neurônios nociceptivos induzida pelos impulsos aferentes nociceptivos mencionados anteriormente. Várias outras substâncias neuroquímicas liberadas nos aferentes primários ou nos neurônios centrais (p. ex., na SG do caudal) podem modular estes efeitos centrais; isto inclui trifosfato de adenosina – ATP, opioides, 5-HT e GABA. Recentemente, um novo "ator" em sensibilização central e em condições de dor hiperexcitável foi descoberto: a glia. Por exemplo, foi mostrado que ao se interferir na função da glia no caudal pode-se abolir totalmente a sensibilização central, mas não o processamento nociceptivo normal, em modelos animais de dor orofacial aguda ou crônica.[11]

A sensibilização central, induzida por alterações nos impulsos aferentes, ressalta o fato de que os impulsos aferentes e a circuitaria nociceptiva não são de "fio rígido", mas de plástico. Isto é, alterações neuroplásticas podem ocorrer no campo receptivo e nas propriedades das respostas nos neurônios nociceptivos do SNC, como resultado de inflamação e traumatismo dos tecidos periféricos, incluindo lesão induzida durante procedimentos cirúrgicos odontológicos.[6,7,10,12] Em alguns casos alterações funcionais bem como estruturais podem ocorrer. Estas alterações neuroplásticas subjacentes à sensibilização central são consideradas de muita importância no desenvolvimento de condições de dor crônica, e fornecem justificativa para a visão emergente de que dor crônica é uma doença ou moléstia por si só. Ler também o Capítulo 36.

IMPLICAÇÕES CLÍNICAS DA SENSIBILIZAÇÃO CENTRAL

A sensibilização central nos neurônios nociceptivos do complexo nuclear trigeminal é particularmente relevante nas condições de dor crônica. Ela pode ser induzida por traumatismo tecidual, incluindo lesão nervosa (p. ex., durante cirurgia de implante), e por inflamação do nervo ou do tecido, e supostamente sua manutenção é condição crucial para a persistência de condições de dor inflamatória crônica e de dor neuropática. As alterações neuronais que refletem a sensibilização central incluem aumento da resposta dos neurônios nociceptivos a estímulos nocivos e diminuição do seu limiar de ativação por estímulo periférico. Acredita-se que estes sinais de sensibilização central contribuam para a sensibilidade, hiperalgesia e alodínia dos tecidos superficiais assim como dos profundos, que caracterizam muitos casos envolvendo lesões dentais, ATM e outros tecidos profundos da região orofacial. As propriedades dos neurônios nociceptivos e sua suscetibilidade à sensibilização central são também relevantes para a disseminação da dor e para a dor referida. Muitos neurônios NS e WDR da porção caudal do trigêmeo, por exemplo, têm impulsos aferentes tanto cutâneos como profundos (ver anteriormente), e também já se observou que os impulsos nociceptivos dos tecidos profundos (p. ex., ATM e músculos mastigatórios) são especialmente efetivos para induzir sensibilização central. Isto inclui a expansão dos campos receptivos profundos e cutâneos nestes neurônios, os quais podem explicar a localização precária, disseminação da dor e dor referida, típicas de condições de dor profunda envolvendo a ATM e a musculatura mastigatória associada.

Como foi observado anteriormente, o processo de sensibilização central induzido no complexo trigeminal por entrada de aferentes nociceptivos é também associado a maior atividade eletromiográfica nos músculos de abertura e fechamento da mandíbula em animais, e foi sugerido que essas mudanças neuromusculares podem representar o tipo do efeito *"splinting"* que se contrapõe ao movimento excessivo e assim proteger os tecidos articular e muscular de lesão futura, o que é consistente com o conceito geral do modelo de Adaptação à Dor.[13] Tendo em vista que a sensibilização periférica também pode contribuir para a disseminação da dor, hiperalgesia e alodínia por aumentar a excitabilidade e reduzir o limiar de ativação dos aferentes primários, muitas condições de dor podem, de fato, envolver um misto de fenômenos de sensibilização periférica e central.

A importância dos impulsos aferentes em iniciar a sensibilização central e seu possível papel na sua manutenção também tem relevância clínica. Este papel é destacado por recentes descobertas que mostram que a incisão cirúrgica na pele da face e nos tecidos subcutâneos pode induzir sensibilização central nos neurônios nociceptivos caudais e pode ser prevenida pela anestesia local dos tecidos incisados.[12] Esta descoberta apoia o uso de medidas clínicas em odontologia (p. ex., analgesia preemptiva, anestésicos de longa duração, controle de dor pós-operatória) que reduzam os impulsos aferentes nociceptivos para o SNC, reduzindo assim o risco de desenvolvimento ou a manutenção de sensibilização central.

Antagonistas dos receptores NMDA são particularmente efetivos no bloqueio da sensibilização central dentro do complexo nuclear trigeminal (ver anteriormente), portanto os antagonistas NMDA devem ser usados clinicamente como analgésicos; de fato alguns estudos clínicos e em animais mostraram a sua eficácia. Contudo, visto que a liberação de glutamato e a ativação do receptor NMDA são comuns em muitas regiões do SNC envolvidas em outras funções, além de transmissão nociceptiva, os antagonistas do NMDA podem ter aplicação limitada para o alívio da dor, pois seus potenciais efeitos colaterais podem interferir em outras funções. Um desafio significativo em desenvolver antagonistas dos receptores NMDA, que sejam aproveitáveis, é produzir uma droga que seja muita efetiva em suprimir a sensibilização central, mas não produza efeitos colaterais indesejáveis. Além disso, praticamente todas as drogas analgésicas desenvolvidas envolvem os processos neurais; a descoberta recente do importante papel de células não neurais (glia) nos mecanismos de dor do SNC fornece um novo alvo para o desenvolvimento de drogas.

CONCLUSÃO

As descobertas recentes sobre os mecanismos de dor e as particularidades do complexo nuclear trigeminal, apresentadas neste capítulo, realçam a importância do clínico conhecer melhor a fisiopatologia da dor orofacial. Sem o seu conhecimento, as queixas de dor persistente que iniciaram após pequenos procedimentos cirúrgicos odontológicos parecem sem explicação e deixam alguns clínicos perplexos.

Este capítulo procurou relacionar as descobertas da ciência básica com as questões clínicas, de modo a procurar respostas baseadas em evidências científicas para as questões que sempre intrigaram os clínicos, como dor referida e a precária localização das dores orofaciais.

REFERÊNCIAS

1. Dubner R, Sessle BJ, Storey AT. The neural basis of oral and facial function. New York: Plenum; 1978.
2. Lam DK, Sessle BJ, Cairns BE, Hu JW. Neural mechanisms of temporomandibular joint and masticatory muscle pain: a possible role for peripheral glutamate receptor mechanisms. Pain Res Manage. 2005;10(3):145-52.
3. Miles T. Mastication. In: Miles T, Nauntofte B, Svensson P, editors. Clinical oral physiology. Copenhagen: Quintessence; 2004. p. 199-218.
4. Svensson P, Sessle BJ. Orofacial pain. In: Miles T, Nauntofte B, Svensson P, editors. Clinical oral physiology. Copenhagen: Quintessence; 2004. p. 93-140.
5. Trulsson M, Essick GK. Mechanosensation. In: Miles T, Nauntofte B, Svensson P, editors. Clinical oral physiology. Copenhagen: Quintessence; 2004. p. 165-98.
6. Sessle BJ. Acute and chronic craniofacial pain: brainstem mechanisms of nociceptive transmission and neuroplasticity, and their clinical correlates. Crit Rev Oral Biol Med. 2000;11(1):57-91.
7. Hargreaves KM, Goodis HE, editors. Seltzer and Bender's dental pulp. Chicago: Quintessence; 2002.
8. Maixner W. Pain modulatory systems. In: Lund JP, Lavigne GJ, Dubner R, Sessle BJ, editors. Orofacial pain: from basic science to clinical management. Chicago: Quintessence; 2001. p. 79-91.
9. Sessle BJ, Adachi K, Avivi-Arber L, Lee J, Nishiura H, Yao D, et al. Neuroplasticity of face primary motor cortex control of orofacial movements. Arch Oral Biol. 2007;52(4):334-7.
10. Chiang CY, Park SJ, Kwan CL, Hu JW, Sessle BJ. NMDA receptor mechanisms contribute to neuroplasticity induced in caudalis nociceptive neurons by tooth pulp stimulation. J Neurophysiol. 1998;80(5):2621-31.
11. Chiang CY, Wang J, Xie YF, Zhang S, Hu JW, Dostrovsky JO, et al. Astroglial glutamate-glutamine shuttle is involved in central sensitization of nociceptive neurons in rat medullary dorsal horn. J Neurosci. 2007;27(34):9068-76.
12. Lam DK, Sessle BJ, Hu JW. Surgical incision can alter capsaicin-induced central sensitization in rat brainstem nociceptive neurons. Neurosci. 2008;156(3):737-47.
13. Lund JP. Persistent pain and motor dysfunction. In: Sessle BJ, Lavigne GJ, Lund JP, Dubner R, editors. Orofacial pain: from basic science to clinical management. 2nd ed. Chicago: Quintessence; 2008. p. 117-24.

CAPÍTULO 7

IMAGEM CEREBRAL DAS DORES CRANIOFACIAIS

Alexandre F. DaSilva

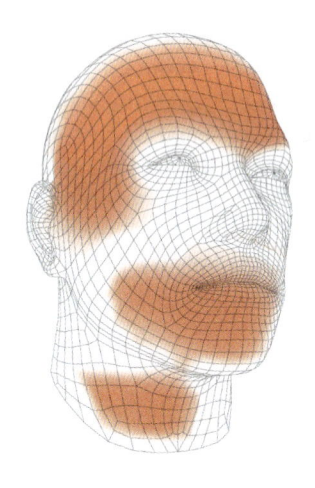

Os avanços da pesquisa básica sobre os mecanismos da dor foram imensos nas últimas décadas. Atualmente, um novo campo se abriu para evidenciar e mostrar o que ocorre no cérebro de um paciente que sente dor: é o da neuroimagem. Embora ainda em sua fase inicial e certamente necessitando de refinamento tecnológico – o que sem dúvida virá com o tempo –, os estudos sobre a percepção da dor através da neuroimagem trazem uma nova possibilidade: a de avaliar em pacientes o fenômeno complexo da dor em seu cérebro. Os estudos através da neuroimagem permitirão observar os diversos componentes da dor, e não exclusivamente a nocicepção.

O objetivo deste capítulo é ilustrar os mais recentes avanços científicos na área de imagem funcional e estrutural do cérebro para o estudo das dores craniofaciais agudas e crônicas.

INTRODUÇÃO

O sistema nervoso trigeminal é afetado por várias anormalidades dolorosas de grande impacto na sociedade, as quais são de difícil tratamento, desde cefaleias primárias (p. ex., enxaqueca)[1] e disfunções temporomandibulares (DTM) até dores neuropáticas (p. ex., neuralgia trigeminal). Tais pacientes são normalmente expostos a múltiplas terapias empíricas, e muitas vezes iatrogênicas, que perpetuam ou complicam a sintomatologia ou pouco contribuem para o quadro clínico. Mesmo que os fatores, que antes precipitaram a dor, sejam eliminados ou adequadamente resolvidos via procedimentos cirúrgicos periféricos (p. ex., cirurgia da articulação temporomandibular – ATM, exodontia), ou via medicamentos, não há garantia a longo prazo de alívio para o sofrimento do paciente. Este cenário clínico sugere que a persistência da dor seja também influenciada por disfunções no sistema nervoso central (SNC), tanto por neuroplasticidade estrutural quanto funcional de elementos corticais e subcorticais no cérebro. Avanços, na última década, das técnicas de neuroimagem contribuíram largamente para o nosso conhecimento dos mecanismos fisiológicos e patológicos da dor trigeminal no cérebro sem recorrer a procedimentos invasivos e, mais importante, *in vivo*. Neste campo científico, o sistema trigeminal desponta como oportunidade única para o estudo da dor aguda e crônica no SNC, devido não só às doenças que o afligem, mas também à sua ampla representação somatossensitiva no córtex, quando comparado a outras áreas do corpo,[2] bem como ao núcleo e subnúcleo subcorticais específicos, para a percepção da dor.[3]

O objetivo deste capítulo é ilustrar os mais recentes avanços científicos na área de imagem funcional e estrutural do cérebro para o estudo das dores craniofaciais agudas e crônicas.

COMO A DOR FACIAL AGUDA É REPRESENTADA NO CÉREBRO?

Um dos principais métodos de neuroimagem científica é a ressonância magnética funcional (*functional magnetic resonance image* – fMRI), que permite a investigação indireta da atividade neuronal durante uma determinada tarefa (p. ex., sensitiva, motora, visual, cognitiva) com definição espacial da ordem de milímetros.[4,5] Sabe-se que, quando ativadas, as células nervosas consomem oxigênio transportado pela hemoglobina proveniente de capilares vizinhos. A fMRI mede a mudança do sinal dependente da oxigenação do sangue (*blood oxygenation level dependent* – BOLD), o qual também é influenciado pelo aumento ou diminuição do fluxo e volume sanguíneos na região cerebral em questão.

Estudos com fMRI já demonstraram as atividades periférica e central no sistema trigeminal durante a dor aguda experimental em seres humanos *in vivo*, incluindo o gânglio trigeminal, o núcleo trigeminal espinal (spV), o tálamo e o córtex somatossensitivo.[6,7] Num grupo de voluntários saudáveis, sem história de dor crônica, foi aplicado estímulo doloroso térmico (46 °C) no lado direito da face e também no polegar direito; esta região foi usada como área não trigeminal para controle. Na face, cada área predeterminada do ramo trigeminal foi estimulada: as regiões oftálmica (V1), maxilar (V2) e mandibular (V3), respectivamente. Dois períodos de 25 segundos de dor térmica foram intercalados por 30 segundos de temperatura neutra (32 °C) em cada região (Fig. 7.1). A análise dos dados coletados durante o estudo demonstrou que a ativação foi notada no glânglio trigeminal e spV ipsilateral à dor, ou seja, no lado direito, bem como no tálamo e córtex somatossensitivo contralateral à dor. A ativação nas três regiões faciais (V1, V2, V3) exibiu organização somatotópica diferente no sistema nervoso periférico (SNP) e no SNC. No SNP, o gânglio trigeminal apresentou ativação, respeitando a posição dos ramos trigeminais, com nocicepção proveniente de V1 acima de V2, e este acima de V3. No SNC, a ativação nociceptiva dos três ramos trigeminais exibiu organização somatotópica no spV ao longo do áxis do tronco encefálico com V2 representado acima de V3, e este acima de V1. Este resultado tem duas correlações clínicas com a clínica de dores orofaciais, sendo uma delas compatível com o padrão de "casca de cebola" ou "laminar" de deficiência sensitiva em pacientes com dores neuropáticas após lesão cirúrgica do spV (ver Fig. 5.2 do Cap. 5). A segunda correlação clínica é a conversão das fibras nociceptivas de V1 para a região mais caudal do spV, que também recebe convergência de fibras nociceptivas cervicais (p. ex., C2, C3). Esta convergência das fibras nociceptivas faciais e cervicais ao nível do subnúcleo caudal explica a influência das dores cervicais no quadro sintomático das dores faciais, principalmente nos dermátomos (ou lâminas) mais distais da face, como ATM e fronte.

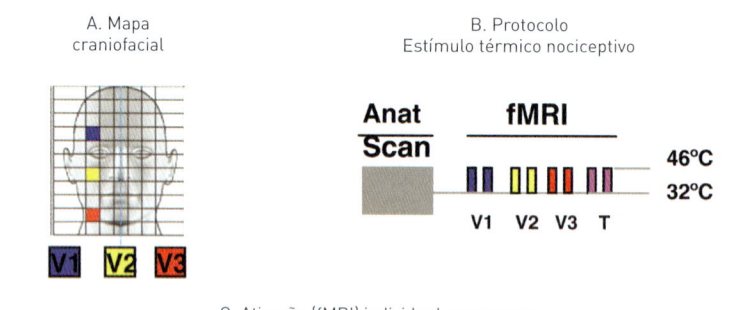

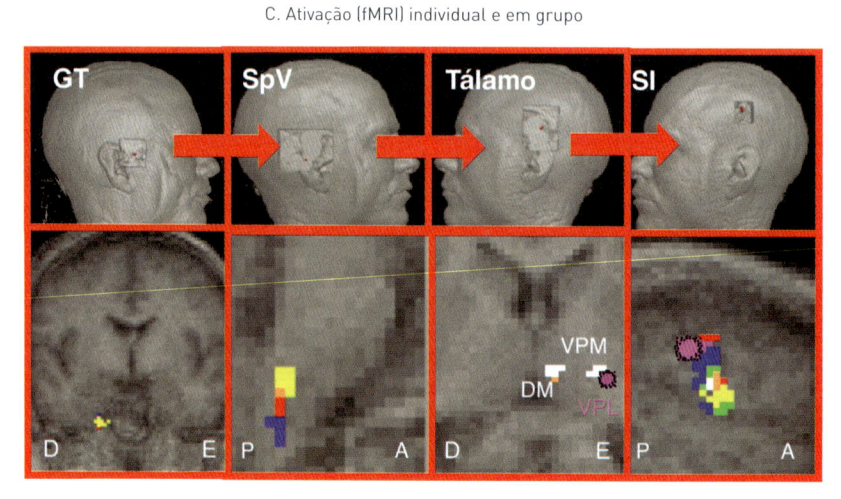

Figura 7.1. A. Quadrados coloridos demonstram a localização do estímulo térmico nociceptivo no lado direito da face. **B.** Depois do escaneamento anatômico, dois blocos de 25s de dor térmica (46 °C) foram intercalados com três blocos de 30s de temperatura neutra (32 °C). Estes estímulos foram aplicados nas áreas: V1 (azul) + V2 (amarelo) + V3 (vermelho) e polegar (violeta). **C.** Coluna superior: reconstrução tridimensional (3D) da cabeça de um dos voluntários durante a dor trigeminal nociceptiva, com uma janela mostrando a área de ativação no gânglio trigeminal (GT) e núcleo trigeminal espinhal (spV) ipsilateral à dor, seguido do tálamo e córtex somatossensitivo primário (SI). **C.** Coluna inferior: ativação grupal (média) dos voluntários durante a dor trigeminal aplicada a cada ramo, seguindo a coloração citada anteriormente. A cor branca representa a ativação comum de V1+V2+V3 e a esfera violeta representa as coordenadas da ativação durante o estímulo nociceptivo na região do polegar. DM: dorsomedial, VPM: ventroposteromedial e VPL: ventroposterolateral – núcleo talâmico. A: anterior, P: posterior, D: direito e E: esquerdo.

No tálamo, a ativação nociceptiva trigeminal foi observada no lado contralateral à dor, no núcleo ventroposteromedial (VPM). Este núcleo é considerado o relé sensitivo talâmico para regiões trigeminais. De fato, como esperado, a estimulação nociceptiva no polegar direito (área controle) induziu ativação no núcleo ventroposterolateral (VPL), que é o nucleo talâmico sensitivo para regiões não trigeminais do corpo. Ambas as estimulações nociceptivas, trigeminal e não trigeminal, produziram ativação no núcleo dorsomedial (DM), que tem propriedades termorreceptivas. Lesões, como acidente vascular cerebral próximo a estes núcleos talâmicos, podem originar a síndrome da dor talâmica, que é de difícil tratamento e afeta a região contralateral do corpo ou da face.

Durante a estimulação nociceptiva trigeminal do córtex primário somatossensitivo (SI) foi observado um padrão somatotópico laminar similar a spV, com V1 representado abaixo, seguido acima por ativação nociceptiva de V3 e depois V2. Como demonstrado no clássico trabalho de Penfield e Rasmussen[2] sobre o córtex sensitivo-motor, a área nociceptiva do polegar foi somatotopicamente representada acima da face. A perfeita harmonia entre regiões somatotópicas vizinhas em S1 pode ser alterada por dores crônicas, como já foi demonstrado em dores fantasmas de amputação, em que a região em SI relativa ao membro superior amputado pode ser invadida pela área facial. A aproximação ou separação funcional destas duas regiões somatotópicas vizinhas em SI, braço e face, está correlacionada respectivamente à piora ou melhora do quadro clínico da dor fantasma de amputação.[8]

COMO AS DORES CRANIOFACIAIS CRÔNICAS AFETAM O CÉREBRO?

Enxaqueca

A enxaqueca é uma anormalidade neurológica crônica que se apresenta como crises paroxísticas de dor de cabeça, de intensidade forte, geralmente unilateral, acompanhada de náusea e vômito, com fotofobia e fonofobia. A cefaleia pode ser acompanhada por eventos neurológicos focais transitórios chamados aura, na maior parte de natureza visual, os quais afetam até um terço dos pacientes. A fisiopatologia da enxaqueca não é compreendida inteiramente. Há evidência de predisposição genética[9] com áreas anormalmente hiperexcitadas no sistema nervoso central, as quais podem ser a fonte de uma série de eventos que conduzem finalmente a crises repetitivas da enxaqueca.[10] Depressão alastrante (SD),[11] um fenômeno neurológico de autopropagação, caracterizado por uma onda alastrante de despolarização associada a uma redução da atividade cortical, é a base provavelmente da aura da enxaqueca.[12] Entretanto, quando SD é descrita como a causa da aura, permanece a controvérsia sobre como a dor se inicia na enxaqueca, e quais são os mecanismos neurológicos associados à dor de cabeça. Demonstrou-se que a ativação do sistema nervoso trigeminal é produzida pela SD,[13] que induz as mudanças vasculares alastrantes que conduzem à hiperperfusão, seguida imediatamente por hipoperfusão comparativamente duradoura.[14] A ativação do sistema nervoso trigeminal pode, por sua vez, induzir a inflamação neurogênica,[15] uma reação caracterizada por vasodilatação e extravasamento do plasma secundário com liberação perivascular de neurotransmissores nas fibras nervosas sensoriais do trigêmeo. A dor de cabeça seria percebida então pelo córtex somatossensitivo correspondente, onde as informações nociceptivas são transportadas com as sinapses sucessivas dos neurônios periféricos do trigeminal (neurônios de primeira ordem) e por projeções trigeminotalâmicas (neurônios de segunda ordem) e talamocorticais centrais (neurônios de terceira ordem). Outra hipótese para a fisiopatologia da enxaqueca é a sensibilização devido ao tráfego aferente trigeminal anormal, com deficiência do sistema modulatório, a qual poderia igualmente explicar o fenômeno alodínico na enxaqueca pela sensibilização desinibitória. Neste caso, as projeções descendentes das estruturas do tronco encefálico, tais como a medula cinzenta periaqueductal (PAG) e rostroventral (RVM), onde há uma expressão elevada dos receptores opioidérgicos, seriam incapazes de seu efeito antinociceptivo nos neurônios sensoriais de ascensão.[16,17] Além disso, outras estruturas corticais mais elevadas podem participar deste mecanismo defeituoso da dor por deficiência modulatória na enxaqueca, tais como o hipotálamo e o tálamo.

Neuroplasticidade das matérias branca (MB) e cinzenta (MC) na enxaqueca

A enxaqueca foi considerada por muito tempo uma anormalidade paroxística sem anomalias interictais, porém evidências recentes indicam a presença de mudanças acumulativas corticais em níveis macroscópicos e microscópicos da enxaqueca.[18,19] O envoltório cortical é uma estrutura altamente especializada, composta de uma camada fina superficial de MC. As variações anormais na espessura do envoltório cortical podem refletir mudanças fisiopatológicas da estrutura intrínseca e na integridade das lâminas corticais. Recentemente, alguns estudos mostraram esta correlação em doenças crônicas da dor, tais como lombalgias,[20] dor neuropática trigeminal[21] e enxaqueca.[22,23] As implicações destas mudanças podem ser processos degenerativos ou mecanismos neuroplásticos associados. Apkarian e colaboradores[20] notaram redução na matéria cinzenta de DLPFC de pacientes crônicos com dor nas costas, quando comparados a controles saudáveis, com o uso de uma aproximação volumétrica.[20] Em outro estudo de pacientes com enxaqueca, encontramos espessura cortical aumentada na região caudal do córtex sensitivo-motor, onde a região trigeminal é representada.[23] Esta localização precisa das mudanças estruturais no córtex somatossensitivo, em pacientes com enxaqueca, pode ser explicada pela sobrecarga a longo prazo de campos sensitivos do córtex trigeminal, induzida por crises frequentes de cefaleia, com a maioria de nossos pacientes sofrendo de enxaqueca desde a infância (idade de início das crises: 14,6 anos ± 5,9). Esta hipótese segue um estudo recente que mostra o engrossamento cortical após a estimulação sustentada do sistema cortical visuomotor.[24] Neste estudo, voluntários que aprenderam exercícios de malabarismo mostraram engrossamento transitório e seletivo do córtex visuomotor em comparação à fase pré-instruída (Fig. 7.2).

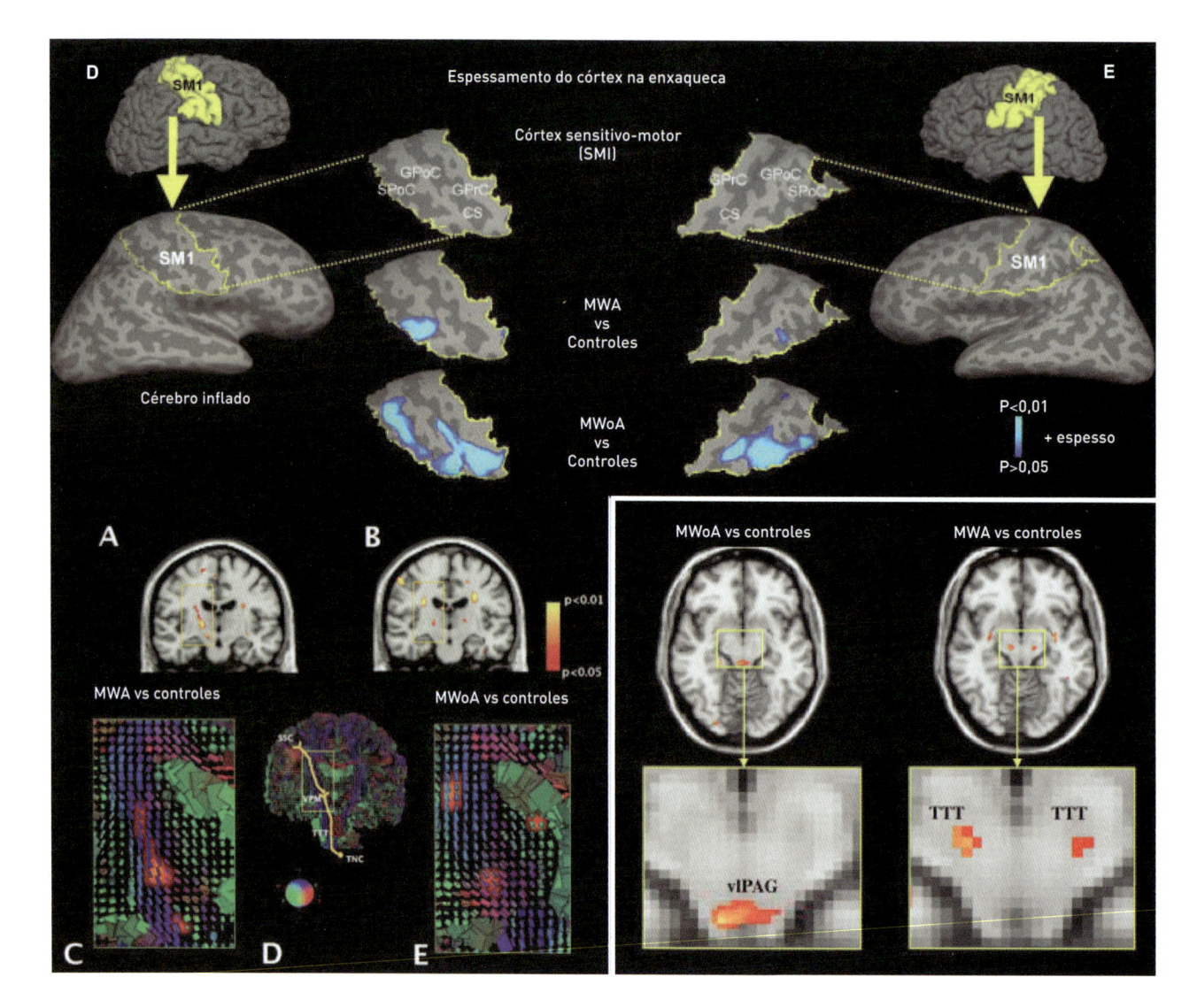

Figura 7.2. *Diagrama superior:* espessura cortical na enxaqueca. Vistas laterais dos cérebros inflados expondo o córtex sensitivo-motor (SMC). Quando subtipos de enxaqueca foram comparados com controles saudáveis, significativo espessamento cortical foi encontrado no SMC caudal, onde a cabeça é representada somatotopicamente (centro). SPoC: sulcos pós-centrais; GPoC: giro pós-central; CS: sulco central; GprC: giro pré-central; MWA: enxaqueca com aura; MWoA: enxaqueca sem aura. *Diagrama inferior esquerdo:* mudanças de difusão em pacientes com enxaqueca – trato somatossensitivo. **A** e **B** mostram os mapas médios de anisotropia fracional (FA) sobrepostos em T1 coronal, que compara a enxaqueca com aura (painel A) e enxaqueca sem aura (painel B) contra controles saudáveis. **C**, **D** e **E** mostram os mapas cuboides que descrevem a orientação dos tratos neuronais em cada voxel. As cores de cada cubo delineiam a orientação principal das fibras neuronais, sendo que verde: anteroposterior, azul: superoinferior e vermelho: mediolateral. O sistema somatossensitivo trigeminal está representado em **D**. As áreas retangulares em todos os painéis focalizam as mesmas estruturas anatômicas. Os mais baixos valores significativos de FA foram observados no trato talamocortical em ambos os subtipos da enxaqueca. Além disso, o trato trigeminotalâmico (TTT) mostrou-se igualmente com valores de FA mais baixos em MWA. *Diagrama inferior direito:* mudanças de difusão em pacientes da enxaqueca no nível do tronco encefálico. Mapas de FA que comparam a enxaqueca com aura (MWA, painel esquerdo), e enxaqueca sem aura (MWoA, painel direito) contra controles saudáveis (HC). Mudanças significativas foram observadas no trato trigeminotalâmico (MWA contra HC) e na área periaqueductal cinzenta ventrolateral (vlPAG) (MWoA contra HC).

Fonte: DaSilva e colaboradores.[21]

Dores orofaciais

Entre as anormalidades álgicas trigeminais sofridas por seres humanos, a dor relacionada à área orofacial é a mais desagradável.[25] Nas anormalidades orofaciais crônicas, as mais frequentes e debilitantes são as musculoesqueléticas denominadas disfunções temporomandibulares (DTM) e a dor neuropática trigeminal (TNP), que inclui, por exemplo, a neuralgia trigeminal clássica e a neuralgia pós-cirúrgica, assim como o neuralgia pós-herpética.[26] Ambos os grupos de pacientes têm frequentemente a sensibilidade aumentada ao movimento ou à estimulação sensorial da região orofacial que prejudica funções cruciais, tais como a alimentação e a fala. Infelizmente, não se sabe quais pacientes aproveitarão os tratamentos convencionais, e quais experimentarão a perpetuação e/ou agravamento dos sintomas, mesmo quando os fatores etiológicos são eliminados (p. ex., descompressão microvascular, cirurgia da ATM). Enquanto informações táteis são carregadas principalmente por fibras mielinizadas e mecanossensitivas, chamadas fibras A-beta, os estímulos dolorosos térmicos são, na sua maioria, transmitidos pelas fibras A-delta e C.[27] Ao nível do tronco encefálico, após sinapse sensitiva das fibras trigeminais com neurônios da segunda ordem no complexo trigeminal nuclear, informações nociceptivas ascendem por caminhos neuronais específicos até áreas cerebrais superiores.[3] Sob a vista clássica, o trato neuronal de ascensão trigeminotalâmico lemniscal transmite informação tátil, térmica, bem como alguma informação proprioceptiva e nociceptiva. O outro caminho de ascensão é o trato trigeminotalâmico ventral, subdividido em: a) projeções paleotrigeminotalâmicas direcionadas aos núcleos talâmicos mediais (p. ex., DM); e b) projeções neotrigeminotalâmicas, direcionadas aos núcleos talâmicos laterais (p. ex., VPM). Apesar desta subdivisão trigeminotalâmica não ser absoluta, ambas as projeções transmitem informações nociceptivas, respectivamente sobre os aspectos afetivo-motivacionais da dor (p. ex., sensação desagradável), e aspectos sensitivo-discriminativos da dor (p. ex., localização e tamanho da área dolorosa). Em nível cortical, tais informações são processadas por regiões sensitivo-discriminativas, tais como córtex somatossensitivo (descrito no começo deste capítulo) e ínsula posterior, e regiões afetivo-motivacionais com o cíngulo anterior e córtex DLPF. Entretanto, muitos fatores podem alterar a experiência consciente dos estímulos sensitivos de ascensão, facilitando ou inibindo-as dependendo das memórias, nível atual do estado emocional, atenção e expectativa, manipulação farmacológica, assim como más-adaptações já estabelecidas nas estruturas corticais do cérebro.[28]

Usando a tomografia com emissão de pósitrons (PET), Hsieh e colaboradores[29] mostraram que, nos pacientes com mononeuropatia dolorosa, ao se comparar o estado habitual da dor neuropática ao período não doloroso após bloco de nervo regional, pode-se observar a ativação positiva de áreas afetivo-motivacionais, incluindo o cíngulo anterior e o córtex pré-frontal, mas nenhuma mudança funcional em SI e SII. Não obstante, em vez da ativação talâmica aumentada à estimulação dolorosa, houve atenuação da resposta e até diminuição da rCBF (circulação sanguínea cerebral regional) no tálamo. Este é o caso em pacientes com dores neuropáticas, nos quais a ativação crônica do tálamo pela dor clínica persistente atenua ou diminui sua resposta com o tempo. Recentemente Maihofner e colaboradores[30] usaram a encefalografia magnética (MEG) para avaliar a ativação cortical de um paciente com dor neuropática secundária a ferimento do nervo femoral cutâneo lateral, após cirurgia para reparo inguinal de hérnia. O paciente teve uma área alodínica da pele que, quando escovada levemente, evocava uma dor tipo choque seguida por sensação ardente. A imagem por MEG, produzida pela estimulação tátil da área afetada, mostrou a ativação (~1 cm) forte e lateralmente deslocada no SI, comparada à estimulação do lado não afetado. Foi também detectado um pico de ativação cíngulo posterior na escala de velocidade rápida sugestivo de condução das fibras A-beta. Além disso, foi verificado que, em pacientes com síndrome da dor regional complexa (CRPS), a estimulação tátil dos membros superiores afetados induz uma ativação aumentada em SI, quando medida por MEG. Neste caso, há uma reorganização igualmente marcada do córtex, com diminuição da representação cortical da mão afetada e deslocamento da região cortical somatotópica vizinha, a face.[31] É possível que as mudanças funcionais, observadas nos cérebros de pacientes com dores crônicas, sejam sequelas de eventos fisiopatológicos em níveis molecular e celular de estruturas corticais e subcorticais devido à dor persistente. De fato, recentemente observamos neuroplasticidade funcional e estrutural no cérebro em pacientes com dor neuropática trigeminal, usando fMRI e técnicas de morfometria.[21] Uma característica original do grupo de pacientes relatados no estudo é que a dor neuropática afetava somente o lado direito da face, concentrando-se na distribuição do nervo maxilar (V2) com características clínicas similares (p. ex., dor espontânea e provocada >4/10, duração da dor por mais de 1 ano, etc.). A atividade funcional foi estudada por meio da estimulação por escovação leve da área alodínica.[32] Os resultados mostraram que a atividade funcional cortical colocaliza-se precisamente com mudanças na espessura cortical nas áreas frontais associadas à modulação da dor, incluindo o córtex DLPF e o órbito-frontal (Fig. 7.3). Estas mudanças colocalizadas foram também observadas igualmente no córtex sensitivo-motor, assim como na ínsula e no cíngulo. Além disso, estas mudanças estruturais se correlacionaram significativamente à duração da dor, idade de seu início, sua intensidade e atividade cortical.

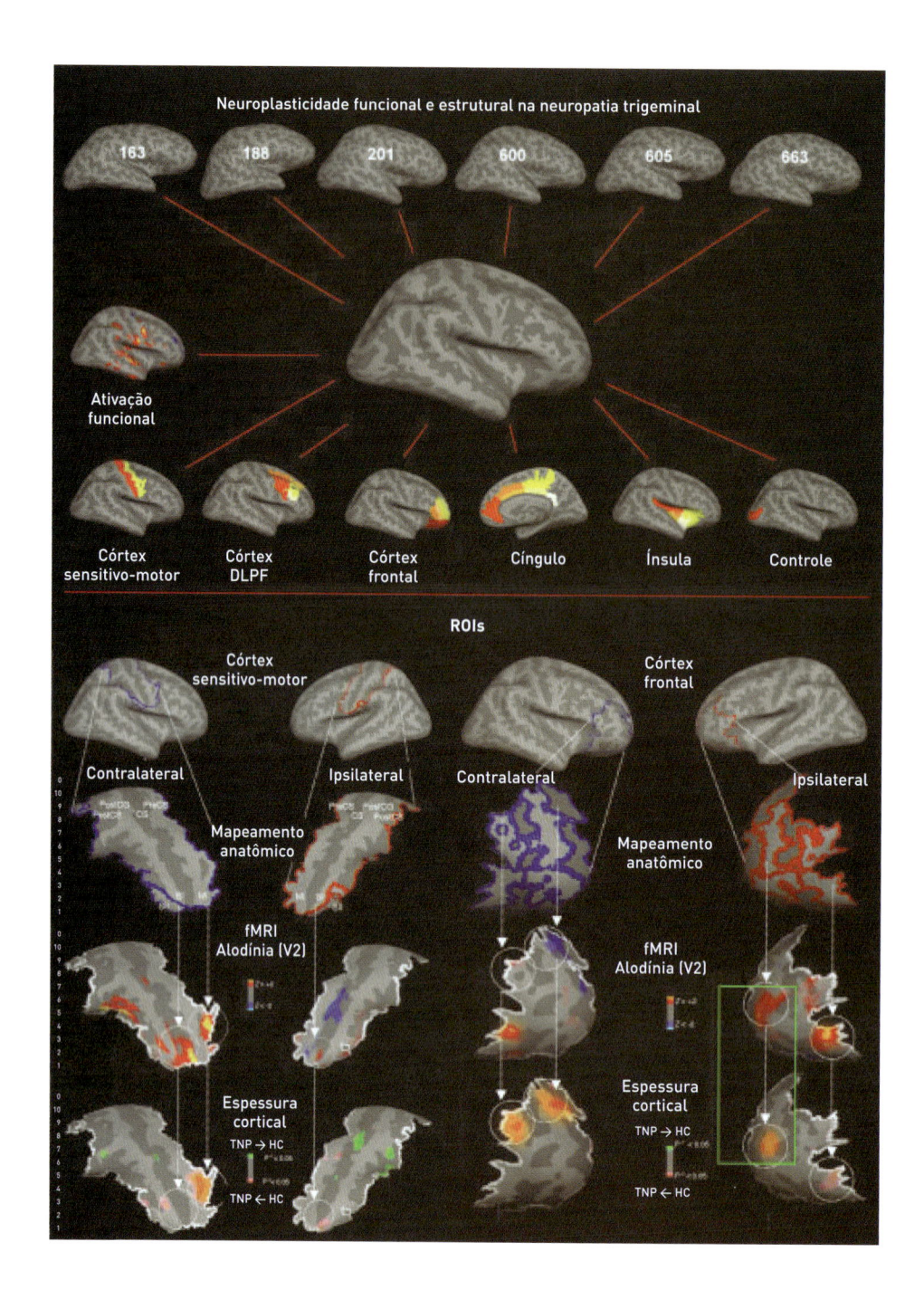

Figura 7.3. *Diagrama superior*: as seis imagens superiores mostram cérebros inflados, expondo toda a superfície cortical de pacientes com dor neuropática trigeminal (TNP), afetando a divisão maxilar direita (V2). O cérebro inflado central representa a média dos seis pacientes, baseado em um atlas esférico comum para cada hemisfério, o qual alinha morfologicamente os giros e os sulcos homólogos de cada cérebro escaneado. A imagem esquerda ilustra a ativação funcional durante a estimulação alodínica da área V2, e as seis imagens inferiores mostram regiões anatômicas de interesse (ROIs). Subsequentemente, as diferenças corticais da espessura (TNP *versus* controles) coincidiram com a atividade funcional em muitas das ROIs corticais. O sulco médio occipital foi selecionado como região cortical do controle. *Diagrama inferior esquerdo*: córtex somatossensitivo (SI e SII) e MI. Painéis superiores – SI e MI, neste estudo, foram definidos como o sulco central, incluindo sua parede de posterior, e o giro pré-central, respectivamente. SII foi definido como a seção subcentral lateroventral ao giro pós-central. Entre os hemisférios contralaterais e ipsilateral ao TNP, regiões do córtex sensitivo-motor foram segmentadas em 10 seções verticais iguais, sendo a seção 1 localizada na área mais baixa e a seção 10 na área mais elevada. Painel **C** – BOLD (fMRI) desativações (azul da escuro-luz) e ativações (vermelho-amarelas) no córtex sensitivo-motor, durante a estimulação alodínica da área V2 afetada dos seis TNP pacientes. As (des)ativações funcionais foram situadas na região mais caudal de SI e MI, onde a face e as regiões vizinhas estão somatotopicamente representadas. Painel **D** – Diferenças na espessura cortical entre TNP e HC ao longo das seções do córtex sensitivo-motor (cor-de-rosa: TNP < HC e verde: TNP > HC). Há uma diminuição bilateral na região mais caudal do córtex somatossensitivo, onde a face é representada, que se colocaliza com as (des)ativações funcionais durante a dor alodínica. *Diagrama inferior direito*: córtex frontal (lateral). Painéis **A** e **B** – O córtex laterofrontal parcelado em sete seções. Painel **C** – (Des)ativação BOLD (fMRI) depois da estimulação alodínica em pacientes com TNP mostrando a ativação bilateral no córtex frontal. Há igualmente uma ativação bilateral no orbital do giro posterior. Painel **D** – A maioria dos conjuntos funcionais da (des)ativação alodínica colocaliza-se precisamente com a diminuição da espessura cortical.

Fonte: DaSilva e colaboradores.[21]

Pouco se sabe ainda sobre alterações cerebrais nas DTM crônicas. Recentemente nosso grupo examinou a espessura cortical de pacientes crônicos de DTM com artralgia e a comparou com voluntários controles saudáveis de mesmo sexo e idade semelhante.[33] Nossos resultados indicaram alterações na espessura do córtex em pacientes com DTM, em especial afinamento da área cortical do cíngulo anterior. Este afinamento foi negativamente correlacionado ao nível de incapacidade do paciente, definido por sua resposta ao questionário TMJ para critério de diagnóstico em pesquisa (RDC);[34] isto quer dizer que quanto mais incapacitado era o paciente para realizar suas ativades diárias, menor era a espessura do córtex no cíngulo anterior.

CONCLUSÃO

Os resultados anteriormente mencionados indicam que em pacientes com dores orofaciais crônicas existe um padrão de neuroplasticidade cortical que afeta regiões corticais vizinhas e remotas associadas com a percepção da dor, que colocaliza na maioria das vezes com a atividade alodínica persistente; e em segundo, as variáveis clínicas e a atividade cortical podem certamente influenciar o processo neuroplástico que ocorre no cérebro destes pacientes. Este processo de remodelação mal-adaptativa pode ser responsável pela persistência da doença, mesmo quando a causa periférica e inicial é tratada ou removida.

REFERÊNCIAS

1. Lipton RB, Bigal ME. Migraine: epidemiology, impact, and risk factors for progression. Headache. 2005;45 Suppl 1:S3-13.
2. Penfield W, Rasmussen T. Secondary sensory and motor representation. In: Penfield W, Rasmussen T. The cerebral cortex of man. New York: Macmillan; 1950. p. 109-34.
3. Sessle BJ. Acute and chronic craniofacial pain: brainstem mechanisms of nociceptive transmission and neuroplasticity, and their clinical correlates. Crit Rev Oral Biol Med. 2000;11(1):57-91.
4. Peyron R, Laurent B, Garcia-Larrea L. Functional imaging of brain responses to pain. A review and meta-analysis. Neurophysiol Clin. 2000;30(5):263-88.
5. Borsook D, Becerra L. Functional imaging of pain and analgesia: a valid diagnostic tool? Pain. 2005;117(3):247-50.
6. DaSilva AF, Becerra L, Makris N, Strassman AM, Gonzalez RG, Geatrakis N, et al. Somatotopic activation in the human trigeminal pain pathway. J Neurosci. 2002;22(18):8183-92.
7. Borsook D, DaSilva AF, Ploghaus A, Becerra L. Specific and somatotopic functional magnetic resonance imaging activation in the trigeminal ganglion by brush and noxious heat. J Neurosci. 2003;23(21):7897-903.
8. Flor H, Elbert T, Knecht S, Wienbruch C, Pantev C, Birbaumer N, et al. Phantom-limb pain as a perceptual correlate of cortical reorganization following arm amputation. Nature. 1995;375(6531):482-4.
9. Haan J, Kors EE, Vanmolkot KR, van den Maagdenberg AM, Frants RR, Ferrari MD. Migraine genetics: an update. Curr Pain Headache Rep. 2005;9(3):213-20.
10. Welch KM. Brain hyperexcitability: the basis for antiepileptic drugs in migraine prevention. Headache. 2005;45 Suppl 1:S25-32.
11. Leão A. Spreading Depression of activity in cerebral cortex. J Neurophysiol. 1944;7(6):359-90.
12. Hadjikhani N, Sanchez Del Rio M, Wu O, Schwartz D, Bakker D, Fischl B, et al. Mechanisms of migraine aura revealed by functional MRI in human visual cortex. Proc Natl Acad Sci U S A. 2001;98(8):4687-92.
13. Bolay H, Reuter U, Dunn AK, Huang Z, Boas DA, Moskowitz MA. Intrinsic brain activity triggers trigeminal meningeal afferents in a migraine model. Nat Med. 2002;8(2):136-42.
14. Sanchez del Rio M, Bakker D, Wu O, Agosti R, Mitsikostas DD, Ostergaard L, et al. Perfusion weighted imaging during migraine: spontaneous visual aura and headache. Cephalalgia. 1999;19(8):701-7.
15. Waeber C, Moskowitz MA. Migraine as an inflammatory disorder. Neurology. 2005;64(10 Suppl 2):S9-15.
16. Knight YE, Goadsby PJ. The periaqueductal grey matter modulates trigeminovascular input: a role in migraine? Neuroscience. 2001;106(4):793-800.
17. Goadsby PJ. Migraine, allodynia, sensitisation and all of that. Eur Neurol. 2005;53 Suppl 1:10-6.
18. Kruit MC, van Buchem MA, Hofman PA, Bakkers JT, Terwindt GM, Ferrari MD, et al. Migraine as a risk factor for subclinical brain lesions. JAMA. 2004;291(17):427-34.
19. Hadjikhani N. Relevance of cortical thickness in migraine sufferers. Expert Rev Neurother. 2008;8(3):327-9.
20. Apkarian AV, Sosa Y, Sonty S, Levy RM, Harden RN, Parrish TB, et al. Chronic back pain is associated with decreased prefrontal and thalamic gray matter density. J Neurosci. 2004;24(46):10410-5.
21. DaSilva AF, Becerra L, Pendse G, Chizh B, Tully S, Borsook D. Colocalized structural and functional changes in the cortex of patients with trigeminal neuropathic pain. PLoS ONE. 2008;3(10):e3396.
22. Granziera C, Da Silva AF, Snyder J, Tuch DS, Hadjikhani N. Anatomical alterations of the visual motion processing network in migraine with and without aura. PLoS Med. 2006;3(10):e402.
23. DaSilva AF, Granziera C, Snyder J, Hadjikhani N. Thickening in the somatosensory cortex of migraine patients. Neurology. 2007;69(21):1990-5.
24. Draganski B, Gaser C, Busch V, Schuierer G, Bogdahn U, May A. Neuroplasticity: changes in grey matter induced by training. Nature. 2004;427(6972):311-2.
25. Von Korff M, Dworkin SF, Le Resche L, Kruger A. An epidemiologic comparison of pain complaints. Pain. 1988;32(2):173-83.
26. Okeson J. Orofacial pain: guidelines for assessment, classification, and management. Chicago: Quitessence; 1996.
27. Lund J, Lavigne G, Dubner R, Sessle B. Orofacial pain: from basic science to clinical management. Chicago: Quintessence; 2001.
28. Kaas JH. Somatosensory system. In: Mai GPJK, editor. The human nervous system. London: Elsevier; 2003. p. 1061-86.

29. Hsieh JC, Belfrage M, Stone-Elander S, Hansson P, Ingvar M. Central representation of chronic ongoing neuropathic pain studied by positron emission tomography. Pain. 1995;63(2):225-36.
30. Maihofner C, Neundorfer B, Stefan H, Handwerker HO. Cortical processing of brush-evoked allodynia. Neuroreport. 2003;14(6):785-9.
31. Maihofner C, Handwerker HO, Neundorfer B, Birklein F. Patterns of cortical reorganization in complex regional pain syndrome. Neurology. 2003;61(12):1707-15.
32. Becerra L, Morris S, Bazes S, Gostic R, Sherman S, Gostic J, et al. Trigeminal neuropathic pain alters responses in CNS circuits to mechanical (brush) and thermal (cold and heat) stimuli. J Neurosci. 2006;26(42):10646-57.
33. DaSilva A, Anderson J, Becerra L, Borsook D. Neuroplastic changes in the cortex of chronic TMD patients. In: IADR/AADR/CADR 87th General Session and Exhibition; 2009 Apr 1-4; Miami. Miami: IADR; 2009.
34. Wiese M, Svensson P, Bakke M, List T, Hintze H, Petersson A, et al. Association between temporomandibular joint symptoms, signs, and clinical diagnosis using the RDC/TMD and radiographic findings in temporomandibular joint tomograms. J Orofac Pain. 2008;22(3):239-51.

PARTE 3
Avaliação do paciente com dor

CAPÍTULO 8

AVALIAÇÃO DO PACIENTE COM DOR OROFACIAL

Patrick R. N. A. G. Stump
Silvia R. D. T. de Siqueira

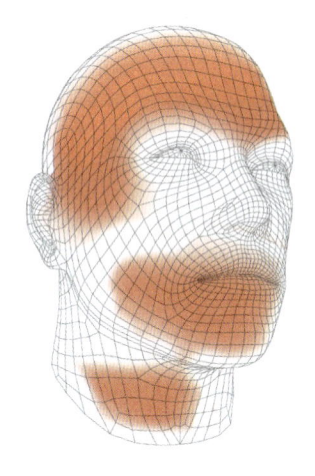

Este capítulo tem como objetivo apresentar uma abordagem padronizada dos pacientes com dores crônicas orofaciais. Certamente, o diagnóstico de dor continua sendo essencialmente clínico e esta é uma responsabilidade do profissional da saúde envolvido com esse grupo de pacientes. História clínica detalhada e exames complementares são fundamentais. Particularmente na dor persistente ou refratária a tratamentos convencionais, deve haver uma preocupação com a investigação minuciosa e, se for necessária, multiprofissional. O preparo e a vivência com equipes multiprofissionais de dor, como aquelas dos centros de dor, contribuem acentuadamente para formar bons profissionais nessa área. É importante lembrar, ainda, que existem inúmeras fontes de dor na face: locais, sistêmicas, benignas, oncológicas, e elas podem indicar situações de urgência ou de emergência médica. Na dor crônica, além da avaliação física, é necessária uma abordagem que contemple todos os aspectos biopsicossociais. Conhecer os mecanismos de dor contribui para o seu reconhecimento durante a abordagem clínica. Identificar e diferenciar a dor nociceptiva da dor neuropática também é indispensável para o tratamento eficaz da dor.

INTRODUÇÃO

Questões discutidas ao longo deste livro, como o conceito e a classificação da dor, são fundamentais para a prática clínica.

> Enquanto a dor aguda tem função de alarme, a dor crônica passa a ser um sintoma que se assemelha à própria doença e que piora a qualidade de vida, perdendo sua função protetora.

Em termos de pesquisa, a despeito das controvérsias, podemos considerar a dor como crônica se durar mais de seis meses.[1]

A dor pode ser classificada quanto ao seu mecanismo fisiopatológico em: dor por nocicepção, dor neuropática ou dor psicogênica. No caso da face, podemos ainda subdividir esses três tipos em: dentoalveolar, musculoesquelética, neuropática, neurovascular, psicológica/psiquiátrica e referidas à face; as dores dentoalveolares e musculoesqueléticas ocorrem usualmente por nocicepção ou são somáticas. Já as dores neurovasculares, compostas pelas cefaleias primárias, são uma classe à parte. A dor por nocicepção é desencadeada pelas substâncias algiogênicas liberadas no sítio da inflamação, abaixando o limiar de excitabilidade e deflagrando os impulsos nas terminações nervosas.[2] A dor neuropática é definida como uma dor crônica desencadeada ou causada por uma lesão ou disfunção primária do sistema nervoso central ou periférico.[1] A dor de origem psicogênica é rara e seu diagnóstico deve ser feito em bases psicopatogênicas positivas, tais como histeria e depressão. Não confundir com as alterações do humor decorrentes do quadro álgico.[3]

O DIAGNÓSTICO

O diagnóstico diferencial da dor é feito por meio da história clínica dos pacientes, com perguntas que buscam relacionar as causas subjacentes da dor, tais como doenças inflamatórias reumáticas (osteoartrite, artrite reumatoide) e neoplásicas das dores por nocicepção. Nas dores neuropáticas, apesar do grande número de etiologias, as manifestações clínicas das síndromes são relativamente uniformes. Por outro lado, os mecanismos subjacentes à lesão nervosa que levam ao surgimento da dor neuropática podem ser variados, ocorrendo tanto no sistema nervoso periférico como no central, e em geral de forma concomitante.

MECANISMO GERADOR DA DOR POR NOCICEPÇÃO

O primeiro passo é a transformação de estímulos ambientais físicos ou químicos intensos em potenciais de ação que serão carreados das terminações nervosas livres pelas fibras nervosas finas Aδ e amielínicas C, ao sistema nervoso central, onde serão modulados e integrados em diferentes níveis do neuroeixo (medula, mesencéfalo, tálamo) para que finalmente sejam interpretados no córtex cerebral. Na lesão tecidual, ocorre a liberação de inúmeras substâncias, como a bradicinina, acetilcolina, glutamato, adenosina, ATP, serotonina, histamina, H+, K+ e as prostaglandinas. As prostaglandinas responsáveis pela inflamação são produzidas a partir do ácido araquidônico por meio das enzimas. A isoforma da ciclo-oxigenase-2 (COX-2) é responsável pela liberação das prostaglandinas PGE_2 e PGH, que irão sensibilizar as terminações nervosas livres na periferia e no sistema nervoso central por meio das interleucinas. Quando o processo inflamatório perdura, ocorrem alterações na plasticidade do sistema nervoso periférico e central que facilitam a perpetuação da dor, independentemente da intensidade do estímulo.[2]

Os eventos inflamatórios são os principais responsáveis pelas dores dentárias, como a inflamação pulpar. Além disso, as fibras nervosas sensibilizadas liberam substâncias nos tecidos inflamados, como substância P e CGRP (peptídeo relacionado ao gene da calcitonina), que intensificam a inflamação inicial.[4] Esse fenômeno, conhecido como inflamação neurogênica, é bastante importante na hiperalgesia primária e sensibilização pulpar.[5]

MECANISMOS GERADORES DA DOR NEUROPÁTICA

No sistema nervoso periférico, a dor neuropática pode surgir como consequência da lesão direta dos axônios. Esta lesão pode levar ao surgimento de descargas ectópicas que alcançarão o sistema nervoso central, onde serão interpretadas como dor oriunda da região da inervação correspondente. A dor neuropática pode também ser decorrente do aumento da produção de fatores neurotróficos que podem causar hiperexcitabilidade do axônio parcialmente lesado, bem como dos axônios adjacentes íntegros.[2]

Na face, ocorrem síndromes dolorosas características que não se manifestam em outros nervos sensitivos, como as neuralgias. Dentre elas, a neuralgia idiopática do trigêmeo deve ser considerada na avaliação da dor facial por ser relativamente comum.[6-7] Há também a síndrome da ardência bucal (SAB), uma doença neuropática caracterizada pelo ardor bucal sem causa determinada.[8] Essas duas entidades devem ser lembradas durante o processo de diagnóstico, já que necessitarão de condutas bem específicas quando identificadas.

Os mecanismos centrais envolvidos na gênese da dor neuropática estão relacionados ao desequilíbrio entre os mecanismos de controle inibitório e facilitadores da transmissão do impulso doloroso. A reorganização das conexões sinápticas pode ocorrer a partir da lesão das fibras finas C e Aδ (nociceptivas), levando à atrofia das terminações nervosas na raiz dorsal. Consequentemente, fibras do tipo Aβ (táteis) podem se originar em direção às sinapses livres, acarretando a ampliação do campo receptivo do estímulo doloroso.[2]

A DOR FACIAL

A dor facial apresenta características particulares em comparação a outros segmentos do corpo. Muitas delas se devem à complexidade do sistema trigeminal, responsável por sua inervação, e que apresenta intensa convergência de informações, facilitando a dor referida. Além disso, a mandíbula é um osso móvel biarticulado com o crânio através de duas articulações temporomandibulares, que apresenta movimentos complexos, sofrendo influência da postura cervical, da cabeça e das posições dentárias. Há os dentes e tecidos peridentários, exclusivos dessa região, que apresentam anátomo-histologia única e características particulares de inervação. Além disso, são frequentemente expostos a inúmeros agressores, como traumatismos mecânicos, mudanças bruscas de temperatura e de pH. Há também os músculos mastigatórios, que, além de serem frequentemente requisitados, têm controle motor complexo por possuírem ações sinérgicas ou antagônicas que devem ser precisa e bilateralmente controladas.[10]

> A variedade de síndromes dolorosas que acometem esse segmento facial é bastante grande e é comum encontrar mais de uma causa de dor em um mesmo paciente. Sendo assim, as dores faciais podem ser bilaterais ou migratórias e, devido à importância psicológica e social que a região apresenta, o modo de avaliação e interpretação dos achados é mais complexo, especialmente quando se trata de dores crônicas.[9]

Os vários tipos de dores que acometem o segmento cefálico, como já citado neste livro (Cap. 1), podem ser agrupados do seguinte modo:

1. dentoalveolares: odontalgias, periodontites, etc.;
2. musculoesqueléticas: disfunções temporomandibulares articulares e/ou musculares, etc.;
3. neuropáticas: neuralgia do trigêmeo, neuropatias traumáticas, síndrome da ardência bucal (SAB), etc.;
4. neurovasculares: cefaleias primárias, etc.;
5. psicogênicas: psiquiátricas e psicológicas;
6. dores referidas à face.

Conhecer profundamente cada grupo de dor facial, os sinais e sintomas de cada doença que provoca dor e suas inter-relações é extremamente importante para o diagnóstico correto e a conduta da avaliação clínica. Porém, é por meio de uma metodologia de avaliação e exame sistematizada que, de acordo com os achados, o doente pode ser classificado em um ou mais desses grupos e que seu diagnóstico se torna preciso.[10]

É importante compreender que as dores tornam-se crônicas com o passar do tempo, e isso implica modificações na estrutura neural responsável por sua condução, modulação e interpretação, o que também deve ser considerado no momento do exame e do diagnóstico.

AVALIAÇÃO DO PACIENTE COM DOR CRÔNICA

A dor é um fenômeno subjetivo, mas pode ser avaliada por meio de escalas e questionários validados. Essa avaliação é muito necessária, pois não há paralelismo anatomoclínico que permita basear-se na lesão para avaliar as características e a intensidade da dor, assim como não existem marcadores neurobiológicos de dor.

O diagnóstico correto do mecanismo fisiopatológico da dor (excesso de nocicepção, neurogênica, de manutenção simpática, síndrome dolorosa miofascial) é fundamental para orientar o tratamento sintomático apropriado.

Paralelamente ao tratamento da etiologia, não podemos tratar um paciente com dor crônica sem levar em conta algumas variáveis individuais, tais como níveis de ansiedade, depressão, personalidade e os fatores de reforço (ganho secundários) suscetíveis a amplificar ou manter o paciente na cronicidade.

Para tanto, a avaliação do paciente com dor crônica deve abranger um conjunto de fatores somáticos e psicossociais.

Roteiro de avaliação

Seguir um esquema padronizado facilita a compreensão do problema da dor e do próprio doente que sofre com ela. Alguns fatores são importantes:

I. A história da dor:
   a. modo de instalação
   b. evolução da síndrome dolorosa
   c. tratamentos efetuados
   d. antecedentes patológicos
   e. aspectos cognitivos associados

II. Síndrome dolorosa atual:
   a. mecanismo(s) fisiopatológico(s)
   b. evolução da dor e das incapacidades
   c. meios de enfrentamento
   d. medicamentos usados
   e. avaliação do humor
   f. relações sociais
   g. contexto socioeconômico

III. Avaliação dos objetivos:
   a. possibilidade de cura
   b. possibilidade de reabilitação
   c. avaliar a demanda do paciente
   d. orientar para objetivos realísticos

O levantamento da história da dor é a fase inicial e mais importante, que conduzirá à interpretação correta dos achados clínicos do exame. Deve conter queixa principal e duração da doença, fatores desencadeantes, quando presentes, tratamentos anteriores eficazes ou não, fatores de piora ou de melhora, característica temporal das crises, localização, frequência, qualidade e intensidade (Ficha EDOF/HC). Com uma boa história e exame clínico bem orientado, o diagnóstico pode ser estabelecido com maior precisão.

A RELAÇÃO COM O PACIENTE QUE SE QUEIXA DE DOR CRÔNICA

O primeiro contato com o paciente com dores crônicas pode ser delicado devido à agressividade, à incredibilidade e aos sentimentos de frustração que se fazem presentes em seu discurso. A relação sempre será facilitada quando o terapeuta demonstrar claramente ao paciente que acredita em sua dor e tem empatia por ele. Acreditar na dor não significa aceitar todas as concepções do paciente sobre a natureza ou estado da sua dor; é necessário explicar que o quadro é multifacetário e o tratamento levará em conta muitos fatores, inclusive uma participação ativa do paciente.[11]

A consulta do paciente com dor crônica não é concebível em ambiente de urgência. É fundamental que haja disponibilidade para escutar e criar um clima de confiança indispensável a uma relação médico-paciente de qualidade.

AVALIAÇÃO SOMÁTICA

Por definição, o paciente com dor crônica já consultou vários profissionais da saúde. A entrevista traçará o histórico desta dor, levando em conta as investigações já realizadas, as explicações dadas, os tratamentos propostos e seus resultados.

Caso a origem orgânica não tenha sido precisamente elucidada, impõe-se a necessidade de confirmação diagnóstica. Existe uma origem somática persistente? Novos elementos somáticos foram adicionados ao quadro inicial, modificando ou complicando-o?

Um estado doloroso persistente favorece o aparecimento de dores associadas ligadas a posições viciosas e atitudes de enfrentamento.

A anamnese com descrição clínica minuciosa da dor é a base fundamental do diagnóstico. As circunstâncias iniciais, o modo de instalação, a evolução, a topografia, a qualidade (com seus vários descritores, como queimor, ardor, latejante, etc.), os fatores de piora e de alívio, assim como os dados colhidos no exame físico, permitem a definição de um diagnóstico preciso da dor na maioria dos casos, assim como dos mecanismos fisiopatológicos que a desencadearam.[12,13]

Em geral, os pacientes já foram submetidos a vários exames subsidiários que podem ser suficientes para explicar o componente somático da dor. Eles podem parecer insuficientes, notadamente quando a queixa dolorosa não tem ligação com as lesões ou são identificadas como banais. Esta eventualidade frequente ilustra uma noção clássica: a ausência de paralelismo anatomoclínico, que precisa ser levado em consideração pelo avaliador. Por outro lado, a persistência do quadro doloroso conduz a uma sucessão de solicitações de exames subsidiários em busca de uma lesão que possa ser correlacionada à dor. Essa atitude não se justifica na maioria das dores crônicas. A avaliação clínica tem que manter regras estritas, e a solicitação de novos exames se justifica apenas quando há aparição ou modificação franca dos sinais ou sintomas. O avaliador deve saber conter as "solicitações de exames" que, para a maioria dos pacientes, é um pedido de ajuda ou uma tentativa de entender o que está acontecendo.[11]

Na ocasião da primeira consulta, é feito um "inventário" exaustivo de todos os tratamentos aos quais o paciente foi submetido até então, compreendendo questões relacionadas a: dose usada? Efeitos benéficos (mesmos parciais ou transitórios), efeitos secundários? Motivo de abandono. As principais falhas do tratamento analgésico devem ser conhecidas. Trata-se de conhecer o modo de ingestão da medicação: sob demanda, em horários definidos (os intervalos podem ser maiores do que o recomendado, levando à falta de cobertura), subdosagem (medo, desconhecimento, crença), confusão com o uso de calmantes ou miorrelaxantes a título de analgesia. Raramente – mas não excepcionalmente – podemos detectar adição no momento da procura de efeitos disfóricos no uso da medicação. O grau do controle psicológico e os comportamentos durante os surtos dolorosos devem ser avaliados e, se possível, quantificados, pois farão parte dos numerosos critérios de avaliação da eficácia terapêutica.

A avaliação do componente somático inclui também as patologias que podem estar eventualmente associadas (como, p. ex., a síndrome dolorosa miofascial), as incapacidades que podem ocasionar e as possíveis implicações no tratamento antiálgico a ser proposto.

Se houver necessidade da avaliação somática de outro especialista, será incluída como mais um dado em um contexto da abordagem unificado de tratamento. Esta é uma das vantagens do trabalho realizado em centros multidisciplinares de dor.[14]

AVALIAÇÃO PSICOSSOCIAL

A avaliação psicossocial é incumbência de todo profissional que se propõe a tratar pacientes que sofrem de dor crônica, independentemente da etiologia. Em alguns casos, a participação da psiquiatria ou da psicologia é desejável. A dificuldade passa a ser a aceitação por parte do paciente, pois este encaminhamento tende a ser interpretado de formas diversas, como "eles acreditam que minha dor é imaginária". O encaminhamento à psiquiatria para os mais reticentes, que são aqueles que sofrem de problemas psíquicos com maior frequência, é facilitado quando o psiquiatra é apresentado como um profissional que domina o manuseio de drogas antiálgicas (psicotrópicos) e técnicas de controle da dor (como hipnose e relaxamento). A avaliação psíquica, quando necessária, deve ser proposta no primeiro contato com o paciente.[11]

COMPONENTE AFETIVO-EMOCIONAL

A avaliação do componente afetivo-emocional implica avaliação sistemática do humor, com ênfase especial na ansiedade e na depressão. A depressão é encontrada entre 30 e 70% de todos os doentes com dor crônica, e pode explicar a resistência a algumas terapias, bem como influenciar o comportamento doloroso.

A existência de distúrbios de personalidade associados pode contribuir para a perenização da dor. Nesses casos, a participação da psiquiatria no plano terapêutico é indispensável, pois ajudará o paciente a entender como um sintoma inicialmente somático pode se tornar um meio para se comunicar com a família, com meio social e profissional, com o sistema de saúde, sistema de seguros e previdência social. Esses fatores podem explicar a persistência da dor e as falhas terapêuticas.

COMPONENTE COGNITIVO

A avaliação cognitiva visa compreender o modo como o paciente entende a causa da sua dor e suas atitudes frente a essa condição. Pode ser estendida a outras dores que o doente tenha sofrido ou observado em seu meio, sua intensidade, duração, resposta ao tratamento e às apreensões geradas frente à evolução da doença.

São encontradas com frequência:

- Descrenças geradas por opiniões sucessivas discordantes.
- Incertezas após os exames complementares, cujos resultados foram qualificados como negativos, dando a entender que a origem da dor continuaria misteriosa por não ser visualizada.
- A crença no fato de que toda dor persistente é um processo patológico evolutivo suscetível a agravos (p. ex., a dor na articulação temporomandibular por deslocamento do disco evoluiria para luxação ou deslocamento da mandíbula, e o paciente passaria o resto da via tendo cefaleias ou dores faciais; ou, ainda, a dor no maxilar evoluiria definitivamente para o travamento completo da boca ou deslocamento completo da mandíbula.

- A incompreensão que pode gerar abandono do tratamento, o que se torna inevitável se o paciente e o terapeuta fixam um objetivo curativo radical inalcançável.
- Crença exagerada na origem somática exclusiva,[15] reforçada por encaminhamento inábil a um psiquiatra. Isso é entendido como uma prova de que "não acreditam na minha dor".

As interpretações errôneas devem ser expressas e esclarecidas, pois geralmente alimentam a angústia do paciente. A reformulação dessa situação ajudará o paciente a adotar um comportamento mais adaptado frente à sua dor.[16]

COMPONENTE COMPORTAMENTAL

O impacto da dor no comportamento fornece inúmeros indícios para avaliar a sua intensidade. Em casos mais complexos, a queixa dolorosa tornou-se um modo de comunicação privilegiado com o meio, conferindo à dor uma dimensão de relação que necessita ser valorizada.

Devemos fazer um repertório das diversas manifestações motoras ou verbais, testemunhando a dor na anamnese, no exame físico, nas situações estáticas e dinâmicas: mímica, suspiros, atitudes antálgicas, limitação dos movimentos. Tais manifestações podem constituir um dos critérios de avaliação do tratamento.

As queixas verbais podem ser quantificadas em função da expressão espontânea ou por interrogatórios. Várias escalas podem ser usadas: a Escala Visual Analógica (EVA), usadas para avaliar a intensidade da dor; o Questionário de Dor McGill, utilizado para avaliar as propriedades da dor; a Escala de Dor Neuropática, usada para determinar as diferentes qualidades da dor associada às síndromes da dor neuropática.[17]

Para avaliar a repercussão da dor no conjunto de atividades do paciente, devemos entrar nos detalhes da vida diária, com eventual ajuda dos familiares. A limitação das atividades é um dos elementos para medir a gravidade de uma síndrome dolorosa: tempo que o paciente passa deitado, atividades da vida diária (higiene, vestuário, subida de escada) – se mantidas, evitadas ou realizadas com auxílio de terceiros; manutenção ou não do lazer, das relações sociais e das atividades sexuais.

As atitudes do meio frente a essas manifestações devem ser conhecidas, sejam elas de rejeição, solicitude ou atenção exagerada. Algumas dessas reações podem ser fatores de manutenção do paciente em relação às suas incapacidades: a noção de retroalimentação num ciclo vicioso deve ser explicada ao conjunto familiar e poderá ser objeto de tratamento específico.[11]

CONTEXTO SOCIOECONÔMICO

Consiste em avaliar as eventuais ligações entre uma dor persistente e a situação profissional e o sistema de segurança social. Esta fase da avaliação firma o contexto no qual a reabilitação será realizada.

Se a incapacidade dolorosa mantém o paciente afastado do trabalho, é necessário avaliar, aconselhar e, eventualmente, impor uma estratégia mais adequada, tais como mudança de função, adaptações do trabalho, etc.

Se há litígio trabalhista ou com sistema de seguro social, frequentemente alcançar uma melhora antes da resolução do litígio se torna algo ilusório, o que leva a adotar uma atitude muito clara quanto à ambivalência da situação. Pode ser que a análise da situação encerre um papel importante dos benefícios secundários (o desejo dos mesmos) na manutenção da dor.[11]

EXAME FÍSICO

O exame físico permite determinar a presença de uma lesão nervosa e diferenciá-la de outros mecanismos de dor crônica, como os dentoalveolares, musculoesqueléticos, inflamatórios, miofasciais ou psicogênicos.[18]

O exame neurológico é fundamental e determinará, com base nos sinais positivos e negativos, a topografia da lesão (central: encefálica ou medular; periférica: radicular, plexular, troncular, mono ou polineuropatia), o grau de comprometimento (total ou parcial), o tipo de fibras nervosas comprometidas (sensitivas: mielínicas ou amielínicas, motoras e neurovegetativas).[19]

No exame de sensibilidade, podemos encontrar:

- **Hiperalgesia**, reação exagerada e desproporcional a estímulos habitualmente dolorosos (pesquisada com agulha).
- **Alodinia**, sensação dolorosa ou desagradável deflagrada por estímulos térmicos ou mecânicos que em geral não são dolorosos (pesquisada com chumaço de algodão e tubos de ensaios com água fria ou quente).
- **Hiperpatia**, reação exagerada a estímulos álgicos intensos ou repetitivos aplicados em regiões hipoestésicas.[20]

Além do exame neurológico, deve ser realizado um exame musculoesquelético minucioso para determinar o estado articular, se há edema, sinais flogísticos, limitação de ângulos de movimento, postura antálgica, etc. Recomenda-se pesquisar rotineiramente os pontos-gatilho devido à alta incidência de síndrome dolorosa miofascial em casos de dores crônicas de qualquer etiologia.[2]

O paciente deve ser avaliado inicialmente na região extraoral, observando-se assimetrias, cicatrizes, linfonodos palpáveis, alterações de cor ou volume.

Durante o exame de um paciente com dor facial conduzido a partir da história minuciosa, deve-se realizar o exame dentoalveolar, considerando-se que as dores dentárias são as mais comuns do segmento, especialmente quando há evidência de dor inflamatória. Deve-se sondar os tecidos periodontais à procura de bolsas, verificar mobilidade dentária e sangramento gengival, examinar as superfícies dentárias, procurando identificar sinais de cáries, e, sobretudo, lançar mão dos testes térmicos (frio e calor) para determinar o estado de inflamação pulpar em caso de suspeita de pulpite, além da percussão dentária vertical ou horizontal. Os contatos dentários devem ser checados em oclusão e durante os movimentos mandibulares, assim como o estado de próteses dentárias ou áreas desdentadas sem reposição por próteses. Outros aspectos oclusais, como mordida profunda, sobremordida e mordida cruzada, também devem ser realizados durante o exame clínico.[21]

A avaliação mandibular deve incluir a amplitude e sintomatologia da abertura bucal e a avaliação dos músculos da mastigação através da palpação, principalmente quando houver suspeita de disfunção temporomandibular. É importante salientar que, em indivíduos que apresentam dor crônica, pontos-gatilho miofasciais podem estar presentes, podendo também compor parte da dor como um todo. No entanto, seu achado isolado não deve concluir o diagnóstico.[22]

Desgastes incisais podem indicar bruxismo do sono ou apertamento dentário diurno, e devem ser analisados em conjunto com a história.[23] Além dos dentes, a mucosa, os lábios, a língua e o assoalho bucal devem ser inspecionados. Queixas de secura bucal podem estar associadas à diminuição do fluxo salivar, o que pode aumentar a incidência de infecções.

A avaliação neurológica deve ser realizada extra e intraoralmente. A avaliação de sensibilidade facial pode complementar a avaliação neurológica por meio de instrumentalização. Quando se suspeita de componente neuropático, seja ele de origem periférica ou central, exames de sensibilidade – como testes quantitativos sensitivos (QST) – podem ser utilizados para detectar anormalidades que possam corroborar esse diagnóstico.[24] Essa avaliação é útil também quando há histórico de trauma prévio à dor, sucessivos tratamentos invasivos, suspeita de doença primária neurológica ou doença que cause neuropatia (a exemplo do diabetes melito),[25] ou quando há interesse em realizar um acompanhamento a longo prazo para verificar a evolução do doente. Além das sensibilidades dolorosa, tátil e térmica, devem ser investigadas anormalidades gustativas, olfativas, visuais e salivares.[26]

EXAMES SUBSIDIÁRIOS

Não existem exames subsidiários específicos para dor em geral ou para a dor neuropática, a não ser os testes sensitivos quantitativos que podem ser incluídos nos critérios para diagnóstico da dor neuropática, de acordo com a Associação Internacional para o Estudo da Dor (IASP – International Association for the Study of Pain).[27] Tais testes são importantes para o diagnóstico da doença de base causadora da lesão neural, como a glicemia na polineuropatia diabética ou os meios de imagem nas radiculopatias compressivas cervicais ou lombares.

A avaliação funcional do sistema nervoso periférico é feita por eletromiografia e estudo de velocidade de condução. Essa técnica fornece informação sobre o estado funcional das fibras nervosas mielinizadas de grosso calibre, porém, não permite avaliar fibras mielínicas finas e amielínicas – estas, por sua vez, podem ser visualizadas por meio de biópsias de nervos periféricos.

A ressonância magnética funcional permite visualizar alterações no tronco cerebral, tálamo, córtex sensorial, giro do cíngulo e ínsula, e, portanto, auxilia no diagnóstico da dor de origem central. Esse método deve estar disponível em um futuro não distante na prática diária da clínica.

No caso da dor facial, a radiografia panorâmica é um exame de baixo custo e fácil realização que deve ser indicado para a análise das estruturas ósseas faciais, articulações temporomandibulares (ATM) e dentes. Esse exame permite identificar infecções dentárias, periodontais ou ósseas, e anormalidades articulares. Para a precisão de infecções dentárias e peridentárias, a radiografia periapical, facilmente realizada no consultório odontológico, pode ser utilizada. Quando necessário, tomografia ou ressonância magnética de crânio e/ou de ATM podem ser requisitadas para complementar o exame clínico, seguindo critérios diagnósticos específicos. É importante lembrar que os exames de imagem complementam o exame clínico. O mesmo se aplica a exames laboratoriais, que devem ser requisitados de acordo com a hipótese diagnóstica levantada. Ver o Capítulo 11.

OBJETIVO A ATINGIR

A avaliação não será completa se o avaliador não for capaz de precisar a demanda do paciente. Nos casos mais complexos, não pode ser alcançada, e sendo assim é importante fixar, em conjunto com os pacientes, objetivos razoáveis para o tratamento. Frente a um pedido do tipo "tudo ou nada", com busca do alívio total e definitivo, é preciso saber reformular esta expectativa, trazendo-a para um objetivo mais realístico, como "saber agir com a dor, retornar às atividades".

A evolução do paciente com dor crônica pode ser investigada pela avaliação instrumentalizada (testes sensitivos e funcionais mandibulares) somada ao diário da dor, feito pelo próprio paciente. Isso mostrará as variações de intensidade e, ocasionalmente, os fatores de piora ou melhora, os meios (medicações, posições) de alívio utilizados e a duração de sua ação, as atividades mantidas ou evitadas, o sono, em relação ao tempo e qualidade, etc. Uma avaliação quantitativa da dor (escala numérica) pode ser utilizada várias vezes durante o dia.

A avaliação dos diferentes componentes (somáticos, psicológico e social) da dor crônica conduz a indicações de meios terapêuticos muito diferentes – medicamentoso, físico, psicológico, cirúrgico – que serão indicados segundo os componentes postos em evidência durante a avaliação.[28,29]

O terapeuta pode trabalhar sozinho ou junto a uma equipe multidisciplinar para melhor compreender e tratar o doente, entendendo os diversos fatores envolvidos de modo interativo em toda dor crônica. Essa abordagem deve ter nuances, e a sintomatologia psicopatológica não permite excluir, para tanto, um eventual mecanismo físico subjacente. O interesse de tal abordagem da dor é conduzir a proposições terapêuticas do tipo plurimodal, melhorando a efetividade do tratamento.[11]

CONCLUSÃO

A avaliação do paciente com dor envolve aspectos físicos, relacionados à doença, e mentais, relacionados à percepção de dor pelo doente. Na dor crônica este segundo tópico destaca-se. Como o sucesso do tratamento da dor depende da compreensão da queixa do paciente e dos fatores envolvidos, é fundamental que o clínico aborde o paciente com dor de modo sistematizado. Em geral o diagnóstico é essencialmente clínico, entretanto, a necessidade de exames complementares, seja de imagens, laboratoriais ou especializados, também é critério clínico. O mesmo é válido para interconsultas multiprofissionais. Como decidir sobre queixas subjetivas, como da dor, não é simples, todo clínico deve preparar-se e adquirir experiência em ouvir e entender a narrativa do paciente.

REFERÊNCIAS

1. Merskey H, Bogduk N. Classification of chronic pain: descriptions of chronic pain syndromes and definitions of pain terms. 2nd ed. Seattle: IASP; 1994.
2. Teixeira MJ, Massako O. Dor neuropática periférica. In: Teixeira MJ. Dor: manual para o clínico. São Paulo: Atheneu; 2006. p. 277-84.
3. Teixeira MJ. Fisiopatologia da dor neuropática. In: Teixeira MJ, editor. Dor: contexto interdisciplinar. Curitiba: Maio; 2003. p. 155-69.
4. Sessle BJ. Acute and chronic craniofacial pain: brainstem mechanisms of nociceptive transmission and neuroplasticity, and their clinical correlates. Crit Rev Oral Biol Med. 2000;11(1):57-91.
5. Bartold PM, Kyltra A, Lawson R. Substance P: an immunohistochemical and biochemical study in human gingival tissues. A role for neurogenic inflammation. J Periodontol. 1994;65(12):1113-21.
6. Graff-Radford SB. Headache that can present as toothache. Dent Clin North Am. 1991;35(1):155-70.
7. Siqueira SRDT, Nobrega JCM, Valle LBS, Teixeira MJ, Siqueira JTT. Idiopathic trigeminal neuralgia: clinical aspects and dental procedures. Oral Surg Oral Med Oral Pathol Oral Radiol Endod. 2004;98(3):311-5.
8. Tourne LP, Fricton J. Burning mouth syndrome. Critical review and proposed clinical management. Oral Surg Oral Med Oral Pathol Endod. 1992;74(2):158-67.
9. Siqueira JTT. Dores mudas: as estranhas dores da boca. São Paulo: Artes Médicas; 2008.
10. Siqueira JTT. Dores dentárias difusas: odontalgia atípica. In: Siqueira JTT, Teixeira MJ, editores. Dor orofacial: diagnóstico, terapêutica e qualidade de vida. Curitiba: Maio; 2001. p. 243-53.
11. Boureau F, Luu M, Doubrére J-F. Le malade douloureux chronique. In: Brasseur L, Chauvain M, Guilbaud G, editors. Douleurs, bases fondamentales, pharmacologie, douleurs aigues, douleurs chroniques, thérapeutique. Paris: Maloine; 1997. p. 375-84.
12. Waddell G, Mucgulloch JA, Kummel EG, Venner RM. Non organic physical signs in low back pain. Spine. 1980;5(2):117-25.
13. Waddell G, Bircher M, Finlayson D, Main CJ. Symptoms and signs: physical disease or illness behavior? Br Med J. 1984;289(6447):739-41.
14. Bonica JJ. Evolution of multidisciplinary/interdisciplinary pain programans. In: Aronoff GM, editor. Pain centers a revolution in health care. New York: Raven; 1988. p. 9-32.
15. Pilowsky I, Spence ND. Illness behaviour syndromes associated with intractable pain. Pain. 1976;2(1):61-71.
16. Turk D, Meichenbaum D, Genest M. Pain and behavioral medicine: a cognitive: behavioran perpesctive. New York: Guilford; 1989.
17. Chapman CR, Casey KL, Dubner R, Foley KM, Gracely RH, Reading AE. Pain measurement: an overview. Pain. 1985;22(1)1-31.
18. Backonja MM, Galer BS. Pain assessment and evaluation of patients who have neuropathic pain. Neurol Clin. 1998;16(4):7755-89.
19. Galler BS. The clinical handbook of neuropathic pain. Educational program syllabus. San Diego: American Academy of Neuroloy Meeting; 2000.
20. Beydoun A. Neuropathic pain: a practical treatment guide. San Antonio: Dannemiller Memorial Educational Foundation; 1999.
21. Siqueira JTT, Ching LH. Dificuldades no diagnóstico diferencial de dores dentárias referidas à face: conduta clínica e considerações sobre uma amostra. JBC. 1997;1(2):11-8.
22. Dworkin SF, Leresche L. Research diagnostic criteria for temporomandibular disorders: review, criteria, examinations an specifications, critique. J Craniomand Disord. 1992;6(4):301-55.
23. Camparis CM, Siqueira JTT. Sleep bruxism: clinical aspects and characteristics in patients with and without chronic orofacial pain. Oral Surg Oral Med Oral Pathol Oral Radiol Endod. 2006;101(2):188-93.
24. Maier C, Baron R, Tölle TR, Binder A, Birbaumer N, Birklein F, et al. Quantitative sensory testing in the German Research Network on Neuropathic Pain (DFNS): somatosensory abnormalities in 1236 patients with different neuropathic pain syndromes. Pain. 2010;150(3):439-50.
25. Arap A, Siqueira SR, Silva CB, Teixeira MJ, Siqueira JT. Trigeminal pain and quantitative sensory testing in painful peripheral diabetic neuropathy. Arch Oral Biol. 2010;55(7):486-93.
26. Siviero M, Teixeira MJ, de Siqueira JT, Siqueira SR. Somesthetic, gustatory, olfactory function and salivary flow in patients with neuropathic trigeminal pain. Oral Dis. 2010;16(5):482-7.
27. Haanpää M, Attal N, Backonja M, Baron R, Bennett M, Bouhassira D, et al. NeuPSIG guidelines on neuropathic pain assessment. Pain. 2011;152(1):14-27.
28. Bonica JJ. The management of pain. Philadelphia: Lea and Febinger; 2001.
29. Wall PD, Melzack R. Texbook of pain. Edinburgh: Churchill Livingstone; 1999.

CAPÍTULO 9

AVALIAÇÃO DA DOR NA CRIANÇA

Maria Estela Justamante de Faria
Cynthia Savioli

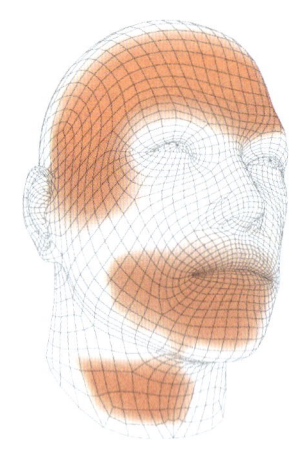

A avaliação da dor na criança não é tarefa fácil, principalmente naquela com déficit cognitivo. A criança tem dificuldade de explicar a sua dor e, quando esta é intensa, tal empreitada torna-se ainda mais difícil. A presença dos pais ou cuidadores é fundamental durante a anamnese para a obtenção de informações que auxiliem no diagnóstico.

Entre os fatores etiológicos para dor orofacial em criança, destacam-se a cárie e os traumatismos. Muitas vezes, crianças com doenças sistêmicas, além dos fatores previamente citados, podem apresentar dor orofacial decorrente da doença ou do tratamento médico instituído. Devemos considerar que o medo e as histórias prévias de sofrimento devem ser respeitados e exigem dos clínicos paciência e experiência no tratamento desses doentes.

Dentistas e médicos devem interagir nos casos de doenças sistêmicas com manifestação orofacial e criar protocolos de atendimento. Felizmente, na atualidade, aumentou a preocupação com pacientes com necessidades especiais, incluindo o controle da dor nas manifestações graves de doenças crônicas e cuidados paliativos em pacientes terminais. Todavia, ainda é escasso o interesse de dentistas pela área, embora haja necessidade cada vez maior de sua participação em equipes interdisciplinares para o tratamento da dor na criança.

Este capítulo revisa os principais problemas de dores orais em crianças, discorre sobre as dificuldades da avaliação – principalmente as que apresentam doenças sistêmicas ou têm transtornos neurológicos ou comportamentais – e relaciona a saúde oral com doenças sistêmicas e com o câncer infantil. Por fim, apresenta um protocolo para avaliação e tratamento dessas crianças.

INTRODUÇÃO

A avaliação e o tratamento da dor na criança é um assunto que desperta muito interesse, pois as mesmas afecções dolorosas que afetam os adultos podem afetar as crianças; no entanto, a imaturidade do sistema nervoso, as diferenças de percepção e a expressão de dor fazem com que nem sempre a dor seja avaliada e tratada de forma correta. Estudos mostram que as crianças são medicadas em menor proporção que os adultos em condições similares.[1]

A abordagem e o manejo da dor na criança são de extrema importância, pois experiências prévias associadas a outros fatores formarão as atitudes do infante em relação à dor. Até mesmo em fases precoces da vida, se a dor não for tratada poderá desencadear reorganização estrutural permanente e funcional das vias nervosas nociceptivas, que afetarão futuras experiências de dor nesses indivíduos, levando, em alguns casos, a um comportamento de estresse por antecipação e prejuízos quanto às estratégias de controle da dor na presença de novos episódios.[1]

Nesse contexto, em pacientes que apresentam comprometimento neurológico, o diagnóstico da dor e o seu controle durante o tratamento odontológico tornam-se ainda mais difíceis em razão das alterações cognitivas que impossibilitam a comunicação, somando-se a isso os movimentos involuntários e a hipertonia da musculatura perioral.

Nosso intuito é transmitir a experiência cotidiana na avaliação, no diagnóstico e no controle da dor orofacial em odontopediatria e nos pacientes com necessidades especiais.

EPIDEMIOLOGIA DA DOR NA CRIANÇA

As crianças têm experiências dolorosas precocemente. As cólicas nos recém-nascidos são dores comuns, assim como a otalgia nos primeiros anos de vida. Dores abdominais ocorrem em aproximadamente 25% das crianças em idade escolar, cefaleias afetam 3%, "dor do crescimento" acomete 15% das crianças e adolescentes, e dores musculoesqueléticas acometem de 5 a 20%

das crianças.[2] Dores crônicas também podem ser observadas; dores decorrentes de artrite idiopática juvenil ocorrem em aproximadamente 86% das crianças com a doença;[3] a prevalência de fibromialgia é de 2,2% e aproximadamente 5% das crianças apresentam lombalgia.[4]

Dores orofaciais raramente ocorrem em neonatos, exceto na presença de lesões ou dentes neonatais; no entanto, podem ser sentidas precocemente, por volta dos 6 meses, com a erupção dos dentes decíduos muitas vezes associada a outras manifestações, como úlceras orais, sialorreia, dificuldades de mastigação e alteração do sono.[5]

A odontalgia é uma das dores mais comuns na infância com prevalência de 5 a 48%.[6] Em escolares brasileiros de 12 anos, 3% relataram dor de dente nas últimas quatro semanas,[7] e entre 14 e 15 anos, 33,6% apresentaram essa queixa nos últimos seis meses. Essa dor foi considerada leve em 12,1% das crianças, desconfortável em 12,8% e horrível ou intolerável em 8,7%. A condição socioeconômica foi fator relevante, e alunos mais carentes apresentaram 1,6 vez mais odontalgia que seus colegas de condição socioeconômica mais elevada. A odontalgia prejudicou a concentração dos alunos e a produtividade escolar.[8,9]

Ainda no Brasil, um estudo envolvendo crianças de 12 a 13 anos encontrou associação entre altos índices de cárie com baixa escolaridade materna e renda familiar. Crianças, cujas mães tinham até quatro anos de estudo, tiveram 2,5 vezes mais chances de ter dor de dente comparadas a crianças cujas mães tinham mais de cinco anos de estudo.[10]

A prevalência de disfunção temporomandibular é baixa na infância, mas aumenta na adolescência, acometendo cerca de 6 a 68% de adolescentes, e esta variação é explicada principalmente pelas diferenças nos critérios diagnósticos utilizados.[11-13]

FATORES ETIOLÓGICOS DAS DORES OROFACIAIS: LOCAIS E SISTÊMICAS

A dor orofacial na criança deve-se, em geral, à presença de cárie, mobilidade dos dentes decíduos em processo de esfoliação, erupção dentária, traumatismo dentário, úlceras traumáticas ou aftas. O bruxismo, frequente na infância, também deve ser considerado como fator etiológico para dor, não só musculoesquelética, como também dental e periodontal.

Cárie

Doença mais comum que afeta os dentes, a cárie consiste de um processo mediado por microrganismos, caracterizado pela desmineralização da parte inorgânica e destruição da parte orgânica, de etiologia multifatorial (a dieta, os micro-organismos, a higiene oral e a saliva).[14]

Estudo realizado sobre o efeito da cárie na qualidade de vida de crianças pequenas (média de 44 meses) mostrou que apenas 48% das crianças com lesões de cárie indicaram dor ou desconforto; no entanto, manifestaram efeitos da dor alterando seus hábitos alimentares e o sono.[15]

Inicialmente, o processo de cárie atinge estruturas dentárias mais superficiais como o esmalte e a dentina. À medida que o processo evoluciona, pode atingir a polpa dental, favorecendo a invasão bacteriana, produzindo necrose e podendo evoluir para um abscesso dentoalveolar. Apesar de campanhas de saúde bucal, a odontalgia por cárie continua sendo fator importante de dor na criança e devem existir estratégias eficientes para minimizar seus efeitos, incluindo a própria cronificação da dor.[16]

Doença periodontal

O periodonto é acometido, com maior frequência, por lesões infecciosas ou traumáticas, mas também pode sofrer alterações decorrentes de síndromes congênitas, distúrbios autoimunes ou ectodérmicos.[17]

Dentre as lesões infecciosas nas crianças, podem ser observadas: gengivite, periodontite agressiva ou de início precoce generalizada ou localizada (periodontite pré-puberal e periodontite juvenil). A gengivite é frequente na infância e adolescência. É caracterizada pela inflamação da gengiva marginal, com sangramento à sondagem e sem perda detectável de osso ou inserção conjuntiva. Com a persistência da inflamação, a gengiva marginal torna-se mais fibrosa, perdendo seu contorno, ocorrendo aumento da papila interdental.[18] Alguns medicamentos apresentam como efeito colateral manifestações gengivais, por exemplo: a ação sistêmica da ciclosporina leva a um acúmulo de colágeno e proteínas não colagenosas, resultando em aumento gengival dose-dependente em uma frequência de 10 a 70%.[17]

A gengivite induzida por placa pode ser controlada com a remoção mecânica da placa e boa higiene oral. Já na gengivite relacionada a hormônios ou a medicamentos, muitas vezes são necessários, além da remoção de fatores locais, o controle da dose medicamentosa e/ou remoção cirúrgica da hiperplasia gengival.[17,18]

A periodontite representa a perda do osso alveolar e o dano extenso às fibras do ligamento periodontal, com migração do epitélio juncional e manifestações disseminadas do processo inflamatório e imunopatológico nos tecidos. Nas crianças são mais raras, afetam dentição decídua ou permanente, podem ser localizadas ou generalizadas, associadas a alterações funcionais de neutrófilos e/ou monócitos e o seu tratamento consiste em terapia mecânica (raspagem e alisamento), cirurgia periodontal, antimicrobianos locais e antibióticos sistêmicos.[17,18]

Essas doenças apresentam como fator etiológico o acúmulo de placa bacteriana associado a fatores de risco, como componente genético de susceptibilidade à doença periodontal, idade, algumas condições sistêmicas, nas quais há um comprometimento do sistema imune e a presença de determinadas bactérias na placa bacteriana. A instalação, permanência e progressão da doença periodontal dependerão basicamente desses fatores.[17]

Traumatismo dental

A ocorrência das lesões traumáticas nos dentes e em suas estruturas de suporte é mais comum em crianças e adolescentes, sendo as etiologias principais: acidentes automobilísticos, práticas desportivas, quedas e agressões físicas. Traumatismos dentários estão presentes em 8% das crianças de 9 anos, 13,6% aos 12 anos e 16,1% aos 14 anos.[19] Na primeira infância 20% delas sofrem traumatismos dentários frequentes.[20]

De acordo com a classificação proposta por Andreasen,[21] as lesões traumáticas dos dentes compreendem os tecidos duros, de sustentação e a polpa. O diagnóstico e tratamento de escolha são dependentes do tipo e da extensão do traumatismo, variando de pequenas a extensas restaurações, implantes, contenções, reduções de fraturas e tratamento endodôntico. O dente traumatizado requer acompanhamento clínico e radiográfico periódico mesmo após a instituição do tratamento adequado, uma vez que a necrose pulpar e as reabsorções radiculares são as complicações mais habituais.

As lesões dos tecidos duros envolvem as fraturas coronárias (somente esmalte, esmalte e dentina com ou sem exposição pulpar), fraturas coronariorradiculares envolvendo esmalte, dentina e cemento com ou sem exposição pulpar e fraturas radiculares envolvendo cemento, dentina e polpa. As fraturas coronárias de esmalte são superficiais e não causam danos à polpa; deste modo, não apresentam sintomatologia dolorosa pela ausência de exposição da dentina.

As fraturas coronárias de esmalte e dentina sem exposição pulpar apresentam sensibilidade às mudanças térmicas (principalmente ao frio) e à mastigação.

Nas fraturas coronariorradiculares sem exposição pulpar, a sintomatologia está relacionada aos atos de mastigação, em virtude do deslocamento da porção fraturada, causando dor na região do periodonto marginal.

Quando ocorre a exposição pulpar tanto nas fraturas coronárias como nas fraturas coronariorradiculares, os sintomas intensificam-se e, dependendo do tempo decorrido e da extensão da porção pulpar exposta, a sintomatologia pode evoluir para quadros de pulpites irreversíveis ou em fase de transição.

Normalmente, as lesões dos tecidos duros dentários estão acompanhadas de lesões nos tecidos de sustentação, que compreendem a concussão, a subluxação, as luxações intrusiva, extrusiva ou lateral (com ou sem fratura do osso alveolar), e a avulsão (com ou sem fratura do osso alveolar).

A concussão é uma lesão da estrutura de suporte em que não ocorre ruptura das fibras periodontais, porém o dente apresenta ligeira sensibilidade à percussão vertical e horizontal, leve mobilidade e nenhuma alteração radiográfica.

A subluxação envolve ruptura de fibras periodontais, podendo ocorrer hemorragia no sulco gengival, além de o dente apresentar sensibilidade à percussão e mobilidade com maior intensidade do que na concussão.

Nas luxações, a sintomatologia dolorosa principal está vinculada a lesões dos tecidos moles (lábios, bochechas e língua) e, quando ocorre fratura do processo alveolar nas luxações intrusivas ou fratura da tábua óssea vestibular nas luxações laterais, os dentes envolvidos apresentam sensibilidade à percussão e palpação.

A avulsão de dentes permanentes é mais comum na dentição jovem (7 a 10 anos), podendo ocorrer em dentes com desenvolvimento radicular completo e incompleto, representando aproximadamente 10% dos traumatismos dentais. Geralmente, não apresentam dor em função da frouxa estrutura do ligamento periodontal nos dentes em erupção, o que favorece o completo deslocamento do dente de seu alvéolo, de modo que a sintomatologia dolorosa está vinculada às lesões dos tecidos moles associados ao trauma ou à fratura do osso alveolar.[22]

O prognóstico de um eventual implante depende do estágio de formação radicular, do período extra-alveolar e do meio de conservação do dente nesse período. Recomenda-se o implante imediato e que a conservação extra-alveolar seja realizada em solução salina fisiológica, meios de cultura de tecido, leite e saliva, de modo que a contaminação seja reduzida ou controlada.[23] Há necessidade de intensas campanhas educacionais no intuito de esclarecer à população mundial sobre os adequados procedimentos de urgência em dentes traumatizados avulsionados.

Bruxismo

Bruxismo é uma atividade parafuncional de apertar e/ou ranger os dentes, no período diurno e/ou noturno.[24-26] É uma condição muito comum; a maioria da população (85 a 90%) irá alguma vez apertar ou ranger seus dentes em algum grau.[25] Seu diagnóstico pode ser feito pelo autorrelato ou relato e pela confirmação de algum membro da família, pela presença de facetas de desgastes, e a dor pode ou não estar associada. Registros polissonográficos estão indicados quando é necessária confirmação do diagnóstico. Sua etiofisiopatologia ainda não está completamente esclarecida, mas dados de estudos de bruxismo do sono sugerem que este seja regulado principalmente central e não perifericamente.[27] Nas crianças, acredita-se que ele possa ocorrer em consequência da imaturidade do sistema neuromuscular mastigatório[28] e alteração de neurotransmissores.[29]

O bruxismo do sono inicia-se em torno de 1 ano de idade, após a erupção dos incisivos decíduos. Nas crianças, ele é mais habitual, com prevalência em torno de 14 a 38%[25,30-32] e geralmente é autolimitante;[33]

no entanto, persiste em aproximadamente 35% das crianças na fase adulta.[25]

É sugerido que fatores genéticos tenham um papel na gênese e no padrão do bruxismo, pois crianças de pais com histórico da doença são mais frequentemente afetadas, em torno de 1,8 vez mais que as de pais que não rangem.[25,30] Além da história familiar, outros fatores como alterações psicológicas, falar dormindo e sialorreia aumentam a probabilidade de a criança ranger os dentes durante a noite.[30] O bruxismo pode também estar associado a problemas respiratórios obstrutivos, conforme sugere estudo prospectivo, realizado nas Divisões de Otorrinolaringologia e Odontologia do Hospital das Clínicas da Faculdade de Medicina da Universidade de São Paulo (HC/FMUSP), com 69 crianças respiradoras orais avaliadas pela otorrinolaringologia, fonoaudiologia e ortodontia nos períodos pré e pós-adenoamigdalectomia; observou-se que antes da cirurgia todas as crianças apresentavam apneia, 45,6% apresentavam bruxismo e 60,71% apresentavam má oclusão. No período de três meses após a cirurgia, todas as crianças estavam restabelecidas em relação à respiração e houve uma redução na porcentagem de bruxismo para 11,8%.[34]

O bruxismo secundário é comumente encontrado em crianças com distúrbios neurológicos, deficiência mental,[35] paralisia cerebral[36] e síndromes como, por exemplo, Rett e Down. Elito e Siqueira[37] avaliaram 13 pacientes com síndrome de Down na Divisão de Odontologia do HC/FMUSP e compararam a um grupo controle de 35 pacientes, objetivando identificar a prevalência de bruxismo e o grau de disfunção clínica mandibular; 69,2% das crianças com síndrome de Down apresentaram alguma queixa odontológica e bruxismo, avaliado por meio de relatos das mães e as facetas de desgaste nos dentes estavam presentes em 84,6% dos pacientes.

Associados ao bruxismo, podem estar presentes: sinais e sintomas de disfunção temporomandibular (DTM) que em crianças menores são pouco usuais,[28,30,38] dores dentárias e periodontais e, com menor frequência, lesões traumáticas em mucosa.

Para crianças com bruxismo, o tratamento está indicado quando há prejuízos do sono, desgastes excessivos dos dentes, bem como para controle da dor quando presente.[25] Entre as modalidades de tratamento está o uso de placas miorrelaxantes, com indicação e uso controlado evitando possíveis interferências no crescimento craniofacial dessas crianças, medidas físicas para controle da dor e medidas farmacológicas como, por exemplo, o uso de toxina botulínica, indicado em casos selecionados.

Para os pacientes com deficiência mental, é essencial considerarmos a colaboração do paciente e a atenção do cuidador antes de propormos a confecção da placa de mordida. Deve-se informar ao neurologista do paciente sobre o bruxismo, principalmente se houver um aumento na sua intensidade; muitas vezes, ajustes nas dosagens medicamentosas auxiliam na redução da doença.

A infiltração de toxina botulínica para bloqueio da espasticidade mastigatória mostrou-se eficaz em pacientes portadores de paralisia cerebral que apresentavam bruxismo e limitação de abertura bucal.[39] A toxina botulínica também se mostrou eficaz como opção terapêutica para o controle do bruxismo em pacientes autistas.[40] O início da ação da toxina ocorre entre 3 e 10 dias, sendo efetivo em até 6 meses; o tratamento mostrou-se seguro para casos de bruxismo grave.[41] Ver o Capítulo 55.

Disfunção temporomandibular em crianças

Em crianças e adolescentes, a prevalência de DTM varia de 6 a 90%, e esta variação é explicada principalmente pelas diferenças nos critérios diagnósticos utilizados.[12,42,43] Em adolescentes, parece haver maior prevalência de sinais e sintomas de DTM entre as mulheres,[44] o que não é observado nas crianças.[31]

Sinais e sintomas de DTM em crianças são os mesmos observados nos adultos com predomínio de sinais clínicos e podem estar relacionados ao estado emocional das crianças.[45] Quando sintomáticas, as disfunções de ATM (articulação temporomandibular) têm impacto na qualidade de vida de crianças e adolescentes,[46] a exemplo do que se observa nos adultos. Muitas vezes, nota-se a presença de ruídos, e sua frequência aumenta com a idade e com o desenvolvimento da dentição.[31,47,48]

Lesões da mucosa oral

Nas crianças, a presença de lesões orais varia de 4,1 a 52,6%, e entre as mais comuns estão lesões aftosas recorrentes (0,9 a 10,8%), herpes labial (0,78 a 5,2%), língua fissurada (1,49% a 23%), língua geográfica (0,60 a 9,8%), candidíase oral (0,01 a 37%) e úlceras traumáticas (0,09 a 22,15%).[49] Na população norte-americana, comparando crianças e adultos, Shulman[50] relatou que aftas são mais prevalentes em crianças, enquanto língua geográfica e lesões traumáticas foram mais prevalentes em adultos. Algumas lesões orais não são sintomáticas, porém, quando sintomas dolorosos estão presentes, prejudicam a mastigação e alteram o comportamento dessas crianças.

A primeira infecção por herpes simples, a gengivoestomatite herpética primária, acomete principalmente crianças de até 3 anos; pode ser assintomática, entretanto também pode manifestar-se causando dor importante, febre, anorexia, irritabilidade e cefaleia. Estes sintomas podem persistir por duas semanas.[51] A doença apresenta-se como numerosas vesículas que rapidamente se rompem para formar ulcerações irregulares, extremamente dolorosas, recobertas por membranas amareladas. Linfadenite submandibular, halitose e recusa de alimentos são achados usualmente concomitantes. Quando ocorre a cicatrização das lesões, o vírus aloja-se em células nervosas e permanece em estado de latência. Devido à queda de imunidade do hospedeiro, o vírus replica-se e migra para a pele, mucosa e mais raramente para o sistema nervoso central (SNC).[52] Terapia com Aciclovir associado a medidas sintomáticas tem se mostrado eficaz no controle desta doença e da dor.[51]

Nas crianças, lesões aftosas recorrentes normalmente são pequenas (0,5 cm a 1 cm de diâmetro); caracteriza-se pela presença de uma área central cinza-amarelada rodeada por um halo eritematoso oval ou irregular. Cicatrizam-se normalmente em 7 a 10 dias. Sua etiologia é desconhecida e entre os fatores precipitantes estão: trauma, estresse, fatores hormonais, deficiências nutricionais, alergias e endocrinopatias. O tratamento inclui bochechos com enxaguatórios bucais, como clorexidina e benzidamina, uso de corticoides tópicos, imunomoduladores, aplicação de *laser* de baixa potência, entre outros.[18]

Moreira e colaboradores[53] relataram a eficiência da terapia com *laser* de baixa potência aplicada à lesão labial de dois pacientes com paralisia cerebral espástica e concluíram que o *laser* mostrou ser eficaz no tratamento das lesões de tecidos moles, promovendo analgesia, reduzindo contaminação secundária e acelerando o processo cicatricial.

Repercussões orais de doenças sistêmicas

A exemplo do que acontece com adultos, algumas doenças sistêmicas em crianças podem ter repercussões orofaciais, tanto manifestações primárias da doença como secundárias ao tratamento instituído para sua cura ou controle, e tais repercussões muitas vezes causam dor.

Alguns sinais e sintomas de doenças sistêmicas na região oral devem ser diferenciados de doenças orais locais e auxiliam no diagnóstico sistêmico. Um halo eritematoso e edema em gengiva marginal, doloroso, que a princípio pode ser uma gengivite, pode também ser um infiltrado leucêmico que algumas vezes é a única manifestação de leucemias e o diagnóstico diferencial deve ser realizado.[54]

Dor na região da articulação temporomandibular (ATM) e limitação da abertura de boca em um paciente hemofílico podem ser decorrentes de uma hemartrose – sangramentos ocorridos nesta articulação – e o manejo desses pacientes difere de outros sem alterações hematológicas, sendo muitas vezes necessária a infusão de fator hematológico deficiente para a melhora do quadro clínico.[55] Da mesma forma, em pacientes com anemia falciforme, durante uma crise de falcização, pode ocorrer obstrução do fluxo pulpar, desencadeando uma pulpite não infecciosa até mesmo em dentes hígidos.

Úlceras orais são de certa forma comuns em crianças, mas também podem indicar presença de doença, como no lúpus eritematoso sistêmico (LES), no qual essas lesões estão incluídas entre os critérios diagnósticos da doença; estão presentes em aproximadamente 20 a 50% desses pacientes, geralmente são indolores, localizam-se preferencialmente no palato duro e estão associadas à atividade clínica da doença.[56-58]

Saúde oral em crianças com doenças sistêmicas

Pacientes com doenças crônicas na infância e adolescência têm exposição ao açúcar com maior frequência, em razão do maior número de refeições durante o dia, além da ingestão de soluções orais geralmente contendo açúcar em sua composição, o que também contribui para um maior risco de cárie.[59,60]

Doenças dentárias e gengivais são potencialmente fatores de risco para o desencadeamento de infecção e dor, especialmente em pacientes comprometidos sistemicamente. Porém, a saúde oral não parece ser uma prioridade para esses doentes, ou para seus pais, pois geralmente têm menor frequência a consultas odontológicas, apresentam pior higiene bucal e, consequentemente, pior saúde oral. Isto, possivelmente, deve-se a maior preocupação com a saúde sistêmica[60,61] ou até mesmo a dificuldades de acesso a tratamento odontológico, pois nem sempre os cirurgiões-dentistas estão treinados para realizar o diagnóstico das manifestações da doença no sistema mastigatório, bem como avaliar o risco e realizar o preparo e atendimento adequados desses pacientes. É necessária maior conscientização de profissionais e pacientes da importância da manutenção de saúde bucal e suas consequências no controle da doença sistêmica.

Doenças dentárias e periodontais em crianças com doenças sistêmicas

Queixas de odontalgia podem não resultar diretamente da doença, mas em consequência de suas sequelas, como limitações físicas dos doentes, a exemplo do que é observado em pacientes com artrite idiopática juvenil (AIJ), principalmente quando está presente prejuízo funcional das articulações de membros superiores. Nesses pacientes, a condição de saúde bucal piora progressivamente à medida que o número de articulações de membros superiores comprometidas aumenta. Crianças com AIJ não conseguem realizar higiene oral adequada e isto pode resultar em pior condição bucal.[62] Da mesma forma, o acometimento do periodonto ocorre por dificuldades de realização de higiene oral, resultando em maior inflamação gengival e também por efeitos secundários de medicamentos, como o corticosteroide, que predispõe a infecções, ou a ciclosporina, que induz hipertrofia gengival.[61,63] Há uma tentativa de alguns autores em estabelecer uma relação entre doença reumatológica e doença periodontal, uma vez que o periodonto é uma articulação com igual susceptibilidade à inflamação reumática.[64] A AIJ pode ser considerada um possível cofator de doença periodontal.[63]

Já no lúpus eritematoso sistêmico juvenil (LESJ), a única queixa orofacial relatada pelos pacientes em estudo realizado pela Unidade de Reumatologia Pediátrica do Instituto da Criança e pela equipe de Dor Orofacial, ambos do HC/FMUSP foi odontalgia por 16,7%

deles. O índice de cárie nesses pacientes é semelhante ao de crianças saudáveis, porém ambos superiores ao preconizado pela Organização Mundial da Saúde (OMS). No entanto, os pacientes lúpicos apresentam pior higiene oral e maior inflamação gengival, principalmente os que receberam maior dose cumulativa de corticosteroide e que apresentam maior tempo de doença.[65] Além de dores dentárias, a presença de sinais e sintomas de disfunção de ATM pode estar presente em crianças com doenças reumatológicas.

As síndromes genéticas muitas vezes apresentam características orofaciais específicas, e a avaliação odontológica/ortodôntica contribui para a caracterização do paciente.

Saúde oral em crianças com paralisia cerebral

A encefalopatia crônica infantil não progressiva, também denominada paralisia cerebral (PC), é a designação que define um grupo de anormalidades motoras não progressivas, sujeitas a mudanças, resultante de lesão no cérebro nos primeiros estágios do seu desenvolvimento. O quadro clínico-neurológico é estável, há o desenvolvimento das áreas não afetadas pela lesão neurológica, o que possibilita a aquisição de habilidades. Entretanto, permanecem os sinais sequelares da encefalopatia. Vários autores[66,67] mostraram que paralíticos cerebrais apresentam maior índice de cárie e doença periodontal, o que coincide com a nossa observação clínica dos pacientes atendidos na Divisão de Odontologia do Instituto Central do Hospital das Clínicas (ICHC), seja pela alteração motora, tornando o paciente dependente para realização da higiene, falta de interesse dos cuidadores ou dificuldade devido à falta de colaboração do paciente em abrir a boca, espasticidade dos músculos periorais e movimentos involuntários. Neste trabalho foram instituídas medidas preventivas voltadas aos pacientes e cuidadores por meio de orientação de dieta e métodos de higiene, com a adaptação de instrumentos (escovas e abridores de boca). Há evidências de que esses métodos facilitaram os cuidados de higiene diários desenvolvendo habilidades dos pacientes e cuidadores, reduzindo o IHO-S entre as avaliações.[68]

Câncer na criança e suas repercussões na cavidade oral

O câncer na criança representa aproximadamente 2% das neoplasias malignas. Constitui-se em uma das principais causas de óbito por doença nesta faixa etária e é responsável pela maior perda de potenciais anos de vida. O câncer infantil afeta as células do sistema hematopoiético e os tecidos de sustentação, enquanto, no adulto, afeta as células do epitélio que recobrem os diferentes órgãos. Tem-se verificado um aumento progressivo das taxas de incidência dos tumores na criança, sobretudo a leucemia linfoide aguda (LLA), os tumores do sistema nervoso central (SNC), os linfomas não Hodgkin, o tumor de Wilms e outros tumores renais. Por exemplo, de 10 a 15 casos de câncer no Brasil, entre indivíduos com menos de 15 anos, 4 são de LLA.[69]

Desde 1970, vem-se observando um aumento das taxas de cura dos tumores na infância, estando estas, atualmente, variando entre 70% e 90% dos casos nos Estados Unidos. No Brasil, crianças e jovens com leucemia linfática aguda (LLA) curam-se em 70 a 80% dos casos.[69] O tratamento para doentes com câncer inclui quimioterapia e radioterapia, que atuam pela destruição ou inibição do crescimento das células, que se multiplicam rapidamente interferindo na divisão celular. Nenhuma dessas formas de terapia diferencia as células neoplásicas das células normais, que proliferam com rapidez como as da mucosa bucal ou medula óssea. Consequentemente, tanto a quimioterapia quanto a radioterapia produzem efeitos colaterais imediatos ou tardios que também se manifestam na cavidade oral.[70] As complicações quimioterápicas imediatas na infância são: toxicidade, hemorragia, infecções, nutricionais e neurológicas; as complicações tardias são: agenesia dentária, microdontia, hipoplasia coronária e distúrbios na formação radicular.[71]

Complicações orais no tratamento do câncer da criança

A radioterapia na infância é cercada de aspectos individuais que a tornam diferente da radioterapia em adultos. Os efeitos colaterais agudos e tardios são diretamente proporcionais à dose e ao volume irradiado e inversamente proporcionais à idade. Depende também da região tratada, da técnica utilizada, do estado geral do paciente e da associação com outras modalidades terapêuticas.[72] As complicações pós-radioterapia na infância variam de acordo com a região irradiada, ocorrendo efeitos imediatos e tardios, tais como: mucosite, glossite, xerostomia, alteração do fluxo salivar e paladar, cáries de irradiação, infecções bucais gerais, gengivite, periodontite, osteorradionecrose, alterações de crescimento somático e facial, hipotireoidismo, deficiência de aprendizado, agenesia dentária, hipoplasia de esmalte, alteração radicular e má oclusão.[71]

A mucosite é um efeito colateral comum que acomete de 52 a 80% dos pacientes pediátricos em quimioterapia. É considerada uma lesão progressiva, inflamatória e ulcerativa que gera muito desconforto e dor.[73] A patogênese da mucosite ainda não está completamente estabelecida, parece ser multifatorial, envolvendo: citotoxicidade direta e indireta, resposta inflamatória eliciada por citocinas do tecido conjuntivo e epitelial, colonização bacteriana de lesões ulceradas e danos apoptóticos no epitélio basal.[74,75] Sugere-se que a maior razão para o agravo da mucosite não são as alterações morfológicas da membrana mucosa associada à citotoxicidade, mas sim à subsequente infecção bacteriana.[76]

Sepúlveda e colaboradores[77] avaliaram 20 úlceras orais de 15 crianças sob quimioterapia e observaram que 10 úlceras ocorreram em pacientes com leucemia mieloblástica aguda e 5 em pacientes com outras doenças neoplásicas. O palato duro foi a região mais prevalente, sendo a maioria das lesões múltiplas, dolorosas, com halos inflamatórios, contornos irregulares e exsudato fibrinoso. O tamanho médio das lesões foi de 6,5 mm e a média de dias do aparecimento das lesões após a quimioterapia foi de 7,5. Os autores concluíram que as úlceras orais das crianças com doenças oncológicas não apresentam características clínicas específicas e que estão muito associadas ao vírus *Herpes simplex*.

Os efeitos na mucosa oral podem ser observados precocemente, de 2 a 3 dias após o início da quimioterapia, com pico entre 7 e 10 dias e resolução em duas semanas. Complicações relacionadas à mucosite podem levar a hospitalizações, nutrição parenteral e interrupção do tratamento ou redução das doses.[78]

Tratamentos das complicações orais no tratamento do câncer na criança

Várias intervenções direcionadas à alteração da exposição da mucosa oral, às agressões antineoplásicas, à proteção de células proliferativas, ao aumento da maturação e à cicatrização do epitélio mucoso, bem como à diminuição da resposta inflamatória e da quantidade de bactérias orais têm sido investigadas. Infelizmente, nenhuma proposta ou intervenção demonstrou cientificamente eficácia clínica no controle da mucosite e de suas sequelas. Os resultados para pacientes pediátricos permanecem desconhecidos.[79] Propostas não farmacológicas para a prevenção e para o tratamento da mucosite inclui a crioterapia e aplicação de *laser* de baixa potência. Clorexidina, benzidamina, soro fisiológico, amifostina, glutamina entre outros agentes têm sido investigados para prevenção da mucosite, porém com resultados conflitantes, inconclusivos ou de benefícios limitados. Anestésicos tópicos, "coquetéis" e agentes protetores de mucosa têm sido utilizados, apesar de poucas evidências indicarem sua eficácia.[78,80]

Na prática, as únicas formas aceitáveis de tratamento são: eliminação profilática de problemas dentais e periodontais antigos, instituição da terapia para o câncer, cuidados de higiene oral sistemáticos e alívio da dor.[79]

Assim, torna-se indispensável orientar e encorajar pacientes a manter uma boa saúde oral, principalmente aqueles com doenças sistêmicas crônicas ou mentais. Os pais e cuidadores também deveriam ser treinados para ajudar as crianças na realização da higiene oral. Orientações de dieta, particularmente em relação à ingestão de açúcar e consultas odontológicas periódicas ajudariam no manejo de condições dentárias associadas.

Essa estratégia reduziria o risco de doenças infecciosas, como cárie e doença periodontal que comprometem ainda mais a qualidade de vida desses doentes.

AVALIAÇÃO DA DOR

Aspectos gerais dos mecanismos neurais da dor na criança

Muitos dos componentes neuroanatômicos, fisiológicos e neuroquímicos necessários para o processamento da dor desenvolvem-se durante a gestação, mas não estão totalmente organizados ao nascimento. Processos adaptativos do desenvolvimento dependem de fatores que ocorrem durante o evento doloroso.[81]

Ao nascimento, o sistema nociceptivo é imaturo, mas funcionante; as estruturas neuroanatômicas estão formadas, as fibras mielínicas ainda não estão totalmente mielinizadas, refletindo uma condução alentecida do estímulo[82] e neurotransmissores são expressos precocemente no sistema nervoso. A maturação do sistema supressor da dor desenvolve-se de forma tardia, com provável menor controle da aferência de estímulos periféricos ao SNC de neonatos. Ao nascimento, não se observa resposta inteiramente integrada à dor, com todos os componentes físicos, cognitivos e emocionais.[83]

Durante o primeiro ano de vida e na infância, há intenso desenvolvimento das vias nociceptivas, com aprimoramento das modalidades sensitivas, mecanismos celulares, sinápticos e conexões com o sistema límbico, áreas afetivas e associativas do córtex.[81] Mas a dor é uma experiência multidimensional e sua percepção varia quanto à qualidade, intensidade, duração, localização e imagem simbólica e pode ser modificada por fatores situacionais, emocionais, étnicos, etários e familiares.[83-86]

A influência familiar não está limitada somente a fatores genéticos, interfere também no aprendizado, na expressão e no enfrentamento dos diferentes tipos de dor. A criança aprende a avaliar e entender o significado e a relevância dos fenômenos dolorosos pela reação de seus pais.[81]

Avaliação da dor na criança saudável

Na criança, a avaliação da dor é dificultada pela falta de mensurações acuradas e quantitativas da dor, principalmente em recém-nascidos, lactentes, pré-escolares e crianças com problemas cognitivos. A avaliação deve envolver vários métodos e considerar característica, qualidade, intensidade e localização da dor, bem como vivência dolorosa, seu contexto e significado.[1]

O método padrão ouro para avaliação da dor é o autorrelato. Geralmente, a partir dos 2 anos, as crianças são capazes de dizerem o que sentem, no entanto, apenas com 3 a 4 anos conseguem expressar a intensidade de sua dor. Quando questionadas, a linguagem deve ser adequada e o seu relato pode ser diferente do que realmente sente, pela ausência de vínculo com o profissional ou a pessoa que questiona, pelo medo da terapêutica que possa ser instituída e até mesmo para demonstrar valentia. Escalas de dor podem ser usadas, como a escala de faces, escala de cores, *pocker chip tool* e, a partir dos 7 a 8 anos, a escala visual analógica.[1,84]

Outro método eficaz é mensurar parâmetros fisiológicos, como batimentos cardíacos, pressão arterial, saturação de oxigênio e hormônios. Estes métodos são mais utilizados em pesquisas, na avaliação de dor aguda e para indivíduos dos quais é possível obter o autorrelato.[1,84]

Avaliação da dor na criança com necessidades especiais

Paciente especial é todo indivíduo que possui alteração física, orgânica, intelectual, social ou emocional, aguda ou crônica, simples ou complexa, que necessita de educação especial temporária ou definitiva. Os pacientes com necessidades especiais podem apresentar: deficiência mental, paralisia cerebral, doenças sistêmicas crônicas, metabólicas e imunológicas.[87]

A Academia Americana de Odontopediatria afirma que os indivíduos com necessidades especiais têm risco aumentado de doenças orais, o que gera impacto direto na saúde e condição sistêmica desses doentes.[88]

A dor é um fenômeno complexo e multidimensional, sendo a sua avaliação na criança um grande desafio para os profissionais da saúde[89] e variações nas habilidades cognitivas interferem na percepção, entendimento, memória e relato da dor.

A avaliação de comportamento é muito utilizada em crianças que não se comunicam, e a dor deve ser diferenciada de outros sentimentos como angústia, medo e agitação, que evocam comportamentos semelhantes. Atitudes como vocalização, expressão facial, movimento corporal, sono, sociabilidade, apetite, entre outros, são avaliados.[1,84]

Hennequim e colaboradores[90] relataram que pais de pacientes com síndrome de Down têm mais dificuldades de discriminar as suas queixas de dor, embora compensem esta deficiência com experiência e observação de seus filhos.

A avaliação da dor nos pacientes com síndrome de Down depende do seu comprometimento mental; o comportamento e as reações perante o exame físico, associados às informações do acompanhante, tornam-se muitas vezes elementos fundamentais. Esta situação agrava-se em casos de dor aguda nos quais o histórico da dor seria imprescindível para o diagnóstico ou quando não há sinais visuais ou radiográficos de doença.[37]

Em 2006, Versloot e colaboradores[91] apresentaram uma pesquisa direcionada aos pais, que questionava se seus filhos apresentavam um dos seguintes: 1. problemas com escovação dos dentes superiores; 2. jogar fora algo ótimo para comer; 3. problemas com a escovação dos dentes inferiores; 4. morder com os molares em vez de com os dentes anteriores; 5. mastigar em apenas um lado; 6. problemas para mastigar; 7. morder a bochecha enquanto mastiga; 8. chorar durante as refeições. O objetivo dos autores era diferenciar o comportamento de dor em crianças com ou sem dentes cariados e relatos de odontalgia. Foi provado que o questionário demonstrou ser instrumento válido e pode ajudar os pais, dentistas e pesquisadores na identificação da odontalgia em crianças.

É muito importante sabermos se o paciente apresenta dor – a maioria dos nossos pacientes não verbaliza corretamente e não fornece informações precisas, daí a necessidade de questionarmos os cuidadores sobre alterações nos hábitos alimentares ou recusa de alimentos anteriormente prazerosos ao paciente, reações a alimentos gelados ou muito quentes e se a escovação dentária está sendo realizada sem problemas. Não é incomum os pais relatarem sobre reações do paciente em levar a mão ao rosto ou bater a cabeça na parede, atitudes estas que os pais relacionam à odontalgia. Primeiramente, precisamos nos certificar de que estes não são hábitos preexistentes.

Controle da dor em crianças com necessidades especiais durante o tratamento odontológico

Como reconhecer, durante o tratamento odontológico ambulatorial, a dor do paciente que muitas vezes não fala? Há vários fatores que podem tornar o tratamento incômodo, por exemplo, a duração do procedimento, o cansaço por manter a boca aberta, a aspiração (muitos pacientes apresentam alteração da deglutição) e o barulho. Há sinais clínicos indicativos de desagrado. Devemos observar a mímica facial, o olhar, os batimentos cardíacos, a presença ou ausência de sudorese, porém esses sinais também estarão presentes se o paciente estiver com medo ou ansioso; o grande desafio é diferenciar a sua causa.

Deve-se utilizar técnica anestésica garantida para assegurar a tranquilidade do profissional durante o procedimento e realizar pequenos testes durante o tratamento. Por exemplo, durante a remoção do tecido cariado, deve-se direcionar a alta rotação para outro elemento dentário, com o intuito de certificarmo-nos se o paciente está com dor no elemento em tratamento ou se o incômodo advém do tempo de procedimento, da posição na cadeira, do ruído da alta rotação ou da água.

PROTOCOLO PARA AVALIAÇÃO DE DOR ORAL NA CRIANÇA

1. Avaliar a capacidade de comunicação da criança.
2. Solicitar ajuda do cuidador.
3. Analisar a condição sistêmica – algumas doenças podem manifestar-se na cavidade oral. Exemplo: leucemia linfocítica aguda.

4. Realizar um exame oral para avaliar dentes, gengiva e mucosas.
5. Avaliar a presença de bruxismo e seus efeitos nos dentes e/ou aparelho mastigatório.
6. Solicitar testes clínicos.
7. Realizar ou solicitar exames de imagem (dos mais simples aos mais complexos, de acordo com cada caso).

PROTOCOLO PARA ABORDAGEM CLÍNICA DAS CRIANÇAS COM NECESSIDADES ESPECIAIS

A Divisão de Odontologia recebe pacientes das diversas clínicas médicas do Hospital das Clínicas como, por exemplo, neurologia, infectologia, hematologia, oncologia, endocrinologia, otorrinolaringologia, genética, hepatologia, reumatologia e nefrologia. Em estudo retrospectivo de avaliação de prontuários ocorrido em 2005, referente aos pacientes atendidos no ambulatório de odontopediatria, observamos que as crianças encaminhadas ao nosso serviço pela neurologia, hematologia, otorrinolaringologia e oncologia, apresentavam, respectivamente, com maior frequência, epilepsia, encefalopatia crônica não progressiva, atraso no desenvolvimento neuropsicomotor, hemofilia A, respiração bucal e leucemia linfoide aguda. A maioria dos atendimentos odontológicos foi realizada em ambulatório, predominando tratamento restaurador.[92]

As características sistêmicas, físicas e mentais desses pacientes são distintas e, portanto, o plano de abordagem do paciente para o tratamento odontológico é individualizado.

Protocolo de abordagens clínicas

Anamnese (Quadro 9.1)

Inicialmente, realiza-se anamnese minuciosa com os pais ou cuidadores, considerando-se alterações sistêmicas, tratamentos médicos/gerais e medicações prévias e atuais. Baseados nestas informações, estabelecemos a necessidade ou não de profilaxia antibiótica previamente a procedimentos que induzam bacteremia, de acordo com as normas da American Heart Association,[93] adequação de medicações e necessidade ou não de transfusão de hemoderivados; em relação à convulsão, é importante questionar sobre a sua frequência e característica para ficarmos alertas durante o tratamento.

Os aspectos comportamentais são de bastante valia, daí o questionamento sobre atitudes em casa, atividades que realiza (para aqueles que não são totalmente dependentes); por meio desses dados pode-se já imaginar a interação do paciente com outras pessoas e sua capacidade de compreensão, sugerindo-nos sobre a possibilidade de estabelecermos um vínculo de confiança com o paciente, realizarmos condicionamento ao tratamento odontológico e aplicarmos técnicas de aprendizado lúdico.

Avaliação clínica

A avaliação clínica odontológica deve ser precisa e os dados obtidos na anamnese, considerados; observar a face (assimetrias, edemas), número de dentes, cárie, alterações em esmalte, gengiva, mucosas e lábios, bruxismo, hábitos de sucção. Em situações emergenciais, como presença de abscessos, edema, fístula ou pulpite deve-se agir imediatamente; se não houver colaboração, lança-se mão da sedação para resolução do problema emergencial.

Exames complementares

A solicitação de exames complementares, como a radiografia panorâmica, seria ideal para todos os pacientes a partir do início da dentição mista; porém, é necessário critério na solicitação desse exame, uma vez que o paciente pode não apresentar condições físicas para manter-se na posição adequada ou necessitar sedação para esse procedimento; radiografias periapicais, interproximais e oclusais serão realizadas de acordo com a indicação clínica e condição física do paciente; os exames hematológicos são solicitados previamente à sedação e anestesia geral, ou quando há necessidade de controle hematológico de acordo com o procedimento odontológico e comprometimento sistêmico.

Tratamento odontológico

Nosso intuito é realizar o tratamento odontológico em ambiente ambulatorial, sempre buscando a cooperação do paciente, por meio de seu condicionamento e, para isto, explicamos aos pais que o processo de condicionamento, às vezes, não é rápido. O ideal para o atendimento odontológico é trabalharmos a quatro mãos, contando com apoio auxiliar; deve-se utilizar acessórios que facilitem o tratamento, como abridor de boca e aspirador. Sempre considerando as condições sistêmicas e neurológicas dos pacientes, estabelecemos o plano de tratamento, inicialmente com adequação do meio, seguida de periodontia, dentística, cirurgia, endodontia e ortodontia/reabilitação; a prevenção está presente em todas as fases. Os pais, cuidadores e pacientes são sempre orientados sobre higiene oral e hábitos alimentares, incentivados a prevenir a cárie e a doença periodontal.

Quando não obtemos resultado positivo em relação à colaboração do paciente, podemos lançar mão de contenção física[94] ou química. Como contenção física para crianças pequenas, muitas vezes sugerimos o colo materno; os pais devem estar cientes e de acordo com o plano de tratamento instituído. Dependendo do nível de colaboração do paciente, do número de procedimentos odontológicos necessários, do grau de dificuldade destes procedimentos, do peso corpóreo e da patologia sistêmica, muitas vezes opta-se pela sedação ou anestesia geral.

Quadro 9.1. Ficha de avaliação proposta

DADOS PESSOAIS

Nome: _____ Grau de instrução: _____
Nascimento: _____ / _____ / _____ RGHC: _____
Responsável: _____ Grau de instrução: _____
Endereço: _____
Tel.: _____ Renda familiar: _____ salários mínimos

HISTÓRIA MÉDICA

Data: _____ / _____ / _____
Clínica de origem: _____
Diagnóstico principal: _____
Acompanhamento em outras clínicas: _____

Período gestacional:
    Nascimento: ☐ pré-termo ☐ a termo

Problemas ao nascer: _____

Comorbidades:
☐ Neurológicas: _____
☐ Cardiovasculares: _____
☐ Hematológicas: _____
☐ Renais: _____
☐ Hepáticas: _____
☐ Respiratórias: _____
☐ Alergias: _____
☐ Outras: _____

Tratamentos realizados: _____

Cirurgias prévias: _____

Tratamentos atuais: _____

Medicações prévias: _____

Medicações atuais: _____

Necessita profilaxia antibiótica?
☐ Sim ☐ Não

Assinatura: _____

→ Continua

(Continuação)

HISTÓRIA ODONTOLÓGICA

Data: _____ / _____ / _____
Queixa principal: _____

HISTÓRIA CLÍNICA

Dentição: ☐ Decídua   ☐ Mista   ☐ Permanente   Abertura bucal: _____ mm
           ☐ Dentado total
           ☐ Dentado parcial

☐ Cáries: _____
☐ Manchas brancas: _____
☐ Alteração forma/tamanho: _____
☐ Hipoplasia: _____
☐ Raiz residual: _____
☐ Doença periodontal: _____
☐ Exodontia indicada: _____
☐ Raio X periapical indicado: _____

Avaliação de tecidos moles: _____
_____

Amamentação materna: ☐ Sim   ☐ Não   ☐ Tempo: _____

Hábitos ⎰ ☐ Bruxismo   ☐ Apertamento
         ⎱ ☐ Chupeta   ☐ Mamadeira
           ☐ Outros: _____

Oclusão ⎰ ☐ Mordida aberta   ☐ Mordida cruzada
         ⎱ ☐ Sobremordida   ☐ Sobressaliência

Já sofreu traumatismo dentário: ☐ Sim   ☐ Não   ☐ Tempo: _____

Avaliação panorâmica ⎰ ☐ Alteração da forma dos côndilos: _____
                     ⎪ ☐ Agenesias: _____
                     ⎨ ☐ Supranumerários: _____
                     ⎪ ☐ Inclusos: _____
                     ⎱ ☐ Outros: _____

Escovação realizada por: ☐ Pais   ☐ Paciente   ☐ Outros: _____
Material: ☐ Escova   ☐ Fio dental
Frequência: ☐ 1/dia   ☐ 2/dia   ☐ 3/dia   ☐ Outros: _____

Dieta ⎰ Refeições   ☐ 1/dia   ☐ 2/dia   ☐ 3/dia
      ⎪ Lanches   ☐ 1 ou 2/dia   ☐ 3 ou mais/dia
      ⎨ ☐ Pastosa
      ⎱ ☐ Sólida

Dieta rica em: _____
_____

Tratamento necessário: ☐ Sob sedação
                          ☐ Sob anestesia geral
                          ☐ Ambulatorial

Assinatura: _____

→ Continua

(Continuação)

Data: _____ / _____ / _____   Tratamento realizado: _____

☐ Sedação: _____
☐ AG
☐ Ambulatório   Medicações: _____

OBS: _____   Retorno para: _____
_____
_____   Exames: _____
_____
                              Assinatura: _____

Data: _____ / _____ / _____   Tratamento realizado: _____

☐ Sedação: _____
☐ AG
☐ Ambulatório   Medicações: _____

OBS: _____   Retorno para: _____
_____
_____   Exames: _____
_____
                              Assinatura: _____

Data: _____ / _____ / _____   Tratamento realizado: _____

☐ Sedação: _____
☐ AG
☐ Ambulatório   Medicações: _____

OBS: _____   Retorno para: _____
_____
_____   Exames: _____
_____
                              Assinatura: _____

Data: _____ / _____ / _____   Tratamento realizado: _____

☐ Sedação: _____
☐ AG
☐ Ambulatório   Medicações: _____

OBS: _____   Retorno para: _____
_____
_____   Exames: _____
_____
                              Assinatura: _____

Fonte: Teixeira & Faria.[92]

Sedação e anestesia geral

Durante o tratamento odontológico sob sedação e/ou anestesia geral, procura-se realizar o tratamento de forma integral, daí a importância do planejamento odontológico prévio.

A sedação proporciona o alívio da ansiedade e a diminuição do estresse, por meio do relaxamento psíquico e físico, mantendo os sinais vitais e reflexos preservados sem alteração do nível de consciência (se a sedação for leve). Há contraindicação absoluta para os pacientes portadores de pneumopatias, anemia grave, valvopatias e insuficiência cardíaca não tratada. As técnicas de sedação podem ser isoladas ou combinadas: inalatória, cetamina, diazepínicos, hidrato de cloral e midazolam, variando de acordo com a indicação de cada caso. A sedação, realizada por médico anestesista, pode ser ambulatorial e o paciente deve ser monitorado por meio do oxímetro de pulso, cateter de oxigênio e venóclise do membro superior esquerdo (preferencialmente), com instalação do soro glicosado (salvo se houver contraindicação clínica). A anestesia geral é realizada em centro cirúrgico, sendo a concentração e as doses de anestésicos utilizados sempre maiores, sem riscos excessivos para o paciente.[95] Ver também o Capítulo 54 deste livro.

A sedação é um tratamento odontológico alternativo aos que se dedicam à área de pacientes especiais. Em trabalho realizado na Divisão de Odontologia do Instituto Central do Hospital das Clínicas (ICHC),[96] o midazolam (na dosagem de 0,2 mg/kg ou 0,3 mg/kg IM ou 0,1 mg/kg EV) mostrou-se adequado em 88,89% dos atendimentos odontológicos de 39 pacientes com doenças neurológicas ou com distúrbios comportamentais, que não responderam às técnicas de dessensibilização e elaboração lúdica. Seu uso pode ser uma excelente opção para antecipar e aumentar o atendimento odontológico de pacientes especiais que necessitariam de anestesia geral, reduzindo os custos para a instituição.

Cuidados prévios à sedação ou anestesia geral:

- Solicitação de exames laboratoriais: hemograma completo, coagulograma e glicemia.
- Orientação ao responsável sobre a necessidade de jejum por 8 horas previamente ao procedimento.

No transoperatório da anestesia geral, realiza-se tamponamento orotraqueal com gaze, evitando-se a aspiração de algum resíduo de material odontológico; tanto durante o tratamento sob sedação quanto sob anestesia geral, utiliza-se abridor de boca e aspirador de maneira constante e deve-se realizar anestesia local previamente a exodontias. Divide-se o tratamento odontológico em três fases: úmida, seca e cruenta.

- Fase úmida: realiza-se a remoção de cárie e todos os preparos cavitários.
- Fase seca: restaurações.
- Fase cruenta: raspagem periodontal e cirurgias.

O tratamento odontológico deve sempre ser planejado com segurança, visando à saúde bucal e sistêmica, reabilitação oral e qualidade de vida, respeitando as peculiaridades e diferenças individuais de cada paciente.

Além do conhecimento científico, indispensável ao atendimento do paciente, a sensibilidade do profissional é outro fator indispensável.[97]

CONCLUSÃO

Crianças constituem uma população especial e, dependendo de algumas condições, como idade, cognição e condição geral de saúde, não conseguem transmitir as informações necessárias para o diagnóstico em dor. Crianças com alterações comportamentais ou anormalidades mentais aumentam mais ainda o desafio, tanto para o diagnóstico como para o tratamento da dor.

Portanto, é necessário que sejam atendidas por profissionais treinados para esse tipo de abordagem e que usem critérios que permitam avaliar e tratar suas dores orofaciais e/ou disfunções mandibulares.

REFERÊNCIAS

1. Barbosa SMM, Guinsburg R. Dor de acordo com as faixas etárias pediátricas. In: Teixeira MJ. Dor contexto Interdisciplinar. Curitiba: Maio; 2003. p. 535-45.
2. Teixeira MJ, Pimenta CAM. Epidemiologia da dor. In: Teixeira MJ. Dor: conceitos gerais. São Paulo: Limay; 1994. p. 57-61.
3. Anthony KK, Schanberg LE. Pain in children with arthritis: a review of the current literature. Arthritis Rheum. 2003;49(2):272-9.
4. Teixeira MJ, Teixeira WGJT, Kraychete DC. Epidemiologia geral da dor. In: Teixeira MJ. Dor contexto Interdisciplinar. Curitiba: Maio; 2003. p. 53-66.
5. Jones M. Teething in children and the alleviation of symptoms. J Fam Health Care. 2002;12(1):12-3.
6. Sheperd MA, Nadanovsky P, Sheiham A. The prevalence and impact of dental pain in 8-years-old school children in Harrow, England. Br Dent J. 1999;187(1):38-41.

7. Moyses SJ. Oral health and healthy cities: an analysis of intra-urban differentials in oral health outcomes in relation to "Healthy Cities" policies in Curitiba, Brazil [thesis]. London: University College London; 2000.
8. Goes PSA. The prevalence, severity and impact of dental pain in brazilian schollchildren and their families [thesis]. London: University and College London; 2001.
9. Vargas CM, Macek M, Goodman HS, Wagner ML. Dental pain in Maryland school children. J Publ Health Dent. 2005;65(1):3-6.
10. Nomura LH, Bastos JLD, Peres MA. Dental pain prevalence and association with dental caries and socioeconomic status in school children Southern Brazil, 2004. Braz Oral Res. 2004;18(2):134-40.
11. Vanderas AP. Craniomandibular dysfunction in children: part V. Correspondence between signs and symptoms. J Dent Child. 1992;59(5):342-5.
12. List T, Wahlund K, Wenneberg B, Dworkin SF. TMD in children and adolescents: prevalence of pain, gender differences, and perceived treatment need. J Orofac Pain. 1999;13(1):9-20.
13. Kosminsky M, Góes PSA. Epidemiologia da dor orofacial: tipos de dores mais prevalentes. In: Teixeira MJ. Dor: contexto interdisciplinar. Curitiba: Maio; 2003. p. 75-88.
14. Shafer WG, Hine MK, Levy BM. Tratado de patologia bucal. 4. ed. Rio de Janeiro: Guanabara; 1987. cap. 7.
15. Low W, Tan S, Schwartz S. The effects of severe caries on the quality of life in young children. Montreal: Pediatric Dentistry; 1992. p. 325-6, v. 21.
16. Siqueira JTT. Dores mudas: as conseqüências das dores orofaciais na saúde. Curitiba: Maio; 2004.
17. Lindhe J. Tratado de periodontia clínica e implantologia oral. 3. ed. Rio de Janeiro: Guanabara; 1999.
18. Oh T-J, Eber R, Wang H-L. Periodontal diseases in the child and adolescent. J Clin Periodontol. 2002;29(5):400-10.
19. Cortes MIS, Marcenes W, Sheiham A. Prevalence and correlates of traumatic injuries to the permanent teeth of school-children aged 9-14 years in Belo Horizonte, Brazil. Dental Traumatol. 2001;17(1):22-5.
20. Nogueira AJS, Melo CB, Faria PJV, Nogueira RGM, Sampaio MAS. Prevalência de traumatismos dos dentes decíduos em crianças da faixa etária de 0 a 5 anos. Rev Iber Am Odontoped Odontol Bebê. 2004;7(37):266-71.
21. Andreasen JO. Traumatic injuries of the teeth. 2nd ed. Copenhagen: Munksgaard; 1981.
22. Paiva JG, Antoniazzi JH. Conduta endodôntica diante de lesões traumáticas em dentes permanentes jovens. In: Endodontia: bases para a prática clínica. 2. ed. São Paulo: Artes Médicas; 1988. p. 727-57.
23. Andreasen JO, Andreasen FO. Lesões por avulsão. In: Traumatismo dentário: soluções clínicas. São Paulo: Panamericana; 1991. p. 113-31.
24. Camparis CM, Formigoni G, Teixeira MJ, Bittencourt LRA, Tufik S, Siqueira JTT. Sleep bruxism and temporomandibular disorder: clinical and polyssonnographic evaluation. Arch Oral Biol. 2006;51(9):721-8.
25. Bader G, Lavigne G. Sleep bruxism: an overview of an oromandibular sleep moviment disorder. Sleep Med Rev. 2000;4(1):27-4.
26. American Academy of Orofacial Pain. Orofacial pain: guidelines for assessments, diagnosis and management. Chicago: Quintessence; 1996.
27. Lobbezoo F, Naeyi M. Bruxism is mainly regulated centrally, not peripherally. J Oral Rehabil. 2001;28(12):1085-91.
28. Castelo PM, Gavião MB, Pereira LJ, Bonjardim LR. Relationship between oral parafunctional parafunctional/nutritive sucking habits and temporomandibular joint dysfunction in primary dentition. Int J Paediatr Dent. 2005;15(1):29-36.
29. Lobbezoo F, Van Der Zaag J, Naeije M. Bruxism: its multiple causes and its effects on dental implants: an updated review. J Oral Rehabil. 2006;33(4):293-300.
30. Cheifetz AT, Osganian SK, Allred EM, Needleman HL. Prevalence of bruxism and associated correlates in children as reported by parents. J Dent Child (Chic). 2005;72(2):67-73.
31. Magnusson T, Egermar KI, Carlsson GE. A prospective investigation over two decades on signs and symptoms of temporomandibular disorders and associated variables. A final summary. Acta Odontol Scand. 2005;63(2):99-109.
32. Bhanti B, Malhi P, Kashyap S. Patterns and problems of sleep in school going children. Indian Pediatrics. 2006;43(17):35-8.
33. Kieser JA, Groeneveld HT. Relationship between juvenile bruxing and craniomandibular dysfunction. J Oral Rehabil. 1998;25(9):662-5.
34. Di Francesco RC, Junqueira PAS, Trezza PM, Faria MEJ, Frizzarini R, Zerati FE. Improvement of bruxism after T & A surgery. Int J Pediatr Otorhinol. 2003;68(4):441-5.
35. Bell EJ, Kaidonis J, Townsend GC. Tooth wear in children with Down Syndrome. Aust Dent J. 2002;47(1):30-5.
36. Shaw L, Weatherill S, Smith A. Tooth wear in children: an investigation of etiological factors in children with cerebral palsy and gastroesophageal reflux. ASDC J Dent Child. 1998;65(6):484-6, 439.
37. Elito AA, Siqueira JTT. Prevalência do bruxismo em pacientes com Síndrome de Down [monografia]. São Paulo: Universidade de São Paulo; 2005.
38. Barbosa TS, Miyakoda LS, Pocztaruk RL, Rocha CP, Gavião MBD. Temporomandibular disorders and bruxism inchildhood and adolescence: review of the literature. Int J Pediatr Otorhinolaryngol. 2008;72(3):299-314.
39. Manzano FS, Granero LM, Masiero D, Santos MTBR. Treatment of muscle spasticity in patients with cerebral palsy using BTX-A: a pilot study. Spec Care Dent. 2004;24(4):235-9.
40. Monroy PG, da Fonseca MA. The use of botulinum toxin-a in the treatment of severe bruxism in a patient with autism: a case report. Spec Care Dentist. 2006;26(1):37-9.
41. Pidcock FS, Wise JM, Christensen JR. Treatment severe post-traumatic bruxism with botulinum toxin-A. J Oral Maxillofac Surg. 2002;60(1):115-7.
42. Egermark I, Carlsson GE, Magnusson T. A 20-year longitudinal study of subjective symptoms of temporomandibular disorders from childhood to adulthood. Acta Odontol Scand. 2001;59(1):40-8.
43. Alamoudi N. Correlation between oral parafunction and temporomandibular disorders and emotional status among Saudi children. J Clin Pediatr Dent. 2001;26(1):71-80.
44. LeResche L. Epidemiology of temporomandibular disorders: implications for the investigations of etiologic factors. Crit Rev Oral Biol Med. 1997;8(3):291-305.
45. Vanderas AP. Prevalence of craniomandibular dysfunction in white children with different emotional states. Part II. Not calm group. J Dent Child. 1989;56(5):348-52.
46. Segu M, Lobbia S, Canale C, Collesano V. Quality of life in patients with temporomandibular disorders. Minerva Stomatol. 2003;52(6):279-87.
47. Magnusson T, Egermark I, Carlsson GE. A longitudinal epidemiologic study of signs and symptoms of temporomandibular disorders from 15 to 35 years of age. J Orofac Pain. 2000;14(4):310-9.
48. Farsi NM. Symptoms and signs of temporomandibular disorders and oral parafunctions among Saudi children. J Oral Rehabil. 2003;30(12):1200-8.
49. Crespo MRR, Pozo PP, Garcia RR. Epidemiology of the most common oral mucosal diseases in children. Med Oral Patol Oral Cir Bucal. 2005;10(5):376-87.
50. Shulman JD. Prevalence of oral mucosal lesions in children and youths in the USA. Int J Paediatr Dent. 2005;15(2):89-97.
51. Blevins JY. Primary herpetic gingivostomatitis in young children. Pediatr Nurs. 2003;29(3):199-202.
52. Kolokotronis A, Doumas S. Herpes simplex virus infection, with particular reference to the progression and complications

of primary herpetic gingivostomatitis. Clin Microbiol Infect. 2006;12(3):202-11.
53. Moreira LA, Santos MT, Campos VF, Genovês WJ. Efficiency of laser therapy applied in labial traumatism of patients with spastic cerebral palsy. Braz Dent J. 2004;15(Spec):129-33.
54. Sollecito TP, Draznin JD, Parisi E, Duffy K, Stadtmauer EA, Luger SM, et al. Leukemic gingival infiltrate as an indicator of chemotherapeutic failure following monoclonal antibody therapy: a case report. Spec Care Dentist. 2003;23(3):108-10.
55. Nishioka GJ, Van Sichels JE, Tilson HB. Hemophilic arthropathy of the temporomandibular joint: review of the literature, a case report, and discussion. Oral Surg Oral Med Oral pathol. 1988;65(2):145-50.
56. Jonsson R, Heyden G, Westberg NG, Nyberg G. Oral mucosa lesions in systemic lupus erythematosus: a clinical, histopathological and immunopathological study. J Rheumatol. 1984;11(1):38-42.
57. Mutlu S, Richards A, Maddison P, Scully C. Gingival and periodontal health in systemic lupus erythematosus. Community Dent Oral Epidemiol. 1993;21(3):158-61.
58. Cassidy JT, Petty RE. Systemic lupus erythematosus. In: Cassidy JT, Petty RE. Textbook of pediatric rheumatology. 4th ed. Philadelphia: W. B. Saunders; 2001. p. 396-449.
59. Foster H, Fitzgerald J. Dental disease in children with chronic illness. Arch Dis Chil. 2005;90(7):703-8.
60. Welbury RR, Thomason JM, Fitzgerald JL, Steen IN, Marshall NJ, Foster HE. Increased prevalence of dental caries and poor oral hygiene in juvenile idiopathic arthritis. Rheumatology. 2003;42(12):1445-51.
61. Walton AG, Welbury RR, Foster HE, Thomason JM. Juvenile chronic arthritis: a dental review. Oral Diseases. 1999;5(1):68-75.
62. Savioli C, Silva CAA, Ching LH, Campos LMA, Prado EF, Siqueira JTT. Dental aspects in patients with juvenile idiopathic arthritis. Rev Hosp Clin Fac Med S Paulo. 2004;54(3):93-8.
63. Tanchyk AP. Dental considerations for the patient with juvenile rheumatoid arthritis. Gen Dent. 1991;39(5):300-32.
64. Bazan MT. An overview of juvenile rheumatoid arthritis. J Pedodontics. 1981;1:68-76.
65. Fernandes EGC. Avaliação do comprometimento orofacial nos pacientes com lupus eritematoso sistêmico juvenil [mestrado]. São Paulo: Universidade de São Paulo; 2006.
66. Pope JEC, Curzon MEJ. The dental status of cerebral palsied children. Pediatr Dent. 1991;13(3):156-62.
67. Fiorati SM, Spósito RA, Borsatto MC. Prevalência de cárie dentária e doença periodontal em pacientes com paralisia cerebral. J Bras Pediatr. 2000;2(10):455-8.
68. Ortegosa M, Faria MEJ. Paralisia cerebral: características odontológicas e métodos preventivos para saúde bucal [monografia]. São Paulo: Universidade de São Paulo; 2006.
69. Brasil. Ministério da Saúde. Instituto Nacional de Câncer. Coordenação de Programas de Controle do Câncer. O problema do câncer no Brasil. 4. ed., rev. e atual. Rio de Janeiro: INCA; 1997.
70. Campos VF, Vizeu HW. Alterações no desenvolvimento dentofacial em pacientes da oncopediatria [monografia]. São Paulo: Universidade de São Paulo; 2001.
71. Maguire A, Welburyu RR. Long-term effects of antineoplastic chemotherapy and radiotherapy on dental development. Dental Update. 1996;23(5):188-94.
72. Camargo B, Lopes LF. Pediatria oncológica: noções fundamentais para o pediatra. São Paulo: Lemar; 2000.
73. Chen C-F, Wang R-H, Cheng S-N, Chang Y-C. Assessment of chemotherapy: induced oral complications in children with cancer. J Pediat Oncol Nurs. 2004;21(1):33-9.
74. Sonis ST. Mucositis as a biological process: a new hypotesis for the development of chemotherapy induced stomatoxicity. Oral Oncology. 1998;34:39-43.
75. Peterson DE. Research advances in oral mucositis. Curr Opin Oncol. 1999;11(4):261-6.
76. Folwaczny M, Hickel R. Control of bacterial infection for effective treatment of oral mucositis. Lancet. 2002;360(9332):574.
77. Sepúlveda E, Brethauer U, Rojas J, Fernadez E, Le Fort P. Oral ulcers in children under chemotherapy: clinical characteristics and their relation with herpes simplex virus type 1 and candida albicans. Med Oral Patol Oral Cir Bucal. 2005;10 Suppl 1:E1-8.
78. Wohlschlaeger A. Prevention and treatment of mucositis: a guide for nurses. J Pediat Oncol Nurs. 2004;21(5):281-7.
79. Cheng KKF. Children's acceptance and tolerance of chlorhexidine and benzydamine oral rinsesin the treatment of chemotherapy-induced oropharyngeal mucositis. Eur J Oncol Nurs. 2004;8(4):341-9.
80. Saadeh CE. Chemotherapy- and radiotherapy-induced oral mucositis: review of preventive strategies and treatment. Pharmacotherapy. 2005;25(4):540-54.
81. Okada M, Teixeira MJ. Desenvolvimento do sistema nociceptivo e supressor de dor. In: Teixeira MJ. Dor contexto Interdisciplinar. Curitiba: Maio; 2003. p. 89-117.
82. Vanthalo S, Nieuwenhuizen OV. Fetal pain? Brain Development. 2000;22(3):145-50.
83. Anand KJS, Hickley PR. Pain and its effects in the human neonate and fetus. New Engl J Med. 1987;317(21):1321-9.
84. McGrath PA, Brigham MC. The assessment of pain in children and adolescents. In: Turk DC, Melzack R. Handbook of pain assessment. New York: Guilford; 1992. p. 295-334.
85. Mathews JR. Assessment and measurement of pain in children. In: Schechter NL, Berde CB, Yarster M. Pain in infants, children and adolescents. Baltimore: Williams & Wilkins; 1993. p. 97-111.
86. Hester NO. Avaliação da dor aguda. In: Clínicas pediátricas. Rio de Janeiro: Interlivros; 1995. p. 557-72, v. 3.
87. Fourniol Filho A. Pacientes especiais e a odontologia. São Paulo: Santos; 1998.
88. The American Academy of Pediatric Dentistry. Clinical guideline on infant oral health care AAPD reference manual 2004–2005 [Internet]. Chicago: AAPD; 2009 [capturado em 18 jul 2011]. Disponível em: http://www.aapd.org/media/ Policies_Guidelines/G_InfantOralHealthCare.pdf.
89. Frank LS, Greenberg CS, Stevens B. Pain assessment in infants and children. Pediatr Clin North Am. 2000;47(3):487-512.
90. Hennequin M, Faulks D, Allison PJ. Parent's ability to perceive pain experienced by their child with Down Syndrome. J Orofacial Pain. 2003;17(4):347-53.
91. Versloot J, Veerkamp JSJ, Hoogstraten J. Dental discomfort questionnaire: assessment of dental discomfort and/or pain in very young children. Community Dent Oral Epidemiol. 2006;34(1):47-52.
92. Teixeira CS, Faria MEJ. Estudo retrospectivo: tratamento odontológico de crianças com necessidades especiais [monografia]. São Paulo: Universidade de São Paulo; 2006.
93. AHA Guidelines [Internet]. *Milwaukee*: MCW; 2006 [capturado em 17 jun. 2006]. Disponível em: http://www.intmed.mcw.edu/drug/AHAguidelines.html.
94. Bobath K. Uma base neurofisiológica para o tratamento da paralisia cerebral. 2. ed. Barueri: Manole; 1984.
95. Cillo MTNP. Sedação e analgesia em cirurgia oral ambulatorial. In: Siqueira JTT, Teixeira MJ. Dor orofacial: diagnóstico, terapêutica e qualidade de vida. Curitiba: Maio; 2001. p. 629.
96. Capp P, Faria MEJ, Siqueira SRDT, Cillo MT, Prado EB, Siqueira JTT. Special care dentistry: Midazolam conscious sedation for patients with neurological diseases. Eur J Paediatr Dent 2010;11(4):162-164.
97. Oliveira MFV. Psicoterapia no tratamento da dor crônica da face: discussão clínica. In: Siqueira JTT, Teixeira MJ. Dor orofacial: diagnóstico, terapêutica e qualidade de vida. Curitiba: Maio; 2001. p. 149.

CAPÍTULO 10

AVALIAÇÃO DA HEMOSTASIA NA CLÍNICA DE DOR

Elbio Antonio D'Amico

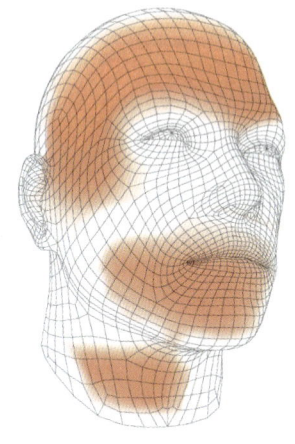

Neste capítulo, a revisão dos mecanismos da hemostasia contribui para situar os profissionais na condição de saúde geral dos doentes, particularmente quando estes necessitarão de tratamentos que podem influenciar a coagulação sanguínea. Muitos pacientes recebem múltiplos tratamentos farmacológicos e inúmeros medicamentos interferem na coagulação. Além disso, pacientes idosos podem ter morbidades sistêmicas crônicas, e o uso de medicamentos, principalmente por longo tempo, deve ser alvo de atenção. Outras medidas terapêuticas, como a acupuntura e a própria cirurgia, não podem prescindir de uma avaliação clínica minuciosa que leve em consideração todos os fatores biológicos envolvidos. As dores musculoesqueléticas, particularmente articulares, como na articulação temporomandibular, podem ter origem traumática e inflamatória, havendo risco de sangramento ou hemoartrose nos pacientes com doenças hematológicas ou naqueles em uso crônico de medicamentos anticoagulantes. Em odontologia, esses são chamados de "pacientes com necessidades especiais" e, também quando apresentam dor, essa condição deve ser devidamente considerada. A dor aguda orofacial pode ter causas odontológicas, como infecções odontogênicas e doença periodontal crônica. Nestes casos, o tratamento cirúrgico deve levar em consideração o perfil clínico do paciente, para que o mesmo seja devidamente preparado, tanto pela equipe odontológica, como pela equipe médica.

INTRODUÇÃO

Para que o sangue possa exercer sua atividade básica, que é a de transporte dentro dos vasos, ele deve permanecer no estado fluido; porém, quando ocorrem lesões vasculares, ele deve se solidificar, a fim de evitar ou reduzir o seu extravasamento. Após a reparação do tecido lesado, o tampão hemostático formado deve ser lisado, para que o fluxo sanguíneo retorne ao seu padrão anterior. Para que todos esses eventos ocorram, o organismo utiliza mecanismos ligados às células endoteliais, às plaquetas e ao sistema de coagulação e fibrinólise. Esse conjunto é chamado de **hemostasia**. Os vasos têm participação no processo hemostático por meio de sua constrição, inicialmente reflexa e depois humoral, e da produção de substâncias com atividade anti e pró-trombótica. As plaquetas atuam por mecanismos de adesão, agregação, secreção e atividade pró-coagulante. Já o sistema de coagulação, que consiste em uma sequência de reações enzimáticas, tem a finalidade de formar fibrina, que ao se depositar sobre o tampão plaquetário irá torná-lo resistente e duradouro. A avaliação da hemostasia tem início com uma anamnese cuidadosa, considerando-se manifestações hemorrágicas prévias, espontâneas ou pós-traumáticas, condições clínicas congênitas ou adquiridas, que favoreçam o aparecimento de sangramentos e o uso de medicações que interferem na função plaquetária ou no sistema de coagulação, enfatizando-se o ácido acetilsalicílico, os anti-inflamatórios não hormonais e os anticoagulantes. Deve-se sempre considerar que algumas doenças hematológicas, que afetam o sistema hemostático, podem apresentar manifestações orais, gengivais ou dentárias. Eventualmente, pacientes com tendência hemorrágica ou em uso de terapia anticoagulante necessitam de procedimentos operatórios, o que exige controle e preparo adequados. Em casos de dor miofascial, é comum o uso de infiltrações anestésicas e acupuntura, de modo que esses pacientes podem ficar sujeitos a desconforto maior e complicações, como equimoses e hematomas.

> A hemostasia tem a finalidade fisiológica de manter o sangue circulante no estado líquido, evitar e/ou reduzir seu extravasamento quando há lesão vascular, e promover a lise do coágulo que se formou, a fim de impedir a perda sanguínea.

Para cumprir essas finalidades, são acionados três mecanismos: a) vasculares, b) plaquetários, c) coagulação/fibrinólise.[1]

MECANISMOS DE COAGULAÇÃO E FIBRINÓLISE

a. **Mecanismos vasculares** – Os vasos participam da hemostasia pelo processo de vasoconstrição e da produção, pelas células endoteliais, de uma série de proteínas com ação antitrombótica e algumas com ação pró-trombótica.[1-3]

O efeito vasoconstritor é transitório e, provavelmente, de pequena importância na maioria dos tecidos. Contudo, a vasoconstrição exerce papel importante na hemostasia uterina, durante a menstruação. Os músculos lisos, presentes nas pequenas artérias e veias, contraem-se quando ocorre lesão vascular; isto significa que a contração vascular é mais importante na hemostasia arterial que na venosa.[1] A vasoconstrição reduz o fluxo sanguíneo na área lesada e, temporariamente, pode ser suficiente para ocluir pequenos vasos. A redução do fluxo sanguíneo também facilita as outras etapas da hemostasia, ao concentrar as plaquetas e fatores de coagulação no local lesado.[1]

A natureza não trombogênica da superfície endotelial é dependente da produção de várias substâncias com atividade antiplaquetária, anticoagulante e fibrinolítica, incluindo a prostaciclina (PGI_2), o fator de relaxamento derivado do endotélio (EDRF ou NO), a trombomodulina, as substâncias heparinoides, o inibidor da via extrínseca da coagulação (TFPI) e o ativador tecidual do plasminogênio (t-PA).[1-3] Dentre as substâncias de origem endotelial com atividades pró-trombóticas, incluem-se o fator de von Willebrand, o fator V, o fator tecidual e o inibidor do ativador do plasminogênio tipo 1 (PAI-1).[1-3]

Existem diferenças quantitativas e qualitativas nas propriedades das células endoteliais; as células endoteliais dos capilares secretam 100 vezes mais t-PA que as células endoteliais venosas.[1]

Normalmente, durante estado não estimulado, predominam no endotélio as características não trombogênicas. Quando ocorre perturbação ou lesão endotelial, prevalece a tendência pró-trombótica, que pode superar a capacidade antitrombótica.[1-3]

b. **Mecanismos plaquetários** – As plaquetas são fragmentos citoplasmáticos anucleados, com forma discoide, originados dos megacariócitos da medula óssea, que circulam durante sete ou 10 dias. Seu número varia entre 200.000 e 400.000 por mm^3.[3-5]

As plaquetas normais circulam sem apresentar aderência ao endotélio vascular ou entre si. Quando ativadas, passam a desempenhar função hemostática, em um processo que envolve várias etapas, conhecidas como adesão, secreção, agregação e pró-coagulante.[6] Segundos após a lesão vascular, as plaquetas acumulam-se no local acometido de modo a aderirem ao subendotélio ou tecido conectivo perivascular. Esse processo, chamado de adesão plaquetária, é o evento inicial que forma o tampão plaquetário.[1] As plaquetas aderem principalmente às fibras do colágeno via receptores específicos, presentes sobre a membrana plaquetária (glicoproteínas de membrana).[1]

A adesão induz a ativação plaquetária, ou seja, síntese de tromboxano A_2 e secreção do conteúdo dos grânulos plaquetários, de maneira que, dentre outras substâncias, são secretados difosfato de adenosina – ADP, serotonina, tromboxano A_2 e fator de von Willebrand.[1,7]

A liberação dessas substâncias acelera a formação do tampão plaquetário e exerce atividade importante no processo de reparação tecidual. O ADP e o tromboxano A_2 induzem à adesão de uma plaqueta à outra, e esse fenômeno denominado agregação plaquetária aumenta o tampão hemostático presente no local lesado.[1,7] A agregação plaquetária também é acompanhada de secreção do conteúdo granular, de maneira a recrutar outras plaquetas e a aumentar o tampão plaquetário. Várias substâncias podem induzir a agregação e a secreção plaquetárias, como o ADP, a epinefrina, o colágeno, a trombina, o tromboxano A_2 e os complexos imunes.[1,6]

O fibrinogênio e o fator de von Willebrand são muito importantes no processo de agregação plaquetária, uma vez que ligam uma plaqueta à outra, por meio de receptores específicos na membrana plaquetária, em vasos com menor e maior fluxo sanguíneo, respectivamente.

A atividade pró-coagulante das plaquetas tem por finalidade a formação local de polímeros de fibrina, os quais reforçam os tampões plaquetários, tornando-os mais resistentes ao fluxo sanguíneo. A geração desta atividade requer influxo de cálcio e está associada à exposição de fosfolípides ácidos na camada externa da membrana celular, que passa a apresentar locais ligantes de proteínas específicas da coagulação, como os fatores Va, VIIIa, IX, IXa e Xa.[1,7]

c. **Mecanismos de coagulação / fibrinólise** – O processo de coagulação sanguínea é descrito como uma série de ativações enzimáticas, na qual, em cada etapa, o zimogênio (ou fator da coagulação) ativado, converte outro zimogênio em uma protease ativa. A geração de fatores ativados da coagulação necessita da formação de um complexo constituído por um zimogênio, um cofator e uma enzima, em geral sobre uma superfície (membrana fosfolipídica).[8] O final dessa cadeia de reações é a produção de fibrina, substância sólida do coágulo, que irá torná-lo mais resistente e duradouro, ao formar uma rede junto com as plaquetas do tampão hemostático inicial (Fig. 10.1).[1]

Os fatores da coagulação são, em geral, glicoproteínas produzidas no fígado, e quatro delas, os fatores II, VII, IX e X, necessitam da vitamina K para sua síntese completa.[1]

A conversão do fibrinogênio solúvel em fibrina insolúvel necessita da geração de trombina, que não está presente normalmente no plasma, mas na forma inativa como protrombina. A geração de trombina a partir da protrombina *in vitro* é mediada por duas cadeias de reação descritas como vias extrínseca e intrínseca.[1]

A via extrínseca da coagulação é iniciada quando o fator tecidual entra em contato com o sangue, como resultado de lesão. O fator VII ativado (VIIa) liga-se ao fator tecidual e esse complexo ativa os fatores IX e X, com subsequente geração de trombina a partir da protrombina.

A via intrínseca é iniciada *in vitro* pelo contato de quatro fatores da coagulação (os fatores XII, XI, precalicreína e cininogênio de alto peso molecular) com uma superfície estranha. Essa interação resulta na ativação do fator XI em XIa, que por sua vez, converte o fator IX em IXa, que em presença do fator VIIIa e fosfolípides, catalisa a transformação do fator X em Xa.

Inibidores fisiológicos da coagulação (antitrombina III, proteína C, proteína S e inibidor da via extrínseca da coagulação) atuam em várias etapas desse processo, impedindo a formação da "protrombinase" (complexos Xa, Va e cálcio), bloqueando a fibrinogênese pela trombina.[9]

Após sua formação, a fibrina deve ser removida, para que a função e a estrutura tecidual voltem ao normal, após a remoção do estímulo desencadeante. O sistema fibrinolítico desempenha esta função, via degradação enzimática de fibrina.[10]

AVALIAÇÃO LABORATORIAL DA HEMOSTASIA

A avaliação inicial de um doente quanto a discrasias hemorrágicas deve ser iniciada com cuidadosa anamnese. Deve ser questionada a ocorrência de manifestações hemorrágicas, como sangramentos cutâneos (petéquias, equimoses, hematomas) espontâneos ou pós-traumáticos ou sangramentos mucosos (epistaxe, gengivorragia, sangramento gastrintestinal, menometrorragia).

São relevantes as manifestações hemorrágicas associadas a procedimentos cirúrgicos, de grande ou pequeno porte. Nesta última condição, podem-se incluir as exodontias, a amigdalectomia e a postectomia. Com relação às exodontias, os sangramentos que ocorrem após a extração de um dente incisivo têm maior significado que aqueles ocorridos após a extração de um molar, visto que nesta última situação não há possibilidade de compressão local duradoura. Da mesma maneira, a ausência de hemorragia após a extração de um molar indica integridade do sistema hemostático. Pode-se dizer o mesmo a respeito da amigdalectomia, visto que o leito amigdaliano é altamente vascularizado e a ausência de sangramento após esse procedimento cirúrgico atesta a boa função dos mecanismos hemostáticos.

Muito importante é a história relativa à ingestão de medicamentos, visto que é grande a lista de drogas que interferem na função plaquetária, enfatizando-se o ácido acetilsalicílico e os anti-inflamatórios não hormonais.

Várias condições clínicas podem predispor a sangramentos (Quadro 10.1).

Quadro 10.1. Condições clínicas que predispõem a sangramento

Doença hepática
Terapia anticoagulante
Insuficiência renal
Plaquetopenias
Coagulopatias
Deficiência de vitamina K
Paraproteinemia

A avaliação laboratorial pré-operatória inicial da hemostasia compreende a realização de alguns testes que quantificam o número de plaquetas, sua função e sua interação com a parede vascular e o sistema de coagulação (Quadro 10.2). Segundo o resultado desses exames, poderão ser realizados outros, visando ao diagnóstico da doença hemorrágica.

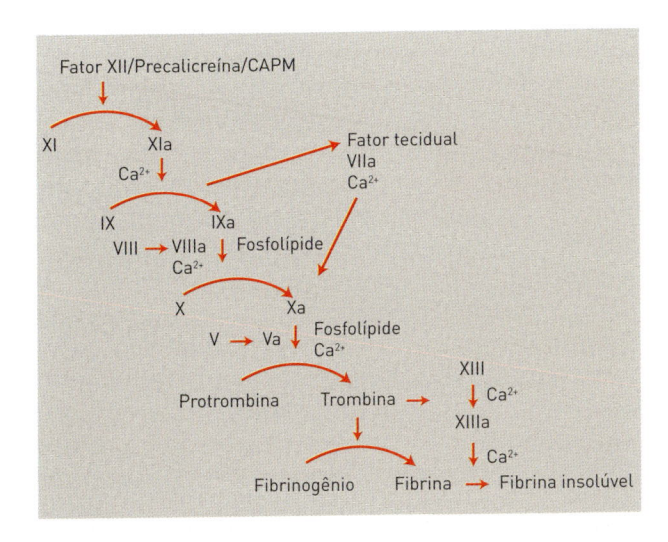

Figura 10.1. Esquema de coagulação sanguínea (CAPM = cininogênio de alto peso molecular).

Quadro 10.2. Avaliação laboratorial pré-operatória inicial da hemostasia

Contagem plaquetária
Tempo de sangramento
Tempo de protrombina
Tempo de tromboplastina parcial ativada
Tempo de trombina

Contagem de plaquetas

O número normal das plaquetas varia entre 200.000 e 400.000/mm^3. Sangramentos espontâneos, em geral, ocorrem somente quando a contagem plaquetária é inferior a 30.000/mm^3. Quando este valor se encontra entre 40.000 e 70.000/mm^3, pode ocorrer intenso sangramento cirúrgico ou pós-cirúrgico.

Contudo, deve-se considerar que, conforme a fisiopatologia da plaquetopenia, ocorre variabilidade das manifestações hemorrágicas com vários valores plaquetários. Dessa maneira, como as plaquetas jovens e grandes e com rápida capacidade de "renovação" estão presentes nas doenças plaquetopênicas decorrentes da destruição plaquetária periférica, quando a medula óssea é normal, a atividade hemostática é maior e o sangramento é menor em relação a situações de plaquetopenia decorrentes de menor produção medular.[11]

Tempo de sangramento (TS)

O tempo de sangramento é definido como o tempo que decorre entre a produção de um ferimento padronizado e o término do sangramento através dele.

A melhor maneira de se realizar o TS é com o método de Ivy, modificado por Mielke. Nessa técnica, duas incisões com comprimento e profundidade uniformes (5 × 1 mm) são produzidas na face volar do antebraço, enquanto no braço mantém-se um manguito de esfigmomanômetro insuflado a 40 mmHg. Por este método, os valores normais do TS variam de 2 a 9 minutos.[12,13]

O TS avalia a interação das plaquetas com o subendotélio.[11] Está prolongado em plaquetopenias e em plaquetopatias hereditárias ou adquiridas (Quadro 10.3), na doença de von Willebrand e nas doenças que afetam a microvasculatura, como o escorbuto e a síndrome de Ehlers-Danlos.[11]

Quadro 10.3. Condições causadoras de prolongamento do tempo de sangramento

Uremia
Disproteinemias
Drogas (ácido acetilsalicílico, anti-inflamatórios não hormonais, penicilina)
Plaquetopatias e plaquetopenias

Tempo de protrombina (TP)

O TP é a quantificação da coagulação iniciada pela via extrínseca (Fig. 10.2). É avaliado com adição de tromboplastina ao plasma teste, mensurando-se o tempo para sua coagulação após adição de cálcio.[14]

Como a tromboplastina empregada para a realização do TP pode ser proveniente de diferentes tecidos animais (pulmão, cérebro), tem sensibilidade variável aos vários fatores envolvidos na via extrínseca da coagulação. Isto confere grande variabilidade entre os testes realizados por diferentes laboratórios, que se acentua com o emprego de métodos diferentes para detectar a formação do coágulo. Dessa maneira, cada laboratório deve determinar sua normalidade para o TP para cada lote de tromboplastina empregada.

O resultado do TP pode ser fornecido como valor em segundos, em porcentagem de atividade e como resultado da razão TP teste/TP normal médio (R). Essas medidas são adequadas quando o TP é utilizado como teste de triagem, visto que os indivíduos com resultados fora da variação normal deverão ser investigados apropriadamente.

Contudo, quando o TP é utilizado para controle da terapia anticoagulante oral, a falta de padronização entre os laboratórios é um sério problema. Visando a contornar esse problema, emprega-se a relação normatizada internacional (RNI), na qual a razão entre o TP teste/TP normal médio (R) é elevada a uma potência (ISI) que corresponde ao índice de sensibilidade da tromboplastina utilizada fornecido pelo seu produtor. Desse modo, o valor da RNI é obtido pela fórmula: RNI = R^{ISI}. O valor de RNI a ser alcançado com a terapia anticoagulante oral varia com as diferentes indicações clínicas desse tratamento.

Ocorre prolongamento do TP quando os níveis dos fatores V, VII e X estão reduzidos a valores abaixo de 50% e os níveis de protrombina (fator II) estão abaixo

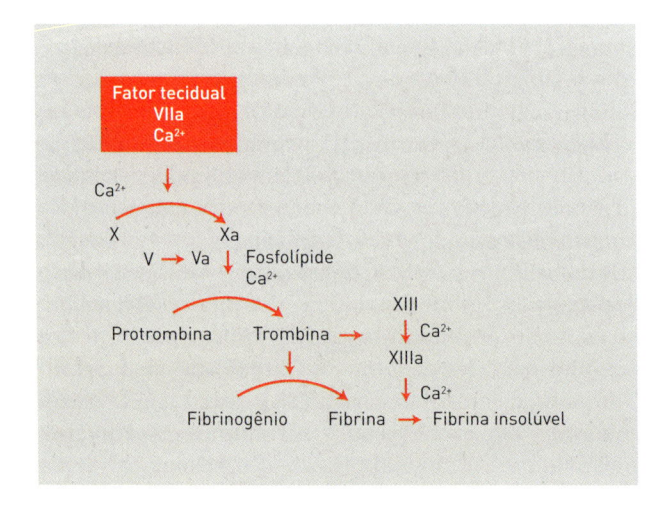

Figura 10.2. Via extrínseca da coagulação.

de 30% do normal. Há prolongamento do TP quando as taxas de fibrinogênio são inferiores a 100 mg/dl ou quando há disfibrinogenemia ou ocorrência de produtos de degradação do fibrogênio/fibrina.[12,13]

A hemostasia é usualmente adequada quando os níveis dessas proteínas estão acima dos valores mencionados. Contudo, o TP normal não garante níveis normais desses fatores, cujos limites normais variam de 60 a 160%.[4,5]

Várias podem ser as causas de prolongamento do TP: doença hepática, deficiência de vitamina K, coagulação intravascular disseminada, síndrome nefrótica, terapia anticoagulante oral e uso de alguns antibióticos ou agentes quimioterápicos que podem afetar o metabolismo de um ou mais fatores da via extrínseca.[4,5] Falso prolongamento do TP pode ocorrer devido a erro de coleta.

Valores do TP reduzidos em relação ao normal não são comuns e não são regularmente correlacionados a qualquer condição clínica específica.

Tempo de tromboplastina parcial ativada (TTPA)

O TTPA avalia toda a via intrínseca da coagulação (Fig. 10.3), sendo, portanto, sensível à deficiência de todos os fatores da coagulação, exceto os fatores VII e XIII. Contudo, o TP é mais sensível para reduções dos níveis de fibrinogênio, protrombina e fatores V ou X.[4,5]

O teste é realizado ao se adicionar ao plasma teste, o reagente do TTPA (tromboplastina parcial e um ativador), medindo-se o tempo para a coagulação plasmática após a adição de cálcio. O resultado do TTPA pode ser expresso como valor em segundos ou como a razão entre o TTPA teste/TTPA normal médio.

Valores encurtados de TTPA são mais frequentes que de TP. Podem ser decorrentes de problemas técnicos (erro de coleta, centrifugação inadequada, retardo na realização do exame), da presença de elevados níveis plasmáticos de fator VIII ou da ativação do fator XII, como ocorre durante a coagulação intravascular disseminada ou hipercoagulabilidade de situações neoplásicas.[4,5]

O TTPA prolonga-se quando há redução significante, isolada ou combinada, de qualquer fator da via intrínseca ou da via final comum. É sensível para deficiências dos fatores VIII, IX, XI e XII abaixo de 20 a 40% conforme a sensibilidade do reagente empregado.

O TTPA também se prolonga na presença de certos anticorpos, como o anticoagulante lúpico. É utilizado para avaliar a terapia heparínica.[4,5,11]

Tempo de trombina (TT)

O TT mede a conversão do fibrinogênio em fibrina, independentemente de qualquer outro fator de coagulação. Desse modo, o TT indica a integridade das reações de clivagem do fibrinogênio e da polimerização dos monômeros de fibrina. O prolongamento do TT sugere uma de três possibilidades: a) concentração anormal do fibrinogênio (menor que 100 mg/dl ou maior que 400 mg/dl); b) anormalidade funcional do fibrinogênio (disfibrinogenemia); e c) presença de inibidores contra a trombina, como a heparina, ou contra a polimerização da fibrina, como os produtos de degradação do fibrinogênio/fibrina.[11,15]

CONCLUSÃO

Conhecer minimamente os mecanismos de hemostasia é fundamental ao cirurgião-dentista que trata pacientes com dor, pois essas informações podem ser necessárias tanto no diagnóstico como no planejamento de procedimentos cirúrgicos. Atualmente, aumentou o número de pacientes com doenças crônicas hematológicas ou que usam anticoagulantes em razão de doenças cardio ou neurovasculares, e atenção especial deve ser dada antes de qualquer procedimento invasivo.

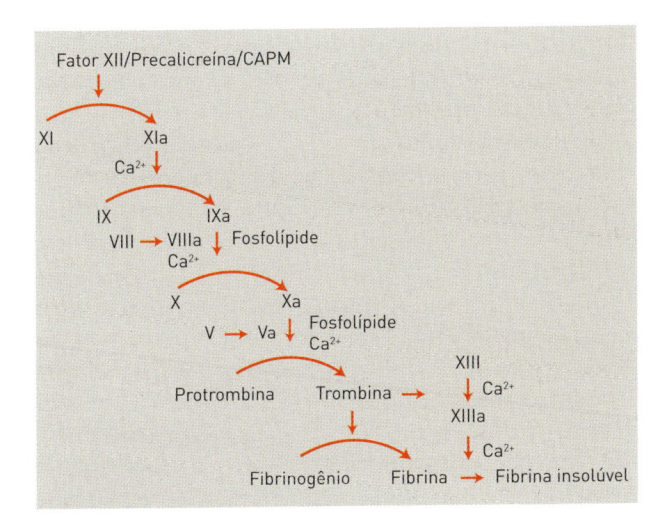

Figura 10.3. Via intrínseca da coagulação.

REFERÊNCIAS

1. Saito H. Normal hemostatic mechanisms. In: Ratnoff OD, Forbes CD, editors. Disorders of hemostasis. Philadelphia: Saunders; 1996. p. 23-52.
2. Becker RC. Seminars in thrombosis, thrombolysis and vascular biology. 1. The vascular endothelium. Cardiology. 1991;78(1):13-22.
3. Nawroth PP, Stern DM. Endothelial cell procoagulant properties and the host response. Semin Thromb Hemost. 1987;13(4):391-7.
4. Miletich JP. Activated partial thromboplastin time. In: Williams WJ, Beutler E, Erslev AJ, Lichtman MA, editors. Hematology. 5th ed. New York: McGraw-Hill; 1995. p. L85-6.
5. Miletich JP. Prothrombin time. In: Williams WJ, Beutler E, Erslev AJ, Lichtman MA, editors. Hematology. 5th ed. New York: McGraw-Hill; 1995. p. L82-4.
6. Vermylen J, Badenhorst PN, Deckrnyn H, Arnout J. Normal mechanisms of platelet function. Clin Haematol. 1983;12(1):107-51.
7. George JN, Shattil SJ. The clinical importance of acquired abnormalities of platelet function. N England J Med. 1991;324(1):27-32.
8. Lindhout T, Pieters J, Beguin S, Hernker HC. The mode of action CY-216 on thrornbin generation in plasma. In: Breddin K, Fareed J, Samama M, editors. Fraxiparine-First International Symposium: analytical and structural date, pharmacology, clinical trials. Stuttgart: Schattauer; 1989. p. 23-33.
9. Jandl JH. Hemostasis. In: Jandl JH. Blood: textbook of hematology. Boston: Little Brown; 1987. p. 965-1018.
10. Francis CW, Marder VJ. Mechanisms of fibrinolysis. In: Williams WJ, Beutler E, Erslev AJ, Lichtman MA, editors. Hematology. 3th ed. New York: Mc Graw-Hill; 1983. p. 1266-75.
11. Burns ER. Laboratory tests of hemostasis. In: Burns ER, editor. Clinical management of bleeding and thrombosis. Boston: Blackwell; 1987. p. 43-56.
12. Fritsma GA. Clot-based assays of coagulation. In: Corriveau DM, Frisma GA, editors. Hemostasis and thrombosis in the clinical laboratory. Philadelphia: J. B. Lippincott; 1988. p. 99-127.
13. Fritsma GA. Tests of platelet number and function. In: Corriveau DM, Fritsma GA, editors. Hemostasis and thrombosis in the clinical laboratory. Philadelphia: J. B. Lippincott; 1988. p. 278-303.
14. Bowie EJW, Owen CA Jr. Clinical and laboratory diagnosis of hemorrhagic disorders. In: Ratnoff OD, Forbes CD, editors. Disorders of hemostasis. Philadelphia: Saunders; 1996. p. 53-78.
15. Galanakis DK. Plasma thrombin time and related tests. In: Williams WJ, Beutler E, Erslev AJ, Lichtman MA, editors. Hematology. 5th ed. New York: McGraw-Hill; 1995. p. L91-3.

CAPÍTULO 11

AVALIAÇÃO DA DOR OROFACIAL PERSISTENTE E EXAMES COMPLEMENTARES EM PACIENTES COMPLEXOS OU COM DOENÇAS SISTÊMICAS

José Tadeu Tesseroli de Siqueira

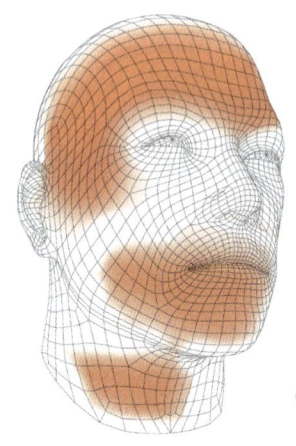

O diagnóstico da dor é essencialmente clínico, fato que exige formação e experiência nessa área de atuação. Entretanto, a base para o diagnóstico da dor é o reconhecimento da queixa principal do paciente e o entendimento da narrativa de dor. Transformar essa informação subjetiva em dados objetivos exige atenção, conhecimento e paciência. Outro desafio no diagnóstico da dor é identificar suas interações sistêmicas e avaliar o papel de doenças crônicas ou morbidades associadas, tanto no diagnóstico como no tratamento da dor.

As alterações radiográficas devem ser avaliadas no contexto clínico de cada caso. Como rotina, é conveniente ter imagens do esqueleto facial para descartar afecções ou doenças que causam dor, como tumores e infecções, os quais, embora incomuns, exigem diagnóstico precoce. A radiografia panorâmica é o exame padrão que permite a visão global do esqueleto facial, tanto dos dentes como dos maxilares. Exames radiográficos mais sofisticados, como tomografia computadorizada e ressonância nuclear magnética, são úteis na avaliação dos tecidos moles. Em outra época, exames solicitados por cirurgiões-dentistas eram sumariamente negados por empresas de seguro saúde (ou custeados pelo próprio paciente). Felizmente houve mudança dessa postura, graças à mobilização da classe e dos pacientes. O cirurgião-dentista geralmente é o primeiro profissional procurado por queixas de dor facial, e é seu dever ético e legal realizar o diagnóstico diferencial. O mesmo é válido para outros exames complementares: hemograma, coagulograma, microbiológico, etc.

Este capítulo versa sobre as indicações de exames de imagens e laboratoriais para o diagnóstico da dor, especialmente quando persistente, realça a importância da avaliação minuciosa de pacientes com doenças crônicas que podem ter manifestações orofaciais e faz sugestões sobre situações em que a dor pode indicar uma urgência ou emergência médica. Avaliar o risco médico do tratamento odontológico também é importante.

INTRODUÇÃO

O diagnóstico é parte essencial da atividade do cirurgião-dentista e, certamente, é fundamental para o sucesso de qualquer tratamento. Na dor aguda, é preciso sempre ter em mente que a dor é o sintoma que pode sinalizar para diferentes tipos de doenças ou afecções. A maioria delas é de origem local, entretanto um número menor, embora relevante, pode ter origem sistêmica. Algias crônicas, como muitas neuropatias, podem originar-se de doenças crônicas sistêmicas. Portanto, sob o aspecto puramente biomédico é indispensável identificar a(s) doença(s) ou afecções que têm como sintoma a dor na região orofacial.

Ao longo deste livro são apresentadas inúmeras condições álgicas que afetam a face. Muitas são de natureza local, como as *pulpites*; outras são de origem sistêmica, como a *ardência bucal* por *neuropatia diabética*. Algumas são síndromes regionais de dor, como a *síndrome dolorosa miofascial*, outras são síndromes de dor generalizada, como a *fibromialgia*. A maioria tem origem benigna, entretanto algumas são neoplásicas. Além disso, dor pode ser uma bandeira vermelha que indica perigo, como as dores orofaciais de origem tumoral ou por infarto agudo do miocárdio. Todas essas condições álgicas são apresentadas com detalhes neste livro, em capítulos específicos, ao passo que neste capítulo a atenção é dirigida para as regras gerais que fornecem subsídios para uma adequada semiologia da dor, incluindo a condição sistêmica do paciente e os exames complementares que podem ser necessários.

Em qualquer circunstância, o diagnóstico segue uma avaliação padronizada que permite um amplo espectro observacional; na dor, os detalhes a ela referentes são fundamentais para entendê-la (Quadro 11.1). Os demais capítulos desta Parte 3 apresentam com detalhes essa questão. Na situação especial em que o paciente com dor orofacial também apresenta doenças crônicas, ou histórico de tratamentos médicos, é indispensável identificar se a queixa orofacial não está associada a

Quadro 11.1. Esquema de método sistematizado para abordagem de paciente com dor

1. QP/HC – queixa principal e história clínica (subjetivo)	Motivo da consulta e descrição da queixa pelo paciente, como ele a sente. Entender as características da queixa/dor. Compreender, organizar e descrever o resumo da QP/HC.
2. EF – exame físico (objetivo)	A sintomatologia clínica deve estar em consonância com a queixa principal e a história clínica do paciente; relacionar os dados subjetivos (QP/HC) com os objetivos (EF). Argumentos.
3. HD – hipótese(s) diagnóstica(s)	De acordo com a QP/HC e a sintomatologia que o paciente apresenta; se possível com exames quantitativos ou padrão ouro. Definir o prognóstico. Argumentos.
4. T – plano de tratamento	Decorre do diagnóstico e prognóstico da doença/doente. Avaliar o risco médico do tratamento e a relação risco/benefício ao paciente. Fazer o planejamento de cada etapa, com prioridades. Argumentos.

Fonte: Glick e colaboradores.[1]

essas doenças, ou se as doenças sistêmicas podem ser fator de risco para ela. Como a dor orofacial pode ser uma manifestação de doença sistêmica, todo profissional da saúde que atende esses pacientes deve ficar alerta.

As condições médicas dos pacientes que procuram atendimento odontológico, inclusive para a dor, são bem variáveis, desde aqueles considerados saudáveis até aqueles com quadros clínicos complexos. O diagnóstico da dor deve ser padronizado em todos os pacientes, entretanto, atenção especial deve ser dada quando eles apresentam doenças sistêmicas crônicas, ou seja, quando são "pacientes com necessidades especiais".

Os itens que serão enfocados neste capítulo são: 1) Importância da abordagem sistematizada do paciente com dor orofacial; 2) Avaliação de dor orofacial e disfunção mandibular em Pacientes com Necessidades Especiais, incluindo dores crônicas; 3) Exames complementares de imagem; 4) Exames complementares laboratoriais; 5) Avaliação do risco médico do tratamento odontológico ou da dor orofacial e 6) Dor orofacial como sinal de urgência.

Certamente, o tratamento das dores orofaciais e das disfunções mandibulares dependerá não só do diagnóstico preciso da doença que as causam, mas também da complexidade de cada caso clínico.

IMPORTÂNCIA DA ABORDAGEM SISTEMATIZADA EM PACIENTES COM QUEIXAS DE DOR OROFACIAL

A compreensão da queixa de dor, em todas as suas dimensões, é fundamental para definir o diagnóstico e estabelecer um prognóstico ao paciente. Para isso, como foi apresentado nos demais capítulos desta seção, é fundamental que sejam avaliados tanto os aspectos sensitivos quanto os afetivo-cognitivos da dor.

A abordagem padronizada, através de abordagem semiestruturada, facilita essa tarefa e no Quadro 11.2 encontra-se o exemplo de um modelo de ficha clínica que permite direcionar a avaliação do paciente com dor orofacial, em seus diversos aspectos: tempo e duração da queixa, compreensão geral da dor, antecedentes médicos-odontológicos, condição de saúde atual, uso de medicamentos, exame físico da cabeça e do pescoço, com detalhes na cavidade bucal, amplitude dos movimentos mandibulares, presença de gânglios infartados, etc.

Quadro 11.2. Ficha clínica da Equipe de Dor Orofacial e DTM (EDOF) da Divisão de Odontologia do Hospital das Clínicas da Faculdade de Medicina da Universidade de São Paulo (HC/FMUSP)

Dentista: _____ Data: _____ Procedência: _____ RGHC: _____
Nome: _____ Sexo: _____
Idade: _____ Altura: _____ Peso: _____ Profissão: _____ Cor: ( ) B ( ) N ( ) outra _____
Estado civil: _____ O paciente está: ( ) só ( ) acompanhado por _____ ( ) cadeira de rodas

I. Anamnese – características da dor

1. QP (Qual é a sua queixa?) _____
2. Há quanto tempo você tem essa dor? _____ ( ) dias ( ) meses ( ) anos
3. Periodicidade: ( ) diária ( ) 2-3 X sem ( ) semanal ( ) quinzenal ( ) mensal
4. Período do dia que tem dor: ( ) M ( ) T ( ) N ( ) indiferente
5. Como ela aparece? ( ) espontânea ( ) provocada – Como? _____
6. Quanto tempo dura a sua dor? ( ) seg. ( ) min. ( ) horas ( ) dias ( ) outro _____
7. Tipo (característica) da dor: ( ) pontada ( ) peso ( ) queimor ( ) choque ( ) latejante ( ) contínua ( ) outro
8. Intensidade da dor: ( ) fraca ( ) moderada ( ) forte
9. Nota de 0 a 10: _____

→ Continua

(Continuação)

10. Essa dor te acorda durante o sono? ( ) N ( ) S
11. Período do dia em que a dor é pior: ( ) M ( ) T ( ) N ( ) sono ( ) indiferente ( ) outro: _____
12. Sabe o que iniciou a sua dor? ( ) N ( ) S – O quê? _____
13. O que piora a sua dor? _____
14. O que acalma a sua dor? _____
15. Tratamentos realizados para a dor e melhora (M, PM, SM) _____

16. Possui o hábito de morder: ( ) língua ( ) bochecha ( ) lábios ( ) objetos: _____
17. Você mastiga do lado: ( ) D ( ) E ( ) na frente ( ) dos 2 lados
18. Você acha que sua mastigação é: ( ) boa ( ) ruim ( ) péssima ( ) não sabe
    ( ) causa dor – Onde?
19. Ao acordar sente alguma dor em seu corpo? ( ) N ( ) S – ( ) rosto ( ) ouvido ( ) cabeça ( ) dentes ( ) pescoço
    ( ) corpo ( ) outro _____
20. Sente o rosto cansado com frequência? ( ) N ( ) S – ( ) ao acordar ( ) ao mastigar ( ) ao falar ( ) ao sorrir
    ( ) outro _____
21. Range os dentes? ( ) N ( ) não sabe ( ) S – ( ) à noite ( ) de dia
    Quem disse? _____
22. Sente ruídos na ( ) face ( ) cabeça – Lado? _____
    Quando? ( ) abre ( ) fala ( ) mastiga ( ) outro _____
23. Tem dor provocada por algum movimento da boca? ( ) N ( ) S – ( ) abre ( ) protrusão ( ) lateral D ( ) lateral E
    ( ) outro _____
24. Tem dor de ouvido? ( ) N ( ) S – Lado ( ) D ( ) E.
    Passou pelo médico (otorrino)? ( ) N ( ) S – O que ele disse? _____
25. Tem dor de cabeça? ( ) N ( ) S – Onde? _____
26. Passou pelo médico (neuro)? ( ) N ( ) S – O que ele disse ou receitou? _____
27. Tem dor no corpo: ( ) N ( ) S – Onde? _____
28. Passou pelo médico? ( ) N ( ) S – Qual? _____. O que ele disse ou receitou? _____
29. Teve algum acidente, cirurgia ou doença grave? ( ) N ( ) S
    Qual, como e onde afetou seu corpo? _____
30. Mostre onde é a sua dor: ( ) D ( ) E ( ) bilateral; e as dores do seu corpo.

II. Antecedentes médicos pessoais

31. Tratou-se de alguma destas doenças?
    ( ) artrite reumatoide ( ) asma ( ) bronquite ( ) hepatite ( ) amigdalite ( ) derrame (AVC) ( ) fibromialgia
    ( ) sinusite ( ) pressão alta (HAS) ( ) diabetes ( ) úlcera ( ) gastrite ( ) rinite alérgica ( ) coração
    ( ) doença renal (rins) ( ) depressão ( ) infecções ( ) enxaqueca ( ) herpes-zóster (cobreiro) ( ) Parkison
    ( ) outra: _____
32. Está em tratamento médico atualmente? Quais doenças tem e quais remédios utiliza? _____

III. Aspectos psicológicos

33. Comportamento durante a consulta: _____

IV. Exame físico

34. Face: ( ) assimetria facial ( ) prognatismo ( ) laterognatismo – ( ) D ( ) E
    Hipertrofia: ( ) Masseter ( ) Temporal – ( ) D ( ) E
35. Pele da face: _____
36. Linfonodos: _____
37. Mucosa oral: _____
38. Língua: _____
39. Alterações neurológicas: _____
40. Periodonto: _____
41. Dentes: _____
42. Percussão (vertical e horizontal) (0 a 3)   18 17 16 15 14 13 12 11 | 21 22 23 24 25 26 27 28
43. Ausências dentárias (/)   48 47 46 45 44 43 42 41 | 31 32 33 34 35 36 37 38
44. Interferências oclusais: _____

→ Continua

(Continuação)

45. Mordida aberta: ( ) S ( ) N
46. Mordida cruzada: ( ) anterior ( ) posterior – ( ) D ( ) E
47. Sobremordida profunda: ( ) N ( ) S – ( ) a ( ) b ( ) c
48. Desgastes dentários: ( ) N ( ) S – ( ) incisais ( ) 1/3 incisal ( ) 1/3 médio ( ) 1/3 cervical
49. Angle: ( ) Cl I ( ) Cl II ( ) Cl III
50. Desdentado total: ( ) sup ( ) inf ( ) duplo
51. PPR: ( ) N ( ) S – Qual? _____
52. Perda de DV: ( ) N ( ) S – _____ mm
53. Tempo de uso de PT: _____
54. Tempo da PT atual: _____
55. Tempo de uso da PPR: _____
56. Movimentos mandibulares: **AB:** _____ mm – ( ) sem dor ( ) com dor – Local: _____ ;
    P: __ + __ mm – ( ) sem dor ( ) com dor – Local: _____;
    LD: _____ mm – ( ) sem dor ( ) com dor – Local: _____;
    LE: _____ mm – ( ) sem dor ( ) com dor – Local: _____;
    linha média: DLMf: _____ mm ( ) E ( ) D DLMa: _____ mm – ( ) E ( ) D
57. Ruídos na ATM: ( ) ausentes ( ) POP ( ) crepitação ( ) D ( ) E; estalo D – ( ) IA ( ) MA ( ) FA ( ) IF ( ) MF ( ) FF; estalo E – ( ) IA ( ) MA ( ) FA ( ) IF ( ) MF ( ) FF
58. Palpação da ATM e dos músculos da mastigação e do pescoço:

    ATM ou músculos   Direita   Esquerda   Observação
    ATM – polo lateral
    ATM – polo posterior
    Masseter inferior
    Masseter médio
    Masseter superior
    Masseter intraoral
    Temporal anterior
    Temporal médio
    Temporal posterior
    Temporal intraoral
    Digástrico anterior
    Digástrico posterior
    ECM superior
    ECM médio
    ECM inferior
    Esplênio cervical
    Esplênio da cabeça
    Suboccipitais
    Trapézio ombro
    Trapézio pescoço
59. Movimentos cervicais dolorosos? ( ) N ( ) S – rotação D ( ) rotação E ( ) extensão ( ) flexão; obs. _____
60. Raio X, exames ou interconsultas solicitadas: _____
61. Hipótese diagnóstica para a dor (CID): _____
62. Diagnósticos secundários (CID): _____
63. Diagnóstico final (dor): _____
64. Tratamento sugerido para a dor: _____
65. Reabilitações sugeridas: _____

V. Tratamento inicial

Tratamento inicial (dor): _____ Data: ___/___/___
1º retorno – data: _____ ( ) SM ( ) PM ( ) S ( ) O ( ) SD ( ) M: _____ % ( ) P ( ) I
Tratamento realizado: _____
2º retorno – data: _____ ( ) SM ( ) PM ( ) S ( ) O ( ) SD ( ) M: _____ % ( ) P ( ) I
Tratamento realizado: _____
3º retorno – data: _____ ( ) SM ( ) PM ( ) S ( ) O ( ) SD ( ) M: _____ % ( ) P ( ) I
Tratamento realizado: _____
4º retorno – data: _____ ( ) SM ( ) PM ( ) S ( ) O ( ) SD ( ) M: _____ % ( ) P ( ) I
Tratamento realizado: _____
5º retorno – data: _____ ( ) SM ( ) PM ( ) S ( ) O ( ) SD ( ) M: _____ % ( ) P ( ) I
Tratamento realizado: _____
Obs.: _____

A ficha padroniza a abordagem, mas não substitui a experiência do clínico, que é o responsável pela arte de conduzir e organizar a história do paciente. A despeito da tentativa de se introduzir questionários, como o RDC/TMD (*Research Diagnostic Criteria for Temporomandibular Disorders*), durante a atividade clínica, deve-se salientar que diagnóstico de doenças, particularmente na dor, nem sempre é tarefa fácil, pois é variável de caso a caso, e que, além do conhecimento de Patologia e Semiologia, há, como se reconhece amplamente, uma adequação das perguntas a cada tipo de paciente. E este é um exercício mais de arte do que de ciência. Entretanto, os questionários são muito úteis em pesquisa clínica, pois podem auxiliar na padronização de amostras. Fazer diagnóstico pelo profissional da saúde ainda é uma tarefa utópica, salvo exceções, dos questionários e dos computadores. O mais difícil é relacionar a queixa do paciente com as morbidades que ele pode apresentar. Questionários podem ser úteis em triagens de doenças ou pacientes específicos (p. ex., depressão, ansiedade, dor neuropática ou disfunções temporomandibulares).

> Questionários não dão diagnósticos de dor, embora possam sugerir ou indicar a presença de dores para as quais foram direcionados. O diagnóstico em dor persistente ou crônica depende da avaliação de profissional treinado no atendimento desses pacientes.

Alguns desses questionários, que podem ser úteis como ferramentas de triagem, são o DN4 para a dor neuropática,[2] o Q-DTM para dor e disfunção mandibular[3] e o próprio RDC/TMD para pesquisa clínica em disfunção temporomandibular – DTM.[4] A despeito da importância dos questionários para a padronização de pesquisa clínica sobre dor, eles não deveriam ter seu uso confundido com a atividade do atendimento clínico individual de pacientes com dor.

AVALIAÇÃO DE DOR OROFACIAL OU DISFUNÇÃO MANDIBULAR EM PACIENTES COM NECESSIDADES ESPECIAIS, INCLUINDO DORES CRÔNICAS

Dores orofaciais e disfunção mandibular podem ser a manifestação bucal de doenças sistêmicas, como artrite reumatoide, *lúpus eritematoso sistêmico*, *leucemia* ou *anemia falciforme*, entre outros. O diagnóstico pode ser mais demorado e complexo quando a dor na boca ou na face é a primeira manifestação de *doença sistêmica*. O mesmo ocorre com tumores. Portanto, todo clínico deve ficar atento à condição clínica do paciente que se queixa de dores orofaciais, particularmente em situações de emergência ou quando a dor é recorrente ou persistente. Nesses casos são indispensáveis os exames complementares, incluindo imagens, exames laboratoriais e também interconsultas médicas ou com profissionais da área da saúde. Ao longo deste livro, em diversos capítulos são apresentados os critérios de diagnóstico e conduta diante de diferentes tipos de dor. Ver no Quadro 11.3 uma relação de doenças crônicas sistêmicas que podem causar dor orofacial.

No caso de pacientes com dores crônicas, como cefaleias primárias, cervicalgias ou fibromialgia, também é necessário avaliar se a dor orofacial decorre delas ou se constituem morbidades independentes cuja dor total e o próprio tratamento dependem dessa identificação.

Em suma, em pacientes com necessidades especiais, a dor orofacial pode ser:

- Manifestação inicial ou secundária de doenças sistêmicas, como nos seguintes exemplos: anemia falciforme (pode afetar dentes, ossos e a articulação temporomandibular – ATM), artrite reumatoide (pode afetar a ATM), lúpus eritematoso sistêmico (pode afetar a mucosa bucal, músculos e os tecidos moles da ATM), diabetes melito (pode afetar o sistema nervoso trigeminal e o periodonto, além de causar ardência bucal),

Quadro 11.3. Este quadro apresenta uma relação de doenças sistêmicas que podem ter manifestações orofaciais dolorosas e são importantes para o diagnóstico diferencial da dor

Reumatológicas
Artrite reumatoide
Artrite psoriática
Espondilite anquilosante
Lúpus eritematoso sistêmico
Doença de Sjögren
Esclerodermia
Fibromialgia
Doença de Behçet
Síndrome de Reiter
Neurológicas
Acidente vascular encefálico (AVE)
Epilepsia
Metabólicas
Diabetes melito
Doença de Fabry
Amiloidose
Endócrinológicas
Hipotireoidismo
Hematológicas
Leucemia
Anemia falciforme
Infecciosas
Herpes
AIDS
Doenças renais
Câncer/neoplasias

doenças neurológicas (podem afetar os músculos da mastigação), infarto agudo do miocárdio e angina do peito (podem causar dor referida exclusivamente à face e aos dentes) e AIDS ou doenças imunossupressoras (podem favorecer as infecções bucais, como a candidíase e a doença periodontal, além de afetar o sistema nervoso periférico e causar dor neuropática). Ver Quadro 11.4.

- Não ter associação com doença sistêmica, neste caso, o paciente receberá o tratamento apropriado, sendo necessário avaliar se este representará algum risco para ele e se deverá ser realizado em condições especiais.

Quadro 11.4. Exemplos de dores orofaciais e disfunção mandibular que podem ser decorrentes de doenças sistêmicas e exigem diagnóstico diferencial

a. Dor e disfunção temporomandibular (DTM)
– Dor articular ATM: Artrite reumatoide, psoríase, lúpus eritematoso sistêmico, anemia falciforme, etc.
– Dor muscular mastigatória: Esclerodermia; lúpus eritematoso sistêmico; etc.
– DTM mista   Tumores, metástases, etc.
b. Bruxismo secundário
– Epilepsia, doença de Behcet, etc.
c. Dor neuropática/ardência bucal
– Diabetes melito, herpes-zóster, anemia, AIDS, esclerostose, etc.
d. Odontalgias/Dor de dente
– Leucemia, anemia falciforme, doença renal crônica, tumores, etc.

Ver no Quadro 11.5 sugestões de conduta durante avaliação e tratamento de dor orofacial em pacientes com necessidades especiais.

Pacientes com dor crônica são "pacientes com necessidades especiais"

O conceito empírico existente de que dor orofacial e disfunção temporomandibular podem ser apenas uma decorrência da oclusão não se sustenta, tanto pelas evidências científicas quanto pela prática clínica no ambiente hospitalar.[5,6] A dor, sendo um sintoma comum, pode ocorrer em pacientes com diferentes níveis de complexidade, inclusive nos internados devido a doenças crônicas sistêmicas. Além disso, pode ser a manifestação inicial de doenças graves,[7-10] de doenças sistêmicas[11] ou de dores complexas e diagnósticos de exceção ou de doenças raras, as quais nem sempre são relacionadas entre as doenças que causam dor em odontologia.[7,12]

Todo paciente com dor orofacial, principalmente quando está internado por outros motivos, ou cujo diagnóstico ainda não está estabelecido, ou com dor que persiste a despeito dos tratamentos realizados, deveria receber avaliação cuidadosa, sempre iniciada pelos dentes,[13] incluindo condições consideradas de pouca importância, como a cárie e a doença periodontal.[14]

> O paciente com dor crônica é também um "paciente com necessidades especiais", pois requer cuidados especiais, tanto para o controle da dor como para a prevenção de suas complicações.

Outro aspecto relevante, que pode ser uma novidade para o dentista, é que a dor crônica, ou melhor,

Quadro 11.5. Avaliação de dores orofaciais e/ou disfunção mandibular em pacientes com doenças sistêmicas crônicas ou necessidades especiais

a. A investigação deve incluir exames de imagem e laboratoriais para verificar o papel da doença crônica na queixa de dor.
b. Estabelecer se:

– A queixa de dor não tem relação com a doença crônica, neste caso, verificar se:
        O tratamento não interfere na doença crônica.
        O tratamento interfere na doença crônica.

– A queixa de dor tem relação com a doença crônica; neste caso, verificar se:
        É necessário tratar a doença crônica.
        Além do tratamento da doença crônica se existem fatores locais que devem ser tratados.

c. Verificar a necessidade de interconsultas e discussão clínica multidisciplinar.
d. Determinação do risco médico do tratamento odontológico.
e. Determinação do prognóstico da dor orofacial e/ou disfunção mandibular.
f. Planejamento médico-odontológico do tratamento e definição de prioridades.
– Eletivo ou urgente.
– Consultório, ambulatório hospitalar ou centro cirúrgico.
– Anestesia local, geral ou sedação.
– Conhecer o risco médico do tratamento e interagir com a equipe multidisciplinar de dor.

o paciente com dor crônica (p. ex., dor facial atípica, fibromialgia, cefaleia primária, neuralgia trigeminal, etc.) tem necessidades de atenção como os demais pacientes com doenças sistêmicas crônicas. Não é exagero considerá-lo também um paciente com necessidades especiais, durante o tratamento odontológico, pois sua condição, seguramente requer cuidados especiais para o controle da dor e prevenção de complicações que podem causar sensibilização do sistema nervoso central e desencadear crises de dor.[6]

Pacientes com transtornos psiquiátricos

A grande dificuldade, nestes casos, é a comunicação com o paciente, que deve ser realizada com o seu *cuidador*, os familiares ou com a equipe de enfermagem que o acompanha. Atenção especial deve ser dada aos transtornos e *disfunções dos músculos da mastigação* que podem ser decorrentes de doenças ou de medicação de uso crônico. *Distonias, discinesias* e *espasticidade* podem estar presentes nesses pacientes. Parte da literatura odontológica refere-se a esses quadros como sendo bruxismo secundário. Nesta condição, o diagnóstico é fundamental para diferenciar esses transtornos do bruxismo idiopático do sono, cujo tratamento é diferente. A dor muscular, nessas doenças, geralmente decorre da doença crônica e o seu tratamento pode ser paliativo, pois nem sempre sua causa pode ser curada. A implicação clínica do prognóstico do doente exige que o profissional tenha experiência nesse tipo de atendimento, inclusive para informar a família sobre riscos, benefícios e limitações dos tratamentos. Alguns desses pacientes são idosos e desdentados totais, podendo a falta de dentes ser outro fator contribuinte para dor e disfunção mandibular. O uso de *próteses dentárias funcionais* é uma medida reabilitadora que, além de restaurar função e estética, pode contribuir para o controle da dor. Também não é tarefa fácil e exige treinamento e experiência do cirurgião-dentista.

Além de dor muscular ou articular, pacientes com bruxismo secundário desta natureza podem comprimir os dentes e ter dor de dente secundária que causa mais desconforto e produz sensibilização central.

Dor orofacial e transtornos psiquiátricos

O humor ansioso ou depressivo acompanha constantemente o doente com dor crônica, e este pode ser modulado/piorado diante de crises ou do não controle da dor. Como então reconhecer que o transtorno de humor se agravou de tal maneira que é necessário encaminhamento e tratamento específicos? Como diferenciar esta condição de um erro de diagnóstico ou do não reconhecimento de novos componentes ligados diretamente à dor, e que merecem ser também tratados, dentre as causas físicas? Como identificar uma dor que é completamente secundária à depressão que o doente apresenta, e não a causa dela? Essas são algumas das perguntas que merecem atenção durante a abordagem do doente com dor, para que o tratamento mais correto seja devidamente estabelecido.[15]

Sabe-se também que os protocolos de tratamento de dores crônicas orofaciais muitas vezes não levam ao alívio completo da sintomatologia, e o doente acaba por permanecer em um estado de sofrimento na sua dor e em suas dúvidas quanto à realidade de seus sintomas. Antecedentes psicológicos e dificuldades interpessoais devem ser investigados como parte da avaliação da dor no segmento cefálico.[16] O enfrentamento inadequado, acompanhado de estresse, ocorre comumente pela persistência do sintoma. Pacientes assim identificados devem ser aconselhados e encaminhados para a avaliação precisa do médico psiquiatra, para que essas morbidades (depressão maior, transtorno de pânico, abuso de substâncias e transtornos de personalidade) sejam detectadas e tratadas.[16,17]

Doentes com neuralgia trigeminal, encaminhados para tratamento neurocirúrgico devido à refratariedade ao tratamento farmacológico, têm comprometimento de atividades diárias (36,2%), depressão (66,0%) e algum grau de ansiedade (51,4%). Todas essas variáveis foram controladas com o controle da dor, o que mostra que nesses indivíduos o comprometimento emocional era secundário à dor não controlada.[5,6]

Em um estudo realizado no HC/FMUSP, em que foram avaliados 30 pacientes (15 com DTM e 15 com neuralgia trigeminal), observou-se que os pacientes com DTM tinham menor entendimento de seu diagnóstico, porém pacientes com neuralgia trigeminal consideravam sua condição mais grave, possivelmente devido à maior intensidade das crises.[18] A DTM, por ser multifatorial, apresenta maior dificuldade de compreensão por parte do doente, o que acaba por comprometer sua adesão ao tratamento[17] e o enfrentamento propriamente dito. Já a neuralgia trigeminal, além de apresentar hipótese etiológica mais evidente, tem protocolos de tratamento bem estabelecidos mundialmente e com resultados excelentes para a maioria dos casos, o que não acontece com as DTM, nas quais oscilações e períodos mais frequentes de crises são mais comuns.[17,18] De qualquer maneira, o grau de ansiedade e de depressão que acompanha a dor crônica permanece semelhante entre os diferentes diagnósticos da dor facial.

EXAMES DE IMAGEM NO DIAGNÓSTICO DE DORES OROFACIAIS

O avanço tecnológico em medicina e odontologia permitiu o acesso a muitos exames complementares sofisticados, principalmente no diagnóstico por imagens, como *tomografia computadorizada, ressonância magnética, cintilografia* e *ultrassonografia*. Estes exames são facilmente obtidos em um hospital geral, a despeito do tempo de espera exigido em alguns deles, mas também têm um custo, fato que não impede seu uso, porém indica que os estudantes de graduação ou de pós-graduação devem estar cada vez mais preparados em sua solicitação criteriosa, evitando que se tornem métodos de tentativas em busca de respostas não encontradas na clínica. Quando não existe uma razão lógica para o pedido de exames, prolonga-se o tempo do diagnóstico, aumenta-se o período de manutenção do doente na instituição e, muitas vezes, criam-se angústia e temor desnecessários nos pacientes e em seus familiares, devido aos longos períodos de espera.[19]

Radiografia panorâmica no diagnóstico da dor orofacial

Estes são alguns dos motivos pelos quais exames mais simples, rápidos e menos dispendiosos economicamente devem ser utilizados em sua plenitude, como é o caso das radiografias panorâmicas, que apesar de suas limitações, são de grande utilidade em um hospital geral, bem como na clínica particular, quando há necessidade de avaliação do esqueleto facial. Esse exame permite uma avaliação do esqueleto facial, facilitando, tornando-se uma excelente escolha como primeiro exame de imagem também para a dor orofacial.

Doenças ósseas maxilares, como ameloblastomas, cistos e osteomielite, são facilmente observáveis na radiografia panorâmica, entretanto, neoplasias que envolvem os tecidos moles do segmento facial e da orofaringe necessitam, em geral, de exame mais especializado, como tomografia computadorizada e, eventualmente, ressonância magnética.

Radiografia panorâmica em crianças

Radiografias em crianças de baixa idade podem necessitar de sedação, pois nem sempre há cooperação das crianças, o que é compreensível; além disso outras dificuldades relacionadas à própria técnica dos exames por imagens tornam a panorâmica uma ótima opção em crianças e, mesmo que haja necessidade de sedação, o tempo para realização do exame é curto e a técnica relativamente fácil. Estes aspectos favorecem a indicação deste exame nas investigações de alterações dentárias ou esqueléticas do segmento facial, como aquelas decorrentes de síndromes genéticas, alterações hormonais e distúrbios nutricionais.

A articulação temporomandibular (ATM) na radiografia panorâmica

A integridade das corticais ósseas e a forma de côndilos e ângulos mandibulares podem ser adequadamente observadas na radiografia panorâmica, o que já não ocorre com fossa articular. Os côndilos mandibulares são perfeitamente visíveis, sendo um exame útil por não ocorrer superposição de estruturas nesses.[20] Alterações de técnica por reposicionamento da cabeça do paciente melhoram a visualização dos côndilos mandibulares.[21,22]

Questiona-se o papel das radiografias panorâmicas por fornecerem apenas informações grosseiras das alterações ósseas da ATM.[23] Este aspecto deve ser analisado cautelosamente, pois grande parte das queixas de dores nessa articulação não é acompanhada por alterações ósseas evidenciáveis em radiografias convencionais, e quando estas existem, não estão obrigatoriamente relacionadas à dor. Portanto, as informações obtidas em radiografias devem ser analisadas criteriosamente,[24] pois o diagnóstico de dor é essencialmente clínico, e neste aspecto, as radiografias panorâmicas são extremamente válidas para observação dos componentes ósseos não só da ATM, mas de todo o esqueleto facial. A panorâmica pode ser usada como radiografia única ou como exame radiográfico inicial.

> Informações obtidas em radiografias devem ser analisadas criteriosamente,[24] pois o diagnóstico de dor é essencialmente clínico; as radiografias panorâmicas são extremamente válidas para observação dos componentes ósseos, não só da ATM, mas de todo o esqueleto facial.

Tomografia computadorizada e ressonância magnética em dor orofacial

Radiografias que fornecem detalhes, como a tomografia computadorizada e a ressonância magnética, devem ser utilizadas a critério clínico, seja para auxílio no diagnóstico, ou como auxílio no planejamento do tratamento, principalmente quando é cirúrgico. Sempre que houver suspeita de tumores ou infecções, estes são os exames de escolha, e não só para a ATM, mas para toda a face, da base do crânio à orofaringe.

O exame clínico criterioso e a avaliação por imagens permitem também a identificação precoce de tumores de cabeça e pescoço.

> Sempre que houver suspeita de tumores ou infecções, esses são os exames de escolha, e não só para a ATM, mas para toda a face, da base do crânio à orofaringe.

A seguir serão apresentados, resumidamente, os tipos de exames e suas indicações para avaliação de pacientes com dores orofaciais (Fig. 11.1 a 11.9).

- **Periapicais** em suspeitas de doença dentária ou periodontal.
- **Panorâmicas** em todos os casos de investigação em dor. Seu objetivo é fazer uma avaliação esquelética inicial, incluindo dentes, bem como suas relações com os antros maxilares, com o canal mandibular e

com o forâmen mentual, e os maxilares, incluindo a região de colo mandibular e cabeça da mandíbula (côndilo).
- **Radiografias convencionais** para observação morfológica da área desejada do esqueleto facial ou de toda a face.
- **Tomografia computadorizada (TC)** da face, ou do segmento suspeito, em casos selecionados, para identificação de doença detectada clinicamente ou como auxiliar no planejamento cirúrgico. Em caso de suspeita de tumores craniofaciais é necessária avaliação completa do crânio e da face (da base do crânio à orofaringe). Este é um excelente exame e deve ser realizado com contraste para evidenciar os tecidos moles. De modo geral, deve preceder o exame de ressonância magnética.
- **Ressonância nuclear magnética (RNM)** da face, também quando há suspeita de neoplasias ou infecções dos tecidos moles. Pode ser uma opção à TC. No caso da ATM, é utilizada também para avaliar os tecidos moles dessa articulação, incluindo o disco articular. É indicada também no planejamento cirúrgico de doenças que afetam a ATM.
- **Cintilografia óssea** para mapeamento do esqueleto ósseo em suspeita de tumores, infecções crônicas ou atividade óssea.
- **Ultrassonografia** para exame dos tecidos moles orofaciais, como primeiro exame, incluindo glândulas salivares e músculos da mastigação, tanto na região da face como do pescoço, quando há suspeita de inflamação, infecção ou tumores. Entretanto, é limitada aos tecidos moles superficiais, exteriores aos maxilares.
- **Sialografia** para glândulas salivares.

EXAMES COMPLEMENTARES EM PACIENTES COM DOR OROFACIAL

Sempre serão utilizados a critério clínico, quando há suspeita de fatores sistêmicos ou que possam ser identificados por exames. Por exemplo, hemograma completo, coagulograma, exames reumatológicos, exames neurológicos especializados, exames microbiológicos. Em centros de dor ou serviços de Odontologia Hospitalar é comum a presença de pacientes com diversas doenças crônicas sistêmicas, alguns internados, e cuja dor orofacial pode ser manifestação dessas doenças. Nestes ca-

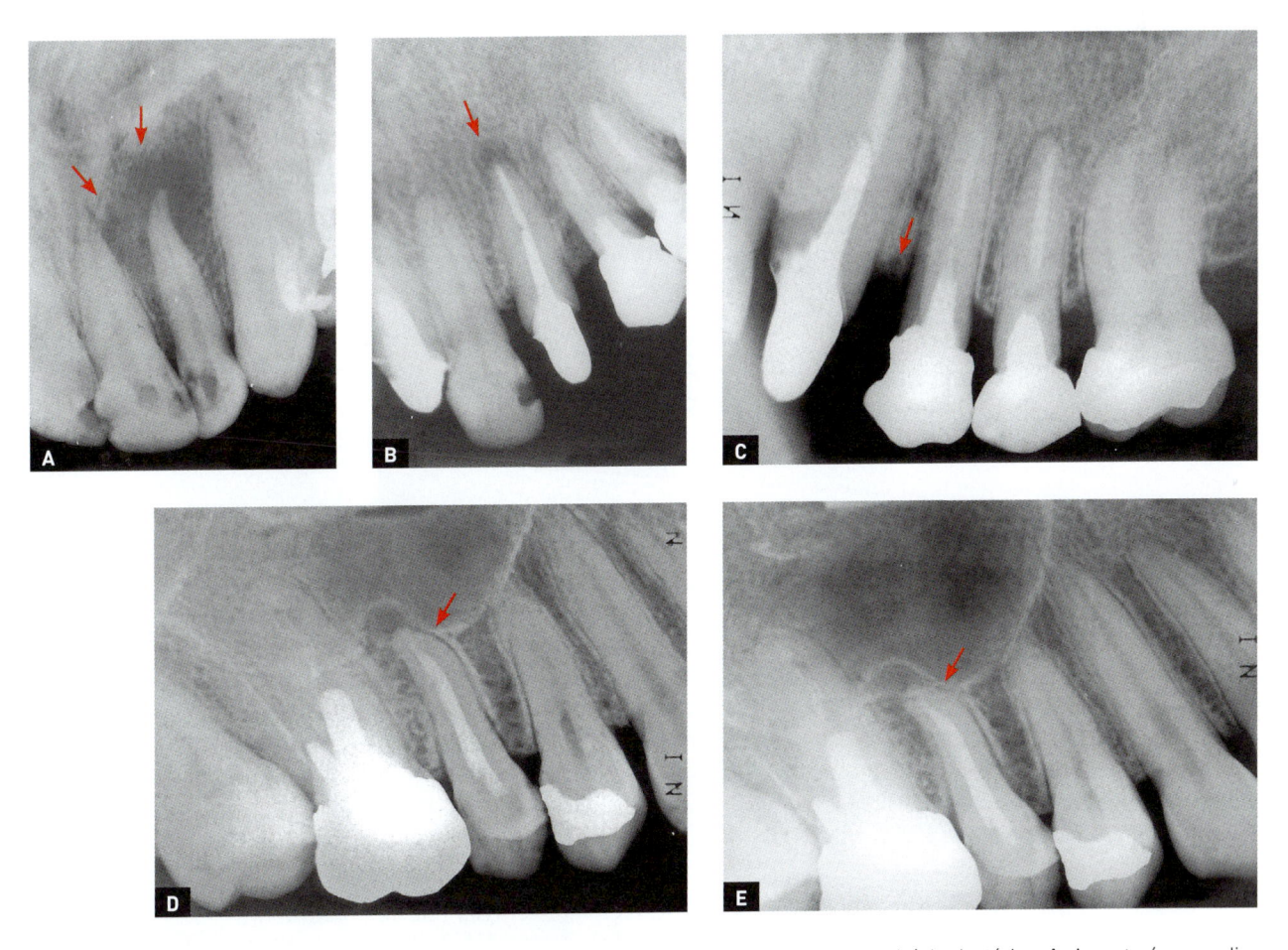

Figura 11.1. Radiografias periapicais. Permitem ótima visualização das estruturas alvéolo-dentárias. **A.** Aspecto ósseo radiolúcido difuso por infecção periapical. **B.** Lesão periapical crônica. **C.** Aspecto radiográfico de perda óssea alveolar por doença periodontal. **D.** Aspecto de lesão periapical. **E.** Que na verdade é o soalho do antro maxilar.

sos, é importante a comunicação com a equipe médica para discussão de condutas.

Pacientes com diabetes melito, doenças reumatológicas (p. ex., lúpus eritematoso sistêmico, fibromialgia, artrite reumatoide), doenças hematológicas (p. ex., anemia falciforme e leucemia) ou doenças neurológicas (p. ex., cefaleias primárias, distonias, doenças degenerativas) são exemplos de condições sistêmicas que podem afetar a boca, os dentes, a ATM, os músculos da mastigação e o próprio sistema nervoso periférico dessa região.

Outros exames especializados para a avaliação de pacientes com dor nem sempre estão disponíveis em qualquer serviço, sendo mais comuns nos centros multidisciplinares de dor ou de pesquisa sobre dor. Alguns exemplos são o potencial evocado, a *eletroneuromiografia* e os *testes sensitivos quantitativos* (QST).

Outro motivo para a realização de exames complementares é avaliação dos riscos médicos dos tratamentos odontológicos nesses pacientes. Quando isso ocorre, o planejamento é multidisciplinar, envolvendo tanto a equipe odontológica como a médica e, geralmente, a equipe de enfermagem.

AVALIAÇÃO DO RISCO MÉDICO EM PACIENTES COM DOR OROFACIAL

O risco médico envolvido nos procedimentos odontológicos deve alertar para a formação de profissionais especializados no atendimento de pacientes complexos.[1] A dor, além de ser um fenômeno complexo, afeta o indivíduo em seu todo, e pode ocorrer em pacientes com problemas sistêmicos de saúde. Neste caso, também é necessário avaliar o risco médico das intervenções, sejam medicamentosas, cirúrgicas ou odontológicas.

> "Respeitando o famoso axioma médico – *primum non nocere* – (primeiro, não causar dano), todos os procedimentos realizados nos pacientes e todas as prescrições a ele dadas, deverão ser precedidas pela consideração consciente do dentista, sobre o risco de um determinado procedimento. Avaliação do risco médico, pelo estabelecimento de um resumo formal dos riscos específicos que podem ocorrer em determinado paciente, assegura que continua autoavaliação seja realizada pelo clínico."[1]

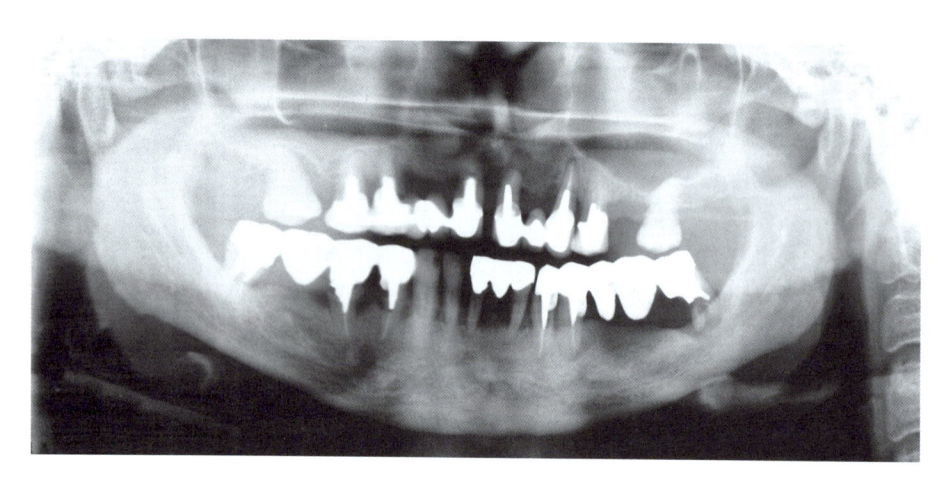

Figura 11.2. Radiografia panorâmica. Permite visualização do esqueleto facial. Observar côndilos, ramo e corpo mandibular e dentes; paciente com dor fortíssima e dor facial crônica, cuja causa era infecção odontogênica.

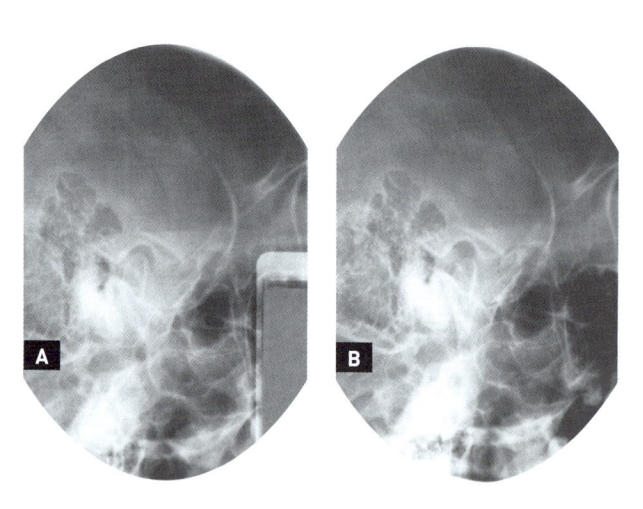

Figura 11.3. A. e **B.** Radiografia convencional da ATM. Incidência para a mastoide. Permite ver relativamente bem os contornos ósseos e a excursão do côndilo mandibular.

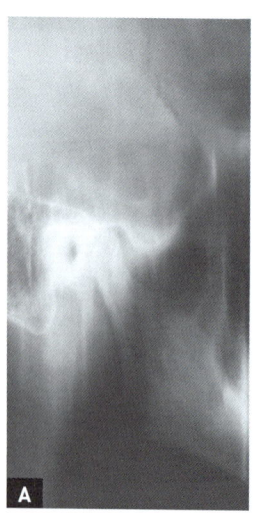

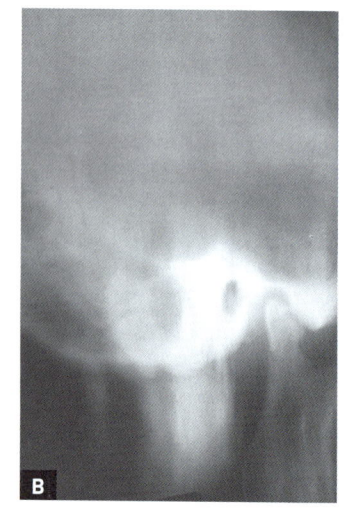

Figura 11.4. Planigrafia de ATM (tomografia linear). Processo degenerativo por artrose e limitação do movimento condilar. **A.** Boca fechada. **B.** Boca aberta.

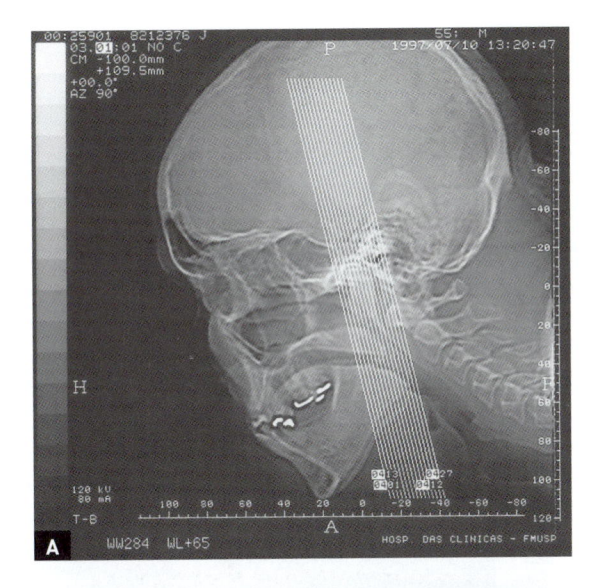

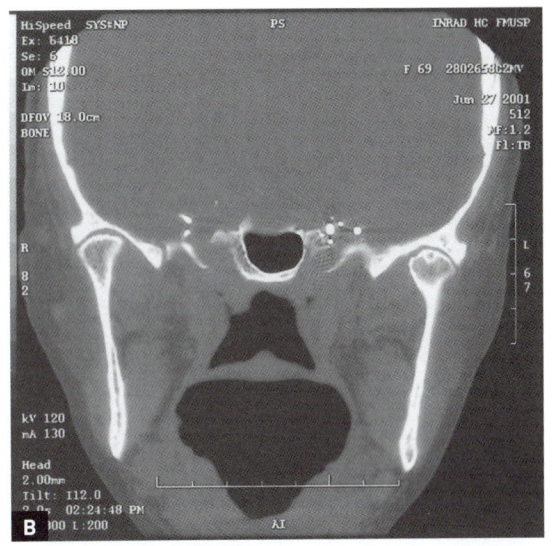

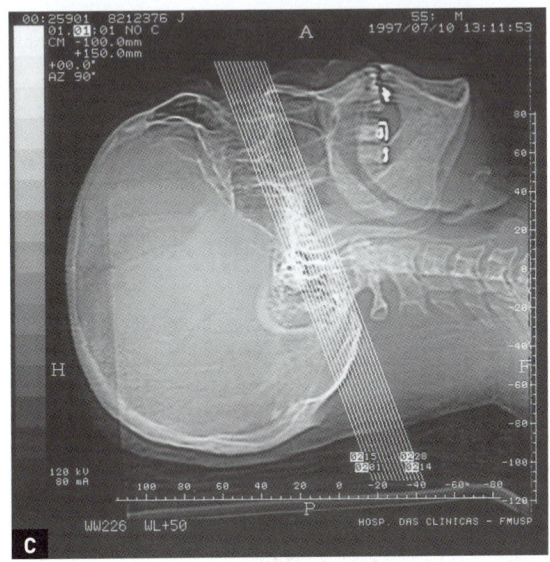

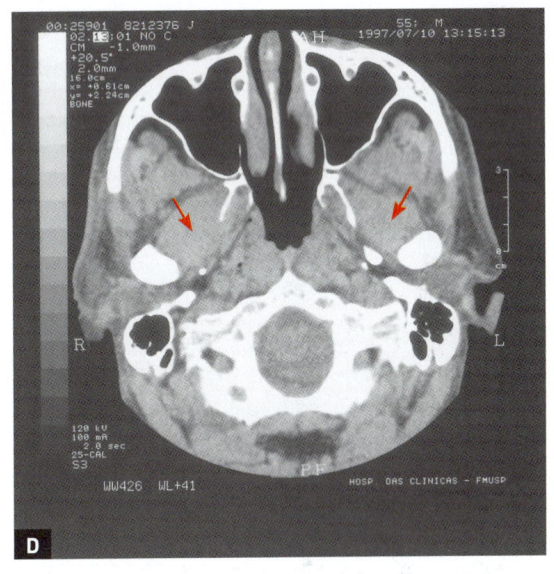

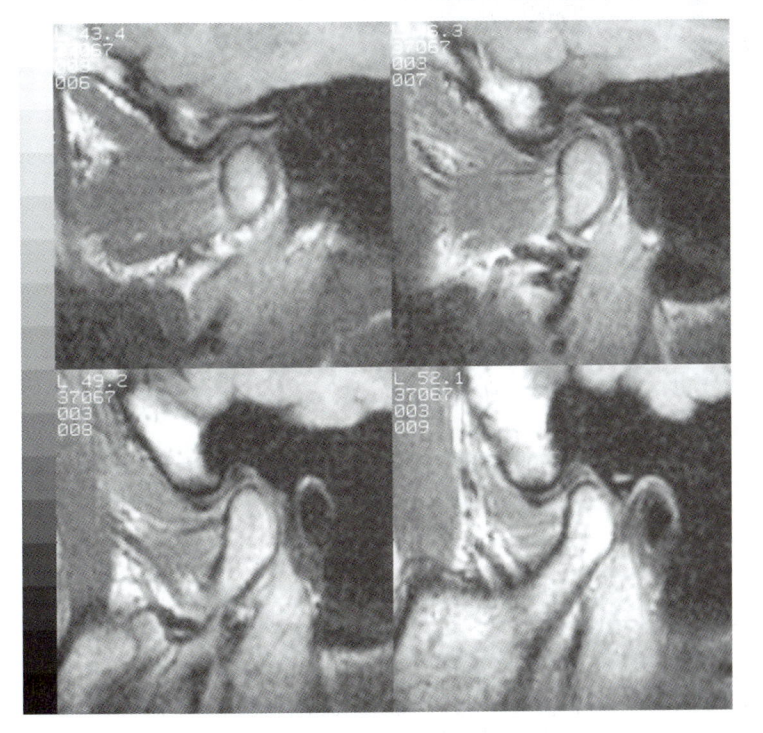

Figura 11.5. Tomografia computadorizada. **A.** TC em corte frontal. **B.** Um dos cortes sem contraste. **C.** TC em corte axial. **D.** Mesmo corte da figura anterior com contraste, onde podem ser observados os músculos pterigóideos externos (setas).

Figura 11.6. Imagem por ressonância nuclear magnética (RM) da ATM.

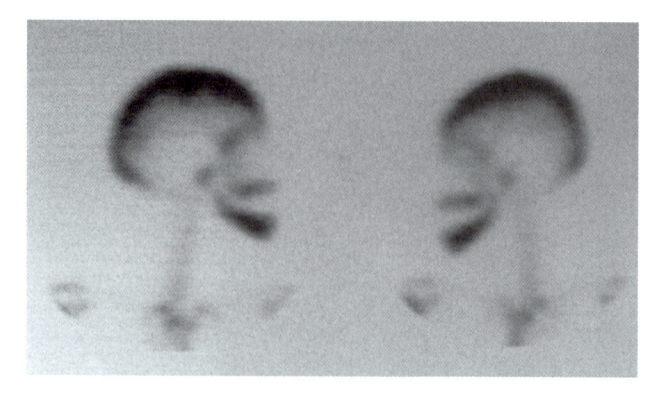

Figura 11.7. Cintilografia para mapeamento ósseo em paciente com suspeita de osteossarcoma.

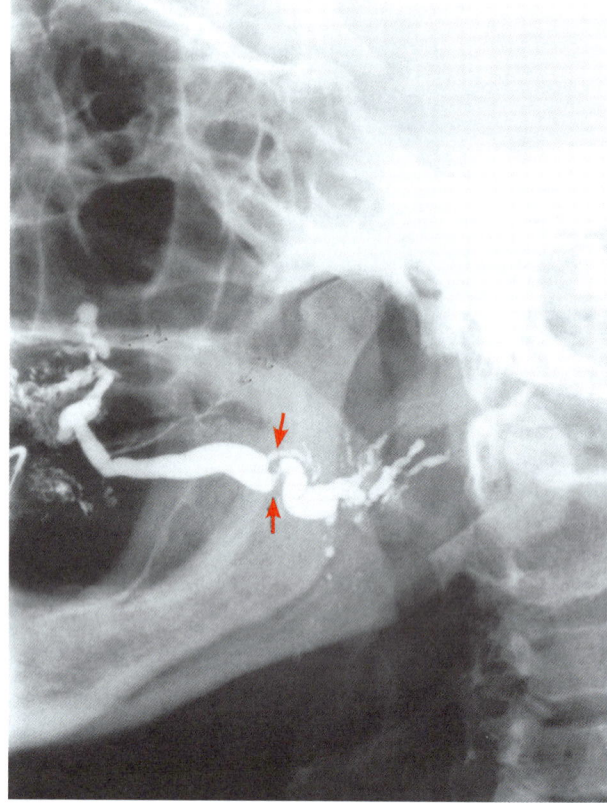

Figura 11.8. Sialografia de glândula parótida. A paciente apresenta sialolitíase por constrição do canal de Stenon (setas), provavelmente por compressão da prótese total.

A complexidade da dor orofacial deve ser estabelecida pela complexidade das doenças crônicas que o paciente apresenta,[25] bem como pela doença que causa a dor na face e seguir o modelo do Sistema Único de Saúde – SUS para os vários níveis de atendimento à saúde e complexidade.[6]

A dor pode ser o fator de desequilíbrio de um paciente com doenças crônicas, por isso deve ser sempre controlada. Quanto ao tratamento odontológico, deve-se avaliar a gravidade da doença sistêmica (Quadro 11.6) e da doença odontológica que está causando a dor. Tanto o uso de anestésico e de analgésicos anti-inflamatórios, como a extensão dos procedimentos odontológicos, dependerá desses fatores.

DOR OROFACIAL COMO SINAL DE URGÊNCIA / EMERGÊNCIA

Embora geralmente a dor possa ser sintoma de doenças benignas, existem ocasiões em que ela pode ser o alerta de doenças graves, algumas com risco iminente à vida, e que necessitam de identificação e atendimento o mais rápido possível. Deve chamar a atenção do clínico: dores persistentes; dores intensas abruptas, mesmo em pacientes com dores crônicas; dores diferentes das habituais; dores associadas a alterações neurológicas ou outras sinais ou sintomas de outras doenças, etc (Quadros 11.7 e 11.8).

Quadro 11.6. Esta é a classificação de uso internacional referente à gravidade do paciente quanto à sua condição sistêmica, e válida, embora com limitações, para avaliar o risco cirúrgico

CLASSIFICAÇÃO QUANTO À SAÚDE GERAL DO PACIENTE
P1 – Paciente saudável normal.
P2 – Paciente com doença sistêmica leve.
P3 – Paciente com doença sistêmica grave.
P4 – Paciente com doença sistêmica grave e que é uma ameaça constante à vida.
P5 – Paciente moribundo que não tem expectativa de vida sem cirurgia.
P6 – Paciente com morte cerebral declarada, cujos órgãos serão removidos para doação.

Fonte: American Society of Anesthesiologists.[25]

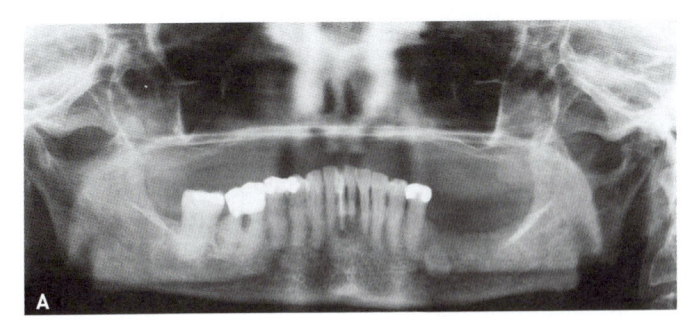

Figura 11.9. Sequência de radiografias de paciente com poliartrite, e história de dois anos com dor facial persistente que, após o tratamento, se mantém sem queixas de dor facial nos últimos 14 anos. Observe as alterações degenerativas (artrose) na ATM. **A.** Radiografia panorâmica mostrando a condição dentária da paciente. **B.** TC em corte axial mostrando a degeneração do côndilo (setas). **C.** TC em corte sagital da mesma região anterior. **D.** Cisto ósseo (seta).

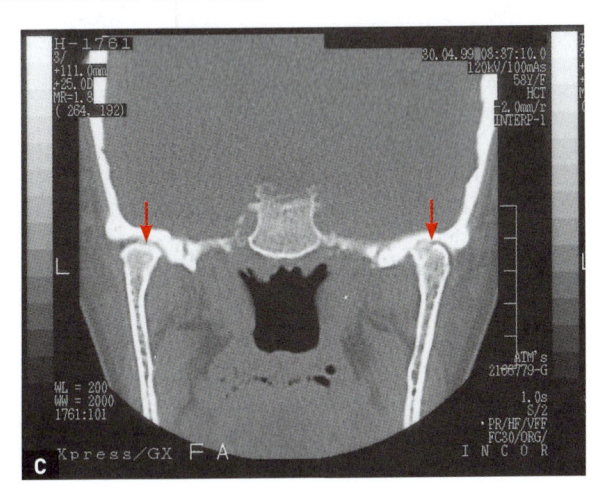

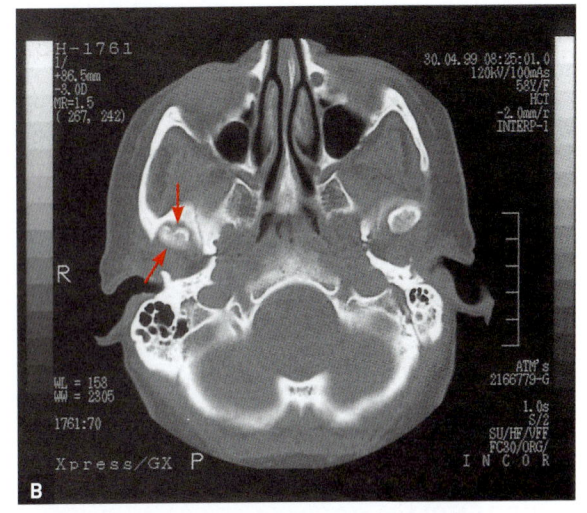

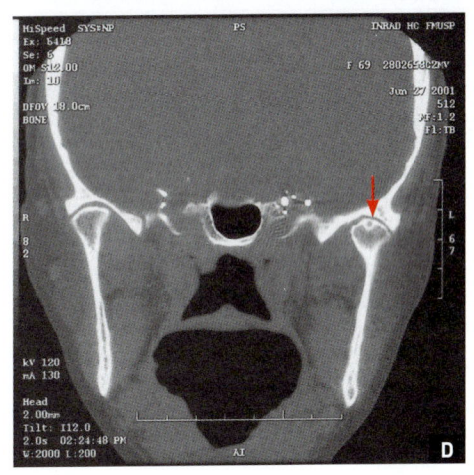

Quadro 11.7. Exemplos de queixas álgicas orofaciais que podem sinalizar situações de urgência, emergência ou risco potencial à vida (sugestão de classificação)

1. Dor que leva o paciente ao pronto-socorro médico
2. Dor que não preenche os critérios diagnósticos de entidades álgicas conhecidas
3. Dor súbita sem controle
4. Dor persistente ou refratária aos tratamentos convencionais
5. Dor com sinais neurológicos associados
    a. Dormência persistente ou progressiva (mucosa oral, gengiva, dentes, pele, etc.)
    b. Alterações sensitivas ou motoras dos nervos cranianos
6. Dor em pacientes com doenças sistêmicas crônicas ativas (p.ex.: anemia falciforme)
7. Dor com sinais ou sintomas neurovegetativos
    a. Náusea
    b. Vertigens
    c. Edema

Quadro 11.8. Doenças que podem se manifestar por dor orofacial súbita e intensa (sugestão de classificação)

1. Doenças que oferecem risco imediato à vida
    a. Infarto agudo do miocárdio
    b. Acidente vascular encefálico (AVE)
    c. Cefaleias secundárias
2. Doenças com risco potencial à vida
    a. Neoplasias de cabeça e pescoço, tórax ou abdome
3. Doenças com risco de complicações graves
    a. Lesão de coluna cervical
4. Doenças crônicas com manifestações orofaciais
    a. Leucemia
    b. Anemia falciforme
    c. Doenças reumatológicas
5. Doenças benignas crônicas com dor excruciante
    a. Cefaleia em salvas
    b. Neuralgia do Trigêmeo
    c. SUNCT

CONCLUSÃO

O diagnóstico de pacientes com queixas de dor nem sempre é tarefa fácil e imediata. Isso exige padronização de conduta e minuciosidade ao ouvir a narrativa do paciente. A queixa e os detalhes sobre a dor devem ser compreendidos e organizados de modo a orientar o diagnóstico. Atualmente estão disponíveis muitos exames de imagem e laboratoriais de todos os tipos, os quais poderão ser utilizados a critério clínico.

O objetivo final dos exames, além do diagnóstico, é compreender o nível de complexidade de cada caso e assim auxiliar no planejamento do tratamento do doente com dor orofacial.

A despeito de tanta tecnologia que nos presta grande auxílio, a experiência clínica ainda é o grande condutor da arte do diagnóstico.

REFERÊNCIAS

1. Glick M, Siegel MA, Brightman VJ. Evaluation of the dental diagnosis and medical risk assesment. In: Greenberg MS, Glick M, editors. Burket's oral medicine. 10th ed. Hamilton: BC Decker; 2003. p. 5-33.
2. Bouhassira D, Attal N, Fermanian J, Alchaar H, Gautron M, Masquelier E, et al. Development and validation of the neuropathic pain symptom inventory. Pain. 2004;108(3):248-57.
3. Araújo GM, Kosminsky M, Siqueira JTT, Vasconcelos BCE. Questionário simplificado para identificação de dores orofaciais associadas às disfunções temporomandibulares. Rev Dor. 2010;11(4):297-303.
4. Dworkin SF, LeResche L. Research diagnostic criteria for temporomandibular disorders: review, criteria, examinations and specifications, critique. J Craniomand Disord. 1992;6(4):301-55.
5. Siqueira SRDT, Teixeira MJ, Nóbrega JCM, Siqueira JTT. SUNCT syndrome associated with temporomandibular disorders: case report. Cranio. 2006;24(4):300-2.
6. Siqueira JTT. Dores mudas: as estranhas dores da boca. São Paulo: Artes Médicas; 2008.
7. Siqueira JTT, Ching LH, Nasri C, Siqueira SRDT, Teixeira MJ, Heir G, et al. Clinical study of patients with persistent orofacial pain. Arq Neuropsiquiatr. 2004;62(4):988-96.
8. Franco ACO, de Siqueira JT, Mansur AJ. Bilateral facial pain from cardiac origin. A case report. Br Dent J. 2005;198(11):679-80.
9. Franco ACO, Siqueira JTT, Mansur AJ. Dor cardíaca referida exclusivamente à face. JBA. 2005;5(18):11-14.
10. Franco ACO, Siqueira JTT, Mansur AJ. Facial pain of cardiac origin: a case report. Sao Paulo Med J. 2006;124(3):163-4.
11. Savioli C, Silva CAA, Lin HC, Campos LMMA, Prado FBG, Siqueira JTT. Características dentárias e faciais de pacientes com artrite idiopática juvenil. Rev Hosp Clin. 2004;59(3):93-8.
12. Nobrega JCM, Siqueira SRDT, Siqueira JTTS. Diferential diagnosis in atypical facial pain: a clinical study. Arq Neuro-Psiquiatr. 2007;65(2A):256-61.
13. Siqueira JTT, Teixeira MJ. Dor orofacial: diagnóstico, terapêutica e qualidade de vida. Curitiba: Maio; 2001.
14. Fabri G, Siqueira SRDT, Simione C, Nasri C, Teixeira MJ, Siqueira JTT. Refractory craniofacial pain: is there a role of periodontal disease as a comorbidity? Arq Neuropsiquiatr. 2009;67(2-8):474-9.
15. Siqueira JTT, Siqueira SRDT. Depressão e dor facial. In: Fráguas Júnior R, Figueiró JAB, Santos DM, organizadores. Depressão e dor. São Paulo: Atheneu. No prelo.
16. Jacobson SA, Folstein MF. Psychiatric perspectives on headache and facial pain. Otolaryngol Clin North Am. 2003;36(6):1187-200.
17. Oliveira SB, de Siqueira SR, Sanvovski AR, do Amaral LM, de Siqueira JT. Temporomandibular disorder in Brazilian patients: a preliminary study. J Clin Psychol Med Settings. 2008;15(4):338-43.
18. Castro AR, de Siqueira SR, Perissinotti DM, de Siqueira JT. Psychological evaluation and cope with trigeminal neuralgia and temporomandibular disorder. Arq Neuropsiquiatr. 2008;66(3B):716-9.
19. Galantier C. Benefícios da radiografia panorâmica em um hospital geral [monografia]. São Paulo: Universidade de São Paulo; 1999.
20. Okeson JP. Fundamentos de oclusão e desordens temporomandibulares. 2. ed. São Paulo: Artes Médicas; 1992.
21. Chilvalquer I, McDavid WD, Langlais RP, Chilvalquer LW, Nummikoski PV. A new technique for imaging the TMJ with a panoramic x-ray machine. Part I. Oral Surg Oral Med Oral Pathol Oral Radiol Endod. 1988;65(5):626-31.
22. Chilvalquer I, Prihoda T, McDavid WD, Langlais RP, Nummikoski PV, Chilvalquer LW, et al. A new technique for imaging the TMJ with a panoramic x-ray machine. Part II. Oral Surg Oral Med Oral Pathol Oral Radiol Endod. 1988;65(5):632-6.
23. Brooks SL, Brand JW, Gibbs SJ, Hollender L, Lurie AG, Omnell KA, et al. Imaging of the temporomandibular joint. Oral Surg Oral Med Oral Pathol Oral Radiol Endod. 1997;83(5):609-18.
24. JADA The president's conference on the examination, diagnosis and management of temporomandibular disorders. J Am Dent Assoc. 1983;106(1):75-9.
25. American Society of Anesthesiologists. ASA Physical Status Classification System [Internet]. Illinois: ASA; 2010 [capturado em 23 dez. 2010]. Disponível em: http://www.asahq.org/clinical/physicalstatus.htm.

PARTE 4 — Dor orofacial e saúde mental

CAPÍTULO 12

PROCEDIMENTOS PSICOTERÁPICOS NO TRATAMENTO DA DOR E ESTUDOS PSICOLÓGICOS SOBRE DORES OROFACIAIS

Dirce Maria Navas Perissinotti
João Augusto Figueiró

A dor, seja ela aguda ou crônica, acarreta incalculável sofrimento físico e psíquico, pois suas consequências incluem incapacidade temporária e/ou permanente em diferentes aspectos da vida do doente.

As intervenções psicológicas devem auxiliar na modulação da percepção do estímulo doloroso, inclusive do sistema supressor de dor, e habilitar o indivíduo para o seu melhor enfrentamento.

Na dor crônica, diferentemente da dor aguda, há relação inversamente proporcional entre fatores sensitivos e psicocomportamentais em função do tempo. Componentes nociceptivos, dor propriamente dita, sofrimento e comportamento doloroso são conceitos cunhados para facilitar a operacionalização do estudo da dor. Dor refere-se à percepção consciente do sinal nociceptivo.

A ansiedade surge, com frequência, como resultado da dor aguda, muito embora no processo de cronificação os estados dela decorrentes, como elevação dos índices de preocupação e focalização somática, aumentam a probabilidade de percepção da dor e da tensão muscular e atuam por meio de mecanismos de estresse.

No transtorno do pânico, parte da sintomatologia constitui-se de queixas dolorosas especialmente no tórax. Quanto maior o número de sintomas somáticos inexplicados, maior a morbidade psicológica, ou seja, aumento da incapacidade funcional, do uso do sistema de saúde, do uso de medicação e da constância de transtornos psiquiátricos.

O processo psicoterapêutico leva em consideração a compreensão dos ganhos secundários e do funcionamento psicológico do doente, acompanhado ou não da compreensão dos mecanismos de manutenção da dor e dos comportamentos dolorosos.

A utilização do método psicoterápico mais apropriado depende do diagnóstico psicológico e psicopatológico minucioso e específico, sendo de fundamental importância a habilitação do profissional para o desempenho na área, o que exige formação detalhada e específica; quando essa formação não está presente, há riscos de grave processo iatrogênico.

INTRODUÇÃO

A dor é constituída por componentes objetivos (discriminativos) e subjetivos (afetivos). Os componentes objetivos referem-se às condições de manifestação da nocicepção, e os subjetivos às condições individuais particulares associadas às representações mentais. Dessa associação resulta o modo particular de interpretar a situação dolorosa.

Uma lesão que se prolonga além do tempo necessário para sua cura produz sensibilização do sistema nervoso central (SNC), que, por sua vez, produz uma reação biopsicocomportamental.[1]

Na dor aguda os aspectos subjetivos e os fatores psicocomportamentais contribuem de forma mais discreta para a sua magnificação, enquanto na dor crônica os componentes psicocomportamentais, afetivo-emocionais, psicossociais, motivacionais e cognitivos têm a função de facilitar, exacerbar e produzir consequências devastadoras nos doentes. Na dor crônica, diferentemente da dor aguda, há relação inversamente proporcional entre fatores sensitivos e psicocomportamentais em função do tempo. Quanto mais se estende no tempo, mais os fatores sensitivos são substituídos pelos psicocomportamentais.

É uma expressão particular que envolve muitos fatores, evoca respostas físicas e emocionais que podem ser atenuadas, acentuadas ou perpetuadas pelas variáveis socioculturais e psíquicas dos indivíduos e por condições ambientais.[2]

Siqueira[3] refere que o fundamental na escolha do tratamento continua sendo o diagnóstico quando se trata de atendimento ao doente. E, quando falamos em dor, o diagnóstico em equipe interdisciplinar torna-se fundamental, de acordo com o que já foi exposto. Assim, desvendar os aspectos psicológicos que podem estar presentes e subjacentes à dor torna-se extremamente importante.

A partir de uma pesquisa realizada, Flor e colaboradores[4] revelam que pacientes sofredores de dor crônica submetidos a intervenções multidisciplinares apresentavam 75% de melhora quando comparados aos que seguiram tratamentos clássicos. Além disso, o tratamento em equipe multiprofissional se refletiu em mudanças de comportamento com retorno ao trabalho e redução da busca por sistemas de saúde.

O tratamento multiprofissional deve adaptar-se à natureza complexa da dor e implica na individualização de planos terapêuticos que frequentemente exigem a adoção de várias modalidades de intervenção.

A dor tem seu início em um processo traumático já ao irromper, pois envolve acometimento psíquico dependente da percepção, intensidade e experiência sentidas. Também se refere aos efeitos deixados pelo estresse psicofísico que o evento acarretou. Traumático, nesta situação, refere-se ao sentido psíquico, uma vez que se associa a emoção à sensação dolorosa.

A dor crônica é aquela que se estende além do tempo necessário para sua cura. O estado de prolongamento da doença leva o doente a queixas dolorosas. Vale ressaltar que a dor crônica, em certo sentido, é uma condição de vida. Contém amplitude enorme de conotações: as diretas, manifestadas pelos componentes objetivos; ou indiretas, pelos subjetivos. Há as condições mensuráveis, captadas pelos instrumentos técnicos de aferição e as atribuições simbólicas que cada doente introjetou em seu repertório vivencial e exprime em novo momento de sua vida. A cronicidade não se instala em um repente; obedece a um processo que deve ser compreendido como uma sequência de eventos, estados de um sistema, o qual se transforma, evolui. A dor crônica sempre obedece a um encadeamento de eventos sequenciais por um processo que confirma a ideia de ser, além de um estado doentio, uma condição de vida.

No contexto atual, os funcionamentos fisiológico e psíquico devem ser considerados como pares complementares, não existindo relação de exclusividade, ou físico ou psíquico. A transmissão neuronal implica em representação mental. Registra todas as informações obtidas do meio, "acumulando-as" na memória e colocando à disposição do indivíduo um repertório de recursos que permitem a solução mais adaptativa.

Engel[5] diz que "dor é uma sensação que surge quando os receptores são estimulados e é transmitida via fibras e trajetórias próprias até o tálamo onde é percebida e experienciada". O autor formula princípios gerais sobre dor crônica dizendo que o que é vivido e relatado como dor é um fenômeno físico e psicológico. Afirma que a dor não existe sem a operação de mecanismos psíquicos que agem como suporte de qualidades psíquicas, identificáveis, as quais permitem sua percepção. Não há dor sem a participação do SNC, entretanto, o desenvolvimento da dor inicia-se com impulsos captados nos receptores periféricos, que compõem o sistema nociceptivo e são úteis para a proteção do organismo em seu todo.

Originalmente, dor como experiência psíquica é tão somente uma organização reflexa de ordem filo e ontogenética.[5]

Melzack e Wall,[6] em sua "teoria de comporta", integram vários aspectos dos conceitos atuais para a compreensão dessa experiência. São eles: a) o alto grau de especialização fisiológica das unidades das fibras, dos receptores e das vias nociceptivas no sistema nervoso; b) o papel dos modelos temporais e espaciais na transmissão da informação no sistema nervoso; c) a influência dos processos psicológicos na percepção e resposta à dor; d) o fenômeno clínico da somação temporoespacial, e expansão da área sensibilizada pela dor. A teoria da comporta também sugere que processos psicológicos – assim como experiências passadas –, atenção e emoção devem influir na percepção e resposta à dor agindo no mecanismo de comporta espinal. Algumas dessas atividades psicológicas abrem a comporta e outras a fecham. Consideram que, em alguns casos, a mera verbalização assegura o término do encarceramento do processo doloroso e propicia o alívio total da dor. Portanto, a presença da dor pode ser determinada por necessidades psicológicas pessoais fortes. Esse modelo sugere que a ocorrência de dor é modificada por processos psicológicos que agem no sistema de comporta.

Damásio[7] especifica que a dor não pode ser considerada somente como uma emoção e divide-a em sensação dolorosa e emoção de dor. Segundo o autor, apesar de vários componentes, o produto comportamental de cada momento é um todo integrado, uma fusão de contribuições não diferente da fusão polifônica de uma execução de música orquestral. Alerta que o fundamental é a concorrência no tempo e do que disso emerge. As emoções, assim, não estão especificadas em nenhum lugar localizável no corpo, mas em todo o organismo. O que significa que o organismo compromete-se diante da condição de dor crônica.

Os fatores facilitadores da cronicidade são também os relativos à estruturação da personalidade e se traduzem nas condições pré-mórbidas. As condições de comorbidade, como as características situacionais que circundam a eclosão do sintoma doloroso, apresentam-se muitas vezes como propiciadores de manifestações mais magnificadas. E, ainda, as condições concorrentes, secundárias e paralelas à situação de dor no sentido amplo, biopsicossocial, também, são responsáveis por muitas agravações dolorosas.

Componentes nociceptivos, dor propriamente dita, sofrimento e comportamento doloroso são conceitos cunhados para facilitar a operacionalização do estudo da dor. Nocicepção refere-se ao mecanismo pelo qual o dano tecidual, mecânico, térmico ou químico, ao excitar um nervo, dá início ao processo que conduz a informação nociceptiva através do sistema nervoso. Dor refere-se à percepção consciente do sinal nociceptivo. Sofrimento faz alusão aos muitos modos e significados particulares, únicos, históricos, autobiográficos e idiossincrásicos, descritos individualmente para qualificar a sensação nociceptiva e/ou dolorosa. Já comportamento doloroso descreve os sinais que indicam para um observador os sintomas da dor. Sofrimento e comportamento doloroso podem manter-se mesmo na ausência da nocicepção.[8]

DOR E DOENÇA PSIQUIÁTRICA

Verificamos que são três as categorias de associação entre dor e doença psiquiátrica:

a. dor secundária a quadro psicopatológico ou à condição psicológica;
b. condições psicológicas e/ou quadros psicopatológicos secundários à dor;
c. comorbidade (doença física e mental concomitante, sem relação de causa e efeito).

Diante disso, pode-se afirmar que a dor psicogênica não existe, pois os componentes psicogênicos isolados não se traduzem em quadro doloroso propriamente dito. Conforme os critérios da *Classificação Internacional das Doenças (CID-10)*,[9] e mesmo do Manual Diagnóstico e Estatístico de Transtornos Mentais (DSM-IV),[10] alguns quadros psicopatológicos trazem em seus sintomas a dor.

Portanto, é importante a investigação da possível existência de morbidade associada com transtornos psicopatológicos nesses doentes, para que o esquema psicoterápico possa atender às necessidades específicas de cada doente. Tyrer e colaboradores,[11] por exemplo, encontram prevalência de 32% de transtornos psiquiátricos em doentes com dor. Dor é um sintoma frequente em doentes com transtornos de ansiedade, do humor e somatoformes.

Extremamente comum em doentes com dor crônica, porém, é a relação entre essas duas condições, embora ainda marcada de muita controvérsia, uma vez que em doentes com depressão são comuns os sintomas físicos e cerca de 60% desses indivíduos relatam sintomas dolorosos, como cefaleia, lombalgia, dor torácica e musculoesquelética. Em alguns estudos, a vulnerabilidade a transtornos afetivos em doentes com dor crônica também é apoiada por marcadores biológicos, como diminuição da latência da fase REM (movimentos rápidos dos olhos) do sono, diminuição da melatonina plasmática, diminuição da ligação de H3-imipramina a plaquetas.

> A depressão não é somente uma condição mórbida associada, mas interage com a dor crônica aumentando sua morbidade e mortalidade.

Os quadros descritos adiante (de acordo com a CID-10) mostram em quais situações os sintomas dolorosos podem estar presentes (Quadro 12.1).[9]

Quadro 12.1. Quadros descritos pela Classificação Internacional de Doenças nos quais os sintomas dolorosos podem estar presentes

F32.01	Episódio depressivo com sintomas somáticos;
F33.01	Transtorno depressivo recorrente com sintomas somáticos;
F41.0	Transtorno do pânico;
F41.1	Transtorno de ansiedade generalizada;
F41.2	Transtorno misto de ansiedade e depressão;
F43.2	Transtornos de ajustamento;
F44	Transtornos dissociativos;
F45	Transtornos somatoformes;
F52.5	Vaginismo não orgânico;
F52.6	Dispareunia não orgânica;
F55.2	Abuso de substâncias que não produzem dependência (analgésicos);
F68.0	Elaboração de sintomas físicos por razões psicológicas;
F68.1	Produção intencional ou invenção de sintomas ou incapacidades físicas ou psicológicas (transtorno factício).

Os transtornos do sono e os transtornos da sexualidade secundários à dor também são observados na prática clínica, porém não são descritos diretamente pela CID-10.

Na literatura médica, a utilização do *Manual Diagnóstico e Estatístico de Transtornos Mentais – DSM-IV*[10] predomina. Os principais diagnósticos psiquiátricos do Eixo I do DSM-IV, ou seja, doenças mentais, considerados no doente com dor são: transtornos do humor, de ansiedade, somatoformes, do sono, simulação, transtorno factício, psicoses e transtornos relacionados ao uso de substâncias. Também são relevantes os diagnósticos do Eixo II, ou seja, distúrbios do desenvolvimento da personalidade, relativos aos transtornos de personalidade, e do Eixo IV, ou seja, más adaptações para os relacionamentos sociopsicoculturais – transtornos psicossociais – pela sua prevalência em nosso meio.

Clinicamente, o doente com dor crônica e depressão relata maior intensidade dolorosa, tem menor capacidade de controle de sua vida, maior uso de estratégias passivas e evitáveis de enfrentamento, maior interferência nas atividades de vida diária causada pela dor e mais comportamentos dolorosos doentios.[12] Deste modo, a depressão deve ser tratada de modo apropriado e não simplesmente entendida como o resultado do sofrimento decorrente da cronicidade do sintoma doloroso devendo, para tanto, ser feitos a adequada avaliação psicológica e exame psiquiátrico.

A ansiedade surge, com frequência, como resultado da dor aguda, muito embora no processo de cronicidade os estados decorrentes, como elevação dos índices de preocupação e focalização somática, aumentem a probabilidade de percepção da dor, da tensão muscular e atuem por meio de mecanismos de estresse. No transtorno do pânico, parte da sintomatologia constitui-se de queixas dolorosas especialmente no tórax, por exemplo, dor no peito. Segundo o perfil psicodinâmico de cada doente, existe tendência ao exagero no autor-relato da intensidade dolorosa. O característico dos transtornos somatoformes é a apresentação dos sintomas mentais por meio de manifestações físicas, como o transtorno conversivo, o transtorno de somatização, o transtorno doloroso e a hipocondria. Com relação à dor, é importante a evidência de fatores emocionais ou psicológicos levando à condição dolorosa e a ausência ou insuficiência da doença orgânica para explicar a gravidade do quadro doloroso.

No DSM-IV, o diagnóstico do transtorno doloroso exige a presença de dor como razão principal para avaliação. Ademais, ela deve causar sofrimento e incapacidade funcional significativos – fatores psicológicos também desempenham papel importante na sua determinação, e não deve ser resultado de outro transtorno mental, como o factício, transtorno do humor ou de ansiedade.[13-15] Esses diagnósticos, apesar de sua elevada prevalência, ainda são pouco utilizados por psicólogos e psiquiatras. Espera-se um aumento no seu uso, embora mantenham o dualismo psíquico e físico.

Por outro lado, a somatização é um processo psicofisiológico que envolve a percepção como sintoma de manifestações somáticas fisiológicas. Uma vez percebido, o indivíduo atribui a uma causa que pode ser determinada como problema de saúde hipervalorizando a percepção. A reação poderá incluir consultar um profissional de saúde mental. É um fenômeno muito comum e manifesto ao longo de um espectro de gravidade no qual sintomas – e não doenças – são a causa mais comum de consultas médicas e nunca determinada para um percentual significativo de sintomas. Quanto maior o número de sintomas somáticos inexplicados, maior a morbidade (aumento da incapacidade funcional, do uso do sistema de saúde, do uso de medicação e da frequência de transtornos psiquiátricos).

A queixa de conteúdo físico, como expressão verbal do conteúdo psíquico, emerge e é modulada por vários fatores internos e externos ao doente. Estes fatores são principalmente estressores agudos de vida, transtornos médicos e psiquiátricos, respostas socioculturais e reforçadores ambientais. As forças ambientais, o estigma social relativo aos transtornos psiquiátricos, a confiança dos médicos no paradigma biomédico predispõem e reforçam a somatização como forma de apresentação do sofrimento no contexto ambulatorial e hospitalar. Porém, o uso de queixas físicas como forma de manifestação de sofrimento psíquico se relaciona, antes de tudo, com padrões socioculturais de comunicação e linguagem.

A estruturação da subjetividade do indivíduo, os pressupostos de entendimento social quanto à forma de manifestação da dor e da tristeza e a maneira como quaisquer sociedades constroem seu sistema de valores e de ideologia, determinam um maior ou menor grau de queixas (somáticas), sem que possamos falar, necessariamente, em doença.

Segundo o DSM-IV,[10] nos transtornos de somatização há necessidade de pelo menos quatro sintomas dolorosos relacionados a pelo menos quatro locais ou funções diferentes. Apesar de sua frequência, o diagnóstico de transtorno de somatização é raramente utilizado em doentes com dor crônica. Devemos estar atentos, pois transtornos afetivos e transtornos de ansiedade são também muito comuns em doentes com sintomas de somatização. Por outro lado, o transtorno de somatização pode ser efetivamente tratado, se os componentes do processo forem abordados de forma individual e integrada, e se tratamentos racionais são propostos como psicoterapia principalmente de caráter grupal, *biofeedback*, psicofármacos, evitando-se iatrogenias diagnósticas e terapêuticas.[12]

Observa-se também que há aumento significativo da frequência e do uso de substâncias psicoativas, medicações e drogas – inclusive o álcool –, e consequentes transtornos na população de doentes com dor crônica. A maioria ocorre em doentes com história prévia de dependência. Porém, há maior risco de abuso durante o tratamento da dor, quando, por exemplo, o doente desenvolve pela primeira vez um transtorno relacionado ao uso de substâncias (geralmente envolvendo prescrições medicamentosas), e a equipe médica, na maioria das vezes objetivando o alívio da dor, desconsidera a história de adição ou propensão.[12] Tal ciclo – dor, medicação prescrita e posterior alívio – funciona como um reforço, estimulando e retroalimentando o uso inadequado de medicamentos. Portanto, o monitoramento cuidadoso da prescrição é essencial para se evitar o mau uso desses medicamentos. Estudos consultados apresentam problemas metodológicos importantes relativos aos termos utilizados pelos doentes e concomitantemente ao relato do uso. Os abusadores têm anormalidades na percepção e na tolerância à dor. Assim, a cocaína aumenta a sensibilidade ao estímulo e a intoxicação alcoólica acarreta diminuição da percepção dolorosa. Estes transtornos são facilmente encontrados na prática clínica se os clínicos deterem-se na exploração cautelosa e detalhada da anamnese e antecedentes.

SINTOMAS PSICOLÓGICOS E DOR

O diagnóstico de situações psicopatológicas anteriormente descrito é um dos objetivos. No cotidiano há grande preocupação dos colegas de outras áreas da saúde, que trabalham com doentes de dor crônica, em saber quais os critérios mínimos que identificam condições, síndromes ou transtornos psicológicos e psicopatológicos, para que haja o devido encaminhamento.

Em geral, vivemos situações para as quais encontramos uma série de respostas, pois desenvolvemos, diante de inúmeras aprendizagens e experiências passadas, mecanismos adaptativos. Assim, adotar um comportamento é adotar uma solução, seja ela eficaz ou ineficaz. Para uma dada situação, a demanda é por um padrão qualitativo de resposta que se conclui após um tempo, o que requer o julgamento valorativo dependente de uma série de critérios internos e ambientais. Problemas da existência levam à premência de encontrar solução.

A tendência à adaptação é um conceito derivado das teorias de Cannon e Dubos[16-19] e que construíram as noções de respostas adaptadas. Assim, uma resposta ou um comportamento adaptado é aquele que diante de um resultado útil despende o menor gasto de energia psíquica. Caso haja grande dispêndio de energia psíquica ou o resultado não for útil, o organismo encontra-se em crise. A adaptação estará sempre dirigida à busca de uma solução. Quanto mais adaptada* a resposta, maior a satisfação interna. Portanto, uma resposta adaptada é aquela que resolve o problema; deve ser internamente gratificante, não deve gerar outro conflito interno nem gerar conflitos com o ambiente.

O objetivo é buscar melhores índices de adaptação à situação-problema, que, em nosso caso, equacionam-se entre dor, condições psicodinâmicas, produtivas, psicossociais, afetivas, entre outras. Portanto, a adaptação do conjunto de respostas do organismo vivo, em vários momentos, a situações que o modificam, deve manter a organização mínima compatível com a vida.

Uma resposta adaptada eficaz é aquela que resolve a dificuldade, dá prazer e mantém a autoestima sem provocar conflito interno, atritos legais e culturais.[16] A crise psicológica ocorre como o produto de ganho ou perda (mesmo a expectativa) de um objeto ou situação de vida, resultando em brusco aumento ou redução do espaço vital.

Algumas variáveis psicológicas auxiliam no diagnóstico, especialmente na clínica médica, quando há situações de crise e respostas adaptadas pouco eficazes ou ineficazes. A identificação dessas variáveis não significa necessariamente a identificação de situação psicopatológica ou de conflito psicológico, mas sim como um auxiliar na condução do encaminhamento ao psicólogo ou psiquiatra para diagnóstico especializado.

Eis algumas variáveis psicológicas facilitadoras de respostas do tipo pouco/pouquíssimo adaptadas:

a. história de doença psiquiátrica anterior;
b. alteração do nível de atividade produtiva pré-mórbida;
c. disfunção cognitiva (ainda que discreta);
d. exposição à contingências mal adaptativas de recompensa;
e. trauma psíquico pré-mórbido com qualidade de estressor moderado (ou elevado);
f. doença incapacitante temporária ou permanente prévia.

Na atualidade, existem alguns trabalhos que descrevem procedimentos não farmacológicos para o alívio da dor, mas longe estão de serem considerados unânimes. Entretanto trabalhos estão sendo desenvolvidos no momento com o objetivo de precisar as melhores condutas.

As condutas não farmacológicas, psicoterápicas, em hipótese alguma devem ser vistas como aquelas que viriam a substituir as condutas farmacológicas; uma conduta deve complementar a outra. Assim, uma conduta psicoterápica, dependendo do diagnóstico psicológico, seria beneficiada pela farmacoterápica e, em consequência, como mais habitualmente se vê, a conduta farmacológica seria suplementada pela psicoterápica.

É sabido, no entanto, que as condutas psicoterápicas apresentam indicação própria e sempre relativa ao diagnóstico psicológico, ou seja, às condições psicopatológicas, condições da dinâmica da personalidade, afetivo-emocionais e relacionais. Assim, os procedimentos não farmacológicos para o tratamento da dor não obedecem ao diagnóstico fisiopatológico desta, mas à esfera psicodinâmica e psicocomportamental. Deste modo, toda conduta psicoterápica deve ser determinada por profissional experimentado na área.

No cotidiano daqueles que trabalham com pacientes com dor, há grande preocupação em saber quais os critérios mínimos que identifiquem condições, síndromes ou transtornos psicológicos e psicopatológicos, para que haja o devido encaminhamento ao tratamento psicoterápico.

---

* Uma resposta comportamental adaptada nunca é conceitualmente adequada ou inadequada. As respostas comportamentais são adaptadas, pouco adaptadas ou desadaptadas. A adequação de uma resposta é considerada como decorrente de valores morais. Teoricamente não podemos nos utilizar da condição moral como parâmetro de classificação para o comportamento. Deixamos isto para a teologia.

PSICOTERAPIA

A psicoterapia, por definição, é um método de tratamento para problemas afetivo-emocionais, psicocomportamentais e problemas de relacionamento interpessoal que ocorrem através de meios psicológicos.

> Vale ressaltar que tratamentos psicoterápicos não são inócuos, embora possam parecer, pois envolvem, além de modificação neuroplástica, tomada de atitudes e revivência de conteúdos mnêmicos que, se não bem manejados, podem induzir o doente a graves problemas éticos e legais, além de agravar sintomas da condição dolorosa.

De tal modo, os procedimentos interpretativos ou de intervenções adotados na psicoterapia devem ser criteriosamente calculados, o que no geral se nomeia como "cálculo da clínica", de maneira que o profissional que trabalha com psicoterapia seja responsável pelas consequências das condutas terapêuticas. Não se pode dizer "qualquer coisa" a "qualquer hora". O "ato da fala" em um tratamento psicoterápico tem implicações que alteram somática e psiquicamente todo o panorama de vida do doente. Afinal, é exatamente para isso que o doente busca o tratamento psicoterápico. O instrumento principal das condutas psicoterapêuticas é o contexto no qual o psicoterapeuta fala e o contexto que o doente pôde ou não ouvir/assimilar.

Os meios psicológicos são conceituados como os processos mentais que constituem a vida psíquica e que têm sua sustentação incontestável na atividade cerebral.

A vida psíquica não é do cérebro, mas sim da pessoa, pois envolve pelo menos quatro instâncias: o corporal, o psicológico, o familiar e o social, nos quais se constituirá um campo de vivências que traduzem o viver daquele ser. Assim, as funções e os processos mentais devem ser avaliados de forma adequada para que possamos criteriosamente utilizar a psicoterapia.[20] Humor, afetividade, emoções e sentimentos são tecnicamente considerados como qualidades, embora incluídas no panorama dos processos mentais, mas não como funções ou atividades psíquicas. Afetividade, sentimento ou emoção referem-se às características das qualidades das vivências, ou seja, o modo idiossincrásico da representação da realidade.[20]

O tratamento psicoterápico, que é uma das modalidades do tratamento psicológico,* visa, portanto, remover ou modificar, retardar o aparecimento, corrigir padrões disfuncionais de relações interpessoais e promover o desenvolvimento da personalidade e de sintomas existentes. Buscar as respostas mais adaptadas é tarefa das psicoterapias. Tais procedimentos agem sobre o funcionamento neuronal, sobre as sinapses e redes neurais; além disso, a psicoterapia modifica a atividade cerebral sob efeito da longa aprendizagem exploratória prolongada.[20-22] A psicoterapia utiliza-se da comunicação verbal como principal estratégia em todas as formas de abordagens, mesmo as chamadas terapias corporais.

A relação psicoterapêutica tem por finalidade influenciar o doente e fazer com que modifique emoções, pensamentos, atitudes e comportamentos considerados como desadaptativos. A literatura sugere a existência de 400 tipos de abordagens psicoterápicas.[23]

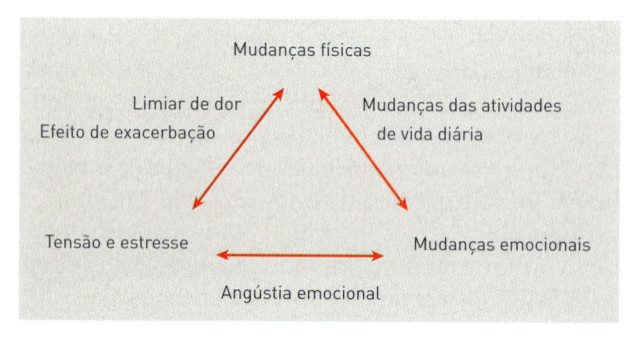

Figura 12.1. Relações psicofísicas na dor. No estágio crônico da dor observa-se que o comportamento doloroso torna-se o objeto de intervenção em alguns casos, pois o próprio estado de cronificação dificulta, e às vezes até impede, a reabilitação.

Com objetivo elucidativo e não formativo, passaremos a descrever o conjunto das principais linhas psicoterápicas atuais, o qual é bastante complexo, já que cada qual tem sua construção e argumentação teórica intrínseca coerente. Algumas mais relacionadas ao conceito teórico-formal científico e outras fruto da praxia.

Seis orientações distintas se destacam:

1. Psicodinâmica-analítica
2. Cognitivo-comportamental
3. Humanística
4. Sistêmico-relacional
5. Biofuncional-corporal
6. Apoio breve

No primeiro agrupamento, o psicodinâmico-analítico, incluem-se as quatro linhas psicoterápicas tradicionais:

a. a psicanálise clássica freudiana;
b. a psicanálise neofreudiana, cujos representantes mais atuais são: Erikson, Kohut, Fromm, Klein, Horney, Maher-Kerenberg, Winnicott, Hartmann, Jacobson, Spitz, Lacan, entre outros autores;
c. a psicologia analítica, de Jung, destacando-se na atualidade Hillmann Neumann;
d. a psicologia individual, de Adler, sendo seguido mais recentemente por Sullivan, Bion, Ansbacher, Dreikurs.

---

* Pode-se incluir aqui as orientações psicológicas e os procedimentos psicoeducativos.

Em um segundo grupo, o da terapia cognitivo-comportamental, em que as quatro aproximações mais conhecidas são:

a. a RET: terapia racional emotiva, de Albert Ellis;
b. a AT: análise transacional, de Erick Berne;
c. a terapia de modificação do comportamento, de Skinner, destacando-se contemporaneamente Eysenck, Wolpe, Lazarus, Bandura, Mahoney, entre outros;
d. a terapia do *biofeedback* (exercida com o auxílio de aparelhagem eletrônica), na atualidade com Andrasik, Andreassi, Arena, Blanchar, Basmajian, Cohen, Lubar.

Uma terceira orientação é a humanística, que se baseia na teoria fenomenológica e apresenta quatro subdivisões principais:

a. a terapia existencial e a antropanálise, nas quais se destacam Laing, May, Yalom, Binswanger, Frankl, Buber, Boss, Bugental;
b. a terapia centrada na pessoa, de Carl Rogers, seguido na atualidade por Carlkhuff, Maslow, Jourad, Gendlin;
c. a terapia da *gestalt*, com Perls, Fromm e mais recentemente com Simkin, Polster;
d. a reintegração primária, de A. Yanov.

No quarto grupo, o sistêmico-relacional, dirigido principalmente à terapia de casais e familiar, encontramos mais quatro subdivisões fundamentais:

a. modelo sistêmico cibernético, originalmente com Bateson e seguido por Halley e Watzlawick;
b. modelo intrassistêmico aberto, de Minuchin;
c. modelo formativo existencial, com Bowen, Bosromenyi e Nagy, Whitaker, Satir;
d. psicodrama sociométrico, criado por Moreno e contemporaneamente por Ancelin-Schutzenberger.

No quinto agrupamento, o biofuncional-corporal, encontramos mais quatro tendências:

a. a vegetoterapia, de Wilhelm Reich;
b. a terapia bionergética, de A. Lowen;
c. a integração da postura, também denominada Rolfing, de I. Rolf;
d. as terapias sexuais, iniciadas por Master e Johnson, seguidos por Kaplan e Abraham.

Quanto ao sexto grupo, finalmente, aquele definido como de terapias de apoio breve, podemos dar algumas indicações acerca de:

a. treino de relaxamento (*relax training*), com Schultz, Jacobson, Desoile e Sapir;
b. a terapia do movimento, com Feldenkreis e Alexander;
c. a hipnoterapia e programação neurolinguística (PNL), com Erikson, Rossi, Blander e Grinder;
d. as técnicas microtranscendentais, como psicossíntese, dinâmica mental, ondas alfa, no geral, oriundas de técnicas de meditação oriental como zen-budismo, ioga, meditação e *tai chi chuan*, entre outras.

Salienta-se que as maiorias dos caminhos psicoterapêuticos alinhados preveem tanto sessões individuais quanto grupais, uma vez que as técnicas de aplicações dos diferentes métodos terapêuticos são adaptáveis a essas situações distintas.

A descrição das linhas psicoterapêuticas e a complexidade teórica e metodológica de diversas escolas de psicoterapia para o momento se tornaria extenuante; deste modo, com o objetivo de guiar o leitor, será relatado a seguir um sumário de alguns dos conceitos básicos que as distinguem.

ABORDAGEM PSICODINÂMICO-ANALÍTICA

As psicoterapias de base psicanalítica utilizam-se do método e do procedimento de investigação dos conteúdos mentais propostos pela psicanálise, ou seja, do conjunto de teorias psicológicas sobre o funcionamento mental, a formação da personalidade e os aspectos de caráter. Da mesma forma, baseiam-se no princípio de que a maneira como as pessoas interpretam suas experiências determina como elas se comportam.

Postula que experiências traumáticas, sejam de primeira infância ou não, determinariam os conflitos atuais e seu produto geraria dificuldades tanto na esfera relacional como induziria a que sintomas somáticos fossem agravados como substitutos de angústia manifesta. A angústia veiculada pelos sintomas somáticos teria função defensiva da estrutura psíquica e estaria a serviço da manutenção da estabilidade psíquica. Por meio da interpretação de conteúdos inconscientes, a pessoa tomaria consciência da "compulsão para repetir", ou seja, uma espécie de coação interna que se imporia ao indivíduo e manteria a mesmice no modo de lidar com situações não adaptadas, inclusive os sintomas orgânicos, mesmo os mais desagradáveis, inclusive os dolorosos. As defesas e as resistências contra a mudança seriam modos de manter alguma estabilidade no habitual sistema de funcionamento da psique e são analisadas e comparadas em vista de uma reestruturação intrapsíquica. Enquanto os seguidores de Freud concentraram-se no desenvolvimento teórico da energia sexual e nos conteúdos da agressividade não elaborada como responsáveis pela manutenção dos conflitos, os neofreudianos falam da falta de segurança somada à autoestima. Jung, de outro lado, enfatizou a individualização identificatória criativa e Adler focalizava o sentido de inferioridade que impediria a formulação de objetivos sociais realisticamente úteis.

O estereótipo do psicanalista não responsivo, de condutas frias e distantes, vem caindo por terra, pois atualmente os psicanalistas enfatizam melhor a relação terapêutica, os *insights* e a interpretação que seus doentes fazem de seus conflitos. O foco dessa terapêutica é a realidade psíquica subjetiva e suas consequências, como fantasias, crenças e "erros" de interpretação da realidade objetiva. O processo terapêutico psicanalítico leva em consideração a compreensão dos ganhos secundários e do mundo interno do doente, acompanhado da clarificação destes com relação à manutenção ou não da dor e dos comportamentos dolorosos.

ABORDAGEM COGNITIVO-COMPORTAMENTAL

Concebe-se que o ambiente exerceria tal influência sobre o indivíduo ao moldá-lo por meio da sequência "estímulo-resposta" (S-R), na qual o comportamento é o resultado de contínua aprendizagem. Os problemas e os sintomas decorreriam, portanto, da aprendizagem inadequada e a solução desta se encontraria na reeducação sistemática do indivíduo, permitindo (re)construir esquemas comportamentais mais funcionais. Enquanto a "RET" trabalha principalmente com o pensamento irracional e a "AT" interpreta os jogos interpessoais como jogos transacionais ou as transações, os seguidores do behaviorismo de Skinner objetivam modelar comportamentos novos e/ou alternativos, às vezes, recorrendo a aparelhagens eletrônicas para induzir novos esquemas comportamentais menos disfuncionais ao relaxamento e à reabilitação psicológica, como a técnica do *biofeedback*.

Trata-se de uma aproximação mais pragmática e diretiva, baseada em esquemas de condicionamento, seja por meio da dessensibilização de sintomas – como no caso das fobias, ansiedades, obsessões e medos –, e por meio de estratégias de reforço, uma vez que visam à repetição, fixação e manutenção de comportamentos mais adaptados. O tratamento tem duração média breve, pois se limita, em geral, a um número preestabelecido de sessões, procurando focalizar alguns objetivos realistas. Baseia-se na vontade executória de tarefas precisas a serem cumpridas durante e após as sessões. As técnicas de fantasias dirigidas e reeducação (nova decisão) cognitiva, às vezes são utilizadas em exercícios grupais. A mudança pessoal limita-se à eliminação do sintoma. Não objetiva modificação da estrutura da personalidade e, nesta teoria, a personalidade é considerada fruto quase exclusivo da ação ambiental.

ABORDAGEM HUMANÍSTICA

Baseia-se na filosofia existencial da autodeterminação sobre qual figura que as pessoas livres e responsáveis, capazes de escolha e autorrealização, são aptas a imprimir um sentido às suas vidas especialmente na visão de Victor Frankl. Sob a óptica existencialista, a consciência da própria identidade torna-se mais forte ao enfrentar com coragem a solidão e a angústia da morte e do não ser. A inspiração básica encontra-se em Dostoievski, Kierkegaard, Nietzsche, Heidegger, Sartre, Buber, Camus, Jasper, Russel e Tilich, além de, em tempos mais recentes, na psicologia humanística ou movimento do potencial humano, de Esalen.

Segundo Binswanger, a terapêutica pretende-se como revivência de relação participativa, que visa mais ao "crescimento" do que à "cura"; conforme Rollo May, o terapeuta torna-se autêntico e, além de comunicar empatia e aceitação – visão de Carl Rogers –, propõe também experiências fenomenológicas – visão de Husser – no "Aqui e Agora", que aumentam a consciência e a integração da personalidade – visão de Yalom. Passando por esse caminho, as experiências emotivas não expressas do passado são revividas no presente com maior consequência e consciência da linguagem corporal – ponto de vista de Yanov. A clareza de contato com o ambiente favorece o desenvolvimento da espontaneidade e da criatividade segundo o ponto de vista de Perls. A terapia tem duração mediana e objetiva focalizar tanto conteúdos intrapsíquicos quanto interpessoais. A autonomia experimentada em grupo, junto à capacidade de viver profundas e intensas experiências humanas, seriam sua decorrência. É uma das terapias denominadas de holística, pois visa principalmente melhorar a qualidade da existência – isto é, tornando o indivíduo menos alienado e mais participativo. Busca mais do que um "restabelecimento" a qualquer custo, como postula a máxima de Maslow. Seria contraindicada para aqueles que procuram respostas fáceis e pré-fabricadas, prontas e rápidas para fugir da ansiedade existencial.[24]

ABORDAGEM SISTÊMICO-RELACIONAL

Esta abordagem objetiva ser centrada nos problemas interativos das crises de relacionamento, mais usualmente aplicadas a casais ou famílias, estendendo-se à dinâmica de outros grupos. Nela, estabelece-se que as tensões negativas e os vários ressentimentos impediriam a recíproca colaboração dentro dos sistemas e a comunicação. Ademais, baseia-se amiúde na concepção de que as mensagens paradoxais (a chamada "dupla constrição") criam na família, ou em diversas configurações grupais, membros gravemente perturbados (esquizofrenia, anorexia, alcoolismo, drogas, comportamentos antissociais). Em geral, a terapia tem curta duração, com cerca de 15 sessões em média, e nela se utilizam, a fim de provocar mudanças evolutivas em relação dinâmica, as teorias cibernéticas, sistêmicas e paradoxais. As intervenções são do tipo reorganizativo e mitopoético (dramatização do romance familiar).

O psicoterapeuta pode intervir colocando-se à parte da situação, e dali procura melhorar a comunicação e a expressão emotiva dos membros do grupo familiar, para reconstruir entre eles uma clara hierarquia de poder

– visão de Halley –, ou então intervir do lado de dentro, como parte integrante do processo terapêutico, promovendo ações criativas e tornando a família o verdadeiro artífice e protagonista da própria transformação – visão de Minuchin. Pode também favorecer a individualização de cada membro, por meio da diferenciação e da interdependência recíproca – ponto de vista de Bowen. Também é possível haver um homem e uma mulher terapeutas que trabalhem em coterapia junto à família.

ABORDAGEM BIOFUNCIONAL-CORPORAL

Para esta abordagem, todas as nossas emoções são físicas e não apenas mentais; portanto, torna-se indispensável entrar em contato com o corpo, ou seja, são condição do manejo psicoterápico técnicas de massagem e exercícios corporais, junto da verbalização, com o objetivo de desfazer os nós da armadura muscular do caráter. O objetivo é recriar uma circulação energética natural que favoreça uma expressão unificada da libido (emoções e sexualidade).

O tratamento através da manipulação das tensões somatizadas leva a evocar experiências emotivas traumáticas do passado (visão de Reich). Também são sugeridos exercícios físicos de expressão emotiva – ponto de vista de Lowen –, tais como a raiva e a tristeza, antes de vivenciar a alegria. Às vezes, em situações de grupo, experimentam-se movimentos assertivos, tanto de agressividade quanto de ternura e consciência. A terapia sexual também visa educar o funcionamento biológico das áreas erógenas e libertar a imaginação dos medos inibidores que provocam frigidez e impotência – visão de Kaplan.

ABORDAGEM DE APOIO BREVE

Esta última comporta um envolvimento terapêutico limitado, seja no tempo ou do ponto de vista emotivo. É um apoio intermitente momentâneo para a obtenção de um parecer sobre um problema específico, um esclarecimento, ou ainda um ponto de referência e de apoio em um momento crítico, sem que isto, por outro lado, chegue a ter influência sobre a estrutura básica da personalidade. Isto significa que não está prevista uma mudança existencial, mas que apenas são fornecidas indicações de caráter informativo e de orientação.

Lowenkron[25] descreve uma série de conclusões a que chegou a respeito da psicoterapia breve dinâmica, tais como a utilização de forma integrada de recursos de diferentes teorias como método, embora não prescinda do conceito de conflito psíquico e trauma (psíquico).

Além de fornecer sugestões práticas, o terapeuta também pode ensinar técnicas relaxantes e movimentos distensivos contra o estresse, tal como o *training* autógeno. Às vezes pode até praticar sugestões hipnóticas para induzir novos estados passivos de consciência. Além disto, há uma infinidade de técnicas de origem místicotranscendental oriental que favorecem experiências pré-verbais subjetivas, tornando relativo, desta forma, o sentido objetivo do real. A duração varia conforme as metas que queremos alcançar.

Destacam-se entre as demais a hipnose e o *biofeedback*, reconhecidas técnicas psicológicas, embora seu uso ainda estivesse impregnado de algum ceticismo. Hipnose é a estratégia utilizada para a obtenção da analgesia por meio da indução de um estado de relaxamento semiconsciente, mas preservado o contato sensorial do doente com o ambiente. O estado de semiconsciência é induzido por meio de fadiga sensorial, o que aumentaria a sugestionabilidade do doente e levaria a alterações de percepção sensorial, funções intelectuais superiores, exacerbação da memória, atenção e funções motoras.[26] Ainda o estudo do processo neurofisiológico decorrente do estado de hipnose não está completamente definido, porém, acredita-se que haja alterações nas funções cerebrais como dos mecanismos de atenção na substância reticular ascendente (SRA) no tronco cerebral, área responsável por mecanismos atencionais, funções do sono, estado de alerta e percepção sensorial.

Damásio[7] diz que intervenções hipnóticas intervêm alterando a sensação de dor, e não a emoção associada a ela. Acrescenta que as técnicas hipnóticas promovem mudanças nas avaliações quantitativas das sensações e na percepção da intensidade da dor, além das alterações no córtex somatossensitivo primário (S1) e no córtex do cíngulo. Segundo Barber[27] e Spanose colaboradores,[28] a analgesia promovida pela hipnose, quando conduzida com fins psicoterápicos associados, também alteraria as emoções relacionadas à dor. A hipnose aqui considerada não é um tratamento em si. Algumas contraindicações são descritas e devem ser criteriosamente observadas no emprego da técnica, como as que seguem: doentes com grau moderado ou superior de disfunção cognitiva; aqueles que apresentam dificuldades para identificar pensamentos disfuncionais e comunicá-los; indivíduos que evidenciam dificuldade para a autoinvestigação; doentes psicóticas ou com psicopatologia *borderline* ou antissocial.

O *biofeedback*, mais comumente desenvolvido na Europa e nos Estados Unidos, é uma técnica psicocomportamental já há vários anos em desenvolvimento. O emprego da técnica de *biofeedback* pressupõe a existência de certas reações entre os estados fisiológicos e o bem-estar psicológico, ou seja, entre parâmetros corporais e psíquicos. A mecânica da terapia é simples: utiliza os aparatos eletrônicos para monitorar as mudanças dos processos corporais que se aprende a regular. Conecta-se ao doente uma série de sensores e/ou eletrodos que irá ligar-se a um decodificador (mais atualmente conectado a um computador com um *software*) que traduz os estados fisiológicos em distintos tipos de registros. Estes estados fisiológicos são observados e assim o doente pode informar-se sobre o nível de reação galvânica da pele, da variação de temperatura corporal, do ritmo cardíaco, de sua atividade muscular, do fluxo sanguíneo, da atividade das ondas cerebrais e da respiração.[29]

Os instrumentos utilizados são o eletromiógrafo, o eletroencefalógrafo, o eletrodermógrafo e o termógrafo, que amplificam a variável fisiológica que se esteja medindo. A utilização do método mais apropriado depende do doente e do problema específico.

Os estudos sobre o *biofeedback* têm sua origem em distintos campos de investigação. Por um lado, os estudos sobre condicionamento instrumental ou operante de respostas autonômicas – aqueles que se baseiam no paradigma operante – sustentam que um indivíduo modificará sua conduta sobre a base de recompensas e punição (assim, uma mudança favorável no estado fisiológico poderá ser considerada como um reforço positivo que levará o indivíduo a consolidar a conduta para alcançar e manter esse estado). Por outro lado, aqueles que argumentam sobre controle de ritmos corticais e aprendizagem de habilidades motoras aplicam o paradigma cibernético, isto é, o princípio da biorretroinformação.[30]

Atualmente encontra-se disponível uma aparelhagem que possibilita a conjugação de vários dos instrumentos anteriormente descritos traduzindo-se em maior fidedignidade e acurácia do método.

Outras considerações sobre o tratamento não farmacológico devem também ser descritas, como duração do tratamento que deve ser avaliado; evolução clínica; a urgência dos problemas; a necessidade de agir de forma rápida e a disponibilidade interna do doente para o tratamento; profundidade do tratamento, averiguando a pertinência em explorar e eliminar as causas que determinaram os problemas, ou se a psicoterapia deve ser utilizada como caminho/processo de crescimento e conhecimento de si; o efeito educativo de um tratamento psicoterápico, pois a escolha às vezes pode ou deve resumir-se em preencher certas carências, ou desenvolver as capacidades emotivas, comunicativas e cognitivas, lembrando que esta escolha sempre deve ser considerada conjuntamente com o doente e não determinadas de modo unilateral pelo profissional. Determinar as prioridades para o tratamento, se o doente deseja começar o tratamento com o intento de compreender a si mesmo (intrapsíquico), ou para melhor entender, conhecer como procedem e ocorrem as próprias interações com os outros (interpessoal) em seu ambiente; quanto ao estilo de preferências, isto é, se será proveitoso para aquele indivíduo depender de e sentir-se guiado por alguém que prescreve o que e como fazer, ou se prefere descobrir o próprio potencial, tomando a iniciativa desde o contrato terapêutico.

No que tange aos transtornos psicopatológicos graves – como alcoolismo agudo ou de toxicodependência –, é oportuno que se recorra a comunidades terapêuticas ou à possibilidade de internação, para que a terapia possa ser aproveitada em combinação com a permanência estável, além das condutas psicofarmacoterápicas.

A psicoterapia sempre deve considerar o princípio da realidade atual, ser capaz de obter os resultados desejados de forma econômica, interna (economia psíquica) e financeiramente; parcimoniosa, exercer ação, ter seus objetivos realizados ao nível mais alto (possível) com o menor esforço e/ou menor custo (possível).

ASPECTOS PSICOLÓGICOS RELACIONADOS À DOR OROFACIAL E ESTUDOS PRELIMINARES

Para Bell,[31] a dor orofacial está relacionada com a importância que o doente dá a ela. Intervenções odontológicas serviriam, em muitos casos, como consolo a quem sofre de dor, devido ao efeito do sentimento de alívio.

Siqueira e Ching[32] indicam que as disfunções temporomandibulares (DTM) são as principais responsáveis por dores craniofaciais crônicas de origem odontológica, apesar de não serem as únicas. Lembram que a cronicidade dos sintomas dolorosos depende de fatores psicossociais, comportamentais, cognitivos, emocionais, entre outros.

A DTM apresentaria, portanto, etiologia multifatorial, assim como as demais dores, nas quais aspectos emocionais desempenham papel irretorquível, entre os fatores etiológicos. É consenso na literatura sobre a etiologia da DTM que alguns de seus subgrupos teriam como base o estresse, a tensão muscular e aspectos emocionais.

O diagnóstico e o tratamento da DTM é bastante complexo, exigindo a compreensão dos mecanismos fisiológicos que atuam na dor orofacial e na disfunção temporomandibular, bem como dos elementos psicossociais que interferem na evolução das síndromes dolorosas.

Dentre os fatores emocionais responsáveis pelo processo de cronicidade, a depressão e a ansiedade estabelecem relação direta com as dores relacionadas a algumas DTMs. A doença pode ser resultado do desenvolvimento de estados de tensão emocional crônicos aliados a distúrbios da função articular, secundários à má oclusão dentária e/ou aumento da intensidade do bruxismo. São estes, pelo menos, dois tipos de tensão que podem apresentar íntima relação com o estado subjetivo dos doentes.

É avaliado que haveria em comum dentre alguns doentes com DTM certas características de personalidade que, com frequência, leva-os a se envolverem em situações psicológicas estressantes, pois apresentam maior dificuldade para lidar com situações que exijam autocontrole e, quando sob estresse, tendem a somatizar.

Seger[33] afirma que se obtém melhores resultados quando se conjuga o tratamento odontológico paralelamente ao psicológico em casos selecionados de DTM crônica. Observou também que tensões da vida diária, comprometimentos emocionais, comportamentais, sociais e ambientais, geralmente precedem a instalação dos sintomas agudos de dor nesses doentes. O estabelecimento dos sintomas frequentemente é precedido por uma experiência traumática, física ou psíquica.

Em relação às características de personalidade dos doentes com DTM, a depressão é muito comum, assim como características de rigidez e perfeccionismo, somatizações, irritabilidade, flutuações de humor, e o hábito de ranger os dentes (bruxismo), características que resultam de alto nível de ansiedade e tensão.

A dor facial atípica (DFA) corresponde a outro diagnóstico complexo da área das dores orofaciais e envolve também inúmeros aspectos psicossociais. São doentes que se mostram poliqueixosos, frustrados, ansiosos, hipocondríacos e com consequentes alterações comportamentais adaptativas e relacionadas à condição crônica da dor.[34]

A síndrome de ardência bucal (SAB), outra condição dolorosa, na qual os doentes também revelam que fatores comportamentais associados e/ou concorrentes à dor estão presentes. É caracterizada pela sensação de ardor e queimação em uma ou várias regiões da boca sem a presença de doença conhecida. É a síndrome mais comum no gênero feminino, especialmente no período da menopausa. Os fatores emocionais associados seriam: irritabilidade, depressão, cancerofobia e redução da sociabilidade.

Oliveira[35] refere que o trabalho psicoterapêutico em casos de dor orofacial deve estar centrado no controle desta, seguido da preocupação com a qualidade de vida e interesses reais e potenciais de cada doente, como também deve atender a demanda do sistema familiar do doente, visando resgatar alianças construtivas que auxiliem o doente no enfrentamento da dor.

Portanto, de forma geral, os aspectos psicológicos envolvidos nos quadros de dores orofaciais seguem os mesmos princípios dos quadros dolorosos, com pequenas especificidades relativas a cada doença; mas, em princípio, o modelo conceitual proposto por Melzack e Katz,[36] em que ocorreria controle central sensitivo e motivacional dos determinantes da dor, é válido.

Melzack e Katz,[36] baseados em Melzack e Casey,[37] propõem que *inputs* de impulsos das células T (transmissão) do portão do sistema de controle se projetariam para o sistema sensitivo-discriminativo e sistema afetivo-motivacional. A meta do controle central seria representada pela linha que segue das fibras grossas para o processo de controle central; eles, então, voltariam a retroprojetá-las para o sistema central de controle e para o sensitivo-discriminativo e afetivo-motivacional. Os três sistemas interagiriam de forma recíproca e se projetariam para o sistema motor.

De acordo com Siqueira e Ching,[32] a odontologia caracteriza-se por atuar predominantemente no combate à dor e traz em sua história o mito do trauma da dor de dente, e suas consequências poderiam ser vistas até os dias atuais. O uso de anestesias por isquemia ou por congelamento não era possível no caso de extração dentária. Historicamente, a dor e o sofrimento ficaram associados, no imaginário popular, a tratamentos odontológicos e se somaria a isso a ansiedade e o medo, alterando o estado emocional do doente. Quando o dentista propõe ao doente tratamento operatório ou mesmo clínico, involuntariamente desperta uma série de emoções que se agregaria de maneira inevitável ao fenômeno dor. Também, utilizar-se da anestesia local, mesmo com o objetivo de impedir a passagem da informação dolorosa, pode provocar, ao manipular os tecidos, o impedimento da chegada de informação periférica, discriminativa da dor. No entanto, dependendo da extensão do ato cirúrgico e das características do doente ao minimizar a sensibilidade local, ocorreria de a alteração não ser suficiente para mudar o estado emocional do doente e suas condições neurovegetativas, como o estresse e a ansiedade, mas alterações de sua interpretação dolorosa.[38]

Epker e Gatchel[39] estudaram 322 doentes com DTM com objetivo de averiguar a influência de fatores psicossociais e as formas de enfrentamento dos doentes. Com base no Inventário Multidimensional de Dor (IMD), utilizaram o período de seis meses para determinar a evolução do quadro de dor. Semelhantemente a outros estudos, essa pesquisa envolveu doentes disfuncionais (*dysfunctional* – DYS), ou seja, baixa titulação para percepção da dor, alta intensidade de dor, alta interferência nas atividades e alto estresse emocional. O estudo apontou que: a) doentes com alto estresse interpessoal (*interpersonal distress* – ID), que têm a crença de falta de apoio dos entes queridos, demonstraram maiores dificuldades de suplantar a dor; b) doentes com enfrentamento ativo (*active copers* – AC), que têm alto suporte social e baixa intensidade de dor, obtiveram melhores índices.

Os dados apresentados pelos autores mostram que o instrumento é preditivo para avaliar o risco de cronicidade, independentemente do tratamento realizado, pois fatores externos à condição de dor devem ser considerados na escolha da terapêutica.

Macfarlane e colaboradores[40] afirmam que a dor orofacial pode ser persistente, mas não muito clara para alguns doentes. Procurando esclarecer se haveria fatores preditivos de persistência da dor na população, foi conduzido um estudo de perfil transversal durante quatro anos na Inglaterra envolvendo 2.504 participantes; 646 (26%) referiram dor orofacial e 195 (46%) alguma dor. A dor orofacial foi relatada em mulheres de mais idade que apresentavam estresse psicológico extensiva a outras dores no corpo, em adição ao uso de medicação para dor. Os autores afirmam que seus achados devem ser considerados especialmente quando se considera a conduta terapêutica de tais doentes.

Na mesma linha, Ignácio Júnior e colaboradores[41] realizaram um estudo para identificar fatores relacionados às habilidades psicossociais em doentes com diagnóstico de dor crônica de origem orofacial, as quais influenciariam o processo de cronicidade da dor. A amostra foi composta por 20 doentes com dor crônica, com idade mínima de 18 anos e máxima de 65, sendo 1 do sexo masculino e 19 do feminino. Dezessete não se consideravam doente antes da instalação do quadro de dor crônica, e 12 atribuíram o fato à ocorrência de problemas concorrentes ao adoecimento. Oito doentes manifestaram não adotar nenhuma atitude com relação à procura de alívio, 6 fizeram uso de alguma medicação e o restante do grupo, outros 6 doentes, mencionaram individualmente que buscavam alívio distraindo-se: saindo de casa para fazer compras, utilizando compressas quentes, ficando deitados, rezando, fazendo serviços domésticos e tudo o que fosse possível. Sobre se haveria identificação de relação direta entre dor e sofrimento, 13 doentes apontaram negativamente, e apenas 3 referiram alguma associação. Dois doentes alegaram que às vezes se sentiam comprometidos e outros 2 não souberam responder. Quanto à qualidade global da saúde, 10 apontaram como resposta uma condição ruim, 6 com qualidade boa e 4, razoável. Nenhum deles reconheceu como excelente ou muito boa a qualidade de sua saúde. Os doentes apresentaram escores médios para o enfrentamento e autoafirmação com risco acima da média. Já a autoafirmação em relação à expressão de sentimento positivo foi vista discretamente abaixo da média. Também apresentaram dificuldades para conversação e desenvoltura social. Autoexposição a desconhecidos e situações novas indicou repertório abaixo da média, com escore acima da média para autocontrole da agressividade.

Goto e colaboradores[42] realizaram um estudo para levantamento de fatores de personalidade por meio do Inventário Fatorial de Personalidade (IFP), formado por 20 doentes com dor orofacial crônica, de ambos os gêneros, com idades entre 18 e 65 anos. Os resultados obtidos revelaram que as idades dos doentes evidenciaram mediana de 42 anos. Quanto à duração dos sintomas dolorosos, a média foi de 12,9 anos, e mediana de 7 anos, somente 1 doente do gênero masculino. A Escala de Categoria Numérica/Verbal mediana obtida foi 8,3, e 7 doentes deram nota máxima à sua dor (0-10). A intensidade de dor foi alta, com média de 7,2. O maior prejuízo foi relacionado aos setores produtivo e laboral, encontravam-se pouco ou pouquíssimo adequados; e o setor afetivo-relacional e o setor sociocultural com baixíssimos índices de adequação. No entanto, quanto à qualidade de saúde geral, referiram ser boa e razoável. Em relação especificamente à personalidade, os resultados evidenciaram que os doentes estudados eram pessoas que prezavam pela organização, apreciavam mais a rotina à novidade e demonstravam desejo de manipular e exercer domínio sobre objetos, pessoas e ideias. Persistentes, preferiam não se exibir. Não desejavam ser afagados, apoiados, protegidos e consolados, existindo falta de desejo em manter relações afetuosas com amigos, o que poderia influenciar no processo de cronicidade da dor, pois ocorreria maior investimento libidinal autodirigido e menor heterodirigido.

Rocha e colaboradores[43] investigaram a imagem corporal de diferentes condições médicas a partir da autoavaliação do doente por meio de entrevistas semidirigidas – também foram utilizadas como instrumentos duas produções gráficas (técnica do *Desenho Estória*, de Walter Trinca, e Escala de Imagem Corporal de Hopwood e a Escala Diagnóstica Adaptativa Operacionalizada). Foram estudados 20 doentes com diagnóstico de DTM muscular no edêntulo. A maioria dos doentes relatou que a extração dos dentes ocorrera na tentativa de eliminar a dor, 11 doentes acreditavam que seu problema de saúde havia sido grave, em decorrência de experimentarem dor intensa. Os doentes associaram a gravidade de sua doença à dor, e confiavam que poderiam sofrer de outras doenças, como, por exemplo, câncer, bastante citado como referência à doença grave. Possivelmente tais fantasias devem-se ao fato de os doentes terem pouca ou nenhuma informação sobre sua condição dolorosa. Doze doentes acreditavam que o problema teria solução, 8 deles o atribuíam a motivos pessoais ou crenças religiosas, pois doentes com dor crônica, muitas vezes, desenvolvem crenças, atitudes e comportamentos inadequados, possivelmente aprendidos por associação simples a experiências anteriores com dor aguda. Essa concepção pode influenciar no comportamento doloroso, na adesão terapêutica, na incapacidade física, na procura pelo sistema de saúde e na persistência do quadro álgico.[44] Entre os que não acreditavam em solução para o seu problema de saúde, dois referiram terem doença crônica, ou seja, sem cura, apenas controle e tratamento possivelmente indicativo de melhor autoestima e adesão ao tratamento terapêutico proposto, se comparados com os que não esperavam solucionar seu problema de saúde.

De modo geral, a amostra apresentou baixos escores referentes à autoestima, dependência dos sintomas e integração físico-psíquica, o que mostraria o quanto a dor e os demais sintomas decorrentes da DTM no edêntulo interfeririam em aspectos emocionais e psicológicos. Em relação à questão da imagem corporal, percebeu-se que os doentes apresentaram nitidamente a separação de duas situações: a dor crônica e a perda dos dentes. Para a situação de dor crônica, as mudanças na aparência física e na imagem corporal estavam mais relacionadas ao sofrimento, à tristeza e à depressão, enquanto no que se referiu ao edêntulo, a questão principal é estética.

A face é uma das principais sedes de expressões reacionais pessoais, orgânicas e sensações evocadas por emoções e situações desagradáveis. Para Schilder,[45] o rosto tem uma importância especial para a imagem corporal como um todo, pois é a parte mais expressiva deste e aquela que pode ser vista por todos, pois ocorre a comunicação e expressão da maioria dos sentimentos, sensações e expressões. Assim, a condição de edêntulo implicaria em mudança brusca e definitiva em sua imagem corporal. O paciente passaria a não fazer mais parte do ideal estético valorizado em nossa organização sociocultural, ele se retrairia, e se sentiria deprimido e isolado socialmente, como pôde ser observado no relato de alguns doentes da amostra: "Depois que tirei os dentes, fiquei horrível, já fiz um monte de dentaduras, mas não é igual"; "Depois que tirei os dentes nunca mais me senti bem"; "Tenho vergonha de comer fora, de conversar, por causa da falta dos dentes".

Aqueles com mais idade evidenciaram lidar com a perda dos dentes de duas maneiras diferentes: alguns se mostravam inconformados, com sentimentos de impotência, incapacidade, ansiedade e buscavam evitar a perda a qualquer custo, dispondo-se a sacrifícios para recuperar a estética. Enquanto outros reagiam de maneira conformista e depressiva, encarando a perda dos dentes como algo inerente à idade, mostrando-se passivos diante da situação e do tratamento como um todo, confirmando o proposto por Seger.[33]

Houve a ocorrência de manifestações de inconformismo e sentimentos de impotência em relação à perda dos dentes. Todos os doentes analisados utilizavam próteses totais, e a maioria deles se referiam mais à questão estética das próteses que à função dos dentes, propriamente. Neste sentido, na casuística do estudo, os dados mostraram que os doentes que atribuíram maior importância ao fator estético, apresentaram maiores dificuldades em relação à adaptação às próteses, menor tolerância aos episódios de dor e, consequentemente, maior comprometimento da imagem de si, autoestima e convívio social.

Algumas características psicológicas poderiam fornecer condições "preditivas" para a adoção de encaminhamento a profissional especializado em saúde mental, psicólogo e/ou psiquiatra como, por exemplo: comportamento de evitação de responsabilidade; preocupação excessiva; abuso de recursos assistenciais; exagerado comportamento fora dos padrões socioculturais; inatividade ou hiperatividade excessiva; estados de depressão, ansiedade ou manias e abuso de fármacos e/ou não adesão aos tratamentos anteriores.

Em geral e de maneira bastante superficial, sem sistematização definitiva, a escolha da técnica psicoterápica poderia ser indicada segundo a etiologia do problema psicológico, sendo a origem das consequências psíquicas associada à condição dolorosa. Quando estiver referida à afetiva-motivacional, na qual aspectos emocionais e aversivos da dor e do sofrimento estejam se sobrepondo, em que as queixas são nomeadas e referidas como enjoada, cansativa, castigante, amedrontadora e miserável, pois denotam o estado de tensão, medo, punição e a vividez da dor como prevalente, as condutas psicodinâmicas e fenomenológicas teriam melhor indicação. Se aspectos cognitivo-avaliativos são preponderantes, onde a avaliação do doente representa julgamento, aliado à experiência dolorosa, quanto ao significado e consequências da dor, incluindo o impacto na qualidade de vida e mesmo sobre a morte referida na queixa manifesta como dor "chata" e "incômoda" que mais se sobrepõe à condição dolorosa, as condutas cognitivo-comportamentais estariam mais bem indicadas.

Já se as queixas tiverem conotação sensitivo-discriminativa, como intensidade, localização e modalidades temporais, mecânicas, térmicas e respostas neurovegetativas em que os doentes fazem referência à dor como em pontada, fina, formigamento, agulhada, fisgada, dolorida, latejante, queimação, sensível e calor, as condutas como hipnose, relaxamento e *biofeedback* resultariam em melhor escolha.

A tentativa classificatória da manifestação das queixas dolorosas visa tão somente facilitar a compreensão das condutas, sem que tenha objetivo definitivo, pois como desde o início foi demonstrado, a escolha da técnica deve ser orientada por preciso diagnóstico psicológico e psicopatológico, por profissional habilitado para identificá-lo.

CONCLUSÃO

O tratamento psicoterápico é uma das modalidades de tratamento psicológico do doente com dor. Seus objetivos são: remover ou modificar sintomas associados; retardar seu aparecimento; corrigir padrões disfuncionais de relações interpessoais e promover o desenvolvimento da personalidade. Ele deve estar sempre presente no rol das estratégias terapêuticas que auxiliam na modulação da dor e habilitam o doente ao enfrentamento mais eficaz das situações desadaptadas. Portanto, o tratamento psicoterápico é elemento fundamental na assistência curativa e paliativa do doente com dor.

Deve-se, também, considerar que o esquema psicoterapêutico pressupõe específica e extensa formação profissional e que profissionais com formação inadequada em nada contribuiriam nos esquemas de tratamentos do doente com dor, muito pelo contrário, só corroborariam para o aumento de iatrogenias sabidamente nefastas ao doente e ao sistema de saúde. O tratamento psicoterápico, portanto, não é inócuo, embora possa parecer.

REFERÊNCIAS

1. Teixeira MJ, Corrêa CF, Pimenta CAM. Dor, fisiologia, fisioterapia, aspectos psicossociais, escalas de avaliação e epidemiologia. São Paulo: Limay; 1994.
2. Teixeira MJ, Pimenta CAM, Lin TY, Figueiró JAB. Assistência ao doente com dor. 1999. Correspondência pessoal.
3. Siqueira JTT. Dor orofacial: o papel da odontologia, experiência em um hospital geral. JBA: J Bras Oclusao ATM Dor Orofac. 2001;2(2):166-72.
4. Flor H, Elbert T, Knecht S, Wienbruch C, Pantev C, Birbaumer N, et al. Phantom-limb pain as a perceptual correlate of cortical reorganization following arm amputation. Nature. 1995;375(6531):482-4.
5. Engel GL. "Psychogenic" pain and pain-prone. Am J Med. 1959;26(6):899-918.
6. Melzack R, Wall PD. Textbook of pain. Edinburgh: Churchill Livingstone; 1976.
7. Damásio A. O mistério da consciência: do corpo e das emoções ao conhecimento de si. São Paulo: Companhia das Letras; 2000.
8. Loeser JD. Concepts of pain. In: Grzesiak RC. Psychological vulnerability to chronic pain. Berlin: Springer; 1994.
9. Organização Mundial da Saúde, coordenador. Classificação de transtornos mentais e de comportamento da CID-10: descrições clínicas e diretrizes diagnósticas. Porto Alegre: Artmed; 1993.
10. American Psychiatric Association. Manual diagnóstico e estatístico de transtornos mentais: DSM-IV. 4. ed. Porto Alegre: Artmed; 2002.
11. Tyrer SP, Capon M, Peterson DM. The detection of psychiatric illness and psychological handicaps in a British pain clinic population. Pain. 1989;36(1):63-74.
12. Koenig TW, Clark M. Advances in comprehensive pain management. Psych Clin North Am. 1996;19(3):589-611.
13. King AS. Review: DSM-IV and pain. Clin J Pain. 1995;11(3):171-6.
14. King AS, Strain JJ. Pain disorders. In: Andreasen N, Black D, editors. Introductory textbook of psychiatry. 2nd ed. Washington: American Psychiatric; 1995. p. 877-95.
15. Dworkin SF, Wilson L. Somatoform pain disorder and its treatment. In: Dunner DL. Current psychiatric therapy. Philadelphia: W. B. Saunders; 1993. p. 321-8.
16. Simon R. Psicologia clínica preventiva: novos fundamentos. São Paulo: EDUSP; 1989.
17. Simon R. Do diagnóstico à psicoterapia breve. 1994. Mimeografo.
18. Simon R. Proposta de redefinição da EDAO. Bol Soc Bras Psicol. 1995;2:85-95.
19. Simon R. Variedades de depressão e a teoria da adaptação: considerações psicoterápicas. São Paulo: R. Simon; 2000. Apostila.
20. Sonnenreich C, Estevão G, Silva Filho LMA. Psiquiatria: propostas, notas, comentários. São Paulo: Lemos; 1999.
21. Kandel ER, Schwartz JH, Jessell TM. Fundamentos da neurociência e do comportamento. Rio de Janeiro: Prentice-Hall do Brasil; 1997.
22. LeDoux J. O cérebro emocional: os misteriosos alicerces da vida emocional. Rio de Janeiro: Objetiva; 1998.
23. Cordioli AV. Como atuam as psicoterapias. In: Cordioli AV. Psicoterapias: abordagens atuais. 2. ed. Porto Alegre: Artmed; 1998. p. 35-46.
24. Laing R. A política da experiência: a ave do paraíso. 2. ed. Petrópolis: Vozes; 1978.
25. Lowenkron T. Psicoterapia psicanalítica breve. Porto Alegre: Artmed; 1993.
26. Chertok L. A hipnose entre a psicanálise e a biologia. Rio de Janeiro: Zahar; 1982.
27. Barber J. Rapid induction analgesia: a clinical report. Am J Clin Hypn. 1977;19(3):138-47.
28. Spanos NP, Carmanico SF, Ellis JA. Hypnotic analgesia. In: Wall P, Melzack R, editors. Textbook of pain. 3th ed. Edinburgh: Churchill Livingstone; 1994. p. 1349-66.
29. Dromerick AW, Edwards DF, Hahn M. Does the application of constraint-induced movement therapy during acute rehabilitation reduce arm impairment after ischemic stroke? Stroke. 2000;31(12):2984-8.
30. Arena JG, Blanchar EB. Biofeedback and relaxation therapy for chronic pain desorders. In: Gatchel RJ, Turk DC, editors. Psychological approaches to pain management: a practitioner´s handbook. New York: Guilford; 1997. p. 179-230.
31. Bell WE. Dores orofaciais: classificação, diagnóstico e tratamento. 3. ed. Rio de Janeiro: Quintessence; 1991.
32. Siqueira JTT, Ching LH, editores. Dor orofacial/Atm: bases para o diagnóstico clínico. Curitiba: Maio; 1999.
33. Seger L. Psicologia e odontologia: uma abordagem integradora. 4. ed. São Paulo: Santos; 2002.
34. Yap AUJ. Depression and somatization in patients with temporomandibular disorders. J Prosthet Dent. 2002;88(5):479-84.
35. Oliveira MFV. Dor crônica orofacial: a interface do profissional da saúde mental com o doente, a família e a equipe multidisciplinar. Rev Simbidor. 2002;3(1):11-8.
36. Melzack R, Katz J. A Conceptual framework for understanding pain in the human. In: Waldman SD. Pain management. Philadelphia: Saunders; 2006. cap. 1, v. 1.
37. Melzack R, Casey KL. Sensory, motivational, and central control determinants of pain. In: Kenshalo D, editor. The skin senses. Springfiel: Charles C. Thomas; 1968. p. 423.
38. Prado FC, Ramos JA, Valle JR. Atualização terapêutica: manual prático de diagnóstico e tratamento. 19. ed. São Paulo: Artes Médicas; 1999.
39. Epker J, Gatchel RJ. Coping profile differences in the biopsychosocial functioning of patients with temporomandibular disorder. Psychoss Med. 2000;62(1):69-75.
40. Macfarlane TV, Blinkhorn AS, Davies RM, Kincey J, Worthington HV. Predictors of outcome for orofacial pain in the general population: a four-year follow-up study. J Dent Res. 2004;83(9):712-7.
41. Ignácio Júnior A, Perissinotti DMN, Pinto KO, Siqueira JTT, Santos NO, Lucia MCS. Dor crônica e habilidades psicossociais: (im)possíveis aproximações. São Paulo: ICHC; 2005.
42. Goto F, Perissinotti DMN, Pinto KO, Siqueira JTT, Santos NO, Lucia MCS. Levantamento de fatores de personalidade em doentes com dor crônica. São Paulo: ICHC; 2005.
43. Rocha AS, Perissinotti DMN, Siqueira JTT, Lucia MCS. Perspectiva comportamental no tratamento de doentes com dor crônica [monografia]. São Paulo: ICHC; 2003.
44. Pimenta CAM. Avaliação da dor crônica no adulto. In: Siqueira JTT, Teixeira MJ. Dor orofacial: diagnóstico, terapêutica e qualidade de vida. Curitiba: Maio; 2001.
45. Schilder P. A imagem do corpo: as energias construtivas da psique. São Paulo: Martins Fontes; 1981.

CAPÍTULO 13

PSICOTERAPIA NO TRATAMENTO DA DOR CRÔNICA DA FACE

Maria de Fatima Vidotto Oliveira

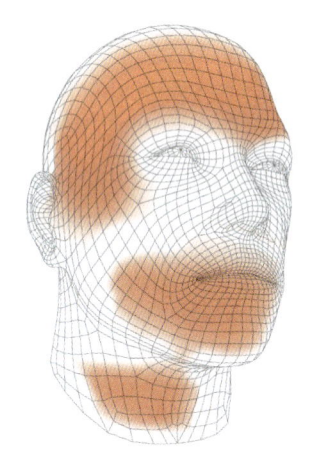

Alguns pacientes queixosos de dor crônica da face, incluindo algumas condições temporomandibulares, nem sempre conseguem uma evolução no controle de sua dor pela adoção das medidas convencionais habitualmente utilizadas. Com o tempo, a presença de fatores biopsicossociais acaba influenciando de maneira importante na manutenção do quadro clínico. Medidas na área da saúde mental são indispensáveis como auxiliares no enfrentamento da dor, independentemente da abordagem "terapêutica" convencional, necessária e adotada pelo cirurgião-dentista ou médico.

Deve-se alertar que o paciente com dor crônica apresenta fatores múltiplos que contribuem para o seu quadro, sendo indispensável esta compreensão pela equipe interdisciplinar que o atende. Por outro lado, não se deve supor que todos os pacientes com dor crônica necessitem do mesmo tipo de abordagem, uma vez que possui características peculiares e é determinada pela própria condição clínica do doente. Além disso, há situações especiais em que, ao lado de fatores físicos que contribuem para a manutenção da dor, coexistem fatores na área da saúde mental que se constituem em anormalidades, e que, muitas vezes, não são reconhecidas pelos clínicos, mas que o são pelo especialista.

Assim, o paciente deve ser avaliado em vários contextos e o profissional da saúde mental, bem como os demais, deve adotar regras básicas como de empatia, esclarecimento e formas alternativas para o enfrentamento da dor.

A partir da exposição de alguns casos clínicos, discute-se um método de abordagem psicanalítica. Não é o objetivo deste capítulo discutir os aspectos psicológicos dos pacientes com DTM em geral, apenas dos casos apresentados, dentro do contexto do comportamento em dor crônica.

INTRODUÇÃO

Para classificar, pesquisar e tratar a dor crônica, é importante que a equipe multidisciplinar domine o conhecimento profundo dos procedimentos médicos, odontológicos e psicológicos envolvidos no atendimento do doente, respeitando as peculiaridades e diferenças individuais, em cada caso clínico. Não esquecer que a dor é uma experiência única e individual.

Se a dor não é uma vivência isolada, e sim uma experiência individual de cada ser humano, ela ocorre dentro de alguns contextos psicossociais fundamentais:[1,2]

a. **contexto psicossocial**: a relevância que o sistema de crenças familiares dá a perdas afetivas e materiais não elaboradas pode desencadear quadros de dor crônica em alguns de seus membros;
b. **contexto econômico**: pessoas em decadência socioeconômica tendem a apresentar com maior frequência problemas físicos crônicos que traduzem sua condição econômica irresolúvel;
c. **contexto cultural**: as culturas latinas estimulam muito mais a manifestação pública da dor, em comparação às norte-europeias e orientais, que tendem a inibir esta manifestação, valorizando a capacidade do indivíduo de suportar a dor.

Da mesma forma, o profissional de saúde não pode prescindir do referencial antropológico ao tratar o doente com dor. A percepção da dor é, antes de mais nada, determinada por valores culturais e, consequentemente, estes terão influência no modo como a dor é expressa. Por exemplo, rituais de passagem de algumas tribos indígenas avaliam a coragem e a bravura de um guerreiro pela capacidade que ele mostra de suportar a dor.

Grande estudioso da dor orofacial, o cirurgião-dentista americano Bell[3] lembra que "a dor está relacionada com a importância que o paciente dá a ela". Ele enfatiza o aspecto consolador como fator de alívio, posterior ao fato de que o doente acredita na habilidade profissional de tratá-lo e compreendê-lo. A intervenção odontológica, em muitos casos, pode curar e frequentemente aliviar o sofrimento, mas quase sempre ela consola o doente, como dissera Hipócrates.

Turk e Kerns,[4] ao estabelecerem as estratégias terapêuticas para pacientes crônicos, citam um paciente de dor orofacial decorrente de câncer na mandíbula, que definia sua relação com a doença como "uma ilha de dor flutuando em um mar de indiferença". Esse paciente foi Sigmund Freud, que estabeleceu posicionamento de distância em relação à própria dor, o que permitiu que se mantivesse produtivo, a despeito da doença.

Estratégias de enfrentamento da dor orofacial crônica, a exemplo do que Freud desenvolveu em relação à sua doença, devem seguir uma ordem, partir de um diagnóstico preciso, avaliar terapêuticas, medicamentosas e psicológicas, para recuperar o doente funcional, afetiva e socialmente.

O diagnóstico de dor orofacial segue protocolo, dentro dos pressupostos anteriormente descritos, para a abordagem do paciente com dor, que engloba: história clínica cuidadosa; exame clínico, radiográfico e testes de sensibilidade dentária; avaliação cuidadosa das estruturas adjacentes e de todo o segmento cefálico, que possam ser fonte de dor; teste terapêutico por meio da infiltração anestésica, procedimento reversível e controlado; uso de critérios para o diagnóstico diferencial; tratamento sintomático para alívio da dor; controle da dor enquanto a investigação da fonte prossegue. O estabelecimento do diagnóstico e a aplicação da consequente terapêutica, baseia-se em fatos cientificamente consagrados, entretanto, "o segredo do diagnóstico está na arte de compreender tais informações no contexto de cada caso clínico".[5]

A partir das experiências obtidas junto a um grupo selecionado de doentes queixosos de dor orofacial crônica dentro da Divisão de Odontologia do Instituto Central do Hospital das Clínicas da Faculdade de Medicina da Universidade de São Paulo (HC/FMUSP), e de acordo com hipóteses psicanalíticas bem como contribuições científicas de pesquisadores brasileiros e estrangeiros em dor, estabeleceu-se como pressuposto que a dor crônica pode estar articulada ao funcionamento psicológico do paciente por meio de, pelo menos, três modos:[6-12]

a. **O significado psicológico da dor**: a estrutura e o funcionamento psíquicos do paciente se constituem, no mínimo, em facilitadores da instalação e manutenção em bases crônicas da experiência álgica. O caso mais óbvio é o masoquismo que da dor vai retirar o prazer que só o sofrimento pode produzir. Mas, para o profissional psicologicamente sensível, o gozo inconsciente da dor transparece mais na "forma" ou no modo de falar dos pacientes, do que no seu "conteúdo". Verificamos que há doentes que, paralelamente às reclamações, falam da dor como uma companheira de viagem, como alguém que nunca o abandonará ou, de maneira paradoxal, o decepcionará, pois estará sempre "lá". A dor crônica, então, é mais confiável que pais ausentes e relacionamentos frágeis.

b. **A dor física como punição**: o paciente de dor crônica quase invariavelmente sofre de culpa real ou imaginária por atos, pensamentos, intenções e/ou negligências cometidos. Desta forma, a dor é, em algum nível psicológico distante da consciência, um sofrimento necessário, e até bem recebido, uma vez considerado lógico, merecido e expiatório. "Nada como uma boa dor para pagar meus pecados", parecem sentir certos pacientes. Deste modo, tirar ou diminuir a dor crônica é algo que o doente ao mesmo tempo deseja e necessita, rejeita e teme – o que torna o trabalho terapêutico um desafio delicado.

c. **A dor física como defesa psicológica**: trata-se dos "ganhos secundários" da dor crônica junto à família e ao meio ambiente, isto é, o que se consegue de bom ou proveitoso por meio do fato de que se sofre de uma dor crônica. Esses ganhos secundários (e a atenção que o doente consegue é apenas o mais comum, mas longe de ser o único) acabam deteriorando a qualidade de vida do doente, como, por exemplo, os casos em que o queixoso recusa-se a trabalhar, vingando-se dos familiares, manipulando-os.

OBJETIVOS DA TERAPÊUTICA PSICOLÓGICA EM DOR CRÔNICA

Ao longo dos últimos anos, fundamentada na experiência da abordagem psicológica com vários casos de doentes que experimentavam dor crônica, desenvolveu-se um estilo de abordagem que se fundamenta numa postura diante desta experiência: "A dor é parte inevitável da vida e que, se soubermos transformá-la, podemos ser criativos e viver uma vida plena de significado".[13]

A tarefa é transformar o paciente e fazê-lo passar do domínio do verbo "ser" para um funcionamento guiado pelo verbo "ter": o paciente de dor crônica sente-se ou comporta-se como se ele "fosse" a dor, isto é, identificado e capturado por ela.[11,14] O ideal terapêutico é que ele mude a imagem de si e consiga perceber-se como alguém que "tem" ou que "sofre" uma dor (desidentificando-se, assim, dos limites estigmatizantes da dor, e recuperando uma autoestima positiva que havia sido soterrada).

> A terapêutica adotada engloba quatro manobras psicológicas para controle da dor crônica nesse grupo de pacientes:
> - sempre recorrer à empatia;
> - aumentar a capacidade do ego do paciente para aprender a lidar com a dor;
> - aceitação da dor e não a sua condenação;
> - sublimação e expansão do horizonte de vida do paciente.

As vantagens dessa terapêutica utilizada com esse grupo específico de doentes são as de trazê-los de volta a uma vida ativa, fazendo com que percebam que aquilo que eram considerados ganhos secundários à dor, quando existentes, na realidade limitavam e impediam seu desenvolvimento profissional, familiar e social. Teixeira[15] afirma que: "a limitação para a execução das atividades da vida diária, profissionais, sociais e familiares, o comprometimento do ritmo do sono, do apetite e de lazer contribuem para agravar o sofrimento dos que padecem de dor".

Sob esse enfoque, tentamos fazer com que o doente evolua e melhore no seu enfrentamento à dor, tornando-se, de um doente que é comandado pela dor crônica o tempo todo, em uma pessoa que sofre de dor. A partir daí, ele terá maior possibilidade de enriquecer e extrair mais prazer, diminuindo, assim, o peso relativo da dor.

CASOS CLÍNICOS

Pacientes queixosos de dor orofacial crônica e que apresentam comprometimento na área de saúde mental não são incomuns, embora haja grande dificuldade por parte dos profissionais clínicos, cirurgiões-dentistas e médicos, de identificá-los em um primeiro momento. A experiência clínica leva a desconfiar de que algo está errado, o que permite a reavaliação dos doentes. Treinamento, convívio e conhecimento em equipes multidisciplinares contribuem para melhor preparar os clínicos nessa difícil tarefa.[16-18]

CONCLUSÃO

Os casos descritos nos Casos Clínicos 13.1 e 13.2 não foram, evidentemente, tão fáceis de ser definidos. São bons indicadores das dificuldades naturais encontradas nessa difícil área da dor, independentemente da região do organismo em que ela se manifesta. A equipe multidisciplinar é fundamental para estabelecer o diagnóstico e atuar em conjunto no tratamento da dor, eliminando fatores primários e secundários envolvidos na doença. Além do conhecimento científico e do preparo, indispensáveis ao atendimento do paciente com dor crônica, a sensibilidade do profissional é outro fator indispensável.

REFERÊNCIAS

1. Merskey H. Pain and psychological medicine. In: Wall PD, Melzack R. Textbook of pain. 3rd ed. Edinburgh: Churchill Livingstone; 1994. p. 903-20.
2. Turk DC, Gatchel RJ. Psychological approaches to pain management. New York: Guilford; 1996.
3. Bell WE. Dores orofaciais: classificação, diagnóstico e tratamento. 3. ed. São Paulo: Quintessence Books; 1991.
4. Turk DC, Kerns RD. Assessment in health psychology: a cognitive-behavioral perspective. In: Karoly P, editor. Measurement strategies in health psychology. New York: Wiley; 1985. p. 335-72.
5. Siqueira JTT, Ching LH. Dificuldades no diagnóstico diferencial de dores dentárias referidas à face: conduta clínica e considerações sobre uma amostra. J Bras Odonto Clin. 1997;1(2):11-8.
6. Freud S. Luto e melancolia. 3. ed. Rio de Janeiro: Imago; 1990. p. 269-91, v. 14. Edição Standart Brasileira das Obras Psicológicas Completas de Sigmund Freud, 1917.
7. Klein M. Inveja e gratidão: e outros trabalhos. Rio de Janeiro: Imago; 1991. Obras Completas (1946- 1963).
8. Winnicott DW. O brincar e a realidade. Rio de Janeiro: Imago; 1971.
9. Winnicott DW. Human nature. Londres: Free Association Books; 1988.
10. Winnicott DW. Explorações psicanalíticas. Porto Alegre: Artmed; 1994.
11. Oliveira MFV. Aspectos psicológicos da dor e experiência em pacientes com dor crônica de face. Insight. 1998;85:18-21.
12. Oliveira MFV. Dor e depressão na meia-idade: considerações sobre a depressão na dor da face (DTM) e dor facial atípica (DFA). Insight. 1998;11-20.
13. Oliveira MFV. Frida Khalo e Winnicott: algumas observações sobre a dor: comparações, contrastes e complementaridades. Insight. 1997;75:12-9.
14. Oliveira MFV. Aspectos psicológicos da dor facial crônica. In: Siqueira JTT, Ching LH, editores. Dor orofacial/ATM: bases para o diagnóstico clínico. Curitiba: Maio; 1999. p. 75-8.
15. Teixeira MJ. Dor: conceitos gerais. São Paulo: Limay; 1994.
16. Merskey H. Psychiatry and chronic pain. Can J Psychiatry. 1989;34(4):329-36.
17. Grzesiak RC. Considerações psicológicas na disfunção temporomandibular. In: Attanasio R. Distúrbios temporomandibulares e dor orofacial. Curitiba: Clínicas de Odontologia da América do Norte; 1991. p. 217-33, v. 1.
18. Dworkin SF, Wilson L. Somatoform pain disorder and its treatment. In: Dunner DL. Current psychiatric therapy. Philadelphia: Saunders; 1993. p. 321-8.
19. King AS. Review: DSM-IV and pain. Clin J Pain. 1995;11(3):171-6.
20. Cordás TA, Nardi AE, Moreno RAA, Castel S. Distimia: do mau humor ao mal do humor. Porto Alegre: Artes Médicas; 1997.
21. Andolfi M. A terapia familiar: um enfoque interacional. São Paulo: Psy; 1996.
22. Teixeira MJ. Aspectos gerais do tratamento da dor. Rev Med. 1995;76:46-7.

CASO CLÍNICO 13.1

Dor e disfunção temporomandibular (DTM) em paciente com distimia – distúrbio do humor (DSM-III-R)

Jovem de 16 anos, solteiro, estudante, vive com os pais e o irmão adolescente. Há quatro anos, queixa-se de dor facial, intercalada por crises frequentes e piora na mastigação. A despeito dos tratamentos previamente recebidos (medidas físicas, fármacos e placa miorrelaxante), a melhora foi insuficiente. Apresentava ainda cefaleia, fadiga e insônia. Falta-lhe interesse pelas atividades habituais e reclama estar deprimido com tudo: família, amigos, trabalho, escola, perdendo energia (sic), e estar sendo maltratado pelo "sistema".

Hipótese diagnóstica inicial: dor muscular e disfunção mandibular em paciente depressivo.

Terapêutica: iniciou tratamento sintomático para dor com equipe odontológica, que foi complementada por tratamento psicoterapêutico (duas sessões semanais).

Evolução: a condição geral do doente melhorou de forma significativa; o quadro álgico passou a ser mais bem controlado. A melhora ocorreu progressivamente, quando o paciente descobriu novos interesses e passou a canalizar sua dor através da leitura sobre jardinagem. Plantou no quintal de sua casa pés de manacás, nos quais eram produzidos casulos de borboletas-monarcas. Nesse trabalho de jardinagem, ele escolheu a mãe como membro participante. Em sinal de gratidão, presenteou sua terapeuta com três desses casulos presos a um pé de manacá de seu jardim, dos quais nasceram três lindas borboletas.

Diagnóstico final: dor miofascial mastigatória em paciente com distimia (*Manual Diagnóstico e Estatístico de Transtornos Mentais* – DSM-III-R).

Fatores envolvidos: o bruxismo e a consequente dor muscular. Podem ter suas razões originadas de estressores psicossociais, distúrbios do sono, além de outras causas.

Distimia – distúrbio do humor (DSM-III-R).[19,20]

Sintomatologia não psicótica de depressão significa "mal-humorado". Os doentes são habitualmente introvertidos, taciturnos e autodepreciativos. A depressão pode ser leve, porém é crônica e não episódica. Alguns pacientes têm história familiar positiva para distúrbio do humor e resposta terapêutica positiva aos antidepressivos. O sintoma principal é o humor deprimido, caracterizado por tristeza, melancolia, tensão e rigidez. O DSM-III-R define um subtipo de distimia com início antes dos 21 anos. As teorias psicodinâmicas sugerem que a distimia resulta de falhas no desenvolvimento da personalidade e do ego, culminando em dificuldades de adaptação à adolescência e à vida adulta. Para o diagnóstico de distimia é necessário um período de dois anos de frequência nos sintomas. O tratamento é o psicofarmacológico. A terapia familiar ajuda o paciente e a família a lidarem com os sintomas desse distúrbio. A terapia de grupo pode ajudar pacientes retraídos a aprender novas formas de superar seus problemas interpessoais, nas diversas situações sociais.

Comentário: o atendimento neste caso seguiu alguns parâmetros: a) a ênfase no controle da dor; b) a preocupação com a qualidade de vida e com os interesses reais e potenciais e; c) o sistema familiar. Após contato com os membros da família, iniciam-se as explorações e as atividades junto às pessoas com quem possa haver maior identificação, ou com outras relações de importância, ajudando na descoberta e canalização de interesses, e na forma como o paciente lida com a dor. Cabe ressaltar que a relação não se restringe a um ou dois membros da família, mas trabalha-se no nível de interação dentro desta rede, por meio da qual será possível efetivar-se uma aliança construtiva, no sentido de não exacerbar a cronicidade da dor.

Andolfi,[21] ao abordar a redefinição da relação terapêutica, afirma que:

> Quando consideramos a intervenção terapêutica numa perspectiva sistêmica, em que o objetivo consiste em restituir ao grupo em questão o controle dos seus problemas de interação, enfrentamos uma série de problemas muito diferentes. Como intervir, onde, com quem, em resposta a que necessidade e com que objetivos? Para responder a estas perguntas, temos de redefinir a terapia, não como uma intervenção centrada no indivíduo "doente", mas como um ato de participação e crescimento num grupo como uma história.

Corroborando a importância do papel da família, Teixeira[22] salienta a "necessidade da ampla compreensão do fenômeno álgico, do significado do impacto deste sobre o doente e seus familiares". Ainda outra forma de que dispomos para não facilitarmos o espaço para a dor é o recurso do trabalho de grupo, como, por exemplo, o grupo operativo. Em relação a isso, Teixeira[15] justifica: "para que estes pacientes, com controle medicamentoso do quadro álgico, possam compartilhar experiências com outro em condições afetivo-motivacional e social similares". Os resultados alcançados pelo uso dessa técnica têm se mostrado extremamente produtivos, pois esse espaço oferece aos doentes a possibilidade de expor sofrimentos, temores, ansiedades e expectativas, com ou sem recriminações ou culpas e, assim, verificarem que não estão sós e que muitos também sofrem a sua própria dor, que é única para cada um.

CASO CLÍNICO 13.2
Dor Orofacial crônica e assimetria facial em paciente com síndrome de Münchausen – transtorno factício (DSM-IV)

Mulher de 19 anos, solteira, estudante de curso superior e trabalhadora da área de saúde. Apresenta assimetria mandibular e se queixa de dor na face esquerda. Relata crises episódicas e fortíssimas, que a obrigam a procurar pronto-socorro. Nos últimos anos, submeteu-se a seis cirurgias na articulação temporomandibular (ATM) para tentar corrigir o defeito e eliminar a dor, que se iniciou após a primeira cirurgia.

Durante a avaliação inicial apresentou crise de "contração" que disse ocorrer eventualmente relatando como "coisas" (sic); além de dores insuportáveis.

Medicamentos que recebera nas urgências: Dolantina (nas crises), Tramadol e AAINEs (embora não relate melhora ao mesmo).

Hipótese diagnóstica inicial: dor a esclarecer, indefinida em paciente com cirurgias repetidas no mesmo local (ATM).

Terapêutica sugerida: Amitriptilina 25 mg, Clorpromazina (6/6horas), Naproxeno (12/12 horas), além de tratamento psiquiátrico, ao qual não deu prosseguimento.

Diagnóstico final: dor facial em paciente com transtorno factício – síndrome de Münchausen (DSM-IV).

Fatores envolvidos: ambiente facilitador, incluindo as cirurgias realizadas.

Transtorno factício – síndrome de Münchausen (DSM-IV).[19]

Produção voluntária de sintomas artificiais, hospitalizações múltiplas e aparente disposição do paciente a submeter-se a número extraordinário de procedimentos mutiladores. Ao contrário dos pacientes somatoformes, estes não somatizam, há simulação de sinais, ou de sintomas físicos ou psicológicos. A motivação para tal comportamento decorre da necessidade de assumir o papel de enfermo. Os danos podem ser propositais. Os relacionamentos íntimos podem ser difíceis, hostis e manipuladores. Essa propensão dramática não é comum a todos, alguns são retraídos e meigos. Essa síndrome parece ocorrer mais entre trabalhadores da área da saúde. A etiologia do transtorno factício comporta uma história de privação precoce, doença grave ou incapacitante da qual se recuperaram. Os pais podem ser figuras rejeitadoras, incapazes de manter relacionamentos íntimos e apresentarem possível personalidade masoquista. A familiarização com a maioria das doenças que requerem internação ou medicação facilita na capacidade de simular sintomas físicos perfeitos. Fornecem excelentes histórias da doença, insistem em realizar exames e, à medida que os exames nada revelam, acusam o médico ou cirurgião-dentista de incompetente, ameaçam processá-los. Em geral, abandonam o tratamento pouco antes de serem confrontados com seus comportamentos. Podem ocorrer progressivas internações. O prognóstico é desfavorável em muitos casos, e alguns pacientes acabam morrendo em decorrência das medicações e cirurgias.

Comentário: a paciente explicava com detalhes, inclusive usando termos técnicos. Seu comportamento nas diversas situações posteriores auxiliou no diagnóstico acima discutido. A avaliação do psiquiatra é indispensável nesses casos, e há preocupação da equipe em não subestimar a queixa da paciente. A agressividade pode ser devido ao fato de as pessoas não acreditarem em sua doença. Do ponto de vista psicológico, o tom da voz é dissociado da angústia, sem depressão. Há o "gosto" pela situação de perigo.

Desde o primeiro atendimento, perguntou ao cirurgião-dentista: "Você não acha que eu devo fazer outra cirurgia" (sic). À negativa e à posterior consulta com psiquiatra, que desenvolvia tentativa de confrontar o seu comportamento, não retornou.

CAPÍTULO 14

QUALIDADE DE VIDA DOS PROFISSIONAIS QUE TRATAM PACIENTES COM DOR

Maria da Graça Rodrigues Bérzin

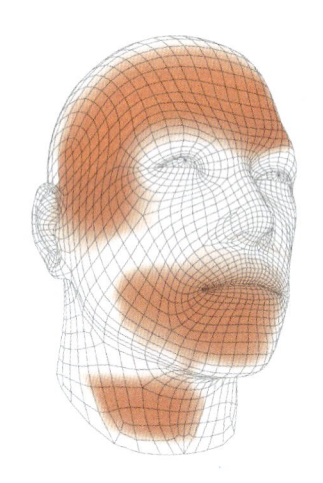

Do ponto de vista humano, o trabalho clínico na área de dor deve ser reconhecido como uma experiência pessoal difícil, que exige muito do profissional de saúde. O contato constante com o sofrimento das pessoas, com as pressões próprias do exercício profissional, as dificuldades teórico-técnicas, a necessidade de trabalhar em condições muitas vezes desfavoráveis e o difícil manejo da relação com o paciente e seus familiares, são alguns fatores que impõem ao clínico a necessidade de lidar com as particularidades da sua própria estrutura cognitiva e emocional. Sob tais condições, nem sempre é possível aos profissionais da saúde exercer uma boa qualidade de assistência a pessoas que padecem de dor.

Por isso, o entendimento de algumas características psicológicas, de condições de vida e de marcas provocadas por experiências pessoais, possibilita uma melhor compreensão acerca das dificuldades e necessidades vividas por essa população de profissionais que se dispõe a dedicar muitas horas de suas vidas ao difícil trabalho de atender pessoas com dor.

O capítulo descreve algumas características que compõem o perfil biopsicossocial de médicos e dentistas brasileiros que atuam na área de dor, provenientes de vários pontos do país.

INTRODUÇÃO

A dor crônica tem um enorme poder de devastar vidas. Além do sofrimento imposto pela vivência prolongada da dor, não é raro constatar a angústia de pessoas que não se sentem humanamente compreendidas e bem assistidas em sua dor pela equipe de profissionais da saúde. Convivem com a rudeza, com a falta de comunicação apropriada, postura soberba e desumanizada de profissionais, os quais, dessa maneira, revelam o despreparo para trabalhar com esse complexo fenômeno que é a dor.

Por outro lado, não se pode negar a outra face deste verdadeiro drama humano: a situação dos profissionais de saúde em nosso país que, em meio às pressões inerentes ao dia a dia do trabalho assistencial, muitas vezes se veem obrigados a trabalhar em condições desfavoráveis que não contribuem para uma prática profissional de boa qualidade. Cada vez mais pressionados, atuam em áreas para as quais não foram suficientemente preparados.

É preciso reconhecer como é difícil trabalhar nessa área. Quanto se espera desses profissionais, que também são pessoas! E nesse processo vivencial de trabalho associado às pressões, à insatisfação pessoal e ao sofrimento emocional, muitos profissionais acabam perdendo a capacidade, ao longo de suas vidas, de reconhecer sua própria condição biopsicossocial de ser humano.

A QUESTÃO DA QUALIDADE DE VIDA NO TRABALHO

Nos últimos 20 anos, tem-se dado atenção cada vez maior à questão do impacto físico e emocional que algumas profissões exercem sobre as pessoas que as praticam, especialmente as que atuam nas áreas da saúde e educação. O assunto tem sido bastante referido na literatura nacional e internacional e acomete com frequência profissionais das áreas de medicina, enfermagem, odontologia, docência, entre outras.[1-3]

Os efeitos desse impacto manifestam-se na forma de estresse e outras dificuldades de ordem biopsicossocial que influem na motivação e no desempenho profissional, repercutindo de forma negativa na qualidade da prática assistencial.[2-4]

A questão da má qualidade da assistência ao paciente com dor, no âmbito da odontologia e medicina, tem sido motivo de análise e reflexão por parte de clínicos, estudiosos da saúde pública e associações ligadas ao estudo da dor.

São muitas as causas desse problema. A própria natureza complexa da dor, com toda a sua subjetividade de experiência, dificuldades de mensuração, a grande diversidade de sinais e sintomas e os inúmeros fatores etiológicos, por si só já impõem dificuldades ao clínico.[5-7]

Muitos aspectos que envolvem a dor crônica ainda não foram devidamente esclarecidos. Há muitas dúvidas sobre a fisiopatologia das dores crônicas em geral, seu controle e interações medicamentosas.

Do ponto de vista humano, o trabalho clínico na área de dor precisa ser reconhecido, antes de mais nada, como uma experiência pessoal difícil que exige do profissional o contato constante com dificuldades teórico-técnicas, condições insatisfatórias de trabalho e com o manejo adequado da relação com o paciente com dor e seus familiares e da sua própria estrutura psíquica.

A FORMAÇÃO PROFISSIONAL EM DOR

A piora da qualidade do ensino superior em saúde nos últimos anos em nosso país é uma realidade.[8,9]

Na área de dor, as limitações teórico-técnicas têm início já na formação acadêmica, tanto médica como odontológica, pelas deficiências curriculares dos cursos de graduação que não abordam teoricamente o tema dor em toda a sua extensão e complexidade.[10-13] O mesmo pode-se dizer quanto ao treinamento técnico dos futuros profissionais na prática do diagnóstico e tratamento de muitos quadros que compõem as chamadas dores orofaciais.[14-15]

Desde os primórdios da formação profissional, nos cursos de graduação já se constatava a má qualidade da relação entre professor e aluno, fenômeno que representa apenas parte de um problema maior: a falta de humanidade no processo de formação acadêmica do futuro profissional de saúde.[16-17]

Não é por acaso o elevado índice de doenças crônicas, estresse, depressão, suicídio, transtornos de comportamento – como as adições –, entre estudantes universitários da área de saúde, indicadores claros do nível de tensão física e emocional em que vivem e sua tentativa de buscar alguma forma de alívio.[18-22]

A ênfase excessivamente tecnicista atribuída ao trabalho em dor, em detrimento de uma abordagem humanista, parece ser um dos mais importantes aspectos da deficiência da formação profissional, apontado por alguns autores.[7,14,23,24]

A visão distorcida e fragmentada da dor, que enfatiza demais as especialidades; a falta de embasamento teórico-técnico a respeito dos diferentes tipos de dor, dos vários métodos de mensuração da dor, do diagnóstico diferencial; a utilização empírica de medicamentos e a pouca importância atribuída aos cuidados apropriados destinados ao paciente com dor, também contribuem para as dificuldades diagnósticas e terapêuticas dos quadros álgicos em geral.[25-29]

DOR OROFACIAL: DESAFIO AOS PROFISSIONAIS DA SAÚDE

Apesar de envolver um pequeno segmento corpóreo, o campo da dor orofacial representa um dos maiores desafios para os profissionais da saúde em geral.

Para Siqueira e Teixeira (2001), a dor orofacial pode ser definida como um "conjunto de condições dolorosas provenientes do crânio, boca, face e região cervical próprias, porém, não exclusivas da área odontológica". Representa uma interface entre a odontologia e a medicina. Inclui as odontalgias, as disfunções temporomandibulares (DTM), as neuralgias, alguns tipos de cefaleias e outros quadros álgicos.[30-31]

Nos últimos anos, o conceito de dor orofacial tem evoluído e seu campo de aplicação está se ampliando. O termo inclui atualmente as dores musculoesqueléticas mastigatórias; dor cervical; dor neurovascular; dor neuropática; distúrbios do sono relacionados à dor orofacial; distonias orofaciais; transtornos intraorais, intracranianos, extracranianos e sistêmicos, que causam dor orofacial.[32]

A prevalência da dor orofacial, em diferentes segmentos da população, é alta e cresce de forma progressiva. De acordo com a Sociedade Brasileira para o Estudo da Dor (SBED), mais de 10 milhões de pessoas padecem de algum tipo de dor orofacial crônica não odontogênica, o que já a caracteriza como um importante problema de saúde pública.[33-35]

São muitas as dificuldades dos clínicos na assistência às chamadas dores orofaciais. Alguns fatores podem contribuir para isso, como a ampla sintomatologia, a etiologia multifatorial, as dificuldades diagnósticas e terapêuticas, associadas ao impacto negativo sobre a vida do paciente, e a forte presença de manifestações emocionais.[5,23,28,30,36-38]

CONDIÇÕES DE TRABALHO DO PROFISSIONAL DA DOR

Devemos incluir também no cenário das dificuldades impostas aos profissionais de saúde algumas condições de trabalho que caracterizam a rotina da grande maioria dos clínicos, como o aumento crescente da carga horária de trabalho, a necessidade de vários empregos, o ambiente de trabalho desfavorável e uma remuneração insatisfatória, determinadas por algumas características do mercado de trabalho atual: aumento cada vez maior do número de profissionais, acima do que o mercado é capaz de absorver; maior competitividade e necessidade de vínculo empregatício como fator de sobrevivência profissional. Além de representar motivo de muito sofrimento pessoal, tais condições podem diminuir a motivação para um trabalho de boa qualidade.

Estudo realizado pela autora com cirurgiões-dentistas e médicos que atuam na área de dor, provenientes de diferentes regiões do país, revela que esses profissionais dedicam muitas horas diárias ao trabalho clínico na área de dor e referem pouca disponibilidade interna e de tempo para um estilo de vida mais saudável, o que os torna potencialmente vulneráveis ao estresse e outros tipos de dificuldades de ordem psicossocial.[39]

A Tabela 14.1 resume algumas condições gerais de trabalho referidas pelos profissionais da dor que participaram do estudo. Aponta também que, apesar das condições laborais, mostram-se satisfeitos profissionalmente.

Tabela 14.1. Condições de trabalho de cirurgiões-dentistas e médicos que trabalham na área de dor

	DENTISTAS	MÉDICOS
Trabalha 8 a 10 horas diárias	64,4%	50%
Trabalha mais de 10 horas diárias	17%	43,5%
Carga horária média diária	9h	12h
Trabalha em fins de semana	73,6%	93,6%
Trabalha em dois ou mais empregos	31%	89%
Possui apenas um emprego	69%	11%
Necessita trabalhar em vários empregos	13,5%	44%
Queixa de sobrecarga física e psíquica	62%	27%
Sente-se satisfeito profissionalmente	83,3%	90,3%

A DELICADA RELAÇÃO ENTRE PROFISSIONAL E PACIENTE COM DOR

O manejo da relação entre o paciente com dor e o profissional representa outro importante componente do trabalho clínico que impõe dificuldades aos profissionais dada à forte presença de componentes psicológicos, principalmente nos quadros de dor crônica.

Para Figueiró e colaboradores,[40] não basta aos profissionais que atuam na área compreender a dor do paciente, mas sim a pessoa do paciente como um todo. "Não existe apenas a compreensão da dor de alguém, mas a compreensão de alguém, do que a pessoa percebe e sente e de como lida com o que sente."

Para Loduca,[41] a longa convivência com a dor pode estimular no paciente alguns conflitos cognitivos e emocionais que determinam diferentes padrões de comportamento que, por sua vez, dificultam e até mesmo inviabilizam o tratamento.

Tal como no adoecer, a vivência da dor crônica pode levar o paciente a experimentar um processo de regressão a um tempo precoce de sua vida, chamado narcisismo, no qual predomina um modo de funcionamento psíquico caracterizado pela presença de sentimentos ligados a experiências de desamparo, medo, necessidade de ser cuidado por alguém com capacidade de empatia e poder de proteção, tal como a mãe ou sua substituta. A emergência de tais emoções desencadeia muita angústia no paciente que, ao mesmo tempo, pode reconhecer sua condição de pessoa adulta, com capacidade de autonomia, até o momento em que é atingido por seus sintomas ou doença, o que pode abalar a imagem que tem de si e criar a necessidade de cuidados para resgatá-la. Essa tentativa, muitas vezes desesperada, de resgate da autoestima por parte do paciente e de seus familiares, pode manifestar-se na forma de exigências ansiosas para com o profissional de saúde.[42]

Esses processos são, na maioria das vezes, inconscientes por parte do paciente que repete, junto a seu profissional cuidador, padrões de vinculação afetiva primária. Por sua vez, os componentes pessoais e inconscientes do profissional da saúde também são decisivos na determinação da qualidade humana dessa relação. São estes, pois, os ingredientes particulares e mais importantes que compõem a chamada relação profissional-paciente que vai muito além da oferta de conhecimentos teóricos, procedimentos técnicos e conduta ética.[43,44]

Como dizia o médico-oncologista Maurílio Oliveira Martins, "o sofrimento humano e as percepções de dor precisam ser humanizadas, mas, sem comunicação não há humanização, pois, esta depende da capacidade de falar e de ouvir e do diálogo com os nossos semelhantes".[45]

Por isso, o primeiro passo em direção a uma terapêutica eficaz dos quadros dolorosos crônicos é considerar a relação empática entre profissional e paciente como a primeira – e talvez mais importante – ferramenta de trabalho que, convém ressaltar, não deve ser estabelecida prioritariamente entre sintoma e técnica. Deve, acima de tudo, significar um encontro humanizado entre duas pessoas: de um lado, aquela que adoece e sofre e, de outro, a que se sensibiliza e cuida.[44,46,47]

No entanto, o ensino médico e odontológico não tem priorizado questões relativas à relação profissional-paciente.[48,49] A grande maioria dos médicos e dentistas ignora o significado dos conceitos de transferência e contratransferência psicológica, fenômeno bastante estudado pela psicanálise e inevitavelmente presente na dinâmica de todo ato clínico.

Algumas pesquisas têm mostrado que, sob a óptica de pacientes portadores de dor e doenças graves em estado avançado – e também sob a de seus familiares –, algumas atitudes profissionais, como o suporte emocional e a capacidade de comunicação, podem contribuir para a melhoria da qualidade dos cuidados.[45,50] Além disso, ressalta-se a importância da atitude ética por parte dos profissionais de saúde que deve sempre nortear sua prática clínica.

Enfim, exige-se muito do profissional da dor – que seja capaz de criar um vínculo positivo com o paciente, apesar de suas resistências e por vezes desconfiança, que tenha capacidade de empatia, condições psíquicas de suportar frustrações e conviver com as várias formas de sofrimento, sem perder a capacidade e o interesse em ouvir o paciente, que, por sua vez, necessita sentir-se compreendido e respeitado como ser humano.[46]

É preciso ressaltar que a boa prática profissional em dor não pode ser avaliada apenas por conhecimentos teórico-técnicos, aptidões e habilidades pessoais. Ela envolve muito mais do que isso. Resulta da conjugação de fatores psicossociais que determinam o padrão de comportamento e atitude adotado pelos profissionais dentro e fora do seu contexto de trabalho. E é essa conjugação de fatores técnicos, humanos e sociais que possibilita o bom ajustamento das pessoas às suas profissões, o sentimento de satisfação profissional e o desejo de melhorar seus conhecimentos e suas competências.[51]

Enfim, para se avaliar o padrão de qualidade da assistência profissional em dor é necessário que também se avalie a saúde física, mental e o estilo de vida desses profissionais, dentro e fora do trabalho.[52]

É de suma importância que se considere a história e as condições da vida atual desses profissionais sob um olhar biopsicossocial, que possibilita uma visão mais integrada das peculiaridades de sua prática clínica na área de dor. O estudo dessas condições gerais de vida e trabalho e das marcas provocadas pelas experiências vividas permite que se entenda mais profundamente o modo como os profissionais se comportam, seus potenciais e suas dificuldades e necessidades.

Por isso, o conceito de qualidade de vida no trabalho dos profissionais de saúde de diferentes especialidades tem sido cada vez mais estudado nos últimos anos. Alguns autores ressaltam o caráter complexo desse fenômeno, que pode ser explicado a partir de diferentes enfoques. Um dos mais importantes parece ser o proposto por Pereira e Silva,[52] que considera a qualidade de vida no trabalho possível apenas àquelas pessoas que têm como forma de vida o respeito ao próximo e a si mesmas, sendo capazes de criar um ambiente humanizado, representado pela melhoria nas relações interpessoais.

Por outro lado, vemos que, com o passar do tempo, o impacto físico e emocional resultante das pressões diárias inerentes ao trabalho na área de dor também é capaz de produzir um efeito desumanizante sobre os profissionais de saúde, expresso na forma de desgaste emocional associado a dificuldades de ordem biopsicossocial que, ao longo do tempo, podem evoluir para um desequilíbrio crônico na saúde física e mental.

O ESTRESSE DO PROFISSIONAL DE SAÚDE

A presença do estresse em profissionais de saúde é um problema bastante complexo, de natureza multifatorial, que acomete um número cada vez maior de pessoas. O assunto é estudado a partir de diferentes enfoques e instrumentos.

Alguns autores, como Souza e Silva,[53] referem um perfil de personalidade, denominado Personalidade Tipo I, que se caracteriza pela presença de alguns traços como motivação, entusiasmo, idealismo, dedicação ao trabalho, perfeccionismo e propensão à ansiedade. São pessoas cujo estilo de vida se caracteriza por competitividade, luta por realização profissional, pressa, inquietação, vigilância, tensão muscular e sentimento de estar sob pressão o tempo todo. Esse conjunto de características predispõe ao estresse e a outros tipos de problemas. Jackson,[54] ao abordar o problema do estresse em médicos-anestesiologistas, mencionava o perfil da personalidade Tipo I presente neste grupo de profissionais.

Fiorito e colaboradores[55] desenvolveram um estudo sobre estresse utilizando o Inventário de Sintomas de Stress para Adultos de Lipp (ISSL) entre médicos que atuavam em rede pública hospitalar. Encontraram 57% de médicos com diagnóstico positivo para estresse, sendo que 46% deles em fase de resistência, e 54% em fase de quase exaustão. Referem ainda 69% de médicos portadores de sintomas psicológicos de estresse.

Um estudo randomizado, conduzido por Myers e Myers,[18] investigou o estresse geral no trabalho e a saúde de mais de 2.400 cirurgiões-dentistas do Reino Unido. Os resultados mostraram uma correlação significativamente alta entre estresse e alguns fatores associados ao trabalho, como deficiências na relação dentista-paciente, pressões do tempo e carga horária, problemas técnicos e de equipe, insatisfação no trabalho e na vida, consumo de álcool, obesidade, tensão e depressão.

Além de todos os problemas citados, convém lembrar ainda um fator que tem contribuído para aumentar o estresse, principalmente entre médicos: o crescimento no número de denúncias judiciais e no âmbito ético-profissional.

O número de denúncias contra médicos no estado de São Paulo cresceu 130% entre 1994 e 2004 e a média diária de queixas só fez aumentar, passando de 4 para mais de 9, segundo pesquisa de doutorado realizada por Krikor Boyaciyan, diretor do Conselho Regional de Medicina do Estado de São Paulo (Cremesp). Em 2005, a média de queixas cresceu ainda mais: 12 por dia. Um dos fatores atribuídos ao aumento das queixas dos pacientes sobre a conduta dos profissionais foi a quantidade elevada de horas trabalhadas pelos médicos em início de carreira, aliada às condições hospitalares nem sempre adequadas.[56]

SÍNDROME DE *BURNOUT* EM PROFISSIONAIS DA SAÚDE

Souza e Silva,[53] ao estudarem a influência de fatores de personalidade e de organização do trabalho sobre o estado emocional de profissionais de saúde afirmaram: "Empenhados na arte de prevenir e curar doenças, os profissionais de saúde nem sempre têm a noção do seu próprio adoecer no trabalho".

Freudenberger[57] introduziu o conceito de "síndrome de *burnout*" para designar um tipo de estresse presente em situações laborais. O assunto há anos tem sido citado na literatura.[57-59]

Trata-se de um estado de desgaste emocional associado à prática profissional que pode ocorrer pela cronicidade de um processo de estresse. Sua prevalência é maior entre profissionais de saúde – enfermeiros, médicos, dentistas, fisioterapeutas – que experimentam em sua rotina de trabalho condições de sobrecarga emocional, visto também em profissionais de outras áreas, como professores, policiais e pilotos.[4]

A referida síndrome é descrita como um fenômeno multidimensional, entendida também como uma forma de estresse no trabalho, embora as duas condições sejam diferenciadas por alguns autores. Trata-se de um processo lento que leva semanas, meses e até anos para se manifestar.

Os sintomas gerais que caracterizam a síndrome podem ser classificados em quatro categorias: físicos, psíquicos, emocionais e comportamentais, descritas na Tabela 14.2.[2,3]

A Tabela 14.3 descreve os sintomas que caracterizam a evolução da síndrome a partir de três dimensões: exaustão emocional, despersonalização ou desumanização e diminuição da realização pessoal.[60,61]

A odontologia e a medicina são profissões que possuem inúmeros fatores que podem levar o profissional a desenvolver a síndrome de *burnout*, assunto ainda pouco estudado no Brasil.[62]

Porém, é conhecida a displicência com que os profissionais de saúde, especialmente médicos – tradicionalmente pacientes difíceis – cuidam da própria saúde física e mental, vivem no limite do estresse, adiam as próprias decisões terapêuticas, medicam-se de forma errônea e só procuram ajuda em situações extremas.[63] Clever,[64] em 1990, atribuiu a esse fenômeno o nome de "síndrome da invulnerabilidade médica".

Parece interessante lembrar as palavras de Hoirish quando se refere aos médicos em formação:

> A profissionalização médica cristaliza a divisão saúde-doença, sendo a doença no doente e a saúde no médico. As preocupações e temores, como os episódios hipocondríacos geralmente sem gravidade, observados entre estudantes no início do curso, progressivamente dão lugar a uma despreocupação com sua própria saúde e a um desinteresse pelo próprio corpo em decorrência de um sentimento onipotente de invulnerabilidade.[65]

Acredita-se que esse processo, responsável inclusive pelo distanciamento da relação entre profissional e paciente, possa perdurar ao longo dos anos, causando prejuízos à qualidade de seu trabalho profissional e à sua vida como um todo.

Esse aparente mecanismo de negação, que minimiza o papel dos sintomas físicos e psíquicos, do sofrimento imposto por eles e suas consequências, pode ser uma das razões para a cronicidade do estresse e das manifestações psicossomáticas referidas pelos voluntários.

Tabela 14.2. Categorias de sintomas presentes na síndrome de *burnout*

SÍNDROME DE *BURNOUT*: CATEGORIAS DE SINTOMAS	
Físicos	Fadiga constante, distúrbios do sono, sudorese, sinais precordiais e palpitações, cefaleias, dores crônicas, distúrbios gastrintestinais, redução da imunidade, distúrbios dermatológicos e face tensa ou deprimida.
Psíquicos	Redução de memória, concentração, capacidade de decisão e iniciativa, pensamento obsessivo (tensão mental), ideação fantasiosa, manifestações paranoides (ideias de injustiça e incompreensão).
Emocionais	Desânimo e tristeza, ansiedade, depressão reativa, pessimismo, redução da autoestima (falta de confiança, autodepreciação), sentimentos de culpa, vazio, impotência, impaciência e irritação.
Comportamentais	Desinteresse pelo trabalho e lazer, resistência em aceitar situações novas, preferência pela rotina, rigidez de comportamento (falta de flexibilidade), inibição de comportamento, absenteísmo no trabalho, isolamento social e profissional, comportamento negligente, tabagismo, consumo de álcool e outras drogas e conduta onipotente.

Tabela 14.3. Dimensões da síndrome de *burnout*

DIMENSÕES DA SÍNDROME DE *BURNOUT*	
Exaustão emocional	Esgotamento de energia, intolerância, insatisfação, irritabilidade, negativismo, pessimismo.
Despersonalização	Racionalidade, frieza afetiva, indiferença, ceticismo, postura desumanizada, falta de empatia, intolerância, irritabilidade, cinismo e ironia, arrogância.
Diminuição da realização pessoal	Sentimento de frustração, decepção com a profissão, sentimento de inadequação, sentimento de incompetência, desidealização, sensação de ser outra pessoa, queda de autoestima, depressão.

Por esta e outras razões, muitos profissionais dessas áreas ainda desconhecem a síndrome de *burnout* ou não dedicam muita atenção ao assunto.[1,2]

Murtomaa e colaboradores,[66] da Universidade de Helsink, analisaram a relação entre síndrome de *burnout*, condições de ambiente físico e a natureza do trabalho entre cirurgiões-dentistas. Constataram que a maioria deles experimenta dor e fadiga psicológica temporária associada ao trabalho com pacientes. Além disso, apontaram como aspectos significativos a insatisfação na relação com pacientes, problemas relativos ao ambiente físico de trabalho e má postura corporal.

Ferreira,[67] ao estudar a síndrome de *burnout*, refere-se aos profissionais altamente motivados, que reagem ao estresse trabalhando além dos limites, até entrarem em colapso. Rodrigues[68] já descrevia como sintoma de *burnout* em médicos a prática de fazer consultas rápidas, depreciativas e a evitação do contato visual com o paciente.

Nogueira-Martins[69] referiu algumas características de *burnout* em médicos. Destacou nesses profissionais a existência de uma couraça impermeável às emoções e aos sentimentos que leva a um afastamento no contato com paciente e familiar; comportamento de isolamento social, negação ou minimização de problemas profissionais, dessa maneira evitando, inclusive, reflexões sobre o exercício profissional; "humor negro" e irônico, como expressão de má adaptação às dificuldades profissionais e tendência de se automedicar e de se autotratar.

O ESTRESSE DE MÉDICOS E DENTISTAS QUE TRABALHAM NA ÁREA DE DOR

Pesquisa realizada pela autora[39] sobre o perfil psicológico de dentistas e médicos brasileiros que trabalham na área de dor, confirma a presença de traços de personalidade, referidos por Souza e Silva[53] como típicos da Personalidade Tipo I, ou seja, otimista/esforçado; exigente/perfeccionista; idealista; tenso/ansioso e autoritário (Tabela 14.4).

Algumas condições de estresse em dentistas e médicos foram pesquisadas por meio do Inventário de Sintomas de Stress para Adultos de Lipp (ISSL), a partir do qual foi identificada a presença de alguns indicadores de estresse em 25% dos cirurgiões-dentistas e 19,3% dos médicos pesquisados (Fig. 14.1).

De acordo com a especialista em estresse dra. Marilda Novaes Lipp, a fase de alerta é a única considerada positiva para o ser humano. Caracteriza-se pela produção e ação da adrenalina, necessária para manter as funções da atenção, concentração e o estado de motivação. Já a fase de resistência se instala quando a fase de alerta se prolonga por um período muito longo ou quando surgem novos estressores. É quando o organismo entra em ação para evitar o desgaste de energia e tentar restabelecer o equilíbrio interior, quebrado pela longa fase de alerta. Nesse momento, a produtividade do indivíduo é reduzida e inicia-se a produção de cortisol. Ocorre nessa fase uma redução da imunidade do organismo.[70]

A fase de resistência esteve presente em todos os médicos pesquisados pela autora e em 66,6% dos dentistas, portadores de diagnóstico positivo para estresse. A fase de quase exaustão foi observada em 11% dos dentistas. Já a fase de exaustão acometeu 22% deles.

É importante ressaltar que, quando a fase de resistência física e emocional começa a se quebrar diante da dificuldade de gerenciar o excesso de tensão, ocorrem aumento da ansiedade e da produção do cortisol, perda de defesas imunológicas e outros indicadores biológicos. A essa fase, Lipp[70] denominou de "quase exaustão". Nesse período, a pessoa ainda consegue pensar, tomar decisões, trabalhar e rir, porém, com muito esforço e desconforto.

Os resultados do estudo também mostraram que sintomas físicos são mais prevalentes em médicos (67%) e sintomas psicológicos em cirurgiões-dentistas (66%). Essa tendência pode estar ligada ao fato de o médico, pela própria profissão, estar mais atento e familiarizado com as manifestações físicas do que o cirurgião-dentista que, por sua vez, notadamente manifesta um nível

Tabela 14.4. Perfil psicológico de dentistas e médicos que atuam na área de dor

	DENTISTAS %	MÉDICOS %
Otimista/esforçado	58,6	50
Exigente/perfeccionista	57,5	46,8
Idealista	35,6	40,3
Tenso/ansioso	31	37,1
Autoritário	23,2	21

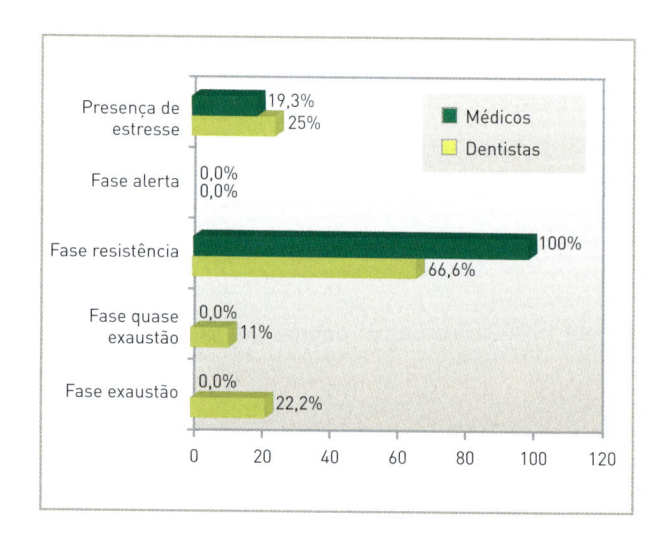

Figura 14.1. Prevalência e fases de estresse em dentistas e médicos.

Fonte: Lipp.[70]

Fase	Médicos	Dentistas
Presença de estresse	19,3%	25%
Fase alerta	0,0%	0,0%
Fase resistência	100%	66,6%
Fase quase exaustão	0,0%	11%
Fase exaustão	0,0%	22,2%

maior de ansiedade e irritação. A Tabela 14.5 resume alguns sintomas mais prevalentes entre os profissionais que apresentaram diagnóstico positivo de estresse de acordo com o Inventário de Sintomas de Stress para Adultos de Lipp (ISSL).

A alta prevalência de problemas gastrintestinais entre cirurgiões-dentistas tem sido associada a vários fatores. Alguns autores ligados à área da psicossomática, como Ballone e colaboradores,[71] associam o problema ao estresse. Outros estudos também relacionam os sintomas gástricos com a alta prevalência de consumo de álcool. O problema foi referido por 53% de cirurgiões-dentistas com diagnóstico positivo de estresse.

A presença de cansaço, irritabilidade, sentimento de desilusão e frustração em pessoas que anteriormente nutriam grandes expectativas em relação à profissão, é muito comum em portadores da síndrome de *burnout*. Esses sinais também foram observados em profissionais de saúde com diagnóstico positivo para estresse.

A irritabilidade excessiva acompanhada da necessidade de pensar e falar de forma persistente sobre um assunto – em geral sobre trabalho – é uma característica mais comum em cirurgiões-dentistas. O médico, por sua vez, tende a mostrar-se constantemente cansado, aparentemente mais passivo e menos queixoso.

Os resultados observados pela autora revelam que os médicos pesquisados tendem a manifestar maior tolerância ou capacidade de resistência emocional ao estresse, e maior propensão à produção de quadros somáticos. Já os cirurgiões-dentistas mostram-se mais reativos, apresentam menor limiar de tolerância a fatores estressantes físicos e emocionais, porém, são mais abertos para admitir o sofrimento e procurar ajuda para suas dificuldades.

CONDIÇÕES DE SAÚDE DOS PROFISSIONAIS DA DOR

A Tabela 14.6 mostra que a grande maioria dos profissionais avaliou positivamente suas condições gerais de saúde e qualidade de vida. No entanto, um aspecto que chama a atenção é o contraste de informações entre a autoavaliação das condições de saúde e os relatos de doenças referidas por dentistas e médicos que tratam pacientes com dor. Embora seja desejável que profissionais de saúde adotem modelos de conduta saudável, não foi o que o estudo demonstrou.

A alta prevalência de alguns sintomas e dificuldades, além de sentimentos negativos, como mau humor, ansiedade e depressão, entre os profissionais de saúde, colocam em dúvida os critérios considerados por eles para avaliar como positiva suas condições de saúde e qualidade da vida.

A pesquisa revelou que 82,6% dos dentistas e 70% dos médicos já procuraram ajuda psicológica e/ou psiquiátrica. No entanto, apesar dos indicadores claros de sofrimento, notou-se uma aparente tendência de se minimizar a presença e o papel dos sintomas físicos e psíquicos, do sofrimento imposto por eles e suas consequências, talvez por um mecanismo de negação e racionalização que pode ser uma das razões para a cronicidade do estresse e das manifestações somáticas referidas pelos profissionais de saúde.

Tabela 14.5. Sintomas mais prevalentes em dentistas e médicos com diagnóstico positivo de estresse, de acordo com o ISSL

TIPO DE SINTOMA	DENTISTAS %	MÉDICOS %
Irritabilidade sem causa aparente	61	32,2
Pensar e/ou falar constantemente sobre um assunto	39	16,2
Cansaço físico constante	39	48,4
Hipersensibilidade emotiva	33,3	22,6
Cansaço mental excessivo	30,5	32,2
Dificuldades de memória	30,5	32,2
Problemas gastrintestinais	53	19,3
Problemas dermatológicos	25	32,2
Tensão muscular	25	19,3

Tabela 14.6. Condições de saúde de profissionais que trabalham na área de dor

	DENTISTAS %	MÉDICOS %
Autoavaliação positiva das condições de saúde	75,6	82,2
Autoavaliação positiva da qualidade de vida	84,8	80,6
Má qualidade do sono	22	38,7
Necessidade de medicamento para dormir	65,5	50,8
Consumo regular de bebida alcoólica	71	77,8
Peso corporal (sobrepeso e obesidade)	48,3	64,5
Hipertensão/cardiopatia	20,7	24
Hábitos alimentares inadequados	29,3	44,4
Falta de exames médicos periódicos	24	36,5
Mau humor, ansiedade e depressão	87,8	94,8
Ajuda prévia psicológica/psiquiátrica	82,6	70

É interessante atentar para o índice de profissionais que não praticam exames médicos de rotina, apesar da idade média da amostra (45 anos).

A má qualidade do sono foi mais prevalente em médicos do que em dentistas. No entanto, a investigação das características do sono mostrou alta prevalência de consumo de algum tipo de medicação para dormir, maior entre dentistas. Tal resultado sugere que possivelmente a qualidade do sono declarada por parcela significativa dos profissionais se deva à prática da medicação para dormir. Além disso, não se pode desconsiderar a possibilidade de dissimulação de uma possível dificuldade e a tentativa de apresentar um cenário mais positivo acerca da qualidade do sono, do que efetivamente se experimente no dia a dia.

O estudo confirmou a alta prevalência de consumo de álcool entre dentistas e médicos referida na literatura, maior inclusive que o observado por Ramos e colaboradores.[72] Constatou-se maior prevalência de consumo de álcool entre médicos (77,8%) do que entre dentistas (71%). Entretanto, quando se avalia a frequência do consumo, nota-se uma prevalência menor entre médicos que consomem álcool mais de três dias por semana (16,3%) do que entre dentistas (26,2%). Ou seja, tanto médicos como dentistas do estudo consomem álcool com maior frequência do que outros profissionais da saúde, o que representa um dramático indicador do nível de tensão física e emocional em que vivem e sua tentativa de buscar alívio para esse estado de sofrimento.

É interessante destacar que grande parte dos médicos que participaram do estudo (60,8%) eram anestesiologistas e cirurgiões, confirmando a alta prevalência de alcoolismo, referida na literatura, neste grupo de profissionais.

Os índices de sobrepeso e obesidade encontrados confirmam os dados da literatura: o problema da obesidade nesta população também está aumentando.

A prevalência da hipertensão – outro sério fator de risco cardiovascular –, além de alguns tipos de cardiopatia, foi maior em médicos. Tal resultado é inferior ao encontrado na população geral de hipertensos, referida pela Sociedade Brasileira de Cardiologia para a região Sudeste (29,1%) e na faixa etária dos profissionais pesquisados.[72,73]

Outro aspecto que mereceu a atenção foi a presença de dor crônica bastante referida pelos médicos e dentistas pesquisados. O estudo mostrou que os profissionais da dor também padecem de dor crônica. Experimentam com frequência diferentes tipos de dor e sofrimento desencadeado por condições dolorosas crônicas, principalmente cervicalgias, lombalgias e cefaleias, que certamente contribuem para prejudicar ainda mais a qualidade de vida pessoal e familiar desses profissionais (Tabela 14.7).

É possível que os problemas de saúde relatados ainda não estejam impedindo a maioria dos dentistas e médicos da dor de exercer suas atividades profissionais. Tal

Tabela 14.7. Descrição da dor dos profissionais que trabalham na área de dor

QUEIXA	DENTISTAS %	MÉDICOS %
Dor crônica	71,3	68,2
Dor diária	25,5	28,6
Dor muscular	47	48
Dor articular	26,5	22,7
Dor lombar	41,4	35
Dor cervical	42,5	25,4
Cefaleia	18,4	23,8

fenômeno pode significar uma manifestação de resistência, comum em profissionais de saúde, em reconhecer a presença e as consequências dos problemas de ordem física e emocional vivenciados por eles mesmos.[63]

Infelizmente, a falta de informação, o preconceito e as resistências pessoais observadas com frequência entre profissionais da saúde, não têm permitido que os mesmos possam ser mais bem assistidos em suas dificuldades.

Além disso, insistir na resistência onipotente aos cuidados necessários ou na busca equivocada por compensações nem sempre saudáveis pode, além de não ajudar, contribuir para a cronicidade dos sintomas físicos e psíquicos. Do mesmo modo, pode perpetuar o próprio sofrimento que, além de tudo, acaba sendo partilhado por aqueles que o cercam.

Portanto, parece bastante desejável que a formação profissional em dor de cirurgiões-dentistas e médicos seja melhorada, não apenas teórica e tecnicamente, mas, que represente um processo humano, vivencial, presente desde o início da graduação, e possa contemplar a profilaxia e assistência às necessidades psicossociais dos futuros profissionais que se dispõem a trabalhar nessa tão difícil área que é a dor.

CONCLUSÃO

Procuramos abordar neste capítulo o profissional de saúde que trabalha na área de dor sob um olhar biopsicossocial. Ao conhecermos um pouco de sua história e da vida atual desses profissionais, e as marcas provocadas por suas experiências, podemos perceber de forma mais integrada as peculiaridades de sua prática profissional na área de dor e compreender melhor suas dificuldades e necessidades.

É bem verdade que a formação em dor carece de uma melhor qualificação teórico-técnica e do olhar humano daquele que se dispõe a tratar pessoas com dor. Mas a capacidade de olhar com humanidade o outro supõe, sobretudo, uma condição interna de se perceber humano. Cuidar humanamente da dor do outro presume o desejo de cuidar-se como pessoa.

Por isso, ao lançar luz sobre esse cenário, concluímos que urge uma revisão por parte dos profissionais de saúde, no que diz respeito à qualidade de sua saúde física e mental e seu estilo de vida. Esperamos ainda que nossas considerações possam contribuir de alguma forma para o avanço na conscientização e melhoria das atenções a essa população de profissionais da dor, tão necessários e exigidos.

Se for possível demonstrar que a humanização deve fazer parte não apenas de uma nova atitude em relação às pessoas que padecem de dor, mas de todo um processo de formação profissional e pessoal daqueles que se dispõem, ao longo de suas vidas, a cuidar da dor e sofrimento do outro, talvez possamos, então, acreditar na possibilidade de uma melhora efetiva na qualidade da assistência em dor em nosso país. Esse entendimento nos responsabiliza e compromete. Mas é nossa esperança.

REFERÊNCIAS

1. Romero RMD, Becerra TL, Velasco MEA. Síndrome de Burnout: desgaste emocional em cirurgiões dentistas. Rev ADM. 2001;58(2):63-7.
2. Benevides-Pereira AMT. Burnout: quando o trabalho ameaça o bem-estar do trabalhador. São Paulo: Casa do Psicólogo; 2002.
3. Guimarães LAM, Grubits S, organizador. Saúde mental e trabalho. São Paulo: Casa do Psicólogo; 2004. v. 3.
4. Campos CR, Inocente NJ, Alves OD, Guimarães LAM, Areias MEQ. Síndrome de burnout em profissionais de saúde. In: Guimarães LAM, Grubits S, organizadores. Saúde mental e trabalho. São Paulo: Casa do Psicólogo; 2004. p. 63-77, v. 3.
5. International Association for the Study of Pain. Subcommittee on Taxonomy. Classification pf chronic pain, descriptions of chronic pain syndromes and definitions of pain terms. Pain. 1986;Suppl 3:S1-225.
6. Organização Mundial da Saúde. Classificação de transtornos mentais e de comportamento da CID-10: descrições clínicas e diretrizes diagnósticas. Porto Alegre: Artmed; 1993. p. 158-67.
7. Bergel RH. Dor crônica: dilemas de um problema clínico complexo. Ambito Hosp. 2005;172(3):30-2.
8. Instituto Brasileiro de Pesquisas. Perfil do cirurgião-dentista no Brasil [Internet]. Brasília: CFO; 2003 [capturado em 15 fev. 2006]. Disponível em: http://www.cfo.org.br/download/pfdf/perfil_CD.pdf.
9. Brasil. Ministério da Saúde. Dinâmica das graduações em saúde no Brasil: subsídios para uma política de recursos humanos [Internet]. Brasília: MS; 2006 [capturado em 9 mar. 2006]. Disponível em: http://portal.saude.gov.br/portal/arquivos/pdf/dinamica.pdf.
10. Carvalho MMML, organizador. Dor: um estudo multidisciplinar. 2. ed. São Paulo: Summus; 1999. p. 9-11.
11. Luz PL. Nem só de ciência se faz a cura: o que os pacientes me ensinaram. São Paulo: Atheneu; 2002. p. 109-32.
12. 12. Pimenta CAM, Figueiró JAB, Teixeira MJ, Siqueira JTT, Perissinotti DMN, Castro CES, et al. Proposta de conteúdo mínimo sobre dor e cuidados paliativos nos cursos de graduação da área de saúde. Rev Simbidor. 2001;2(1):23-35.
13. Teixeira MJ, Yeng LT, Romano MA, Fernandes MM. Abordagem multi e interdisciplinar de pacientes com dor crônica. In: Leão ER, Chaves LD, editor. Dor: 5º sinal vital: reflexões e intervenções de enfermagem. Curitiba: Maio; 2004. p. 33-49.
14. Siqueira JTT. Dores mudas: as estranhas dores da boca. São Paulo: Artes Médicas; 2008.
15. Widmer CG. Convicções correntes e diretrizes pedagógicas. In: Lund JP, Dubner R, Lavigne GJ, Sessle BJ. Dor orofacial: da ciência básica à conduta clínica. São Paulo: Quintessence; 2002. p. 27-34.
16. Nuto SAS, Noro LRA, Cavalsina PG, Costa ICC, Oliveira AGRC. O processo ensino-aprendizagem e suas consequências na relação professor-aluno-paciente. Cienc Saude Coletiva. 2005;11(1):89-96.
17. Lazzarin HC, Nakama L, Cordoni Júnior L. The role of the teacher according to the perceptions of dentistry students. Saude Soc. 2007;16(1):90-101.
18. Myers HL, Myers LB. It's difficult being a dentist: stress and health in the general dental practitioner. Br Dent J. 2004;197(2):89-93.
19. Dutta AP, Pyles MA, Miederhoff PA. Stress in health professions students: myth or reality? A review of the existing literature. J Natl Black Nurses Assoc. 2005;16(1):63-8.
20. Lima ADF, Farias FLR. O trabalho do cirurgião-dentista e o estresse: condições teóricas. Rev Bras Prom Saude. 2005;18(1):50-4.
21. Facundes VLD, Ludermir AB. Common mental disorders among health care students. Rev Bras Psiquiatr. 2005;27(3):194-200.
22. Gorter RC, Storm MK, Te Brake JH, Kersten HW, Eijkman MA. Outcome of career expectancies and early professional burnout among newly qualified dentists. Int Dent J. 2007;57(4):279-85.
23. Turk DC. Assess the person, not just the pain. Pain clinical updates. Seattle: IASP; 1993.
24. Bérzin MGR, Siqueira JTT. Study on the training of brazilian dentists and physicians who treat patients with chronic pain. Braz J Oral Sci. 2009;8(1):44-9.
25. Wilson JF, Brochopp GW, Kryst S, Steger H, Witt WO. Medical student's attitudes toward pain before and after a brief course on pain. Pain. 1992;50(3):251-6.
26. Yeng LT, Teixeira MJ, Romano MA, Greve JMD, Kaziyama, HHS. Avaliação funcional do doente com dor crônica. Rev Med. 2001;80(Esp Pt 1):443-73.
27. Teixeira MJ, Valverde Filho J. Acute pain. In: Teixeira MJ, editor. Pain: interdisciplinary and context. Curitiba: Maio; 2003. p. 241-69.
28. Yeng LT, Teixeira MJ. Tratamento multidisciplinar dos pacientes com dor crônica. Prat Hosp. 2004;35:21-4.
29. Okeson JP. Dor orofacial: guia de avaliação, diagnóstico e tratamento. São Paulo: Quintessence; 2007.
30. Siqueira JTT, Teixeira MJ. Dor orofacial: diagnóstico, terapêutica e qualidade de vida. Curitiba: Maio; 2001.
31. McNeill C, Dubner R. O que é dor e como classificamos a dor orofacial? In: Lund J, Dubner R, Sussle BJ. Dor orofacial: da ciência básica à conduta clínica. São Paulo: Quintessence; 2002. p. 3-14.
32. American Board of Orofacial Pain. Definition of orofacial pain dentistry [Internet]. New Jersey: ABOP; 2008 [capturado em 23 fev. 2009]. Disponível em: http://www.abop.net/index.asp?Type=B_BASIC&SEC={09420863-3242-4498-8F0D-E60442C8C8E2}.
33. Carlson CH, Reide KI, Curran SL, Studts J, Okeson JP, Falace D, et al. Psychological and physiological parameters of masticatory muscle's Pain. Pain. 1998;76(3):297-307.
34. Sociedade Brasileira para o Estudo da Dor. J Dor. 2005;5(18):4.

35. Góes PSA, Kosminsky M, Siqueira JTT, Ribeiro MFP. Dor orofacial. Rio de Janeiro: Guanabara Koogan; 2006. p. 102-14.
36. Rabelo GD. Dificuldades na avaliação de pacientes com cefaléia. Anais do 5º Simpósio Brasileiro e Encontro Internacional sobre Dor; 2003; São Paulo. São Paulo: SIMBIDOR; 2001. p. 70-7.
37. Siqueira JTT. As conseqüências das dores orofaciais para a saúde. J Dor. 2005;5(18):3.
38. Loduca A, Samuelian C, Wurzba A, Palaia R, Grimberg F, Kitayama M. The impact of the suffering and psychosocial aspects on chronic pain patients. 11º Congress of Pain. Sidney: IASP; 2005.
39. Bérzin MGRB. Características da formação profissional, prática clínica e perfil biopsicossocial de cirurgiões-dentistas e médicos que atuam na área de dor orofacial [tese]. Piracicaba: UNICAMP/FOP; 2007.
40. Figueiró JAB, Angelotti G, Pimenta CAM, editores. Dor e saúde mental. São Paulo: Atheneu; 2005.
41. Loduca A. Psychodramatic strategies for the patient with chronic pain. In: Anais do 5º Simpósio Brasileiro e Encontro Internacional sobre Dor. São Paulo: SIMBIDOR; 2001. p. 172-75.
42. Rios IC. Sobre a integração das atividades e disciplinas de humanidades da FMUSP: outra história em construção... [Internet]. São Paulo: USP; 2006 [capturado em 13 jan. 2006]. Disponível em: http://med.fm.usp.br/cedem/arrobavirgula13.asp.
43. Amaral LMTB. The century XXI's professional and the impact of the transformations in the multidisciplinary team of pain treatment. In: Siqueira JTT, Ching LH. Pain: orofacial pain/ATM: bases for the clinical diagnosis. Curitiba: Maio; 1999. p. 79-82.
44. Pini MHM. Compartilhando a dor e diminuindo o abandono. Anais do 6º Simpósio Brasileiro e Encontro Internacional sobre Dor; 2003, São Paulo. São Paulo: SIMBIDOR; 2003. p. 269-70.
45. Martins MAO. Humanização em cuidados paliativos e na dor. Prat Hosp. 2004;35:69-70.
46. Bérzin MGR. Chronic pain: a psychological approach. Br J Oral Sciences. 2004;3(10):480-3.
47. Banja JD. Empathy in the physician's pain practice: benefits, barriers, and recommendations. Pain Med. 2006;7(3):265-75.
48. Grosseman S, Patrício ZM. A relação médico-paciente e o cuidado humano: subsídios para promoção da educação médica. Rev Bras Educ Med. 2004;28(2):99-105.
49. Balint M. O médico, seu paciente e a doença. 2. ed. São Paulo: Atheneu; 2005.
50. Curtis JR, Wenrich MD, Carline JD, Shannon SE, Ambrozy DM, Ramsey PG. Understanding physicians' skills at providing end-of life care perspectives of patients, families and health care workers. J Gen Int Med. 2001;16(1):68-9.
51. Nicolielo J, Bastos JRM. Satisfação profissional do cirurgião dentista conforme tempo de formação. Rev Fac Odont Bauru. 2002;10(2):69-74.
52. Pereira VM, Silva CES. Relação entre o estresse profissional e o ciclo motivacional na qualidade de vida no trabalho: estudo de caso. XI SIMPEP; Bauru; 2004 [Internet]. Bauru: UNESP; 2004 [capturado em 2 fev. 2007]. Disponível em: http://www.feb.unesp.br/.../copiar.php?arquivo=054-Pereira_V_M_Relacao_entre_o_estresse.pdf.
53. Souza WC, Silva AMM. A influência de fatores de personalidades e de organização do trabalho no burnout em profissionais de saúde. Rev Estudos de Psicologia. 2002;19(1):37-48.
54. Jackson SH. The role of stress in anaesthetists' health and well-being. Acta Anaesthesiol Scand. 1999;43(6):583-602.
55. Fiorito A, Moxotó GFA, Malagris LE. Médico da unidade materno infantil: stress e qualidade de vida. Anais da 4ª Mostra de Terapia Cognitivo-Comportamental. Rio de Janeiro: UERJ; 2006.
56. Oliveira AS, Bermudez CC, Souza RA, Souza CMF, Dias EM, Castro CES, et al. Impacto da dor na vida de portadores de disfunção temporomandibular. J Appl Oral Sci. 2003;11(2):138-43.
57. Freudenberger HJ. Staff Burn-out. J Soc Issues. 1974;30(1):159-65.
58. Gardner ER, Hall RCH. The professional stress syndrome. Psychosomatics.1981;22(8):672-80.
59. McCue JD. The effects of stress on physicians and their medical practice. N Eng J Med. 1982;306(8):458-63.
60. França ACL, Rodrigues AL. Stress e trabalho. 2. ed. São Paulo: Atlas; 1999.
61. Tamayo MR, Troccoli BT. Burnout no trabalho. In: Mendes AM, Borges LO, Ferreira M. Trabalho em transição, saúde em risco. Brasília: UnB; 2002. p. 45-63.
62. França HH. A síndrome de "Burnout". Rev Bras Med. 1987;44(8):197-9.
63. Ismael JC. O médico e o paciente: breve história de uma relação delicada. 2. ed. São Paulo: MG; 2005.
64. Clever LH. A saúde do médico. In: Beeson PB, McDermott W. Trabalho de medicina. Rio de Janeiro: Guanabara Koogan; 1990.
65. Hoirish A. O problema da identidade médica [tese]. Rio de Janeiro: Universidade Federal do Rio de Janeiro; 1976.
66. Murtomaa H, Haavio-Mannila E, Kandolin I. Burnout and its causes in finnish dentists. Community Dent Oral Epidemiol. 1990;18(4):208-12.
67. Ferreira D. A síndrome do Burnout e o papel do orientador educacional no ensino público do estado do Paraná [tese]. Espanha: Universidad de Extremadura; 2002.
68. Rodrigues AL. O "stress" no exercício profissional da medicina: uma abordagem sicossocial [tese]. São Paulo: Pontifícia Universidade Católica; 1998.
69. Nogueira-Martins LA. A saúde do médico [Internet]. Brasília: CFM; 2004 [capturado em 15 maio 2005]. Disponível em: http://www.portalmedico.org.br.
70. Lipp MEN. Inventário de sintomas de stress para adultos (ISSL). 2. ed. São Paulo: Casa do Psicólogo; 2002.
71. Ballone GJ, Pereira Neto E, Ortolani IV. Da emoção à lesão: um guia de medicina psicossomática. Barueri: Manole; 2002.
72. Ramos MM, Alves ABS, Tavares CMP, Fagundes Júnior PC, Santo CE, Ceglias TB, et al. Prevalência de fatores de risco cardiovascular em profissionais de saúde no ambiente de trabalho. Rev da SOCERJ. 2006;19(4):308-12.
73. Brasil. Ministério da Saúde. Secretária de Vigilância em Saúde. Secretária à Saúde. Instituto Nacional de Câncer. Coordenação de Prevenção e Vigilância. Inquérito domiciliar sobre comportamento de risco e morbidade referida de doenças e agravos não transmissíveis: Brasil 15 capitais e Distrito Federal, 2002-2003. Rio de Janeiro: INCA; 2004.

PARTE 5 — Cefaleias e dores referidas craniofaciais

CAPÍTULO 15

CEFALEIAS DE ORIGEM NEUROLÓGICA

Manoel Jacobsen Teixeira

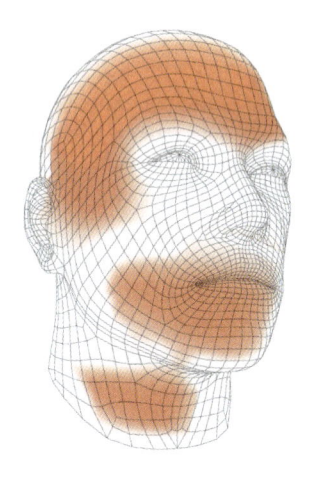

Cefaleia é uma afecção comum no ser humano. Sua etiologia é múltipla e, embora cefaleias primárias, como a enxaqueca e a cefaleia tipo tensão, sejam prevalentes na população geral, também existem cefaleias secundárias a doenças neurológicas e não neurológicas que deveriam ser consideradas durante a avaliação de pacientes com queixa de dor de cabeça.

Este capítulo discorre principalmente sobre as cefaleias primárias e algumas cefaleias secundárias a problemas neurológicos. Os demais capítulos da Parte 5 e alguns outros ao longo deste livro abordarão as algias craniofaciais decorrentes de doenças que afetam primária ou secundariamente a face.

INTRODUÇÃO

A maioria da população já teve dor no segmento cefálico em algum período da vida. Admite-se que mais de 90% da população já apresentou ou apresenta migrânea, cefaleia tipo tensão ou outras modalidades da cefaleia, que até 16% desses indivíduos procuram prontos-socorros por causa desta algia, que em mais de 90% dos casos a cefaleia não é causada por afecção grave e mais de 75% das mulheres e 55% dos homens já teve pelo menos um tipo de cefaleia significativa em algum momento de suas vidas. A prevalência da dor no segmento cefálico aumenta de 39% aos 6 anos de idade para 70% aos 15 anos. A migrânea e a cefaleia tipo tensão são as mais comuns na população do sexo feminino. Ocorre migrânea em 15 a 30% dos indivíduos e cefaleia tipo tensão em 35 a 78% da população. Aproximadamente 9% dos pacientes apresentam episódios frequentes de migrânea e cerca de 3% sofrem episódios incapacitantes de cefaleia tipo tensão. Há um predomínio de cefaleias funcionais na terceira e quarta décadas de vida e de dores faciais neuropáticas da quinta à sétima década de vida.[1]

Mais de 1 milhão de dias de faltas escolares e de 150 milhões de dias de ausência no trabalho ao ano são consequência de episódios de cefaleias nos Estados Unidos da América (EUA), o que acarreta uma perda da produtividade anual superior a US$ 17,2 bilhões.[1]

CLASSIFICAÇÃO DAS CEFALEIAS

A dor facial pode decorrer de lesões localizadas nas estruturas do sistema nervoso periférico (SNP) ou central (SNC) e inclui tanto afecções localizadas no segmento cefálico como distantes dele. De acordo com a Classificação Internacional de Cefaleias (CIC), essas algias são classificadas como primárias ou secundárias e subdivididas em 14 grupos.[2] As primárias (p. ex., cefaleia tipo tensão e cefaleia em salvas) caracterizam-se pela ausência de anormalidades, por migrânea e são identificáveis aos exames subsidiários habituais ou em outras estruturas do organismo. As secundárias são resultantes de lesões identificadas no segmento cefálico ou à distância, ou de afecções sistêmicas.[3]

FISIOPATOLOGIA

Fatores constitucionais, fatores ambientais, sexo, idade, contactantes e condições de saúde estão relacionados à ocorrência da cefaleia. A cefaleia tipo tensão e a migrânea ocorrem pela ativação de nociceptores localizados nos grandes vasos encefálicos ou seios venosos, ou na dura-máter, inervados pelos plexos dos nervos trigêmeo, glossofaríngeo, intermédio, vago e cervicais. A substância P (SP) e o peptídeo geneticamente relacionado à calcitonina (CGRP) são liberados nos tecidos e causam inflamações neurogênicas em casos de dor, fenômeno relevante em casos de migrânea.[4]

Nos casos ocorre vasodilatação e distensão dos vasos cerebrais, cranianos e encefálicos calibrosos. Da inflamação neurogênica resulta desgranulação dos mastócitos, anormalidades venulares, agregação plaquetária, alterações responsáveis pelas modificações da atividade da serotonina na circulação e pelo aumento de seus metabólitos em $5\text{-}HT_{1D}$ e dos vasos sanguíneos durante a crise de migrânea. As fibras trigeminais perivasculares contêm receptores $5\text{-}HT_{1B}$ cerebrais e durais. A concentração de CGRP é elevada na veia jugular externa,[5] enquanto a concentração da SP, do neuropeptídeo Y e do peptídeo vasoativo intestinal (VIP) é normal durante as crises de enxaqueca (migrânea), embora haja aumento da excreção de ácido hidroxi-indolacético, o principal metabólito da serotonina. A serotonina reduz-se rapidamente nas plaquetas após o início da migrânea e a sintetase do óxido nítrico gera em vários tecidos, inclusive no endotélio, encéfalo, nervos periféricos, musculatura lisa vascular, macrófagos, neutrófilos e micróglia. A liberação de óxido nítrico nos vasos encefálicos, em nervos perivasculares, atua no encéfalo desencadeando as crises de migrânea, e depende da ativação de receptores de membranas pelo glutamato, bradicinina, serotonina, acetilcolina, histamina, endotelina-1, SP e, provavelmente, pelo CGRP. O aumento do fluxo vascular e da tensão nas células endoteliais também pode estimular a produção de óxido nítrico. A ação do óxido nítrico mediada pela ativação da guanilatociclase gera aumento do monofosfatocíclico de guanosina, o que reduz o Ca^{++} intracelular. O óxido nítrico é liberado por estruturas nervosas não adrenérgicas e não colinérgicas, causa vasodilatação e medeia a neurotransmissão no SNC (causa hiperalgesia), além de contribuir para a transmissão sensitiva nos nervos periféricos, regular a atividade plaquetária e as reações imunes inespecíficas, e causar neurotoxicidade, podendo ainda liberar CGRP pelas terminações nervosas perivasculares. A "depressão alastrante de Leão" resulta da liberação de glutamato e óxido nítrico no córtex cerebral, sendo que o óxido nítrico causa vasodilatação temporária.[4]

A intensidade da dor e a ausência de anormalidades periféricas sugerem que a cefaleia tipo tensão seja desencadeada por mecanismos centrais.[6]

AVALIAÇÃO DOS PACIENTES COM CEFALEIA

A história detalhada das condições médicas (ingestantes, inalantes) e dos antecedentes familiares ligados ao quadro e um interrogatório sobre os diversos aparelhos são essenciais para estabelecer o diagnóstico das cefaleias. São cruciais para o diagnóstico e para o tratamento informações como: momento da instalação da cefaleia, circunstâncias, horários, velocidade e intensidade da manifestação, localização e irradiação, caráter da dor, duração e frequência das crises, ocorrência de sintomas neurológicos e físicos gerais que precedem ou acompanham a dor, variações sazonais, progressão dos sintomas, fatores desencadeadores ou de piora, tratamentos atuais e prévios insatisfatórios ou efetivos, abuso de analgésicos (sono, profissão, problemas emocionais) e impacto das crises nas atividades de vida diária, prática, social e profissional.[4]

De acordo com a CIC (da International Headache Society) há quatro padrões básicos de cefaleia:[2] a aguda emergente, a crônica progressiva e a crônica não progressiva. Alguns sinais que indicam a possibilidade de ocorrência de cefaleia secundária pedem exames subsidiários na unidade de emergência, a saber: a primeira ou a pior cefaleia vivenciada pelo doente, cefaleia de esforço, cefaleia de início recente, iniciada após os 50 anos, associada a traumatismo craniano, com intensidade e frequência progressivas, cefaleia em doentes com câncer, síndrome de imunodeficiência adquirida ou coagulopatias ou com exame neurológico anormal, incluindo rigidez de nuca e outros sinais meníngeos, febre, doenças sistêmicas, relatos de episódios de convulsão pelo paciente, mesmo antigos sem exame prévio de neuroimagem.[7] Os padrões agudo emergente e crônico progressivo sugerem cefaleia secundária, enquanto os quadros agudo recorrente e crônico não progressivo indicam etiologia primária.[8]

Os exames físico geral e neurológico costumam ser normais nos doentes com cefaleias primárias. Devem ser observados os sinais vitais, febre, rigidez nucal, evidência de traumatismo, sinais neurológicos focais – especialmente alterações de motricidade ocular e acuidade visual. Deve-se realizar palpação e percussão do crânio, mandíbula, região cervical, artérias cervicais e pericranianas, bem como exame da cavidade oral, dentes, ouvidos e seios da face. O exame de fundo de olho avalia sinais de aumento da pressão intracraniana, glaucoma, êmbolos, hemorragias retinianas, anormalidades características de hipertensão arterial, metabolopatias ou neoplasias sistêmicas. Bloqueios anestésicos dos nervos grandes occipital, supraorbitário, ramos recorrentes posteriores da segunda e terceira raízes cervicais, gânglio esfenopalatino, processo estiloide e ligamento estilomandibular são de grande relevância para o diagnóstico. Os exames complementares (radiografia simples, tomografia computadorizada, ressonância magnética, potencial evocado), bem como as avaliações oftalmológicas, otorrinolaringológicas, odontológicas e bucomaxilofaciais, devem ser solicitados quando houver suspeita de cefaleia secundária e lesões estruturais no segmento cefálico.[9] Pacientes com migrânea com aura podem apresentar anormalidades neurológicas não associadas a lesões estruturais, enquanto aqueles que relatam cefaleia em salvas são frequentemente acometidos pela síndrome de Claude Bernarde Horner.

Alguns doentes se enquadram nos critérios diagnósticos de cefaleia primária, mas apresentam fatores alarmantes de outras cefaleias. Alguns fatores são evidentes, a saber: hipertensão intracraniana, infecções do SNC (meningite, encefalite), hemorragia subaracnóidea, arterite craniana (arterite temporal ou de células gigantes), alterações metabólicas (hipoglicemia, intoxicação por monóxido de carbono), feocromocitoma, pico hipertensivo agudo, hipertensão arterial maligna, glaucoma agudo, traumatismo craniano, isquemia ou hemorragia encefálica.

As cefaleias benignas com início súbito incluem a cefaleia orgásmica, a cefaleia benigna do exercício ou da tosse e a cefaleia "em trovoada" (*thunderclap headache*). A cefaleia associada ao esforço físico é secundária em 15% dos casos; alguns aneurismas podem se romper e sangrar durante o ato sexual e a *thunderclap headache* pode ser causada pela distensão aguda, sem sangramento de aneurisma. As cefaleias de início subagudo e progressivas podem ser decorrentes de lesões com efeito de massa (hematomas subdurais, tumor, abscesso encefálico). As cefaleias com instalação lenta ou de intensidade progressivamente maior podem decorrer de tumores intracranianos, hematoma subdural, meningite crônica, arterite temporal ou de células gigantes. A cefaleia com instalação súbita é geralmente de origem vascular e eventualmente decorre de anormalidades da circulação liquórica. Dor de cabeça súbita e intensa acompanhada de rigidez de nuca é comumente causada por hemorragia subaracnóidea; quando a cefaleia é de instalação lenta e intensidade progressiva, associada a sinais neurológicos focais, geralmente é causada por hemorragia parenquimatosa. Pequenos hematomas encefálicos podem causar cefaleia discreta ou não causar cefaleia; infartos isquêmicos por oclusão de grandes vasos costumam causar cefaleia unilateral e déficit neurológico localizado. A dissecção da artéria vertebral causa intensa dor occipital e nucal, geralmente no lado afetado. Cefaleia súbita por obstrução da circulação liquórica (cisto coloide do III ventrículo, cisticerco racemoso no III ou IV ventrículo) pode ser precipitada ou aliviada de acordo com a postura adotada pelo doente. A cefaleia decorrente de hemorragia (apoplexia) hipofisária é acompanhada de déficits visual e oculomotor.[10]

CEFALEIAS PRIMÁRIAS

Migrânea

A migrânea recorrente e paroxística é caracterizada por episódios críticos com 4 a 72 horas de intervalos de acalmia. Ocorre em 6 a 7% dos homens e em 18 a 20% das mulheres, com maior prevalência na quarta década da vida. Apresenta pelo menos duas das seguintes características: localização unilateral, caráter pulsátil, intensidade moderada ou intensa o suficiente para limitar ou impedir as atividades e agravamento durante as atividades físicas. Durante a crise, ocorre pelo menos um dos seguintes sintomas: náuseas e/ou vômitos, fotofobia e/ou fonofobia. A dor é unilateral em 62% dos casos, tem caráter pulsátil em 78% e intensidade moderada a intensa em 99%. Em 82% dos doentes, a dor vem acompanhada de náuseas, em 83% de fotofobia e em 86% de fonofobia. Há agravamento da dor durante as atividades físicas em 96% dos casos,[11] e os sintomas premonitórios, como hiperatividade, depressão, irritabilidade, bocejos, déficit de memória, desejo de certos alimentos, hiperosmia, sonolência, ocorrem em 10 a 15% dos casos com horas ou dias de antecedência às crises.[1,12]

Uma apresentação sem aura (migrânea comum) não é precedida ou acompanhada de sinais ou sintomas neurológicos. Em cerca de 30% dos enxaquecosos ocorrem sinais ou sintomas neurológicos focais (auras), visuais (90%) (escotomas, espectros de fortificação ou fotopsias, distorções das formas, hemianopsia), sensitivos gerais (parestesias, hipoestesias, hipersensibilidade ao toque), anormalidades da linguagem (disfasia) e/ou déficits motores unilaterais (paresias). Após o período de aura, instala-se a cefaleia com um padrão semelhante aos descritos anteriormente.[11] Os sintomas e sinais aurais podem ser simultâneos ou se manifestar previamente, podendo ainda desenvolver-se gradualmente em mais de quatro minutos e reverter-se em até 60 minutos. Migrânea oftalmoplégica (paresia de um ou mais nervos oculomotores), retiniana (escotomas ou cegueira monocular com duração inferior a uma hora) ou basilar (anormalidades do tronco encefálico e do córtex occipital bilateral, alterações visuais bilaterais, disartria, vertigem, zumbidos, hipoacusia, diplopia, ataxia, paresia ou parestesias bilaterais, comprometimento da consciência) e as síndromes periódicas da infância (vertigem paroxística benigna da infância, vertigem, vômitos, desequilíbrio, nistagmo, hemiplegia alternante da infância, como crises tônicas, distonias, movimentos coreoatetósicos, anormalidades neurovegetativas) são outras apresentações das auras. Estas podem manifestar-se na ausência de dor (equivalentes da migrânea). A aura sem cefaleia pode ocorrer com o envelhecimento em pacientes que habitualmente apresentavam migrânea com aura, fenômeno que mimetiza episódios isquêmicos transitórios.[11]

A aura pode prolongar-se por mais de 60 minutos e menos de sete dias. Quando o déficit neurológico não regride em uma semana ou mais após a crise com aura, evidencia-se lesão isquêmica nos exames de imagem, configurando o infarto migranoso (migrânea complicada). O estado de mal enxaquecoso ou *status migranosus* caracteriza-se por crise de dor que perdura por mais de 72 horas, ou pela ocorrência de mais de uma crise com acalmia de menos de 4 horas.[13]

Os fatores desencadeadores da migrânea são variados (emoções, inalantes, fóticos, anormalidades do sono, fadiga, jejum, etc. As anormalidades psiquiátricas (ansiedade, pânico, depressão, transtornos bipolares) também são morbidades associadas.[12]

O tratamento deve ser adaptado às necessidades, características e possibilidades de cada indivíduo, visando à condição aguda ou à sua profilaxia.[12]

Fase aguda

Muitas crises podem ser controladas com analgésicos e anti-inflamatórios não esteroidais – AAINEs (dipirona 500 mg, paracetamol 500 mg, aspirina 500 mg) administrados por via sublingual (SL) (piroxicam), ou analgésicos simples por via oral (VO), intravenosa (IV) (dipirona 500 mg, tenoxicam 20 a 40 mg) ou intramuscular (IM) (diclofenaco 75 mg, cetoprofeno 100 mg, piroxicam 20 a 40 mg). Quando ocorrem náuseas ou vômitos, as vias retal (VR), parenteral ou SL são recomendadas. Alguns antieméticos são utilizados por VO, IM, IV (metoclopramida 10 mg) ou VO (domperidona 10 mg).[14] Vasoconstritores (isoemepteno)[4] ou agonistas serotoninérgicos utilizados por vias IM e SL (tartarato de ergotamina 1 a 2 mg) ou intranasal – IN (metsilato de di-hidroergotamina 0,5 mg) são úteis em casos de dor discreta ou moderada persistentes apesar do tratamento com analgésicos simples ou AAINEs. A dose dos derivados de ergotamina não deve exceder 10 a 12 mg/semana.[10] Os triptanos agonistas serotoninérgicos específicos atuam nos receptores 5-HT_{1B} e 5-HT_{1D} (sumatriptano, 6 a 12 mg/dia por via subcutânea (SC), 50 a 200 mg/dia VO ou *spray* nasal 20 a 40 mg/dia; zolmitriptano 2,5 a 5 mg/dia VO, naratriptano 2,5 a 5 mg/dia VO, ou rizatriptano 5 a 10 mg/dia VO) e são indicados em casos de dor intensa ou refratária aos AAINEs, mas são contraindicados para pacientes com doenças coronarianas, insuficiência vascular periférica, hipertensão arterial grave, anormalidades cerebrovasculares, insuficiência renal ou hepática, hipertireoidismo e porfiria, e para gestantes. Os neurolépticos (clorpromazina 25 mg IV em 250 a 500 mL de soro fisiológico ou haloperidol 5 mg IV em soro fisiológico) são úteis em crises refratárias e no *status migrainosus*, particularmente quando ocorrem episódios intensos de vômito.[11] Os opioides (tramadol 50 a 100 mg IV, IM, VO, cloridrato de morfina 10 mg IV ou VO, oxicodona 10 a 20 mg VO, codeína 30 a 60 mg VO) são reservados para situações especiais, quando outras medidas não foram eficazes ou havendo contraindicação ao uso dos medicamentos convencionais.[10]

O uso IN de lidocaína é opção em casos rebeldes. Quando a dor não regride, é indicada a associação de di-hidroergotamina (1 mg) com antieméticos (tiaprida 100 mg IM), seguida de di-hidroergotamina (0,5 mg) IV a cada oito horas. A administração IV de lidocaína, corticosteroides e derivados da morfina pode ser necessária.[12]

Havendo persistência de aura por mais de 60 minutos, não se recomenda a utilização de vasoconstritores (ergotamínicos, triptanos), e sim de verapamil (5 a 10 mg IV), nifedipina (10 mg SL), nitrato de amila ou isoproterenol (0,25%) e hidratação.[4,8]

Déficits neurológicos focais persistentes após crises com aura devem ser investigados com exames complementares para identificar infarto enxaquecoso.

Tratamento profilático

A profilaxia deve ser baseada na eliminação de fatores desencadeadores. As crises perimenstruais podem ser prevenidas com o uso de estradiol por via transdérmica ou AAINEs. Quando os episódios são frequentes ou incapacitantes (observados em aproximadamente 50 a 60% dos casos) é recomendado o tratamento medicamentoso profilático com betabloqueadores (bizopropol 5 a 10 mg, metoprolol 100 a 200 mg, propranolol, nadalol, atenolol, timolol), valproato de sódio (600 a 1.500 mg), antagonistas de serotonina (metisergida 3 a 6 mg, pizotifeno 1 a 2 mg), bloqueadores de canais de cálcio (flunarizina 5 a 10 mg, verapamil 320 a 480 mg), antidepressivos tricíclicos, neurolépticos, triptanos, ergolínicos e AAINEs. O mérito profilático de doses elevadas de magnésio, riboflavina (reduz a fosforilação mitocondrial) e de anti-histamínicos deve ser mais bem avaliado. Relaxamento, *biofeedback*, acupuntura e massoterapia podem ser úteis em muitos casos. Havendo melhora, o tratamento profilático deve ser suspenso gradualmente após seis semanas.[12]

Cefaleia tipo tensão

Aproximadamente 80% da população apresenta ou já apresentou cefaleia tipo tensão. Caracteriza-se pela ocorrência de dor bilateral não pulsátil, com intensidade discreta a moderada que não impede as atividades, não é associada a náuseas, vômitos, foto e/ou fonofobia e não é agravada durante atividades físicas, podendo estar associada ou não a anormalidades da musculatura pericraniana.[2] Pode estar correlacionada a anormalidades da coluna cervical e dos músculos mastigatórios.[12] Em cerca de 60% dos casos ocorre uma vez ao mês, em 3%, mais de 15 vezes ao mês e, em 20 a 30% da população, uma vez ao ano. Acomete mais as mulheres e sua frequência tende a se reduzir com o envelhecimento. Um número substancial de pacientes apresenta sintomas atípicos, como dor unilateral, agravamento da dor durante atividades rotineiras, anorexia, fotofobia ou náuseas. Pode ser episódica (menos de 180 episódios ao ano), contínua (até 15 episódios ao mês, com duração de até 30 minutos e intervalo de sete dias) ou crônica (mais de 180 episódios ao ano ou mais de 15 episódios ao mês). A apresentação mais comum é a episódica, e é relacionada a situações estressantes. A variante crônica é raramente relacionada a fatores emocionais; o paciente geralmente acorda sentindo dor ou ela surge após o despertar.[12]

Tratamento

Na fase aguda, os AAINEs (ibuprofeno, naproxeno, cetoprofeno, cetarolaco, indometacina, dipirona) são os fármacos preferenciais. Os inibidores específicos da ciclo-oxigenase-2 (celecoxibe, rofecoxibe, parecoxibe) parecem ser também eficazes e mais seguros. A eficácia da cafeína, dos sedativos e tranquilizantes é questionável, e os efeitos dos relaxantes musculares (baclofeno, diazepam, tizanidina, ciclobenzaprina, dantrolene) precisam ser mais bem fundamentados.[12]

O tratamento profilático consiste no uso de antidepressivos (amitriptilina, nortriptilina, clomipramina, maprotilina, miansierina, venlafaxina), que previnem a cefaleia em 80% dos casos após o quarto mês de tratamento; a partir desta época o medicamento pode ser descontinuado progressivamente. Técnicas de *biofeedback* com eletromiografia e de relaxamento, intervenções cognitivo-comportamentais, programas de manejo do estresse e de medicina física, incluindo técnicas de adequação da postura e de ergonomia, massoterapia, neuroestimulação elétrica transcutânea (TENS), aplicação de frio ou calor, alongamento, massoterapia e reabilitação da mastigação, podem também ter efeitos satisfatórios.[11]

Cefaleia crônica diária

Aproximadamente 4% da população apresenta cefaleia crônica secundária a migrânea crônica ou cefaleia tipo tensão inadequadamente tratada ou tratada com analgésicos e/ou ergotamínicos. Em cerca de 77% dos casos ocorre enxaqueca transformada e, em mais de 80%, há abuso do uso de analgésicos, ergotamínicos ou cafeína.

Tratamento

Consiste na desintoxicação da medicação usada abusivamente (evitar suspensão abrupta para bloquear efeito rebote), AAINEs (VO, IM ou IV), corticosteroides (dexametasona 12 a 16 mg/dia IV, IM, VO), sumatriptano (6 a 12 mg/dia SC ou 100 a 200 mg/dia VO) di-hidroergotamina (0,5 a 1 mg IV a cada 8 horas), clorpromazina (12,5 a 25 mg IV a cada 6 horas por 2 dias) ou clonidina (0,1 mg). Simultaneamente, devem ser instituídos medicação profilática e suporte psicológico, pois é elevada a associação com morbidades psiquiátricas (depressão, histeria, transtorno obsessivo-compulsivo).[8]

Cefaleia em salvas, *cluster headache* ou cefaleia de Horton

Ocorre em 0,04 a 0,1% da população e é responsável por 8 a 10% das cefaleias clinicamente significantes.[1] Manifesta-se nos indivíduos com idades entre 20 e 40 anos e predomina no sexo masculino (5 a 9 homens/1 mulher). Associa-se ao tabagismo, traumatismo craniano ou história familiar de cefaleia. Caracteriza-se pela ocorrência de 8 ataques por dia a um ataque a cada 2 dias, de dor unilateral muito intensa, localizada na região orbitária, supraorbitária e temporal, às vezes irradiada para a região maxilar, occipitonucal, pericarotídea e/ou para o ombro, com duração de 15 a 180 minutos. Ocorrem episódios com duração de duas semanas a três meses, intervalados por remissões de 14 dias a vários meses. A cefaleia é associada a pelo menos um sinal neurovegetativo ipsilateral (congestão conjuntival, lacrimejamento, congestão nasal, rinorreia, sudorese frontal e/ou facial, miose, ptose palpebral, edema palpebral). Raramente ocorre sialorreia, bradicardia, palidez, congestão facial ou dor na região da artéria carótida. A dor deixa os doentes inquietos e pode induzi-los ao suicídio. Em 10 a 15% dos casos, pode se transferir para o outro lado durante as salvas seguintes; muito raramente, é bilateral durante a mesma salva. Os ataques ocorrem comumente durante o sono e podem ser desencadeados pelo uso de álcool, agentes vasodilatadores ou por hipoxia.[1] Pode ser episódica, crônica, mista ou apresentar periodicidade indeterminada. A episódica é a mais comum (80% dos casos); os ataques obedecem a um ritmo circadiano, ocorrem a cada um ou dois anos, mantendo-se por dois a três meses, e são seguidos de remissão total. Podem, entretanto, ocorrer minissurtos ocasionais. Na apresentação crônica (10 a 20% dos casos), as remissões são muito curtas, durando menos de 14 dias no período de um ano, ou não ocorrem. Em 50% dos casos, é uma evolução da episódica, após ter apresentado padrão misto ou subcrônico. O exame físico revela pontos dolorosos e fenômenos neurovegetativos simpáticos e parassimpáticos nas regiões craniana e facial.[11]

Pode ser sintomática, ou seja, doenças como meningioma parasselar, adenoma de hipófise, tumor do seio cavernoso ou do clivo, aneurisma e angioma encefálico e fraturas craniofaciais podem causar sintomas similares, mas, nesses casos, trata-se de cefaleia atípica sem periodicidade e com dor basal entre as crises. O tratamento abortivo clássico é eficiente, e há déficits sensitivos no território do nervo trigêmeo.[1,11]

O tratamento das crises pode ser realizado com a inalação de oxigênio (O_2) puro (5 a 10 L/minuto) com máscara, método que proporciona alívio em 5 a 15 minutos em 60 a 70% dos casos. O tartarato de ergotamina (1 a 2 mg) VO, SL ou VR é indicado em casos de dor prolongada; a di-hidroergotamina 0,5 a 1 mg IN é eficaz em 50% dos casos. Quando há persistência da sintomatologia, os triptanos são recomendáveis, e quando administrado IM ou SC, o sumatriptano (6 a 12 mg) alivia a dor em cerca de 15 minutos em até 96% dos casos.[13] A instilação tópica IN de 1 mL de lidocaína a 4%, estando o doente em posição supina com a cabeça virada 30 graus para trás e girada para o lado da dor, ou os bloqueios com anestésico do gânglio esfenopalatino, reduzem a realimentação aferente do sistema trigeminovascular; este procedimento pode ser repetido após 15 minutos.[10] A instilação IN de solução de capsaicina e o uso de corticosteroides (dexametasona 8 a 12 mg IV, metilprednisolona 1 g IV) são também eficazes.[4]

No tratamento profilático, o verapamil (240 a 480 mg duas vezes/dia) é eficaz, mas pode causar obstipação, fadiga e hipotensão arterial. O carbonato de lítio (níveis plasmáticos entre 0,7 e 1 mmol/l) é mais eficaz na apresentação crônica, mas sua eficácia se reduz com o uso prolongado. A metisergida (3 a 4 mg/dia) é segura desde que seu uso seja interrompido a cada cinco ou seis meses durante um mês, para evitar a instalação de fibrose retroperitoneal. O tartarato de ergotamina é indicado em casos de crises noturnas, e os corticosteroides em doses elevadas são indicados na forma episódica. O pizotifeno, a indometacina e o valproato de sódio também são alternativas. Em alguns casos, a infiltração na região occipital de anestésicos locais e corticosteroides exerce efeito profilático. Em casos rebeldes (1% dos doentes), a ressecção, a alcoolização, a criocoagulação ou a termocoagulação do gânglio estenopalatino bem como a rizotomia trigeminal com balão ou radiofrequência são indicadas.[12]

Cluster-migraine

Caracteriza-se por ataques de cefaleia com sintomas mistos de migrânea e cefaleia em salvas.[12]

Cluster-tic

Caracteriza-se pela ocorrência de crises de cefaleia em salvas e de neuralgia do trigêmeo. As duas dores são inicialmente independentes, mas associam-se ulteriormente.[12]

Migrânea cíclica ou em salvas

Caracteriza-se pela ocorrência de crises de migrânea em padrão periódico seguidas de longas remissões.[12]

Hemicrania paroxística crônica

Caracteriza-se por cinco ou mais ataques por dia (15 a 20 vezes/dia) em mais da metade do tempo, de dor unilateral na região orbitária, supraorbitária e/ou temporal que é eventualmente irradiada, ocorrendo sempre no mesmo lado por 2 a 45 minutos (5 a 10 minutos em média). Associa-se a pelo menos um sintoma neurovegetativo ipsilateral (congestão conjuntival, lacrimejamento, congestão nasal, rinorreia, ptose palpebral) que desaparece com indometacina (150 mg/dia ou menos). Pode ser desencadeada por estímulos mecânicos cervicais e pela adoção de certas posições da cabeça. Precedendo a fase contínua, pode ocorrer etapa "pré-crônica" descontínua. Em casos de hemicrania paroxística episódica, há remissões periódicas. Esta condição predomina no sexo feminino e pode ser uma manifestação secundária a outras afecções, por isso deve ser investigada pelo menos com exames de imagem.[12]

O tratamento consiste em administração de 50 mg de indometacina por dia ou outros AAINEs, como o cetoprofeno.[4]

Síndrome SUNCT (short-lasting unilateral neuralgiform headache with conjunctival injection and tearing)

Caracteriza-se por paroxismos ultracurtos de dor moderada ou intensa unilateral, localizada nas regiões orbitária e/ou temporal com duração de 15 a 120 segundos. Ocorre de 3 a 100 vezes/dia, com ritmo e periodicidade variados, e associa-se a pelo menos um sintoma neurovegetativo ipsilateral (congestão conjuntival, lacrimejamento, congestão nasal, rinorreia, ptose e edema palpebral).[2,9] Podem ocorrer também sudorese frontal, subclínica e ipsilateral, bradicardia e aumento da pressão arterial sistólica. Em alguns casos, há mecanismos de gatilho similares aos da neuralgia do trigêmeo.

É frequentemente refratária ao tratamento e inclui carbamazepina, indometacina, lítio, amitriptilina, verapamil, valproato de sódio e/ou prednisona.[4]

Hemicrania contínua

Caracterizada por dor contínua, unilateral, moderada, na maioria das vezes sem períodos de remissão. A dor pode ser flutuante e não há fatores precipitantes. À exacerbação, podem ocorrer fenômenos neurovegetativos discretos ipsilateralmente. O tratamento é feito com indometacina.[3,12]

Cefaleia hípnica

Caracteriza-se pela ocorrência de cefaleia com duração de 5 a 60 minutos pelo menos 15 vezes ao mês. Geralmente se manifesta durante o sono em indivíduos idosos, despertando-os. A dor é bilateral e generalizada no crânio, e não se associa a sintomas neurovegetativos. O tratamento é feito com carbonato de lítio.[12]

Cefaleia idiopática em facadas, jabs and jolts syndrome ou cefaleia do "furador de gelo"

Ocorre em 8% da população e caracteriza-se pela ocorrência de dor em pontada que dura frações de segundo isoladamente ou em série, de modo irregular e restrita geralmente ao território do primeiro ramo do nervo trigêmeo (órbita, região temporal, parietal) de ambos lados. Pode durar horas ou dias. Muitos pacientes que a apresentam são migranosos e poucos relatam fatores precipitantes. O tratamento que oferece melhora parcial é feito com indometacina e outros AAINEs.[4]

Cefaleia por compressão externa

Caracterizada por dor constante e resultante da estimulação contínua do couro cabeludo ou do tegumento da região frontal devido ao uso de faixa, chapéu, boné, óculo de natação, etc. O tratamento consiste na remoção do agente causador.[12]

Cefaleia desencadeada pelo frio

Ocorre em 15% da população. Surge após exposição do segmento cefálico a baixas temperaturas, após mergulho em água gelada ou após ingestão de alimentos ou líquidos frios (como sorvete). Cessado o estímulo, desaparece rapidamente, em menos de cinco minutos. É difusa, bilateral e, geralmente, frontal.[1,12]

Cefaleias causadas pelo esforço

Devem-se à elevação súbita da pressão intracraniana e/ou à redução do retorno venoso do encéfalo. Resultam do aumento da pressão venosa central e, às vezes, associam-se a lesões na fossa posterior (tumores, malformação de Arnold-Chiari). Nesses casos recomendam-se exames de neuroimagem.

Incluem as cefaleias benigna de tosse, do exercício e associada à atividade sexual.[2] A cefaleia benigna da tosse ocorre em 1% da população. É bilateral, tem instalação aguda e é precipitada por tosse, manobra de Valsalva, espirro, ato de evacuação ou de curvar o tronco ou ao se abaixar. Geralmente dura menos de um minuto e pode ser aliviada após punção lombar. Pode ser prevenida com o uso de indometacina. A cefaleia benigna do exercício ocorre após a execução de exercícios físicos intensos; é bilateral, pulsátil, dura 5 minutos a 24 horas e pode apresentar características migranosas. É menos frequente quando o paciente evita exercícios intensos em dias quentes ou em locais de altitude elevada. O alívio é alcançado com punção lombar, indometacina, ergotam, metisergida e/ou propranolol. As cefaleias associadas à atividade sexual (cefaleias coitais) ocorrem em 1% da população e são desencadeadas pela excitação sexual e pelo orgasmo. São mais comuns em homens e podem ocorrer regular ou aleatoriamente. Em geral, são bilaterais desde a sua instalação e podem ser abolidas ou aliviadas com a interrupção da atividade sexual antes do orgasmo.[9] A apresentação explosiva (70% dos casos) manifesta-se subitamente, pouco antes do orgasmo, de modo intenso, localizando-se nas regiões frontal e/ou occipital. Dura várias horas e pode ser acompanhada de palpitações. A dor do tipo peso (25% dos casos) é menos intensa, geralmente localizada na região occipital, e instala-se em "crescendo", acentuando-se durante o orgasmo. A cefaleia do tipo postural tem caráter postural, acentua-se em posição ereta e localiza-se na região suboccipital. Associa-se a náuseas e vômitos e pode durar duas a três semanas.[12]

Essas cefaleias podem ser prevenidas com o uso de propranolol ou indometacina, ou mantendo-se em nível inferior ao do tronco durante o coito.[12]

CEFALEIAS SECUNDÁRIAS

Cefaleia pós-traumática aguda

A apresentação crônica caracteriza por dor que se mantém por mais de oito semanas após a recuperação da consciência causada por traumatismo craniano, ou em doentes que não tiveram comprometimento da consciência.[10] A intensidade do traumatismo não se relaciona com a sua ocorrência ou intensidade; parece ocorrer mais frequentemente após traumatismos discretos do que após traumatismos intensos. A cefaleia pós-traumática aguda é geralmente moderada ou intensa, latejante, associada a náuseas, vômitos, fotofonobia, déficit de memória, irritabilidade, sonolência ou vertigens. A crônica ocorre em 15 a 40% dos indivíduos que sofreram traumatismo cranianos e exacerba-se durante as atividades físicas. Suas características são similares às da migrânea ou cefaleia tipo tensão, mas é agravada pelo esforço físico e pela atividade mental. Frequentemente, a dor localiza-se em áreas em que o doente imagina ter ocorrido o traumatismo. A cefaleia em salvas pode recorrer após traumatismos cranioencefálicos,[12] e parece ser mais comum em indivíduos que pleiteiam compensações. A cefaleia pós-traumática aguda geralmente é moderada ou intensa, latejante, associada a náuseas, vômitos, fotofobia, déficit de memória, irritabilidade, sonolência e vertigens.[4]

O tratamento, na fase aguda, envolve repouso na posição supina e uso de analgésicos, incluindo os AAINEs. Quando o padrão sugere migrânea, os antigranosos são úteis. Antidepressivos tricíclicos ou inibidores da monoamino-oxidase são eficazes, procedimentos psicocomportamentais (*biodeedback*) psicossocial, com o objetivo de induzir o doente a recuperar progressivamente suas condições profissionais e sociais, são muito úteis. São prognósticos desfavoráveis: idade superior a 40 anos, baixo nível intelectual ou educacional, baixo padrão socioeconômico, traumatismo craniano prévio e uso crônico de álcool.[12]

Cefaleias associadas a anormalidades vasculares

Manifestam-se em doentes que apresentam sinais e sintomas de anormalidades vasculares, havendo relação temporal entre a instalação da cefaleia e o episódio vascular encefálico, ou exames que revelem afecções vasculares.[2]

Doença cerebrovascular isquêmica aguda

Ocorrem cefaleias em 15 a 65% (média 30%) dos doentes que sofrem episódios isquêmicos transitórios. É mais frequente quando a isquemia ocorre no território encefálico posterior. A cefaleia precede a ocorrência dos episódios isquêmicos em 10% das vezes e pode ser contínua ou latejante, mas geralmente é moderada. É habitualmente ipsilateral à artéria acometida quando há isquemia no território carotídeo. Havendo oclusão das artérias basilar ou vertebral, torna-se mais comum na região occipital sem lateralização. É menos comum em casos de infartos lacunares.[12]

Hematomas intracranianos

Ocorre cefaleia em 36 a 66% dos doentes com hematomas intracranianos. A frequência e intensidade dependem da localização, velocidade de evolução e volume da hemorragia. Cefaleia súbita sugere hematoma subdural e/ou epidural agudo.[1] Os doentes que sofrem traumatismo craniano e passam por período de coma, seguido de recuperação da consciência e de instalação de cefaleia, podem apresentar hematoma intracraniano. Doentes com hematoma subdural podem apresentar cefaleia episódica que flutua durante o dia, dura alguns minutos e é acompanhada de aumento da frequência de pulso. É frontal em casos de hematoma supratentorial e occipital quando se localiza na fossa posterior. A cefaleia occipital é muitas vezes acompanhada de rigidez de nuca, o que indica hipertensão na fossa posterior que pode resultar em herniação das amígdalas cerebelares.[12]

Hemorragia subaracnóidea

Apresenta-se como cefaleia difusa de instalação aguda e incapacitante. Pode ser acompanhada de comprometimento da consciência, vômitos, rigidez de nuca e, às vezes, de hemorragia sub-hialoide. Ocorre frequentemente na região posterior do crânio e é irradiada para a região cervical. O tempo que transcorre entre a rotura do aneurisma e a ocorrência da cefaleia é inferior a 60 minutos em casos de hemorragia, e de menos de 12 horas em casos de rotura de malformação arteriovenosa. O diagnóstico é realizado por tomografia computadorizada (pode ser normal em 10% das vezes) ou com o exame do fluido cerebrospinal. Cerca de um quarto dos doentes com aneurisma apresenta manifestações que precedem a rotura. A mais comum é a cefaleia sentinela que traduz a ocorrência de hemorragia de pequena monta decorrente da permeação da parede do aneurisma.[13] Ocorre malformação arteriovenosa em 6% das hemorragias meníngeas.[4]

Malformações arteriovenosas

Além da hemorragia meníngea, as malformações arteriovenosas (MAVs) podem causar convulsões e déficits neurológicos. São sugestivas de sua ocorrência as crises que mimetizam migrânea sem aura ou com auras atípicas, geralmente no mesmo lado, na ausência de história familiar de migrânea e de aura visual.[12]

Arterite de células gigantes

Caracteriza-se por cefaleia temporal, geralmente em peso e com intensidade variada, rigidez articular matinal, claudicação da musculatura mastigatória e alterações visuais decorrentes de isquemia retiniana e do nervo óptico. Artralgias e mialgias na musculatura peitoral ou cintura pélvica (polimialgia reumática) apatia, febre moderada e indisposição ou dor nas artérias do couro cabeludo. Ocorre em idosos, especialmente após os 50 anos de idade (78 casos/100 mil habitantes na nona década de vida) e é prevalente no sexo feminino. Ocorre comprometimento visual em 6 a 60% dos casos, evento que requer intervenção imediata, pois associa-se a infartos cerebrais devido ao comprometimento das artérias encefálicas. A velocidade de hemossedimentação é elevada e a biópsia da artéria temporal, revelando arterite granulomatosa, possibilita o diagnóstico.[1]

O tratamento com AAINEs oferece melhora temporária. Corticosteroides (prednisona 40 a 90 mg/dia) aliviam a dor em 48 horas (doses inferiores a 20 mg/dia podem se associar à recorrência da sintomatologia). Tais medicamentos devem ser prescritos, mesmo antes do resultado do exame anatomopatológico, quando houver comprometimento neurológico ou visual. A dose deve ser gradualmente reduzida em semanas ou meses. A velocidade de hemossedimentação orienta o controle do tratamento. Quando há efeitos adversos com o uso de corticosteroides, deve ser prescrita medicação imunossupressora (azatioprina).[12]

Dor por comprometimento da artéria carótida ou vertebral

A dissecção das artérias carótida e vertebral pode causar cefaleia ipsilateral, dor cervical e sintomas neurológicos.[12]

Carotidínea

Várias afecções da artéria carótida ou da região cervical podem produzir sintomas sugestivos de carotidínea, ou seja, dor e edema à palpação da artéria carótida.[12]

Cefaleia pós-endarterectomia

Causa cefaleia moderada a intensa, habitualmente bilateral, após o segundo dia da endarterectomia, na ausência de oclusão ou dissecção da artéria carótida.[12]

Trombose venosa

Cefaleia frequentemente difusa e subaguda e com intensidade variada. É geralmente a primeira manifestação de trombose venosa encefálica. Pode estar associada a alterações neurológicas focais, convulsões e aumento da pressão intracraniana. A tomografia computadorizada, a ressonância magnética e a angiografia encefálica confirmam o diagnóstico.[12]

Hipertensão arterial

A hipertensão essencial é considerada causadora de cefaleia intensa quando são excluídas causas hipertensivas decorrentes de agentes externos, feocromocitoma, hipertensão maligna, encefalopatia hipertensiva, pré-eclâmpsia ou eclâmpsia.[12]

Cefaleias associadas a anormalidades intracranianas não vasculares

Hipertensão intracraniana benigna

Essa cefaleia tem características de cefaleia tipo tensão (não pulsátil e de pequena ou moderada intensidade, acentua-se com o decúbito e durante a rotação ou movimentos bruscos da cabeça). Predomina em mulheres jovens e obesas. Pode ter caráter pulsátil, associa-se a náuseas e vômitos, localiza-se frequentemente na região frontal e pode causar diplopia, comprometimento da função visual e edema de papila sem anormalidades neurológicas. A pressão do fluido cerebrospinal é superior a 20 cm de água, e a tomografia computadorizada pode revelar ventrículos colabados. A etiologia inclui trombose venosa encefálica, alterações menstruais, disfunção suprarrenal, corticoterapia, hipoparatireoidismo ou intoxicação por vitamina A, tetraciclina, ácido nalidíxico, inseticidas, etc., mas em geral não é esclarecida.[12]

O tratamento consiste em eliminar os fatores causais bloqueadores beta-adrenérgicos, antagonistas dos canais de cálcio, antidepressivos tricíclicos, inibidores de monoamino-oxidase, anticonvulsivantes, AAINEs e ergotamina. Quando a cefaleia persiste por mais de quatro a seis semanas, devem ser administrados diuréticos (furosemida, acetazolamida). Doses elevadas de corticosteroides são controversas. A punção lombar melhora a sintomatologia. O tratamento tem por objetivo preservação da visão, e é necessário acompanhamento oftalmológico. A fenestração da bainha do nervo óptico proporciona alívio da cefaleia e preserva a visão. A derivação lomboperitoneal é também eficaz.[12]

Hidrocefalia de pressão elevada

Pode causar cefaleia e alterações visuais quando se instala rapidamente (obstrução de sistemas de derivações ou obstrução das vias drenagens do fluido cerebrospinal). Quando a velocidade de instalação é lenta, pode não ocorrer cefaleia.

Tumores intracranianos

Em 35 a 50% dos pacientes, a cefaleia ocorre como primeira manifestação dos tumores encefálicos e desenvolve-se durante o curso da doença em mais de 60% dos casos. É generalizada, quase sempre intermitente e em peso profundo mais intenso pela manhã, melhorando depois que o paciente se levanta. Pode ser aliviada com o uso de AAINEs. Localiza-se na região do tumor em cerca de um terço dos doentes. Em caso de tumor supratentorial, frequentemente a dor localiza-se na região do vértex ou na região frontal e, em casos de tumores infratentoriais, é occipital e associa-se à hipertonia da musculatura cervical. Quando se localiza na linha mediana, a cefaleia acentua-se com a tosse ou com movimento súbito da cabeça; quando é hemisférico, a dor geralmente ocorre no lado onde se encontra o tumor; quando localizadas no quiasma óptico ou região selar, causam dor no vértice. Associa-se a vômitos especialmente na infância e, na maioria dos casos, também a anormalidades neurológicas. A cefaleia causada por tumor encefálico pode se assemelhar à migrânea ou à do tipo tensão. Recomenda-se a realização de exames de imagem em doentes com cefaleia de início recente, quando esta tem seu caráter modificado, quando é localizada, noturna ou matinal, ou quando se associa a vômitos em paciente sem migrânea.[12]

O tratamento consiste na remoção da causa e na administração de corticosteroides (dexametasona VO, IM, IV). Em casos graves ou com evidências de herniação, são indicados diuréticos osmóticos (manitol, glicerol) e não osmóticos (furosemida).[14]

Hipotensão intracraniana

Caracteriza-se pela ocorrência de cefaleia frontal, occipital ou difusa, intensa, em peso ou latejamento que se agrava quando o doente se mantém em ortostatismo, podendo ser aliviada com o decúbito, mas não com analgésicos. Anorexia, náuseas, vômitos, vertigens e zumbidos são comumente associados. As pressões do fluido cerebrospinal costumam variar de 0 a 30 mm de água. Pode decorrer da punção lombar por procedimentos anestésicos ou para coleta de fluido cerebrospinal, perda pós-traumática de fluido cerebrospinal, desidratação, coma diabético, hiperpneia e/ou uremia. A ressonância magnética revela espessamento da membrana leptomeníngea.[12]

Pode ser prevenida com o uso de agulhas de punção de pequeno diâmetro. O tratamento consiste em repouso do uso de faixa de compressão abdominal e da administração de cafeína por vias oral ou intravenosa em associação a corticosteroides. Quando persiste por mais de duas semanas, a injeção epidural de sangue pode aliviar a dor. Se for recorrente, a injeção epidural de soro fisiológico deve ser repetida.[12]

Cefaleias associadas à interrupção do uso de substâncias

Cefaleia por exposição aguda a substâncias

Resulta do uso de nitratos, nitritos (cefaleia do cachorro quente), glutamato monossódico (síndrome do restaurante chinês), monóxido de carbono, álcool, etc.[12]

Cefaleia por exposição crônica a substâncias

De ocorrência diária, com características semelhantes às da cefaleia tipo tensão, exceto pela ocorrência de náuseas, foto ou fonofobia (mais comuns em casos de cefaleia não induzida por drogas) e referida em todo o crânio. Exacerba-se com atividades físicas e mentais e associa-se geralmente a astenia, irritabilidade, anormalidades do sono e da memória. É comum em pacientes com migrânea que fazem uso contínuo ou escalonado de analgésicos (ergotamina, cafeína, codeína, triptanos) e/ou tranquilizantes durante meses ou anos para tratar cefaleias discretas, ou mesmo sem ocorrência, ou que usam medicação abortiva irregularmente.

Tratamento. Consiste na supressão gradual (por 2 a 3 meses) da substância relacionada, pois a descontinuação súbita pode causar ansiedade, agravamento da cefaleia, náuseas, vômitos, insônia, diarreia (anormalidades neurovegetativas, tremores, convulsões). Essas manifestações, no entanto, melhoram com neurolépticos (tiaprina 75 a 100 mg/dia), tranquilizantes, amitriptilina, clomipramina (75 a 100 mg/dia VO ou IV) e profiláticos de migrânea (valproato de sódio).[8,12]

CONCLUSÃO

Cefaleias primárias são importantes fontes de dor craniofacial e devem ser diferenciadas de outras fontes de dor do segmento cefálico. No caso das cefaleias secundárias, atenção especial deve ser dada àquelas que possam caracterizar risco à vida. Além disso, é fundamental reconhecer que em pacientes crônicos podem coexistir diferentes morbidades que causam a cefaleia, neurológicas e não neurológicas, e que o diagnóstico final pode ser uma somatória de diferentes componentes.

REFERÊNCIAS

1. Raskin NH. Headache. 2nd ed. New York: Churchill Livingstone; 1988.
2. The international classification of headache disorders: 2nd edition. Cephalalgia. 2004;24 Suppl 1:9-160.
3. Raskin NH. Short-lived head pains. Neurol Clin. 1997;15(1):143-52.
4. Teixeira MJ. A rizotomia por radiofrequência e a descompressão neurovascular do nervo trigêmeo no tratamento das algias da face [dissertação]. São Paulo: Universidade de São Paulo; 1985.
5. Litvak H, Malament K. Prosthodontic management of temporomandibular disorders and orofacial pain. J Prosthet Dent. 1993;69(1):77-84.
6. Terrence CF, Fromm GH. Trigeminal neuralgia and other facial neuralgias. In: Olesen J, Tfelt-Hansen P, Welch KMA, editors. The headaches. New York: Raven; 1993. p. 773-85.
7. Newman LC, Lipton RB. Emergency department evaluation of headache. Neurol Clin. 1998;16(2):285-303.
8. Silberstein SD. Evaluation and emergency treatment of headache. Headache. 1992;32(8):396-407.
9. Dalessio DJ. Diagnosing the severe headache. Neurology. 1994;44(5 Suppl 3):S6-12.
10. Swanson JW, Winner P. Headache diagnosis and treatment in the emergency department. Syllabus of the 50th Meeting of the American Academy of Neurology; Minneapolis; 1998. Philadelphia: Lippincott-Raven; 1998.
11. Solomon S, Lipton RB. Criteria for the diagnosis of migraine in clinical practice. Headache. 1991;31(6):384-7.
12. Schoenen J, Sándor PS. Headache. In: Wall PD, Melzack R, editors. Textbook of pain. 4th ed. Edinburgh: Churchill Livinstone; 1999. p. 761-98.
13. Comitê de Classificação das Cefaléias da Sociedade Internacional de Cefaléia. Classificação e critérios diagnósticos para cefaléias, nevralgias cranianas e dor facial. São Paulo: Lemos; 1997.
14. Silva WF. Tratamento das cefaléias: drogas e esquemas terapêuticos. Migrâneas Cefaléias. 1999;1(2):3-22.

CAPÍTULO 16

CEFALEIAS E ALGIAS FACIAIS ODONTOLÓGICAS

José Tadeu Tesseroli de Siqueira

Este capítulo faz uma breve análise dos problemas odontológicos incluídos na Classificação Internacional de Cefaleias e Algias Craniofaciais de 2004,[1] visando facilitar a compreensão da interface entre eles e as demais fontes de cefaleia.

As algias craniofaciais têm alta prevalência na população em geral, são motivos comuns de procura assistencial à saúde e algumas delas originam-se no aparelho mastigatório. Boa parte das doenças que afetam dentes, maxilares, músculos da mastigação ou articulações temporomandibulares (ATM) manifestam-se, com frequência, por dor facial ou cefaleias secundárias, e são relacionadas pela Classificação Internacional de Cefaleias e Algias Craniofaciais de 2004 como fontes potenciais de dor.

As conhecidas disfunções temporomandibulares (DTM) continuam sendo consideradas as causas mais comuns de dores orofaciais crônicas e de cefaleias secundárias de origem mandibular. Entretanto, as dores dentoalveolares – incluindo as infecções bucodentais, principalmente quando se apresentam de modo difuso – e os tumores da cavidade oral também causam algias faciais e cefaleias secundárias. A dor muscular mandibular chama a atenção por sua variabilidade na expressão clínica e, a exemplo da síndrome da ardência bucal, por ser causa frequente de dor crônica.

As odontalgias, particularmente as pulpites, manifestam-se de forma difusa e podem assemelhar-se às cefaleias primárias, como a cefaleia em salvas e a hemicrania, ou vice-versa. Além disso, as odontalgias confundem os clínicos por sua interface com a neuralgia do trigêmeo, que por sua vez pode traduzir-se como dor dentária, ou ainda quando a zona gatilho da crise neurálgica é a própria região do dente. Atenção especial deve ser dada às dores persistentes do segmento cefálico, particularmente quando não respondem às terapêuticas convencionais. Nesse contexto, não se deve esquecer os tumores, pois simulam diversas dores orofaciais e, às vezes, revelam-se unicamente por meio da dor.

A presença do cirurgião-dentista nas equipes multidisciplinares de dor, ou no hospital geral, contribui para o diagnóstico diferencial e para o tratamento das afecções e doenças específicas de sua especialidade. Também contribui para melhorar a qualidade de vida dos doentes com dor crônica ou daqueles mutilados por tumores ou traumatismos, quando a reabilitação oral é imprescindível para refazer a forma e a função faciais.

INTRODUÇÃO

Fenômenos como da dor referida e da sensibilização do sistema nervoso central fazem com que a expressão clínica de diversas dores ultrapasse os limites de sua localização anatômica. A dor irradia-se por todo um segmento, confundindo pacientes e clínicos. Um exemplo clássico é o da pulpite, capaz de provocar dor em toda a cabeça (face e crânio) e não só unilateralmente.[2,3] Sob o aspecto puramente técnico, os componentes do aparelho mastigatório são causas potenciais de cefaleias secundárias, ou de algias craniofaciais, e foram incluídos na Classificação Internacional de Cefaleias e Algias Craniofaciais de 2004.[1] Entretanto, sob a visão do leigo, do próprio paciente ou mesmo de profissionais das diferentes áreas da saúde, nem sempre a expressão "dor de cabeça" é usada de forma uniforme e dentro do sentido técnico do termo. Daí a importância de se compreender a queixa do paciente durante a avaliação clínica.

> Dentes e músculos são as principais fontes de dores referidas à face, cabeça e pescoço. Esse fenômeno confunde clínicos e pacientes e dificulta a avaliação, o que exige conhecimento e experiência. A possibilidade de odontalgia ou mialgia mastigatória sempre deve ser considerada em pacientes com dor facial e/ou cefaleia intensa sem causa aparente.

Na região orofacial, os dentes e os músculos mastigatórios são as fontes mais frequentes de dor referida (Quadro 16.1). O dente pode causar dor referida nos dentes adjacentes, ou do arco oposto, na face, crânio ou no pescoço; enquanto os músculos mastigatórios podem causar dor referida nos dentes, na face, no pescoço e na cabeça. Outro aspecto interessante que deve ser considerado durante a avaliação de pacientes com suspeita de dor referida é que causas dentárias são mais comuns nas dores agudas, enquanto em dor crônica os músculos são as principais causas. Ver mais detalhes nos capítulos sobre odontalgias (30) e dor muscular (44).

Nesse contexto, o cirurgião-dentista deve estar apto e treinado convenientemente para atingir o diagnóstico preciso da fonte de dor. O médico, em particular o neurologista que trata de cefaleias, também deve incluir em seus diagnósticos diferenciais as doenças odontológicas, já que algumas delas são altamente prevalentes na população e sabidamente causadoras de dores referidas à face e ao crânio. Nos últimos anos, houve grande enfoque no papel das disfunções da ATM como fontes de cefaleias secundárias;[4-6] o que é relevante, porém, são outras dores de origem odontológica, como as odontalgias, que, de modo algum, deveriam ser esquecidas, já que são citadas entre as mais frequentes dores que afetam a população mundial[7] e têm, por sua vez, múltiplas etiologias. Além disso, certamente as neoplasias da região da cabeça e do pescoço jamais serão desconsideradas no diagnóstico de cefaleias e algias craniofaciais persistentes.[8,9]

Atualmente, diversas instituições e associações internacionais procuram classificar as dores dentro de critérios clínicos, baseados em sinais e sintomas que facilitem o diagnóstico diferencial.[1,10,11] A despeito de sua importância, é inquestionável a existência de falhas, pois as condições álgicas, contempladas nas diferentes classificações, nem sempre têm critérios com especificidade adequada para o seu diagnóstico. Torna-se imprescindível a padronização dos critérios diagnósticos e a comparação de estudos entre diferentes especialidades, de diferentes profissões, que trabalham em áreas comuns. Alguns pesquisadores têm se empenhado nesse sentido.[12] Também é indispensável a revisão dos critérios diagnósticos de algumas condições álgicas, como das próprias disfunções mandibulares, da dor facial atípica e da queimação bucal.

No Brasil, além da tradução adequada para o idioma português dos critérios já adotados internacionalmente, são, evidentemente, necessários estudos epidemiológicos para termos a ideia real do problema e para conhecer melhor o perfil da população que se queixa de dor crônica craniofacial.

AS DORES ODONTOLÓGICAS NAS CLASSIFICAÇÕES DE CEFALEIAS

A Classificação Internacional de Cefaleias e Algias Craniofaciais de 2004 (Quadro 16.2)[1] não é específica para as dores odontológicas, entretanto, tem o mérito de relacionar amplamente as afecções e doenças que são fontes potenciais de dor no segmento cefálico como um todo. Por isso, contribui para a visão global do problema por todos os profissionais que atuam nessa região do corpo humano, e esclarece que nem sempre o diagnóstico diferencial de cefaleias e algias craniofaciais é tarefa simples, ou de um único profissional da saúde.

Quadro 16.1. Dor referida de origem odontológica

1. Local da dor # Fonte da dor
2. Fontes de dor referida orofacial:
a. Boca: os dentes (p.ex., dor facial e cefaleias secundárias); geralmente agudas
b. Face: os músculos (p.ex., odontalgias, dor facial e cefaleias secundárias); geralmente crônicas

Quadro 16.2. Itens da odontologia contemplados pela Classificação Internacional de Cefaleias

CLASSIFICAÇÃO INTERNACIONAL DE CEFALEIAS E ALGIAS CRANIOFACIAIS (THE INTERNATIONAL CLASSIFICATION OF HEADACHE DISORDERS, 2004)
PARTE 1 – CEFALEIAS PRIMÁRIAS
1. Migrânea
2. Cefaleia tipo tensão
3. Cefaleia em salvas e outras cefalalgias autonômicas trigeminais
4. Outras cefaleias primárias
PARTE 2 – CEFALEIAS SECUNDÁRIAS
5. Cefaleia atribuída a traumatismo da cabeça e/ou crânio
6. Cefaleia atribuída a distúrbios vasculares cervicais ou cranianos
7. Cefaleia atribuída a distúrbio intracraniano não vascular
8. Cefaleia atribuída ao uso de substâncias ou à sua supressão
9. Cefaleia atribuída à infecção
10. Cefaleia atribuída a distúrbio homeostático
11. Cefaleia ou dor facial atribuída a distúrbios do crânio, pescoço, olhos, ouvidos, nariz, seios da face, dentes, boca ou a outras estruturas da face ou crânio
12. Cefaleias atribuídas a transtornos psiquiátricos
PARTE 3 – NEURALGIAS CRANIANAS, DOR FACIAL PRIMÁRIA E CENTRAL E OUTRAS CEFALEIAS
13. Nevralgias cranianas e causas centrais de dor facial
14. Outras cefaleias, neuralgias cranianas, dor facial primária ou central

Fonte: The International Classification of Headache Disorders.[1]

Historicamente – e até poucos anos atrás –, havia polêmica, pelo menos no Brasil, entre médicos e cirurgiões-dentistas sobre a competência de tratar doentes com essas queixas. Uma rápida consulta a essa classificação permite identificar as áreas específicas de cada profissional ou especialista, mas também fica evidente que existem interfaces que não excluem nenhum dos profissionais, e que, pelo contrário, exigem esforço e colaboração para melhorar o entendimento sobre algumas dores que afetam a região da cabeça e do pescoço. Como já foi mencionado anteriormente, dor de cabeça como sintoma e queixa do paciente requer diagnóstico diferencial apurado, que é parte da responsabilidade de quem atende inicialmente o doente; enquanto o tratamento para o diagnóstico já estabelecido da cefaleia ou algia craniofacial dependerá da sua fonte, e isto não constitui uma área de conflito.

> Entenda-se como odontológicas as fontes provenientes do aparelho mastigatório em seu todo: cavidade oral, dentes, ossos maxilares, músculos e articulações temporomandibulares (ATM). Não confundir com odontalgias, que têm origem no próprio dente.

Dores orofaciais são algumas das fontes de cefaleias secundárias.[13] Sob o aspecto odontológico, os itens contemplados na Classificação Internacional de Cefaleias e Algias Craniofaciais de 2004[1] são ainda incompletos e deficientes, ao contrário da classificação da Associação Internacional para o Estudo da Dor (IASP), de 1994, que já permite uma visão um pouco mais detalhada das condições álgicas odontológicas.[10] Aqui no Brasil, nosso grupo já se manifestou sobre a necessidade de mudança nesse item da classificação de 1988.[14] Gradativamente, a classificação inclui dados que facilitam seu entendimento e melhoram o diagnóstico diferencial.

Neste capítulo serão apresentadas as fontes odontológicas que podem causar cefaleias secundárias e algias craniofaciais, junto de uma breve análise crítica do nosso grupo sobre os critérios usados pela classificação.[1]

Desse modo, a odontologia continua sendo relacionada, ao lado da otorrinolaringologia, da oftalmologia e da cirurgia de cabeça e pescoço, no **item 11** da classificação.[1] É um único item para um grupo extenso de doenças que podem causar dor. Interessam ainda, ao cirurgião-dentista, para diagnóstico diferencial, os **itens 1 a 4** das cefaleias primárias; o **item 13**, que se refere às nevralgias cranianas e causas centrais de dor facial; o **item 14** sobre as outras cefaleias, neuralgias cranianas, dor facial primária ou central, que também pode abrigar alguma condição odontológica ainda não claramente definida. O **item 10**, no subitem 10.1.3 refere-se à cefaleia da apneia do sono, que sempre é bom ser lembrada para o diagnóstico diferencial ou possibilidade de participar como morbidade associada. No **item 12**, a nova classificação relaciona as cefaleias atribuídas a transtornos psiquiátricos, também importante no diagnóstico diferencial, já que alterações da saúde mental são comuns em pacientes com dor por disfunção mandibular[15] ou dores crônicas orofaciais e podem confundir-se com dores de origem psiquiátrica.

Os primeiros itens da classificação, que se referem às cefaleias primárias não devem ser desconhecidos do cirurgião-dentista, embora o tratamento seja da alçada médica, pois são necessários no diagnóstico diferencial das dores orofaciais ou podem ser morbidades associadas, ou vice-versa. Neste aspecto é indispensável o conhecimento mínimo dessas condições álgicas. As cefaleias do tipo tensão, **item 2**, ainda têm áreas similares às dores musculares por disfunção mandibular ou devido ao bruxismo, da mesma forma no que se refere às cefaleias secundárias de origem cervical, que estão também no **item 11**.

A American Academy of Orofacial Pain[16] apresenta classificação específica para as dores orofaciais e complementa os itens da Classificação Internacional de Cefaleias e Algias Craniofaciais de 2004, principalmente no que se refere às disfunções temporomandibulares. A classificação das dores orofaciais feita por Bell[17] é ampla e está mais em acordo com a realidade clínica da prática diária odontológica. Além de enfocar com mais detalhes as doenças odontológicas que causam dor crônica, ela inclui também outras condições álgicas importantes, como as cefaleias primárias. Dadas as interfaces das dores orofaciais e o fato de não se limitarem a uma única especialidade,[18] o uso de classificações que abordem de forma ampla todas as fontes potenciais de dor é meritória e as diversas associações internacionais envolvidas no tratamento das cefaleias e dores craniofaciais, incluindo as orofaciais, já sinalizam nessa direção.[1,10]

EPIDEMIOLOGIA DAS DORES OROFACIAIS

Estudo epidemiológico sobre a prevalência de dor orofacial, realizado entre 45.711 famílias americanas não institucionalizadas, em todas as faixas etárias, indicou que 22% da população avaliada apresentou, nos últimos seis meses, uma das seguintes dores: dor de dente, sensibilidade na mucosa oral, ardência bucal, dor na ATM ou dor facial; o sexo feminino foi o mais afetado.[19] Outro levantamento sobre as dores mais frequentes na população brasileira indicou que lombalgia (65,9%), dor de cabeça tensional (60,2%), dores musculares (50,1%), enxaqueca (48,6%), dor de estômago (43,2%), dor nas costas (41,2%) e dor de dente (38,4%) foram as principais queixas.[20] Estes dados confirmam que o segmento cefálico é um dos locais de maior prevalência de dor, fato que é realçado pela importância das estruturas aí alojadas e pela multiplicidade de especialistas que se dedicam às diversas sub-regiões que compõem esse pequeno segmento do corpo humano.

Estudos brasileiros sobre a prevalência de odontalgias mostram que cerca de 12% dos adolescentes avaliados reclamaram de dor de dente em período que variou de quatro semanas a seis meses antes da pesquisa.[21-23]

O câncer de boca também deve ser considerado no diagnóstico diferencial das cefaleias e algias craniofaciais. Estudo retrospectivo de 1.412 prontuários de pacientes brasileiros com carcinoma epidermoide da boca verificou que em cerca de 20% a dor foi o motivo que os levou a procurar atendimento médico.[24]

As dores odontológicas são altamente prevalentes na população em geral e, ainda que ocupem apenas um item da Classificação Internacional de Cefaleias e Algias Craniofaciais,[1] são sério problema de saúde pública e exigem atenção durante o planejamento das políticas de saúde, particularmente no Brasil (ver Cap. 2).

DOENÇAS ODONTOLÓGICAS QUE PODEM CAUSAR ALGIAS CRANIOFACIAIS E CEFALEIAS SECUNDÁRIAS

Existem inúmeras doenças que afetam, primária ou secundariamente, a cavidade oral e o aparelho mastigatório e podem causar dor. É evidente que a complexidade do diagnóstico das dores odontológicas também é variável e dependerá do próprio diagnóstico da doença causal, como também das condições clínicas e emocionais dos doentes. No Quadro 16.3 estão relacionadas três situações em que a dor pode, mais frequentemente, ser difusa e referida às estruturas adjacentes da própria face, crânio e pescoço.[14]

Os dois grandes grupos de algias que se originam em estruturas do aparelho mastigatório são as **odontalgias** (Fig. 16.1) e as **dores musculoesqueléticas** (Fig. 16.2).[17]

Algumas das suas etiologias são citadas na classificação,[1] nos itens que relacionam as dores odontológicas. Este capítulo tem como objetivo fazer uma breve análise crítica dessa classificação.

Os **itens 1 a 4** da classificação falam das cefaleias primárias e têm relevância também na odontologia para o diagnóstico diferencial, pois alguns pacientes com migrânea, cefaleia em salvas ou hemicrania podem reclamar de dor de dente.[25-28] A história clínica permite diferenciar essas cefaleias das odontalgias, entretanto, frequentemente os pacientes perdem ou tratam seus dentes na tentativa de cessar a dor.

O **item 2**, que trata da cefaleia do tipo tensão, que é uma das cefaleias primárias, é de interesse ao cirurgião-dentista por apresentar envolvimento da musculatura pericraniana, incluindo os músculos da mastigação. Desse modo, deve ser considerado no diagnóstico diferencial com cefaleia secundária por disfunção mandibular. As duas condições álgicas podem coexistir como morbidades associadas e exigir tratamento conjunto.

No **subitem 3.3**, a classificação descreve a *Short-Lasting Unilateral Neuralgiform Headache Attacks with Conjunctival Injection and Tearing* (SUNCT). Seu tratamento é de alçada médica, porém, é importante que os cirurgiões-dentistas fiquem alertas, pois, embora seja rara, quando ocorre o doente queixa-se de dor ao redor dos olhos e/ou nos dentes. Por suas características, parece-se com as pulpites, mas é diferente. Ver o Caso Clínico 16.1 de paciente com SUNCT associada à dor muscular por disfunção mandibular.[29]

Os próximos itens da Classificação Internacional de Cefaleias serão apresentados integralmente e discutidos de maneira breve.

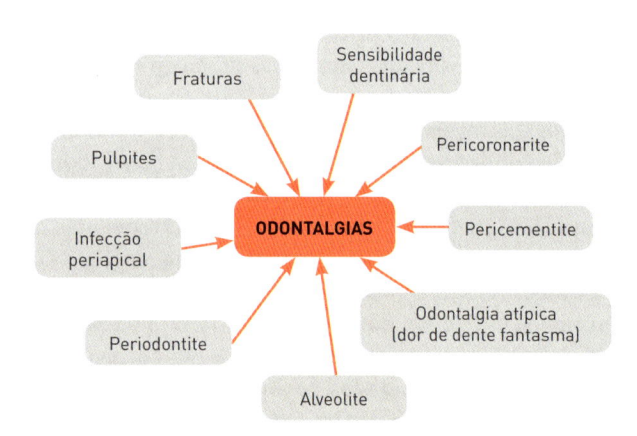

Figura 16.1. Observe no esquema a etiologia múltipla das odontalgias. O dente e seus anexos são as fontes da dor de dente (odontalgia). Curiosamente, essas odontalgias, independentemente de sua origem, podem causar cefaleias secundárias e algias craniofaciais.

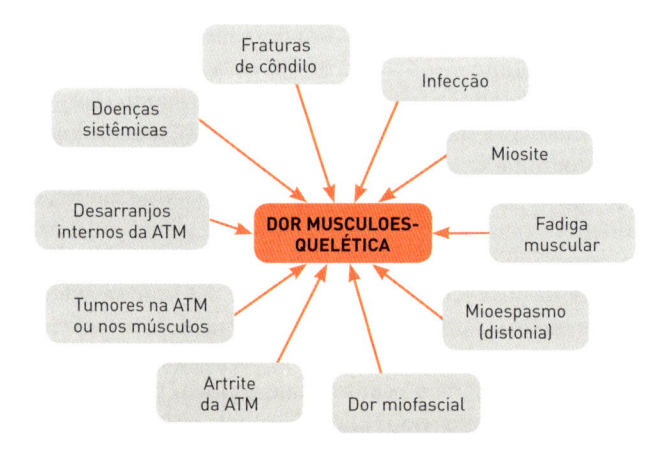

Figura 16.2. Observe no esquema a etiologia múltipla das dores musculoesqueléticas do aparelho mastigatório. Algumas delas estão agrupadas sob a denominação genérica de disfunção mandibular (DTM).

Quadro 16.3. Relaciona as dores odontológicas, agudas ou crônicas, que mais frequentemente causam cefaleias secundárias e algias craniofaciais

1. Dor dentoalveolar aguda: as odontalgias são muito frequentes e podem causar dor difusa e referida às estruturas adjacentes de face, crânio e pescoço. As pulpites são as mais irregulares na apresentação clínica e nem sempre o dente causador é facilmente identificável. As alveolites e periodontites causam dor forte, sensibilização central e irradiação à face e cabeça, mas são facilmente localizadas. O tratamento da dor de dente depende da etiologia do problema, normalmente é operatório, mas o tratamento sintomático por meio de fármacos, ou outros, pode ser necessário e dependerá da intensidade da dor e das características do problema dentário e das condições clínicas e emocionais do doente. Os anestésicos locais são importantes para o alívio da dor e servem como teste terapêutico. Serão amplamente discutidas nos capítulos da Parte 8.
2. Dor musculoesquelética aguda: são inflamatórias em sua maioria e decorrentes de traumatismos. Ossos maxilares, periósteo, músculos mastigatórios e articulações temporomandibulares são fontes de dor somática difusa (Okeson, 2007). Quando afetam a função mandibular, esta é comprometida pela atividade ou tem redução de amplitude, que pode ser dolorosa. A história e o exame físico ajudam a elucidar a fonte do problema. As infecções bucodentais e as neoplasias que se desenvolvem nessas estruturas também podem causar dor difusa e devem sempre ser consideradas no diagnóstico diferencial dos pacientes com dores recorrentes. Serão amplamente discutidas nos capítulos da Parte 11.
3. Dor crônica do aparelho mastigatório ou da cavidade oral: neste grupo destacam-se, pela sua prevalência, disfunções temporomandibulares (DTM), que incluem as dores musculares. O câncer bucal em tratamento ou tratado, a queimação bucal, a dor facial atípica, a neuralgia idiopática do trigêmeo e as dores persistentes orofaciais pós-cirúrgicas são outras importantes condições álgicas orofaciais que exigem experiência e acompanhamento dos doentes a longo prazo e, se possível, por equipes multidisciplinares. A dor muscular mandibular normalmente é de intensidade moderada, mas desconcerta doentes e profissionais da saúde por ser variável na expressão clínica e não seguir um trajeto neural; pode ser unilateral, bilateral ou migratória, mudando de local periodicamente e envolver a musculatura cervical. Frequentemente confunde-se com a dor facial atípica. Diferentemente das duas situações anteriores, nesta, por ser crônica, o perfil emocional dos doentes é diferente e são mais comuns as morbidades associadas, sejam da medicina geral ou da saúde mental. Essas condições álgicas serão amplamente discutidas nos capítulos das Partes 5 e 11.

Fonte: Siqueira.[14]

Item 11.6

No **item 11.6**, a classificação relaciona as cefaleias atribuídas a anormalidades dos dentes, maxilares ou das estruturas associadas e considera os seguintes critérios de diagnóstico:

- A. Cefaleia acompanhada por dor no dente ou maxilares e que preencham os critérios C e D.
- B. Evidência de problema dentário, maxilar ou de estruturas associadas.
- C. Cefaleia e dor no dente e/ou maxilares que têm relação temporal com o problema.
- D. Cefaleia e dor no dente e/ou maxilares que é solucionada três meses após o tratamento eficaz do problema.

Comentário (dos autores da classificação): problemas de dentes normalmente causam dor de dente e/ou dor facial, e aqueles que causam cefaleia são raros. Contudo, a dor dos dentes pode ser referida, e causar cefaleia difusa. A mais comum causa de cefaleia é a periodontite ou pericoronarite que resulta de infecção ou traumatismo ao redor do dente do siso inferior parcialmente erupcionado.

Comentário do autor sobre o item 11.6. Os critérios são adequados e preenchem os requisitos para estabelecer a origem odontológica da cefaleia, entretanto, considera raros os casos de cefaleia secundária e atribui como causas frequentes as pericoronarites, e apenas dos terceiros molares inferiores. Também considera as periodontites como possíveis causas das raras cefaleias secundárias. O mais curioso é que as pulpites, fartamente, e de longa data conhecidas como causas de dores referidas à face e crânio,[30-32] foram completamente ignoradas.

É necessário compreender que neste item a dor é um sintoma e em geral aguda, e suas causas encontram-se na Patologia Bucodental, que deve ser de domínio do investigador.

A breve narrativa da cefaleia secundária e algia craniofacial provocada por pequena cárie dentária (Caso Clínico 16.2) exemplifica a manifestação paradoxal de uma polpa inflamada.[33]

Item 11.7

No **item 11.7**, a classificação relaciona a cefaleia ou dor facial atribuídas a problemas da articulação temporomandibular (ATM) e considera os seguintes critérios para o diagnóstico:

- A. Dor recorrente em uma ou mais regiões da cabeça e/ou da face que preencham os seguintes critérios C e D.
- B. Radiografia convencional, ressonância nuclear magnética e/ou cintilografia óssea que demonstrem anormalidades na ATM.
- C. Evidência de que a dor pode ser atribuída ao problema da ATM, com base em pelo menos um dos seguintes:

1. a dor é precipitada por movimentos mandibulares e/ou mastigação de alimentos duros.
2. amplitude reduzida ou abertura irregular da mandíbula.
3. ruído de uma ou ambas as ATMs durante os movimentos mandibulares.
4. sensibilidade da cápsula articular de uma ou ambas as ATMs.

D. Cefaleia que é resolvida dentro de três meses, sem recorrência, após o tratamento eficaz do problema da ATM.

Comentário (dos autores da classificação): A dor da articulação temporomandibular ou dos tecidos envolvidos é comum. Decorre das denominadas anormalidades da articulação temporomandibular (p. ex., deslocamento do disco, osteoartrite, hipermobilidade da articulação) ou da artrite reumatoide, e pode estar associada à dor miofascial e cefaleias.

Comentário do autor sobre o item 11.7. Genericamente, os critérios citados são adequados, e os comentários também, desde que voltados de maneira exclusiva às dores decorrentes de doenças ou anormalidades da própria ATM, entretanto, não são apropriados para o diagnóstico das dores musculares mastigatórias. Sugestões para o diagnóstico diferencial das dores musculoesqueléticas por disfunção temporomandibular, sejam de origem articular ou muscular, são apresentadas pela American Academy of Orofacial Pain[16] e são discutidas nos capítulos correspondentes deste livro.

Neste item, a classificação é incompleta e deve ser complementada pelas demais classificações e pelo conhecimento de Patologia da ATM e de músculos.

Item 11.8

No **item 11.8**, a classificação relaciona as cefaleias atribuídas a outros problemas do crânio, pescoço, olhos, ouvidos, nariz, seios da face, dentes, boca ou outras estruturas faciais ou cervicais e considera os seguintes critérios para o diagnóstico:

A. Cefaleia, com ou sem dor, em uma ou mais regiões da face, que preencha os critérios C e D.
B. Evidência de anormalidades, outras além daquelas acima descritas, do crânio, pescoço, olhos, ouvidos, nariz, seios da face, dentes, boca ou outras estruturas faciais ou cervicais.
C. Cefaleia que desenvolve em relação temporal, ou outra evidência de que existe uma relação causal com os problemas do crânio, pescoço, olhos, ouvidos, nariz, seios da face, dentes, boca ou outras estruturas faciais ou cervicais.
D. Cefaleia que é resolvida dentro de três meses após o tratamento eficaz do problema.

Comentário do autor sobre o item 11.8. Genericamente são critérios aceitáveis e permitem a inclusão de casos diferentes ou de exceção.

O **item 12**, sobre as cefaleias atribuídas a transtornos psiquiátricos, lembra que, independentemente das alterações emocionais secundárias à dor, também existem situações em que o transtorno psiquiátrico é a causa primária do problema. Pacientes com queixas crônicas, recorrentes deveriam ser avaliados neste aspecto também. Para maior detalhes ver os capítulos da Parte 4.

Finalmente, no **item 13**, a classificação relaciona nevralgias cranianas e causas centrais de dor facial", além das neuralgias faciais, que são fontes frequentes de iatrogenia pelo excesso de dentes extraídos, na tentativa de tratar a dor[32] e serão discutidas amplamente em outros capítulos deste livro. Também merece destaque especial o subitem 13.18.4 que fala da dor facial idiopática persistente, que é a nova denominação da conhecida dor facial atípica ou odontalgia atípica. Esta condição álgica é de natureza neuropática, complexa, mal compreendida pelos dentistas e médicos, com frequência confundida com odontalgias de origem convencional, e será discutida no Capítulo 35. No subitem 13.18.5 é descrita a síndrome da ardência bucal", que também é discutida amplamente no Capítulo 28 deste livro. A inclusão da odontalgia atípica e da ardência bucal, que são consideradas dores crônicas ou persistentes, e de difícil tratamento, como dor de origem central, que é um diagnóstico de exceção, deixa clara a complexidade dessas condições álgicas e realça o fato de que o tratamento depende de profissionais e equipes treinadas para o tratamento de pacientes complexos.

CONCLUSÃO

O aumento gradativo das pesquisas sobre os mecanismos e características das diferentes afecções e doenças que causam dor permitirá a criação de evidências científicas que ajudarão na sistematização de critérios que aumentem a especificidade e facilitem o diagnóstico diferencial das dores orofaciais.

As classificações atuais, a despeito de suas limitações em algumas áreas, já permitem uma visão panorâmica das cefaleias e auxiliam os clínicos de diferentes especialidades a ter noção das dificuldades que envolvem o diagnóstico diferencial das mesmas.

A uniformização das classificações por diferentes pesquisadores e instituições será um grande passo que confirmará existência de melhor entendimento sobre as diferentes áreas envolvidas no tratamento das cefaleias e algias craniofaciais.

> O reconhecimento, cientificamente crescente, de que problemas odontológicos devem ser considerados no diagnóstico diferencial das cefaleias e algias craniofaciais, integrará em definitivo a odontologia às demais áreas da medicina em busca das evidências científicas para o tratamento da dor crônica envolvendo a cabeça e o pescoço.

REFERÊNCIAS

1. The international classification of headache disorders: 2nd edition. Cephalalgia. 2004;24 Suppl 1:9-160.
2. Siqueira JTT, Ching LH, Nasri C, Siqueira SRDT, Teixeira MJ, Heir G, et al. Clinical study of patients with persistent orofacial pain. Arq Neuropsiquiatr. 2004;62(4):988-96.
3. Sessle BJ. Peripheral and central mechanisms of orofacial pain and their clinical correlates. Minerva Anestesiol. 2005;71(4):117-36.
4. Magnusson T, Egermark I, Carlsson GE. A longitudinal epidemiologic study of signs and symptoms of temporomandibular disorders from 15 to 35 years of age. J Orofac Pain. 2000;14(4):310-9.
5. Molina OF, dos Santos Junior J, Nelson SJ, Nowlin T. Profile of TMD and bruxer compared to TMD and nonbruxer patients regarding chief complaint, previous consultations, modes of therapy, and chronicity. Cranio. 2000;18(3):205-19.
6. Ciancaglini R, Radaelli G. The relationship between headache and symptoms of temporomandibular disorder in the general population. J Dent. 2001;29(2):93-8.
7. Zakrzewska JM. Facial pain: neurological and non-neurological. J Neurol Neurosurg Psychiatry. 2002;72 Suppl 2:ii27-ii32.
8. Kesse W, Violaris N, Howlett DC. An unusual cause of facial pain: malignant change in a calcified pleomorphic adenoma in the deep lobe of the parotid gland. Ear Nose Throat J. 2003;82(8):623-5.
9. Nobrega JCM, Siqueira SRDT, Siqueira JTTS. Diferential diagnosis in atypical facial pain: a clinical study. Arq Neuro-Psiquiatr. 2007;65(2A):256-61.
10. Merskey H, Bogduk N. Classification of chronic pain. 2nd ed. Seattle: IASP; 1994.
11. Okeson JP. Orofacial pain: guidelines for assessment, diagnosis and management. Chicago: Quintessence; 1996.
12. Woda A, Tubert-Jeannin S, Bouhassira D, Attal N, Fleiter B, Goulet JP, et al. Towards a new taxonomy of idiopathic orofacial pain. Pain. 2005;116(3):396-406.
13. Bodere C, Pionchon P. Orofacial pain and secondary headaches. Rev Neurol (Paris). 2005;161(6-7):716-9.
14. Siqueira JTT. Cefaléias: o papel da odontologia. In: Nitrini R, Machado LM. Pré-congresso. São Paulo: FMUSP; 1998. p. 8.3-18.9, v. 3.
15. Gremillion HA, Waxenberg LB, Myers CD, Benson MB. Psychological considerations in the diagnosis and management of temporomandibular disorders and orofacial pain. Gen Dent. 2003;51(2):168-72.
16. De Leeuw R. Orofacial pain. In: Guidelines for assessment, diagnosis, and management of The American Academy of Orofacial Pain. 4th ed. Chicago: Quintessence; 2008.
17. Okeson JP. Dores bucofaciais de bell. 6. ed. São Paulo: Quintessence; 2006.
18. Blasberg B, Geenberg MS. Orofacial pain. In: Greenberg MS, Glick M, editors. Burket's oral medicine. 10th ed. Hamilton: BC Decker; 2003. p. 307-40.
19. Lipton JA, Ship JA, Larach-Robinson D. Estimated prevalence and distribuition of reported orofacial pain in the United States. J Am Dent Assoc. 1993;124(10):115-21.
20. Teixeira MJ. Estudo master em dor. São Paulo: APM; 1994. 1º SIMBIDOR.
21. Moyses SJ. Oral health and healthy cities: an analysis of intra-urban differentials in oral health outcomes in relation to "Healthy Cities" policies in Curitiba, Brazil [thesis]. London: University College London; 2000.
22. Goes PSA. The prevalence, severity and impact of dental pain in Brazilian schoolchildren and their families [thesis]. London: University of London; 2001.
23. Nomura LH, Bastos JLD, Peres MA. Dental pain prevalence and association with dental caries and socioeconomic status in school children Southern Brazil, 2002. Braz Oral Res. 2004;18(2):134-40.
24. Cuffari L, Siqueira JTT, Nemr K, Rapaport A. Pain complaint as the first symptom of oral cancer: a descriptive study. Oral Surg Oral Med Oral Pathol Oral Radiol Endod. 2006;102(1):56-61.
25. Graff-Radford SB. Cranialgias que podem apresentar-se como odontalgias. Clin Odont Am Norte. 1991;1:159-76.
26. Calderaro M, Radaiac P, Rabello GD, Gobarra S, Siqueira JTT. Odontalgia mimetizando do facial atípica e hemicrania paroxística episódica. São Paulo: Simbidor; 1997. p. 34. 3º SIMBIDOR.
27. Peñarrocha M, Bandrés A, Peñarrocha M, Bagán JV. Lower-half facial migraine: a report of 11 cases. J Oral Maxillofac Surg. 2004;62(12):1453-6.
28. Alonso AA, Nixdorf DR. Case series of four different headache types presenting as tooth pain. J Endod. 2006;32(11):1110-3.
29. Siqueira SRDT, Teixeira MJ, Nóbrega JCM, Siqueira JTT. SUNCT syndrome associated with temporomandibular disorders: case report. Crânio. 2006;24(4):300-2.
30. Carpenter HC. A dor em odontologia. In: Eyer F, organizador. Actas e Trabalhos do 3º Congresso Odontológico Latino Americano; 1931; Rio de Janeiro. Rio de Janeiro: Imprensa Nacional; 1931. p. 499-512, v. 1.
31. Hayes LV. Diagnostico clinico de las enfermidades de la boca. México: UTHA; 1954.
32. Siqueira SRDT, Nóbrega JCM, Valle LBS, Teixeira MJT, Siqueira JTT. Idiopathic trigeminal neuralgia: clinical aspects and dental procedures. Oral Surg Oral Med Oral Pathol Oral Radiol Endod. 2004;98(3):311-5.
33. Siqueira SRDT, Siqueira JTTS. Neuralgia do trigêmeo: diagnóstico diferencial com odontalgias. Rev APCD. 2003;57(5):354-6.

CASO CLÍNICO 16.1

Algia craniofacial causada por SUNCT associada à mialgia mastigatória

Homem com 47 anos procurou consulta devido à dor constante na região craniofacial esquerda. Também relatou crises episódicas de dor (EVA=10) desencadeadas pela mastigação. As crises localizavam-se na região periorbitária e foram acompanhadas por lacrimejamento ipsolateral e "edema" conjuntival. A dor iniciara há três anos e o doente submeteu-se a diversos tratamentos na tentativa de cura: extração dentária, placa de mordida, indometacina, carbamazepina, amitriptilina e seis injeções de álcool no nervo infraorbitário esquerdo. Teve melhora parcial das crises e da dor constante.

Exame clínico: alodinia no lábio superior, hiperalgesia dos músculos da mastigação e dor ao movimento mandibular de abertura da boca. Dentes com sinais de atrição por bruxismo, ausência de cáries e periodonto normal.

Exames de imagem: tomografia do crânio e ortopantomografia da face não revelaram anormalidades.

Diagnóstico inicial: SUNCT e mialgia mastigatória secundária.

Tratamento: neurocirurgia de microcompressão por balão do "gânglio trigeminal".

Evolução de 30 dias: as crises de dor cessaram, mas o paciente continuava se queixando da dor constante nas regiões temporal e masseterina esquerdas devido à dor e disfunção temporomandibular.

Tratamento complementar: infiltração muscular com lidocaína a 2% sem vasoconstritor e aplicação de estimulação elétrica transcutânea (TENS).

Evolução de 12 meses: ausência de qualquer tipo de dor. Reclama da dormência na face esquerda decorrente da neurocirurgia.

Comentário. Este caso exemplifica a associação entre dois tipos completamente diferentes de dor. A SUNCT (item 33 da IHS, 2004) é condição rara e confunde os clínicos, pois é um misto de neuralgia facial paroxística e cefaleia em salvas (sinais neurovegetativos durante as crises). Inicialmente foi diagnosticada como neuralgia trigeminal e o alívio da dor foi pequeno. Por outro lado, como sua localização é periorbitária e o doente reclama também de dor de dente, principalmente nos molares, os quais acabam recebendo tratamento, ou sendo extraídos, como neste caso. A dor muscular pode ter surgido secundariamente ou ser condição mórbida associada, por isso induziu ao tratamento por placas de mordida. A SUNCT deve ser diagnosticada e tratada previamente ao tratamento da mialgia mastigatória, como foi realizado no caso descrito. Ela também pode regredir com o término das crises. O diagnóstico da SUNCT levou três anos para ser realizado e escolhido o tratamento adequado, pois esta síndrome é considerada de difícil controle.

Fonte: Siqueira e colaboradores.[29]

CASO CLÍNICO 16.2

Cefaleia hemicraniana persistente em paciente com neurocisticercose

Mulher de 40 anos queixou-se de fortíssima cefaleia hemicraniana direita, desencadeada principalmente à noite, durante o sono, que iniciada havia dois meses, coincidentemente em período pessoal de grande estresse emocional. As crises fortíssimas levaram-na cerca de dez vezes a prontos-socorros de hospitais gerais. No início, a dor cessava com a medicação recebida, posteriormente passou a receber morfina injetável que já não tinha o efeito desejado nas últimas aplicações. Tem história médica de neurocisticercose com acompanhamento neurológico devido a cefaleias episódicas relacionadas à hidrocefalia. O neurologista descarta essa causa para as crises atuais de cefaleia. Tem também depressão tratada pelo psiquiatra com flunitrazepam e sertralina. Como apresenta mordida aberta, recebeu sugestão de cirurgia ortognática, como possível terapêutica da dor. O médico otorrinolaringologista sugeriu nova consulta odontológica antes de qualquer decisão cirúrgica. Estava em tratamento odontológico devido à periodontite generalizada, mas não foram encontrados problemas que justificassem as crises de dor.

Diagnóstico anterior: cefaleia secundária à neurocisticercose; dor e disfunção mandibular.

Exame odontológico: mordida aberta e peridontia grave; ausência de cáries nos dentes. O exame de imagem por ortopantografia (panorâmica) também não mostrava cáries ou anormalidades dentárias, exceto as periodontais, que justificavam a dor (Fig. 16.3A). Testes térmicos dos dentes indicou sensibilidade excessiva do terceiro molar superior esquerdo (nº 18), seguido de intensa crise semelhante às suas queixas. A sondagem cuidadosa desse dente mostrou uma cárie subgengival na face distal e desencadeou crise semelhante às suas queixas que cessou com anestesia infiltrativa da área. O exame radiográfico periapical mostrou a cárie.

Diagnóstico final: hiperemia pulpar por cárie subgengival do dente do siso (nº 18) (Fig. 16.3B).

Terapêutica: exodontia do terceiro molar superior esquerdo.

Evolução: as crises cessaram imediatamente e nunca retornaram em acompanhamento de três anos. Fez também o tratamento periodontal do qual necessitava.

Comentário. Este é um exemplo clássico de como se manifestam algumas dores pulpares. A área da dor – cabeça –, sua intensidade (EVA=10), e a história da neurocisticercose talvez em conjunto tenham levado a paciente a tentar aliviar suas crises em prontos-socorros de hospitais gerais. Por sua vez, a ausência de problemas neurológicos ou otorrinolaringológicos deixou-a sem diagnóstico. O fato de estar aflita pela dor, de ter depressão, mas sob tratamento, criou a suposição de problemas emocionais. A ausência de diagnóstico odontológico inicial, somando as características da paciente, levaram-na a não pensar em dentes. Por outro lado, a presença da mordida aberta e de mialgia mastigatória levou à indicação de cirurgia ortognática, que felizmente não foi efetuada graças à avaliação do otorrinolaringologista que pediu nova avaliação odontológica especializada.

Dor que acorda o paciente durante o sono, sempre exige investigação odontológica, pois é praticamente patognomônica das pulpites. O pequeno tamanho da cárie e sua localização dificultaram sobremaneira o diagnóstico final. Neste caso, vários fatores contribuíram para a demora do diagnóstico e não pode se atribuir a simples erro do primeiro dentista. Mas a reavaliação odontológica seria indispensável. Outra curiosidade é sobre a morfina, que reduziu seu efeito para alívio das crises à medida que foi repetida.

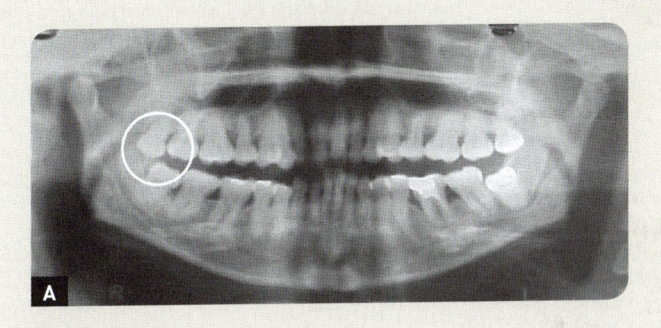

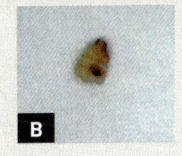

Figura 16.3. Observe em **A** a presença de todos os dentes na radiografia panorâmica. Embora tenha perda óssea avançada pela doença periodontal, não mostra sinais de cáries ou outras anormalidades ósseas que justificassem a dor. O círculo mostra o dente do siso (nº 18) **B**. Mostra o dente removido com a pequena cárie na face distal.

Fonte: Siqueira e Siqueira.[33]

Fonte: Siqueira e Siqueira.[31]

CAPÍTULO 17

CEFALEIAS E ALGIAS FACIAIS OTORRINOLARINGOLÓGICAS

Gilberto Formigoni
Christian Wiikmann

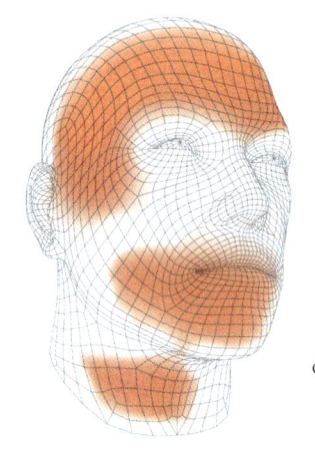

A otorrinolaringologia é responsável por uma vasta área na região da cabeça, sendo a dor uma queixa frequente. Este capítulo discorre sobre as causas de cefaleia e algias faciais mais comuns na prática clínica do otorrinolaringologista. Dores faciais podem ser referidas de estruturas adjacentes e isso pode ocorrer dos dentes aos seios maxilares, e vice-versa. Um exemplo são as dores dentárias difusas nos dentes superiores que podem ser de origem sinusal. Outro exemplo refere-se às otalgias reflexas atribuídas a doenças da articulação temporomandibular (ATM). Essas situações clínicas são comuns e devem alertar os especialistas das áreas médica e odontológica para o correto diagnóstico e para a redução do risco de iatrogenia.

Além disso, várias outras condições álgicas da face, de origem otorrinolaringológica, devem fazer parte do diagnóstico em dor orofacial. Tumor é uma dessas condições e sua manifestação inicial pode ser dada exclusivamente pela dor. Sempre que houver dor recorrente ou persistente é necessária investigação minuciosa por imagens de toda a face até a orofaringe.

Finalmente, outras condições frequentes na clínica são as dores de garganta. Embora sua maioria seja de origem infecciosa, devem ser diferenciadas de tumores e de condições de refluxo.

INTRODUÇÃO

Dor facial e cefaleia são sintomas muito comuns em diversas doenças nasossinusais e otológicas. Tais doenças são muito comuns e seu conhecimento é de fundamental importância para todo profissional que cuide de pacientes com tais sintomas, de maneira que devem ser consideradas no diagnóstico diferencial. Neste capítulo, serão abordadas as afecções otorrinolaringológicas que, na visão dos autores, mais podem contribuir para dificuldades diagnósticas. Ao fim, serão apresentadas, resumidamente, as principais causas de dor de garganta.

DOR DE ORIGEM NASOSSINUSAL

As afecções nasossinusais que têm dor como sintoma predominante podem ser didaticamente divididas em dois grupos:

Doenças com outros sintomas nasossinusais:
- sinusites
- tumores

Doenças sem sintomas nasossinusais:
- cefaleia rinogênica

Nas doenças que apresentam sintomas nasossinusais além da dor, como obstrução nasal, rinorreia, descarga pós-nasal, hiposmia e massa facial, haverá alto nível de suspeita de que determinada dor é de origem nasossinusal. Neste grupo, citaremos como exemplo as sinusites e os tumores nasossinusais.

Por outro lado, há alterações nasossinusais que provocam dor como único sintoma. Por isso, essas alterações são com frequência (e erroneamente) classificadas como cefaleias primárias e têm seu diagnóstico correto e tratamento adequado atrasados. Tais alterações são genericamente agrupadas sob a alcunha de cefaleia rinogênica.

Sinusite

Define-se sinusite como a inflamação da mucosa dos seios paranasais.

Fisiopatologia da sinusite

A sinusite costuma resultar de um ou mais dos seguintes fatores:[1]

a. Alteração da patência do óstio de drenagem do seio paranasal. Qualquer fator que produza uma diminuição da drenagem do seio paranasal pode ocasionar sinusite. Tais fatores podem ser alterações anatômicas

próprias do indivíduo (p. ex., desvio septal, estreitamento de infundíbulo etmoidal) e/ou podem ser decorrentes de afecções concomitantes (polipose nasossinusal, hipertrofia adenoidiana, edema de mucosa secundário a infecção viral ou exposição a irritantes).
b. Acúmulo de muco em seios paranasais. Essa situação pode decorrer de alterações anatômicas (déficit de drenagem) já citadas; ou por produção aumentada de muco pela mucosa sinusal, como pode ocorrer quando a mucosa for exposta a irritantes, alérgenos ou estiver sob infecção viral; ou por aumento da viscosidade do muco, como ocorre na desidratação e a mucoviscidose.
c. Alteração na função de células ciliadas respiratórias. O transporte mucociliar promovido por tais células impede o acúmulo de secreções nos seios paranasais. Pode-se encontrar alterações da função ciliar em casos de discinesias ciliares (doença congênita) ou secundárias a exposição a irritantes e poluentes, ar frio e toxinas virais e bacterianas.
d. Deve-se lembrar que infecção de ápice dentário próximo ao seio maxilar pode ser causa de sinusite.[2]

Classificação das sinusites[1]

A sinusite pode ser maxilar, etmoidal, frontal e/ou esfenoidal, dependendo de qual/quais seio(s) está/estão acometido(s). O termo pansinusite é utilizado quando há acometimento de múltiplos seios paranasais.

Didaticamente, as sinusites podem ser classificadas em agudas (até quatro semanas), subagudas (entre quatro semanas e três meses) e crônicas (mais de três meses). É importante ressaltar que sinusites crônicas raramente ocasionam dor, exceto em episódios de agudização.[3]

Em relação à etiologia, as sinusites podem ser bacterianas, virais ou fúngicas. A sinusite fúngica consiste em um tópico especial dentro da otorrinolaringologia. Geralmente, está associada a sinusites crônicas ou sinusites agudas invasivas em indivíduos imunocomprometidos e não será discutida neste texto. As sinusites bacterianas frequentemente são secundárias a rinossinusite viral (resfriado/gripe) prévia.

Características clínicas das sinusites

A dor é o sintoma mais importante e mais comum na sinusite aguda e pode aparecer em várias regiões do segmento cefálico, dependendo do seio paranasal acometido (Tabela 17.1).[3] A dor pode piorar com a movimentação da cabeça e a percussão das regiões maxilar e frontal pode ser dolorosa.

Outros sintomas associados: sintomas sistêmicos (febre, mal-estar, astenia) e sintomas locais (obstrução nasal, rinorreia, descarga pós-nasal, tosse). A presença de sintomas locais fornecem uma pista para a origem nasossinusal da dor.

O exame físico é, na maioria dos casos, diagnóstico. A rinoscopia anterior realizada com espéculo nasal permite verificar secreção advinda de meato médio, o que é muito sugestivo de sinusite. A oroscopia permite verificar secreção advinda da rinofaringe, o que também sugere sinusite. Nos dias de hoje, devido ao grande avanço da tecnologia médica, prefere-se realizar um exame endoscópico de fossas nasais, pois tal exame permite visibilizar os meatos médios e inferiores (regiões de drenagem dos seios paranasais) muito mais detalhadamente.

A radiografia de seios paranasais é um exame que pode auxiliar no diagnóstico de sinusite. A doença aparece como opacificação do seio acometido. Por apresentar altos índices de resultados falsos positivos e falsos negativos, é um exame que tende a cair em desuso.

A tomografia computadorizada (TC) de seios paranasais é o exame de escolha na avaliação do paciente com sinusite, pois permite visualizar com detalhe a intrincada anatomia nasossinusal. A sinusite aparece como velamento (hipoatenuação) do seio acometido, geralmente sem erosão óssea. Não se costuma solicitar a TC de seios paranasais nos casos de sinusite aguda simples. Indica-se a realização desse exame em casos de sinusites complicadas (complicações orbitárias e/ou intracranianas), em casos de suspeita de outra afecção concomitante ou casos de sinusite crônica, para planejamento cirúrgico (Fig. 17.1).

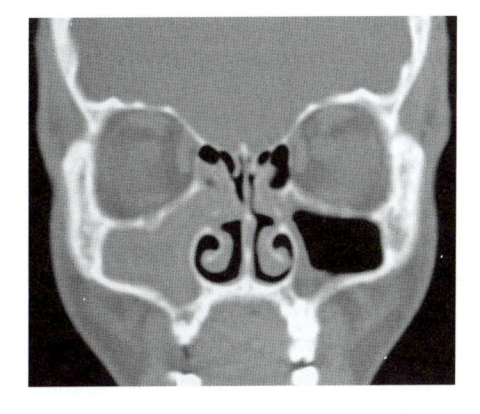

Figura 17.1. Tomografia computadorizada demonstrando velamento de seios maxilares e etmoidais em paciente com pansinusite.

Tabela 17.1. Localização mais comum das sinusites e suas características mais frequentes

SEIO ACOMETIDO	MAXILAR	FRONTAL	ETMOIDAL	ESFENOIDAL
Localização da dor	Região maxilar. Pode aparecer como odontalgia	Região frontal e supraorbitária	Porção medial do nariz e retro-orbitária	Região de vértex e bitemporal

Tratamento das sinusites

O tratamento clínico das sinusites pode ser feito com diversas classes de medicação. Em casos de sinusites bacterianas, deve-se utilizar antibióticos. Deve-se lembrar que os principais causadores da sinusite bacteriana aguda são *Streptococcus pneumoniae*, *Haemophilus influenza* e *Moraxella catarrhalis*. Antibioticoterapia empírica contra estes germes deve ser empregada, como, por exemplo, amoxicilina em associação com clavulanato ou fluoroquinolonas (p. ex., levofloxacino), por um período de 10 a 14 dias.[4]

Outras classes de medicações que podem ser utilizadas são: analgésicos e anti-inflamatórios, descongestionantes tópicos ou sistêmicos, corticosteroides tópicos ou sistêmicos e lavagem nasal com solução salina hipertônica.[5]

O tratamento cirúrgico das sinusites consiste na drenagem dos seios acometidos, por via endoscópica. Não é realizado em casos de sinusite aguda simples. Está indicado em falha do tratamento clínico, sinusites complicadas e sinusites crônicas.

Tumores nasossinusais e de rinofaringe

Os tumores nasossinusais e de rinofaringe representam uma grande variedade de afecções com diferentes tipos histológicos. Todas essas afecções podem cursar com dor facial e cefaleia em sua evolução, o que justifica sua inclusão neste texto. Serão discutidos aspectos gerais deste grupo heterogêneo.

Os tumores nasossinusais, em sua fase inicial, por crescerem para dentro de cavidades relativamente amplas, não apresentam sintomatologia exuberante. Os sintomas iniciais podem facilmente ser confundidos com sintomas de sinusites, por exemplo, obstrução nasal, dor, epistaxe e secreção nasal. Sintomas como massa facial e/ou evidência de disseminação do tumor (massa cervical, evidência de metástases a distância) costumam aparecer mais tardiamente. Por tais motivos, o diagnóstico precoce de tais doenças representa desafio aos profissionais de saúde, que devem estar atentos a pacientes que apresentarem sintomas nasais por longo tempo, principalmente aqueles que não melhoram com tratamento. Os tumores de rinofaringe têm ainda uma particularidade: pelo comportamento agressivo de determinadas linhagens, o primeiro achado clínico pode ser massa cervical (disseminação linfática).

Fisiopatologia dos tumores nasossinusais

Em relação especificamente à dor ocasionada por tais tumores, pode-se dizer que é devida a um ou mais dos seguintes mecanismos:[1]

- compressão de estruturas adjacentes ao tumor
- acometimento e disseminação por nervos próximos
- sinusites associadas

Características clínicas dos tumores nasossinusais

Deve-se notar que a dor, nesses casos, é frequentemente acompanhada de outros sintomas. Casos de dor facial intratável devem levantar a suspeita de tumor nasossinusal.

Em relação ao diagnóstico de tumores nasossinusais, são de grande importância os seguintes exames:

- Exame endoscópico nasossinusal.
- TC de seios paranasais (Fig. 17.2). O tumor apresenta-se como velamento de região acometida, com variáveis graus de captação de contraste, podendo demonstrar erosão óssea.
- Ressonância nuclear magnética de seios paranasais. É o melhor exame para averiguar invasão do sistema nervoso central e invasão perineural.
- Arteriografia para tumores vascularizados.
- Biópsia com exame histopatológico.
- Exames de imagem de pescoço, tórax, abdome e crânio, a depender do tipo de tumor envolvido, para avaliar disseminação linfática e/ou hematogênica.

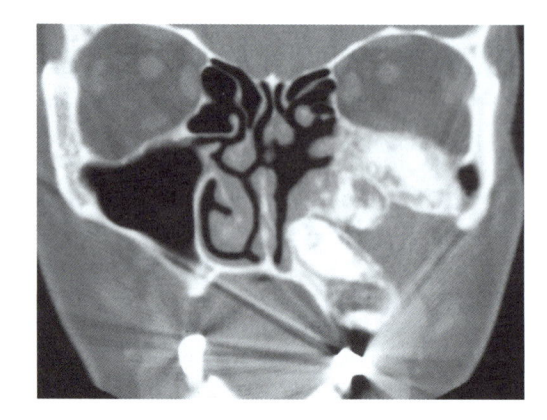

Figura 17.2. Tomografia computadorizada demonstrando tumor nasossinusal. Nota-se a presença de erosão óssea.

Tratamento dos tumores nasossinusais

O tratamento dos tumores nasossinusais e de rinofaringe depende de muitos fatores, como tipo histológico e estadiamento, e uma análise detalhada está além da abrangência deste texto. Entre as modalidades possíveis, destacam-se:

- tratamento cirúrgico
- radioterapia
- quimioterapia
- embolização por técnicas de radiologia intervencionista
- associações entre as anteriores

Cefaleia rinogênica

Diversas alterações anatômicas da parede lateral da cavidade nasal e do septo nasal podem, conforme já discutido, comprometer a drenagem de seios da face e causar sinusites, além de obstrução nasal. Mais raramente, em alguns pacientes, tais alterações podem proporcionar pontos de contato entre áreas de mucosa nasal opostas, sem causar alterações de drenagem ou obstrução nasal. Esses pontos de contato, principalmente em situações de edema de mucosa, podem servir como estímulos dolorosos. Daí sobrevém a seguinte situação: o paciente sente dor facial/cefaleia, de origem nasossinusal, mas sem outros sintomas nasais típicos. Convencionou-se chamar esta situação de "cefaleia rinogênica".[6] Essa modalidade de dor merece atenção especial, pois é com frequência confundida com cefaleias primárias.[7] Por exemplo, muitos pacientes com enxaqueca são erroneamente diagnosticados como portadores de cefaleia rinogênica, e vice-versa.[8,9] Avaliação clínica criteriosa, exame físico cuidadoso e, eventualmente, exames de imagem são necessários para o diagnóstico diferencial.

Fisiopatologia da cefaleia rinogênica

A teoria mais aceita para explicar a cefaleia rinogênica[10] diz que alterações anatômicas promovem pontos de contato entre áreas de mucosa nasal opostas. Tais pontos de contato podem produzir pressão mecânica considerável sobre a mucosa nasal, o que pode estimular determinados nociceptores presentes na mucosa. A ativação destes receptores inicia potenciais de ação em fibras nervosas do tipo C desmielinizadas, que inervam a mucosa nasal e cujo principal neurotransmissor é a substância P. Os potenciais de ação são propagados a gânglios e núcleos do nervo trigêmeo e então, ao córtex sensitivo, sendo interpretados como dor. A dor não é localizável na estrutura que a originou, mas na pele da região frontomaxilar.

Alterações anatômicas envolvidas

Várias alterações anatômicas podem estar envolvidas na gênese das cefaleias rinogênicas. Segue uma relação das principais alterações, lembrando que pode haver mais de uma alteração no mesmo indivíduo:

- desvio e/ou crista septal
- concha média pneumatizada (Fig. 17.3)
- concha superior pneumatizada
- variações do processo uncinado
- células etmoidais muito desenvolvidas

Características clínicas da cefaleia rinogênica

Em muitos casos, a dor pode ser o único sintoma, aparecendo sem razão aparente. Em outros casos, o paciente pode relacionar a dor à exposição a alérgenos e irritantes. A dor geralmente é localizada na região frontomaxilar e costuma ser pior pela manhã. Não há fatores de melhora evidentes. A dor pode melhorar de maneira espontânea. Pacientes em uso de descongestionante tópico nasal podem relatar melhora da dor após seu uso. É importante lembrar que pacientes com diagnóstico de cefaleias primárias que não melhoram com tratamento podem apresentar a cefaleia rinogênica.

O diagnóstico da cefaleia rinogênica divide-se em duas frentes:

1. Diagnóstico da alteração anatômica, por meio de exame endoscópico nasossinusal e de TC de seios paranasais.
2. Diagnóstico de origem nasal da dor, que é realizado por meio da aplicação tópica de solução de anestésico local com vasoconstrictor (p. ex., xilocaína a 1% e adrenalina 1:2000) em área suspeita.[6,9] O paciente deve estar com dor no momento do exame, ou se limita sua realização. Considera-se o teste positivo para cefaleia rinogênica quando a dor cessa ou melhora de forma considerável em até 5 minutos após aplicação da solução.

Tratamento da cefaleia rinogênica

O tratamento pode ser clínico e/ou cirúrgico. O tratamento clínico baseia-se na utilização de corticosteroides tópicos nasais, descongestionantes sistêmicos e lavagem nasal com solução hipertônica. Em casos de falha terapêutica, pode-se optar pelo tratamento cirúrgico, que consiste em corrigir a alteração anatômica associada, via septoplastia[11] e/ou cirurgia endoscópica nasal funcional.[12]

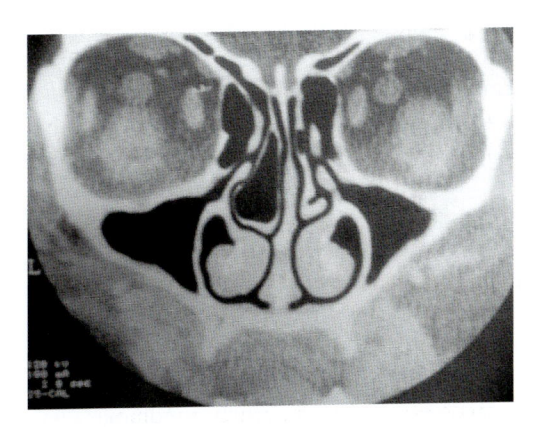

Figura 17.3. Tomografia computadorizada hiperpneumatização de concha média, em paciente com cefaleia rinogênica.

DOR DE ORIGEM OTOLÓGICA (OTALGIA)

Algumas doenças otológicas muito comuns podem apresentar dor em sua evolução. Num paciente com otalgia, dados de anamnese e exame físico são suficientes para aferir sua origem otológica na grande maioria dos casos, mesmo porque se apresentam com alguma alteração na otoscopia. Em casos de otalgia em que o indivíduo se apresente sem sintomas adicionais e/ou sem alteração à otoscopia, deve-se suspeitar de doenças da ATM.

Seguem-se exemplos das alterações otológicas mais frequentes que causam otalgia.

Otalgia:
1. Externa
2. Média

Otite externa aguda (OEA)

A OEA é a inflamação aguda da pele do conduto auditivo externo (CAE) e decorre de rompimentos na defesa proporcionada pela pele do CAE (p. ex., uso de hastes flexíveis para limpeza) associada à contaminação externa (p. ex., após banhos em piscinas ou no mar). Os agentes que estão mais comumente associados a essa afecção são aqueles da flora bacteriana da pele do CAE: *Staphylococcus aureus*, *Streptococcus* beta-hemolíticos do grupo A e *Pseudomonas aeruginosa*. As OEA por fungos não são infrequentes.

O principal sintoma da OEA é otalgia que pode estar acompanhada de prurido auricular e otorreia. Geralmente, não se observa hipoacusia. A otoscopia costuma ser diagnóstica, demonstrando CAE com hiperemia, edema e, eventualmente, secreção mucoide ou purulenta. A membrana timpânica pode estar normal ou com leve hiperemia e espessamento. Em casos de OEA fúngica, pode-se observar o emaranhado de hifas e eventualmente esporos dos fungos. Febre é manifestação rara em OEA e sua presença deve chamar a atenção para a presença de complicações (pericondrite de pavilhão; otite externa maligna, em que há osteomielite de base de crânio). As complicações de OEA são mais comuns em pacientes diabéticos e imunossuprimidos.

O tratamento da OEA simples é realizado com a limpeza do CAE, proteção auricular para não permitir entrada de água, gotas otológicas com antibiótico por 7 a 10 dias (ou com antifúngico se houver micose) e analgésicos.[13]

Otite média aguda (OMA)

A OMA é a inflamação aguda da mucosa da orelha média e geralmente decorre de eventos que favorecem a disseminação de germes para a orelha média por meio da tuba auditiva.[14] Os agentes mais comumente envolvidos são aqueles frequentes em todas as infecções respiratórias: *Streptococcus pneumoniae*, *Haemophilus influenza* e *Moraxella catarrhalis*.

A OMA é frequentemente precedida de resfriados ou gripes. Os principais sintomas da OMA são otalgia, sensação de plenitude auricular, hipoacusia e, em casos de rompimento de membrana timpânica, otorreia purulenta. Geralmente há sintomas gerais (febre, astenia, prostração) associados. A otoscopia é diagnóstica. Observa-se hiperemia e abaulamento de membrana timpânica, com presença de secreção purulenta em orelha média. Geralmente, o CAE está normal. Pode haver adenopatia cervical reacional. Edema e hiperemia posteriores ao pavilhão auricular indicam complicação (mastoidite).

O tratamento da OMA simples é realizado com antibioticoterapia visando aos germes mais comuns[13] por via oral de 10 a 14 dias. Pode-se utilizar, por exemplo amoxicilina associada ao clavulanato ou fluoroquinolonas (p. ex., levofloxacino). Deve-se associar analgésicos e antitérmicos. O tratamento cirúrgico da OMA (miringotomia e/ou mastoidectomia) está reservado em casos de falha terapêutica ou complicações (mastoidite, abscesso cervical, labirintite aguda, paralisia facial periférica, complicações intracranianas).[15] Nesses casos, há necessidade de internação e antibioticoterapia intravenosa.

Dor de garganta

Inúmeras afecções podem cursar com dor de garganta como sintoma. As mais comuns são as infecções de faringe e laringe, que geralmente são acompanhadas de dores agudas. A dor de garganta crônica (acima de três semanas) levanta a suspeita de doença neoplásica de faringe e laringe. Uma causa extremamente frequente de dor e outros sintomas na região de faringe e laringe é a inflamação de origem química desses órgãos como manifestação extraesofágica do refluxo gastroesofágico.

Dor de garganta:
1. Faringolaringites infecciosas
2. Tumores faringolaríngeos
3. Faringolaringites como manifestação extraesofágica de refluxo gastroesofágico

Faringolaringites infecciosas

As faringolaringites infecciosas podem ser causadas por uma gama enorme de agentes infecciosos. Os sintomas são, na maioria das vezes, agudos e associados a abundantes sintomas gerais, como a febre. As infecções virais podem causar desde faringolaringites inespecíficas associadas a outros sintomas de viroses respiratórias, em que o tratamento é feito com agentes sintomáticos, até infecções específicas, como o herpes simples, zóster, em que pode se associar tratamento antiviral específico (aciclovir, valaciclovir). É importante notar que as infecções que se acompanham de ulcerações (aftas) são geralmente muito dolorosas.

Entre as infecções bacterianas, é importante ressaltar a amigdalite purulenta. É uma infecção bastante comum e dolorosa, aguda e geralmente acompanhada por febre. Seu principal agente é o estreptococo beta-hemolítico do grupo A, em geral sensível à amoxicilina. Nem sempre é fácil diferenciar a infecção bacteriana da viral, e teste rápido com látex e cultura de orofaringe podem ser necessários.

Entre as causas fúngicas pode-se citar a candidíase faríngea como principal causa de dor.

Tumores faringolaríngeos

Em pacientes com dores de garganta crônica – entre outros sintomas, como rouquidão, dor à deglutição, estridor, sensação de corpo estranho e com duração superior a três semanas –, deve-se aventar a hipótese de neoplasia. Os tumores dessa região são na grande maioria carcinomas epidermoides. Os sintomas dependem da região acometida. Um exame físico atento associado a exame endoscópico cuidadoso (nasofibrolaringoscopia) pode até mesmo diagnosticar lesões precoces.

Faringolaringites como manifestação extraesofágica de refluxo gastroesofágico

O refluxo faringolaríngeo é uma manifestação extraesofágica do refluxo gastroesofágico que resulta de disfunção do esfíncter superior do esôfago. A inflamação química causada por tal afecção pode acometer qualquer região da via aérea superior. A região mais acometida é, no entanto, a glote posterior, e seu acometimento é frequentemente considerado suspeito de refluxo faringolaríngeo ao exame endoscópico (laringoscopia).

O refluxo faringolaríngeo é causa extremamente comum de dores e incômodos na garganta, assim como sensação de corpo estranho, pigarro e tosse seca. Pode causar sintomas agudos, crônicos e/ou recorrentes. Para diferenciar de causas infecciosas, pode-se valorizar a ausência da febre nos casos de refluxo. Nos casos crônicos, há necessidade de exame endoscópico para se excluir neoplasia.

Entre os exames diagnósticos de refluxo faringolaríngeo estão: laringoscopia, endoscopia digestiva alta, manometria e pHmetria esofágica com sonda dupla e teste terapêutico com inibidor de bomba de prótons (IBP). O tratamento medicamentoso é feito com IBP, pró-cinéticos, corticosteroides tópicos em quadros agudos e tratamento de condições gastroesofágicas associadas.

CONCLUSÃO

As estruturas otorrinolaringológicas fazem parte do segmento craniofacial e recebem a inervação própria desse segmento, sendo ela predominantemente trigeminal. Delas provêm muitas dores comuns da população em geral, em sua maioria agudas e com resolução apropriada. Entretanto, existem situações específicas em que os pacientes podem desenvolver dores crônicas ligadas a esse segmento, como é o caso de sinusopatias. Além disso, tumores que se desenvolvem nessa região podem ter demora no diagnóstico pela inespecificidade das queixas. Dores referidas entre estruturas odontológicas e otorrinológicas também alertam os profissionais envolvidos no tratamento da dor a ficar atentos a essa possibilidade. Na dor de cabeça crônica não se deve ignorar essa área para o diagnóstico diferencial, principalmente quando a dor é persistente ou refratária aos tratamentos.

REFERÊNCIAS

1. Bailley BJ. Head & neck surgery: otolaryngology. 2nd ed. Philadelphia: Lippincot-Raven; 1998.
2. Miniti A, Bento RF, Butugan O. Otorrinolaringologia-clínica e cirúrgica. São Paulo: Atheneu; 1993.
3. Rebeiz EE, Rastani K. Sinonasal facial pain. Otolaryngol Clin North Am. 2003;36(6):1119-26.
4. Anon JB, Jacobs MR, Poole MD, Ambrose PG, Benninger MS, Hadley JA, et al. Antimicrobial treatment guidelines for acute bacterial rhinosinusitis. Otolaryngol Head Neck Surg. 2004;130(1 Suppl):1-45.
5. Wiikmann C, Chung D, Lorenzetti FTM, Lessa MM, Voegels RL, Butugan O. Comparação entre a solução salina fisiológica e a hipertônica tamponada após cirurgia endoscópica nasossinusal. Arq Otorrinolaringol. 2002;6(2):98-102.
6. Wiikmann C, Lessa MM, Santoro PP, Imamura R, Voegels RL, Butugan O. Cefaléia por contato entre mucosas nasais: resultados cirúrgicos em 21 pacientes. Rev Bras Otorrinolaringol. 2000;66(6):614-8.
7. Clerico DM. Sinus headaches reconsidered: referred cephalgia of rhinologic origin masquerading as refractory primary headaches. Headache. 1995;35(4):185-92.
8. Mehle ME, Schreiber CP. Sinus headache, migraine, and the otolaryngologist. Otolaryngol Head Neck Surg. 2005;133(4):489-96.
9. Levine HL, Setzen M, Cady RK, Dodidt DW, Schreiber CP, Eross EJ, et al. An otolaryngology, neurology, allergy and primary care consensus on diagnosis and treatment of sinus headache. Otolaryngol Head Neck Surg. 2006;134(3):516-23.
10. Stammberger H, Wolf G. Headaches and sinus disease: the endoscopic approach. Ann Otol Rhinol Laryngol. 1988;99(Supp 134):3-23.
11. Low WK, Wilatt DT. Headaches associated with nasal obstruction due to deviated nasal septum. Headache. 1995;35(7):404-6.
12. Parsons DS, Batra PS. Functional endoscopic sinus surgical outcomes for contact point headaches. Laryngoscope. 1998;108(5):696-702.
13. Bento RF, Miniti A, Marone SAM. Tratado de otologia. São Paulo: Universidade de São Paulo; 1998.
14. Patterson M, Paparella MM. Otitis media with effusion and early sequelae: flexible approach. Otolaryngol Clin North Am. 1999;32(3):391-400.
15. Jung TTK, Hanson JB. Classification of otitis media and surgical principles. Otolaryngol Clin North Am. 1999;32(3):369-82.

CAPÍTULO 18

CEFALEIA CERVICOGÊNICA

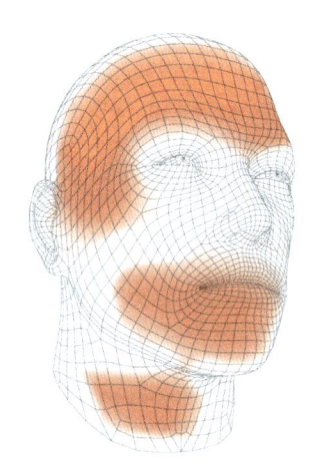

Lin Tchia Yeng
Manoel Jacobsen Teixeira
Telma Regina Mariotto Zakka
Daniel Ciampi de Andrade
Jefferson Rosi Junior

Este capítulo revisa os mecanismos e o diagnóstico diferencial das causas mais comuns da cefaleia cervicogênica (cervicalgias). A região da cabeça e pescoço tem inúmeras fontes de dor, e uma de suas principais características é a inervação interativa pelos nervos cranianos, e especialmente pelo complexo nuclear trigeminal. As interfaces entre crânio, face e pescoço produzem com muita frequência dor referida nesses segmentos. A dor de origem cervical pode causar dor de cabeça referida, inclusive nas subáreas faciais. Além disso, dores musculares regionais são habituais no segmento cervical e também no facial, podendo ser associadas em muitos casos clínicos.

INTRODUÇÃO

A cefaleia cervicogênica é uma cefaleia decorrente de alterações funcionais e/ou estruturais da região cervical. É comum estes indivíduos apresentarem dores em outras áreas, como ombro, região facial, lombar, entre outras. Em alguns doentes, pode haver associação de queixas vasomotoras na região craniofacial, como lacrimejamento, eritema ocular, que frequentemente é tratada erroneamente como cefaleia tensional e/ou enxaqueca. Alguns doentes com cefaleias primárias, como cefaleia tipo tensão ou enxaqueca, podem evoluir para quadro de cefaleia crônica diária, devido à associação de outras dores, como a cervicogênica. O diagnóstico diferencial nem sempre é fácil; os profissionais da área de saúde devem tratar as diferentes dores associadamente, e há necessidade de atuação nos fatores desencadeantes e perpetuantes. Os tratamentos específicos multi e interdisciplinar em casos mais complexos são importantes e proporcionam resultados satisfatórios.

HISTÓRICO

Cefaleia causada por afecções vertebrais cervicais foi descrita em 1853 por Schützenberger[1]. Em 1926, Barré[2] descreveu a "síndrome simpática cervical posterior" como a cefaleia occipital, associada a vertigem e alterações visuais e vasomotoras cranianas, por irritação do nervo vertebral ou nervo simpático cervical posterior. Em 1928, Lieou descreveu a síndrome cervical posterior ou síndrome de Barré-Lieou, caracterizada por disfunção vestibular e cefaleia occipital em doentes com grave artrose cervical.[3,4]

O termo cefaleia cervicogênica (CC) foi introduzido na literatura por Sjaastad e colaboradores,[5] em 1983, como cefaleia relacionada a anormalidades de coluna cervical, dor em peso, constante ou intermitente, com intensidade flutuante, localizada no segmento cefálico, unilateral, referida à região temporal, frontal, orbitária e, às vezes, ombro e membro superior, sem caráter radicular e desencadeada ou agravada pela movimentação cervical ou pela limitação de amplitude de movimentação cervical. É possível haver alterações neurovegetativas faciais como lacrimejamento, eritema ocular, turvação visual, edema palpebral, tontura, zumbido e rinorreia.[6-9]

DEFINIÇÃO E PREVALÊNCIA

Biondi e Bajwa[10] sugerem que a dor de cabeça pode ser decorrente de comprometimento de estruturas ósseas ou tecidos moles do pescoço, ocasionando as cefaleias cervicogênicas. Quando não diagnosticadas, podem ocasionar dor e incapacidade funcional grave e refratário a múltiplos tratamentos. A fisiopatologia da doença ainda é complexa e pode decorrer de comprometimento de uma ou mais estruturas musculares, nervosa, óssea, articular e/ou estruturas vasculares do pescoço.[1] Como a cervicalgia e o dolorimento da musculatura cervical são sintomas comuns e acompanham as cefaleias primárias, a presença dos pontos dolorosos cervicais, ativos ou latentes, não autoriza o diagnóstico de CC. É necessário haver história clínica e achados de exame físico positivos e compatíveis com dores cranianas desencadeadas por afecções cervicais.[9,11]

A cefaleia cervicogênica (CC) é a cefaleia ocasionada por afecções funcionais e/ou orgânicas sediadas na região cervical e caracterizada por episódios de dor em peso, aperto, queimação, às vezes latejante, ou paroxismos de pontada na região occipital e irradiada na região temporal, frontal, ocular, pré ou retroauricular. Pode ser acompanhada ou não de fenômenos neurovegetativos craniofaciais como lacrimejamento, eritema ocular, edema palpebral, rinorreia e tontura, entre outros. A dor pode persistir por horas a dias, é predominantemente unilateral, mas às vezes pode ser bilateral e holocraniana. Pode ser desencadeada ou agravada por movimentos específicos do pescoço, como flexão, extensão e rotações.[12] Frequentemente os doentes não conseguem realizar ou têm a dor agravada durante a execução de determinadas atividades de vida diária ou profissionais, como carregar peso, limpeza da casa, digitação, atividades manuais que exijam flexão cervical (como bordar, artesanato, ourives), leitura e estresse emocionais, entre outras.[6] Alguns relatam histórico de traumatismo cervical tipo chicote, em geral após acidentes automobilísticos.

Há controvérsias quanto à definição do que é cefaleia cervicogênica e cefaleia tipo tensão ou tensional, pois várias sociedades internacionais apresentam critérios nem sempre congruentes quanto à definição da cefaleia cervicogênica. A Classificação Internacional de Cefaleia de 2004, proposta pela Sociedade Internacional de Cefaleia (SIC), sugere que a cefaleia cervicogênica seja dor craniana e/ou na face ocasionada por afecções cervicais, por meio de evidências clínica, laboratorial e/ou de imagem da coluna espinal ou das partes moles cervicais; a evidência confirmatória ocorre por meio de bloqueios diagnósticos destas estruturas cervicais ou estruturas nervosas cervicais e, por fim, melhora da dor dentro de três meses após tratamento de afecção cervical.[13] Entretanto, várias estruturas podem ocasionar dor cervical, como doenças discais, radiculopatias, artropatias e dores musculoligamentares e nem sempre é possível que os profissionais identifiquem especificamente as causas de dor cervical. Afecções orgânicas podem também ocasionar CC, como tumores, fraturas, infecções, artrite reumatoide, entre outras, e devem ser tratadas especificamente. No entanto, a classificação da SIC é confusa, pois um dos diagnósticos diferenciais de CC é a cefaleia tipo tensão ou tensional (CT), que apresenta definição mais vaga: cefaleia não unilateral, ausência de náuseas e auras e intolerância a exercícios.[13] Outra grande controvérsia é a subcategoria da CT que é a presença ou não de contração muscular pericraniana. Não há evidências consistentes de que os doentes com CT estejam mais propensos a apresentar contração muscular que aqueles que têm outros tipos de cefaleia, por isso, a presença ou não das contrações musculares não auxilia no diagnóstico de CT. A definição sugerida pela SIC não é clara, com falhas de definição e não cita alguns aspectos importantes como a relação da dor com movimentos cervicais, posturas viciosas, presença frequente de outras dores, entre outros aspectos. A cefaleia tipo tensão (CT) também apresenta definições não uniformes pelas entidades e sociedades médicas e não médicas. Pela definição da SIC, a CT pode ser ocasionada pelo excesso de estresse emocional, como pelo aumento de tensão muscular da região cervical e da musculatura pericraniana. Desse modo, tanto os estressores psíquicos, como os físicos podem desencadear a CT. Cefaleia de contração muscular, cefaleia de estresse, cefaleia psicogênica, entre outras, são diferentes denominações para CT. Não é necessária a presença de aumento de contração dos músculos pericranianos, tanto ao exame físico ou por meio de exame de eletromiografia.[13] Entretanto, a falta de especificidade desta definição contribui para deixar ainda mais confusos os critérios diagnósticos da CT e CC.

Bana e Maloney[14] observaram que os achados mais consistentes em doentes com CT são aumento de sensibilidade e dolorimento quando da palpação da musculatura pericraniana, que podem ser observados em doentes com CT episódica ou crônica, além da relação entre o grau de sensibilidade e a frequência e intensidade destas cefaleias. Entretanto, os achados variam entre os estudos, provavelmente devido à falta de consenso entre os autores quanto à fisiopatologia das CC, quer seja por mecanismos periféricos miofasciais ou mecanismos centrais cerebrais. Eles sugerem que a CT pode ser dividida em três subgrupos: o subgrupo miofascial, o psicossocial e o subgrupo enxaqueca leve.

1. **Subgrupo miofascial.** Os doentes apresentam aumento em sensibilidade e dolorimento pericraniano. Os músculos que revelam dor miofascial, por sobrecargas biomecânicas, se não tratados, podem ocasionar sensibilização central e agravar o dolorimento generalizado dos músculos pericranianos, como os de mastigação e os cervicais. Panfil e colaboradores[15] induziram expressão de c-fos no tronco cerebral e na medula espinal ao injetar fator de crescimento neural em músculos cervicais de ratos.
2. **Subgrupo psicossocial.** São doentes que apresentam déficit de funcionamento do sistema supressor de dor, diminuição de sistema inibitório descendente do sistema córtex límbico, e ocasiona aumento de dolorimento e sensibilidade muscular e torna-se extremamente resistente aos tratamentos. Foi proposto um modelo em que a integração de fatores, que incluem fatores vasculares, miofasciais e supraespinais ocorrem no nível do subnúcleo trigeminal caudal e determina expressão de tipos de cefaleia dos doentes.
3. **Subgrupo enxaqueca leve.** Como a CC e a enxaqueca possuem apresentações clínicas distintas, entretanto, é possível que indivíduos com genótipo

de enxaqueca possam apresentar cefaleias fenotipicamente CC, e é observado nos que apresentam sistema supressor de dor funcionante e sistema de enfrentamento de dor ativo e adequado.

De acordo com a publicação de Classificação Taxonômica de Dor Crônica pela International Association for the Study of Pain (IASP), Merskey e Bogduk (1994)[16] definiram a CC como ataques de dor unilateral na cabeça, com intensidade moderada ou acentuada, envolvendo o hemicrânio, que podem iniciar na região cervical ou occipital e irradiar-se para regiões temporal e frontal, onde a dor máxima é referida. A cefaleia é episódica, com duração de horas a dias, mas pode tornar-se constante, com períodos de exacerbação e remissão. A dor é hemicrania, mas dor e desconforto menos intensos podem ocorrer na região contralateral. Dor em ombro, cintura escapular e membro superior homolateral também podem ocorrer. Os sinais e sintomas neurovegetativos, como eritema ocular e edema palpebral podem ser precipitados por alterações mecânicas da região cervical, e podem ser referidos no lado mais dolorido. Mais raramente, náuseas, vertigem podem estar presentes.

Na opinião dos autores, o critério utilizado pela IASP é mais similar aos utilizados pela Divisão de Medicina Física e pelo Centro de Dor do Hospital das Clínicas da Faculdade de Medicina da Universidade de São Paulo (HC/FMUSP), pois diferencia a CT da CC, pois a fisiopatologia e o tratamento de ambas são distintos. Entretanto, há autores que consideram que as dores cranianas originárias de tecidos miofasciais cervicais e cranianas sejam CT, enquanto as CC seriam decorrentes de disfunções articulares das vértebras cervicais altas. Como a grande maioria dos estudos decorre de trabalhos não controlados e randomizados, com seguimento clínico de curto período, além de considerar o efeito placebo, há necessidade de estudos mais bem planejados e com seguimento maior que envolvem doentes com cefaleias crônicas.

CARACTERÍSTICAS E EPIDEMIOLOGIA CLÍNICA

A prevalência de CC varia bastante entre os estudos, devido a critérios diagnósticos, populações e metodologias diferentes utilizados por diversos autores. Varia entre 0,4 e 2,5% em estudos pregressos,[17] mas em estudos de Haldeman e Dagenais[18] e Sjaastad e Bakketeig,[19] a prevalência foi de 4,1% na população geral e de 15 a 20% em clínicas de cefaleias. Acomete mais mulheres (4:1), com idade média de 42,9 anos.[18,20] Mas no estudo de Sjaastad e Bakketeig[19] não foram observadas diferenças no sexo e a média de idade foi de 49 anos.

Na casuística dos doentes com cefaleia cervicogênica, dor de cabeça e região cervical de Lin e colaboradores,[21] de 105 doentes, 94 eram do sexo feminino e as idades variaram entre 17 e 80 anos (média de 45,9 anos). A duração da dor variou de 4 a 456 meses (média de 77,5 meses). A dor foi descrita como peso por 40% dos doentes, aperto por 54,6%, latejamento por 45,3%, queimação por 27,9%, pontada por 8% e como parestesia por 5%. Foi referida na região cervical em 100% dos casos, occipital em 65%, frontal e/ou ocular em 40,6%, parietal em 27,9% e temporal em 24,4%. Lacrimejamento do olho ipsilateral à cefaleia ocorreu em 40,6% dos casos, turvação visual em 32,5%, zumbidos em 31,3%, eritema ocular em 30,2%, tonturas em 22,9%, fotofobia em 14,5% e fonofobia em 6,2%. Os fatores agravantes consistiram em estresses emocionais em 72% dos casos, flexão cervical em 50,1%, rotações laterais em 53%, extensão cervical em 20%, sobrecargas ou estresses físicos em 35%, mudança de temperatura em 28% dos casos. Os fatores de melhora incluíram calor em 36% dos casos, analgésicos em 23,2%, repouso físico em 10,5% e relaxamento mental em 16,2% dos casos. Todos apresentaram pontos-gatilho (PGs), ou seja, síndrome dolorosa miofascial (SDM) na região cervical e occipital, que desencadearam episódios de dor cervical e/ou cefaleia, ao serem estimulados. Os principais músculos (mm.) acometidos foram: músculo (m.) esplênios da cabeça e do pescoço, m. trapézio, m. esternocleidomastóideo, m. escalenos, mm. occipitais profundos e m. temporal. Alguns doentes também apresentaram dor na musculatura mastigatória. SDM em outras regiões do corpo foram observadas em 29,5% dos doentes.

Associação da cefaleia cervicogênica com outras cefaleias funcionais ocorreram em 34,1% dos casos, fibromialgia em 8,1% e hipotireoidismo em 6,8%.

Como muitos apresentavam queixas de dor durante a madrugada (o sono era interrompido devido à cefaleia) ou ao acordar, investigou-se a possível relação entre a cefaleia e posturas ao dormir. Observou-se que 76,7% dos doentes apresentavam posturas inadequadas de dormir, isto é, não dormiam em decúbitos dorsal horizontal e/ou lateral. Os colchões foram considerados inadequados em 72% dos casos, e os travesseiros em 82,9%. Na maioria dos doentes, houve melhora significativa da cefaleia matutina quando ajustaram as posturas e os materiais em uso para dormir, além das orientações quanto aos cuidados e exercícios cervicais.[22]

Em estudo cego, controlado e realizado por Fernández-de-las-Peñas e colaboradores,[23] os 20 doentes diagnosticados com CT miofascial apresentam PG miofasciais ativos em mm. suboccipitais, trapézio superior, esternocleidomastóideo e temporais. Os PG ativos foram observados em mm. occipitais em todos os doentes e em 65% destes estavam relacionados diretamente às crises de cefaleia. Em outro estudo com CT dos mesmos autores, os PG miofasciais do m. temporal foram observados no lado direito em 80% e em 60% no lado esquerdo, em m. trapézio superior direito em 75% dos doentes e do lado esquerdo em 56% deles, enquanto o PG ativo do m. esternocleidomastóideo foi observado no lado direito em 64% e no lado esquerdo em 48%

dos casos. Em mais de metade dos doentes, o padrão de cefaleia habitual foi reconhecido quando se estimulou os PG miofasciais desses músculos acometidos. Nesse estudo, os indivíduos sem dor apresentavam apenas PG latentes e, por fim, eles observaram que os doentes com CT que revelavam PGs ativos tiveram crises de cefaleias mais intensas e mais frequentes que os que possuíam PG latentes.

ETIOLOGIA E FISIOPATOLOGIA

Há evidências de que disfunções e afecções cervicais sejam provenientes das articulações, sinóvias, discos intervertebrais, ligamentos, músculos e fáscias musculares, estruturas nervosas, viscerais e de que vasos sanguíneos possam gerar dor cervical e craniofacial.[18,24-27] Entretanto, o real papel de cada um destes componentes na geração da cefaleia ainda permanece incerto.

Ahn e colaboradores[28] sugeriram múltiplas causas para as cervicalgias mecânicas e as cefaleias cervicogênicas e, muitas vezes, o diagnóstico e as condutas nem sempre são simples e de fácil resolução. História completa, exame físico, estudos de imagem apropriados são importantes para a realização do diagnóstico clínico, auxiliando no planejamento de tratamentos. Várias estruturas – como discos, facetas, ligamentos e músculos paravertebrais – podem estar comprometidas em doentes com cervicalgia crônica. A maioria dos casos de cervicalgia melhora em até seis semanas e o tratamento inicial é sempre conservador.

Kerr[29] sugeriu um modelo fisiopatológico, com base neuroanatômica para as dores cervicais referidas na cabeça, e a dor gerada em região cervical pode ser referida na região frontal, por meio do núcleo trigeminocervical.[30,31] Há convergência entre o núcleo caudal do trato espinhal do trigêmeo e a substância cinzenta do corno posterior da medula espinal, nos níveis de C1 a C4. Portanto, as nocicepções provenientes de estruturas anatômicas da região superior do pescoço podem ser referidas para área sensitiva do nervo trigêmeo, na cabeça e no rosto.

As articulações occipito-atlas e atlas-áxis (Co-C1-C2) são responsáveis por 50% de lateralização e rotação da cabeça sobre o pescoço, estas são as articulações mais importantes e responsáveis pela ocorrência de cervicalgia e CC. As fibras sensitivas das raízes cervicais ramificam no corno posterior da medula espinhal, não só em seus respectivos segmentos, mas também em segmentos adjacentes,[30,32] por isso, é possível que o envolvimento da raiz espinhal cervical no nível mais baixo também cause cefaleia.[33]

A dor proveniente de músculos do pescoço também pode ser referida na cabeça e no rosto. A dor pode ser provocada diretamente por ativação de aferentes sensitivas dos nervos cervicais superiores ou referida por meio de interação entre os nociceptores e mecanorreceptores dos nervos acessório espinal e os cervicais superiores. O intercâmbio e a convergência de informações sensitivas permitem o envio de sinais nociceptivos provenientes dos músculos trapézio, esternocleidomastóideo e outros músculos cervicais para a cabeça e a face. Não há evidências claras se a CC seja proveniente de músculos contraídos ou estímulo de nervo acessório do nervo espinhal.[1,34-38]

Na experiência dos presentes autores, a digitopressão isquêmica e o agulhamento seco de estruturas miofasciais aliviam a dor de indivíduos com cefaleia cervicogênica, e nestes procedimentos não há anestesia nem bloqueio de estruturas cervicais. Conclui-se, portanto, que os nervos periféricos não desempenham necessariamente papel importante na patogênese da dor. O comprometimento de estruturas fasciais e musculares ocasiona as síndromes dolorosas miofasciais e foi detalhadamente descrito por Travell e Simons.[39] Pode, da mesma forma, ser responsável pela dor em doentes com cefaleias crônicas – opinião compartilhada por muitos autores de que a presença de pontos-gatilhos miofasciais na região craniana, cervical e em áreas distantes da região cervical possa desencadear cefaleia, cervicalgia e alterações neurovasculares craniofaciais.[40-43] Simons revela que tanto os componentes miofasciais cervicais como os componentes de disfunções articulares das vértebras cervicais altas podem contribuir para a gênese das CC.

O núcleo caudal do trato espinal do nervo trigêmeo localiza-se na região do corno posterior da medula espinal cervical alta, em que as fibras nervosas sensitivas do trato descendente do nervo trigêmeo interagem com os núcleos das fibras sensitivas das raízes cervicais altas. Esta convergência funcional permite o envio de sensações dolorosas bidirecionalmente entre os campos receptivos da face, cabeça, pescoço e o núcleo sensitivo trigeminal.[1,10,32,44-46]

As anormalidades miofasciais são importantes causas de cefaleia pós-traumática; muitos casos de cefaleia cervicogênica apresentam relação com lesão em chicote consequente a traumatismos cervicais, possibilitando a instalação de pontos miofasciais cervicais ativos.[8,26]

Uma publicação da Sociedade Americana de Anestesiologia[25] sugeriu as possíveis fontes de CC: articulações atlanto-occipital, atlantoaxial, disco intervertebral de C2-3, articulação zigoapofisária de C2-3, músculos paravertebrais cervicais, músculos trapézio e esternocleidomastóideo, raízes espinhais cervicais altas e artéria vertebral. Ademais sugere tratamento à base de bloqueios radiculares.

Fernández-de-las-Peñas e colaboradores,[47] autores que têm realizado vários estudos sobre a relação entre as disfunções musculares e cefaleias, opinam que esta visão apresenta falhas e limitações por restringir as causas articulares às possíveis causas das cervicalgias e cefaleias ocasionadas por problemas cervicais. Utilizam o termo "cefaleia tensional (CT)" para designar as dores provenientes de pontos-gatilhos miofasciais cranianos, suboccipitais e cervicais, enquanto a cefaleia cervicogênica estaria relacionada à disfunção articular da coluna cervical superior, como as disfunções articulares entre occipital-atlas e áxis.[47,48]

O tratamento com manipulação espinal ou mobilização da coluna espinal cervical superior melhora o quadro de cefaleia cervicogênica, mas não a CT, e apoia a hipótese de que as disfunções das articulares cervicais altas seriam mais relevantes na fisiopatogenia da CC e não nas CT ou enxaquecas.

Schoenen[49] pontuou que os autores mencionados anteriormente enfatizam o papel de fatores miofasciais periféricos (nocicepção miofascial) e subestimam os mecanismos centrais (sensibilização e controle inadequado do sistema supressor de dor) que, associados aos mecanismos periféricos miofasciais, parecem ser os principais mecanismos de CT. Na opinião desses autores, o principal problema em doentes com CT é a sensibilização central decorrente de estímulos nociceptivos prolongados provenientes de tecido pericraniano, e esse mecanismo seria responsável pela cronicidade da CT.

Os três primeiros nervos espinhais cervicais e os seus ramos são as principais estruturas nervosas periféricas que ocasionam dor referida na cabeça. O nervo suboccipital (ramo dorsal do C1) inerva a articulação atlanto-occipital e ocasiona dor referida para a região occipital. O nervo espinhal e gânglio da raiz dorsal de C2 inerva a cápsula lateral da articulação zigoapofisária das articulações atlantoaxial (C1-C2) e zigapofisária de C2-C3. Neuralgia de C2 é tipicamente descrita como uma dor profunda ou maçante, que geralmente se irradia das regiões occipital parietal, temporal, frontal e periorbitária, devendo ser um diagnóstico diferencial das CC. Em alguns casos, as compressões vasculares do nervo espinhal e do gânglio dorsal da raiz C2 também pode ser causa de neuralgia C2. A neuralgia irradia do occipital para as regiões parietal, temporal, frontal e periorbital. Uma dor aguda ou paroxística em choque que se sobrepõe muitas vezes à dor constante.[50] Lacrimejamento e eritema ipsilateral dos olhos são sintomas comumentemente associados.[32,51] O terceiro nervo occipital ou raiz dorsal de C3 inerva a articulação zigoapofisária de C2-C3 e pode ser afetada em doentes com lesão em chicote.

Elevados níveis de substâncias algiogênicas, como bradicinina, peptídeo calcitonina geneticamente relacionada, substância P, fator de necrose tumoral α, interleucina 1b, serotonina e norepinefrina, entre outras, são achados em maior abundância em PG ativos.[52] Os estímulos nociceptivos originários de PG miofasciais nos músculos cranianos e cervicais podem contribuir para a sensibilização central em doentes com CT. Os estímulos nociceptivos persistentes provenientes desses PGs miofasciais sensibilizam os neurônios do corno posterior da medula posterior (CPME) e do núcleo caudal do nervo trigeminal.

Em revisão sistemática dos artigos publicados entre 1980 e 2006 sobre o tema de "Avaliação de dor cervical e afecções associadas", Nordin e colaboradores[53] analisaram 95 artigos e concluíram que, na ausência de afecções graves, o exame físico clínico é mais preditivo em excluir do que em confirmar lesões estruturais que causam compressão neurológica, com exceção de teste manual provocativo para radiculopatia cervical. Não há evidências de que os achados positivos vistos na ressonância nuclear magnética estão associados a cervicalgia, cefaleia cervicogênica ou dor pós-lesão em chicote. Não há também evidências em utilizar discografia provocativa cervical, bloqueios de estruturas facetárias e de ramos mediais dos nervos cervicais na avaliação da etiologia da dor cervical. Portanto, apesar de vários autores creditarem a origem de dor cervical e craniana ao comprometimento de raízes nervosas ou das articulações interfacetárias, pelo fato de a dor melhorar após os bloqueios específicos destas estruturas, a etiologia das cefaleias cervicogênicas ainda permanece incerta.

É comum os doentes com outras cefaleias, como a enxaqueca, as crônicas diárias, apresentarem dor miofascial associada.[54,55] Doentes com enxaqueca, particularmente a sem aura, quando comparados à população controle, apresentam dor na musculatura cervical e mastigatória e outros sintomas associados, mesmo quando não apresentam cefaleia. O aumento da intensidade das cefaleias é associado à acentuação da dor na musculatura pericraniana.[40] A injeção de solução salina ou de anestésicos nestes pontos alivia a cefaleia em 60% dos casos. Os locais onde os músculos pericranianos são dolorosos coincidem com os PGs miofasciais. Ainda não está totalmente esclarecido se estes pontos são fonte primária de dor ou se são ativados por mecanismos centrais. Em casos de CT, há controvérsia sobre o fato de a tensão ser devida às emoções ou ao aumento de tensão muscular; muitos doentes apresentam mais dor nos músculos cervicais e da face ao exame físico, se comparados à população controle.[56]

A história clínica e os achados de semiologia podem contribuir para o diagnóstico. Alguns fatores desencadeantes ou agravantes de cefaleia tipo tensional e cervicogênica são distintos. Ambas podem ser desencadeadas por estresse emocional. Modificações climáticas (principalmente o calor) e fadiga podem também causar cefaleia tipo tensão. Em casos de cefaleia cervicogênica, o frio, as posturas inadequadas que desencadeiam cervicalgia, adotadas durante atividades no lar, no trabalho e em repouso, podem agravar a dor. Esforço físico pode desencadear CC.[57,58]

Os fatores desencadeantes ou agravantes da cefaleia cervicogênica e das SDM são variados e representados por posturas inadequadas durante a execução das atividades no lar, no trabalho, recreação (ler ou assistir à televisão na cama), micro/macrotraumatismos, lesão em chicote decorrente de acidente automobilístico, imobilização prolongada (colar cervical, órtese), estresses emocionais, ansiedade e depressão, fadiga e sobrecarga física, visceropatias (mecanismos reflexos víscero-somáticos), enfermidades oncológicas na região craniofaríngea (mecanismos reflexos somatossomáticos), alterações da oclusão dentária, disfunção temporomandibular (DTM). Doentes com problemas respiratórios podem apresentar cefaleia cervicogênica, pois a insuficiência respiratória induz indivíduos que não usam adequadamente o músculo diafragma (como o principal músculo para a respiração), a acionarem inadequadamente os músculos acessórios da respiração (m. cervicais e trapézio, entre outros), ocasionando sobrecarga dos mesmos.[39,43,59,60,61]

Em casos de cefaleias e cervicalgias pós-traumáticas, como ocorre após lesão em chicote, é comum a ocorrência de SDM da região cefálica, cervical e região escapular, devido à sobrecarga proveniente dos impactos de qualquer direção. Os indivíduos que sofreram acidente automobilístico apresentaram PGs em diversos músculos, sendo o músculo semiespinhal da cabeça, o esplênio da cabeça e o quadrado lombar os principais músculos acometidos.[26] A injeção de anestésicos locais em áreas de intenso dolorimento elimina a dor em doentes com cefaleia pós-traumática.[37]

Muitos doentes com CT, enxaqueca ou DTM podem ter agravamento da dor, devido à concorrência de cefaleia cervicogênica. A identificação da natureza das cefaleias, que podem coincidir no mesmo doente é, portanto, fundamental no manejo adequado do tratamento.[21,39,61,62]

Quando as cefaleias se tornam crônicas, é comum haver componente associado de síndrome dolorosa miofascial e agravar a dor e a incapacidade. O tratamento da sobrecarga muscular contribui para a melhora clínica das cefaleias. A identificação da natureza das cefaleias, que podem coincidir no mesmo doente é, portanto, fundamental no manejo adequado do tratamento.[21,39,61,62]

De acordo com Fernández-de-las-Peñas e colaboradores,[62] a CT poderia estar parcialmente relacionada à presença de PG miofasciais localizados em músculos localizados em região cervical posterior, em região craniana (inclusive dos mm. extraoculares) e da cintura escapular e do ombro. Entretanto, há necessidade de estudos cegos e controlados para determinar se realmente esses PG podem ocasionar CT. Os autores também sugerem importância de outros fatores físicos (como o mau alinhamento da coluna cervical alta e postura craniana antefletida) ou fatores psicológicos (ansiedade ou depressão) na exacerbação ou perpetuação em CT. Esses mesmos fatores podem também agravar PG miofasciais. As estratégias inadequadas de enfrentamento agravam as dores. Mais pesquisas são necessárias para definir o papel dos PG miofasciais no desencadeamento e na perpetuação das cefaleias crônicas.

Há uma íntima relação entre os indivíduos que apresentam cervicalgia, cefaleias e disfunção temporomandibular (DTM). Fernández-de-Las-Peñas e colaboradores[63] avaliaram as características dos pontos-gatilhos (ativos ou latentes) e de dor referida na musculatura do ombro, cervical e mastigatórios em 25 mulheres com DTM e em 25 mulheres saudáveis controles. Os músculos temporal, masseter (profundo e superficial), esternocleidomastoideo, trapézio superior e suboccipital foram examinados. A ocorrência de PGs ativos e latentes foram significativamente diferentes entre os grupos. Em todos os músculos, houve mais PGs ativos e latentes em doentes que em controles (P <0,001). Os músculos da região suboccipital eram os que provocaram maiores áreas de dor referida. As áreas de dor referida eram maiores ao estimular os PGs cervicais, comparativamente com os da musculatura mastigatória. A dor local e referida provocada a partir de estímulo de PG nos músculos da mastigação e do ombro e pescoço reproduz padrão de dor semelhante à de dor espontânea em doentes com DTM, que suporta o conceito de mecanismos de sensibilização periférica e central em doentes com DTM miofascial. Além disso, as áreas de dor referida foram maiores em doentes com dor de DTM do que nos controles sadios.

Younger e colaboradores[64] sugerem haver comprometimentos cerebrais crônicos em doentes que apresentam DTM de origem miofascial. Sabe-se que há alterações periféricas e do sistema nervoso central (SNC). Comparou-se a morfologia do cérebro de 15 mulheres com DTM miofascial e 15 indivíduos saudáveis. Escaneamentos de alta resolução estrutural do cérebro e tronco cerebral foram realizados com uso de ressonância magnética e os dados analisados por meio de morfometria voxel-baseada. Observaram-se alterações (diminuição ou aumento) do volume de substância cinzenta em grupo com DTM, em comparação aos controles em diversas áreas da via trigêmino-tálamo-cortical, incluindo o núcleo trigeminal do tronco cerebral sensitivo, o tálamo e o córtex somatossensitivo primário. Além disso, os indivíduos com DTM apresentaram maior volume de substância cinzenta em comparação aos controles em regiões límbicas, como o putâmen posterior, globo pálido e ínsula anterior. No grupo de DTM, a dor na mandíbula, a tolerância à dor e duração da dor foram diferentemente associadas ao volume de substância cinzenta do cérebro e do tronco cerebral. A intensidade da dor autorreferida foi associada a aumento da substância cinzenta do córtex cingulado anterior rostral e cíngulo posterior. A sensibilidade à dolorimetria de pressão foi associada à diminuição da massa cinzenta na região da ponte, correspondente ao núcleo sensitivo trigeminal. A maior duração da dor foi associada a maior volume de massa cinzenta do cíngulo posterior, hipocampo, mesencéfalo e cerebelo. O padrão de anormalidades da substância cinzenta encontrados em indivíduos com DTM sugere o envolvimento de disfunção do sistema límbico e do trigêmeo, bem como potencial reorganização somatotópica no putâmen, tálamo e córtex somatossensitivo.

É comum associação de dores cranianas com dores faciais, disfunções temporomadibulares, e o correto diagnóstico e tratamento de cada uma das entidades auxiliam na melhora global dos doentes. Ver o Capítulo 46.

DIAGNÓSTICO DIFERENCIAL

Os diagnósticos diferenciais das CC são outros tipos de cefaleia, como enxaqueca, CT, neuralgia occipital, DTM, cefaleia crônica diária, entre outras. Padrões de dor, história detalhada, fatores desencadeantes, de melhora e piora e exame físico cuidadoso auxiliam no diagnóstico e tratamento correto da dor e das incapacidades associadas. A CC possui uma relação bastante estreita entre movimentação cervical, posturas de coluna viciosas ou mantidas, e as outras cefaleias podem apresentar pontos dolorosos miofasciais, mas que não são responsáveis necessariamente pelo padrão de dor.

Cefaleia tipo tensão. A cefaleia dor tensional ou tipo tensão é a mais frequente entre a população geral; é referida em geral como em peso, aperto, pressão, em geral bilateral, não associada a sintomas vasculares. Pode durar de horas a dias.[32] O tratamento da cefaleia tensional é farmacológico, com uso de analgésicos simples, anti-inflamatórios não esteroidais, antidepressivos tricíclicos ou duais e até opioides fracos, quando a dor for intensa.[3,13]

Enxaqueca. A enxaqueca afeta 20% das mulheres e 8% dos homens, apresentando-se como crises de dor de cabeça, em geral latejantes, que afetam mais comumente apenas um lado da cabeça. Estão associadas a alterações visuais, náuseas, vômitos, intolerância à luz e sons. Os fatores desencadeantes mais comuns das crises são alimentos, bebida alcoólica, privação de sono, tensão emocional, menstruação e alguns medicamentos vasodilatadores. O tratamento da enxaqueca é feito por meio de medicamentos abortivos das crises, preventivos para pacientes que tenham muitas crises e orientação comportamental quanto aos fatores desencadeantes.[3,13]

Cefaleia crônica diária. É a cefaleia que ocorre diária e continuamente, e é comum a dependência de analgésicos, com comprometimento das atividades físicas do dia a dia, profissionais e de lazer. É por meio deste conceito que se desenvolveram os centros de tratamento de dor crônica, que viabilizam o tratamento multidisciplinar para os indivíduos que sofrem de dores rebeldes, como a cefaleia crônica diária.[3,65]

TRATAMENTO

O tratamento adequado das CC, com uso de medicamentos específicos como analgésicos, antidepressivos tricíclicos e/ou duais, inativação de síndromes dolorosas miofasciais, terapia manual,[66,67] exercícios[68] e, quando necessário, de terapia cognitivo-comportamental e programas educativos resulta em melhora significativa dos doentes.[58,69-71] Entretanto, não é raro os doentes terem seus diagnósticos corretos realizados tardiamente, o que gera muitos desgastes físicos, emocionais e econômicos; são submetidos a diversas avaliações e procedimentos inapropriados e cronicidade das síndromes dolorosas. É fundamental identificar os fatores desencadeantes e/ou perpetuantes da dor, pois a manutenção de sucesso das estratégicas de tratamento e de prevenção depende da correção dos mesmos. Os fatores ergonômicos e posturais devem ser detalhadamente revistos (hábitos, ambiente de trabalho, forma de dormir), pois da análise das condições biomecânicas dos eventos geradores de sintomas e das assimetrias corporais é possível identificar músculos responsáveis pela SDM.[22,72] A avaliação parcial da condição musculoesquelética e dos fatores envolvidos pode implicar em falha nos planos terapêuticos.[57,73,74]

Ezzo e colaboradores[75] avaliaram os resultados de estudos controlados randomizados quanto ao uso de terapia manual ou massoterapia no tratamento das cervicalgias e não conseguiram comprovar efetividade quanto ao seu uso.

Outros métodos, como eletroterapia,[76] termoterapia, massoterapia,[13,65] manipulação vertebral, entre outros, podem auxiliar em analgesia. Na prática, os métodos físicos auxiliam em analgesia, mas realizados isoladamente, ou seja, sem correção de fatores desencadeantes e/ou perpetuantes, assim como sem auxílio de exercícios de relaxamento e posterior fortalecimentos dos músculos acometidos, e de ajustes de estressores físicos e psicossociais. Portanto, nenhum método específico, incluindo terapia medicamentosa, métodos físicos, procedimentos anestésicos e/ou cirúrgicos, conseguem proporcionar resultados benéficos a longo prazo.[21,22,57,69,76,77]

Os programas de reabilitação devem ser individualizados, adaptados à complexidade de cada indivíduo.[5,69,78] O tratamento clínico simplificado pode ser adotado nos doentes com SDM acometendo um ou poucos músculos, em que os componentes psicossociais e comportamentais sejam mínimos. Os doentes com fatores complexos psicossociais e perpetuantes orgânicos devem ser avaliados de forma abrangente por uma equipe multidisciplinar, para haver melhor compreensão da sua condição e estabelecimento de estratégias que possibilitem melhor resultado terapêutico.[21,57,70,77]

Uso de analgésicos simples, anti-inflamatórios não esteroidais e/ou opioides são importantes para tratar crises de dor ou para diminuir a intensidade desta e para facilitar os procedimentos de reabilitação. Também é importante usar o menor tempo necessário (quando imprescindível), para diminuir os eventos adversos ou colaterais. Os medicamentos adjuvantes como antidepressivos tricíclicos ou duais, os anticonvulsivantes que possuem atuação em qualidade de sono, assim como relaxamento muscular, como pregabalina, são recomendados.[79] Relaxantes musculares de ação central como ciclobenzaprina, tiocolchicosídeo, baclofeno, entre outros, podem ser úteis.[80]

Segundo Lin e colaboradores,[21] a avaliação e o tratamento interdisciplinar com o uso de medicamentos analgésicos anti-inflamatórios e antidepressivos tricíclicos prescritos para a maioria dos doentes, a execução de diversas modalidades de medicina de reabilitação (termoterapia, eletroterapia, hidroterapia),[57,76] além de cinesioterapia, reajustes e ergonômicos posturais e, quando necessário, do agulhamento seco e/ou infiltração dos PGs, proporcionam melhora em mais de 90% dos casos. O tempo de seguimento variou de 12 a 46 meses (média de 22,5 meses). Conclui-se que o tratamento fisiátrico associado a regime medicamentoso que consiste na associação de medicação antidepressiva tricíclica e analgésica anti-inflamatória não esteroidal alivia de forma significativa a dor (86,4%) em doentes com cefaleia cervicogênica.

Em doentes com dores mais rebeldes, os bloqueios anestésicos de raízes nervosas e a rizotomia ou a desnervação das facetas espinais podem auxiliar na diminuição da dor.[10,35,81-83] Entretanto, não há evidências científicas suficientes que apoiem o uso da radiofrequência para desnervação de raízes cervicais em CC. Em casos bem selecionados de neuralgias cervicais ou CC, há autores que relatam resultados favoráveis por meio do uso de desnervação por radiofrequência, no nervo occipital maior, no gânglio sensitivo de C2, nervo C2, como também no nervo C3, do modo tradicional, com temperaturas entre 80 e 85 graus, ou com temperaturas mais baixas, em torno de 42 graus, com resultados semelhantes porém mais seguros.[64,81-86]

A toxina botulínica tem sido utilizada por alguns autores no tratamento das cefaleias tipo enxaqueca, assim como em CC.[87] A toxina botulínica é uma neurotoxina com atuação local que inibe a liberação de neurotransmissor acetilcolina da terminação nervosa pré-sináptica, localizada em região da placa motora, com melhora de espasmo e relaxamento muscular entre três e seis meses.[22,88-90] Na experiência dos autores, o uso de toxina botulínica nos pontos-gatilhos miofasciais ocasiona melhora significativa do tônus e tensão miofascial nos locais aplicados, com diminuição expressiva da sensação de fibrose nestes pontos. Entretanto, se não houver trabalho associado de reeducação de alongamento, fortalecimento e equilíbrio destas fibras musculares tratadas, por meio de um programa de exercícios e ajustes posturais, o uso isolado de toxina botulínica não trará benefícios prolongados em dor e incapacidade dos doentes com CC ou mesmo outras dores miofasciais.

Outra opção de tratamento cirúrgico é a secção (neurectomia) do nervo occipital e do nervo grande auricular nas neuralgias occipitais intratáveis.[91] Os autores relatam resultados excelentes nos primeiros seis meses em 90% dos casos, porém não isentos de complicações, como formação de neuromas e a necessidade de reabordagem neurocirúrgica ou mesmo ocorrência de hipersensibilidade e disestesia local. Seis meses após os procedimentos, dos 22 doentes operados, em 15 não havia mais dores intensas, em 4 ainda havia crises eventuais, em 2, crises intensas com necessidade de reabordagem, e em um havia uma intensa disestesia que somente melhorou após uso de fármacos específicos.

As infiltrações locais com lidocaína ou bupivacaína podem ser úteis e sugerem fortemente uma origem miofascial para a cefaleia cervicogênica quando provocam alívio prolongado da dor. O procedimento é simples e pouco agressivo e sem necessidade de suporte anestésico. É interessante também como método de triagem, ante a realização de procedimento neurocirúrgico mais agressivo e permanente, como neurectomias, por exemplo. Mas novamente é importante o tratamento inter ou multidisciplinar para que os resultados sejam benéficos a médio ou longo prazo.[81,86,92,93]

Em casos de cefaleia cervicogênica, associada à instabilidade da transição craniovertebral, como o que ocorre por exemplo quando há osteoartrite devido à artrite reumatoide, o procedimento de fusão occipitocervical com parafusos de massa lateral nas vértebras C1, C2, C3 e parafusos no osso occipital interligados por hastes pode ser necessária. Nas situações em que há compressão foraminal dos nervos C2, C3, uma opção válida é a realização de foraminotomia, com o intuito de descomprimir os nervos e alívio de dor.[91,94,95]

CONCLUSÃO

Doentes com cefaleia cervicogênica apresentam o desafio de ter seu diagnóstico clínico adequadamente realizado. É comum estes indivíduos apresentarem dores miofasciais não diagnosticadas e, consequentemente, não tratadas, pois não há exames disponíveis na prática clínica que identifiquem as dores miofasciais, exceto pela história e exame clínico bem detalhados. Com o decorrer do tempo, a falta de tratamento ocasiona alterações significativas de diversos componentes biológicos, emocionais e sociais. Portanto, a identificação dos fatores que a perpetuam ou agravam, como anormalidades posturais, psicocomportamentais e fatores ambientais são fundamentais para a instituição do tratamento.[36,87] A SDM é comum em doentes com cefaleia de origem cervical. A sua identificação e o tratamento interdisciplinar precoce dos doentes são fundamentais para a adequada reabilitação. Os métodos de enfrentamento ativo devem ser estimulados para proporcionar melhora da qualidade de vida e da reintegração social e familiar dos doentes.

REFERÊNCIAS

1. Bärtschi-Rochaix W. Headache of cervical origin. In: Vinken PJ, Bruyn GW, editors. Handbook of clinical neurology. Amsterdam: Elsevier; 1968. p. 192-203.
2. Barré N. Sur une syndrome sypathique cervicale posterieur et sa cause frequente: l'artrite cervicale. Rev Neurol. 1926;32:1246-8.
3. Altieri C. Cefaléia de origem cervical [tese]. São Paulo: Universidade de São Paulo; 1998.
4. Serre H, Labauge R, Simon L, Lamboley C. Barré-Lieou syndrome, designated posterior sympathetic cervical syndrome. Reumatol. 1969;21(7):217-46.
5. Sjaastad O, Saunte C, Hovdahl H, Breivik H, Grønbaek E. "Cervicogenic" headache: an hypothesis. Cephalalgia. 1983;3(4):249-56.
6. Antonaci F, Sjaastad O. Cervicogenic headache: a real headache. Curr Neurol Neurosci Rep. 2011;11(2):149-55.
7. Fredriksen TA, Hovdal H, Sjaastad O. Cervicogenic headache: clinical manifestation. Cephalalgia. 1987;7(2):147-80.
8. Sjaastad O, Fredriksen TA, Stolt-Nielsen A. Cervicogenic headache, C2 rhizopathy and occipital neuralgia: a connection. Cephalalgia. 1986;6(4):189-95.
9. Vincent MB. Cervicogenic headache: the neck is a generator: con. Headache. 2010;50(4):706-9.
10. Biondi DM, Bajwa ZH. Evaluation and treatment of cervicogenic headache. In: Mehta NR, Maloney GE, Bana DS, Scrivani SJ. Head, face, and neck pain science, evaluation, and management: an interdisciplinary approach. New Jersey: Wiley-Blackwell; 2009. p. 589-99.
11. Becker WJ. Cervicogenic headache: evidence that the neck is a pain generator. Headache. 2010;50(4):699-705.
12. Pfaffenrath V, Dandekar R, Mayer E, Hermann G, Pollmann W. Cervicogenic headache: results of computer-based measurements of cervical spine mobility in 15 patients. Cephalalgia. 1988;8(1):45-8.
13. Levin M. Classification of headache. In: Mehta NR, Maloney GE, Bana DS, Scrivani SJ. Head, face, and neck pain science, evaluation, and management: an interdisciplinary approach. New Jersey: Wiley-Blackwell; 2009. p. 87-107.
14. Bana DS, Maloney GE. Tension-type headache and myofascial pain. In: Mehta NR, Maloney GE, Bana DS, Scrivani SJ. Head, face, and neck pain science, evaluation, and management: an interdisciplinary approach. New Jersey: Wiley-Blackwell; 2009. p. 131-49.
15. Panfil C, Makowsku A, Ellrich J. Brainstem and cervical spinal cord fos immunoactivity evoked by nerve growth factor injection into neck muscles in mice. Cephalalgia. 2006;26(2):128-35.
16. Merskey H, Bogduk N. Classification of chronic pain. 2nd ed. Seattle: IASP; 1994.
17. Sjaastad O, Fredriksen TA. Cervicogenic headache: criteria, classification and epidemiology. Clin Exp Rheumatol. 2000;18(2 Suppl 19):S3-6.
18. Haldeman S, Dagenais S. Cervicogenic headaches: a critical review. Spine J. 2001;1(1):31-46.
19. Sjaastad O, Bakketeig LS. Prevalence of cervicogenic headache: vaga study of headache epidemiology. Acta Neurol Scand. 2008;117(3):173-80.
20. Bendtsen L, Jensen R. Epidemiology of tension-type headache migraine, and cervicogenic headache. In: Fernández-de-las-Peñas C, Arendt-Nielsen L, Gerwin RD. Diagnosis and management of tension type and cervicogenic headache. Baltimore: Jones & Bartlett; 2010. p. 7-13.
21. Lin TY, Teixeira MJ, Lin EI, Kaziyama HHS, Imamura ST. Cervicogenic headache: clinical and therapeutic aspects. VIII World Congress of the International Rehabilitation Medicine Association; 1997; Kyoto, Japan.
22. Teixeira MJ, Lin TY, Kaziyama HHS, Agner C. Cefaléia cervicogênica. Arq Bras Neurocir. 1993;12(4):273-91.
23. Fernández-de-las-Peñas C, Cuadrado ML, Arendt-Nielsen L, Ge HY, Pareja JA. Association of cross-sectional area of the rectus capitis posterior minor muscle with active trigger points in chronic tension-type headache: a pilot study. Am J Phis Med Rehabil. 2008;87(3):197-203.
24. Biondi DM. Cervicogenic headache: a review of diagnostic and treatment strategies. JAOA. 2005;105(4 Suppl):16-22.
25. Narouse S. Cervicogenic headache: diagnosis and treatment. ASA Refr Courses Anesthesiol. 2007;35(1):145-55.
26. Packard RC. Posttraumatic headache. Semin Neurol. 1994;14(1):40-5.
27. Silva HM, Bordini CA. Cervicogenic headache. Curr Pain Headache Rep. 2006;10(4):306-11.
28. Ahn NU, Ahn UM, Ipsen B, An Hs. Mechanical neck pain and cervicogenic headache. Neurosurgery. 2007;60(1 Suppl 1):S21-7.
29. Kerr FWL. A mechanism to account for frontal headache in cases of posterior-fossa tumors. J Neurosurg. 1961;18:605-9.
30. Bogduk N, Marsland A. On the concept of third occipital headache. J Neurol Neurosurg Psych. 1986;49(7):775-80.
31. Kimmel DL. The nerves of the cranial dura mater and their significance in dural headache and referred pain. Chic Med Sch Q. 1961;22:16-26.
32. Antonaci F. Cervicogenic headache: consideration of pathogenesis. In: Fernández-de-las-Peñas C, Arendt-Nielsen L, Gerwin RD. Diagnosis and management of tension type and cervicogenic headache. Baltimore: Jones & Bartlett; 2010. p. 117-22.
33. Michler RP, Bovin G, Sjaastad O. Disorders in the lower cervical spine: a cause of unilateral headache? Headache. 1991;31(8):550-1.
34. Bogduk N, Govind J. Cervicogenic headache: an assessment of the evidence on clinical diagnosis, invasive tests, and treatment. Lancet Neurol. 2009;8(10):959-68.
35. Bovin G, Berg R, Dale LG. Cervicogenic headache: anesthetic blockades of cervical nerves (C2-C5) and facet joint (C2-C3). Pain. 1992;49(3):315-20.
36. Chourett EE. The greater occipital neuralgia headache. Headache. 1967;7(1):33-4.
37. Edmeads J. The cervical spine and headache. Neurology. 1988;38(12):1874-8.
38. Feidel W, Penfield W, McNaughton F. The tentorial nerves and localization of intracranial pain in man. Neurology. 1960;10:555-63.
39. Travell JG, Simons DG. Myofascial pain and dysfunction: the trigger point manual. Baltimore: Lippincott William & Wilkins; 1999.
40. Fricton J, Kroening R, Halfy D, Siegert R. Myofascial pain syndrome of the head and neck: a review of clinical characteristics of 164 patients. Oral Surg Oral Med Oral Pathol. 1985;60(6):615-23.
41. Graff-Radford SB. Regional myofascial pain syndrome and headache: principles of diagnosis and management. Curr Pain Headache Rep. 2001;5(4):376-81.
42. Graff-Radford SB, Jaeger E, Reeves JL. Myofascial pain may present clinically as associated neuralgia. Neurosurgery. 1986;19(4):610-3.
43. Jaeger B. Are "cervicogenic" headaches due to myofascial pain and cervical spine dysfunction? Cephalalgia. 1982;9(3):157-64.
44. Kerr FWL, Olafson RA, Olafson RA. Trigeminal and cervical volleys. Arch Neurol. 1961;5:171-8.
45. Olsen J. Clinical and pathophysiological observations in migraine and tension type headache explained by integration of vascular, supraspinal and myofascial inputs. Pain. 1991;46(2):125-32.

46. Taren JA, Kahn EA. Anatomic pathways related to pain in face and neck. J Neurosurg. 1962;19:116-21.
47. Fernández-de-las-Peñas C, Simons D, Gerwin RD, Cuadrado ML, Pareja JA. Muscle trigger points in tension-type headache. In: Fernández-de-las-Peñas C, Arendt-Nielsen L, Gerwin RD. Tension-type and cervicogenic headache: pathophysiology, diagnosis, and management. Baltimore: Jones & Bartlett; 2009. p. 61-76.
48. Fernández-de-las-Peñas C, Arendt-Nielsen L, Gerwin RD. Tension-type and cervicogenic headache: pathophysiology, diagnosis, and management. Baltimore: Jones & Bartlett; 2009.
49. Schoenen J. Introduction. In: Fernández-de-las-Peñas C, Arendt-Nielsen L, Gerwin RD. Tension-type and cervicogenic headache: pathophysiology, diagnosis, and management. Baltimore: Jones & Bartlett; 2010. p. 3-5.
50. Ehni G, Benner B. Occipital neuralgia and the C1-C2 arthrosis syndrome. J Neurosurg. 1984;61(5):961-5.
51. Hunter CR, Mayfield FH. Role of the upper cervical roots in the production of pain in the head. Am J Surg. 1949;78(5):743-51.
52. Frese A, Evers S. Biological markers of cervicogenic headache. Cephalalgia. 2008;28 Suppl 1:21-3.
53. Nordin M, Carragee EJ, Hogg-Johnson S, Weiner SS, Hurwitz EL, Peloso PM, et al. Assessment of neck pain and its associated disorders: results of the bone and joint decade 2000-2010 task force on neck pain and its associated disorders. Best evidence on assessment and intervention for neck pain. Spine. 2008;33(4 Suppl):S101-22.
54. Jansen J, Markakis E, Rama B, Hildebrandt J. Hemicranial attacks or permanent hemicrania: a sequel of upper cervical root compression. Cephalalgia. 1989;9(2):123-30.
55. Sjaastad O, Fredriksen TA, Sand T, Antonaci F. Unilaterality of headache in classic migraine. Cephalalgia. 1989;9(1):71-7.
56. Couppé C, Torelli P, Fuglsang-Frederiksen A, Andersen KV, Jensen R. Myofascial trigger points are very prevalent in patients with chronic tension-type headache: a double-blinded controlled study. Clin J Pain. 2007;23(1):23-7.
57. Lin TY, Teixeira MJ, Barboza HFG. Lesões por esforços repetitivos/distúrbios osteomuscular relacionado ao trabalho (DORT). Amb Med Desport. 1998;47:11-20.
58. Suijlekom HV, Zundert JV, Narouze S, Kleef MV, Mekhail N. Cervicogenic headache. Evidence-based interventional pain medicine according to clinical diagnoses. Pain Pract. 2010;10(2):124-30.
59. Teixeira MJ. Fisiopatologia da dor. In: Alves-Neto O, Costa CMC, Siqueira JTT, Teixeira MJ. Dor: princípios e prática. Porto Alegre: Artmed; 2009. p. 145-75.
60. Gal PLM, Kaziyama HHS, Lin TY, Teixeira MJ, Correia CF. Síndrome miofascial: abordagem fisiátrica. Arq Bras Neurocirurg. 1991;10(4):181-7.
61. Travell J, Simons D. Myofascial pain and dysfunction: the trigger point manual. Baltimore: Williams & Wilkins; 1983.
62. Fernández-de-las-Peñas C, Nielsen LA. Contributions of myofascail trigger points to chronic tension-type headache. In: Dommerholt J, Huijbregts P. Myofascial trigger points: pathophysiology and evidence-informed diagnosis and management. Baltimore: Jones & Bartlett; 2011. p. 109-26.
63. Fernández-de-las-Peñas C, Galán-del-Río F, Alonso-Blanco C, Jiménez-García R, Arendt-Nielsen L, Svensson P. Referred pain from muscle trigger points in the masticatory and neck-shoulder musculature in women with temporomandibular disoders. J Pain. 2010;11(12):1295-304.
64. Younger JW, Shen YF, Goddard G, Mackey SC. Chronic myofascial temporomandibular pain is associated with neural abnormalities in the trigeminal and limbic systems. Pain. 2010;149(2):222-8.
65. Laeper GL. High-intensity transcutaneous nerve stimulation at Hoku acupuncture point for relief of muscular headache pain. Literature and clinical trial. Cranio. 1986;4(2):164-71.
66. Jull G, Trott P, Potter H, Zito G, Niere K, Shierley D, et al. A randomized controlled trial of exercise and manipulative therapy for cervicogenic headache. Spine. 2002;27(17):1835-43.
67. Li N, Liu J, Zhang MF. Clinical observation on tuina therapy for cervicogenic headache. J Acupunct Tuina. 2009;7(6):343-6.
68. Miller J, Gross A, D'Sylva J, Burnie SJ, Goldsmith CH, Graham N, et al. Manual therapy and exercise for neck pain: a systematic review. Man Ther. 2010;15(4):334-54.
69. Issa TS, Huijbregts PA. Physical therapy diagnosis and management of a patient with chronic daily headache: translating knowledge to clinical practice. In: Fernández-de-las-Peñas C, Arendt-Nielsen L, Gerwin RD. Tension-type and cervicogenic headache: pathophysiology, diagnosis, and management. Baltimore: Jones & Bartlett; 2009. p. 467-99.
70. Maigne JY. Céphalées d'origine cervical cervicogenic headache. Rev Rhumat. 2008;75:728-32.
71. Mehta NR, Maloney GE, Bana DS, Scrivani SJ. Head, face, and neck pain science, evaluation, and management: an interdisciplinary approach. New Jersey: Wiley-Blackwell; 2009.
72. Graff-Radford SB, Reeves JL, Jaeger B. Managements of chronic head and neck pain: effectiveness of altering factors perpetuating myofacial pain. Headache. 1987;27(4):186-90.
73. Hall T, Briffa K, Hopper D, Robinson K. Reliability of manual examination and frequency of symptomatic cervical motion segment dysfunction in cervicogenic headache. Man Ther. 2010;15(6):542-6.
74. Laban MM, Meerschaert JR. Computer-generated headache. Brachiocephalgia at first byte. Am J Phis Med Rehabil. 1989;68(4):183-5.
75. Ezzo J, Haraldsson Bg, Gross Ar, Myers Cd, Morien A, Goldsmith Ch, et al. Massage for mechanical neck disorders: a systematic review. Spine. 2007;32(3):353-62.
76. Kroeling P, Gross Ar, Goldsmith Ch. Cervical overview group. A cochrane review of electrotherapy for mechanical neck disorders. Spine. 2005;30(21):E641-48.
77. Lin TY, Teixeira MJ, Botteon MC, Lima MC, Zakka RM, Loduca A, et al. Medicina física e reabilitação em pacientes com dor crônica. In: Alves-Neto O, Costa CMC, Siqueira JTT, Teixeira MJ. Dor: princípios e prática. Porto Alegre: Artmed; 2009. p. 975-96.
78. Haas M, Schneider M, Vavrek D. Illustrating risk difference and number needed to treat from a randomized controlled trial of spinal manipulation for cervicogenic headache. Chiropr Osteopat. 2010;18:9.
79. Martelletti P, Suijlekom HV. Cervicogenic headache: practical approaches to therapy. CNS Drugs. 2004;18(12):793-805.
80. Haldeman S, Dagenais S. Choosing a treatment for cervicogenic headache: when? what? how much? Spine J. 2010;10(2):169-71.
81. Ashkenazi A, Blumenfeld A, Napchan U, Narouze S, Grosberg B, Nett R, et al. Interventional procedures special interest section of the american. Peripheral nerve blocks and trigger point injections in headache management: a systematic review and suggestions for future research. Headache. 2010;50(6):943-52.
82. Pikus HJ, Phillips JM. Outcome of surgical decompression of the second cervical root for cervicogenic headache. Neurosurgery. 1996;39(1):63-70; discussion 70-1.
83. Pikus HJ, Phillips JM. In Reply: outcome of surgical decompression of the second cervical root for cervicogenic headache: outcome of surgical decompression of the second cervical root for cervicogenic headache. Neurosurgery. 1997;40(5):1105-6.
84. Boxem KV, Eerd MV, Brinkhuize T, Patijn J, Kleef MV, Zundert JV. Radiofrequency and pulsed radiofrequency treatment of chronic pain syndromes: the available evidence. Pain Pract. 2008;8(5):385-93.
85. Halim W, Chua NHL, Vissers K. Long-term pain relief in patients with cervicogenic headaches after pulsed radiofrequency application into the lateral atlantoaxial

86. Tobin J, Flitman S. Occipital nerve blocks: When and what to inject? Headache. 2009;49(10):1521-33.
87. Stillman M, Cherian N, Oas J, Elchami Z, Mays MA. Botulinum toxin, type A (BoNT-A) for the treatment of cervicalgia and cervicogenic headache: results of a single center, randomized, double-blind, active placebo-controlled trial. Neurology. 2006;66(5 Suppl 2):A376.
88. Gerwin RD. Botulinum toxin a in the treatment of headaches. In: Fernández-de-las-Peñas C, Arendt-Nielsen L, Gerwin RD. Tension-type and cervicogenic headache: Pathophysiology, diagnosis, and management. Baltimore: Jones & Bartlett; 2009. p. 431-45.
89. Harden RN, Cottrill J, Gagnon CM, Smitherman TA, Weinland SR, Tann B, et al. Botulinum toxin a in the treatment of chronic tension-type headache with cervical myofascial trigger points: a randomized, double-blind, placebo-controlled pilot study. Headache. 2009;49(5):732-43.
90. Hsieh RL, Lee WC. Are the effects of botulinum toxin injection on myofascial trigger points placebo effects or needling effects? Arch Phys Med Rehabil. 2008;89(4):792-3.
91. Sharma RR, Devadas RV, Pawar SJ, Lad SD, Mahapatra AK. Current status of peripheral neurectomy for occipital neuralgia. Neurosurg. 2005;15(4):232-8.
92. Gordin V, Stowe C. Diagnostic and therapeutic injections for the nonoperative treatment of axial neck pain and cervical radiculopathy. Curr Opin Orthop. 2001;12(3):238-44.
93. Zhou L, Hud-Shakoor Z, Hennessey C, Ashkenazi A. Upper cervical facet joint and spinal rami blocks for the treatment of cervicogenic headache. Headache. 2010;50(4):657-63.
94. Hammond SR, Danta G. Occipital neuralgia. Clin Exp Neurol. 1978;15:258-70.
95. Van Boxem K, Van Eerd M, Brinkhuizen T, Patijn J, Van Kleef M, Van Zundert J. Radiofrequency and pulsed radiofrequency treatment of chronic pain syndromes: the available evidence. Pain Pract. 2008;8(5):385-93.

CAPÍTULO 19

DOR OROFACIAL DE ORIGEM CARDÍACA

Ana Carolina de Oliveira Franco
Alfredo José Mansur
José Tadeu Tesseroli de Siqueira

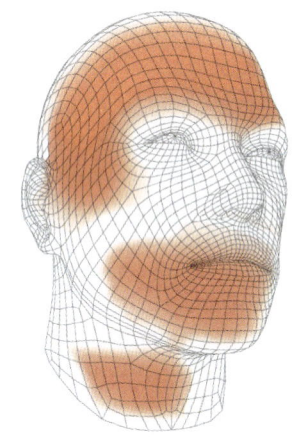

Dores referidas às estruturas orais e/ou faciais podem representar o início e o principal sintoma de doenças cardíacas, como a insuficiência coronariana. A história completa do paciente e o exame físico minucioso são essenciais para o correto diagnóstico e, nestes casos, existe a necessidade de rapidez no diagnóstico, fator fundamental para o bom prognóstico dos doentes. Caso contrário, estas condições podem aumentar os riscos de complicações importantes, considerando que representam cardiopatias graves.

Quando a dor facial é a única manifestação da doença coronariana, o cirurgião-dentista pode ser o primeiro profissional a ser consultado pelo doente. Esta situação exige preparo e sistematização da abordagem para avaliação da dor.

Neste capítulo, são revisados os mecanismos da dor cardíaca referida à face, a fisiopatologia da dor cardíaca e as características clínicas das principais doenças cardíacas que frequentemente causam dores irradiadas à face.

A dor cardíaca pode irradiar-se aos dentes, mandíbula e face em cerca de 18% dos casos, normalmente em associação com sintomas de dor ou desconforto no tórax; as dores dentária, maxilar ou facial, como manifestação primária e exclusiva da doença coronariana, são incomuns, porém, quando presentes exigem avaliação clínica minuciosa; a procura de atendimento de urgência, em pronto-socorro hospitalar, revela a importância da dor facial e seu impacto para os doentes dos casos relatados e a suspeita de dor cardíaca referida à face, em serviço odontológico, mostra que o preparo profissional permite diagnóstico diferencial em situações incomuns como as que serão abordadas neste capítulo.

INTRODUÇÃO

É relevante a possibilidade de diversas doenças não odontológicas manifestarem-se na face por sintoma dor, e de forma similar a outras dores orofaciais, incluindo as odontalgias. Os fenômenos das dores referidas à face ou da face são relativamente bem conhecidos na clínica médico-odontológica, e frequentemente razões de dificuldades diagnósticas. Esses fenômenos são explicados, em parte, pela ampla representação somestésica da face, incluindo a boca e a língua, no córtex cerebral (homúnculo de Penfield), em parte pela enorme convergência neuronal desse segmento corpóreo no núcleo caudal do nervo trigêmeo[1] e em parte por fenômenos de somação e facilitação da dor (livro de fisiologia de dor).

Esses fatores podem contribuir para que dores incomuns ou raras, como as dores torácicas, se irradiem à face e cheguem ao extremo de se manifestarem exclusivamente como dor de dente[2-4] ou dos maxilares.[5-6] Na verdade, são pseudo-odontalgias. Estudos clássicos já identificavam que até 18% dos pacientes com dor cardíaca referiam que a mesma se irradiava também aos dentes ou maxilares.[7] Essa apresentação clínica de algumas doenças cardíacas que põem em risco a vida do doente sinaliza para alertar o cirurgião-dentista e os médicos envolvidos no tratamento da dor para estabelecer o diagnóstico apropriado, ou suspeitar de que algo está errado, e imediatamente encaminhar o paciente ao cardiologista ou ao pronto-socorro médico. A valorização adequada da anamnese, aliada ao exame clínico criterioso, ainda hoje, na era da tecnologia, assume papel fundamental na elaboração diagnóstica.

> Estudos clássicos já identificavam que até 18% dos pacientes com dor cardíaca referiam que a mesma se irradiava também aos dentes ou maxilares.[7]

IMPACTO DAS DOENÇAS CARDÍACAS NO SISTEMA DE SAÚDE

As doenças do aparelho circulatório são as principais causas de mortalidade, tanto no Brasil quanto no Estado de São Paulo. No Brasil, de acordo com os dados do Banco de Dados do Sistema Único de Saúde (DATASUS),[9] no ano de 2000, dos 946.392 óbitos ocorridos, 260.555 (27,5%) foram por doença cardiovascular, dos quais 78.442 decorreram de doença isquêmica do coração, tendo como principais manifestações clínicas a angina do peito, o infarto agudo do miocárdio e a morte súbita.[8] Indivíduos do sexo masculino são mais acometidos pela doença (76,99%) em comparação aos indivíduos do sexo feminino (54,99%).[9]

A doença arterial coronariana está relacionada à significativa morbidade, pois exige acompanhamento médico e farmacológico, procedimentos para diagnóstico e internações hospitalares, promovendo despesa expressiva para o sistema de saúde pública.[10]

DOENÇAS CARDÍACAS COM DOR IRRADIADA À FACE

As doenças coronarianas que normalmente causam irradiação da dor são a angina e o infarto agudo do miocárdio. Sensação de mal-estar, opressão, peso, queimação e dispneia são sintomas frequentes destas condições em consequência da isquemia miocárdica. Nestes casos, a localização mais frequente da dor é esternal, retroesternal e no precórdio, podendo irradiar-se para diversas áreas, inclusive o braço, o pescoço e a mandíbula.

Em geral, a dor decorrente de doença cardiovascular em geral apresenta envolvimento das estruturas anexas. Normalmente, a dor nos segmentos cervical e cefálico ocorre por irradiação de dor torácica.[11] Mesmo assim, são descritos casos isolados de doentes com dor cardíaca irradiada aos dentes, mandíbula ou face; fato que deve alertar cirurgiões-dentistas e médicos dessa ocorrência,[4,6,12] principalmente quando a dor é recorrente, de forte intensidade e não aliviada com as medidas terapêuticas analgésicas habituais.[13] A presença de doença coronariana prévia deve ser sempre investigada, quando há queixa de dor facial recorrente, sem doenças locais que identifiquem a fonte.

Características clínicas da angina do peito

A angina de peito representa uma variável da cardiopatia isquêmica sintomática e deve ser considerada como um sinal direto de isquemia miocárdica.[14] A fisiopatologia básica identifica a demanda transitória de oxigênio, de parte do miocárdio, superior ao suprimento de oxigênio fornecido às artérias coronárias.[15] A isquemia miocárdica pode ocorrer quando surgem espasmos ou tromboses coronarianas no local da obstrução arterial. Na maioria dos casos, a cardiopatia arterosclerótica ou a obstrução aterosclerótica de uma ou mais das três artérias coronárias principais é o fator causal. Menos frequentemente, a angina pode resultar da demanda excessiva de oxigênio, da capacidade limitada de transporte de oxigênio pelo sangue ou da perfusão inadequada das artérias coronárias (ver Casos Clínicos 19.1 a 19.3).

Classificação da angina do peito

A angina de peito pode ser classificada da seguinte forma: angina estável, angina instável e angina variante (angina Prinzmetal).

a. **Angina de peito estável**: está associada ao esforço físico ou a condições em que a demanda miocárdica de oxigênio é aumentada. O paciente refere um desconforto na região precordial, podendo relatar ainda alguns equivalentes anginosos, como dispneia e náusea.[16] A principal característica da angina estável é que a dor desaparece com o uso de nitroglicerina.[17]

b. **Angina de peito instável**: também denominada insuficiência coronariana aguda, angina pré-infarto ou angina em crescendo é desencadeada por estímulos menores do que os habituais ou mesmo em situação de repouso. Persiste por mais de 30 minutos, ocasionalmente acorda o paciente durante a noite e a intensidade da dor é variável. Considera-se que os pacientes têm maior risco para o infarto coronariano com morte súbita ou infarto do miocárdio nos dias, semanas ou meses que se seguem ao episódio inicial.[18]

c. **Angina variante (Angina de Prinzmetal)**: os pacientes apresentam episódios de isquemia miocárdica em repouso. A característica da dor torácica é a mesma da angina clássica, ou seja, uma opressão ou tensão precordial que pode estender-se para a mandíbula, pescoço ou braço, permanece por mais tempo em algumas ocasiões, mesmo com a administração sublingual de nitroglicerina (20 a 30 minutos). A característica principal é que os episódios são de natureza cíclica, ocorrem à mesma hora do dia e despertam o paciente pela manhã. As crises podem se repetir várias vezes ao dia no período inicial, seguindo-se um intervalo de várias semanas sem dor. A angina ocorre devido a espasmo da artéria coronária, parcialmente obstruída por um ateroma.[19]

Características da dor anginosa

A história clínica minuciosa é indispensável, pois ela permite identificar a qualidade e as características do desconforto relatado pelo doente.[20-22]

A abordagem sistematizada, utilizada para a avaliação da dor cardíaca, é apresentada a seguir:

a. **Qualidade da dor**: o paciente pode referir sensação de constrição, aperto, esmagamento, opressão, sensação de indigestão ou queimação ou ainda sensação de que está sendo apertado por uma prensa. A qualidade da dor é variável; dor em facada ou pontada tem menor probabilidade de ser secundária à isquemia miocárdica, embora um estudo revelasse que 22% dos pacientes que chegavam ao hospital com esses sintomas apresentavam infarto do miocárdio em 5% e angina instável em 17%.[23] A dor, habitualmente, é constante, porém pode aumentar ou diminuir de intensidade, não varia com a respiração e episódios de falta de ar em repouso ou induzidos pelo esforço podem ser a queixa principal.[15,24]

b. **Localização da dor**: a localização do desconforto decorrente da isquemia miocárdica pode ocorrer na região anterior do tórax ou região precordial. Também pode localizar-se na região retroesternal, epigastro ou face medial do membro superior esquerdo.[24] Não raramente, a dor manifesta-se exclusivamente no braço esquerdo, nos punhos ou mesmo na arcada dentária.[4,5] É útil solicitar ao paciente que localize a região do desconforto, definindo a área com o dedo, de modo a possibilitar a determinação exata da região acometida. O tamanho do desconforto quase sempre corresponde a um punho cerrado sobre a região do precórdio e é chamado de sinal de Levine (Fig. 19.1). Existe até 77% de chance de que a dor expressa pelo sinal de Levine caracterize a isquemia miocárdica. Por outro lado, a isquemia raramente é a causa do desconforto em áreas menores do que a da ponta de um dedo.[25]

c. **Irradiação da dor**: os locais de irradiação da dor anginosa são diversos e foram descritos por vários autores. Em análise de 150 pacientes com sintomas de angina, observou-se que 96% dos casos (n =144) apresentavam dor torácica e em 34% de todos os casos (n =51), a dor torácica era a única manifestação de angina. Em 50% dos casos de angina (n =75), a dor irradiava-se para o braço esquerdo e punho. Em 10% (n =15), a dor irradiava-se para o braço direito e em 13% (n =19) para o punho direito. Em 22% (n =33) dos pacientes estudados, a dor da angina irradiava-se para o pescoço e em 9% (n=13) para a mandíbula. Em 16% (n =24) dos pacientes, a dor da angina irradiava-se para as costas. O envolvimento único do peito era incomum e foi mencionado em somente cinco casos dos 150 estudados. Destes cinco casos, dois pacientes queixavam-se de dor somente no pescoço, dois apresentavam dor somente no punho direito e um tinha dor somente no epigástrio. Nenhum dos 150 casos apresentava somente dor mandibular.[26]

Observe no Quadro 19.1 e na Figura 19.2, de acordo com a literatura científica, as regiões comumente acometidas pela dor da angina do peito.

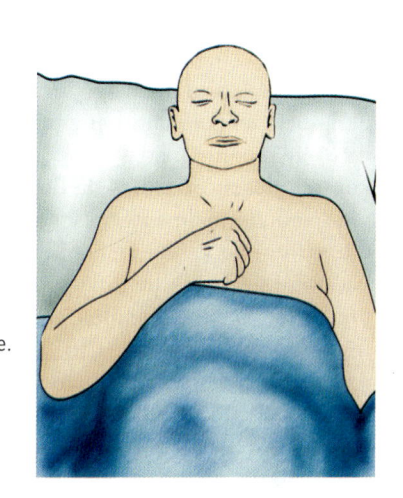

Figura 19.1. Sinal de Levine.

Quadro 19.1. Áreas de irradiação da dor da angina do peito, segundo diversos autores

LOCAIS DE DOR DA ANGINA DO PEITO	AUTORES
Braços	Normam;[15] Sampson & Cheitlin[26]
Pescoço	Batchelder e colaboradores;[27] Assael;[28] Sandler e colaboradores;[14] Kreiner & Okeson[4]
Dorso e ombro	Normam;[15] Assael[28]
Punhos e dedos	Sampson & Cheitlin[26]
Crânio / Cefaleia	Wei e Wang[29]
Olhos	Begin e colaboradores;[16] Kreiner & Okeson[4]
Mandíbula	Normam;[15] Patterson;[20] Graham & Schinbeckler;[22] Batchelder e colaboradores;[27] Drinnan;[3] Begin e colaboradores;[16] Sandler e colaboradores;[14] de Oliveira Franco e colaboradores;[30] Kreiner & Okeson;[4] Kreiner e colaboradores[6]
Maxila	Sandler e colaboradores;[14] de Oliveira Franco e colaboradores[5,31]
Dentes	Normam;[15] Begin e colaboradores;[16] Kreiner & Okeson;[4] Kreiner e colaboradores;[6] Myers[32]
Garganta, bregma, occipital, ouvido, processo mastóideo, canal auditivo externo, região jugal, palato duro	Normam;[15] Kreiner e colaboradores[6]

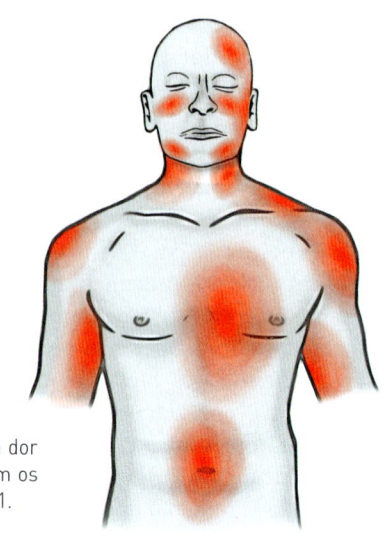

Figura 19.2.
Áreas de irradiação da dor cardíaca de acordo com os autores do Quadro 19.1.

d. **Duração da dor**: embora variável, a dor da angina é considerada de curta duração, geralmente dura entre 1 a 5 minutos e ocorre devido a algum fator desencadeante, podendo durar até 16 minutos em presença de fatores emocionais. Dificilmente, dor fugaz que é de origem coronariana.[16,27]

e. **Fatores desencadeantes da dor**: os episódios da angina são normalmente desencadeados por esforço ou por tensão emocional.[14,15,27] Pensamentos perturbadores, situações de vida estressantes e pesadelos precipitam a dor da angina, a qual pode ocorrer em repouso, após uma refeição, mediante a exposição ao tempo frio (principalmente na face), em virtude da vasoconstrição reflexa dos vasos coronarianos ou pelo ato de fumar, uma vez que a nicotina estimula a liberação de adrenalina, aumentando o trabalho cardíaco. Quando as crises são provocadas pelo esforço, o desconforto ocorre durante, e não após, o esforço. Além disso, os fatores desencadeantes podem impedir que o paciente realize sua atividade habitual.[4]

f. **Fatores de alívio da dor**: normalmente a angina é aliviada pelo repouso e medicações. Os nitratos proporcionam um alívio rápido da angina,[28] pois aumentam o calibre das artérias coronárias e o fluxo coronariano em alguns casos de obstrução coronariana, além de produzirem vasodilatação periférica, aumentando também a frequência cardíaca, constituindo drogas excelentes para a prevenção e o tratamento dos episódios isquêmicos devido à doença coronariana. Outras drogas que podem ser utilizadas para prevenir a isquemia são os agentes beta-bloqueadores e os antagonistas do cálcio que reduzem a necessidade de oxigênio metabólico durante as condições estressantes, reduzindo também o número de crises de angina e sua intensidade.[18]

A maioria dos pacientes com aterosclerose coronariana não apresenta alterações ao exame físico. A cardiopatia coronariana aterosclerótica pode estar associada a sinais físicos anormais, mas praticamente nenhum deles é patognomônico da doença.[3,15]

Características clínicas do infarto agudo do miocárdio

O infarto do miocárdio é o resultado final da isquemia prolongada e não aliviada. É causado por interrupção total do suprimento de sangue para uma parte do miocárdio devido a um segmento coronário aterosclerótico. A ruptura da placa aterosclerótica, a hemorragia dentro da placa ou erosão da camada íntima do endotélio sobre o envoltório fibroso são os eventos prováveis que incitam a formação de trombo e convertem um estreitamento crítico em oclusão total. O espasmo ou a alteração aguda na resistência vascular, levando a um fluxo turbulento através de um estreitamento crítico, podem ser os promotores desses eventos abruptos.[33]

O sintoma mais específico do infarto do miocárdio é a dor torácica; 20 a 60% dos pacientes apresentam história prodrômica que consiste em dor anginosa clássica, ao repouso ou aos mínimos esforços, durante vários dias ou semanas antes do infarto do miocárdio; pode durar de 30 minutos a 12 horas, na maioria das vezes é mais intensa que a dor da angina e tem caráter opressivo, como aperto, compressão ou queimação em cerca de 80% dos pacientes.[18,34]

A dor precordial pode ainda irradiar-se para o pescoço, mandíbula, membros superiores, dorso ou ambos simultaneamente e ser acompanhada por sudorese, náuseas, vômitos e/ou diarreia.[11,18,26] Após um episódio de infarto do miocárdio, angina estável ou instável pode se desenvolver. No entanto, o infarto do miocárdio pode ocorrer na ausência de dor ou outros sintomas, condição conhecida como infarto do miocárdio silencioso. O diagnóstico nestes pacientes é feito através do eletrocardiograma e teste de esforço e arteriografia. Sua incidência é de 25% dos casos de infarto do miocárdio, sendo mais comum em indivíduos hipertensos e diabéticos.[35]

Estudo que observou os sintomas associados ao infarto agudo do miocárdio em 810 homens e 550 mulheres revelou que pacientes do sexo masculino queixavam-se menos de dor mandibular e mais de dor torácica e falta de ar.[36] Outro estudo com 889 pacientes com diagnóstico de infarto agudo do miocárdio e 893 pacientes com angina instável também revelou que sintomas como náusea e dor cervical, mandibular ou nas costas eram mais comuns em mulheres com diagnóstico de angina instável.[37] Estes dados sugerem que existem diferenças entre os sintomas apresentados por homens e mulheres com diagnóstico de cardiopatia isquêmica.

A correlação entre os sintomas relatados pelos pacientes com diagnóstico de infarto agudo do miocárdio e a região do infarto agudo do miocárdio foi também estudada. Infartos anteriores (n =731) estavam mais relacionados com sintomas como cefaleia (RR =1,67, 95% intervalo de confiança [IC] =1,06-2,62), fraqueza (RR =1,60, 95% IC =1,31-1,96), dispneia (RR =1,40, 95% IC =1,14-1,72), tosse (RR =2,24, 95% IC =1,59-3,16) e vertigem (RR =2,04, 95% IC =1,40-2,99). Infartos inferiores (n =719) estavam associados a epigastralgia (RR =1,71, 95%IC =1,30-2,24), dor cervical (RR =1,47, 95% IC =1,10-1,98), dor mandibular (RR =2,16, 95% IC =1,42-3,27), sudorese (RR =1,56, 95% IC =1,27-1,92), náusea (RR =2,01, 95%IC =1,64-2,46) e vômitos (RR =1,55, 95% IC =1,22-1,97). Pacientes com infartos laterais (n =96) queixavam-se mais de dor no braço esquerdo (RR =1,80, 95% IC =1,07-3,05), ombro esquerdo (RR =1,82, 95% IC =1,19-2,79) e dor nas costas (RR =2,40, 95% IC =1,28-4,46). Os autores sugeriram que sintomas inespecíficos de dor ou desconforto torácico devem ser investigados criteriosamente, principalmente em pacientes com diagnóstico de cardiopatia isquêmica.[38]

FISIOPATOLOGIA DA DOR CARDÍACA

Embora os mecanismos que explicam as dores cardíacas ainda não sejam totalmente compreendidos, estudos utilizando a angioplastia coronariana transluminal percutânea mostraram que a dor é o evento final da oclusão da artéria coronária (isquemia dos músculos cardíacos) e para a qual contribuem nociceptores cardíacos, mediadores químicos e mecanismos neuronais centrais.[35] As mudanças bioquímicas periféricas, que ocorrem durante a isquemia do miocárdio, incluem alterações nas concentrações teciduais de bradicinina, serotonina, histamina, adenosina, potássio, prostaglandina e ácido lático.[39] Também é desconhecido se existe um mediador químico principal, liberado durante a oclusão coronariana, responsável pela sensação dolorosa, e, embora a bradicinina seja a principal responsável por esse papel, sabe-se que múltiplos mediadores são liberados simultaneamente.[40] A bradicinina promove reflexo simpatoexcitatório e aumenta a atividade simpática durante a isquemia miocárdica.[39] Entretanto, a bradicinina isolada não produz dor em animais experimentais.[41] A concentração extracelular de potássio no tecido miocárdico aumenta rapidamente após a isquemia, embora esse aumento esteja dentro dos limites fisiológicos e não seja suficiente para produzir angina.[18] Outro mediador envolvido na dor cardíaca é a adenosina, cuja concentração coronariana é elevada após isquemia miocárdica; além disso, sua administração intravenosa provoca dor semelhante à angina do peito em voluntários normais, havendo indícios de que este mediador pode sensibilizar os aferentes cardíacos durante a isquemia.[42]

A isquemia miocárdica também provoca estimulação de terminações nervosas aferentes localizadas nos vasos coronarianos e no miocárdio; os impulsos nervosos chegam aos gânglios simpáticos cervicais e torácicos e atingem a medula espinal através das raízes dorsais dos primeiros cinco segmentos torácicos e os dermátomos correspondentes a este nível incluem o precórdio.[39] Considerando-se as variações de trajeto nervoso através dessa rede aferente, justifica-se a grande variação na expressão da dor coronariana ou isquêmica.[11]

A dor cardíaca apresenta uma variedade de sintomas devido às diferentes áreas de referência, diferentes tipos de dor na mesma área e ao envolvimento de áreas distantes do coração, não apresentando características precisas. Alguns autores relatam que os locais de irradiação não têm relação topográfica com o órgão doente, e sim com a distribuição dos dermátomos.[11] A dor pode ter o mesmo caráter da dor visceral ou transformar-se na irradiação. Pode ainda existir equivalente doloroso e não dor, como formigamento, perda de força, sudorese e sensação de calor.[36,37] A irradiação da dor para pavilhões auriculares, nariz, maxilares, nuca, região cervical, membros superiores, cotovelos e ombros sugere o comprometimento das raízes cervicais até a primeira torácica (C2 a T1); quanto mais intenso o estímulo, maior será a intensidade da dor bem como a probabilidade de irradiar-se.[11]

Existem diversas afecções capazes de simular os achados clínicos da doença arterial coronariana: pericardite aguda e esofagite por refluxo ou hérnia de hiato, estados de ansiedade, depressão, cardiomiopatias, valvopatias, aneurisma dissecante de aorta, úlcera péptica, herpes-zóster.[24]

DOR REFERIDA DE ORIGEM CARDÍACA

Entre os mecanismos sugeridos para a dor cardíaca referida à face, cita-se a distribuição dos dermátomos definidos como um campo da raiz sensitiva, ou seja, uma área da pele suprida por fibras aferentes com uma única raiz posterior. A dor referida ocorre em apenas uma raiz nervosa, passando de um ramo para o outro, porém, se a dor é referida para uma outra distribuição de um outro nervo, ela o faz de modo laminado, seguindo os dermatômeros.[43] Os dermátomos da raiz adjacente sobrepõem-se entre si, de modo que sempre duas, e algumas vezes, três raízes, suprem um ponto isolado da pele. Os dermátomos torácicos que conduzem a dor referida do coração para a parede do tórax e para o braço esquerdo sobrepõem-se aos dermátomos cervicais que também inervam o braço e os ombros, bem como a parte inferior da face. O segundo dermátomo cervical, por sua vez, sobrepõe-se ao quinto nervo craniano, o trigêmeo, principal responsável pela inervação da face.[44]

Outro mecanismo sugerido para explicar a dor referida seria a convergência de impulsos nociceptivos. Fenômenos de dor referida odontogênica e não odontogênica são frequentes na região orofacial. Uma das explicações baseia-se na ampla distribuição de aferentes do nervo trigêmeo no segmento cefálico, de tal forma que há convergência de neurônios nociceptivos de regiões tão distintas como: pele, mucosas, laringe, articulações temporomandibulares (ATM), músculos da mastigação, polpas dentárias, periodonto e duramáter para o subnúcleo caudal do sistema trigeminal.[1] A convergência de estímulos possibilita que os impulsos nociceptivos das estruturas viscerais, como o coração, provoque dor referida em áreas distantes, como a face, inervada pelo nervo trigêmeo,[4] altamente complexo e amplamente distribuído na região craniofacial. Impulsos nociceptivos originados no músculo cardíaco são conduzidos por neurônios aferentes primários viscerais para o sistema nervoso central (SNC) e estes impulsos ascendem pelo trato espinotalâmico; no tronco encefálico, o impulso converge para os interneurônios do corno dorsal da medula espinal no núcleo do trato espinal do nervo trigêmeo, que sob determinadas condições estão sujeitos a estímulo subliminar de estruturas diferentes daquelas localizadas nos seus campos receptores. Esta convergência excita neurônios trigeminais de segunda ordem que também veiculam informações sensoriais provenientes dos dentes. Desta forma, a dor cardíaca acaba sendo interpretada como dor de dentes ou da face. Como a projeção cerebral das vísceras é relativamente pequena, o cérebro interpretaria erroneamente o local da dor, sentindo-a como se fosse originada na área superficial. A dor primária é no músculo cardíaco, mas o local da dor referida pelo doente está na face (dor referida ou heterotópica).[6,45] Em virtude da intensa convergência de informações periféricas e do grande número de neurônios multimodais nesta unidade, admite-se que o fenômeno da dor referida seja processado na lâmina V do corno posterior da medula espinal, por fenômenos de projeção, facilitação e somação.[46] A intensidade e a frequência dos estímulos nociceptivos também geram sensibilização do sistema nervoso central (SNC), que por sua vez contribui para o fenômeno da irradiação ou espalhamento da dor.[1] Para maiores detalhes sobre a fisiopatologia da dor consultar o Capítulo 5.

DIAGNÓSTICO DIFERENCIAL ENTRE PULPITES, DISFUNÇÕES MANDIBULARES E DORES CARDÍACAS REFERIDAS À FACE

Em geral, os relatos de casos clínicos encontrados na literatura referem-se à dor dentária de origem cardíaca,[6] havendo a necessidade de exame cuidadoso dos dentes suspeitos. Muitas vezes, a presença de dentes comprometidos por cárie pode dificultar o diagnóstico.[28] Ressaltamos, então, a necessidade de se conhecer critérios diagnósticos entre as dores musculoesqueléticas mastigatórias (DTM) e a dor de natureza cardíaca irradiada primariamente à face.

A literatura registra que os pacientes com dor cardíaca conseguem descrever com segurança as características de sua dor, bem como os fatores de piora ou melhora envolvidos na dor.[25] Estes dados reforçam a importância da anamnese minuciosa e dos exames físico e radiográfico em queixas recorrentes localizadas na boca ou face.[3,11,27] No caso da dor facial ser de origem cardíaca é frequente o aparecimento de alterações hemodinâmicas e eletrocardiográficas.[21]

> A literatura registra que os pacientes com dor cardíaca conseguem descrever com segurança as características de sua dor, bem como os fatores de piora ou melhora envolvidos na dor.[25]

Observe nos Quadros 19.2 e 19.3 os critérios diagnósticos para diferenciação das disfunções temporomandibulares (DTM) e odontalgias das dores cardíacas.

CONCLUSÃO

Alertar para a possibilidade de que doenças de origem torácica, como a angina e o infarto agudo do miocárdio, podem causar dor referida à face. A presença de sinais e sintomas compatíveis com essas doenças do coração pode alertar o clínico, cirurgião dentista ou médico, e auxiliar no diagnóstico diferencial.

Quadro 19.2. Diagnóstico diferencial entre dor por disfunção temporomandibular (DTM) e dor cardíaca referida à face

CARACTERÍSTICAS DA DOR POR DTM	CARACTERÍSTICAS DA DOR CARDÍACA
Localizada na face e/ou crânio	Localização esternal ou retroesternal
Dor localizada ou difusa; pode irradiar-se para crânio, pescoço e ombros	Dor localizada ou difusa; pode irradiar-se para braços, pescoço e face
Espontânea ou provocada pela função mastigatória	Espontânea ou provocada por esforço físico
Dor em peso, cansaço ou queimação	Dor em peso, aperto, queimação ou opressão
Geralmente contínua	Intermitente, duração de minutos
Leve a moderada	Forte a fortíssima
Hiperalgesia e possível reprodução da dor à palpação dos músculos mastigatórios	Palpação dos músculos mastigatórios não altera a dor
Alívio com o uso de placas miorrelaxantes, anti-inflamatórios, terapias físicas	Alívio com o repouso e nitroglicerina

Quadro 19.3. Diagnóstico diferencial entre pulpites e dor cardíaca referida à face

CARACTERÍSTICAS DAS PULPITES	CARACTERÍSTICAS DA DOR CARDÍACA
Cabeça (face e crânio)	Tórax (externo e retroesternal)
Localizada/difusa > crânio, pescoço e ombros	Localizada/difusa > braço, pescoço e face
Intermitente/contínua > Segundos, minutos ou horas	Intermitente > Minutos
Forte a fortíssima	Forte a fortíssima
Espontânea/provocada > Líquidos, alimentos	Espontânea/provocada > Esforço físico
Pontada/latejamento/choque	Peso/aperto/queimação
Frequentemente acorda o paciente	Sem relação
Testes dentários e dor: +	Testes dentários e dor: -

REFERÊNCIAS

1. Sessle BJ. Peripheral and central mechanisms of orofacial pain and their clinical correlates. Minerva Anestesiol. 2005;71(4):117-36.
2. Kruger GO, Reynolds DC. Diagnosis of acute maxillofacial pain. Dent Clin North Am. 1965:557-6.
3. Drinnan AJ. Differential diagnosis of orofacial pain. Dent Clin North Am. 1987;31(4):627-43.
4. Kreiner M, Okeson JP. Toothache of cardiac origin. J Orofac Pain. 1999;13(3):201-7.
5. de Oliveira Franco AC, Siqueira JTT. Dor cardíaca referida exclusivamente à face: revisão e relato de caso. JBA. 2005;5(18):11-4
6. Kreiner M, Okeson JP, Michelis V, Lujambio M, Isberg A. Craniofacial pain as the sole symptom of cardiac ischemia: a prospective multicenter study. J Am Dent Assoc. 2007;138(1):74-9.
7. Bonica JJ. The management of pain with especial emphasis on the use of analgesic block in diagnosis, prognosis and therapy. Philadelphia: Lea & Febinger; 1953.
8. Batlouni M. Interação da placa, endotélio, coagulação e isquemia aguda. RSCESP. 1993;3(2):6-13
9. Brasil. Ministério da Saúde. Mortalidade: Brasil. Brasília: DATASUS; 2006 [capturado em 07 jul. 2006]. Disponível em: http://www2.datasus.gov.br/DATASUS/index.php?area=0205.
10. Ribeiro RA, Mello RG, Melchior R, Dill JC, Hohmann CB, Lucchese AM, et al. Annual cost of ischemic heart disease in Brazil. Public and private perspective. Arq Bras Cardiol. 2005;85(1):3-8.
11. Macruz R. Dor cardíaca. São Paulo: Sarvier; 1976.
12. Natkin E, Harrington GW, Mandel MA. Anginal pain referred to the teeth. Oral Surg Oral Med Oral Pathol. 1975;40(5):678-80.
13. Siqueira JTT, Teixeira MJ. Dor orofacial: diagnóstico, terapêutica e qualidade de vida. Curitiba: Maio; 2001.
14. Sandler NA, Ziccarrdi V, Ochs M. Differential diagnosis of jaw pain in the elderly. J Am Dent Assoc. 1995;126(9):1263-72.
15. Normam JE. Facial pain and vascular disease. Some clinical observation. Br J Oral Surg. 1970;8(2):138-44.
16. Begin A, Emdin M, Mazzei MG, Baroni M, Accarino M, Maffei S, et al. Clinical characteristics of anginal pain in man. Funct Neurol. 1989;4(1):43-5.
17. Cavalcanti EFA, Ferreira MP, Albuquerque CP. Dor torácica de origem indeterminada. Rev Soc Cardiol Estado São Paulo. 2001;11(1):154-64.
18. Procacci P, Zoppi M, Maresca M. Heart and vascular pain. In: Wall PD, Melzack R, editors. Textbook of pain. 3rd ed. Edinburgh: Churchill Livingstone; 1994. p. 63-81.
19. Rich MW. Is vasospastic angina an inflammatory disease? Am J Cardiol. 2005;96(11):1612.
20. Patterson SS. Pseudo pulpal pain of systemic origin. J Ind Dent Assoc. 1977;56(1):28-31.
21. Tzukert A, Hasin Y, Sharav Y. Orofacial pain of cardiac origin. Oral Surg Oral Med Oral Pathol. 1981;51(5):484-6.
22. Graham LL, Schinbeckler GA. Orofacial pain of cardiac origin. J Am Dent Assoc. 1982;104(1):47-8.
23. Lee TH, Cook EF, Weisberg M, Sargent RK, Wilson C, Goldman L. Acute chest pain in the emergency room. Identification and examination of low-risk patients. Arch Intern Med. 1985;145(1):65-9.
24. Ferreira JF, Jardim CA, Ferreiro C R, Chagas ACP. Atendimento sistematizado do paciente com dor torácica e placa arterial instável. Rev Soc Cardiol Estado São Paulo. 2002;12(4):541-52.
25. Edmondstone WM. Cardiac chest pain: does body language help the diagnosis? Br Med J. 1995;311(7021):1660-1.
26. Sampson JJ, Cheitlin MD. Pathophysiology and differential diagnosis of cardiac pain. Prog Cardiovasc Dis. 1971;13(6):507-31.
27. Batchelder BJ, Krutchkoff DJ, Amara J. Mandibular pain as the initial and sole clinical manifestation of coronary insufficiency: a report of case. J Am Dent Assoc. 1987;115(5):710-2.
28. Assael LA. Acute cardiac care in dental practice. Dent Clin North Am. 1995;39(3):555-65.
29. Wei JH, Wang HF. Cardiac cephalalgia: case reports and review. Cephalalgia. 2008;28(8):892-6.
30. de Oliveira Franco AC, Siqueira JTT, Mansur AJ. Dor facial de origem cardíaca: um relato de caso. São Paulo Med J. 2006;124(3):163-4.
31. de Oliveira Franco AC, de Siqueira JT, Mansur AJ. Bilateral facial pain from cardiac origin: a case report. Br Dent J. 2005;198(11):679-80.
32. Myers DE. Toothache referred from heart disease and lung cancer via the vagus nerve. Gen Dent. 2010;58(1):e2-5.
33. Hurst JW, Walter PF, King SB, Morris DC, Friesinger GC. Cardiopatia coronária aterosclerótica: identificação, prognóstico e tratamento. In: Hurst JW. O coração, artérias e veias. 6. ed. Rio de Janeiro: Guanabara; 1990.
34. Stefanini E. A avaliação da dor torácica na unidade de emergência. Rev Soc Cardiol Estado São Paulo. 2001;11(1):40-8.

35. Cohn PF. Silent myocardial ischemia. Ann Intern Med. 1988;109(4):312-7.
36. Goldberg RJ, O'Donnell C, Yarzebski J, Bigelow C, Savageau J, Gore JM. Sex differences in symptom presentation associated with acute myocardial infarction: a population-based perspective. Am Heart J. 1998;136(2):189-95.
37. Goldberg RJ, Goff D, Cooper L, Luepker R, Zapka J, Bittner V, et al. Age and sex differences in presentation of symptoms among patients with acute coronary disease. Coron Artery Dis. 2000;11(5):399-407.
38. Culic V, Miric D, Eterovic D. Correlation between symptomatology and site of acute myocardial infarction. Int J Cardiol. 2001;77(2-3):163-8.
39. Foreman RD. Mechanisms of cardiac pain. An Rev Physiol. 1999;61:143-67.
40. Blair RW, Weber RN, Foreman RD. Responses of thoracic spinothalamic neurons to intracardiac injection of bradykinin in the monkey. Circ Res. 1982;51(1):83-94.
41. Gutterman DD, Pardubsky PD, Pettersen M, Marcus ML, Gebhart GF. Thoracic spinal neuron responses to repeated myocardial ischemia and epicardial bradykinin. Brain Res. 1998;790(1-2):293-303.
42. Remme WJ, van den Berg R, Mantel M, Cox PH, van Hoogenhuyze DC, Krauss XH, et al. Temporal relation of changes in regional coronary flow and myocardial lactate and nucleoside metabolism during pacing-induced ischemia. Am J Cardiol. 1986;58(13):1188-94.
43. Okeson JP. Bell's orofacial pains. 5th ed. Chicago: Quintessence; 1995.
44. Ruch TC, Fulton JF. Medical physiology and biophysics. 18th ed. Philadelphia: Saunders; 1960.
45. Okeson JP. Bell's orofacial pains. 6th ed. Chicago: Quintessence; 2006.
46. Sessle BJ. Acute and chronic craniofacial pain: brainstem mechanisms of nociceptive transmission and neuroplasticity, and their clinical correlates. Crit Rev Oral Biol Med. 2000;11(1):57-91.

CASO CLÍNICO 19.1
Dor exclusivamente facial bilateral decorrente de angina instável

Mulher de 65 anos foi encaminhada à clínica de dor orofacial para avaliação de dor facial bilateral, que surgira há três meses, sob suspeita de apresentar disfunção temporomandibular (DTM). A dor era diária e de fortíssima intensidade (escala visual analógica = 10), desencadeada principalmente pelo esforço físico e eventualmente pelo movimento mandibular, com crises que duravam aproximadamente um minuto. A dor iniciava-se nos zigomas bilateralmente e descia espalhando-se pela região cervical anterior. As crises noturnas a levaram à procura de atendimento em pronto-socorro de hospital geral, não sendo encontrada causa aparente para a dor. Relatava ainda que o último atendimento em pronto-socorro havia sido há dois dias quando apresentara mal-estar geral, vômito e diarreia, sintomas atribuídos a um mal-estar gástrico. Relatava fazer uso de Inderal (80 mg) e AAS infantil (200 mg), pois tivera infarto agudo do miocárdio há oito anos. A cineangiocoronariografia cardíaca realizada nesta época revelou insuficiência coronariana devido à obstrução total do terço proximal da artéria coronária direita. Também fora submetida à tireoidectomia há 20 anos e fazia uso de Tetroide (100 mg). Deixara de fazer o acompanhamento cardiológico há oito meses, por mudança no plano de saúde.

O exame odontológico evidenciou paciente edêntula que fazia uso de próteses totais em condições adequadas, apresentava mucosas da cavidade oral hígidas, mobilidade mandibular ampla (48 mm), sem sinais de anormalidades musculares ou da articulação temporomandibular. A radiografia panorâmica da face não evidenciou quaisquer alterações ósseas (Fig. 19.3). Durante o exame, a paciente lembrou que os sinais de mal-estar geral que sentira há dois dias assemelhava-se àquele que tivera na época do infarto. Foi encaminhada ao cardiologista e enquanto aguardava a consulta, relatou dor no tórax e ambos os membros superiores.

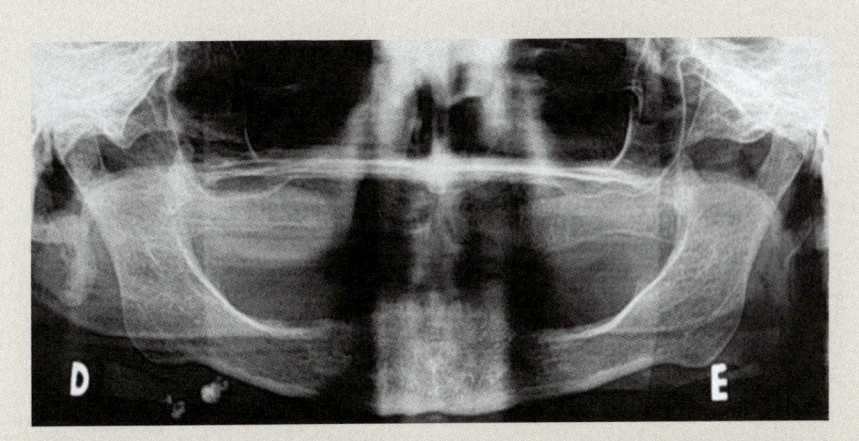

Figura 19.3. Radiografia panorâmica da face.

A avaliação cardiológica revelou frequência cardíaca de 60 batimentos/minuto e pressão arterial (PA) 140 x 80 mmHg, bradicardia sinusal, possível área eletricamente inativa inferior e alterações difusas de repolarização ventricular ao eletrocardiograma.

Diagnóstico: dor cardíaca referida à face.

Terapêutica para controle da dor: a paciente recebeu medicação vasodilatadora coronariana para o controle da dor anginosa e prosseguiu com o acompanhamento médico.

Evolução: melhora imediata da dor facial.

Comentário. A intensidade da dor e a preocupação da doente podem ser verificadas pela busca de atendimento em pronto-socorro de hospitais gerais. Porém, este caso ilustra um quadro incomum de dor irradiada: a dor iniciava-se na face e espalhava-se para o pescoço, fato que motivou seu encaminhamento ao serviço odontológico. Habitualmente, a dor da angina irradia-se a partir do tórax, mas neste caso, apesar de a doente apresentar doença cardíaca isquêmica prévia, não havia relato de dor torácica.

A expressão bilateral da dor motivou a pesquisa de disfunção temporomandibular (DTM). Entretanto, sua qualidade e frequência não eram compatíveis com dor musculoesquelética crônica, a qual normalmente é difusa, contínua e não exacerbada pelo esforço físico, embora a paciente também relatasse que eventualmente a mastigação desencadeava sua dor. Além disso, a paciente era totalmente desdentada, facilitando a investigação sobre eventual fonte de dor dentária.

Fonte: de Oliveira Franco e colaboradores.[31]

CASO CLÍNICO 19.2
Dor facial mista de origem mandibular e por angina do peito

Mulher de 50 anos queixava-se de dor em região cervical que se irradiava à face de forma bilateral e à região temporal há seis meses, sendo desencadeada pelo esforço e períodos de estresse, diária e indiferente aos períodos do dia e de forte intensidade (escala visual analógica = 7). As crises duravam de 1 a 5 minutos e acordavam a paciente durante a noite. A dor iniciava-se no tórax e subia em direção à região cervical, face bilateral, alcançando a região temporal. Relatava também formigamento no braço esquerdo e alívio da dor ao repouso.

Ao exame odontológico, a paciente edêntula superior e desdentada parcial inferior (apenas dentes anteriores inferiores), fazia uso de prótese total superior há 15 anos em condições insatisfatórias com hiperplasia gengival traumática em região anterior superior, perda da dimensão vertical, abertura bucal interincisal de 38 mm e o exame radiográfico da face não revelou anormalidades ósseas. Durante o exame físico, relatou também cefaleias episódicas em região temporal e occipital e principalmente dor em região masseterina contínua que piorava ao mastigar ou falar e melhorava com anti-inflamatórios. Apresentava ainda hiperalgesia muscular (masseteres) à palpação. A paciente apresentou durante esse período crises que a conduziram ao pronto-socorro do Instituto do Coração, onde faz acompanhamento cardiológico, recebendo o diagnóstico de angina instável.

Quanto à história médica, a paciente relatava fazer uso de AAS (100 mg), Atenolol (50 mg), Enalapril (20 mg), Metformina (850 mg), Arcandia (4 mg), Monocordil (20 mg) e insulina NPH. Apresentava diabetes melito tipo I, neuropatia diabética e relatava revascularização miocárdica em 1998, com implantação da mamária direita em artéria coronária direita e mamária esquerda em artéria coronária descendente anterior. A cineangiocoronariografia cardíaca realizada antes da intervenção cirúrgica revela obstrução de 70% no terço médio da artéria descendente anterior e de 60% do terço proximal da artéria coronária direita.

Diagnóstico: o diagnóstico final foi de disfunção temporomandibular (DTM) muscular com fatores locais perpetuantes da dor associada à dor cardíaca referida à face.

Terapêutica para controle da dor: instalação de placa de mordida para reposição da dimensão vertical.

A paciente prosseguiu também com o acompanhamento médico.

Evolução: o uso de placa de mordida para reposição da dimensão vertical permitiu o alívio da dor facial em cerca de 50%, no acompanhamento de três meses.

Comentário. A paciente apresentava dor constante, de intensidade moderada, com piora à mastigação que era de origem musculoesquelética mastigatória; entretanto, a queixa que a levou ao serviço odontológico foi de dor paroxística, fortíssima, com duração de minutos com irradiação para a região cervical e para o lado esquerdo da face, ou seja, dor decorrente de angina instável. Este caso ilustra que podemos experimentar dores mistas, de diferentes origens, que confundem o próprio paciente.[13] A natureza paroxística da dor e os períodos de melhora entre as crises de dor anginosa não devem induzir um diagnóstico de dor pulpar, principalmente se a dor é referida para dentes[3] ou de neuralgia trigeminal.

Fonte: de Oliveira Franco e colaboradores.[31]

CASO CLÍNICO 19.3
Dor de dente decorrente de infarto agudo do miocárdio

Mulher de 42 anos, com queixa de dor no primeiro molar inferior esquerdo, latejante, ora em peso, ora em choque, espontânea, forte e diária, que piorava ao se levantar havia sete dias. Relatou melhora desta dor ao massagear a mandíbula à esquerda com pomada de sebo de carneiro. A paciente encaminhou-se ao cirurgião-dentista para avaliação desta dor.

A paciente apresentava hipertensão arterial sistêmica, diabetes melito insulino-dependente e gastrite crônica. Fazia uso de medicações para estas doenças.

O exame físico intraoral revelou paciente desdentada parcial inferior e superior, fazia uso de prótese parcial removível superior havia 22 anos. Apresentava o primeiro molar inferior esquerdo com prótese parcial fixa unitária em boas condições, com teste térmico positivo. A radiografia periapical não revelou anormalidades neste dente. A paciente também não apresentava anormalidades dos músculos mastigatórios e articulação temporomandibular à palpação. Após o exame físico e análise de radiografias, o cirurgião-dentista concluiu que a dor, apesar de não apresentar características precisas, não era de origem facial ou odontológica. Mesmo assim, a paciente solicitou a exodontia. Passaram-se quatro dias e a dor piorou, agora com irradiação para as costas e braços, náuseas e sudorese. Preocupada, a paciente procurou atendimento médico.

Diagnóstico: dor de dente decorrente de infarto agudo do miocárdio

Terapêutica para controle da dor: a paciente encaminhou-se imediatamente para o pronto-socorro do Instituto do Coração do Hospital das Clínicas da Faculdade de Medicina da Universidade de São Paulo, recebendo atendimento de urgência para o diagnóstico e controle da dor.

Evolução: acompanhamento médico cardiológico para estabilização do quadro.

Comentário. O exame minucioso dos dentes, também em queixas de dores recorrentes, paroxísticas e de forte intensidade é extremamente importante, principalmente quando não aliviadas com medidas terapêuticas analgésicas habituais. Dentes comprometidos por cárie dental podem dificultar o diagnóstico pela dúvida quanto à implicação desta doença na queixa de dor. No caso relatado, mesmo a paciente afirmando que a dor era do dente, não havia anormalidades orofaciais que a justificassem. Outro aspecto relevante a ser ressaltado é quanto ao padrão de dor, claramente relacionado ao esforço físico, semelhante aos casos relatados anteriormente. A queixa exclusiva de dor dental, mandibular ou facial como sintoma inicial da doença coronariana é incomum, mas em estudo recente ocorreu como sintoma inicial, exclusivo, em 6% de doentes com infarto agudo do miocárdio.[6] Normalmente, a dor nos segmentos cervical e cefálico ocorre por irradiação de dor torácica. Cirurgiões-dentistas e médicos devem estar atentos para esta ocorrência, principalmente quando a dor é recorrente, de forte intensidade e não é aliviada com as medidas terapêuticas analgésicas habituais.

PARTE 6 — Dor, distúrbios do sono e zumbido

CAPÍTULO 20

ANORMALIDADES DO SONO E DOR

Lin Tchia Yeng
Carina Mamy Nishimura
Manoel Jacobsen Teixeira

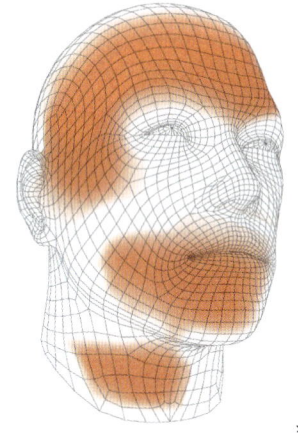

Em indivíduos com dor crônica, é frequente haver queixas de disfunção do sono; além disso, a dor é uma das principais causas desse tipo disfunção. Doentes com dor crônica têm noites piores de sono e a magnitude da dor e a sensibilidade a esta podem ser exacerbadas em decorrência das alterações do sono. Vários trabalhos demonstram o significado das anormalidades do sono em indivíduos com dor musculoesquelética crônica e/ou cefaleia. Alguns estudos utilizam o autorrelato, enquanto outros empregam medidas objetivas, como a polissonografia e a actigrafia, para avaliar o padrão do sono em doentes com dor crônica. Foram observadas anormalidades do sono como redução da latência do sono REM (movimentos rápidos dos olhos), ocorrência de ondas alfa no sono não REM (sem movimentos rápidos dos olhos), frequentes períodos curtos de despertar e movimentos periódicos das pernas durante o sono nesses doentes.

Os doentes com dor crônica podem beneficiar-se do tratamento que visa especificamente à normalização do sono, pois tais medidas podem melhorar as condições físicas e mentais dos doentes. Terapêuticas farmacológicas e psicocomportamentais foram estabelecidas para o tratamento da insônia primária, e há necessidade de mais estudos controlados para estabelecer a relação entre dor e sono. Os resultados iniciais dessas intervenções parecem ser promissores. Os dados das pesquisas realizadas sugerem haver necessidade da documentação das anormalidades do sono em doentes com dor crônica. Alguns estudos demonstraram haver relação entre a gravidade da dor, depressão e alterações do sono. Não se sabe ainda se as alterações do sono estão relacionadas à presença da dor, se são consequentes às alterações depressivas ou de estresses emocionais, ou se são fatores causais da dor. Mais pesquisas devem ser realizadas para aferir se as intervenções terapêuticas que visam à correção das anormalidades do sono implicam na melhora da sintomatologia desses doentes.

INTRODUÇÃO

A insônia é uma queixa comum na população geral, sendo prevalente em doentes com dor crônica, que relatam problemas, como demora em iniciar o sono, despertar frequente durante a noite, redução da duração do sono, sonolência diurna e fadiga.[1]

A privação do sono modifica a regulação térmica, endócrina imunitária e o processo de envelhecimento. É provável que anormalidades do sono possam resultar em outras anormalidades funcionais, como dor musculoesquelética e síndrome fibromiálgica.[2-4] Igualmente, a dor causa aumento da latência do sono e compromete a qualidade deste, piorando-a.[5,6]

Dor crônica, depressão e anormalidades do sono estão intimamente inter-relacionados;[7,8] doentes com dor crônica e sono insatisfatório apresentam maior frequência de anormalidades afetivas, em particular depressão, enquanto doentes com depressão e anormalidades do sono apresentam mais dor e incapacidade física.[9]

Anormalidades do sono podem autoperpetuar o ciclo insônia, agravamento da dor musculoesquelética e da ansiedade e depressão. E a qualidade do sono e a dor estão fortemente interligadas em formas complexas que ainda não estão totalmente esclarecidas.

Esses e outros achados sugerem que as anormalidades do sono possam constituir fator desencadeante ou agravante de condições álgicas, o que justifica a inclusão da avaliação do sono entre os procedimentos destinados a quantificar sintomas de dor e de anormalidades patológicas em doentes com dor crônica.

FISIOLOGIA DO SONO

O sono é classificado por dois estados distintos: sono não REM e sono REM. Cada um dos estados caracteriza-se por comportamentos, neuroquímicos fisiológicos e atributos eletrofisiológico distintos.[10]

O início do sono está associado à redução da atividade musculoesquelética, batimento cardíaco, frequência respiratória, temperatura corporal e pressão sanguínea; enquanto na fase não REM essas variáveis permanecem estáveis[11] e o sono é caracterizado por quatro fases distintas (I a IV), definidas por estudo eletrencefalograma (EEG), eletro-oculograma e eletromiograma submentoniano.

Em indivíduos normais, predomina o ritmo alfa, uma atividade elétrica cerebral em frequência de 8 a 13 ciclos por segundo, durante a vigília. Conforme se inicia o sono superficial, o ritmo alfa desaparece, dando lugar a uma atividade mista nas faixas de frequência teta (4 a 7 ciclos por segundo) e beta (acima de 13 ciclos por segundo), com poucos componentes delta de média amplitude (estágio I do sono não REM). Com o aprofundamento para o estágio II, além de certo aumento no componente de ondas delta no traçado, surgem os fusos do sono (surtos de atividade rítmica de 12 a 14 ciclos por segundos, com duração média entre 1 e 5 segundos) e os complexos K (ondas lentas bifásicas de alta amplitude, acompanhadas ou não de fusos do sono). As fases III e IV compõem o chamado sono delta ou de ondas lentas, devido ao elevador teor de ondas na faixa de frequência delta (0,5 a 3,5 ciclos por segundo) de alto potencial (>70 microvolts). No estágio III, o EEG é ocupado por 20 a 50% dessas ondas, que passam a se registrar em mais de 50% do traçado no estágio IV, sendo esta a fase mais profunda do sono não REM (Fig. 20.1).[17] Para revisão ampla desse assunto veja Tufik.[12]

Há três circunstâncias que podem alterar o sono: (1) a restrição ou a privação do sono que leva a uma compensação rebote na intensidade e na duração do sono subsequente; (2) o sono excessivo que reduz a necessidade de sono, e (3) o sono fragmentado que é compensado, principalmente, por aumento da duração e da intensidade do sono não REM ou a fase de atividade de ondas lentas do sono do próximo período. Após a privação do sono, há uma recuperação imediata por meio do aumento do sono não REM, mas como o aumento em sono REM é menor que o habitual, resulta na piora do sono ou na ausência do sono subsequente.[13]

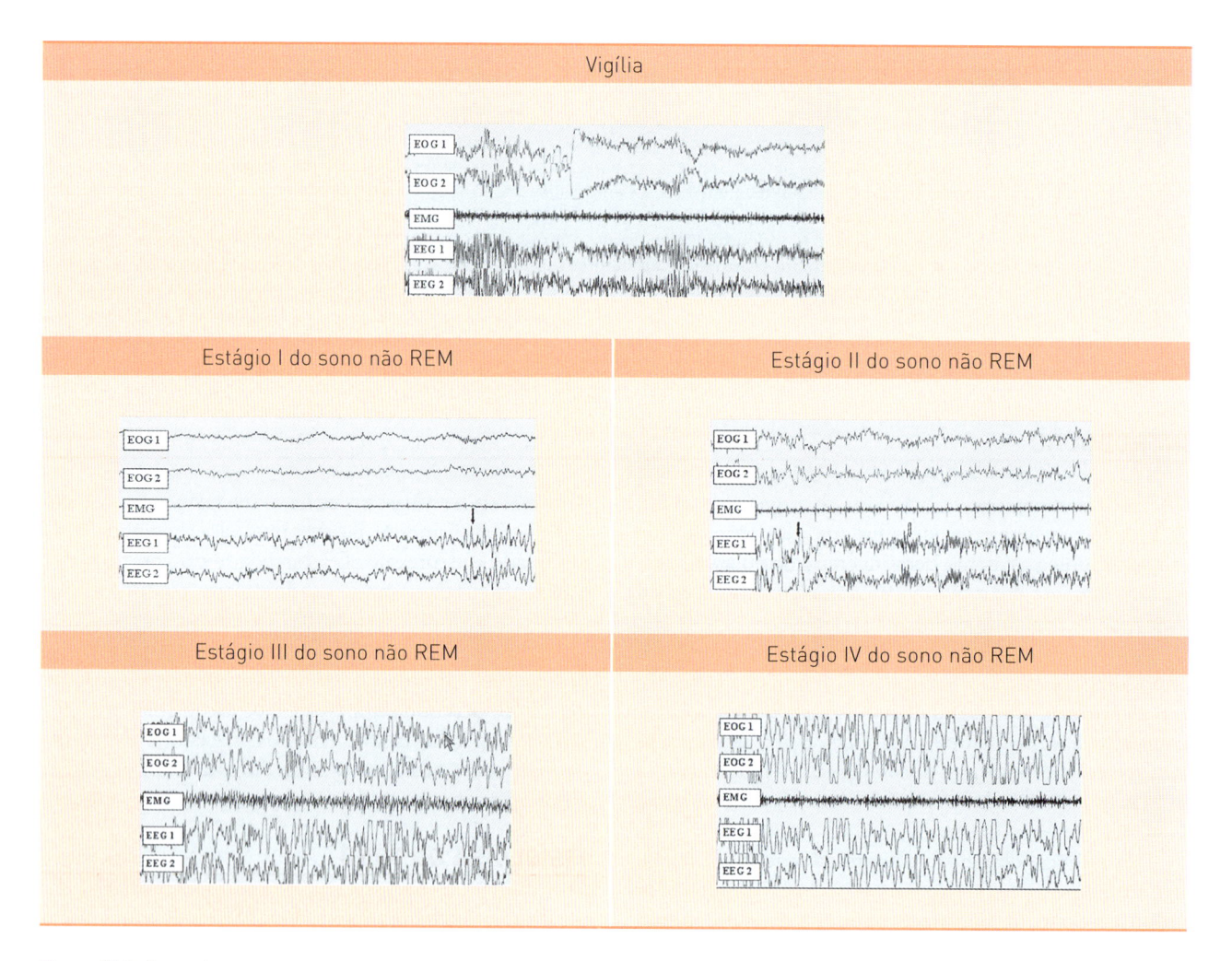

Figura 20.1. Fases do sono.

Fonte: Modificado de Fernandes.[17]

Controle do sono – mecanismo circadiano e homeostático

A regulação do sono depende das atividades integradas do tronco encefálico, hipotálamo e córtex cerebral.[14] A fragmentação do sono, o despertar precoce e a intrusão de ondas alfa no sono não REM podem refletir a alteração na integração entre os componentes circadianos e homeostáticos e gerar anormalidades endócrinas incluindo redução da síntese do hormônio de crescimento, aumento do tônus da somatostatina,[15] redução da síntese de prolactina, inibição da liberação do hormônio corticotrófico e da secreção de hormônio tireoidiano.

Os componentes homeostáticos refletem o quanto o sono é necessário e resultam na determinação da duração do período de despertar e no controle do sono de ondas lentas.[16]

O componente circadiano é o responsável por controlar o ciclo de sono e vigília regulando a fase não REM e modula o momento de instalação e a duração do sono.[16] Seu ritmo não está relacionado somente a variações ambientais periódicas, mas é endógeno e intrínseco, e envolve atividade do núcleo supraquiasmático e eventos periódicos ambientais.[18,19] A capacidade de controlar o sistema biológico resulta na mudança significativa dos níveis dos hormônios (como cortisol), os mecanismos da dor.[20] Há evidências de que o sono e vigília e a influência da função periférica promovem hiperalgesia ou hipersensibilidade corpórea e fadiga.[21]

O ciclo da vigília e sono é produto dos efeitos ciclonizantes do núcleo supraquiasmático do hipotálamo anterior, relacionado também à regulação da função endócrina, metabólica, comportamental e metabólica rítmica.[22,23]

Sono e imunologia

A privação do sono também está associada à elevação dos principais mediadores imunológicos. Em estudos em humanos foi observada uma elevação de leucócitos granulócitos e monócitos associada à privação de sono.[24] Em modelos animais, a privação do sono parece aumentar os níveis de citocinas, mediadores imunológicos como interleucina 1 (IL-1) e fator de necrose tumoral.[25]

A prolactina está envolvida na regulação do sono não REM, e a IL-1 inibe a ação da prolactina. As interleucinas (IL-1) e as citocinas (TNF) modificam os mecanismos reguladores da atividade do hormônio de crescimento e do óxido nítrico que alteram o sono espontâneo e interagem com vários sistemas neuronais, neurotransmissores (adrenérgicos dopaminérgicos, serotoninérgicos), permeabilidade iônica (Cl), atividade de receptores ($GABA_A$)[26] e sincronização do eletroencefalograma – EEG.[27,28]

Privação do sono e alterações

A privação do sono é um fator de risco para as doenças e pode prejudicar a sua evolução. Inicialmente, a privação não crônica do sono resulta em aumento da sensibilidade à dor sem alteração do limiar à sensibilidade tátil,[29] tremores, comprometimento do equilíbrio, alentecimento da fala, anormalidades da motricidade ocular (nistagmo), redução da atividade alfa e aumento da amplitude e frequência do EEG, comprometimento das habilidades, labilidade emocional, comportamento não inibido, comprometimento progressivo das funções cognitivas e imunológico, redução da temperatura e da concentração do cortisol sérico, aumento de resistência periférica e ativação do sistema nervoso neurovegetativo simpático (SNNVS).[30-32] A maioria dessas anormalidades tende a normalizar-se quando a privação do sono é prolongada por mais de 25 dias, sugerindo que os mecanismos homeostáticos se equilibrarão. A ativação do SNNVS gera aumento na concentração de catecolaminas plasmáticas e da frequência cardíaca,[32] além de promover o hipermetabolismo, a redução das proteínas plasmáticas, anemia normocítica e redução do metabolismo do hipotálamo, tálamo e do sistema límbico.[33] A hipoatividade hipotalâmica implica em déficit hipofisário resultando em hipotireoidismo de origem central.

DOR E ANORMALIDADES DO SONO

A gravidade da dor intensa está fortemente associada a uma série de anormalidades do sono como: redução da satisfação do sono, menor duração do sono, maior latência do sono e despertares frequentes devidos à dor.[5] Pode haver relação entre dor e sono.[34-36] Os indivíduos que dormem mal de forma crônica podem desenvolver dor e fadiga.[36] Estima-se que 50 a 70% dos doentes com dor crônica referem qualidade do sono ruim.[1,37,38]

Moldofsky e colaboradores[39] realizaram um estudo pioneiro para investigar a causa da anormalidade do sono utilizando EEG em pacientes com fibromialgia. O grupo observou aumento da onda alfa durante o sono não REM, denominado "sono alfa-delta", o indicativo de maior excitação (*increased arousal*) durante o sono de ondas lentas (*slow wave sleep*). Tal alteração parece interferir na função reparadora do sono não REM.

As anormalidades do sono nos doentes com dor crônica são: redução da latência da fase de movimentos rápidos dos olhos (REM), intrusão de ritmo alfa no sono não REM, elevada frequência de episódios de microdespertares e de movimentos dos membros. Cerca de um terço dos doentes com dor crônica apresenta ritmo alfa durante o sono não REM. Doentes com dor crônica apresentam período de sono variando de 5,2 a 6,5 horas e eficácia variando de 75 a 87%.[40]

A associação dor e anormalidade do sono pode estar relacionada também a outras anormalidades como depressão e fadiga.

Sono e depressão

Insônia e depressão em indivíduos com dor crônica com frequência coexistem; a inter-reação é bidirecional, em que ambas as anormalidades podem ser a causa ou consequência da outra. Dessa forma, anormalidades do sono, especialmente a insônia, correlacionam-se a dor intensa e maior nível de ansiedade e depressão.[7,41,42] A presença concomitante de insônia e depressão em grupo de doentes com dores musculoesqueléticas resultou em aumento da intensidade da dor, quando comparado a grupos com insônia ou depressão.[43]

Sono e fadiga

Há evidência de que a redução dos estados 3 e 4 do sono não REM está associada ao aumento da fadiga e alteração da percepção da dor.[44,45]

SONO E CEFALEIA

Indivíduos que apresentam anormalidades do sono relatam mais queixas de cefaleia que outros doentes com cefaleia sem anormalidades do sono.[46] As anormalidades do sono associadas à cefaleia são de natureza variada, incluindo respiração, movimento, disfunção do ritmo circadiano e insônia. A cefaleia pode manifestar-se durante e/ou após o sono, ser relacionada a uma ou mais fases do sono e, possivelmente, aos sonhos, sendo desencadeada em decorrência da privação, excesso ou interrupção do sono.[46]

Enxaqueca

O início da crise de enxaqueca pode ser desencadeado pelo sono tanto no meio da noite como ao despertar de manhã.[46] Entretanto, um bom sono[47,48] frequentemente pode aliviar a crise de dor da enxaqueca.[49] Nos exames de polissonografias em doentes com enxaqueca, o sono REM pode desempenhar um papel importante na enxaqueca, pois o início das crises ocorre durante ou imediatamente após o sono REM, inclusive durante os cochilos diurnos.[50,51]

Cefaleia tipo tensão

Indivíduos normais privados de sono podem apresentar cefaleia, em pressão ou peso,[52] geralmente bilateral ou frontal.[53] A apneia obstrutiva do sono é um fator desencadeante de cefaleia tipo tensão ou enxaqueca noturna[54,55] vascular e cefaleia matinal.[56] A cefaleia como sintoma de síndrome da apneia obstrutiva do sono é mais comum nas mulheres.

Cefaleia em salvas

Sugere-se que a cefaleia em salvas costuma ser desencadeada na fase REM e, às vezes, logo após a fase REM. Doentes com hemicrania paroxística crônica frequentemente apresentam interrupção significativa e redução da eficácia do sono, ou seja, redução do período total do sono e do sono REM e aumento do número de despertares durante o sono REM.[57,58] Ver o Capítulo 23.

Cefaleia hemicrania paroxística

A cefaleia hemicrania parece estar claramente associada ao sono REM e pode ser chamada também de cefaleia bloqueadora de sono REM (*REM-sleep locked headache*).[51] Um estudo de neuroimagem revelou ativação do hipotálamo posterior em hemicrania paroxística, indicando que esta estrutura pode desempenhar papel importante.[59] A cefaleia hemicrania paroxística crônica, assim como cefaleia em salvas, pode alterar o sono ou ser causada por anormalidades do sono.[57,60] É possível que a cefaleia seja causa das alterações do sono, ou vice-versa.[58] Da mesma forma, existe a possibilidade de que a cefaleia e a insônia sejam moduladas pelos mesmos neurotransmissores[60] e que algum evento externo cause cefaleia e anormalidades do sono e haja um ciclo autoalimentador entre estas alterações.

SONO, BRUXISMO E DISFUNÇÃO TEMPOROMANDIBULAR

O bruxismo é uma atividade involuntária da musculatura mandibular que se caracteriza por friccionar os dentes ou por cerrar a mandíbula fortemente durante a vigília. Durante o sono, esses fenômenos são observados e foram denominados bruxismo do sono (*sleep bruxism*) e classificados como uma das disfunções do sono pela Classificação Internacional de Distúrbios do Sono.[61]

O bruxismo do sono causa dores na cabeça e na face pela manhã. Ao redor de 65% dos doentes com bruxismo noturno apresentam cefaleia.[62]

Doentes com bruxismo do sono apresentam redução da atividade dos músculos de mastigação masseter[63-65] e melhoram a atividade muscular do masseter[66] quando utilizam placas de mordida. Em doentes com dor miofascial mastigatória, o estudo eletromiográfico noturno da musculatura mastigatória revelou que a placa de mordida reduz as alterações musculares e melhora da condição. Em doentes com disfunção temporomandibular (DTM) tratados com placa de mordida, há redução da atividade eletromiográfica do masseter durante o sono; entretanto, em alguns doentes pode ocorrer aumento. Tanto os doentes com redução como aqueles com aumento da atividade eletromiográfica podem ter melhora da sintomatologia.[67] Leia mais a respeito no Capítulo 22 sobre Bruxismo neste livro.

SONO E SÍNDROME DA APNEIA

A síndrome da apneia é uma anormalidade do sono relacionada à alteração respiratória durante o sono e aos sintomas diurnos, como sonolência excessiva. A sonolência excessiva diurna é resultado do sono fragmentado, causada por repetidos despertares consequentes da falta de ar. A apneia é o fluxo do ar interrompido por pelo menos 10 segundos, o que difere do conceito da hipopneia que é a diminuição de 30 a 50% do fluxo de ar por pelo menos 10 segundos, e associado à queda de saturação de oxigênio de no mínimo 3 a 4% do normal.[68]

A hipoxemia durante o sono, assim como o sono fragmentado, implica no déficit de função cognitiva, de capacidade de memória, na dificuldade de encontrar palavras, no aumento do tempo de processamento e no tempo de reação.[69] Além disso, muitas outras manifestações comportamentais foram associadas à respiração anormal durante o sono, desde o sonambulismo, os pesadelos até os movimentos anormais durante o sono, cefaleia matinal, depressão e bruxismo.[70]

Poceta e Dalessio[71] analisaram a polissonografia de 19 indivíduos com cefaleia crônica e observaram que em 24% dos casos havia síndrome de apneia obstrutiva do sono, em 25%, síndrome de movimentos periódicos das pernas e em 28% dos casos, insônia e cefaleia matinal. Não ocorreu relação com bruxismo e pesadelos.

Cefaleia matinal

A cefaleia matinal é comum em indivíduos com síndrome da apneia do sono com frequência entre 36 e 58% dos casos.[72,73] Entretanto, observou-se que a ocorrência de cefaleia matinal não difere entre os doentes com síndrome de apneia obstrutiva do sono e os doentes com outras anormalidades do sono.[56] A cefaleia parece melhorar com o tratamento de síndrome da apneia obstrutiva do sono.[74]

Enxaqueca

A relação entre enxaqueca e síndrome da apneia não está clara, porém as alterações vasculares e anormalidades respiratórias do sono parecem favorecer o desencadeamento da enxaqueca.[68] O uso de pressão positiva contínua nasal (CPAP) como tratamento da síndrome mostrou melhora da enxaqueca em doente com síndrome da apneia.[46]

Cefaleia em salvas

A síndrome da apneia obstrutiva do sono ocorre em 60% dos doentes com cefaleia em salvas. O tratamento da síndrome da apneia obstrutiva do sono com CPAP parece melhorar também a cefaleia em salvas.[54,55]

Cefaleia hemicrania paroxística

Doentes com hemicrania paroxística crônica apresentam insônia prolongada devido ao medo de apresentar dor quando despertos, tendo a cefaleia como a causa da interrupção do sono.[58]

Leia mais a respeito no Capítulo 23 sobre apneia do sono neste livro.

TRATAMENTO

A dor intensa está frequentemente associada a uma série de anormalidades do sono;[37] portanto, a eficácia da controle da dor deveria melhorar os parâmetros da qualidade do sono. As avaliações de sono antes e durante o tratamento da dor podem ser uma ferramenta útil para que profissionais de saúde determinem a eficácia de uma terapia analgésica específica.[75]

O tratamento adequado das alterações do sono deve ser precedido de avaliação detalhada dos sintomas. O tratamento das disfunções do sono envolve as orientações quanto à higiene do sono, como também do uso de intervenções farmacológicas, conforme a necessidade de cada doente (Tabela 20.1).[75,76]

CONCLUSÃO

Nos últimos anos, como apresentado neste capítulo, houve grande avanço no estudo do sono e em suas relações com a dor, especialmente a dor crônica. Isso está particularmente mais bem investigado em síndromes como a da fibromialgia; outras, como da cefaleia em salva e demais cefaleias, também podem ter algum tipo de associação. Quanto às DTMs, aumentam os estudos que mostram as relações entre sono, bruxismo e dor muscular. Portanto, a avaliação do sono deve fazer parte da investigação dos doentes com dor crônica, principalmente se persistente ou refratária.

Tabela 20.1. Tratamento das alterações do sono

I. DIAGNÓSTICO

- Avaliar os sintomas para determinar a presença ou ausência da disfunção do sono primária como: insônia, transtornos do sono, respiração, ronco primário, fadiga ou sonolência diurna.

II. HIGIENE DO SONO

- Orientar quanto ao ambiente do quarto (quarto escuro, fresco, silencioso).
- Mudar hábitos de consumo de cafeína, tabaco e álcool.
- Evitar a prática de exercícios intensos à tarde ou à noite, mínimo de três horas antes de dormir.
- Regular a rotina do sono (hora de deitar, acordar durante a semana e nos fins de semana).
- Praticar métodos de relaxamento.
- Deitar na cama somente quando sentir sono; se tiver sonolência diurna cochilar menos de 20 a 30 minutos antes das 15 horas.

III. TERAPIA COGNITIVO-COMPORTAMENTAL

- Estabelecer rotinas regulares de relaxamento das noites.
- Modificar padrões de pensamentos negativos e atitudes disfuncionais.
- Evitar atividade intensa, agitação (como discussões).

IV. TERAPIA FARMACOLÓGICA

Terapia a curto prazo: analgésico isolado ou em associação com o relaxante muscular à noite;
- anti-inflamatórios não esteroidais (AAINEs), ácido acetil salicílico ou acetaminofeno.

Casos leves: relaxante muscular ou sedativos (no começo da noite para evitar tonturas pela manhã):
- ciclobenzaprina
- zopiclona (7,5 mg)
- zolpiden (10 mg)

Casos mais graves ou persistentes:
- baixa dose de amitriptilina
- trazodona
- gabapentina, codeine

Outros: valeriana; sulfato de glucosamina; cava

Fonte: Modificado de Brousseau e colaboradores.[76]

REFERÊNCIAS

1. Cohen MJ, Menefee LA, Doghramji K, Anderson WR, Frank ED. Sleep in chronic pain: problems and treatment. Int Rev Psychiatry. 2000;12(2):115-27.
2. Everson CA. Functional consequences of sustained sleep deprivation in the rat. Behav Brain Res.1995;69(1-2):43-54.
3. Kent S, Satinoff E. Influence of ambient temperature on sleep body temperature after phentolamine in rats. Brain Res. 1990;511(2):227-33.
4. Van Cauter E, Leproult R, Kupfer DJ. Effects of gender and age on the levels and circadian rhythmicity of plasma cortisol. J Clin Endocrinol Metab. 1996;81(7):2468-73.
5. Atkinson JH, Slater MA, Patterson TL, Grant I, Garfin SR. Prevalence, onset, and risk of psychiatric disorders in men with chronic low back pain: a controlled study. Pain. 1991;45(2):111-21.
6. Lautenbacher S, Kundermann B, Krieg J. Sleep deprivation and pain perception. Sleep Med Rev. 2006;10(5):357-69.
7. Menefee LA, Frank ED, Doghramji K, Picarello K, Park JJ, Jalali S, et al. Self-reported sleep quality and quality of life for individuals with chronic pain conditions. Clin J Pain. 2000;16(4):290-7.
8. Pilowsky I, Spence ND. Patterns of illness behaviour in patients with intractable pain. J Psychosom Res. 1975;19(4):279-87.
9. Pilowsky I, Basset D. Pain and depression. Br J Psych. 1982;141:30-6.
10. Peever J, McGinty D. What is sleep and why do we sleep? In: Lavigne G, Sessle BJ, Choinière M, Soja PJ, edtors. Sleep and Pain. IASP; 2007. p.3-21.
11. Ogilvie RD. The process of falling asleep: physiological Review. Sleep Med Rev. 2001;5(3):247-70.
12. Tufik S. Medicina e biologia do sono. Barueri: Manole; 2008.
13. Borbely AA, Achermann P. Sleep homeostasis and models of sleep regulation. In: Kryger MH, Roth T, Dement WC, editors. Principles and practice of sleep medicine. Philadelphia: Elsevier Saunders; 2005. p. 405-17.
14. McCarley RW, Greene RW, Rainnie D, Portas CM. Brainstem neuromodulation and REM sleep. Semin Neurosc. 1995;7(5):341-54.
15. Jacobsen S, Main K, Danneskiold-Samsøe B, Skakkebaek NE. A controlled study on serum insulin-like growth factor-I and urinary excretion of growth in fibromyalgia. J Rheumatol. 1995;22(6):1138-40.
16. Benoit O, Aguirre A. Homeostatic and circadian aspects of sleep regulation in young poor sleepers. Neurophysiol Clin. 1996;26(1):40-50.
17. Fernandes RMF. O sono normal. Medicina (Ribeirão Preto). 2006;39(2):157-68.

18. Duffy JF, Czeisler CA. Effect of light on human circadian physiology. Sleep Med Clin. 2009;4(2):165-77.
19. Murphy PJ, Cambell SS. Physiology of the circadian system in animals and humans. J Clin Neurophysiol. 1996;13(1):2-16.
20. Czeosler C, Buxtton O, Khalsa S. The human circadian timing system and sleep-wake regulation. In: Kryger MH, Roth T, Dement WC, editors. Principles and practice of sleep medicine. Philadelphia: Elsevier Saunders; 2005. p. 388.
21. Moldofsky H. The significance of the sleeping-waking brain for the understanding of widespread musculoskeletal pain and fatigue in fibromyalgia syndrome and allied syndromes. Joint Bone Spine. 2008;75(4):397-402.
22. Moldofsky H. Sleep and fibrositis syndrome. Rheum Dis Clin North Am. 1989;15(1):91-103.
23. Stratmann M, Schibler U. Properties, entrainment, and physiological functions of mammalian peripheral oscillators. J Biol Rhythms. 2006;21(6):494-506.
24. Dinges DF, Douglas SD, Zaugg L, Campbell DE, McMann JM, Whitehouse WG, et al. Leukocytosis and natural killer cell function parallel neurobehavioral fatigue induced by 64 hours of sleep deprivation. J Clin Invest. 1994;93(5):1930-9.
25. Everson CA. Sustained sleep deprivation impairs host defense. Am J Physiol. 1993;265(5 Pt 2):R1148-54.
26. Miller LG, Fahey JM. Interleukin-1 modulates GABAergic and glutamatergic function in brain. Ann NY Acad Sci. 1994;739:292-8.
27. Steriade M, Curro-Dossi R, Nunez A. Network modulation of a slow intrinsic oscillation of cat thalamocortical neurons implicated in sleep delta waves: cortically-induced synchronization and brain stem cholinergic suppression. J Neurosci. 1991;11(10):3200-17.
28. Nita DA, Cissé Y, Timofeev I, Steriade M. Waking-sleep modulation of paroxysmal activities induced by partial cortical deafferentation. Cereb Cortex. 2007;17(2):272-83.
29. Cooperman NR, Mullin FJ, Kleitman N. Studies on the physiology of sleep. XI. Further observations on the effects of prolonged sleeplessness. Am J Physiol. 1934;107:589-93.
30. Everson CA. Clinical manifestations of sleep deprivation. In: Schwartz WJ, editor. Sleep science: integrating basic research and clinical practice. Basel: Karger; 1997. p. 34-59.
31. Everson CA, Bergmann BM, Rechtschaffen A. Sleep deprivation in the rat. III. Total sleep deprivation. Sleep. 1989;12(1):13-21.
32. Everson CA, Reed HL. Pituitary and peripheral thyroid hormone responses to thyrotropin-releasing hormone during sustained sleep deprivation in freely moving rats. Endocrinology. 1995;136(4):1426-34.
33. Everson CA, Smith CB, Sokoloff L. Effects of prolonged sleep deprivation on local rates of cerebral energy metabolism in freely moving rats. J Neurosci. 1994;14(11 Pt 2):6769-78.
34. Lavigne GJ, McMillan D, Zucconi M. Pain and sleep. In: Kryger M, Roth T, Dement W, editors. Principles and practice of sleep medicine. Philadelphia: Elsevier; 2005. p. 1246-55.
35. Gupta A, Silman AJ, Ray D, Morriss R, Dickens C, MacFarlance GJ, et al. The role of psychosocial factors in predicting the onset of chronic widespread pain: results from a prospective population-based study. Rheumatology. 2007;46(4):666-71.
36. Moldofsky H. The significance of dysfunctions of the sleeping/waking brain to the pathogenesis and treatment of fibromyalgia syndrome. Rheum Dis Clin North Am. 2009;35(2):275-83.
37. Atkinson JH, Ancoli-Israel S, Slater MA, Garfin SR, Gillin JC. Subjective sleep disturbance in chronic back pain. Clin J Pain. 1988;4(4):225-32.
38. Menefee LA, Cohen M, Anderson WR, Whitney R, Doghramji K, Frank ED, et al. Sleep disturbance and nonmaligant chronic pain: a comprehensive review of the literature. Pain Med. 2001;1(2):156-72.
39. Moldofsky H, Scaribrick P, England R, Smythe H. Musculoskeletal symptoms and non-REM sleep disturbance in patients with "fibrositis syndrome" and healthy subjects. Psychosom Med. 1975;37(4):341-51.
40. Lavie P, Epstein R, Tzischinsky D, Gilad D, Nahir M, Lorber M, et al. Actigraphic measurements of sleep in rheumatoid aarthritis: comparison of patients with low back pain and healthy controls. J Rheumatol. 1992;19(3):362-5.
41. Haythomnthwaite J, Hegel M, Kems R. Development of a sleep diary for chronic pain patients. J Pain Symptom Manage. 1991;6(2):65-72.
42. Goodrich S, Cogan D, Randolph P, Racz GB. The prediction of pain using measures of sleep quality. Pain Digest. 1998;8:23-5.
43. Wilson K, Eriksson MY, D'Eon JL, Mikail SF, Emery PC. Major depression and insomnia in chronic pain. Clin J Pain. 2002;18(2):77-83.
44. Kirwan JR, Hewlett SE, Heiberg T, Hughes RA, Carr M, Hehir M, et al. Incorporation the patient perspective into outcome assessment in rheumatoid arthritis: progress at OMERACT 7. J Rheumatol. 2005;32(11):2250-6.
45. Moldofsky H, Scarisbrick P. Introduction of neurasthemic musculoskeletal pain syndrome by selective sleep stage deprivation. Psychosom Med. 1976;38(1):35-44.
46. Paiva T, Farinha A, Martins A, Batista A, Guilleminault C. Chronic headaches and sleep disorders. Arch Intern Med. 1997;157(15):1701-5.
47. Blau JN. Resolution of migraine attacks: sleep and the recovery phase. J Neurol Neurosurg Psychiatry. 1982;45(3):223-6.
48. Peres MF. Fibromyalgia,fatigue and headache disorders. Curr Neurol Neurosci Rep. 2003;3(2):97-103.
49. Bruni O, Galli F, Guidetti V. Sleep hygiene and migraine in children and adolescents. Cephalalgia. 1999;19(S25):57-9.
50. Dexter JD, Weitzman ED. The relationship of nocturnal headaches to sleep stage patterns. Neurology. 1970;20(5):513-18.
51. Dodick DW, Eross EJ, Parish JM. Clinical, anatomical, and physiologic relationship between sleep and headache. Headache. 2003;43(3):282-92.
52. Blau JN. Sleep deprivation headache. Cephalalgia. 1990;10(4):157-60.
53. Headache Classification Committee of the International Headache Society. Classification and diagnostic criteria for headache disorders, cranial neuralgias and facial pain. Cephalalgia. 1988;8(Suppl 7):1-96.
54. Buckle P, Kerr P, Kryger M. Nocturnal cluster headache associated with sleep apnea: a case report. Sleep. 1993;16(5):487-9.
55. Jennum P, Hein HO, Suadicani P, Gyntelberg F. Headache and cognitive dysfunctions in snorers: a cross-sectional study of 3323 men aged 54 to 74 years: the Copenhagem male study. Arch Neurol. 1994;51(9):937-42.
56. Aldrich MS, Chauncey JB. Are morning headaches part of obstructive sleep apnea syndrome? Arch Intern Med. 1990;150(6):1265-7.
57. Kayed K, Godtlibsen OB, Sjaastad O. Chronic paroxysmal hemicrania IV: "REM sleep locked" nocturnal headache attacks. Sleep. 1978;1(1):91-5.
58. Paiva T, Batista A, Martins P, Martins A. The relationship between headaches and sleep disturbances. Headache. 1995;35(10):590-6.
59. Matharu MS, Cohen AS, Frackowiak RS, Goadsby PJ. Posterior hypothalamic activation in paroxysmal hemicraniana. Ann Neurol. 2006;59(3):535-45.
60. Sahota PK, Dexter JD. Sleep and headache syndromes: a clinical review. Headache. 1990;30(2):80-4.
61. Steia M, Hauri P. The international classification of sleep disorders. 2nd ed. Westbrook: American Academy of Sleep Medicine; 2005.
62. Camparis CM, Siqueira JT. Sleep bruxism: clinical aspects and characteristics in patients with and without chronic orofacial pain. Oral Surg Oral Med Oral Pathol Oral Radiol Endod. 2006;101(2):188-93.
63. Lobbezzo F, van der Glas HW, van Kampen FM, Bosman F. The effect of an occlusal stabilization splint and the mode of visual feedback on the activity balance between jaw

elevator muscles during isometric contraction. J Dent Res. 1993;72(5):876-82.
64. Solberg WK, Clark GY, Rugh JD. Nocturnal electromyographic evaluation of bruxism patients undergoing short term splint therapy. J Oral Rehabil. 1975;2(3):215-23.
65. Visser A, Naeije M, Hansson TL. The temporal masseter co-contraction: an electromyographic and clinical evaluation of short term stabilization splint therapy in myogenous CMD patients. J Oral Rehabil. 1995;22(5):387-9.
66. Kurita H, Ikeda K, Kurashima K. Evaluation of the effect of a stabilization splint on occlusal force in patients with masticatory muscle disorders. J Oral Rehabil. 2000;27(1):79-82.
67. Clack GT, Beemsterboer PL, Solberg WK, Rugh JD. Nocturnal electromyographic evaluation of myofascial pain dysfunction in patients undergoing occlusal splint therapy. J Am Dent Assoc. 1979;99(4):607-11.
68. Chen GM, Guilleminault C. Sleep disorders than can exacerbate pain. In: Lavigne G, Sessle BJ, Choinière M, Soja PJ. Sleep and pain. Seattle: IASP; 2007. p. 311-40.
69. Findley L, Barth J, Power D, Wilhoit SC, Boyd DG, Suratt PM. Cognitive impairment in patients with obstructive sleep apnea and associated hypoxemia. Chest. 1986;90(5):686-90.
70. Guilleminault C, Poyares D, Rosa A, Huang YS. Heart rate variability, sympathetic and vagal balance and EEG arousals in upper airway resistance and mild Obstructive sleep apnea syndromes. Sleep Med. 2005;6(5):451-7.
71. Poceta JS, Dalessio DJ. Identification and treatment of sleep apnea in patients with chronic headache. Headache. 1995;35(10):586-9.
72. Guilleminault C, Eldridge FL, Tilkian A, Simmons FB, Dement WC. Sleep apnea syndrome due to upper airway obstruction: a review of 25 cases. Arch Intern Med. 1977;137(3):296-300.
73. Paiva T, Vasconcelos P, Leitão AN, Andrea M. Apnéias obstrutivas do sono. Acta Med Port. 1993;1:449-56.
74. Davis JA, Fine ED, Maniglia AJ. Uvulopalatopharyngoplasty for obstructive sleep apnea in adults: clinical correlation with polysomnographic results. Ear Nose Throat J. 1993;72(1):63-6.
75. Miaskowsky C. Pharmacologic management of sleep disturbances in noncancer-related pain. Pain Manag Nurs. 2009;10(1):3-13.
76. Brousseau M, Manzini C, Thie N, Lavigne G. Understanding and managing the interaction between sleep and pain: An update for the dentist. J Can Dent Assoc. 2003;69(7):437-42.

CAPÍTULO 21

SONO E DOR OROFACIAL: ASPECTOS EXPERIMENTAIS

Teresa Cristina Barros Schütz
Monica L. Andersen
Sergio Tufik

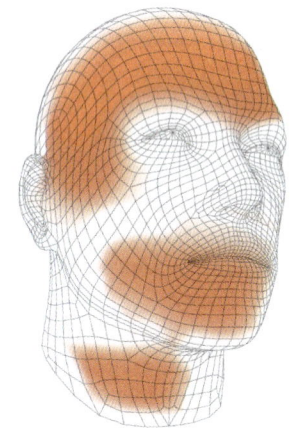

Pacientes com síndrome de dor crônica queixam-se frequentemente de sono irregular e dificuldade de dormir, evidenciando a existência de correlação entre sono e dor.

A relação entre anormalidades do sono e a percepção da dor é ainda matéria controversa. Entretanto, existem provas de que as anormalidades que afetam a continuidade do sono atuam de diferentes modos, podendo, até mesmo, afetar a atividade dos sistemas descendentes centrais envolvidos na inibição da dor. Além disso, as anormalidades do sono não podem ser simplesmente consideradas como um aspecto negativo da dor, pois o sono é relevante para o estudo e a pesquisa sobre dor[1].

Como o sono é fundamental para a homeostase do organismo, seguramente alterações da sua arquitetura afetam o organismo, independentemente das causas dessas irregularidades. Desse modo, tanto o sono pode piorar a condição geral dos pacientes que sofrem de dores crônicas, como a própria continuidade e cronicidade da dor podem afligir o sono dos pacientes.

Entre as dores que afetam o segmento cefálico, existem algumas, como a cefaleia em salvas, que já são relacionadas a anormalidades do sono. Além disso, a gravidade de algumas cefaleias matutinas são relacionadas com anormalidades do sono, como: demora no adormecer, redução da eficiência do sono e maior número de despertares.

Pacientes com dores musculares mastigatórias, como algumas disfunções temporomandibulares (DTM), reclamam com frequência de irregularidades do sono e de sono inadequado, embora não tenham, até o presente momento, sido observadas alterações na arquitetura do sono desses pacientes.

Os estudos atuais – que relacionam o sono com DTM – ainda são escassos e, em particular, relacionados ao bruxismo do sono, havendo evidências iniciais de que a presença de dor altera o padrão do bruxismo e o aumento do número de queixas de sono ruim.

Os estudos experimentais apontam para a necessidade de avaliar a condição de sono dos pacientes com dores crônicas, como a fibromialgia e a artrite reumatoide. Estudos sobre a inflamação aguda da articulação temporomandibular (ATM) apontam na mesma direção.

Assim, este capítulo faz rápida revisão do tema, procurando lembrar aos clínicos a existência dessa relevante ligação entre sono e dor, que está gradativamente sendo mais bem conhecida.

INTRODUÇÃO

Todos os seres humanos têm a consciência de que o corpo possui um ritmo de atividade próprio, que alterna períodos de atividade e de descanso. Esse período de repouso normalmente ocorre à noite e permite a disposição física e mental necessárias para a integridade do organismo. No entanto, uma noite maldormida faz-nos perceber a importância do sono nas funções diárias.

A compreensão moderna do sono originou-se dos primeiros registros de atividade elétrica cerebral humana denominados eletrencefalograma (EEG). Dessa forma, foi possível distinguir que o sono é composto por duas fases alternantes (sono sem movimentos rápidos dos olhos, não REM ou NREM, e com movimentos rápidos dos olhos, REM), cada uma possuindo um mecanismo neural único e indicadores eletrofisiológicos e comportamentais distintos. O sono NREM é dividido nos estágios 1, 2, 3 e 4, e ocorre predominantemente na primeira parte da noite, enquanto o sono REM encontra-se na segunda metade da noite e distribui-se em quatro a seis ciclos com duração média de 90 minutos cada. A distribuição dos estágios de sono durante a noite pode ser alterada por vários fatores – idade, ritmo circadiano, temperatura ambiente, ingestão de drogas ou por determinadas patologias e manifestações dolorosas.

Várias funções são atribuídas ao sono. A hipótese mais simples é a de que o sono se destina à recuperação pelo organismo de um possível débito energético estabelecido durante a vigília. Além dessa hipótese, outras funções são atribuídas, especialmente ao sono REM, tais como: manutenção da homeostase, dos neurotransmissores envolvidos no ciclo da vigília e sono, sedimentação da memória, entre outras. Nesse contexto, distúrbios do sono afetam, além do controle da dor, importantes mecanismos de regulação neuroendócrina, estando ainda relacionados com manifestações afetivas, emocionais e cognitivas, em geral observadas nas síndromes dolorosas crônicas.[2,3]

O organismo tem grande necessidade de recuperar o sono, e quando isso não se torna possível, a falta de sono ou distúrbios de sono promovem uma variedade muito ampla de efeitos negativos sobre o desempenho cognitivo, alterações comportamentais, hormonais e cerebrais em animais e nos seres humanos. Também já foi relatado que o tempo ideal de sono é afetado em diversas condições clínicas, indicando que a natureza o considera absolutamente necessário para a manutenção da fisiologia normal dos processos vitais. Nesse sentido, o entendimento dos distúrbios de sono e da influência que o binômio vigília e sono exerce sobre o organismo é importante para que se promova um aprimoramento na estratégia terapêutica.

SONO E DOR

Como os distúrbios de sono consistem em uma manifestação frequente em doenças e síndromes, na qual a dor exerce um papel relevante na abordagem de pacientes com manifestações dolorosas agudas ou crônicas e que também apresentam queixas de sono não reparador, o tratamento deve enfocar não apenas o alívio da dor, mas também a melhora do padrão de sono.

Na maioria (50 a 90%) dos pacientes com condições dolorosas agudas, a ocorrência da dor frequentemente precede uma noite de sono ruim.[4,5] Entretanto, estudos clínicos e experimentais com dor crônica, tanto em seres humanos como em animais, confirmam a influência bidirecional entre sono não reparador e manifestações dolorosas: uma noite de sono maldormida pode ser acompanhada por aumento da sensibilidade dolorosa no próximo dia, e um dia com um alto nível de dor é normalmente acompanhado por uma noite subsequente de pobre qualidade de sono.[6,7] Em geral, ocorrem fragmentação do sono, aumento do número de despertares durante a noite, dificuldade para dormir e, em consequência, redução do tempo total de sono.

Se a dor aguda tem função biológica de preservação da integridade e defesa, uma vez que denota uma lesão ou iminência de lesão tecidual, a dor crônica acarreta modificações neurofisiológicas, afastamento do trabalho, perda da funcionalidade, comprometendo a qualidade de vida. Embora as dores agudas possam resultar em alterações do padrão de sono, na vigência de processos dolorosos crônicos, a qualidade do sono é fortemente prejudicada.[8] Embora pacientes com dor crônica queixem-se de dificuldades para o início e manutenção do sono, ainda é obscuro o conhecimento de como a dor causa alteração no padrão de sono.

Evidências anatômicas da interação dos fenômenos de dor e sono podem ser identificadas em neurônios denominados *pain-on* e *pain-off*, no núcleo magno da rafe, os quais, respectivamente, facilitam e inibem a propagação dos impulsos nociceptivos para vias talamocorticais, sofrendo variações em sua frequência de disparo, dependendo do ciclo da vigília e sono. Sabe-se que os neurônios inibitórios, os *pain-off*, apresentam-se totalmente ativados durante o NREM, e os neurônios excitatórios, os *pain-on*, são ativados durante a vigília.[9] Nesse local, a serotonina aparentemente exerce um complexo papel modulador, tanto na promoção da analgesia como na indução do sono NREM.

Os mecanismos neuroendócrinos e a função do sistema nervoso autônomo podem influenciar ou serem influenciados pelo binômio dor e sono. De fato, reconhece-se que os distúrbios de sono e a aferência nociceptiva exercem uma participação importante para o aumento do tônus simpático nas síndromes dolorosas crônicas, o que pode resultar em alterações vasculares e, por conseguinte, em diminuição do trofismo muscular e fadiga. Ainda, por compartilharem circuitos aferentes comuns (como as vias parabraquioamigdaloides e as vias parabraquio-hipotalâmicas), a dor e os distúrbios de sono podem gerar ou manter alterações motivacionais, afetivas e cognitivas, que muitas vezes aumentam o processamento nociceptivo, a hipervigilância e os despertares.

Em geral, a porcentagem de tempo gasto em cada estágio de sono não é marcadamente diversa entre pacientes com dor crônica e indivíduos controle. Entretanto, em pacientes com pobre qualidade de sono (período de sono prolongado interrompido por despertares) ou com dor crônica, o sono é mais fragmentado que nos adultos com saúde normal. Essa fragmentação de sono é caracterizada por mudanças súbitas de estágios, incluindo frequentes microdespertares (3 a 10 segundos, envolvendo ativação cortical, ativação cardíaca e muscular), despertares (ativações de 10 a 15 segundos, com possibilidade de consciência), mudanças nos estágios de sono (estágios mais profundos para estágios mais superficiais), mudanças corpóreas ou alguma combinação dessas características. Essas mudanças súbitas podem ocorrer em grupos, repetidos a cada 20 ou 40 segundos, acompanhados por ondas corticais alfa rápidas (conhecidas como intrusões de ondas alfa) e por aumento na frequência cardíaca e na tonicidade muscular. Essas mudanças são coletivamente conhecidas como padrão alternante cíclico (CAP, do inglês, *cyclic alternating pattern*) e, quando o CAP ocorre com menos intervalos, isto pode resultar em uma qualidade de sono inferior.[10,11]

Diversas afecções ou doenças apresentam piora dos sintomas à noite ou ao despertar, como no caso das doenças reumatológicas, da isquemia miocárdica, da cefaleia, das queixas gastrintestinais, da dor tumoral, dos problemas dentários e ainda dos distúrbios afetivos. Por outro lado, alterações do padrão de sono podem ser decorrentes de disfunções do organismo, tanto em crianças como em adultos e idosos.

Um grande número de estudos sobre a correlação entre dor e sono em doenças reumáticas foi realizado na fibromialgia e na artrite reumatoide. A fibromialgia é uma síndrome clínica na qual ocorre aumento da dor musculoesquelética difusa, com pontos dolorosos bem definidos ao exame clínico. Dentre as condições dolorosas crônicas, a fibromialgia constitui a entidade reumatológica na qual os distúrbios de sono têm sido mais amplamente investigados.

SONO E FIBROMIALGIA

A prevalência de alterações de sono na fibromialgia é tão comum que já se pensou que todo o quadro de dor fosse secundário a uma noite maldormida. Atualmente, sabe-se que a alteração do padrão de sono é secundária à dor, no entanto, continua a constituir um sério problema de saúde a ser resolvido. A principal alteração do sono dos pacientes com fibromialgia consiste num sono não reparador. O tempo que o indivíduo dorme pode ser suficiente, mas o tempo em que ele realmente descansa é insuficiente. O registro polissonográfico caracteriza-se pela intrusão de ondas alfa durante o sono de ondas lentas – padrão que acarreta superficialização do sono profundo, além de aumento do estágio 1 e de despertares e redução do ritmo delta.[12] Devido ao sono perturbado e superficial, o paciente que já apresenta a musculatura contraída não consegue relaxar e obter uma boa noite de sono, e por isso tende a apresentar piora da sintomatologia dolorosa e da rigidez matinal, além de uma piora do quadro geral.

Os pacientes que apresentam o padrão alfa-delta do sono tendem à piora da sintomatologia dolorosa e da rigidez matinal,[13,14] além da superficialização do sono e aumento do número de despertares.[15,16]

O padrão alfa-delta no sono NREM não é patognomônico da fibromialgia. Especula-se se esse padrão representa um mecanismo central de despertar, um mecanismo mantenedor do sono em doenças que cursam com distúrbio de sono ou se reflete a persistência de estímulos nociceptivos. Além disso, diversas condições dolorosas prejudicam o sono no qual ocorrem os sonhos (sono REM). Nesse sentido, os pacientes acometidos com dor crônica raramente a representam no contexto onírico.[17]

Estudos têm demonstrado uma elevação dos níveis de substância P no fluido cerebrospinal de pacientes com fibromialgia em comparação com indivíduos saudáveis,[18,19] indicando o envolvimento da substância P na medula espinal com a sintomatologia dessa condição clínica. Em camundongos, a administração intracerebroventricular de substância P, numa dose que não produz resposta nociceptiva, promoveu alterações marcantes no ciclo da vigília e sono desses animais. Ademais, a administração prévia do antagonista do receptor seletivo de substância P (NK-1) reverteu os distúrbios de sono,[20] sugerindo o envolvimento dessa substância nas alterações do padrão de sono apresentadas pelos pacientes com fibromialgia.

SONO E ARTRITE REUMATOIDE

A interação de frequentes queixas de sono em pacientes com doenças reumatológicas também é evidente na artrite reumatoide. De fato, a fadiga é uma manifestação muito comum na artrite reumatoide e se faz acompanhar de alteração do tempo de NREM e REM, além da fragmentação do sono e de múltiplos despertares. Em 1998, Drewes e colaboradores[21,22] demonstraram que pacientes com artrite reumatoide e sintomas dolorosos intensos durante o dia tendem a apresentar aumento compensatório do sono de ondas lentas à noite. Ainda, na artrite reumatoide a polissonografia pode mostrar aumento no número de movimentos periódicos de pernas durante o sono, além do aumento da atividade alfa nos estágios do sono.

Além da fibromialgia, distúrbios de sono também são descritos na lombalgia, na osteoartrose, na síndrome de Sjögren, na espondilite anquilosante, no lúpus eritematoso sistêmico, na esclerodermia e nos reumatismos de partes moles. Nessas condições, os distúrbios de sono, somando-se à dor, à fadiga, ao estresse e à alteração do humor, consistem em indicativos de evolução clínica desfavorável.[14] Em particular, a lombalgia é uma condição clínica que tende a piorar à noite. Na aplicação de um questionário a 100 pacientes com a patologia, constatou-se que 79% apresentaram piora da dor ao despertar, 53% relataram aumento do número de despertares durante o sono, enquanto 6% dos casos referiram dificuldade em iniciar e reiniciar o sono após os despertares.[23]

SONO EM DORES OROFACIAIS

Atualmente não existem estudos do sono que englobem todas as condições álgicas que constituem o grupo denominado de dor orofacial. Entretanto, as disfunções temporomandibulares (DTM), consideradas as principais causas de dores crônicas orofaciais,[24] são muitas vezes relacionadas a distúrbios do sono, principalmente nos autorrelatos dos pacientes.[25] Particularmente quando essas dores musculoesqueléticas orofaciais afetam os músculos mastigatórios elas são, em geral, associadas à má qualidade de sono e à fadiga crônica.[26-29]

Os estudos atuais sobre sono e dor muscular mastigatória dedicam-se em particular à avaliação do bruxismo do sono e suas relações com esse tipo de condição álgica (ver o Capítulo 22 sobre bruxismo do sono). Até o presente momento, esses estudos mostram que não há alteração na macroarquitetura do sono desses pacientes, embora ocorra redução dos episódios de bruxismo por hora, comparativamente com os pacientes que relatam bruxismo, porém não se queixam de dor facial.[30,31] Também não foram demonstradas, até o presente, alterações na macroarquitetura do sono de pacientes com relatos frequentes de dores de cabeça matutinas, apesar de existir correlação entre a frequência e a intensidade das dores com alterações do sono, como demora para o início do sono, redução da eficiência do sono e maior número de despertares.[32] Além disso, esse estudo mostrou que os pacientes com cefaleia matutina demoravam mais para acordar e a redução do tempo total de sono era preditor do dor de cabeça no dia seguinte.

ESTUDOS EXPERIMENTAIS

Estudos experimentais em seres humanos

Uma vez que pacientes com distúrbios de sono apresentaram queixas proeminentes de dor e fadiga, estudos experimentais têm sido realizados para investigar se as manifestações poderiam estar relacionadas a fatores estressantes ou obedecer a um padrão cíclico diurno. Nesse contexto, Moldofsky e Scarisbrick[33] avaliaram o efeito da privação do estágio 4 do sono NREM em 12 indivíduos saudáveis. Os resultados demonstraram que os sujeitos apresentaram dores matinais e fadiga, sintomas que se mantiveram até a restauração do padrão inicial do sono. Décadas mais tarde, pesquisadores dinamarqueses,[34] por meio de estímulos dolorosos experimentais em pele, músculo e articulações, observaram alterações no EEG do sono compatíveis com as observadas nas condições dolorosas crônicas. O aumento de ritmos rápidos durante o sono de ondas lentas denota que mudanças na microestrutura do sono podem influenciar na continuidade e profundidade do sono. Além disso, há evidências de que o sono profundo pode representar um mecanismo compensatório para os processos dolorosos crônicos, de modo que pacientes com maior quantidade de sono profundo provavelmente apresentem os sintomas dolorosos com menor intensidade.[35]

Modelos experimentais de dor em animais

A pesquisa em animais, assim como toda e qualquer proposta de investigação científica, deve sempre ser avaliada por meio de três grandes critérios: geração de conhecimento, exequibilidade e relevância. A pesquisa animal, normalmente, objetiva responder questões de aplicação direta ou indireta em seres humanos. Os modelos animais, ainda que possa ser questionada a plena possibilidade de transposição de seus dados, servem como objeto de pesquisa e fonte de geração de informações fundamentais em algumas áreas. Os animais utilizados como modelos experimentais são seres vivos que possuem as mesmas características biológicas dos outros animais de sua espécie, com a diferença de estarem sendo privados de sua liberdade em favor da Ciência. Portanto, devem ser manejados com respeito e de forma adequada à espécie, tendo suas necessidades de transporte, alojamento, condições ambientais, nutrição e cuidados veterinários atendidas.

Em modelos animais, o estudo dos efeitos de manifestações dolorosas no padrão de sono oferece como conveniência a segurança e o controle de uma série de variáveis inerentes ao ser humano. Semelhanças podem ser identificadas entre modelos animais e condições dolorosas crônicas em seres humanos, como a artrite, dor ciática, fibromialgia, disfunções orofaciais, entre outras, em termos de distúrbios de sono e diminuição do limiar de dor.

Dor neuropática

A dor neuropática pode ser estudada em animais por meio do modelo de lesão constritiva crônica.[36,37] Os ratos submetidos à lesão desse nervo apresentam aumento da vigília e redução do sono de ondas lentas.[38,39] Em um estudo longitudinal dos efeitos da constrição crônica do nervo ciático (Fig. 21.1), Andersen e Tufik[40] demonstraram que os animais apresentam uma redução do sono de ondas lentas e aumento do número de despertares, do sono REM e da latência para o início do sono principalmente na primeira semana após a lesão periférica, corroborando com a condição clínica de queixas de distúrbios de sono em pacientes acometidos com dor neuropática.

Dor inflamatória

Modelos experimentais de ratos artríticos têm sido extensivamente utilizados no estudo de processos de dor de longa duração e para avaliação do potencial analgésico ou dos efeitos anti-inflamatórios de drogas.

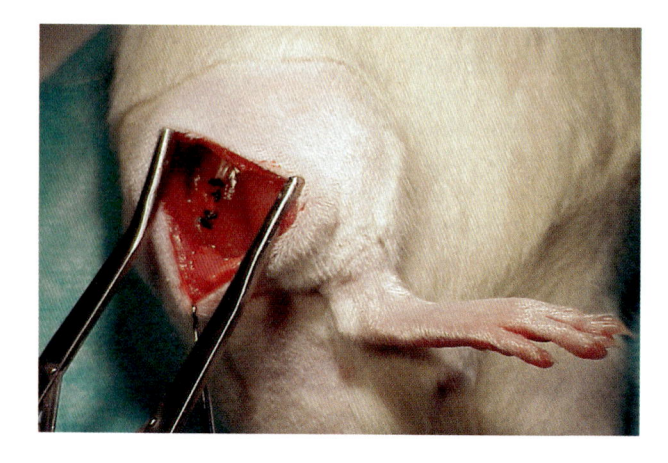

Figura 21.1. Ilustração de quatro ligaduras em torno do nervo ciático.

Fonte: Andersen e Tufik.[40]

O modelo de artrite induzida por adjuvante (AIA), introduzido por Pearson e Wood,[41] assemelha-se à artrite reumatoide existente em seres humanos e é induzida por injeção subcutânea de adjuvante de Freund, que consiste em uma suspensão da bactéria *Mycobacterium butyricum* desnaturada em óleo mineral, podendo ser injetada por via subcutânea na base da cauda do rato ou na superfície plantar da pata, ou, ainda, por via intra-articular. O adjuvante acarreta em artrite, em geral nas articulações dos membros posteriores, promovendo significativa redução da atividade locomotora. Observa-se, também, aumento do diâmetro das patas posteriores e anteriores em razão de inflamação e edema, bem como inflamação acompanhada ou não de lesões na pele, olhos, tratos gastrintestinal e geniturinário.[42]

A resposta inflamatória inicial desenvolve-se em horas, mas os sinais clínicos mais dramáticos aparecem a partir do décimo dia pós-inoculação e as alterações permanecem por várias semanas. A hiperalgesia é mais evidente durante a fase inflamatória aguda da doença, quando os comportamentos de dor estão mais pronunciados.

Em modelos animais de dor inflamatória, também há poucos estudos disponíveis que versam sobre distúrbios de sono. Ao verificarem a hipótese de modificações do sono e parâmetros de dor em condições de estimulação nociceptiva persistente de gatos, Carli e colaboradores,[43] concluíram que a quantidade de sono depende do débito de sono e do nível da intensidade de dor. Além disso, os estágios de sono são diferentemente sensíveis à dor persistente.

Em ratos, o adjuvante de Freund promoveu fragmentação do sono, um maior número de episódios de vigília, redução do sono de ondas lentas e de sono REM.[44] Ao estudarem o sono de ratos submetidos ao modelo de artrite induzida (Fig. 21.2) durante duas semanas, Andersen e Tufik[45] observaram que a artrite em ratos produziu significativas alterações do padrão de sono. Ratos artríticos mostraram menor tempo total de sono, aumento da latência para sono NREM, diminuição da eficiência de sono, maior número de mudanças de estágios, maior tempo total de alerta e maior número de episódios de alerta. Esses resultados sugerem que o padrão de sono anormal decorra da incapacidade dos ratos artríticos em manter longos períodos de sono, inabilidade esta provavelmente relacionada à presença de dor.

Dor orofacial

Dentre as condições de dor crônica, a dor orofacial é uma importante entidade clínica que também envolve processos inflamatórios, e o desenvolvimento de modelos animais possibilita um maior conhecimento sobre os mecanismos envolvidos nesse processo e possíveis abordagens terapêuticas. Em 2001, Roveroni e colaboradores[46] descreveram um modelo de disfunção temporomandibular induzida pela injeção de formalina na articulação temporomandibular de ratos, o que produziu comportamentos nociceptivos quantitativos e estereotipados caracterizados por balançar e inclinar a cabeça para o lado no qual foi induzida a inflamação, além de movimentar a mandíbula e coçar a região.

Recentemente, Schütz e colaboradores avaliaram os efeitos da administração de adjuvante de Freund na articulação temporomandibular no padrão de sono em ratos. Dados desse estudo estão representados nos hipnogramas demonstrados na Figura 21.3 (A e B). Os resultados demonstraram que esse modelo produz evidentes distúrbios de sono como redução da eficiência de sono e aumento da latência para o início do sono. O pré-tratamento com o anti-inflamatório indometacina,[47] o inibidor de óxido nítrico L-NAME (N^G-*nitro-L-arginine methil éster*)[48] e o inibidor da ciclo oxigenase-2[49] restabeleceram o padrão de sono normal nos animais (Fig. 21.3 C-E). Henry[50] descreveu que este modelo de dor na articulação temporomandibular caracterizava-se por estreitamento do espaço articular, remodelação óssea, infiltração de células imunológicas, diminuição na abertura da boca e sinais nociceptivos.

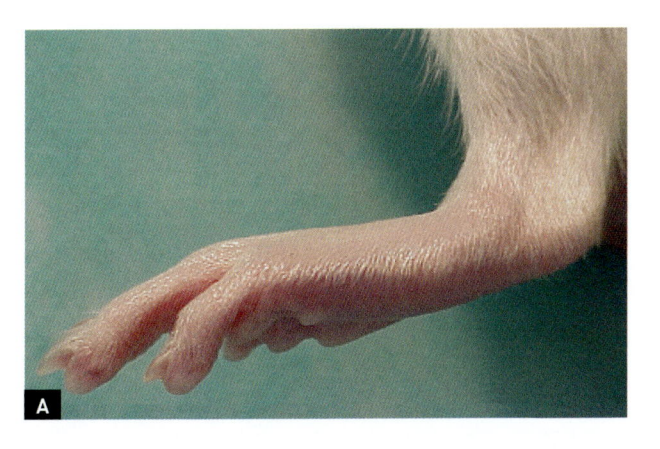

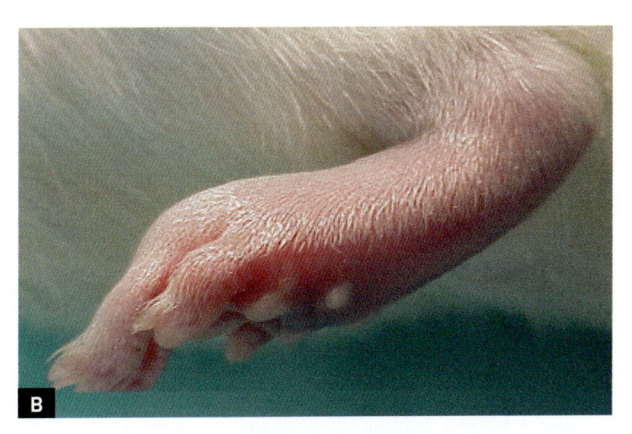

Figura 21.2. Vista lateral da pata traseira em rato. **A.** Aspecto de uma pata normal; **B.** Edema produzido por adjuvante de Freund.

Fonte: Andersen e Tufik.[40]

Em 2005, Ro[51] descreveu como a força de mordida seria influenciada por dor muscular persistente na região orofacial. Para isso injetou adjuvante de Freund no músculo masseter de ratos. A injeção intramuscular do adjuvante de Freund produziu uma redução significativa na força de mordida nos três primeiros dias após a administração – após 14 dias os valores retornaram aos encontrados no período basal. Desse modo, concluiu que a mensuração da força de mordida pode ser um método útil para o estudo da hiperalgesia inflamatória em músculos da região orofacial.

Ali e Sharawy[52] relataram as mudanças notadas na inervação da articulação temporomandibular de coelhos após a indução cirúrgica de deslocamento anterior de disco. O aparecimento de fibras nervosas dentro da adesão fibrosa patológica nos côndilos artríticos destes pode indicar um possível mecanismo de nocicepção nesses distúrbios.

Outro modelo de dor orofacial descrito por Eisenberg e colaboradores[53] consistia na indução de dor por meio de formalina injetada subcutaneamente na base das vibrissas de ratos adultos. A injeção subcutânea de formalina na base das vibrissas de ratos produz resposta bifásica de *grooming* (autolimpeza), comportamento nociceptivo de ratos.

Assim, esses estudos evidenciam que cada modelo experimental acarreta alterações comportamentais e prejuízos no ciclo de vigília e sono de forma distinta entre si. Evidências como a redução do limiar de dor, o ato de lamber a pata afetada, a postura anormal e até a autotomia estão diretamente relacionadas à intensidade de dor e servem como subsídio para o estudo da influência de diferentes intensidades de um estímulo doloroso específico sobre o padrão de sono. Assim, tem-se buscado, em modelos animais, a compreensão da sequência temporal das respostas fisiológicas e os sistemas biológicos envolvidos na interação entre dor e distúrbios de sono.

SONO E SAÚDE

Dormir bem é benéfico e proporciona uma vida saudável. No entanto, as queixas de sonolência e distúrbios de sono são cada vez mais comuns. Estima-se que 40% dos homens roncam e 30% das mulheres queixam-se de insônia. Ainda mais alarmantes são as estatísticas do número de indivíduos acometidos por manifestações dolorosas agudas ou crônicas. Segundo dados da Organização Mundial da Saúde,[54] a dor crônica afeta 30% da população do mundo. As consequências de noites maldormidas, em especial em decorrência de processos dolorosos, têm custo avaliado em milhões de dólares.

É cada vez maior o tempo que todos nós passamos acordados, em virtude muitas vezes da grande exposição a atividades interativas, como televisão e internet, e também pelas pressões socioeconômicas que exigem uma sociedade de funcionamento integral. Isso nos leva muitas vezes a estender as atividades até tarde da noite, reduzindo o horário normal de descanso e de sono reparador. Sabendo-se que pacientes com distúrbios

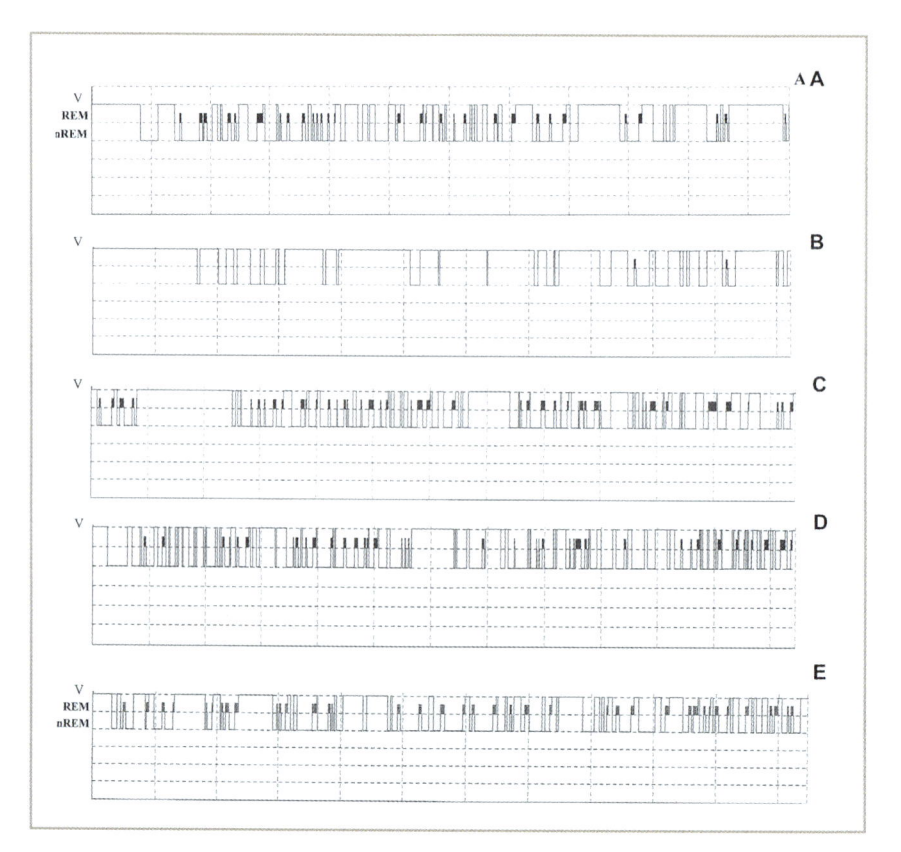

Figura 21.3. Hipnogramas representativos de períodos claros de 12 horas para ratos nos seguintes grupos estudados: macho/Salina (A), macho/Adjuvante de Freund (B), Indometacina/Adjuvante de Freund (C), L-NAME/Adjuvante de Freund (D) e COX-2/Adjuvante de Freund (E). Valores foram registrados em períodos de 30 segundos em cada estágio. V representa um período de vigília; nREM, sono não-REM; e REM, sono REM. Nota-se a marcada fragmentação de sono e número reduzido de períodos longos de sono em ratos machos sob o modelo de dor orofacial e a manutenção do padrão de sono nos grupos tratados.

de sono apresentaram queixas proeminentes de dor e fadiga, e que esses fatores também podem induzir perturbações para o sono, ressalta-se a importância deste, que consiste em uma forma dinâmica de restauração da homeostase, da imunidade e representa uma condição fisiológica essencial para integridade do organismo.

CONCLUSÃO

Certamente a dor afeta o sono, e este, por sua vez, também compromete a condição clínica de pacientes com dor crônica. Os avanços obtidos por meio dos estudos experimentais e clínicos sobre a relação entre dor e sono mostram uma íntima relação entre essas duas importantes condições. Sob o ponto de vista clínico, é inevitável que profissionais da saúde fiquem atentos para essa relação e questionem seus pacientes a respeito dessas condições. No futuro, com o progresso no conhecimento do sono e sua relação com diversas síndromes álgicas, é possível que tenhamos um melhor controle de quadros crônicos de dor. Ver também os capítulos sobre sono, dor, bruxismo e apneia.

REFERÊNCIAS

1. Smith MT, Buenaver LF. Electroencephalographic correlates of pain and sleep interactions in humans. In: Lavigne G, Sessle B, Choinière M, Soja PJ. Sleep and pain. Seattle: IASP; 2007. p. 189-212.
2. Ackenheil M. Genetics and pathophysiology of affective disorders: relationship to fibromyalgia. Z Rheumatol. 1998;57 Suppl 2:5-7.
3. Grisart J, Van der Linden M, Masquelier E. Controlled processes and automaticity in memory functioning in fibromyalgia patients: relation with emotional distress and hypervigilance. J Clin Exp Neuropsychol. 2002;24(8):994-1009.
4. Morin CM, Gibson D, Wade J. Self-reported sleep and mood disturbance in chronic pain patients. Clin J Pain. 1998;14(4):311-4.
5. Smith MT, Perlis ML, Smith MS, Giles DE, Carmody TP. Sleep quality and presleep arousal in chronic pain. J Behav Med. 2000;23(1):1-13.
6. Affleck G, Urrows S, Tennen H, Higgins P, Abeles M. Sequencial dayli relations of sleep, pain intensity, and attention to pain among women with fibromyalgia. Pain. 1996;68(2-3):363-8.
7. Raymond I, Nielsen TA, Lavigne GJ, Manzini C, Choinière M. Quality of sleep and its daily relationship to pain intensity in hospitalized adult burn patients. Pain. 2001;92(3):381-8.
8. Brousseau M, Manzini C, Thie N, Lavigne G. Understanding and managing the interaction between sleep and pain: An update for the dentist. J Can Dent Assoc. 2003;69(7):437-42.
9. Foo H, Mason P. Brainstem modulation of pain during sleep and waking. Sleep Med Rev. 2003;7(2):145-54.
10. Terzano MG, Parrino L, Sherieri A, Chervin R, Chokroverty S, Guilleminault C. Atlas, rules and recording techniques for the scoring of cyclic alternating pattern (CAP) in human sleep. Sleep Med. 2001;2(6):537-53.
11. Parrino L, Smerieri A, Rossi M, Terzano MG. Relationship of slow and rapid EEG components of CAP to ASDA arousals in normal sleep. Sleep. 2001;24(8):881-5.
12. Harding SM. Sleep in fibromyalgia patients: Subjective and objective findings. Am J Med Sci. 1998;315(6):367-76.
13. Perlis ML, Giles DE, Bootzin RR, Dikman ZV, Fleming GM, Drummond SP, et al. Alpha sleep and information processing, perception of sleep, pain and arousability in fibromyalgia. Int J Neurosci. 1997;89(3-4):265-80.
14. Roizenblatt S, Moldofsky H, Benedito-Silva AA, Tufik S. Alpha sleep characteristics in fibromyalgia. Arthritis Rheum. 2001;44(1):222-30.
15. Moldofsky H, Scarisbrick P, England R, Smythe H. Musculoskeletal symptoms and non REM sleep disturbance in patients with fibrositis syndrome and healthy subjects. Psychosom Med. 1975;37(4):341-51.
16. Roizenblatt S, Tufik S, Goldenberg J, Pinto LR, Hilario MO, et al. Juvenile fibromyalgia: clinical and polysomnographic aspects. J Rheumatol. 1997;24(3):579-85.
17. Arkin AM, Toth MF, Baker J, Hastey JM. The frequency of sleep talking in the laboratory among chronic sleep talkers and good dream recallers. J Nerv Ment Dis. 1970;151(6):369-74.
18. Russell IJ, Michalek JE, Vipraio GA, Fletcher EM, Javors MA, Bowden CA. Platelet 3H-imipraine uptake receptor density and serum serotonin levels in patients with fibromyalgia/fibrositis syndrome. J Rheumatol. 1992;19(1):104-9.
19. Schwarz MJ, Spath M, Muller-Bardorff H, Pongratz DE, Bondy B, Ackenheil M. Relationship of substance P, 5-hydroxyindole acetic acid and tryptophan in serum of fibromyalgia patients. Neurosci Lett. 1999;259(3):196-8.
20. Andersen ML, Nascimento DC, Machado RB, Roizenblatt S, Moldofsky H, Tufik S. Sleep disturbance induced by substance P in mice. Behav Brain Res. 2006;167(2):212-8.
21. Drewes AM, Svendsen L, Taagholt SL, Bjerregard K, Nielsen KD, Hansen B. Sleep in rheumatoid arthritis: a comparison with healthy subjects and studies of sleep/wake interactions. Br J Rheumatol. 1998;37(1):71-81.
22. Drewes AM, Bjerregard K, Taagholt SL, Svendsen L, Nielsen KD. Zopiclone as night medication in rheumatoid arthritis. Scand J Rheumatol 1998;27(3):180-7.
23. Boissonnault W, Fabio RP. Pain profile of patients with low back pain referred to physical therapy. J Orthop Sports Phys Ther. 1996;24(4):180-91.
24. Okeson JP. Dores bucofaciais de Bell. 6. ed. São Paulo: Quintessence; 2006.
25. Camparis CM, Formigoni G, Teixeira MJ, Bittencourt LRA, Tufik S, Siqueira JTT. Sleep bruxism and temporomandibular disorder: clinical and polysomnographic evaluation. Arch Oral Biol. 2006;51(9):721-8.
26. Kosek E, Hansson P. Modulatory influence on somatosensory perception from vibration and heterotopic noxious conditioning stimulation (HNCS) in fibromyalgia patients and healthy subjects. Pain. 1997;70(1):41-51.
27. Craig JC, Rollman GB. Somesthesis. Annu Rev Psychol. 1999;50:305-31.
28. Washington LL, Gibson SJ, Helme RD. Age-related differences in the endogenous analgesic response to repeated cold water immersion in human volunteers. Pain. 2000;89(1):89-96.
29. Edwards RR, Fillingim RB. Effects of age an temporal summation and habituation of thermal pain: clinical relevance in healthy older and younger adults. J Pain. 2001;2(6):307-17.
30. Lavigne GJ, Rompré PH, Montplaisir JY, Lobbezoo F. Motor activity in sleep bruxism with concomitant jaw muscle pain. A retrospective pilot study. Eur J Oral Sci. 1997;105(1):92-5.

31. Rompré PH, Daily-Landry D, Guitard F, Montplaisir JY, Lavigne GJ. Identification of a sleep bruxism subgroup with a higher risk of pain. J Dent Res. 2007;86(9):837-42.
32. Goder R, Friege I, Fritzer G, Strenge H, Aldenhoff JB, hinze-Selch D. Morning headaches in patients with sleep disorders: a systematic polysomnographic study. Sleep Med. 2003;4(5):385-91.
33. Moldofsky H, Scarisbrick P. Induction of neurasthenic musculoskeletal pain syndrome by selective sleep stage deprivation. Psychosom Med. 1976;38(1):35-44.
34. Drewes AM, Nielsen KD, Arendt-Nielsen L, Birket-Smith L, Hansen LM. The effect of cutaneous and deep pain on the electroencephalogram during sleep, an experimental study. Sleep. 1997;20(8):632-40.
35. Lavigne G, Zucconi M, Castronovo C, Manzini C, Marchettini P, Smirne S. Sleep arousal response to experimental thermal stimulation during sleep in human subjects free of pain and sleep problems. Pain. 2000;84(2-3):283-90.
36. Bennett GJ, Xie YK. A peripheral mononeuropathy in rat that produces disorders of pain sensation like those seen in man. Pain. 1988;33(1):87-107.
37. Bennett GJ. An animal model of neuropathic pain: a review. Muscle Nerve. 1993;16(10):1040-8.
38. Monassi CR, Bandler R, Keay KA. A subpopualtion of rats show social and sleep-waking changes typical of chronic neuropathic pain following peripheral nerve injury. Eur J Neurosci. 2003;17(9):1907-20.
39. Keay KA, Monassi CR, Levison DB, Bandler R. Peripheral nerve injury evokes disabilities and sensory dysfunction in a subpopulation of rats: a closer model to human chronic neuropathic pain? Neurosci Lett. 2004;361(1-3):188-91.
40. Andersen ML, Tufik S. Sleep patterns over 21-day period in rats with chronic constriction of sciatic nerve. Brain Res. 2003;984(1-2):84-92.
41. Calvino B, Crepon-Bernard MO, Le Bars D. Parallel clinical and behavioural studies of adjuvant-induced arthritis in the rat: possible relationship with 'chronic pain'. Behav Brain Res. 1987;24(1):11-29

42. Gendimenico GJ, Mezick JA. Effects of topical antiinflammatory agents on Freund's adjuvant-induced skin lesions in rats. Inflamm Res. 1995;44(1):16-20.
43. Carli G, Montesano A, Rapezzi S, Paluffi G. Differential effects of persistent nociceptive stimulation on sleep stages. Behav Brain Res. 1987 Nov-Dec;26(2-3):89-98.
44. Landis CA, Robinson CR, Levine JD. Sleep fragmentation in the arthritic rat. Pain. 1988;34(1):93-9.
45. Andersen ML, Tufik S. Altered sleep and behavioral patterns of arthritic rats. Sleep Res Online. 2000;3(4):161-7.
46. Roveroni RC, Parada CA, Veiga MCFA, Tambeli CH. Development of a behavioral modelo of TMJ pain in rats: the TMJ formalin test. Pain. 2001;94(2):185-91.
47. Schütz TCB, Andersen ML, Tufik S. Sleep alterations in an experimental orofacial pain model in rats. Brain Res. 2003;993(1-2):164-71.
48. Schütz TCB, Andersen ML, Tufik S. Influence of temporomandibular joint pain in sleep pattern: role of nitric oxide. J Dental Res. 2004;83(9):693-7.
49. Schütz TCB, Andersen ML, Tufik S. Effects of COX-2 inhibitor on disorders of temporomandibular joint acute inflammation. J Dental Res. 2007;86(5):475-9.
50. Henry JL. Future basic science directions into mechanisms of neuropathic pain. J Orofac Pain. 2004;18(4):306-10.
51. Ro JY. Bite force measurement in awake rats: a behavioral model for persistent orofacial muscle pain and hyperalgesia. J Orofac Pain. 2005;19(2):159-67.
52. Ali AM, Sharawy MM. Changes in the innervation of craniomandibular joint tissues associated with experimental induction of anterior disk displacement: histochemical and immunohistochemical studies. Cranio. 1995;13(1):50-6.
53. Eisenberg E, Vos BP, Strassman AM. The peripheral antinociceptive effect of morphine in a rat model of facial pain. Neuroscience. 1996;72(2):519-25.
54. World Health Organization [Internet]. Geneva: WHO; c2011 [capturado em 5 ago. 2011]. Disponível em: http://www.who.int/.

CAPÍTULO 22

DOR E BRUXISMO DO SONO

Cinara Maria Camparis
José Tadeu Tesseroli de Siqueira

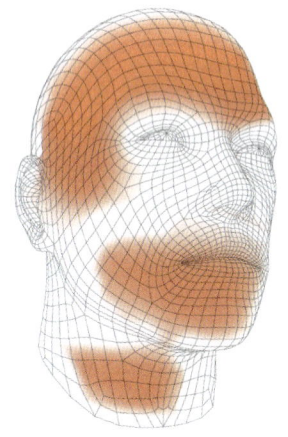

Muitos fatores etiológicos já foram listados na literatura para o bruxismo do sono (BS), mas a sua etiologia ainda não está esclarecida, existindo fortes evidências de que distúrbios no sistema dopaminérgico estão presentes e que o bruxismo é parte de uma reação de despertar. O bruxismo do sono é, provavelmente, mediado central e não perifericamente e não existem ainda medidas terapêuticas para o seu controle baseadas em evidências científicas.

Entretanto, o BS pode ser importante fator de risco e perpetuação da dor na face. As placas de mordida usadas nestas circunstâncias não têm o objetivo de alterar a oclusão, tampouco de tratar o BS, mas de amenizar os efeitos mecânicos e deletérios do bruxismo na dentição ou nas estruturas associadas. Alteram de forma temporária a propriocepção decorrente do contato dentário e, como consequência, modificam também provisoriamente a atividade motora envolvida.

A despeito das controvérsias sobre a etiologia das dores musculoesqueléticas mastigatórias funcionais (DTM), é sabida a associação proporcional entre o estresse emocional determinado por alteração na atividade de vida diária, hábitos parafuncionais e aumento da disfunção e da atividade muscular. Portanto, fatores emocionais são também moduladores da atividade mandibular repetitiva.

Pacientes com relatos concomitantes de BS e de dor na face queixam-se com frequência de dor bilateral, descrita como sensação de peso ou aperto, bem como cefaleia na região frontotemporal ao acordar. Essas características clínicas são semelhantes àquelas descritas pelos doentes com cefaleia do tipo tensão (que é uma cefaleia primária) e se estabelecem numa área limítrofe de diagnóstico para o cirurgião-dentista e o neurologista.

Conhecer a fisiopatologia da dor é indispensável para o profissional que trata pacientes com dores crônicas. No caso dos pacientes com BS e DTM, cabe ao clínico o controle dos sintomas, considerando não só a hiperatividade muscular como fator etiológico e de manutenção da dor, mas também as alterações do sistema nervoso central (SNC), decorrentes da cronicidade da dor, bem como a presença de doenças sistêmicas que possam contribuir para a manutenção ou piora da dor.

INTRODUÇÃO

A American Academy of Orofacial Pain[1] define bruxismo como atividade parafuncional diurna ou noturna que inclui o ranger, o apertar ou o esfregar os dentes entre si. Esse contato dentário gera os ruídos que caracterizam a ocorrência de bruxismo durante o sono. Considera que, na ausência de consciência subjetiva do doente, as facetas de desgaste nos dentes podem indicar episódios passados de bruxismo, não devendo ser interpretadas como resultado da função mastigatória, enquanto o bruxismo presente pode ser observado via registros polissonográficos.

Já a American Academy of Sleep Medicine[2] considera o bruxismo do sono como um **distúrbio de movimento** e o define como movimento mandibular estereotipado, caracterizado pelo ranger ou apertar dos dentes durante o sono, em geral associado a microdespertares, mas raramente ao despertar completo. As contrações dos músculos mastigatórios podem ser de dois tipos: tônicas, quando são isoladas e ocorre o apertamento dos dentes; ou fásicas, quando ocorre uma série repetitiva de contrações rítmicas. Quando essas contrações são suficientemente fortes durante o sono, muitas vezes produzem sons de ranger. O bruxismo pode afetar não só o paciente, pelos seus efeitos, mas também o companheiro de quarto, pois os sons podem ser desagradáveis e altos o bastante para perturbá-lo ou acordá-lo.

EPIDEMIOLOGIA

De acordo com a American Academy of Sleep Medicine,[2] a prevalência do bruxismo do sono, baseada em relatos dos pais e companheiros de quarto, é elevada na infância, cerca de 14 a 17%, reduz para cerca de 12% nos adolescentes e adultos jovens, diminui nos adultos de meia-idade, cerca de 8%, e ocorre em cerca de 3% dos idosos. É possível que os idosos usem mais próteses totais ou removíveis de acrílico reduzindo os sons noturnos do bruxismo, além do fato de que nem todos usam suas próteses totais à noite. O bruxismo do sono que começa na infância pode persistir na vida adulta em pelo menos um terço dos indivíduos; nestes casos, de acordo com o relato dos pais, começa já na erupção dos dentes antagonistas.

Não há diferença para a prevalência do bruxismo entre homens e mulheres, mesmo considerando os erros inerentes ao método de pesquisa por meio de questionários ou relato de parentes, e sua frequência na população em geral indica alerta profissional e eventual problema de saúde pública,[3] embora deva haver avaliação criteriosa antes de qualquer conduta de tratamento.

Relatos de bruxismo na vigília e no sono coletados por questionários mostraram que os homens apresentam mais bruxismo na vigília, enquanto as mulheres no sono; indivíduos com bruxismo na vigília são mais influenciados pelo estresse que aqueles com bruxismo do sono; indivíduos com bruxismo na vigília se tornam conscientes do hábito por meio da auto-observação, enquanto aqueles com bruxismo do sono são informados pelos parentes.[4]

As diferentes metodologias de pesquisa, definições operacionais, critérios clínicos e amostras populacionais podem induzir variações para a prevalência relatada de bruxismo tanto nas populações adultas quanto nas infantis. Estudos de prevalência envolvendo autorrelatos de apertamento dos dentes durante as horas em que se está acordado mostram resultados de cerca de 20%, comparados com cerca de 10% para o apertamento e o ranger durante o sono. É difícil determinar a real prevalência do bruxismo porque tal comportamento mandibular parafuncional é realizado em um nível subconsciente pela maioria dos indivíduos. O relato do companheiro de quarto pode confirmar o bruxismo do sono pelos ruídos produzidos quando se aperta ou range os dentes.[5,6]

Dentre os indivíduos com fatores de risco relacionados à maior prevalência do bruxismo do sono estão aqueles com síndrome da apneia obstrutiva do sono, roncadores, consumidores de bebidas alcoólicas e de cafeína, fumantes, com níveis de estresse e ansiedade elevados.[7] Em exames polissonográficos realizados em fumantes e não fumantes com relato de bruxismo do sono, os fumantes apresentaram cinco vezes mais episódios de bruxismo que os não fumantes, mas para as variáveis do sono não houve diferença significativa entre eles. O risco de o tabagismo e de o bruxismo serem concomitantes é moderado.[8]

Questionários respondidos por 1.298 pares de gêmeos monozigóticos e 2.419 pares de gêmeos dizigóticos mostraram que a proporção da presença do bruxismo atribuída a influências genéticas na infância abrange 49% do gênero masculino e 64% do gênero feminino e, nos adultos, 39 e 53% respectivamente. Os efeitos genéticos sobre o bruxismo parecem ser substanciais, entretanto, os fatores genéticos ligados ao bruxismo, bem como o seu mecanismo de transmissão, ainda não são conhecidos.[9]

CLASSIFICAÇÃO

Em virtude da etiologia multifatorial e de diferentes situações em que ocorre, o bruxismo foi classificado de acordo com o estado de vigília ou de sono do indivíduo e de acordo com os possíveis fatores etiológicos. Portanto, quando incide durante a vigília, ele é considerado diferente daquele que ocorre durante o sono. Este, por sua vez, tem diferentes etiologias, podendo ser primário (idiopático) ou secundário (iatrogênico ou sintomático). Na ausência de uma causa médica, as formas primárias de bruxismo incluiriam o apertamento diurno dos dentes e o bruxismo do sono. As formas secundárias de bruxismo seriam aquelas associadas a distúrbios neurológicos, psiquiátricos, do sono ou devido ao uso ou falta de drogas.[10]

Portanto, podemos classificar o bruxismo conforme mostrado no Quadro 22.1:

Quadro 22.1. Bruxismo

1. Relacionado ao sono (bruxismo do sono)
a. Primário ou idiopático – sem causa definida
b. Secundário, iatrogênico ou sintomático – com causa conhecida
2. Em vigília
a. Primário ou idiopático – sem causa definida
b. Secundário, idiopático ou sintomático – com causa conhecida

Enquanto o bruxismo do sono primário é mais frequentemente observado em crianças e adultos sadios, o secundário é observado em crianças com retardo mental e paralisia cerebral e em pacientes com movimentos anormais.[2] Ver Capítulo 9 sobre dor na criança.

Sabe-se que certas drogas dopaminérgicas, serotoninérgicas e adrenérgicas diminuem ou exacerbam o bruxismo em animais e humanos, mas a associação entre o bruxismo e as drogas dopaminérgicas, antidepressivos, sedativos, ansiolíticos e drogas hedônicas não está bem clara e atualmente a literatura relata vários casos.[11] Todavia, a ação de medicamentos deveria ser uma preocupação clínica sempre que o paciente descrever apertamentos dentários recentes que provoquem incômodo ou dor na mucosa, dentes ou face, que coincida com o uso de drogas, em particular dos antidepressivos tricíclicos seletivos para recaptura da serotonina, já que a eles se atribuem esses efeitos.

É necessário conhecer minimamente a fisiologia do sono para compreender o bruxismo do sono, até mesmo para o seu diagnóstico. Ver na Figura 22.1 a representação de um hipnograma que mostra as diversas fases do sono.

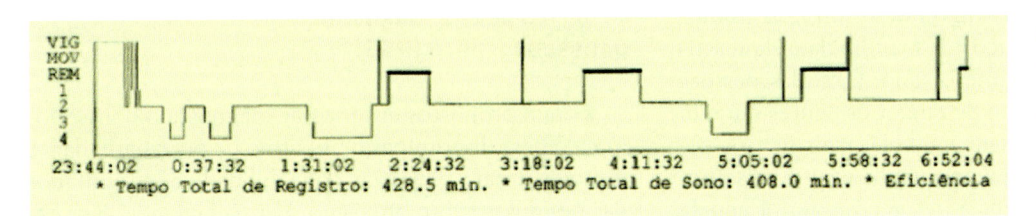

Figura 22.1. Hipnograma de uma noite de sono: VIG - vigília; MOV – movimentos corporais; REM (*rapid eye movements*) – sono REM; 1, 2, 3, 4 – estágios do sono não-REM.

FISIOPATOLOGIA

Há controvérsias a respeito da etiologia do bruxismo. No passado, as interferências oclusais foram consideradas causa do bruxismo, desencadeando a atividade parafuncional via mecanismo proprioceptivo.[11] Entretanto, demonstrou-se que os contatos oclusais deflectivos experimentais em doentes com bruxismo reduzem a atividade dos músculos mastigatórios durante o sono, em vez de aumentá-la. Além disso, o ajuste oclusal não cessa o bruxismo,[6] e as relações oclusais de doentes com bruxismo não diferem de maneira significativa de indivíduos que não o apresentam.[12]

A hipótese de que o bruxismo do sono está diretamente relacionado com períodos de estresse emocional aumentado durante o dia foi testada pela avaliação dos níveis de catecolaminas (epinefrina e norepinefrina) na urina. Foi encontrada uma relação positiva entre a atividade eletromiográfica (EMG) e os níveis médios de epinefrina e norepinefrina. Esses dados forneceram suporte para o conceito de que o estresse diário é um fator que exacerba a atividade muscular noturna dos masseteres, embora uma relação causal não tenha sido demonstrada.[13]

A relação entre o bruxismo do sono, o autorrelato de estresse e as variáveis da personalidade foi estudada em 100 indivíduos adultos, registrando a atividade EMG durante 15 noites consecutivas em ambiente domiciliar. Imediatamente antes de cada noite de sono, os indivíduos indicavam seus níveis de estresse nas 24 horas precedentes. Nenhuma relação foi encontrada entre os registros EMG, as variáveis da personalidade e os níveis de estresse. Os indivíduos com altos níveis de estresse relataram mais ansiedade, irritabilidade e depressão.[14] Ainda que a ansiedade não seja considerada fator etiológico do BS,[3,14] pode ser um importante modulador dessa atividade,[15] fator que deveria ser considerado do ponto de vista clínico. Ver na Figura 22.2 as oscilações diárias tanto dos níveis de ansiedade como do bruxismo do sono.

Um modelo fisiopatológico foi proposto para explicar a hiperatividade dos músculos mastigatórios com base em dados sobre distúrbios extrapiramidais de movimento, principalmente a discinesia tardia. O bruxismo seria uma forma idiopática leve de predominância dopaminérgica, com provável hipofunção gabaérgica do sistema extrapiramidal. O estresse, ao aumentar a atividade dopaminérgica, criaria um desequilíbrio dos neurotransmissores, resultando em hiperatividade muscular mastigatória.[16]

Foi pesquisada também a possibilidade de o sistema dopaminérgico estar envolvido na fisiopatologia do bruxismo segundo a imagem funcional dos receptores dopaminérgicos D_2 nos neurônios do *striatum*, adquirida por tomografia computadorizada. Não foi observada diferença significativa entre indivíduos com e sem bruxismo, entretanto, os indivíduos com bruxismo apresentaram desequilíbrio nos receptores entre os lados esquerdo e direito do cérebro. Tal desequilíbrio está relacionado a outras anormalidades do movimento e pode resultar em anomalia da movimentação bilateral das estruturas comandadas pelo grupo de neurônios acometidos.[17]

Estudos realizados sobre o bruxismo do sono demonstram que a sua etiologia é provavelmente multifatorial, com fortes evidências de que o papel das características oclusais é mínimo, se presente, além disso

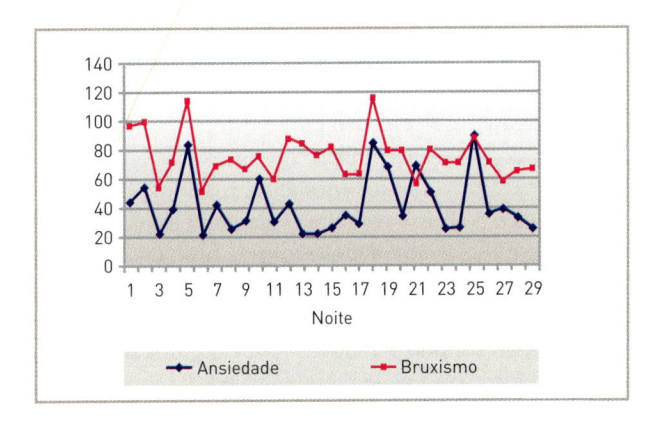

Figura 22.2. Gráfico mostrando as oscilações diárias do bruxismo do sono e suas correlações com os níveis diários de estresse emocional.

Fonte: Dal'Fabro e colaboradores.[15]

o sistema dopaminérgico central participa de maneira efetiva da sua etiologia e o bruxismo é parte de uma reação de despertar. Hoje em dia, portanto, o bruxismo é considerado um processo mediado central e não perifericamente.[18]

Até o momento, os estudos dos mecanismos neurobiológicos envolvidos no bruxismo do sono, na fisiologia dos movimentos rítmicos da mandíbula e da mastigação mostram que: durante o sono, 60% das pessoas que não relataram o hábito de ranger os dentes durante o sono, apresentam atividade muscular mastigatória rítmica (AMMR) numa frequência média de 1,8 episódio/hora, ou seja, uma frequência três vezes inferior àquela que incide em pacientes com bruxismo do sono. Nestes, as contrações têm amplitudes maiores e ocorrem ruídos em virtude do contato entre os dentes. Durante a mastigação, há atividade alternada dos músculos elevadores e abaixadores da mandíbula, enquanto na AMMR e no bruxismo do sono há cocontração ou coativação dos músculos abaixadores e elevadores da mandíbula. A estimulação de receptores dos aferentes periféricos e os impulsos dos fusos musculares influenciam o gerador de padrão central mastigatório, localizado no tronco encefálico; entretanto, o papel exato dos fatores periféricos no desencadeamento e na manutenção da AMMR e do bruxismo do sono ainda não está bem esclarecido. Sabe-se que 60% das AMMR estão associadas à deglutição em indivíduos com e sem bruxismo, o que parece ser parte da ativação que ocorre nos microdespertares, cuja função estaria relacionada com a lubrificação do trato digestivo superior durante o sono e com a melhoria da abertura das vias aéreas superiores. Finalmente, o papel de alguns neurotransmissores na gênese da mastigação e no controle do sono é conhecido, mas, na AMMR e no bruxismo do sono, sua ação ainda não está esclarecida.[19]

DIAGNÓSTICO CLÍNICO E POLISSONOGRÁFICO DO BRUXISMO DO SONO

No Quadro 22.2 são apresentados os critérios para diagnóstico clínico do bruxismo do sono, segundo a International Classification of Sleep Disorders da American Academy of Sleep Medicine.[2]

Além do bruxismo, podem ser observados durante o sono outros movimentos orofaciais e ruídos, como esfregar a face e abrir e fechar a boca, mioclonia, grunhidos e tosse. Essas atividades motoras orofaciais podem ser confundidas com bruxismo e devem ser levadas em consideração antes que um diagnóstico definitivo de bruxismo do sono seja feito. Os movimentos orofaciais associados ao sono devem ser descritos de modo apropriado em qualquer estudo e os registros polissonográficos e o monitoramento audiovisual são necessários para a realização de um diagnóstico definitivo.[20]

Além disso, a AMMR, com ou sem contato dental, é frequentemente observada durante o sono em indivíduos sem bruxismo. A alta prevalência de AMMR observada nos indivíduos sem bruxismo (60%) sugere que essa atividade está relacionada com certas funções fisiológicas do sono, incluindo a ativação autonômica e o aumento do fluxo salivar para lubrificar a cavidade oral.[21]

Critérios para o diagnóstico polissonográfico (PSG)

Foram propostos critérios de diagnóstico polissonográfico para discriminar o bruxismo de outras atividades motoras e para propiciar confiabilidade aos resultados das pesquisas sobre bruxismo. Ver na Figura 22.3 as características das contrações musculares e de outros parâmetros registrados na PSG. São os seguintes:

1. mais de 4 episódios de bruxismo por hora de sono;
2. mais de 6 surtos por episódio e/ou 25 surtos de bruxismo por hora de sono;
3. pelo menos 2 episódios com sons de ranger.

Empregando esses critérios, quando as variáveis polissonográficas do bruxismo foram combinadas por regressão logística, o diagnóstico clínico pode ser corretamente predito em 81,3% dos indivíduos sem bruxismo e 83,3% daqueles com bruxismo. A validade desses critérios de diagnóstico para pesquisa clínica precisa ser testada em grandes grupos e em indivíduos que apresentem vários níveis de gravidade de bruxismo.[22]

No diagnóstico diferencial do bruxismo do sono devem ser consideradas ainda outras atividades musculares faciais e mandibulares, como a mioclonia, que é observada em aproximadamente 10% dos indivíduos com bruxismo, os distúrbios respiratórios do sono, a deglutição anormal, o terror noturno, as discinesias que ocorrem na vigília e persistem no sono envolvendo a mandíbula (distonia, tremor, coreia), a epilepsia do sono, assim como os movimentos rítmicos da mandíbula associados a distúrbios de movimento generalizados.

Quadro 22.2. Critérios para diagnóstico clínico do bruxismo do sono

A. O paciente relata sons de ranger ou apertar os dentes durante o sono.
B. Um ou mais dos seguintes achados estão presentes: B1. desgaste anormal dos dentes; B2. dor, desconforto ou fadiga dos músculos mastigatórios e travamento da mandíbula ao acordar; B3. hipertrofia do músculo masseter na contração máxima voluntária.
C. A atividade muscular da mandíbula não pode ser explicada por outra anormalidade do sono, anormalidade médica ou neurológica ou por uso de substâncias.

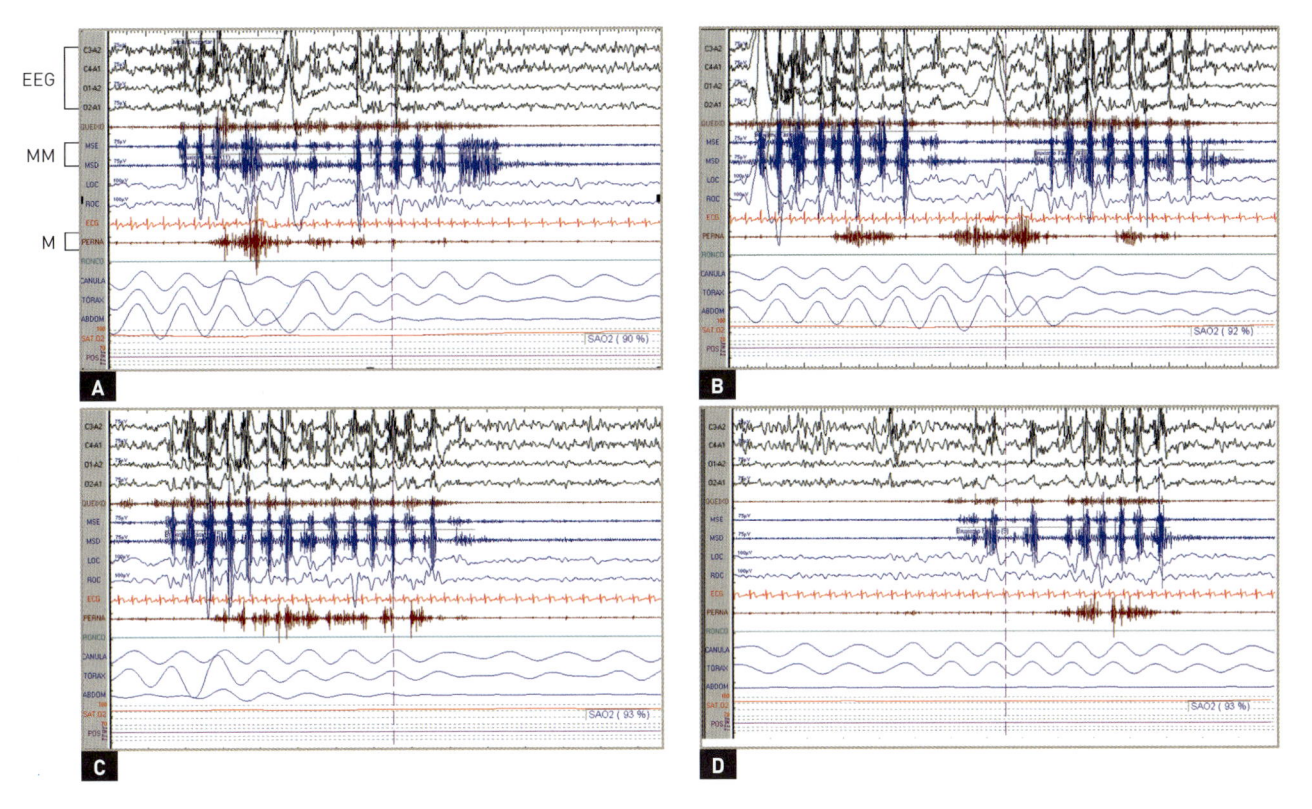

Figura 22.3. Registros polissonográficos da atividade do músculo masseter no momento do bruxismo (azul).

EEG: eletrencefalograma; MM: músculo masseter; e M: mento.

Características polissonográficas

Os episódios de bruxismo ocorrem em todos os estágios do sono, com grande predominância no estágio 2, e são acompanhados pelo aumento da frequência cardíaca. Os registros do sono desses pacientes mostram que as variações cíclicas usuais – e as proporções relativas aos estágios do sono – estão dentro dos parâmetros de normalidade.[23]

Registros polissonográficos mostram que os episódios de bruxismo são seguidos por um estágio de sono mais leve que aquele anterior ao episódio; os episódios são frequentemente precedidos de complexos K e seguidos por ondas alfa; alterações da atividade simpática precedem, em geral, o início dos episódios de bruxismo, como vasoconstrição e taquicardia; episódios de bruxismo podem ser induzidos por estímulos de despertar e são idênticos aos episódios espontâneos em todas as suas características. O bruxismo é desencadeado pela superficialização abrupta do sono, que parece ser parte da reação de despertar.[24]

Existe relação entre a AMMR e a ativação transitória do sistema neurovegetativo. Nos indivíduos com bruxismo, um aumento na atividade eletroencefalográfica (EEG) cortical é observada quatro segundos antes do início da atividade dos músculos em 79% dos episódios. Uma aceleração significativa da frequência cardíaca é iniciada um ciclo cardíaco antes do início da AMMR para os indivíduos com bruxismo, mas nenhum aumento significativo é observado nos indivíduos sem bruxismo. O bruxismo do sono é uma manifestação motora secundária aos microdespertares.[25]

Registros polissonográficos mostram que os pacientes com bruxismo apresentam sono de boa qualidade e caracterizado por uma baixa incidência de complexos K e pela ausência de qualquer diferença em outras variáveis da microestrutura do sono em relação aos indivíduos sem bruxismo.[26]

A média de eventos de bruxismo por noite pode variar de 5 a 78; em média, transcorrem 10 minutos de intervalo entre eles e a duração média dos eventos é de 6,67 segundos. Esses eventos ocorrem em sua maioria nos estágios 1 e 2 do sono (41,7 e 46,7%, respectivamente), não havendo diferença significativa em relação à posição de dormir em decúbito dorsal ou lateral.

A avaliação da variabilidade do bruxismo do sono com o tempo, num intervalo de até sete anos e meio, mostrou os coeficientes médios de variação: 25,3% para o número de episódios por hora, 30,4% para o número de surtos por hora e 53,5% para o número de episódios com sons de ranger. O diagnóstico de bruxismo do sono permanece relativamente constante no decorrer do tempo nos indivíduos com bruxismo moderado a grave.[27]

Parece haver relação entre bruxismo e distúrbios do sono; ondas eletroencefalográficas K-alfa, atividade muscular rápidas nos membros inferiores e no corpo foram associadas ao bruxismo. Não foi estabelecido nenhum mecanismo comum entre o bruxismo e os movimentos dos membros inferiores.

O bruxismo do sono e o refluxo gastroesofágico apresentam características comuns: a maior prevalência em crianças; a relação com os microdespertares e com a deglutição durante o sono para a lubrificação do esôfago; a ocorrência na posição supina e a presença de desgaste dentário nos pacientes. Os episódios de refluxo parecem coincidir com um episódio de atividade muscular que provavelmente ocorre devido à deglutição da saliva. O bruxismo do sono pode ser secundário ao refluxo, pois ocorre a partir dos microdespertares e com a deglutição da saliva. A relação fisiológica entre o bruxismo e o aumento da salivação precisa ser investigada.[28]

BRUXISMO E DOR MUSCULOESQUELÉTICA MASTIGATÓRIA: EVIDÊNCIAS

O ranger padronizado dos dentes pode causar sensibilidade muscular pós-exercício (SMPE) em voluntários saudáveis.[29] Contrações excêntricas excessivas dos músculos em geral também provocam SMPE, entre 8 e 24 horas após a atividade; o desconforto dura de 1 a 2 dias, mas normaliza entre 5 e 7 dias. O músculo torna-se ligeiramente edemaciado, sensível à palpação, com restrição na amplitude do movimento de extensão, devido à dor, e dolorido quando voluntariamente contraído com mínimo esforço. Intensa desorganização do padrão estriado aparece no período de uma hora após o exercício e persiste pelo menos por três dias. Imediatamente após o exercício, cerca de metade das bandas de miofibrilas Z apresenta-se alargada e algumas totalmente rompidas. Sete dias depois, a maioria delas já se apresenta recuperada. Estudos histoquímicos indicam que: a lesão primária é a ruptura das miofibrilas, causada pela sobrecarga mecânica, não pelas alterações metabólicas; a sensibilidade e a dor durante o movimento são provavelmente causadas pela sensibilização dos nociceptores musculares; essa sensibilização é causada pelas substâncias liberadas nos tecidos lesados. Essa sensibilidade ocorre por inflamação não infecciosa, e o acúmulo de lactato, ao contrário do que se pensava anteriormente, parece não sensibilizar de forma efetiva os nociceptores musculares.[30]

A dor matutina nos músculos mastigatórios de pacientes com bruxismo do sono, possivelmente, é uma forma de sensibilidade muscular pós-exercício (SMPE), com características diferentes da dor miofascial crônica.[31]

Considerando a relação entre dor, bruxismo e eventos de estresse emocional, observa-se também que a dor muscular matinal apresenta correlação (64%) com a dor muscular do final do dia anterior, que, por sua vez, tem correlação (56%) com o apertamento dos dentes durante o dia, que estaria associado ao estresse (30%).

As variações na atividade muscular durante o sono podem não contribuir para as variações da dor muscular matinal. Esses dados corroboram o paradigma de que o estresse pode estar relacionado ao apertamento dos dentes durante o dia e à dor muscular que ocorre no final da tarde.[32] Entretanto, o quadro geral das relações entre bruxismo e dor crônica não é bem definido até o presente momento.

Considerando o conhecimento atual sobre o papel do bruxismo na etiologia das DTM, ainda não é possível estabelecer uma relação de causa e efeito entre as duas entidades. Várias teorias já foram propostas para explicar a relação do bruxismo com as DTM. Algumas consideram que o bruxismo leva aos sinais e sintomas característicos de alguns subgrupos de DTM, enquanto outras sugerem que o bruxismo em si é uma DTM que pode coexistir com outras formas ou subgrupos de disfunção. Há necessidade da realização de pesquisas para estabelecer ou refutar a relação de causa e efeito entre bruxismo e DTM.[33]

Sob o aspecto clínico existem indicações de que o bruxismo é relevante para algumas alterações estruturais na articulação temporomandibular (ATM) e, pelo menos em parte, por algumas dores craniofaciais,[34,35] além de que pacientes com bruxismo e DTM procuram mais atendimento médico-odontológico em comparação a pacientes com DTM sem relato de bruxismo.[36]

CARACTERÍSTICAS CLÍNICAS DA DOR POR BRUXISMO DO SONO

O estudo da prevalência de bruxismo em pacientes com diferentes diagnósticos de dor e disfunção mandibular mostrou maiores porcentagens de pacientes com bruxismo com dor miofascial combinada com deslocamento do disco (87,5%), dor miofascial combinada com deslocamento do disco e outras condições das ATM (73,3%) e somente dor miofascial (68,9%).[37] O bruxismo tem uma relação mais estreita com a dor muscular e a artralgia do que com os deslocamentos de disco e outras doenças das ATM, e essa relação parece ser independente da presença de outros grupos de diagnósticos somados à dor miofascial. A maioria dos doentes com bruxismo e dor na face apresenta dor bilateral, descrita como sensação de peso ou aperto, bem como cefaleia na região frontotemporal.[6] Essas características clínicas são semelhantes àquelas descritas pelos doentes com cefaleia do tipo tensão, que é uma cefaleia primária e se estabelecem numa área limítrofe de diagnóstico para o cirurgião-dentista e o neurologista. Ver Quadro 22.3.

NOVOS CONCEITOS SOBRE HIPERATIVIDADE MUSCULAR E DOR

As evidências científicas atuais, de estudos clínicos e experimentais, demonstram que a hiperatividade

Quadro 22.3. Características clínicas da dor por bruxismo do sono

Dor aguda: sensibilidade muscular pós-exercício, entre 8 e 24 horas após atividade, dura de 1 a 2 dias, normaliza entre 5 e 7 dias. O músculo se torna ligeiramente edemaciado, sensível à palpação, com restrição na amplitude do movimento de extensão e dolorido quando contraído com mínimo esforço.
Dor crônica com bruxismo do sono como fator perpetuante: assume características de dor mantida centralmente, presente no repouso, agravada pela função e com sensibilidade à palpação dos músculos e ATM.
Características predominantes: – localização bilateral; – dor, desconforto ou fadiga dos músculos mastigatórios e travamento da mandíbula ao acordar; – qualidade: peso, aperto, pressão; – presença de cefaleia frontotemporal em cerca de 65% dos pacientes.

Fonte: Camparis e Siqueira.[6]

muscular pode levar à sensibilidade dolorosa muscular pós-exercício. Entretanto, essas evidências demonstram que a dor não causa hiperatividade e que esta não parece ser a causa da maioria das dores musculoesqueléticas crônicas da face ou das DTM crônicas. A teoria do modelo de adaptação à dor estabelece que a dor persistente tem efeitos gerais no sistema motor, inibindo os motoneurônios agonistas e facilitando a ação dos antagonistas, o que promove a redução da amplitude de movimento e da força de mordida (ver também o Cap. 7).[38] Estudo polissonográfico mostrou que pacientes com bruxismo do sono e dor na face apresentam até 40% menos episódios de bruxismo por hora de sono, sugerindo que a dor muscular diminui o número de episódios de bruxismo, mas deixa suas características inalteradas, pois o número de surtos por episódio de bruxismo e a amplitude dos episódios não se alteram.[39,40] Estudo mais recente confirma que há redução estatisticamente significativa do número de episódios de sono por hora dos pacientes com BS e concomitante dor muscular mastigatória.[41]

COMPLICAÇÕES OROFACIAIS DO BRUXISMO DO SONO

As complicações do bruxismo do sono são variadas e nem todas têm evidências científicas que comprovem serem dele decorrentes. São citadas como complicações: desgaste dental, dor de dente, dolorimento dos dentes, dor facial, cansaço facial, cefaleia, hipertrofia dos músculos da mastigação, sono e cansaço durante o dia e perturbação ou incômodo do sono do companheiro de quarto.

TRATAMENTO DO BRUXISMO DO SONO

A literatura fornece inúmeras opções terapêuticas para o tratamento do bruxismo idiopático, entretanto, nenhuma delas tem estudos controlados e de longo prazo que confirmem sua eficácia. O clínico deve ter em mente que nos casos de bruxismo secundário o tratamento em geral relaciona-se à doença que o origina.

Certamente as discussões de tratamento referem-se ao BS idiopático; mesmo assim, a despeito da popularidade da placa de mordida entre os cirurgiões-dentistas, existem diversas opções, e a maioria não tem evidências sobre sua eficácia. Portanto, atualmente não se dispõe de nenhum tipo de tratamento para o bruxismo do sono idiopático. A terapêutica atual visa controlar seus efeitos secundários, como os desgastes dentários e a dor muscular mastigatória. São citados: medicação, higiene do sono, relaxamento e aparelhos intraorais.[42]

> **Esclarecimento**
>
> Parentes de indivíduos que rangem os dentes durante o sono ficam muito preocupados com essa situação. A orientação cuidadosa, sem exageros e considerando os dados da avaliação minuciosa dessas pessoas e também das evidências científicas, é fundamental. Intervenções desnecessárias podem ser iatrogênicas e muitas vezes não passam de erro profissional. Quando já existem complicações do BS, o clínico estabelecerá com parcimônia os riscos e benefícios do tratamento proposto e discutirá com o paciente ou com sua família. É essencial explicar que o BS idiopático não tem causa conhecida, não é obrigatoriamente uma doença e passa a ser alvo de preocupação clínica quando gera complicações, como desgaste dos dentes, dor muscular mastigatória, sonolência diurna ou perturbação do sono de parentes ou companheiros de quarto.

Embora nas crianças essa situação aflija os pais, não devem ser aplicadas terapêuticas invasivas, como tratamento ortodôntico ou ortopédico para cessar o BS.

Placa de mordida

As placas de mordida protegem a superfície dos dentes contra o desgaste originado do bruxismo e também auxiliam no controle da dor muscular dele decorrente.

O mecanismo de controle da dor muscular por meio de placa de mordida ainda não é bem compreendido, entretanto, do ponto de vista clínico continuam sendo úteis. Ver mais detalhes em capítulo sobre o tema.

Observou-se redução estatisticamente expressiva do número de episódios de bruxismo por hora nos primeiros 15 dias de uso de placa oclusal convencional ou de placa que recobria apenas o palato, não havendo nenhuma diferença estatisticamente significativa entre elas (Fig. 22.4). Também houve em ambos os casos redução do número de microdespertares. Os autores do estudo sugerem que o bruxismo e os microdespertares facilitam a abertura das vias aéreas superiores durante o sono, enquanto a espessura da placa, ao modificar a posição da língua, favoreceria a abertura bucal e, consequentemente, diminuiria o número de episódios de bruxismo e microdespertares.[43]

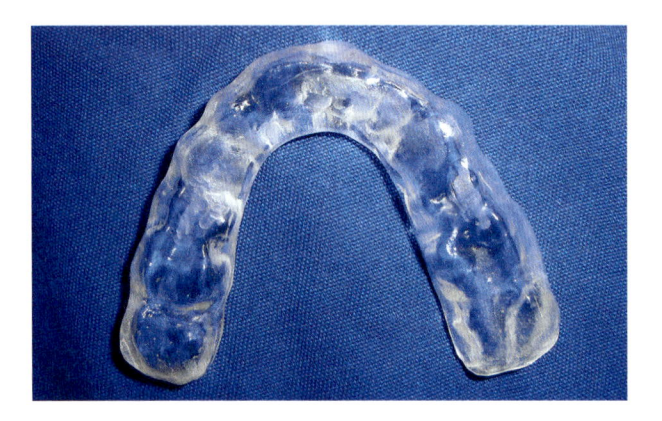

Figura 22.4. Placa de mordida em paciente com bruxismo do sono.

Também é possível que a placa oclusal agrave distúrbios respiratórios em pacientes com apneia obstrutiva do sono, pois o índice de apneia aumentou mais de 50% em 5 de 10 pacientes, enquanto o ronco aumentou cerca de 40% durante o uso da placa. Esses resultados indicam que os clínicos devem questionar seus pacientes a respeito de ronco e da apneia obstrutiva do sono quando indicarem placa oclusal para o bruxismo do sono.[44]

Toxina botulínica

A toxina botulínica pode ser uma boa opção para o controle ou redução da atividade muscular gerada pelo bruxismo secundário.[45] Entretanto, seu uso no bruxismo idiopático ainda não está estabelecido. O bruxismo secundário decorre de doenças ou afecções, como vimos anteriormente, que causam movimentos musculares atípicos, como espasticidade ou distonias. A toxina botulínica visa interromper, pelo menos de modo temporário, a atividade no músculo mastigatório, que é anormal. São indicadas doses de 50 U em cada músculo, frequentemente os masseteres e temporais. A injeção de toxina botulínica nos pterigóideos envolve riscos e deveria ser realizada com monitoramento.

Ver mais sobre afecções musculares que podem ser consideradas decorrentes de bruxismo secundário no capítulo sobre dor muscular.

Na dor miofascial mastigatória persistente, o uso de toxina botulínica tipo A não se mostrou clinicamente relevante, sendo portanto controverso e sem indicação evidente para o bruxismo idiopático.*

Fármacos

Algumas tentativas para controlar o bruxismo por meio de fármacos não mostraram resultado favorável.[46] Portanto, até o presente momento não existem evidências de que o bruxismo idiopático seja controlado por meio de medicamentos. Quando isso ocorre, os efeitos colaterais ultrapassam os benefícios. Entretanto, no caso do bruxismo secundário, como por exemplo na epilepsia ou nas distonias, eles são necessários e relacionados ao controle neurológico da doença.

Exercícios físicos

Existem ainda evidências de que os exercícios físicos alteram a arquitetura do sono, reduzem alguns distúrbios de movimento durante o sono e estimulam a secreção de endorfinas,[47] produzem alterações no estriado – possivelmente devido à liberação de dopamina – e aumentam sua capacidade regenerativa.[48,49] Aparentemente, os exercícios físicos também influenciam o bruxismo, sejam eles por exercícios dos músculos da mímica,[50] dos músculos mandibulares[53,54] ou dos músculos cervicais.[17,51,52] Entretanto, nenhum desses estudos foi realizado com polissonografias.

Ortodontia / ortopedia dos maxilares / próteses / cirurgias

Não existe nenhuma evidência científica de que os procedimentos odontológicos tratem o bruxismo. Não confundir eventuais alterações oclusais ou esqueléticas no paciente com bruxismo como o BS. Podem ser afecções ou morbidades associadas, sem que haja obrigatoriamente relação entre ambas.

Eventualmente, aparelhos ortopédicos dos maxilares são utilizados para o controle da dor muscular derivada do bruxismo idiopático. Entretanto, não se deve crer que esse uso trate o bruxismo, nem que a modificação dos dentes o cure.

---

* Ernberg M e colaboradores. Efficacy of botulinum toxin type A for treatment of persistent myofascial TMD pain: a randomized, controlled, double-blind multicenter study. PAIN (2011), doi:10.1016/j.pain.2011.03.036.

* Nixdorf DR e colaboradores. Randomized controlled trial of botulinum toxin A for chronic myogenous orofacial pain. Pain 99 (2002) 465-473.

CONCLUSÃO

Novos desafios apresentam-se aos cirurgiões-dentistas de acordo com os estudos e evidências mais recentes sobre o bruxismo do sono. O diagnóstico deve ser elaborado em bases clínicas, mas estudos polissonográficos podem ser indispensáveis para o diagnóstico diferencial e para a compreensão das características próprias do paciente. A dor facial ou de cabeça, ou a disfunção mandibular, em casos específicos não deveria ser atribuída exclusivamente ao bruxismo do sono, enquanto não houver avaliação cuidadosa das queixas e das características da dor de cada paciente.

Até o presente momento, não existem estudos controlados e consenso sobre o tratamento do bruxismo propriamente dito. O uso das placas de mordida continua tendo indicação no bruxismo, mas os clínicos devem estar conscientes de suas reais indicações e limitações, evitando usá-las como panaceia para todos os males atribuídos empiricamente ao bruxismo.

REFERÊNCIAS

1. American Academy of Orofacial Pain. Orofacial pain: guidelines for assessments, diagnosis and management. Chicago: Quintessence; 1996.
2. American Academy of Sleep Medicine. International classification of sleep disorders. 2nd ed. Westchester: AASM; 2005.
3. Reding GR, Rubright WC, Zimmerman SO. Incidence of bruxism. J Dent Res. 1966;45(4):1198-204.
4. Glaros AG. Incidence of diurnal and nocturnal bruxism. J Prosthet Dent. 1981;45(5):545-9.
5. Attanasio R. An overview of bruxism and its management. Dent Clin North Am. 1997;41(2):229-41.
6. Camparis CM, Siqueira JTTS. Sleep bruxism: clinical aspects and characteristics in patients with and without chronic orofacial pain. Oral Surg Oral Med Oral Pathol Oral Radiol Endod. 2006;101(2):188-93.
7. Ohayon MM, Li KK, Guilleminault C. Risk factors for sleep bruxism in the general population. Chest. 2001;119(1):53-61.
8. Lavigne GJ, Lobbezoo F, Rompré PH, Nielsen TA, Montplaisir J. Cigarette smoking as a risk factor or an exacerbating factor for restless legs syndrome and sleep bruxism. Sleep. 1997;20:290-3..
9. Hublin C, Kaprio J, Partinen M, Koskenvuo M. Sleep bruxism based on self-report in a nationwide twin cohort. J Sleep Res. 1998;7(1):61-7.
10. Kato T, Thie NM, Montplaisir JY, Lavigne GJ. Bruxism and orofacial movements during sleep. Dent Clin North Am. 2001;45(4):657-84..
11. Winocur E, Gavish A, Voikovitch M, Emodi-Perlman A, Eli I. Drugs and bruxism: a critical review. J Orofac Pain. 2003;17(2):99-111.
12. Lobbezoo F, Soucy JP, Montplaisir JY, Lavigne GJ. Striatal D2 receptor binding in sleep bruxism: a controlled study with iodine-123-iodobenzamide and single-photon-emission computed tomography. J Dent Res. 1996;75(10):1804-10.
13. Clark GT, Rugh JD, Handelman SL. Nocturnal masseter muscle activity and urinary catecholamine levels in bruxers. J Dent Res. 1980;59(10):1571-6.
14. Pierce CJ, Chrisman K, Bennett ME, Close JM. Stress, anticipatory stress, and psychologic measures related to sleep bruxism. J Orofac Pain. 1995;9(1):51-6.
15. Dal'fabro C, Siqueira JTT, Tufik S. Long term PSG in a bruxist patient: the role of daily anxiety. Sleep Med. 2009;10(7):813.
16. Nishioka GJ, Montgomery MT. Masticatory muscle hyperactivity in temporomandibular disorders: is it an extrapyramidally expressed disorder? J Am Dent Assoc. 1988;116(4):514-20.
17. Quinn JH. Mandibular exercises to control bruxism and deviation problems. Cranio. 1995;13(1):30-4.
18. Lobbezoo F, Naeyi M. Bruxism is mainly regulated centrally, not peripherally. J Oral Rehabil. 2001;28(12):1085-91.
19. Lavigne GJ, kato T, Kolta A, Sessle BJ. Neurobiological mechanisms involved in sleep bruxism. Crit Rev Oral Biol Med. 2003;14(1):30-46.
20. Velly AM, Montplaisir J, Rompré PH, Lund JP, Lavigne GJ. Bruxism and other orofacial movements during sleep. J Craniomandib Disord. 1992;6:71-81.
21. Lavigne GJ, Rompré PH, Poirier G, Huard H, Kato T, Montplaisir JY. Rhythmic masticatory muscle activity during sleep in humans. J Dent Res. 2001;80(2):443-8.
22. Lavigne GJ, Rompré PH, Montplaisir JY. Sleep bruxism: validity of clinical research diagnostic criteria in a controlled polysomnographic study. J Dent Res. 1996;75(1):546-52.
23. Reding GR, Zepelin H, Robinson JE Jr, Zimmerman SO, Smith VH. Nocturnal teeth-grinding: all-night psychophysiologic studies. J Dent Res. 1968;47(5):786-97.
24. Satoh T, Harada Y. Electrophysiological study on tooth-grinding during sleep. Electroencephalogr Clin Neurophysiol. 1973;35(3):267-75.
25. Kato T, Rompré PH, Montplaisir JY, Sessle BJ, Lavigne GJ. Sleep bruxism: an oromotor activity secondary to micro-arousal. J Dent Res. 2001;80(10):1940-4.
26. Lavigne GJ, Rompré PH, Guitard F, Sessle BJ, Kato T, Montplaisir J. Lower number of K-complexes and K-alphas in sleep bruxism: a controlled quantitative study. Clin Neurophysiol. 2002;113(5):686-93.
27. Lavigne GJ, Guitard F, Rompré PH, Montplaisir JY. Variability in sleep bruxism activity over time. J Sleep Res. 2001;10(3):237-44.
28. Miyawaki S, Tanimoto Y, Araki Y, Katayama A, Fujii A, Takano-Yamamoto T. Association between nocturnal bruxism and gastroesophageal reflux. Sleep. 2003;26(7):888-92.
29. Arima T, Svensson P, Arendt-Nielsen L. Experimental grinding in healthy subjects: a model for postexercise jaw muscle soreness? J Orofac Pain. 1999;13(2):104-14.
30. Mense S, Simons DG, Russell IJ. Local pain in muscles. In: Mense S, Simons DG, Russell IJ. Muscle pain: understanding its nature, diagnosis, and treatment. Baltimore: Williams & Wilkins; 2000. p. 20-61.
31. Dao TTT, Lund JP, Lavigne GJ. Comparison of pain and quality of life in bruxers and patients with myofascial pain of the masticatory muscles. J Orofac Pain. 1994;8(4):350-6.
32. van Selms MK, Lobbezoo F, Wicks DJ, Hamburger HL, Naeije M. Craniomandibular pain, oral parafunctions, and psychological stress in a longitudinal case study. J Oral Rehabil. 2004;31(8):738-45.

33. Lobbezoo F, Lavigne GJ. Do bruxism and temporomandibular disorders have a cause-and-effect relationship? J Orofac Pain. 1997;11(1):15-23.
34. Molina OF, dos Santos Junior J. The prevalence of some joint disorders in craniomandibular disorder (CMD) and bruxers as compared to CMD nonbruxer patients and controls. Cranio. 1999;17(1):17-29.
35. Molina OF, dos Santos Júnior J, Nelson SJ, Nowlin T, Mazzetto M. A clinical comparison of internal joint disorders in patients presenting disk-attachment pain: prevalence, characterization, and severity of bruxing behavior. Cranio. 2003;21(1):17-23.
36. Molina OF, dos Santos Júnior J, Nelson SJ, Nowlin T. Profile of TMD and bruxer compared to TMD and nonbruxer patients regarding chief complaint, previous consultations, modes of therapy, and chronicity. Cranio. 2000;18(3):205-19.
37. Manfredini D, Cantini E, Romagnoli M, Bosco M. Prevalence of bruxism in patients with different research diagnostic criteria for temporomandibular disorders (RDC/TMD) diagnoses. Cranio. 2003;21(4):279-85.
38. Lund JP. Pain and the control of muscles. In: Fricton JR, Dubner R. Orofacial pain and temporomandibular disorders. New York: Raven; 1995. p. 103-15.
39. Lavigne GJ, Rompré PH, Montplaisir J, Lobbezoo F. Motor activity in sleep bruxism with concomitant jaw muscle pain: a retrospective pilot study. Eur J Oral Sci. 1997;105(1):92-5.
40. Camparis CM, Formigoni G, Teixeira MJ, Bittencourt LR, Tufik S, de Siqueira JT. Sleep bruxism and temporomandibular disorder: clinical and polysomnographic evaluation. Arch Oral Biol. 2006;51(9):721-8.
41. Rompré PH, Daily-Landry D, Guitard F, Montplaisir JY, Lavigne GJ. Identification of a sleep bruxism subgroup with a higher risk of pain. J Dent Res. 2007;86(9):837-42.
42. Zaag J, Lobbezoo F, Wicks DJ, Visscher CM, Hamburger HL, Naeije M. Controlled assessment of the efficacy of occlusal stabilization splints on sleep bruxism. J Orofacial Pain. 2005;19(2):151-8.
43. Dubé C, Rompré PH, Manzini C, Guitard F, de Grandmont P, Lavigne GJ. Quantitative polygraphic controlled study on efficacy and safety of oral splint devices in tooth-grinding subjects. J Dent Res. 2004;83(5):398-403.
44. Gagnon Y, Mayer P, Morisson F, Rompré PH, Lavigne GJ. Aggravation of respiratory disturbances by the use of an occlusal splint in apneic patients: a pilot study. Int J Prosthodont. 2004;17(4):447-53.
45. Tan E, Jankovic J. Treating severe bruxism with botulinum toxin. J Am Dent Assoc. 2000;131(2):211-6.
46. Lavigne GJ, Soucy JP, Lobbezoo F, Manzini C, Blanchet PJ, Montplaisir J. Double-blind, crossover, placebo-controlled trial of bromocriptine in patients with sleep bruxism. Clin Neuropharmacol. 2001;24(3):145-9.
47. Netzer NC, Kristo D, Steinle H, Lehmann M, Strohl KP. REM sleep and catecholamine excreton: a study in elite athletes. Eur J Appl Physiol. 2001;84(6):521-6.
48. Wang GJ, Volkow ND, Fowler JS, Franceschi D, Logan J, Pappas NR et al. PET studies of the effects of aerobic exercise on human striatal dopamine release. J Nucl Med. 2000;41(8):1352-6.
49. Fisher BE, Petzinger GM, Nixon K, Hogg E, Bremmer S, Meshul CK, et al. Exercise-induced behavioral recovery and neuroplasticity in the 1-methyl-4-phenyl-1,2,3,6-tetrahydropyridine-lesioned mouse basal ganglia. J Neurosci Res. 2004;77(3):378-90.
50. Jardini RS, Ruiz LS, Moyses MA. Electromyographic analysis of the masseter and buccinator muscles with the pro-fono-facial exerciser use in bruxers. Cranio. 2006;24(1):29-37.
51. Ackerman JB. A new approach to the treatment of bruxism and bruxomania. N Y State Dent J. 1966;32(6):259-61.
52. Quinn JH. Treating bruxism and clenching. J Am Dent Assoc. 2000;131(6):723.51.
53. Restrepo CC, Alvarez E, Jaramillo C, Velez C, Valencia I. Effects of psychological techniques on bruxism in children with primary teeth. J Oral Rehabil. 2001;28(4):354-60.
54. Knutson GA. Vectored upper cervical manipulation for chronic sleep bruxism, headache, and cervical spine pain in a child. J Manipulative Physiol Ther. 2003;26(6):E16.

CAPÍTULO 23

APNEIA OBSTRUTIVA DO SONO

Ana Laura Polizel Ranieri
Gilberto Formigoni
José Tadeu Tesseroli de Siqueira

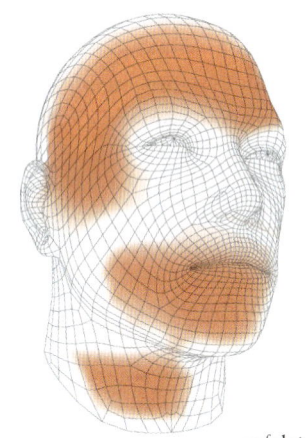

A síndrome da apneia obstrutiva do sono (SAOS) destaca-se atualmente por ser fator de risco de inúmeras doenças crônicas e de acidentes de trabalho. Suas complicações acarretam altos custos ao sistema de saúde e daí sua importância em políticas de saúde pública. Na área odontológica sobressai o fato de que deformidades maxilomandibulares, esqueléticas ou oclusais podem ser fator de risco para a SAOS. Disso deriva a necessidade de diagnóstico precoce que propicie o tratamento corretivo e um possível efeito preventivo. O uso de aparelhos intraorais faz parte do arsenal terapêutico desse problema. Outro aspecto que chama a atenção é que a SAOS foi considerada fator de risco para o bruxismo, outro frequente distúrbio do sono. Embora existam controvérsias a respeito, e ainda não esteja comprovada tal relação, no momento é necessário que os pacientes com bruxismo recebam avaliação complementar de SAOS.

Também chama a atenção a relação entre SAOS e algumas cefaleias, particularmente a cefaleia em salvas. Cefaleias matutinas e a SAOS também são alvos mais frequentes de estudos. Este capítulo faz uma revisão geral sobre os mecanismos, complicações e diagnóstico da SAOS, além de enfatizar os tratamentos disponíveis, especialmente os aparelhos de avanço mandibular.

INTRODUÇÃO

O ronco e a síndrome da apneia obstrutiva do sono (SAOS) ocupam, na atualidade, papel de destaque na literatura científica internacional devido às suas implicações clínicas. A apneia obstrutiva do sono foi descrita inicialmente por Gastaut e colaboradores,[1] em 1965 e, atualmente, a literatura nos contempla com inúmeros estudos que mostram a importância clínica desses distúrbios respiratórios. Além de transtornos sociais e psicológicos, trazem consequências físicas de grande relevância médica, como o aumento do risco de doenças cardiovasculares, sonolência diurna, alteração do metabolismo, alteração do humor e aumento da agregação plaquetária.[2]

A Classificação Internacional de Distúrbios do Sono[3] caracteriza a SAOS como doença crônica, progressiva, incapacitante, com alta morbidade e mortalidade cardiovascular, sendo causada pela obstrução dinâmica repetitiva das vias aéreas superiores (VAS). Considera-se apneia como interrupção completa do fluxo aéreo e hipopneia como interrupção parcial com duração mínima de 10 segundos. A SAOS é a obstrução repetitiva das VAS durante o sono, associada a uma queda da saturação do oxigênio de pelo menos 4%.[4]

O tratamento dessa condição consiste numa gama variada de opções dependente dos fatores etiológicos, predisponentes e perpetuantes envolvidos. As possibilidades terapêuticas incluem as modificações comportamentais, cirurgias para desobstrução das VAS, uso de aparelho de pressão aérea positiva ou, ainda, a utilização de vários tipos de aparelhos intraorais.

Os aparelhos intraorais para o tratamento de ronco e SAOS foram descritos inicialmente por Lowe e colaboradores em 1990,[5] e sua indicação tem aumentado significativamente. Há vários tipos de aparelhos com diferentes estruturas de acordo com a finalidade de cada um, como os elevadores de palato mole, os retentores linguais e os reposicionadores mandibulares. Atualmente, há diversos estudos que estabelecem a efetividade do uso desses aparelhos no tratamento dos distúrbios respiratórios do sono.

EPIDEMIOLOGIA

A SAOS é mais prevalente em homens obesos de meia-idade, embora possa ocorrer em todas as faixas etárias e no sexo feminino. A prevalência dessa síndrome varia de forma considerável de acordo com seu critério de definição, afetando cerca de 4% dos homens e 2% das mulheres de meia-idade. Há estudos que sugerem a possibilidade de maior prevalência de SAOS no sexo masculino em virtude da existência de fator anatômico protetor em mulheres, prevenindo o colapso das VAS.[6]

Está associada a hipertensão arterial, redução da longevidade e é um fator contribuinte em acidentes automotivos e industriais.[7,8] A manifestação diária clássica desse transtorno do sono é a sonolência excessiva, e outros sintomas também são indicativos de um sono não reparador, como a falta de concentração, fadiga, distúrbios de humor e prejuízos pessoal e profissional.[8]

Um estudo epidemiológico[9] sugeriu que a SAOS pode ser fator de risco para o bruxismo do sono, fato que ampliaria a preocupação de avaliar pessoas com queixas de ranger os dentes durante o sono. Até o momento, essa relação não está bem definida e a SAOS e o bruxismo podem ser morbidades associadas por serem muito frequentes na população geral.

FATORES CAUSAIS

O fator anatômico é importante nessa síndrome, podendo ocorrer em qualquer nível das VAS, sendo os locais mais acometidos a faringe[10,11] e a região correspondente à base da língua.[12]

Os músculos das VAS e o genioglosso são os responsáveis pela manutenção do calibre da passagem do ar, e a obstrução desta passagem pode ocorrer pela perda da tonicidade muscular. Tal redução tende a ocorrer principalmente durante o sono REM (movimentos oculares rápidos), quando há ocorrência de atonicidade muscular, exceto no diafragma, músculos cardíacos, digestivos e olhos.[13] A hipoxia e hipercapnia durante as apneias levam à depressão da contratilidade da musculatura dilatadora das VAS (genioglosso, palatoglosso, tensor do véu palatino).

As causas podem ser macroscópicas, como a micrognatia, retrognatia, hipertrofia tonsilar e adenoide, macroglossia e depósito de gordura, tumores ou ainda alterações microscópicas nas mucosas devido à agressão mecânica do ronco.[10,14,15] Grande parcela de pacientes com SAOS não apresenta alterações anatômicas estruturais bem definidas.

Observa-se com frequência índice de massa corpórea (IMC) maior que o normal, circunferência cervical aumentada, ou associação entre ambos.[16] Flemons[17] cita a relação entre a circunferência cervical e a probabilidade de o paciente ser portador de SAOS, relatando que uma circunferência menor que 43 cm corresponde a uma baixa probabilidade, e acima de 48 cm há alta probabilidade da ocorrência de SAOS, no entanto, essa associação ainda não foi cuidadosamente esclarecida.[18] McNicholas e colaboradores[19] observaram que pacientes portadores de rinite alérgica sazonal apresentavam pausas respiratórias obstrutivas mais longas.

A perda completa de dentes produz mudanças anatômicas no tamanho e na função das VAS, como foi relatado em estudo feito com 48 sujeitos, em duas polissonografias em duas noites consecutivas, uma com as próteses totais e outra sem as próteses totais; na primeira noite 48% dos sujeitos tiveram diagnóstico de SAOS e na noite seguinte a porcentagem aumentou para 71%.[20]

MORBIDADES ASSOCIADAS À SAOS

Normalmente, o sono é acompanhado pela redução do débito cardíaco, da frequência cardíaca e da pressão sanguínea. Como consequência da SAOS, há uma hipoxia cardíaca e por conseguinte pressão intratorácica negativa,[21,22] levando a um aumento da incidência de doença cardíaca e mortalidade precoce, ressaltando-se que pacientes com SAOS normalmente apresentam fatores de risco para doença cardíaca, como obesidade, resistência à insulina, hipertensão arterial e hiperlipidemia.[11,22] Os distúrbios cardiovasculares são as complicações mais sérias que acometem os pacientes com SAOS, aumentando a sua morbidade e mortalidade.[23]

Schafer e colaboradores[24] diagnosticaram 30% de pacientes com SAOS dos 223 homens com doença coronariana, diagnosticadas por angiografia, ao passo que no grupo controle foram 20% dos 66 pacientes avaliados. As alterações do controle autonômico cardíaco podem causar predisposição individual a arritmias ventriculares sob várias condições experimentais e clínicas, aumento simpático ou redução do tônus vagal, podendo facilitar a arritmogênese por um mecanismo de reentrância, disparo de atividade ou aumento de automaticidade.[23]

Sasanabe e colaboradores[25] estudaram a prevalência de achados clínicos e morbidades síndrome metabólica em 819 pacientes com diagnóstico de SAOS, encontrando um risco maior de manifestação dessa síndrome neste grupo em relação ao grupo controle ($p<0,01$).

A síndrome metabólica é composta por obesidade, resistência à insulina, hipertensão e dislipidemia, e, quando associada à SAOS, tem como desencadeantes primários a repetição dos eventos obstrutivos com hipoxia intermitente e fragmentação do sono, e a sequência descrita a seguir (Fig. 23.1).[26]

Outro fator estudado é a aterosclerose, mostrando que os níveis de moléculas de adesão, fator vascular de crescimento endotelial e os fatores de coagulação estão aumentados nos pacientes com SAOS, quando comparados com indivíduos controle.[27] Há evidências crescentes de que o sono modula tanto a regulação metabólica quanto a endócrina,[28] e sua alteração leva à repercussão sistêmica, e associações significativas com obesidade e transtornos cardiovasculares.[16] Nesse aspecto, ressalta-se o papel da leptina, um hormônio circulante envolvido na alteração do peso corpóreo, por meio do controle do apetite e do gasto energético.[18,29]

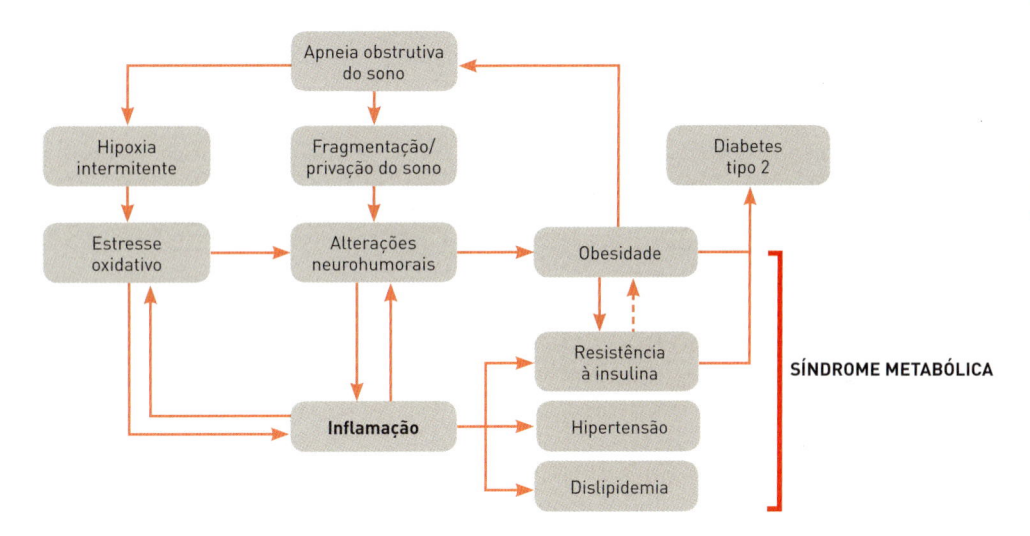

Figura 23.1. Possível mecanismo entre SAOS, síndrome metabólica e diabetes tipo 2.
Fonte: Tasali e Ip.[26]

A hipersonolência diurna também pode ser explicada como uma consequência do aumento da secreção de alguns fatores, como o de necrose tumoral (TNF), interleucina-1 e interleucina-3, os quais estão envolvidos na regulação do sono,[16,30] assim como a fragmentação do sono durante a noite, devido a despertares frequentes gerados pelo aumento anormal de esforços respiratórios durante o sono.

CUSTOS DA SAOS E RISCOS DE ACIDENTES

A SAOS compromete a *performance* e está associada ao aumento do risco de acidentes automobilísticos em comparação à população geral de motoristas. Evidências recentes mostram que por meio de simuladores de direção pode-se diferenciar apneicos de controle, assim como os apneicos daqueles com menor risco de acidentes.[31] Estima-se que cerca de 800 mil motoristas envolveram-se em acidentes automobilísticos relacionados à SAOS nos Estados Unidos no ano de 2000, refletindo em um custo de 15,9 bilhões de dólares e 1.400 vidas.[32] Esse mesmo estudo estimou que o tratamento anual com CPAP (do inglês, *continuous positve airway pressure*) de todos os pacientes com SAOS custaria cerca de 3,18 bilhões de dólares ao governo.[32]

Estudo brasileiro entre 4.878 motoristas de caminhão mostra que 24,6% dos motoristas fazem uso de medicação e 6,8% são diabéticos e 28,3% apresentam IMC igual ou maior que 30 kg/m², e pacientes obesos são os que têm menor tempo de sono e apresentam o ronco como fator independente associado.[33]

Outro estudo, realizado no Hospital das Clínicas da Faculdade de Medicina da Universidade de São Paulo (HC/FMUSP), mostrou que o uso de aparelho monobloco teve eficácia comprovada na redução do IAH (p = 0,002).[34] Há necessidade de promover esse tipo de atendimento em instituições públicas a fim de tratar a SAOS, já que é considerada um risco à saúde. Nos hospitais terciários, principalmente os universitários, o nível de complexidade dos doentes e das doenças é mais elevado que nos consultórios, e essa população, quando diagnosticada a SAOS, nem sempre tem acesso ao tratamento, mesmo os mais simples, como é o caso dos aparelhos intraorais. Portanto, é fundamental implementar medidas que permitam o tratamento desses doentes.

SAOS E CEFALEIAS

A relação entre a interrupção do sono e a cefaleia é bem conhecida, porém sua patogênese permanece obscura.[35]

Sujeitos normais privados do sono frequentemente desenvolvem cefaleia, a qual é normalmente bilateral e na testa, descrita como apertada ou pressão.[36] Porém, ainda não está claro como um distúrbio cerebral induzido pela falta de sono é capaz de ativar receptores nociceptivos nas meninges, vasos sanguíneos ou estruturas mais superficiais.[37]

De acordo com a Classificação Internacional de Distúrbios do Sono,[38] as cefaleias relacionadas ao sono incluem a hemicrânia paroxística crônica, cefaleia em salvas e a migrânea. Esses tipos de cefaleias têm relação direta com alterações de padrão de sono e transtornos do sono específicos (Quadro 23.1).

A cefaleia em salvas (CS) caracteriza-se por crises de dor intensa, paroxística, unilateral, associada a fenômenos autonômicos cefálicos ipsilaterais, que podem ocorrer durante o sono e são normalmente sazonais.[39] Estudos com polissonografia revelaram que a apneia do sono em pacientes com cefaleia em salvas foram precedidos por dessaturação de oxi-hemoglobina e relacionados ao sono REM.[40]

Alguns estudos já relatam a associação entre a cefaleia em salvas e a apneia do sono (Quadro 23.2), demonstrando que há redução da saturação média de oxigênio;[41] e a hipótese é de que a hipoxemia recorrente poderia ser o fator desencadeante das crises.[41,42] Quando há a associação entre estes dois fatores, o tratamento da apneia do sono pode resultar na diminuição ou remissão total dos episódios de cefaleia em salvas.[43]

MÉTODOS DE AVALIAÇÃO DO PACIENTE COM SAOS

Avaliação clínica

Alguns sinais e sintomas clínicos são sugestivos de SAOS, conforme descrito por Guilleminault:[47] sono não reparador, roncos altos, pausas respiratórias ou engasgos durante o sono, despertares recorrentes e noctúria.

Durante a vigília, há alteração neurocognitiva e distúrbio do humor, alterando significativamente a qualidade de vida, sintomas de cefaleia matinal, sonolência excessiva e impotência sexual.[48]

Cefalometria

A radiografia cefalométrica é descrita como um método de menor custo e utilização clínica confiável, indicada para avaliar anatomia anormal do esqueleto facial que esteja contribuindo para a obstrução das VAS, assim como a relação entre tecidos duros do espaço aéreo.[49,50] A radiografia cefalométrica lateral provê informações quanto à dimensão do espaço aéreo, por meio do espaço entre o palato mole e a base da língua. Vários pontos são traçados e registrados, a fim de estabelecer uma média da abertura das vias aéreas superiores em pacientes com SAOS.[49]

Quadro 23.1. Tipos de cefaleias e alterações do sono mais comuns

CEFALEIA EM SALVAS	HEMICRANIA PAROXÍSTICA CRÔNICA	MIGRÂNEA
Maior ocorrência durante ou logo ao final do sono REM.	Redução do tempo total de sono.	Aumento do estágio III, IV e REM.
	Redução do sono REM.	Dificuldade em iniciar e manter o sono.
Relação com dessaturação do oxigênio durante a noite.	Aumento de despertares durante o sono REM.	Alteração do ciclo circadiano.
Relacionada à apneia do sono.	Relacionada ao movimento de pernas.	Relacionada ao sonambulismo.

Quadro 23.2. Estudos prévios relacionando cefaleia em salvas e apneia do sono

AUTORES	TIPO DE ESTUDO	MÉDIA DE IDADE	SEXO M	SEXO F	INSTRUMENTO DE AVALIAÇÃO	SAOS	TRATAMENTO E RESULTADO
Ranieri e colaboradores[34]	Relato de caso	39	1		Polissonografia, ESE, EDOF/HC e RDC/TMD	IAH: 11,4 ev/h	AIO de avanço mandibular com remissão da dor; controle com 1 ano de acompanhamento
Mitsikostas e colaboradores[44]	Caso-controle	56,6	21	51	Polissonografia, Escala de Hamilton	29,20%	Redução de 50% da dor, 6 meses de CPAP (23,8%)
Nobre e colaboradores[45]	Descritivo	30,9	31 C=31	6 C=4	Polissonografia	58,30% C=14,3%	Não realizado tratamento
Pelin e Bozloulca[40]	Relato de caso	43	1		Polissonografia	IAH: 43,5 ev/h	Não realizado tratamento
Graff-Radford e Newman[41]	Caso-controle	51	23	8	Polissonografia e Critério IHS	80,64%	Não realizado tratamento
Nobre e colaboradores[42]	Caso-controle	40	14	2	Polissonografia, Critério IHS e ESE	31,30%	40% remissão da cefaleia, com uso de CPAP
Chervin e colaboradores[39]	Relato de caso	60	1		Poligrafia, TC	IAH: 13,9 ev/h	Redução da CS, com uso de CPAP em 6 cmH$_2$O
Buckle e colaboradores[46]	Relato de caso	49	1		Polissonografia	IAH: 64,3 ev/h	Remissão da cefaleia em 2 anos, com BiPAP.

M: masculino, F: feminino, ESE: escala de sonolência de Epworth, EDOF/HC: equipe de dor orofacial do Hospital das Clínicas, IHS: International Headache Society, TC: tomografia computadorizada, CPAP: *continuous positve airway pressure*, CS: cefaleia em salvas.

Lowe e colaboradores[51] efetuaram um estudo, a fim de investigar variáveis por meio de telerradiografias, em 25 pacientes adultos e do sexo masculino com diagnóstico de SAOS. Os portadores de SAOS apresentaram posteriorização da maxila e mandíbula, plano oclusal e mandibular inclinados, dentes maxilares e mandibulares supraerupcionados, incisivos superiores e inferiores vestibularizados, ângulo gonial aumentado, mordida aberta anterior, face alongada associada a língua longa e a parede faríngea anterior posteriorizada.

Tomografia computadorizada

A tomografia computadorizada (TC) é um método que utiliza radiação para obtenção de imagens, indicada para investigar fatores fisiopatológicos da SAOS e auxiliar o planejamento da modalidade do tratamento.[52] A TC é um exame de alto custo, capaz de fornecer imagens da largura da musculatura lingual e genioglosso, assim como imagens da região retropalatal e retrolingual, determinando locais que poderiam estar gerando a SAOS.[53]

Ressonância magnética

A ressonância magnética (RM) é um método não invasivo, sem produção de radiação, considerado seguro e tendo como desvantagens o alto custo e o longo tempo necessário para sua realização. É capaz de produzir imagens de alta resolução em três dimensões das VAS durante a vigília ou sono, podendo ser utilizada para determinar áreas causadoras do ronco e SAOS e estabelecer sua relação com estruturas de tecido mole.[53,54] Rodenstein e colaboradores,[55] em 1990, usaram a ressonância magnética para verificar diferenças entre a via aérea faríngea de pacientes portadores de SAOS e ronco e a de pacientes normais.[55]

Sononasoendoscopia

A técnica de sononasoendoscopia (SNE) foi desenvolvida[56] com o objetivo de diferenciar os pacientes com distúrbios do sono que se beneficiariam com um procedimento cirúrgico daqueles que não teriam ganho. Os pacientes são farmacologicamente induzidos ao sono, e a VAS é visualizada de forma direta, usando um endoscópio de fibra óptica flexível. Os níveis de obstrução parcial ou completo são observados e graduados de acordo com o número e local, como palatal, multissegmentar ou base de língua.[57]

Se as dimensões de VAS têm melhora associada à diminuição do ronco, o aparelho intraoral deve ser indicado, independentemente da graduação da obstrução observada.[57]

Estudo realizando SNE com e sem AIO, em 19 pacientes, em que todos apresentaram melhora do IAH (de 28,1 para 6,1, p < 0,001), concluiu que os resultados sugerem que a SNE associada a um avanço mandibular que represente o uso do AIO pode ser um indicador prognóstico viável para o tratamento.[58]

Polissonografia (PSG)

Segundo o Comitê da Associação Americana para Transtornos do Sono, a polissonografia é o método indicado para determinar a gravidade e orientar o tratamento da SAOS.[59] Nesse exame, vários parâmetros fisiológicos são avaliados durante uma noite de sono, podendo ser registrados: eletroencefalografia, eletro-oculografia, eletromiografia, parâmetros cardiovasculares, entre outros.[17] Essas variáveis são monitorizadas durante toda a noite de acordo com a elaboração de um programa de registro definido previamente, baseado nos dados clínicos do paciente e nos métodos de registro disponíveis no laboratório.

Segundo o Consenso da força-tarefa da Academia Americana de Medicina do Sono, a SAOS é classificada segundo os índices de apneia-hipopneia (IAH) por hora de sono, podendo ser: 1) leve: 5-15/hora, 2) moderada: 15,1-30/hora, 3) grave: acima de 30/hora, associada a arritmias cardíacas graves e sintomas de insuficiência cardíaca ou insuficiência coronariana.[60]

TRATAMENTO DA SAOS

Dentre as diversas opções para se determinar e direcionar o tratamento da SAOS, deve-se diagnosticar e planejar individualmente, de forma que se obtenha a melhor terapêutica. Algumas delas estão listadas a seguir.

Medidas gerais

As medidas comportamentais incluem itens importantes como emagrecer, evitar medicações e substâncias sedativas ou relaxantes musculares e realizar medidas de higiene do sono, como posição ao dormir, horários regulares para o sono e refeições mais leves antes de dormir. Oksenberg e colaboradores[61] afirmam que a posição ao dormir pode ser responsável por 50% dos pacientes apneicos, depois de realizar um estudo com 50 pacientes que foram instruídos a utilizar bola de tênis na região das costas para se adaptar a uma posição de decúbito lateral, obtendo resultado com melhora significativa entre os pacientes que utilizaram o método, no item qualidade do sono, sonolência diária e diminuição do ronco.

Pressão aérea positiva (PAP)

Os aparelhos de pressão aérea positiva (PAP – *positive airway pressure*) usados para o tratamento da SAOS podem ser de vários tipos: CPAP, Bilevel, auto-CPAP, cFlex®. O uso do PAP atualmente é o tratamento de eleição para a SAOS e consiste em uma aplicação constante de pressão positiva VAS durante o sono por meio de uma máscara plástica e um tubo, prevenindo o colapso das VAS.[11,62,63]

Em pacientes com SAOS, o aparelho de PAP é efetivo na eliminação de eventos obstrutivos, redução do ronco e sonolência, melhora na qualidade de vida e dos níveis de saturação de oxigênio.[63,64] Entretanto, a maior limitação da terapia com o aparelho de PAP tem sido a aceitação do paciente devido aos seguintes fatores: congestão nasal, desconforto secundário à sensação de pressão e escape de ar, intolerância à máscara, claustrofobia, havendo atualmente o questionamento sobre o uso crônico em jovens e pacientes com grau leve da síndrome,[65] assim como seu alto custo.

Tratamento cirúrgico

O tratamento cirúrgico da SAOS tem como objetivo o aumento dos componentes esqueléticos dentofaciais por meio de cirurgia ortognática, diminuição do volume da língua por meio de glossectomia parcial ou pelo avanço do complexo glossomandibular, o que promove o aumento das VAS.[13]

Fujita e colaboradores[66] descreveram pela primeira vez a uvulopalatofaringoplastia (UPFP) como método terapêutico para a SAOS, decorrente da avaliação de 20 pacientes submetidos a esta técnica, sendo 8 destes avaliados por meio da polissonografia. Ressaltam que o procedimento teve cerca de 40% de sucesso sendo terapia efetiva para alguns pacientes, e destacam a grande importância da avaliação pré-operatória para identificar o tipo de anormalidade das VAS e determinar a cirurgia. Stripf e colaboradores,[67] em estudo retrospectivo de 25 pacientes que receberam tratamento cirúrgico para apneia, observaram uma redução significativa no IAH (p = 0,0001). Cillo e colaboradores[68] compararam o IAH e a ESE em 30 pacientes submetidos à rinoplastia e uvuloplastia assistida por *laser*, antes e após a cirurgia. Como resultados verificaram p< 0,001 para a ESE e IAH, e decréscimo ou ausência de ronco relatado pelo parceiro.

Thomas e colaboradores,[11] em revisão de literatura sobre as opções terapêuticas para tratamento da SAOS, discutem a não indicação da UPFP assistida por *laser* como tratamento devido aos seus resultados insatisfatórios a longo prazo. Esses mesmos autores relatam um estudo no qual foram avaliados 306 pacientes com SAOS após terapêutica cirúrgica múltipla, tendo-se um índice de sucesso de 76,5% em acompanhamento por nove meses, e àqueles que não responderam ofereceu-se um aparelho maxilomandibular de avanço como passo final. Com este, os autores alcançaram uma média de sucesso similar àquela realizada com o CPAP.

Aparelhos intraorais

Diante do conhecimento da fisiopatologia da SAOS e de suas estreitas relações com a anatomia das VAS, estudiosos procuraram soluções para o tratamento desse distúrbio e, entre as soluções possíveis, os aparelhos intraorais vêm sendo considerados uma terapia válida.

O aparelho bucal precursor para desobstrução das vias aéreas foi o relatado por Pierre Robin, que o apresentou na Sociedade Dental de Paris em 1902 e escreveu sobre o seu uso em 1921 e em 1923 no *Bulletin de L'Academic de Medicine de Paris*. Em 1934, esse mesmo autor descreveu esse aparelho como sendo um monobloco que tracionava a mandíbula e a língua para a frente com a intenção de aumentar o espaço aéreo posterior.[13]

A Academia Americana para distúrbio do sono, em 1995, publicou um guia prático com as indicações do aparelho oral para tratamento da SAOS da seguinte forma:

- pacientes com ronco primário ou SAOS leve a moderada, os quais não respondem ao emagrecimento ou mudança de posição durante o sono;
- pacientes com SAOS moderada a acentuada que são intolerantes ou se recusam ao tratamento com CPAP.[69]

As contraindicações absolutas são nos casos de: apneia do sono predominantemente central, doença periodontal ativa e disfunção temporomandibular grave.[70]

Atualmente, há vários tipos de aparelhos intraorais, os quais se diferenciam e caracterizam pelas diferentes estruturas em que agem, sendo basicamente de três tipos: retentores linguais, elevadores de palato mole e avanço mandibular.

Retentores linguais

Trata-se de aparelho flexível que retém a língua por meio da pressão negativa, exigindo que o paciente respire pelo nariz. Leva à anteriorização da língua e músculos envolvidos, gerando aumento do diâmetro das VAS e consequentemente facilitando a passagem do ar. Seu uso é restrito, sendo usado sobretudo em pacientes desdentados.[71]

Elevadores de palato mole

Específicos para o tratamento do ronco, esses dispositivos elevam o palato mole, resultando em desobstrução local. Em virtude de seu local de atuação, são pouco tolerados, pois estimulam náusea, sendo um aparelho pouco utilizado e com avaliação restrita na literatura.[71]

Aparelhos intraorais para avanço mandibular

O avanço mandibular é o tipo de aparelho intraoral mais utilizado, com maior índice de sucesso e aceitação, produzindo mudanças adaptativas variáveis na região de velofaringe e orofaringe. Provou-se a eficácia do aparelho reposicionador mandíbulo-lingual (ARML) no tratamento de nove pacientes, e houve diminuição do IAH médio de 26,3 para 17,8 eventos por hora.[13] A proposta do avanço mandibular por meio de um aparelho bimaxilar unido por silicona elástica e com abertura anterior a fim de facilitar a respiração oral e o avanço a ser realizado é de aproximadamente 75% da protrusão máxima,[72,73] ressaltando que deve haver um cuidado em especial com a articulação temporomandibular (ATM) e o desconforto muscular, respeitando cada paciente. Atualmente, exames de imagens por meio de cefalometria, videoendoscopia, tomografia computadorizada e ressonância magnética têm mostrado que o avanço mandibular proporciona uma mudança no volume das VAS.[74] Os aparelhos reposicionadores mandibulares deslocam a mandíbula e a língua anteriormente e aumentam o calibre das vias aéreas superiores.[5] A Figura 23.2 mostra as áreas nas quais houve aumento do calibre das VAS em pacientes responsivos ao tratamento, com mesmo avanço mandibular por meio do aparelho intraoral que os pacientes não responsivos, os quais apresentaram essas regiões inalteradas, pela avaliação cefalométrica.[75]

Os sintomas gerais do paciente desaparecem na mesma proporção que há a diminuição do índice de apneia e o tempo total de apneias; da mesma forma, as arritmias cardíacas também desaparecem. O posicionamento mais anterior e superior da língua e anterior e inferior da mandíbula são confirmados por meio de novos exames cefalométricos e de tomografia computadorizada com o aparelho em posição. A rotação no sentido de abertura da mandíbula, proporcionada pelo aparelho bucal, resulta na ativação do músculo genioglosso que mantém a língua posicionada mais anteriormente durante o período em que o aparelho está posicionado.

Os efeitos adversos em longo prazo desse aparelho ainda não estão bem elucidados, devendo-se estar atento com mudanças oclusais e disfunções temporomandibulares (DTM),[72] necessitando acompanhamento durante o tratamento. Ward e colaboradores,[76] estudando as articulações temporomandibulares (ATM) em pacientes que usavam aparelhos posicionadores mandibulares observaram que depois de usar o aparelho após algumas horas, os dentes posteriores apresentavam-se levemente separados na face oclusal. Porém, após a remoção deste, a oclusão voltava ao normal em poucos minutos. Estudos de longo prazo mostraram que pacientes usando aparelhos com reposicionamento mandibular anterior não revelaram efeitos adversos em suas ATM.[77] Ao contrário, estudo sobre SAOS mostrou alta prevalência de TMD.[78]

PROTOCOLO DE ATENDIMENTO NO HC/FMUSP

O protocolo de atendimento seguido pela Equipe de Dor Orofacial da Divisão de Odontologia do HC/FMUSP, e o tipo de aparelho utilizado no tratamento dos pacientes com ronco primário ou SAOS foi testado e publicado anteriormente.[34] O atendimento odontológico inicia-se após avaliação médica especializada, na qual os valores polissonográficos são avaliados, assim como as características anatômicas e respiratórias, entre outras. Uma vez encaminhados à Divisão de Odontologia, os pacientes iniciam a sequência específica (ilustrada na Fig. 23.3), e ao final mantêm acompanhamento inicialmente semestral e posteriormente anual na área médico-odontológica ou a critério individual. O seguimento também irá depender do resultado da polissonografia feita com o AIO em posição durante o exame, o qual pode ser satisfatório ou insatisfatório. Neste último caso, implicará em nova terapêutica, a ser instituída pelo médico de origem.

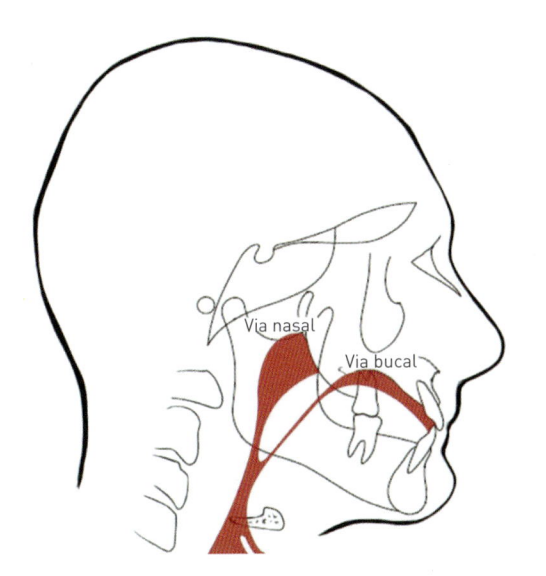

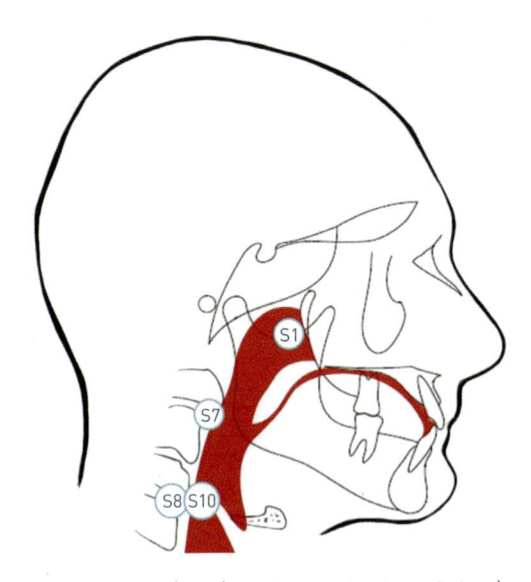

Figura 23.2. Aumento significativo das seguintes regiões: S1 (parede anterior da velofaringe), S7 (parede posterior da orofaringe) e S8-S10 (parede posterior da hipofaringe).

Fonte: Modificado de Tsuiki e colaboradores.[75]

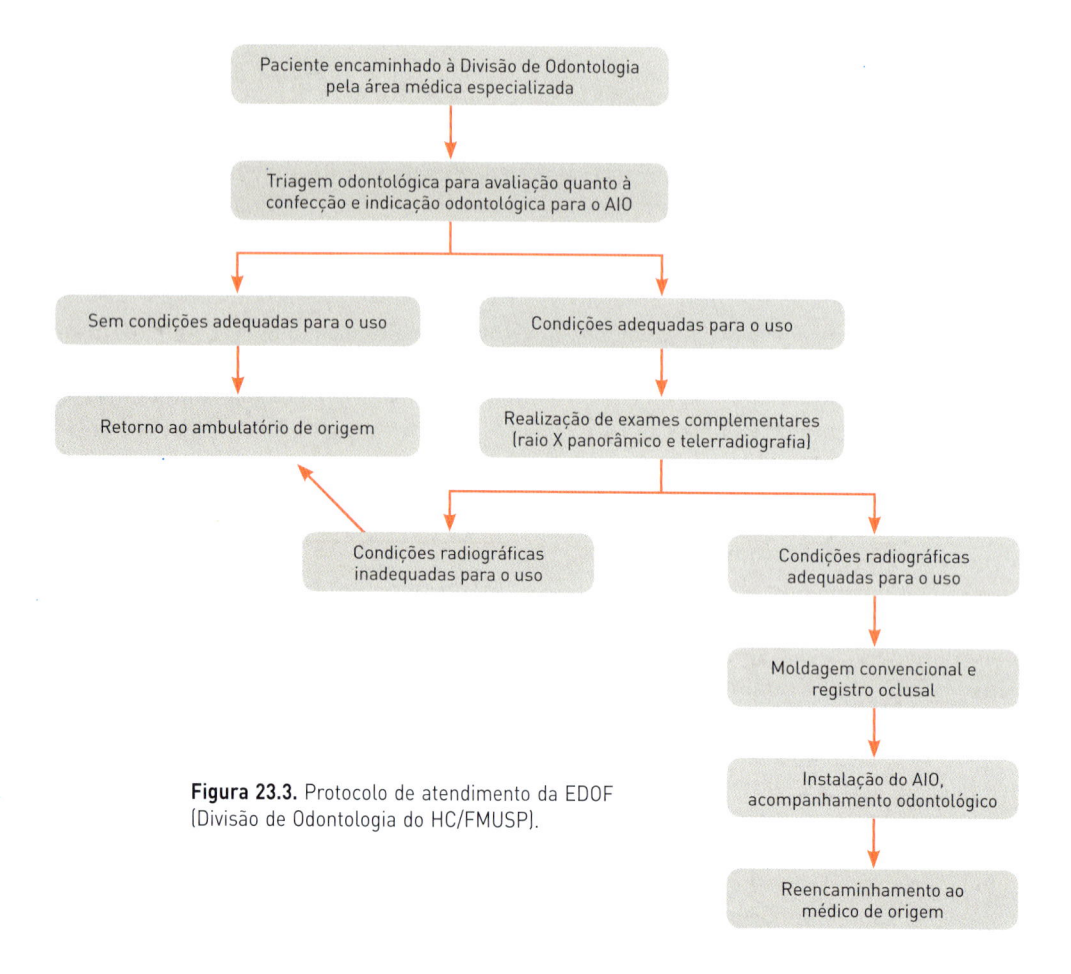

Figura 23.3. Protocolo de atendimento da EDOF (Divisão de Odontologia do HC/FMUSP).

CONCLUSÃO

A apneia obstrutiva do sono tem se revelado uma doença com implicações individuais, familiares e sociais. Como fator de risco de inúmeras doenças, deve ser prontamente diagnosticada e tratada e, quando possível, prevenida. Deformidades estruturais maxilomandibulares, sejam oclusais ou esqueléticas, podem ser fator de risco para o SAOS e atualmente são motivo de preocupação por parte dos profissionais da saúde. Quanto à SAOS no adulto, havendo indicação dos aparelhos intraorais, estes deverão ser utilizados após avaliação minuciosa e indicação precisa, para evitar iatrogenias ou subtratamentos.

O cirurgião-dentista exerce papel relevante, pois recebe pacientes de todas as faixas etárias e pode contribuir para o diagnóstico precoce ou para a correção dos fatores de risco para a SAOS; entretanto, não deveria basear-se na ideia de que o tratamento da SAOS seja meramente mecânico e desconsiderar a complexidade dessa doença. O envolvimento da SAOS em algumas dores de cabeça já é bem conhecido e esta é outra área, para a qual ele também pode contribuir.

Embora não esteja definido seu papel como fator de risco para o bruxismo, é necessária atenção, pois podem ser morbidades associadas, já que são frequentes na população geral.

REFERÊNCIAS

1. Gastaut H, Tassinari CA, Duron B. Polygraphic study of diurnal and nocturnal (hypnic and respiratory) episodal manifestations of Pickwick syndrome. Rev Neurol (Paris). 1965;112(6):568-79.
2. Takama N, Kurabayashi M. Relationship between metabolic syndrome and sleep-disordered breathing in patients with cardiovascular disease: metabolic syndrome as a strong factor of nocturnal desaturation. Intern Med. 2008;47(8):709-15.
3. The International Classification of Sleep Disorders. Diagnostic and coding manual (ICSD-2). 2nd ed. Illinois: American Academy of Sleep Medicine; 2005.
4. Prathibha BN, Jagger RG, Saunders M, Smith AP. Use of a mandibular advancement device in obstructive sleep apnoea. J Oral Rehabil. 2003;30(5):507-9.
5. Lowe A, Fleetham J, Ryan F, Mathews B. Effects of a mandibular repositioning appliance used in the treatment of

obstructive sleep apnea on tongue muscle activity. Prog Clin Biol Res. 1990;345:395-404; discussion 405.
6. Daniel MM, Lorenzi MC, da Costa Leite C, Lorenzi-Filho G. Pharyngeal dimensions in healthy men and women. Clinics. 2007;62(1):5-10.
7. Schnall RP, Shlitner A, Sheffy J, Kedar R, Lavie P. Periodic, profound peripheral vasoconstriction: a new marker of obstructive sleep apnea. Sleep. 1999;22(7):939-46.
8. Melo PL, Lemes LNA. Instrumentation for the analysis of respiratory system disorders during sleep: design and application. Rev Sci Instrum. 2002;73(11):3926-32.
9. Ohayon MM, Li KK, Guilleminault C. Risk factors for sleep bruxism in the general population. Chest. 2001;119(1):53-61.
10. Zorick F, Roth T, Kramer M, Flessa H. Exacerbation of upper-airway sleep apnea by lymphocytic lymphoma. Chest. 1980;77(5):689-90.
11. Thomas AJ, Chavoya M, Terris DJ. Preliminary findings from a prospective, randomized trial of two tongue-base surgeries for sleep-disordered breathing. Otolaryngol Head Neck Surg. 2003;129(5):539-46.
12. Parker JA. Snoring and obstructive sleep apnea. Part two: treatment with oral appliances. Northwest Dent. 1995;74(2):17-25.
13. Barbosa RC. Tratamento da síndrome da apnéia obstrutiva do sono e do ronco por meio do aparelho reposicionador mandíbulo-lingual: avaliação dos resultados por exames polissonográficos e de imagens obtidas por ressonância magnética [tese]. São Paulo: Universidade de São Paulo; 1999.
14. Mezon BJ, West P, MaClean JP, Kryger MH. Sleep apnea in acromegaly. Am J Med. 1980;69(4):615-8.
15. Orr WC, Martin RJ. Obstructive sleep apnea associated with tonsillar hypertrophy in adults. Arch Intern Med. 1981;141(8):990-2.
16. Vgontzas AN, Bixler EO, Chrousos GP. Metabolic disturbances in obesity versus sleep apnoea: the importance of visceral obesity and insulin resistance. J Intern Med. 2003;254(1):32-44.
17. Flemons WW. Clinical practice. Obstructive sleep apnea. N Engl J Med. 2002;347(7):498-504.
18. Vgontzas AN, Bixler EO, Chrousos GP. Sleep apnea is a manifestation of the metabolic syndrome. Sleep Med Rev. 2005;9(3):211-24.
19. McNicholas WT, Tarlo S, Cole P, Zamel N, Rutherford R, Griffin D, et al. Obstructive apneas during sleep in patients with seasonal allergic rhinitis. Am Rev Respir Dis. 1982;126(4):625-8.
20. Bucca C, Cicolin A, Brussino L, Arienti A, Graziano A, Erovigni F, et al. Tooth loss and obstructive sleep apnoea. Respir Res. 2006;7:8.
21. Kaneko Y, Floras JS, Usui K, Plante J, Tkacova R, Kubo T, et al. Cardiovascular effects of continuous positive airway pressure in patients with heart failure and obstructive sleep apnea. N Engl J Med. 2003;348(13):1233-41.
22. Suzuki M, Ogawa H, Okabe S, Yagi T, Horiuchi A, Okubo M, et al. The effect of upper airway structural changes on central chemosensitivity in obstructive sleep apnea-hypopnea. Sleep Breath. 2004;8(2):73-83.
23. Dursunoglu D, Dursunoglu N. Cardiovascular diseases in obstructive sleep apnea. Tuberk Toraks. 2006;54(4):382-96.
24. Schafer H, Koehler U, Ewig S, Hasper E, Tasci S, Lüderitz B. Obstructive sleep apnea as a risk marker in coronary artery disease. Cardiology. 1999;92(2):79-84.
25. Sasanabe R, Banno K, Otake K, Hasegawa R, Usui K, Morita M, et al. Metabolic syndrome in Japanese patients with obstructive sleep apnea syndrome. Hypertens Res. 2006;29(5):315-22.
26. Tasali E, Ip MS. Obstructive sleep apnea and metabolic syndrome: alterations in glucose metabolism and inflammation. Proc Am Thorac Soc. 2008;5(2):207-17.
27. Ohga E, Nagase T, Tomita T, Teramoto S, Matsuse T, Katayama H, et al. Increased levels of circulating ICAM-1, VCAM-1, and L-selectin in obstructive sleep apnea syndrome. J Appl Physiol. 1999;87(1):10-4.
28. Van Cauter E, Spiegel K. Hormones and metabolism during sleep. In: Schwartz WJ, editor. Sleep science: integrating basic research and clinic practice. Basel: Karger; 1997. p. 144-74.
29. Saarelainen S, Lahtela J, Kallonen E. Effect of nasal CPAP treatment on insulin sensitivity and plasma leptin. J Sleep Res. 1997;6(2):146-7.
30. Guilleminault C, Stoohs R, Clerk A, Cetel M, Maistros P. A cause of excessive daytime sleepiness. The upper airway resistance syndrome. Chest. 1993;104(3):781-7.
31. Vorona RD, Ware JC. Sleep disordered breathing and driving risk. Curr Opin Pulm Med. 2002;8(6):506-10.
32. Sassani A, Findley LJ, Kryger M, Goldlust E, George C, Davidson TM, et al. Reducing motor-vehicle collisions, costs, and fatalities by treating obstructive sleep apnea syndrome. Sleep. 2004;27(3):453-8.
33. Moreno CR, Louzada FM, Teixeira LR, Borges F, Lorenzi-Filho. Short sleep is associated with obesity among truck drivers. Chronobiol Int. 2006;23(6):1295-303.
34. Ranieri AL, Jales SM, Formigoni GG, de Alóe FS, Tavares SM, Siqueira JT. Treatment of obstructive sleep apnea syndrome in patients from a teaching hospital in Brazil: is it possible? Sleep Breath. 2009;13(2):121-5.
35. Alberti A. Headache and sleep. Sleep Med Rev. 2006;10(6):431-7.
36. Blau JN. Sleep deprivation headache. Cephalalgia. 1990;10(4):157-60.
37. Paiva T, Batista A, Martins P, Martins A. The relationship between headaches and sleep disturbances. Headache. 1995;35(10):590-6.
38. Cluster headache and other trigeminal autonomic cephalalgias. In: International Headache Society. The International classification of headache disorders. 2nd ed. Oxford: IHS; 2004. cap. 3.
39. Chervin RD, Zallek SN, Lin X, Hall JM, Sharma N, Hedger KM. Timing patterns of cluster headaches and association with symptoms of obstructive sleep apnea. Sleep Res Online. 2000;3(3):107-12.
40. Pelin Z, Bozluolcay M. Cluster headache with obstructive sleep apnea and periodic limb movements during sleep: a case report. Headache. 2005;45(1):81-3.
41. Graff-Radford SB, Newman A. Obstructive sleep apnea and cluster headache. Headache. 2004;44(6):607-10.
42. Nobre ME, Filho PF, Dominici M. Cluster headache associated with sleep apnoea. Cephalalgia. 2003;23(4):276-9.
43. Poceta JS, Dalessio DJ. Identification and treatment of sleep apnea in patients with chronic headache. Headache. 1995;35(10):586-9.
44. Mitsikostas DD, Vikelis M, Viskos A. Refractory chronic headache associated with obstructive sleep apnoea syndrome. Cephalalgia. 2008;28(2):139-43.
45. Nobre ME, Leal AJ, Filho PM. Investigation into sleep disturbance of patients suffering from cluster headache. Cephalalgia. 2005;25(7):488-92.
46. Buckle P, Kerr P, Kryger M. Nocturnal cluster headache associated with sleep apnea: a case report. Sleep. 1993;16(5):487-9.
47. Guilleminault CBA. Clinical features and evaluation of obstructive apnea and hypopnea syndrome. In: Kryger MH, Roth T, Dement WC. Principles and practice of sleep medicine. Philadelphia: Saunders; 2005. p. 1043-52.
48. Cistulli PA, Gotsopoulos H, Marklund M, Lowe AA. Treatment of snoring and obstructive sleep apnea with mandibular repositioning appliances. Sleep Med Rev. 2004;8(6):443-57.
49. Fransson AM, Tegelberg A, Svenson BA, Lennartsson B, Isacsson G. Influence of mandibular protruding device on airway passages and dentofacial characteristics in obstructive sleep apnea and snoring. Am J Orthod Dentofacial Orthop. 2002;122(4):371-9.

50. Li KK. Surgical therapy for obstructive sleep apnea syndrome. Semin Respir Crit Care Med. 2005;26(1):80-8.
51. Lowe AA, Santamaria JD, Fleetham JA, Price C. Facial morphology and obstructive sleep apnea. Am J Orthod Dentofacial Orthop. 1986;90(6):484-91.
52. Armstrong JJ, Leigh MS, Sampson DD, Walsh JH, Hillman DR, Eastwood PR. Quantitative upper airway imaging with anatomic optical coherence tomography. Am J Respir Crit Care Med. 2006;173(2):226-33.
53. Faber CE, Grymer L. Available techniques for objective assessment of upper airway narrowing in snoring and sleep apnea. Sleep Breath. 2003;7(2):77-86.
54. Fusco G, Macina F, Macarini L, Garribba AP, Ettorre GC. Magnetic resonance imaging in simple snoring and obstructive sleep apnea-hypopnea syndrome. Radiol Med (Torino). 2004;108(3):238-54.
55. Rodenstein DO, Dooms G, Thomas Y, Liistro G, Stanescu DC, Culée C, et al. Pharyngeal shape and dimensions in healthy subjects, snorers, and patients with obstructive sleep apnoea. Thorax. 1990;45(10):722-7.
56. Croft CB, Pringle M. Sleep nasendoscopy: a technique of assessment in snoring and obstructive sleep apnoea. Clin Otolaryngol Allied Sci. 1991;16(5):504-9.
57. Pringle MB, Croft CB. A grading system for patients with obstructive sleep apnoea: based on sleep nasendoscopy. Clin Otolaryngol Allied Sci. 1993;18(6):480-4.
58. Johal A, Battagel JM, Kotecha BT. Sleep nasendoscopy: a diagnostic tool for predicting treatment success with mandibular advancement splints in obstructive sleep apnoea. Eur J Orthod. 2005;27(6):607-14.
59. Douglas NJ. Modafinil and sleepiness. Am J Respir Crit Care Med. 2003;168(12):1538; author reply 1538-9.
60. Sleep-related breathing disorders in adults: recommendations for syndrome definition and measurement techniques in clinical research. The Report of an American Academy of Sleep Medicine Task Force. Sleep. 1999;22(5):667-89.
61. Oksenberg A, Silverberg D, Offenbach D, Arons E. Positional therapy for obstructive sleep apnea patients: a 6-month follow-up study. Laryngoscope. 2006;116(11):1995-2000.
62. Sullivan CE, Issa FG, Berthon-Jones M, Eves L. Reversal of obstructive sleep apnoea by continuous positive airway pressure applied through the nares. Lancet. 1981;1(8225):862-5.
63. Ayas NT, Patel SR, Malhotra A, Schulzer M, Malhotra M, Jung D, et al. Auto-titrating versus standard continuous positive airway pressure for the treatment of obstructive sleep apnea: results of a meta-analysis. Sleep. 2004;27(2):249-53.
64. Patel SR, White DP, Malhotra A, Stanchina ML, Ayas NT. Continuous positive airway pressure therapy for treating sleepiness in a diverse population with obstructive sleep apnea: results of a meta-analysis. Arch Intern Med. 2003;163(5):565-71.
65. Menn SJ, Loube DI, Morgan TD, Mitler MM, Berger JS, Erman MK. The mandibular repositioning device: role in the treatment of obstructive sleep apnea. Sleep. 1996;19(10):794-800.
66. Fujita S, Conway W, Zorick F, Roth T. Surgical correction of anatomic azbnormalities in obstructive sleep apnea syndrome: uvulopalatopharyngoplasty. Otolaryngol Head Neck Surg. 1981;89(6):923-34.
67. Stripf EA, Kuhnemund M, Selivanova O, Mann WJ. Practicability of a surgical multilevel therapy in patients with obstructive sleep apnea. HNO. 2007;55 Suppl 1:E1-6.
68. Cillo JE Jr, Finn R, Dasheiff RM. Combined open rhinoplasty with spreader grafts and laser-assisted uvuloplasty for sleep-disordered breathing: long-term subjective outcomes. J Oral Maxillofac Surg. 2006;64(8):1241-7.
69. Cartwright R. What's new in oral appliances for snoring and sleep apnea: an update. Sleep Med Rev. 2001;5(1):25-32.
70. Bittencourt LR, Lucchesi LM, Rueda AD, Garbuio SA, Palombini LO, Guilleminault C, et al. Placebo and modafinil effect on sleepiness in obstructive sleep apnea. Prog Neuropsychopharmacol Biol Psychiatry. 2008;32(2):552-9.
71. Ito FA, Ito RT, Moraes NM, Sakima T, Bezerra MLS, Meirelles RC. Condutas terapêuticas para tratamento da Síndrome da Apnéia e Hipopnéia Obstrutiva do sono (SAHOS) e da Síndrome da resistência das vias aéreas superiores (VAS) com enfoque no aparelho anti-ronco (AAR-ITO). R Dent Press Ortodon Ortop Facial. 2005;10(4):143-56.
72. Pantin CC, Hillman DR, Tennant M. Dental side effects of an oral device to treat snoring and obstructive sleep apnea. Sleep. 1999;22(2):237-40.
73. Blanco J, Zamarron C, Abeleira Pazos MT, Lamela C, Suarez Quintanilla D. Prospective evaluation of an oral appliance in the treatment of obstructive sleep apnea syndrome. Sleep Breath. 2005;9(1):20-5.
74. de Almeida FR, Bittencourt LR, de Almeida CI, Tsuiki S, Lowe AA, Tufik S. Effects of mandibular posture on obstructive sleep apnea severity and the temporomandibular joint in patients fitted with an oral appliance. Sleep. 2002;25(5):507-13.
75. Tsuiki S, Lowe AA, Almeida FR, Fleetham JA. Effects of an anteriorly titrated mandibular position on awake airway and obstructive sleep apnea severity. Am J Orthod Dentofacial Orthop. 2004;125(5):548-55.
76. Ward DM, Behrents RG, Goldberg JS. Temporomandibular synovial fluid pressure response to altered mandibular positions. Am J Orthod Dentofacial Orthop. 1990;98(1):22-8.
77. Tallents RH, Katzberg RW, Macher DJ, Roberts CA. Use of protrusive splint therapy in anterior disk displacement of the temporomandibular joint: a 1- to 3-year follow-up. J Prosthet Dent. 1990;63(3):336-41.
78. Cunali PA, Almeida FR, Santos CD, Valdrighi NY, Nascimento LS, Dal'Fabbro C, Tufik S, Bittencourt LR. Prevalence of temporomandibular disorders in obstructive sleep apnea patients referred for oral appliance therapy. J Orofac Pain. 2009 Fall;23(4):339-44.

CAPÍTULO 24

ZUMBIDO

Tanit Ganz Sanchez
Marcos Venturini Ferreira
Sabrina de Souza Teixeira Lima

O zumbido, assim como a disfunção temporomandibular (DTM), é uma condição relativamente frequente na população em geral e pode causar grande impacto na vida dos indivíduos acometidos. Além disso, zumbido e dor crônica partilham algumas características, tanto fisiológicas como psicológicas.

A fisiopatologia do zumbido ainda não é conhecida em sua totalidade, o que dificulta os avanços nos estudos realizados nessa área. Contudo, sabe-se que suas causas não são exclusivamente otológicas podendo ser influenciadas por fatores neurológicos, metabólicos, farmacológicos, vasculares, musculares, odontológicos e até mesmo psíquicos.

Uma avaliação completa de cada paciente e uma estratégia de tratamento direcionada para a causa específica encontrada nessa avaliação consistiriam em dois bons métodos de abordagem inicial. Portanto, o tratamento odontológico voltado para o problema diagnosticado pode contribuir para a diminuição do zumbido ou, até mesmo, alcançar sua remissão.

Em resumo, sabe-se que as causas odontológicas, como as disfunções mandibulares, sejam de origem articular ou muscular, podem causar ou modular o zumbido, entretanto, são escassos os estudos sistematizados relacionando essas duas áreas, principalmente abordagens que avaliam a condição global da saúde bucal desses pacientes.

INTRODUÇÃO

O zumbido é a percepção de um som nos ouvidos ou na cabeça que não é gerado por uma fonte externa.[1]

É considerado um sintoma de acometimento das vias auditivas que pode ter diversas causas, como as doenças primariamente otológicas ou outras doenças que afetem o ouvido de forma secundária, como as metabólicas, cardiovasculares, neurológicas, psiquiátricas e odontológicas.[2,3] Um fato marcante na prática clínica é que essas causas frequentemente estão associadas no mesmo indivíduo, ou seja, mais de um diagnóstico etiológico ou coadjuvante pode ser encontrado em cada paciente.[4] Portanto, é necessária uma avaliação completa da região de cabeça e pescoço.

Fisiopatologia e epidemiologia

A fisiopatologia do zumbido é bastante complexa. Apesar dos recentes avanços na literatura específica, ainda não foi completamente elucidada, o que compromete, em parte, o avanço do seu tratamento.

Segundo o National Institutes of Health, o zumbido é um sintoma muito comum e afeta cerca de 15% dos americanos.[5] A incidência do zumbido difere bastante nos diversos países. No Brasil, não dispomos ainda de dados estatísticos confiáveis, mas a extrapolação dessa prevalência para a nossa população sugere a existência de cerca de 28 milhões de brasileiros com zumbido.

Felizmente, na maioria dos casos, o zumbido é temporário e não causa repercussões importantes na qualidade de vida. Entretanto, para alguns pacientes, representa um grande sofrimento, que compromete o sono, a concentração, o equilíbrio emocional e a prática social, incapacitando-os para suas atividades normais.[6] São esses os pacientes que procuram ajuda médica. De acordo com uma pesquisa nacional realizada pela Public Health Agency of America em 1984/1985, o zumbido grave é considerado o terceiro pior sintoma que pode acometer o ser humano, só perdendo para a dor e a tontura intensas e intratáveis.[7]

Abordagem clínica

A abordagem de sintomas subjetivos nunca é tarefa fácil. De modo geral, o otorrinolaringologista costuma ser o primeiro profissional a ser procurado pelos pacientes com zumbido. Cabe a ele descobrir o(s) agente(s) etiológico(s) do zumbido em cada paciente por meio de anamnese detalhada, exame clínico e exames complementares (avaliações audiológica, laboratorial e de imagem). Embora muitas das principais causas do zumbido realmente estejam ao alcance do otorrinolaringologista, com frequência é necessária uma avaliação multidisciplinar para melhor precisar o(s) diagnóstico(s) etiológico(s).

A prioridade de tratamento é sempre voltada para a doença de base que pode estar relacionada com a origem do zumbido. Dessa forma, as opções de tratamento são bastante variáveis.

Quando o médico desconfia que alterações articulares e/ou musculares da face possam estar associadas ao aparecimento ou à piora do zumbido, deve encaminhar o paciente para um cirurgião-dentista para que este realize uma avaliação detalhada do aparelho mastigatório. Embora a queixa de zumbido também seja frequente no atendimento odontológico, a identificação da causa e efeito nem sempre é fácil.

RELAÇÃO DO ZUMBIDO COM A ODONTOLOGIA

É antiga a evidência de que são muitas as queixas otológicas simultâneas às odontológicas. Em pacientes com DTM, é comum observarmos sintomas como otalgia, diminuição subjetiva de audição, plenitude auricular, hiperacusia, vertigem, tontura e zumbido, o que levanta uma questão importante: essa coexistência de sintomas ocorre ao acaso, ou existe uma verdadeira correlação entre eles?

Alguns autores consideram que o zumbido e a DTM sejam apenas coincidentes[8] dada a sua frequência na população. No entanto, outros alegam a existência de uma verdadeira correlação entre ambos, baseando seus argumentos em dados embriológicos, anatômicos e clínicos.

A dificuldade de afirmar quando o zumbido está diretamente ligado aos problemas odontológicos em parte reside na ausência de exames objetivos que comprovem essa correlação. Entretanto existem sugestões de critérios clínicos que relacionam características do aparelho mastigatório ao surgimento e/ou alteração do zumbido.[9-11]

O ZUMBIDO E A DISFUNÇÃO TEMPOROMANDIBULAR

Tanto o zumbido quanto a disfunção temporomandibular (DTM) são condições relativamente frequentes na população em geral e podem causar grande impacto na vida dos indivíduos acometidos. Além disso, possuem características comuns, tanto do ponto de vista fisiológico, como do psicológico. A proximidade anatômica entre orelha e articulação temporomandibular (ATM), sua inervação comum e a interação somatossensorial que ocorre entre as vias auditiva e trigeminal podem ser os principais responsáveis por essa possível relação.

Desde meados da década de 1920, a medicina e a odontologia têm estudado as relações embriológica, anatômica e fisiológica entre a orelha e as estruturas maxilomandibulares. Entretanto, ainda são poucos os trabalhos que caracterizam de maneira sistematizada a relação entre essas estruturas.

Em 1924, Decker teorizou uma conexão entre a perda auditiva, o apertamento dentário e a posição condilar da ATM. De forma sucinta, descreveu uma diminuição da audição em alguns pacientes que realizaram extração dos molares posteriores e observou melhora da audição com o restabelecimento da relação normal entre mandíbula e maxila. Costen, em 1934, descreveu a presença de otalgia, zumbido e diminuição da audição relacionados à retroposição do côndilo mandibular e perda de dimensão vertical.

Myrhaug, em 1958, sugeriu que a disfunção neuromuscular dos músculos mastigatórios pode desencadear alterações na condução do som pelo fato de existir relação na formação embriológica dos ossículos da orelha média e da mandíbula.[12]

Pinto, em 1962, relatou que, devido ao fato de as estruturas da ATM estarem conectadas ao martelo, a excursão do disco e do côndilo durante o movimento mandibular poderia causar a mobilidade do martelo e alterar a tensão da membrana timpânica.[13]

Embora a relação entre o zumbido e a DTM tenha atraído grande interesse, as teorias levantadas para explicar a correlação entre ambos ainda são inconsistentes. Mais recentemente, estudos envolvendo neuroanatomia funcional e neuroplasticidade do sistema auditivo central vêm auxiliando o entendimento dessa correlação.

Epidemiologia

Existe grande variação nos dados epidemiológicos que relacionam o zumbido e a DTM.

Avaliando populações com DTM, a frequência da queixa de zumbido encontrada na literatura variou de 4% até cerca de 60%.[9,12,14-27]

Por outro lado, avaliando pacientes com zumbido, Lam e colaboradores,[28] e Tullberg e Ernberg[29] encontraram, respectivamente, 64,1% e 82,0% dos pacientes com DTM. Entretanto, o *Tinnitus Data Registry* encontrou 7% dos pacientes com zumbido grave apresentando histórico de queixas de ATM.[10]

Em levantamento realizado em nosso serviço (Equipe de Dor Orofacial da Divisão de Odontologia do Hospital das Clínicas da Faculdade de Medicina da Universidade de São Paulo – HC/FMUSP), encontramos, no período de março de 2006 a dezembro de 2007, cerca de 16,2% dos pacientes relatando zumbido. Destes, 6,3% apresentavam o zumbido como queixa principal.

Dentre tantos dados discrepantes, um assunto é consenso: o zumbido é mais prevalente na população com DTM, quando comparada a uma população controle com idade pareada.[17,19,23,28,30-32]

O ZUMBIDO COM ORIGEM OU MODULAÇÃO PELO SISTEMA SOMATOSSENSORIAL

Recentemente chegou-se à conclusão de que o zumbido pode ser modulado por vários estímulos diferentes, como contrações musculares da cabeça, pescoço ou membros,[33,34] estimulação elétrica do nervo mediano,[35] deslocamento vertical ou horizontal do olhar,[36,37] por pressão aplicada sobre a ATM[38] ou sobre os músculos da mastigação.[39]

O termo "zumbido somático" ou "somatossensitivo" tem sido usado na literatura com significados diferentes. Atualmente, pesquisadores da Tinnitus Research Initiative estão trabalhando para definir e diferenciar "zumbido somatossensorial" (origem primária em lesões de cabeça, face e região cervical, como traumatismo, manipulação cervical ou dentária ou dor crônica) do termo "modulação somatossensitiva", que pode ocorrer em zumbidos de qualquer origem, mas que sofrem influência imediata e temporária em sua intensidade, frequência ou localização quando submetidos à estimulação somatossensitiva, como por meio das contrações musculares.

O otorrinolaringologista pode desconfiar do diagnóstico do zumbido de origem ou modulação somatossensorial na própria anamnese ou exame físico. A partir dessa suspeita, cabe ao dentista avaliar se o paciente apresenta disfunção mandibular. Em caso positivo, deve-se tentar relacionar o início da DTM com o início do zumbido e períodos de piora da DTM com períodos de exacerbação do zumbido.[11] Além disso, sinais importantes de uma possível correlação entre a DTM e o zumbido são a modulação deste pela palpação da ATM e musculatura cervical e mastigatória,[39] além de manobras dessas musculaturas com e sem resistência.[34] Vale ressaltar que cerca de um terço dos pacientes com zumbido relatam modulação por movimentos mandibulares e pressão sobre a ATM ipsilateral.[14]

Nas Tabelas 24.1 e 24.2 estão resumidas as principais localizações anatômicas a serem investigadas quanto à modulação do zumbido e também as manobras musculares a ser realizadas.

Segundo Levine e colaboradores,[40] as manobras somáticas que mais modularam o zumbido (melhora ou piora imediata e temporária) foram a abertura da boca contra a resistência, o apertamento dentário e a protrusão da mandíbula com e sem resistência, o que confere com nossa prática clínica. É interessante notar a participação do músculo pterigóideo lateral em três dos quatros movimentos. Assim, esse músculo sempre deve ser avaliado. Entretanto, tendo em mente a dificuldade da sua palpação, o ideal é testá-lo por meio de movimentos de protrusão e lateralização da mandíbula com ou sem resistência. A dificuldade em realizar esses movimentos já sugere inicialmente algum grau de comprometimento desse músculo.

Tabela 24.1. Localização anatômica de pontos a serem investigados bilateralmente

Masseter – camada profunda em toda sua extensão
Temporal – todo ele, principalmente a porção anterior
Esternocleidomastóideo – porção esternal, clavicular, mastóideia
Suboccipitais – na inserção do esplênio
Polo lateral de ATM

Fonte: Travel e Simons,[39] Rubinstein,[51] Björne e Agerberg,[52] Levine e colaboradores[40] e Rocha e colaboradores.[53]

Tabela 24.2. Manobras musculares para pesquisa de modulação somatossensitiva

Contrações mandibulares	Contrações da cabeça e pescoço*
Apertamento dentário	Para cima, para a direita, para a esquerda, para a frente e para trás
Abertura bucal com e sem resistência	Girar para a esquerda contra resistência em arco zigomático ipsilateral
Protrusão mandibular com e sem resistência	Girar para a direita contra resistência em arco zigomático ipsilateral
Lateralidade direita e esquerda com e sem resistência	Girar para a esquerda e inclinar para a direita com força de resistência na têmpora direita
Retrusão mandibular	Girar para a direita e inclinar para a esquerda com força de resistência na têmpora esquerda

*Movimentos realizados com a cabeça na posição neutra. As contrações são realizadas contra resistência aplicada pelo examinador.

Fonte: Levine e colaboradores.[40]

Tratamento do zumbido com origem ou modulação pelo sistema somatossensitiva

Existem vários tratamentos para o zumbido, porém nenhum deles pode ser usado em larga escala sem perder a eficácia terapêutica. Como o contexto do zumbido envolve várias causas que, por sua vez, podem estar associadas em um mesmo paciente, fica evidente que o melhor tratamento é aquele delineado de modo personalizado. A estratégia básica é sempre tratar a(s) causa(s) que o origina(m) ou acentua(m).

Algumas técnicas que obtiveram sucesso parcial no controle do zumbido modulado pela estimulação somatossensitiva envolvem o uso de estimulação elétrica transcutânea – TENS,[41] toxina botulínica,[42] acupuntura,[43,44] estimulação elétrica do escalpo e da aurícula,[45-47] manipulações cervicais[48-50] e terapia craniossacral. Entretanto, este tópico tem recebido maior enfoque recentemente e ainda necessita de esclarecimentos adicionais.

Alguns autores relatam que pode ocorrer tanto melhora ou até mesmo resolução do zumbido após o tratamento da DTM. Quando o aparecimento ou a piora do zumbido estão relacionados à DTM, é importante incluir a orientação ao paciente, o uso de placas estabilizadoras, termoterapia ou crioterapia, além de exercícios para coordenar e fortalecer os músculos mastigatórios. Igualmente, podem ser utilizadas técnicas complementares para a desativação de pontos-gatilhos miofasciais, como a digitopressão,[54] infiltrações[55,56] ou *spray* resfriante.

Em 1992, Vernon e colaboradores[10] tentaram identificar características específicas do zumbido que pudessem sugerir DTM, porém isso não foi possível. Mesmo assim, os autores acreditam que, caso os pacientes com zumbido sem causa aparente apresentem três ou mais indícios de DTM, é recomendada uma avaliação odontológica.

Em relação ao tratamento, Giordani e Nóbilo[57] estudaram 44 pacientes com zumbido e DTM tratados com placa miorrelaxante estabilizadora de Michigan e observaram melhora significativa no zumbido após oito semanas. Felicio e colaboradores[58] observaram que a ocorrência de sintomas auditivos (otalgia, plenitude e zumbido) deixou de ser significante após o tratamento com placas oclusais. Wright e Bifano[11] relataram que, em pacientes com DTM e zumbido concomitante, 82,5% dos casos apresentavam remissão ou melhora do zumbido com o tratamento para DTM (por meio de terapia cognitiva, placas estabilizadoras e exercícios caseiros).

Existem referências na literatura de que a oclusão dentária seria responsável pelo surgimento do zumbido. Saueressig e colaboradores[59] descreveram uma paciente com abolição total do zumbido após tratamento com *front-plateau* seguido de ajuste oclusal. No entanto, Bush e colaboradores,[8] e Pascoal e colaboradores,[22] discordam dessa teoria. Os autores não encontraram correlação estatisticamente significante entre os sintomas de zumbido e a presença total, parcial ou ausência de dentes posteriores numa amostra de 126 pacientes com DTM articular. Embora Camparis e colaboradores,[26] não afirmem que exista tal condição de causa e efeito entre oclusão e zumbido, por meio da avaliação de um grupo de pacientes com bruxismo, os autores constataram que o grupo com ausência dentária sem reposição protética apresentava zumbido com maior frequência.

Alguns autores sugeriram ligações mais específicas entre o zumbido e o sistema mastigatório. Melding e colaboradores[60] e Berlin e colaboradores[61] observaram que a pressão nos movimentos mandibulares e na ATM podiam modificar a característica do zumbido. Recentemente, Rocha e colaboradores[53] observaram que a pressão digital nos pontos-gatilhos localizados nos músculos da cabeça, pescoço e cintura escapular modulou o zumbido em 55,9% dos participantes do estudo.

Em um estudo, Tullberg e Ernberg[29] relatam que o tratamento para DTM aliviou o zumbido a longo prazo e que este efeito foi mais significativo entre os pacientes com zumbido flutuante. Rubinstein e Erlandsson também relacionam esse tipo de zumbido com o bruxismo diurno, sensação de rosto cansado, vertigem e hiperacusia.[38]

CONCLUSÃO

Entre os avanços sobre o estudo do zumbido está o entendimento de que esse é um sintoma comum de diversas doenças e necessita de diagnóstico diferencial. A ocorrência simultânea de artropatias da ATM ou de dores musculares mastigatórias com o zumbido exige exame cuidadoso e não significa relação de causa e efeito, pois podem ser morbidades associadas.

Pacientes com zumbido e DTM devem passar por avaliação completa das estruturas maxilomandibulares quando houver sinais de que essas estruturas possam estar relacionadas à queixa de zumbido. Assim, pode-se estabelecer um plano de tratamento adequado para esse tipo complexo de paciente. Quando as opções de tratamento voltadas para o controle de afecções da própria ATM ou de dores musculares mastigatórias não obtêm sucesso no controle do zumbido, o paciente deve ser novamente encaminhado ao otorrinolaringologista para que este redirecione seu tratamento.

Esperamos que o entendimento da fisiopatologia do zumbido contribua para novas medidas terapêuticas, principalmente quando é considerado iatrogênico. Em relação à odontologia, é fundamental a avaliação para identificar possíveis fatores causadores ou moduladores do zumbido, entretanto, até o presente momento, não temos ideia clara dessa relação.

REFERÊNCIAS

1. McFadden D. Tinnitus: facts, theories and treatments. Washington: National Academy; 1982.
2. Sanchez TG, Zumbido. In: Bento RF, Miniti A, Marone SAM. Tratado de otologia. São Paulo: USP; 1998. p. 322-30.
3. Sanchez TG, Medeiros IRT, Fassolas G, Coelho FF, Constantino GTL, Bento RF. Freqüência de alterações da glicose, lipídeos e hormônios tireoidianos em pacientes com zumbido. Arq Fund Otorrinolaringol. 2001;5(1):16-20.
4. Sanchez TG, Bento RF. An evaluation of tinnitus treatment: comments on the literature and a personal point of view. Exp Opin Ther Patents. 2000;10(12):1911-7.
5. National Institutes of Health. National strategic research plan: hearing and hearing impairment. Bethesda: Department of Health and Human Services; 1996.
6. Coelho CBC, Sanchez TG, Bento RF. Características do zumbido em pacientes atendidos em serviço de referência. Arq Otorrinolaringol. 2004;8(3):216-24.
7. American Tinnitus Association [Internet]. [capturado em 18 jul. 2011]. Disponível em: http://www.ata.org/programs/support.html.
8. Bush FM, Harkins SW, Harrington WG. Otalgia and adverse symptoms in temporomandibular disorders. Ann Otol Rhinol Laryngo. 1999;108(9):884-92.
9. Rubinstein B, Carlsson GE. Effects of stomatognathic treatment on tinnitus: a retrospective study. Cranio. 1987;5(3):255-9.
10. Vernon J, Griest S, Press L. Attributes of tinnitus that may predict temporomandibular joint dysfunction. Cranio. 1992;10(4):282-8.
11. Wright EF, Bifano SL. Tinnitus improvement through TMD therapy. J Am Dent Assoc. 1997;128(10):1424-32.
12. Myrhaug H. Clicking ear and pharyngeal tic associated with functional disturbances of the jaw. Acta Otolaryngol Supll. 1958;188(Suppl):430-3.
13. Pinto OF. A new structure related to the TMJ and the middle ear. J Prosth Dent. 1962;12(1):95-103.
14. Gelb H, Calderone JP, Gross SM, Kantor ME. The role of the dentist and the otoryngologist in evaluating temporomandibular joint syndromes. J Prosthet Dent. 1967;18(5):497-503.
15. Koskinen J, Paavolainen M, Raivio M. Otological manifestations in temporomandibular joint dysfunction. J Oral Rehabil. 1980;7(3):249-54.
16. Bush FM. Tinnitus and otalgia in temporomandibular disorders. J Prosthet Dent. 1987;58(4):495-8.
17. Ash CM, Pinto OF. The TMJ and the middle ear: structural and functional correlates for aural symptoms associated with temporomandibular joint dysfunction. Int J Prosthodont. 1991;4(1):51-7.
18. Ciancaglini R, Loreti P, Radaelli G. Ear, nose and throat symptoms in patients with TMD: the association of symptoms according to severity of arthropathy. J Orofacial Pain. 1994;8(3):293-6.
19. Parker WS, Chole RA. Tinnitus, vertigo, and temporomandibular disorders. Am J Orthod Dentofac Orthop. 1995;107(2):153-8.
20. Wright EF, Gullickson DC. Dental pulpalgia contributing to bilateral preauricular pain and tinnitus. J Orofacial Pain. 1996;10(2):166-8.
21. Kuttila S, Kuttia M, Le Bell Y, Alanen P, Jouko S. Aural symptoms and signs of temporomandibular disorder in association with treatment need and visits to a physician. Laryngoscope. 1999;109(10):1669-73.
22. Pascoal MIN, Rapoport A, Chagas JFS, Pascoal MBN, Costa CC, Magna LA. Prevalência dos sintomas otológicos na desordem temporomandibular: estudo de 126 casos. Rev Bras Otorrinolaringol. 2001;67(5):15-21.
23. Tuz HH, Onder EM, Kisnisci RS. Prevalence of otologic complaints in patientes with temporomandibular disorder. Am J Orthod Dentofacial Orthop. 2003;123(6):620-30.
24. Isaacson JE, Moyer MT, Schuler HG, Blackall GF. Clinical associations between tinnitus and chronic pain. Otolaryngol Head Neck Surg. 2003;128(5):706-10.
25. Bernhardt O, Gesch D, Schwahn C, Bitter K, Mundt T, Mack F. Signs of Temporomandibular disorder in tinnitus patients and in a population-based group of volunteers: results of the study of health in Pomerania. J Oral Rehabil. 2004;31(4):311-9.
26. Camparis CM, Formigoni G, Teixeira MJ, Siqueira JTT. Clinical evaluation of tinnitus in patients with sleep bruxism: prevalence and caracteristics. J Oral Rehabil. 2005;32(11):808-14.
27. Felicio CM, Melchior MO, Ferreira CLP, Silva MAMR. Otologic symptoms of temporomandibular disorder and effect of orofacial myofunctional therapy. Cranio. 2008;26(2):1-8.
28. Lam DK, Lawrence HP, Tenenbaum HC. Aural symptoms in temporomandibular disorder patients attending a craniofacial pain unit. J Orofacial Pain. 2001;15(2):146-57.
29. Tullberg M, Ernberg M. Long-term effect on tinnitus by treatment of temporomandibular disorders: a two-year follow-up by questionnaire. Acta Odontol Scand. 2006;64(2):89-96.
30. Chole RA, Parker WS. Tinnitus and vertigo in patients with temporomandibular disorder. Arch Otolaryngol Head Neck Surg. 1992;118(8):817-21.
31. Cooper BC, Cooper DL. Recognizing otolaryngologic symptoms in patients with temporomandibular disorders. Cranio. 1993;11(4):260-7.
32. Ren Y, Isberg, A. Tinnitus in patients with temporomandibular joint internal derangement. Cranio. 1995;13(2):75-80.
33. Levine RA. Somatic (craniocervical) tinnitus and the dorsal cochlear nucleus hypothesis. Am J Otolaryngol. 1999;20(6):351-62.
34. Sanchez TG, Guerra, GCY, Lorenzi MC, Brandão AL, Bento RF. The influence of voluntary muscle contractions upon the onset and modulation of tinnitus. Audiol Neurootol. 2002;7(6):370-5.
35. Moller AR, Moller MB, Yokota M. Some forms of tinnitus may involve the extralemniscal auditory pathway. Laryngoscope. 1992;102(10):1165-71.
36. Cacace AT. Expanding the biological basis of tinnitus: crossmodal origins and the role of neuroplasticity. Hear Res. 2003;175(1-2):112-32.
37. Baguley DM, Phillips J, Humphriss RL, Jones S, Axon PR, Moffat DA. The prevalence and onset of gaze modulation of tinnitus and increased sensitivity to noise after translabyrinthine vestibular schwannoma excision. Otol Neurotol. 2006;27(2):220-4.
38. Rubinstein B, Erlandsson SI. A stomatognathic analysis of patients with disabling tinnitus and craniomandibular disorders (CMD). Br J Audiol. 1991;25(2):77-83.
39. Travell J, Simons DG. Myofascial pain and dysfunction: the trigger point manual, upper half of body. 2. ed. Baltimore: Williams & Wilkins; 1983.
40. Levine RA, Nam EC, Oron Y, Melcher JR. Evidence for a tinnitus subgroup responsive to somatosensory based treatment modalities. Prog Brain Res. 2007;166:195-207.
41. Herraiz C, Toledano A, Diges I. Trans-electrical nerve stimulation (TENS) for somatic tinnitus. Prog Brain Res. 2007;166:389-94.
42. Láinez MJ, Piera A. Botulinum toxin for the treatment of somatic tinnitus. Prog Brain Res. 2007;166:335-8.
43. Hansen PE, Hansen JH, Brentzen O. Acupuncture treatment of chronic unilateral tinnitus- a double-blind cross-over trial. Clin Otolaryngol Allied Sci. 1982;7(5):325-9.
44. Axelsson A, Andersson S, Gu LD. Acupuncture in management of tinnitus: a placebo-controlled study. Audiology. 1994;33(6):351-60.
45. Engelberg M, Bauer W. Transcutaneous electrical stimulation for tinnitus. Laryngoscope. 1985;95(10):1167-73.

46. Dobie RA, Hoberg KE, Ress TS. Electrical tinnitus suppression: a double-blind crossover study. Otololaryngol Head Neck Surg. 1986;95(3 Pt 1):319-23.
47. Lyttkens L, Lindberg P, Scott B, Melin L. Treatment of tinnitus by external electrical stimulation. Scand Audiol. 1986;15(3):157-64.
48. Alcantara J, Plaugher G, Klemp DD, Salem C. Chiropractic care of a patient with temporomandibular disorder and atlas subluxation. J Manipulative Physiol Ther. 2002;25(1):351-60.
49. Hulse M, Holzl M. The efficiency of spinal manipulation in otorhinolaryngology. A retrospective long-term study. HNO. 2004;52(3):227-34.
50. Wheldon J. Reduction of tinnitus by spinal manipulation in a patient with presumptive rotational vertebral artery occlusion syndrome: a case report. Altern Ther Health Med. 2006;12(3):14-7.
51. Rubinstein B. Tinnitus and craniomandibular disorders: is there a link? Swed Dent J. 1993;95 Suppl:1-46.
52. Björne A, Agerberg G. Symptom relief after treatment of temporomandibular and cervical spine disorders in patients with Meniere's disease: three-year follow-up. Cranio. 2003;21(1):50-60.
53. Rocha CAB, Sanchez TG, Siqueira JTT. Myofascial trigger point: a possible way of modulating tinnitus. Audiol Neurootol. 2007;13(3):153-60.
54. Eriksson M, Gustafsson S, Axelsson A. Tinnitus and trigger points a randomized cross-over study. In: Reich GE, Vernon JA, editors. Fifth International Tinnitus Seminar. Portland: OR; 1995. p. 81-3.
55. Wyant GM. Chronic pain syndromes and their treatment. II. Trigger points. Can Anaesth Soc J. 1979;26(3):216-9.
56. Estola-Partanen M. Muscular tension and tinnitus: an experimental trial of trigger point injections on tinnitus [thesis]. Tampere: University of Tampere; 2000.
57. Giordani A, Nóbilo KA. Placa estabilizadora de Michigan e a sensação de zumbido. Revista da APCD. 1995;49(5):395-9.
58. Felicio CM, Faria TG, Silva MAMR, Aquino AMCM, Junqueira CA. Desordem temporomandibular: relações entre sintomas otológicos e orofaciais. Rev Bras Otorrinolaringol. 2004;70(6):786-93.
59. Saueressig NS, Kayser FG, Oliveira FL. Disfunções temporomandibulares e sua relação com zumbido auditivo e dorsologia: relato de caso clínico. JBA: J Bras Oclusao ATM Dor Orofac. 2003;3(9):21-5.
60. Melding PS, Goodey RJ, Thorne PR. The use of intravenous lignocaine in the diagnosis and treatment of tinnitus. J Laryngol Otol. 1978;92(2):115-21.
61. Berlin C, House PR, House JW. Personality of tinnitus patient: discussion. In: Evered D, Lawrenson G, editors. 85º Tinnitus Ciba Foundation Symposium; 1981; London. London: Pitman; 1981. p. 199-200.

PARTE 7 — Queimação bucal e dor no idoso

CAPÍTULO 25

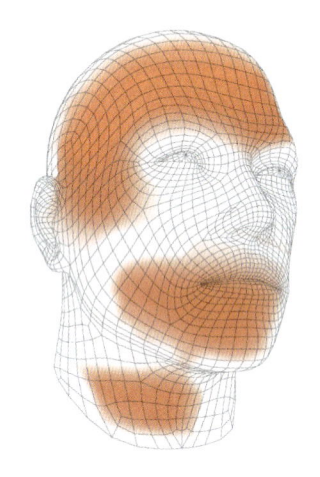

FISIOLOGIA DO ENVELHECIMENTO E SENESCÊNCIA ORAL

Wilson Jacob-Filho
Silvia R. D. T. de Siqueira

Os idosos apresentam-se em proporção cada vez maior na população brasileira e, com o aumento da expectativa de vida, aspectos peculiares ao envelhecimento devem ser considerados na abordagem e avaliação do paciente com dor. Este capítulo apresenta de forma sucinta as principais características do envelhecimento dos tecidos bucais, bem como as alterações que devem ser levadas em consideração nesses indivíduos, para seu diagnóstico correto e tratamento preciso.

INTRODUÇÃO

Diversas alterações que fazem parte do envelhecimento saudável acontecem também nos tecidos bucais. Essas anormalidades devem ser levadas em consideração durante o diagnóstico do idoso com dor, já que muitas delas apresentam uma relação direta ou indireta com as queixas presentes. Algumas síndromes dolorosas podem acometer indivíduos de qualquer idade, porém apresentam peculiaridades, quando manifestadas em idosos. Por outro lado, há algias mais frequentes nessa faixa etária que devem ser levadas em conta durante a análise clínica. Dentre elas estão a síndrome da ardência bucal, a neuralgia trigeminal, a neuralgia pós-herpética, a dor no câncer, a dor associada a morbidades crônicas como diabetes, artrite reumatoide e outras doenças reumáticas – doenças estas já abordadas em outros capítulos deste livro de maneira mais detalhada. Este capítulo destina-se a proporcionar melhor compreensão das características orais relacionadas ao envelhecimento saudável e que, estando presentes também no indivíduo com dor, merecem a devida atenção.

DOR NO IDOSO

A dor é o sintoma mais frequente reportado pelos idosos, presente em mais de 50% de suas queixas, sendo que 19% dos idosos internados apresentam dor moderada a grave.[1] Com o aumento da expectativa de vida, espera-se que haja qualidade e bem-estar físico, psíquico e social preservados para essa faixa etária. Dessa forma, a dor deve ser bem diagnosticada e controlada.

No idoso, a dor geralmente é crônica, mais relacionada a doenças degenerativas e articulares, que ocorrem em 50 a 70% dos indivíduos entre 60 e 85 anos. Observa-se que cefaleias e dores faciais estão presentes em 3 a 5% deles,[2] e que desdentados totais são muito comuns na população brasileira (principalmente na terceira idade) e podem apresentar cefaleia decorrente de disfunção temporomandibular (DTM). Consulte o Capítulo 28 sobre dor no idoso.

FISIOLOGIA DO ENVELHECIMENTO

O envelhecimento da população é um dos maiores triunfos da humanidade e também um dos grandes desafios. A partir do século XXI, o envelhecimento global iniciou um processo de aumento nas demandas sociais e econômicas em todo o mundo. No entanto, as pessoas da terceira idade são geralmente ignoradas como recurso quando, na verdade, constituem importante pilar para a estrutura de nossas sociedades.[3] Entre 1970 e 2025, espera-se um aumento em torno de 223% na quantidade de idosos no mundo, e até 2050 haverá 2 bilhões de idosos, destes, 80% nos países em desenvolvimento.[3]

Com este aumento e inversão da pirâmide populacional, tem crescido a importância da avaliação da capacidade funcional, que implica a manutenção da independência e autonomia do idoso. Neste contexto, há o envolvimento de fatores sociodemográficos, percepção subjetiva, saúde física e mental, suporte social e familiar e a utilização de serviços de saúde nesse novo paradigma; o conceito de saúde encontra-se efetivamente ampliado para a manutenção da autonomia mesmo na presença de doenças crônico-degenerativas, como osteoartrose, artrite, doença cardiovascular e demência.[4]

Os idosos podem ser classificados em três grupos conforme sua condição geral de saúde: saudáveis (60 a 75% dos idosos), cronicamente doentes (20 a 35%) e frágeis (2 a 10%).[5] Espera-se que essa população crescente apresente-se incluída no processo natural do envelhecimento (envelhecimento primário ou senescência) e que os efeitos do processo de envelhecimento associado à doença (envelhecimento secundário ou senilidade) sejam minimizados.[6] A melhor tradução de senilidade cerebral é a ocorrência de demência, que resulta em prejuízo das funções cognitivas e intelectuais do indivíduo; a Doença de Alzheimer (DA) é responsável por 70% das demências.[7]

O envelhecimento saudável é caracterizado pela senescência, marcada por evidentes declínios no funcionamento corporal.[8] O envelhecimento pode ser conceituado como um processo dinâmico e progressivo, no qual há modificações morfológicas, funcionais, bioquímicas e psicológicas, que determinam perda da capacidade e de adaptação do indivíduo ao meio ambiente, ocasionando maior vulnerabilidade e maior incidência de processos patológicos que terminam por levá-lo à morte.[9] Existe um declínio na velocidade de condução nervosa sensitiva e um aumento na amplitude do potencial de ação sensitiva com o envelhecimento,[10] porém há controvérsias quanto às características desse declínio assim como diferenças entre os gêneros.[11] Essas anormalidades podem estar associadas a doenças neurodegenerativas, e por isso devem ser avaliadas nesses indivíduos.

SAÚDE ORAL NO IDOSO

Na terceira idade, é comum observar comprometimento do aparelho mastigatório devido à alta prevalência de perda dentária; apenas 10% dos idosos brasileiros apresentavam 20 dentes ou mais no levantamento do Ministério da Saúde de 2003, número aquém do preconizado pela Organização Mundial da Saúde (OMS), que espera que 50% dos idosos apresentem ao menos 20 dentes na boca. No Brasil, ainda se sabe que 6% dos idosos nunca utilizaram um serviço odontológico, e dentre os que o fizeram, 77% não consultaram um dentista no último ano.[12]

Mais da metade dos idosos brasileiros necessita de tratamento odontológico, número superior ao encontrado em estudos nos Estados Unidos (46%) e no Sri Lanka (43%). Essa diferença pode ser reflexo do alto índice de edentulismo no Brasil, onde muitos desses indivíduos não possuem prótese total.[13]

Nos brasileiros com dentes, as infecções odontogênicas, especialmente a doença periodontal (DP), apresentam-se extremamente prevalentes; mais de 90% dos brasileiros adultos apresentam ao menos inflamação crônica gengival.[12] A dor é um sintoma comum relacionado à região orofacial e geralmente o fator que leva o indivíduo a buscar tratamento.

CAVIDADE ORAL E MASTIGAÇÃO

Assim como outros tecidos do organismo, a face e a boca apresentam características relacionadas ao envelhecimento. Essas características são bastante conhecidas, e podem tanto ser agravadas por condições sistêmicas dos indivíduos como causar repercussões a distância, agravando doenças previamente existentes ou precipitando complicações que podem ser advindas de doenças orais preexistentes.

Fisiologia do envelhecimento da cavidade oral

Diversas anormalidades podem ser observadas nos tecidos orais e que decorrem do processo de envelhecimento.

a. **Mucosa oral**: devido à secura da boca pela diminuição do fluxo salivar, a mucosa oral apresenta-se sujeita a lesões traumáticas e infecções mais frequentes pela falta de lubrificação natural, e o uso de próteses dentárias contribui para isso. Sabemos que cerca de 70% da população brasileira nessa faixa etária é composta por edêntulos.[14] Tanto o uso de próteses sob uma mucosa mais fina e seca como o trauma causado pelo alimento, no caso do não uso, estão relacionados com um aumento de úlceras traumáticas nesses indivíduos.[15]

b. **Glândulas salivares e saliva**: ao longo da vida, ocorre uma diminuição do fluxo salivar, que pode ser intensificada em virtude do uso de medicamentos que causam xerostomia (p. ex., anti-hipertensivos, antidepressivos, anticonvulsivantes), ou por doenças primárias mais comuns na terceira idade e que comprometem as glândulas salivares, como diabetes, doenças autoimunes; o fumo está entre as demais causas.[15] Essa perda de saliva contribui para a instalação de infecções na mucosa oral, como estomatites e candidíase, além de causar desconforto e poder estar associada a queixas de ardor bucal.

c. **Sensibilidade oral**: há uma perda de receptores para as diversas modalidades sensitivas ao longo da vida, o que inclui a sensibilidade somestésica (tato, calor, frio, dor, pressão), olfato e gustação. Essas anormalidades podem gerar queixas de diversas naturezas e estar envolvidas em neuropatias presentes na mucosa, como, por exemplo, na síndrome da ardência bucal.[16] Com a perda dos dentes também há perda da sensibilidade tátil oclusal.

d. **Língua**: com frequência, a língua torna-se lisa e despapilada, e a falta de saliva ajuda a aumentar a

e. **Dentes:** devido à atividade dos odontoblastos, esclerosando os túbulos dentinários e diminuindo o espaço da câmara pulpar, os tecidos da polpa tornam-se mais distantes do meio externo e há uma diminuição na sensibilidade normal dos dentes ao estímulo frio. Por outro lado, é comum haver retração gengival e exposição da raiz dentária, o que somado à xerostomia pode facilitar cáries radiculares. Há também escurecimento dos dentes, presença de microtrincas em sua superfície e desgastes incisais decorrentes da idade.[14,17]
f. **Ossos:** os ossos maxilares também podem apresentar osteoporose como em outras áreas do organismo. Devido ao edentulismo, muitas vezes ocorre a pneumatização da maxila e o afinamento da mandíbula. Essas anormalidades podem facilitar fraturas ósseas também nessa região.[18]
g. **Articulação temporomandibular (ATM):** as ATM podem apresentar osteoartrose em virtude da remodelação articular que ocorre ao longo da vida. Sendo assim, estalos são comuns e, quando associados à dor devem ser investigados, especialmente quando houver mais articulações apresentando sinais e sintomas semelhantes. Anormalidades relacionadas ao disco articular são mais raras nessa faixa etária.[18,19]
h. **Eficiência mastigatória:** devido ao uso de próteses – uma realidade para a maior parte dos idosos no Brasil atual –, ocorre perda de eficiência mastigatória para até cerca de 20% da eficiência mastigatória normal em indivíduos que fazem uso de próteses totais. Próteses mal-adaptadas podem comprometer mais essa condição.[19,20]
i. **Nutrição:** é frequente haver desnutrição na terceira idade, o que pode ser agravado pela não utilização de próteses, por próteses mal-adaptadas, ausência de dentes e dor na boca, o que dificulta a mastigação, fazendo com que idosos acabem por optar por alimentos mais moles e fáceis de mastigar. Por outro lado, a diminuição do fluxo salivar compromete a formação do bolo alimentar e consequentemente a digestão.[21]

Influências de doenças, traumatismos ou tratamentos no envelhecimento da cavidade bucal

a. Devido às anormalidades dos tecidos orais relativas ao próprio envelhecimento, associadas a alterações sistêmicas patológicas, deve haver uma análise minuciosa e cuidados locais podem ser necessários, com o intuito de tratar e prevenir doenças e traumatismos potencializados nessa faixa etária.
b. Mucosa oral: o exame minucioso das mucosas na cavidade oral deve ser realizado tanto para investigar traumatismos causados pelas próteses, alimentos ou outras causas, quanto para avaliar máculas que possam representar lesões pré-cancerígenas como leucoplasias e eritroplasias. Úlceras presentes devem ser acompanhadas e, quando apresentarem história com mais de 15 dias, necessitam de investigação mais aprofundada. Hiperplasias gengivais por trauma também são comuns, e aumentos de volume em geral devem ser avaliados. Outras lesões e alterações de coloração da mucosa podem indicar infecções e candidíases, além disso mucosites são bastante frequentes.[15]
c. Glândulas salivares e saliva: diminuição do fluxo salivar é comum e decorrente da idade, podendo ser agravado por medicamentos e doenças primárias. Queixas persistentes merecem atenção e podem contribuir para a dor facial.[15] Uso de saliva artificial e de produtos em geral que melhoram a lubrificação oral é necessário e pode aliviar as queixas do idoso. As infecções presentes devem ser devidamente tratadas, as próteses ajustadas, e a higiene oral reforçada para evitar complicações.[22,23]
d. Sensibilidade oral: em virtude da perda de sensibilidade oral, muitos idosos passam a utilizar mais condimentos em sua alimentação, o que pode agravar doenças como hipertensão arterial. Por outro lado, perda de sensibilidade facial sem causa aparente deve ser investigada de forma cuidadosa, pois pode indicar doenças como diabetes, hanseníase, carência de vitamina B12, carência de ferro (anemia) ou ainda acidente vascular cerebral (AVC), merecendo atenção especial. A perda dos dentes contribui para a redução da sensibilidade tátil oclusal, fato que dificulta o uso de próteses totais, especialmente quando são instáveis ou inadequadas.
e. Língua: pode apresentar-se seca e despapilada, e assim apresentar saburra lingual com mais facilidade, contribuindo para a halitose.[23]
f. Dentes: cáries diversas, incluindo as radiculares, podem ocorrer com maior frequência pela diminuição do fluxo salivar e dificuldades na higiene oral que o idoso pode ter quando da perda de acuidade visual e dificuldades motoras que acontecem ao longo dos anos.[14,17] Doença periodontal também pode ser facilitada e/ou agravada, e necessita de atenção já que sabidamente indivíduos com morbidades associadas, como diabetes, doenças reumáticas e doenças coronarianas,[24] podem ter seus quadros primários agravados por sua presença.
g. Ossos maxilares: osteoporose, quando identificada, deve ser tratada de maneira sistemática. Deve haver atenção e cuidados para evitar fratura dos ossos maxilares. Raízes residuais devem ser identificadas e tratadas, quando presentes.[25]
h. Articulação temporomandibular (ATM): estalidos e crepitação, principalmente quando associados à dor articular, devem ser investigados. Quando houver outras articulações com anormalidades, merecem atenção especial e os exames séricos necessários devem ser realizados, assim como a avaliação do especialista em reumatologia.[18,19]

i. Eficiência mastigatória: a perda excessiva da eficiência mastigatória por uso de próteses mal-adaptadas pode ser diminuída com os reparos necessários; espaços desdentados devem ser corretamente reabilitados e perda dos elementos dentários ainda presentes deve ser evitada já que pode comprometer mais a eficiência mastigatória.[19,20]

j. Nutrição: a avaliação nutricional é necessária e deve ser realizada pelo especialista da área para que a dieta seja adaptada de acordo com as necessidades do paciente. Anormalidades relacionadas aos dentes que estejam contribuindo para a má mastigação devem ser tratadas.[21]

Influências de alterações ou doenças da cavidade oral no envelhecimento

a. Alterações da cavidade oral podem repercutir em tecidos adjacentes ou a distância, e influenciar no aparecimento e na evolução de doenças sistêmicas diversas. Portanto, a cavidade oral tem uma influência dinâmica no organismo de forma contínua ao longo da vida, podendo ser potencializada pela maior prevalência de doenças próprias ou não da terceira idade.

b. Aparelho digestivo: apesar do conhecimento de que anormalidades orais, relacionadas à mastigação deficiente pelo uso de próteses ou pela xerostomia, característica da terceira idade, pouco se sabe sobre as repercussões dessas anormalidades no sistema digestivo. Porém, há indícios de que a digestão fique prejudicada e algias estomacais possam tornar-se mais frequentes quando a manipulação inicial do bolo alimentar na boca não ocorre de maneira satisfatória.

c. Prevalência de infecções orais e repercussões em doenças sistêmicas: muitas vezes, a condição oral é negligenciada a despeito da gravidade que as complicações sistêmicas decorrentes dessas condições podem gerar.[26-28] Dentre as complicações sistêmicas, são conhecidos o agravamento do diabetes melito,[29] o aumento do risco de eventos agudos cardíacos em indivíduos propensos,[30] entre outras. Infecções crônicas, como a doença periodontal, podem aumentar o risco para doenças cardiovasculares.[24] Ao lado de outras infecções, a doença periodontal é fator de risco para a aterosclerose.[31]

d. As infecções odontogênicas são muito comuns em indivíduos que apresentam artrite reumatoide[32] e artrite reumatoide juvenil.[27] Nos doentes reumáticos, as citocinas apresentam importante papel na inflamação e na resposta imune.[33]

Há diversos estudos recentes que mostram que doentes com Doença de Alzheimer (DA) apresentam maior comprometimento da saúde oral, como cáries, infecções e perdas dentárias,[34,35] além de apresentarem redução na eficiência mastigatória proporcional à perda cognitiva.[36] O comprometimento motor do doente com DA colabora para uma piora na higiene oral, que pode contribuir para o agravamento dessas doenças. Por outro lado, a inflamação crônica sistêmica causada pelas infecções odontogênicas poderia estar relacionada à neuroinflamação observada na DA[34,37] e a doença periodontal tem sido indicada como um fator de risco em potencial para o desenvolvimento e progressão dessa doença.[37] A bactéria *Treponemas oralis*, originária da microbiota oral, foi observada no sistema nervoso central (SNC) e gânglio trigeminal de doentes com DA.[38]

CONCLUSÃO

Diante da complexidade que a própria dor crônica apresenta, o idoso deve ser avaliado e tratado dentro de um grupo peculiar e as alterações características da senescência associadas às doenças prevalentes nesse grupo etário devem ser consideradas durante a sua abordagem para que esta seja mais específica e eficaz.

REFERÊNCIAS

1. Teixeira MJ. Estudo master em dor. 1º SIMBIDOR; São Paulo; 1994. São Paulo: APM; 1994.
2. Sternback RA. Survey of pain in the United States: the nuprin pain report. Clin J Pain. 1986;2:49-53.
3. Brasil. Ministério da Saúde. Envelhecimento e saúde da pessoa idosa. 19. ed. Brasília: MS; 2006.
4. Navarro FM, Marcon SS. Convivência familiar e independência para atividades de vida entre idosos e um centro dia. Cogitare Enferm. 2006;11(3):211-7.
5. Gomes JCP. Dor no idoso. In: Teixeira MJ. Manual para o clínico. São Paulo: Atheneu; 2006. p. 423-35.
6. Farlel JM. Fatores relacionados à senescência e à senilidade cerebral em indivíduos muito-idosos: um estudo de correlação clinico patológica [tese]. São Paulo: Universidade de São Paulo; 2009.
7. Herrera JE, Carameli P, Silveira ASB, Nitrini R. Epidemiologic survey of dementia in a community-dwelling brazilian population. Alzheimer Dis Assoc Disord. 2002;16(2):103-8.
8. Papalia DE, Olds SW, Feldman RD. Desenvolvimento humano. 8. ed. Porto Alegre: Artmed; 2006.
9. Papalléo Netto M. O estudo da velhice: histórico, definição do campo e termos básicos. In: Freitas EV, organizador. Tratado

de geriatria e gerontologia. 2. ed. Rio de Janeiro: Guanabara Koogan; 2006.
10. Downie AW, Newelli DJ. Sensory nerve conduction in patients with diabetes mellitus and controls. Neurology (Minneap). 1961;11:876-82.
11. Verdu E, Ceballos D, Vilches JJ, Navarro X. Influence of ageing on peripheral nerve function and regeneration. J Periph Nerv Syst. 2000;5(4):191-208.
12. Brasil. Ministério da Saúde. Condições de saúde bucal da população brasileira 2002-2003. Brasília: MS; 2003.
13. Martins AMEBL, Barreto SM, Pordeus IA. Fatores relacionados à autopercepção da necessidade de tratamento odontológico entre idosos. Rev Saude Publica. 2008;42(3):487-96.
14. Moreira RS, Nico LS, Tomita NE, Ruiz T. Oral health of brazilian elderly: a systematic review of epidemiologic status and dental care access. Cad Saude Publica. 2005;21(6):1665-75.
15. Islam MN, Cohen DM, Ojha J, Stewart CM, Katz J, Bhattacharyya I. Chronic ulcerative stomatitis: diagnostic and management challenges: four new cases and review of literature. Oral Surg Oral Med Oral Pathol Oral Radiol Endod. 2007;104(2):195-203.
16. Forssell H, Jaaskelainen S, Tenovuo O, Hinkka S. Sensory dysfunction in burning mouth syndrome. Pain. 2002;99(1-2):41-7.
17. Hugoson A, Koch G, Gothberg C, Helkimo AN, Lundin SA, Norderyd O, et al. Oral health of individuals aged 3-80 years in Jönköping, Sweden during 30 years (1973-2003). II. Review of clinical and radiographic findings. Swed Dent J. 2005;29(4):139-55.
18. Poveda Roda R, Bagan JV, Diaz Fernandez JM, Hernandez Bazan S, Jimenez Soriano Y. Review of temporomandibular joint pathology. Part I: classification, epidemiology and risk factors. Med Oral Patol Oral Cir Bucal. 2007;12(4):E292-8.
19. Broussard JS Jr. Derangement, osteoarthritis, and rheumatoid arthritis of the temporomandibular joint: implication, diagnosis, and management. Dent Clin North Am. 2005;49(2):237-42.
20. Gunne J. Masticatory ability in patients with removable dentures. A clinical study of masticatory efficiency, subjective experience of masticatory perfomance and dietary intake. Swed Dent J Suppl. 1985;27:1-107.
21. Marchini JS, Ferrioli E, Moriguti JS. Suporte nutricional no paciente idoso: definição, diagnóstico, avaliação e intervenção. Medicina. 1998;31:54-61.
22. Penner A, Timmons V. Senoir's attitudes: oral health and quality of life. Int J. Dent Hyg. 2004;2(1):2-7.
23. Granot M, Nagler RM. Association between regional idiopathic neuropathy and salivary involvement as the possible mechanism for oral sensory complaints. J Pain. 2005;6(9):581-7.
24. Kaisare S, Rao J, Dubashi N. Periodontal disease as a risk factor for acute myocardial infarction. A case-control study in Goans highlighting a review of the literature. Br Dent J. 2007;203(3):E5; 144-5.
25. Masood F, Robinson W, Beavers KS, Haney KL. Findings from panoramic radiographs of the edentulous population and review of literature. Quintessence Int. 2007;38(6):e298-305.
26. Aderhold I, Knothe H, Frenkel G. The bacteriology of dentogenous pyogenic infections. Oral Surg Oral Med Oral Pathol. 1981;52(6):583-7.
27. Savioli C, Silva CAA, Ching LH, Campos LMMA, Prado EFBG, Siqueira JTT. Dental and facial characteristics in patients with juvenile idiophatic arthritis. Rev HCSP. 2004;59(3):93-8.
28. Arap A, Siqueira SRDT, Silva CB, Teixeira MJ, Siqueira JTT. Trigeminal pain and quantitative sensory testing in painful peripheral diabetic neuropathy. Arch Oral Biol. 2010;55(7):486-93.
29. Vernillo AT. Dental considerations for the treatment of patients with Diabetes Mellitus. J Am Dent Assoc. 2003;134 Spec No:24S-33S.
30. Oliveira C, Watt R, Hamer M. Toothbrushing, inflammation, and risk of cardiovascular disease: results from Scottish Health Survey. BMJ. 2010;340:c2451.
31. Mattila KJ, Weyne SC, Tinoco EMB. Infecções bucais e doenças cardiovasculares. Rev Bras Odontol. 2005;62(1-2):132-4.
32. Walton AG, Welbury RR, Foster HE, Thomason JM. Juvenile chronic arthritis: a dental review. Oral Diseases. 1999;5(1):68-75.
33. Rooney JW, Sun YL, Glimcher LH, Hoey T. Novel NFAT sites that mediate activation of the interleukin-2 promoter in response to T-cell receptor stimulation. Mol Cell Biol. 1995;15(11):6299-310.
34. Kamer AR. Systemic inflammation and disease progression in Alzheimer disease. Neurology. 2010;74(14):1157.
35. Syrjälä AM, Ylöstalo P, Sulkava R, Knuuttila M. Relationship between cognitive impairment and oral health: results of the Health 2000 Health Examination Survey in Finland. Acta Odontol Scand. 2007;65(2):103-8.
36. Miura H, Yamasaki K, Kariyasu M, Miura K, Sumi Y. Relationship between cognitive function and mastication in elderly females. J Oral Rehabil. 2003;30(8):808-11.
37. Mrak RE, Griffin WS. Interleukin-1, neuroinflammation, and Alzheimer's disease. Neurobiol Aging. 2001;22(6):903-8.
38. Riviere GR, Riviere KH, Smith KS. Molecular and immunological evidence of oral Treponema in the human brain and their association with Alzheimer's disease. Oral Microbiol Immunol. 2002;17(2):113-8.

CAPÍTULO 26

SALIVA E SUA IMPORTÂNCIA PARA O ORGANISMO

José Nicolau

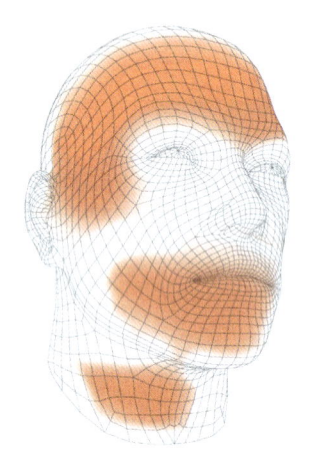

A saliva constitui o primeiro meio biológico a entrar em contato com os materiais externos introduzidos no corpo, como alimentos, bebidas ou ingredientes voláteis inalados. A importância desse fluido biológico e de seus componentes pode ser deduzida pelas múltiplas funções que desempenham.

As funções relacionadas à parte fluida incluem: limpeza da boca, solubilização de substâncias dos alimentos, formação do bolo alimentar, facilitação da mastigação e deglutição, lubrificação das mucosas e facilitação da fala. Já as funções relacionadas a seus componentes fixos vão desde proteção dos dentes, por meio de sua capacidade tampão e de manutenção das concentrações de cálcio e fosfato num estado de supersaturação relativamente à hidroxiapatita, $Ca_{10}(PO_4)_6(OH)_2$, até a atividade antimicrobiana e de participação na formação de biofilme, película adquirida.[1] Além disso, a saliva exerce outras funções como a digestiva. Todas essas funções nos dão uma ideia da importância da saliva para a saúde do indivíduo.

Assim, podemos concluir que a saliva é um fluido extremamente importante para a saúde da orofaringe. Basta atentarmos para o fato do desconforto que a falta de saliva (xerostomia) causa na saúde de um indivíduo.

INTRODUÇÃO

A saliva é o produto da secreção das glândulas salivares ditas maiores, submandibular, sublingual e parótida, e glândulas acessórias. Portanto, a saliva é uma mistura de secreções de diferentes glândulas, que recebe o nome de saliva total ou mista. Contudo, quando se faz a coleta de saliva total, há que se considerar a contribuição, também, do fluido do sulco gengival e fluido de difusão das mucosas. Nesse caso, a mistura da saliva produzida pelas glândulas salivares com o fluido do sulco gengival e mais o fluido proveniente das mucosas, por um processo de difusão, recebe o nome de fluido oral. A saliva pura é aquela coletada diretamente dos ductos salivares. Para fins deste capítulo não faremos distinção entre fluido oral e saliva, pois a contribuição em termos de quantidade do fluido do sulco gengival e do fluido de difusão das mucosas é pequena.

A composição da saliva produzida por qualquer glândula varia com o fluxo, que por sua vez depende do tipo, intensidade e duração do estímulo utilizado para sua coleta. Portanto, quando se trabalha com saliva buscando alguma informação que possa contribuir para o conhecimento desse fluido, é necessário ter em mente que o cálculo do fluxo se reveste de suma importância para qualquer tipo de interpretação que se deseja fazer, relacionado a algum parâmetro que se esteja examinando. Além disso, é preciso considerar que existem variações individuais e no mesmo indivíduo sob circunstâncias diferentes.

A multifuncionalidade que a saliva apresenta está diretamente ligada à sua complexa composição. Por ser um fluido de composição muito complexa existe muita dificuldade para se encontrar um substituto artificial que possa substituí-la de forma eficaz. Existe muita controvérsia com relação ao volume de saliva que as glândulas salivares produzem em um dia. Embora há que se considerar que existem diferenças individuais, acredita-se que o volume diário produzido e secretado pelas glândulas salivares esteja por volta de 600 mL,[2] contendo minerais eletrólitos, sistema tampão, enzimas e inibidores de enzimas, fatores de crescimento, imunoglobulinas, mucinas e outras proteínas.[2,3]

SALIVA E SENTIDO GUSTATIVO

Durante as fases iniciais da ingestão de alimentos, o sentido gustativo é ativado com a finalidade de identificar os nutrientes essenciais ou os compostos potencialmente tóxicos.[4] A capacidade de sentir gosto é responsável por muito da salivação, secreção gástrica e pancreática reflexa. A tolerância dos pacientes aos materiais de moldagem, gel de APF, líquidos para enxaguar ou qualquer outro material odontológico é em grande parte determinada pelas respostas dos botões gustativos a esses materiais. Pelo seu alto conteúdo em água, a saliva atua como um solvente, diluindo as substâncias introduzidas na boca, e uma vez em solução, essas substâncias se difundem aos sítios receptores do gosto. Tanto o fluxo quanto a composição salivar são influenciados pelo tipo de gosto do estímulo. Se de um lado a estimulação por meio de um ácido induz um alto fluxo e alta concentração de sódio,[5] a estimulação com sal induz secreção de saliva com alto conteúdo de proteínas e cálcio.[6] Como a sensação ácida depende da concentração de íons hidrogênio, a intensidade pode ser reduzida pela ação de bicarbonato presente na saliva.[7] Pacientes que sofreram irradiação na região da cabeça e pescoço apresentam alterações tanto nas papilas gustativas quanto nas glândulas salivares.

SALIVA E CÁRIE DENTÁRIA

A cárie dentária é uma moléstia multifatorial, ainda com uma incidência alta entre nós. A influência da saliva na cárie dentária é fundamental: a saliva interage com os principais fatores associados à cárie dentária, isto é, dente, placa e substrato, onde podemos derivar o conceito de tetravalência da cárie.[8] Fluxo, *clearance*, pH e a capacidade tampão, a homeostasia de cálcio e fosfato, os efeitos sobre o metabolismo bacteriano, a adsorção de microrganismos aos tecidos orais são manifestações da interação saliva e cárie dentária.

FLUXO SALIVAR

O fluxo salivar se estabelece num parâmetro importante, para qualquer tipo de interpretação que se queira fazer a respeito das funções desempenhadas pelos componentes salivares. De modo geral, esse parâmetro é expresso pelo volume de saliva secretada por minuto.

Evidências da literatura apontam para a existência de uma forte correlação entre o fluxo salivar baixo crônico com a incidência ou prevalência da cárie dentária.[9-13] Essas alterações são consideradas patológicas, isto é, ocorrem em várias condições médicas que levam à disfunção das glândulas salivares. Muito embora seja aceito que o indivíduo que apresenta um fluxo salivar baixo é mais susceptível às doenças da cavidade oral, existem trabalhos mostrando não haver relação entre o fluxo salivar e a cárie dentária.[14-19]

CAPACIDADE TAMPÃO DA SALIVA

A capacidade tampão de um determinado fluido ou meio é a capacidade que esse fluido ou meio tem de evitar alterações de pH do meio. A saliva apresenta um poder de tamponamento de tal forma a proteger os dentes contra ácidos ou bases. O sistema tampão é o principal determinante do pH salivar.[20] O sistema tampão salivar é constituído, fundamentalmente, pelos sistemas, bicarbonato/carbonato (HCO_3^- / H_2CO_3), fosfato ($HPO_3^{2-} / H_2PO_3^-$) e proteínas. O sistema bicarbonato/carbonato constitui cerca de 50% de toda a capacidade de neutralização da saliva sendo, por conseguinte, o sistema tampão mais importante para a saúde bucal. A concentração de bicarbonato na saliva varia de acordo com o fluxo salivar. No caso de neutralização de um ácido (H^+), a parte do sistema que funciona é o bicarbonato.

$$HCO_3^- + H^+ \rightarrow H_2CO_3$$

Muito embora o sistema tampão seja extremamente importante para manter dentro de certos limites o pH de um determinado meio biológico, a relação entre o sistema tampão salivar e a cárie dentária ainda é conflitante. Existem trabalhos que relatam uma correlação entre a baixa capacidade tampão da saliva e a cárie dentária.[9,13,21-25]

CLEARANCE SALIVAR DE AÇÚCAR

O termo *clearance* poderia ser traduzido como limiar ou remoção ou liberação de açúcar da cavidade oral. Contudo, optamos em usar o termo em inglês, de tal forma que possamos entender melhor essa função desempenhada pela saliva. O processo de deglutição é dividido em três fases.[26] A primeira fase (fase voluntária) compreende o movimento da saliva, líquido ou bolo alimentar para a parte posterior da cavidade oral. A segunda fase é a fase faríngea e é inteiramente reflexa. A faringe se eleva e se contrai, ação seguida por uma onda de movimento peristáltico da musculatura, de modo que a saliva ou bolo alimentar vai para o esôfago. A terceira é a fase esofágica, que envolve contração sequencial do esôfago. Este é, também, um processo reflexo.[27] A frequência de deglutição num período de 24 horas gira em torno de 600 vezes, contudo, há que se considerar que existe muita variação individual.[4] A deglutição da saliva pode ser causada por um estímulo adequado como, por exemplo, certa quantidade de saliva. A deglutição da saliva não remove todo o volume existente na cavidade oral. Sempre há um remanescente chamado resíduo salivar ou volume residual (V_{res}) que forma um filme que cobre as superfícies orais e atua, ao reter umidade, como uma barreira protetora, como lubrificante e determinante para a colonização bacteriana. Proteínas e glicoproteínas presentes na saliva são os responsáveis por essas funções. Uma vez completada a drenagem da saliva pela deglutição, a saliva começa a se acumular novamente em virtude do processo secretório. Quando o volume da saliva na boca atinge um máximo (dito volume máximo, $V_{máx}$), provoca nova deglutição, de modo que o ciclo se repete muitas vezes ao dia. A consequência desse processo é que, em indivíduos que apresentam um fluxo salivar alto, o ciclo repete-se com um intervalo bem menor do que nos indivíduos que apresentam fluxo salivar baixo. Este processo tem reflexos na eliminação de açúcar da boca. O açúcar, quando dissolvido no resíduo salivar, forma uma solução concentrada. À medida que a saliva vai sendo secretada e atinge o volume máximo, ocorre a deglutição. Como o processo de deglutição não remove toda a saliva da boca, no resíduo salivar ainda sobra certa quantidade de açúcar, que à medida que a saliva é secretada, vai sofrendo um processo de diluição. Quando a saliva atinge o $V_{máx}$, ocorre nova deglutição e assim o ciclo se repete, sucessivamente, até que todo o açúcar seja removido da cavidade oral. Está claro que quanto maior o fluxo salivar menor o tempo para o açúcar ser removido da cavidade oral.

ELETRÓLITOS SALIVARES

Embora a secreção liberada pelas células acinares para o lúmen seja um ultrafiltrado do plasma (isotônico), à medida que essa secreção passa pelo sistema de ductos, há reabsorção de Na^+ e Cl^-, e eliminação de K^+ e HCO_3^{2-}, resultando num fluido hipotônico. O bicarbonato, como já vimos, atua como tampão, enquanto o Ca^{2+} e PO_4^{3-} atuam na manutenção da integridade mineral do dente.

Os principais eletrólitos presentes na saliva são: cloro, potássio, magnésio, zinco, cálcio, fosfato e tiocianato. Relativamente à relação desses eletrólitos com o processo carioso, alguns estudos mostram que baixos níveis de cálcio e fosfato estão, de certa forma, associados à susceptibilidade à cárie.[28-33] Com relação aos outros eletrólitos parece não haver nenhum papel dos mesmos em relação à cárie.[11,14,28,34]

COMPONENTES PROTEICOS

A saliva possui várias proteínas e glicoproteínas que, direta ou indiretamente, estão envolvidas na saúde da cavidade oral, apresentando propriedades antimicrobianas.

Imunoglobulinas. As imunoglobulinas são glicoproteínas que contêm quatro cadeias polipeptídicas, isto é, duas cadeias leves e duas cadeias pesadas. As informações sobre o envolvimento das imunoglobulinas, principalmente a imunoglobulina secretora A (sIgA), com o processo carioso ainda são conflitantes. Assim, alguns estudos mostraram que a baixa susceptibilidade à cárie dentária estava associada a altos níveis de sIgA.[35-43] Por outro lado, outros estudos mostraram que a cárie estava relacionada ao aumento de sIgA, ou que não existia nenhuma relação entre a sIgA e o processo carioso.[44-49]

Lactoferrina. A lactoferrina é uma glicoproteína que apresenta capacidade de ligar ferro. Além de estar presente na saliva, a lactoferrina é também encontrada na lágrima e leite. Sua função antimicrobiana resulta de sua alta afinidade de ligamento ao ferro, impedindo, dessa forma, que os microrganismos patogênicos possam fazer uso desse elemento essencial. A lactoferrina tem efeito bacteriostático sobre vários microrganismos, incluindo estafilococo, estreptococo e cândida, e efeito bactericida numa variedade de microrganismos, incluindo o *Streptococcus mutans*.[50]

Lisozima. Esta é, também, uma proteína que apresenta função antimicrobiana. É uma enzima que atua na parede celular da bactéria, degradando a camada de peptidoglicano que protege a bactéria, tornando o microrganismo mais susceptível. Como resultado dessa ação, a lisozima desestabiliza a organização e crescimento, principalmente de estreptococo.[51] Seu mecanismo de ação envolve processos osmóticos. Com a decomposição da parede celular, a bactéria fica fragilizada e com isso a água do meio ambiente começa a penetrar no interior da bactéria, que se apresenta hipertônica. A entrada da água provoca a lise bacteriana. A lisozima salivar tem, ao lado de outras proteínas salivares, capacidade de se ligar à superfície do esmalte dental como constituinte da película adquirida, conservando sua atividade.[52]

Proteínas ricas em prolina (PRP). Estas proteínas apresentam a característica de alta concentração do aminoácido prolina, daí o nome PRP. As PRP constituem cerca de dois terços da proteína total encontrada nas salivas da parótida e submandibular, contudo, na saliva mista sua concentração é baixa, em virtude de sua rápida remoção da cavidade oral. As PRP são subdivididas em três grupos, com base na carga e grau de glicosilação: acídicas, básicas e glicosiladas.[53] Essas proteínas são multifuncionais e apresentam sítios separados para ligação com a bactéria e hidroxiapatita. Quando as PRP se ligam à superfície do dente, facilitam a aderência de microrganismos.[54] As PRP da parótida exibem polimorfismo genético.[55]

Estaterinas. As estaterinas são uma família de proteínas de baixo peso molecular. É um peptídeo que tem a capacidade de se ligar à hidroxiapatita e com isso promover a aderência de algumas bactérias.[56] É uma proteína ligadora de Ca^{2+} contribuindo para a supersaturação da saliva, inibindo a precipitação de fosfato de cálcio.[57] As estaterinas junto das PRP facilitam a aderência de vários microrganismos na superfície dentária, incluindo o *Streptococcus mutans*.[58,59]

Histatinas. É o nome de um pequeno grupo de polipeptídeos ricos em aminoácido histidina.[60] Apresentam propriedades bactericidas, fungistáticas e fungicidas.[61,62] Desperta interesse o fato de as histatinas apresentarem um potente efeito contra *Candida*, sendo esta atividade uma defesa natural contra este microrganismo.[63]

Amilases. São enzimas classificadas como hidrolases, isto é, enzimas que catalisam a quebra de ligações entre um átomo de carbono e outro átomo, pela adição de água. Faz parte das chamadas enzimas digestivas, pois a digestão do amido, a principal fonte de carboidratos da dieta humana, inicia-se na cavidade bucal pela amilase salivar. A amilase pode ligar-se a microrganismos sem perder sua atividade catalítica. Atualmente, a α-amilase está sendo utilizada como biomarcador de estresse.

Os estudos, que tratam da relação entre a cárie dentária e um ou mais dos constituintes orgânicos presentes na saliva, não apresentaram resultados por meio dos quais fosse possível chegar a uma conclusão.[11,14,21,31,47,48,64-67]

SALIVA E DIABETES

Diabetes melito é um grupo de moléstias metabólicas, caracterizado por hiperglicemia resultante de um defeito na secreção da insulina, ação da insulina ou ambos. A hiperglicemia crônica de longa data está associada a danos, disfunção ou falha de vários órgãos, especialmente os olhos, rins, nervos, coração e vasos sanguíneos.[68] É a doença metabólica mais comum no mundo, atingindo milhões de indivíduos. Existem dois tipos principais de diabetes: o tipo I, em que as células beta do pâncreas perdem a capacidade de produzir insulina, e o tipo II, em que existem problemas na via de ação do hormônio. Além da hiperglicemia crônica acarretar danos na visão, no sistema nervoso, no sistema renal e em outros órgãos, também apresenta reflexos na cavidade bucal.[69-72] A hiperglicemia pode estar associada à reduzida secreção salivar e aos altos níveis de glicose salivar,[73-75] sendo muito provavelmente utilizada como nutriente por bactérias.[76,77] A redução do fluxo salivar causada pela hiperglicemia crônica é característica nos períodos em que o controle metabólico é inadequado.

Alterações no fluxo salivar em pacientes diabéticos foram relatadas em vários estudos, no entanto, com resultados contraditórios. Assim, fluxo salivar reduzido no diabético foi relatado em alguns trabalhos,[73,75,78-80] porém, não em outros.[24,81-84] A relação entre a cárie dentária e o diabetes também é um tema contraditório. Os resultados das pesquisas variam consideravelmente, mostrando maior prevalência,[74,77,85-87] menor prevalência[88-91] ou prevalência semelhante,[24,73,92-94] em relação ao grupo controle.

A xerostomia é uma sensação subjetiva de boca seca que os pacientes relatam, e que frequentemente, mas não necessariamente, está associado a uma redução da quantidade de saliva. Alguns trabalhos indicaram que pacientes diabéticos comumente se queixavam de boca seca ou diminuição do fluxo salivar.[78,95] Em estudo recente, foi relatado que indivíduos com diabetes do tipo I que desenvolveram neuropatia eram os que mais reclamavam de boca seca e diminuição do fluxo salivar.[96] Pacientes diabéticos do tipo II apresentam periodontite mais grave do que não diabéticos.[97] O agravamento de problemas periodontais em indivíduos diabéticos, mesmo com o aumento da concentração de fatores protetores na saliva, foram explicados considerando a redução da atividade desses fatores.[76,98] Além disso, o fator de crescimento epidermal (EGF), importante na manutenção do epitélio oral, encontra-se reduzido na saliva do diabético.[99]

SALIVA E AS SÍNDROMES DE DOWN E SJÖGREN

A síndrome de Down é uma desordem genética, causada pela trissomia do cromossomo 21.[100] Várias manifestações sistêmicas – tais como anomalia cardíaca, infecções recorrentes e hipotireoidismo – estão ligadas à síndrome de Down. Pacientes com síndrome de Down são mais susceptíveis a desenvolver moléstias, autoimunes, infecciosas e malignas.

Atualmente, há preocupação dos pesquisadores da sialometria e sialoquímica em aprofundar o conhecimento da Fisiologia e Patologia Oral. Esse esforço, no entanto, não deixa de produzir resultados conflitantes sobre o papel desempenhado pela saliva na saúde oral de indivíduos com síndrome de Down. Relativamente às manifestações orais, baixa prevalência da cárie dentária e alta prevalência de moléstia periodontal foram relatadas.[101] Os trabalhos publicados até a presente data mostram diferenças em alguns componentes salivares de indivíduos com a síndrome de Down e indivíduos considerados controles. Mas os resultados obtidos não deixam de ser conflitantes. Quanto ao pH da saliva, foi dito não haver diferenças,[102] maior pH[103] ou menor pH[104] nos indivíduos com a síndrome de Down em relação a grupos controles. Todas essas informações referem-se a estudos com adolescentes e adultos. Em nosso laboratório, trabalhando com crianças até 5 anos,[105] foi possível observar que o pH da saliva de indivíduos com síndrome de Down não é diferente dos indivíduos controles; contudo, a capacidade tampão foi maior nos meninos com síndrome de Down em relação ao grupo controle, mas não foram observadas diferenças na capacidade tampão de meninas com síndrome de Down e do grupo controle. Já com indivíduos de 6 a 10 anos,[106] o pH salivar foi menor no grupo da síndrome de Down do que no controle e as atividades das enzimas peroxidase e amilase foram menores do que no grupo controle, porém a concentração de proteínas foi maior. Outro aspecto que fica evidente nos indivíduos com síndrome de Down é o reduzido fluxo salivar quando comparado ao grupo controle.[102,106,107] Em relação a eletrólitos na saliva, os trabalhos publicados sempre mostram que a concentração de Na^+ é maior nos indivíduos com síndrome de Down do que nos indivíduos controles.[107,108] Por outro lado, menor concentração de K^+ foi observada na saliva dos indivíduos com síndrome de Down em relação aos controles.[104,107]

A síndrome de Sjögren é uma doença autoimune, que se caracteriza por infiltração linfocítica das glândulas salivares e lacrimais, resultando em xerostomia e xeroftalmia. A redução drástica do fluxo salivar se deve a infiltração e destruição do parênquima glandular por um infiltrado linfoepitelial. É uma síndrome que afeta principalmente mulheres, numa proporção de 9 mulheres para 1 homem. A síndrome de Sjögren é classificada como primária e secundária. Primária quando as alterações ocorrem somente nas glândulas exócrinas, e secundárias quando além das alterações nas glândulas também afeta o tecido conjuntivo, como a artrite reumatoide. Os sintomas da síndrome de Sjögren incluem xerostomia, infecções periódicas e disfunções na fala, no mastigar e no deglutir. Além de uma drástica redução do fluxo salivar, são observados, do mesmo modo, alterações na composição de proteínas, que refletem o estado morfofisiológico das glândulas salivares. A literatura relata o desaparecimento de algumas proteínas, a intensificação de outras e o aparecimento de uma proteína de peso molecular de cerca de 50 kDa. Também foi observado em indivíduos com a síndrome de Sjögren, quando o fluxo salivar ainda não se apresentava drasticamente reduzido, que tanto o nível de amilase quanto de lactoferrina estavam bastante afetados.[109] Concentrações aumentadas de albumina, cistatinas e proteína total, mas não na amilase foram relatadas tanto na síndrome de Sjögren primária quanto secundária.[110] As concentrações salivares de Na^+ e Cl^- são maiores do que nos indivíduos controles, enquanto a de K^+ não varia.[111-115]

SALIVA E PARALISIA CEREBRAL

Paralisia cerebral é o termo usado para um intervalo de síndrome não progressiva de postura e disfunção motora que resulta de danos no sistema nervoso central.[116] O efeito da paralisia cerebral sobre a saúde oral é claramente indicada pela alta incidência de cárie dentária e doença periodontal nos indivíduos com essa enfermidade.[117-119] Foi relatado que o fluxo salivar nos indivíduos com paralisia cerebral é bastante reduzido,[120] muito embora outro trabalho não encontrasse diferenças entre os indivíduos com paralisia cerebral e os indivíduos controles.[121] Numa série de publicações de nosso laboratório foi constatado que adolescentes com paralisia cerebral apresentam uma drástica redução do fluxo salivar, comparados ao grupo controle, quer se considere o sexo ou não. Além do reduzido fluxo salivar foi observado aumento da concentração de proteínas totais, diminuição das atividades da peroxidase e amilase,[122] a capacidade tampão sofreu redução de cerca de 25%,[123] menor concentração de Na^+ e maior concentração de K^+ do que o grupo controle.[124]

SALIVA COMO MEIO DE DIAGNÓSTICO

Quando se trata da utilização da saliva para fins de diagnóstico, é preciso reconhecer que, dentro desse contexto, o fluido oral torna-se mais importante do que a saliva. Vamos relembrar que saliva é aquele fluido produzido e secretado pelas glândulas salivares, enquanto o fluido oral representa não só a saliva, mas também contém contribuições do fluido crevicular, isto é, aquele proveniente do sulco gengival, mais células epiteliais e bactérias. A pesquisa com saliva para fins de diagnóstico é altamente atrativa, por ser um método não invasivo.[125,126] Ainda que a saliva, pela facilidade de obtenção de modo não invasivo, seja potencialmente atraente como fluido para diagnóstico, a padronização do método de sua coleta é altamente importante para se obter resultados que possam ser reproduzidos.[127-129]

O conhecimento do fluxo salivar de um paciente, bem como da capacidade tampão e bactérias presentes no fluido oral, pode ser considerado como uma ferramenta importante para o diagnóstico de cárie dentária.

Em alguns aspectos, a utilização da saliva (fluido oral) como meio de diagnóstico apresenta vantagens sobre a utilização do sangue. Por exemplo, a determinação de anticorpos (tanto para vírus quanto para bactérias), hormônios esteroidais (estrógenos, testosterona e progesterona), toxinas ambientais (cádmio, chumbo e mercúrio), tabaco (cotinina) e certas drogas (álcool) é suficientemente sensível e reflete as concentrações sanguíneas dessas substâncias.[130,131]

Enquanto a análise das secreções individualmente é utilizada para se avaliar doença específica, a saliva total é mais usada para se avaliar doenças sistêmicas. O cortisol presente na saliva pode ser um biomarcador adequado para o diagnóstico do eixo hipófise-pituitária-adrenal (HPA). Isso se deve pelo fato de a concentração do cortisol salivar refletir a concentração do cortisol livre sérico e não ser influenciado pelo fluxo salivar.[132] No entanto, é necessário ter em mente que o ritmo circadiano tem influência na concentração do cortisol salivar.[133] Outro aspecto em que o cortisol é utilizado como biomarcador é na pesquisa comportamental. Vários relatos mostram uma associação entre o estresse e o eixo HPA, induzindo o aumento significativo do cortisol salivar.[134] Já a α-amilase tem sido proposta como um biomarcador do estresse induzido pelo sistema simpático.[135,136]

O diagnóstico precoce do câncer bucal é um fator importante para diminuir a mortalidade causada por essa doença. Atualmente a interleucina-8 salivar é considerada um biomarcador potencial para o carcinoma epidermoide da cavidade oral e orofaringe.[137]

Outro aspecto sobre esse tópico está no fato de a saliva ser atualmente utilizada para estabelecer a exposição a drogas. Álcool, anfetaminas, barbituratos, cocaína, nicotina e opioides podem ser detectados na saliva, sobretudo de importância para a análise forense.

CONCLUSÃO

Os aspectos aqui apresentados nos dão uma clara ideia da importância do conhecimento sobre saliva. Em razão do avanço tecnológico que possibilita metodologias mais apuradas, temos a certeza de que em pouco tempo a saliva poderá substituir o sangue no diagnóstico de doenças sistêmicas.

REFERÊNCIAS

1. Dowd FJ. Saliva and dental caries. Dent Clin North Am. 1999;43(4):579-97.
2. Watanabe S, Dawes C. The effects of different foods and concentrations of citric acid on the flow rate of whole saliva in man. Arch Oral Biol. 1988;33(1):1-5.
3. Tabak L. In defense of the oral cavity: structure, biosynthesis and functions of salivary mucins. Annu Rev Physiol. 1995;57:547-64.
4. Pedersen AM, Bardow A, Jensen SB, Nauntofte B. Saliva and gastrointestinal functions of taste, mastication, swallowing and digestion. Oral Dis. 2002;8(3):117-29.
5. Spielman AI. Interaction of saliva and taste. J Dent Res. 1990;69(3):838-43.
6. Dawes C. Stimulus effects non protein and electrolyte concentrations in parotid saliva. J Physiol. 1984;346:579-88.
7. Helm JF, Dodds MW, Hogan WJ, Soergel KH, Egide MS, Wood CM. Acid neutralizing capacity of human saliva. Gastroenterol. 1982;83(Pt 1):69-74.
8. Nicolau J. Cárie dentária e a tetravalência do átomo de carbono. Rev Assoc Paul Cir Dent. 1982;36:190-2.
9. Holbrook WP, de Soet JJ, de Graaff J. Prediction of dental caries in pre-school children. Caries Res. 1993;27(5):424-30.
10. Johannsson I, Saellstrom AK, Rajan BP, Parameswaran A. Salivary flow and dental caries in Indian children suffering from chronic malnutrition. Caries Res. 1992;26(1):38-43.
11. Pedersen AM, Reibel J, Nordgarden H, Bergem HO, Jensen JL, Nauntofte B. Primary Sjögren´s syndrome: salivary gland function and clinical oral findings. Oral Dis. 1999;5(2):128-38.
12. Ravald N, List T. Caries and periodontal conditions in patients with primary Sjögren´s syndrome. Swed Dent J. 1998;22(3):97-103.
13. Vehkalahti M, Nikula-Sarakorpi E, Paunio I. Evaluation of salivary tests and dental status in prediction of caries increment in caries susceptible teenagers. Caries Res. 1996;30(1):22-8.
14. Dodds MW, Johnson DA, Mobley CC, Hattaway KM. Parotid saliva protein profiles in caries free and caries-active adults. Oral Surg Oral Med Oral Pathol Oral Radiol Endod. 1997;83(2):244-51.
15. Fure S. Five-year incidence of caries, salivary microbial conditions in 60, 70, and 80-year-old Swedish individuals. Caries Res. 1998;32(3):166-74.
16. MacEntee MI, Clark DC, Glick N. Predictions of caries in old age. Gerodontol. 1993;10:90-7.
17. Narhi TO, Meurman JH, Odont D, Ainamo A, Tilvis R. Oral health in the elderly with non insulin dependent diabetes mellitus. Spec Care Dent. 1996;16(3):116-22.
18. Narhi TO, Kurki N, Ainamo A. Saliva, salivary microorganisms, and oral health in the home-dwelling old elderly-a five year longitudinal study. J Dent Res. 1999;78(10):1640-6.
19. Soderholm G, Birkhed D. Caries predicting factors in adult patients participating in a dental health program. Commun Dent Oral Epidemiol. 1988;16(6):374-7.
20. Edgar WM, Higham SM. Role of saliva in caries models. Adv Dent Res. 1995;9(3):235-8.
21. Guivante-Nabel C, Berenhole C, Berdal A. Caries activity and associated risk factors in elderly hospitalised population- 15 months follow-up in French institutions. Gerodontol. 1999;16(1):47-58.
22. Ohrn R, Enzell K, Angmar-Mansson B. Oral status of 81 subjects with eating disorders. Eur J Oral Sci. 1999;107(3):157-63.
23. Tukia-Kulmala H, Tenovuo J. Intra and inter-individual variation in salivary flow rate, buffer effect, lactobacilli and mutans streptococci among 11 to 12 year-old-school children. Acta Odont Scand. 1993;51(1):31-7.
24. Tenovuo J, Alanen P, Larjava H, Viikari J, Lehtonen OP. Oral health of patients with insulin-dependent diabetes mellitus. Scand J Dent Res. 1986;94(4):338-46.
25. Wiktorsson AM, Martinsson T, Zimmerman M. Salivary levels of lactobacilli, buffer capacity and salivary flow rate related to caries activity among adults in communities with optimal and low water fluoride concentrations. Swed Dent J. 1992;16(6):231-7.
26. Miller AJ. Deglutition. Physiol Rev. 1982;62(1):129-84.
27. Thexton AJ. Mastication and swallowing: an overview. Br Dent J. 1992;173(6):197-206.
28. Ryberg M, Moller C, Ericson T. Saliva composition and caries development in asthmatic patients treated with beta 2-adrenoceptor agonist: a 4-year follow up study. Scand J Dent Res. 1991;99(3):212-8.
29. Woltgens JH, Gruythuysen RJ, Geraets WG. Relationship between cariogenic events and salivary tests in boys and girls: oral examination. J Biol Buccale. 1992;20(3):145-9.
30. Woltgens JH, Gruythuysen RJ, van der Linden LW, Geraets WG. Cariogenic changes in dental enamel of boys and gilrs in relation to salivary properties. II. Radiological examination. J Biol Buccale. 1992;20(4):235-40.
31. Siamopoulou A, Mavridis AK, Vasakos S, Benecos P, Tzioufas AG, Andonopoulos AP. Sialochemistry in juvenile chronic arthritis. Br J Rheumatol. 1989;28(5):383-5.
32. Duggal MS, Chawla HS, Curzon ME. A study of the relationship between trace elements in saliva and dental caries in children. Arch Oral Biol. 1991;36(12):881-4.
33. Pandey RK, Tripathi A, Chandra S, Pandey A. Relations of salivary phosphorus and alkaline phosphatase to the incidence of dental caries in children. J Pedod. 1990;14(3):144-6.
34. Siamopoulou-Mavridou A, Mavridid A, Galanakis E, Vasakos S, Fatourou H, Lapatsanis P. Flow rate and chemistry of parotid saliva related to dental caries and gingivitis in patients with thalassaemia major. Int J Pediat Dent. 1992;2(2):93-7.
35. Camling E, Kohler B. Infection with the bacterium Streptococcus mutans and salivary IgA antibodies in mothers and their children. Arch Oral Biol. 1987;32(11):817-23.
36. Camling E, Gahnberg L, Krasse B. The relationship between IgA antibodies to Streptococcus mutans antigens in human saliva and breast milk and the number of indigenous oral Streptococcus mutans. Arch Oral Biol. 1987;32(1):21-5.
37. Krasse B, Gahnberg L. Available immunoglobulin A antibodies in mouth rinses and implantation of Streptococcus mutans. Infect Immun. 1983;41(3):1360-2.
38. Lehtonen OJ, Grahn EM, Stahlberg TH, Laitinen LA. Amount and avidity of salivary and serum antibodies against Streptococcus mutans in two groups of human subjects with different dental caries susceptibility. Infect Immun. 1984;43(1):308-13.
39. Rose PT, Gregory RL, Gfell LE, Hughes CV. IgA antibodies to Sreptococcus mutans in caries resistant and susceptible children. Pediatr Dent. 1994;16(4):272-5.
40. Chia JS, Lin SW, Yang CS, Chen JY. Antigenicity of a synthetic peptide from glucosyltransferases of Streptococcus mutans in humans. Infect Immun. 1997;65(3):1126-30.
41. Gregory RL, Filler SJ, Michalek SM, McGhee JR. Salivary immunoglobulin A and serum antibodies to Streptococcus mutans ribosomal preparations in dental caries-free and caries-susceptible human subjects. Infect Immun. 1986;51(1):348-51.
42. Gregory RL, Kindle JC, Hobbs LC, Filler SJ, Malmstrom HS. Function of anti-sstreptococcus mutans antibodies: inhibition of virulence factors and enzyme neutralization. Oral Microbiol Immun. 1990;5(4):181-8.
43. Gregory RL, Gfell LE, Malmstrom HS. Differences in secretory IgA and serum antibodies to Streptococcus mutans isolates

from caries-resistant and caries-susceptible subjects. Adv Exp Med Biol. 1995;371B:1149-52.
44. Parkash H, Sharma A, Banerjee U, Sidhu SS, Sundaram KR. Humoral immune response to mutans streptococci associated with dental cries. Nat Med J India. 1994;7(6):263-6.
45. Gregory RL, Kindle JC, Hobbs LC, Malmstrom HS. Effect of smokeless tobacco use in humans on mucosal immune factors. Arch Oral Biol. 1991;36(1):25-31.
46. Naspitz GM, Nagao AT, Mayer MP, Carneiro-Sampaio MM. Anti-Streptococcus mutans antibodies in saliva of children with different degrees of dental caries. Pediatr Allergy Immun. 1999;10(2):143-8.
47. Hocini H, Iscaki S, Bouvet JP, Pillot J. Unexpectedly high levels of some presumably protective secretory immunoglobulin A antibodies to dental plaque bacteria in salivas of both caries-resistant and caries susceptible subjects. Infet Immun. 1993;61(9):3597-604.
48. Kirstila V, Tenovuo J, Ruuskanen O, Nikoskelainen J, Irjala K, Vilja P. Salivary defense factors and oral health in patients with common variable immunodeficiency. J Clin Immun. 1994;14(4):229-36.
49. Kirstila V, Hakkinen P, Jentsch H, Vilja P, Tenovuo J. Longitudinal analysis of the association of human salivary antimicrobial agents with caries increment and cariogenic micro-organisms: a two year cohort study. J Dent Res. 1998;77(1):73-80.
50. Arnold RR, Russell JE, Champion WJ, Brewer M, Gauthier JJ. Bactericidal activity of human lactoferrin:differentiation from the stasis of iron deprivation. Infect Immun. 1982;35(3):792-9.
51. Laible NJ, Germaine GR. Bactericidal activity of human lysozyme, muramidase-inactive, lysozyme, and cationic polypeptides against Streptococcus sanguis and Streptococcus faecalis: inhibition by chitin oligosaccharides. Infect Immun. 1985;48(3):720-8.
52. Hannig C, Hoch J, Becker K, Hannig M, Attin T. Lysozyme activity in the initially formed in situ pellicle. Arch Oral Biol. 2005;50(9):821-8.
53. Kauffman DL, Keller PJ. The basic praline-rich proteins in human parotid saliva from a single subject. Arch Oral Biol. 1979;24(4):249-56.
54. Gibbons RJ, Hay DI. Human salivary proline-rich proteins and statherin promote the attachment of actinomyces viscosus LY7 to apatitic surfaces. Infect Immun. 1988;56(2):439-45.
55. Azen EA. Genetics of salivary protein polymorphism. Crit Rev Oral Biol Med. 1993;4(3-4):479-85.
56. Amano A, Sojar HT, Lee JY, Sharma A, Levine MJ, Genco RJ. Salivary receptors for recombinant fimbrillin of Porphyromonas gingivalis. Infect Immun. 1994;62(8):3372-80.
57. Hay DI, Smith DJ, Schluckebier SK, Moreno EC. Relationship between concentration of human salivary statherin and inhibition of calcium phosphate precipitation in stimulated human parotid saliva. J Dent Res. 1984;63(6):857-63.
58. Gibbons RJ, Hay DI. Adsorbed salivary praline-rich proteins contribute to the adhesion of Streptococcus mutans JBP to apatitic surfaces. J Dent Res. 1989;68(9):1303-7.
59. Johanson I, Bratt P, Hay DI, Schluckebier S, Strömberg N. Adhesion of Candida albicans, but not Candida krusei, to salivary statherin and mimicking host molecules. Oral Microbiol Immun. 2000;15(2):112-8.
60. Oppenheim FG, Hay DI, Smith DJ, Offner GD, Troxler RF. Molecular basis of salivary proline-rich protein and peptide synthesis: cell-free translations and processing of human and macaque statherin mRNAs and partial amino acid sequence of their signal peptides. J Dent Res. 1987;66(2):462-6
61. Helmerhorst EJ, Breeuwer P, van´t Hof W, Walgreen-Weterings E, Oomen LC, Veerman EC, et al. The cellular target of histatin 5 on Candida albicans is energized mitochondrion. J Biol Chem. 1999;274(11):7286-91.
62. Koshlukova SE, Lloyd TL, Araujo MW, Edgerton M. Salivary histatin 5 induces non-lytic release of ATP from Candida albicans leading to cell dedath. J Biol Chem. 1999;274(27):18872-9.
63. Tsai H, Bobek LA. Human salivary histatins: promising antifungal therapeutic agents. Crit Rev Oral Biol Med. 1988;9(4):480-97.
64. Raitio M, Pienihäkkinen K, Cheinin A. Multifactorial modeling for prediction of caries increment in adolescents. Acta Odont Scand. 1996;54(2):118-21.
65. Sundh B, Johansson I, Emilson CG, Nordgren S, Birkhed D. Salivary antimicrobials proteins in patients with Crohn`s disease. Oral Surg Oral Med Oral Pathol. 1993;76(5):564-9.
66. Lenander-Lumikari M, Laurikainen K, Kuusisto P, Vilja P. Stimulate salivary flow rate and composition in asthmatic and non-asthmatic adults. Arch Oral Biol. 1998;43(2):151-6.
67. Fiehn NE, Oram V, Moe D. Streptococci and activities of sucrases and alpha-amylases in supragingival dental plaque and saliva in three caries activity groups. Acta Odont Scand. 1986;44(1):1-9.
68. Report of the Expert Committee on the Diagnosis and Classification of Diabetes Mellitus. Diabetes Care. 1997;20(7):1183-97.
69. Bernick SM, Cohen DW, Baker L, Laster L. Dental disease in children with diabetes mellitus. J Periodontol. 1975;46(4):241-5.
70. Darwazeh AMG. Diabetes mellitus, dental caries and periodontal disease: evidence for a relationship. Dent Health. 1990;29(4):3-7.
71. Loe H. The sixth complications of diabetes mellitus. Diabetes Care. 1993;16(1):329-34.
72. Darnell JA, Saunders MJ. Oral manifestations of the diabetic patient. Tx Dent J. 1990;107(2):23- 7.
73. Harrison R, Bowen WH. Flow rate and organic constituents of whole saliva in insulin-dependent diabetic children and adolescents. Pediatr Dent. 1987;9(4):287-90.
74. Karjalainen KM, Knuutila MLE, Käär ML. Salivary factors in children and adolescents with insulin-dependent diabetes mellitus. Pediatr Dent. 1996;18(4):306-11.
75. Bernardi MJ, Reis A, Loguercio AD, Kehrig R, Leite MF, Nicolau J. Study of the buffering capacity, pH and salivary flow rate in type 2 well-controlled and poorly-controlled diabetic patients. Oral Health Prevent Dent. 2007;5(1):73-8.
76. Belazi MA, Galli-Tsinopoulou A, Drakoulakos D, Fleva A, Papanayiotou PH. Salivary alterations in insulin dependent diabetes mellitus. Int J Pediatr Dent. 1998;8(1):29-33.
77. Twetman S, Johnson I, Birkhed D, Nedfors T. Caries incidence in young type I diabetes mellitus patients in relation to metabolic control and caries associated risk factors. Caries Res. 2002;36(1):31-5.
78. Ben-Aryeh H, Serouya R, Kanter Y, Szargel R, Laufer D. Oral health and salivary composition in diabetic patients. J Diabet Complic. 1993;7(1):57-62.
79. Newrick PG, Bowman C, Green D, O'Brien IA, Porter SR, Scully C, et al. Parotid salivary secretion in diabetic autonomic neuropathy. J Diabet Complic. 1991;5(1):35-7.
80. Chavez EM, Borrel LN, Taylor GW, Ship JA. A longitudinal analysis of salivary flow in control subjects and older adults with type 2 diabetes. Oral Surg Oral Med Oral Pathol Oral Radiol Endod. 2001;91(2):166-73.
81. Sharon A, Ben-Aryeh H, Itzhak B, Yoram K, Szargel R, Gutman D. Salivary composition in diabetic patients. J Oral Med. 1985;40(1):23-6.
82. Lamey PJ, Fisher BM, Frier BM. The effects of diabetes and autonomic neuropathy on parotid salivary flow in man. Diabet Med. 1986;3(6):537-40.
83. Dodds MW, Dodds AP. Effects of glycemic control on saliva flow rates and protein composition in non insulin dependent diabetes mellitus. Oral Surg Oral Med Oral Pathol Oral Radiol Endod. 1997;83(4):465-70.
84. Streckfus CF, Wu AJ, Ship JA, Brown LJ. Stimulated parotid salivary flow rates in normotensive, hypertensive

and hydrochlorothiazide-medicated. J Oral Patol Med. 1994;23(6):280-3.
85. Albrecht M, Bacnoczy J, Tamas J Jr. Dental and oral symptoms of diabetes mellitus. Community Dent Oral Epidemiol. 1988;16(6):378-80.
86. Jones RB, McCallum RM, Kay EJ, Kirkin V, McDonald P. Oral health and oral health behaviour in a population of diabetic outpatient clinic attenders. Community Dent Oral Epidemiol. 1992;20(4):204-7.
87. Swanljung O, Meurman JH, Torkko H, Sandholm L, Kaprio E, Mäenpää J. Caries and saliva in 12-18 year-old diabetics and controls. Scand J Dent Res. 1999;100(6):310-3.
88. Matsson L, Koch G. Caries frequency in children with controlled diabetes. Scand J Dent Res. 1970;83(6):327-32.
89. Tavares M, Depaola P, Soparkar P, Joshipura K. The prevalence of root caries in diabetic population. J Dent Res. 1991;70(6):979-83.
90. Leeper SH, Kalkwarf KL, Strom EA. Oral status of controlled adolescent type I diabetics. J Oral Med. 1985;40(3):127-33.
91. Kirk JM, Kirinovs MJ. Dental health of young insulin dependent diabetic subjects in Northern Ireland. Commu Dent Oral Epidemiol. 1991;8(4):335-41.
92. Kjellman O. Secretion rate and buffering acyion of whole mixed saliva in subjects with insulin-treated diabetes mellitus. Odont Revy. 1970;21(2):159-68.
93. Faulconbridge AR, Bradshaw WSL, Jenkins PA, Baum JD. The dental status of a groups of diabetic children. Br Dent J. 1981;151(8):253-5.
94. Bacic M, Ciglar I, Granic M, Plancak D, Sutalo J. Dental status in a group of adult diabetic patients. Commu Dent Oral Epidemiol. 1989;17(6):313-6.
95. Sreebny LM, Yu A, Green A, Valdini A. Xerostomia in diabetes mellitus. Diabet Care. 1992;15(7):900-4.
96. Moore PA, Guggenheimer J, Etzel KR, Weyant RJ, Orchard T. Type I diabetes mellitus, xerostomia, and salivary flow rates. Oral Surg Oral Med Oral Pathol Oral Radiol Endod. 2001;92(3):281-91.
97. Hintao J, Teanpaisan R, Chongsuvivatwong V, Ratarasan C, Dahlen G. Themicrobiological profiles of saliva, supragingival and subgingival plaque and dental caries in adults with and without type 2 diabetes mellitus. Oral Microbiol Immunol. 2007;22(3):175-81.
98. Meurman JH, Colin HL, Niskanen L, Töyry J, Alakuijala P, Keinänen S, et al. Saliva in non insulin dependent diabetic patients and control subjects: role of the autonomic nervous system. Oral Surg Oral Med Oral Pathol Oral Radiol Endod. 1998;86(1):69-76.
99. Oxford GE, Tayari L, Barfoot MD, Peck AB, Tanaka Y, Humphreys-Beher MG. Salivary EGF levels reduced in diabetic patients. J Diabetes Complications. 2000;14(3):140-5.
100. Lejeune J, Gautier M, Turpin R. Les chromosomes on culture de tissues. Comp Rend Acad Sci. 1959;248(6):602-3.
101. Barnett ML, Press KP, Friedman D, Sonnenberg EM. The prevalence of periodontitis and dental caries in a Down's syndrome population. J Periodontol. 1986;57(5):288-93.
102. Yarat A, Akyuz S, Koç L, Erdem H, Emekli N. Salivary sialic acid, protein, salivary flow rate, pH, buffering capacity and caries indices in subjects with Down's syndrome. J Dent. 1999;27(2):115-8.
103. Winer RA, Feller RP. Composition of parotid and submandibular saliva and serum in Down's syndrome. J Dent Res. 1972;51(2):449-54.
104. Jara L, Ondarza A, Blanco R, Rivera L. Composition of the parotid saliva em Chilean children with Down`s syndrome. Arch Biol Med Exp. 1991;24(1):57-60.
105. Siqueira WL, Bermejo, PR, Mustacchi Z, Nicolau J. Buffer capacity, pH and flow rate in saliva of children aged 2-0 months with Down syndrome. Clin Oral Invest. 2005;9(1):26-9.
106. Siqueira WL, Nicolau J. Stimulated whole saliva components in children with Down syndrome. Spec Care Dent. 2002;22(6):226-30.
107. Siqueira WL, Oliveira E, Mustacchi Z, Nicolau J. Electrolyte concentrations in saliva of children aged 6-10 years with Down syndrome. Oral Surg Oral Med Oral Pathol Oral Radiol Endod. 2004;98(1):76-9.
108. Winer RA, Chauncey HH. Parotid saliva enzymes in Down's syndrome. J Dent Res. 1975;54(1):62-4.
109. Zipp MM, Yasbin L, Al-Hashimi I. The effect of parotid salivary flow rate on the levels of salivary antimicrobial proteins in patients with Sjögren's syndrome. Quintessence Int. 1999;30(10):700-5.
110. Daniels TE, Whitcher JP. Association of patterns of labial salivary gland inflammation with keratoconjunctivitis sicca: analysis of 618 patienta with suspected Sjögren's syndrome. Arthritis Rheum. 1994;37(6):869-77.
111. Kalk WW, Vissink A, Spijkervet F, Bootsma H, Kallenberg C, Amerongen A. Sialometry and sialochemistry: diagnostic tools for Sjögren's syndrome. Ann Rheum Dis. 2001;60(12):1110-6.
112. Mandel ID, Baumash H. Sialochemistry in Sjögren's syndrome. Oral Surg Oral Med Oral Pathol. 1976;41(2):182-7.
113. Atkinson JC, Travis WD, Pillemer RS, Bermudez D, Wolff A, Fox PC. Major salivary gland function in primay Sjögren's syndrome and its relationship to clinical features. J Rheumatol. 1990;17(3):318-22.
114. Vissink A, Panders AK, Nauta JM, Ligeon EE, Nikkels PG, Kallenberg CG. Applicability of saliva as a diagnostic fluid in Sjögren's syndrome. Ann NY Acad.Sci. 1993;694:325-9.
115. Stuchell RN, Mandel ID, Baumash H. Clinical utilization of sialochemistry in Sjögren's syndrome. J Oral Pathol. 1984;13(3):303-9.
116. Koman LA, Smith BP, Shilt JS. Cerebral palsy. Lancet. 2004;363(9421):1619-31.
117. Guare RO, Ciamponi AL. Dental caries prevalence in primary dentition of cerebral palsy children. J Clin Pediatr Dent. 2003;27(3):287-92.
118. Fishman S, Young WO, Haley JB, Sword C. The status of oral health in cerebral palsy children and their siblings. J Dent Child. 1967;34(4):219-27.
119. Rodrigues-Santos MT, Masiero D, Novo NF, Simionato MR. Oral conditions in children with cerebral palsy. J Dent Child. 2003;70(1):40-6.
120. Davis MJ. Parotid salivary secretion and composition in cerebral palsy. J Dent Res. 1979;58(8):1808.
121. Tahmassebi JF, Curzon ME. The cause of drooling in children with cerebral palsy-hypersalivation ou swallowing defect? Int J Pediatr Dent. 2003;13(2):106-11.
122. Rodrigues-Santos MT, Siqueira WL, Nicolau J. Amylase and peroxidase activities and sialic acid concentration in saliva of adolescents with cerebral palsy. Quintessence Int. 2007;38(6):467-72.
123. Rodrigues-Santos MT, Siqueira WL, Nicolau J. Flow rate, pH and buffer capacity in saliva of adolescents with cerebral palsy. J Disab Oral Health. 2006;7(3):185-8.
124. Siqueira WL, Rodrigues-Santos MT, Oliveira E, Nicolau J. Comparison of electrolyte concentrations in whole saliva of individuals with and without cerebral palsy. Quintessence Int. 2007;38(4):301-6.
125. Hofman LF. Human saliva as a diagnostic specimen. J Nutr. 2001;131(5):1621S-5S.
126. Kalk WW, Vissink A, Stegenga B, Bootsma H, Nieuw Amerongen AV, Kallenberg CG. Sialometry and sialochemistry: a non invasive approach for diagnosing Sjögren's syndrome. Ann Rheum Dis. 2002;61(2):137-44.
127. George JR, Fitchen JH. Future applications of oral fluid specimen technology. Am J Med. 1997;102(4A):21-5.
128. Streckfus CF, Bigler LR. Saliva as a diagnostic fluid. Oral Dis. 2002;8(2):69-76.

129. Forde MD, Koka S, Eckert SE, Carr AB, Wong DT. Systemic assessments utilizing saliva. Part 1. General considerations and currents assessments. Int J Prosthodont. 2006;19(1):43-52.
130. Slavkin HC. Toward molecular based diagnostics for oral cavity. J Am Dent Ass. 1998;129(8):1138-43.
131. Mandel ID. The role of saliva in maintaining oral homeostasis. J Am Dent Ass. 1989;119(2):298-304.
132. Papanicolaou DA, Mullen N, Kyrou I, Nieman LK. Nightime salivary cortisol: a useful test for the diagnosis of Cushing´s syndrome. J Clin Endocrinol Metab. 2002;87(10):4515-21.
133. Grosch M, Rauh M, Dorr HG. Circadian rhythm of salivary cortisol, 17 a-hydroxyprogesterone and progesterone in healthy children. Clin Chem. 2003;49(10):1688-91.
134. Kirsbaum C, Hellhamer DH. Salivary cortisol in psychoneuroendocrine research: recent developments and applications. Psychoneuroendocrinol. 1994;19(4):313-33.
135. Chatterton RT Jr, Vogelsong KM, Lu YC, Ellman AB, Hudgens GA. Salivary alpha amylase as a measured of endogenous adrenergic activity. Clin Physiol. 1996;16(4):433-48.
136. Walsh NP, Blaninin AK, Clark AM. The effects of high intensity intermittent exercise on saliva IgA, total protein and alpha amylase. J Sports Sci. 1999;17(2):129-34.
137. St John MAR, Li Y, Zhou X, Denny P, Ho CM, Montemagno C, et al. Interleukin 6 and interleukin 8 as potential biomarkers for oral cavity and oropharyngeal squamous cell carcinoma. Arch Otolaryngol Head Neck Surg. 2004;130(8):929-35.

CAPÍTULO 27

SÍNDROME DA ARDÊNCIA BUCAL

Cibele Nasri
José Tadeu Tesseroli de Siqueira

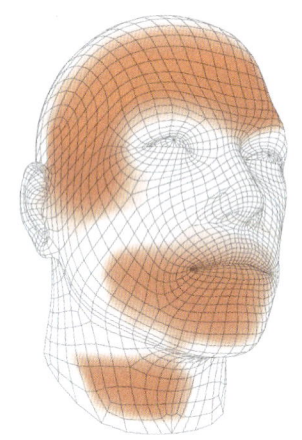

A síndrome da ardência bucal (SAB) caracteriza-se por ausência de doenças locais ou sistêmicas que justifiquem o sintoma de ardor oral.

É importante diferenciar a SAB de outras queixas de queimação que são secundárias a problemas médicos ou odontológicos. O cirurgião-dentista deve ficar atento para, ao lado das alterações locais (xerostomia, candidíase, traumatismos mecânico, químico ou térmico, etc.), observar a existência de fatores sistêmicos, para assim conseguir fazer o diagnóstico diferencial.

Irritabilidade, depressão, cancerofobia e diminuição da sociabilidade estão presentes na maioria dos pacientes com queixa de queimação bucal, mas também são queixas frequentes em pacientes com dor crônica. Até o momento, não foi comprovado efeito causal entre SAB e fatores psicogênicos – a prevalência de mulheres na menopausa sugere a influência de fatores hormonais.

A etiologia da SAB ainda é controversa. Várias evidências na literatura sugerem que a SAB seja uma dor neuropática envolvendo sistema nervoso periférico, central ou ambos.

Alteração na reatividade da microcirculação nos locais de ardência sugerem a importância de revisão da inflamação na gênese dessa síndrome. Estudos indicam a presença de neuropatia em fibras nervosas de pequeno diâmetro.

Por sua vez, as alterações que atingem o sistema nervoso central (SNC) nos pacientes com dor crônica por SAB, aliadas ao fato de que o uso de agonistas do neurotransmissor inibitório ácido gama-aminobutírico (GABA) melhoram o queimor de forma significativa, reforçam a teoria de envolvimento do sistema gustativo na etiologia dessa dor crônica, frequentemente desconhecida ou negligenciada pelos profissionais da área da saúde.

"A esperança não cura, mas pode dar ânimo ao paciente para que ele continue a lutar pela sua melhora. Ela inspira coragem para superar o medo."
(Jerome Groopman, médico-oncologista)

INTRODUÇÃO

A Associação Internacional para o Estudo da Dor (IASP – Internacional Association for the Study of Pain) define a síndrome da ardência bucal (SAB) como dor em queimação na língua ou em outra mucosa oral.[1] Portanto, podemos considerar que a SAB é a afecção intraoral dolorosa na qual, em geral, não há sinais de doença já que a presença de lesões na mucosa oral exclui o seu diagnóstico. A SAB caracteriza-se pela sensação de dor e queimação na mucosa oral, não relacionada a anormalidades clínicas ou laboratoriais.[2,3]

Vários sinônimos são utilizados para descrever esta síndrome, como: glossopirose, estomatopirose, glossodinia, estomatodinia, língua ardente, queimação bucal e disestesia oral. Porém, síndrome parece mesmo ser o termo mais apropriado, uma vez que muitos pacientes também relatam outros sintomas associados, como xerostomia subjetiva, alteração de sabor, dor de cabeça, insônia, etc.[4] Sede, dor na articulação temporomandibular (ATM), dor ou sensibilidade nos músculos da mastigação, do pescoço, dos ombros e dos supra-hióideos também podem acompanhar a sensação de ardor.[5]

Como os conceitos de SAB mostram-se insuficientes para estabelecer critérios adequados ao diagnóstico e tratamento dessa importante condição álgica, atualmente existe a tendência de separar os pacientes com queixa de ardor bucal em dois grupos: a) ardência primária, essencial ou idiopática, quando não se encontram razões clínicas ou laboratoriais que justifiquem a queixa de queimor, e b) ardência secundária, na qual os sintomas são resultado de alguma doença local ou sistêmica, como aftas, diabetes melito ou anemia.[6]

Seguramente, a etiologia da SAB é multifatorial, havendo fortes indícios de ser uma dor neuropática. Ainda que seus critérios diagnósticos não estejam bem definidos, existem algumas características que parecem repetir-se em muitos pacientes. (Quadro 27.1).

Quadro 27.1. Ardência ou queimação bucal

a. Ardência primária, essencial ou idiopática, quando não se encontram razões clínicas ou laboratoriais que justifiquem a queixa de queimor

b. Ardência secundária, na qual os sintomas são resultado de alguma doença local ou sistêmica, como aftas, diabetes melito ou anemia

Fonte: Scala e colaboradores.[6]

EPIDEMIOLOGIA DA SÍNDROME DA ARDÊNCIA BUCAL (SAB)

Dados epidemiológicos em SAB são geralmente pobres, pois não existe critério diagnóstico único. De acordo com revisão sistemática realizada por Zakrewska e Hamlyn, a prevalência na população em geral varia de 0,7 a 15%, sendo o sexo feminino o mais afetado.[7] Porém, esta ampla variação deve-se ao fato de que a maioria desses resultados refere-se ao ardor como sintoma e não realmente à SAB. Em estudo realizado por Tammiala-Salonen e colaboradores,[8] no qual foram avaliados 600 pacientes em uma população finlandesa, a prevalência desta condição apresentava variações que oscilavam entre 0,7 e 18%. Aqueles que relatavam ardor bucal foram então contactados e, após reavaliação (história clínica e exame físico) e tratamento, verificou-se redução da queixa de ardor bucal de 15% para 1% da população. Este último grupo provavelmente é o que na verdade representa os pacientes com SAB.[8]

Dados da literatura mostram proporção de mulheres 16:1 e de homens 3:1.[9] Na Equipe de Dor Orofacial/ATM da Divisão de Odontologia do Hospital das Clínicas da Faculdade de Medicina da Universidade de São Paulo (FMUSP), pacientes com queixa de ardor/queimor bucal equivalem a aproximadamente 5% dos atendimentos novos, sendo a proporção de mulheres 4:1 e de homens 1:1.[10]

CARACTERÍSTICAS GERAIS DA SAB

a. **Prevalência**: vários estudos mostram que a prevalência é maior em mulheres que se encontram no período pós-menopausa.[11-13]
b. **Sítios orais mais frequentes**: a língua, especialmente dois terços anteriores, seguida de palato e lábios, podendo entretanto ocorrer em toda a mucosa oral.[14]
c. **Início do ardor**: em geral não é relacionado a nenhum evento precipitante e o seu surgimento tem sido relatado como gradual e lento.
d. **Comportamento do ardor durante o dia**: pacientes comumente relatam o início do ardor pela manhã após a ingestão de algum alimento, não existindo, entretanto, um período definido durante o dia para o início da ardência. Após seu início, o ardor é contínuo e alcança o máximo de sua intensidade no início da noite. O ardor raramente acorda o paciente durante a noite.
e. **Intensidade do ardor**: Grushka[3] relata que a intensidade de queimação aumenta com a tensão, fadiga, fala, ingestão de comidas quentes e diminui com o sono, ingestão de alimentos frios ou durante períodos de lazer, distração ou trabalho. A autora mostrou ainda que a dor relatada pelos pacientes com SAB era quantitativamente similar à dor de dente, mas diferente de forma qualitativa e intensa o suficiente para causar alterações psicológicas de personalidade.
f. **Alterações sensitivas**: acompanhando a instalação da ardência, poderá haver mudanças na percepção somatosensitiva e do sabor. Alterações na percepção gustativa especialmente disgeusia (alteração ou distorção do sentido do gosto, também conhecido como "gosto fantasma"), com prevalência dos gostos amargo e metálico, sensação de boca seca apesar do fluxo salivar se apresentar normal e também sensação de "areia" e "aspereza" intraoral.[15]
g. **Alterações psicológicas**: irritabilidade, depressão, cancerofobia e diminuição da sociabilidade estão presentes na maioria dos pacientes com SAB e são achados frequentes em pacientes com dor crônica. Alguns autores descrevem mulheres com SAB ansiosas e deprimidas devido ao medo de câncer e à falta de esperança. Há evidências que indicam um forte componente psicológico inter-relacionado com SAB.[11] Não existe, contudo, relação causal entre fatores psicogênicos e ardência oral. Na realidade, transtornos psicológicos em uma população com dor crônica são previsíveis e podem ocorrer como consequência e não como causa da dor.
h. **Prognóstico**: os resultados para a resolução do problema são pobres e a remissão espontânea completa é rara, podendo ocorrer em 3% dos pacientes dentro de cinco anos após o início dos sintomas.[16,17]
i. **Abordagem multidisciplinar**: pode ser necessária em pacientes com SAB, pois muitas vezes requerem cuidados diversos, além de frequentemente não responderem a uma única abordagem farmacológica. É indispensável que o cirurgião-dentista faça uma anamnese cuidadosa desses pacientes e, se necessário, solicite exames auxiliares para a eliminação de eventuais causas sistêmicas. Em caso de dúvida, consulte outros profissionais ou encaminhe o seu paciente.

ETIOLOGIA

A etiologia da SAB é controversa e ainda desconhecida. Vários estudos foram realizados na tentativa de esclarecer a sua etiologia. Atualmente, podemos dividir os possíveis fatores etiológicos em três categorias; em muitos pacientes parece haver uma interação ou sobreposição entre eles. Estes estariam basicamente relacionados a fatores locais, ao sistema nervoso central e periférico, e a fatores psicossociais.

Fatores locais

Dentre os fatores locais, sem dúvida a queixa mais comum entre pacientes com SAB é a xerostomia subjetiva. Como já mencionado anteriormente, alguns pacientes podem relatar xerostomia mesmo com a presença normal do fluxo salivar, sendo esta, portanto, relacionada a alterações sensoriais derivadas da síndrome. No entanto, o papel da saliva tem sido investigado em vários estudos. Lamey e colaboradores encontraram evidências de redução da função da glândula parótida em pacientes com ardor bucal diário e contínuo ao longo do dia.[18] Hershkovich e Nagler,[19] estudando pacientes com alterações de paladar, xerostomia e SAB, encontraram grande similaridades entre as análises da saliva e testes de paladar entre os três grupos estudados, quando comparados com o grupo controle. Concluíram então que neuropatia oral e/ou interrupção da transdução neurológica induzida por alterações na composição da saliva podem ser uma possível etiologia para a SAB.[19]

Granot e Nagler demonstraram que pacientes com SAB têm alteração significante da composição salivar (concentrações elevadas de sódio, potássio, cloro, cálcio, imunoglobulina A e amilase), mas não redução do fluxo salivar.[20] Finalmente, Heckmann e colaboradores demonstraram que, quando comparado ao grupo controle, pacientes com SAB mostraram alterações no fluxo salivar, bem como alterações circulatórias nos locais de ardência bucal, possivelmente vasorreatividade alterada, condição que supõe revisão do processo inflamatório na gênese da SAB.[21]

Não podemos esquecer também que a redução do fluxo salivar pode ser secundária a medicamentos, pois grande parte dos pacientes com SAB têm algum tipo de morbidade associada, além de ser, em sua maioria, idosos. Tal fato aumenta a probabilidade de esses pacientes fazerem uso de medicamentos que possam diminuir o fluxo salivar, perpetuando e amplificando os sintomas do ardor oral, principalmente em pacientes portadores de prótese total – o que corrobora também a importância dos cuidados locais durante o tratamento desses doentes.

Sistema nervoso central e sistema nervoso periférico

Apesar de a etiologia da SAB ainda ser desconhecida, fortes indícios na literatura recente sugerem que a SAB seja uma dor neuropática envolvendo sistema nervoso periférico, central ou ambos. Portanto, ainda não está claro se há uma disfunção periférica, central ou na transmissão de impulsos sensitivos do sistema trigeminal. Grushka e Sessle observaram mudanças no paladar e/ou disfunções sensoriais/químicas, sugerindo uma origem neuropática para esta síndrome.[22] Svensson e colaboradores relataram distúrbios na percepção de estímulos térmicos noci e não nociceptivos nos pacientes com SAB.[23] Também Gao e colaboradores observaram alterações na transmissão neuronal e aumento na sensibilidade do nervo trigêmeo nesses pacientes.[24]

Alguns autores sugerem que a etiologia da SAB pode ser devida à neuropatia periférica. Lauritano e colaboradores relataram polineuropatia subclínica em 50% dos pacientes envolvendo perda da função em fibras nervosas de pequeno diâmetro.[25] Lauria e colaboradores demonstraram mudanças morfológicas difusas em fibras nervosas no epitélio e no subepitélio compatíveis com degeneração axonal, sugerindo também que a SAB pode estar associada à neuropatia sensorial de pequenas fibras trigeminais.[26] Yilmaz e colaboradores, após biópsia de língua de pacientes com SAB, evidenciaram que fibras nervosas no epitélio eram menos abundantes nesses pacientes em comparação ao grupo controle.[27] Nasri-Heir e colaboradores sugerem processo neurodegenerativo envolvendo nervo corda do tímpano, na fisiopatologia da SAB.[28]

Granot e Nagler[20] demonstraram aumento significativo do limiar sensitivo térmico e diminuição da dor provocada pelo calor. Estes dados, somados à alteração na composição da saliva (mas não no fluxo) encontrada nesses pacientes, podem sugerir neuropatia idiopática regional de pequenas fibras afetando a sensação oral e secreção salivar. Com isso gerando a hipótese de que a SAB é uma sensação de calor fantasma por anormalidade central na percepção do calor.[29]

Grushka e colaboradores testaram modalidades sensoriais em 72 pacientes com SAB e 43 controles encontrando diferenças entre os dois grupos somente quanto a tolerância ao calor.[30] Ito e colaboradores observaram que o limiar de dor térmica na língua e a duração da queixa de dor eram significantemente maiores em pacientes com SAB do que em controles, sugerindo relação entre dor e disfunção periférica na língua e/ou disfunção central.[31] Em recente estudo, Albuquerque e colaboradores observaram, por meio de imagem de ressonância magnética funcional, que a estimulação térmica em pacientes com SAB estava associada a aumento do fluxo cerebral, indicando atividade central alterada.[32]

Exames de tomografia por emissão de pósitrons (PET) mostram ação inibitória dopaminérgica reduzida em pacientes com SAB.[33] Também Jääskeläinen e colaboradores,[34] por intermédio de exame eletrofisiológico, mostraram reflexo palpebral anormal em paciente com SAB; este reflexo está sob controle inibitório dopaminérgico por meio da conexão do gânglio basal com o núcleo motor facial. O reflexo palpebral também é um achado comum em pacientes com disfunção extrapiramidal, como a doença de Parkinson.[34] Tais fatos sugerem que a SAB seja um distúrbio do sistema nigrostriatal dopaminérgico que poderia primeiramente afetar a regulação da nocicepção do sistema trigeminal e, portanto, causar perda da inibição sensitiva.

O fato de que uma das funções do estrógeno é a neuroproteção do sistema nigrostriatal dopaminérgico e que ela declina com a menopausa, poderia ajudar a explicar a predileção pela idade e pelo sexo feminino.[35] Forssell e colaboradores usaram QST (teste quantitativo sensitivo) com o reflexo palpebral para avaliar pacientes com SAB, com o intuito de avaliar o envolvimento das vias periféricas e centrais nesses pacientes.[36]

Grushka e colaboradores sugerem a possibilidade de que SAB, odontalgia atípica e disfunção mandibular possam estar relacionadas com hiperatividade dos componentes sensitivo e motor do nervo trigêmeo, e perda de inibição central como resultado de dano no paladar e no nervo corda do tímpano e/ou glossofaríngeo.[37]

Eliav e colaboradores demonstraram disfunção do nervo corda do tímpano em pacientes com SAB, e a disfunção unilateral pode ser suficiente para produzir ardor generalizado excedendo a área nervosa afetada.[38]

Grushka e Bartoshuk[39] sugeriram que o ardor sentido pelos pacientes da SAB seria decorrente de perda do efeito inibitório do VII nervo craniano (ramo corda do tímpano) do nervo facial sobre o V (trigêmeo) ou IX (glossofaríngeo). Dados sugerem que os nervos corda do tímpano, lingual e glossofaríngeo exercem mecanismos inibitórios mútuos. Alteração na função do nervo corda do tímpano pode alterar o equilíbrio da ação inibitória sobre o nervo lingual e glossofaríngeo.[39]

O papel do sistema gustativo na SAB

Fortes evidências na literatura sugerem que o sistema gustativo esteja envolvido na fisiopatologia da SAB.[40-43]

Estudos recentes têm apontado para a disfunção de nervos cranianos associados à sensação do paladar como causa possível da SAB.

Vários nervos cranianos contribuem para a inervação da língua. É necessário distinguir entre a sensibilidade e o paladar. No primeiro caso, é realizada pelo nervo lingual, enquanto a parte gustativa é tarefa que envolve o ramo corda do tímpano do nervo facial (dois terços anteriores), além do glossofaríngeo (terço posterior) e do nervo vago na região faringiana (Fig. 27.1).

Merece também destaque o fato de que a representação somestésica da língua no córtex cerebral é ampla, demonstrando a riqueza de inervação proveniente dessa região (Fig. 27.2).

Estes aspectos são relevantes para o entendimento de queixas de ardência bucal, bem como das teorias mais recentes que procuram caracterizar a SAB como dor neuropática de origem central, por desinibição. Clinicamente, os fatos reforçam conceitos há muito reconhecidos de que alterações no nervo lingual podem alterar aspectos gustativos, e vice-versa.

Além das funções envolvidas na mastigação, fonação e deglutição, a língua é responsável pela sensação do paladar por meio de propriedades quimiorreceptoras de papilas gustativas nela distribuídas. O número destas se reduz com a idade, predominantemente após os 45 anos. Hoje se sabe que toda papila gustativa possui certo grau de sensibilidade para as quatro sensações primárias. Todos os sabores são identificados em toda a extensão da língua. O sabor é identificado pelas características de cada substância, por exemplo, a glicina (neurotransmissor inibitório) tem sabor adocicado, enquanto o neurotransmissor GABA é insípido. É possível que atração por doce e aversão por amargo seja uma característica do processo evolutivo, pois, normalmente, frutos verdes são amargos e não cosmetíveis, e alguns venenos naturais pertencem a esta última categoria.[41]

Bartoshuk e colaboradores demonstraram conexões entre dor intraoral e paladar em pacientes com SAB.[45] De acordo com a literatura científica, 70% dos pacientes com SAB apresentam gosto persistente ou "fantasma",[46,47] sugerindo o envolvimento do sistema gustativo nessa síndrome.

Grushka e Bartoshuk[39] propõem que a SAB pode ocorrer em indivíduos susceptíveis por meio de dano no sistema gustativo. Elas acreditam que – como resultado de alterações hormonais, infecções do ouvido, infecções respiratórias, vírus, senilidade, traumatismos, transtornos nutricionais, etc. – o nervo corda do tímpano poderia ser afetado, resultando em perda da inibição central do sistema trigeminal e início da sensação de ardor espontânea. Acredita-se que o gosto fantasma, especialmente o amargo e o metálico, são resultado da desinibição do nervo glossofaríngeo após mudanças no corda do tímpano.[48] Este modelo é reforçado pelo fato de que a maioria dos pacientes com queixa de SAB experimenta um aumento da dor em queimação logo após bochecho com solução anestésica, sugerindo que a perda de inibição seja precipitada pela perda do paladar.[49]

Acredita-se também que a SAB pode ocorrer em indivíduos predispostos geneticamente. Bartoshuk e colaboradores observaram que indivíduos portadores de maior número de papilas fungiformes, os "supertasters", reagem de forma mais intensa ao estímulo nociceptivo, devido à grande inervação dessa área.[50]

As papilas linguais são órgãos receptores do paladar que contêm botões gustativos responsáveis pela sensação gustativa. Este botões também existem em menor quantidade em toda a mucosa oral, na epiglote e nos lábios. Existem aproximadamente 4.600 botões gustativos na língua humana (Fig. 27.1), e cada um possui cerca de 50 a 100 receptores do sabor, lembrando que cada botão gustativo também recebe inervação trigeminal.[51,52] Portanto, os "supertasters", por terem um maior número de papilas fungiformes e devido à grande inervação destas, seriam também "super-receptores".

Este modelo poderia explicar a alta incidência de SAB em mulheres no período pós-menopausa, especialmente em "*supertasters*". É sabido que há perda de papilas gustativas durante a menopausa, além disso, a diminuição do nível de estrógeno (Fig. 27.3) pode acarretar danos no nervo corda do tímpano, como já citado anteriormente. Apesar de controversa, a terapia de reposição de hormônio talvez seja ineficaz na redução de sintomas, depois que o dano nervoso já tenha ocorrido.[53] A resposta variável desta terapia pode ser devido à presença/ausência da expressão de receptores nucleares de estrógeno na mucosa oral ou da possível ativação de mecanismos irreversíveis/reversíveis de dor neuropática.[54]

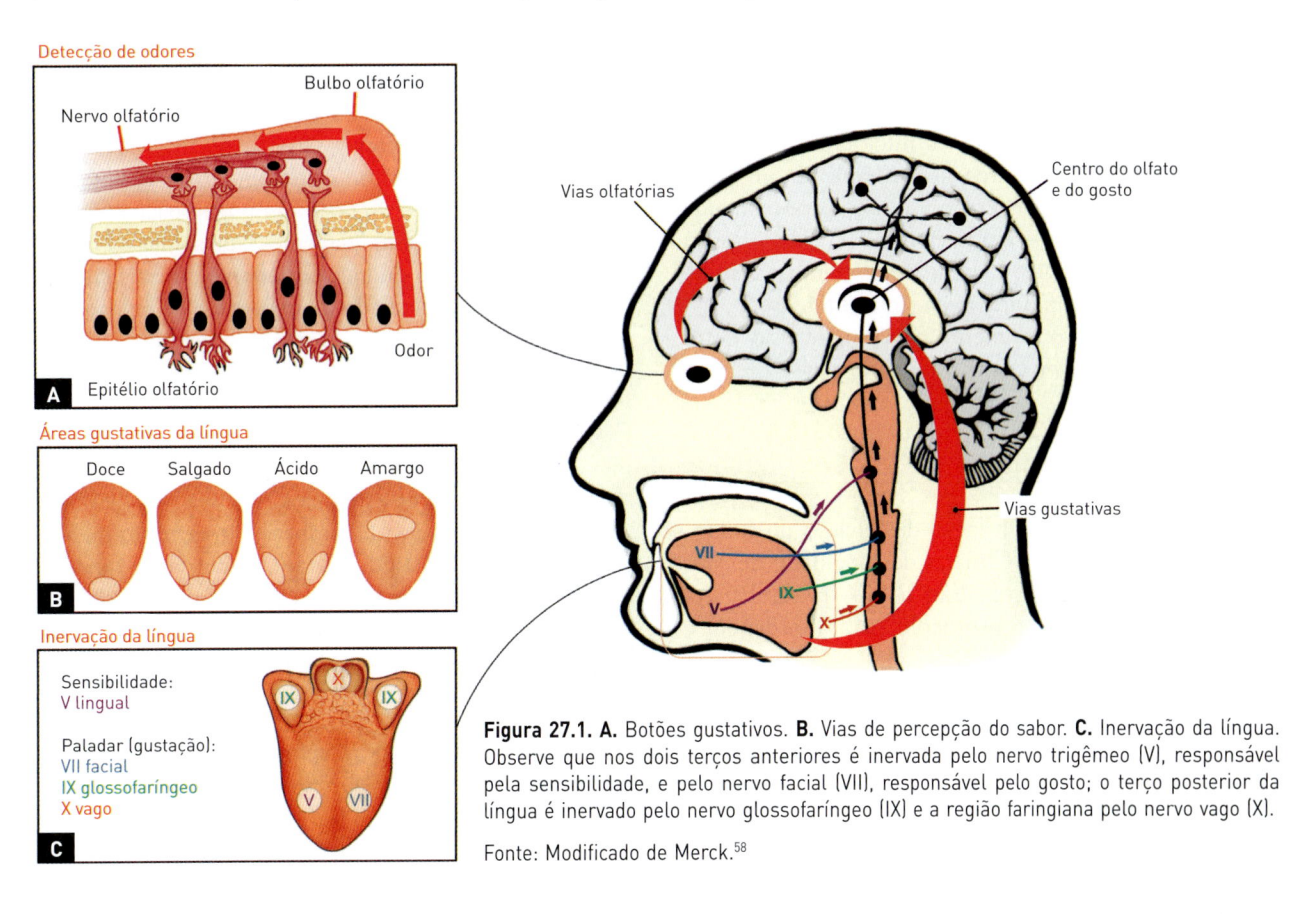

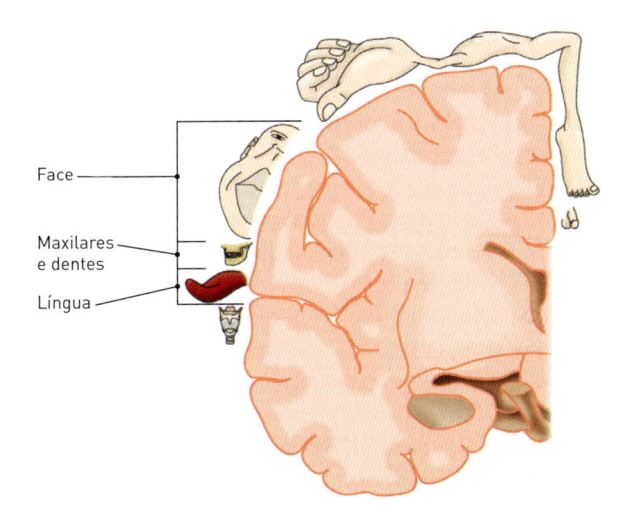

Figura 27.1. A. Botões gustativos. **B.** Vias de percepção do sabor. **C.** Inervação da língua. Observe que nos dois terços anteriores é inervada pelo nervo trigêmeo (V), responsável pela sensibilidade, e pelo nervo facial (VII), responsável pelo gosto; o terço posterior da língua é inervado pelo nervo glossofaríngeo (IX) e a região faringiana pelo nervo vago (X).

Fonte: Modificado de Merck.[58]

Figura 27.2. Homúnculo anatômico. Observe a distribuição somestésica da língua no córtex cerebral. Ela ocupa uma ampla região, demonstrando a inervação abundante desta região.

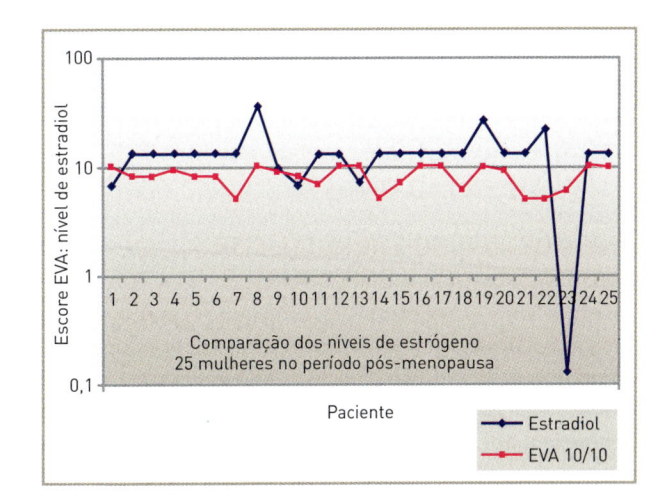

Figura 27.3. Níveis de estrógenos em 25 mulheres com queixa de queimação bucal. Observe que em todas os níveis hormonais são baixos e a comparação com a intensidade de dor (EVA) mostra que a queixa é considerada muito incômoda.

Fonte: Nasri e colaboradores.[56]

Fatores psicossociais

Pacientes com SAB certamente perdem qualidade de vida. Lamey e colaboradores relatam depressão, ansiedade, cancerofobia, em pacientes com SAB, quando comparados ao grupo controle.[55] A literatura atual é controversa quanto ao fato de a depressão ou ansiedade serem eventos primários ou secundários ao surgimento da SAB. Também sabemos que situações de estresse prolongado, como em condições de dor crônica, a exemplo da SAB, podem afetar ou alterar o perfil psicológico dos pacientes. A SAB pode ter o seu início após um evento estressante, como a perda de um ente querido, um divórcio, etc.[56] Jerlang e colaboradores propõem que o tipo de personalidade em paciente com SAB – assim como a presença de características alexitímicas – pode ser fator decisivo para o início da síndrome.[57]

Entretanto, até o momento, o efeito causal entre SAB e fatores psicogênicos não foi comprovado.

AVALIAÇÃO DE PACIENTES COM QUEIXA DE ARDÊNCIA OU QUEIMAÇÃO BUCAL

Na Equipe de Dor Orofacial da Divisão de Odontologia do Hospital das Clínicas da Faculdade de Medicina da Universidade de São Paulo (FMUSP), foi desenvolvido o seguinte protocolo para abordagem e tratamento destes pacientes:

1. **Exame físico**: é importante realizarmos anamnese detalhada, colhendo história da queixa principal, bem como história médica que nos fornecerão dados na investigação das possíveis causas do ardor bucal. É importante também realizarmos exame físico detalhado no qual procuraremos sinais clínicos que possam explicar a queixa do paciente. Para tanto, utilizamos um questionário especialmente elaborado para estes pacientes com queixa de ardor bucal (ver Quadro 27.5 – Questionário de ardor bucal no final do capítulo).
2. **Exames laboratoriais**: testes de rotina incluem hemograma completo (pelo qual checaremos níveis de ferro e glicemia), dosagem de vitamina B12, bem como cultura para fungos.

DIAGNÓSTICO DIFERENCIAL COM ARDÊNCIA BUCAL SINTOMÁTICA

Várias doenças podem manifestar-se por meio de queimação ou ardência bucal, caracterizando, nestes casos, ardência secundária. São alguns exemplos: diabetes melito, anemia ferropriva, candidíase, câncer bucal, neuropatias, odontalgias, periodontites, entre outras. Por exemplo, a dor neuropática pós-traumática também não apresenta nenhum sinal clínico e é sentida como dor em queimação.[1] Além disso, pacientes com dor orofacial crônica, como a neuralgia idiopática do trigêmeo, podem desenvolver queixa de ardor bucal após procedimento cirúrgico indicado em alguns casos para o seu tratamento.[59] Portanto, existe a real necessidade de revisão do conceito e a definição dos critérios de diagnóstico da SAB e o seu diagnóstico diferencial em relação ao ardor bucal secundário.[60]

Nasri e colaboradores[56] demonstraram que a alta prevalência de morbidades associadas, em uma população de doentes com queixa de ardor bucal, é grande em pacientes idosos, o que indica necessidade de avaliação sistêmica cuidadosa (Fig. 27.4). Muitas vezes a complexidade dos pacientes com queixa de queimor bucal está associada a diversos fatores etiológicos concomitantes, como mostrou estudo do nosso grupo em pacientes com diabetes melito.[61] Esses pacientes apresentavam desde fatores locais, como doença periodontal, até sistêmicos, como controle inadequado da glicemia e da hemoglobina glicada. Nessa amostra foi possível identificar, através de testes quantitativos de sensibilidade (QST), que já havia comprometimento de nervos periféricos trigeminais. Esse dado é relevante, pois mostra a importância de exames específicos quando há queixa de queimor bucal, além do controle de fatores sistêmicos.

A doença periodontal também não deve ser menosprezada no diagnóstico diferencial de dor e queimor bucal, já que pode causar dor irradiada orofacial ou contribuir para a piora de dores de cabeça crônica.[62] Ver também o Capítulo 37 sobre infecção e dor.

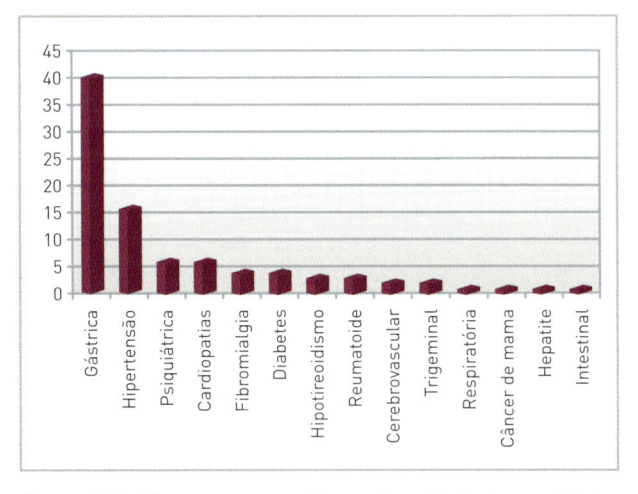

Figura 27.4. Observar neste gráfico a diversidade de morbidades associadas encontradas em amostra de doentes com queixas de queimação bucal.

Fonte: Nasri e colaboradores.[56]

TRATAMENTO DA SÍNDROME DE ARDÊNCIA BUCAL

Como já foi dito anteriormente, o cirurgião-dentista deve diferenciar a SAB da queixa de ardor bucal secundária. Quando necessário, reavaliar cuidadosamente os pacientes com queixas persistentes.[63] Embora os recursos terapêuticos nem sempre satisfaçam o paciente com queimação bucal, é importante identificar os fatores etiológicos locais e sistêmicos envolvidos em cada caso, permitindo diferenciar entre a SAB verdadeira e o queimor decorrente de doenças crônicas, por exemplo, não esquecendo que estes dois diagnósticos podem ocorrer de maneira concomitante.

Esclarecimento

Com frequência, recebemos pacientes com SAB cansados e desencorajados, pois já passaram por inúmeros profissionais de saúde e fizeram uso de muitos medicamentos, além de outros recursos terapêuticos, na tentativa de aliviar as suas queixas.

Portanto, é fundamental o esclarecimento sobre o que é queimação e o que é SAB. Em geral, os pacientes sofrem por não encontrar causa para o seu mal, por não serem compreendidos por familiares e profissionais da área de saúde e, frequentemente, por temerem uma doença grave, como o câncer, e que ainda não teria sido diagnosticada. A paciência do profissional de saúde dá conforto ao paciente com queimação bucal. Orientação de dieta, ingestão de líquidos, cuidados com as próteses e uso de dentifrícios especiais são fundamentais. Ressaltar que o fato de não ser conhecida uma cura para a SAB não significa que não se possa tratá-la. E, igualmente, que o tratamento paliativo deve ser constante, envolvendo todas as medidas disponíveis no momento.

No caso de ser a ardência secundária a doenças, como o diabetes, ou a tratamentos, como a radioterapia, realçar os cuidados necessários para reduzir essa sensação desagradável.

Colutórios e bochechos

Nossa experiência clínica mostra que bochechos com substâncias não irritantes podem ser benéficos, aliviando a queimação de maneira temporária. Fármacos, como a benzidamida, podem ser usados em forma de colutório ou bochecho. Outro mais antigo, e de uso restrito atualmente, é a água fenicada a 2% diluída em água. Seu efeito analgésico é bastante benéfico ao paciente e é, em geral, mais indicada a pacientes idosos, sobretudo quando usam próteses totais e que podem causar traumatismos na mucosa oral, principalmente quanto têm a boca seca. A analgesia da mucosa oral pode auxiliar no alívio da dor e na dessensibilização periférica.[64,65] Além disso, a água fenicada a 2% tem propriedades antissépticas quando usada como enxaguatório oral.

No momento, não existe, pelo menos no mercado brasileiro, preparados conhecidos com saliva artificial que realmente contribuam para hidratar a mucosa oral. A lubrificação contínua da mucosa oral reduz o atrito intraoral, quando ocorre hipossalivação ou xerostomia comprovada, diminuindo, portanto, os fatores irritantes locais. A ureia a 2%, não alcoólica, também tem sido utilizada em nosso grupo. Seu objetivo é a hidratação da mucosa oral.

Cuidados locais e de dieta

Todos os fatores locais que possam contribuir para piorar ou desencadear a queixa de queimação ou ardor bucal deveriam ser eliminados ou controlados. Portanto, cúspides afiadas dos dentes podem ser protegidas com placas finas, do tipo usado para clareamento dental; doenças bucodentais, como cárie e doença periodontal, eliminadas; a secura da boca deveria receber atenção para controle e hidratação (como, p. ex., o uso de hidratantes bucais ou de soro fisiológico, de modo contínuo), e a dieta desses pacientes deveria envolver alimentos que não piorem a queimação. Por exemplo, evitar ou diminuir a ingestão de alimentos ácidos, como abacaxi e tomate, que poderiam irritar mais a mucosa oral já sensibilizada, e também parar de fumar, ou reduzir o uso do fumo, se for o caso.

Fatores envolvidos no tratamento da ardência ou queimação bucal

Portanto, de maneira geral, quando conseguimos identificar a causa da queixa de ardência bucal devemos tratar os fatores precipitadores desse sintoma. Dentre as causas de ardor bucal mais comuns podemos citar:

- **Fatores locais**: xerostomia, candidíase, líquen plano, herpes simples, língua geográfica, refluxo esofágico, respiração bucal, hábitos parafuncionais, trauma mecânico (principalmente associados ao uso de prótese, químico ou térmico), alergias (sobretudo ao cádmio e ao monômero utilizados na confecção de próteses totais), entre outros.
- **Fatores sistêmicos**: deficiências vitamínicas, principalmente ferro, vitamina B12 e ácido fólico (mas também podemos citar B9, B1, B2, B6), diabetes melito, hipotireoidismo, doenças imunológicas, medicamentos, entre outros.

A literatura científica mostra que é pequeno o número de doentes bem controlados da SAB. Sardella e colaboradores[16] mostram que a remissão completa foi observada em apenas 3% dos pacientes após cinco anos do início do sintoma do ardor e uma melhora moderada foi observada em menos de 30% dos pacientes. De um modo geral, esses pacientes devem ser devidamente esclarecidos sobre a natureza e as dificuldades do tratamento preconizado. Estes podem ser prolongados e os resultados nem sempre são satisfatórios, pois os sintomas nem sempre desaparecem, embora possam ser reduzidos.

A literatura e a experiência clínica mostram que nenhum tratamento pode ser dito como curativo e que o apoio, a atenção e o carinho profissional são fundamentais e podem ter potente ação terapêutica. É importante que o paciente saiba da não malignidade da SAB. O paciente deve ser esclarecido de que se trata de uma condição benigna, mas de difícil controle. É preciso também que o paciente saiba que acreditamos na sua queixa. Embora nem todos os pacientes tenham um resultado de melhora completa para os seus sintomas, muitos deles relatam melhora na qualidade de vida, quando submetidos a uma estratégia terapêutica. No entanto, novos rumos promissores em relação à terapêutica talvez possam nos auxiliar no entendimento e tratamento dessa importante condição crônica.

Fármacos

São usados quando se conclui que estamos diante da SAB. Existe a necessidade de abordagem farmacológica e muitas vezes interdisciplinar por profissionais que possuam uma linguagem comum a respeito do problema.

O controle da SAB ainda é um desafio. Apesar de inúmeros estudos, há pouca evidência científica que mostre com clareza dados quanto ao tratamento.[66] Muitos fármacos têm sido sugeridos, porém baseados na literatura recente e experiência clínica; os mais comuns e eficazes incluem medicamentos, como os benzodiazepínicos, a gabapentina e os antidepressivos tricíclicos.

Estudos mostram diminuição da dor com o uso do clonazepam, benzodiazepínico agonista do GABA, neurotransmissor possivelmente envolvido no paladar[67] reforçando as evidências de que a SAB é uma dor neuropática e envolve o sistema gustativo. Grushka e colaboradores relatam que, em uma amostra de 30 doentes, 70% experimentaram redução da dor com esse fármaco, via oral, em dosagem de 0,25 mg/dia (dose máxima de 3 mg/dia).[68] Woda e colaboradores relataram o uso do clonazepam tópico em 25 doentes, numa dosagem de 0,5 ou 1 mg, 2 ou 3 vezes ao dia, no qual 10 pacientes referiram total ausência de sintomas após quatro semanas, 6 doentes não relataram melhora e 9 doentes referiram melhora parcial, mas não redução total dos sintomas.[69] Outra opção terapêutica é a gabapentina, apesar de alguns estudos não relatarem eficácia.[70] Grushka[15] sugere que a associação de medicamentos, como benzodiazepínicos, gabapentina e lamotrigina, também pode ser uma alternativa terapêutica eficiente. Segundo a autora, a combinação de doses baixas de vários medicamentos pode ser o meio mais efetivo de tratamento, uma vez que se reduzem os efeitos colaterais que as altas doses trariam.

Medicamentos que atuam na recaptação da serotonina e da noradrenalina, como os antidepressivos tricíclicos, têm demonstrado eficiência no tratamento da SAB, apesar de seus efeitos colaterais, como a redução do fluxo salivar, serem indesejáveis.

Outros fármacos que também demonstraram efeitos benéficos, mesmo que menores, na redução da SAB incluem amisulprida (antipsicótico com bloqueador específico de dopamina D_2 e D_3), paroxetina e sertralina (ISRS – inibidores seletivos da recaptação de serotonina).[71,73]

Femiano e colaboradores, baseando-se na possibilidade de a SAB ser de origem neuropática e de estar relacionada à produção de radicais livres tóxicos, sugerem que o uso do ácido lipoico pode ser uma alternativa ao seu tratamento. Porém, mais estudos são necessários para a comprovação da sua eficácia.[74,75] Petruzzi e colaboradores evidenciaram alguma eficácia na redução dos sintomas da SAB com o uso da capsaicina sistêmica, que apresenta, contudo, efeitos gastrintestinais secundários indesejáveis.[76] A melhora clínica de muitos doentes também é obtida com fármacos de ação local. Além do clonazepam, a capsaicina tópica pode ser outra alternativa apesar do ardor provocado, quando da sua aplicação, ser indesejável, dificultando a adesão dos pacientes ao tratamento.[77] A benzidamina usada na forma de enxaguatório oral não apresentou benefícios a longo prazo.[78]

Tratamento cognitivo-comportamental

Também a terapia cognitiva pode contribuir para a melhora do paciente com SAB.[79] Bergdahl e colaboradores demonstraram benefício da terapia cognitiva em pacientes com SAB, reduzindo a intensidade do ardor por mais de seis meses.[80]

Novas perspectivas para o tratamento da SAB

Novas perspectivas para terapêutica da SAB também apontam para o futuro. Yilmaz e colaboradores demonstraram significante correlação entre pacientes com SAB e a expressão aumentada de receptores TRPV1 bem como de NGF. Portanto, bloqueadores seletivos de TRPV1 e NGF podem prover uma nova terapia para a ardência bucal.[27]

Para Guimarães e colaboradores o polimorfismo genético associado à alta produção do genótipo IL-1β estão implicados na patogênese da SAB. A modulação da produçaõ de IL-1β pode também ser um futuro instrumento no controle da SAB.[81]

Embora nosso arsenal terapêutico permita resultados benéficos aos doentes (ver Capítulo 53 sobre farmacologia da dor), ainda não podemos considerar que a cura da SAB esteja definida.

Devemos lembrar que, enquanto não se define a natureza do problema, é importante que adotemos medidas terapêuticas locais ou gerais que abordem os fatores envolvidos em cada caso, evitando assim uma abordagem genérica indevida desses pacientes sem considerar a possibilidade de diferentes subgrupos.

EXPERIÊNCIA E PESQUISA CLÍNICA COM ARDÊNCIA BUCAL EM HOSPITAL DE ENSINO

Na década de 1990, foram acompanhados pacientes com queixas de queimação, ardor ou ardência bucal que buscavam atendimento na Divisão de Odontologia e no Centro Multidisciplinar de Dor do Hospital das Clínicas da FMUSP. Esses doentes e suas queixas não eram plenamente compreendidos e o diagnóstico variava, dependendo de ser o atendimento por equipes odontológicas ou médicas. Em geral, a preocupação desses pacientes, normalmente mulheres, era saber o que significava esse estranho queimor e se representava alguma doença grave que os profissionais desconheciam. Por outro lado, a queixa de queimor oral sempre foi negligenciada pelos profissionais da saúde, por não serem encontrados sinais de uma doença típica, que se encaixasse em algum critério de diagnóstico nosológico (p. ex., a *Classificação Internacional de Doenças* – CID-10).

Inicialmente, a exemplo da literatura científica internacional, fizemos estudos qualitativos em que revisamos a associação entre a queixa de ardência bucal com xerostomia, ou hipossalivação, nos doentes que apresentavam doenças sistêmicas definidas, como a síndrome de Sjögren.[82] Posteriormente, observando a variedade dessas queixas em pacientes que procuravam atendimento por dores orofaciais, incluindo as decorrentes das disfunções mandibulares, iniciamos avaliação sistêmica, interdisciplinar, incluindo aspectos endócrinos, psicológicos, metabólicos e gastroenterológicos. O estudo foi realizado com o Centro Multidisciplinar de Dor do Hospital das Clínicas da FMUSP.[83] A experiência clínica obtida, bem como o resultado desse estudo, mostraram que muitos pacientes com queixa de ardor bucal, não se encaixavam na definição clássica da SAB e havia dificuldade em definir exatamente o critério diagnóstico dessa condição álgica. Estariam estes corretos? Existiriam subgrupos que deveriam ser identificados? E quanto ao tratamento? Diferentes subgrupos exigem abordagens terapêuticas diferentes. E a nomenclatura era apropriada? Estimulados pelo desafio, decidimos então estudar o ardor e sua múltiplas etiologias.[28,60] Casos como o de uma jovem que apresentava ardor no palato e quadro depressivo mostram que esse sintoma é inespecífico e deve ser avaliado de maneira minuciosa (Caso clínico 27.1). Diversos outros estudos têm sido realizados para compreender melhor essa condição álgica.[29,43,61,84]

DEPRESSÃO

O termo depressão é utilizado para qualificar sintomas isolados, e que podem estar presentes em condições normais (p. ex., perda de ente querido), ou associados a doenças crônicas (p. ex., indivíduo com diabetes pode ter depressão em consequência dessa doença). Depressão também pode ser a denominação de transtorno psiquiátrico que se caracteriza por sinais e sintomas específicos.

O termo humor refere-se ao estado emocional de uma pessoa; afeto ou à expressão exterior do conteúdo emocional. Existem condições patológicas do humor e do afeto, como os distúrbios afetivos no *Manual Diagnóstico e Estatístico de Transtornos Mentais* – DSM-III; no DSM-III-R, todos agrupados como distúrbios do humor.

Cerca de 97% dos pacientes deprimidos queixam-se de energia reduzida, têm dificuldade para terminar tarefas, apresentam prejuízo escolar e profissional e têm pouca motivação para iniciar novos projetos. Aproximadamente 80% deles queixam-se de problemas de sono, como o despertar precoce (i.e., insônia terminal) e os despertares múltiplos à noite, durante os quais remoem sobre seus problemas. Alguns têm redução do apetite e perda de peso, outros têm apetite aumentado, ganho de peso e sonolência. Alterações alimentares e no repouso podem agravar doenças físicas associadas, tais como: diabetes melito, hipertensão, doença pulmonar obstrutiva crônica e cardiopatia. Outros sintomas vegetativos incluem menstruação anormal e interesse diminuído pelas atividades sexuais. Ansiedade (incluindo ataques de pânico), abuso de álcool e queixas somáticas (p. ex., constipação e dor de cabeça) frequentemente complicam o tratamento da depressão.

> A síndrome da ardência bucal é excelente exemplo de dor crônica na cavidade oral cujas causas nem sempre são exclusivamente locais.

Outro estudo conduzido nos mesmos moldes, realizado no ambulatório de Dor Orofacial do Hospital das Clínicas da FMUSP mostrou que pacientes que relatam eventos precipitantes do queimor bucal não aparentam diferir, sob o aspecto clínico, dos pacientes que relatam o início do queimor com algum evento precipitante. Foram eventos precipitantes do ardor: início de uso de prótese total, eventos emocionais estressantes, cirurgia periodontal, traumatismo mecânico local, traumatismo facial por acidente automobilístico, anestesia para bloqueio mandibular, pós-endoscopia, radioterapia de cabeça e pescoço, artite reumatoide e antibioticoterapia (Quadro 27.2). Todavia, o grupo de pacientes com eventos precipitantes tem morbidades associadas que também provocam queixas de queimação.[56] A amostra constou de 66 pacientes, 56 (84%) mulheres e 10 (15%) homens (proporção de 5,6:1);[23] 53 (92%) das mulheres apresentaram baixo nível de estradiol (<13 pg/mL), estando, portanto, no período pós-menopausa. Utilizando a Escala Visual Analógica (EVA), foi medida a intensidade do ardor entre o grupo feminino e o masculino, e a intensidade média foi de 7,5 nas mulheres e de 6,11 nos homens. Metade da amostra relatou ardor em apenas um local, principalmente na língua (Quadros 27.3 e 27.4).

Quadro 27.2. Características gerais de pacientes com queixas de queimação bucal

SEXO	FEMININO (N = 56)	MASCULINO (N = 10)
Idade média (ano)	62,35 (35 a 83)	60,61 (39 a 73)
Duração do ardor (média)	1 a 360 m (39,42 m)	4 a 78 m (29,44 m)
Distúrbios do sono (subjetivo)	Sim: 39 Não: 23	Sim: 4 Não: 6
Alterações no paladar	Amargo: 22 Azedo: 10 Salgado: 9 Doce: 1	Amargo: 1 Azedo: 1 Salgado: 0 Doce: 1
Intensidade do ardor	Feminino: 7,5	Masculino: 6,1
Morbidades associadas	Sim: 47 Não: 9	Sim: 6 Não: 4

Fonte: Nasri e colaboradores.[56]

Quadro 27.3. Observar a condição dentária de amostra de pacientes com queixas de queimação bucal

	CONDIÇÃO DENTÁRIA		
	HOMENS N = 10 (15%)	MULHERES N = 56 (84%)	TOTAL N = 66
Dentado completo	1	6	7
Prótese parcial	6	11	17
Prótese total	2	28	30
Prótese total em um arco	1	11	12

Fonte: Nasri e colaboradores.[56]

Quadro 27.4. Intensidade da dor avaliada através do Questionário de Dor McGill, de acordo com a presença de fatores precipitantes ou não. Aparentemente não há diferença na intensidade entre os dois grupos. **A.** Índice de dor e **B**. Intensidade e distribuição da dor

A. QUESTIONÁRIO DE DOR MCGILL: EVENTOS PRECIPITANTES (PE) E SEM EVENTOS PRECIPITANTES (NPE)						
	SENSITIVO	AFETIVO	AVALIATIVO	MISCELÂNEA	Nº DE PALAVRAS ESCOLHIDAS (MÉDIA)	PAIN RATING INDEX (MÉDIA)
PE (n = 30)	13,8	6,73	1,93	4,33	26,8	57,8
NPE (n = 36)	12,3	6,2	1,9	4,8	24,85	48,85
B. INTENSIDADE E DISTRIBUIÇÃO DA DOR (VAS): EVENTOS PRECIPITANTES (PE) E SEM EVENTOS PRECIPITANTES (NPE)						
	(EVA)	IDADE MÉDIA	FEMININO	MASCULINO	UM LOCAL DE ARDOR	VÁRIOS LOCAIS DE ARDOR	DURAÇÃO DO ARDOR (MÉDIA)
PE (n = 30)	8,0	62,53	28	2	17	20	34,76 2/204 m
NPE (n = 36)	7,0	58,6	28	8	13	16	42,97 1/360 m

Fonte: Nasri e colaboradores.[56]

A xerostomia subjetiva foi queixa em 54%, distúrbios do sono em 48% e gosto fantasma em 66%, sendo: 9 salgado (20%), 23 amargo (52%), 11 azedo (25%) e 2 doce (4%); 2 (3%) pacientes relataram hipogeusia (Fig. 27.5). A metade dos pacientes já havia se tratado, porém, sem resultados satisfatórios (Fig. 27.6).

Foi relevante a presença de morbidades associadas em 53 pacientes (80%): distúrbios gástricos 41 (77%), hipertensão 16 (20%), distúrbios psiquiátricos 6 (11%), cardiopatias 6 (11%), fibromialgia 4 (7%), diabetes melito 4 (7%), hipotireoidismo 3 (5%), artrite reumatoide 3 (5%), acidente vascular cerebral (AVC) 2 (3%), neuralgia trigeminal 2 (3%), distúrbios respiratórios 1 (2%), câncer de mama 1 (2%), hepatite 1 (2%), câncer de intestino 1 (2%) (Quadro 27.4, item A). Não foi encontrada diferença estatística significante na intensidade da dor (Quadro 27.4, item B). Ver Caso clínico 27.2.

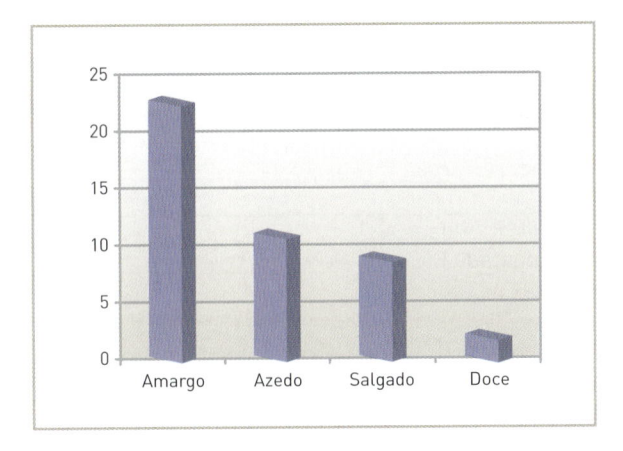

Figura 27.5. Sensação de gosto fantasma em amostra de pacientes com queixas de queimação bucal.

Fonte: Nasri e colaboradores.[56]

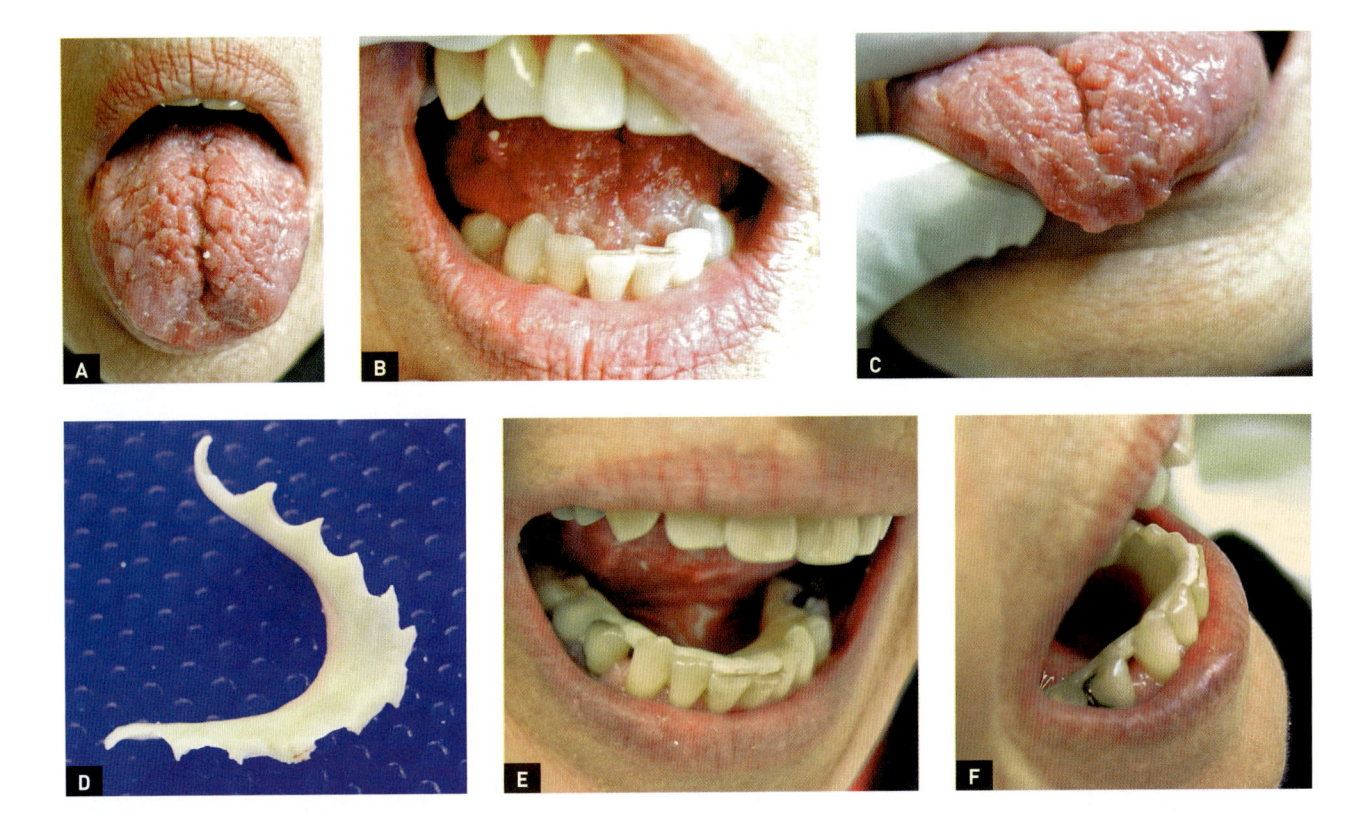

Duas semanas após

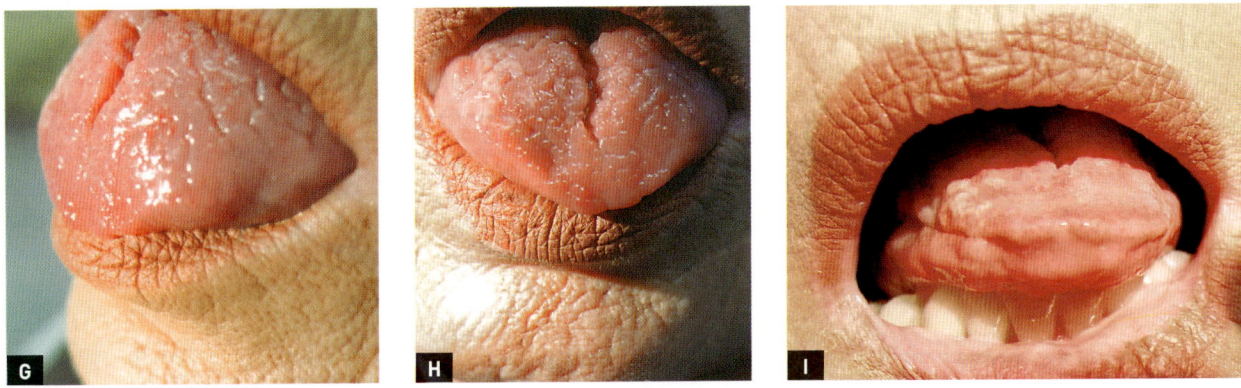

Figura 27.6. Características da língua, da morfologia dos dentes e evolução com o tratamento descrito: **A.** observar o formato fissurado da língua; **B.** a posição da língua em relação aos dentes inferiores com apinhamento e irregularidades; **C.** observe o ressecamento da língua; **D.** dispositivo confeccionado para proteção da língua contra fricção (traumatismo mecânico); **E** e **F.** dispositivo instalado na superfície lingual dos dentes; **G., H.** e **I.** fotos da língua duas semanas após a colocação do dispositivo lingual. Observe uma melhor lubrificação e forma das bordas linguais.

Quadro 27.5. Ficha clínica para avaliação da queimação

EQUIPE DE DOR OROFACIAL DA DIVISÃO DE ODONTOLOGIA DO HOSPITAL DAS CLÍNICAS DA FACULDADE DE MEDICINA DA UNIVERSIDADE DE SÃO PAULO

Nome: _____ Data: _____
Endereço: _____ Tel.: _____
Sexo: ( ) F ( ) M   Idade: _____
Profisssão: _____ Estado Civil: _____
RGHC: _____

1. Queixa principal:
   Duração:
   Dê uma nota para sua dor de 0 a 10: _____

2. Está atualmente em tratamento médico?
   ( ) Sim ( ) Não   Qual/Quais? _____

3. Está atualmente fazendo uso de algum medicamento?
   ( ) Sim ( ) Não   Qual/Quais? _____

4. Possui sensação de ardência em outra parte do corpo?
   ( ) Sim ( ) Não   Qual/Quais? _____

5. Apresenta ou já apresentou?
   – Diabetes melito   ( ) Sim ( ) Não
   – Distúrbios hormonais   ( ) Sim ( ) Não
   – Disfunção hepática   ( ) Sim ( ) Não
   – Anemia   ( ) Sim ( ) Não
   – Anormalidades gástricas   ( ) Sim ( ) Não
   – Neuralgia do lingual ou glossofaríngeo   ( ) Sim ( ) Não
   – Intoxicação por mercúrio   ( ) Sim ( ) Não
   – Conflitos emocionais recentes   ( ) Sim ( ) Não
   – Exposição frequente a situações de
      estresse psicológico   ( ) Sim ( ) Não
   – Boca seca   ( ) Sim ( ) Não
   – Menopausa   ( ) Sim ( ) Não
   – Entrou na menopausa naturalmente?   ( ) Sim ( ) Não
      Se não, por quê? _____
   – Faz uso de hormônios?   ( ) Sim ( ) Não
   – Faz ou fez uso de anticoncepcional?   ( ) Sim ( ) Não
      Qual/Quais? _____ Durante quanto tempo? _____
   – Tratamento radioterápico   ( ) Sim ( ) Não
   – Amigdalite/Faringite   ( ) Sim ( ) Não
   – Alergia   ( ) Sim ( ) Não
      Qual/Quais? _____
   – Já fez tratamento psiquiátrico?   ( ) Sim ( ) Não
   – Anormalidades neurológicas   ( ) Sim ( ) Não
   – Regime para emagrecer   ( ) Sim ( ) Não

6. Observar estado psicológico do paciente:
   ( ) deprimido ( ) ansioso ( ) estressado ( ) cancerofóbico

7. Sua sensação se aproxima à:
   ( ) ardor ( ) queimação ( ) dor ( ) prurido/coceira ( ) outro _____

8. Já procurou tratamento para esta sensação?
   ( ) Sim ( ) Não   Qual/Quais? _____

9. Melhorou com o tratamento?
   ( ) Sim ( ) Não

→ Continua

(Continuação)

10. Em qual região ocorre esta sensação?
    * língua   bilateral   ( )
                    unilateral ( )D ( )E
                    ( ) terço anterior
                    ( ) terço médio
                    ( ) terço posterior
    * palato   ( ) duro
                 ( ) mole
    * lábio   ( ) S
                ( ) I
                ( ) bilateral
                ( ) unilateral   ( )D ( )E
    * mucosa jugal: ( )D ( )E
    * rebordo alveolar: _____
    * fundo de sulco: _____

11. O aparecimento da ardência foi:
    ( ) fraca e gradualmente   ( ) forte e repentinamente

12. Associa o aparecimento desta com algum fato?
    ( ) Sim ( ) Não   Qual/Quais? _____

13. Associa o aparecimento com algum procedimento odontológico?
    ( ) Sim ( ) Não   Qual/Quais? _____

14. Há algum fator que atenua esta sensação?
    ( ) comer ( ) dormir ( ) alimentos frios ( ) trabalho ( ) lazer
    ( ) outros _____

15. O que faz esta sensação piorar?
    ( ) fadiga ( ) comer ( ) falar ( ) alimentos quentes ( ) outros _____

16. Você tem esta sensação quando está nervoso?
    ( ) Sim ( ) Não

17. Ou esta sensação piora quando você fica nervoso?
    ( ) Sim ( ) Não

18. Houve alguma alteração no sabor dos alimentos?
    ( ) Sim ( ) Não   Qual/Quais? _____

19. Houve alguma alteração na temperatura dos alimentos?
    ( ) Sim ( ) Não

20. Sente algum gosto persistente na boca?
    ( ) Sim ( ) Não
    Qual/Quais?   ( ) Azedo
                    ( ) Salgado
                    ( ) Amargo
                    ( ) Outro: _____

21. Esta sensação aparece:
    a) periodicidade: ( ) diária ( ) semanal ( ) quinzenal
        outro: _____
    b) intensidade: ( ) fraca ( ) moderada ( ) forte ( ) muito forte
    c) duração: ( ) contínua ( ) intermitente
    d) período do dia: ( ) manhã ( ) tarde ( ) noite ( ) indiferente

22. É mais intensa em algum período do dia? Qual? _____

→ Continua

(Continuação)

23. Possui hábitos como:
    - respiração bucal ( ) Sim ( ) Não ( ) Não sabe
    - fumo atual? ( ) Sim ( ) Não
        Se sim, por quanto tempo? _____
    - uso abusivo de alimentos condimentados: ( ) Sim ( ) Não
        Qual/Quais? _____
    - uso abusivo do álcool: ( ) Sim ( ) Não
    - ingestão de alimentos ásperos cortantes ou irritantes ( ) Sim ( ) Não
        Qual/Quais? _____
    - aperta os dentes: ( ) Sim ( ) Não
    - morder língua, bochecha: ( ) Sim ( ) Não
    - faz algum tipo de bochecho: ( ) Sim ( ) Não
    - possui algum tipo de tique nervoso: ( ) Sim ( ) Não
    - sente o rosto cansado: ( ) Sim ( ) Não
        Quando? _____
    - otalgia: ( ) Sim ( ) Não
    - cefaleia: ( ) Sim ( ) Não
        Qual a frequência? _____
    - dor no corpo: ( ) Sim ( ) Não
        Qual a frequência? _____

24. Dorme bem à noite? ( ) Sim ( ) Não
    Por quê? _____

25. Condição dentária:
    ( ) Paciente dentado: ( ) S ( ) I
    ( ) Paciente dentado parcial ( ) S ( ) I
    ( ) Paciente desdentado ( ) S ( ) I

26. Dentes ausentes:

8 7 6 5 4 3 2 1	1 2 3 4 5 6 7 8
8 7 6 5 4 3 2 1	1 2 3 4 5 6 7 8

27. Estado de conservação do remanescente dental:
    ( ) Bom ( ) Regular ( ) Ruim

28. Estado de conservação do periodonto:
    ( ) Bom ( ) Regular ( ) Ruim

29. Higiene oral:
    ( ) Bom ( ) Regular ( ) Ruim

30. Faz uso de alguma prótese?
    ( ) removível ( ) S ( ) I
    ( ) fixa ( ) S ( ) I
    ( ) total ( ) superior ( ) inferior ( ) superior e inferior

31. As próteses possuem superfícies asperas, cortantes ou porosas?
    ( ) Sim ( ) Não

32. No caso de prótese total:
    - Há quanto tempo faz uso dela? _____
    - Em caso de mudança, quanto tempo permaneceu com cada uma delas? _____
    - Adaptou-se às próteses? ( ) Sim ( ) Não
    - Faz uso das próteses atualmente? ( ) Sim ( ) Não Por quê? _____
    - Em qual período? ( ) noite ( ) dia ( ) noite/dia

33. Sensibilidade à palpação músculo masseter? ( ) Sim ( ) Não

→ Continua

(Continuação)

34. Observar e anotar qualquer irregularidade:
    - Fator oclusal irritante ( ) Sim ( ) Não
    - Restaurações metálicas diferentes ( ) Sim ( ) Não
    - Deglutição atípica ( ) Sim ( ) Não
    - Presença de abscessos dentais ( ) Sim ( ) Não
    - Redução do fluxo salivar ( ) Sim ( ) Não
    - Lesões ou traumas por prótese mal-adaptada ( ) Sim ( ) Não
    - Áreas eritematosas ( ) Sim ( ) Não
        Onde? _____
    - Líquen plano ( ) Sim ( ) Não
    - Língua fissurada ( ) Sim ( ) Não
    - Língua geográfica ( ) Sim ( ) Não
    - Língua pilosa ( ) Sim ( ) Não
    - Língua careca: ( ) Sim ( ) Não
    - Glossite romboidal mediana ( ) Sim ( ) Não
    - Alguma alteração não citada: _____

Hipótese diagnóstica: _____

Questionário utilizado para avaliação de queixas de ardor bucal utilizado na Equipe de Dor Orofacial da Divisão de Odontologia do Hospital das Clínicas – HC/FMUSP.

CONCLUSÃO

O queimor bucal tem origem multifatorial e só após avaliação ampla é que se obtém o diagnóstico de SAB. Quando isto ocorre, lembrar que é uma das condições de dor crônica mais incapacitantes que existe, entretanto ainda é desconhecida e substimada por grande parte dos profissionais da área da saúde.

REFERÊNCIAS

1. Merskey H, Bogduk N. Classification of chronic pain: descriptions of chronic pain syndromes and definitions of pain terms. In: Merskey H, Bogduk N, editors. Task and taxonomy. Seattle: IASP; 1994. p. 74.
2. Bergdahl J, Anneroth G. Burning mouth syndrome: literature review and model for research and management. J Oral Pathol. Med. 1993;22(10):433-8.
3. Grushka M. Clinical features of burning mouth syndrome. Oral Surg Oral Med Oral Pathol. 1987;63(1):30-6.
4. Zakrzewska JM. Burning mouth. In: Zakrzewska JM, Harrison SD, editors. Assessment and management of orofacial pain. Amsterdam: Elsevier; 2002. cap. 16, p. 371-84.
5. Gorsky M, Silverman S Jr, Chinn H. Clinical characteristics and management outcome in the burning mouth syndrome: an open study of 130 patients. Oral Surg Oral Med Oral Pathol. 1991;72(2):192-5.
6. Scala A, Checchi M, Montevecchi M, Marini I. Update on burning mouth syndrome overview and patient managemt. Crit Rev Oral Biol Med. 2003;14(4):275-91.
7. Zakrewska JM, Hamlyn PJ. Facial pain. In: Crombie IK, Linton SJ, Le Resche L, Von Korff M, editors. Epidemiology of pain. Seattle: IASP; 1999. p. 171-202.
8. Tammiala-Salonen J, Hiidenkari T, Parvinem T. Burning mouth in a finish adult population. Comm Dent Oral Epidemiol. 1993;21(2):67-71.
9. Pedersen AML, Smidt D, Nauntofte B, Christiani CJ, Jerlang BB. Burning mouth syndrome: etiopathogenic mechanisms, symptomatology, diagnoses and therapeutic approaches. Oral Biosc Med. 2004;(1):3-19.
10. Siqueira JTT, Ching LH. Dor Orofacial em pacientes desdentados totais com disfunção temporomandibular: estudo retrospective longitudinal. Rev Paul Odontol. 1999;21(3):32-7.
11. Ship JA, Grushka M, Lipton JA, Mott AE, Sessle BJ, Dionne RA. Burning mouth syndrome: an update. Jam Dent Assoc. 1995;126(7):842-53.
12. Zegarelli DJ. Burning mouth: an analysis of 57 patients. Oral Surg Oral Med Oral Pathol. 1984;58(1):34-8.
13. Nasri C, Teixeira MJ, Siqueira JTT. Clinical Study of the General Characteristics of Patients with Burning Mouth Complaints. J Bras Oclusao ATM Dor Orofac. 2002;2(8):265-352.
14. Zakrzewska JM. The burning mouth syndrome remains an enigma. Pain. 1995;62(3):253-7.
15. Grushka M. Burning mouth syndrome. Proceedings of American of Oral Medicine and American of Orofacial Pain Meeting; 2005; Phoenix.
16. Sardella A, Lodi G, Demarosi F, Bez C, Cassano S, Carrasi A. Burning mouth syndrome: a retrospective study investigating spontaneous remission and response to treatments. Oral 2006;12(2):152-5.
17. Grushka M, Epstein JB, Gorsky M. Burning mouth syndrome. Am Fam Physician. 2002;65(4):615-20.
18. Lamey PJ, Murray BM, Eddie SA, Freeman RE. The secretion of parotid saliva as stimulated by 10% citric acid is not related to precipitating factors in burning mouth syndrome. J Oral Pathol Med. 2001;30(2):121-4.
19. Hershkovich O, Nagler RM. Biochemical analysis of saliva and taste acuity evaluation in patients with burning mouth

syndrome, xerostomia and/or gustatory disturbances. Arch Oral Biol. 2004;49(7):515-22.
20. Granot M, Nagler RM. Association between regional idiopathic neuropathy and Salivary involvement as possible mechanism for oral sensory complaints. J Pain. 2005;6(9):581-7.
21. Heckmann SM, Heckmann JG, Hilz MJ, Popp M, Marthol H, Neudörfer B, et al. Oral mucosal blood flow in patients with burning mouth syndrome. Pain. 2001;90(3):281-6.
22. Grushka M, Sessle BJ. Burning mouth syndrome. Dent Clin North Am. 1991;35(1):171-84.
23. Svensson P, Bjerring P, Arendt-Nielsen L, Kaaber S. Sensory and pain thresholds to orofacial argon laser stimulation in patients with chronic burning mouth syndrome. Clin J Pain. 1993;9(3):207-15.
24. Gao S, Wang Y, Wang Z. Assessment of trigeminal somatosensory evoked potentials in burning mouth syndrome. Chin J Dent Res. 2000;3(1):40-6.
25. Lauritano D, Spadari F, Formaglio F, Zambellini Artini M, Salvato A. Etiopathogenic, clinical-diagnostic and therapeutic aspects of the burning mouth syndrome. Research and treatment protocols in a patient group. Minerva Stomatol. 1998;47(6):239-51.
26. Lauria G, Majoara A, Borgna M, Lombardi P, Penza P, Padovani A, et at. Trigeminal small-fiber sensory neuropathy causes burning mouth syndrome. Pain. 2005;115(3):332-7.
27. Yilmaz Z, Renton T, Yangou Y, Zakrzewska J, Chessell IP, Bountra C, et al. Burning Mouth Syndrome as a trigeminal small fibre neuropathy: increased heat and capsaicin receptor TRPV1 in nerve fibres correlates with pain score. J Clin Neurosci. 2007;14(9):864-71
28. Nasri-Heir C, Gomes J, Heir GM, Ananthan S, Benoliel R, Teich S, et al. The role of sensory input of the chorda tympani nerve and the number of fungiform papillae in burning mouth syndrome. Oral Surg Oral Med Oral Pathol Oral Radiol Endod. 2011;112(1):65-72.
29. Siviero M, Teixeira MJ, Siqueira JT, Siqueira SR. Central mechanisms in burning mouth syndrome involving the olfactory nerve: a preliminary study. Clinics. 2011;66(3):509-12.
30. Grushka M, Sessle BJ, Howley TP. Psychophysical assessment of tactile, pain and thermal sensory functions in burning mouth syndrome. Pain. 1987;28(2):169-84.
31. Ito M, Kurita K, Ito T, Arao M. Pain threshold and pain recovery after experimental stimulation in patients with burning mouth syndrome. Psychiatry Clin Neurosci. 2002;56(2):161-8.
32. Albuquerque RJ, de Leeuw R, Carlson CR, Okeson JP, Miller CS, Andersen AH. Cerebral activation during thermal stimulation of patients who have burning mouth disorder: an fMRI study. Pain. 2006;122(3):223-34.
33. Jääskeläinen SK, Rinne JO, Forssell H, Tenovuo O, Kaasinen V, Sonninen P, et al. Role of the dopaminergic system in chronic pain: a fluorodopa-PET study. Pain. 2001;90(3):257-60.
34. Jääskeläinen SK, Forssell H, Tenovuo O. Abnormalities of the blink reflex in burning mouth syndrome. Pain. 1997;73(3):455-60.
35. Miller DB, Ali SF, O'Callaghan JP, Laws SC. The impact of gender and estrogen on striatal dopaminergic neurotoxicity. Ann N Y Acad Sci. 1998;844:153-65.
36. Forssell H, Jääskelainen S, Tenovuo O, Hinkka S. Sensory dysfunction in burning mouth syndrome. Pain. 2002;99(1-2):41-7.
37. Grushka M, Epstein JB, Gorsky M. Burning mouth syndrome and other sensory disorders: a unifying hypothesis, Pain Res Manag. 2003;8(3):133-5.
38. Eliav E, Kamran B, Schaham R, Czerninski R, Gracely RH, Benoliel R. Evidence of chorda tympani dysfunction in patients with burning mouth syndrome. J Am Dent Assoc. 2007;138(5):628-33.
39. Grushka M, Bartoshuk L. Oral dysesthesias and Burning mouth syndrome: taste is a piece of puzzle. Can J Diagn. 2000;17:99-109.
40. Grushka M, Sessle B. Taste dysfunction in burning mouth syndrome. Gerodontics. 1988;4(5):256-8.
41. Formaker BK, Frank ME. Taste function in patients with oral burning. Chem Senses. 2000;25(5):575-81.
42. Bartoshuk LM, Snyder DJ. Taste and oral pain. Chemosense. 2002;4:1-4.
43. Siviero M, Teixeira MJ, Siqueira JT, Siqueira SR. Somesthetic, gustatory, olfactory function and salivary flow in patients with neuropathic trigeminal pain. Oral Dis. 2010;16(5):482-7.
44. Atkins PW. Moléculas. São Paulo: EDUSP; 2000.
45. Bartoshuk LM, Caseria D, Catalanottto F, Dabrila G, Duffy G. Do taste-trigeminal interactions play role in oral pain? Chem Senses. 1996;21(5):578.
46. Lamey PJ, Lamb AB. Prospective study of aetiological factors in burning mouth syndrome. Br Med J (Clin Res Ed). 1988;296(6631):1243-6.
47. Svensson P, Kaaber S. General health factors and denture function in patients with burning mouth syndrome and matched control subjects. J Oral Rehabil. 1995;22(12):887-95.
48. Bartoshuk L. Taste loss and taste Phantoms. A role of inhibition in the taste system, In: Susuki N, Ogawa H, editors. Olfaction and taste XI. New York: Springer; 1993. p. 557-60.
49. Formaker BK, Mott AE, Frank ME. The effects of topical anestesia on oral burning in burning mouth Syndrome. Ann N Y Acad Sci. 1998;885:776-801.
50. Bartoshuk LM, Duffy VB, Reed D, Williams A. Supertasting, earaches and head injury: genetics and pathology alter our taste worlds. Neurosci Biobehav Rev. 1996;20(1):79-87.
51. Hawkes C. Anatomy and physiology of the taste. In: Hawkes C. Smell and taste complaints. San Diego: Elsevier; 2002. p. 123-31.
52. Smith DV, Margolskee RF. Making sense of taste. Secrets Senses. 2006;16(3):84-90.
53. Ferguson MM, Carter J, Boyle P, Hart DM, Lindsay R. Oral complaints related to climacteric symptoms in oophorectomized women. J R Soc Med. 1981;74(7):492-8.
54. Forabosco A, Criscuolo M, Coukos G, Uccelli E, Weinstein R, Spinato S, et al. Efficacy of hormone replacement therapy in postmenopausal women with oral discomfort. Oral Surg Oral Med Oral Pathol. 1992;73(5):570-4.
55. Lamey PJ, Freeman R, Eddie SA, Pankhurst C, Rees T. Vulnerability and presenting symptoms in burning mouth syndrome. Oral Surg Oral Med Oral Pathol Oral Radiol Endod. 2005;99(1):48-54.
56. Nasri C, Okada M, Formigone G, Heir GM, Teixeira M, Siqueira JTT. Burning mouth complaints: clinical characteristics of a brazilian sample. Clinics (São Paulo). 2007;62(5):561-6.
57. Jerlang BB. Burning mouth syndrome and the concept of alexithymia: a preliminary study. J Oral Pathol Med. 1997;26(6):249-53.
58. Manual Merck de medicina: diagnósticos e tratamento. 15. ed. São Paulo: Roca; 1987. cap. 72.
59. Siqueira SRDT, Nobrega CM, Valle LBS, Teixeira MJ, Siqueira, JTT. Idiopathic trigeminal neuralgia: clinical aspects and dental procedures. Oral Surg Oral Med Oral Pathol Oral Radiol Endod. 2004;98(3):311-5.
60. Nasri C, Oliveira MFV, Formigoni G, Teixeira MJ, Siqueira JTT. Burning mouth: a multidisciplinary assessment. Abstracts of 9th World Congress of Pain. Seattle: IASP; 1999. p. 306-7.
61. Arap A, Siqueira SR, Silva CB, Teixeira MJ, Siqueira JT. Trigeminal pain and quantitative sensory testing in painful peripheral diabetic neuropathy. Arch Oral Biol. 2010;55(7):486-93.
62. Fabri G, Siqueira SRDT, Simione C, Nasri C, Teixeira MJ, Siqueira JTT. Refractory craniofacial pain: is there a role of periodontal disease as a comorbidity? Arq Neuropsiquiatr. 2009;67(2B):474-9.
63. Siqueira JT, Lin HC, Nasri C, Siqueira SR, Teixeira MJ, Heir G, et al. Clinical study of patients with persistent orofacial pain. Arqu Neuro-Psiquiatr. 2004;62(4):988-96.

64. Agency for Toxic Substances and Disease Registry. Public health statement for phenol. Atlanta: ATSDR; 1998
65. Affonso RG. Remington pharmaceutical sciences. 18th ed. Pennsylvania: Mack; 1990. p. 1323-24.
66. Patton LL, Siegel MA, Benoliel R, De Laat A. Management of burning mouth syndrome: systematic review and management recommendations. Oral Surg Oral Med Oral Pathol Oral Radiol Endod. 2007;103(1):S39.e1-S39.e13.
67. Obata H, Shimada K, Sakai N, Saito N. GABAergic neurotransmission in rats taste bud: Immunocytochemical study for GABA and GABA transporter subtypes. Brain Res Mol Brain Res. 1997;49(1-2):29-36.
68. Grushka M, Epstein J, Mott A. An open-label, dose escalation pilot study of the effect of clonazepam in burning mouth syndrome. Oral Surg Oral Pathol Oral Radiol Endod. 1998;86(5):557-61.
69. Woda A, Navez M L, Picard P, Gremeau C, Pichard-Leandri E. A possible therapeutic solution for stomatodynia (burning mouth syndrome). J Orofac Pain. 1998;12(4):272-8.
70. Heckmann SM, Heckmann JG, Ungethüm A, Hujoel P, Hummel T. Gabapentin has little or no effect in the treatment of burning mouth syndrome: results of an open-label pilot study. Eur J Neurol. 2006;13(7):e6-7.
71. Schoemaker H, Claustre Y, Fage D, Rouquier L, Chergui K, Curet O, et al. Neurochemical characteristics of amisulpride, an atypical dopamine D2/D3 receptor antagonist with both presynaptic and limbic selectivity. J Pharmacol Exp Ther. 1997;280(1):83-97.
72. Maina G, Vitalucci A, Gandolfo S, Bogetto F. Comparative efficacy of SSRIs and amisulpride in burning mouth syndrome: a single-blind study. J Clin Psychiatry. 2002;63(1):38-43.
73. 73. Stuginski-Barbosa J, Rodrigues GG, Bigal ME, Speciali JG. Burning mouth syndrome responsive to pramipexol. J Headache Pain. 2008;9(1):43-5.
74. Femiano F, Gombos F, Scully C, Busciolano M, De Luca P. Burning mouth syndrome (BMS): controlled open trial of the efficacy of alpha-lipoic acid (thioctic acid) on symptomatology. Oral Dis. 2000;6(5):274-7.
75. Femiano F, Gombos F, Scully C. Burning mouth syndrome: open trial of psychotherapy alone, medication with alpha-lipoic acid (thioctic acid), and combination therapy. Med Oral. 2004;9(1):8-13.
76. Petruzzi M, Lauritano D, De Benedittis M, Baldoni M, Serpico R. Systemic capsaicin for burning mouth syndrome: short-term results of a pilot study. J Oral Pathol Med. 2004;33(2):111-4.
77. Epstein JB, Marcoe JH. Topical application of capsaicin for treatment of oral neuropathic pain and trigeminal neuralgia. Oral Surg Oral Med Oral Pathol. 1994;77(2):135-40.
78. Sardella A, Uglietti D, Demarosi F, Lodi G, Bez C, Carrassi A. Benzydamine hydrochloride oral rinses in management of burning mouth syndrome: a clinical trial. Oral Surg Oral Med Oral Pathol Oral Radiol Endod. 1999;88(6):683-6.
79. Oliveira MF. Dor crônica orofacial: a interface do profissional da saúde mental com o doente, a família e a equipe multidisciplinar. Rev SIMBIDOR. 2002;2(3):11-8.
80. Bergdahl J, Anneroth G, Perris H. Cognitive therapy in the treatment of patients with resistant burning mouth syndrome: a controlled study. J Oral Pathol Med. 1995;24(5):213-5.
81. Guimaraes ALS, Sa AR, Victoria JMN, Correia-Silva JF, Gomez MV, Gomez RS. Interleukin-1β and serotonin transporter gene polymorphisms in burning mouth syndrome patients. J Pain. 2006;7(9):654-8.
82. Siqueira JTT, Nasri C, Turbino CL. Dor orofacial em pacientes com disfunção temporomandibular e secura bucal: necessidade de diagnóstico diferencia: discussão clínica. J Bras Orto Ortop Facial. 1997;14(3):39-45.
83. Nasri C, Oliveira MFV, Formigoni G, Teixeira MJ, Siqueira JTT. Burning mouth: a multidisciplinary assessment. In: Procedings of the 3rd International Congress on Orofacial Pain and Temporomandibular Disorders; 2000 May 13-14; Seoul, Korea. Seoul: Asian Academy of Craniomandibular Disorders; 2000.
84. Silva LA, Teixeira MJ, Siqueira JT, Siqueira SR. Xerostomia and salivary flow in patients with orofacial pain compared with controls. Arch Oral Biol. 2011. Epub ahead of print.

CASO CLÍNICO 27.1
Ardência bucal em jovem com doença periodontal e depressão

Esta é a história de uma mulher de 22 anos cuja queixa principal era de queimor no "céu da boca". Iniciara há sete meses e não era associada a nenhum evento precipitante. O queimor era constante, diário, acentuava-se à noite e variava de intensidade fraca a fortíssima.

A paciente relatou existência de conflitos emocionais recentes e diagnóstico de gastrite.

Tinha saúde oral precária com focos infecciosos dentários, doença periodontal moderada, falta de dentes, não conseguindo usar sua prótese removível devido ao ardor que aumentava com a prótese na boca.

Tratamento odontológico: eliminação dos focos infecciosos odontogênicos (raízes residuais e doença periodontal). Orientação para uso de ureia a 10% como lubrificante da mucosa bucal, associada a bochechos com água fenicada a 2%. Controle de dieta alimentar que minimizasse a irritação na mucosa bucal.

Controle de 15 dias: redução da queixa do ardor bucal em 80%.

Avaliação médica e psicológica: pelo relato de pancadas no peito (sic) sugestivas de quadro emocional e o diagnóstico psicológico, foram sugeridos: a) possível transtorno conversivo, e b) depressão com sintomas de ansiedade e somatização. A avaliação médica não revelou anormalidades cardíacas, mas descobriu-se que a paciente não menstruava há quatro meses e apresentava ardor vaginal e em outras partes do corpo.

A *avaliação psiquiátrica* confirmou diagnóstico de *transtorno conversivo* e *depressão secundária*. Foi medicada com antidepressivo tricíclico (nortriptilina 50 mg/dia).

Controle de 12 meses: não apresentava ardores no corpo e a menstruação tinha sido normalizada.

Comentário. Esta história demonstra a variedade de possíveis causas para o ardor bucal. Exige que o clínico investigue seus pacientes de maneira ampla e não se detenha apenas em examinar sua área de atuação profissional ou de especialidade. As interconsultas podem ser necessárias. A secura bucal ou xerostomia subjetiva pode ser potencial fator de risco em pacientes respiradores bucais (Ver capítulo específico). As doenças odontológicas habituais, como doença periodontal e focos infecciosos crônicos, as próteses mal-adaptadas e a higiene oral deficiente devem ser considerados, sobretudo quando há queixa de hipossalivação.

Um protocolo de investigação, que contemple fatores locais e sistêmicos, deve ser rotina em doentes com queixas de queimação ou ardor bucal. Em hospitais de ensino, como ocorreu neste caso, a avaliação multidisciplinar facilita e agiliza o diagnóstico final e os fatores envolvidos.

Diagnósticos na área de saúde mental, como a depressão, associada a outros diagnósticos que causem dor, devem ser considerados pelos profissionais da área de saúde. Os cirurgiões-dentistas normalmente são os primeiros profissionais a ser procurados por esses doentes e desempenham papel importante ajudando na triagem e encaminhamento dos doentes. Essa atuação reduz a iatrogenia, contribui para melhor prognóstico e auxilia na indicação do tratamento mais apropriado. Esta é uma das razões pelas quais o profissional que resolve tratar pacientes com dor, incluído o ardor bucal, deve receber treinamento especial para diagnóstico e controle de dor crônica. As informações que recebemos no período de graduação ainda são insuficientes para preparar e dar experiência profissional.

Fonte: Nasri e colaboradores.[56,83]

CASO CLÍNICO 27.2*
Ardência bucal, xerostomia e depressão em idosa

Senhora de 75 anos relata queimação contínua nos 2/3 de língua. Iniciou há três anos e não se lembra de algum evento que tenha iniciado esse problema. O ardor é menos intenso pela manhã e piora ao longo do dia. Sua intensidade pela escala visual analógica (EVA) é 10.

História médico-odontológica: relata dores de cabeça frequentes e se automedica com paracetamol; trata-se de depressão com sertralina que é inibidor específico da recaptura de serotonina. Recebera os diagnósticos prévios de língua geográfica, infecção fúngica e *Lichen plano* Biópsia e cultura para fungos tiveram resultado negativo. Tinha o hábito parafuncional de pressionar a língua contra os dentes anteriores inferiores, de tal modo que formavam desenhos com ângulos agudos e aumentavam o incômodo na borda anterior da língua. (Fig. 27.7 A-C).

Exame odontológico: língua fissurada com irregularidades no formato e coloração da borda anterior da língua e sinais de ressecamento oral compatíveis com xerostomia. Teste diagnóstico com anestésico tópico no local do queimor resultou em diminuição do mesmo, retornando em seguida e mais intenso. Os exames laboratoriais não mostraram quaisquer anormalidades sistêmicas.

Hipótese diagnóstica: Ardência bucal devido a traumatismo mecânico e parafunção (fricção da língua contra as bordas cortantes dos incisivos anteriores inferiores).

Tratamento odontológico: confecção de dispositivo em acrílico para recobrir a porção dos dentes anteriores inferiores e protegê-los do traumatismo crônico (Fig. 27.7 D-F).

Controle de 15 dias: relatou 50% de melhora no terço anterior da língua, porém sem melhora nos dois terços posteriores. Prescrição de clonazepam 0,25 mg, 4 vezes ao dia.

Controle de 45 dias: controle da ardência bucal (Figs. 27.10G, 27.10H e 27.10I).

Comentário. Neste caso, houve causas múltiplas para a queixa de queimação bucal: traumatismo mecânico sobre a língua, xerostomia e fatores centrais. A tendência é que a SAB seja considerada dor neuropática por desinibição, como já foi discutido no texto. Sendo assim, a paciente teve queimação por SAB associada à queimação por traumatismo mecânico da língua em condições de hipossalivação. Também neste caso observamos que os fatores locais podem funcionar como amplificadores e perpetuadores do sintoma de queimação bucal.

---

*Agradecimento a Gary Heir pela participação neste caso clínico.

CAPÍTULO 28

DORES OROFACIAIS NO IDOSO

José Tadeu Tesseroli de Siqueira

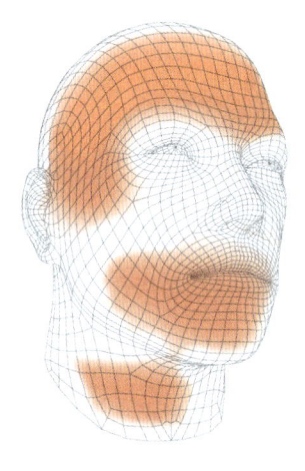

Em 2000, o Instituto Brasileiro de Geografia e Estatística (IBGE) registrou a existência de 14,5 milhões de brasileiros acima de 60 anos, mostrando aumento na média de vida do brasileiro. Por outro lado, os procedimentos operatórios nos consultórios odontológicos – tais como cirurgias periodontais, tratamentos endodônticos, reabilitação oral, cirurgias de implantes dentários e exodontias de terceiros molares – são cada vez mais comuns. Cirurgias geram ansiedade e dor e exigem, por parte dos clínicos, conhecimento mínimo da condição geriátrica que lhes permita condições seguras de trabalho. O paciente idoso requer cuidados especiais devido à presença frequente de doenças crônicas ou ao uso contínuo de medicamentos que podem interagir com aqueles utilizados na clínica odontológica.

A despeito do idoso ser fisiologicamente menos susceptível à dor, ele tem a longa experiência de vida, o que traz implícitas experiências físicas, emocionais e sociais que podem contribuir para as queixas de incômodos bucais frequentes, os quais nem sempre são bem compreendidos pelos profissionais da área da saúde. História cuidadosa e conhecimento da fisiologia da cavidade bucal do idoso auxiliam na tarefa do diagnóstico de queixas crônicas indefinidas, muitas vezes incompreensíveis à própria família do paciente geriátrico.

Entre as dores orofaciais mais comuns dos idosos destacam-se: neuralgia do trigêmeo, síndrome da ardência bucal e câncer bucal. Além disso, o edentulismo é muito comum nessa faixa etária, havendo comportamentos diferentes em relação ao uso de próteses dentárias e maior risco de instabilidade oclusal ou mandibular e traumatismo da mucosa. O uso de medicamentos e as doenças neurológicas degenerativas também contribuem para alterações motoras mandibulares, como a discinesia oromandibular, e até mesmo para algumas luxações recidivantes da mandíbula. Próteses mal-adaptadas, antigas e iatrogênicas também podem agir como fatores perpetuantes de dor. Xerostomia, uso crônico de medicamentos e doenças crônicas merecem uma atenção especial na avaliação desses pacientes, por serem potenciais fatores de risco para a dor orofacial.

Este capítulo apresenta uma breve revisão sobre a dor no idoso e relaciona algumas condições álgicas frequentes nessa faixa etária. Da mesma forma, deve ser analisado em conjunto com os demais capítulos desta parte.

INTRODUÇÃO

A presença de pacientes geriátricos aumenta de forma gradativa nos consultórios médico-odontológicos. As próteses dentárias completas fazem parte de suas necessidades, porém, outros procedimentos tornam-se mais habituais, tais como próteses em geral, dentística, periodontia, cirurgia e até ortodontia/ortopedia facial. Independentemente da especialidade exercida, o cirurgião-dentista deve preparar-se para compreender física e psicologicamente o paciente idoso, entender as alterações biológicas decorrentes dessa condição e adequar os procedimentos operatórios e farmacológicos em conformidade com as condições clínicas dos mesmos. O bom relacionamento entre médico e cirurgião-dentista é indispensável.

> Dor pode ser o sintoma principal que leva o idoso ao atendimento médico-odontológico, mas também pode ocorrer durante os procedimentos odontológicos de rotina. Nessa faixa etária, qualquer tratamento deve ser realizado no contexto do diagnóstico odontológico, respeitando-se a condição sistêmica do paciente.

A dor pode ser o sintoma principal que leva o idoso a procurar o cirurgião-dentista, mas também pode decorrer de procedimentos odontológicos habituais. No primeiro caso, o diagnóstico continua sendo fundamental, entretanto, particularmente nessa condição, o tratamento deve ser avaliado no contexto da condição sistêmica do paciente. Por exemplo, veja esta situação de urgência odontológica: um senhor de 70 anos sente fortíssima dor de dente logo após ter iniciado a mastigação, cerca de 40 minutos antes, e cujo diagnóstico foi de pulpite reversível por exposição dentinária e traumatismo local. Relata que é hipertenso e, embora tome o remédio recomendado, não segue com regularidade as orientações médicas e não vai regularmente às consultas médicas. Qual a posição do cirurgião-dentista nessa circunstância? Encaminhar ao médico para avaliação prévia? Receitar medicação sintomática para a dor? Anestesiar o dente para aliviar a dor e reduzir o estresse dela decorrente?

Tal condição exige uma decisão profissional imediata. Configura-se em urgência. Provavelmente, esse atendimento envolve menos risco que deixar o paciente com dor. Compare com outra situação semelhante em que o paciente idoso é diabético mal controlado, fez exames pré-operatórios e foi liberado para cirurgia oral (p. ex., implantes para osteointegração), sob anestesia local. Esta é uma cirurgia eletiva. Nesse caso, o controle da dor no trans e pós-operatórios pode ser planejado previamente, permitindo esquema terapêutico que reduza o estresse da cirurgia e as sequelas decorrentes da própria dor. Em ambas as situações, exigem-se conhecimento das condições clínicas do paciente, do diagnóstico e das respectivas alternativas terapêuticas. Dosagens e interações farmacológicas devem ser consideradas. Em situações de urgência devem-se avaliar os riscos e os benefícios de cada procedimento. Tarefa nem sempre tão fácil de realizar.

A dor aguda, como foi apresentada nos casos acima, é causa frequente de procura aos profissionais da área de saúde. A revisão das condições mais habituais em que ela ocorre, suas implicações fisiológicas e as restrições e cuidados na prescrição de fármacos, costumeiramente usados em odontologia, são indispensáveis a todos. O fato de que o paciente idoso usa normalmente medicamentos deve exigir o cuidado sobre a interação com novos fármacos prescritos. A dor crônica orofacial é outra situação relevante no paciente idoso, pois envolve componentes físicos, emocionais e sociais.

SAÚDE BUCAL: MARCADOR DA SAÚDE DO IDOSO

Nos últimos anos determinou-se a importância dos dentes como marcador de saúde do indivíduo e da população em geral. Além disso, as evidências científicas apontam para as interações entre a saúde bucal e a saúde geral. Doenças crônicas, sejam cardiovasculares, metabólicas ou neurovasculares têm fator de risco aumentado pela doença periodontal crônica avançada. Estudos recentes também apontam para as possíveis relações entre perda de dentes e doenças neurológicas degenerativas, como a doença de Alzheimer (DA). Para mais detalhes consulte os Capítulos 25 e 37.

A Doença de Alzheimer e suas possíveis implicações na saúde bucal

A Doença de Alzheimer (DA) é a doença degenerativa cerebral adquirida mais comum e a principal causa de demência nos países ocidentais (50 a 66%), sendo a demência uma síndrome caracterizada pelo desenvolvimento de múltiplos déficits cognitivos e de personalidade. O quadro em geral é crônico e progressivo, e sua evolução interfere nas atividades pessoais, sociais e de trabalho desses pacientes.[1] Em um estudo epidemiológico realizado na cidade de Catanduva (São Paulo, Brasil), verificou-se que a prevalência de demência era de 7,1% entre os indivíduos com 65 anos ou mais, e havia um aumento progressivo de acordo com a idade, chegando a 38,9% nos indivíduos com 85 anos ou mais.[2]

Há diversos estudos recentes que mostram que doentes com DA apresentam maior comprometimento da saúde oral, como cáries, infecções e perdas dentárias,[3-6] além de apresentarem redução na eficiência mastigatória proporcional à perda cognitiva.[7] O comprometimento motor do doente com DA colabora para uma piora na higiene oral, que pode contribuir para o agravamento dessas doenças.[5,6,8-10] Por outro lado, a inflamação crônica sistêmica causada pelas infecções odontogênicas poderia estar relacionada à neuroinflamação observada na DA,[9,10,11-16] e a DA tem sido indicada como um fator de risco em potencial para o desenvolvimento e progressão dessa doença.[9,10,16] A bactéria *Treponema oralis*, originária da microbiota oral, foi observada no sistema nervoso central (SNC) e gânglio trigeminal de doentes com DA.[17]

Em nosso grupo, estudo recente investigou pela primeira vez a dor orofacial na DA, e esta foi mais frequente nos doentes do que nos controles (P<0,001).[18,19] A dor crônica é um fator que apresenta impacto na cognição, atividades de vida diária e nos aspectos psicológicos do indivíduo,[20] e seu papel nesse doente é pouco conhecido e/ou estudado. De fato, após o tratamento, houve melhora especialmente no índice de qualidade de vida relacionada à saúde oral e também na escala de funcionalidade de Pfeffer, que avalia as atividades de vida diária na DA.[18]

EPIDEMIOLOGIA

Há evidências de redução da sensibilidade dolorosa com o decorrer da idade.[21] Do ponto de vista clínico, as diferenças relacionadas à idade quanto à descrição de alterações sensitivas, afetivas e de humor, não são tão nítidas; diferenças nos níveis de ansiedade e no impacto causado pela dor são detectadas com mais amplitude.[22]

Estudo epidemiológico comparativo entre diferentes tipos de dores recorrentes em período de seis meses identificou que as dores mais frequentes foram as lombalgias e as cefaleias, seguidas pelas dores abdominais, faciais e torácicas. A frequência de dores faciais foi em torno de 12%; nas pessoas acima dos 65 anos houve redução na prevalência das dores faciais, das cefaleias e das dores abdominais, e eram mais comuns entre as mulheres.[23] Dor na articulação temporomandibular (ATM) desencadeada ao movimento reduz de 16% da faixa etária entre 15 e 29 anos para 9% na faixa etária entre 50 e 75 anos.[24]

Em 479 pacientes idosos institucionalizados, as causas mais habituais de dor orofacial foram: lesões da mucosa bucal (4,8%), abscessos (3,3%) e disfunção de ATM (2,8%); 80% eram edêntulos e necessitavam de próteses totais.[25] Linpton e colaboradores,[26] em 45.711 indivíduos não institucionalizados observaram que odontalgias, incômodos orais e dor na ATM reduzem com a idade, enquanto ardência bucal aumenta no grupo acima de 75 anos e é predominante em mulheres. Ryley III e Gilbert[27] fizeram estudo semelhante em 724 indivíduos no sul da Flórida e encontraram resultados similares. Detectaram que sensibilidade dentinária e dor à mastigação apresentam diferenças em relação ao sexo (predomina o feminino) na faixa etária de 45 a 64 anos. Acima de 65 anos não há essa evidência, exceto para a ardência bucal. Em geral, a dor orofacial produz mudanças comportamentais.

Estudo longitudinal realizado no Hospital das Clínicas de São Paulo, em 80 pacientes que usavam próteses totais, queixosos de dor facial crônica, mostrou que 25% deles tinham idade superior a 61 anos, 5 pacientes tinham neuralgia típica do trigêmeo associada a dor miofascial mastigatória, 7 pacientes apresentavam dor na mucosa oral por traumatismo frequente das próteses e 5 pacientes tinham queixas de ardência bucal. Embora o diagnóstico mais comum fosse de disfunção dolorosa temporomandibular (DTM), quase 25% apresentaram algum tipo de cefaleia, primária ou secundária.[28] Idosos acima de 65 anos correspondem a 35% de amostra clínica em queixa de ardência bucal crônica;[29] acima de 60 anos correspondem a 10% de 69 doentes atendidos em clínica privada por motivo de odontalgia aguda.[30]

AVALIAÇÃO DO PACIENTE IDOSO COM DOR OROFACIAL

Talvez o grande desafio em pacientes de terceira idade seja a identificação de sua queixa principal. A abordagem segue a rotina geral de anamnese em doentes queixosos de dor, embora o doente idoso exija atenção durante o esclarecimento da queixa, em particular quando a dor é crônica e há suspeita de quadros álgicos mistos, portanto, de diferentes naturezas. Essa situação confunde-o; nem sempre consegue transmitir suas impressões com detalhes; outras vezes, ao fazê-lo, sua queixa é desconsiderada e atribui-se à idade o excesso de queixas. O que leva a verdadeiro paradoxo clínico, pois, quando o paciente informa pouco também há tendência de atribuir-se à idade avançada. História clínica meticulosa, paciência e rigoroso exame físico ajudam no diagnóstico. Alterações comportamentais geralmente estão presentes.

Observe na Figura 28.1 o aspecto da mucosa palatina de paciente com 65 anos que relatou episódios sucessivos de incômodo oral seguidos de sangramento profuso pela boca. Foi internado três vezes consecutivas e submetido a detalhados exames laboratoriais e radiográficos, permanecendo indefinida a causa dessa ocorrência.

Figura 28.1. Diátese hemorrágica decorrente de alterações vasculares degenerativas da mucosa palatina que se rompeu em crise hipertensiva, provocando profuso sangramento bucal, que levou o doente a três internações para investigação.

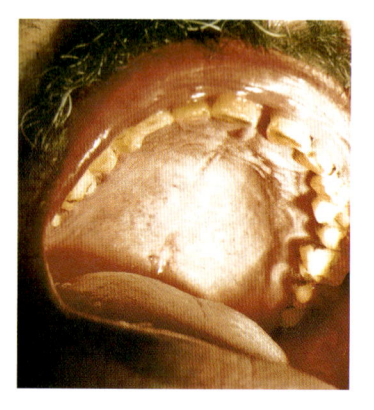

O exame visual da mucosa oral do palato identificou pequena lesão que foi atribuída à diátese hemorrágica de origem vascular em paciente hipertenso. Situação insólita, mas justificável, pois alterações vasculares ateroscleróticas ou degenerativas, pela riqueza e superficialização dos vasos na mucosa palatina, podem romper-se durante crises hipertensivas, causando sangramento abundante.[31]

Casos como este, embora incomuns, indicam a importância e o preparo para o diagnóstico, lembrando a necessidade de investigar fatores locais e sistêmicos que podem estar envolvidos no surgimento da doença.

> História clínica meticulosa, paciência e rigoroso exame físico ajudam no diagnóstico do idoso. Alterações comportamentais geralmente estão presentes e devem ser compreendidas pelo profissional.

EXAMES AUXILIARES NO DIAGNÓSTICO DA DOR OROFACIAL

Exames auxiliares são necessários durante a avaliação do idoso, particularmente em desdentados totais. Dor na cavidade oral pode ser sintoma de anormalidades ou doenças dos maxilares, como cistos, dentes inclusos e tumores, que podem ter manifestação dolorosa devido à infecção, traumatismo mecânico ou compressão; além disso, simulam outras condições álgicas, como as neuralgias da face, principalmente quando ocorrem no rebordo inferior próximo ao forame mental (Fig. 28.2).

Quando há suspeita de tumores da cabeça e pescoço, são necessários exames mais sofisticados, como tomografias, ressonância magnética e ultrassonografia.

DORES OROFACIAIS EM PACIENTES IDOSOS

Adiante, são abordadas as seguintes condições álgicas no idoso: odontalgias, traumatismos da mucosa bucal, dor e disfunção mandibular, luxações recidivantes de origem neurológica, dores neuropáticas orofaciais, síndrome da ardência bucal, dor no câncer bucal e dor aguda pós-cirurgias ou procedimentos odontológicos.

ODONTALGIAS

Com a idade há redução da câmara pulpar e os episódios de pulpite são menos frequentes. As doenças periodontais são mais comuns e dependem de controle e motivação. Em geral, idosos acima dos 65 anos, cujos dentes são naturais, têm condições adequadas de higiene. Os desgastes da superfície do dente provocam pontas e arestas que cronicamente irritam a língua e a mucosa oral. Mesmo que existam poucos dentes remanescentes deve haver critério e análise de risco e benefícios sobre eventuais exodontias (Fig. 28.3).

TRAUMATISMOS DA MUCOSA ORAL

Úlceras traumáticas provocadas por próteses dentárias são extremamente doloridas e nem sempre identificadas de forma imediata pelos pacientes. Situações diversas, como instabilidade das próteses, alimentos rígidos e uso de apenas uma das próteses, contribuem para essas condições (Fig. 28.4). Hiperplasias benignas por traumatismo local são frequentes, quando agudas são extremamente dolorosas, enquanto as crônicas são indolores. O idoso deve ser aconselhado a respeito, evitando exageros que o assustem ou causem medo infundado (ver Fig. 28.10 adiante). O tratamento consiste em alívio parcial da prótese em contato com a ferida, redução do uso da prótese e uso de colutórios orais para desinfecção e analgesia; eventualmente são necessários analgésicos.

Os antibióticos são raramente usados, apenas quando há infecção da ferida e a condição geral do doente exige cuidado.

DOR E DISFUNÇÃO MANDIBULAR NO DESDENTADO TOTAL

Possivelmente, a condição mais comum nos pacientes idosos seja a falta de dentes e, de maneira eventual, as condições de suas próteses totais podem contribuir para a dor orofacial (Fig. 28.5). Fatores como tempo de uso das próteses, condições clínicas das mesmas, instabilidade oclusal, rebordos atróficos, características emocionais e individuais do paciente podem interagir para a instalação e manutenção de dor crônica. Além disso, próteses

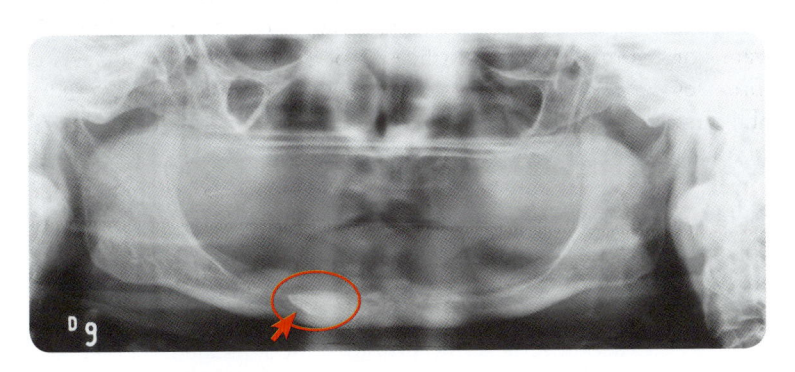

Figura 28.2. Radiografia panorâmica de paciente idoso queixoso de dor no rebordo alveolar inferior, região anterior. Observe atrofia alveolar mandibular acentuada e presença de canino incluso em posição horizontal. Este, sob pressão da dentadura, e em decorrência do tempo, teve a gengiva que o recobria ulcerada, expondo-o e provocando dor inflamatória por traumatismo mecânico. O diagnóstico inicial fora de neuralgia trigeminal por traumatismo no nervo mental.

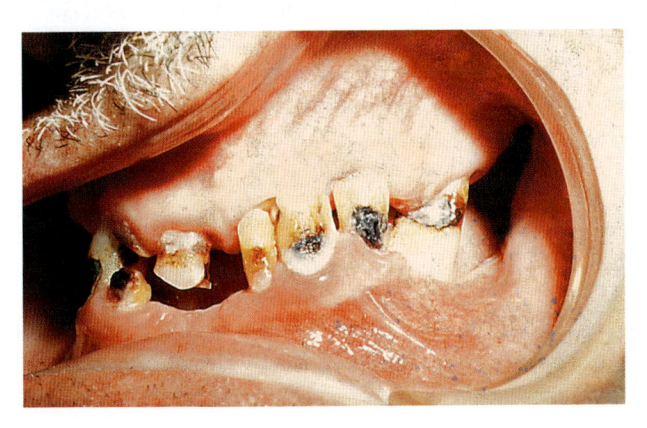

Figura 28.3. Cáries, doença periodontal e colapso estrutural da oclusão dentária. Esta condição não exige, obrigatoriamente, medidas radicais, porém, ela pode ser responsável por dores orofaciais de diferentes etiologias: por cárie, doença periodontal, necrose pulpar e disfunção temporomandibular.

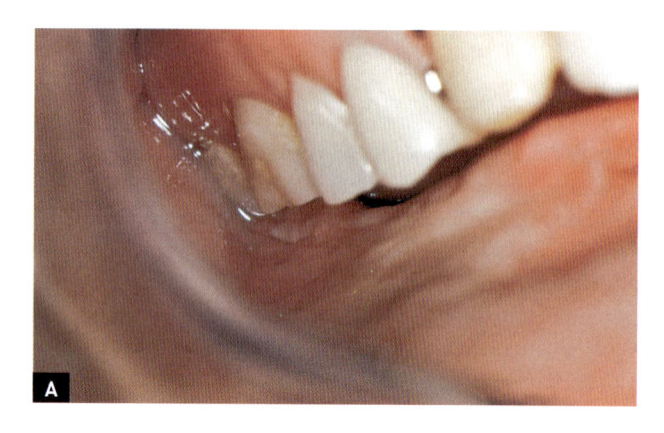

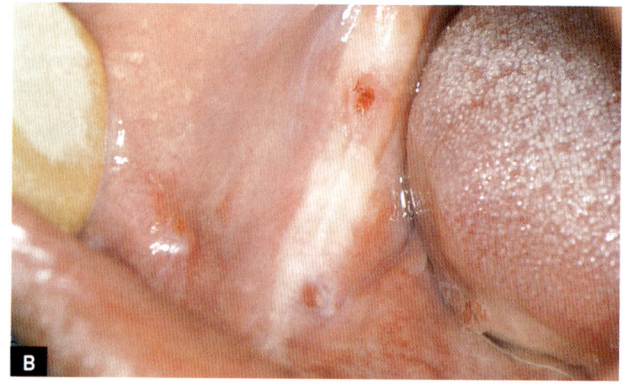

Figura 28.4. Dor aguda decorrente de lesões traumáticas na mucosa do rebordo alveolar inferior provocadas pela prótese superior (o paciente não usava a inferior). **A.** Observe que a prótese superior oclui na própria gengiva. **B.** Lesões provocadas.

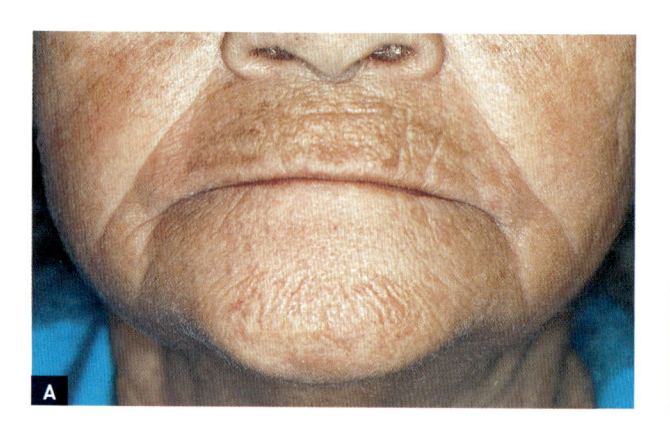

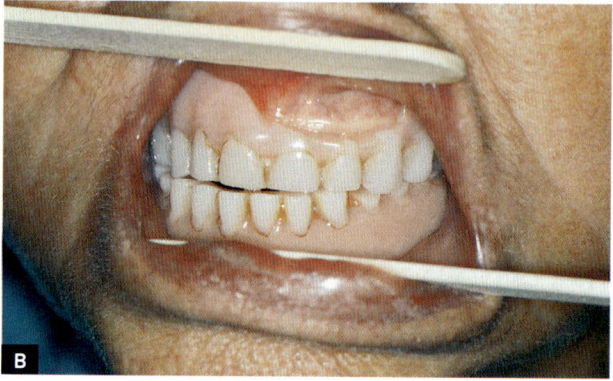

Figura 28.5. Dor facial crônica devido à dor e disfunção temporomandibular. Neste caso a situação da prótese dentária atuou como fator perpetuante da dor e necessita de tratamento reabilitador adequado. Esta condição pode ser confundida com algumas neuralgias típicas da face em doentes edêntulos. **A.** Observe o achatamento do terço inferior da face devido à redução da dimensão vertical (DV). **B.** Condições das próteses. Esta doente mora a mais de 2.000 km de distância, e foi encaminhada a centro especializado em dor para avaliação. Casos como estes oneram os doentes, o sistema de saúde e a sociedade desnecessariamente, pois, poderiam ser atendidos em seus locais de moradia.

instáveis causam lesões traumáticas na mucosa oral, que são dolorosas e restringem as funções rotineiras (mastigação, fala), e que também podem contribuir para a instalação de dor e disfunção mandibular, além da possibilidade de serem contribuintes de cefaleias crônicas.

A ausência dos dentes sob o aspecto biopsicossocial

Os dentes contribuem para o desenvolvimento da face, durante a fase de crescimento e, na fase adulta, ou após a erupção dos dentes permanentes e a sua formação, eles contribuem com a sensibilidade tátil e na função motora da mandíbula. A perda completa dos dentes altera significativamente a homeostasia da boca, pois ocorre inicialmente a perda da propriocepção dentária e posteriormente a reabsorção do rebordo alveolar, fato que contribui para anormalidades na posição dos lábios, afetando tanto a mastigação e a fala, como a estética. Portanto, a perda dos dentes afeta o indivíduo sob o aspecto biopsicossocial de modo amplo.[32]

A representação cerebral da boca

É interessante observar o paciente desdentado total por um prisma menos convencional, clinicamente falando, mas totalmente biológico, e que raramente é mencionado nas aulas sobre próteses: a extensa representação cerebral da face (Fig. 28.6). Esta característica biológica não deveria ser desprezada e poderia ajudar a entender melhor algumas dificuldades clínicas, que atribuímos de maneira exclusiva à atrofia do rebordo alveolar. O terço inferior da face é responsável por inúmeros reflexos indispensáveis à vida vegetativa e à de relação.

Próteses totais e dor crônica da face

A falta total dos dentes, além da evidente alteração estrutural da oclusão dental, contribui para hábitos parafuncionais, instabilidade das próteses, problemas iatrogênicos,[33] piora da função mastigatória e maior índice de disfunção em relação a pacientes dentados.[34,35] Todas essas alterações podem se tornar

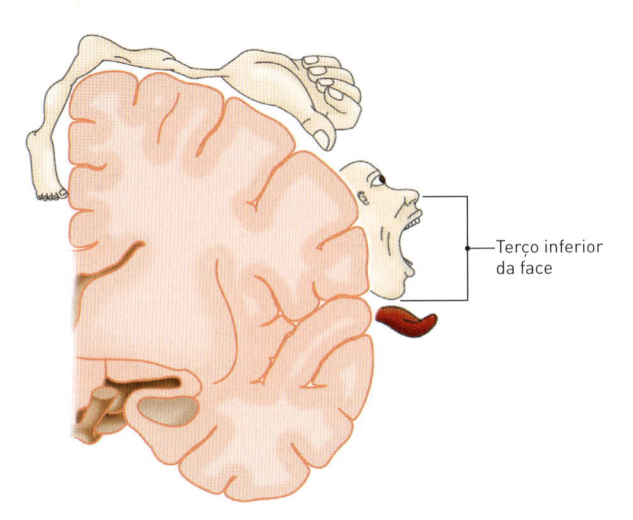

Figura 28.6. Representação motora do terço inferior da face. Observe que ocupa área extensa no córtex cerebral. Este aspecto biológico ajuda a compreender a importância dos reflexos, da parafunção e da instabilidade das próteses totais como eventuais fatores de risco à dor musculoesquelética da face.

fatores contribuintes para a dor muscular,[36] sobretudo se considerarmos um sistema complexamente inervado e responsável por inúmeras atividades motoras, como é o terço inferior da face. A dor muscular pode atingir um ou mais músculos mastigatórios e pode ser por isquemia, fadiga ou microlesões musculares decorrentes de traumatismos repetitivos. A prevalência em mulheres e as características comuns à dor miofascial crônica fazem supor que esses pacientes apresentam fatores biológicos comuns aos demais com dor muscular crônica, exceto pelas alterações oclusais que funcionariam como fatores perpetuantes da dor, eventualmente como fatores etiológicos (ver capítulos das Partes 11 e 12). Além disso, o paciente desdentado total pode apresentar alterações degenerativas da ATM; atrofia alveolar acentuada; próteses inadequadas; compressão de feixes nervosos e dos condutos secretores das glândulas salivares; morbidades associada, como artrite reumatoide, diabetes melito, doenças neurológicas e outras doenças degenerativas, além de transtornos na área da saúde mental.

Se próteses totais inadequadas funcionam como fatores perpetuantes de dor muscular mastigatória, podemos repetir o conhecido conceito da dra. Travell de que "as alterações óbvias da estrutura corporal que dão continuidade ao ponto-gatilho devem ser corrigidas antes de se passar a um tratamento intensivo do ponto-gatilho",[37] embora nem sempre o ponto-gatilho esteja presente ou seja palpável nos músculos mastigatórios, seguramente têm função anormal quando há fator estrutural ou funcional perpetuante. A Figura 28.7 mostra como a falta dos dentes afeta a estrutura da face.

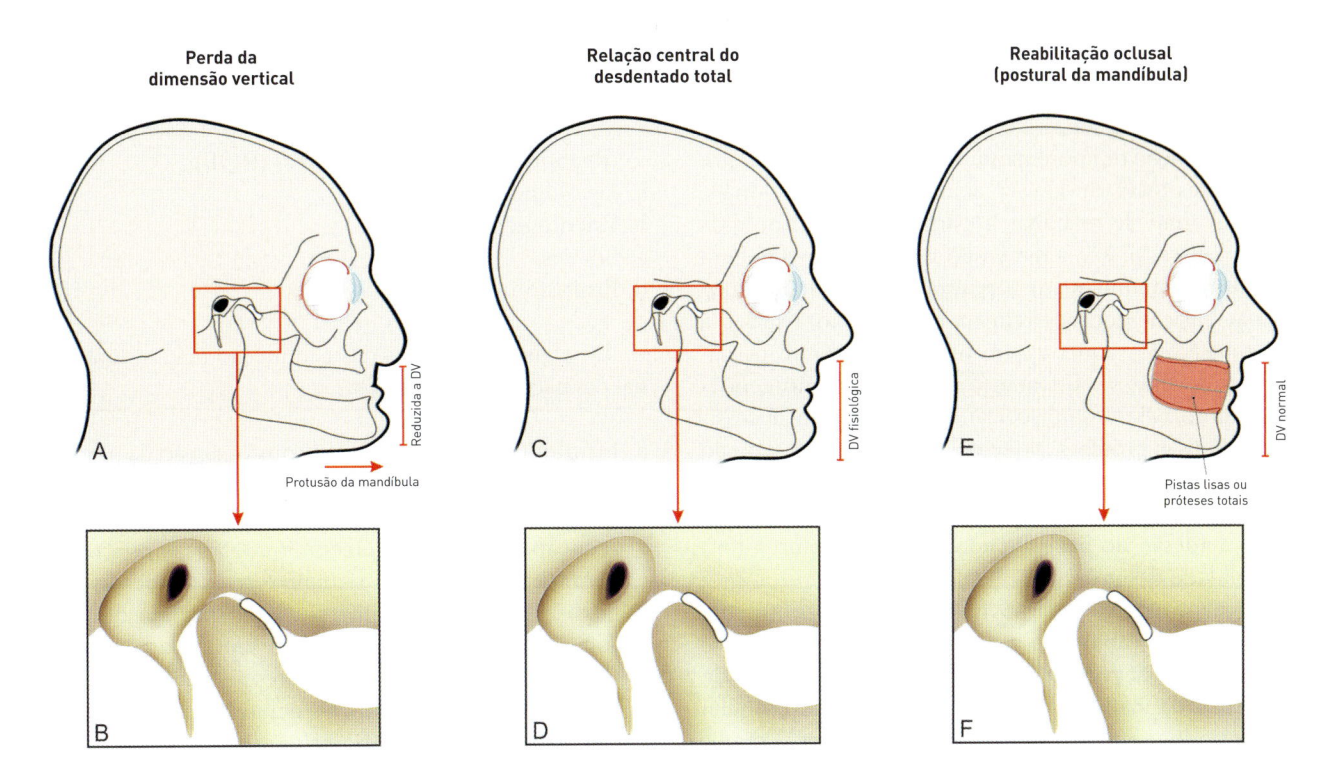

Figura 28.7. Desenho esquemático de um paciente desdentado total que não usa próteses, ou usa apenas a prótese total superior, ou mesmo com as duas próteses tem redução acentuada da dimensão vertical (DV) da face. **A.** Posição hipotética da mandíbula com alteração da posição condilar e, possivelmente, de todos os componentes da ATM, dos ligamentos e dos músculos da mastigação. **B.** O côndilo gira e adquire esta posição durante o fechamento da mandíbula. **C.** Posição hipotética de relação central ou fisiológica da mandíbula. **D.** Observe a posição possível do côndilo na cavidade articular. **E.** Neste caso, o paciente está reabilitado oclusalmente. **F.** A posição previsível do côndilo em relação à eminência articular.

Síndromes álgicas mistas no paciente desdentado total / risco de iatrogenia

A condição física e psicológica decorrente da ausência dos dentes, a presença de rebordos atróficos, a insatisfação ou a dificuldade de usar as próteses totais, principalmente quando em pacientes idosos, são fatores que dificultam a abordagem clínica quando há queixa de dor crônica. E nem sempre a dor é de origem musculoesquelética, como a DTM.

Devemos ter cautela para identificar de forma correta as doenças ou anormalidades envolvidas e evitar precipitação nos julgamentos. Muitas vezes, esse paciente recebe indicação de cirurgias (aprofundamento de sulcos ou colocação de implantes osteointegráveis) como se fossem tratamentos sintomáticos da dor. Tratamentos cirúrgicos podem piorar a dor neuropática quando presente, criar fontes adicionais de dor, aumentar a complexidade da queixa no doente crônico, além de piorar seu prognóstico. Lembre-se: o papel da odontologia é fazer diagnóstico e tratar e melhorar a qualidade de vida do doente. Se este recebe indicação de prótese dental para tratar a dor e, caso isto não se concretize, sua frustração pode aumentar. Entretanto, quando está bem definido qual será o papel de sua prótese, então o tratamento poderá ser bem aceito, sem frustrar as expectativas do paciente.

Tratamento do paciente desdentado total com dor e disfunção mandibular (DTM)

O tratamento segue o protocolo dos pacientes com dor e disfunção temporomandibular (DTM), entretanto, as próteses totais devem ser, acima de tudo, funcionais, ou seja, além de reabilitar a estrutura da face perdida pelos dentes (p. ex., a dimensão vertical), elas também permitirão minimamente a realização de funções cotidianas básicas que ocorrem na boca, como a fala e a mastigação. Certamente têm limitações, porém os pacientes deverão ser orientados tanto para compreendê-las, como para reconhecer a importância e a necessidade de usar próteses, principalmente quando elas são parte do tratamento da DTM. Esquemas de uso, com períodos sem a prótese são benéficos e permitem avaliar tanto a adesão do paciente ao tratamento como a funcionalidade das próteses.

Portanto, a reabilitação funcional em odontologia consiste em reabilitar a oclusão dental por meio de medidas que devolvam de forma mínima a capacidade funcional da mandíbula durante a mastigação e a fala. Inicia-se com a devolução da dimensão vertical perdida por falta de próteses ou por uso de próteses antigas ou inadequadas. Com esta medida, na maioria desses casos, a dor é relativamente bem controlada de forma imediata, mesmo em pacientes crônicos. Essa reabilitação funcional primária pode ser realizada com placa de mordida, que pode ser usada tanto sobre a prótese superior como a inferior, e que será de uso contínuo, com as próteses totais[28] ou por meio de pistas lisas.[38] Outras medidas também podem ser consideradas, como o reembasamento de próteses antigas para restaurar a DV e melhorar suas condições funcionais.[39]

Outras medidas terapêuticas para o controle da dor também podem ser necessárias, dependendo do diagnóstico da DTM, muscular ou articular, do tempo da dor, se aguda ou crônica, e da condição médica do paciente (p. ex., presença de distonia ou de déficit motor devido a acidente vascular cerebral). Pura e simplesmente trocar próteses totais antigas ou confeccionar novas em pacientes sem seu uso por longo tempo pode resultar na não adesão do paciente ao tratamento em virtude das dificuldades naturais de adaptação.[33]

Pela experiência acumulada em nosso serviço, a reabilitação oclusal funcional pode ter papel de tratamento sintomático, reduzindo a instabilidade das próteses e aumentando a confiança do paciente em relação ao tratamento e ao próprio cirurgião-dentista que o acompanha. Permite a adaptação gradual, fisiológica, psicológica e social; auxilia na observação da adesão do paciente ao tratamento e também sobre a possibilidade de futuras próteses.

Atualmente, os implantes osteointegráveis auxiliam na estabilidade das próteses totais, entretanto, em pacientes com dor e disfunção mandibular, mesmo o uso de implantes deveria seguir uma análise minuciosa com base, principalmente, no tipo de queixa. Quando a dor crônica estiver presente, a reabilitação somente com implantes nem sempre é a melhor conduta.

Reabilitação oclusal funcional (ROF):
a. Fisiológicos
b. Psicológicos
c. Sociais
d. Profissional

Eis alguns benefícios da reabilitação oclusal funcional em pacientes com DTM:

a. **Fisiológicos**: a ativação da propriocepção da mucosa, dos músculos e das ATM, reduzindo os reflexos protetores desencadeados por próteses instáveis. A redução de feridas e úlceras traumáticas contribui para a estabilidade do sistema e redução desses reflexos. A redução da dor, ou a perspectiva de não soltar a prótese, pode reduzir a sensibilização central e seus fenômenos musculares secundários.
b. **Psicológicos**: a reabilitação oclusal funcional pode causar bem-estar e melhorar os aspectos emocionais do paciente. Pode também melhorar a imagem corporal, devido à falta dos dentes. Além disso, o bem-estar decorrente da estabilidade da prótese total e de seus benefícios sobre a estética e a mastigação podem ter grande impacto na qualidade de vida do paciente. Ver o Capítulo 12.

c. **Sociais:** próteses mais estáveis, que também favorecem a estética facial, podem reduzir os constrangimentos e as limitações para o uso da boca, seja durante conversações ou na escolha de um alimento.
d. **Profissionais:** a reabilitação funcional da oclusão permite que o cirurgião-dentista acompanhe a evolução de seu paciente em todos os parâmetros anteriormente apresentados. Ao mesmo tempo, ele verifica a adesão do paciente ao tratamento e até consegue reconhecer os fatores mantenedores da dor, já que têm natureza musculoesquelética.

> Reabilitar pacientes por meio de próteses totais, com ou sem implantes, nem sempre é uma tarefa fácil e exige experiência profissional, tanto no campo das próteses totais, quanto de pacientes com dor e disfunção mandibular crônicas.

LUXAÇÃO DA MANDÍBULA E DISCINESIA OROMANDIBULAR EM PACIENTES COM DOENÇAS NEUROLÓGICAS

A presença de dores craniofaciais mistas, as dificuldades de expressão que muitas vezes o idoso tem e o descrédito dos profissionais da saúde e dos familiares em suas queixas contribuem para a cronicidade de suas dores. A presença de alterações neurológicas, como a discinesia do idoso ou as sequelas de lesões vasculares intracranianas, dificultam ainda mais sua avaliação odontológica.

Luxação recidivante da mandíbula é mais comum em idosos (Fig. 28.8), alguns deles comprometidos neurologicamente apresentam espasmos da musculatura mastigatória, situação de difícil controle em que nem sempre o tratamento cirúrgico resolve completamente; uso de relaxantes musculares (p. ex., baclofeno) depende do diagnóstico médico. Ver também Capítulo 44 sobre diagnóstico e tratamento da dor muscular mastigatória.

Doentes em uso de antipsicóticos podem apresentar discinesia mandibular tardia,[40] a qual pode causar dor e disfunção mandibular. Outros doentes com história de acidente vascular cerebral podem apresentar luxação da mandíbula secundária à doença central; neste caso, não existe o comprometimento de nervo motor (V par), e sim restrição funcional mandibular mecânica, facilmente reduzida por manobras manuais quando recente. Se tardia, o prognóstico é desfavorável e o tratamento normalmente é cirúrgico.[28] A presença de dentes facilita a contenção normalmente necessária nesses casos (Fig. 28.9).

Figura 28.8. Aspecto facial alongado de doente com luxação recidivante da ATM. **A.** Antes da redução. **B.** Após redução, a mandíbula foi contida temporariamente com bandagem tipo Barton. Estes casos têm prognóstico ruim e a abordagem cirúrgica normalmente é utilizada.

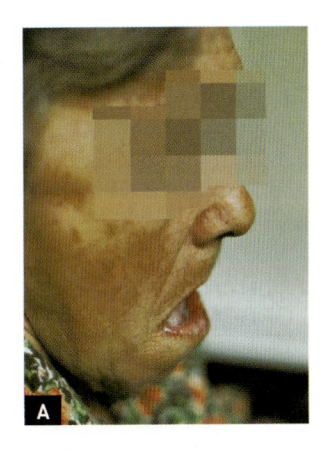

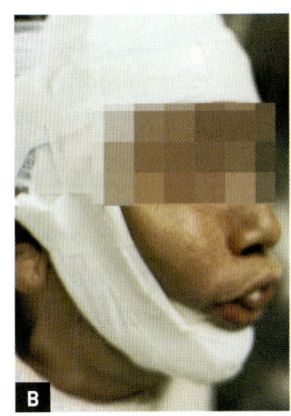

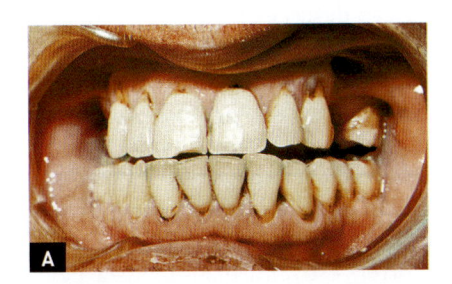

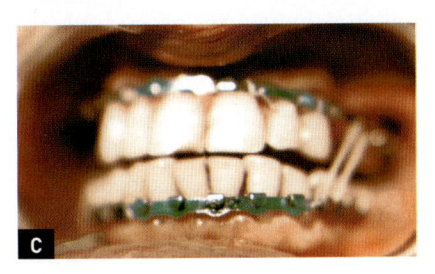

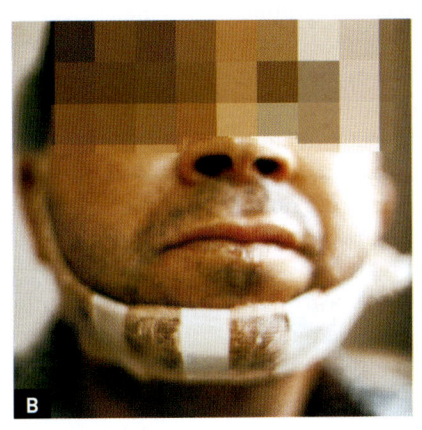

Figura 28.9. Luxação de ATM de tratamento tardio. Este paciente sofreu acidente vascular encefálico há 3 meses e apresentou assimetria facial, imediatamente após a lesão central. A suspeita inicial foi de sequela neurológica mas, em verdade, ocorrera luxação mandibular. **A.** Após redução forçada da luxação, auxiliada por relaxamento muscular obtido por droga despolarizante, em centro cirúrgico, a mandíbula foi contida por bloqueio elástico. **B.** Bandagem tipo Barton para contenção mandibular imediata. **C.** Observe que a presença de dentes facilita a tração elástica intermaxilar.

REABILITAÇÃO ORAL DE PACIENTES COM DOENÇAS NEUROLÓGICAS

Torna-se mais frequente a procura de atendimento odontológico por doentes que sofreram acidente vascular cerebral ou cirurgias intracranianas, com sequelas faciais neurológicas, como paralisia, parestesia, disestesia ou anestesia. Devido ao comprometimento da propriocepção, esses doentes demandam cuidados maiores na confecção das próteses para reduzir instabilidades, incômodos orais, traumatismos e dores faciais. As próteses dentárias melhoram a qualidade de vida dos doentes, e as condições de confecção e uso dependem das condições clínicas do doente. Quando motivados, fazem grandes esforços para cooperar com o cirurgião-dentista, a despeito das dificuldades encontradas. Casos de hipoestesia ou anestesia da mucosa oral exigem controle periódico do doente e cuidadores, pois traumatismos das próteses nem sempre são percebidos de imediato, podendo atingir proporções consideráveis até o momento do diagnóstico.

A reabilitação oral do paciente com doenças neurológicas envolve, algumas vezes, atuação interdisciplinar que inclui cirurgião-dentista, médico, fonoaudiólogo, psicólogo e outros profissionais da área de saúde. A neuralgia trigeminal ocorre com frequência em doentes acima de 60 anos; é de grande intensidade, produz sofrimento e pode piorar em pacientes desdentados totais que apresentam disfunção temporomandibular. Muitos desses pacientes perderam seus dentes na tentativa de aliviar a dor.[41] O cirurgião-dentista deve estar atento para evitar intervenções iatrogênicas e que trazem mais transtorno ao idoso.

PARALISIAS, PARESTESIAS, DISESTESIAS E DORES NEUROPÁTICAS OROFACIAIS

Entre elas, destacam-se: neuralgia trigeminal, dor facial após acidente vascular cerebral (AVC), neuralgia pós-herpética e a síndrome da ardência bucal. Essas síndromes álgicas são amplamente discutidas nos capítulos da Parte 9 sobre dor neuropática.

Cirurgias bucais, como em remoção de dentes inclusos ou inserção de implantes dentários, eventualmente deixam sequelas neurológicas locais que incomodam os pacientes. Parestesias, disestesias e dores neuropáticas, quando ocorrem após cirurgias eletivas, sem o prévio conhecimento do paciente de sua possível ocorrência, tornam o idoso desgostoso e muitas vezes insatisfeito pela decisão tomada. Os profissionais devem relatar riscos e benefícios das cirurgias, evitando desconhecimento e situações futuras constrangedoras, que angustiem e alterem sobremaneira o humor dos doentes, e que provocam impacto negativo em sua saúde e qualidade de vida.

O paciente idoso edêntulo pode ter dor decorrente de neuropatias, neuralgias, tumores e condições neurovasculares, como a enxaqueca e outras cefaleias primárias. Em pacientes desdentados totais que se queixam de dor facial crônica, a presença de neuralgia do trigêmeo (NT) pode ser confundida com dor e disfunção temporomandibular (DTM). Embora os critérios diagnósticos para a NT sejam bem definidos, clinicamente essas condições podem ocorrer de modo concomitante (ver Fig. 28.5); outras vezes a dor muscular mastigatória decorre da repetição dos episódios paroxísticos típicos dessa neuralgia. Dor na boca também de natureza traumática pode ser confundida com neuralgias (ver Fig. 28.2). Essas possibilidades devem ser avaliadas com atenção para o tratamento adequado, independentemente de cada condição álgica, pois suas terapêuticas são específicas, embora a melhora de uma possa trazer benefícios à outra.

CÂNCER BUCAL: A DOR COMO SINTOMA INICIAL

O câncer bucal é comum após os 60 anos e atinge mais os homens. Uma das grandes preocupações da dor persistente nessa faixa etária é que ela seja o primeiro sintoma do câncer de cabeça e pescoço.[42] O Capítulo 39 trata desse tema e dos critérios para o diagnóstico do câncer em pacientes com dores orofaciais persistentes. Portanto, a dor orofacial que não responde de forma favorável aos procedimentos terapêuticos habituais pode ser um alerta ao profissional, e ser o primeiro sintoma de neoplasias, tanto da cabeça como do tórax ou mesmo do abdome. O cirurgião-dentista deve ficar atento para esta possibilidade no paciente geriátrico; é uma das razões pelas quais todos os pacientes queixosos de dor facial devem submeter-se à investigação cuidadosa para descartar anormalidades estruturais responsáveis por tal queixa, principalmente quando ela é recorrente e de difícil controle. A presença de doenças ósseas, resíduos de raízes e infecções maxilares deve ser sempre averiguada em exame radiográfico auxiliar, realizado pelas radiografias periapicais e panorâmicas. Feridas crônicas na mucosa oral devem ser avaliadas; períodos acima de duas semanas sem cicatrização destas exige exames auxiliares e controle adequado (Fig. 28.10).

Outro aspecto importante no idoso refere-se aos doentes com câncer de cabeça e pescoço que receberam cirurgia, radioterapia ou quimioterapia. Muitas vezes, têm dores bucais derivadas das sequelas do câncer ou da terapêutica utilizada. Mucosites, osteorradionecrose, limitação de abertura bucal e dor recorrente podem ocorrer, e o cirurgião-dentista deve realizar os procedimentos operatórios necessários, ou pelo menos paliativos, para reduzir o sofrimento do doente e melhorar sua qualidade de vida. O paciente idoso, muitas vezes já marginalizado, sente-se mais angustiado quando suas queixas não são valorizadas, sobretudo em presença de lesões graves que, ao lado da própria idade, podem aumentar a angústia perante a proximidade da morte.

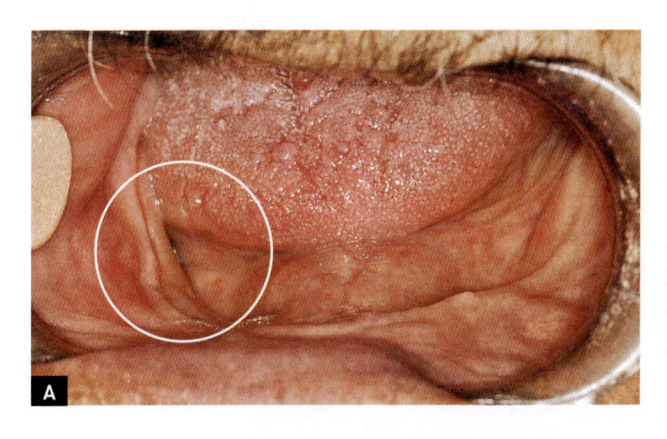

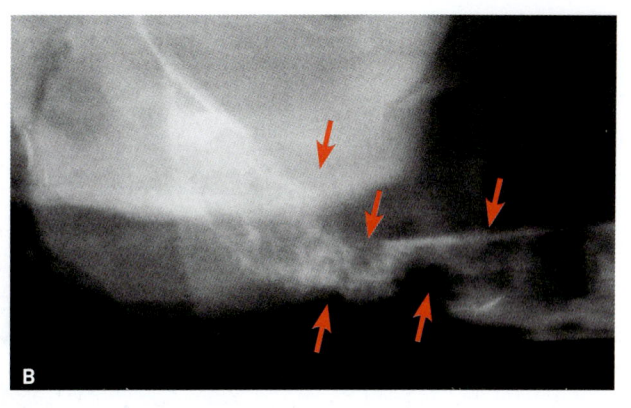

Figura 28.10. Dor e câncer de boca. Neste caso o doente (70 anos de idade) relatara pequeno ferimento doloroso na mucosa oral, sob a prótese, que não regredia com cuidados locais. **A.** Aspecto da mucosa oral. **B.** Observe a extensa destruição óssea na mandíbula. O diagnóstico final foi de carcinoma espinocelular.

Além disso, os cuidados bucais são preventivos, mesmo perante situações indolores, mas que podem ser pré-cancerosas (leucoplasias); o controle dos traumatismos protéticos e da condição de saúde dental são relevantes. Exames periódicos da cavidade bucal em pacientes que usam próteses totais devem ser rotina dos profissionais de saúde que atendem idosos (Fig. 28.11). Critério e precaução nas informações transmitidas aos idosos aumentam a confiança e evitam situações angustiosas a ele e à sua família. Na Figura 28.12 observa-se hiperplasia por traumatismo de prótese, situação benigna, mas que foi transmitida a uma paciente com câncer de boca, gerando, com obviedade, situação emocional relevante em todos os membros da família. Alguns desses doentes, após o controle do câncer, apresentam sequelas faciais ou bucais que dificultam ou impedem o uso das próteses e, embora motivados para a reabilitação, encontram resistência por parte do cirurgião-dentista, pelas dificuldades e complexidades inerentes a tais casos. A ausência das próteses facilita o aparecimento de dor decorrente de traumatismo oral por alimentos, ou temporomandibular por alteração estrutural. Mais que em técnica protética, o cirurgião-dentista deve pensar no doente e, mesmo que haja um sacrifício técnico parcial da prótese, ele será superado pela melhora na qualidade de vida que ela proporciona. Próteses totais biologicamente bem-adaptadas suprem as necessidades básicas do doente, independentemente de suas características técnicas.[28]

QUEIMAÇÃO OU SÍNDROME DA ARDÊNCIA BUCAL (SAB)

Queixa comum em pacientes idosos, principalmente mulheres após a menopausa, é a ardência ou queimação na boca. Como é uma queixa de difícil tratamento e identificação de causas, ela nem sempre é devidamente valorizada pelos profissionais de saúde. Várias situações contribuem para essa condição: redução do fluxo salivar decorrente de doenças, fármacos e estresse emocional; irregularidades nas próteses dentárias, alterações metabólicas do diabetes melito, doenças autoimunes (síndrome de Sjögren), problemas gástricos e neuropatias, entre outras inúmeras causas.[29,43] Compete ao cirurgião-dentista fazer uma avaliação criteriosa e interessar-se pelo problema do paciente. Dessa forma, mesmo que haja dificuldade no controle da queixa, permanece o benefício emocional proveniente do interesse profissional. Isso melhora a adesão do idoso aos tratamentos indicados, mesmo que sejam paliativos. Seus cuidados pessoais na higiene das próteses, uso de soluções antissépticas bucais e de protetores da mucosa oral contribuem para melhora significativa. Diversos medicamentos de ação tópica estão atualmente disponíveis no mercado nacional (ver também o Capítulo 28).

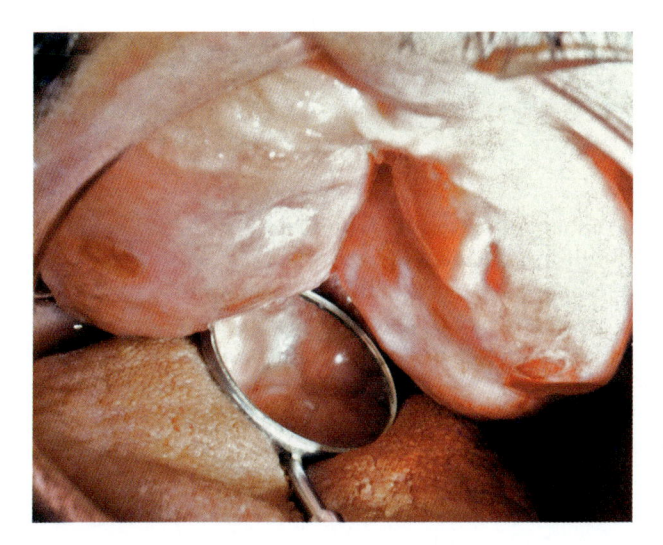

Figura 28.11. Doente geriátrico queixando-se de dor no palato e dificuldade no uso da prótese total superior há 4 meses. Observe o extenso aumento de volume da região, incluindo áreas de necrose superficial, compatível com processo invasivo maligno.

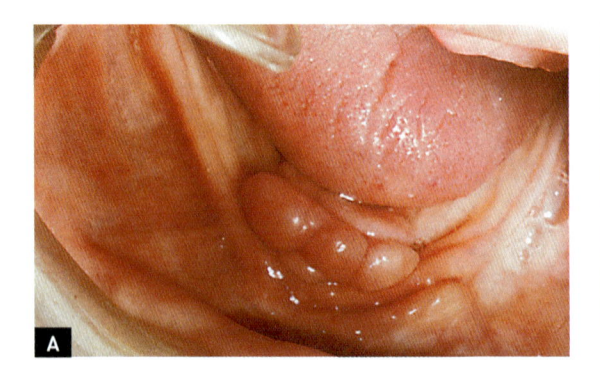

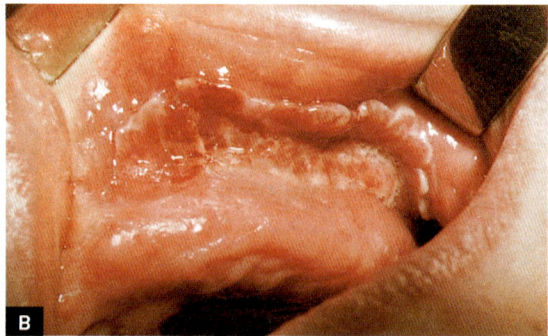

Figura 28.12. Hiperplasia benigna de mucosa oral decorrente de traumatismo pela prótese dentária. **A.** Lesão crônica no rebordo inferior em que a paciente foi "assustada". Medo e angústia do câncer geram respostas neurovegetativas importantes. A atitude profissional exerce grande influência psicológica no doente idoso. **B.** Traumatismo agudo; neste caso, a lesão é bastante dolorosa, avermelhada, com áreas necróticas e sujeitas à infecção. **C.** Traumatismo crônico; as lesões são fibróticas, bem delimitadas e indolores.

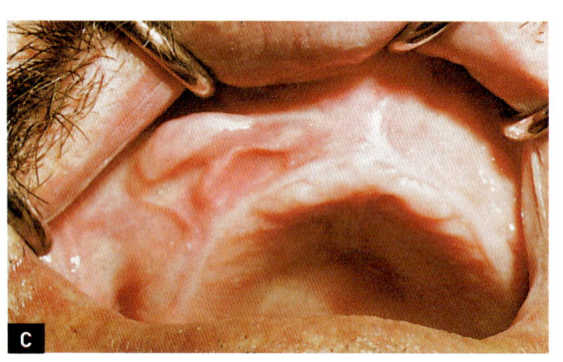

DOR AGUDA: CONTROLE DA DOR EM CIRURGIAS BUCAIS

As intervenções cirúrgicas bucais em pacientes idosos são cada vez mais frequentes em virtude de vários fatores como: aumento de vida média dos brasileiros, melhor controle das doenças crônicas em geral e das doenças cardiovasculares, da melhor orientação sobre a manutenção dos dentes, de melhor controle profissional sobre doenças bucodentais e devido ao surgimento de novas técnicas para reposição de dentes, a exemplo dos implantes osteointegrados (Quadro 28.1). Em decorrência, há necessidade de se implantar medidas para o controle da dor, trans ou pós-operatórias, que reduzam o impacto cirúrgico ao paciente idoso, quer devido à dor ou ao estresse emocional procedido do próprio ato.

Torna-se indispensável uma anamnese adequada para a identificação da condição de saúde do idoso, da existência de doenças crônicas, dos medicamentos que utiliza e de seu controle médico. Cirurgias ou procedimentos eletivos podem transcorrer normalmente, havendo tempo para contato com o médico do paciente e, quando necessário, preparo pré-operatório adequado. Em casos de intervenção urgente, devem ser avaliadas as condições da doença bucodental que determinam a urgência e as condições clínicas do paciente para uma intervenção dentro da rapidez exigida pelo caso e no local de atendimento.

Neste contexto, a avaliação pré-operatória por parte do cirurgião-dentista segue as regras gerais da clínica médica, que permitem tomar algumas decisões:[45]

Quadro 28.1. Fatores em parte responsáveis pelo aumento da frequência de idosos no consultório dentário

Cirurgias orais são mais habituais.
Aumento de vida média dos brasileiros.
Melhor controle das doenças crônicas em geral.
Melhor controle das doenças cardiovasculares.
Melhor orientação sobre a manutenção da saúde bucal.
Melhor controle profissional sobre doenças bucodentárias.
Surgimento de novas técnicas para reposição de dentes (p. ex., implantes metálicos de titânio).
Queixas de dor e desconforto bucais crônicos.

Fonte: Siqueira e Amaral.[44]

a. Saber se a intervenção pode ser realizada em consultório ou ambiente hospitalar.
b. Saber se há necessidade de preparo prévio do doente (tranquilizantes, antibióticos, outros).
c. Saber se é oportuno intervir cirurgicamente ou se deve haver forma alternativa de tratamento paliativo, até se conseguir as condições apropriadas.
d. Saber se é necessário encaminhá-lo ao médico clínico ou especialista para consulta e preparo pré-operatório necessários; os doentes crônicos estão sob supervisão médica, em geral.
e. Evitar, ou reduzir, acidentes e complicações operatórias.

MEDICAMENTOS EM IDOSOS

Os anestésicos locais são indispensáveis para o controle do procedimento dentário, principalmente se este for doloroso, e a escolha da solução anestésica deve ser determinada pela condição clínica do paciente. Assim, o uso de vasoconstritores adrenérgicos deve ser avaliado nesse contexto, e a redução de volume injetado pode ser necessária, o que exige melhor cuidado nas técnicas anestésicas, sejam anestesias infiltrativas ou por bloqueios regionais.[45] O uso de tranquilizantes no pré-operatório, de sedação e até de anestesia geral deve ser avaliado pelo cirurgião-dentista e, quando necessário, discutido com o médico do paciente e com o médico-anestesista.[46]

> Os anestésicos locais são indispensáveis para o controle da dor transoperatória e a escolha da solução anestésica deve ser determinada pela condição clínica do paciente. Vasoconstritores devem ser avaliados nesse contexto. Redução do volume injetável pode ser necessário, o que exige rigor na técnica anestésica.

A importância e a necessidade da inter-relação profissional para análise de riscos e benefícios de determinados procedimentos não devem ser esquecidas, embora a responsabilidade profissional ao indicar uma terapêutica continue presente em um caso clínico. Nas discussões interprofissionais há divisão de responsabilidades de tal sorte que cada profissional interage de acordo com sua área de atuação, respeitando e conhecendo aspectos gerais da doença e do doente. Embora o controle do paciente hipertenso seja de responsabilidade médica, o ato operatório odontológico e as implicações dele decorrentes são de responsabilidade do cirurgião-dentista. Daí a necessidade de correta avaliação pré-operatória, interprofissional, quando for necessário, para que as decisões sejam conjuntas em benefício do paciente.

Analgésicos e anti-inflamatórios não hormonais devem ser utilizados com cuidado nos pacientes idosos, que podem ter tolerabilidade reduzida. A escolha de anti-inflamatórios seletivos (COX-2) pode ser benéfica e as doses devem ser apropriadas (ver Capítulos 3 e 48).

QUALIDADE DE VIDA

A face desempenha papel preponderante de maneiras física, psíquica e social. O paciente idoso pode submeter-se a diferentes tratamentos odontológicos, independentemente de sua idade, basta que esteja em condições médicas adequadas para procedimentos eletivos e mais invasivos. A Figura 28.13 mostra fotos de paciente geriátrico de 82 anos com deficiência mastigatória importante devido à extensa atrofia do rebordo mandibular, condição relativamente bem superada por meio de próteses totais retidas sobre implantes metálicos de titânio. Essa reabilitação exige ato cirúrgico inicial para inserção óssea dos implantes de titânio e, após três meses, sua reabertura, confirmação de osteointegração e confecção das próteses.

Este é apenas um exemplo de que na odontologia, como nas demais áreas da saúde, idoso não significa restrição de tratamentos e abandono. A complexidade de qualquer reabilitação oral dependerá do diagnóstico, das dificuldades do tratamento e da condição sistêmica, psicológica e mental do paciente. Há quase 500 anos, Shakeaspere expressou sua opinião sobre a velhice: "... **é a segunda infância, sem esperança, sem visão, sem dentes, sem nada**". Hoje em dia, a despeito das dificuldades, muitas coisas mudaram e o idoso já começa a **ter algo**, **ter visão**, **ter dentes** (nosso quinhão, o pouco que depende dos cirurgiões-dentistas) e, certamente, um pouco mais de **esperança**, pelo menos para uma velhice mais saudável.

Um dos sinais da mudança de postura perante a velhice foi a escolha do idoso para o ano mundial da Luta contra a Dor no Idoso, no período de outubro de 2006 a outubro de 2007, pelo capítulo brasileiro da Associação Internacional para o Estudo da Dor (IASP – International Association for the Study of Pain), a Sociedade Brasileira para o Estudo da Dor (SBED).

CONCLUSÃO

O idoso tem naturalmente a experiência da vida e possivelmente uma série de morbidades associadas que o tornam um paciente com necessidades especiais. Algumas dores são típicas dessa fase de vida, como as neuralgias, a ardência bucal e o câncer de boca. Além disso, o fato de estarem susceptíveis a doenças crônicas degenerativas, que podem afetar a cavidade bucal e os movimentos mandibulares, torna-os um desafio maior ao cirurgião-dentista que deve primar por reabilitações funcionais que melhorem sua qualidade de vida. O tratamento desses pacientes nem sempre é fácil, em particular quando têm histórico de alterações neurológicas orofaciais.

Nesse contexto, a odontologia contribui, e muito, para melhorar sua qualidade de vida. A expectativa é que, no futuro, a preservação dos dentes reduza os problemas decorrentes do edentulismo e que contribuem como morbidades associadas para piorar a qualidade de vida de pacientes com doenças crônicas, principalmente as neurológicas e as metabólicas, que também podem afetar a boca.

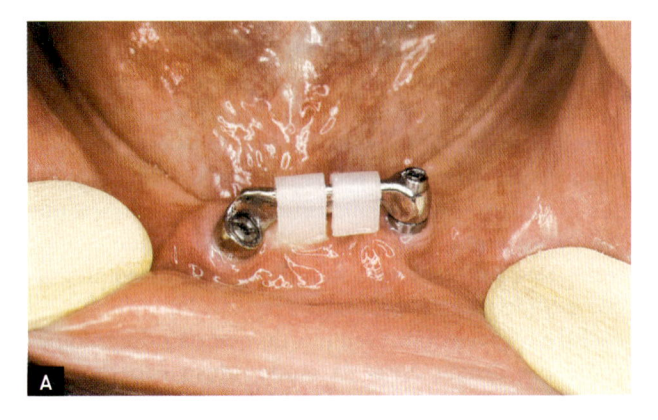

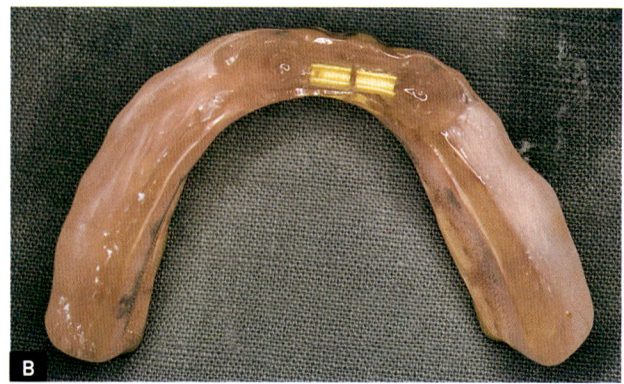

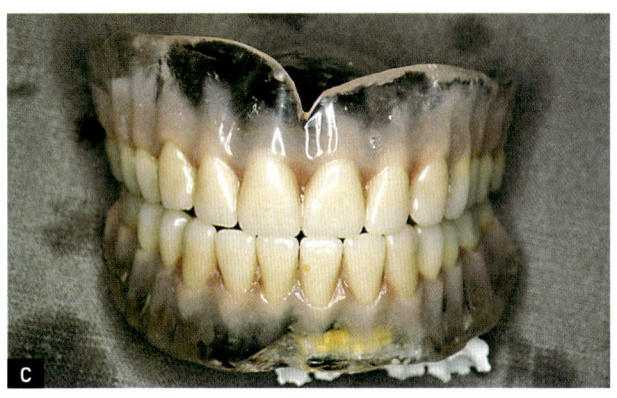

Figura 28.13. Homem de 82 anos de idade que recebeu reabilitação oral por meio de próteses totais implanto-retidas. **A.** Barra metálica presa em implantes de titânio (Sistema INP) mostrando os clipes amarelos para retenção da prótese inferior. **B.** Clipes inseridos na prótese. **C.** Próteses totais. **D.** Perfil do paciente com as próteses na boca. **E.** Aspecto facial sem as próteses. **F.** Aspecto facial com as próteses. Caso realizado em conjunto com o Dr. Munir Salomão.

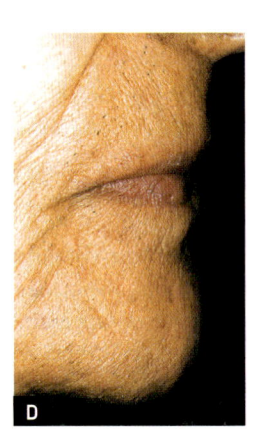

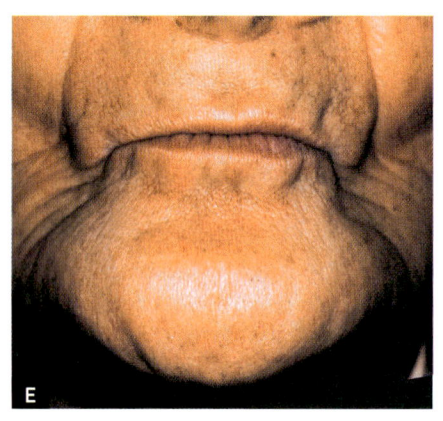

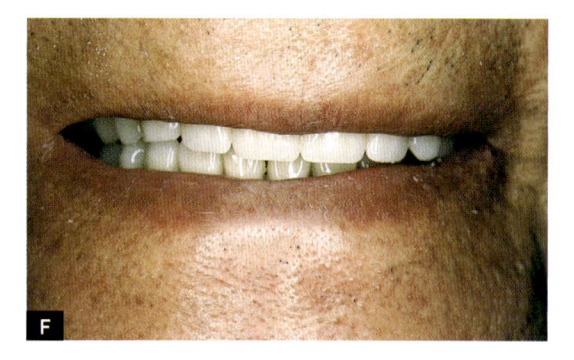

REFERÊNCIAS

1. Almeida OP, Nitrini R. Demência. São Paulo: BYK; 1995.
2. Herrera Júnior E, Caramelli P, Nitrini R. Estudo epidemiológico populacional de demência na cidade de Catanduva, estado de São Paulo, Brasil. Rev Psiq Clin. 1998;25(2):70-3.
3. Avlund K, Holm-Pedersen P, Morse DE, Viitanen M, Winblad B. Tooth loss and caries prevalence in very old Swedish people: the relationship to cognitive function and functional ability. Gerodontology. 2004;21(1):17-26.
4. Henriksen BM, Engedal K, Axéll T. Cognitive impairment is associated with poor oral health in individuals in long-term care. Oral Health Prev Dent. 2005;3(4):203-7.
5. Friedlander AH, Norman DC, Mahler ME, Norman KM, Yagiela JA. Alzheimer's disease: psychopathology, medical management and dental implications. J Am Dent Assoc. 2006;137(9):1240-51.
6. Syrjälä AM, Ylöstalo P, Sulkava R, Knuuttila M. Relationship between cognitive impairment and oral health: results of the Health 2000 Health Examination Survey in Finland. Acta Odontol Scand. 2007;65(2):103-8.
7. Miura H, Yamasaki K, Kariyasu M, Miura K, Sumi Y. Relationship between cognitive function and mastication in elderly females. J Oral Rehabil. 2003;30(8):808-11.

8. Padilha DM, Hugo FN, Hilgert JB, Dal Moro RG. Hand function and oral hygiene in older institutionalized Brazilians. J Am Geriatr Soc. 2007;55(9):1333-8.
9. Kamer AR, Craig RG, Dasanayake AP, Brys M, Sobanska LG, Leon MJ. Inflammation and Alzheimer's disease: possible role of periodontal diseases. Alzheimers Dement. 2008;4(4):242-50.
10. Kamer AR. Systemic inflammation and disease progression in Alzheimer disease. Neurology. 2010;74(14):1157.
11. Mrak RE, Griffin WS. Interleukin-1, neuroinflammation, and Alzheimer's disease. Neurobiol Aging. 2001;22(6):903-8.
12. Lima DR. O processo inflamatório nas doenças mentais. Rev Bras Neurol. 2002;38(4):31-8.
13. Ioannidou E, Malekzadeh T, Dongari-Bagtzoglou A. Effect of periodontal treatment on serum C-reactive protein levels: a systematic review and meta-analysis. J Periodontol. 2006;77(10):1635-42.
14. Lalla E, Kaplan S, Yang J, Roth GA, Papapanou PN, Greenberg S. Effects of periodontal therapy on serum C-reactive protein, sE-selectin, and tumor necrosis factor-alpha secretion by peripheral blood-derived macrophages in diabetes: a pilot study. J Periodontal Res. 2007;42(3):274-82.
15. Watts A, Crimmins EM, Gatz M. Inflammation as a potential mediator for the association between periodontal disease and Alzheimer's disease. Neuropsychiatr Dis Treat. 2008;4(5):865-76.
16. Rethman MP. Inflammation in chronic periodontitis and significant systemic diseases. J Calif Dent Assoc. 2010;38(4):247-57.
17. Riviere GR, Riviere KH, Smith KS. Molecular and immunological evidence of oral Treponema in the human brain and their association with Alzheimer's disease. Oral Microbiol Immunol. 2002;17(2):113-8.
18. Rolim TS. A infecção odontogênica e sua associação com a doença de Alzheimer [dissertação]. São Paulo: Universidade de São Paulo; 2010.
19. Siqueira SRDT, Rolim TS, Teixeira MJ, Nitrini R, Siqueira JTT. Oral infections and orofacial pain in Alzheimer's disease: case report and review. Dement Neuropsychol. 2010;4(2):145-50
20. Chapman CR, Syrjälä K. Measurement of pain. In: Loeser JD. Bonica's management of pain. 3rd ed. Philadelphia: Lippincott Williams & Wilkins; 2000. p. 310-28.
21. Helme RD, Gibson SJ. Pain in elderly. Proceedings of the 8th World Congress on Pain: progress in pain research and management. Seattle: IASP; 1996, p. 919-44.
22. Corran TM, Gibson SJ, Farrel MJ, Jelme RD. Comparison of chronic pain experience between young and elderly patients. In: Gebhart GF, Hammond DL, Jensen TS, editors. Procedings of the 7th World Congress on Pain: progress in pain/research and management. Seattle: IASP; 1994. p. 895-906, v. 2.
23. Von Korff M, Dworkin SF, Le Resche L, Kruger A. An epidemiologic comparison of pain complaints. Pain. 1988;32(2):173-83.
24. Agerberg G, Carlsson GE. Functional disorders of the mstigatory system. I. Distribution of symptons according to age and sex as judged from investigation questionnaire. Acta Odontol Scand. 1972;30(6):597-613.
25. Soh G, Chong YH, Ong G. Dental state and needs for episodic care of institutionalized elderly in an Asian community. Soc Sci Med. 1992;34(4):415-8.
26. Lipton JA, Ship JA, Larach-Robinson D. Estimated prevalence and distribuition of reported orofacial pain in the United States. J Am Dent Assoc. 1993;124(10):115-21.
27. Riley J 3rd, Gilbert GH. Orofacial pain symptoms: an interaction between age and sex. Pain. 2001;90(3):245-56.
28. Siqueira JTT, Ching LH. Dor orofacial em pacientes desdentados totais com disfunção temporomandibular: estudo retrospectivo longitudinal. Rev Paul Odontol. 1999;21(3):32-7.
29. Nasri C, Teixeira MJ, Siqueira JTT. Ardência bucal: avaliação de uma amostra clínica. Rev SIMBIDOR. 2000;1(2):75-82.
30. Almeida HMBS, Ferreira FR, Siqueira JTT. Dor orofacial: procedimentos clínicos em urgências endodônticas. J Bras Clin Estet Odonto. 1999;3(18):56-60.
31. Strabburg M, Knolle G. Atlas de enfermidades da mucosa oral. Berlin: Quintessence; 1971.
32. Klineberg I, Murray G. Osseoperception: Sensory function and proprioception. Adv Dent Res. 1999;13:120-9.
33. Boucher CO, Hickey JC, Zarb GA. Prosthodontic treatment for edentulous patients. 7th ed. Saint Louis: Mosby Company, 1995.
34. Agerberg G. Mandibular function and dysfunction in complete denture wearers: a literature review. J Oral Rehabil. 1988;15(3):237-49.
35. Mercado MDF, Faukner KDB. The prevalence of craniomandibular disorders in completely edentulous denture-wearing subjects. J Oral Rehab. 1991;18:231-42.
36. Graff-Radford SB. Cranialgias que podem apresentar-se como odontalgias. Odont Clin North Am. 1991;1:159-76.
37. Travell J, Simon D. Myofascial pain and dysfunction: the trigger point manual. Baltimore: Williams & Wilkins; 1992. v. 2.
38. Nobilo KA, Pinto A, Ribeiro JR, Nobilo MA, Mesquita MF, Henriques GE. Nóbilo's technique for bruxism treatment: a clinical case. Rev odontol Univ St Amaro. 2000;5(1):26-9.
39. Cerveira Netto H. Oclusão e disfunção em pacientes desdentados. In: Barros JJ, Rode SM, editors. Tratamento das disfunções craniomandibulares/ATM. São Paulo: Santos; 1995. p. 247-66.
40. Basset A, Remick R, Blasberg B. Tardive dyskinesia: a unrecognized cause of orofacial pain. Oral Surg Oral Med Oral Pathol Oral Radiol Endod. 1986;61(6):570-2.
41. Siqueira SRDT, Marinho JC, Corrêa CF, Teixeira MJ, Siqueira JTT. Freqüência de pacientes com neuralgia típica da face em serviço odontológico de dor orofacial. Arq SIMBIDOR. 2001;5:292.
42. Cuffari L, Tesseroli de Siqueira JT, Nemr K, Rapaport A. Pain complaint as the first symptom of oral cancer: a descriptive study. Oral Surg Oral Med Oral Pathol Oral Radiol Endod. 2006;102(1):56-61.
43. Bergdahl J, Anneroth G. Burning mouth syndrome: literature review and model for research and management. J Oral Pathol Med. 1993;22(10):433-8.
44. Siqueira JT, Amaral TG. Dor orofacial no paciente idoso: conduta clínica. In: Abordagem interdisciplinar do paciente idoso. [S.l.: s.n.]; 1999.
45. Siqueira JTT. Avaliação pré-operatória pelo cirurgião-dentista. In: Lascala NT, editor. Atualização clínica em odontologia. São Paulo: Artes Médicas; 1982. p. 133-62.
46. Prado EFGB, Cillo MTMP, Siqueira JTT. O controle da dor e da ansiedade em cirurgias bucal: sedação consciente e analgesia. In: Siqueira JTT, Ching LH, editores. Dor orofacial/ATM: bases para o diagnóstico clínico. Curitiba: Maio; 1999. p. 67-73.

PARTE 8 — Odontalgias de difícil diagnóstico

CAPÍTULO 29

HISTOLOGIA DENTÁRIA APLICADA À CLÍNICA

Victor E. Arana-Chavez
Vivian Bradaschia

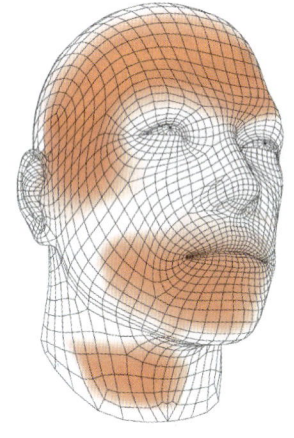

Os dentes são os elementos do sistema estomatognático diretamente relacionados com a função mastigatória, além de terem importante participação na função fonética e na dicção, bem como na estética facial. Apesar de existirem tipos dentários morfologicamente diferentes, isto é, incisivos, caninos, pré-molares e molares, e de existirem duas dentições, decídua e permanente, todos os dentes têm basicamente a mesma estrutura sob ponto de vista histológico.

A maior parte do dente é constituída pela dentina, um tecido mineralizado que contém no seu interior um tecido conjuntivo não mineralizado, a polpa dentária. Na coroa, a dentina é recoberta pelo esmalte, um tecido ainda mais mineralizado. Na porção radicular, o dente também é recoberto por um tecido mineralizado, o cemento. Porém, o cemento faz parte do periodonto de inserção e, portanto, não pertence ao dente propriamente dito. Enquanto a porção coronária está no meio bucal, a porção radicular fica dentro do alvéolo dentário, estando ancorada à base óssea pelo periodonto de inserção, constituído pelo cemento, ligamento periodontal e osso alveolar. Ainda, a gengiva, parte da mucosa oral, estabelece uma interface com o dente na sua porção cervical, constituindo o periodonto marginal ou de proteção. Assim sendo, será feita aqui uma breve revisão das principais características estruturais dentárias, especialmente daquelas relacionadas com sensibilidade dolorosa.

Os tecidos mineralizados do conjunto dentoperiodontal, isto é, esmalte, dentina, cemento e osso alveolar, possuem fosfato de cálcio sob a forma de cristais de hidroxiapatita, embora exista variação no tamanho e na organização desses cristais e na proporção que eles ocupam nos tecidos, como será mencionado adiante. Por sua vez, os tecidos não mineralizados – polpa, ligamento periodontal e gengiva – mantêm estreita relação estrutural e funcional com os anteriores.

INTRODUÇÃO

Os dentes e o periodonto são constituídos por diversos tecidos, mineralizados e não mineralizados, com características estruturais e funcionais próprias, cujo entendimento favorece a compreensão dos eventos frequentemente observados na clínica.

ESMALTE

O esmalte é o tecido mais mineralizado do organismo, contendo aproximadamente 97% de mineral. Diferentemente dos demais tecidos dentários, o esmalte tem origem epitelial, sendo formado pelos ameloblastos, células derivadas do órgão do esmalte, que por sua vez é derivado do epitélio oral primitivo. Os ameloblastos secretam uma matriz proteica, constituída por grande quantidade de amelogeninas e outras proteínas denominadas não amelogeninas (ameloblastina, amelina, bainhalina, enamelinas, tufelina). Uma vez secretada, essa matriz mineraliza-se de forma imediata, alcançando, entretanto, apenas 15% da mineralização final do esmalte. Em fase posterior, denominada de maturação, os ameloblastos degradam a matriz orgânica para permitir o crescimento dos cristais de mineral. Assim, no esmalte maduro restam apenas 2% de material orgânico. Ao final da maturação do esmalte, ocorre a erupção da coroa dentária em direção à cavidade oral. Nesse fenômeno, ocorre a fusão das células epiteliais do órgão do esmalte com o epitélio oral, de modo a proporcionar uma via eruptiva. Portanto, a coroa perde seu revestimento celular à medida que penetra na cavidade oral.

> O esmalte é o único tecido dentário que não mantém contato com as células que o formaram, razão pela qual não existe a possibilidade de sua regeneração.

A estrutura do esmalte é prismática (Fig. 29.1). Os cristais de mineral, os quais possuem maior tamanho que aqueles presentes nos demais tecidos calcificados do organismo, dispõem-se de maneira tal que é possível distinguir barras ou colunas, denominadas prismas, quase que inteiramente ocupadas por mineral (Fig. 29.2). Existe uma fina camada aprismática apenas na junção do esmalte com a dentina, bem como em sua superfície externa.

Apesar de seu alto componente mineral, o esmalte permite a passagem de íons e pequenas moléculas, possuindo, portanto, certo grau de permeabilidade.

Além disso, pode ocorrer desmineralização a partir da sua superfície, por exemplo, na cárie. Entretanto, graças aos íons e minerais presentes na saliva, a superfície desmineralizada pode remineralizar, ocorrendo frequentemente este fenômeno, conhecido como desremineralização, ao longo da vida. Além disso, o fato de os prismas de mineral praticamente não serem suportados por um arcabouço orgânico faz com que o esmalte seja um tecido friável, apresentando maior tendência a sofrer trincas e fraturas do que os demais tecidos dentários mineralizados.

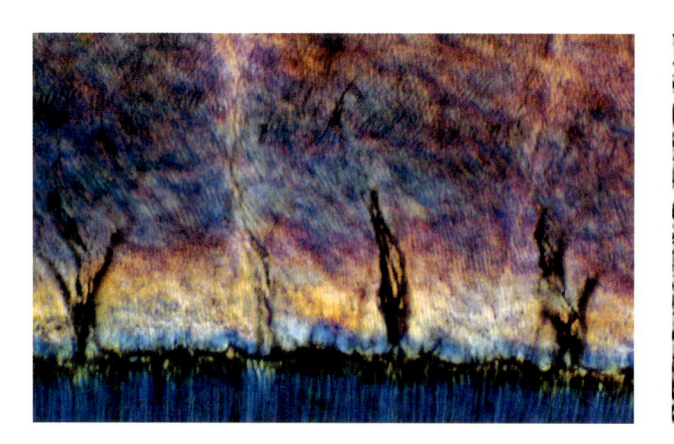

Figura 29.1. Esmalte dentário em dente desgastado.

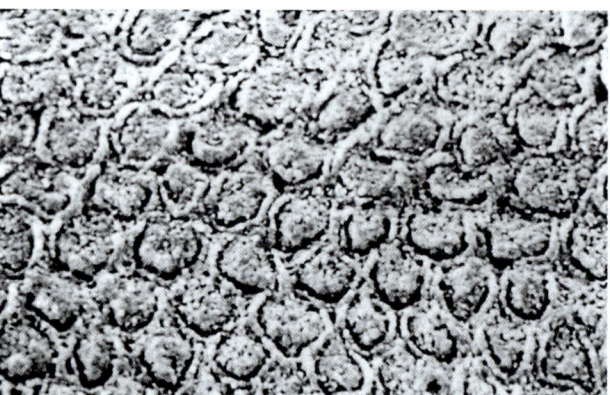

Figura 29.2. Prismas do esmalte dentário vistos em microscopia eletrônica de varredura (MEV).

COMPLEXO DENTINA-POLPA

A dentina e a polpa são formadas a partir da papila dentária, um tecido ectomesenquimal. Após eventos de indução recíproca entre esta e o órgão do esmalte, as células da periferia da papila diferenciam-se em odontoblastos, as células que formam a dentina e que, após a dentinogênese, ficam localizadas na interface desta com a polpa. Durante a formação da dentina, os odontoblastos deixam um prolongamento dentro da matriz orgânica, a qual mineraliza em torno deste, formando-se os túbulos dentinários. Como os prolongamentos odontoblásticos são ramificados de maneira profusa, formam-se também os canalículos dentinários. Assim, a dentina formada possui um complexo sistema túbulo-canalicular que confere a este tecido uma considerável permeabilidade (Fig. 29.3).

A dentina é menos mineralizada que o esmalte, possuindo em torno de 70% de mineral. Diferentemente do esmalte, a mineralização da dentina ocorre com a deposição dos cristais de hidroxiapatita sobre a matriz orgânica preexistente sem que ocorra sua degradação. A matriz orgânica da dentina é constituída em 90% por colágeno do tipo I, sendo os 10% restantes formados pelos componentes não colágenos (sialoproteínas e fosfoproteínas dentinárias, fosfoforinas, proteoglicanas, etc.).

A primeira camada de dentina é denominada dentina do manto. Esta é formada pelos odontoblastos em diferenciação, sendo um pouco menos mineralizada que a dentina circumpulpar, a qual é formada pelos odontoblastos completamente diferenciados e que constitui praticamente toda a espessura desse tecido. Como foi

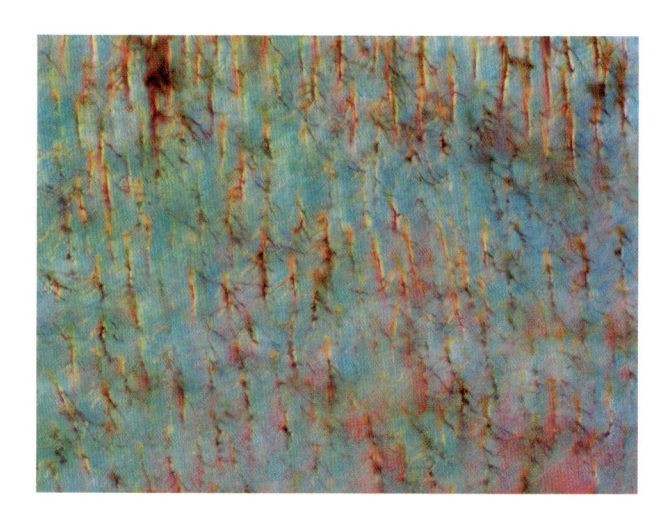

Figura 29.3. Sistema túbulo-canalicular da dentina.

anteriormente mencionado, a dentina é atravessada em toda a sua espessura pelos túbulos dentinários, a partir dos quais se originam os canalículos. Os túbulos possuem ao redor de 1 mm de diâmetro próximos à junção amelodentinária, enquanto próximos da polpa alcançam, em média, 2,5 mm. Por ser a superfície externa da dentina maior do que a interna, os túbulos dentinários convergem no sentido pulpar. Assim, o número de túbulos por milímetro é menor nas regiões periféricas da dentina (aproximadamente 19 mil por mm^2) do que nas regiões mais profundas (aproximadamente 45 mil por mm^2).

As paredes dos túbulos são constituídas por uma camada de dentina diferente, chamada peritubular. Esta é mais mineralizada que o restante da dentina, que é denominada dentina intertubular, por situar-se entre os túbulos e suas paredes. A dentina peritubular possui escassa matriz orgânica com poucas fibrilas colágenas. A maioria dessas escassas fibrilas é contínua à matriz da dentina intertubular, enquanto algumas passam para o espaço periodontoblástico, percorrendo o túbulo por curtas distâncias, em contato com o prolongamento odontoblástico. A dentina intertubular, entretanto, consiste principalmente em fibrilas colágenas, dispostas formando uma trama, intimamente relacionadas com outros componentes não colágenos da dentina. Nessa matriz orgânica encontram-se depositados os cristais de hidroxiapatita. Por sua vez, os canalículos possuem suas paredes mineralizadas constituídas por dentina intertubular (Figs. 29.4 e 29.5).

Na luz dos túbulos dentinários estão alojados os prolongamentos dos odontoblastos. Entretanto, a maioria das evidências indica que os prolongamentos odontoblásticos não ocupam toda a extensão dos túbulos no dente formado, restringindo-se a seu terço ou à metade interna. Desse modo, enquanto no terço interno todos os túbulos contêm processo odontoblástico, no terço médio isso ocorre em cerca de 50%, enquanto no terço externo da dentina é raro encontrar túbulos com processos odontoblásticos. Essa condição é aumentada com o passar do tempo e, por esta razão, os túbulos vão se obliterando pela sucessiva deposição de dentina esclerótica em suas paredes. Entre o prolongamento odontoblástico e a parede da dentina peritubular encontra-se o espaço periodontoblástico. Este é na verdade um espaço virtual, sendo preenchido pelo fluido dentinário, um líquido tecidual cuja composição assemelha-se ao plasma. Como os túbulos dentinários ramificam-se originando os canalículos, o fluido dentinário encontra-se percorrendo todo o profuso sistema túbulo-canalicular da dentina, em comunicação com a matriz orgânica não mineralizada que constitui a pré-dentina. Esta contém numerosas fibrilas colágenas do tipo I, além de outros constituintes como proteoglicanas e glicoproteínas e separa a superfície interna da dentina mineralizada dos corpos celulares dos odontoblastos, sendo, portanto, atravessada pelos prolongamentos odontoblásticos que penetram nos túbulos dentinários.

Os odontoblastos são células tipicamente sintetizadoras e secretoras de proteínas que adotam uma disposição em paliçada (Fig. 29.6). Desde fases iniciais da sua diferenciação, os odontoblastos desenvolvem complexas junções intercelulares. Essas junções incluem as do tipo oclusivo, que determinam uma compartimentalização parcial da pré-dentina e dentina, em relação à polpa dentária. Desse modo, a circulação do fluido dentinário fica restrita ao sistema de túbulos e canalículos dentinários e à pré-dentina.

A dentina formada até o fechamento do ápice radicular é chamada de dentina primária. Entretanto, a deposição de dentina continua durante toda a vida do indivíduo, embora a ritmo muito lento, formando-se a dentina secundária. Essa deposição determina que, com

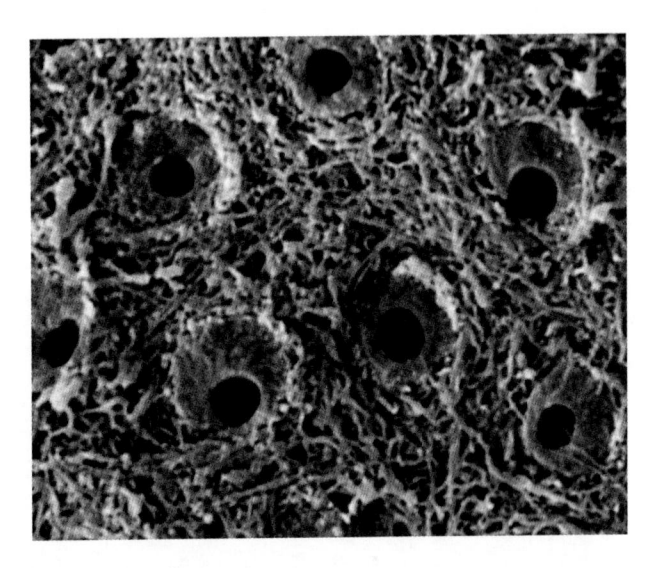

Figura 29.4. Túbulos dentinários em corte transversal. Observar a dentina peritubular, ao redor dos túbulos e a dentina intertubular, com suas abundantes fibrilas colágenas.

Fonte: Katchburian e Arana.[1]

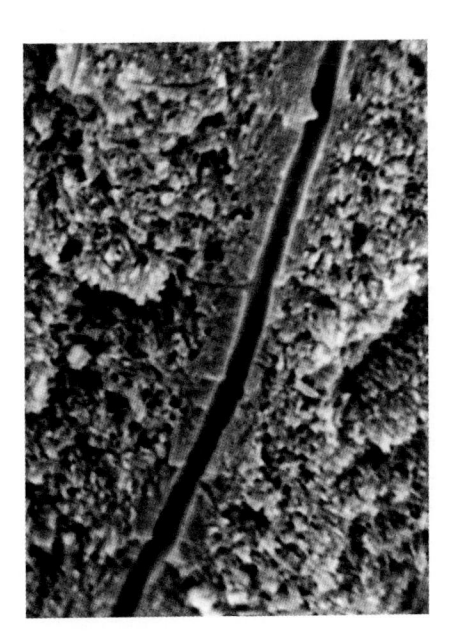

Figura 29.5. Túbulo dentinário em corte longitudinal.

Fonte: Katchburian e Arana.[1]

o avançar da idade, diminua tanto o volume da câmara pulpar como os diâmetros dos canais radiculares. Todavia, frente a estímulos como atrição ou mesmo cárie de lenta progressão, os odontoblastos depositam maior quantidade de dentina na parede pulpar, na tentativa de restabelecer a distância entre estes e o fator agressor, formando a dentina reacional. Por outro lado, em casos de lesão pulpar, quando a camada de odontoblastos é lesada, células indiferenciadas, principalmente da região subodontoblástica, podem formar um tipo de dentina com aparência osteoide, denominada dentina reparativa. Tanto a dentina reacional como a reparativa são consideradas dois tipos de dentina terciária.

Os odontoblastos formam uma camada celular que constitui a periferia da polpa dentária. A polpa é um tecido conjuntivo não mineralizado, originado como a dentina, a partir da papila dentária. A polpa está, portanto, alojada no interior da câmara pulpar e dos canais radiculares. É constituída, basicamente, por três regiões bem diferenciadas: a camada de odontoblastos, a região subodontoblástica e a região central (Fig. 29.7).

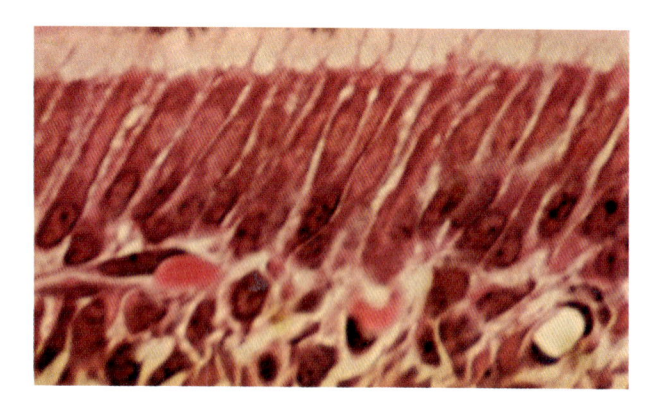

Figura 29.6. Camada de odontoblastos.

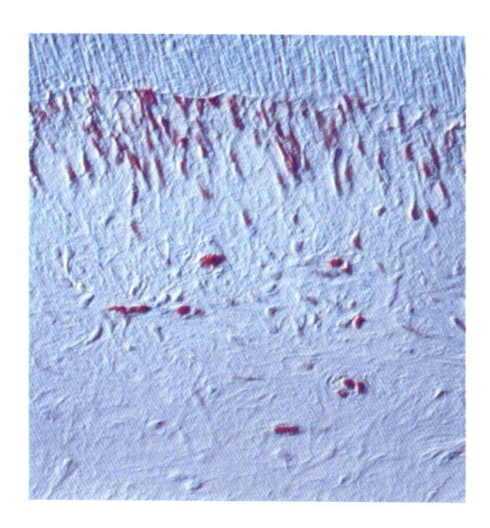

Figura 29.7. Aspecto histológico da região periférica da polpa dentária.

Na coroa, os odontoblastos possuem uma forma nitidamente cilíndrica, e sua altura diminui no sentido radicular, chegando a ser cúbicos ou quase pavimentosos na região apical, nas proximidades do forame. Os odontoblastos sintetizam de forma ativa a matriz orgânica de dentina durante a dentinogênese, passando, uma vez que a dentina primária é formada, a um estado de repouso. Contudo, como já foi mencionado, continuam secretando componentes orgânicos da dentina ao longo da vida, formando a dentina secundária e, em alguns casos, a terciária.

A região subodontoblástica é constituída por uma zona pobre em células, localizada logo abaixo dos corpos dos odontoblastos, na qual terminam plexos sanguíneos e nervosos e por uma zona rica em células, na qual estão presentes numerosas células indiferenciadas, cujos prolongamentos atravessam a zona pobre em células para contatar a superfície basal dos odontoblastos. A presença dessas células indiferenciadas é mais evidente na polpa coronária do que na polpa radicular. Existe, portanto, a capacidade de diferenciação de novas células para formação de dentina reparativa quando ocorrem lesões aos odontoblastos, como por exemplo, em preparos cavitários ou lesões cariosas profundas.

A região central da polpa é um tecido conjuntivo do tipo frouxo, ou seja, caracterizado por numerosos fibroblastos, em meio a uma matriz extracelular com poucas fibrilas colágenas, mas com abundante substância fundamental rica em proteoglicanas e glicoproteínas. Em geral, os fibroblastos pulpares possuem algumas características diferentes daquelas dos fibroblastos de outros tecidos, como a expressão de proteínas relacionadas com tecidos mineralizados, como a osteonectina e a tenascina. Outras células típicas dos tecidos conjuntivos, como macrófagos e linfócitos, bem como células indiferenciadas, estão também presentes na região central da polpa. As células indiferenciadas tanto da região subodontoblástica como da região central da polpa são consideradas células-tronco.

A polpa dentária é ricamente vascularizada e inervada, penetrando o feixe vasculonervoso pelo forame apical principal, percorrendo o canal radicular até atingir a câmara pulpar. Tanto os vasos sanguíneos como as fibras nervosas ramificam-se durante o seu percurso, terminando na região subodontoblástica. Nesta, os numerosos e finos capilares formam alças que invadem a camada de odontoblastos, enquanto as fibras nervosas, também abundantes, formam o plexo de Raschkow, terminando algumas delas em contato com os odontoblastos e outras atravessando a camada odontoblástica até a pré-dentina e inclusive até a porção inicial dos túbulos dentinários.

A maioria das fibras nervosas da polpa pertence a dois tipos: A-delta e C. As fibras A-delta são mielínicas, alcançam o plexo de Raschkow e a camada de odontoblastos e possuem um baixo limiar de sensibilidade. As fibras C são amielínicas, estão localizadas em todas as regiões da polpa e possuem um alto limiar de sensibilidade. A velocidade de transmissão do impulso nervoso está associada à presença de bainha de mielina ao redor dos axônios. Uma característica importante é que a presença de mielina é maior na polpa dos dentes erupcionados e em oclusão do que nos dentes recém-erupcionados. Assim, alguns testes de vitalidade, como o elétrico, às vezes não refletem o verdadeiro estado pulpar quando aplicados em dentes muito jovens. Além disso, a polpa contém fibras pertencentes ao sistema nervoso autônomo, as quais regulam principalmente o fluxo sanguíneo pulpar.

> A dor de origem dentinopulpar possui características especiais; até o momento não existem bases conclusivas para explicar sua exata natureza. Seja qual for o estímulo no complexo dentina-polpa (bacteriano, térmico, mecânico ou químico), a sensibilidade é sempre traduzida como dor. Além disso, regiões diferentes da dentina possuem graus de sensibilidade dolorosa também diferentes. Assim sendo, maior sensibilidade dolorosa existe tanto na dentina superficial, próxima à junção amelodentinária, como na dentina profunda, próxima à polpa.

Para explicar a sensibilidade dolorosa dentinária, foram formuladas três teorias (Fig. 29.8), as quais serão brevemente comentadas a seguir.

A primeira delas considera que as finas fibras nervosas na porção inicial dos túbulos dentinários seriam diretamente atingidas pelos estímulos. Entretanto, essas terminações nervosas não são encontradas em todos os túbulos, além do que, quando presentes, estão restritas à sua porção inicial. Esta teoria, portanto, não explica a grande sensibilidade dolorosa na dentina superficial (Fig. 29.8, à esquerda).

A segunda teoria propõe que os odontoblastos e os prolongamentos funcionariam diretamente como receptores sensoriais, mantendo certa capacidade de transdução de impulsos nervosos. Entretanto, como o prolongamento odontoblástico aparentemente alcança apenas um terço do túbulo dentinário, a sensibilidade na dentina superficial também não poderia ser explicada (Fig. 29.8, centro).

A terceira teoria, denominada hidrodinâmica, é a mais cotada para explicar a sensibilidade dentinária. Esta se baseia na presença do fluido dentinário que preenche os túbulos e canalículos. Assim sendo, uma vez atingida a dentina, seria produzida uma leve movimentação desse líquido, gerando-se ondas que se propagariam ao longo dos túbulos e canalículos, atingindo as fibras nervosas presentes na porção inicial dos túbulos e na pré-dentina. Esta teoria explica porque a dentina superficial, na qual os túbulos dentinários são mais profusamente ramificados, é extremamente sensível, mesmo na ausência de prolongamento odontoblástico e de terminações nervosas nessa região (Fig. 29.8, à direita).

Contudo, é provável que, dependendo do estímulo e da profundidade da dentina, vários mecanismos possam estar envolvidos de maneira simultânea.

TECIDOS PERIODONTAIS

Os tecidos periodontais, responsáveis pela manutenção dos dentes nos alvéolos, são funcionalmente divididos em dois grupos: cemento, ligamento periodontal e osso alveolar, responsáveis pela ancoragem propriamente dita do dente no alvéolo e a gengiva, que representa a continuidade da mucosa oral com o dente. A formação desses tecidos ocorre após o desenvolvimento completo da coroa, concomitantemente à erupção da mesma em direção à cavidade oral.

Cemento

O cemento é um tecido mineralizado originado a partir do folículo dentário, que apresenta muitas similaridades com o tecido ósseo: possui aproximadamente 60% de mineral e sua matriz orgânica é constituída sobretudo por colágeno do tipo I. Entretanto, por ser avascular, o cemento depende do ligamento periodontal para se nutrir por difusão. O cemento não sofre, em geral, remodelação, embora seja passível de reabsorção e neoformação, porém, com intensidade muito menor que a do tecido ósseo.

A espessura do cemento varia segundo a região: é muito fino no terço cervical da raiz (30-50 µm), aumentando de modo gradual em direção apical (180-200 µm). O cemento encontrado no terço cervical não contém células, sendo chamado, portanto, de cemento acelular (Fig. 29.9). Este cemento, quando observado em preparações por desgaste, não descalcificadas, apresenta aspecto homogêneo, quase transparente. Entretanto,

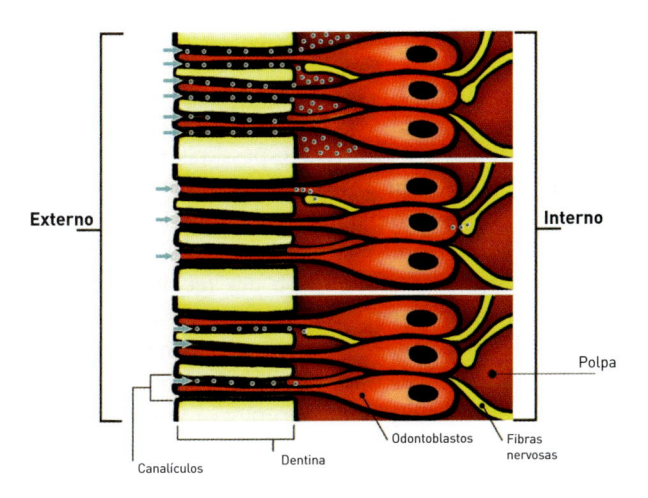

Figura 29.8. Esquema para explicar as teorias de sensibilidade dentinária.

Fonte: Katchburian e Arana.[1]

quando examinado em cortes descalcificados, é claramente observada a presença de feixes dispostos de forma regular. Essas porções das fibras do ligamento periodontal que ficaram inseridas no cemento, denominadas fibras de Sharpey, sofrem um processo muito uniforme de mineralização.

A partir do terço médio da raiz e nas áreas de furcação dos dentes com mais de uma raiz, o cemento apresenta lacunas contendo cementócitos e numerosos canalículos percorridos pelos prolongamentos dessas células (Fig. 29.10). Além disso, sua matriz orgânica é constituída por fibras colágenas produzidas tanto pelos cementoblastos como por fibroblastos do ligamento durante a formação do periodonto de inserção, razão pela qual este cemento é denominado celular de fibras mistas. Diferentemente do cemento acelular, as fibras de Sharpey inseridas no cemento celular sofrem mineralização incompleta. Por esse motivo, nas preparações descalcificadas, essas fibras extrínsecas, mais numerosas nas camadas superficiais do que nas profundas, aparecem caracteristicamente visíveis no interior do cemento.

Os cementócitos são os cementoblastos que ficaram aprisionados na matriz do cemento durante sua formação. Os cementócitos são células com pouca atividade metabólica, apresentando, por isso, poucas organelas no seu citoplasma; possuem, da mesma forma, numerosos prolongamentos que estabelecem comunicação com os dos cementócitos vizinhos por meio de canalículos. Como os cementócitos dependem da difusão dos nutrientes essenciais a partir dos vasos sanguíneos do ligamento periodontal, a maioria dos seus prolongamentos dirige-se para a superfície externa cementária.

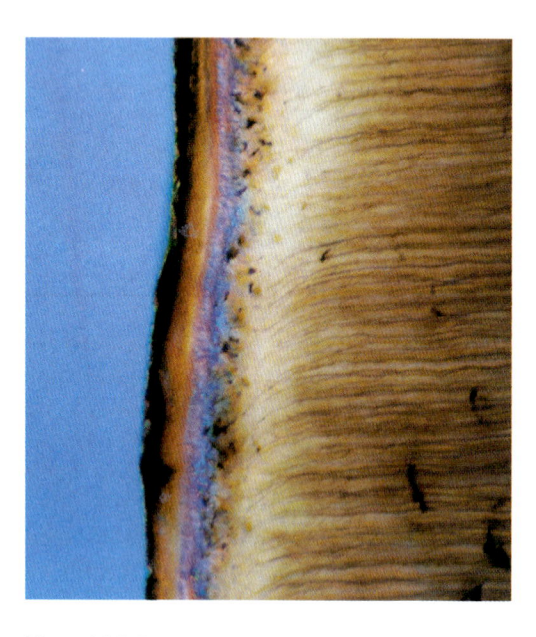

Figura 29.9. Região cervical mostrando o cemento acelular em dente desgastado.

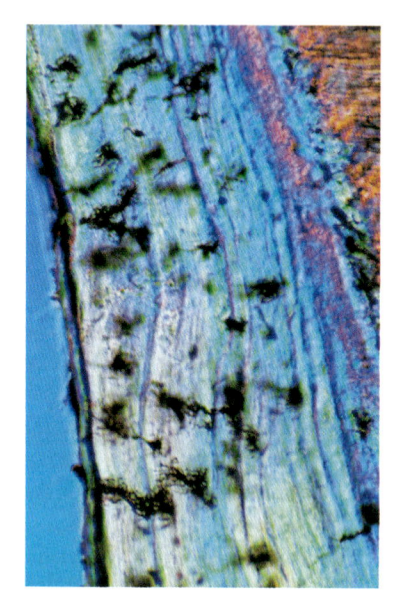

Figura 29.10. Aspecto de região de cemento celular no terço apical da raiz em dente desgastado.

Ligamento periodontal

O ligamento periodontal é um tecido interposto entre o cemento e o osso alveolar, estabelecendo, dessa maneira, a articulação entre o dente e seu respectivo alvéolo. Por ser um tecido conjuntivo não mineralizado, o ligamento periodontal é observado nas radiografias como uma linha radiolúcida, sendo por isso chamada de "espaço" periodontal. O ligamento periodontal amortece as forças mastigatórias e, por meio dos seus receptores sensoriais proprioceptivos, desempenha importante papel na acomodação dos arcos dentários durante os movimentos funcionais do sistema estomatognático.

A espessura do ligamento periodontal varia de acordo com a altura da raiz do dente. Em indivíduos jovens, a espessura média é de 0,21 mm, e nos terços cervical, médio e apical da raiz tem espessuras de 0,23 mm, 0,17 mm e 0,24 mm, respectivamente. Essa espessura, em geral, diminui com a idade, alcançando, em idosos, 0,15 mm como média.

O ligamento periodontal é um tecido conjuntivo frouxo atravessado em toda a sua extensão por feixes grossos de fibras colágenas que se inserem tanto no cemento como no osso alveolar. O ligamento, também derivado do folículo dentário, começa seu desenvolvimento por ocasião do início da formação da raiz, quase simultaneamente com a formação do cemento, do lado do dente, e do osso alveolar, na parede do alvéolo. Os fibroblastos recém-diferenciados formam a matriz extracelular do ligamento periodontal e, sobretudo, dos feixes de fibras que se inserem nesses tecidos mineralizados em formação.

O ligamento periodontal é um dos tecidos conjuntivos no qual ocorre o maior índice de renovação (*turnover*) e remodelação dos constituintes da matriz extracelular. Tanto a formação como a degradação do colágeno são responsabilidade dos fibroblastos periodontais. Outras células presentes no ligamento são os restos epiteliais de Malassez, resultantes da fragmentação da bainha radicular epitelial de Hertwig, durante o desenvolvimento radicular (Fig. 29.11).

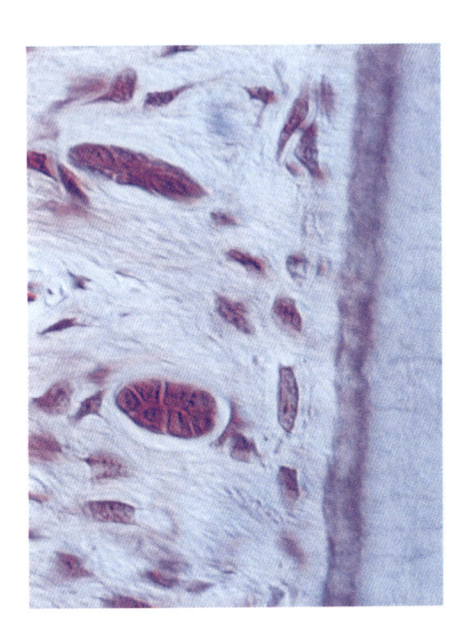

Figura 29.11. Ligamento periodontal na região adjacente à raiz.

Embora de função desconhecida, essas células epiteliais podem ser ativadas quando do estabelecimento de processos inflamatórios no ligamento periodontal, podendo proliferar e desenvolver cistos periodontais laterais ou periapicais, segundo sua localização. Além disso, outras células do tecido conjuntivo estão presentes, bem como elementos do sistema imune. No ligamento periodontal do dente formado existe também uma população de células indiferenciadas, que permite, quando necessário, a diferenciação de novas células de natureza conjuntiva, isto é, tanto fibroblastos como cementoblastos e osteoblastos.

Os componentes básicos da matriz extracelular do ligamento periodontal são as fibrilas colágenas, as quais possuem de 50 a 70 nm de diâmetro. Estas estão presentes de maneira isolada, podendo ser observadas unicamente ao microscópio eletrônico, ou agrupadas, constituindo fibras com 0,2 a 0,3 mm de diâmetro, visíveis ao microscópio de luz. Além disso, as fibras podem formar os feixes característicos do ligamento, chamados de fibras principais. Assim, a denominação "ligamento" deve-se ao grande número de feixes de fibras principais, que se inserem no cemento e no osso alveolar. Estas são constituídas por fibras e fibrilas que se entrelaçam umas ao lado e à continuação das outras, recebendo sua denominação de acordo com a orientação e a região da raiz na qual se encontram inseridas. Desse modo, são distinguidos cinco grupos de fibras principais: da crista alveolar, horizontais, oblíquas, apicais e, no caso de dentes com mais de uma raiz, inter-radiculares (Fig. 29.12). Além dessa disposição, quando as raízes são cortadas transversalmente em seus respectivos alvéolos, constata-se que a divergência dos feixes, partindo do cemento para o processo alveolar não é uniforme: enquanto alguns feixes dirigem-se seguindo um sentido horário, outros o fazem em sentido anti-horário, entrecruzando-se (Fig. 29.13).

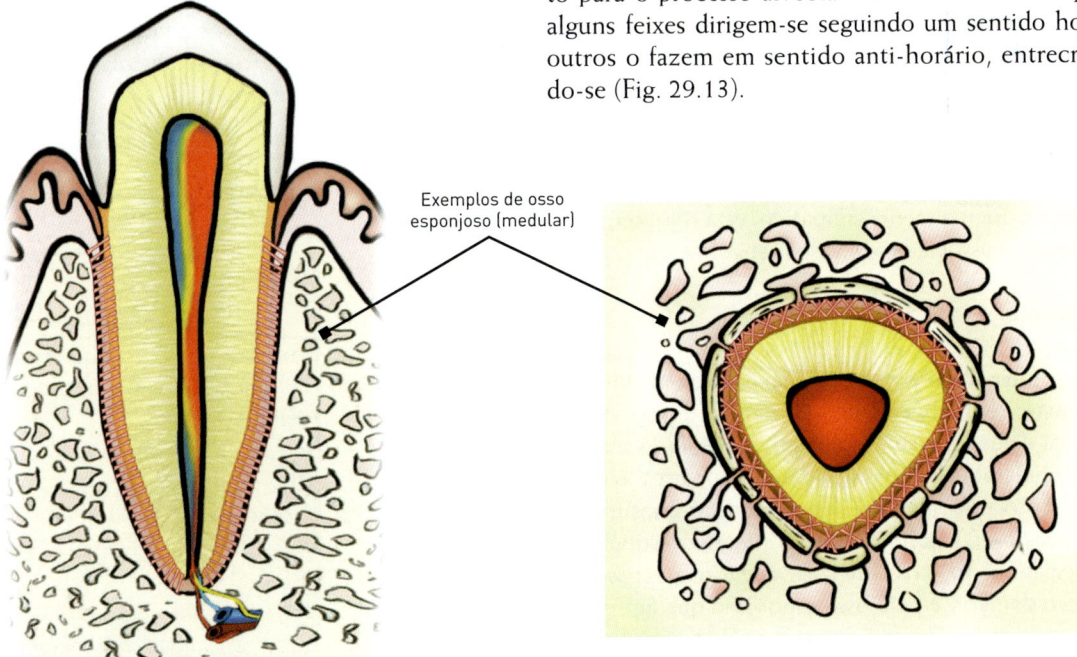

Exemplos de osso esponjoso (medular)

Figura 29.12. Fibras principais do ligamento periodontal em corte longitudinal.

Fonte: Modificado de Katchburian e Arana.[1]

Figura 29.13. Ligamento periodontal em corte transversal.

Fonte: Modificado de Katchburian e Arana.[1]

O ligamento periodontal é muito vascularizado. A maior parte dos vasos que irrigam o ligamento periodontal penetra pela região apical, no fundo do alvéolo, e provém de ramos laterais da artéria dentária, antes que esta atravesse o forame apical em direção à polpa dentária. Um segundo grupo é constituído pelas artérias perfurantes, ramos laterais das artérias interalveolar e inter-radicular que nutrem o processo alveolar e que penetram o ligamento por meio das várias perfurações da parede do alvéolo. Uma vez no ligamento periodontal, as artérias, as quais ficam mais próximas do osso alveolar do que do cemento, seguem seu padrão de ramificação até capilares, continuando depois com a parte venosa do sistema vascular. No ligamento são observadas numerosas anastomoses arteriovenosas, as quais são consideradas reservatórios do volume sanguíneo necessário para a manutenção da pressão hidrostática característica do ligamento periodontal. A drenagem linfática segue a trajetória do sistema venoso.

O ligamento periodontal recebe inervação a partir de ramos do nervo dentário, os quais penetram na região apical e se dirigem por todo o ligamento até a porção gengival. Outro grupo de nervos, porém menos numeroso, penetra lateralmente o ligamento, proveniente do osso alveolar, seguindo a trajetória das artérias perfurantes, e ramifica-se em sentidos apical e cervical. Essas fibras nervosas têm dupla origem: do núcleo mesencefálico e do gânglio trigêmeo. Os axônios provenientes do núcleo mesencefálico estão envolvidos no controle da posição da mandíbula, por meio de vias de reflexos inconscientes e propriocepção. Os axônios do gânglio trigêmeo são os responsáveis pela sensação consciente, isto é, dor e pressão. No ligamento periodontal encontram-se fibras nervosas de diversos diâmetros, sendo as maiores mielínicas e as menores tanto amielínicas como mielínicas. Estas fibras resultam em terminações nervosas de vários tipos, dependendo da região. Assim sendo, terminações de Ruffini e corpúsculos encapsulados estão presentes no terço apical, enquanto fibras nociceptivas são encontradas em todas as regiões. O sistema autônomo, principalmente simpático, está representado pela inervação associada aos vasos sanguíneos.

Osso alveolar

O osso alveolar é a parte da maxila e da mandíbula que consiste, com o ligamento periodontal e o cemento, no sistema de ancoragem do dente no alvéolo. A maxila e a mandíbula possuem basicamente duas partes: o osso basal e o processo alveolar. Este último é constituído pelas tábuas ou corticais externa e interna (vestibular e lingual/palatina), pelo osso alveolar que forma as paredes do alvéolo dentário e pelo osso esponjoso que fica entre ambos. Todavia, as corticais unem-se ao osso alveolar nas cristas alveolares, próximas ao colo do dente.

Enquanto na parte mais profunda do osso alveolar (que se continua com o osso esponjoso), existem alguns sistemas de Havers, sua maior parte, voltada para o ligamento, é constituída por lamelas paralelas. Em geral, a estrutura básica do osso alveolar é semelhante ao tecido ósseo de outras regiões do organismo, isto é, com numerosos osteócitos alojados em lacunas e em comunicação entre si por meio de canalículos que percorrem a matriz mineralizada. Entretanto, sua característica principal reside nos inúmeros feixes de fibras colágenas nele inseridas, orientados perpendicularmente à superfície, ou seja, as fibras de Sharpey, que lhe conferem um aspecto fasciculado (por essa razão é também chamado de osso fasciculado). As fibras do osso alveolar propriamente ditas (intrínsecas) são, em geral, perpendiculares às fibras de Sharpey (extrínsecas). A superfície do osso alveolar voltada para o ligamento está recoberta por uma camada de osteoblastos ou células de revestimento ósseo (dependendo do estado funcional destas células); entre duas ou mais células existem túneis pelos quais passam os feixes de fibras colágenas que ficam em íntimo contato com a membrana das células (Fig. 29.14).

Em regiões nas quais há reabsorção óssea, osteoclastos estão também presentes na superfície óssea. O osso alveolar propriamente dito, cuja espessura varia entre 0,1 e 0,4 mm, é observado em radiografias com maior radiopacidade que o osso esponjoso adjacente, sendo, por essa razão, denominado nas descrições radiológicas de "lâmina dura". Entretanto, essa aparência é devido à superposição e não porque possua maior grau de mineralização que o osso esponjoso.

Além disso, o osso alveolar não é uma camada contínua, pois é atravessado por numerosas aberturas que passam da medula óssea do osso esponjoso subjacente para o ligamento periodontal, através das quais passam numerosos vasos sanguíneos e fibras nervosas. Por conter muitas perfurações, o osso alveolar é também denominado lâmina cribriforme.

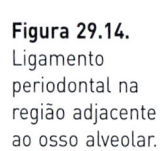

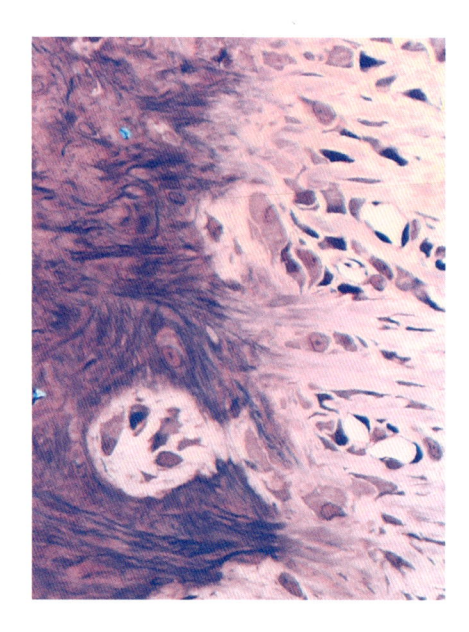

Figura 29.14. Ligamento periodontal na região adjacente ao osso alveolar.

Gengiva

Apesar de a gengiva ser parte da mucosa oral, as porções gengivais marginal e papilar também fazem parte do periodonto, constituindo o denominado periodonto marginal ou de proteção. A gengiva como um todo divide-se em três porções: marginal ou livre, papilar ou interdentária e inserida. A gengiva marginal ou gengiva livre é uma espécie de banda ou colar que rodeia o colo do dente. Nas faces vestibular e lingual, a gengiva possui forma piramidal com sua vertente externa voltada para a cavidade oral, compreendida entre o vértice da margem gengival e a depressão que segue o contorno do dente. A vertente da gengiva voltada para o dente é constituída por dois segmentos: o sulco gengival e o epitélio juncional.

O epitélio juncional forma um colar ao redor do dente completamente erupcionado, estabelecendo um mecanismo de adesão entre suas células e a superfície dentária, denominado aderência epitelial. Embora na maioria dos casos a aderência epitelial seja estabelecida com o esmalte, esta pode também ser formada com o cemento, dentina radicular ou até mesmo materiais restauradores. As fibras principais inseridas no cemento formam a barreira que limita o aprofundamento do epitélio juncional no sentido apical. Por isso, quando ocorre degradação das fibras principais inseridas no cemento, no caso de doença periodontal, o epitélio juncional pode migrar no sentido apical até encontrar as primeiras fibras inseridas intactas. Na gengiva normal de dentes jovens, o epitélio juncional tem a sua extremidade apical na altura do limite amelocementário. A distância entre a parte mais profunda (apical) e a continuidade com o epitélio do sulco é de aproximadamente 1,5 mm. Em caso de moléstia periodontal, quando o epitélio juncional migra rapidamente no sentido apical, restringe-se a neoformação de tecido ósseo na crista alveolar. Esse fenômeno pode ser limitado pela colocação de membranas artificiais nessa região, permitindo, portanto, o que se denomina regeneração tecidual guiada, procedimento amplamente usado na clínica periodontal em anos anteriores.

O epitélio juncional possui dois estratos de células, o basal, do lado da lâmina própria (tecido conjuntivo), constituído por uma única camada de células cúbicas e o estrato suprabasal, formado por células achatadas com o seu longo eixo paralelo à superfície do dente (Fig. 29.15). As células do estrato basal formam, como em toda interface epitélio/conjuntivo, uma lâmina basal na sua relação com a lâmina própria. Entretanto, entre a superfície dentária e as células adjacentes existe também uma lâmina basal. Desse modo, a primeira denomina-se lâmina basal externa, enquanto a localizada em relação à superfície do dente é chamada interna.

As células do epitélio juncional estão ligadas por desmossomas, porém, deixam amplos espaços intercelulares que lhe conferem grande permeabilidade. Assim, existe a passagem de líquido tecidual e de células inflamatórias (principalmente neutrófilos e linfócitos) da lâmina própria para o sulco gengival. Forma-se, desse modo, um exsudato denominado fluido crevicular ou sulcular. Essa permeabilidade permite também a passagem de bactérias e/ou toxinas bacterianas no sentido inverso, ou seja, do sulco para o tecido conjuntivo. Por essa razão, gengivas clinicamente normais, em adultos, sempre apresentam leve grau de inflamação que, dependendo da intensidade, resulta na passagem de maior quantidade de fluido crevicular.

A aderência epitelial é constituída pelas células adjacentes ao dente, as quais estabelecem hemidesmossomas na sua superfície voltada para a lâmina basal interna. A aderência epitelial possui capacidade de se reconstituir de forma rápida. Por essa razão, quando desfeita, por exemplo, pela utilização do fio dental, ela se reconstitui. Entretanto, quando é realizada a sondagem gengival, a sonda atravessa o epitélio juncional na sua parte média, até a sua base, não atingindo, portanto, a aderência epitelial. A sondagem, quando realizada de modo adequado, não produz sangramento. Contudo, quando a gengiva está inflamada, ocorre rápida passagem de sangue da lâmina própria para o fundo do sulco gengival, aparecendo como um dos sinais clínicos da gengivite.

O sulco gengival é uma estreita fenda entre a gengiva livre e o dente com aproximadamente 0,5 mm de profundidade. Na região do fundo do sulco gengival, descamam-se células do epitélio juncional, ao lado das células inflamatórias, como neutrófilos e linfócitos, que migram e se incorporam ao fluido crevicular que atravessa o epitélio juncional em direção à cavidade oral. O sulco é revestido por um epitélio estratificado pavimentoso não queratinizado, cujas células deixam menos

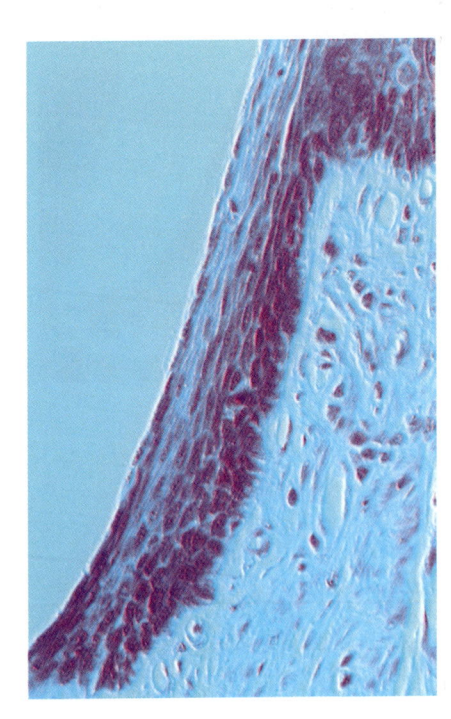

Figura 29.15.
Epitélio juncional.

espaços entre elas, possuindo, portanto, o epitélio do sulco, menos permeabilidade que o epitélio juncional.

O epitélio que reveste a vertente externa da gengiva livre possui as mesmas características do epitélio da gengiva inserida, sendo estratificado, pavimentoso, queratinizado, geralmente do tipo paraqueratinizado.

Nas regiões de contato entre dois dentes vizinhos, a gengiva livre são as papilas interdentárias com os mesmos constituintes do restante da gengiva livre. Assim sendo, o epitélio juncional é estabelecido não apenas nas faces vestibular e palatina ou lingual dos dentes, mas também nas faces interproximais, mesial e distal (Fig. 29.16). Entretanto, nessas regiões interproximais, as papilas estreitam-se consideravelmente, constituindo o denominado col. O epitélio do col é, portanto, estabelecido pelos epitélios juncionais em relação aos dois dentes adjacentes.

O tecido conjuntivo que forma a lâmina própria da gengiva marginal possui os mesmos constituintes celulares e da matriz extracelular que o restante da mucosa gengival. Entretanto, além desses elementos, existem grossos feixes de fibras colágenas, as quais constituem o denominado ligamento gengival. Segundo sua localização e orientação, as fibras principais da gengiva dividem-se em seis grupos: dentogengivais, dentoperiostais, alveologengivais, circulares, interpapilares e transeptais (Fig. 29.17).

Devido à grande quantidade de feixes de fibras colágenas existentes na lâmina própria, a gengiva livre clinicamente normal apresenta consistência firme e com aspecto pontilhado de "casca de laranja". Em casos de gengivite, quando o edema se instala, há um aumento de volume, com perda da consistência, tornando-se a superfície lisa e brilhante.

A gengiva é profusamente vascularizada, contendo complexas redes de capilares e vênulas na lâmina própria, especialmente na região subjacente ao epitélio juncional, bem como numerosos linfáticos que seguem o trajeto da circulação venosa. Devido a essa extensa microvascularização, durante processos inflamatórios ou traumatismos mecânicos, a gengiva pode eliminar maior quantidade de exsudato contendo elementos sanguíneos (fluido crevicular). Na região subjacente ao restante do epitélio gengival existem numerosas alças capilares que podem alcançar o ápice das papilas conjuntivas.

A inervação da gengiva ocorre por meio de fibras mielínicas que seguem o trajeto dos vasos sanguíneos. Terminações nervosas sensitivas de vários tipos estão localizadas na região papilar da lâmina própria, bem como nas camadas mais profundas do epitélio.

CONCLUSÃO

Embora pareça simples, o dente é um órgão histológica e fisiologicamente complexo. Considerando que são inúmeras as doenças que afetam os dentes e que quando acometidos por inflamação geram intensa sensibilização central, eles acabam sendo uma das principais fontes de dores referidas à face, cabeça e crânio. Assim, dores difusas, referidas e mal-localizadas são características das odontalgias, o que torna essencial o conhecimento da histologia dental para uma melhor compreensão da complexa fisiopatologia da dor de dente.

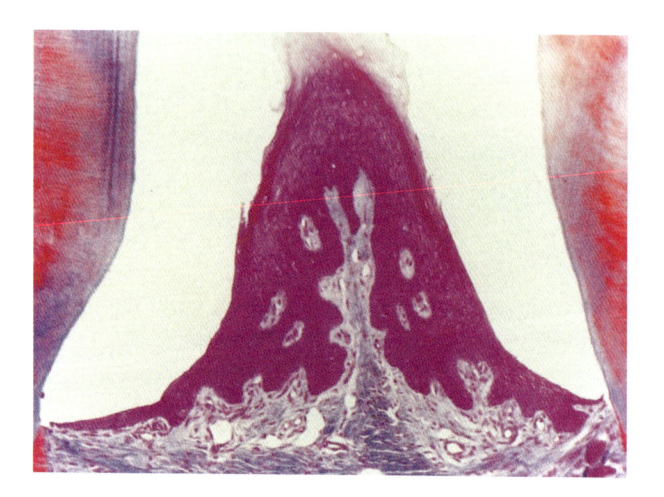

Figura 29.16. Epitélio juncional na papila interdentária.

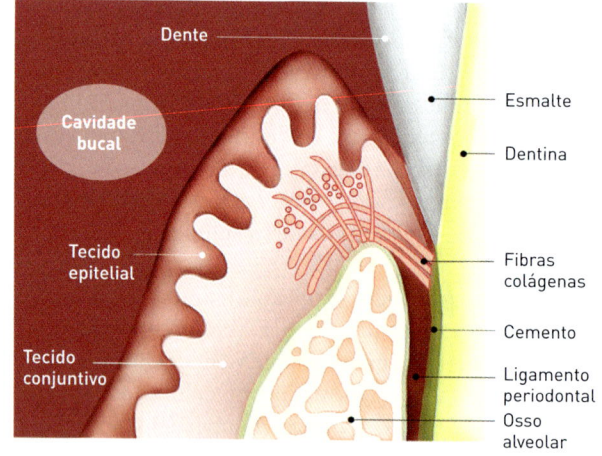

Figura 29.17. Fibras colágenas gengivais.

Fonte: Modificado de Katchburian e Arana.[1]

REFERÊNCIA

1. Katchburian E, Arana V. Histologia e embriologia oral: texto, atlas, correlações clínicas. São Paulo: Panamericana; 1999.

CAPÍTULO 30

ODONTALGIAS ODONTOGÊNICAS E NÃO ODONTOGÊNICAS

José Tadeu Tesseroli de Siqueira

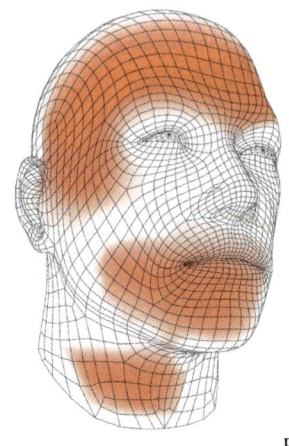

Este capítulo revisa os mecanismos biológicos das dores do dente; relaciona as doenças dentárias mais comuns que causam dor difusa na face e/ou crânio e apresenta algumas doenças não odontogênicas que se manifestam como dor de dente. Algumas delas representam risco iminente à vida e verdadeiras emergências médicas, como o infarto agudo do miocárdio e alguns tumores. Pela importância clínica, em odontologia e medicina, descreve também a barodontalgia.

Dor de dente é a dor facial mais corriqueira e uma das dores mais conhecidas e sofridas pela humanidade. Ela varia do previsível ao desconcertante; muitas vezes é esquisita e curiosa; debilita e incapacita. Entender dor orofacial torna implícito conhecer essa estrutura "descartável": o dente. Curiosamente, é o dente que ajuda a desvendar parte da história e dos segredos da vida na Terra.

A morfologia do dente, e seu complexo sistema neurovascular, foi tarefa árdua da evolução. Ela se aprimorou em refinar a estrutura dentária, pois o dente tornou-se imprescindível para a vida, pelo menos até a civilização.

A dor de dente talvez seja a mais paradoxal das dores comuns. Vejamos: estudos epidemiológicos demonstram que as doenças dos dentes são altamente prevalentes na população geral; a ciência vai descobrindo os intrincados mecanismos biológicos que tornam o reconhecido nervo trigêmeo um sistema complexo, e os clínicos conhecem de longa data as dificuldades de diferenciar algumas dores dos dentes de outras dores provenientes não só da região da cabeça, mas também do pescoço, do tórax e até do abdome.

Portanto, o fato de ser comum não a torna simples ou fácil de diagnosticar. Também não pressupõe que todas as dores da boca sejam oriundas dos dentes. Mas o fato de ser comum exige que seja bem conhecida em todas as suas variações.

Odontalgias difusas, ou dores dentárias referidas (reflexas), são causas de cefaleias secundárias e algias craniofaciais. A aerodontalgia produz cefaleias fortíssimas e nem sempre parece ser dor de dente. A odontalgia atípica é a mais estranha das dores de dente e precisa ser mais bem conhecida. A neuralgia do trigêmeo, involuntariamente, é causa de iatrogenia dentária por manifestar-se como dor de dente.

Cefaleias primárias, como a cefaleia em salvas e a hemicrania paroxística, vez por outra confundem os clínicos por também se manifestarem como dor de dente. O contrário também pode ocorrer nas odontalgias difusas.

O infarto agudo do miocárdio, a angina do peito e o câncer podem manisfestar-se de maneira exclusiva como dor na face, ou dor no dente, mas são emergências médicas.

INTRODUÇÃO

A denominação **odontalgia** (dor de dente) refere-se ao dente como fonte causal da dor, entretanto, engloba condições álgicas de diversas etiologias. Está entre as dores mais frequentes que afetam a humanidade[1] e corresponde às queixas habituais das dores odontológicas agudas. Por ser muito comum, frequentemente confunde-se com outras dores que se manifestam na face, o que leva o paciente a pensar em problemas dentários.

Curiosamente, nem sempre a dor de dente é de fácil localização e, em geral, o paciente não pensa em dentes quando a dor é mais generalizada e atinge segmentos maiores da face, crânio e/ou pescoço. Os dentes e o coração são órgãos que causam, com frequência, dores referidas às estruturas adjacentes e dificultam sobremaneira o diagnóstico final. A morfologia do dente é relativamente complexa e explica parte das razões dessas dificuldades. Além disso, as características também complexas do sistema trigeminal concorrem fortemente para o fenômeno da dor referida dentária.[2]

Historicamente, sempre há perplexidade ao descobrir que uma fortíssima dor de cabeça pode ser causada por um único dente.[3-4] Ver Figura 30.1. Melzack e Wall[5] realçam, em seu famoso artigo sobre a teoria da interação sensitiva, que um único dente é capaz de ativar todas as regiões do cérebro envolvidas no fenômeno álgico: sensitiva, afetiva, cognitiva e neurovegetativa. Os exames de imagem cerebral, que atualmente ajudam a "visualizar" a dor, mostram como a estimulação de um único dente provoca ampla repercurssão em diferentes áreas do sistema nervoso central, e bilateralmente.[6] Portanto, atualmente existem muitas provas que evidenciam a manifestação esdrúxula da dor de dente e que justificam o comportamento dos pacientes com cefaleias secundárias ou algias craniofaciais decorrentes de doença dentária. Pesquisadores clínicos, como Welden Bell,[7] enfatizam que, enquanto houver dor a esclarecer no segmento cefálico, sempre se deve suspeitar de dentes, até prova em contrário.

Por outro lado, também existem diversas anormalidades ou doenças não odontogênicas que causam dor parecida com dor de dente,[8] a exemplo de: sinusopatia maxilar, neuralgia do trigêmeo, infarto agudo do miocárdio, cefaleia em salvas, neoplasias e odontalgia atípica. Nestes casos, muitas vezes os pacientes consultam o cirurgião-dentista inicialmente, e, infelizmente, muitos deles recebem tratamentos dentários, que em vez de melhorarem a dor, podem aumentá-la, pois introduzem mais traumatismo e geram novas fontes de dor.[9,10] Procedimentos iatrogênicos, por sua vez, contribuem para piorar o quadro emocional, ou psiquiátrico, de pacientes com dor crônica.[11]

Obviamente, as doenças dos dentes são parte do elenco de doenças que afetam o corpo humano. Entretanto, nem sempre cirurgiões-dentistas e médicos, à procura do diagnóstico nosológico, incluem rotineiramente os dentes em suas avaliações. Esta abordagem, possivelmente, ainda é cultural, mas vai na contramão dos fatos científicos aqui apresentados de maneira breve e que justificam plenamente as dificuldades clínicas do dia a dia.

SAÚDE BUCAL: RISCO PARA ODONTALGIAS

Os índices de saúde bucal são medidos pelo número de dentes cariados, perdidos e obturados na população (CPO-D).[12] Felizmente, houve redução desse índice na população brasileira[13] e o setores privados unem-se ao setor público para fazer estudos epidemiológicos que permitam uma visão global da saúde bucal em nosso país.[14] Ainda assim, verifica-se que as odontalgias atingem cerca de 10% dos nossos adolescentes. Essa imensidão de pacientes procura os postos de atenção primária à saúde e, atualmente, ainda não sabemos de maneira precisa qual é o fator de risco das doenças bucais (cárie e doença periodontal) para a dor crônica orofacial. A cárie dentária afeta as populações mais pobres também em países desenvolvidos, como os Estados Unidos da América, sendo um importante problema de saúde pública.[1] Considere-se ainda que populações especiais, com doenças sistêmicas crônicas, como a artrite idiopática juvenil e o lúpus eritematoso sistêmico juvenil, podem ter a saúde bucal comprometida e aumentar os riscos da infecção crônica odontogênica na própria doença sistêmica.[15,16] Portanto, a condição de saúde bucal é fundamental quando se discutem cefaleias e algias craniofaciais, por ser, epidemiologicamente, grande fonte dessas dores e prováveis morbidades associadas em diversos tipos de dores crônicas. Esta área exige grande esforço concentrado para melhor compreensão.

EPIDEMIOLOGIA DA DOR DE DENTE

Nos Estados Unidos, cerca de 12% da população estudada referiu ter tido dor de dente nos últimos seis meses que precedeu o levantamento.[17] Estudo sobre as dores mais frequentes na população do Brasil indicou que 38,4% das pessoas consultadas reclamaram de dor de dente, enquanto 65,9% e 60,2% reclamaram de lombalgias e cefaleias, respectivamente.[18] Ver Quadro 30.1.

Odontalgias em adolescentes brasileiros ocorrem em cerca de 12% deles.[19,20] A dor de dente, ocorrida nos seis meses que precedeu a pesquisa, foi considerada leve em 12,1%, desconfortável em 12,8% e estressante, horrível ou intolerável em 8,7% das crianças avaliadas, e o tempo médio da dor foi de 4,5 dias e seu impacto

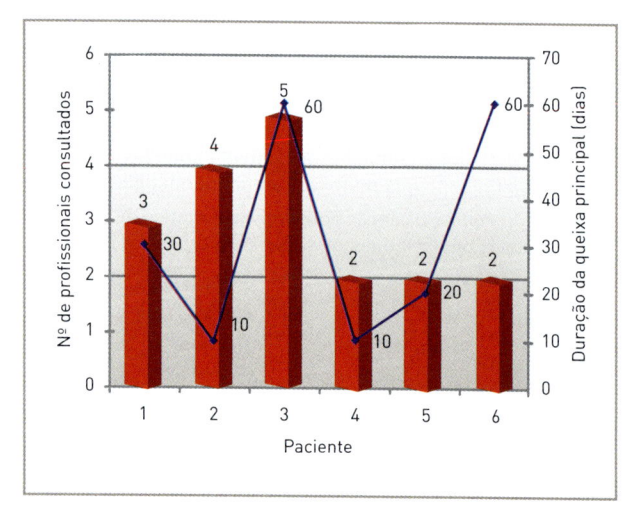

Figura 30.1. Este gráfico refere-se a um estudo de casos clínicos sobre cefaleia secundária e algia craniofacial por dor dentária. A linha azul mostra as variações de duração da queixa principal (mínimo de 10 e máximo de 60 dias), enquanto as barras vermelhas mostram o número de profissionais previamente consultados: mínimo de 2 e máximo de 5.

Fonte: Siqueira e Ching.[4]

foi importante para 14,5% da população estudada.[20] Há forte associação entre dor de dente, cárie dentária e nível socioeconômico de adolescentes avaliados.[21] A prevalência de traumatismo dentário em adolescentes brasileiros aumenta de 8% na idade dos 9 anos para 13,6% aos 12 anos e 16,1% aos 14 anos.[22] Outra pesquisa inédita em crianças brasileiras com idade variando entre 0 e 5 anos mostra que cerca de 20% delas sofreram traumatismos dentários frequentes, principalmente quedas de própria altura. Os dentes superiores foram os mais atingidos e a necrose pulpar ocorreu em cerca de 15% das crianças.[23]

CLASSIFICAÇÃO DAS ODONTALGIAS

As odontalgias são as dores cujas causas mais frequentes são doenças que afetam algum componente do sistema dentoalveolar, que é formado pelo dente, periodonto e osso alveolar. Os esquemas nas Figuras 30.2 e 30.3 mostram a relação entre as raízes dos dentes com seus alvéolos dentários, de forma comparativa com a relação existente entre o implante metálico de titânio e o osso alveolar.

Desse modo, a "dor de dente" (odontalgia) origina-se da sensibilização periférica de pelo menos um dos seguintes componentes do sistema dentoalveolar: polpa dentária, periodonto ou osso alveolar. A sensibilização central decorrente dessa ativação periférica explica boa parte do fenômeno da dor dentária referida, particularmente nas pulpites.

Como já foi discutido no Capítulo 16 deste livro, sobre cefaleias secundárias e algias craniofaciais odontológicas, as dores provenientes de problemas nos dentes já são contempladas na Classificação Internacional de Cefaleias e Algias Craniofaciais,[24] embora exija alguma revisão. A classificação da Associação Internacional para o Estudo da Dor (IASP, International Association for the Study of Pain), de 1994, parece mais apropriada para discutir cefaleias secundárias por dor de dente, como se vê no Quadro 30.3.[25] Por seu lado, a Classificação das Dores Orofaciais de Bell[7] é ampla e inclui os principais tipos de dores que envolvem a região orofacial.

A Figura 30.4 mostra diversas doenças ou afecções que causam odontalgias: cárie dentária, sensibilidade dentinária, pulpite, gengivite, periodontite, pericementite, odontalgia atípica, fratura dentária, infecção dentária, pericoronarite e alveolite.

Neste capítulo serão apresentados os mecanismos pelos quais a polpa dentária, o periodonto e o osso alveolar geram as dores referidas à cabeça e pescoço,

Quadro 30.1. Mostra as queixas mais frequentes de brasileiros questionados sobre dor em seu corpo

DOR	FREQUÊNCIA %
Lombalgias	65,9
Cefaleias	60,2
Odontalgias	38,4

Fonte: Teixeira.[18]

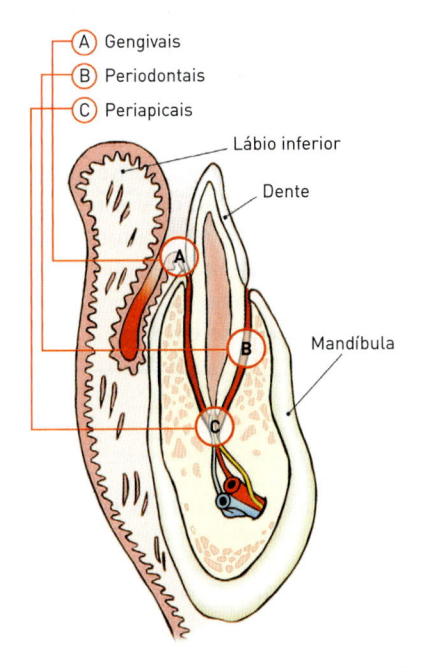

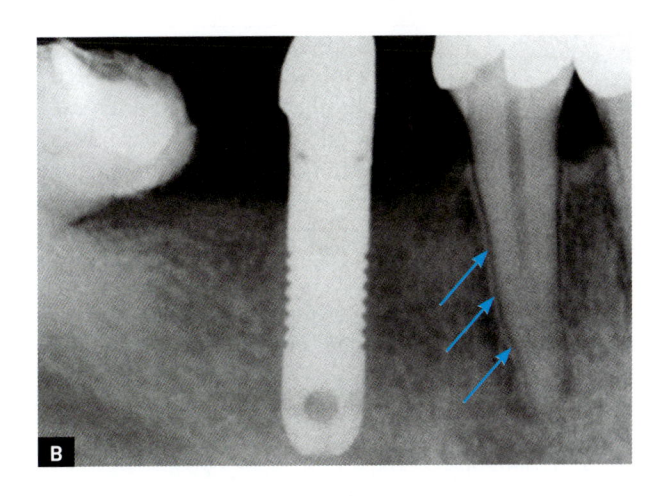

Figura 30.2. Morfologia do dente **A.** Esquema mostrando seus diversos componentes. Observe que o dente não é rigidamente preso ao osso alveolar, pois liga-se a ele por meio de articulação fibrosa alveolodentária, denominada periodonto de sustentação. **B.** Radiografia comparando dente e implante metálico de titânio (Sistema INP). No dente, a linha radioluzente que o envolve corresponde ao periodonto (setas azuis). O implante osteointegra-se e prende-se rigidamente ao tecido ósseo (anquilose), não havendo articulação entre ambos.

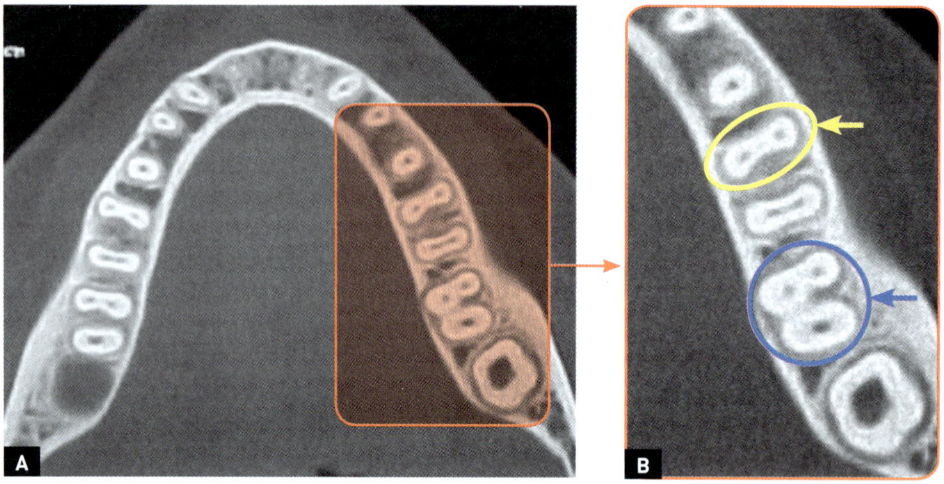

Figura 30.3. Cortes axiais em tomografia computadorizada da mandíbula que mostram: **A.** os dentes em seus alvéolos ósseos. **B.** detalhe dos dentes pré-molar e molar com duas (amarelo) e três raízes (azul), respectivamente.

as quais podem se manifestar como algias craniofaciais e/ou cefaleias secundárias.

Porém, as odontalgias primárias ou odontogênicas podem confundir-se com as odontalgias secundárias ou não odontogênicas, que são aquelas em que a dor de dente é decorrente de outras estruturas, como: seios paranasais, crânio, pescoço ou tórax. Portanto, podemos ter dores de dentes referidas à face ou ao crânio e dores destas estruturas ou de outras referidas aos dentes. Mas também pode haver um tipo incomum ou raro de odontalgia primária, que é aquela que ocorre no dente, mas tem origem sistêmica ou de doenças não dentárias, como a leucemia.

Em termos de prática clínica, para o diagnóstico diferencial, quanto à origem da dor, principalmente em odontalgias ou cefaleias persistentes, sugerimos a classificação do Quadro 30.2.

DOR REFERIDA DO DENTE E AO DENTE: MECANISMOS NEUROBIOLÓGICOS

Dor referida, reflexa, difusa ou heterotópica é o termo que se refere à dor localizada em local diferente da fonte que a gera, ou seja: o local da dor é diferente da fonte de dor.[7,26] Os dentes são órgãos que comumente geram dor referida, a qual pode localizar-se nos dentes vizinhos, nos dentes do hemiarco dentário do lado oposto, na face, no crânio, no pescoço e, eventualmente, nos braços. Desde o final do século XIX, vários mapas foram descritos para mostrar a localização facial, craniana ou cervical de dores referidas por diferentes dentes.[3,26,27] Atualmente, o valor desses mapas consiste em demonstrar o fenômeno da dor referida dentária mais do que localizar exatamente a fonte causadora da dor, pois em geral os pacientes relatam espalhamentos que envolvem grandes áreas da face, crânio e pescoço.[28] Esse fenômeno deve-se em parte à sensibilização central.

Quadro 30.2. Odontalgias (dor de dente)

1. Odontogênicas ou primárias
a. Causadas por doenças dentárias (p. ex., cárie e doenças periodontais).   b. Causadas por doenças sistêmicas (p. ex., leucemia, doenças renais crônicas).
2. Não odontogênicas ou secundárias
Por exemplo, sinusopatias, tumores, neuralgia do trigêmeo, odontalgia atípica, infarto agudo do miocárdio.

Quadro 30.3. Classificação, que contempla as odontalgias, da Associação Internacional para o Estudo da Dor (IASP)

GRUPO IV: LESÕES DO OUVIDO, NARIZ E CAVIDADE BUCAL	
IV -1 – Sinusite maxilar	IV -5 – Odontalgia 4 – Odontalgia atípica
IV -2 – Odontalgia 1 – Defeitos de dentina e esmalte	IV -6 – Glossodinia – Língua ardente ou disestesia oral
IV -3 – Odontalgia 2 – Pulpite	IV -7 – Síndrome do dente fraturado
IV -4 – Odontalgia 3 – Periodontite e abscesso de periápice	IV -8 – Alvéolo seco

Fonte: Merkey e Boduk.[25]

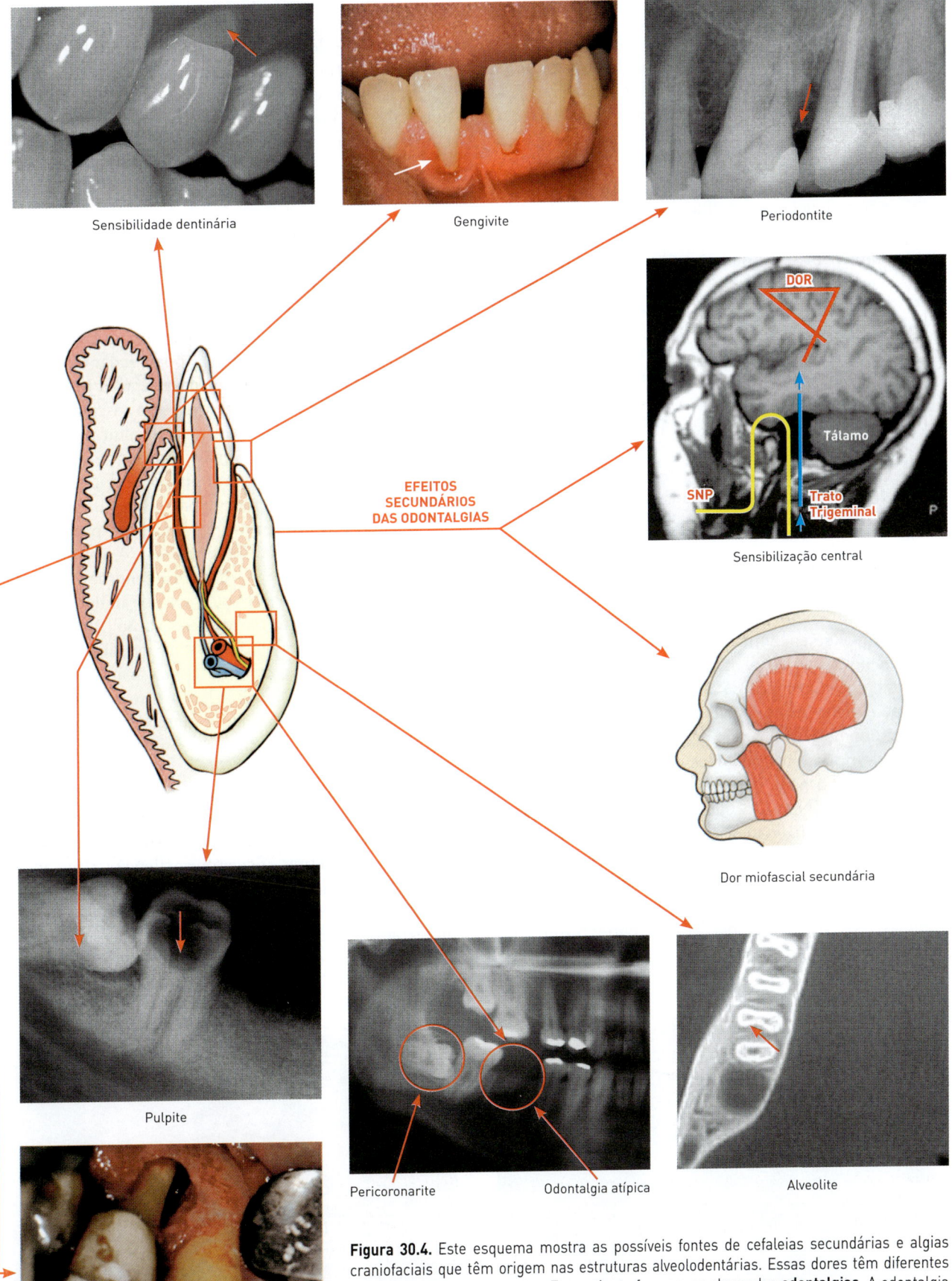

Sensibilidade dentinária

Gengivite

Periodontite

EFEITOS SECUNDÁRIOS DAS ODONTALGIAS

Sensibilização central

Dor miofascial secundária

Pulpite

Pericoronarite

Odontalgia atípica

Alveolite

Fratura dentária

Figura 30.4. Este esquema mostra as possíveis fontes de cefaleias secundárias e algias craniofaciais que têm origem nas estruturas alveolodentárias. Essas dores têm diferentes fisiopatologias e tratamentos. Em conjunto formam as chamadas **odontalgias**. A odontalgia atípica ainda é motivo de controvérsias, mas não é considerada uma odontalgia propriamente dita, mas sim uma dor neuropática. Por motivos didáticos, e por ocorrer em área de "dentes", foi incluída neste esquema. Observe que as **odontalgias** podem sensibilizar o sistema nervoso central e causar dores reflexas, cefaleias secundárias e dor muscular.

Inflamação neurogênica

É possível que a inflamação neurogênica da polpa dentária, periodonto ou osso alveolar contribua, pelo menos em parte, no fenômeno da dor referida. Bayliss, em 1901, foi o primeiro a observar que a ativação dos neurônios da raiz dorsal do gânglio resultava em vasodilatação periférica. "Inflamação neurogênica" é a expressão utilizada para definir a participação do sistema nervoso na resposta inflamatória. Estão envolvidos nesse fenômeno a substância P (SP), o peptídeo relacionado ao gene da calcitonina (CGRP), o peptídeo intestinal vasoativo (VIP), o neuropeptídeo Y (NPY), o óxido nítrico (NO), entre outros, que são liberados nos tecidos pelas terminações nervosas dos aferentes nociceptivos e que interagem com as células envolvidas na inflamação ou na reparação tecidual.[29-30] Também contribui a extensa convergência de neurônios nociceptivos provenientes da cavidade oral, face e vasos cranianos[31] para o núcleo caudal do trato espinal do nervo trigêmeo e a sensibilização central decorrente do estímulo nociceptivo.[32]

Polpa dentária e dor pulpar

A polpa dentária compõe-se de um feixe vasculonervoso que se encontra "encarcerado" no interior das paredes rígidas do dente. É um órgão sensitivo refinado, visceral, que se compõe de fibras mielínicas polimodais do tipo A-delta, de fibras C amielínicas e de uma inervação autônomica originária no gânglio cervical superior.[2] Expressa mediadores químicos como a SP, o peptídeo relacionado ao gene da calcitonina (CGRP) e o neuropeptídeo Y (NPY), o qual identifica a presença de inervação neurovegetativa dentro do dente.[31] Inúmeros outros mediadores químicos, citocinas e neurotransmissores do complexo dentina-polpa são encontrados em dentes normais. Na inflamação encontram-se: neurocininas (NKA), acetilcolina (Ach), peptídeo intestinal vaosativo (VIP), histidina (PHI), norepinefrina (NE), endotelina (ET), somatostatina (SOM), óxido nítrico (NO) e o fator de crescimento do nervo (NGF) (Olgart, 1996). Também foram encontradas evidências neuroplásticas no sistema nervoso central em pacientes com odontalgia.[33] Provavelmente essas alterações ocorrem tanto no sistema nervoso periférico, como no central.[34]

Pulpite

Refere-se à inflamação do feixe vasculonervoso que forma a polpa dentária e se encontra no interior das paredes rígidas do dente. Nessas circunstâncias, a inflamação da polpa fica restrita às paredes rígidas do dente e comprime as terminações nervosas. A dor característica é do tipo latejante, mas pode variar de acordo com o estágio de inflamação e degeneração pulpar. Na inflamação pulpar há grande congestão vascular e pode iniciar com a hiperemia transitória, evoluir para a pulpite reversível, desta à irreversível até ocorrer a necrose pulpar. Cada raiz dentária tem sua polpa (Fig. 30.3) e o grau de comprometimento pulpar pode variar em um mesmo dente em determinado momento, produzindo manifestações paradoxais de dor facial. A dor pode ser espontânea ou provocada, diurna ou noturna, desencadeada por líquidos quentes ou frios, por alimentos, pela temperatura ambiente ou pela escovação. A dor pode durar segundos, horas ou dias, ser episódica ou contínua, de intensidade leve a fortíssima. Em geral, a dor pulpar é difusa e mal localizada. Analise o Caso clínico 30.1 e observe o sangramento gengival decorrente da pulpite irreversível (Fig. 30.5). Consultar também o Capítulo 31 sobre dor pulpar.

Quaisquer estímulos sobre a polpa produzem dor, exceto alguns estímulos elétricos de baixa intensidade que causam sensação diferente, denominada de "pré-dor". A polpa apresenta fibras nociceptivas silenciosas ou "adormecidas" que entram em atividade durante o processo inflamatório, principalmente fibras A-delta, sendo demonstrado que os campos receptivos desses neurônios ampliam-se durante a inflamação pulpar.[35]

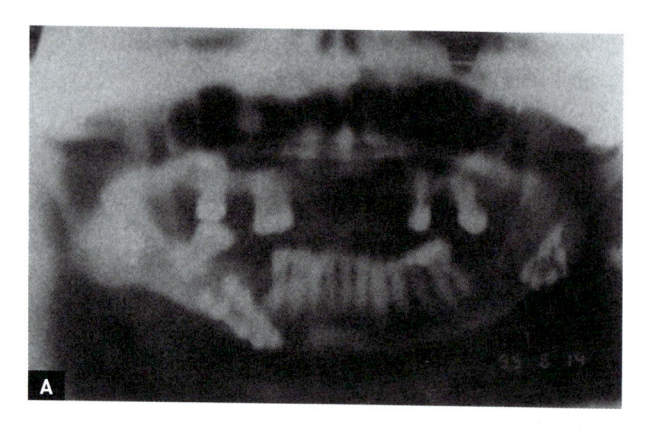

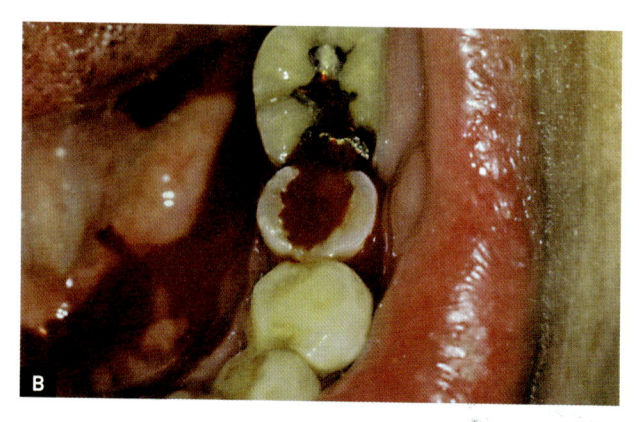

Figura 30.5. Veja as características radiológicas orofaciais da paciente apresentada no **Caso clínico 30.1**. **A.** Panorâmico em que se vê as placas de fixação da fratura mandibular. **B.** Sangramento abundante decorrente da pulpite reversível do dente #34 ao ser exposta a polpa.

Diagnóstico das pulpites, quando a dor não está bem localizada

Quando a pulpite causa dor referida, o uso de anestésico local auxilia na localização do dente. Essa técnica deve obedecer à sequência semiológica utilizada pelo clínico.

Tratamento das pulpites

O tratamento é essencialmente operatório. Para o controle da dor pode ser necessário o uso de analgésicos. A preferência é pelos anti-inflamatórios, entretanto, em caso de dor moderada a forte, sua associação com analgésicos opioides é aconselhável. A medicação deve obedecer ao relógio e por um tempo mínimo, determinado pela condição clínica.

SENSIBILIZAÇÃO DO SISTEMA NERVOSO CENTRAL PELA POLPA DENTÁRIA

O sistema nervoso neurovegetativo regula o fluxo sanguíneo pulpar nos dentes normais causando vasoconstrição simpática[36,37] e leve vasodilatação parassimpática.[34] Esse sistema parece influenciar a isquemia pulpar e o aumento da atividade nociceptiva durante a inflamação.[38-40] Outros mecanismos não neurais parecem estar envolvidos na hemodinâmica pulpar: o óxido nítrico (NO), as endotelinas e alguns peptídeos sensitivos.[38] O fenômeno mais impressionante nas pulpites é o espalhamento da dor pelos dentes adjacentes, face e crânio, sendo considerado a principal fonte de cefaleias secundárias e algias craniofacias de origem dentária. A inflamação pulpar altera a circulação sanguínea do dente, como vimos anteriormente, favorece a compressão das fibras nervosas no seu interior, provoca dores de diferentes intensidades e características e, além disso, produz excitação no sistema nervoso central[31,38] e gera o comportamento doloroso típico dos doentes com dor. Ao lado da ativação do sistema neurovegetativo, a inflamação pulpar também provoca ativação do sistema muscular, e, em consequência, fenômenos dolorosos secundários,[28-41] dificultando o diagnóstico final e confundindo-se com outras síndromes álgicas craniofaciais como: neuralgias faciais, cefaleias primárias e dor por disfunção mandibular. Analise o Caso clínico 30.2.

NEUROPLASTICIDADE E A POLPA DENTÁRIA

Cirurgias orais, pulpectomias e exodontias provocam alterações neuroquímicas mais complexas do que se imaginava antigamente.[42] Lesões das fibras nervosas da polpa dentária podem ocorrer independentemente da inflamação pulpar,[43] e as alterações citoquímicas podem perdurar semanas ou meses.[44] Nas pulpites crônicas ocorre expressão do gene *c-fos* nas lâminas I e II do subnúcleo *caudalis* do nervo trigêmeo.[45,46] Pulpite, em modelo experimental de molares de ratos, desencadeia alterações neuroplásticas no subnúcleo *caudalis* do trigêmeo, local que recebe as fibras nociceptivas,[47] mas também no subnúcleo oral do sistema trigeminal, provavelmente envolvendo os receptores NMDA.[48] Alterações eletromiográficas nos músculos mastigatórios também demonstram a ação central da inflamação pulpar em modelos experimentais.[31]

BARODONTALGIA / AERODONTALGIA

Esta é situação muito especial e merece descrição, pois pode gerar dor difusa súbita e confundir-se com cefaleias ou com dores sinusais. A barodontalgia ou aerodontalgia refere-se à dor de dente causada pela pressão atmosférica sobre a polpa dentária. A epidemiologia é variável, sendo relatada em vários países com membros da tripulação, principalmente, mas também com passageiros. Quanto à fisiopatologia da dor dentária causada por barodontalgia, não há consenso, embora várias explicações tenham sido aventadas, como isquemia pela pressão atmosférica, edema pulpar com consequente isquemia e expansão intrapulpar de gases decorrentes de polpa inflamada (para revisão ver Zadik[49]). A dor é súbita, varia de moderada a fortíssima, geralmente difusa, acometendo vários dentes, face e crânio e relacionada a variações bruscas da pressão atmosférica (p. ex., decolagem ou aterrisagem de avião, viagem de submarino ou câmara de pressão hiperbárica). A dor nessas condições é sintoma de doença dentária ou maxilomandibular subclínica. Dentes cariados, cáries subgengivais, restaurações fraturadas, restaurações metálicas com infiltrações e dentes com hiperemia ou necrose pulpar são mais susceptíveis a esse tipo de dor. Nem sempre o problema dentário está evidente, sendo necessário cuidadoso exame físico e por imagem de todos os dentes. Os testes clínicos, com calor, frio, percussão e sondagem ajudam a identificar o dente causador, porém, eventualmente há necessidade de tomografia dos dentes suspeitos (Caso clínico 30.2).

No diagnóstico diferencial considerar as sinusopatias maxilares, barossinusite e barotite média, que são condições desencadeadas pela pressão propriamente dita sem alterações patológicas subclínicas, como ocorre na barodontalgia. O curioso, e importante clinicamente, é que sobretudo na condição sinusal a dor é referida aos dentes da hemiarcada e é chamada barodontalgia indireta.[49]

Também causam dor generalizada na face quando há aumento brusco de pressão, como ocorre nas aterrisagens. Nesta condição, a dor cessa imediatamente após o evento, ao contrário da aerodontalgia, que pode desencadear a inflamação pulpar. Por ser súbita e difusa, a dor assusta e desorienta o paciente que na maioria das vezes não identifica o dente causador. Nessa circunstância é comum apresentar cefaleia secundária e dor craniofacial, situação pela qual acaba-se procurando atendimento médico. Tal situação agrava-se em casos de pulpite irreversível desencadeada durante o voo, pois a dor que é passageira pode continuar mesmo após a aterrisagem (Caso clínico 30.3).

A barodontalgia ou aerodontalgia também pode ocorrer durante sessões de oxigênio hiperbárico.

Tratamento da barodontalgia

O tratamento dependerá, evidentemente, do diagnóstico do problema dentário e pode variar de uma simples proteção ao colo dentário, à troca de restauração do dente ou em endodontia.

PERIODONTO E DOR PERIODONTAL

O dente articula-se com osso alveolar através do periodonto (ver detalhes no Capítulo 29). Essa articulação do tipo gonfose é ricamente vascularizada e inervada, participando de modo ativo da sensibilidade tátil do aparelho mastigatório. O periodonto é inervado por fibras do tipo C (0,1 a 1,0 ìm de diâmetro), A-delta (1 a 5 ìm de diâmetro) e A-beta (6 a 10 ìm de diâmetro). Ao menos 10% da inervação não mielinizada inclui o suprimento neurovegetativo feito por fibras simpáticas derivadas do gânglio cervical superior, do gânglio esfenopalatino (para os dentes superiores) ou do gânglio óptico (para os dentes inferiores). As fibras nervosas mielinizadas estão intimamente associadas aos vasos sanguíneos e as fibras nervosas que se originam no tecido conjuntivo subepitelial podem penetrar o epitélio juncional. Estas fibras perdem a bainha de mielina e acabam como terminações nervosas livres não mielinizadas ou como receptores especializados.[30] As fibras nervosas dos tecidos periodontais em humanos são imunorreativas para vários neuropeptídeos, incluindo substância P, peptídeo geneticamente relacionado ao gene da calcitonina (CGRP), neuropeptídeo Y (NPY) e polipeptídeo vasoativo intestinal (VIP).[50] A substância P foi localizada, de forma imuno-histoquímica, em tecido gengival humano, na região perivascular e nas projeções papilares do epitélio.[51] Células neuroendócrinas, localizadas intimamente às células epiteliais de Malassez, expressam substância P, CGRP, e VIP.[52] O CGRP, VIP e NPY estão associados com os vasos sanguíneos, sugerindo que estas substâncias são importantes na regulação do fluxo sanguíneo da região.

O periodonto também é ricamente inervado, e é o grande responsável pela sensibilidade tátil do dente e pela identificação e modulação da força mastigatória perante diferentes consistências de alimentos. As fibras de Ruffini, mecanorreceptores de baixo limiar, do tipo II, têm características especiais no periodonto e primariamente responsáveis pela sensibilidade dessa área. Normalmente, concentram-se em áreas de maior tensão, distribuem-se de maneira ampla nas fibras colágenas e são envolvidos por uma cápsula fibrosa. Outro aspecto relevante a ser considerado é que nas lesões de nervos periféricos à porção distal à lesão sofre degeneração Waleriana, seguida por regeneração do coto proximal. Portanto, as fibras periodontais de Ruffini podem passar por esse processo, o que tem importante conotação clínica (ver Maeda e colaboradores,[53] para revisão sobre o tema). O capítulo de odontalgia atípica explora mais esse tema.

Doença periodontal

Este termo designa diversas doenças e afecções que afetam o periodonto e são o principal grupo de doenças crônicas infecciosas da boca, com implicações locais e sistêmicas. Sua etiologia é multifatorial, coexistindo fatores locais e sistêmicos, porém, as infecções oportunistas destacam-se entre os fatores de risco para sua instalação e seu desenvolvimento. Essas doenças infecciosas orais são fatores de risco à bacteremia e à infecção focal. A classificação das doenças periodontais é extensa e seus subtipos variam desde a simples gengivite até a periodontite grave, quando ocorre degeneração do ligamento periodontal e do osso alveolar. A sintomatologia da doença periodontal (DP) inclui sangramento gengival, mobilidade dental, sensibilidade dental, sensação de dente crescido, halitose e dor, embora esta não seja considerada queixa frequente.[30,54-57] Em geral, a dor é localizada, leve a forte e, não raras as vezes, em "coceira". Perdas ósseas extensas podem formar bolsas periodontais e infecção crônica, e nestes casos, não é incomum a queixa de dor difusa e referida às adjacências, normalmente algum tempo depois da mastigação, sobretudo de alimentos rígidos ou sólidos. A radiografia identifica essas áreas. O tratamento é operatório para eliminação da lesão periodontal, ajuste oclusal ou exodontia.

Características clínicas das doenças periodontais

Em geral manifestam-se clinicamente por alteração da cor e textura da gengiva, sangramento gengival espontâneo ou provocado, redução na resistência ao exame com sonda periodontal e/ou retração tecidual. Os sintomas mais comuns são: mobilidade dental, sensação de dente crescido, halitose e dor.[56] Inflamação e sangramento gengival, dolorimento e mobilidade dentária, dor difusa na gengiva ou na face, principalmente após a mastigação de alimentos fibrosos, são também manifestações clínicas das periodontopatias.[58] As bolsas periodontais contribuem para a impacção de alimentos, inflamação gengival e hiperalgesia gengival e/ou dental. Estes sintomas, na maioria das vezes, aparecem nos estágios avançados da doença, ou seja, na periodontite crônica moderada ou grave.[59] Nestes casos, a dor é em geral desencadeada pela mastigação e ingestão de líquidos ou, quando espontânea, decorre da agudização da doença. A dor à sondagem de bolsas periodontais superiores a 4 mm de profundidade é maior, em comparação às menores de 4 mm; além disso, quando há sangramento gengival à sondagem, a dor também é maior que na ausência de sangramento.[60]

Doença periodontal crônica e implicações sistêmicas

As infecções agudas têm importantes implicações clínicas e respondem bem ao tratamento operatório e farmacológico (antibióticos); enquanto as infecções crônicas do periodonto são consideradas importantes fatores de risco de diversas doenças sistêmicas: cardiovasculares, neurovasculares, endócrinas, etc.

Dor craniofacial por doença periodontal crônica

Curiosamente, a dor não é considerada o sintoma mais importante da doença periodontal e ocorre sobretudo nos períodos de agudização da doença. Os estudos sobre as características da dor periodontal são escassos na literatura científica e recente revisão de literatura discute a possibilidade de existirem mecanismos neurais no periodonto que contribuiriam para a ausência, ou redução, da dor.[30] Entre esses possíveis mecanismos, cita-se a redução do neuropeptídeo proteína relacionada ao gene da calcitonina (CGRP) no fluido crevicular gengival em dentes com periodontite.[61] Sabe-se que o CGRP está envolvido no mecanismo de inflamação neurogênica de diversos tecidos, viscerais ou somáticos,[62] e, no caso da doença periodontal, haveria redução da resposta inflamatória. Outro mecanismo seria a possibilidade da existência, em humanos, de um gene *painless*, existente em drosófilas, que codifica receptores da família TRPV,[63] embora até a presente data, não se saiba se existe homólogo nos mamíferos ou se esse gene teria papel na nocicepção da peridontite.[30]

Também são escassos os estudos sobre doença periodontal crônica e dor crônica, exceto relatos de casos identificando que a doença periodontal crônica pode ser morbidade associada de dores crônicas craniofaciais[64] e pode ter algum papel em queixas de dores persistentes orofaciais, principalmente quando as dores são referidas e se manifestam como cefaleias secundárias e algias craniofaciais.[28,65,66] Estudo recente em nosso grupo mostrou que a doença periodontal crônica pode ter algum papel no que se refere à dor crônica na região craniofacial, particularmente em doentes que já se queixam de dores crônicas.[67] Esse estudo comprova o que a experiência clínica reflete, no que se refere à donça periodontal; entretanto, estudos prospectivos serão necessários para avaliar o envolvimento da doença periodontal crônica com dores orofaciais e cefaleias crônicas.

Dor por traumatismo periodontal

Além da infecção, o traumatismo oclusal é considerado outra importante causa de problemas periodontais e é decorrente de traumatismo, bruxismo, profilaxia dentária, tratamento endodôntico, terapia ortodôntica, preparo cavitário, sobrecontorno ou infracontorno dos contatos proximais e traumatismos cirúrgicos.[61,68] Quando o traumatismo ocorre em dentes com doença periodontal crônica o resultado é mais grave e exige o tratamento de ambas as condições. Periodontite apical aguda ou pericementite é uma fortíssima dor periodontal, é incomum, mas quando ocorre leva o paciente a procurar atendimento de urgência (ver também os capítulos sobre bruxismo e sobre neuralgia trigeminal).

Diagnóstico das periodontites, quando a dor não está bem localizada

Quando a doença periodontal causa dor referida, principalmente no traumatismo de oclusão, os testes de percussão do dente e de sondagem periodontal são indispensáveis. O uso de anestésico local auxilia na localização do dente causador. Essa técnica deve obedecer à sequência semiológica utilizada pelo clínico.

Tratamento das periodontites

O tratamento é essencialmente operatório. Para o controle da dor podem ser necessários antibióticos e analgésicos. A preferência é pelos anti-inflamatórios, entretanto em caso de dor moderada a forte, sua associação com analgésicos opioides é aconselhável. A medicação deve obedecer ao relógio e por um tempo mínimo, determinado pela condição clínica.

OSSO ALVEOLAR E DOR ÓSSEA

O processo alveolar é a porção óssea dos maxilares que contém os alvéolos dentários. É constituído por uma porção cortical de osso compacto, outra porção esponjosa central e uma porção que reveste os alvéolos (osso alveolar). A porção cortical encontra-se com a porção alveolar na crista alveolar. A inserção do ligamento periodontal é feita no osso alveolar.[69] A remoção do dente rompe o ligamento periodontal, cujos cotos do feixe vasculonervoso periodontal ficam presos ao alvéolo. A formação defeituosa do coágulo sanguíneo e a infecção secundária do alvéolo possibilitam a infecção conhecida como alveolite, que pode ser extremamente dolorosa quando o alvéolo permanece seco e evoluir para casos graves de infecção aguda invadindo os tecidos adjacentes. Quadros subagudos podem evoluir para osteomielites. Sempre que houver dor orofacial associada temporalmente à extração dentária é obrigatória a avaliação da área cirúrgica. O exame clínico permite o diagnóstico rápido.

ODONTALGIAS NÃO ODONTOGÊNICAS / DORES REFERIDAS AOS DENTES

Várias síndromes álgicas podem se manifestar como dor de dente, sendo, portanto, falsas dores de dente ou "**odontalgias não odontogênicas**". Entre elas citam-se: neuralgias faciais, sinusopatias, cefaleias primárias, odontalgia atípica, dor miofascial, infarto agudo do miocárdio e neoplasias (Fig. 30.6).

> Evite tentativas para tratar a dor supostamente dentária; são de eficácia duvidosa; frequentemente irreversíveis e potencialmente iatrogênicas.

Boa anamnese e exame clínico é indispensável em todas as queixas de dor de dente, quando não há sinais de comprometimento dentário. O diagnóstico diferencial da dor dentária deve ser feito com doenças odontogênicas e não odontogênicas, como mostra o Quadro 30.4.

1. **Neuralgia do trigêmeo**

A neuralgia do trigêmeo é uma das maiores causas de iatrogenia odontológica, pois o fato de os pacientes referirem dor em dentes induz a esses procedimentos. Ela é considerada entre as piores dores das quais sofre o homem. Além disso, é uma doença crônica que acompanhará o doente ao longo da vida. O diagnóstico diferencial não é difícil, mas exige um mínimo de treinamento e experiência.

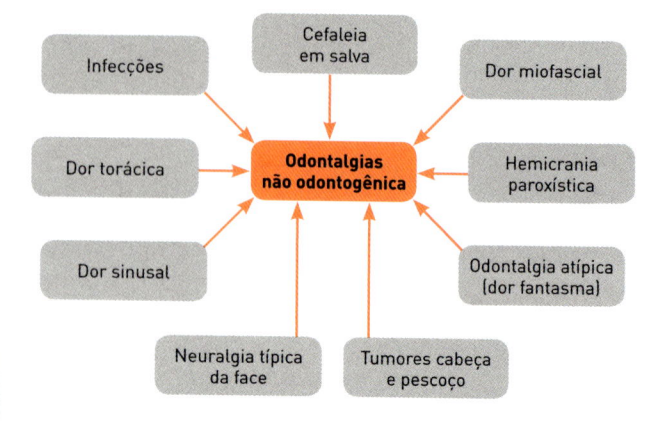

Figura 30.6. Esquema que mostra as diversas fontes potenciais de dor referida ao dente. Essas dores são falsas dores de dente ou *odontalgias não odontogênicas*. Observe que a odontalgia atípica pertence a este grupo embora seja, pelo menos até o presente momento, descrita como odontalgia.

> Respeite o sofrimento do seu paciente, mas evite ser influenciado pelo mesmo. Não extraia dentes "a pedido", em desespero. Corre-se o risco de não curar a dor do doente, além de deixá-lo sem dente.

Teixeira[70] diz que os sinais e sintomas da neuralgia típica do trigêmeo são inconfundíveis: dor paroxística; fatores desencadeantes bem definidos; limita-se a um território do nervo trigêmeo; é unilateral; não tem anormalidades neurológicas associadas ou nos exames laboratoriais (Quadro 30.5). Sua diferenciação com as odontalgias, principalmente as pulpites, é necessária e

Quadro 30.4. Critérios diagnósticos que auxiliam no diagnóstico diferencial entre algumas dores orofaciais. AAINEs – anti-inflamatórios não esteroidais

	NEURALGIA DO TRIGÊMEO	PULPITE	PERICEMENTITE	ALVEOLITE	MIALGIA
Dor	Choque	Latejante	Contínua, intermitente	Peso, latejante	Peso, pontada
Duração da dor	Segundos	Minutos	Horas	Horas	Minutos a horas
Intensidade	Forte	Leve a forte	Forte	Leve a forte	Moderada
Localização	Ótima	Pobre a boa	Ótima	Ótima	Pobre
Característica	Zona gatilho	Cáries, sensibilidade à percussão, restaurações profundas	dor ao toque, difícil remissão com analgésicos	Alvéolo seco	músculo dolorido, dor à função, limitação de abertura bucal
Tratamento local	Anestesia local só identifica a área	Dentística, endodontia, exodontia	Alívio oclusal, injeção de corticoides	Limpeza e proteção da cavidade	Calor, infiltrações
Tratamento geral	Anticonvulsivantes (carbamazepina)	AAINEs, analgésicos	AAINEs, analgésicos, antibióticos	AAINEs, Analgésicos, antibióticos	AAINEs
Provocada	Zona gatilho	Toque, frio, calor, doce	Toque	Toque	Função

Fonte: Siqueira e Ching.[66]

existem critérios clínicos que facilitam o diagnóstico diferencial entre ambas.[58] Ver Quadro 30.6. O Caso clínico 30.4 é um ótimo exemplo para mostrar as incertezas e o sofrimento que acompanha grande parte dos doentes com neuralgia do trigêmeo.

2. **Cefaleias primárias (migrânea, hemicrania paroxística, hemicrania crônica e cefaleia em salvas)**

 A literatura especializada é farta em relatos de odontalgias que se confundem com cefaleias primárias, como vimos na primeira parte deste capítulo. Mas cefaleias primárias também podem simular dor de dente por se manifestarem na face.[71] O fenômeno não é recente, mas gradativamente novos relatos mostram como algumas cefaleias primárias, como a migrânea, cefaleia em salvas, hemicrania contínua e hemicrania paroxística podem se manifestar como dor de dente.[10] Além disso, algumas cefaleias primárias têm manifestação somente facial[8] e confundem os pacientes que acabam consultando o cirurgião-dentista que, por sua vez, acaba intervindo em dentes localizados nas áreas das queixas.

 Em geral, as cefaleias primárias são acompanhadas de alterações neurovegetativas, como congestão conjuntival, rinorreia ou lacrimejamento, ou pelos sinais que acompanham algumas delas, como náuseas, fono e/ou fotofobia e sinais visuais (escotomas). Eventualmente podem ser acompanhadas por morbidades odontológicas, que podem confundir e dificultar o diagnóstico, e a avaliação cuidadosa do doente exige experiência em relação a esse tipo de queixa.

 A fisiopatologia das cefaleias primárias é mais bem conhecida na atualidade, bem como seus critérios de diagnóstico.[24] Não deveriam ser confundidas com dores odontológicas só pelo fato de ocorrerem em estruturas que envolvem os dentes.

3. **Sinusopatias**

 As raízes dos dentes superiores posteriores têm íntima relação com os antros maxilares. Compartilham da mesma inervação, sobretudo no que se refere aos nervos alveolares superiores. Razão pela qual os dentes podem ficar doloridos em inflamações agudas sinusais. Embora o paciente reclame de dor em vários dentes, normalmente a dor em um deles é pior, enquanto que, na dor sinusal, vários são os dentes doloridos, mesmo quando da percussão. Sintomatologia compatível com sinusopatia aguda facilita o diagnóstico diferencial, principalmente quando os dentes e o periodonto estão hígidos (Fig. 30.7).

Quadro 30.5. Características clínicas das neuralgias trigeminais

NEURALGIA IDIOPÁTICA DO TRIGÊMEO
– Unilateral.
– Dor paroxística.
– Fatores desencadeantes bem definidos.
– Limitase a um território do nervo trigêmeo.
– Não tem anormalidades neurológicas associadas.
– Ausência de anormalidades aos exames laboratoriais.

Fonte: Teixeira.[70]

Quadro 30.6. Diferenciação entre a neuralgia do trigêmeo e as pulpites

NEURALGIA DO TRIGÊMEO	ODONTALGIAS
Ausência de doenças dentárias clínicas e/ou radiográficas. Tratamentos dentários, inclusive exodontias, não eliminam a dor.	Dor normalmente desencadeada pela mastigação ou pela temperatura dos líquidos ingeridos.
Insensibilidade dentária à percussão.	Dor em pontada ou latejante que duram de minutos a horas.
Polpa viva com resposta normal ao frio ou calor.	Nos estágios iniciais podem inexistir sinais clínicos e/ou radiográficos de doenças dentárias.
Dor referida ao dente com zona gatilho nas proximidades (gengiva ou tecidos adjacentes).	Normalmente os dentes são doloridos à percussão e/ou mastigação.
A zona gatilho pode ser o dente: crise desencadeada por toque, escovação ou contato com tecidos subjacentes.	Crises precipitadas por alimentos e mudanças térmicas.
Dor paroxística, tipo choque elétrico, duração de segundos.	A dor pode acordar o paciente durante o sono. Normalmente é do tipo latejante, acalma com água fria e piora com água quente.
Teste terapêutico: carbamazepina pode melhorar ou eliminar a dor.	O tratamento dentário elimina a dor.
Pode provocar dor miofascial secundária.	Pode causar dor miofascial secundária.

Fonte: Sharav.[58]

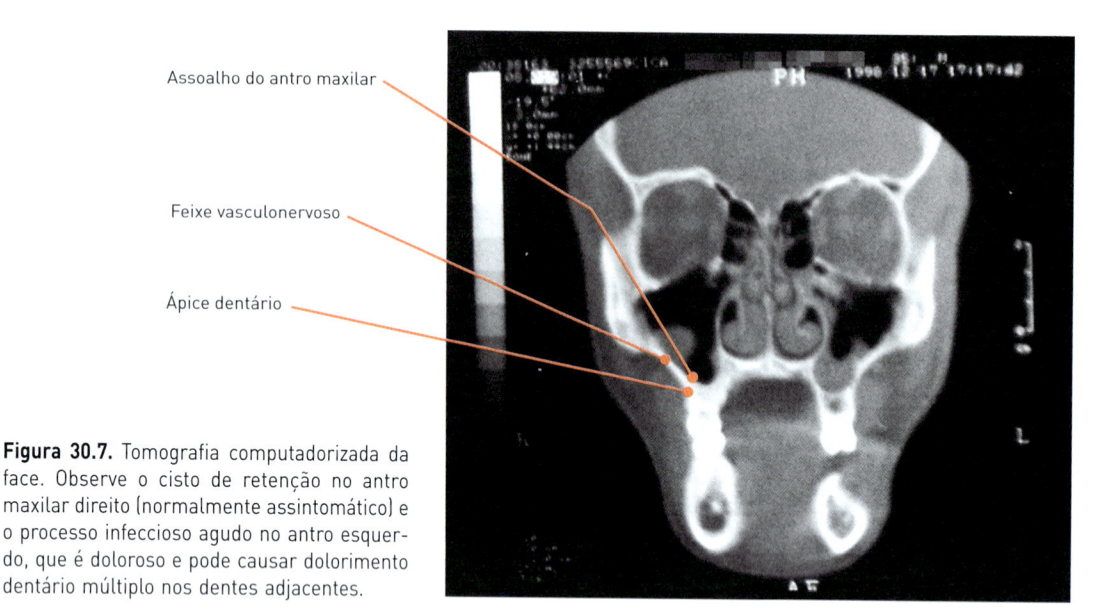

Figura 30.7. Tomografia computadorizada da face. Observe o cisto de retenção no antro maxilar direito (normalmente assintomático) e o processo infeccioso agudo no antro esquerdo, que é doloroso e pode causar dolorimento dentário múltiplo nos dentes adjacentes.

(Legendas da figura: Assoalho do antro maxilar; Feixe vasculonervoso; Ápice dentário)

4. **Odontalgia atípica/dor facial atípica**

   Dor persistente no dente ou na face, e de difícil tratamento; frequentemente os doentes têm alterações psicológicas importantes e o diagnóstico é de exclusão. A dor é no dente e não cessa a despeito do número de tratamentos realizados e até da extração do mesmo.[72] Por isso, também foi considerada como dor de dente fantasma. Os pacientes têm longas histórias de dor na face, consultas a inúmeros profissionais da saúde, realização de muitos procedimentos e usos de medicamentos. O tratamento desses doentes é complexo e exige esforço interdisciplinar.

5. **Dor muscular referida aos dentes**

   A dor dos músculos da mastigação ou cervicais pode ser referida aos dentes e o paciente reclamar de dor de dente.[73,74] O exame não mostra alterações clínicas ou radiográfica dos dentes, enquanto a palpação do músculo afetado frequentemente reproduz a queixa do paciente. Ver o Caso clínico 30.5. A dor muscular é amplamente discutida em outros capítulos deste livro.

6. **Dor cardíaca referida à face**

   Não é fato novo que as dores cardíacas são difusas e produzem dores referidas às estruturas adjacentes ou mais distantes, como é o caso da face.[75,76] Em cerca de 6% de pacientes com infarto agudo do miocárdio, a dor dentária foi o primeiro e único sintoma.[77] Como é uma situação de emergência médica e inclui risco de morte, o cirurgião-dentista deve ficar alerta para as características gerais dessas dores e sempre realizar uma boa anamnese antes de qualquer intervenção odontológica.

> Compreenda o que é dor referida e lembre-se que o diagnóstico em dor, inclusive dentária, é essencialmente clínico. Experiência clínica no diagnóstico da dor difusa é fundamental.

7. **Dor de dente ou dor facial de origem neoplásica**

   Os tumores podem causar odontalgia primária, a exemplo da leucemia, ou secundária, como no caso de tumores de cabeça e pescoço ou do tórax.

   Os tumores que afetam a região de cabeça e pescoço podem simular dor de dente, principalmente quando o dente encontra-se na área da lesão.[78] Neoplasias de origem hematológica podem causar infiltração linfocitária na polpa ou no periodonto e causar intensa dor e mobilidade dos dentes.[28] Nesse caso, os dentes podem ser completamente hígidos. Na leucemia aguda o exame hematológico e da medula óssea são importantes para o diagnóstico, pois a contagem de células sanguíneas é elevada, embora em alguns casos, ou no início da doença, possa ser normal ou pouco elevada. Sinais de anemia como palidez dificuldade respiratória e fadiga, junto de trombocitopenia também podem ocorrer; a sintomatologia mais frequente na cavidade oral é a mobilidade dentária e a parestesia dos lábios causadas, respectivamente, por infiltração linfocitária no periodonto e no nervo trigêmeo.[79] Eventualmente, tumores instalados em áreas distantes como o tórax podem causar dor e desconforto dentários[80,81] e até de regiões mais distantes, como o abdome – nosso grupo teve um caso de dor mandibular causada por câncer de estômago. As metástases também podem causar dores orofaciais (ver também capítulo sobre dor no câncer).

CONDUTA EM CASOS SUSPEITOS DE DOR REFERIDA

Sempre que o exame do local de dor apontado pelo paciente não identificar alguma lesão ou doença deve-se suspeitar de dor referida. No caso de odontalgia a anamnese e o exame físico devem incluir todas as doenças que podem afetar o dente ou o periodonto, incluindo aquelas de natureza sistêmica, como a leucemia, lúpus eritematoso sistêmico ou doenças renais crônicas. Nesses casos não se deve esperar lesões dentárias visíveis, seja no exame físico ou nos exames de imagens.

Já no caso de cefaleias, dores faciais ou cervicais persistentes, ou ainda refratárias aos tratamentos, não havendo causa aparente deve-se sempre suspeitar de dente, sobretudo quando o paciente realça "que até os dentes doem".

O diagnóstico diferencial da dor referida exige conhecimento de:

1. Mecanismos de dor referida
   a. Identificar fenômenos de sensibilização central, como hiperalgesia e alodinia.
   b. Compreender o sofrimento do paciente, quando presente, e não imaginar ser dor "psicológica".
2. Patologia da região afetada
   a. Conhecer os critérios para o diagnóstico diferencial dos diversos tipos de odontalgias.
   b. Conhecer os critérios para o diagnóstico diferencial das cefaleias primárias que se expressam na face ou simulam odontalgias.
   c. Suspeitar de tumor sempre que não houver outras causas identificáveis.

CONCLUSÃO

Este capítulo faz um alerta aos médicos e mostra que dor de dente pode causar cefaleias secundárias e seu diagnóstico nem sempre é rápido. Como nesses casos pode assemelhar-se a outras cefaleias e é de forte intensidade, leva os pacientes à procura de atendimento médico, ou de serviços de emergência médica, e às vezes os médicos não estão esclarecidos nessa questão. O capítulo também alerta aos cirurgiões-dentistas para a possibilidade de diversas doenças, sistêmicas ou das estruturas adjacentes, algumas graves, manifestarem-se como odontalgias.

Tanto as odontalgias causadas por doenças dentárias tradicionais quanto as odontalgias não odontogênicas nem sempre são de fácil diagnóstico e devem ser levadas em consideração quando a dor é recorrente, persistente ou não responde aos tratamentos aplicados. Também mostram parte da complexidade da dor facial e da necessidade de treinamento interdisciplinar para a formação de profissionais que pretendem tratar dor dessa complexa área.

REFERÊNCIAS

1. Oral health in America: a report of the General Surgeon. J Calif Dent Assoc. 2000;28(9):685-95.
2. Sessle BJ. Peripheral and central mechanisms of orofacial pain and their clinical correlates. Minerva Anestesiol. 2005;71(4):117-36.
3. Carpenter HC. A dôr em odontologia. In Eyer F, organizador. Actas e trabalhos do 3º Congresso Odontológico Latino Americano. Rio de Janeiro: Imprensa Nacional; 1931. p. 499-512, v. 1.
4. Siqueira JTT, Ching LH. Dificuldades no diagnóstico diferencial de dores dentárias referidas à face: conduta clínica e considerações sobre uma amostra. J Bras Clin Estet Odonto. 1997;1(2):11-8.
5. Melzack R, Wall PD. Pain mechanisms: a new theory. Science. 1965;150(699):971-9.
6. Jantsch HHF, Kemppainen P, Ringler R, Handwerker, Forster C. Cortical representation of experimental tooth pain in human. Pain. 2005;118(3):390-9.
7. Okeson JP. Dores bucofaciais de Bell. 6. ed. São Paulo: Quintessence; 2006.
8. Peñarrocha M, Bandrés A, Peñarrocha M, Bagán JV. Lower-half facial migraine: a report of 11 cases. J Oral Maxillofac Surg. 2004;62(12):1453-6.
9. Siqueira JTT, Ching LH, Nasri C, Siqueira SRDT, Teixeira MJ, Heir G, et al. Clinical study of patients with persistent orofacial pain. Arq Neuropsiquiatr. 2004;62(4):988-96.
10. Alonso AA, Nixdorf DR. Case series of four different headache types presenting as tooth pain. J Endod. 2006;32(11):1110-131.
11. Kouyanou K, Pither CE, Rabe-Hesketh S, Wessely S. A comparative study of iatrogenesis, medication abuse, and psychiatric morbidity in chronic pain patients with and without medically explained symptoms. Pain. 1998;76(3):417-26.
12. Organização Mundial de Saúde. Levantamento epidemiológico básico de saúde bucal: manual de instruções. 3. ed. São Paulo: Santos; 1991.
13. Brasil. Ministério da Saúde. Coordenação Nacional de Saúde Bucal. Condições de saúde bucal da população brasileira 2002-2003: resultados principais. Brasília: MS; 2004.
14. Oliveira AGRC. Levantamentos epidemiológicos em saúde bucal no Brasil. In: Antunes JLF, Peres MA, editors. Epidemiologia da saúde bucal. Rio de Janeiro: Guanabara Koogan; 2006. p. 32-48.
15. Savioli C, Silva C, Prado E, Campos L, Ching LH, Siqueira JTT. Dental and facial characteristics in patients with idiopathic juvenile arthritis. Rev Hosp Clin Fac Med Sao Paulo. 2004;59(3):93-8.
16. Fernandes EGC, Savioli C, Siqueira JTT, Silva CAA. Oral health and the masticatory system in juvenile systemic lupus erythematosus. Lupus. 2007;16:713-9.
17. Lipton JA, Ship JA, Larach-Robinson D. Estimated prevalence and distribution of reported orofacial pain in the United States. J Am Dent Assoc. 1993;124(10):115-21.

18. Teixeira MJ. Estudo master em dor. 1º SIMBIDOR; São Paulo; 1994. São Paulo: APM; 1994.
19. Moyses SJ. Oral health and healthy cities: an analysis of intra-urban differentials in oral health outcomes in relation to "Healthy Cities" policies in Curitiba, Brazil [thesis]. London: University College London; 2000.
20. Goes PSA. The prevalence, severity and impact of dental pain in Brazilian schoolchildren and their families [thesis]. London: University of London; 2001.
21. Nomura LH, Bastos JLD, Peres MA. Dental pain prevalence and association with dental caries and socioeconomic status in school children Southern Brazil, 2002. Braz Oral Res. 2004;18(2):134-40.
22. Cortes MIS, Marcenes W, Sheiham A. Prevalence and correlates of traumatic injuries to the permanent teeth of school-children aged 9-14 years in Belo Horizonte, Brazil. Dent Traumatol. 2001;17(1):22-6.
23. Nogueira AJS, Melo CB, Faria PJV, Nogueira RGM, Sampaio MAS. Prevalência de traumatismos dos dentes descíduos em crianças da faixa etária de 0 a 5 anos. Rev Ibero-Am Odontopediatr Odontol Bebê. 2004;7(37):266-71.
24. The international classification of headache disorders: 2nd edition. Cephalalgia. 2004;24 Suppl 1:9-160.
25. Merskey H, Bogduk N. Classification of chronic pain. 2nd ed. Seattle: IASP; 1994.
26. Ingle JI, Glick DH. Differential diagnosis and treatment of dental pain. In: Ingle JI, Bakland LK, editors. Endodontics. 4th ed. Baltimore: Williams & Wilkins; 1994. p. 524-49.
27. Santos Júnior J. Oclusão, aspectos clínicos da dor facial. São Paulo: Meddens Ed. Científica; 1980.
28. Siqueira SRDT, Nóbrega JCM, Valle LBS, Teixeira MJ, Siqueira JTT. Idiopathic trigeminal neuralgia: clinical aspects and dental procedures. Oral Surg Oral Med Oral Pathol Oral Radiol and Endod. 2004;98(3):311-5.
29. Siqueira JTT, Teixeira MJ. Dor orofacial: diagnóstico, terapêutica e qualidade de vida. Curtiiba: Maio; 2001.
30. Lundy FT, Linden GJ. Neuropeptides and neurogenic mechamisms in oral and periodontal inflammation. Crit Rev Oral Biol Med. 2004;15(2):82-98.
31. Sessle BJ. Acute and chronic craniofacial pain: brainstem mechanisms of nociceptive transmission and neuroplasticity, and their clinical correlates. Crit Rev Oral Biol Med. 2000;11(1):57-91.
32. Dubner R, Ruda MA. Activity-dependent neuronal plasticity following tissue injury and inflammation. Trends Neurosci. 1992;15(3):96-103.
33. Sigurdssun A, Maixner W. Effects of experimental and clinical noxious counter-irritants on pain perception. Pain. 1994;57(3):265-75.
34. Byers MR. Dynamic plasticity of dental sensory nerve structure and cytochemistry. Arch Oral Biol. 1994;39(Suppl):S13-S21.
35. Narhi TO, Meurman JH, Odont D, Ainamo A, Tilvis R. Oral health in the elderly with non insulin dependent diabetes mellitus. Spec Care Dent. 1996;16(3):116-22.
36. Vongsavan N, Matheus B. Changes in pulpal blood flow and in fluid through dentine produced by autonomic and sensory stimaulation in the cat. Proc Finn Dent Soc. 1992;88(Suppl):491-8.
37. Matheus B, Vongsavan N. Interactions between neural and hydroynamic mechanisms in dentin and pulp. Arch Oral Biol. 1994;39(Suppl):87s-96s.
38. Olgart LM. Neural control of pulpal blood flow. Crit Rev Oral Biol Med. 1996;7(2):159-71.
39. Edwall L, Scott D. Influence of changes in micorcirculation on the excitability of the sensory units in the tooth of the cat. Acta Physiol Scand. 1971;82(4):555-66.
40. Kumazawa T, Kruger L, Mizumua K. The polYmodal receptor: a gateway to pathological pain. Prog Brain Res. 1996;113:3-543.
41. Wright EF, Gullickson DE. Identifying acute pulpalgia as a factor in TMD pain. JADA. 1996;127(6):773-80.
42. Lawson SN. Peptides and cutaneous polymodal nociceptor neurones. Prog Brain Res. 1996;113:369-86.
43. Hokfelt T, Zhang X, Wiesenfeld-Hallin Z. Messenger plasticity in primary sensory neurons and its functional implications. Trends Neurosci. 1994;17(1):22-30.
44. Torneck CD, Howley TP. A comparison of pulpal and tactile detection threshold levels in young adults. Am J Orthod. Dentofac Orthop. 1989;96(4):302-11.
45. Coimbra F, Coimbra A. Dental noxious input reaches the subnucleus caudalis of the trigeminal complex in the rat, as show by c-fos expression upon thermal or mechanical stimulation. Neurosci Lett. 1994;173(1-2):201-4.
46. Hu JW, Tsai C-M, Bakke M, Seo K, Tambeli CH, Vernon H, et al. Deep craniofacial pain: Involvement of trigeminal subnucleus caudalis and its modulation. In: Jensen TS, Turner JA, Hallin ZW, editors. Proceeding of VIII Work Congress ON Pain. Seattle: IASP Press; 1996. p. 497-506, v. 8.
47. Chiang CY, Park SJ, Kwan CL, Hu JW, Sessle BJ. NMDA receptor mechanisms contribute to neuroplasticity induced in caudalis nociceptive neurons by tooth pulp stimulation. J Neurophysiol. 1998;80(5):2621-31.
48. Park SJ, Chiang CY, Hu JW, Sessle BJ. Neuroplasticity induced by tooth pulp stimulation in trigeminal subnucleus oralis involves NMDA receptor mechanisms. J Neurophysiol. 2001;85(5):1836-46.
49. Zadik Y. Aviation dentistry: current concepts and practice. British Dental J. 2009;206(1):11-6.
50. Luthman J, Friskopp J, Dahllöf G, Ahström U, Sjöström L, Johansson O. Immunohistochemical study of neurochemical markers in gingiva obtained from periodontitis-affected sites. J Periodont Res. 1998; 24(4):267-78.
51. Bartold PM, Walsh LJ, Narayanan AS. Molecular and cell biology of the gingival. Periodontology 2000. 2000;24:28-55.
52. Kvinnsland IH, Tadokoro O, Heyeraas KJ, Kozawa Y, Vandevska-Radunovic V. Neuroendocrine cells in Malassez epithelium and gingiva of the cat. Acta Odonto Scand. 2000;58(3):107-12.
53. Maeda T, Ochi K, Nakakura-Ohshima K, Youn SH, Wakisaka S. The ruffini ending as the primary Mechanoreceptor in the periodontal ligament: its morphology, cytochemical features, Regeneration, and development. Crit Rev Oral Biol Med. 1999;10(3):307-27.
54. Löe, H, Anerud, A, Boysen, H. The natural history of periodontal disease in man: prevalence, severity and extent of gingival recession. J Periodontol. 1992;63(6):489-95.
55. Armitage GC. Development of a classification system for periodontal diseases and conditions. Ann Periodontol. 1999;4(1):1-6.
56. Lindhe J, Karring T, Lang NP. Tratado de periodontia clínica e implantologia oral. São Paulo: Guanabara Koogan; 1999.
57. Kinane DF, Peterson M, Stathopoulou PG. Environmental and other modifying factors of the periodontal diseases. Periodontol 2000. 2006;40:107-19.
58. Sharav Y. Orofacial pain. In: Wall PD, Melzack R, editors. Textbook of pain. 3rd ed. Edinburgh: Churchill Livingstone; 1994. p. 563-82.
59. Brunsvold MA, Nair P, Oates TW Jr. Chief complaints of patients seeking treatment for periodontitis. JADA. 1999;130(3):359-64.
60. Canakci V, Canakci CF. Pain levels in patients during periodontal probing and mechanical non-surgical therapy. Clin Oral Investig. 2007;11(4):377-83.
61. Lundy FT, Shaw C, McKinell J, Lamey P-J, Linden GJ. Calcitonin gene-related peptide in gingival crevicular fluid in periodontal health and disease. J Clin Periodontol. 1999;26(4):212-6.
62. Salmon AM, Damaj MI, Marubio LM, Epping-Jordan MP, Merlo-Pich E, Changeux JP. Altered neuroadaptation in opiate dependence and neurogenic inflammatory nociception in alpha CGRP-deficient mice. Nat Neurosci. 2001;4(4):357-8.

63. Tracey WD Jr, Wilson RI, Laurent G, Benzer S. Painless, a drosophila gene essential for nociception. Cell. 2003;113(2):261-73.
64. Dimitruk AM. O papel das periodontopatias em pacientes com dor crônica crânio-facial [monografia]. São Paulo: Universidade de São Paulo; 2001.
65. Fabri GM. Doença periodontal grave em pacientes com e sem queixa de dor crônica crânio-facial: correlação dos aspectos clínicos com a análise quantitativa da substância P e do óxido nítrico do tecido gengival inflamado [tese]. São Paulo: Universidade de São Paulo; 2007.
66. Siqueira JTT, Ching LH, editores. Dor orofacial/ATM: bases para o diagnóstico clínico. Curitiba: Maio; 1999.
67. Fabri G, Siqueira SRDT, Simione C, Nasri C, Teixeira MJ, Siqueira JTT. Refractory craniofacial pain: is there a role of periodontal disease as a comorbidity? Arq Neuropsiquiatr. 2009;67(2-8):474-9.
68. Okeson JP. Orofacial pain: guidelines for assessment, diagnosis and management. Chicago: Quintessence; 1996.
69. Nanci A, Bosshardt DD. Structure of periodontal tissues in health and disease. Periodontology 2000. 2006;40:11-28.
70. Teixeira MJ. Critérios de diagnóstico da dor facial atípica. Anais do 3º SIMBIDOR; 1997; São Paulo. São Paulo: APM; 1997. p. 17-33.
71. Graff-Radford SB. Cranialgias que podem apresentar-se como odontalgias. Clin Odont Am Norte. 1991;1:159-76.
72. Pfaffenrath V, Rath M, Pollmann W, Keeser W. Atypical facial pain: application or IHS criteria. Cephalalgia. 1993;13(Suppl 12):84-8.
73. Travell J. Identification of myofascial trigger point syndromes: a case of atypical facial neuralgia. Arch Phys Med Rehabil. 1981;62(3):100-6.
74. Zakrzewska JM. Facial pain: neurological and non-neurological. J Neurol Neurosurg Psychiatry. 2002;72(Suppl 2):ii27-ii32.
75. Bonica JJ. The management of pain with especial emphasis on the use of analgesic block in diagnosis, prognosis and therapy. Philadelphia: Lea & Febiger; 1953.
76. Culic V, Miric D, Eterovic D. Correlation between symptomatology and site of acute myocardial infarction. Int J Cardiol. 2001;77(2-3):163-8
77. Kreiner M, Okeson JP, Michelis V, Lujambio M, Isberg A. Craniofacial pain as the sole symptom of cardiac ischemia: a prospective multicenter study. J Am Dent Assoc. 2007;138(1):74-9.
78. Siqueira SRDT, Teixeira MJ. Neuralgias do segmento facial. J Bras Oclusao ATM Dor Orofac. 2003;3(10):101-10.
79. DeRossi SS, Garfunkel A, Greenberg MS. Hematologic diseases. In: Greemberg MS, Greenberg MS, Glick M, editors. Burket's oral medicine. 10th ed. Hamilton: BC Decker; 2003. p. 429-53.
80. Kant KS. Pain referred to teeth as the sole discomfort in undiagnosed mediastinal lymphoma: report of case. JADA. 1989;118(5):587-8.
81. Abraham PJ, Capobianco DJ, Cheshire WP. Facial pain as presenting symptom of lung carcinoma with normal chest radiograph. Headache. 2003;43(5):499-504.

CASO CLÍNICO 30.1

Algia craniofacial de origem pulpar em paciente com sequela de fratura de mandíbula

Mulher procura atendimento de urgência devido à fortíssima dor na mandíbula esquerda, que iniciara há cerca de 20 dias e ocorria principalmente durante a noite, acordando-a. Procurara serviço público de pronto atendimento odontológico e recebera curativo de fosfato de zinco no pré-molar inferior esquerdo (#35) e sugestão para fazer tratamento da má oclusão, pois ficara com mordida aberta após cirurgia para redução de fratura de mandíbula que ocorrera há mais de cinco anos. A dor piorara desde então, e recebeu o diagnóstico de disfunção de articulação temporomandibular (ATM) ou neuralgia, pois apresentava mordida aberta e parestesia do lábio inferior esquerdo por sequela de fratura mandibular um ano antes.

Diagnóstico anterior: neuralgia trigeminal, dor por disfunção da ATM ou odontalgia.

Exame odontológico: mordida aberta anterior, hiperalgesia dos músculos mastigatórios, hiperalgesia do segundo pré-molar inferior (#35) à percussão e ao teste de calor. A crise de dor cessou com anestesia local por bloqueio pterigomandibular.

Diagnóstico final: odontalgia (pulpite supurativa do segundo pré-molar inferior esquerdo – #35).

Terapêutica sintomática: pulpectomia do #35. Aberta a câmara pulpar apresentou pequena supuração seguida de sangramento abundante (Fig. 30.5).

Evolução de 180 dias: ausência total de dor após a pulpectomia e tratamento endodôntico.

Comentário. Este caso exemplifica como a polpa dentária pode causar cefaleia secundária e algia craniofacial. O aumento da pressão sanguínea intradentária e a compressão de fibras nervosas causa sensibilização periférica, inflamação neurogênica e sensibilização central. Os músculos mastigatórios doloridos exemplificam o fenômeno secundário da dor por excitação central, sendo necessário que o clínico saiba avaliar esses fenômenos complexos. Mordida aberta devido à sequela da fratura mandibular foi sobre-estimada e não tinha relação com a queixa da paciente.

CASO CLÍNICO 30.2

Cafaleia secundária, algia craniofacial e mialgia mastigatória devido à pulpite

Mulher relata que há 30 dias está sentindo dor na face direita, incluindo os dentes molares e a mandíbula. A dor estende-se por toda a hemiface, é diária, contínua e agravou-se nos últimos dias. É exacerbada pelo frio, calor ou toque no segundo molar inferior direito (#47). A coroa desse dente fraturara e ele fora preparado para receber uma restauração fundida, sem qualquer intercorrência dolorosa nesse período. A paciente fizera recente viagem de avião num período muito frio, época em que a dor começou. Por apresentar dor muscular, recebeu placa da mordida associada a anti-inflamatórios não hormonais, sem obter qualquer alívio. Fora encaminhada ao neurologista, que por sua vez encaminhou-a a um médico fisiatra devido à suspeita de dor miofascial, pois toda a musculatura mastigatória e cervical apresentava-se hiperálgica.

Diagnóstico anterior: dor miofascial ou neuralgia atípica do trigêmeo.

Exame odontológico: dentição saudável, musculatura mastigatória e cervical hiperálgica e hiperalgesia à percussão do segundo molar inferior (apresentava restauração provisória de óxido de zinco e eugenol). Teste com o jato de ar frio da seringa tríplice desencadeou violenta crise que cessou após o bloqueio anestésico pterigomandibular. Quando foi aberta a câmara pulpar, a polpa mostrou-se viva e isquêmica, e o espaço do teto dentinário era maior que 1 mm, o que pode sugerir a presença de traumatismo oclusal concomitante e perpetuador da dor.

Diagnóstico final: odontalgia (pulpite irreversível do segundo molar inferior direito -#47, provavelmente desencadeada por barodontalgia).

Terapêutica sintomática: pulpectomia do #47.

Evolução de 90 dias: cessaram todas as dores após a pulpectomia e tratamento endodôntico do #47.

Comentário. Dor pulsátil é uma das mais comuns características da dor pulpar. Paciente que é despertado durante o sono com dor latejante deve ter investigação dos dentes. O congestionamento sanguíneo intrapulpar e as alterações hemodinâmicas na entrada e saída do forame apical justificam essa dor quando há aumento do fluxo sanguíneo na cabeça, durante o sono, e a sensação de que um coração pulsa dentro do dente. A presença de músculos mastigatórios hiperálgicos exemplifica outra vez os efeitos centrais decorrentes da dor pulpar e alerta para a necessidade de identificar esse fenômeno na clínica. O exame radiográfico nesses casos nem sempre mostra alterações ósseas ou dentárias e o diagnóstico é clínico, baseado na história e exame físico do dente. O desencadeante nessa situação foi a variação da pressão atmosférica durante a viagem de avião. Esse caso reforça que na barodontalgia existe doença subclínica ou inflamação pulpar.

CASO CLÍNICO 30.3
Cefaleia e dor craniofacial súbita desencadeada durante viagem aérea

Homem de 60 anos queixa-se de fortíssimas crises de dor craniofacial há 10 dias, a qual surgiu durante uma viagem aérea. No início sentia dor fortíssima na face direita, contínua, latejante com pontadas intermitentes, diária. Tinha a sensação de que a origem da dor era nos dentes da hemiarcada superior, pois todos esses dentes doíam muito. Passara por várias investigações, incluindo a exploração clínica desses dentes, mas nada de anormal fora encontrado que justificasse a dor. A suspeita era de possível neuralgia idiopática do trigêmeo.

Diagnóstico prévio: neuralgia idiopática do trigêmeo, dor facial atípica e odontalgia, embora esta hipótese tivesse sido descartada.

Exame odontológico: a sondagem mostrou cárie subgengival na distal do dente canino inferior direito (#43); o jato de ar da seringa tríplice desencadeou a crise da qual o paciente se queixava. Foi prontamente aliviada por anestesia infiltrativa, que serviu de diagnóstico diferencial.

Hipótese diagnóstica: odontalgia do canino inferior direito (dente #43 com cárie subgengival na face distal). Fator desencadeante: pressão atmosférica (barodontalgia).

Terapêutica sintomática: pulpectomia do dente #43.

Diagnóstico final: pulpite irreversível do dente #43.

Comentário. Após a remoção da polpa dentária, a dor desapareceu por completo. Este caso é um belo exemplo de cefaleia secundária e dor craniofacial de origem dentária. Curiosamente, mesmo os dentes superiores que pareciam doer não eram as fontes de dor. Esta estava no dente canino inferior. Esta pulpite explica a importância da barodontalgia ou aerodontalgia, como fator desencadeante de dor intensa e súbita na face ou cabeça. Exemplifica, mais uma vez, o efeito da pressão atmosférica sobre a polpa dentária, devido à cárie subclínica, que provocou compressão das terminações nervosas pulpares e levou à inflamação irreversível da polpa. O diagnóstico tornou-se mais difícil porque o paciente identificava nitidamente dor nos dentes superiores, na região superior da face e na região temporal da cabeça. Por ser dor súbita e fortíssima, assustou a ele e à sua família, principalmente pela demora no diagnóstico e na ausência de causa no período de 10 dias de crises.

CASO CLÍNICO 30.4
Dor de dente "persistente" causada por neuralgia do trigêmeo

Homem de 55 anos reclamava de fortíssima dor no dente pré-molar inferior direito (#44). A dor começara após tratamento endodôntico há três anos e meio. O dente fora tratado de forma rotineira, por apresentar selamento endodôntico incompleto. Trinta dias depois, durante uma viagem, começou a sentir fortes choques elétricos no dente e refez o canal mais três vezes; finalmente, pediu para extraí-lo. Não houve alteração das crises de dor. A dor era de curtíssima duração, do tipo choque elétrico e desencadeada por atividades habituais como escovar os dentes, engolir, mastigar ou mexer a boca. Recebeu sugestão para procurar ajuda psicológica, a qual foi atribuída sua dor e seu estado emocional.

Exame físico: a gengiva da região estava normal e, ao ser tocada com algodão, disparou o choque. Os demais dentes da boca, bem como o periodonto, estavam normais. Não havia alteração da função mandibular e as articulações temporomandibulares também apresentavam-se bem.

Diagnóstico anterior: odontalgia (pulpite).

Diagnóstico final: neuralgia idiopática do trigêmeo.

Tratamento sintomático: carbamazepina, 200 mg/dia.

Evolução de 12 meses: foi encaminhado ao médico neurologista para os exames complementares e houve total controle da dor por meio de medicação.

Comentário. Iatrogenia é frequente em pacientes com neuralgia idiopática do trigêmeo. Como a dor é sentida no dente, ou próximo a ele, o paciente insiste em tratá-lo. Cabe ao cirurgião-dentista, por ser o primeiro profissional procurado, manter-se alerta, principalmente quando o dente em questão não tem sinais de doença. Manipular o dente de forma obsessiva desgasta o próprio profissional e piora a condição emocional do doente. Além disso, a dor paroxística da neuralgia do trigêmeo pode ser causada por doenças graves, como a esclerose múltipla, ou por tumores intracranianos. O acompanhamento do paciente, após o diagnóstico, deve ser por equipes treinadas no controle dessa doença, que é crônica e pode necessitar de neurocirurgia ao longo do seu curso.

CASO CLÍNICO 30.5
Odontalgia secundária a dor miofascial cervical (esternocleidomastóideo)

Mulher de 42 anos relata que há sete dias começou a ter dor forte, episódica, tipo paroxística no dente #35. Não relata fatores de melhora ou de piora. Está preocupada, pois há cinco anos fizera o tratamento de canal desse dente, e desde então usava uma jaqueta provisória em acrílico, que por sua vez apoiava sua prótese metálica removível. Como a jaqueta está escurecida, teme que seja a causa da dor.

Exame odontológico: dente escuro, sem dor à percussão ou mobilidade; gengiva saudável e exame de imagem periapical sem anormalidade. A avaliação mandibular não mostrou alterações. Em compensação, a palpação do músculo esternocleidomastóideo esquerdo, porção média, provocou sua dor no dente #35.

Diagnóstico final: dor miofascial por ponto doloroso cervical irradiando-se ao dente pré-molar.

Tratamento: alongamento do músculo esternocleidomastóideo e medidas preventivas de posição cervical.

CAPÍTULO 31

DIAGNÓSTICO E CONDUTA NA SUSPEITA DE DOR PULPAR

Heine Maria Benito Scapolan de Almeida
José Tadeu Tesseroli de Siqueira

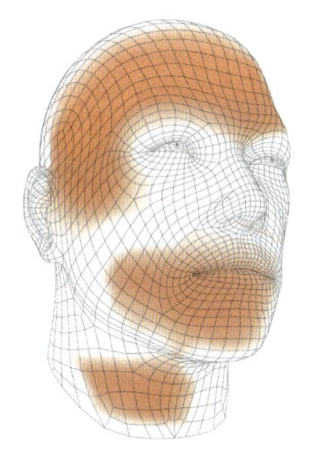

Compreender a fisiopatologia da dor pulpar e os critérios para seu diagnóstico é fundamental para o diagnóstico diferencial entre elas e as odontalgias de origem periodontal ou entre elas e as odontalgias não odontogênicas. Este capítulo complementa o capítulo anterior das odontalgias difusas.

A dor pulpar é em geral aguda e de forte intensidade, causa grande sofrimento ao doente e, provavelmente, é uma das principais razões de atendimento odontológico de urgência. Além disso, com frequência a dor é difusa, nem sempre localizada no dente causador, e o paciente pode reclamar de dor na face ou cabeça; às vezes o diagnóstico não é imediato e o doente pode relatar múltiplas consultas a prontos-socorros médico-odontológicos e ainda apresentar complicações iatrogênicas. O controle eficiente dessa dor exige a identificação correta do dente comprometido, o diagnóstico preciso do estágio da inflamação pulpar e, sobretudo, a compreensão dos mecanismos neurobiológicos que tornam a dor pulpar um verdadeiro camaleão.

Consultórios, ambulatórios de faculdades ou de hospitais e locais de pronto-atendimento odontológicos podem ser procurados pelos pacientes. Por outro lado, os centros interdisciplinares de dor também recebem os pacientes quando a dor é persistente ou recorrente. É fundamental que o médico considere sempre a dor pulpar nos seus diagnósticos diferenciais de cefaleias e algias craniofaciais a esclarecer, e que o cirurgião-dentista, independentemente de sua especialidade, respeite a prioridade desse tipo de urgência e esteja apto a identificá-la.

Quanto à terapêutica das doenças pulpares, ela é específica e operatória, coadjuvada por medidas físicas e farmacológicas de controle da dor, pois nem sempre as intervenções mecânicas são suficientes para o alívio da dor. Condições pulpares, ou delas decorrentes, como a pericementite e o *flare-up*, são extremamente dolorosas e nem sempre as intervenções biomecânicas de preparo radicular são suficientes para o controle da dor.

Nas urgências endodônticas também devem ser levados em consideração a condição clínica e o estado de saúde do doente. O controle da infecção, a profilaxia antibiótica e o controle da ansiedade são outras medidas que podem ser necessárias em alguns deles.

Portanto, este capítulo não discute as técnicas do tratamento endodôntico propriamente dito; seu objetivo é apresentar: a) os critérios clínicos para o diagnóstico diferencial da dor pulpar; b) os métodos disponíveis para o controle dessa dor durante o atendimento de urgência, e c) a variabilidade de manifestações clínicas da dor pulpar e a necessidade de conhecer melhor a fisiopatologia dessa dor, incluindo também os fenômenos de sensibilização central.

INTRODUÇÃO

As odontalgias primárias, como vimos no capítulo anterior, são as dores de origem dentária e podem ser decorrentes de diversas doenças e afecções que atingem o dente; sua localização frequentemente é indefinida e o diagnóstico diferencial inclui grande número de problemas, odontogênicos e não odontogênicos.[1] Portanto, é necessário conhecer os critérios para o diagnóstico diferencial do tipo de doença ou afecção dentária que está causando a odontalgia.[2] Esse procedimento não deve ignorar que outras condições álgicas também possam simular dor de dente e causar odontalgia como: sinusopatias, cefaleias primárias, neuralgia trigeminal, infecções, tumores e as disfunções temporomandibulares (DTM). Quando há dificuldade no controle da dor atribuída à polpa dentária, é fundamental a reavaliação do paciente, reconhecimento do estágio evolutivo da inflamação pulpar, das condições emocionais do paciente e dos métodos de controle da dor que estão sendo utilizados. Procedimentos invasivos, como meras tentativas de tratamento, são potencialmente iatrogênicos e frustram pacientes e cirurgiões-dentistas.

Em odontologia clínica, parte significativa das urgências está relacionada com a dor de dente proveniente de doenças da polpa e do periodonto.[3] As pulpites são as principais causas de dor de dente; suas manifestações clínicas são extremamente variáveis e dependem do grau de comprometimento da polpa dentária. A terapêutica é sobretudo operatória e consiste na eliminação parcial ou total da polpa dentária;[4] pode exigir uso concomitante de antiálgico ou anti-inflamatório, principalmente no período inicial da cicatrização dos tecidos periapicais (fase inflamatória) e, quando há infecção periapical, a antibioticoterapia deve ser considerada, seja profilática ou terapêutica.[5]

É apropriado ressaltar a diferença entre emergência e urgência, pois em geral elas são confundidas e seus termos são empregados de maneira aleatória. O Ministério da Saúde do Brasil publicou a *Terminologia Básica em Saúde*, definindo assim:[6]

1. **Atendimento de emergência**: conjunto de ações empregadas para a recuperação de pacientes, cujos agravos à saúde necessitam de assistência médica imediata, por apresentarem risco de morte.
2. **Atendimento de urgência**: conjunto de ações empregadas para a recuperação de pacientes, cujos agravos à saúde necessitam de assistência médica imediata.

Se o pronto-atendimento por dor de origem pulpar caracteriza a urgência, eventualmente, a infecção pulpar pode levar à emergência, a exemplo de: angina de Ludwig, infecção de seio cavernoso, fascite necrotizante cervical,[7] abscesso no espaço periorbital[8] e septicemia em pacientes imunossuprimidos. Estas complicações, se não diagnosticadas precocemente e tratadas eficientemente, podem levar o doente a óbito. Este aspecto clínico deve ser considerado no primeiro atendimento do doente com dor de dente, devendo-se considerar: dente causador, características da dor, edema, presença de infecção, condições sistêmicas do doente e local de atendimento. Como são menos comuns os casos de atendimentos odontológicos que apresentam risco de morte, preferimos adotar o termo **urgência odontológica**.

> Lembre-se de não confundir o tratamento pulpar na urgência com o tratamento eletivo endodôntico. Na urgência, a dor é o motivo da consulta. O controle da dor é indispensável, seja por medidas físicas ou farmacológicas, e nem sempre é obtido com a manipulação biomecânica do canal.

Na prática odontológica, é importante lembrar que a dor pode e deve ser controlada ou eliminada em todos os procedimentos clínicos.[9]

URGÊNCIA EM ODONTALGIA

A dor pulpar, além de excruciante, também pode ser difusa, e nem sempre a dor que o paciente parece sentir em seu dente é dor de dente. A experiência clínica mostra que o diagnóstico da dor referida da face pode ser um desafio, e que não é fácil o controle de algumas dores dentárias, como as pericementites agudas. A dor de dente pode ser referida das estruturas, vizinhas ou distantes, como nas inflamações dos seios da face ou no infarto agudo do miocárdio. A origem precisa da dor é o desafio que mantém em alerta o cirurgião-dentista que atende pacientes com dor.

A literatura é farta em dados sobre a dor pulpar, mas é interessante vermos sob o aspecto do cirurgião-dentista de consultório privado, pois a maioria dos pacientes com dor de dente procura o seu dentista e nem sempre os serviços públicos prestam esse tipo de atendimento, exceto sob o aspecto farmacológico. Estudo realizado em consultório privado durante o período de 12 meses mostra que a dor pulpar predominou nas urgências, apresentou enorme variabilidade, confundiu-se com dores não dentárias, teve complicações e exigiu conhecimentos amplos de propedêutica e de farmacologia.[10] O preparo profissional é necessário para o correto tratamento para evitar iatrogenias e para reduzir o estresse profissional gerado pelo sofrimento do paciente, sobretudo quando há dificuldade em definir o diagnóstico ou controlar a dor.

Estudo realizado em consultório sobre urgência por dor de dente, mostrou que foram atendidos 67 pacientes (idades entre 21 e 81 anos) e 46 urgências odontológicas, sendo 38 de origem pulpar (16 mulheres e 22 homens) e 8 de origem não pulpar (6 mulheres e 2 homens). As urgências constituíram-se em: abscesso sem edema (11), pulpites (9), peridontopatias (7), abscesso com edema (5), necrose pulpar (4), sensibilidade dentinária (4), traumatismo oclusal (2), sinusopatia (1), *flare-up* (1), fratura dentária incompleta (1) e pericementite (1). Foram realizados os seguintes tratamentos: drenagem endodôntica, preparo químico-mecânico (PQM) parcial, pulpectomia, remoção da fratura dentária, aplicação de flúor e nitrato de potássio, alívio oclusal, remoção de cárie e selamento, e drenagem cirúrgica. Nas urgências pulpares, 37 casos foram controlados com os tratamentos preconizados tradicionalmente e um caso necessitou de tratamento cirúrgico periapical para eliminação completa da dor. Do total de tratamentos endodônticos realizados houve um *flare-up*, ou seja, urgência decorrente do tratamento endodôntico (Figs. 31.1 a 31.3). O uso de analgésicos e de antibióticos ocorreu de acordo com a necessidade do paciente, seguindo protocolo apresentado no Quadro 31.4.

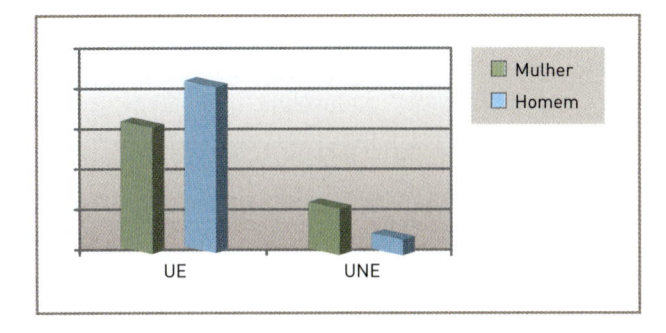

Figura 31.1. Gráfico mostrando a proporção entre homens e mulheres em urgências pulpares (UE) e não pulpares (UNE) referidas aos dentes, em amostra atendida em consultório.

Fonte: Almeida e colaboradores.[10]

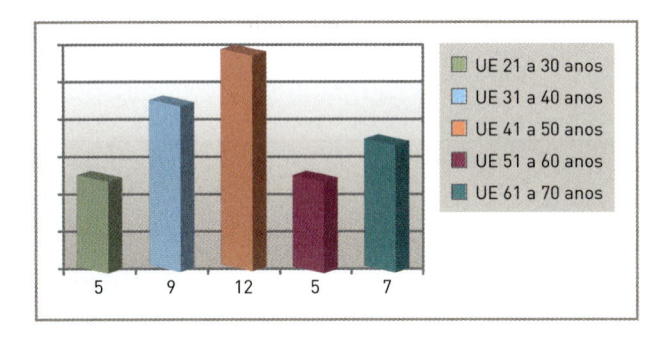

Figura 31.2. Observe a variação de idade em 38 pacientes atendidos por motivo de urgência pulpar.

Fonte: Almeida e colaboradores.[10]

O diagnóstico diferencial da dor, quando há suspeita de ser pulpar

O desafio maior nesses casos é saber se a dor que motivou o atendimento é realmente de origem pulpar, já que poderia ser uma dor referida aos dentes como vimos no capítulo anterior. Exame minucioso e uso de anestesia local auxilia na localização do dente causal. Essa técnica deve obedecer à sequência semiológica utilizada pelo clínico.

Rotina para o atendimento da urgência por dor pulpar

Em urgências por dor pulpar, nem sempre é possível questionar longamente o paciente. As perguntas devem ser diretas, claras e objetivas para esclarecer as características gerais da dor e a condição de saúde do paciente, como aquelas referentes a estado geral de saúde, histórico de alergias, medicamentos em uso, implicações médicas, tratamentos anteriores e fatores de piora e melhora da dor. Portanto, para estabelecer o diagnóstico e controlar a dor nas situações de urgência, é necessária uma ótima anamnese, de modo que permita entender minimamente a queixa do paciente, e seja obtida de forma rápida e sistemática:

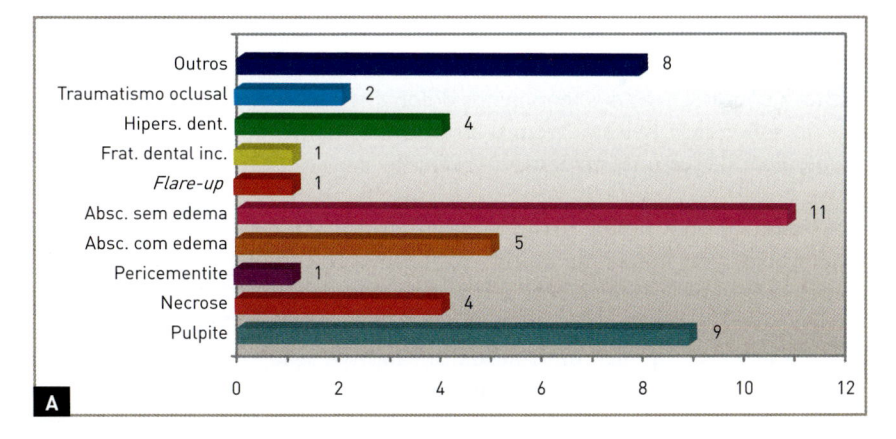

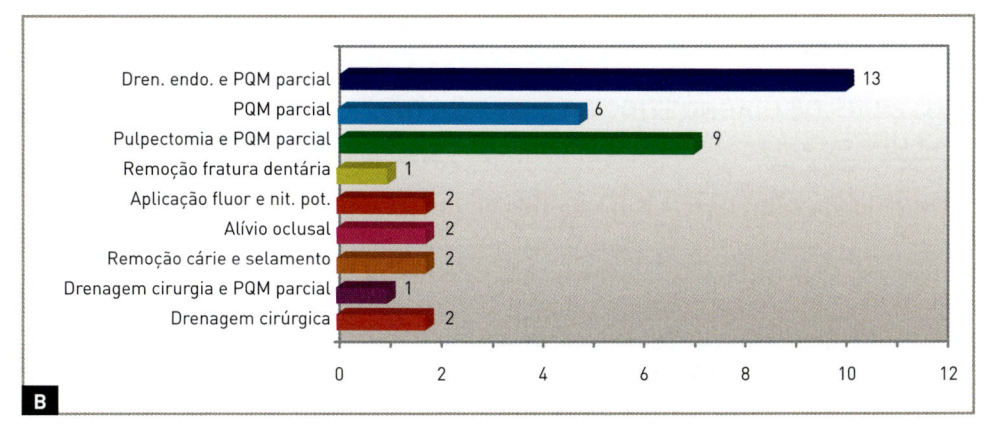

Figura 31.3. Distribuição dos tipos de urgências atendidas no período de 12 meses. **A.** Observe a variabilidade de casos. **B.** Os respectivos tratamentos.

Fonte: Almeida e colaboradores.[10]

1. Questionário inicial para identificação do paciente, avaliação da queixa principal e conhecimento mínimo de suas condições de saúde.
2. Exame físico com enfoque principal no local da dor apontado pelo paciente.
3. Testes de vitalidade pulpar, de mobilidade dentária e de sensibilidade mecânica.
4. Radiografia periapical da região suspeita.
5. Se preciso, usar injeção ou bloqueio com anestesia local para determinar a origem da dor e alívio da dor.
6. Medidas operatórias locais para o controle da dor e, se possível, eliminação da causa.
7. Tratamento farmacológico da dor, pois nem sempre as medidas locais são suficientes para o controle dela (ver sugestão de protocolo no Quadro 31.4, ao final deste capítulo).

A compreensão dos fenômenos envolvidos é importante para o cirurgião-dentista, pois, dessa forma, ele terá um melhor controle da situação, já que o paciente com dor ou inchaço inesperado normalmente está abatido e nem sempre é facilmente manipulado. A partir desse momento, teremos em mãos o diagnóstico clínico e dados suficientes para realizarmos o tratamento requerido pela situação urgencial. Ver protocolo de abordagem ao paciente com dor dentária no Quadro 31.4, ao final deste capítulo.

CLASSIFICAÇÃO DO TIPO DE URGÊNCIA

Existem características clínicas e sintomatológicas que nos permitem classificar as urgências, facilitando, assim, a compreensão dos fenômenos dolorosos e a discussão sobre eles. Relacionaremos as urgências de origem pulpar da seguinte maneira:

a. **Urgências em polpa viva**: 1) hipersensibilidade dentinária; 2) hiperemia pulpar; 3) inflamação pulpar irreversível; 4) periodontite traumática; e 5) fratura dentária incompleta.
b. **Urgências em polpa mortificada**: 1) mortificação pulpar; 2) pericementite apical aguda; e 3) abscesso apical agudo.
c. **Urgências que ocorrem durante ou após a terapia endodôntica**: *flare-up*.

CRITÉRIOS DE DIAGNÓSTICO E TRATAMENTO DAS URGÊNCIAS POR DOR PULPAR

Sensibilidade dentinária – a dor do colo do dente

Conceito. Dor na junção amelocementária devida à exposição da dentina, por retração gengival, decorrente de cárie ou lesão cervical não cariosa. Escovação traumática, acidez (dieta) e traumatismo oclusal são fatores etiológicos importantes. É uma condição de dor relativamente comum.

Sinônimo. Cárie de colo, cárie do terço gengival, dentinite superficial ou hiperestesia de dentina.

Características clínicas. Dor súbita, tipo paroxística, em pontada ou choque elétrico, dura segundos, é bem localizada e desencadeada por estímulos físicos, mecânicos ou químicos. A sondagem mecânica do colo suspeito desencadeia a dor (Fig. 31.4).

Diagnóstico diferencial. Neuralgia do trigêmeo, odontalgia atípica.

Tratamento de urgência. Ao longo do tempo foram preconizados vários tratamentos para a proteção dentinária por meio de vários métodos que devem ser aplicados em diversas sessões, como: aplicação de flúor, dentifrícios especiais, hidróxido de cálcio, adesivos, resinas, esmaltes, ionômero de vidro e *laser* de baixa potência.[11-18] Ver também Capítulo 53 sobre o uso do *laser* terapêutico.

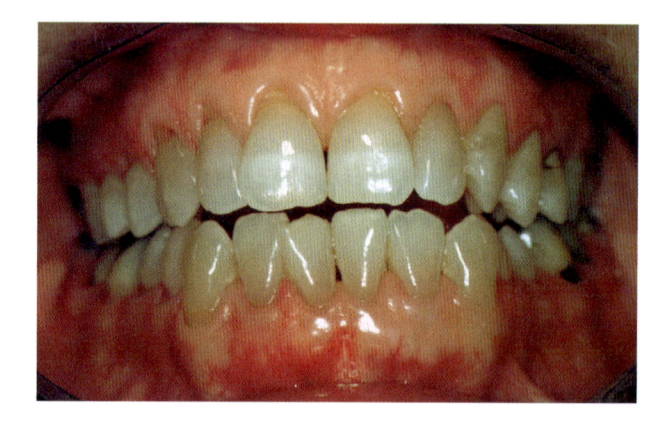

Figura 31.4. Sensibilidade dentinária em paciente com lesões cervicais não cariosas em diversos dentes. Relatava dor forte, difusa desencadeada por diversos estímulos. O canino era o dente comprometido. O uso inicial de flúor tópico foi suficiente para controlar a dor.

Hiperemia pulpar

Conceito. É a resposta inflamatória da polpa frente a qualquer tipo de agressão, seja na dentina ou no esmalte. A dor decorre da congestão sanguínea, de curta duração, e normalmente existe alguma anormalidade nos vasos pulpares.

Características clínicas. A dor é intermitente e de curta duração; o dente responde a estímulos por alimentos ou bebidas frios, doces, azedos e, eventualmente, quentes. A dor é em geral controlada com analgésicos de ação periférica. Cárie dentária, restaurações recentes, lesões cervicais não cariosas ou atos operatórios praticados pelo dentista são as causas mais comuns.

Diagnóstico diferencial. Cefaleias primárias, infiltração linfocitária.

Tratamento de urgência. Consiste na eliminação da causa; nas cáries o tecido comprometido é removido e a cavidade deve ser protegida com pasta à base de óxido de zinco e eugenol. Nos casos de agressão operatória, a reversibilidade do processo dependerá da gravidade do dano pulpar. Algumas medidas possíveis: *a) capeamento indireto* – nos casos sem exposição pulpar, por meio de fina camada de óxido de zinco e eugenol; *b) capeamento direto* – quando há exposição pulpar, coloca-se em contato com a polpa exposta uma fina camada de cimento de Rickert iodoformado, sem pressioná-la, e sobre esta uma camada de cimento de oxifosfato de zinco. Outra opção é a colocação de hidróxido de cálcio sobre a polpa exposta, quando não há sangramento.[13,19]

Inflamação pulpar irreversível

Conceito. Consiste na inflamação grave da polpa dentária.

Sinônimo. Pulpite aguda.

Características clínicas. Dor súbita, espontânea, contínua e difusa; piora aos testes térmicos e responde inadequadamente aos AAINEs. O exame radiográfico mostra, algumas vezes, aumento do espaço pericementário.

Diagnóstico diferencial. Inflamação pulpar reversível, cefaleias primárias, infiltração linfocitária.

Tratamento de urgência. A pulpectomia é o método indicado e o corticoide deve ser usado na medicação intracanal. Quando for indicada a pulpotomia, é mais adequado o uso curativo analgésico. É importante selar o dente com cimento provisório. O NDP (fosfato de dexametasona 0,32 g, paramonoclorofenol 2 g, polietilenoglicol 400 + Rinosoro, q.s.p. [em quantidade suficiente para] 100 mL) também é indicado como medicação de demora.[4,19-28] Analise o Caso clínico 31.1 (Fig. 31.5).

Periodontite traumática crônica

Conceito. É a inflamação pericementária provocada por traumatismo repetitivo sobre o dente, normalmente por bruxismo do sono. Pode ocorrer necrose pulpar. A dor é de intensidade leve, tipo artrítica e provocada por estímulo mecânico. Restaurações recentes com contato prematuro também causam pulpalgia similar à dor do traumatismo repetitivo.[2]

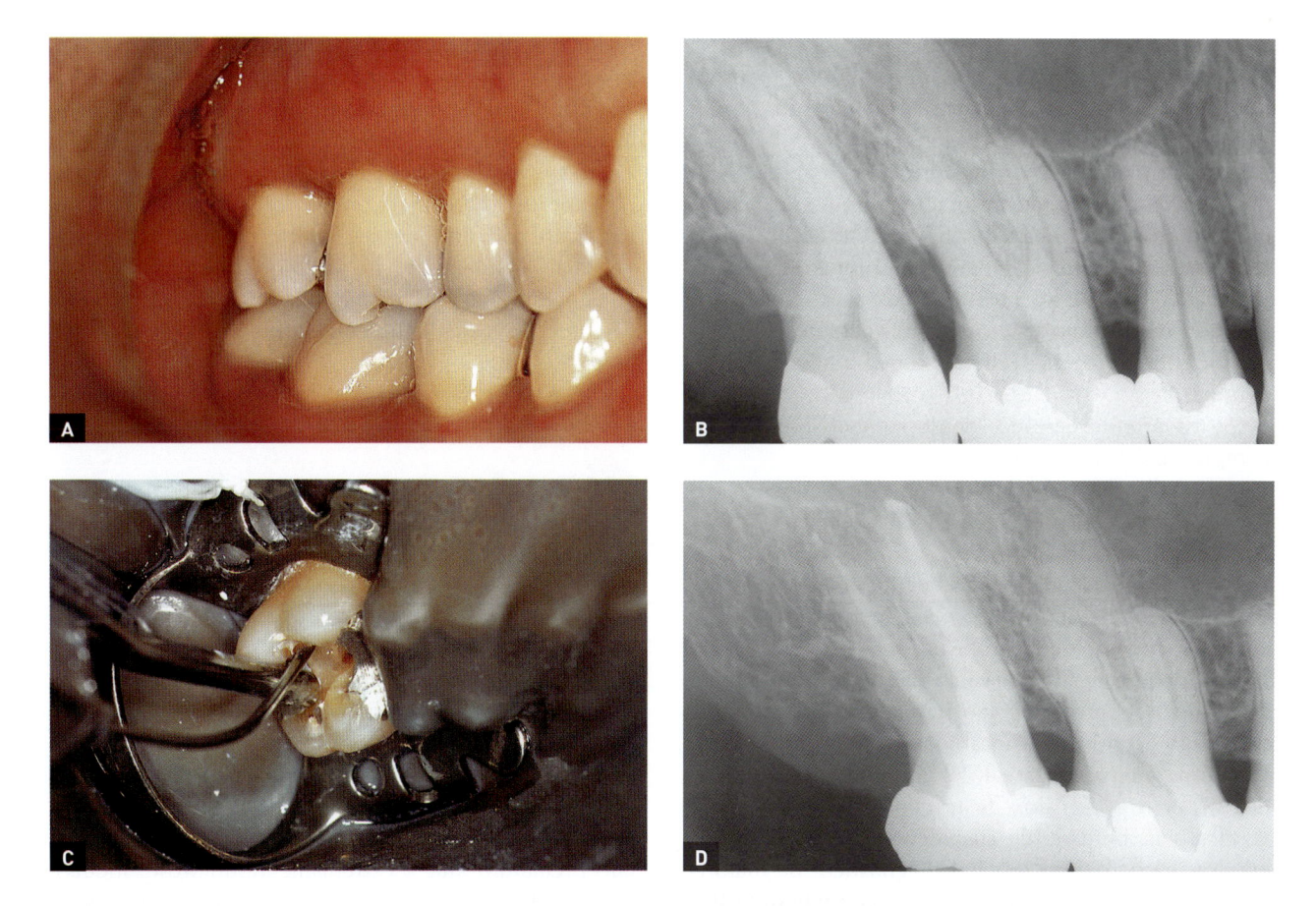

Figura 31.5. Caso clínico de dor fortíssima recorrente confundida com neuralgia de trigêmeo. **A.** Condição em MIC e aspecto gengival da região que apresentava dor difusa. **B.** Radiografia periapical mostrando extensa perda do osso alveolar e ausência de lesão periapical do dente #17. **C.** Tratamento endodôntico do dente #17, após o controle da dor aguda. **D.** A radiografia periapical mostra, cinco anos depois, o dente tratado endodonticamente. Conseguiu-se controle periodontal adequado nesse período.

Sinônimo. Oclusão traumática.

Características clínicas. Pode haver mobilidade dentária, desgastes, incisal ou oclusal, sensibilidade dentinária e abfração (Cap. 32). Deve-se observar presença de trincas no esmalte dentário. No dente com periodontite, agrava-se o quadro, podendo ocorrer pericementite aguda, migração dentária e impactação de alimentos. Pode haver também sensibilidade ao calor ou ao frio e dor leve à percussão ou à mastigação. O dolorimento dentário pode ser maior ao acordar ou piorar em situações de estresse físico ou emocional e independe da presença de polpa viva. Pode haver hiperalgesia da musculatura mastigatória. O exame radiográfico periapical pode mostrar aumento do espaço pericementário.[2,29,30]

Diagnóstico diferencial. Odontalgia atípica, neuralgia do trigêmeo.

Tratamento de urgência. Não havendo doença periodontal infecciosa, aliviar o contato oclusal, dependendo do exame físico. No caso de bruxismo do sono, está indicado o uso de placa de mordida noturna. A sensibilidade dentinária, caso persista, também pode ser tratada com *laser* terapêutico. No caso de doença periodontal infecciosa ou de necrose pulpar, estas deverão ser imediatamente tratadas.

Fratura dentária incompleta

Conceito. Normalmente decorrente de traumatismo externo ou interno e é mais frequente em dentes fragilizados devido a tratamentos anteriores.

Tipos de fraturas. O dente apresenta-se apenas fendido, porém, ainda não fraturado. Origina-se de estímulos térmicos anormais devido à alteração brusca de temperatura durante a alimentação, preparo cavitário, uso inadequado de agentes térmicos para diagnóstico (dióxido de carbono e aerossóis refrigerantes) ou pela restauração imprópria de dentes com grande destruição dentinária.[2,21]

Sinônimo. Síndrome do "dente rachado", fratura incompleta do dente "rachado".

Diagnóstico diferencial. Inflamação pulpar, doença periodontal, neuralgia do trigêmeo, odontalgia atípica.

Características clínicas. A dor varia de simples desconforto à intensidade forte. O dente pode incomodar ocasionalmente a mastigação e, algumas vezes, a dor é em crise intensa, tipo paroxística e intolerável, quase sempre desencadeada por carga na região fraturada do dente. Isso acontece quando há exposição dentinária, sobretudo a estímulos mecânicos como a ingestão de alimentos ou toque casual. A dor pode ser desencadeada por frio ou calor. Teste clínico com sondagem verifica a mobilidade de cúspides ou de restaurações. Fraturas na coroa são de fácil diagnóstico, na maioria dos casos, porém, quando a raiz é comprometida, sem separação dos fragmentos, pode demorar algum tempo até a identificação. Histórias de traumatismos locais ou durante a mastigação devem ser investigados. Em fase mais avançada, o dente é dolorido à manipulação ou mastigação, pode sangrar e apresentar mobilidade.

Tratamento de urgência. A manutenção do dente depende do tipo e extensão da fratura. Caso haja fragmento, este dever ser removido para que se avalie o dente ou a raiz residual. Ingle e colaboradores[2] propõem as seguintes condutas: a) fratura incompleta sem envolvimento pulpar – confecção de coroa total e cimentação com óxido de zinco e eugenol (OZE); b) fratura incompleta com envolvimento pulpar e pulpite – tratamento endodôntico e proteção da cúspide; c) fratura extensa que envolve ligamento periodontal e polpa – possivelmente a indicação é de exodontia.[2,21,22]

Necrose pulpar

Conceito. Degeneração parcial ou total da polpa, normalmente consequente a processos inflamatórios crônicos.

Sinônimo. Mortificação pulpar.

Diagnóstico diferencial. Inflamação pulpar, doença periodontal, tumores, osteomielite.

Características clínicas. A urgência caracteriza-se por dor súbita, pulsátil, contínua, em geral bem localizada, dente extremamente dolorido à percussão. O odor, à abertura da câmara pulpar, é característico de infecção. A dor é de difícil controle apenas por fármacos, sendo necessária a drenagem via canal ou, eventualmente, cirúrgica. O exame radiográfico mostra aumento generalizado do espaço pericementário.

Tratamento de urgência. Na maioria das vezes, a simples abertura da câmara pulpar traz melhora imediata. Irrigação com líquido de Dakin, curativo de demora (PRP) e selamento. A antibioticoterapia deve ser considerada nesses casos, mas dependerá da extensão da infecção e das condições clínicas do doente (Fig. 31.6).[3,19,31-34]

Pericementite apical aguda

Conceito. É a inflamação dos tecidos periapicais decorrente de traumatismo mecânico, como no bruxismo, ou infecção. Provavelmente é a mais forte dor de dente e uma das mais intensas das dores que atingem o organismo humano.

Sinônimo. Periodontite apical.

Diagnóstico diferencial. Inflamação pulpar, doença periodontal, cefaleias primárias.

Características clínicas. Dor espontânea e exacerbada ao toque no dente; diurna e noturna, contínua, de fortíssima intensidade e não cessa facilmente com analgésicos, mesmo com morfina. A inflamação expõe o dente ao contato prematuro, que é extremamente doloroso, induz o paciente a evitar o contato, pois a inflamação no espaço pericementário causa mobilidade do dente. Normalmente é possível observar aumento do espaço pericementário à radiografia periapical. Ver o Caso clínico 31.2.

Abscesso apical agudo

Conceito. É o processo infeccioso agudo, intraósseo, de origem endodôntica e eventualmente associado à doença periodontal.[13,22,34,35]

Sinônimo. Abscesso dentoalveolar agudo, abscesso alveolar.

Características clínicas. O dente responsável pela infecção é extremamente dolorido à percussão e sem vitalidade pulpar. A dor normalmente é mais frequente na fase inicial, contínua e de fortíssima intensidade. Quando o exsudato purulento difunde-se nos espaços e ultrapassa a barreira do periósteo a dor é reduzida, restando o desconforto. Quando existe lesão crônica periapical, ela pode ser visível na radiografia periapical do dente envolvido.[33]

Tratamento de urgência. Consiste no estabelecimento de drenagem, via canal ou cirúrgica, e remoção do foco causal (tratamento endodôntico ou exodontia). Dependendo do estágio evolutivo do processo, a dor pode ser fortíssima e se reduz após a drenagem. O tratamento endodôntico de rotina deve ser iniciado quando desaparecerem os sinais da infecção aguda e o dente puder ficar fechado, com curativo de demora, quando não houver drenagem via canal, ou esta cessar. Se o dente for deixado aberto na consulta de urgência e demorar até mesmo duas semanas para se iniciar o tratamento apropriado, isto não influenciará no tratamento final, contanto que seja corretamente tratado, embora se recomende o selamento da cavidade o mais breve possível.[36] Medidas físicas locais (calor), uso de analgésicos e antibióticos devem ser considerados nesses pacientes. O tratamento inadequado do abscesso periapical agudo pode resultar em complicações graves que exigem internação e cuidados médicos intensivos.[5,23,25,34] O tratamento dos abscessos dentoalveolares agudos é considerado com detalhes no Capítulo 37 (Fig. 31.7).

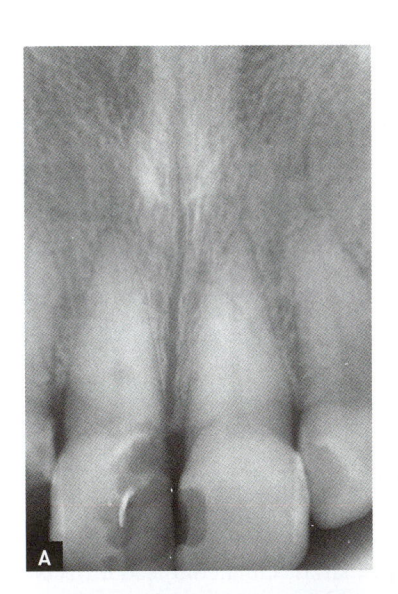

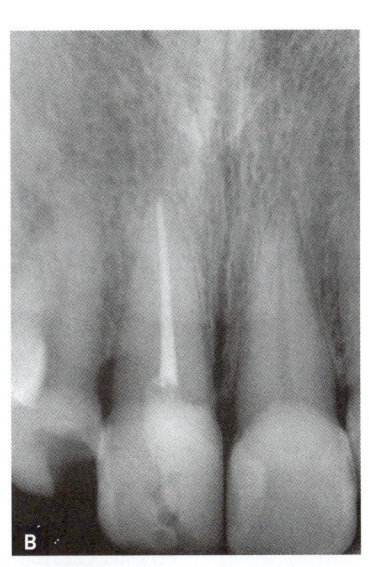

Figura 31.6. Caso de dor aguda por necrose pulpar do dente #11 que cessou imediatamente após a abertura da câmara pulpar. **A.** A radiografia periapical mostra cárie extensa na face mesial e ausência de alteração óssea periapical. **B.** Mesmo dente após o tratamento de canal.

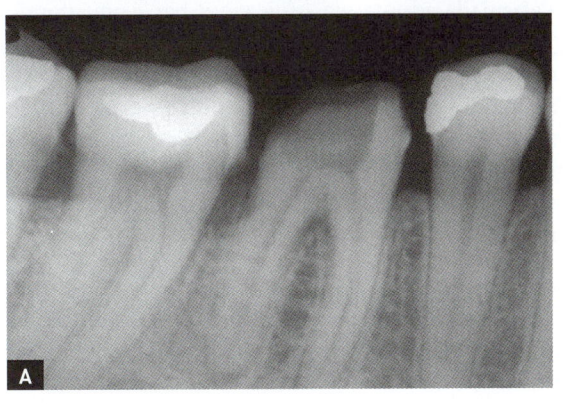

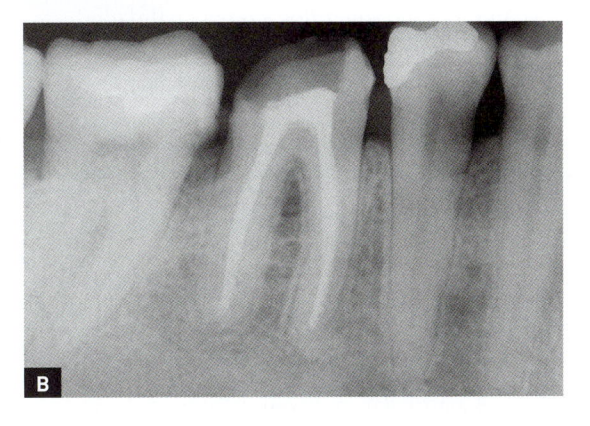

Figura 31.7. Caso de dor aguda por abscesso periapical agudo, fase inicial do dente #46 que cessou imediatamente após a abertura da câmara pulpar. **A.** A radiografia periapical mostra área radiolúcida no periápice das duas raízes. **B.** Aspecto radiográfico três anos depois.

Urgências que ocorrem durante ou após a terapia endodôntica: *flare-up*

Conceito. São as urgências que ocorrem entre as consultas ou após a terapia endodôntica. Caracteriza-se pela presença de fortíssima dor, com ou sem inchaço.

Sinônimo. Urgências que ocorrem durante ou após a terapia endodôntica.

Diagnóstico diferencial. Pericementite apical aguda, necrose pulpar, tumores.

Etiologia e Incidência. Estima-se que o *flare-up* ocorra entre 1 e 3% dos tratamentos endodônticos realizados. Fatores sob o controle do clínico, tais como: subinstrumentação; sobreinstrumentação; sobremedicação; medicação irritante, canais não achados, remoção incompleta do tecido pulpar (nos casos de polpa viva); remoção incompleta dos debris do canal ou sua condução além do ápice (nos casos de polpa morta) e hiperoclusão; têm sido atribuídos como importantes na predisposição ao *flare-up*. Uma maior incidência de dor pós-operatória em dentes com polpa morta, principalmente nos casos sem áreas de radioluminescência periapical, sugere uma maior atenção frente a esse tipo de lesão. Uma maior incidência, também, foi encontrada nos casos de pacientes com dor pré-operatória e nos casos de retratamento. Fatores relacionados ao paciente, tais como sexo, idade e localização do dente em geral parecem não interferir na incidência do *flare-up*. Altamente relacionada à dor pós-operatória, encontramos as predisposições alérgicas.

A alteração na pressão dos tecidos periapicais, fatores microbianos, efeitos dos mediadores químicos, fatores psicológicos, respostas imunológicas à manipulação e adaptação local e alteração nos nucleotídeos cíclicos são fatores possivelmente envolvidos na etiologia do *flare-up*. A dor pós-obturação, geralmente, está relacionada ao debridamento do canal radicular inadequado; sobreobturação; hiperoclusão; canal parcialmente obturado e fratura radicular. Essas são as causas prováveis dessa urgência endodôntica, motivo de estudo de diversos pesquisadores.[22,23,33,37-45]

Prevenção. Medicamentos como analgésicos, antibióticos e anti-histamínicos são sugeridos, com a finalidade de evitar o *flare-up*. A medicação profilática deve ser utilizada de acordo com as características clínicas da condição pulpar em tratamento.

A adequada desinfecção do canal, seguida de preparo químico-mecânico dentro dos limites estabelecidos (aquém do vértice radicular), evita o traumatismo periapical e reduz a resposta inflamatória imediata.[10,46-51]

Tratamento de urgência. Depende das condições clínicas preexistentes e atuais. Se o dente apresentava polpa viva ou morta, poderemos nos encontrar diante de duas situações: periodontite apical aguda ou abscesso agudo (com ou sem inchaço). A partir daí, poderemos desenvolver um tratamento indicado para cada situação. Na ausência de infecção aguda, quando se instala uma pericementite grave, o uso de corticoide injetado localmente mostrou-se benéfico para o controle da dor (Quadro 31.1).[52] O Caso clínico 31.2 também pode exemplificar o *flare-up* de origem endodôntica.

Quadro 31.1. Técnica preconizada para a injeção de corticoide local no tratamento da pericementite apical aguda ou do *flare-up*, não infecciosos

INJEÇÃO DE CORTICOIDE PARA CONTROLE DA DOR PERIAPICAL
a. Anestesia infiltrativa do dente comprometido.
b. Misturar 0,5 mL de dexametasona 2 mg em 1,3 mL de prilocaína a 3%.
c. Injetar um terço da solução pela técnica da anestesia infiltrativa, se possível subperióstica, na região correspondente ao ápice do dente. Injetar um terço da solução.
d. Injetar a solução residual no periápice, via canal.
e. Curativo de demora.
f. Selamento do dente.

Fonte: Almeida e Siqueira.[52]

O DIAGNÓSTICO DIFERENCIAL DA DOR PULPAR COM OUTRAS DORES OROFACIAIS

Com raríssimas exceções, a dor pulpar é uma dor aguda. Pode manifestar-se de diferentes maneiras, dependendo das alterações inflamatórias que nela ocorrem. No Quadro 32.2 são apresentadas as características que facilitam o diagnóstico diferencial entre elas e são aceitas pela literatura internacional.

Duas situações devem ser consideradas no diagnóstico diferencial:

1. Com outras dores inflamatórias, como dentes adjacentes, seio maxilar, infecções orofaciais e cranianas.
2. Com dores neuropáticas, como a neuralgia do trigêmeo e as cefaleias primárias. Uma condição especial é a chamada odontalgia atípica, que não é uma dor de dente inflamatória, mas sim neuropática. Ela simboliza a "dor fantasma do dente". Embora seja uma condição de dor crônica, o paciente pode ter episódios de dor intensa no dente, muitas vezes já com tratamento endodôntico. A manipulação endodôntica agrava o problema e acaba influenciando na decisão de intervir em dentes vizinhos completamente sadios.

Diagnóstico diferencial da dor pulpar
1. Dor de origem inflamatória.
2. Dor de origem neuropática (odontalgia atípica).

Como já foi apresentado no Capítulo 30, existem doenças ou afecções não odontogênicas que simulam

Quadro 31.2. Características das dores de origem pulpar e tratamentos sugeridos para as urgências

TIPOS DE URGÊNCIA	SENSIBILIDADE DENTINÁRIA	PULPITE IRREVERSÍVEL	NECROSE PULPAR	PERICEMENTITE AGUDA	ABSCESSO DENTÁRIO AGUDO	FLARE-UP	FRATURA DENTÁRIA
Qualidade da dor	Fulgurante, paroxística	Latejante contínua, Crises.	Pulsátil, contínua	Pulsátil, contínua	Pulsátil, contínua	Contínua, com ou sem edema	Desconforto à dor forte
Fator desencadeante	Estímulo dentinário: térmicos, mecânicos, químicos.	Espôntanea, provocada pelo calor.	Espôntanea, provocada ao calor, toque, mastigação.	Espôntanea ou provocada	Espôntanea ou provocada	Urgência que surge durante ou após o tratamento endodôntico.	Mastigação, toques no dente.
Duração	Segundos	Minutos a horas	Minutos a horas	Horas	Horas	Horas	Segundos a horas
Intensidade	Forte a fortíssima	Leve a fortíssima	Leve a forte	Forte a fortíssima	Forte a fortíssima	Forte a fortíssima	Leve a forte
Localização	Boa a ótima	Pobre a boa	Pobre a boa	Ótima	Ótima	Ótima	Variável
Características gerais	Retração gengival, dentina exposta (colo), lesão cervical não cariosa (Cap. 32).	Dor à percussão. Acorda o paciente à noite. Às vezes o frio acalma (líquidos).	Difícil remissão com analgésicos, envolve o periodonto. Pode aliviar com o frio.	Dor ao toque, difícil remissão com analgésicos.	Variável: desde forte dolorimento dentário até a presença de inchaço grave, febre (Cap. 37).	O dente está sempre dolorido, nem sempre melhora com os curativos locais.	Aumento progressivo da dor, principalmente gengival e ao contato. Pode doer com o ar ou água da seringa tríplice.
Tratamento da urgência (medidas locais)	Flúor, dentifrício com nitrato de potássio, laser dentística.	Pulpectomia, pulpotomia e analgésico local (fenol).	Abertura da câmara pulpar sem anestesia.	Alívio oclusal, injeção de corticoide anestesia.	Drenagem endodôntica cirúrgica, medidas locais.	Injeção de corticoide, medidas físicas, laser.	Dentística, endodontia ou exodontia.
Tratamento farmacológico da dor	-	AAINEs Opiáceos	AAINEs	AAINEs Opiáceos Antibiótico	AAINEs Antibiótico	AAINEs Opiáceos Antibiótico (caso de infecção)	AAINEs

Fonte: Baseado na literatura apresentada[52] e na experiência dos autores.

dor no dente, como a neuralgia idiopática do trigêmeo, algumas cefaleias primárias, tumores, as sinusites maxilares agudas e mesmo as dores musculares mastigatórias e/ou cervicais (Fig. 31.8). Para maiores detalhes dessas condições álgicas, consulte os demais capítulos desta parte.

Por outro lado, existem dores de dente de origem não pulpar que se assemelham à dor pulpar, como já foi apresentado neste capítulo (leia com atenção os Casos clínicos 31.1 e 31.2). O diagnóstico diferencial entre essas dores orofaciais e as pulpares é apresentado no Quadro 31.3.

No Quadro 31.4 é apresentado um protocolo para orientação em casos de dores pulpares agudas.

Em dores persistentes, mesmo que o paciente insista estar com dor de dente, é de bom-senso evitar manipulações invasivas de quaisquer naturezas, sobretudo quando não foram encontrados sinais de comprometimento do dente. Solicitar consultas com colegas experientes no diagnóstico e tratamento da dor orofacial pode ser benéfico ao paciente e menos estressante ao cirurgião-dentista.

CONCLUSÃO

As dores de origem pulpar são agudas, de natureza múltipla e nem sempre de fácil diagnóstico. Além de alcançarem altíssima intensidade, causam enorme sofrimento e confundem pacientes e profissionais por, às vezes, não se manifestarem de forma clara e localizada. Outras vezes não parecem ser dor de dente.

Além disso, existem outras dores não odontogênicas que simulam as odontalgias, como é discutido em outros capítulos deste livro.

Assim, é fundamental que os cirurgiões-dentistas estejam bem treinados para esse diagnóstico, e que os médicos não esqueçam essa importante fonte de dor no diagnóstico diferencial das dores craniofaciais.

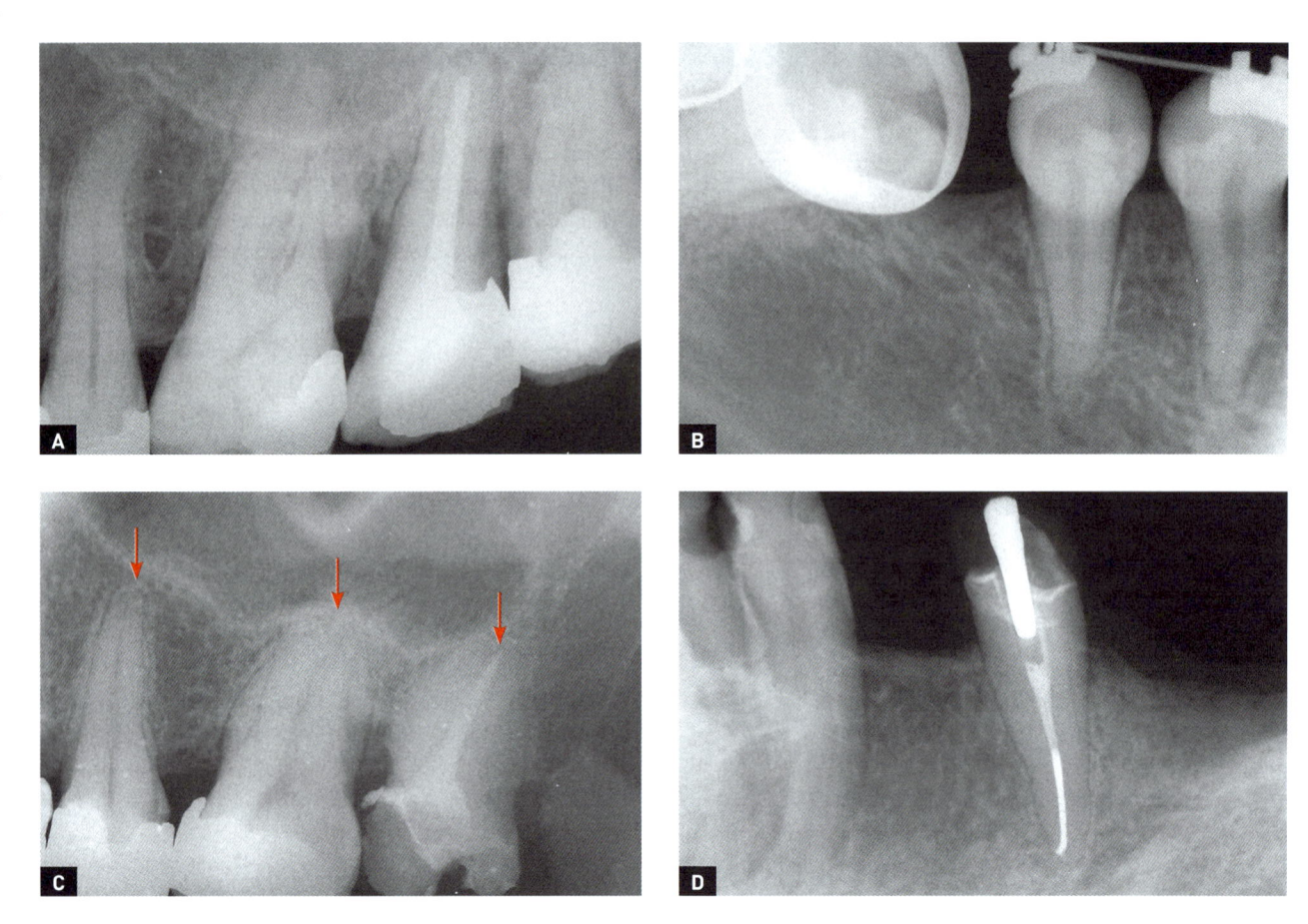

Figura 31.8. Casos de dor referida que se assemelham à dor pulpar. **A.** Dor periodontal por traumatismo oclusal no dente #27 (observe que já tem tratamento de canal), que cessou após o alívio oclusal. **B**. Periodontite traumática de origem ortodôntica que foi confundida com dor pulpar irreversível. A dor desapareceu após o alívio de torque do arco. O espalhamento da dor deveu-se à sensibilização central. **C.** Dor sinusal referida aos dentes, que se apresentavam doloridos à percussão. Observe a relação das raízes dentárias com a parede do seio maxilar (setas). **D.** Dor no dente #34, tratado há cinco anos e sem alteração óssea ou periodontal. A origem da dor era no músculo esternocleidomastóideo e referida ao dente; era completamente reproduzida pela palpação do músculo.

Quadro 31.3. Urgências em dor orofacial de origem não pulpar que as mimetizam

TIPOS DE URGÊNCIA DE ORIGEM NÃO PULPAR	TRAUMATISMO OCLUSAL (PERICEMENTITE TRAUMÁTICA)	PERIODONTOPATIA AGUDA (ABSCESSO)	SINUSOPATIA AGUDA
Qualidade	Contínua	Variável: coceira, peso, latejante ou contínua.	Pressão
Fator desencadeante	Piora ou desencadeia ao contato dentário, mastigação, bruxismo.	Piorou após mastigação de alimentos fibrosos.	Espontânea
Duração	Horas	Horas	Horas
Intensidade	Leve a forte	Leve a forte	Forte
Localização	Ótima	Ótima	Boa
Características gerais	Dor ao acordar, dolorimento dentário contínuo.	Dor à percussão, bolsa periodontal, halitose pode estar presente. Sensação de dente "alto".	Sensação de pressão e dor múltipla de "dente". Os dentes da região ficam sensíveis à percussão (ver Cap. 17).
Tratamento da urgência (medidas locais)	Alívio oclusal, placa de mordida, *laser*	Curetagem, adstringentes (ver Cap. 30)	Encaminhar ao otorrinolaringologista
Tratamento farmacológico da dor	AAINEs	AAINEs Antibiótico (depende da clínica)	AAINEs Antibióticos

Fonte: Baseado na literatura apresentada[52] e na experiência dos autores.

Quadro 31.4. Protocolo sugerido para o diagnóstico e tratamento sintomático das urgências ou dores persistentes devido à dor pulpar

URGÊNCIA EM DOR PULPAR – PROTOCOLO DE ATENDIMENTO	
1. ABORDAGEM	
1.1	**Avaliação clínica**, definição diagnóstica e aspectos clínicos gerais do doente.
2. ESQUEMA TERAPÊUTICO LOCAL	
2.1	**Polpa viva:** anestesia local, abertura da câmara pulpar, remoção da polpa coronária com curetas, esvaziamento da polpa radicular, irrigação/aspiração com hipoclorito de sódio (0,5%), medicação intracanal (rifocina sódica) mais prednisolona, fechamento com pasta de óxido de zinco e eugenol.
2.2	**Polpa necrótica:** abertura da câmara pulpar, remoção da polpa coronária com curetas, esvaziamento da polpa radicular, irrigação/aspiração com hipoclorito de sódio (0,5%), medicação intracanal (rifocina sódica) com prednisolona, fechamento com pasta de óxido de zinco e eugenol.
2.3	**Alívio oclusal,** quando há contato oclusal doloroso. Esse estímulo nociceptivo deve ser totalmente eliminado, pois age como fator perpetuante de dor dentária.
2.4	**Medidas físicas para o controle da dor,** algumas vezes, são indispensáveis. O calor pode ser aplicado por meio de bochechos ou compressas na face. São indicados o calor, o frio e o *laser* terapêutico.
2.5	**Medicação adstringente:** traz enorme benefício ao paciente, pois, na forma de bochechos com água tépida, tem efeito antisséptico local e analgésico de superfície. A posologia deve obedecer ao relógio: cada sessão deve consistir em quatro bochechos com 30 segundos de duração cada um (total entre 2 e 4 minutos). São indicados: clorexedina a 0,9%, Listerine.
3. TRATAMENTO FARMACOLÓGICO DA DOR	
3.1	**AAINEs**, analgésicos e antipiréticos devem ser utilizados enquanto as medidas locais não apresentam o efeito desejado, ou ainda há persistência da dor, devido ao próprio processo inflamatório. Para dor leve a moderada indica-se: dipirona, acetominofeno, ibuprofeno, AAINEs em geral.
3.2	**Analgésicos opioides**, em dor moderada a forte podem ser usados, normalmente associados aos AAINEs. Atuam sobre a percepção da dor e são normalmente eficazes para o controle da dor dentária de forte intensidade, exceto em pericementites agudas. Os mais usados e encontrados no mercado brasileiro são: a codeína, o propoxifeno e o tramadol.
3.3	**Corticoides**, indicados em dor forte a fortíssima, como a pericementite aguda, por meio de injeção local (Almeida e Siqueira, 1996). A opção pela dexametasona deve-se ao fato de ter meia-vida longa, desde que o paciente não tenha contraindicações.
3.4	**Adjuvantes**, muitas vezes a sensibilização central e o estado emocional do doente indicam medicação para melhorar as condições físicas e emocionais, como é o caso de ansiolíticos e de antidepressivos tricíclicos. São indicados: diazepínicos, amitriptilina.
4. ANTIBIOTICOTERAPIA	
4.1	**Pode ser profilática ou curativa,** depende do processo infeccioso e da condição clínica do doente.

REFERÊNCIAS

1. Zakrzewska JM. Facial pain: neurological and non-neurological. J Neurol Neurosurg Psychiatry. 2002;72(Suppl 2):ii27-ii32.
2. Ingle JI, Glick DH, Schaffer D. Diagnóstico diferencial e tratamento das dores oral e perioral. In: Ingle B. Endodontia. 2nd ed. Rio de Janeiro: Interamericana; 1979. p. 450-517.
3. Torabinejad M, Walton RE. Managing endodontic emergencies. J Am Dent Assoc. 1991;122(6):99-103.
4. Alvares S. Emergência em endodontia. In: Alvares S. Fundamentos em endodontia. Rio de Janeiro: Quintessence; 1990. p. 49-61.
5. Spalding M, Siqueira JTT. Processos infecciosos buco-dentais: avaliação de uma estratégia terapêutica. Rev Gaucha Odont. 1999;47(2):110-4.
6. Brasil. Ministério da Saúde. Secretaria Nacional de Organização e Desenvolvimento de Serviços de Saúde. Terminologia básica em saúde. Brasília: MS; 1987.
7. Rapoport Y, Himelfarb MZ, Zirk D, Bloom J. Cervical necrotizing fasciitis of odontogenic origin. Oral Surg Oral Med Oral Pathol Oral Radiol Endod. 1991;72(1-3):15-8.
8. Miller EH, Kassebaum DK. Managing periorbital space abscess secondary to dentoalveolar abscess: a case report. J Am Dent Assoc. 1995;126(4):469-72.
9. Bennet CR. Dor. In: Bennet CR. Monhein anestesia local e controle da dor na prática dentária. 7. ed. Rio de Janeiro: Guanabara Koogan; 1986. p. 1-15.

10. Almeida HMBS, Ferreira FR, Siqueira JTT. Dor orofacial: procedimentos clínicos em urgências endodônticas. J Bras Odonto Clin. 1999;3(18):56-60.
11. Lukomsky EH. Fluorine therapy for exposed dentin and alveolar atrophy. J Dent Res. 1941;20:649-58.
12. Levine MP, Yearwood LL, Carpenter WN. The desensitizing effect of calcium hydroxide and magnesium hidroxide on hypersensitive dentin. Oral Surg. 1973;35(5):741.
13. Rothier A, Ether S. Diagnóstico e tratamento da dor oral e perioral de origem endodôntica. In: Botino MA, Feller C. Atualização na clínica odontológica. São Paulo: Artes Médicas; 1992. p. 175-202.
14. Thrash WJ, Dorman HL, Smith FD. A method to measure pain associated with hypersensitive dentin. J Periodontol. 1983;54(3):160-2.
15. Collaert B, Fischer C. Dentine hypersensitivity: a review. Endod Dent Traumatol. 1991;7(4):145-52.
16. Stabholz A, Neev J, Liaw LL, Stabholz A, Khayat A, Torabinejad M. Sealing of human dentinal tulules by XeCl 308-nm excimer laser. J Endod. 1993;19(6):267-71.
17. Gluskin AH, Goon WWY. Orofacial dental pain emergencies: endodontic diagnosis and management. In: Cohen S, Burns RC. Pathways of the pulp. 6th ed. St. Louis: Mosby; 1994.
18. Brugnera A Jr, Zanin F. Sensibilidade dentinária: fisiopatologia e terapia a laser. In: Siqueira JTT, Ching LH. Dor orofacial e ATM: bases para o diagnóstico clínico. 2. ed. Curitiba: Maio; 2001. p. 136-41.
19. Alvares S, Alvares S. Emergências em endodontia. São Paulo: Santos; 1994.
20. Alvarez S, Paiva JG. Variação da dor durante a evolução do processo inflamatório da polpa. Arq Curandi Odontol. 1974;1(3):3-12.
21. Pesce HF. Diagnóstico diferencial das odontalgias. In: Botino MA, Feller C. Atualização na clínica odontológica. São Paulo: Artes Médicas; 1992. p. 141-53.
22. Stock CJR, Nehammer CF. Tratamento das emergências endodônticas. In: Stock CJR, Nehammer CF. Endodontia na prática clínica. São Paulo: Santos; 1991. p. 23-7.
23. Torabinejad M, Walton RE. Endodontic emergencies. In: Torabinejad M, Walton RE. Principles and practice of endodontics. Philadelphia: W. Saunders; 1989. p. 283-94.
24. Fachin EVF, Zaki AE. Histologyand lysosomal cytochemistry of the postsurgically inflamed dental pulp after topical application of steroids. I. Histologica l study. J Endod. 1991;17(9):457-60.
25. De Deus Q. Tratamento das emergências das condições inflamatórias agudas de origem endodôntica. In: De Deus Q. Endodontia. 5. ed. Rio de Janeiro: Medsi; 1992. p. 565-76.
26. Faraco FN, Peixoto IF, Borsatti MA, Soares MS. Urgências mais freqüentes em odontologia: pulpite. Rev ABO Nac. 1993;1(3):169-72.
27. Selden HS, Parris L. Management of endodontic emergencies. J Dent Child. 1970;37(3):260-7.
28. Oguntebi BR, Deschepper EJ, Taylor TS, White CL, Pink FE. Postoperative pain incidence related to the type of emergency treatment of symptomatic pulpitis. Oral Surg Oral Med Oral Pathol Oral Radiol Endod. 1992;73(4):479-83.
29. Seltzer S. Endodoncia. Buenos Aires: Mundi S.A.I.C.; 1979.
30. Dawson PE. Conceito de odontologia integral. In: Dawson PE. Problemas oclusais. São Paulo: Artes Médicas; 1993. p. 1-14.
31. Dumsha TC, Gutmann JL. Problems in managing endodontic emergencies. In: Gutmann JL, Dumsha TC, Loudahi PE, Hovland EJ. Problem solving in endodontics. 2nd ed. St. Louis: Mosby; 1992. p. 174-89.
32. Pollock RM, Levenson MD. The endodontic emergency: practical methods of management. Compendium. 1989;10(5):269-72.
33. Weine FS. Endodontic therapy. 3rd ed. St. Louis: Mosby; 1982.
34. Paiva JG, Antoniazzi JH. Endodontia: bases para a prática clínica. 2. ed. São Paulo: Artes Médicas; 1991.
35. Hart FJ. Endodontics in clinical practice. London: Wright; 1990.
36. Tjäderhane LS, Pajari UH, Ahola RH, Bäckman TK, Hietala EL, Larmas MA. Leaving the pulp chamber open for drainage has no effect on the complications of root canal therapy. Int Endod J. 1995;28(2):82-5.
37. Cohen S. Endodontic emergencies. In: Cohen S, Burns RC. Patways of the pulp. 3rd ed. St. Louis: Mosby; 1980.
38. Walker RT. Emergency treatment: a review. Int Endod J. 1984;17(11):29-35.
39. Abbott PV. Factors associated with continuing pain in endodontics. Aust Dent J. 1994;39(3):157-61.
40. Wittgow WC Jr, Sabiston CB Jr. Microorganisms from pulpal chambers of intact teeth with necrotic pulps. J Endod. 1975;1(5):168-71.
41. Torabinejad M, Kettering JD, McGraw JC, Cummings RR, Wyer TG, Tobias TS. Factors associated with endodontic interappointment emergencies of teeth with necrotic pulps. J Endod. 1988;14(5):261-5.
42. Harrison JW, Baumgartner JC, Svec TA. Incidence of pain associated with clinical factors during and after root canal therapy. Part 1. Interappointment pain. J Endod. 1983;9(9):384-7.
43. Mor C, Rotstein I, Friedman S. Incidence of interappointment emergency associated with endodontic therapy. J Endod. 1992;18(10):509-11.
44. Walton R, Fouad A. Endodontic Interappointment flare-ups: a prospective study of incidence and related factors. J Endod. 1992;18(4):172-7.
45. Seltzer S, Naidorf IJ. Flare-ups in endodontics: I. Etiological factors. J Endod. 1985;11(11):472-8.
46. Abbott AA, Koren LZ, Morse DR, Sinai IH, Doo RS, Furst ML. A prospective randomized trial on efficacy of antibiotic profylaxis in asymptomatic teeth with pulpal necrosis and associated periapical pathosis. Oral Sug Oral Med Oral Pathol Oral Radiol Endod. 1988;66(6):722-33.
47. Krasner P, Jackson E. Management of posttreatment endodontic pain with oral dexamethasone: a double-blind study. Oral Surg Oral Med Oral Pathol Oral Radiol Endod. 1986;62(2):187-90.
48. Morse DR, Furst ML, Belott RM, Lefkowitz RD, Spritzer IB, Sideman BH. Infectious flare-ups and serious sequelae following endodontic treatment: a prospective randomized trial on efficacy of antibiotic profhylaxis in cases of asymptomatic pulpal-periapical lesions. Oral Surg Oral Med Oral Pathol Oral Radiol Endod. 1987;64(1):96-109.
49. Morse DR, Furst ML, Belott RM, Lefkowitz RD, Spritzer IB, Sideman BH. Prophylatic penicillin versus penicillin taken at the first sign of swelling in cases of asymptomatic pulpal-periapical lesions: a comparative analysis. Oral Sug Oral Med Oral Pathol Oral Radiol Endod. 1988;65(2):228-32.
50. Morse DR, Furst ML, Lefkowitz RD, D¢Angelo D, Esposito JV. A comparison of erythromycin and cefadroxil in the prevention of flare-ups from asymptomatic teeth with pulpal necrosis and associated periapical pathosis. Oral Surg Oral Med Oral Pathol Oral Radiol Endod. 1990;69(5):619-30.
51. Nevins A, Friedman L, Devita R, Schacter W. Local injection of benadryl for the prevention of iatrogenic endodontic flare-ups. Endod Dent Traumatol. 1988;4(2):90-1.
52. Almeida HMBS, Siqueira JTT. Dental pain control at urgency appointment. Abstract of 8th World Congress on Pain. Vancouver: IASP; 1996. p. 287.
53. Carpenter HC. A dôr em odontologia. In: Eyer F, organizador. Actas e trabalhos do 3º Congresso Odontológico Latino Americano. Rio de Janeiro: Imprensa Nacional; 1931. p. 499-512, v. 1.

CASO CLÍNICO 31.1
Cefaleia secundária e algia craniofacial devido à inflamação pulpar (pulpite)

Mulher de 40 anos reclama, há 10 dias, de fortíssima dor contínua, diurna e noturna, e difusa no lado direito da cabeça (dentes superiores, face e crânio). No início, o primeiro molar superior direito (#16) recebera restauração provisória (IRM). Não houve alteração do quadro álgico e fora descartada a causa dentária para a dor. Foi encaminhada ao neurologista por suspeita de neuralgia idiopática do trigêmeo. Medicada, há três dias, com carbamazepina (200 mg/dia) associada a AAINEs, relatou moderado alívio da dor.

Diagnóstico anterior: recebera os diagnósticos de neuralgia idiopática do trigêmeo e/ou sinusopatia.

Exame clínico: dolorimento à percussão vertical, dos molares do hemiarco superior direito e hiperalgesia da musculatura mastigatória. O segundo molar superior direito (#17) respondeu fracamente ao teste do calor.

Teste terapêutico: a anestesia infiltrativa e o alívio oclusal do #17 cessaram de imediato a crise de dor forte.

Hipótese diagnóstica: periodontite traumática e inflamação pulpar reversível do dente #17.

Evolução de 30 dias: permaneceu sem dor até reiniciar com crise de dor latejante. O exame físico indicou necrose pulpar parcial do dente #17.

Diagnóstico final: inflamação pulpar irreversível e necrose parcial da polpa do dente #17. Ver Figura 31.5.

Tratamento: endodôntico após pulpectomia do #17.

Evolução de 12 meses: controle total da dor desde o início do tratamento endodôntico.

Comentário. Este caso demonstra o sofrimento causado pela dor pulpar e também a dificuldade de diagnóstico diferencial. Experiência e conhecimento da fisiopatologia da dor pulpar são fundamentais para o diagnóstico das odontalgias que causam cefaleias secundárias ou algias craniofaciais. Essas pulpites referidas à face ou à cabeça, além de serem de forte intensidade, confundem o clínico menos experiente por serem difusas e não parecer ser de origem dentária. O diagnóstico torna-se mais difícil para o médico que recebe esses pacientes, principalmente se o encaminhamento foi feito por um cirurgião-dentista.

O diagnóstico pode ser trabalhoso também para o dentista e nem sempre é imediato. Anamnese cuidadosa sobre as características da dor e exame clínico com testes para dor pulpar ajudam no diagnóstico diferencial.

CASO CLÍNICO 31.2

Cefaleia e algia hemifacial persistente em paciente com histórico de dor crônica por disfunção mandibular

Mulher de 45 anos reclama de fortíssima dor em toda a face e crânio esquerdos. A dor é contínua, diurna e noturna, e pior no primeiro pré-molar inferior esquerdo (#34). Foi encaminhada para remoção desse dente. A dor iniciara há dois meses na face esquerda; era de intensidade leve, mas contínua. Como tinha histórico de dor muscular por disfunção mandibular controlada, usava eventualmente uma placa de mordida superior que quebrara. Trocou-a e, coincidentemente, houve piora da dor, que se tornou intensa (Escala Visual Analógica – EVA=10), espalhando-se por toda a hemiface, incluindo os dentes: canino e pré-molares inferiores, #33, #34 e #35. Estes dois últimos dentes apresentavam coroas de jaqueta para retenção de prótese removível de encaixe. Como tratamentos para a dor fora realizada a pulpectomia do canino (#33), a remoção das coras de jaqueta dos pré-molares (#34 e #35), que já tinham tratamento endodôntico e a exodontia do segundo pré-molar (#35). Não houve qualquer melhora da dor. Deixara de usar a prótese removível inferior e a nova placa de mordida. Tomara 2 caixas de amoxilina 500 mg, 1 caixa de ampicilina 500 mg, 3 vidros de cloridrato de ciprofloxacina 500 mg, 1 caixa de cafexina mono-hidratada, além de inúmeros comprimidos de diclofenaco, de sódio ou potássio, sempre associados a curativos endodônticos no #34. Sem melhora, em desespero, estava afastada do trabalho há 15 dias e não conseguia dormir devido à dor. Fora encaminhada ao neurologista que suspeitou de dor facial atípica e medicada com indometacina 25 mg e cloridrato de nortriptilina 25 mg, havendo leve melhora da dor no pré-molar (#34). Exames de imagens como tomografia (TC) do crânio e da articulação temporomandibular não mostraram quaisquer anormalidades estruturais (Fig. 31.9).

Diagnóstico anterior: neuralgia atípica da face, disfunção temporomandibular, dor facial atípica, odontalgia.

Exame odontológico: hiperalgesia de toda a musculatura mastigatória, alodínia da gengiva ao redor do pré-molar (#34) e fortíssima hiperalgesia desse dente. A anestesia local por bloqueio pterigomandibular permitiu a redução imediata da crise de dor facial.

Diagnóstico final: periodontite apical aguda (pericementite) do pré-molar inferior esquerdo (#34).

Tratamento sintomático: desinfecção endodôntica, infiltração de corticoide periapical e curativo de demora (analgésico).

Evolução de 180 dias: melhora de 80% em sete dias. Confecção de nova placa de mordida para uso superior e manutenção da medicação sistêmica (indometacina e cloridrato de nortriptilina). Aos 30 dias estava sem dor, que se manteve no acompanhamento de 180 dias. Nesse período a paciente concluiu o tratamento endodôntico e a reabilitação oral.

Comentário. Pacientes com histórico de dor crônica deverão ser cuidadosamente avaliados. O uso de placa de mordida tem sido questionado para tratamento da dor, mas tem indicações como, adjuvante, na disfunção mandibular. Erros de diagnóstico, confecção ou indicação inadequada não justificam desqualificá-la. É possível que, neste caso, a segunda placa, que piorou a dor, não tivesse indicação, mas pode ter ocorrido que a sua adaptação inadequada contribuísse para a piora inicial. A paciente submeteu-se a inúmeros tratamentos e exames médico-odontológicos, quando, possivelmente, uma avaliação experiente daria o diagnóstico final de forma mais rápida. Tratamentos invasivos podem piorar o quadro de dor e desestabilizar por completo a oclusão, gerando fatores iatrogênicos agudos que contribuem para o desconforto e a dor muscular mastigatória, confundindo os profissionais pouco experientes. A pericementite, que é uma das piores dores, por ser fortíssima e só aliviar com anestesia local, exigiu medida terapêutica pouco convencional (infiltração de corticoide). O uso de antibióticos de forma indiscriminada e sem indicação clara também merece reflexão. Este caso exemplifica, de forma extrema, como a dor persistente da boca pode ser de dente, ter impacto na vida familiar e no trabalho, e exigir múltiplas consultas e exames. É um caso de dor aguda cujas alterações psicossociais (ansiedade e afastamento do trabalho) são características da dor crônica. Talvez por isso seja pouco entendida pelo cirurgião-dentista.

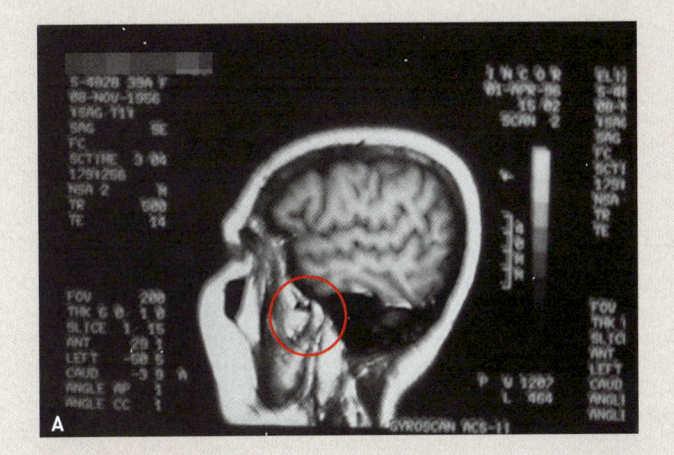

Figura 31.9. Estas figuras exemplificam o Caso clínico 31.2. **A.** Tomografia de face e crânio na qual se vê no centro a articulação temporomandibular (destaque). Esse exame é importante sempre que houver dor persistente em investigação. **B.** Foto do dente #34 que estava intocável e fortemente dolorido devido à pericementite. **C.** Veja como fica o mapa da dor craniofacial decorrente do primeiro pré-molar inferior esquerdo, após 60 dias de dor, de acordo com a descrição da paciente do caso relatado.

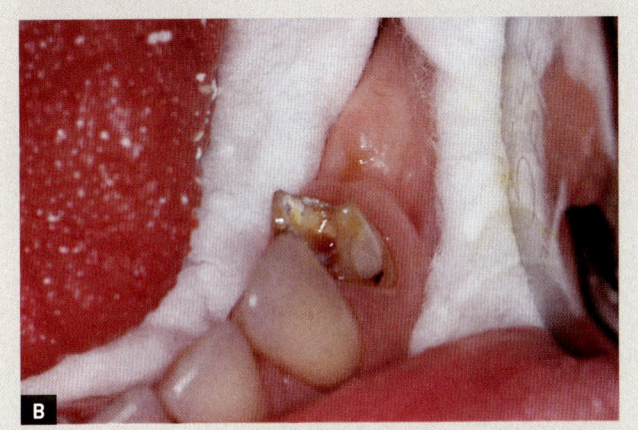

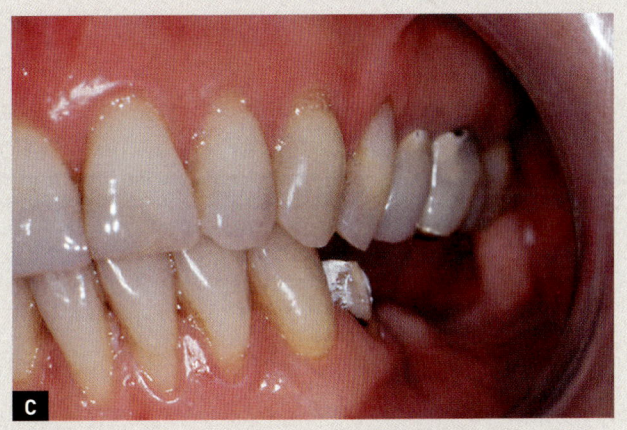

CAPÍTULO 32

SENSIBILIDADE DENTINÁRIA E LESÃO CERVICAL NÃO CARIOSA

Claudio Kliemann

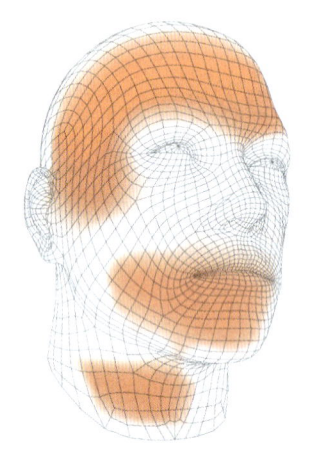

A região cervical dos dentes é afetada por doenças que produzem perda irreversível de sua estrutura, como a cárie dentária e a lesão cervical não cariosa (LCNC). A sensibilidade dentinária está relacionada com esse grupo de lesões cervicais. Em geral, o diagnóstico da LCNC é difícil porque ocorre uma interação de fatores e é frequente a ausência do fator etiológico principal no momento do exame clínico. A retração gengival (recessão) é fisiológica, mas vários fatores contribuem para aumentá-la: abrasivos, ácidos, posição do dente na arcada, traumatismo oclusal, placa bacteriana, inserções musculares e do freio labial e pressão labial.[1-3] Pacientes com propensão à erosão cervical de seus dentes elevam esse risco se os escovam imediatamente após a ingestão de agentes erosivos.[4] Os hábitos alimentares atuais e o excessivo consumo de refrigerantes são potencialmente lesivos aos dentes; o traumatismo oclusal gerado pelo bruxismo pode ser exagerado.[5] O estilo de vida contemporâneo aumenta a incidência de problemas gástricos, refluxos esofágicos e esofagites. Vômitos estão frequentemente associados a anormalidades psicossomáticas e processos metabólicos, gastrintestinais ou pela indução de drogas e medicamentos. O consumo de bebidas carbonatadas, sucos cítricos, bebidas alcoólicas, alimentos dietéticos, além de exercícios vigorosos, contribuem cada vez mais para um aumento da acidez bucal e queda prolongada da capacidade tampão do pH bucal.[6,7]

A LCNC ocorre em diferentes raças de animais[8] e o homem primitivo já a apresentava. No homem moderno a cárie é causa importante da dor e por consultas ao dentista, e a manutenção da dentição em todas as idades aumenta a frequência de pacientes com LCNC, o que a torna um problema clínico maior.[7,9-11] Fatores como: variabilidade morfológica, falta de critérios diagnósticos e desconhecimento da etiologia dificultam a diferenciação da LCNC. Este capítulo revisa esse assuto.

INTRODUÇÃO

Dois tipos de lesões podem afetar a região cervical dos dentes e causar perda irreversível de sua estrutura:

- **Infecciosas**: cárie dentária.
- **Não infecciosas ou lesão cervical não cariosa (LCNC)**: abrasão, erosão e abfração.

Com o encaminhamento de quatro fotografias de processos destrutivos cervicais a cirurgiões-dentistas (cada uma representando um fator cervical conhecido), Bader e colaboradores[12] solicitaram a avaliação do comportamento dos profissionais frente a cada tipo de lesão. Somente a cárie não suscitou qualquer dúvida em relação às respostas. A abrasão apareceu associada à escovação e foi usada para as diversas situações clínicas. Poucos profissionais referiram-se à erosão e às forças oclusais como fator etiológico possível. Concluíram ser necessário maior conhecimento sobre a LCNC. Enfatizaram que a prevenção contra o desenvolvimento e a progressão das lesões depende do diagnóstico dos fatores etiológicos, os quais, se não eliminados ou minimizados, tornam o tratamento aplicado ineficaz.

A dentina possui módulo de elasticidade semelhante ao do osso alveolar, é o componente dentário que menos suporta forças mecânicas, o que a faz sofrer deformação, diferentemente do esmalte, que é rígido e indeformável. O periodonto suporta bem as forças, mas, quando sua elasticidade é excedida, as cargas incidem sobre a região cervical do dente. Nesta região, o esmalte é irregular e a dentina sob o cemento é menos rígida e mais solúvel em soluções de pH baixo ou por ação enzimática, ficando mais predisposta à deformação. As sequelas no esmalte são "trincas em fio de cabelo", e na dentina são estrias e lesões em forma de pires ou em cunha (Figs. 32.1 e 32.2).

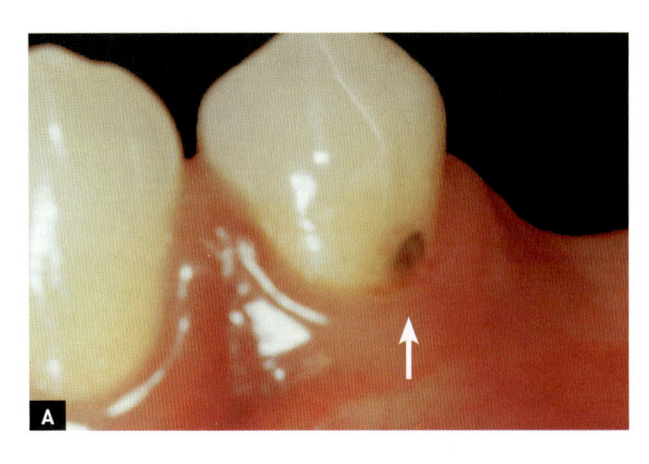

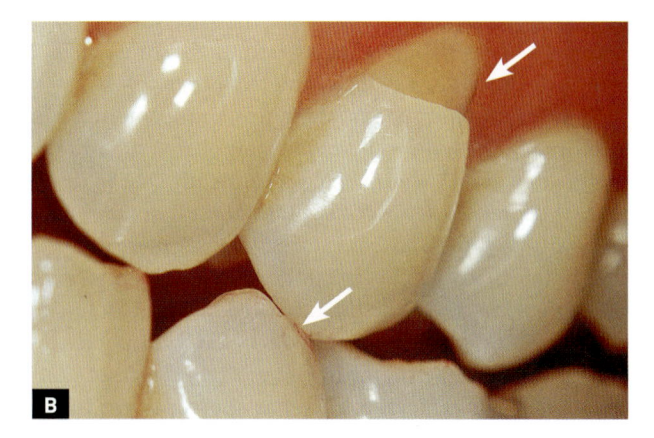

Figura 32.1. As lesões dentárias cervicais são de etiologia multifatorial, levam à perda irreversível da estrutura dentária cervical e induzem a sensibilidade dentinária. **A.** Cárie. **B.** LCNC, na qual se observa que o dente comprometido é o que mais participa do movimento de lateralidade (desoclusão).

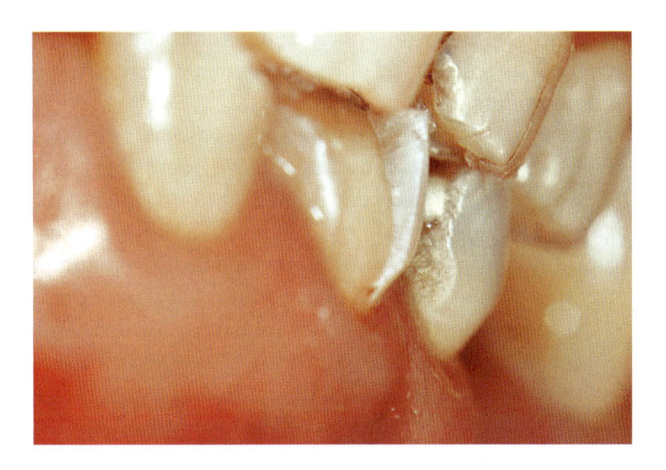

Figura 32.2. Observa-se o afilamento progressivo do esmalte da região oclusal para a região cervical. A diferente tonalidade entre o esmalte e a dentina evidencia a presença de tecidos com dureza e módulos de elasticidade diferentes. A região cervical também apresenta um menor diâmetro coronário, em conjunto com as características vítreas do esmalte tornam a junção amelodentinária mais vulnerável aos agentes abrasivos, erosivos e à sobrecarga oclusal (flexão máxima = abfração).

O contato cúspide-fossa produz forças verticais, enquanto numa cúspide inclinada produz forças laterais. As interferências em lateralidade do lado de não trabalho ocorrem nos dentes posteriores, geralmente entre as vertentes internas das cúspides palatinas dos dentes superiores e as vertentes internas das cúspides vestibulares dos dentes inferiores. Os dentes recebem forças de tensão, compressão e cisalhamento. A tolerância do esmalte à tração é limitada, podendo ocorrer o rompimento dos cristais de hidroxiapatita. Abrem-se espaços pelos quais pequenas moléculas podem penetrar e impedir o restabelecimento das ligações entre os cristais, aumentando a susceptibilidade do dente à dissolução química e às forças físicas causadas por fricção.

A dentina é substancialmente mais resistente à tração do que o esmalte, sofrendo maior deformação sem fratura. Isso possibilita o desenvolvimento de lesões no esmalte e na dentina em diversas profundidades, podendo comprometer a polpa. Na oclusão ideal, as forças mastigatórias são dirigidas para o eixo longitudinal do dente, provocando o mínimo de distorção no esmalte e na dentina. A localização da força na plataforma oclusal ditará a forma da lesão na região cervical, e o número de lesões dependerá do número e da direção de forças laterais. As regiões de maior estresse compressivo são os contatos oclusais, o fulcro e o ápice da raiz. A dentina e o esmalte não sofrem deslocamento dos cristais por meio da compressão. Contudo, com a força de tração, a capacidade de resistir é limitada, podendo provocar o rompimento das uniões químicas dos cristais de hidroxiapatita.

ATRIÇÃO – TRAUMATISMO OCLUSAL – BRUXISMO

Atrição é o desgaste fisiológico dos dentes, sendo portanto mais observável em pessoas idosas. Black (1908), dedicou oito páginas de seu livro à abrasão ocorrida na superfície oclusal dos dentes (atrição). Observou que o desgaste das cúspides vestibulares dos dentes inferiores e da palatina dos dentes superiores era maior; fez referência à dentina secundária e a alterações histológicas da polpa.[13]

A extensão do desgaste é maior quando associado ao hábito de ranger ou apertar os dentes e pode ser acelerado por fatores erosivos.[14] O sistema estomatognático é dinâmico e autorregula-se, estando em permanente adaptação. A vida contemporânea favorece o estresse emocional, que por sua vez contribui para aumentar a frequência de hábitos parafuncionais, provocando sequelas no sistema.[8,11,15]

O dente canino é o guia de lateralidade que permite movimentos horizontais livres.[16] Os dentes têm flexibilidade e suportam bem a atividade mastigatória, entretanto, ao receberem cargas parafuncionais (apertar ou ranger), tornam-se susceptíveis a lesões estruturais em esmalte e dentina, sobretudo na junção amelodentinária (JAC).

Na fragmentação dos alimentos praticamente não há contato dentário, sendo este mais frequente ao final da mastigação, quando surgem pontos de aplicação direta de cargas. Esse tipo de contato dente a dente é mais propício para resultar em estresse oclusal mecânico de magnitude patológica, que pode ser evidenciado pelo contorno das facetas de desgaste, pela forma das lesões estruturais e pela prevalência de LCNC em pacientes com bruxismo. A presença de facetas de desgaste contribui para o diagnóstico, além das alterações em forma de cunha, da localização infragengival da lesão ou parte dela e da perda da guia de proteção anterior da desoclusão. Outros sinais de fadiga são as linhas de Luder, que são linhas de fratura presentes em restaurações de amálgama ou em dentes artificiais de próteses totais.

A progressão do desgaste dentário realizada por Xhonga[17] por meio de microscopia eletrônica permitiu concluir que ele se acentua em pacientes com bruxismo, os quais apresentam trincas nas facetas de desgaste (62,8%) e erosões (17,1%); apertam mais os seus dentes e têm mais atividade muscular noturna. A junção amelocementária foi a região mais frágil e susceptível às cargas oclusais que ocasionam a flexão do dente. O apertamento dentário é considerado uma epidemia nos Estados Unidos, sendo gastos 1 bilhão de dólares anualmente em placas oclusais.[11]

Bruxismo e remodelação alveolar

O processo alveolar adapta-se às cargas mecânicas por meio da remodelação em equilíbrio dinâmico entre reabsorção e formação óssea, evitando a atrofia. A sobrecarga patológica (R>F) parece relacionar-se ao excesso de microfraturas, dificultando a capacidade de reparo na remodelação, e a fratura espontânea ocorre quando o limite de resistência do osso é ultrapassado.[18]

Características clínicas da oclusão

Algumas anormalidades oclusais devem ser observadas quando se avalia a oclusão:[19] contatos oclusais deflectivos, desvio mandibular lateral (da relação central para máxima intercuspidação), contatos individuais no lado de trabalho, contatos no lado de não trabalho, contatos dos dentes posteriores ao movimento de protrusão, alteração da dimensão vertical e desvio lateral retrusivo mandibular.

Orientações

Placas de mordida são indicadas para diminuir as sequelas do bruxismo, além de ajustes oclusais (por acréscimo ou decréscimo), restaurações de resina ou de ionômero, procedimentos que reduzem o avanço da lesão e previnem as fraturas dentárias e a lesão pulpar.

LCNC – SENSIBILIDADE DENTINÁRIA

A sensibilidade dentinária é um fenômeno complexo e caracteriza-se por dor brusca, de curta duração, intensa e é desencadeada por estímulos térmicos, químicos ou mecânicos. Sua fisiopatologia ainda não é totalmente compreendida.[20] Acredita-se que esteja relacionada com a lesão cervical, ainda que esta seja subgengival.[21] Estima-se que há sensibilidade dentinária em 60% dos dentes com LCNC, principalmente na abfração.[22] Ocorre em todas as faixas etárias, quase exclusivamente na face vestibular dos dentes e o dente mais afetado é o pré-molar, no qual normalmente há retração gengival.[23,24]

É variável em cada paciente e nos diferentes dentes. A resistência aos tratamentos convencionais pode ser devido ao aumento da pressão intrapulpar, o que pode exigir ajuste oclusal. O traumatismo oclusal torna o dente extremamente sensível em virtude dos seguintes fatores: rompimento do epitélio juncional, migração gengival, exposição radicular, hiperemia pulpar e ruptura do esmalte.[21]

Acredita-se que o traumatismo oclusal seja fator perpetuador da sensibilidade dentinária.[25,26] E, também, que a flexão e a deformação biomecânicas que ocorrem principalmente na JAC levam à ruptura da estrutura cristalina dos prismas de esmalte, produzindo microtrincas nas quais há maior solubilidade do esmalte à ação de agentes erosivos e abrasivos. A sobrecarga biomecânica agrava essa situação.[27]

A etiologia da sensibilidade dentinária é atribuída à perda do esmalte cervical ou recessão gengival por: escovação traumática, traumatismo oclusal e acidez local. Portanto, a sensibilidade dentinária decorre de alguma LCNC.[28]

Ela pode ser cíclica, como é observado em mulheres com síndrome pré-menstrual ou síndrome psicoendócrina. Alterações emocionais, ansiedade, irritabilidade e estados depressivos modulam o bruxismo, o que gera aumento da pressão intrapulpar. A xerostomia pode ser outro fator associado devido ao uso de medicamentos antidepressivos.[17] Nesse caso, a presença de erosão pode ser agravada pela xerostomia (Cap. 42).

Fatores desencadeantes

Estímulos táteis, mecânicos, químicos, o frio e a respiração podem desencadear a sensibilidade. A escovação é um dos estímulos dolorosos mais comuns, podendo comprometer a própria higiene bucal.

Epidemiologia da LCNC e da sensibilidade dentinária

A sensibilidade dentinária afeta aproximadamente 40 milhões de americanos,[29] entre 20 e 30 anos de idade e 50% dos dentes são em pré-molares na face vestibular (90%).[23,24] A LCNC foi encontrada em 17% de 10 mil dentes extraídos (Sognnaes et al., 1972); em 25% de 915 pacientes avaliados, dos quais 65% tinham hábitos parafuncionais e 70% queixavam-se de dores crônicas.[30] Sensibilidade dentinária foi encontrada em 63% de dentes com LCNC; esta, por sua vez, estava presente em 44,44% dos dentes de pacientes com idades variando entre 18 e 75 anos, principalmente na face vestibular (98,65%) e nos primeiros pré-molares (40,46%).[25]

Kliemann[31] avaliou 1.024 dentes pré-molares de 128 pacientes divididos em três grupos: 42 estudantes de odontologia, 37 pacientes queixosos de disfunção temporomandibular (DTM) e 49 pacientes não queixosos de DTM. Usou questionários e microscopia clínica e observou: **a)** presença de LCNC em 438 dentes pré-molares (42,77%), **b)** as lesões corresponderam a 322 abfrações (73,52%), 71 erosões (16,21%) e 45 abrasões (10,27%), **c)** a ocorrência de LCNC foi mais comum em pacientes com DTM, **d)** os primeiros pré-molares foram os dentes mais afetados, e **e)** a maioria dos indivíduos entrevistados (75,78%) não tinha conhecimento de como prevenir a LCNC.

LCNC – etiologia multifatorial

Durante a mastigação, o dente sofre ações mecânicas diversas. Em consequência, a região cervical recebe seus efeitos. No bruxismo, os dentes flexionam-se e cada região sofre alternâncias entre tração e compressão, ciclicamente, resultando em fadiga e rompimento da estrutura. As forças de tração são mais nocivas ao esmalte e à dentina. Além disso, surge um gradiente elétrico ao redor do dente, cujo efeito piezoelétrico facilita a perda dentária por trocas iônicas.

O termo "corrosão por estresse" refere-se à oclusão traumática somada à ação corrosiva que resulta na abfração.[26,32,33] O traumatismo oclusal, além da desestruturação do esmalte (abfração), pode levar à ruptura do ligamento periodontal e à migração gengival, com consequente exposição radicular. Quando há exposição dentinária, com frequência ocorre também sensibilidade próxima à JAC.[25,34]

O traumatismo, associado à escovação incorreta, uso de escovas duras, dentifrícios abrasivos, ingestão de alimentos com alto potencial de dissolução e problemas sistêmicos (bulimia nervosa e hipertireoidismo), propiciam perda de tecido mineralizado dentário. É pouco provável que os processos destrutivos cervicais sejam causados por fenômenos isolados.[35,36] Atualmente, pouco se sabe sobre a interação dos vários fatores envolvidos e sobre como se deve agir para evitar o início do desenvolvimento das lesões cervicais não cariosas.

Fisiopatologia da sensibilidade dentinária

Estima-se que o espaço entre a polpa e o esmalte abrigue cerca de 20.000 a 38.000/mm² túbulos dentinários, nos quais circula o fluido dentinário. O gradiente de pressão da polpa é de cerca de 10 mmHg, enquanto o da membrana periodontal é de 10 mmHg, diferença que permite movimentação do fluido dentinário e provoca sensibilidade dentinária, mecanismo conhecido como teoria da hidrodinâmica.[37,38] A exposição da dentina favorece a ação de estímulos ambientais (frio, calor, ácidos, doces) sobre o fluido dentinário e consequente dor. O traumatismo mecânico produz isquemia periapical, inflamação pulpar e aumento da sensibilidade dentinária (ver Cap. 29).

JUNÇÃO AMELOCEMENTÁRIA E CARGAS MECÂNICAS SOBRE OS DENTES

A junção amelocementária (JAC) macroscopicamente delimita a coroa anatômica coberta por esmalte e a raiz anatômica, coberta por cemento.[39] A configuração da raiz do dente tem grande significância na capacidade de distribuição das forças oclusais. As forças oclusais atuam ("fluindo") ao redor do esmalte e na área cervical, que é uma espécie de "corredor", enquanto a dentina permanece relativamente inerte. Em consequência, restaurações inseridas na região cervical estão sujeitas a maior força compressiva, embora esta área não esteja sob contato direto na mastigação. O estresse tensional separa os prismas do esmalte e acelera a cárie cervical.

O esmalte é distribuído irregularmente na junção amelocementária.[40]

Ele é coberto por cemento em cerca de 65% dos casos, relaciona-se topo a topo em 30%, não se toca com o cemento em 4% e raramente cobre-o.[41]

A região cervical é crítica porque apresenta o menor diâmetro do dente, a espessura do esmalte é menor e é o local de maior concentração de tensões (flexão do dente). Como o módulo de elasticidade do esmalte é diferente do módulo da dentina, as cargas oclusais distribuem-se nessa região. Raízes dilaceradas possuem potencial maior na concentração de esforços fora do longo eixo da raiz.[42]

A espessura do esmalte próxima à margem gengival varia entre 0 e 500 μm.[43] A dentina cervical sob essa proteção delicada pode ser facilmente exposta. O excesso de carga mastigatória oclusal, a ação abrasiva de dentifrício, a ação química de ácidos ou a combinação desses fatores destroem o esmalte, o cemento e a própria dentina.

A retração gengival ocorre em populações de países industrializados e não industrializados.[10] Ela ocorre em todas as idades, sendo mais comum em pessoas idosas. Os principais fatores etiológicos são: hábitos de higiene oral, dentes mal posicionados, inserções de músculos e freios, deiscências ósseas e fatores iatrogênicos – como procedimentos restaurativos e periodontais. Com a retração gengival, ocorre a exposição do cemento e dentina radicular, os quais também apresentam dureza menor que o esmalte. Com a idade, o cemento pode ser reabsorvido e novo cemento pode ser depositado localmente nas reabsorções ou sobre a raiz, especialmente na metade apical, para compensar o desgaste ocorrido durante a função.[1,44]

Entretanto, se há sensibilidade, a dentina da região agredida sofreu a ação de algum agente (abrasivo ou erosivo) e perdeu sua camada protetora, o cemento. A região cervical é vulnerável tanto a agentes físicos (forças oclusais) quanto à ação de substâncias químicas como ácidos (ecossistema bucal). Esses dois fatores predispõem a área a uma rápida dissolução, que pode ser atribuída à corrosão por estresse. O esmalte localizado na região cervical apresenta alto nível de estresse, quando comparado com a dentina. Uma sobrecarga (compressão, tração, cisalhamento) gera tensão no esmalte e este chega a "separar-se" da dentina ou "estilhaçar-se" na área cervical que é mais frágil e fina, especialmente na superfície vestibular mais que na lingual. A dentina exposta, com o esmalte debilitado, fica frágil à escovação traumática ou à ação de ácidos. As lesões ocorrem mais frequentemente em pacientes idosos na região cervical das cúspides funcionais mandibulares e nas cúspides maxilares não funcionais; tal fato sugere que a característica e a magnitude do estresse mastigatório estão associadas ao desenvolvimento das abfrações e que o contorno da união dentino-esmalte influencia seu desenvolvimento.

Lee e Eakle[45] enfatizaram que o traumatismo oclusal por si só não prevê adequada explicação para o fenômeno, uma vez que há amplas evidências de que muitos dentes exibem sinais de oclusão traumática sem desenvolvimento de processos destrutivos cervicais.

LCNC – CLASSIFICAÇÃO E CARACTERÍSTICAS

Dividem-se em três tipos: a) abrasão, b) erosão e c) abfração (Quadro 32.1).

Abrasão

Conceito. Abrasão (do latim *abradere*) é o desgaste físico produzido por roçamento ou por atividade funcional anormal, atribuída, em geral, à escovação traumática. Os fatores causais envolvidos podem ser mecânicos (escovação incorreta, dentifrícios, tipos das cerdas de escovas dentais, escovas interdentais e fio dental) e hábitos (fumar cachimbo, mastigar lápis ou caneta, abrir grampos ou quebrar castanhas com os dentes e bruxismo). A escovação traumática (que não desgasta o esmalte dental, o qual possui característica adamantina) e tratamentos periodontais (raspagem) são as causas mais apontadas para as lesões por abrasão. O grau de abrasão é variável de pessoa para pessoa. Nas lesões iniciais não há perda de estrutura dental visível a olho nu e percebe-se, no máximo, a exposição radicular.

Atualmente, as cerdas das escovas dentais são mais macias e os dentifrícios em sua maioria apresentam-se na forma de gel, com maior ação detergente e menor quantidade de agentes abrasivos em sua composição, sendo desenvolvidos por indústrias que possuem tecnologias avançadas e centros computadorizados. A escovação traumática danifica a gengiva (tecido mole) próxima da junção amelocementária (epitélio oral, epitélio do sulco e epitélio juncional) por ser menos resistente à abrasão em relação ao esmalte (Figs. 32.3 e 32.4).

Volpe e colaboradores[51] não registraram relação entre o abrasivo dos dentifrícios, o método de escovação e o desgaste dental em estudo realizado durante 54 meses. O desgaste produzido pelos dentifrícios na junção amelocementária por dois anos não aumentou devido ao dentifrício.[52] Os retentores (grampos) das próteses parciais removíveis não promovem abrasão no esmalte, embora apresentem maior dureza. Outras causas são: higiene dos grampos e dos dentes (placa bacteriana), descalcificação e possível dissolução do esmalte em virtude de correntes galvânicas.[53]

Quadro 32.1. Mostra os três tipos de lesão cariosa não cervical e suas características básicas

LCNC – CLASSIFICAÇÃO E CARACTERÍSTICAS
a. Abrasão é a perda de estrutura dentária por ação mecânica. Principal fator etiológico: escovação traumática. Aspecto da lesão: rasa com contorno regular, lisa e polida. Presença de retração gengival. Os túbulos dentinários apresentam-se mecanicamente abertos e expostos.
b. Erosão é a perda de estrutura dentária por dissolução química. Principal fator etiológico da erosão extrínseca: dieta ácida (alimentos e bebidas). Principal fator etiológico da erosão intrínseca: dieta ácida (distúrbios gástricos e ingestão de medicamentos). Aspecto da lesão: superfície rasa, ampla, sem bordas definidas. Atinge vários dentes. A superfície apresenta aspecto fosco semelhante ao condicionamento ácido do esmalte. Os túbulos dentinários mostram-se abertos e alargados devido à ação dos ácidos desmineralizantes (descalcificação), fato que permite a livre passagem de toxinas bacterianas.
c. Abfração é a perda dentária pela flexão do dente. Principal agente etiológico: sobrecarga oclusal. Aspecto da lesão: tensão de tração, bordas afiladas e entalhes ásperos. Tensão de compressão: forma de pires (arredondada). Há concentração do estresse na região cervical, produz microfraturas no esmalte e dentina; os túbulos dentinários estão abertos e ocorre inflamação pulpar (trauma) forçando o fluido para fora.

Fonte: Vahl e Haunfelder,[46] Rasmussen e colaboradores,[47] Brännström,[38] McCoy,[48] Baratieri,[49] Starr.[50]

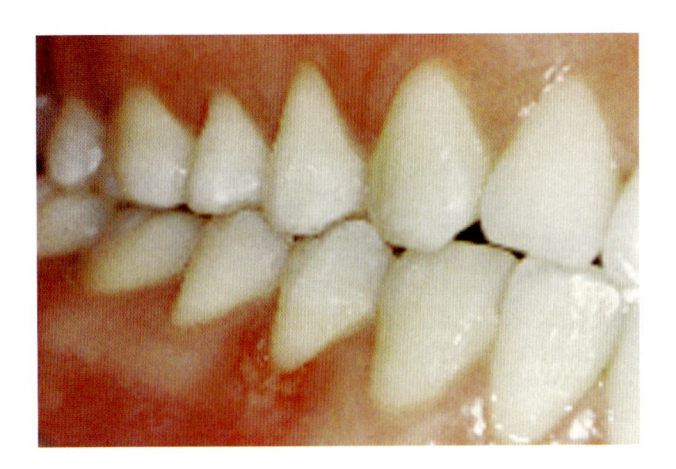

Figura 32.3. Situação clínica de abrasão da gengiva do primeiro molar inferior por escovação traumática.

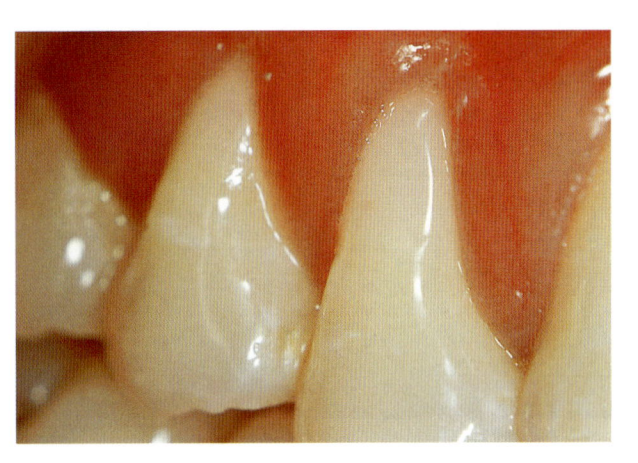

Figura 32.4. Situação clínica de LCNC causada pelo hábito de escovação traumática.

Características clínicas. A LCNC por abrasão é atribuída às cerdas duras das escovas dentárias (escovação traumática) e à associação de cremes abrasivos.[11,28,54] A característica clínica da lesão cervical é a forma de cunha ou em "V" na porção cervical do dente, de aspecto liso e brilhante.

Recomendações aos pacientes. Evitar escovas com cerdas duras, escovações vigorosas e excesso de escovação. Este impede a obliteração dos túbulos na superfície, pois há frequente remoção de resíduos que aí se depositam, resultando em abrasão e sensibilidade dentinária.[55] A escovação em ritmo habitual promove a formação de dentina esclerosada ou do tipo terciária.[56] O formato, a flexibilidade e o tamanho do cabo da escova também exercem influência. A abrasividade, o pH e a quantidade de dentifrício devem ser avaliados.

Erosão

Conceito. Erosão (do latim *erodere*) é a perda de estrutura dentária por ação química ou eletrolítica (perimólise) por dissolução em ácidos de origem não bacteriana. Os riscos aumentaram devido principalmente às mudanças no estilo de vida e aos hábitos alimentares nas últimas décadas.[9,57,58] De acordo com sua etiologia, classificam-se em: intrínsecas (acidez de origem interna, como na regurgitação estomacal), extrínsecas (acidez proveniente de bebidas e alimentos, como frutas ácidas, sucos concentrados, bebidas comerciais, molhos de saladas com pH inferior a 5,0 e medicamentos, como o ácido clorídrico e o acetilsalicílico) e idiopáticas. O fluxo salivar parece influenciar o desenvolvimento das erosões. Os fatores intrínsecos (acidez gástrica) produzem perda da convexidade das superfícies palatinas e linguais dos dentes. Os fatores extrínsecos, como alimentos e bebidas (sucos e refrigerantes), atuam mais nas superfícies vestibulares dos dentes. A etiologia mista causa desgaste nas superfícies oclusais. A sensibilidade do dente e a ausência de irritação gengival na área de desgaste confirmam o diagnóstico. A saliva é fator que modula o avanço das lesões e a redução salivar pode induzir o paciente a consumir doces e frutas cítricas, agravando o potencial de erosão. Em 1908, Black acreditava que a erosão era hereditária e sua frequência era rara, quando comparada com a cárie e estimava que uma pessoa em mil possuía erosão.

Características clínicas. As lesões por erosão apresentam-se em forma de pires, planas ou irregulares, com invaginações nas superfícies incisais ou oclusais dos dentes; o aspecto é fosco, semelhante ao do condicionamento ácido do esmalte quando usado em restaurações adesivas. Assume aspecto brilhante quando associada à abrasão.

Acidez de algumas bebidas. O ácido cítrico tem grande afinidade por cálcio e provoca maior descalcificação do esmalte que o ácido nítrico, ácido sulfúrico, ácido hidroclorídrico e acético.[59] Os resultados da erosão do esmalte foram mensuradas após cinco dias em pH 2,5: ácido nítrico 17,6 mg/cm^2; ácido sulfúrico 21,6 mg/cm^2; ácido hidroclorídrico 23,7 mg/cm^2; ácido acético 74,6 mg/cm^2 e ácido cítrico 156,3 mg/cm^2. A ação dos ácidos depende do tempo de contato e da frequência de ingestão dos alimentos que os contêm. Os refrigerantes à base de cola têm pH em torno de 2,6 e o guaraná 3,3.[60] Ver no Quadro 32.2 o pH de algumas frutas e bebidas.

Tratamento e recomendações aos pacientes com erosão. Imfield[61] recomenda os seguintes cuidados: a) diminuir a frequência e a intensidade da ingestão de alimentos e de bebidas ácidas, b) realizar a mensuração dos mecanismos de defesa (saliva e formação de película adquirida) da remineralização, da proteção química e de influências abrasivas e realizar a proteção mecânica. O uso de pasta fluoretada na escovação, associado a bochechos diários com soluções fluoradas de Na (0,05%), parece ter ação protetora contra os efeitos dos ácidos na superfície dentária (Figs. 32.5 a 32.7).

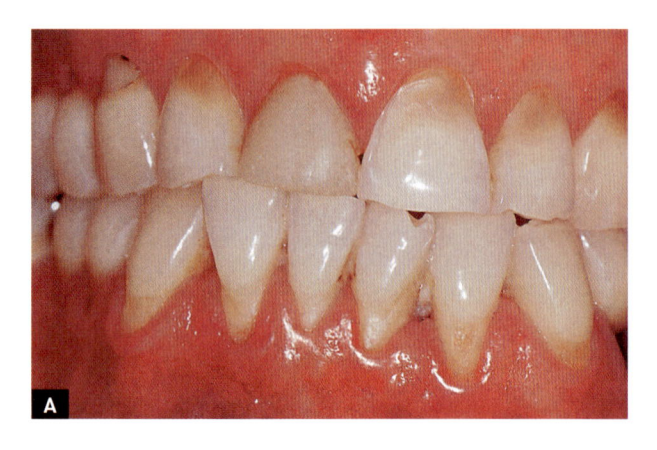

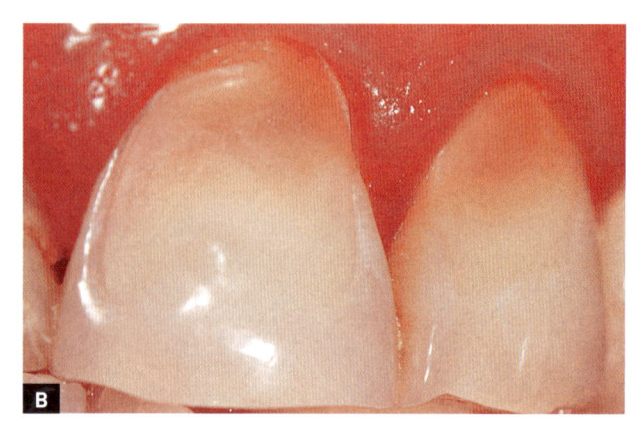

Figura 32.5. LCNC por erosão em paciente com o hábito de ingerir frutas cítricas (limão e laranja) e própolis. **A.** Observa-se o comprometimento da região cervical dos dentes. **B.** Imagem aproximada dos dentes 22 e 23.

Figura 32.6. LCNC por erosão intrínseca em paciente com problemas gástricos.

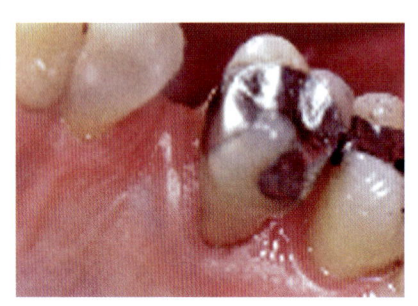

Figura 32.7. LCNC por erosão em paciente com o hábito de ingerir bebida alcoólica e droga (cocaína).

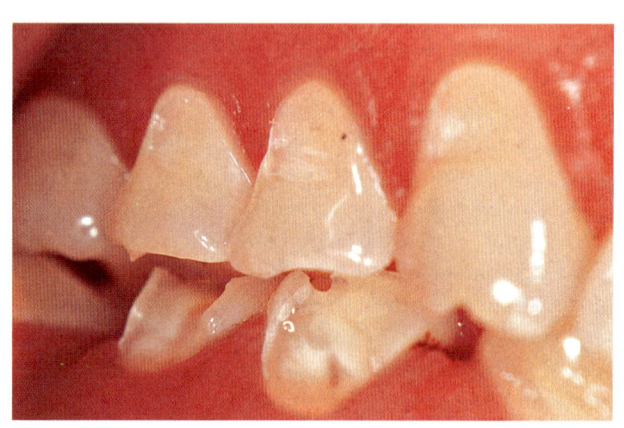

Quadro 32.2. O pH de algumas substâncias: as frutas são ricas em ácidos maleico, cítrico e tartárico

Limão natural	2,1
Refrigerantes (colas)	2,4
Guaraná (refrigerante)	3,3
Vinagre	3,1
Coca-cola	2,37
Suco de laranja concentrado	2,7
Suco de laranja concentrado	3,0
Fanta	2,81
Vinhos	2,3 a 2,7
Goiaba	3,17
Maçã	3,85
Limão	2,1

Fonte: Eccles e Jenkins.[60]

Abfração

Conceito. Abfração (do latim: *ab-* separação e *fractio-* rompimento) é a lesão que ocorre na região cervical do dente em decorrência de flexão produzida por sobrecarga oclusal.[62] Formam-se trincas na estrutura dentária, resultando no enfraquecimento das mesmas às cargas oclusais (tração e compressão), provocando perda gradual de esmalte, dentina e cemento. Cargas oclusais excêntricas, que deformam lateralmente, ou cargas oclusais cêntricas, que promovem um esforço de compressão, geram um estresse mecânico que se concentra na região cervical, levando à ruptura da estrutura cristalina dos prismas de esmalte e, a partir daí, ocorre o surgimento de microtrincas no esmalte, cuja capacidade de deformação é mínima.[21,36,41,62-67]

Portanto, as lesões por abfração surgem em presença do traumatismo oclusal. O traumatismo ocorre quando um excesso de carga incide sobre o dente e este não suporta o esforço, há uma flexão da estrutura dentária e, a partir daí, lentos microrrompimentos da estrutura dentária que progridem com o tempo e por fadiga provocam uma ruptura dos cristais em nível cervical, formando-se a lesão (tração ou compressão). O módulo de elasticidade do esmalte, dentina, osso compacto, ligamento periodontal e dos materiais restauradores são diferentes. Com as forças oclusais ocorre a flexão da cúspide e a formação de lesões por abfração na região cervical (quanto mais profunda for uma restauração de amálgama, maior poderá ser sua contribuição para o desenvolvimento da lesão) (Figs. 32.8 a 32.10).

Abfração e bruxismo. Hábitos parafuncionais aumentam a carga sobre os dentes de 6 kg/mm^2 para até 37,5 kg/mm^2,[68] e a concentração do estresse mecânico ocorre na região cervical.[69] O desenvolvimento de abfração depende da oclusão de cada paciente individualmente e periodontos mais estáveis apresentam risco maior para abfração. Cargas oclusais nocivas quando associadas a ácidos aumentam as lesões cervicais.[62] Há um efeito combinado entre uma área de concentração de cargas e a presença de substâncias corrosivas. Outro aspecto clinicamente constatado é a existência de um relacionamento inverso entre mobilidade dentária patológica e a presença de LCNC, pois a mobilidade absorve parte do estresse que é transferido para o dente. Indivíduos com periodontite mostram-se menos propensos à abfração devido ao aumento da capacidade de absorção de forças por parte do periodonto. A mobilidade dentária é inversamente proporcional à presença de abfrações, provavelmente porque a mobilidade do dente dissipa o estresse mecânico.

Deformação elástica do dente. Foi demonstrada pela primeira vez por Körber[63] em um incisivo superior direito recém-extraído com 26 mm de comprimento. A deformação elástica entre o esmalte e a dentina foi observada e mensurada por meio da fórmula de Hook, quando o dente foi submetido a uma força com inclinação no lado direito e em seu longo eixo (compressão) e quando foram aplicadas forças no longo eixo do dente. Esta deformação existe quando os dentes entram em contato, como em reconstruções protéticas.

Esta deformação elástica inexiste quando é realizada uma reconstrução protética com dentes em suspenso. Se a deformação elástica entre o esmalte e a dentina existe, ela deve ser reproduzida para não comprometer o periodonto.

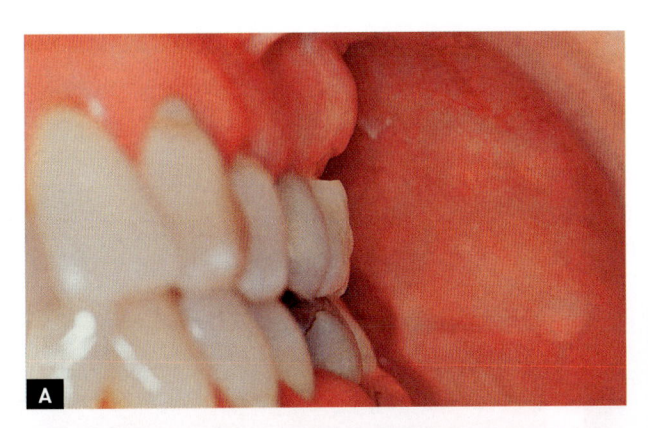

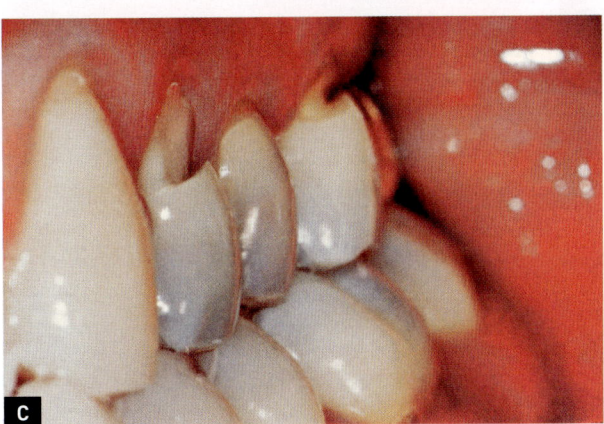

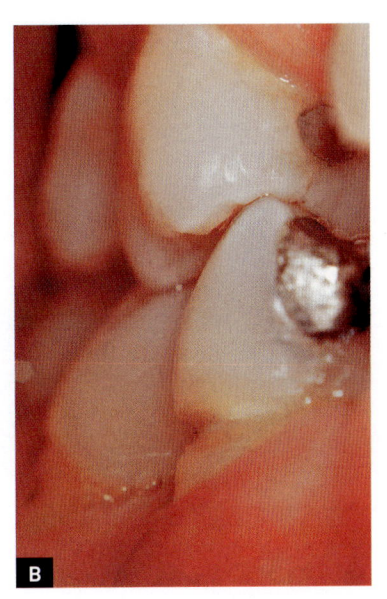

Figura 32.8. Três casos de LCNC (**A**, **B** e **C**) onde o fator etiológico principal é a sobrecarga oclusal (abfração).

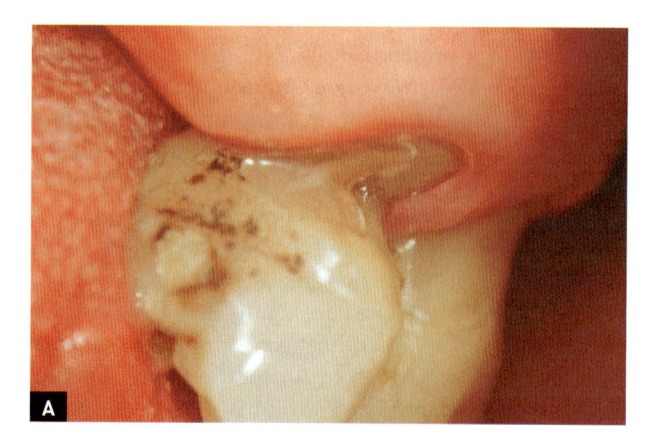

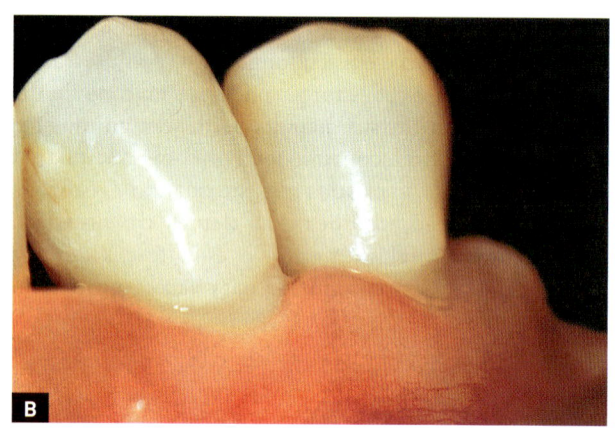

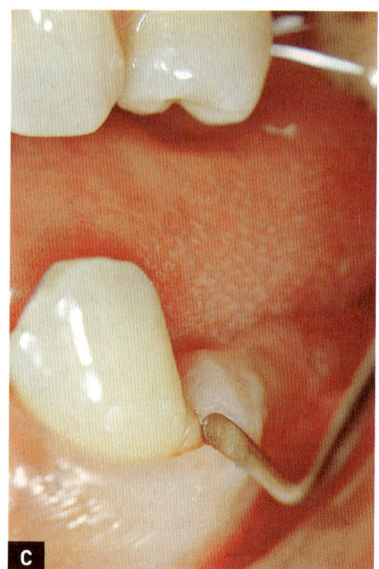

Figura 32.9. Situações clínicas de LCNC nas quais o fator etiológico principal é a sobrecarga oclusal (abfração). A lesão surge próxima à flexão máxima no fulcro do movimento do dente (**A**, **B** e **C**). O hábito de escovação traumática ou um processo erosivo são fatores etiológicos secundários.

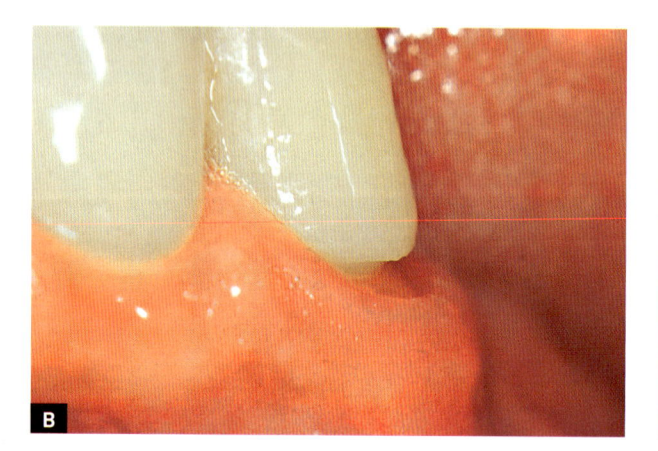

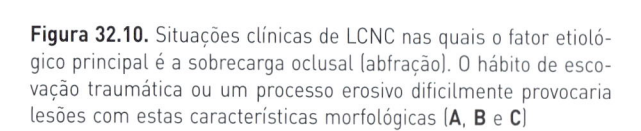

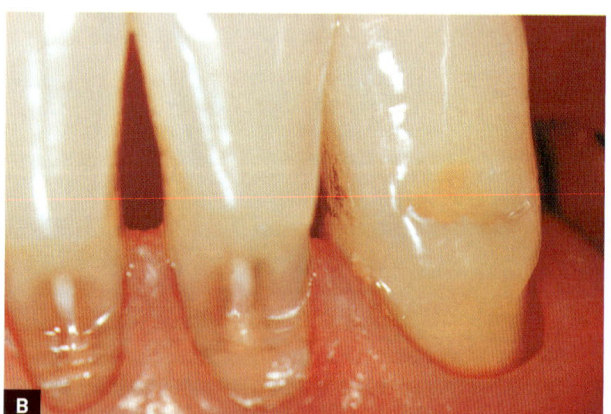

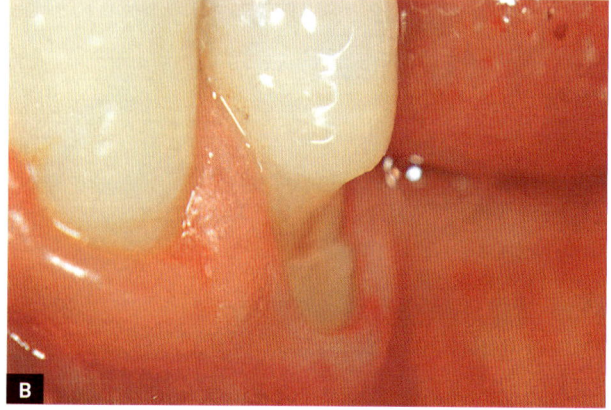

Figura 32.10. Situações clínicas de LCNC nas quais o fator etiológico principal é a sobrecarga oclusal (abfração). O hábito de escovação traumática ou um processo erosivo dificilmente provocaria lesões com estas características morfológicas (**A**, **B** e **C**)

Yettram e colaboradores[70] examinaram a distribuição do estresse em coroas normais e restauradas e verificaram que o esmalte próximo à JAC em coroas normais é muito mais ativado em razão da força que transmite à raiz e ao alvéolo. Em consequência, restaurações inseridas na região cervical podem estar sujeitas a uma força compressiva maior, embora esta área não seja suscetível ao contato direto do estresse da mastigação. Esse maior estresse poderá ser responsável pela dor que muitas vezes o paciente experimenta na região cervical. Os autores concluíram que as altas concentrações de estresse tensional separam os prismas do esmalte e aceleram os processos cariosos cervicais (Fig. 32.11).

Tipos de cargas que atingem os dentes. O sistema mastigatório em função impõe três tipos de estresses mecânicos sobre os dentes: compressão, tração e cisalhamento, sendo os dois primeiros mais importantes no processo de formação das lesões.

Mecanismos de formação da abfração. (Teoria da flexão dentária, encurvamento ou "efeito barril"):[21,63] o dente ao sofrer flexão e se deformar, por ação de forças oclusais laterais ou excêntricas, produz tração e compressão. Em consequência, ocorrem microrrompimentos do esmalte e, posteriormente, da dentina. Forças oclusais cêntricas ou perpendiculares ao eixo dentário (ideal) podem causar lesões cervicais quando aumentadas em tempo e intensidade, como no bruxismo. Lesões por estresse compressivo são clinicamente muito semelhantes às abrasivas e erosivas. A dimensão vertical de cada lesão geralmente é mais larga. Em adição à alteração do contorno do limite amelodentinário, especial atenção deve ser dada para o seu afilamento, posição e ângulo dos defeitos das margens cervicais. Estrias subgengivais ligeiramente afiadas demonstram um ângulo de 30° a 60° e isto lembra os preparos protéticos em chanfro, quando se suspeita de estresse de compressão.

Características clínicas. Podem apresentar contorno interno em forma de "U" (arredondado) ou "V" (angulado, mas sempre com delimitação do término cavitário nítido). Os ângulos da lesão são agudos e nítidos (tanto no vértice da lesão como no bordo cavo-superficial). A abrasão por escova ou a erosão por ácido dificilmente produzem lesão semelhante.[5] Morfologicamente, o mais importante fator no diagnóstico das lesões por abfração é a alteração no contorno do limite amelodentinário (fratura do esmalte cervical). A altura da lesão por abfração (dimensão ocluso-gengival) é relativamente pequena. Aspectos "ásperos" podem simular a abrasão da escova dental em laboratório, enquanto que "estrias afiadas" não podem ser simuladas. Um critério de diagnóstico é a margem cervical em dentina: se esta margem é localizada somente de modo subgengival e é "afiada", o estresse oclusal é um fator etiológico que deve ser analisado (Figs. 32.12 a 32.14).

Oclusão traumática e abfração. Clinicamente, a descoberta de um ponto ou uma área de contato prematuro não é tarefa simples, pois requer tempo e paciência na avaliação da oclusão. O componente gerador do esforço pode originar-se de interferências oclusais da própria força mastigatória, do bruxismo (cêntrico ou excêntrico) e de cargas oclusais excêntricas que deformam lateralmente, ou ainda de cargas oclusais cêntricas que promovem um esforço de compressão, geram um estresse que se concentra na região cervical levando à ruptura da estrutura cristalina dos prismas de esmalte e microtrincas na superfície. O esmalte só pode tolerar uma pequena quantidade de deformação antes de se fraturar. O

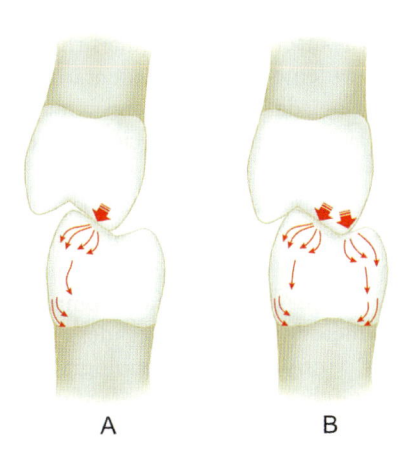

Figura 32.11. Representação das forças que "fluem" ao redor do esmalte para a área cervical em um contato de *monopoidismo* **(A)** e *bipoidismo* **(B)**. O esmalte é uma espécie de "corredor", ao mesmo tempo que a dentina permanece relativamente inerte.

Fonte: Adaptado de Yettram e colaboradores.[70]

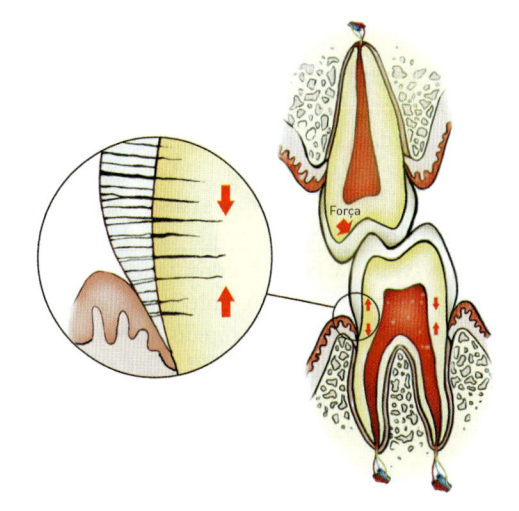

Figura 32.12. Representação das forças oclusais que provocam compressão no limite amelodentinário, com a consequente ruptura da união dos cristais de hidroxiapatita do esmalte e da dentina.

Fonte: Adaptado de Lee e Eakle.[21]

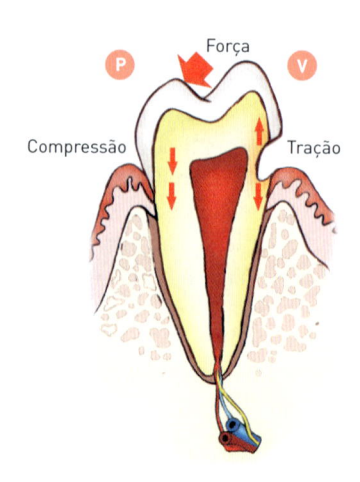

Figura 32.13. Representação das forças oclusais que provocam tração no limite amelodentinário. Evidencia-se uma cavidade profunda na margem gengival com um ângulo menor que 135°, caracterizando a forma de uma cunha.

Fonte: Adaptado de Lee e Eakle.[21]

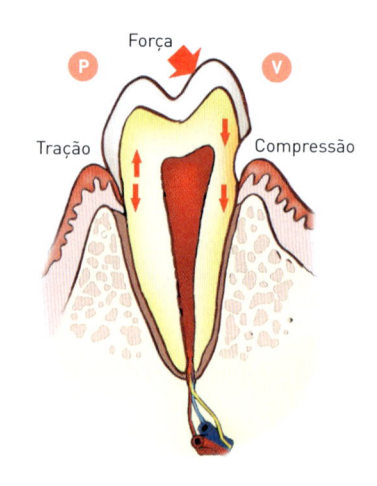

Figura 32.14. Representação das forças oclusais que provocam compressão no limite amelodentinário. Evidencia-se uma cavidade rasa na margem gengival com um ângulo maior que 135°, caracterizando uma forma semilunar.

Fonte: Adaptado de Lee e Eakle.[21]

traumatismo oclusal, além da desestruturação do esmalte (abfração), pode levar à ruptura do ligamento periodontal e à migração gengival, com consequente exposição radicular.[11,21,27,66,69]

Lehman e Meyer[71] demonstraram que zonas submetidas ao estresse durante a mastigação e o bruxismo experimentam trocas volumétricas que debilitam o esmalte e aceleram os processos cariosos. Afirmaram, também, que pessoas idosas são mais propensas a possuir processos destrutivos cervicais. Spranger e colaboradores foram os primeiros pesquisadores a postularem por meio de microscopia eletrônica a opinião de que o traumatismo oclusal excêntrico também poderia causar a perda de substância dentária na região cervical dos dentes, baseados no padrão morfológico das lesões examinadas.[36]

Forças tensoras na área gengival poderão induzir à fratura dos prismas de esmalte na região cervical e pressões elevadas são provavelmente responsáveis pela dor frequente na área cervical.[48] Este autor sugeriu uma interação entre o bruxismo e as lesões cervicais, embora nem todos os pacientes que têm bruxismo necessariamente terão LCNC. A densidade óssea exerce importância para o desenvolvimento da lesão. A sensibilidade deve-se ao movimento rápido do fluido através dos túbulos dentinários, com ativação das terminações nervosas, sendo indicado o ajuste oclusal como forma de tratamento (Figs. 32.15 e 32.16).

LCNC – TRATAMENTO, CUIDADOS E ORIENTAÇÕES AO PACIENTE

Fatores como idade, oclusão e localização do dente apresentam relação com flexão dentária e retenção de restaurações.[65]

Restauração sem retenção macromecânica pode ser expulsa da cavidade (Fig. 32.17).

Um bom exame clínico, precedido de anamnese cuidadosa, permite um diagnóstico correto. O tratamento deve ser instituído não somente por intermédio da restauração do defeito provocado, mas eliminando-se o fator causal. Atualmente, a etiologia da LCNC é considerada multifatorial e inclui sobrecarga oclusal, um solvente químico e abrasão mecânica causada por escovação traumática. Tais mecanismos podem atuar de forma independente ou em diferentes etapas, da iniciação à evolução das lesões.

Tratamento das abfrações. Facetas de desgaste são sinais de oclusão traumática (bruxismo, apertamento). O ajuste oclusal é fundamental. A restauração com resinas de micropartículas são mais efetivas (maior flexibilidade), enquanto as macropartículas (mais rígidas) tendem a estruir-se. É evidente que a flexão dentária (sobrecarga oclusal) está associada à adesão das restaurações. Ver no Quadro 32.3 as recomendações e cuidados em caso de LCNC.

Poucos tratamentos clínicos da sensibilidade demonstram-se eficazes,[72] provavelmente porque são empregados diversos materiais e métodos. E os resultados das pesquisas clínicas são de difícil comparação devido às várias metodologias empregadas, muitas vezes contraditórias. Considerando a etiologia multifatorial da LCNC, Levitch e colaboradores[73] afirmaram que é importante prevenir o aparecimento de novas lesões e paralisar o progresso das já presentes.

Avaliação clínica. Constituída de exame clínico cuidadoso, acompanhado de questionário sobre saúde geral, hábitos alimentares e higiene bucal, análise oclusal, observação de facetas de desgaste, análise salivar e características da dor.

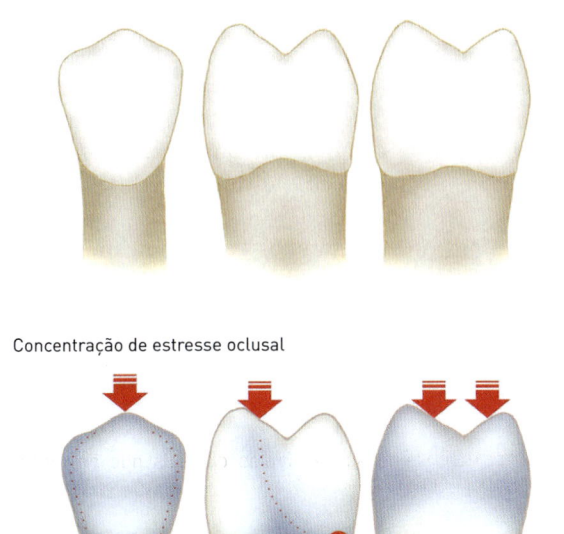

Figura 32.15. Representação da concentração de estresse na região cervical em um dente pré-molar **A.** Em contato de monopoidismo ocorre concentração de esforços na região cervical (vista vestibular). **B.** Em contato de monopoidismo ocorre a concentração de forças na região cervical (vista proximal). **C.** Em contato em bipoidismo ocorre uma distribuição axial das forças (vista proximal).

Fonte: Adaptado de Kuroe e colaboradores.[69]

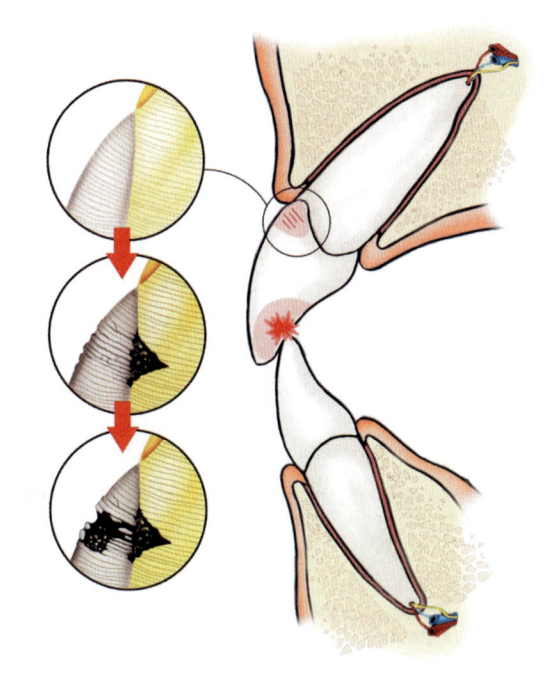

Figura 32.16. Modelo da etiologia de LCNC provocada pelo estresse de tensão. As trincas (microrrupturas do esmalte) provenientes de sobrecarga propiciam maior susceptibilidade aos processos erosivos (dissolução química) e abrasivos.

Fonte: Adaptado de Starr.[50]

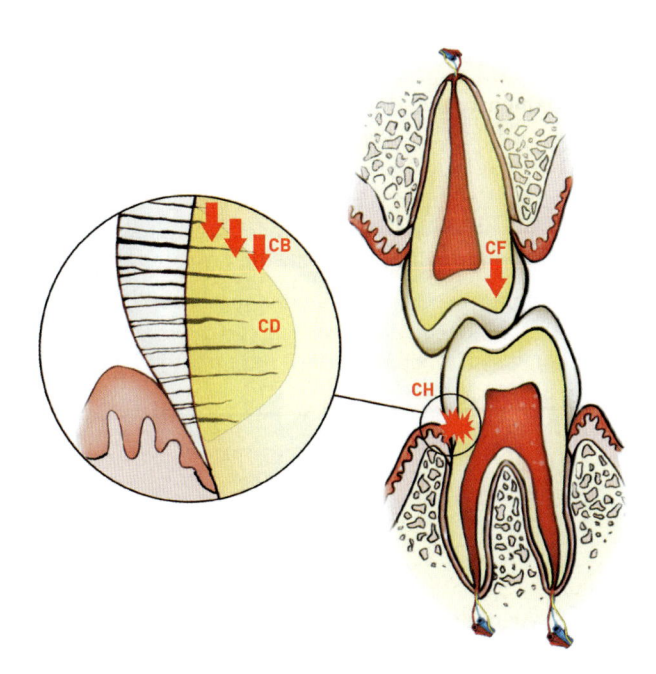

Figura 32.17. Representação esquemática das forças de desalojamento de uma restauração na região cervical produzidas pela flexão do dente. Microrrupturas podem ocorrer no preparo cavitário (bisel) e na restauração provocando manchamento, infiltração e cárie.

Fonte: Adaptado de Heymann e colaboradores.[65]

Diagnóstico diferencial. Diferenciar de outras odontalgias, das neuralgias típicas da face e de cefaleias primárias (cefaleia do gelo) (ver Caps. 16, 30 e 31).

Remissão espontânea. A sensibilidade também pode regredir por um processo de formação de dentina reacional pela polpa, ou ainda por obliteração dos túbulos dentinários de sais minerais existentes na saliva.[61]

Métodos diversos. Inicialmente, restaurar toda a LCNC que necessite deste procedimento. Quando não houver indicação de procedimento de dentística, vários métodos para tratamento sintomático são indicados, como agentes e terapias anti-hiperestésicas, agentes de ação anti-inflamatória, agentes com efeito oclusivo sobre os canalículos dentinários (precipitação de proteínas, deposição de partículas, aplicação de película impermeabilizadora e procedimentos restauradores) e despolarização das terminações nervosas.[74]

Laser **de baixa potência.** Este tratamento induz alterações na rede de transmissão nervosa dentro da polpa em vez de provocar alterações na superfície exposta.[75] Possibilita um tratamento conservador, de aplicação rápida, segura, indolor, bem aceito pelos pacientes, promove efeito imediato e é relativamente duradouro, conduzindo os fabricantes ao desenvolvimento de vários tipos de *laser*, principalmente os de baixa potência, a custos mais acessíveis (ver Cap. 55).[76]

Sensibilidade em idosos. Em idosos os odontoblastos apresentam-se em menor quantidade e são mais curtos. O número de túbulos dentinários é reduzido. As mudanças que ocorrem na dentina com a idade são de grande importância clínica. A obturação dos túbulos conduz à redução da sensibilidade dentinária cervical. As propriedades de adesividade da dentina cervical são menores, quando comparadas a uma dentina jovem, e esta consideração possui grande importância em restaurações classe V em pessoas idosas. A redução da permeabilidade dentinária também é importante na prevenção de agentes tóxicos e de reações pulpares.[44] Com a magnificação da imagem por meio da microscopia clínica é possível visualizar os detalhes micromorfológicos, além de estabelecer o diagnóstico e o tratamento da cárie e LCNC.[77]

Revisões recentes dos últimos 10 anos mostram que os métodos de tratamento podem ser múltiplos.[78,79]

Quadro 32.3. Recomendações e cuidados com os pacientes que apresentam lesão cervical não cariosa

TRATAMENTO DA SENSIBILIDADE DENTINÁRIA
a. Diagnóstico precoce de LCNC, a presença de retração gengival torna a região mais vulnerável.
b. Esclarecimento ao paciente, instalar medidas preventivas, por meio da orientação correta de técnicas de escovação (uso de dentifrícios não abrasivos e aplicação tópica de flúor), orientação da dieta e identificação de anormalidades oclusais. Para a prevenção e tratamento das lesões deve-se também controlar os hábitos parafuncionais do paciente (são cofatores importantes, mas atualmente pouco considerados) e redução das forças de tração e compressão sobre os dentes. Evitar escovar os dentes por até 60 minutos após a ingestão de alimentos ácidos. Evitar dietas que incluem altas quantidades de ácidos ou bebidas.
c. As lesões encontradas em pacientes com doenças gástricas (problemas digestivos e regurgitamento) ou anorexia nervosa são geralmente por erosão.
d. Alguns medicamentos diminuem a quantidade de saliva, potencializando o aparecimento de cáries e erosões.
e. Abfração ocorre em pacientes com bom suporte ósseo, sem doença periodontal; dentes com mobilidade dissipam o excesso de esforço oclusal sobre os tecidos periodontais.
f. Dentes resistentes ao tratamento da sensibilidade cervical apresentam alguma forma de sobrecarga oclusal (aproximadamente 98% dos casos); reavaliar o caso.
g. O ajuste oclusal provoca uma diminuição da pressão intrapulpar, o que faz com que o líquido no interior dos canalículos movimente-se em menor velocidade.
h. As restaurações da LCNC só devem ser feitas após a correção dos fatores que desencadearam a lesão, seja a técnica de escovação, os hábitos alimentares ou, principalmente, o componente oclusal.
i. Parece não haver diferenças significantes entre as resinas e os sistemas adesivos. A idade e o estresse oclusal mecânico estão associados à melhor *performance* clínica dos materiais. Fatores como idade, oclusão e localização do dente apresentam uma relação com a flexão dentária e retenção das restaurações. Os sinais de bruxismo, apertamento e outras formas de oclusão traumática são evidenciados por facetas de desgaste.[80]
j. A permanência da sobrecarga oclusal (abfração) contribui para acelerar a degradação de restaurações, provocando descoloração marginal e falha no selamento marginal.[44,65,80] Recomenda-se o uso de resinas compostas com micropartículas (módulo de elasticidade menor) do que as resinas híbridas.[26] Se a lesão for por abrasão ou erosão, não existe a flexão do dente.

CONCLUSÃO

A prevalência de lesões cervicais não cariosas é alta e sua origem é multifatorial. Depois da doença cárie, elas são, talvez, uma das principais causas de dor de dente. Por outro lado, também podem ser incapacitantes e limitar atividades corriqueiras, como mastigar e ingerir líquidos. Além disso, em casos específicos podem simular dores não odontogênicas, como a neuralgia trigeminal. Portanto, atualmente é fundamental conhecer essas lesões, seu diagnóstico e tratamento e saber como preveni-las.

REFERÊNCIAS

1. Löe H, Anerud A, Boysen H. The natural history of periodontal disease in man: prevalence, severety and extent of gingival recession. J Periodontol. 1992;63(6):489-95.
2. Toffenetti F, Vanini L, Tammaro S. Gingival recessions and noncarious cervical lesions: a soft and hart tissue challenge. J Esthet Dent. 1998;10(4):208-20.
3. Lindhe J. Tratado de periodontia clinica e implatologia oral. Rio de Janeiro: Guanabara Koogan; 1999.
4. Davis WB, Winter PJ. The effect of abrasion on enamel and dentine after exposure to dietary acid. Br Dent J. 1980;148(11):253-6.
5. Bishop K, Kelleher M, Briggs P, Joshi R. Wear now? An uptade on the etiology of tooth wear. Quintessence Int. 1997;28(5):305-13.
6. Edwards M, Creanor SL, Foye RH, Gilmour WH. Buffering capacities of soft drinks: the potential influence on dental erosion. J Oral Rehabil. 1999;26(12):923-7.
7. Watson ML, Burke FJT. Investigation and treatment of patients with teeth affected by tooth substance loss: a review. Dent Update. 2000;27(4):175-82.
8. Graehn G, Müller HH. Keilformige defekte na tierzähnen. Dtsch Zahn-Mund Kieferheilkd. 1991;79(5):441-9.
9. Smith BGN, Knight JK. A comparation of patterns as tooth wear with aetiological factors. Br Dent J. 1984;157(1):16-9.
10. Lussi AR, Schaffner M, Hotz P, Suter P. Epidemiology and risk factors of wedge-shaped defects in a Swiss population. Schweiz Monat Zahn. 1993;103(3):276-80.
11. McCoy G. Dental compression syndrome: a new look at an old disease. J Oral Implant. 1999;25(1):35-49.
12. Bader JD, Levitch LC, Shugars DA, Heymann HO, McClure F. How dentists classified and treated non-carious cervical lesions. J Am Dent Assoc. 1993;124(5):46-54.
13. Black GV. A work on operative dentistry. Chicago: Medico-Dental; 1908. p. 215-23, v. 2.
14. Smith B. Toothwear: aetiology and diagnosis. In: Smith B, Barnes IE, Walls A. Gerontology. London: Wright; 1994. p. 79-87, cap. 9.
15. Dawid E, Meyer G, Kollmann W. Kielförminge defekte als mögliche folge von stress? Dtsch Zahnarzt Z. 1994;49(7):522-4.
16. D'Amico A. The canine teeth: normal function on relation of the natural teeth of man. J Southern Calif Dent Assoc. 1958;26(5):198-208.
17. Xhonga FA. Bruxism and its effect on the teeth. J Oral Rehabil. 1977;4(1):65-76.
18. Roberts WE. As estruturas de suporte e a adaptação dentária. In: Roberts WE, McNeill C. Ciência e prática da oclusão. São Paulo: Quintessence; 2000. p. 79-92, cap. 6.
19. Mahan PE, Alling CC. Occlusion and occlusal pathofunction. In: Mahan PE, Alling CC. Facial pain. 3rd ed. London: Lea & Febiger; 1991. p. 175-95, cap. 9.
20. Pashley DH. Mechanisms of dentin sensitivity. Dent Clin North Am. 1990;34(3):443-73.
21. Lee WC, Eakle WS. Possible role of tensile stress in etiology or cervical erosive lesions of teeth. J Prosthet Dent. 1984;52(3):374-80.
22. Grippo JO. Bioengeneering seeds of contemplation: a private practioner's perspetive. Dent Mater. 1996;12(3):198-202.
23. Orchadson R, Collins WJN. Clinical features of hypersensitive (HS) dentine. J Dent Res. 1984;63(4):521.
24. Graf H, Galasse R. Morbidity, prevalence and intraoral distribution of hypersensitive teeth. J Dent Res. 1977;56(Sp):A162.
25. Azevedo VMNN. Avaliação clínica de pacientes portadores de lesões dentárias cervicais não cariosas, relacionadas com alguns aspectos físicos, químicos e mecânicos da cavidade bucal [tese]. Bauru: Universidade de São Paulo; 1994.
26. Garone Filho W. Lesões cervicais e hipersensibilidade dentária. In: Garone Filho W, Todescan FF, Bottino MA. Atualização na clínica odontológica: a prática na clínica geral. São Paulo: Artes Médicas; 1996. p. 35-7, cap. 3.
27. Grippo JO. Abfractions: a new classification of hard tissue lesions of teeth. J Esthet Dent. 1991;3(1):14-8.
28. Leinfelder KF. Restoration of abfracted lesions. Compend Contin Educ Dent. 1994;15(11):1396-400.
29. Scherman A, Jacobsen PL. Managing dentin hipersensitivity: what treatment to recommend to patients. J Am Dent Assoc. 1992;123(4):57-61.
30. Graehn G, Bernedt C, Staege B. Zur epidemiologie keilförmiger defeckte. Dtsch Stomatol. 1991;41(6):210-3.
31. Kliemann C. Avaliação da etiologia e prevalência de lesões cervicais não-cariosas com o uso de microscopia clínica e questionários em superfícies vestibulares de pré-molares [tese]. São José dos Campos: Universidade Estadual Paulista; 2001.
32. Klähn KH, Köhler KU, Kreter F, Motsch A. Spannungsoptische untersuchung zur entsstehung der songenannten keilförmigen defeckt am organum dentale. Dtsch Zahnäztl Z. 1974;29(2):923-7.
33. Burke FJT, Whitehead SA, McCauchey AD. Comtemporary concepts in the pathogenesis of the class V non-carious lesion. Dent Update. 1995;22(1):28-32.
34. Gallien GS, Kaplan I, Owens BM. A review of noncarious dental cervical lesions. Compend Contin Educ Dent. 1994;15(11):1366-74.
35. Pereira JC, Franciscone CE, Pegoraro CN, Mondelli J. Considerações sobre a etiologia e o diagnóstico das lesões dentárias cervicais. Rev Fac Odontol Bauru. 1994;2(3):50-7.
36. Grippo JO. Noncarious cervical lesions: the decision to ignore or restore. J Esthet Dent. 1992;4 Suppl:55-64.
37. Brännström M, Áström A. The hidrodynamics of the dentine; its possible relationship to dentinal pain. Int Dent J. 1972;22(2):219-27.
38. Brännström M. Dentin and pulp in restorative dentistry. Stockholm: Wolfe Medical; 1982.
39. Mjör IA, Fejerskov O. Embriologia e histologia oral humana. São Paulo: Panamericana; 1980.
40. Thorsen G. The gingival region of the tooth, and in particular the anatomical relation between the enamel and the cementum. Dent Cosmos. 1917;59(7):836.
41. Bevenius JP, Lindskrog S, Hultenby K. The amelocental junction in young premolar teeth: a replica study by scanning electron microscopy Acta Odontol Scand. 1993;51(3):135-42.
42. Celik E, Aydinlik E. Effect of a dilacerated root on stress distribution to the tooth and supporting tissues. J Prosthet Dent. 1991;65(6):771-7.
43. Davis WB, Winter PJ. Dietary erosion of adult dentin and enamel. Br Dent J. 1977;143(4):116-9.
44. Mjör IA Changes in the teeth with aging. In: Mjör IA, Holn-Pedersen P, Loe H. Textbook of geriatric dentistry. Copenhagen: Munksgaard; 1996. p. 94-102, cap. 5.
45. Lee WC, Eakle WS. Stress-induced cervical lesions: review of advances in the past 10 years. J Prosthet Dent. 1996;75(5):487-94.
46. Vahl VJ, Haunfelder D. Feinstrukturuntersunchungen von Zahnschäden bei substaznverlust im zahnhasbereich (keilförmige defekte). Dtsch Zahnäztl Z. 1974;29(2):266-75.
47. Rasmussen ST, Patchin RE, Scott DB, Heuer AH. Fracture proprieties of human enamel and dentin. J Dent Res. 1976;55(1):154-69.
48. McCoy G. On the longevity of teeth. J Oral Implant. 1983;40(2):249-67.
49. Baratieri LN, editor. Odontologia restauradora: fundamentos e possibilidades. São Paulo: Santos; 2001. p. 361-94, cap. 10.

50. Starr CF. Class V restaurations. In: Schwartz RS, Summitt JB, Robbins JW. Fundamentals of operative dentistry: a contemporary approach. 2nd ed. Chicago: Quintessence Books; 2001. p. 386-400, cap. 14.
51. Volpe AR, Mooney R, Zumbrunnen C, Stahl D, Goldman HM. A long term clinical study evaluating the effect of two dentifrices on oral tissues. J Periodontol. 1975;46(2):113-8.
52. Saxton CA, Cowell CR. Clinical investigation of the effects of dentifrices on dentin wear at the cementoenamel junction. J Am Dent Assoc. 1981;102(1):38-43.
53. Phillips RW. Materiais dentários. 10. ed. Rio de Janeiro: Guanabara Koogan; 1996.
54. Lambert RL, Lidernmuth JS. Abfraction: a new name for an old entity. J Colo Dent Assoc. 1994;72(1):31-3.
55. Dyer D, Addy M, Newcombe RG. Studies in vitro of abrasion by different manual toothbrush heads and a standard toothpaste. J Clin Periodontol. 2000;27(2):99-103.
56. Stanley HR, Pereira JC, Spiegel E, Broom C, Schultz M. The detection and prevalence of reactive and physiologic slerotic dentin, reparative dentin and dead tracts beneath various types of dental lesions according to tooth surface and age. J Pathology. 1983;12(4):257-89.
57. Stafne CC, Lovestedt SA. Dissolution of tooth substance by lemon juice, acid beverages and acids from some other sources. J Am Dent Assoc. 1947;34(5):586-92.
58. Imfield T. Dental erosion: definition, classification and links. Eur J Oral Sci. 1996;104(2):151-5.
59. Elsbury WB. Hydrogen-ion concentration and acid erosion of the teeth. Br Dent J. 1952;93:177-9.
60. Eccles JD, Jenkins WG. Dental erosion and diet. J Dent. 1974;2(4):153-9.
61. Imfield T. Prevention of progression of dental erosion by professional and individual prophylactic measures. Eur J Oral Sci. 1996;104(2):215-20.
62. Grippo JO, Masi JV. The role of biodental engeneering factors (BEF) in the etiology of root caries. J Esthet Dent. 1991;3(2):71-6.
63. Körber KH. Die elastische deformierung menschlicher zähne. Dtsch Zahnärtzl Z. 1962;17(10):691-8.
64. Selna LG, Shillingburg HT Jr, Kerr PA. Finite element analysis of dental structures: axisymmetric and plane stress idealization. J Biomed Mater Res. 1975;9(2):237-52.
65. Heymann HO, Sturdevant JR, Bayne S, Wilder AD, Sluder TB, Brunson WD. Examining tooth flexure effects: on cervical restorations: two years clinical study. J Am Dent Assoc. 1991;122(5):41-7.
66. McCoy G. TMJ disorders and their relationship to occlusion and dental compression syndrome. Dent Today. 1997;16(4):86.
67. Whitehead AS, Wilson NHF, Watts DC. Development of noncarious cervical lesions in vitro. J Esthetic Dent. 1999;11(6):332-7.
68. Solberg WK. Disfunções e desordens temporomandibulares. 2. ed. São Paulo: Santos; 1999.
69. Kuroe T, Itoh H, Caputo AA, Nakahara H. Potencial for load-induced cervical stress concentration as a funcional of periodontal support. J Esthetic Dent. 1999;11(4):215-22.
70. Yettram AL, Wrigth KW, Pickard HM. Finite element stress analysis of crowns of normal and restored teeth. J Dent Res. 1976;55(6):1004-11.
71. Lehman ML, Meyer ML. Relationship of dental caries and stress, concentration in teeth as reveled by photoelastic test. J Dent Res. 1966;45(6):1706-14.
72. Cox CF. Etiology and treatment of root hypersensitivity. Am J Dent. 1994;7(5):266-70.
73. Levitch LC, Bader JD, Shugars DA, Heymann HO. Non-carious cervical lesions. J Dent. 1994;22(4):195-207.
74. Pereira JC. Hiperestesia dentária: aspectos clínicos e formas de tratamento. Maxi Odonto Dent. 1995;1(2):1-24.
75. Karu T. Photobiology of low-power laser effects. Health Phys. 1989;56(5):691-704.
76. Brugnera A Jr, Cruz FM, Zanin F. Dentinary hipersensibility treatment with low-level laser therapy. Proceedings of the 6th International Congress on Lasers in Dentistry; 1998; Mauí. Maui: ISDL; 1998. p. 157-159.
77. Fedele DJ, Sheets CG. Issues in the treatment of root caries in older adults. J Esthet Dent. 1998;10(5):243-52.
78. 78. Pecie R, Krejci I, Garcia-Godoy F, Bortolotto T. Noncarious cervical lesions: a clinical concept based on the literature review. Part 1: prevention. Am J Dent. 2011;24(1):49-56.
79. Pecie R, Krejci I, Garcia-Godoy F, Bortolotto T. Noncarious cervical lesions (NCCL): a clinical concept based on the literature review. Part 2: restoration. Am J Dent. 2011;24(3):183-92.
80. Heymann HO, Sturdevant JR, Brunson WD, Wilder AD, Sluder TB, Bayne SC. Twelve-month clinical study of dentinal adhesives in class V cervical lesions. J Am Dent Assoc. 1988;116(2):179-83.

PARTE 9 — Neuralgias, neuropatias e dor orofacial persistente

CAPÍTULO 33

DORES FACIAIS DE ORIGEM NEUROPÁTICA

Manoel Jacobsen Teixeira
Massako Okada

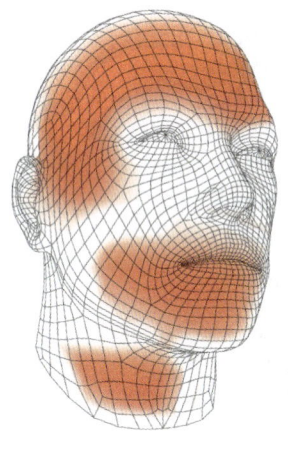

As neuralgias craniofaciais são incluídas no módulo 13 da Classificação Internacional de Cefaleias (CIC), na qual são apresentadas como neuralgias cranianas, dor de troncos nervosos e dor por desaferentação.[1,2] A dor facial pode ser decorrente de três mecanismos: **neuropatias** originadas de lesões de quaisquer elementos do sistema nervoso periférico ou central, **nocicepção** decorrente de estímulos nociceptivos resultantes de lesões teciduais, ou ainda podem resultar de **fenômenos desconhecidos**. O diagnóstico das dores craniofaciais é complexo, incluindo doenças cuja origem primária não está sediada na face, e se fundamenta na história e exame clínico minuciosos. O modo de apresentação, caráter, localização, padrão, fatores de melhora e piora, e os sinais e sintomas associados podem ser de grande valia. Resultados de exames complementares (radiografia simples, tomografia computadorizada, ressonância magnética, potencial evocado), avaliações oftalmológicas, otorrinolaringológicas e odontológicas, assim como o resultado dos bloqueios anestésicos diagnósticos, devem ser cuidadosamente analisados. Destaca-se algumas dores neuropáticas da face, como a neuralgia do trigêmeo, pelo sofrimento que causam e pela demora no diagnóstico. Além disso, traumatismos, tumores e doenças neurológicas são também causas constantes de dor neuropática e precisam ser rapidamente identificados. Este capítulo faz uma breve revisão da avaliação dos nervos cranianos e relaciona uma séria de doenças que provocam dor neuropática na região orofacial.

A dor neuropática decorrente de procedimentos odontológicos ou cirúrgicos é discorrida nos Capítulos 35 e 36.

INTRODUÇÃO

O termo neuralgia essencial, empregado na Classificação Internacional Cefaleias, é inapropriado, pois há evidências da existência de causas definidas para a sua ocorrência. Admite-se que as neuralgias idiopáticas da face sejam causadas pela lesão da zona de entrada da raiz nervosa, onde a bainha de mielina produzida pela olidendroglia entra em contato com a produzida pelas células de Schwann, gerando potenciais ectópicos e correntes efáticas. Lesões expansivas, aderências aracnóideas, alças vasculares ou placas de desmielinização situadas no local provocam dor indistinguível da neuralgia típica.

AVALIAÇÃO NEUROLÓGICA DA FACE

É fundamental um exame básico da face, incluindo a boca, que possa avaliar a condição neurológica da área. Alterações de movimento, sensibilidade ou paladar podem sugerir problemas neurológicos. Particularmente na região trigeminal, recomenda-se avaliar a sensibilidade da mucosa oral e também cutânea, identificando eventuais alterações e as divisões dermatomais nas quais ocorrem. No caso da face, atenção especial deve ser dada a queixas de alterações sensitivas ou sensoriais, além das motoras. Sempre que houver dúvidas, é indispensável o exame neurológico para descartar doenças sistêmicas ou cranianas. Ver no Capítulo 4 a relação dos nervos cranianos e respectivas áreas de inervação e funções.

Em caso de urgência, ou na ausência do neurologista, o médico clínico ou o cirurgião-dentista podem realizar prontamente testes disponíveis que indiquem comprometimento neurológico. No caso da boca e da face, particularmente os nervos cranianos V, VII, IX e X merecem atenção. Ver no Quadro 33.1 um resumo do exame dos nervos cranianos.

EXAMES COMPLEMENTARES NO DIAGNÓSTICO DA DOR NEUROPÁTICA

Os exames de imagem, eletrofisiológicos, bioquímicos ou morfológicos no sangue e no líquido

Quadro 33.1. Nervos cranianos, funções e respostas aos exames

NERVO CRANIANO	FUNÇÃO	QUEIXA HABITUAL	TESTE	RESPOSTA
I - Olfatório	Cheiro	Ausente	Substâncias químicas	Ausência total ou parcial de resposta
II - Óptico	Visão	Perda da visão	Acuidade visual	Perda total ou parcial da acuidade visual
III - Oculomotor	Movimento do olho, pupila	Visão dupla	Movimento do olho ou pupila	Ausência ou anormalidades de movimento
IV - Troclear	Movimento do olho	Visão dupla, especialmente inferior	Dificuldade de movimentar para baixo e para dentro	Insignificante. Pode depender do teste do III
V - Trigêmeo	Sensibilidade da boca e face; músculos da mastigação	Dormência, parestesia	Alteração no reflexo da córnea; contração muscular (masseter e temporal)	Alterações de sensibilidade; fraqueza ou atrofia muscular
VI - Abducente	Movimento do olho	Visão dupla à visão lateral	Movimento lateral do olho	Falha nesse movimento
VII - Facial	Movimento dos músculos da mímica	Perda de movimento; disartria	Contração facial, sorriso	Anormalidades dos movimentos faciais
VIII - Auditório	Audição	Perda de audição, zumbido, vertigem	Testes de audição, nistagmo, balanço	Alterações dessas funções
IX - Glossofaríngeo	Movimento do palato	Deglutição	Elevação do palato	Assimetria no palato
X - Vago	Movimento do palato, cordas vocais	Problemas com deglutição	Elevação do palato	Assimetria, rouquidão
XI - Acessório	Movimento do pescoço	Nenhum	Contração do esternocleidomastóideo e do trapézio	Paralisia desses músculos
XII - Hipoglosso	Movimento da língua	Disartria	Extrusão da língua	Alterações no movimento da língua

cefalorraquidiano são recomendados para avaliar pacientes com dor facial, especialmente quando há déficit neurológico ou evidência de processos expansivos extra- ou intracranianos, afecções vasculares, inflamatórias, infecciosas ou desmielinizantes no sistema nervoso.[3]

Os exames de imagem, especialmente a ressonância magnética (RM) e a tomografia computadorizada (TC) do crânio, são indicados em todos os casos de dor com caráter neuropático ou atípico. Podem demonstrar tumores, placas de esclerose múltipla, acidentes vasculares, cistos ou granulomas encefálicos, vasos anômalos comprimindo a zona de entrada da raiz dos nervos sensitivos da face, etc. A RM é um método de imagem superior à TC, pois é mais sensível para demonstrar a anatomia normal do tronco encefálico e do nervo trigêmeo e para detectar lesões de partes moles. A radiografia simples do crânio pode estar alterada quando lesões tumorais atingem grande volume, quando há deformidades congênitas da base do crânio (platibasia, invaginação vertebrobasilar) ou lesões ósseas primárias e secundárias.[4]

O líquido cefalorraquidiano pode revelar células em casos de tumores ou hiperproteinorraquia ou anormalidades no perfil da eletroforese de proteínas em casos de tumores ou lesões inflamatórias intracranianas.[5] Seu exame é indicado em casos de suspeita de esclerose múltipla, outras neuropatias trigeminais ou carcinomatose meníngea.

O reflexo eletromiográfico de piscamento e o potencial evocado somatossensitivo facial estão alterados em um grande número de pacientes com dor facial neuropática, especialmente quando há lesões sintomáticas das vias trigeminais.[6]

Em casos de neuropatia trigeminal sem causa aparente, recomenda-se pesquisar reações inflamatórias séricas, testes específicos para pesquisa de colagenoses, metabolopatias, reações sorológicas para sífilis, além do exame do líquido cefalorraquidiano, estudos eletrofisiológicos e imaginológicos do crânio.[7]

DORES NEUROPÁTICAS

Dor neuropática de origem central

Dor central é a "dor espontânea ou reação excessiva à estimulação objetiva, incluindo a disestesia e as sensações desagradáveis, resultantes de lesões confinadas ao SNC".[8]

Dor por lesão encefálica

A dor por lesão encefálica é devida à interrupção das terminações do trato espinotalâmico na região ventrocaudal do núcleo ventral posterior, resultando na liberação da atividade cortical da área somatomotora,[9] à instalação de foco de potenciais anormais talâmicos relacionados à regulação ascendente dos receptores NMDA e das vias dependentes das ligações cálcio-proteína,[10] à liberação da atividade neuronal do núcleo centromediano e intralaminar do tálamo, à sobrecarga funcional e de canais sensoriais do hipotálamo, à desinibição dos neurônios envolvidos no processamento da nocicepção, ao comprometimento do sistema sensitivo inibidor na formação reticular do tronco encefálico, à desorganização do mecanismo de integração funcional das unidades neuronais sensitivas, à anormalidade anatômica e funcional das vias neurais, ao comprometimento intenso e extenso da fibras mielinizadas e/ou à disfunção na atividade de outros tratos de fibras no SNC e SNP.[11] Há fortes indícios de que as vias ou as unidades que compõem o sistema neoespinotalâmico estejam comprometidas nos doentes com dor central.[12]

Dor neuropática periférica

Quando há lesão das fibras nervosas, imediatamente surgem potenciais de grande amplitude nos aferentes primários, durante alguns segundos. Os cotos proximais dos axônios seccionados são selados e a bainha de mielina adjacente, bem como os axônios, degeneram na extensão de alguns milímetros. Após algum tempo, grupos de axônios emergem dos bulbos terminais e, sob condições adequadas, alcançam as terminações nervosas nos tecidos.[13] As fibras nervosas em crescimento geram potenciais de ação espontaneamente e são sensíveis os estímulos mecânicos e à ação da adrenalina.[3]

Neuromas de amputação

Quando o crescimento do nervo é bloqueado, ocorre a formação dos neuromas de amputação; quando a lesão é parcial e a regeneração é bloqueada a diferentes intervalos, surgem microneuromas disseminados. Nos neuromas das fibras A-δ e C surgem potenciais de ação espontâneos; a atividade ectópica surge alguns dias após a lesão, aumenta na primeira semana e decai progressivamente, a seguir. É mais abundante quando há isquemia tecidual, elevação da concentração do potássio extracelular e acúmulo de peptídeos. Pode ser excitada ou inibida pela noradrenalina, calor ou frio. A hiperexcitabilidade neuronal é devida ao surgimento de marca-passos resultante da modificação da permeabilidade da membrana axonal e do número, distribuição e cinética dos canais de sódio, cálcio e potássio e da ativação de canais latentes. Como a síntese das proteínas responsáveis pela constituição dos canais iônicos ocorre nos gânglios sensitivos, ocorrem modificações anatômicas e eletrofisiológicas nestas estruturas que se tornam sensíveis à distorção mecânica.

A hiperatividade ganglionar constitui fonte adicional de potenciais anormais.[14] Correntes efáticas parecem ocorrer nos neuromas de amputação e nas fibras nervosas em degeneração.[15]

Sensibilização central

Nas neuropatias periféricas há também participação de mecanismos centrais, uma vez que, frequentemente, a dor atinge territórios distantes da distribuição das estruturas nervosas lesadas e o bloqueio anestésico das vias periféricas geralmente não controla o desconforto.[16] Hiperatividade neuronal e aberrante e prolongada ocorre no corno posterior da substância cinzenta da medula espinal (CPME), tálamo e córtex cerebral.[17] Os produtos de degradação neuronal, durante o processo de degeneração, a proliferação as células gliais e a alteração na constituição bioquímica do meio ambiente do CPME, justificam, inicialmente, no mecanismo desta hiperatividade.[18,19]

Tardiamente, desorganização sináptica central e hipoatividade das unidades inibitórias segmentares e suprassegmentares tornam-se envolvidas na gênese da dor.[20] Em casos de neuropatias periféricas, ocorrem sensibilização das sinapses das unidades nociceptivas centrais[13] e aumento do número de receptores e das dimensões dos botões sinápticos das fibras nervosas remanescentes[21] resultando em aumento do campo receptivo e melhor eficácia das conexões sinápticas dos aferentes das regiões vizinhas àquela desaferentada, proliferação das terminações axonais e aumento da distribuição espacial das terminações dos aferentes intactos nos locais desaferentados devido ao mecanismo de brotamento,[22] hipoatividade das vias inibitórias pré-sinápticas segmentares, alteração no padrão da organização da chegada dos potenciais de ação ao CPME, aumento do número de potenciais ectópicos, degeneração das projeções centrais dos aferentes primários, modificação da quantidade de neurotransmissores liberados pelas terminações nervosas proximais, perda das conexões sinápticas normais, modificação do padrão morfológico celular, aumento do volume dos neurônios do CPME, modificações anatômicas e funcionais nas células de origem dos tratos rostrocaudais na medula espinal e nas vias caudorrostrais e nos neurônios das unidades do tronco encefálico e tálamo.

Dor no órgão fantasma

A dor no membro fantasma caracteriza-se pela incorporação da sensação dolorosa à imagem do membro fantasma.[23] A ocorrência de manifestações neurovegetativas (vasoconstrição, sudorese na região do coto), a piora da dor em situações em que há atividade visceral (micção e defecação), formação de neuroma, abscessos ou tecido cicatricial na região do coto, irritação mecânica, química ou elétrica do coto e a melhora observada em alguns casos após os bloqueios anestésicos indicam haver participação de mecanismos periféricos na sua genese. A participação do SNC é sugerida pelo fato de a rizotomia ou o bloqueio do sistema neurovegetativo (SNNV) não aliviar a dor, de a dor não guardar relação com a distribuição dermatomal dos nervos seccionados, de ocorrer, com menor frequência, antes dos seis anos de idade, de as zonas gatilho dispersarem-se para regiões sadias do corpo e de a dor ser abolida pela aplicação de estímulos discriminativos no sistema nervoso central (SNC) e sistema nervoso periférico (SNP). Para a ocorrência de dor fantasma concorre também a hipoatividade dos mecanismos supressores segmentares. O traumatismo resultante da amputação gera hiperatividade nos circuitos autoexcitatórios do CPME do que se originam surtos de potenciais de ação que são conduzidos ao encéfalo. A atividade reverberante difunde-se para a substância cinzenta anterior e lateral da medula espinal e gera os espasmos e os eventos neurovegetativos no órgão amputado. Esses fenômenos sofrem a influência das unidades suprassegmentares, justificando a modificação da expressão da síndrome álgica frente às mudanças do estado emocional. Quando a atividade neuronal torna-se independente, a retirada dos focos periféricos de geração de pulsos não bloqueia a dor. Apesar de as alterações funcionais e anatômicas no SNP e no SNC poderem contribuir para a gênese da dor fantasma,[24] nem as teorias periféricas nem as centrais explicam o início imediato da dor e a melhora que ocorre, após a cordotomia.

Há contribuição de fatores psicológicos para a dor fantasma, já que a crise pode ser desencadeada por transtornos emocionais e aliviada pela hipnose, psicoterapia e pelo relaxamento. As teorias psicogênicas baseiam-se no fato de que os conflitos gerados pela mutilação e pela incapacidade serem mais evidentes em doentes que apresentam ansiedade e dificuldade de ajustamento social. Os doentes com dor fantasma não aceitariam a mutilação e apresentariam alucinações que se manifestariam pela imagem da presença do membro; a dor seria um sonho e o desejo da preservação da integridade anatômica do corpo, expressos de modo distorcido. Entretanto, a teoria de que a dor fantasma seja essencialmente psicogênica não é sustentável, uma vez que pode ser aliviada por meio de bloqueios nervosos e não é mais frequente em doentes neuróticos;[25] os transtornos emocionais ocorrem nos doentes com dor no membro fantasma mas não são sua causa principal.

Dor resultante da avulsão de plexos nervosos

É produto da hiperatividade neuronal segmentar em consequência da desaferentação e da lesão dos aferentes primários, do trato espinotalâmico, do trato espinorreticular e do trato de Lissauer. Ocorre ampliação do campo receptivo dos neurônios do CPME,[26] redução da β-encefalina e da substância P (SP) nas terminações nervosas nas lâminas I e II e da somatostatina na lâmina II, desaparecimento da SP na lâmina V, seguida de elevação da concentração de somatostatina na lâmina II e da SP nas lâminas I e V, mas não das encefalinas nas lâminas I, II e V.[27]

Dor mielopática

A dor, em casos de mielopatias, é atribuída à hiperatividade neuronal segmentar,[28] à modificação do padrão de chegada dos estímulos sensitivos ao tálamo[29] à expansão dos campos receptivos e hiperatividade,[28] dos neurônios no CPME,[28] no núcleo ventral posterior do tálamo (ação excitatória mediada pelos receptores NMDA – N-metil-D-aspartato) e no núcleo grácil, devido ao comprometimento das vias supressoras rostrocaudais,[20,30] redução da proporção dos neurônios que respondem aos estímulos discriminativos, aumento do campo receptivo das unidades celulares desaferentadas talâmicas, queda da concentração das catecolaminas e aumento da concentração da SP no CPME.[31]

SÍNDROME COMPLEXA DE DOR REGIONAL (DISTROFIA SIMPÁTICO-REFLEXA, CAUSALGIA)

A síndrome complexa de dor regional (SCDR) causa grande sofrimento ao doente e, sendo incomum na face, nem sempre é prontamente reconhecida pelos profissionais da saúde. Ocorre após traumatismo cirúrgico ou não e é classificada em tipos I e II, dependendo da presença ou não de lesão de nervo.[32] Na SCDR tipo I, ocorrem alterações autonômicas, motoras e sensitivas que ultrapassam as fronteiras dermatomais. Não se restringe à inervação de um único nervo. Já na SCDR tipo II existe lesão de nervo.

É devida a alterações circulatórias e nutricionais na região acometida, decorrentes de anormalidades reflexas e funcionais na medula espinal.[33] Estas resultam em hiperatividade por desaferentação dos neurônios internunciais do CPME devido à hipofunção dos neurônios inibitórios regionais e da formação reticular do tronco encefálico, sensibilização neural e melhor efetividade das sinapses entre os mecanorreceptores de baixo limiar e os neurônios multimodais da lâmina V do CPME, modificações anatômicas centrais transinápticas que ativam as vias simpáticas e motoras causando vasoespasmo, isquemia, ativação dos mecanorreceptores, regulação ascendente dos receptores α-adrenérgicos nos nociceptores periféricos, comprometimento da modulação dos receptores morfínicos nos gânglios do SNNVS, inflamação neurogênica, correntes efáticas entre as fibras simpáticas eferentes e sensitivas aferentes e despolarização espontânea da membrana neuronal[34] nos locais onde há formação de neuromas. A hiperatividade autossustentável dos neurônios espinais propaga-se via conexões nervosas rostrocaudais e caudorrostrais, homo e contralaterais na medula espinal e no tálamo, e ativa neurônios do corno anterior e da coluna intermediolateral da medula espinal e agrava os espasmos musculares e as disfunções neurovegetativas.[35] Disfunção ou necrose das células ganglionares no CPME, desorganização funcional dos neurônios internunciais de áreas progressivamente mais amplas da medula espinal de regiões rostrais do SNC, alteração da fisiologia do sistema límbico e modificação da atividade dos centros vasoconstritores do encéfalo parecem também ser mecanismos importantes para a gênese de dor.[36]

CLASSIFICAÇÃO DAS NEURALGIAS CRANIANAS E DORES FACIAIS DE ORIGEM CENTRAL

A Classificação Internacional de Cefaleias[2] cataloga em seu item 13 as *"Neuralgias cranianas e dor facial de origem central"*. Ver Quadro 33.2.

Quadro 33.2. Classificação das neuralgias cranianas e das dores faciais de origem central. Estão relacionadas apenas as condição álgicas mais comuns

13.1. Neuralgia trigeminal
    13.11 Neuralgia trigeminal clássica
    13.12 Neuralgia trigeminal sintomática

13.2. Neuralgia glossofaringeana
    13.2.1 Neuralgia glossofaringeana clássica
    13.2.2 Neuralgia glossofaringeana sintomática

13.12. Dor constante causada por compressão, irritação ou distorção de nervos cranianos ou raízes cervicais posteriores por lesões estruturais
13.15. Neuralgia pós-herpética

13.18. Causas centrais de dor facial
    13.18.1 Anestesia dolorosa
    13.18.2 Dor central após acidente vascular encefálico (derrame)
    13.18.3 Dor facial atribuída à esclerose múltipla
    13.18.4 Dor facial persistente idiopática (dor facial atípica/odontalgia atípica)
    13.18.5 Síndrome da ardência bucal (SAB)

13.19. Outras neuralgias cranianas ou outras dores faciais mediadas centralmente

Fonte: The Internal Classification of Headache Disorders.[1,2]

Neuralgia do trigêmeo

É importante causa de dor, com grande impacto na vida dos doentes, que apresentam comprometimento importante da função mandibular. Este tópico é apresentado no Capítulo 35.

Neuralgia do nervo intermediário ou geniculada (VII par)

Causa dor facial paroxística profunda (forma prosopálgica), ou no conduto auditivo externo ou pavilhão auricular (forma otálgica) que pode assemelhar-se à neuralgia do trigêmeo.[37] Os pacientes apresentam zona gatilho na parede posterior do canal auditivo externo. Sialorreia, lacrimejamento e anormalidades gustatórias podem acompanhar as crises. A fisiopatologia também é similar à da neuralgia do trigêmeo.[3]

Tratamento: similar ao da neuralgia atípica do trigêmeo, com exceção das cirurgias que são realizadas no nervo intermediário.

Neuralgia do nervo glossofaríngeo

Corresponde a 0,2 a 1,3% dos casos de neuralgia do nervo trigêmeo, ou seja, há 0,7 casos a cada 100 mil habitantes.[38] Caracteriza-se pela ocorrência de dor paroxística em choque lancinante e unilateral, associada à sensação de peso ou queimação constantes distribuídos na região posterior da língua, fossa tonsilar, profundidade da orelha e região posterior ao ângulo da mandíbula;[39] às vezes é irradiada para a língua, gengiva, ou vagamente para a face.[8] É caracterizada ainda pela presença de zonas gatilho na faringe e conduto auditivo externo ativadas durante o ato de deglutição, mastigação, fala, tosse e bocejo. Pode simular a neuralgia da terceira divisão do nervo trigêmeo, neuralgia do intermediário ou do vago.[38] Pode ser acompanhada de bradicardia sinusal, assistolia e/ou síncopes (atividade vagal). Manifesta-se geralmente em indivíduos com idade entre 50 e 79 anos. A fisiopatologia é similar à da neuralgia essencial do nervo trigêmeo.[3]

Tratamento: similar ao da neuralgia típica do trigêmeo, com exceção das cirurgias que são realizadas na raiz do nervo glossofaríngeo.

Neuralgia do nervo vago

Caracteriza-se pela ocorrência de dor paroxística na região da cartilagem tireóidea irradiada para o ângulo da mandíbula, ao longo do ramo laríngeo superior e auricular do nervo vago. É desencadeada pela fala, tosse e deglutição. Pode associar-se a espasmo laríngeo, soluços, salivação e mal-estar precordial. O bloqueio anestésico do nervo laríngeo superior a diferencia da neuralgia do glossofaríngeo.[40] Não é reconhecida pela CIC como uma entidade distinta, provavelmente por ser muito difícil sua diferenciação em relação à neuralgia laríngea.³

Tratamento: similar ao da neuralgia do trigêmeo.

Neuralgia do nervo laríngeo superior

Caracteriza-se pela ocorrência de dor intensa na região lateral da faringe, região submandibular e auricular. Inicialmente é paroxística, mas pode tornar-se persistente e durar minutos ou horas. É precipitada pela deglutição, gritos e rotação da cabeça. Zonas gatilho são evidenciadas na região lateral da faringe e membrana hipotireóidea. Pode ser causada por lesões estruturais do nervo laríngeo.⁴¹

Tratamento: eliminação das causas, anticonvulsivantes antineurágicos e, quando necessária, neurectomia da estrutura acometida.

Neuralgia occipital ou de Arnold

Caracteriza-se pela ocorrência de dor em choque ou queimação unilateral sediada na região cervical rostral e occipital, geralmente acompanhada de disestesias e hipoestesia na região afetada e de dor à palpação ou percussão do tronco do nervo occipital. É aliviada com a infiltração nervosa de anestésicos locais. Lesões da coluna cervical comprometendo raízes nervosas (tumores, osteartrose), cefaleia tipo tensão e cefaleia cervicogênica podem originar quadros sobrepostos aos da neuralgia de Arnold. A palpação da musculatura cervical e a identificação de pontos dolorosos e pontos-gatilho possibilitam o diagnóstico diferencial.⁴²

Tratamento: medicina física, infiltração das zonas gatilho, anticonvulsivantes, antineurágicos e psicotrópicos. Em casos rebeldes, a neurectomia do nervo occipital e/ou rizotomia da segunda raiz cervical a céu aberto ou por radiofrequência são indicadas.

Neuralgia atípica do trigêmeo

A dor é referida nos planos profundos da face e descrita como sensação de peso ou queimação constantes de intensidade variada; sobre a dor de fundo, ocorrem paroxismos de dor intensa em pontada.⁴³ Geralmente é unilateral, mas pode ser bilateral. As zonas gatilho podem ou não estar presentes. Anormalidades neurovegetativas, representadas por lacrimejamento, semiptose palpebral e congestão nasal podem ocorrer durante as crises. Em alguns casos, há hipoestesia da hemiface homolateral. Muitos pacientes apresentam cefaleia temporal crônica ipsilateral.⁴³ As lesões causais dessa entidade sediam-se em ponto distal à zona de entrada do nervo trigêmeo.

Tratamento: similar ao da neuralgia do trigêmeo. A carbamazepina proporciona melhora em 53% dos doentes com neuralgia facial atípica.⁴⁴ Quando indicada, a rizotomia deve ser precedida de bloqueio anestésico da raiz trigeminal para que o próprio paciente avalie a hipoestesia decorrente de cirurgia, pois nesses casos as disestesias pós-operatórias são mais comuns.

Neuralgia do gânglio esfenopalatino ou de Sluder

Não é reconhecida pela CIC. Apresenta-se como dor contínua em pressão ou queimação na região maxilar e retro-orbitária, acompanhada de congestão nasal e conjuntival, lacrimejamento e salivação. Decorre da inflamação dos seios paranasais e do envolvimento secundário do gânglio esfenopalatino. O padrão qualitativo e temporal da dor a diferencia da cefaleia em salvas.⁴⁵

Tratamento: descongestão ou drenagem cirúrgica dos seios da face.

Síndrome Sunct

Atualmente é classificada como cefaleia primária (item 3.3 da CIC, 2004). Sunct significa short-lasting unilateral neuralgiform headache attacks with conjunctival injection and tearing.

Caracteriza-se pela ocorrência de paroxismos dolorosos perioculares de curta duração (15 a 120 segundos) acompanhados de congestão ocular e nasal, lacrimejamento, rinorreia e sudorese frontal ipsilateral subclínica. Durante as crises de dor, ocorre frequentemente bradicardia, sugerindo ativação parassimpática e aumento da pressão arterial sistólica. Em alguns casos, há mecanismos de gatilho similares aos da neuralgia do trigêmeo.⁴⁶

Tratamento: é frequentemente refratário ao tratamento, que inclui o uso de carbamazepina, indometacina, lítio, amitriptilina, verapamila, valproato de sódio e prednisona.⁴⁶

Síndrome de Eagle ou síndrome estilo-hióidea

Caracteriza-se pela ocorrência de dor paroxística ou contínua unilateral na faringe e/ou na região cervical lateral, às vezes irradiada para a face, região temporal, língua, região mastóidea e ouvido. Os sintomas agravam-se durante a deglutição e, às vezes, à abertura da boca, mastigação, protrusão da língua, rotação da cabeça ou fala prolongada.

O paciente tem a sensação de corpo estranho na faringe, desconforto ou parestesias na cavidade oral, como choques e queimação na hemilíngua ipsilateral e alterações da voz. A palpação do processo estiloide via fossa tonsilar reproduz a dor e pode revelar endurecimento dos tecidos regionais. A infiltração anestésica do local alivia a dor. Alongamento do processo estiloide, ossificação do ligamento estilo-hióideo e síndromes dolorosas miofasciais regionais relacionam-se à sua ocorrência. A dor seria decorrente da irritação do plexo simpático pericarotídeo, compressão do nervo glossofaríngeo e/ou síndrome dolorosa miofascial. Radiografias da região revelam que o processo estiloide é alongado.[41]

Tratamento: analgésicos, anti-inflamatórios não hormonais, anticonvulsivantes, antineurálgicos, medicina física, infiltrações regionais com anestésico local e/ou remoção cirúrgica da apófise estiloide.

Neuropatias sintomáticas

São catalogadas no item 13 da CIC como dores cranianas persistentes de origem neural (Quadro 33.2).[2] São também conceituadas como anormalidades funcionais e estruturais dos nervos sensitivos da face caracterizadas por déficit sensitivo, geralmente unilaterais, no território de um ou mais ramos dos nervos cranianos[47] decorrentes da compressão ou distorção de nervos cranianos sensitivos da face (trigêmeo, intermédio, vago, glossofaríngeo, segunda e terceira raízes cervicais) por tumores, aneurismas, angiomas, processos infecciosos ou inflamatórios (osteomielites, abscessos, meningites crônicas), traumatismos ou malformações da base do crânio.[48] Dor constante, parestesias, sensação de dormência, hipoestesia facial, alteração do reflexo corneano e da função motora do nervo trigêmeo, bem como anormalidades tróficas, acompanham a instalação do quadro.[49] Doenças inflamatórias, infecciosas, traumáticas (pós-operatório de rizotomias) e tumorais são as causas mais comuns.[50]

Esclerose múltipla

A frequência de esclerose múltipla nas grandes casuísticas de neuralgia do trigêmeo varia de 1 a 8% dos casos e é bilateral em 7,1 a 12,5%.[51,52] A média etária dos pacientes com esclerose múltipla é inferior (45,2 anos) à daqueles que têm neuralgia essencial (50,7 anos).[53] A dor facial raramente é a única manifestação da doença;[39] a esclerose múltipla costuma se manifestar por períodos de até 13 anos.[54,55]

Tratamento: similar ao da neuralgia atípica do trigêmeo. Em 95% dos doentes com dor facial causada por esclerose múltipla, a rizotomia percutânea por radiofrequência do nervo trigêmeo alivia a dor.[56]

Neuropatias tóxicas do nervo trigêmeo

Pode ocorrer neuropatia trigeminal em doentes com leishmaniose, blastomicose e pneumocistose tratados com estilbamina, ou após uso de tricloroetileno, um anestésico volátil.[49,57]

Neuralgia pós-herpética (NPH)

A neuralgia pós-herpética apresenta características próprias e distintas das outras formas de dor facial. A erupção pelo vírus do herpes-zóster é mais comum em indivíduos com idade superior a 45 anos e naqueles com de tumores malignos.[58] A face é a sede das lesões em 10 a 15% dos casos.[58] O território de distribuição do nervo trigêmeo segue o das raízes intercostais em ordem de frequência de comprometimento.[59] A primeira divisão é afetada em 95% das vezes, e as demais em apenas 5%.[39] A erupção geralmente ocorre no território do nervo supraorbitário e supratroclear, mas raramente no nervo lacrimal e nasociliar.[39] A dor pode preceder a erupção. Na fase aguda, caracteriza-se pela presença de lesões papuloeritematosas e vesiculosas ao longo do trajeto da divisão afetada. A dor costuma regredir após semanas ou meses, após a erupção. Quando persiste por mais de seis meses, constitui a neuralgia pós-herpética. Essa condição se caracteriza pela ocorrência de dor diferente da observada durante a erupção: em queimação, formigamento, ardor ou choque na área da cicatriz. A dor crônica é mais comum nos idosos. Estudo clínico em nosso meio, em que houve avaliação sensitiva quantitativa (QST) do nervo trigêmeo, mostrou maior frequência no ramo oftálmico (V1) que já apresentava anormalidades periféricas.[60] Alterações gustativas e olfativas são mais comuns na NPH que na neuralgia trigeminal.[61] Nas cicatrizes decorrentes de erupção, evidenciam-se hiperpatia, alodínia, anestesia e/ou hiperestesia.[49,62] Os nervos cranianos III, IV e VI também podem ser acometidos, determinando paralisia motora ocular, além de lesões na córnea e íris. Quando há acometimento do gânglio geniculado (síndrome de Ramsay-Hunt), a dor localiza-se no território do nervo intermédio e pode ser acompanhada de sintomas auditivos e de paralisia facial. A primeira e segunda raízes cervicais (C1, C2) também podem ser acometidas.

Tratamento farmacológico da neuralgia pós-herpética: anticonvulsivantes,[63] medicamentos antidepressivos e neurolépticos melhoram o desconforto em muitos casos. A administração sistêmica de corticosteroides e antivirais (aciclovir 800 mg 3 vezes/dia; valaciclovir 100 mg 3 vezes/dia; fanciclovir 500 mg 3 vezes/dia) durante as primeiras 72 horas da instalação da erupção e mantida durante uma semana parece reduzir a incidência de neuralgia pós-herpética. Antidepressivos tricíclicos[64] parecem ter as mesmas propriedades. Quando a neuralgia pós-herpética se instala, o tratamento deve ser feito com antidepressivos tricíclicos e neurolépticos (clorpromazina, levopromazina, propericiazina, tiaprida). Aplicação tópica de capsaicina (0,075%) ou de anestésicos locais (lidocaína a 5%) é medida útil em alguns casos. Por outro lado, é controversa a eficácia do uso de aplicação do frio e de estimulação transcutânea. Anticonvulsivantes (gabapentina, carbamazepina) são indicados especialmente quando há dor paroxística.[65,66]

Tratamento cirúrgico da neuralgia pós-herpética: a nucleotratotomia espinal estereotáxica do nervo trigêmeo alivia a dor facial causada por neuralgia pós-herpética[67] em até 77,5% dos casos. A tálamo-mesencefalotomia resulta em melhora em 40% dos casos e a estimulação de área motora cortical em 50%.

Dor facial secundária a processos expansivos de nervos intracranianos

A lesão causada por tumores (neurinoma do acústico), malformações vasculares, inflamações (lúpus eritematoso, esclerodermia, doença mista do colágeno), granulomas, traumatismos naturais ou cirúrgicos, infecções e agentes tóxicos (estilbamina, tricloroetileno)[68] dos troncos periféricos, gânglio de Gasser, raiz do nervo trigêmeo ou trato espinal do nervo trigêmeo[69,70] podem causar déficits sensitivos e dor facial uni ou bilateral constante, em queimação, formigamento ou latejamento, associada ou não a choque paroxístico com intensidade variável, zona gatilho ou déficit sensitivo.[71-73]

Entretanto, a ausência de anormalidades ao exame neurológico e as características da dor facial não permitem excluir o diagnóstico de neuralgia sintomática. Muitos desses doentes apresentam dor facial com características de neuralgia idiopática do nervo trigêmeo. Em 0,4 a 10,7% dos pacientes com neuralgia idiopática há lesões expansivas ou malformações vasculares intracranianas.[74]

Tratamento: consiste na remoção microcirúrgica ou radiocirúrgica das lesões. O tratamento sintomático é similar ao da neuralgia atípica do trigêmeo. A dor facial associada à doença de Paget, consequente a traumatismo facial, acromegalia, síndrome da sela vazia, ou processos inflamatórios ou neoplásicos do segmento cefálico e a cefaleia em salvas[75] também são aliviadas pela rizotomia por radiofrequência.[56] Nucleotratotomia trigeminal ou tálamo-mesencefalotomia podem ser indicadas em casos refratários.

Neuralgia sintomática do nervo glossofaríngeo

Caracteriza-se por paroxismos dolorosos ou dor contínua no território do nervo glossofaríngeo, e é causada quase sempre por tumores.[38,71]

Tratamento: similar ao da neuropatia trigeminal.

Dor facial resultante de processos neoplásicos da face

Os tumores malignos da base do crânio, geralmente carcinomas ou sarcomas da rinofaringe, podem causar erosão da estrutura óssea ou invadir a cavidade craniana via orifícios naturais, comprimir e destruir o gânglio de Gasser, as divisões periféricas ou a raiz do nervo trigêmeo e originar dor facial, geralmente constante, acompanhada de anormalidades sensitivomotoras na face, e frequentemente compromete outros nervos cranianos.[76]

Processos neoplásicos da face, da cavidade oral ou nasal ou seios da face podem causar dor facial que, na maioria das vezes, apresenta características diferentes das da neuralgia do trigêmeo.[77]

Tratamento farmacológico: analgésicos anti-inflamatórios não hormonais, opioides e psicotrópicos podem ser eficazes no tratamento da dor inflamatória ou decorrente do câncer.

Tratamento cirúrgico: a rizotomia por radiofrequência ou a céu aberto do nervo trigêmeo, glossofaríngeo e/ou das raízes cervicais e a nucleotratotomia trigeminal aliviam dor na maioria dos casos. A administração intraventricular de morfina é indicada em casos rebeldes. Tálamo-mesencefalotomia raramente é indicada.

Encefalopatias

Foram catalogadas no item 12.7 da CIC juntamente com as anestesias dolorosas.[78] Dor facial pode decorrer de siringobulia ou acometimento das vias neoespinotalâmicas no tronco encefálico, tálamo (lesão do núcleo ventral posterolateral), radiação sensitiva, córtex cerebral ou trato descendente do nervo trigêmeo (síndrome de Wallemberg)[79] geralmente resulta de acidentes vasculares encefálicos, traumatismos encefálicos ou processos inflamatórios ou infecciosos do encéfalo.[8]

A dor geralmente é rebelde e manifesta-se como queimor ou formigamento constante nos planos profundos da face e se associa a comprometimento da sensibilidade. O exame neurológico e os exames complementares permitem o diagnóstico. A intensidade varia de acordo com fatores emocionais e condições meteorológicas. Dor paroxística pode ocorrer em alguns casos.[80]

Tratamento farmacológico: similar ao da dor facial atípica.

Tratamento cirúrgico: a nucleotratotomia trigeminal beneficia até 75% dos pacientes com síndrome de Wallemberg. A tálamo-mesencefalotomia é benéfica em cerca de 40% dos doentes com dor facial por lesão encefálica. A estimulação do córtex motor é uma boa opção em muitos casos.

Síndrome paratrigeminal de Raeder

Caracteriza-se pela ocorrência de dor paroxística ou constante na região fronto-orbitária com duração de horas e que cede lentamente, acompanhada de semiptose palpebral e miose ipsilaterais.[81] É causada por alterações funcionais da artéria carótida ou por lesões inflamatórias, traumáticas ou tumorais da fossa média ou do seio cavernoso.[82]

Tratamento: eliminação da condição causal, anti-inflamatórios, opioides, corticosteroides e psicotrópicos.

Síndrome de Gradenigo

Caracteriza-se por dor facial e paralisia dos nervos cranianos VI e VII em decorrência do envolvimento da raiz e gânglio do nervo trigêmeo por abscessos epidurais na porção petrosa do osso temporal.[3]

Tratamento: remoção das causas.

Desmielinização de nervos cranianos

A neurite óptica (retrobulbar) é mais comum no sexo feminino e ocorre geralmente na quarta década de vida. Causa déficit visual e papiledema quase sempre acompanhado de dor retro-ocular.[83] A esclerose múltipla é causa frequente dessa entidade, assim como o lúpus eritematoso e outras afecções desmielinizantes (diabete), deficiência de vitamina B12, sífilis ou vasculopatias também podem causá-la.[84]

Tratamento: consiste da administração IV de metilprednisolona (1 g/dia). Esta medida reduz o período de estado da afecção, mas não influencia a ocorrência de sequelas. Corticosteroides por via oral parecem associar-se a uma frequência elevada de recorrência de neurite óptica.[85]

Isquemia de nervos cranianos / neuropatia diabética

Processos vasculíticos podem acometer nervos cranianos e originar dor. Dor ocular associada ao acometimento dos nervos motores oculares, otalgia e paralisia facial pode ocorrer em doentes com neuropatia diabética.[86,87]

O nervo trigêmeo, principalmente o V2, pode estar comprometido em testes de sensibilidade quantitativa (QST), de pacientes com neuropatia diabética dolorosa em outras regiões do corpo.[88]

Síndrome de Tolosa-Hunt ou oftalmoplegia dolorosa

Caracteriza-se pela ocorrência de dor ocular e orbitária unilateral, associada à paralisia de um ou mais nervos motores oculares. Pode ou não haver comprometimento da musculatura ocular intrínseca. O envolvimento do nervo trigêmeo quase sempre causa hipoestesia no território do ramo oftálmico do nervo trigêmeo. Raramente há acometimento do nervo óptico, facial e acústico. É causada por processo inflamatório granulomatoso de origem desconhecida ou neoplasias localizados no seio cavernoso, fissura orbitária superior (fenda esfenoidal) e/ou na órbita, aneurismas, fístula carótido-cavernosa, trombose do seio cavernoso, arterite temporal, lúpus eritematoso, sarcoidose, infecções (tuberculose, sífilis, fungos), pseudotumor da órbita e mucocele do seio esfenoidal. A flebografia da órbita evidencia obstrução da veia oftálmica superior, déficit de perfusão do seio cavernoso e presença de fluxo venoso colateral. A TC e a RM revelam alterações na parede do seio cavernoso (realces, espessamentos).

Tratamento: corticoterapia.[3]

Síndrome pescoço-língua

Caracteriza-se pela ocorrência de crises de dor occipitonucal, com ou sem parestesias, associadas a formigamento na metade ipsilateral da língua e desencadeadas à rotação súbita do pescoço. É particularmente observada em casos de subluxação da articulação atlantoaxial em doentes com artrite reumatoide e flacidez ligamentar congênita, quando há compressão de C2. A estimulação das fibras aferentes proprioceptivas da língua, que trafegam por C2, via conexões entre o nervo lingual e hipoglosso, gera os sintomas sensitivos linguais.[89] Artrite reumatoide ou flacidez ligamentar congênita são condições predisponentes.[49]

Tratamento: remoção das causas.

Neuropatia trigeminal idiopática

Compromete geralmente a segunda e terceira divisões do nervo trigêmeo.[90] Ocorre principalmente em jovens e apresenta evolução benigna. A ocorrência de lesões tróficas piora o prognóstico.[91] Este assunto é tratado amplamente no Capítulo 34.

Tratamento: similar ao da neuralgia atípica do trigêmeo.

CONCLUSÃO

A dor de origem neuropática sempre foi um desafio ao próprio médico neurologista. Felizmente, nos últimos anos, tanto a ciência básica como a pesquisa clínica trouxeram avanços consideráveis ao nosso conhecimento sobre essas síndromes álgicas tanto no que diz respeito ao diagnóstico, quanto no que diz respeito ao tratamento.

Quanto ao diagnóstico, é fundamental que médicos e dentistas estejam cientes de que essas dores também ocorrem na boca, e seu diagnóstico deve ser diferenciado com doenças odontológicas em geral. Um bom exemplo é a neuralgia idiopática do trigêmeo, que é frequentemente confundida com dores de origem odontológica, exigindo que dentistas e médicos não especialistas fiquem atentos e evitem medidas invasivas, como as exodontias, enquanto não houver definição do diagnóstico.

Quanto ao tratamento da dor neuropática, a par dos avanços no campo da farmacologia, também a neurocirurgia conta com uma diversidade de procedimentos que têm indicação específica e são benéficos aos pacientes.

De todas as dores faciais, essas são certamente as que mais exigem especialização profissional e abordagem multidisciplinar, pois são o melhor exemplo de dor crônica também neste segmento corpóreo.

REFERÊNCIAS

1. Headache Classification Committee of the International Headache Society. Classification and diagnostic criteria for headache disorders, cranial neuralgias and facial pain. Cephalalgia. 1988;8(Suppl 7):1-96.
2. The international classification of headache disorders: 2nd edition. Cephalalgia. 2004;24 Suppl 1:9-160.
3. Teixeira MJ. A rizotomia por radiofreqüência e a descompressão neurovascular do nervo trigêmeo no tratamento das algias da face. São Paulo: Universidade de São Paulo; 1985.
4. Onofrio BM. Radiofrequency percutaneous Gasserian ganglion lesions. Results in 140 patients with trigeminal pain. J Neurosurg. 1975;42(2):132-9.
5. Levinthal R, Bentson JR. Detection of small trigeminal neurinomas. J Neurosurg. 1976;45(5):568-75.
6. Bennett MH, Jannetta PJ. Trigeminal evoked potential in humans. Eletroencephalogr Clin Neurophysiol. 1980;48(5):517-26.
7. Searles RP, Mladinich EK, Messner RP. Isolated trigeminal sensory neuropath: early manifestations of mixed connective tissue disease. Neurology. 1978;28(12):1286-9.
8. Penman J. Trigeminal neuralgia. In: Vinken PJ, Bruyn GW. Handbook of clinical neurology. Amsterdam: North-Holland; 1968. p. 296-332.
9. Boivie J. Central pain. In: Wall PD, Melzack R, editors. Textbook of pain. New York: Raven; 1994. p. 871-902.
10. Eaton SA, Salt TE. Thalamic NMDA receptors and nociceptive sensory synaptic transmission. Neurosci Let. 1990;110(3):297-302.
11. Spiegel EA, Kletzkin M, Szekely EG, Wycis TT. Role of hipothalamic mechanisms in thalamic pain. Neurology. 1954;4(10):739-51.
12. Boivie J, Leijon G, Johansson I. Central post-strok pain a study of the mechanisms trough analyses of the sensory abnormalities. Pain. 1989;37(2):173-85.
13. Bowsher D. Role of the reticular formation in response to noxious stimulation. Pain. 1976;2(4):361-78.
14. Sindou M. Thermocoagulation percutanée du trijumeau dans le traitement de la névralgie faciale essentialle. Résultats en function du siege de la thermolésion. Neurochirurgie. 1979;25:166-72.
15. Seltzer Z, Devor M. Ephaptic transmission in chronically damaged peripheral nerves. Neurology. 1979;29(7):1061-4.
16. Basbaum AI. Effects of central lesions on disorders produced by multiple dorsal rhizotomy in rats. Exp Neurol. 1974;42(3):490-501.
17. Brinklus HB, Zimmermann M. Characteristics of spinal dorsal horn neurons after partial chronic deafferentation by dorsal root transection. Pain. 1983;15(3):221-36.
18. Anderson LS, Black RG, Abraham J, Word AA Jr. Neuronal hyperativity in experimental trigeminal deafferentation. J Neurosurg. 1971;35(4):444-52
19. Fitzgerald M, Wall PD, Goedert M, Emson PC. Nerve growth factor counteracts the neurophysiological and neurochemical effects of chronic sciatic nerve injury. Brain Res. 1985;332(1):131-41.
20. Pagni CA. Central pain and painful anesthesia. Prog Neurol Surg. 1976;8:132-257.
21. Devor M, Wall PD. The effect of peripheral nerve injury on receptive fields of cells in the cat spinal cord. J Comp Neurol. 1981;199(2):277-91.
22. Liu CN, Chamben WW. Intraspinal sprouting of dorsal root axons. Arch Neurol. 1958;79(1):46-61.
23. Teixeira MJ. A lesão do trato de Lissauer e do corno posterior da substância cinzenta da medula espinal e a estimulação elétrica do sistema nervoso central para o tratamento da dor por desaferentação [tese]. São Paulo: Universidade de São Paulo; 1990.
24. Jensen TS. Mechanisms of neuropathic pain. In: Campbell JN, editor. Committee on Refresher Courses. Seattle: IASP; 1996. p. 77-86.
25. Abramson AS, Feibel A. The phantom phenomenon: its use and disuse. Bull NY Acad Med. 1977;57(2):99-112.
26. Cook AJ, Woolf CJ, Wall PD, Mcmahon SB. Dynamic receptive field plasticity in rat spinal cord dorsal horn following C-primary afferent input. Nature. 1987;325(7000):151-3.
27. Blumenkopf B. Neuropharmacology of the dorsal root entry zone. Neurosurgery. 1984;15(6):900-3.
28. Loeser JD, Ward AA. Some effects of desafferentation on neurons of the cat spinal cord. Arch Neurol. 1967;17(6):629-36.
29. Beric A, Drimitrijevic MR, Lindblom U. Central dysesthesia syndrome in spinal cord injury patients. Pain. 1988;34(2):109-16.
30. Dostrovsky JO, Millar J. Receptive fields of gracile neurons after transection of the dorsal columns. Exp Neurol. 1977;56(3):610-21.
31. Davis L, Martin J. Studies upon spinal cord injuries. Nature and treatment of pain. J Neurosurg. 1947;4(6):483-91.
32. Merskey H, Bogduk N. Classification of chronic pain: descriptions of chronic pain syndromes and definitions of pain terms. 2nd ed. Seattle: IASP; 1994.
33. Bonica JJ, editor. Advances in pain research and therapy. New York: Raven; 1979.
34. Nathan PW. On the pathogenesis of causalgia in peripheral nerve injuries. Brain. 1947;70(Pt 2):145-70.
35. Lin TY. Distrofia simpático-reflexa e causalgia: estudo clínico e terapêutico [dissertação]. São Paulo: Universidade de São Paulo; 1995.
36. Doupe J, Cullens CH, Chance GO. Post-traumatic pain and the causalgia syndrome. J Neurol Psychiatry. 1944;7(1-2):33-48.
37. Wegner, W. Nervous intermedius (Hunt's) neuralgia. In: Vinken PJ, Bruyn GW. Handbook of clinical neurology. Amsterdam: North-Holland; 1980. p. 337-44.
38. Schibuola CT. Resultados imediatos do tratamento cirúrgico da nevralgia do glossofaríngeo [dissertação]. São Paulo: Universidade de São Paulo; 1982.
39. Stookey B, Ransohoff J. Trigeminal neuralgia: its history and treatment. Springer: Charles C. Thomas; 1959.
40. Crue BL, Tood EM. Vagal neuralgia. In: Vinken PJ, Bruyn GW. Handbook of clinical neurology. Amsterdam: North-Holland; 1968. p. 326-67, v. 5.
41. Bruyn GW. Stylohyoid syndrome (Eagle). In: Vinken PJ, Bruyn GW, Klawans HL, editors. Handbook of clinical neurology. New York: Elsevier; 1986. p. 501-11, v. 48.
42. Skillern PG. Great occipital trigeminus syndrome as revealed by induction of blok. Arch Neurol Psychiat. 1954;72(3):335-40.
43. Yonas H, Jannetta PJ. Neurinoma of the trigeminal root and atypical trigeminal neuralgia: their commonality. Neurosurgery. 1980;6(3):273-7.
44. Rasmussen P, Rüshed J. Facial pain treated with carbamazepin (Tegretol). Acta Neurol Scand. 1970;46(4):385-408.
45. Aubry M, Pialoux P. Sluder's syndrome. In: Vinken PJ, Bruyn GW. Handbook of clinical neurology. Amsterdam: North-Holland; 1968. p. 326-32, v. 5.
46. Kruszewski P, Sand T, Shen J.M, Sjaastad O. Short-lasting, unilateral, neuralgiform headache attacks with conjuntival injetion and tearing (SUNCT Syndrome). Headache. 1992;32(8):377-83.
47. Thrush DC, Small M. How benign a symptom is facial numbness. Lancet. 1970;2(7678):851-4.
48. Dallessio DJ. Trigeminal neuralgia. A practical approach to treatment. Drugs. 1982;24(3):248-55.

49. Ashworth B, Tait GBW. Trigeminal neuropathy in connective tissue disease. Neurology. 1971;21(6):609-14.
50. Mitchell AB, Parson-Smith BC. Trichloroethylene neuropathy. Br Med J. 1909;1:422-43.
51. Loeser JD, Calvin WH, Home JF. Pathophysiology of trigeminal neuralgia. Clin Neurosurg. 1977;24:527-37.
52. Yoshimasu F, Kurland LT, Elvelvack LR. Tic douloureux in Rochester, Minnesota, 1945-1969. Neurology. 1972;22(9):952-6.
53. Rushton JG, Olafson RA. Trigeminal neuralgia associated with multiple sclerosis: report of 35 cases. Arch Neurol. 1965;13(4):383-6.
54. Chakravorty BG. Association of trigeminal neuralgia with multiple sclerosis. Arch Neurol. 1966;14(1):95-9.
55. Parker HL. Trigeminal neuralgia pain associated with multiple sclerosis. Brain. 1928;51:46-62.
56. Siegfried J. 500 percutaneous thermocoagulation of the Gasserian ganglion for trigeminal pain. Surg Neurol. 1977;8(2):126-31.
57. Aparis O, Vidal C, Revol J. Du traitement des névralgies faciales par le propanolol. Bord Med. 1972;5(7):857-60.
58. McKendall RR, Klowans HL. Nervous system complications of varicella zoster virus. In: Vinken PJ, Bruyn GW. Handbook of clinical neurology. Amsterdam: North-Holland; 1978. p. 161-183, v. 34.
59. Tatlow WFT. Herpes zoster ophtalmiccus and post-herpetic neuralgia. J Neurol Neurosurg Psychiat. 1952;15(1):45-9.
60. Alvarez FK, Siqueira SR, Okada M, Teixeira MJ, de Siqueira JT. Evaluation of the sensation in patients with trigeminal post-herpetic neuralgia. J Oral Pathol Med. 2007;36(6):347-50.
61. Siviero M, Teixeira MJ, de Siqueira JT, Siqueira SR. Somesthetic, gustatory, olfactory function and salivary flow in patients with neuropathic trigeminal pain. Oral Dis. 2010;16(5):482-7.
62. Belber CJ, Rak RA. Balloon compression rhizolysis in the surgical management of trigeminal neuralgia. Neurosurgery. 1987;20(6):908-13.
63. White JC, Sweet WH. Pain and the neurosurgeon. Springfield: Charles C. Thomas; 1969.
64. Dechaume M. Temporomandibular joint pain (Syndrome of Costenhennebert-Dechaume). In: Vinken PJ, Bruyn GW. Handbook of clinical neurology. Amsterdam: North-Holland; 1968. p. 345-59, v. 5.
65. Dandy WE. Section of sensory root of the trigeminal nerve at the pons: preliminary report of the operative procedure. Bull Johns Hopkins Hosp. 1925;36:105-6.
66. Dupley J, Chiarelli J, Grelller P, Roche JL, Rosset MJ. Contribution à la chirurgie non mutilante de la névralgie-faciale essentielle. Neurochirurgie. 1974;20(7):593-8.
67. Schvarcz JR. Spinal cord techniques: trigeminal nucleotomy and extralemniscal myelotomy. Appl Neurophysiol. 1978;41(1-4):99-112.
68. Breeze R, Ignelzi RJ. Microvascular decompression for trigeminal neuralgia: results with special reference to the late recurrence rate. J Neurosurg. 1982;57(4):487-90.
69. Arseni C, Dumitrescu L, Constantinescu A. Neurinomes of the trigeminal nerve. Surg Neurol. 1975;4(6):497-503.
70. Bennett MH, Jannetta PJ. Evoked potentiales in trigeminal neuralgia. Neurosurgery. 1983;13(3):242-7.
71. Dandy WE. The treatment of trigeminal neuralgia by the cerebellar route. Ann Surg. 1932;96(4):787-95.
72. Fields WS, Hoff HE. Relief of pain by crystalline vitamin B12. Neurology. 1952;2(2):131-9.
73. Fox JL. Percutaneous trigeminal tractotomy for facial pain. Acta Neurochir. 1973;29(1):83-8.
74. Peet MM, Schneider RC. Trigeminal neuralgia: a review of six hundred and eighty nine cases with a follow-up study of sixty five percent of the group. J Neurosurg. 1952;9(4):367-77.
75. Maxwell RE. Surgical control of chronic migrainous neuralgia by trigeminal ganglio-rhizolysis. J Neurosurg. 1982;57(4):459-66.
76. Canelas HM, Julião OT. Paralisias múltiplas de nervos encefálicos produzidas por neoplasias da base do crânio. Arq Neuropsiquiat. 1961;19:185-219.
77. Foley KM. Pain syndrome in patients with cancer. In: Bonica JJ, editor. Advances in pain research and therapy. New York: Raven; 1979. p. 59-75, v. 2.
78. Ad Hoc Committee on Classification of Headache a Classification of headache. Neurology. 1962;12:378-80.
79. Sheeffer H, Pelland M. Deux cas de névralgie trigéminale dans la syringobulbia. Le caractere de la douleur des les aigies faciales d'origine centrale et leur traitment. Rev Neurol (Paris). 1933;40:699-703.
80. Harris W. Rare forms of paroxysmal neuralgia and their relation to disseminated sclerosis. Br Med J. 1950;2(4687):1015-9.
81. Law WR, Nelson ER. Internal carotid aneurysm as a cause of Raeder's paratrigeminal syndrome. Neurology. 1968;18(1 Pt 1):43-6.
82. Brugghen A. Paragasserian tumors. J Neurosurg. 1952;9(5):451-60.
83. Chakravorty BG. Visual disturbance following fifth nerve ganglion injection: report of two cases. J Neurosurg. 1956;23(3):354-6.
84. Gouda JJ, Brown JA. Atypical facial pain and others pain syndromes: differential diagnosis and treatment. Neurosurg Clin North Am. 1997;8(1):87-100.
85. Zakrzewska JM. Trigeminal, eye and ear pain. In: Wall PD, Melzack R, editors. Textbook of pain. 4th ed. Edinburgh: Churchill Livinstone; 1999. p. 739-59.
86. Dallessio DJ. Diagnosing the severe headache. Neurology. 1994;44-5(Suppl):S6-12.
87. Raskin NH. Headache. 2nd ed. New York: Churchill Livingstone; 1988.
88. Arap A, Siqueira SR, Silva CB, Teixeira MJ, Siqueira JT. Trigeminal pain and quantitative sensory testing in painful peripheral diabetic neuropathy. Arch Oral Biol. 2010;55(7):486-93.
89. Saper J, Silverstein S, Gordon CD, Hamel RL, Swidan S. Handbook of headache management: a practical guide to diagnosis and treatment of head, neck and facial pain. Baltimore: Williams & Wilkins; 1993.
90. Eggleston DJ, Haskell R. Idiopathic trigeminal sensory neuropathy. Practitioner. 1972;208(247):649-55.
91. Horowithz SH. Isolated facial numbers. Clinical significance and relation to trigeminal neuropathy. Ann Intern Med. 1974;80(1):49-53.

CAPÍTULO 34

NEURALGIA IDIOPÁTICA DO TRIGÊMEO

Silvia R. D. T. de Siqueira
Manoel Jacobsen Teixeira

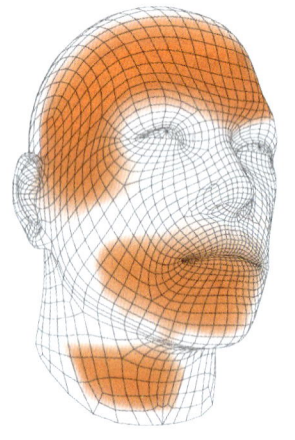

A neuralgia idiopática do trigêmeo (NIT) é uma condição álgica reconhecida desde a antiguidade. Sua característica principal é a sensação de dor tipo choque elétrico, que paralisa e desconcerta o paciente.

O episódio de dor é de curtíssima duração, mas sua repetição torna a NIT uma das dores mais temidas – se não a mais temida delas – levando o paciente ao desespero. São narrados casos de atitudes extremas, como o suicídio, no auge das crises.

O que desconcerta a maioria dos doentes é o fato de os episódios de dor serem desencadeados por atividades corriqueiras da vida diária, como lavar o rosto, escovar os dentes, engolir, mastigar ou pentear o cabelo. Geralmente, eles lembram perfeitamente da primeira crise devido à sua intensidade, e essa ocorrência se repete de forma crônica, comprometendo-os emocionalmente, causando profundo sofrimento.

Muitos pacientes procuram inicialmente o cirurgião-dentista, pois julgam ter dor de dente e, a despeito de não haver doenças odontológicas que justifiquem a dor, muitos dentes são removidos, de modo que os doentes ficam sem dentes e necessitam de próteses dentárias. O irônico é que, ao tentar fazer uso delas, os pacientes não conseguem, pois o simples contato das próteses com a zona gatilho é o suficiente para desencadear as fortíssimas crises neurálgicas.

É fundamental que o cirurgião-dentista, mesmo comovido pelo sofrimento do doente com neuralgia trigeminal, não dê falsas expectativas de cura por meio da remoção de dentes sadios ou de outros procedimentos clínicos ou cirúrgicos odontológicos.

Como a NIT é relativamente rara, nem sempre os profissionais, sejam eles dentistas ou médicos, têm experiência no diagnóstico e na conduta dos pacientes. Essas pessoas necessitarão de acompanhamento ao longo da vida, pois a NIT é uma doença crônica que tem um curso clínico específico em cada doente. Uso constante de medicamentos, efeitos colaterais, monitorização dos doentes e necessidade de neurocirurgia são realidades desses pacientes, por isso o controle por uma equipe treinada se faz necessário.

Este capítulo traz informações que são complementadas pelos demais capítulos desta parte.

INTRODUÇÃO

A neuralgia idiopática do trigêmeo (NIT) a *tic douloureux*, ocorre em 155 indivíduos em cada 1 milhão de habitantes nos Estados Unidos da América (EUA)[1] e na Itália.[2-4]

Em uma comunidade francesa, essa condição se manifestou em 0,1% dos indivíduos.[5] Ocorreram 4,3 casos novos ao ano em cada 100 mil habitantes em Rochester (EUA) entre 1945 e 1969, tendo sido mais comum em pacientes do sexo feminino (cinco casos novos por ano em cada 100 mil mulheres e 2,7 casos novos por ano em cada 100 mil homens).[2,4] É familiar em 2,6 a 6% dos casos,[6] condição em que há maior prevalência de neuralgia bilateral, podendo estar relacionada à herança autossômica dominante,[7] autossômica recessiva e, possivelmente, ligada ao cromossomo X.[8] A dor costuma ocorrer do mesmo lado nos casos de neuralgia familiar e mais precocemente nos descendentes de pacientes que padecem de NIT.[9]

ASPECTOS CLÍNICOS

São características fundamentais da NIT: dor paroxística, fatores desencadeantes definidos, limitação ao território de distribuição do nervo trigêmeo, ausência de associação de anormalidades grosseiras no exame neurológico, ausência de causas orgânicas evidentes e resposta favorável à secção dos troncos periféricos do nervo ou da raiz trigeminal.[10-12] Para o diagnóstico diferencial, é imprescindível a realização de exames de imagem (tomografia de crânio com e sem contraste e ressonância magnética do segmento cefálico)[13] (Fig. 34.1). A dor é intensa, paroxística, e se manifesta como sensação de sucessivas pontadas, facadas, queimor, choques elétricos, relâmpagos ou penetração de calor de forte intensidade no território de distribuição de um ou mais ramos do nervo trigêmeo.[12] Além disso, tem curta duração, instala-se e desaparece subitamente e reaparece a intervalos variados. Geralmente, é profunda, mas pode ser superficial, especialmente quando confinada ao lábio superior, aos supercílios ou a regiões próximas à fronte e às pálpebras. A dor é circunscrita e não se irradia para os limites periféricos do território comprometido, a não ser quando muito intensa.[14] Ocorre mais frequentemente no segundo e terceiro ramos do nervo e, raramente, no primeiro (2 a 7% dos casos).[10,15] Muitas vezes, mais de um ramo é envolvido. Quando afeta o ramo mandibular, a dor se localiza em lábio inferior e gengiva, mas raramente na língua;[16] já a dor da neuralgia do ramo maxilar irradia-se do lábio superior para a asa do nariz, bochecha, gengiva e palato.[10] Somente quando ocorre no globo ocular, na órbita, região supraorbitária ou fronte, pode-se afirmar que o ramo oftálmico está envolvido.[16] A dor pode permanecer no mesmo local durante meses ou anos, ou deslocar-se para outro local na mesma zona. Às vezes, origina-se fora do território trigeminal. A difusão da dor para a orelha, faringe e porções caudais do segmento cefálico sugere outro diagnóstico. Ela dura frações de segundo a cinco minutos na maioria das vezes, e raramente mais de 10 minutos.[16] Em alguns casos, há paroxismo isolado seguido de remissão durante muitos anos. Muitas vezes, os paroxismos, inicialmente intensos, melhoram anos mais tarde. Ao ceder, não deixa desconforto residual; pode ocorrer sensação de queimação de curta duração na fase pós-crítica.[17] Os surtos podem durar dias, semanas ou meses,[12] com ou sem dor menos intensa no intervalo intercrítico.[18] Os períodos de acalmia podem durar vários dias, semanas, meses ou anos.[17] Parece não existir relação entre a remissão e o estado emocional dos doentes.[16] A dor recorre com maior frequência durante as estações quentes, primavera, meses frios ou meses quentes e úmidos com baixas condições barométricas. Na casuística de Rushton e MacDonald,[19] cerca de 50% dos 157 pacientes estudados apresentaram remissão do fenômeno álgico seis meses após a crise inicial. O período mais longo de remissão foi inferior a um mês em 31 casos, e variou de um a seis meses em 30. Com o passar do tempo, os paroxismos prolongam-se e os intervalos de acalmia encurtam-se.[16] Pródromos, representados por sensação dolorosa mal definida ou formigamento na hemiface, podem preceder a manifestação da dor em segundos ou minutos, embora sejam raros.[20]

Em 50 a 62,2% dos doentes, o lado acometido é o direito,[21] sendo bilateral em 0,3 a 7,1% dos casos. Excepcionalmente, a dor pode iniciar concomitantemente em ambos os lados. Não há relação entre sexo, idade, raça, dominância hemisférica e lateralidade das lesões.[16]

Raramente afeta pacientes jovens, e a média etária no início da sintomatologia situa-se entre a sexta e a oitava década na maioria das grandes casuísticas,[22] entre pacientes do sexo feminino.[23,24] Nas amostras brasileiras, os doentes apresentam as mesmas características gerais quanto a idade, gênero, ramo e lado acometido.[13,25]

FENÔMENOS ASSOCIADOS

Fenômenos neurovegetativos representados por salivação, lacrimejamento, rinorreia, congestão da mucosa nasal, hiperemia cutânea, edema da face ou síndrome de Claude-Bernard-Horner transitória,[12] contração clônica, ou espasmo da hemiface homolateral e/ou contração da mandíbula podem acompanhar as crises.[18] Raramente há redução da potência funcional da musculatura mastigatória[26] ou hipertrofia lingual homolateral permanente.[27] A dor pode manifestar-se

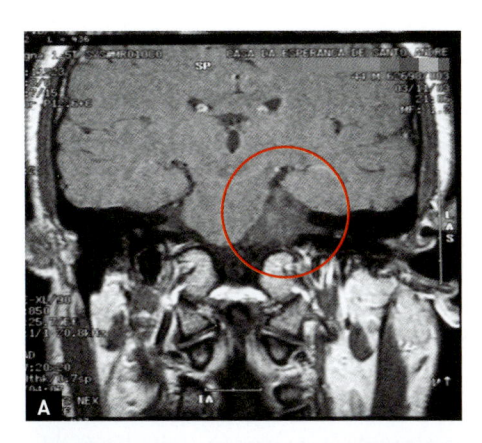

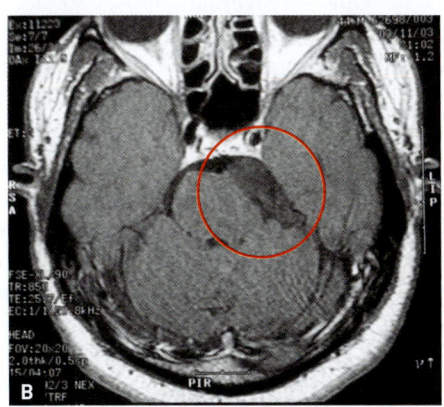

Figura 34.1. A. e B. Ressonância magnética de segmento cefálico de um doente com neuralgia trigeminal apresentando crescimento tumoral no ângulo pôntico-cerebelar, localização da saída da raiz trigeminal. Esse doente apresentava história anterior de 2 anos de dor e quadro clínico típico da neuralgia trigeminal clássica, aliviado com carbamazepina 600 mg ao dia. Seu diagnóstico correto ocorreu após a realização do exame de imagem.

durante o sono.[20] Costuma ser agravada ou desencadeada por estímulos externos não dolorosos, táteis proprioceptivos, térmicos ou pressóricos profundos aplicados a certas regiões da face ou de áreas do corpo distantes, como membros, tronco ou hemiface contralateral,[16] ato de assoar o nariz, escovar os dentes, realizar a higiene da face, barbear-se, esfregar a pele, manipular com contato leve o tegumento ou a mucosa oral, correntes de ar, movimentação dos lábios, fala, mastigação, sorrisos ou bochechos.[10] Raramente a ingestão de alimentos de sabor intenso, movimentação da cabeça, deambulação, movimentos súbitos do corpo, movimentos oculares, deglutição ou estímulos auditivos súbitos e intensos a deflagram.[12,25]

As regiões de excitabilidade aumentada são denominadas de zonas gatilho e constituem áreas restritas nas quais estímulos táteis de fraca intensidade desencadeiam dor intensa.[28] Geralmente, restringem-se a um ponto localizado nas porções mediais da face, mais comumente no sulco nasolabial, lábio superior, bochecha, asa do nariz, ângulo da boca ou gengiva alveolar ou vestibular.[16] Estão presentes em mais de 50% dos casos, sendo detectadas em 55% dos casos de neuralgia do ramo maxilar, em 11% dos do oftálmico, em 11% dos do mandibular e, em 22% quando há combinação dos ramos trigeminais.[25,29] As zonas gatilho caracterizam a neuralgia do trigêmeo e a diferenciam de outras neuralgias. Não há correlação entre a intensidade da dor e a intensidade do estímulo desencadeante. A presença da zona gatilho na hemiface oposta é sinal de que dor contralateral deve surgir no futuro, e ela pode ser dolorosa ou não. Quando indolor, pode estar fora ou dentro do território comprometido.[30] Às vezes, são necessárias explorações repetidas nessas zonas para desencadear a dor. Imediatamente após a crise, pode haver um período refratário de vários segundos ou minutos durante o qual a estimulação não desencadeia a dor,[12,13] sendo característico da neuralgia do trigêmeo, ou seja, não ocorre em outras neuropatias periféricas sintomáticas. Receptores de adaptação rápida estão presentes nas zonas gatilho. Quando o ramo mandibular está envolvido, o paciente emagrece, a língua torna-se saburrosa no lado da dor e os dentes, não escovados, deterioram-se. Quando a dor compromete o ramo oftálmico, o doente evita piscar e pentear-se, restringindo a higiene ocular.[16] Quando as crises são muito intensas, estímulos de intensidade mínima, nem sempre identificáveis, aterrorizam e aquietam os pacientes,[10] que mantém a face imóvel ou movem apenas delicadamente os lábios e a mandíbula; no caso de homens, a barba deixa de ser cuidada e a higiene da face deixa de ser realizada (Fig. 34.2).

HISTÓRICO

A NIT é bastante antiga. Foi descrita pela primeira vez por Arateus no I século d.C., mas até o final da antiguidade era bastante rara devido à baixa expectativa de vida.[31] Avicenna (980-1036 d.C.), médico e filósofo persa, desconhecia o tratamento para a neuralgia do trigêmeo, e já considerava difícil o diagnóstico diferencial com odontalgias. Na ausência de doenças da gengiva ou dentes, considerou que os nervos deveriam estar acometidos. Seu seguidor Jurjani (1066-1136 d.C.) foi o primeiro a atribuir uma causa bem próxima à descrição etiológica atual (que será descrita, aqui, posteriormente), na qual haveria compressão vascular nas raízes dentárias.[32] John Locke, em 1677, foi o primeiro a descrever a NIT como entidade clínica definida. Em 1756, Nicolaus Andre sugeriu o termo *tic douloureux* devido à sua semelhança com a epilepsia;[31] observou, também, que a dor deveria ser desencadeada pelo toque na face, mastigação ou tosse. John Fothergill, em 1776, também contribuiu para a descrição clássica e aparentemente ignorou a realizada previamente;[33,34] relacionou-a ao sexo feminino e à idade e imaginou que poderia associar-se ao câncer, já que alguns de seus pacientes apresentavam

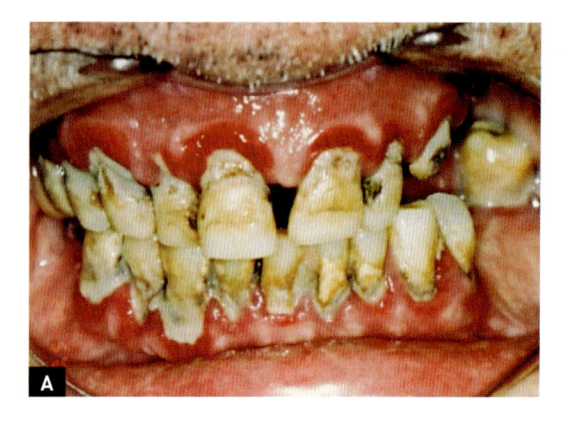

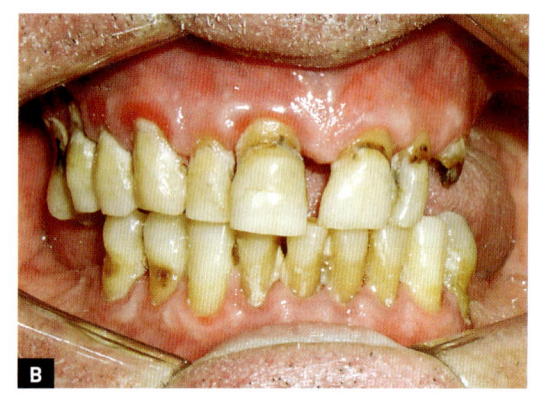

Figura 34.2. A. Esta foto impressiona pois demonstra o panorama dramático que envolve o doente com neuralgia do trigêmeo. Presença de infecção periodontal generalizada devido à incapacidade de escovação dental, já que o simples toque da escova desencadeava crises fortíssimas. É relevante a falta de controle da doença no período de seis anos. Consultas a dentistas e médicos e falta de orientação e controle da doença levam a condições imprevisíveis de saúde. **B.** Após o tratamento periodontal houve melhora da dor residual pós-cirurgia para o tratamento da NIT.

tumores mamários. Thouret, em 1782, observou que o nervo mais envolvido era o infraorbitário. Chaussier, em 1812, classificou-a quanto ao ramo envolvido, mas incluiu o nervo facial como responsável por sua ocorrência. A identificação anatômica e funcional do nervo trigêmeo que a distinguiu do nervo facial, realizada por Bell em 1821, possibilitou a elaboração das estratégias cirúrgicas atuais destinadas a seu tratamento a partir da segunda metade do século XIX.[31,35]

FISIOPATOLOGIA

Acredita-se que compressão vascular na região de entrada das raízes trigeminais, provocando desmielinização neuronal e gerando consequentemente potenciais de ação espontâneos, seja a principal causa da neuralgia idiopática do trigêmeo (Fig. 34.3).[36,37] Lesões expansivas, inclusive tumores, ou aderências aracnóideas, poderiam também provocar lesões discretas desse tipo, apresentando o mesmo quadro clínico, ou seja, geração de potenciais ectópicos, correntes efáticas e hipersensibilidade central por desaferentação (ver Fig. 34.1).[37,38] Esse quadro difere da dor neuropática periférica (não paroxística), na qual há organização de neuromas ou microneuromas perifericamente, gerando atividade ectópica. Modelos de dor neuropática revelam que as alterações da sensibilidade mecânica são mais evidentes que as alterações das termossensitivas, além de estarem mais relacionadas a mecanismos periféricos de sensibilização. A inflamação neurogênica no local da lesão nervosa participa também do mecanismo de geração e manutenção da dor neuropática; ocorre inflamação crônica mesmo após um longo período após a lesão de ramos trigeminais.[38] Anormalidades anatômicas ou funcionais dos neurônios e axônios que acometem as vias de condução e o processamento da informação sensitiva podem resultar em dor espontânea ou desencadeada por estímulos não nociceptivos aplicados nos tecidos.[37] Não há proliferação dos elementos nervosos do sistema nervoso simpático no gânglio trigeminal após a lesão do nervo trigêmeo, talvez porque haja menor participação destes no complexo nervoso trigeminal em relação aos nervos sensitivos espinais. Os fenômenos simpáticos são mais comumente observados após a lesão de estruturas nervosas espinais, talvez em resposta à maior atividade de fatores de crescimento nervoso nessas eventualidades, facilitando o brotamento neuronal.[40]

Evidenciaram-se alterações eletromiográficas no músculo temporal e masseter no lado afetado de pacientes com NIT, o que pode explicar as anormalidades do ramo motor do nervo trigêmeo; o fato de esse nervo ser misto, a maior prevalência de acometimento dos ramos maxilar e mandibular e da frequência de zonas gatilho na região perioral talvez impliquem esta estrutura na gênese da dor.[41]

> A curiosidade que resta é, apesar de a hipótese mais aceita ser a compressão trigeminal por vasos tortuosos, por que doentes que não apresentam nenhuma compressão podem ter o mesmo quadro clínico?[42] E mais, por que esses quadros só se manifestam na face? E qual a razão de uma preferência da doença pelos neurônios trigeminais? O que eles teriam de diferente ou especial?

CARACTERÍSTICAS CLÍNICAS DA NEURALGIA IDIOPÁTICA DO TRIGÊMEO

Uma das características mais marcantes da NIT é o significativo impacto que ela causa na vida e nos hábitos dos pacientes. Apesar de os doentes serem pícnicos, terem personalidade marcada pela extroversão, sociabilidade e bom humor,[24] ficam extremamente deprimidos durante as crises e apresentam tendência ao suicídio.[3] Muitos se submetem à extração de um ou vários dentes[24] tanto por erros de diagnóstico de profissionais que eles consultam, como por buscarem desesperadamente uma tentativa que alivie seu sofrimento e elimine a dor (Fig. 34.4).[25] É conceito universal que não há anormalidades ao exame neurológico em pacientes com NIT.[37] Entretanto, algumas anormalidades neurológicas, como hipoestesia ou panestesia, foram evidenciadas a partir de 1938, incluindo a hipoestesia táctil e a térmica;[43] eventualmente, algum grau de hipalgesia, hiperalgesia, hiperpatia ou panestesia pode estar presente não somente na região do ramo afetado,[44] mas também nas regiões adjacentes, assim como a paresia da musculatura mastigatória homolateral e alterações no reflexo córneo-palpebral.[35] Esses achados foram também observados em pacientes brasileiros, constatando-se hipoestesia e hipoalgesia

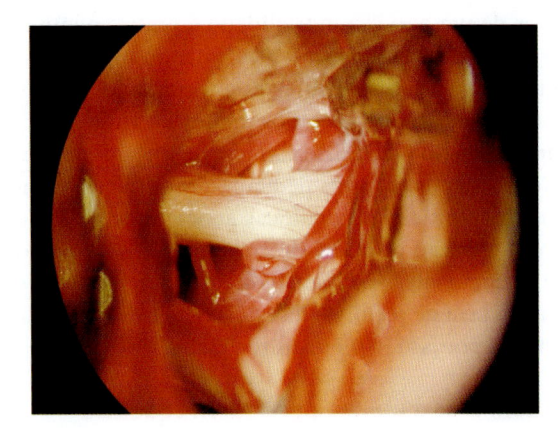

Figura 34.3. Imagem realizada durante descompressão microvascular para tratamento da neuralgia idiopática do trigêmeo. Compressão da raiz trigeminal por artéria cerebelar (doação do Dr. José Cláudio Marinho da Nóbrega).

dicretas em ramos trigeminais adjacentes ao ramo afetado.[45] Apesar disso, as alterações neurológicas são mais frequentemente associadas a lesões estruturais que caracterizam as neuralgias sintomáticas.[37]

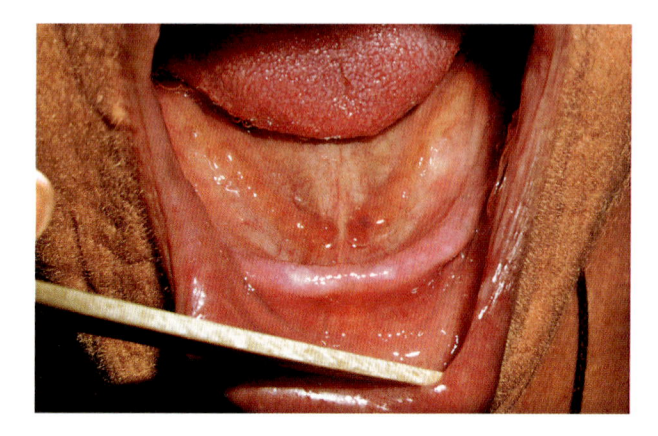

Figura 34.4. Paciente com neuralgia idiopática do trigêmeo, perdeu todos os seus dentes devido a extrações indevidas anteriores ao seu diagnóstico.

TRATAMENTO DA NEURALGIA DO TRIGÊMEO

O tratamento dessa entidade inclui fármacos e neurocirurgias. Outros tratamentos, como acupuntura e cognitivo-comportamental, atuam mais sobre os efeitos secundários dessa dor neuropática do que nela própria.

Fármacos

Os paroxismos da NIT, semelhantes a crises epilépticas, levaram ao tratamento com anticonvulsivantes.[37]

A difenil-hidantoína, na dose de 300 a 400 mg/dia, proporciona melhora parcial em 30% e alívio total da dor em 40% dos casos. A carbamazepina, na dose de 400 a 1.200 mg/dia, é o medicamento padrão no tratamento das neuralgias essenciais.[46] Os resultados iniciais são excelentes em 40 a 100% dos pacientes;[22] a melhora inicial mantém-se em 81% dos casos durante seis meses e em mais 7 a 10% dos casos quando se associa difenil-hidantoína.[47] A melhora ocorre durante as primeiras 24 horas após a prescrição em 74 a 85% dos casos.[22] Em 15% dos casos há efeitos colaterais que resultam na suspensão do tratamento. A oxcarbazepina na dose de 600 a 1.500 mg/dia é mais bem tolerada. O clonazepam 2 a 8 mg/dia proporciona alívio da dor em 22 a 23,3% dos casos, mas é menos tolerada.[48] Outros agentes anticonvulsivantes, como o topiramato (100-200 mg/dia), a gabapentina (1.600-2.400 mg/dia), a vigabatrina e a lamotrigina (200-400 mg/dia), são também eficazes. O miorrelaxante baclofeno na dose de 30 a 90 mg/dia é uma opção em pacientes que não respondem aos anticonvulsivantes. A lidocaína, administrada parenteralmente, a mexiletina (600-1.200 mg/dia), anestésicos locais (EMLA) ou capsaicina (0,025-0,075%) aplicados topicamente, propranolol, antidepressivos tricíclicos ou neurolépticos (pimozida 2-8 mg/dia) também podem ser eficazes em alguns casos de neuralgia essencial.

Tratamento cirúrgico

Apesar do sucesso inicial com anticonvulsivantes, cerca de 50 a 75% dos doentes com neuralgia do trigêmeo apresentam resistência aos antineurálgicos em algum momento,[49] e por isso o tratamento neurocirúrgico é indicado.

Os tratamentos cirúrgicos podem consistir na eliminação das supostas causas da NIT ou na ablação ou interrupção de estruturas sensitivas trigeminais periféricas ou centrais (neurotomias, gangliotomias, rizotomias a céu aberto pela fossa média ou posterior; rizotomias percutâneas pelo calor, agentes químicos, radiação ionizante, compressão do gânglio trigeminal a céu aberto ou com balão, tratotomia trigeminal, nucleotratotomia bulbar ou pontina, talamomesencefalotomia, topectomia).[31,50]

De acordo com estudo de metanálise recentemente publicado, não foi possível determinar qual a melhor técnica cirúrgica para tratar pacientes com NIT, pois, apesar de existirem inúmeros trabalhos que avaliam a eficácia, a recidiva e as complicações das diversas cirurgias funcionais, assim como a metodologia utilizada em muitos deles, não possibilitam a comparação entre elas.[51] Os métodos percutâneos são utilizados com maior frequência por serem mais simples e seguros. Entretanto, podem causar complicações relacionadas a anormalidades do aparelho mastigatório, comprometimento da sensibilidade ou à desaferentação, como dor neuropática contínua, lesões oculares, lesões tróficas cutâneas ou mucosas, infecção pelo vírus do *Herpes simplex*, etc.[37]

Procedimentos periféricos, como alcoolizações e neurotomias dos troncos do nervo trigêmeo, são eficazes e seguros, mas geralmente permitem recidiva em menos de um ano;[50] a mortalidade é praticamente nula e as complicações são raras, mas, quando repetidos, podem gerar neuromas e disestesias, entidades de difícil tratamento. São considerados medidas temporárias enquanto não houver possibilidade de encaminhamento dos doentes para centros de neurocirurgia,[52] em pacientes com anormalidades clínicas acometidas[53] e em ambientes que não dispõem de equipamentos de neurocirurgia funcional.[54] A crioanalgesia periférica associa-se a uma alta taxa de recidiva, disestesias e de dor trigeminal atípica, e por isso não é mais realizada.[54]

Rizotomia percutânea por radiofrequência

As rizotomias percutâneas são os procedimentos mais realizados no tratamento das neuralgias essenciais da face.[55] A rizotomia percutânea por radiofrequência consiste na punção à mão livre e sob sedação do forâmen oval para acessar o gânglio de Gasser e da lesão térmica seletiva da raiz do nervo trigêmeo (Fig. 34.5). Ela lesa irreversivelmente fibras finas mielínicas e amielínicas por ação do calor variando de 55 a 70°C;[56] originalmente, imaginou-se que isso poupava fibras nervosas de diâmetro médio;[57,58] entretanto, foi demonstrado em animais que fibras mielinizadas grossas são preferencialmente desnaturadas pelo procedimento.[59] Desde sua descrição por Sweet (1969), é amplamente utilizada para tratar pacientes com NIT.[60] O resultado do tratamento depende da experiência do neurocirurgião, pois sua execução inadequada pode ocasionar complicações graves.[58] O procedimento proporciona melhora inicial da NIT em 97,6 a 99% dos doentes,[31,33,61] às custas de recidiva ao longo de cinco anos em 21 a 28% dos casos,[61-64] principalmente durante os três primeiros anos após a cirurgia, e de 18 a 20% em 10 anos.[65] Resulta em hipalgesia ou analgesia na área de dor ou na área da zona gatilho, mas preserva a sensibilidade tátil e a motricidade mastigatória, e elimina os paroxismos. As anormalidades da sensibilidade causadas pela rizotomia são interpretadas como dormência durante as primeiras semanas após a cirurgia. É provável que quanto mais intenso for o déficit sensitivo imediato, mais expressiva seja a manutenção da melhora ao longo do tempo.[54,58] Anormalidades da motricidade ocular extrínseca, ceratite neuroparalítica e erupção pelo vírus do herpes simples são complicações incomuns desse procedimento. Os resultados foram mais satisfatórios em pacientes com NIT típica envolvendo um ramo isoladamente da casuística de Yoon e colaboradores.[56] Os mesmos autores observaram que quanto mais prolongado foi o período de tempo sem dor, mais rara foi a recidiva.

A mortalidade decorrente da rizotomia por radiofrequência é baixa (1%). Quando ocorre, relaciona-se principalmente a hemorragias intracranianas.[54,66] A morbidade pode ser elevada e representada por lesão inadvertida dos ramos vizinhos àquele acometido pela dor (12,3 a 46%), hipoestesia (16 a 23%) ou anestesia da córnea (2 a 12%), déficit do reflexo córneo-palpebral sem dano da córnea (19,7%), ceratite (0,6 a 4%), úlcera de córnea (1 a 2%), parestesias (8 a 10,9%), anestesia dolorosa da face (em até 5%), analgesia e preservação do tato (1,7%), anestesia em pelo menos um ramo do nervo trigêmeo (17%), erupção pelo vírus *Herpes simplex* (40%), sensação de dormência (58 a 79%), disestesias (0,5 a 20% desses casos requerem uso prolongado de medicamentos para controle), déficit motor da mastigação (4 a 53%), trismo mandibular (1%), disfunção temporomandibular (DTM) (1%), déficit auditivo (1%) paralisia dos nervos oculares III ou IV, rinorreia vasomotora, aumento ou redução da salivação, atrofia da mucosa nasal, disfagia etc.[33,56,59,60,62-65] Disestesias ocorrem geralmente quando a sensibilidade facial é intensamente comprometida.[61] A mastigação unilateral pode resultar da hipoestesia da mucosa oral e dificultar a adaptação de próteses dentárias.[31] O déficit sensitivo da córnea é mais frequente em doentes com neuralgia do ramo oftálmico (31,4%).

Complicações graves são raras e representadas por fístula carótido-cavernosa,[56] meningite, abscesso do lobo temporal, hemorragia intracraniana, lesões vasculares isquêmicas e infarto do miocárdio.[31,67]

Segundo Salar e colaboradores (1983), pacientes submetidos à lesão a temperaturas de 60 a 70°C apresentam alterações sensitivas discretas e maior taxa de recorrência, enquanto os submetidos a tratamento com temperaturas mais elevadas (superiores a 70°C) apresentam mais parestesia. Mathews e Scrivani[64] referem melhora das complicações mastigatórias após o tratamento com exercícios mandibulares.

Compressão radículo-ganglionar com balão

A técnica de compressão do gânglio e da raiz trigeminal com balão foi desenvolvida em 1978 e divulgada em 1983.[60,62] Consiste na insuflação de um balão via cateter introduzido por punção do forame oval com agulha para comprimir o gânglio e as raízes trigeminais (Fig. 34.6).[54,60,68] O procedimento é simples, pode ser realizado com o paciente desperto, pois não requer sua colaboração. Entretanto, a recidiva é mais precoce e mais frequente.

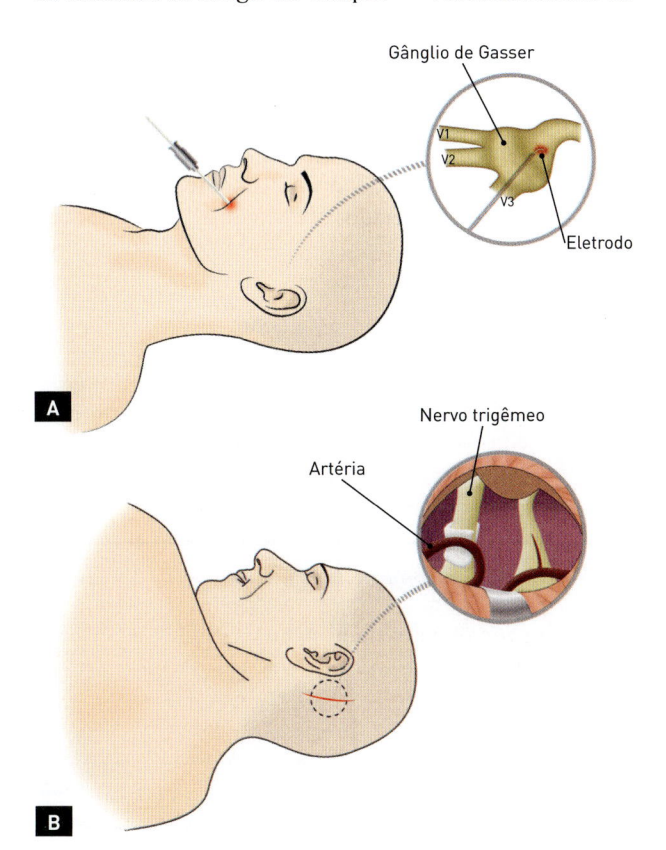

Figura 34.5. Esquema mostrando técnicas neurocirúrgicas para o tratamento da neuralgia idiopática do trigêmeo. **A.** Técnica percutânea através de rizotomia por radiofrequência. **B.** Acesso retromastoide para descompressão microvascular do nervo trigêmeo.

As características anatômicas individuais parecem ser mais importantes do que a pressão do balão no resultado da cirurgia.[69] Em 1% dos doentes, o forame oval não é largo o suficiente para ser transfixado pela agulha de punção, que é muito calibrosa.[33] Quando o balão adquire formato de pera, a melhora é mais satisfatória.[33,68] A lesão decorre da distorção e descompressão da duramáter ganglionar, de fenômenos isquêmicos imediatos e fisiológicos tardios. A compressão rápida causa mais edema, pois aumenta a permeabilidade microvascular. Quando é lenta, causa mais isquemia, hemorragia, infiltrado macrofágico, fragmentação, edema, degeneração axonal retrógrada,[70] aumento da substância P e da proteína relacionada ao gene da calcitonina (CGRP) nas lâminas I e II de Rexed do subnúcleo caudal do trato espinal do nervo trigêmeo. Redução do diâmetro da raiz sensitiva é evidenciada 270 dias após o procedimento. Pressões superiores a 500 mmHg geram alterações celulares discretas e degeneração insignificante das fibras nervosas, enquanto pressões superiores a 1.000 mmHg causam transecção com mais frequência do que compressão das fibras.[71] Fibras grossas sofrem mais os efeitos da compressão, sendo o ramo mandibular o mais acometido.[54,71] Em gatos, a compressão do gânglio a céu aberto induziu alterações degenerativas de magnitude proporcional à pressão nas fibras do nervo trigêmeo até o tronco encefálico; os corpos celulares presentes no gânglio trigeminal foram relativamente preservados, o que significa possibilidade de regeneração nervosa e de recuperação, pelo menos parcial, da sensibilidade.[70] O mesmo foi observado em coelhos.[71] É provável que o alívio decorra da lesão das fibras mielinizadas envolvidas no desencadeamento da dor pela estimulação da zona gatilho.[71]

A cirurgia é mais simples que a rizotomia por radiofrequência, pois não depende da participação do doente, pode ser realizada sob anestesia local e com o doente desperto ou sob anestesia geral.[69,72-74] É especialmente indicada em casos de risco elevado para a realização da descompressão neurovascular, ou quando os pacientes são jovens e pretendem preservar a função trigeminal, principalmente a sensitiva,[60] quando o cirurgião não é familiarizado com o procedimento de radiofrequência, quando os doentes são pouco cooperativos ou anacúsicos[62] ou quando a dor está localizada no território do ramo oftálmico.

A compressão com balão provoca anormalidades sensitivas superficiais transitórias em todas as modalidades (frio, calor, tato, dor), principalmente nos ramos mandibular e maxilar do nervo trigêmeo, promovendo um menor grau de complicações oculares, que podem ocorrer devido ao comprometimento sensitivo do ramo oftálmico.[45] Comprometimento sensitivo pode englobar inclusive outras sensibilidades, resultando em queixas transitórias olfativas e gustativas.[75] Complicações graves são raras,[76] porém a dor miofascial e as limitações mastigatórias importantes podem ocorrer após esse procedimento.[77] Tais anormalidades ocorrem devido à transfixação dos músculos mastigatórios pterigóideos durante o tratamento. Houve inclusive um caso de anquilose de ATM decorrente dessa cirurgia que necessitou de tratamento complementar operatório para melhoria da abertura bucal (Fig. 34.7). Em outras síndromes dolorosas neuropáticas faciais também é possível observar esse tipo de associação, que deve ser considerada no momento do diagnóstico para que o doente seja devidamente tratado primariamente, assim como nos diagnósticos associados.[78]

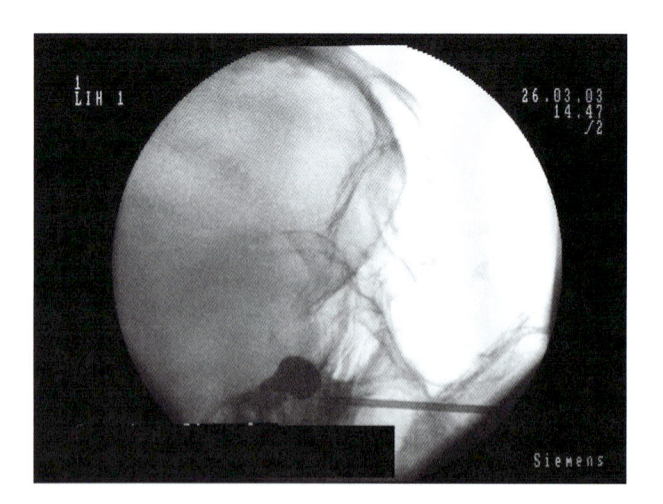

Figura 34.6. Formato de pera do balão inflável durante cirurgia de compressão percutânea para Neuralgia Idiopática do Trigêmeo.

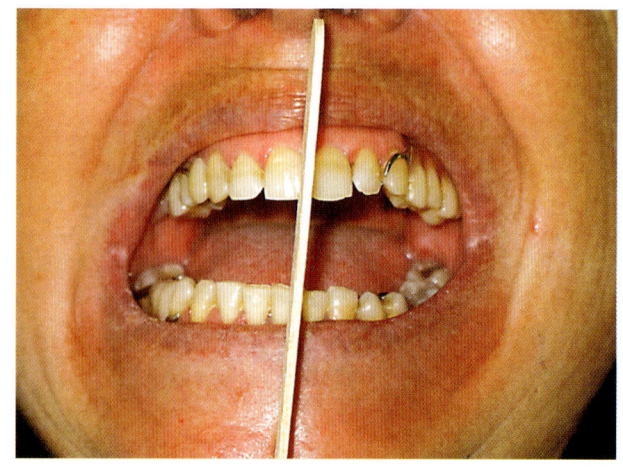

Figura 34.7. Anquilose de ATM resultante de cirurgia percutânea para tratamento de Neuralgia Idiopática do Trigêmeo através de compressão com balão.

Rizotomia percutânea com glicerol

A rizotomia química com o uso do glicerol foi desenvolvida por Hakanson em 1981.[15] Consiste na aplicação percutânea de glicerol, via punção do forame oval, no gânglio trigeminal sob anestesia local e sedação[79,80] para induzir desmielinização e fragmentação axonal.[54] São necessários quatro a seis dias para que haja melhora em quase metade dos doentes;[60] proporciona alívio da dor em 55% dos casos em até 11 anos de acompanhamento.[33] É indicada principalmente quando a dor se localiza no território do ramo oftálmico do nervo trigêmeo.

Não é necessária a indução de déficit sensitivo para aliviar a sintomatologia.[80] De acordo com Eide e Stubhaug,[81] a somação temporal de estímulos decorrente da estimulação das fibras grossas é abolida pelo glicerol.

Jho e Lunsford[80] observaram hipertensão arterial em 20% dos casos, hipotensão e bradicardia durante a punção do forame oval em 15%, tromboembolia em 15%, pneumocéfalo em 3%, hematoma subdural em 2,3%, hemiparesia e/ou disfunção de nervos cranianos, geralmente reversíveis, em pequeno número; ao longo do tempo, ocorreu disestesia importante em 2% dos doentes, e Rambacher e colaboradores[82] observaram anosmia. De acordo com Kondo,[83] ocorre déficit da função auditiva em 5,9 a 19,5% dos doentes. Kumar e colaboradores[84] observaram melhora significativa do reflexo córneo-palpebral previamente alterado em 54% dos doentes após o procedimento. Mais raramente, pode ocorrer meningite.[54] A ocorrência frequente de disestesias faciais (20%)[58,60] e de outras complicações, assim como a elevada frequência de recorrência (9 a 50% dos casos), foram motivos de interrupção de uso na maioria dos centros neurocirúrgicos.[37]

Radiocirurgia

De acordo com Kondziolka e colaboradores,[85] a radiocirurgia foi utilizada por Leksell para tratar pacientes com NIT em 1951. Proporciona melhora inicial em mais de 80% dos casos tratados. Entretanto, pouco mais de 50% deles permanece sem dor ao longo do tempo após o procedimento. Sua repetição é necessária em 13 a 20% dos doentes.[62] Para reduzir a frequência de recidiva, utilizaram-se doses de irradiação mais elevadas em alguns centros. A radiação ionizante altera o fluxo axonal e gera lesão em macacos, incluindo a necrose de fibras trigeminais grossas e finas; o gânglio trigeminal é preservado e os nervos periféricos apresentaram alta resistência à irradiação. Não há, entretanto, evidências de que o método seja seletivo para fibras amielínicas.[86] Na maioria dos doentes, instala-se disfunção trigeminal e ocorre dormência facial ou parestesia em 2,6 a 10% dos casos.[59]

A técnica radiocirúrgica é indicada quando as condições clínicas não são favoráveis para a realização da anestesia geral necessária para a descompressão neurovascular, ou quando há discrasias sanguíneas, lesões anatômicas, infecciosas ou vasculares que impossibilitam os procedimentos percutâneos.[34]

Descompressão neurovascular

Também pode ser realizada descompressão vascular do nervo trigêmeo por via retromastóidea. Essa técnica visa a eliminar a distorção da zona de entrada da raiz do nervo trigêmeo por vasos alongados, tumores, granulomas, aderências aracnóideas, etc.[33,58] (ver Fig. 34.3), e a melhora é imediata na maioria dos casos. De acordo com Teixeira,[31] essa técnica foi descrita primeiramente por Dandy na década de 1920; durante a abertura da fossa craniana posterior de doentes submetidos à rizotomia trigeminal a céu aberto, esse autor notou que era comum haver anormalidades na raiz trigeminal. O aperfeiçoamento do conceito de anormalidade da região da raiz trigeminal deve-se a Gardner e Miklos[87] e Jannetta.[20,88,89]

A descompressão neurovascular proporciona melhora imediata na maioria dos casos. Entretanto, para a sua realização é necessária a abertura do crânio, a manipulação mecânica do tecido nervoso e a monitorização do doente. Não se evidenciam anormalidades em um número significativo de casos; há necessidade da secção da raiz sensitiva do nervo trigêmeo em até 26% dos casos, especialmente quando não há transtornos evidentes. A descompressão neurovascular é a técnica que proporciona melhora prolongada. Ocorre alívio da dor em 66% dos pacientes durante mais de cinco anos.[90] Hipoestesia ou hipalgesia facial, anestesia dolorosa, comprometimento intenso da sensibilidade, fraqueza do músculo masseter, paresia do IV nervo craniano (4,3%), déficit auditivo, ataxia, déficit motor facial, tromboembolismo pulmonar, infecções e fístulas liquóricas são as complicações mais comuns desse procedimento.[90] A taxa de mortalidade varia de 1 a 4,3%.[33,59] A insatisfação expressada por doentes com NIT até 20 anos após a descompressão neurovascular se deve não apenas à persistência ou recorrência da dor, mas também à hipoacusia ou ao déficit motor facial.[83]

O método é especialmente indicado para tratar indivíduos jovens que pretendem preservar a sensibilidade facial, ou quando há suspeita de lesão expansiva intracraniana, associação da NIT com outras neuralgias ou com espasmo hemifacial, ou quando ocorre NIT bilateral.[35,37,65,90]

SUPORTE E ORIENTAÇÃO AOS PACIENTES COM NEURALGIA DO TRIGÊMEO

O sofrimento causado pela neuralgia do trigêmeo pode ser considerado um dos piores entre todas as doenças caracterizadas por dor que acometem o ser humano. Esses pacientes geralmente não sabem explicar sua *doença* ou o que têm exatamente, principalmente quando as crises acontecem, e por isso eles consultam diferentes profissionais e recebem diferentes informações. Pela ausência de sinais evidentes que indiquem uma lesão verdadeira e pelo caráter súbito das manifestações, esses pacientes ficam envergonhados por apresentar crises inesperadas na rua; existe uma dificuldade de compreensão por parte de terceiros porque não há sinais visuais que indiquem a doença, ainda mais pela gravidade da dor que eles apresentam. Sendo assim, esses pacientes acabam tornando-se deprimidos, perdem peso e podem até cometer suicídio.

Apesar de relativamente rara, a neuralgia do trigêmeo apresenta-se em crescimento de incidência, já que estamos diante do envelhecimento da população brasileira. Sendo assim, ela merece destaque nesta era em que existe um controle das doenças crônicas, apesar da não cura, assim como a necessidade de suporte, que deve ocorrer ao longo do acompanhamento para que a qualidade de vida desse indivíduo melhore e ele possa não só realizar suas atividades diárias normalmente, mas também driblar as crises para envelhecer com saúde, já que, apesar das enormes morbidades associadas a essa doença, a mortalidade não aumenta.

Devido ao intenso sofrimento, os doentes se organizaram internacionalmente em associações desde 1990. Em 2007, iniciou-se a primeira associação da neuralgia trigeminal no Brasil, uma entidade extremamente importante para o apoio aos doentes e disseminação de informação acerca dessa doença.

DIAGNÓSTICO DIFERENCIAL DA NEURALGIA IDIOPÁTICA DO TRIGÊMEO COM ODONTALGIAS

As dificuldades de diagnóstico diferencial entre odontalgias e NIT têm sido documentadas há muito tempo na história. O primeiro caso comprovado de NIT foi o do bispo Button, falecido em 1274 e sepultado na Catedral de Wells em Somerset, Grã-Bretanha; ele queixava-se de dor de dente e, mesmo após inúmeras avaliações realizadas por peregrinos objetivando o alívio, faleceu sem encontrar uma cura; em sua lápide, há a imagem de um homem com uma expressão facial de extrema agonia, apontando para um dente. O exame de seus dentes revelou que estavam normais.[31] A NIT é uma das síndromes dolorosas mais associadas a erros de diagnóstico,[50] já que suas características clínicas podem ser similares àquelas das doenças causadas por anormalidades musculoesqueléticas da face e da mastigação em casos de DTM[42,91] e de outras afecções orofaríngeas, oculares, nasais, cranianas e occipitais.[92] Existe também a possibilidade de a dor ser referida de regiões distantes, como órgãos ou estruturas cervicais ou torácicas,[34] fenômeno facilitado pela ampla convergência dos neurônios nociceptivos da face, do crânio e da região cervical nos neurônios do complexo trigeminal,[92] nos quais ocorrem fenômenos da sensibilização central, facilitação e somação de estímulos, o que pode também contribuir para dificultar o diagnóstico.[93] Em uma casuística de pacientes com neuralgia idiopática do trigêmeo do Hospital das Clínicas de São Paulo,[25,94] quase metade dos doentes com até um ano de história de dor já haviam passado por algum procedimento dentário iatrogênico como tentativa de curar a dor lancinante da neuralgia trigeminal; por outro lado, todos os doentes com mais de 10 anos de dor se submeteram a tratamentos dentários, incluindo exodontias e cirurgias ósseas, em busca de uma cura, mesmo quando já tinham o diagnóstico correto (Fig. 34.8). Ou seja, a neuralgia provoca um sofrimento extremamente intenso que leva o paciente a buscar uma cura definitiva, e a desinformação – tanto de médicos, como de dentistas e dos próprios pacientes – o conduz a procedimentos iatrogênicos (Quadro 34.1) que pioram sua qualidade de vida, dificultam a mastigação, podem provocar neuropatias periféricas (como ocorreu em 6% desta amostra) (Quadro 34.2) e complicar o quadro geral de dor, levando-o ao isolamento e à desesperança.

Sendo assim, é fundamental que profissionais de saúde em geral estejam preparados para reconhecer, tratar ou encaminhar o paciente que tem neuralgia idiopática do trigêmeo, para que seu sofrimento seja encurtado e sua dor, controlada.

> A neuralgia do trigêmeo não comprometer a vida do indivíduo, mas compromete muito suas tarefas diárias, sua vida social e aspectos psicológicos, já que impede atividades básicas e em geral não apresenta sinais evidentes.

A dificuldade de diagnóstico diferencial entre neuralgias e odontalgias, devido à sua importância no atendimento do doente com dor na face e o número de iatrogenias que dela resultam, será abordada no Capítulo 36.

CONCLUSÃO

Felizmente, houve grandes avanços no tratamento da neuralgia do trigêmeo, entretanto, embora os critérios de diagnóstico sejam bem conhecidos, o reconhecimento dessa doença ainda é demorado. Isso motiva outros tratamentos, que causam sofrimento ao doente e podem ser iatrogênicos.

O cirurgião-dentista compartilha com o neurologista os atendimentos desses pacientes; isso é fundamental no diagnóstico pois, como ocorre na maioria das vezes, esse profissional é procurado inicialmente. Mesmo os pacientes sob controle medicamentoso ou cirúrgico podem ter dor de origem dentária e necessitam de diagnóstico e tratamento odontológico. Nem sempre esses pacientes acham quem os trate e, quando isso acontece, nem sempre o dentista sabe como proceder.

Figura 34.8. Número de pacientes que foram submetidos a procedimentos iatrogênicos odontológicos como tratamento da neuralgia trigeminal. Cerca de metade dos doentes com duração de dor de menos de 10 anos já apresentava algum procedimento, e, mesmo após o diagnóstico, todos os pacientes com mais de 10 anos de dor tinham se submetido a algum tratamento dentário na tentativa de aliviar a dor.

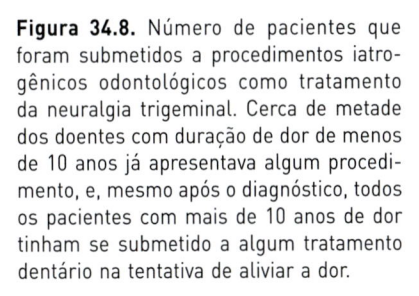

Fonte: Siqueira e colaboradores.[25]

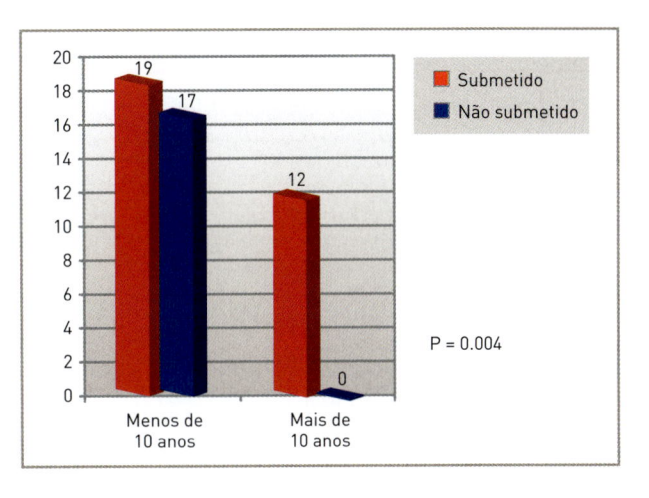

Quadro 34.1. Procedimentos iatrogênicos que foram realizados em 48 doentes com neuralgia idiopática do trigêmeo

TRATAMENTOS	MASCULINO		FEMININO		TOTAL	
	N	%	N	%	N	%
Analgésicos/AAINEs	1	1,4	17	23,4	18	24,2
Exodontias	5	6,7	22	30,1	27	36,0
Curetagem óssea	1	1,4	5	6,7	6	8,1
Cirurgia	1	1,4	1	1,4	2	2,8
Cirurgia gengival	0	0,0	1	1,4	1	1,4
Placa de mordida	2	2,8	4	5,4	6	8,2
Prótese total	0	0,0	3	4,1	3	4,1
Ajuste oclusal	1	1,4	1	1,4	2	2,8
Acupuntura	0	0,0	1	1,4	1	1,4
Laser	0	0,0	1	1,4	1	1,4
Alcoolização periférica	0	0,0	6	8,2	6	8,2
Neurotomia do nervo mental	0	0,0	1	1,4	1	1,4
TOTAL	10	13,7	63	86,3	73	100,0

Fonte: Siqueira e colaboradores.[25]

Quadro 34.2. Presença de outras causas de dor facial em 48 doentes com neuralgia idiopática do trigêmeo

ANORMALIDADE	MASCULINO		FEMININO		TOTAL	
	N	%	N	%	N	%
SAB (1)	0	0	3	6	3	6
DTM (2)	2	4	6	12	8	16
Neuralgia não-paroxística	1	2	2	4	3	6
Trismo pós-cirúrgico	0	0	1	2	1	2
Nenhum	10	20	25	50	35	70
TOTAL	13	26	37	74	50	100

(1) SAB: Síndrome da Ardência Bucal; (2) DTM: Disfunção Temporomandibular.

Fonte: Siqueira e colaboradores.[25]

REFERÊNCIAS

1. Barraquer-Bordas L. Sobre la herencia y etiopatogenia del tic doloroso trigeminal. Arq Neuropsiquiat. 1949;7(3):241-63.
2. Teixeira MJ. A rizotomia por radiofreqüência e a descompressão neurovascular do nervo trigêmeo no tratamento das algias da face [dissertação]. São Paulo: Universidade de São Paulo; 1985.
3. Buscaino GA. Fisiologia della nevralgia essenziale del trigemino. Acta Neurol. 1980;35:137-44.
4. Yoshimasu F, Kurland LT, Elvelvack LR. Tic douloureux in Rochester, Minnesota, 1945-1969. Neurology. 1972;22(9):952-6.
5. Zakrzewska JM. Trigeminal, eye and ear pain. In: Wall PD, Melzack R, editors. Textbook of pain. 4th ed. Edinburgh: Churchill Livinstone; 1999. p. 739-59.
6. Rowbotham JF. Trigeminal neuralgia: pathology and treatment. Lancet. 1954;266(6816):796-8.
7. Hartley F. Intracranial neurectomy of the second and third divisions of the fifth nerve. A new method. N Y Med J. 1892;55:317-9.
8. Cusik JF. Atypical trigeminal neuralgia. JAMA. 1981;245(22):2328-9.
9. Jaeger R. The results of injecting hot water into the Gasserian ganglion for the relief of tic douloureux. J Neurosurg. 1959;16:656-63.
10. White JC, Sweet WH. Pain and the neurosurgeon. Philadelphia: Springfield; 1969.
11. Klingher M. Bévralgies vraies et frausses. Confin. Neurol. 1965;25:330-2.
12. Penman J. The differential diagnosis and treatment of tic douloureux. Postgrad Med J. 1950;26(302):627-36.
13. Teixeira MJ, Siqueira SRDT, Almeida GM. Percutaneous radiofrequency rizhotomy and neurovascular decompression of the trigeminal nerve for the treatment of facial pain. Arq Neuropsiquiatr. 2006;64(4):983-9.
14. Harris W. Bilateral tic. Its association with heredity and disseminated sclerosis. Ann Surg. 1936;103(2):161-72.
15. Hakanson S. Trigeminal neuralgia treated by injection of glycerol into the trigeminal cistern. Neurosurgery. 1981;9(6):638-46.
16. Stookey B, Ransohoff J. Trigeminal neuralgia. Its history and treatment. Philadelphia: Springer; 1959.
17. Henderson WR. Trigeminal neuralgia: the pain and its treatment. Br Med J. 1967;1(5531):7-15.
18. Jannetta PJ. Treatment of trigeminal neuralgia by suboccipital and transtentorial cranial operations. Clin Neurosurg. 1977;24:538-49.
19. Rushton JG, MacDonald HNA. Trigeminal neuralgia: special considerations of monsurgical treatment. JAMA. 1957;165(5):437-40.
20. Jannetta PJ. Microsurgical approach to the trigeminal nerve for tic douloureux. Prog Neurol Surg. 1976;7:180-200.
21. Ruge D, Brochner R, Davis L. A study of the treatment of 637 patients with trigeminal neuralgia. J Neurosurg. 1958;15(5):528-36.
22. Rockliff BW, Davis EW. Controlled sequential trial of carbamazepine in the trigeminal neuralgia. Arch Neurol. 1966;15(2):129-36.
23. Harris W. An analysis of 1433 cases of paroxysmal trigeminal neuralgia (trigeminal-tic) and the results of Gasserian alcohol injection. Brain. 1940;63:209-24.
24. Horrax G, Poppen JL. Trigeminal neuralgia: experiences with, and treatment employed in 468 patients during the past 10 years. Surg Gynec Obst. 1935;61:394-402.
25. Siqueira SRDT, Nóbrega JCM, Valle LBS, Teixeira MJ, Siqueira JTT. Idiopathic trigeminal neuralgia: clinical aspects and dental procedures. Oral Surg Oral Med Oral Pathol Oral Radiol Endod. 2004 98(3):311-315.
26. Cecotto C, Schiavi F. On recurrence of pain in surgically treated trigeminal neuralgia. Minerva Neurochir. 1969;13(3):204-7.
27. Penman J. Trigeminal neuralgia. In: Vinken PJ, Bruyn GW. Handbook of clinical neurology. Amsterdam: North-Holland; 1968. p. 296-332, v. 5.
28. Patrick H. The symptomatology of trifacial neuralgia. JAMA. 1914;62:1519-25.
29. 29. Zanusso M, Curri D, Landi A, Colombo F, Volpin L, Cervelllni P. Pressure monitoring inside Meckel's cave during percutaneous microcompression of the Gasserian ganglion. Stereotact. Funct. Neurosurg. 1991;56(1):37-43.
30. Alajouanine T, Thurel R. La névralgie faciale. Importance du stimulus et de la zone d'exitation: déductions thérapeutiques et pathogénique. Nouv Presse Med. 1934;42:345-8.
31. Teixeira MJ. A lesão por radiofrequência e a descompressão neurovascular para o tratamento da neuralgia do trigêmeo [dissertação]. São Paulo: Universidade de São Paulo; 1984.
32. Ameli NO. Avicenna and trigeminal neuralgia. J Neurol Sci. 1965;2(2):105-7.
33. Kanpolat Y, Savas A, Bekar A, Berk C. Percutaneous controlled radiofrequency trigeminal rhizotomy for the treatment of idiopathic trigeminal neuralgia; 25-years experience with 1600 patients. Neurosurg. 2001;48(3):524-32.
34. Siqueira SRDT, Siqueira JTT. Neuralgia do trigêmeo: diagnóstico diferencial com odontalgia. Rev Assoc Paul Cir-Dent. 2003;57(5):356.
35. Siqueira SRDT, Teixeira MJ. Neuralgias do segmento facial. JBA: J Bras Oclusao ATM Dor Orofac. 2003;3(10):101-10.
36. Graff-Radford SB. Headache that can present as toothache. Dent Clin North Am. 1991;35(1):155-70.
37. Teixeira MJ. Tratamento da neuralgia do trigêmeo. In: Curso Pré-Congresso Brasileiro de Neurologia. São Paulo: CBN; 1998. p. 25-36.
38. Rothman KJ, Monson RR. Epidemiology of trigeminal neuralgia. J Chron Dis. 1973;26(1):3-12.
39. Anderson LC, Vakoula A, Vainote R. Inflammatory hypersensitivity in a rat model of trigeminal neuropathic pain. Arch Oral Biol. 2003;48(2):161-9.
40. Benoliel R, Eliav E, Tal M. No sympathetic nerve sprouting in rat trigeminal ganglion following painful and non-painful infraorbital nerve neuropathy. Neurosci Lett. 2001;19:297(3):151-4.
41. Saunders RL, Krout R, Sachr E. Masticator electromyography in trigeminal neuralgia. Neurology. 1971;21(12):1221-5.
42. Kerr FWL. Evidence for a peripheral etiology. J Neurosurg. 1963;20:168-74.
43. Synai VJ, Bonamico LH, Dubrovsky A. Subclinical abnormalities in trigeminal neuralgia. Cephalalgia. 2003;23(7):541-4.
44. Forssell H, Jääskeläinen S, Tenovuo O, Hinkka S. Sensory dysfunction in burning mouth syndrome. Pain. 2002;99(1-2):41-7.
45. Siqueira SRDT, Lara C, Nóbrega JCM, Siqueira JTT, Teixeira MJ. Sensitive evaluation of patients with idiopathic trigeminal neuralgia treated with functional neurosurgery. The Pain Clin. 2006;18(1):87-92.
46. Killlan JM, Fromm GH. Carbamazepine in the treatment of neuralgia. Use and size effects. Arch. Neurol. 1968;19(2):129-36.
47. Blom S. Tic douloureux treated with a new anticonvulsant: experiences with G-32883. Arch Neurol. 1963;9:285-90.
48. Smirne S, Sinatra MG. Il clonazepam nelle syndromne dolorose dei distratto cefalico. Riv. Neurol. 1979;49(2):140-50.
49. Dallessio DJ. Trigeminal neuralgia. A practical approach to treatment. Drugs. 1982;24(3):248-55.

50. Lazar ML, Greenlee RG Jr, Naarden AL. Facial pain of neurologic origin mimicking oral pathologic conditions: some current concepts and treatment. J Am Dent Assoc. 1980;100(6):884-8.
51. Zakrzewska JM, Lopez BC. Quality of reporting in evaluations of surgical treatment of trigeminal neuralgia: Recommendations for future reports. Neurosurgery. 2003;53(1):110-20.
52. Fardy MJ, Patton DW. Complication associated with peripheral alcohol injections in the management of trigeminal neuralgia. Br J Oral Maxillofac Surg. 1994;32(6):387-91.
53. Oturai AB, Jensen K, Eriksen J, Madsen F. Neurosurgery for trigeminal neuralgia: comparison of alcohol block, neurectomy, and radiofrequency coagulation. Clin J Pain. 1996;12(4):311-5.
54. Peters G, Nurmikko TJ. Peripheral and gasserian ganglion-level precedures for the treatment of trigeminal neuralgia. Clin J Pain. 2002;18(1):28-34.
55. Olivecrona H. La cirurgia del dolor. Arch Neurocirurg. 1947;4:1-10.
56. Yoon KB, Wiles JR, Miles JB, Nurmikko TJ. Long-term outcome of percutaneous thermocoagulation for trigeminal neuralgia. Anaesthesia. 1999;54(8):803-8
57. Gregg JM, Banerjee T, Ghia JM, Campbell R. Radiofrequency thermoneurolysis of peripheral nerves for control of trigeminal neuralgia. Pain. 1978;5(3):231-43.
58. Broggi G, Franzini A, Lasio G, Giorgi C, Servello D. Long-term results of percutaneous retrogasserian thermorhizotomy for "essencial" trigeminal neuralgia: considerations in 1000 consecutive patients. Neurosurgery. 1990;26(5):783-7
59. Pollack BE, Foote RL, Stafford SL, Link MJ, Gorman DA, Schomberg PJ. Results of repeated gamma knife radiosurgery for medically unresponsive trigeminal neuralgia. J Neurosurg. 2000;93 Suppl 3:162-164.
60. Brown JA, McDaniel BA, Weaver MT. Percutaneous trigeminal nerve compression for treatment of trigeminal neuralgia results in 50 patients. Neurosurgery. 1993;32(4):570-3.
61. Taha JM, Tew JM, Buncher R. A prospective 15-years follow up of 154 consecutive patients with trigeminal neuralgia treated by percutaneous stereotactic radiofrequency thermal rhizotomy. J Neurosurg. 1995;83(6):989-93.
62. Lichtor T, Mullan JF. A 10-year follw-up review of percutaneous microcompression of the trigeminal ganglion. J Neurosurg. 1990;72(1):49-54.
63. Choudhury BK, Pahari S, Acharyya A, Goswami A, Bhattacharyya MK. Percutaneous retrogasserian radiofrequency thermal rhizotomy for trigeminal neuralgia. J Indian Med Ass. 1991;89(10):294-6.
64. Mathews ES, Scrivani SJ. Percutaneous stereotactic radiofrequency thermal rhizotomy for the treatment of trigeminal neuralgia. Mt Sinai J Med. 2000;67(4):288-99.
65. Taha JM, Tew JM. Comparison of surgical treatments for trigeminal neuralgia: Reevaluation of radiofrequency rhizotomy. Neurosurgery. 1996;38(5):865-71.
66. Göçer AI, Çetinalp E, Tuna M, Gezercan Y, Ildan F. Fatal complication of the percutaneous radiofrequency trigeminal rhizotomy. Acta Neurochir. 1997;139(4):373-4.
67. Bilgin H, Kelebek N, Korfali G, Bekar A, Kerimogl U. A rare complication of trigeminal nerve stimulation during radiofrequency thermocoagulation. J Neurosurg Anesthesiol. 2002;14(1):47-49.
68. Úrculo E, Arrazoa M, Gereka L, Olasagasti V, Olascoaga J, Urcola J, et al. Valoración de la técnica de Mullan em el tratamiento de la neuralgia Del trigémino. Rev Neurol. 1998;27(157):477-84.
69. Lobato RD, Rivas JJ, Sarabia R, Lamas E. Percutaneous microcompression of the gasserian ganglion for trigeminal neuralgia. J Neurosurg. 1990;72(4):546-53.
70. Preul MC, Long PB, Brown JA, Velasco ME, Weaver MT. Autonomic and histopathological effects of percutaneous trigeminal ganglion compression in the rabbit. J Neurosurg. 1990;72(6):933-40.
71. Brown JA, Hoeflinger B, Long PB, Gunning WT, Rhoades R, Bennett-Clarke CA, et al. Axon and ganglion cell injury in rabbits after percutaneous trigeminal balloon compression. Neurosurgery. 1996;38(5):993-1004.
72. Belber CJ, Rak RA. Balloon compression rhizolysis in the surgical management of trigeminal neuralgia. Neurosurgery. 1987;20(6):908-13.
73. Abdennebi B, Bounatta F, Chitti M, Bougatene B. Percutaneous balloon compression of the Gasserian ganglion in trigeminal neuralgia: long-term results in 150 cases. Acta Neurochir. 1995;136(1-2):72-4.
74. Natarajan M. Percutaneous trigeminal ganglion balloon compression: experience in 40 patients. Neurol India. 2000;48(4):330-2.
75. Siqueira SRDT, Nóbrega JCM, Teixeira MJ, Siqueira JTT. Olfactory threshold increase in trigeminal neuralgia after balloon compression. Clin Neurol Neurosurg. 2006;108(8):721-5.
76. Siqueira SRDT, Nóbrega JCM, Teixeira MJ, Siqueira JTT. Frequency of post-operative complications after balloon compression for idiopathic trigeminal neuralgia: prospective study. Oral Surg Oral Med Oral Pathol Oral Radiol Endod. 2006;102(5):e39-42.
77. Siqueira SRDT, Nóbrega JCM, Teixeira JTT, Siqueira JTT. Masticatory problems after balloon compression for trigeminal neuralgia, a longitudinal study. J Oral Rehabil. 2001;34(2):88-96.
78. Siqueira SRDT, Nóbrega JCM, Teixeira MJ, Siqueira JTT. SUNCT syndrome associated with Temporomandibular disorder: case report. Cranio. 2006;24(4):300-2.
79. Schädelin J, Schilt U, Rohner M. Preventive therapy of herpes labialis associated with trigeminal surgery. Am J Med. 1988;85(2A):46-8.
80. Jho HD, Lunsford LD. Percutaneous retrogaserian glycerol rhizotomy. Current Technique and results. Neurosurg Clin N Am. 1997;8(1):63-74.
81. Eide K, Stubhaug A. Sensory perception in patients with trigeminal neuralgia: effects of percutaneous retrogasserian glycerol rhizotomy. Stereotact Funct Neurosurg. 1998;68(1-4 Pt 1):207-11.
82. Ramsbacher J, Vesper J, Brock M. Permanent postoperative anosmia: a serious complication of neurovascular decompression in the sitting position. Acta Neurochir. 2000;142(11):1259-61.
83. Kondo A. Follow-up results of microvascular decompression in trigeminal neuralgia and hemifacial spasm. Neurosurgery. 1997;40(1):46-51.
84. Kumar R, Mahapatra AK, Dash HH. The blink reflex before and after percutaneous glycerol rhizotomy in patients with trigeminal neuralgia – a prospective study of 28 patients. Acta Neurochir. 1995;137(1-2):85-8.
85. Kondziolka D, Lunsford LD, Habeck M, Flickinger JC. Gamma knife radiosurgery for trigeminal neuralgia. Neurosur Clin North Am. 1997;8(1):79-85.
86. Kondziolka D, Lacomis D, Niranjan A, Mori Y, Maesawa S, Fellows W, et al. Histological effects of trigeminal nerve radiosurgery in a primate model: implications for trigeminal neuralgia radiosurgery. Neurosurgery. 2000;46(4):976-7.
87. Gardner WJ, Miklos MV. Response of trigeminal neuralgia to decompression of sensory root: discussion of cause of trigeminal neuralgia. J Am Med Assoc. 1959;170(15):1773-6.
88. Jannetta PJ. Arterial compression of the trigeminal nerve at the pons in patients with trigeminal neuralgia. J Neurosurg. 1967;26(1 Suppl):159-62.
89. Jannetta PJ. Vascular decompression in trigeminal neuralgia. In: Samii M, Jannetta PJ. The Cranial nerves. Berlin: Springer-Verlag; 1981. p. 331-40.

90. Pollack IF, Janetta PJ, Bissonette DJ. Bilateral trigeminal neuralgia: a 14-years experience with microvascular decompression. J Neurosurg. 1988;68(4):559-65.
91. Hotta TH, Bataglion A, Bataglion C, Bezzon OL. Involvement of dental occlusion and trigeminal neuralgia: a clinical report. J Prosthet Dent. 1997;77(4):343-5.
92. Sessle BJ. Acute and chronic cranifacial pain: brainstem mechanisms of nociceptive transmission and neuroplasticity, and their clinical correlates. Crit Rev Oral Biol Med. 2000;11(1):57-91.
93. Ingle JI, Glick DH, Scheffer D. Diagnóstico diferencial e tratamento das dores oral e perioral. In: Ingle JI, Beveridge EE, editores. Endodontia. 2. ed. Rio de Janeiro: Interamericana; 1979.
94. Siqueira JTT, Ching LH, Nasri C, Siqueira SRDT, Teixeira MJ, Heir G, et al. Clinical study of patients with persistant orofacial pain. Arq Neuropsiquiatr. 2004;62(4):988-96.

CAPÍTULO 35

DOR FACIAL ATÍPICA / ODONTALGIA ATÍPICA

José Tadeu Tesseroli de Siqueira
Silvia R. D. T. de Siqueira
Manoel Jacobsen Teixeira

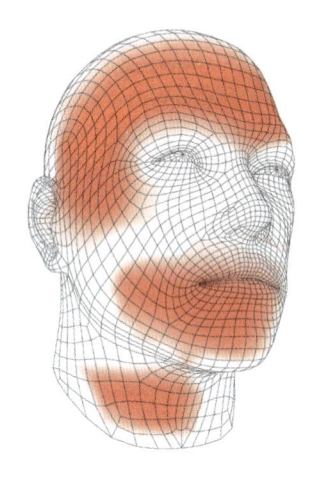

A denominação dor facial atípica refere-se a um tipo específico de dor facial e foi introduzida na literatura médica na década de 1920 com o objetivo de agrupar dores faciais de difícil tratamento e que eram clinicamente diferentes das neuralgias trigeminais. Quando ela ocorre nos dentes, é conhecida por odontalgia atípica. Os cirurgiões-dentistas devem ficar atentos ao se defrontarem com dores dentárias persistentes e que não respondem aos tratamentos convencionais, principalmente quando o dente não apresenta alterações clínicas ou radiográficas. Embora ocorra no dente, trata-se de uma falsa dor de dente, sob o aspecto de doenças odontológicas, e sua origem é neuropática, atualmente considerada central. Essa denominação ainda vigora na Classificação Internacional de Doenças (CID), entretanto, a Classificação Internacional de Cefaleias e Algias Craniofaciais da International Headache Society[1] a considera de origem central e passou a denominá-la dor facial idiopática persistente. Esses critérios se encontram em revisão, porém é provável que não haja modificação da classificação anterior. A dor facial atípica/odontalgia atípica sempre foi considerada de difícil tratamento. Os pacientes têm longas histórias de procedimentos em diversas áreas médico-odontológicas sem melhora da dor e, frequentemente, com piora. Alterações psicológicas e psiquiátricas são frequentes nesses pacientes. Quando a dor é aguda, é necessário o diagnóstico com dor de origem dentária, a qual muitas vezes não é reconhecida, é tratada inadequadamente ou mesmo não tratada. Como o diagnóstico é de exclusão, atualmente são poucos os doentes com esse diagnóstico; entretanto, sempre que houver dor facial ou dental persistente, é fundamental que, antes de qualquer procedimento invasivo, esses pacientes sejam avaliados por um especialista nesse tipo de dor.

Este capítulo traz uma breve revisão desse tema, e o diagnóstico diferencial de outras dores neuropáticas pode ser encontrado nos demais capítulos da Parte 9 do livro.

INTRODUÇÃO

O termo dor facial atípica (DFA) compreende uma condição álgica complexa que ainda é motivo de controvérsia, além de ser de difícil classificação.[2] Ao longo do tempo a literatura cita que a DFA pode apresentar-se como dor profunda localizada em uma área limitada da face, ou em ambos os lados, frequentemente na maxila e associada à dor mandibular ou cervical sem anormalidades neurológicas.[3] Também é descrita como dor vaga, em queimação ou pressão no território de inervação do nervo trigêmeo, além de ser mais comum em mulheres e normalmente associada a distúrbios emocionais, portanto sem alterações nos exames de imagens ou laboratoriais.[4] Frio, ansiedade e depressão podem piorar a dor; raramente ela surge e desaparece subitamente.[5] Atualmente, a denominação DFA pode ser considerada diagnóstico de exclusão de pacientes com queixa de dor facial persistente que ainda não tiveram um diagnóstico estabelecido e nem boa resposta aos tratamentos.[6-7] Entretanto, ainda é contemplada na Classificação Internacional de Cefaleias de 2004 sob a denominação de *dor facial idiopática persistente*.

Variação dos conceitos através do tempo

Também foi considerada como dor facial vaga e difusa em pressão, latejamento, repuxo, queimação ou aperto, difuso ou circunscrito,[8] sem as características da neuralgia essencial do nervo trigêmeo ou do glossofaríngeo e sediada nos planos profundos da face, também no crânio e região cervical, ou seja, em regiões que não respeitam a distribuição da inervação dos nervos sensitivos da face. Foi apresentada como tendo qualidade variável e duração irregular; é paroxística ou contínua, podendo durar horas ou dias. Raramente instalando-se ou desaparecendo subitamente.[8] Sempre houve controvérsias quanto aos fatores desencadeantes, considerados ausentes,[9] mas intensifica-se com o frio, fadiga, ansiedade e depressão. Pode ser acompanhada de lacrimejamento, rinorreia e/ou hiperemia na face.[10] Sempre foi predominante em mulheres, geralmente ansiosas e deprimidas.[11] Também foram associadas à sua ocorrência neuropatias centrais, constituição e anormalidades psiquiátricas.

Essa variação na apresentação já mostra a dificuldade que foi caracterizar a DFA, sendo relevante o fato de que muitas doenças, como tumores e odontalgias, apresentam-se em padrão semelhante e acabam não sendo identificadas pelo clínico não acostumado a esses diagnósticos.[6,12] Estudo multidisciplinar em nosso meio mostrou uma média de 1,8 diagnóstico por paciente com queixas atribuídas à DFA. O estudo reuniu diferentes profissionais com experiência no diagnóstico e tratamento da dor crônica orofacial: cirurgiões-dentistas, neurologistas, otorrinolaringologistas, psicólogos, psiquiatras e assistentes sociais.[13]

De acordo com os critérios da Associação Internacional para o Estudo da Dor,[14] é descrita como *odontalgia atípica* no item IV-5, caracterizada por dor latejante intensa e contínua nos dentes sem patologia associada, de ocorrência predominante em mulheres adultas, acompanhada de hipersensibilidade dentária ao estímulo. A dor pode ser espalhada ou localizada, e frequentemente desencadeada por um procedimento dentário. Problemas emocionais e disfunção temporomandibular acompanham comumente a dor. Entretanto, apesar da contínua discussão a respeito dos critérios para o diagnóstico dessa condição, ainda não há clareza ou consenso entre as classificações,[15-18] assim como nem todos os pacientes apresentam evidências de trauma dentário como causa da odontalgia atípica.[17,19,20]

CLASSIFICAÇÃO ATUAL DA DOR FACIAL ATÍPICA OU ODONTALGIA ATÍPICA

A Classificação Internacional de Cefaleias (Quadros 35.1 e 35.2) classifica esta condição como dor facial idiopática persistente, de origem central, sem característica das neuralgias cranianas, e sem evidências físicas ou demonstráveis de causas orgânicas.[1] Com o refinamento de métodos diagnósticos e treinamento mais apurado de profissionais de diversas áreas da saúde nos últimos anos, o diagnóstico das rebeldes dores faciais atípicas reduziu significativamente. A odontalgia atípica (OA) refere-se à dor em dente ou região do rebordo com características semelhantes àquelas das odontalgias, mas com etiologia possivelmente neuropática. Habitualmente, manifesta-se em área das quais o dente foi removido devido à dor persistente e insolúvel. Frequentemente, os doentes relatam terem sofrido inúmeras cirurgias, porém sem alteração do quadro doloroso. O tratamento farmacológico coincide com o preconizado para o tratamento da dor neuropática (p. ex., antidepressivos tricíclicos).[13]

A despeito da melhoria na educação dos profissionais da área da saúde no que diz respeito à semiologia das dores craniofaciais, permitindo maior precisão nos diagnósticos, ainda existem casos de dores crônicas com diagnóstico indefinido, como é o caso da dor facial atípica.[21-23] Muitos diagnósticos obscuros que sugerem DFA podem decorrer de doenças ou condições álgicas faciais avaliadas precariamente e algumas delas podem ser de natureza odontológica. Estudos recentes mostram que esse diagnóstico é de exclusão e são necessárias equipes treinadas para o diagnóstico diferencial,

Quadro 35.1. O item 11 da Classificação Internacional de Cefaleias classifica as neuralgias faciais e as cefaleias secundárias decorrentes da face e do pescoço ou de estruturas cranianas ainda não relacionadas nos itens anteriores da classificação. Observe a nova denominação da dor facial atípica/odontalgia atípica no item 13.18.4

Item 11. Cefaleia ou dor facial associada a distúrbio do crânio, pescoço, olhos, ouvidos, nariz, seios da face, dentes, boca ou a outras estruturas faciais ou cranianas:
11.6 – Cefaleia atribuída a anormalidades dos dentes, maxilares ou estruturas relacionadas.
11.7 – Cefaleia ou dor facial atribuída a anormalidades da articulação temporomandibular.
11.8 – Cefaleia atribuída a outros anormalidades do crânio, pescoço, olhos, ouvidos, nariz, seios faciais, dentes, boca ou outras estruturas faciais ou cervicais.
Item 13. Neuralgias cranianas e dores faciais de origem central
13.1 – Neuralgia trigeminal.
13.2 – Neuralgia do glossofaríngeo.
13.15 – Neuralgia pós-herpética.
13.18 – Dor facial de causas centrais.
13.18.4 – Dor facial idiopática persistente (dor facial atípica/odontalgia atípica).
13.18.5 – Síndrome da ardência bucal.

Fonte: Classification and diagnostic criteria for headache disorders, cranial neuralgias and facial pain.[1]

Quadro 35.2. Critérios para o diagnóstico da dor facial idiopática persistente

CRITÉRIOS PARA O DIAGNÓSTICO
A. Dor na face, presente diariamente ou que persiste a maior parte do dia ou o dia todo, preenchendo os critérios B e C. B. A dor é confinada a uma área limitada de um lado da face, é profunda e mal localizada. C. Não está associada à perda sensitiva ou outros sinais físicos. D. A investigação laboratorial, incluindo exames de raio X da face, maxilar e mandíbula, não demonstra anormalidade relevante.
Nota
Comumente, o início da dor é na comissura nasolabial ou lateral do queixo, e pode espalhar-se para cima ou para baixo da maxila, mandíbula ou uma maior área da face ou pescoço.
Comentários
A dor pode se iniciar após cirurgia ou lesão da face, dentes ou gengiva, mas persiste sem qualquer causa local demonstrável. A dor facial ao redor da orelha ou têmpora pode preceder a detecção de um carcinoma de pulmão ipsilateral, causando dor referida pela invasão do nervo vago. O termo odontalgia atípica tem sido aplicado à dor contínua nos dentes ou alvéolo dentário após a extração, na ausência de qualquer causa dentária identificável.

Fonte: Classification and diagnostic criteria for headache disorders, cranial neuralgias and facial pain.[1]

pois essas dores podem ter origens diferentes da área de atuação profissional de quem atende inicialmente o paciente e são tão diferentes como pulpites, tumores e a síndrome de Wallenberg.[6,12]

Seguramente, os pacientes com DFA têm longas histórias de dor, alívio da dor inadequado, alto índice de intervenções invasivas, o que supõe iatrogenia, e alta prevalência de distúrbios emocionais.[12,24] Esses pacientes são considerados complexos e os resultados clínicos são insatisfatórios independentemente da duração da queixa. Uma das possíveis razões para o insucesso no tratamento é o diagnóstico parcial ou incompleto, que ocorre em até 50% dos pacientes.[12] Esses casos não são completamente avaliados, mas somente examinados pelo especialista procurado, o que implica tratamentos em área específica de atendimento. Esse fato pode explicar parcialmente os resultados insatisfatórios com DFA por diferentes profissionais,[25] reafirmando a necessidade de uma abordagem sistemática desses pacientes por profissionais ou equipes multidisciplinares com treinamento adequado.

DIAGNÓSTICO DIFERENCIAL EM DFA/OA

Como o diagnóstico da DFA é de exclusão, o diagnóstico refinado com outras dores que afetam a cabeça se faz necessário, sejam elas odontológicas ou não odontológicas. Nóbrega e colaboradores, em 2007,[12] mostraram que, metade de um grupo de pacientes com esse diagnóstico, ao passarem por profissionais de diferentes áreas, teve a causa da dor identificada, sendo em geral incomum e proveniente de diferentes áreas e especialidades médicas. Dentre essas doenças, destacam-se as neoplasias, que nem sempre são levadas em consideração no diagnóstico diferencial da DFA/AO, e não só da cavidade bucal, mas também do crânio e do tórax. Esses tópicos são abrangentes e estão bem detalhados nos Capítulos 16, 17, 30 e 39.

Odontalgia atípica ou dor de dente fantasma

Ocasionalmente, o cirurgião-dentista surpreende-se com queixas de dor de "dente" em regiões desdentadas. Outras vezes, o paciente tem a nítida sensação de que o dente removido ainda está na sua boca. Condições como essas já foram descritas na literatura científica, principalmente em pacientes que sofreram amputação de membros. Essa dor geralmente tem origem neuropática, periférica e/ou central, e os seus mecanismos ainda não são totalmente compreendidos, mas já se sabe o suficiente para elaborar um diagnóstico diferencial e para planejar o tratamento. A OA corresponde à dor do membro fantasma, uma ocorrência comum nos amputados. Em odontologia inúmeros procedimentos ou cirurgias corriqueiras podem eventualmente resultar em dor persistente. Tratamento de canal, restaurações de resina composta, cirurgias de terceiros molares inferiores ou de implantes osteointegráveis são alguns exemplos. Muitas vezes a queixa do paciente é vista como exagerada ou irreal. Esse tipo de queixa pode ser considerada "odontalgia atípica". São os fantasmas da boca.

Portanto, não se trata de uma dor de dente que possa ser atribuída a doenças infecciosas ou traumáticas que geralmente afetam o dente, como a cárie e a doença periodontal; está cada vez mais claro que se trata de uma dor neuropática, embora ainda seja conhecida com essa denominação. É comum o paciente relatar o surgimento da dor após procedimentos operatórios orais, como exodontias, apicectomias, cirurgias periodontais, endodontias, ou mesmo após a colocação de próteses dentárias, de lesão do nervo alveolar inferior por cirurgias ou após anestesia local.[26] O Capítulo 36 aborda a dor orofacial persistente de modo abrangente, inclusive após procedimentos ou cirurgias odontológicas. Ver também o Caso clínico 35.1.

Pöllmann[27] relatou 22 casos de pacientes jovens, todos do sexo masculino, com queixa de dente fantasma (16 pacientes) ou de dor de dente fantasma (seis pacientes). O autor utilizou um questionário para investigar aspectos psicossomáticos e de personalidade. Observou que a maioria dos pacientes era do tipo introvertido, que a experiência da perda do dente ocorrera pela primeira vez e que os tratamentos recebidos haviam sido prolongados. É possível, portanto, que fatores genéticos e comportamentais estejam envolvidos na gênese dessa condição dentária, e que, gradativamente, estamos compreendendo que se trata de uma condição em que houve lesão periférica de nervo, porém sem sinais de alteração neurológica. Muitos dos estudos antigos não realizavam exames específicos sobre sensibilidade ou fenômenos álgicos, como a hipoalgesia, a alodínia e a hiperestesia.

Fenômenos sensitivos mostram indícios de mecanismos fisiopatológicos que podem estar envolvidos particularmente em dores crônicas de caráter neuropático, como é o caso da dor facial atípica. Os pacientes não apresentaram diferenças sensitivas marcantes, quando comparados aos controles em testes quantitativos sensitivos (TQS),[28] mas trata-se de um grupo heterogêneo com diagnósticos associados diversos;[29] a presença ou não de traumatismo dentário associado é um fator etiológico importante que pode alterar a fisiopatologia da doença e, sendo assim, podem ser observados subgrupos.[30,31] Entretanto, não há estudos publicados que tenham identificado esses subgrupos, particularmente no que diz respeito aos TQS.[18]

Diagnóstico diferencial da odontalgia atípica

Clinicamente, vários fatores contribuíram para um grande número de diagnósticos de dor facial atípica, podendo ser citada, entre eles, a multiplicidade de componentes que determinam a expressão da dor pelo paciente: aspectos discriminativos, aspectos afetivos, efeitos secundários da dor, como a hiperalgesia secundária e alodínia, ou a atividade muscular secundária. Além disso, médicos e cirurgiões-dentistas têm diferentes formações acadêmicas e prioridades sobre o tratamento de dores orofaciais e nem sempre são preparados para incluir no diagnóstico diferencial da DFA/OA as doenças ou afecções das áreas profissionais associadas.[32] Tanto um tumor no cérebro como na boca, pescoço ou tórax pode causar dor referida à face e ser diagnosticado inicialmente como DFA. A literatura é rica sobre relatos de casos clínicos semelhantes.

Para o médico fica difícil compreender que algumas dores musculoesqueléticas da face (disfunção temporomandibular – DTM) podem ter um padrão atípico. A presença da mandíbula com duas articulações, cuja harmonia funcional depende da oclusão dentária e dos músculos mastigatórios, possibilita a geração de dor que pode ser unilateral, bilateral ou migratória em diversos lugares da face, sugerindo um padrão atípico por não seguir um único trajeto neural. A própria característica visceral da polpa dentária contribui, em algumas situações, para a dificuldade diagnóstica.[33]

Todos esses fatores concorrem para a dificuldade diagnóstica de algumas dores faciais difusas. Em estudo multidisciplinar com pacientes que haviam recebido diagnóstico inicial de dor facial atípica, verificou-se a presença de iatrogenia, dor neuropática, dor miofascial mandibular ou cervical e até um paciente com um tumor maligno de soalho de boca.[13] Ainda assim, existem algumas situações de dor facial que, a despeito dos tratamentos multiprofissionais, não têm evolução adequada e permanecem indefinidas, constituindo a amostra real, até o presente momento, da dor facial atípica.

Muitos diagnósticos imprecisos e aparentemente atípicos que sugerem **dor facial atípica** podem decorrer de doenças ou condições faciais avaliadas inadequadamente; algumas delas podem ser de natureza odontológica.[34] A Síndrome da Ardência Bucal (SAB) e a Odontalgia Atípica (OA) (dor neuropática) podem ser englobadas pelo termo dor facial atípica, porém, são entidades mais bem estudadas e reconhecidas atualmente, devendo ser mantidas separadas (Ver Capítulos 21, 22 e 43).

Outras doenças bucodentais, como pulpites, periodontites traumáticas, mialgias mastigatórias e até tumores, podem ser confundidas com DFA/OA principalmente quando não são prontamente diagnosticadas ou porque se manifestam de modo atípico ou subclínico. Por isso, a reavaliação periódica dos pacientes que relatam dores recorrentes ou persistentes e com respostas inadequadas aos tratamentos é mandatória. Ver Caso clínico 35.2.

Tratamento da dor facial atípica/ odontalgia atípica

Pode melhorar com o emprego de antidepressivos tricíclicos (amitriptilina, nortriptilina, clomipramina, imipramina, maprotilina), inibidores de recaptação de serotonina e noradrenalina (venlafaxina) e neurolépticos (clorpromazina, levopramazina, propericiazina) na dose de 25 a 150 mg/dia. Anticonvulsivantes raramente são eficazes.[35] O tratamento psiquiátrico também é útil em muitos desses casos.[35] Alguns doentes podem obter algum benefício com a nucleotratotomia trigeminal ou talamomesencefalotomia. As complicações da tratotomia e nucleotomia espinais do nervo trigêmeo são geralmente transitórias e consistem em ataxia sensitiva, soluços e hipoestesia do hemicorpo contralateral,[36] e as da talamomensecefalotomia são anormalidades da motricidade ocular e hemiparesia.[37] Cingulotomia e capsulotomia anterior são indicadas nos casos em que os componentes psíquicos não são corrigidos com os procedimentos psicoterápicos convencionais. Os resultados, entretanto, são frequentemente pouco satisfatórios.[38] Outros tratamentos menos convencionais são a estimulação elétrica encefálica profunda e a infusão de fármacos no sistema nervoso central (SNC).

O cirurgião-dentista deve atentar para essas ocorrências e evitar manipulações em dentes sem sintomatologia clínica, a não ser que haja queixa de dor. O tratamento farmacológico segue a recomendação para dores neuropáticas (p. ex., antidepressivos tricíclicos).

Entre as possibilidades terapêuticas, a estimulação magnética transcraniana (EMT) produz um efeito analgésico em pacientes com dor neuropática, especialmente quando localizada na face, mesmo quando as áreas estimuladas são representativas da mão. Isso ocorre provavelmente por plasticidade após a ativação de áreas próximas às afetadas, no córtex somatossensitivo.[39,40]

CONCLUSÃO

É necessário que o cirurgião-dentista reconheça a existência das dores persistentes idiopáticas de origem central, principalmente quando afeta os dentes. É importante reconhecer, também, que este diagnóstico, embora seja chamado de diagnóstico de exceção, pode ser devidamente realizado por um especialista da área. Além disso, o tratamento é o mesmo direcionado às dores neuropáticas: nem sempre é simples e nem uniprofissional.

Por outro lado, existem inúmeras doenças odontológicas e não odontológicas que simulam essa síndrome álgica. Como nem sempre fazem parte do domínio de um único profissional, é indispensável a atenção por quem atende esse paciente, que normalmente apresenta enorme histórico de iatrogenias e erros profissionais, o que exige abordagem em centros especializados.

REFERÊNCIAS

1. Classification and diagnostic criteria for headache disorders, cranial neuralgias and facial pain. Headache Classification Committee of the International Headache Society. Cephalalgia. 2004;24 Suppl 1:S1-S150.
2. Zakrzewska JM. Classification issues related to neuropathic trigeminal pain. J Orofac Pain. 2004;18(4):325-31.
3. Solomon S, Lipton RB. Criteria for the diagnosis of migraine in clinical practice. Headache. 1991;31(6):384-7.
4. Woda A, Piochon P. An unified of idiopathic orofacial pain: clinical features. J Orofac Pain. 1999;13(3):172-84.
5. Speculand B. Intractable facial pain and illnesss behavior. Pain. 1981;11(2):213-9.
6. Siqueira JTT, Ching LH, Nasri C, Siqueira SRDT, Teixeira MJ, Heir G, et al. Clinical study of patients with persistent orofacial pain. Arq Neuropsiquiatr. 2004;62(4):988-96.
7. Bussone G, Tulio V. Reflections on the nosology of craniofacial pain syndromes. Neurol Sci. 2005;26 Suppl 2:S61-S64.
8. Yonas H, Jannetta PJ. Neurinoma of the trigeminal root and atypical trigeminal neuralgia: their commonality. Neurosurgery. 1980;6(3):273-7.
9. Penman J. The differential diagnosis and treatment of tic douloureux. Postgrad Med J. 1950;26(302):627-36.
10. Stookey B, Ransohoff J. Trigeminal neuralgia. Its history and treatment. Springfield: Charles C. Thomas; 1959.
11. White JC, Sweet WH. Pain and the neurosurgeon. Springfield: Charles C. Thomas; 1969.
12. Nóbrega JCM, Siqueira SRDT, Siqueira JTTS. Diferential diagnosis in atypical facial pain: a clinical study. Arq Neuropsiquiatr. 2007;65(2A):256-61.
13. Okada M, Teixeira MJ, Amaral TGF, Yeng LT, Formigoni G, Oliveira MFV, et al. Atypical facial pain (AFP): a multidisciplinary assesment. Abstracts of the Brazilian Congress of Neurology; 1998; São Paulo. São Paulo: Lemos; 1998. p. 233.
14. Merskey H, Bogduk N. Classification of chronic pain: descriptions of chronic pain syndromes and definitions of pain terms. 2nd ed. Seattle: IASP; 1994.
15. Benoliel R, Eliav E. Neuropathic orofacial pain. Oral Maxillofac Surg Clin North Am. 2008;20(2):237-54.
16. Graff-Radford SB. Facial pain. Neurologist. 2009;15(4):171-7.
17. Pfaffenrath V, Rath M, Pollmann W, Keeser W. Atypical facial pain: application of the IHS criteria in a clinical sample. Cephalalgia. 1993;13 Suppl 12:84-8.
18. Sardella A, Demarosi F, Barbieri C, Lodi G. An up-to-date view on persistent idiopathic facial pain. Minerva Stomatol. 2009;58(6):289-99.
19. Evans RW, Agostoni E. Persistent idiopathic facial pain. Headache. 2006;46(8):1298-300.
20. Koratkar H, Koratkar S. Atypical odontalgia: a case report. Gen Dent. 2008;56(4):353-5.
21. Agostoni E, Frigerio R, Santoro P. Atypical facial pain: clinical considerations and differential diagnosis. Neurol Sci. 2005;26 Suppl 2:S65-7.
22. Quail G. Atypical facial pain: a diagnostic challenge. Aust Fam Physician. 2005;34(8):716-8.
23. Bodere C, Pionchon P. Orofacial pain and secondary headaches. Rev Neurol (Paris). 2005;161(6-7):716-9.
24. Woda A, Tubert-Jeannin S, Bouhassira D, Attal N, Fleiter B, Goulet JP, et al. Towards a new taxonomy of idiopathic orofacial pain. Pain. 2005;116(3):396-406.
25. Elrasheed AA, Worthington HV, Ariyaratnam S, Duxbury AJ. Opinions of UK specialists about terminology, diagnosis, and treatment of atypical facial pain: a survey. J Oral Maxillofac Surg. 2004;42:566-71.

26. Marbach JJ. Phantom tooth pain: differential diagnosis and treatment. J Mass Dent Soc. 1996;44(4):14-8.
27. Pollmann L. Studies on phantom toothache. In: Sicuteri F, Terenius L, Vecchiet L, Maggi C, editors. Advances in pain research and therapy. New York: Raven; 1992. v. 20.
28. Lang E, Kaltenhäuser M, Seidler S, Mattenklodt P, Neundörfer B. Persistent idiopathic facial pain exists independent of somatosensory input from the painful region: findings from quantitative sensory functions and somatotopy of the primary somatosensory cortex. Pain. 2005;118(1-2):80-91.
29. Forssell H, Tenovuo O, Silvoniemi P, Jääskeläinen SK. Differences and similarities between atypical facial pain and trigeminal neuropathic pain. Neurology. 2007;69(14):1451-9.
30. Eliav E, Gracely RH, Nahlieli O, Benoliel R. Quantitative sensory testing in trigeminal nerve damage assessment. J Orofac Pain. 2004;18(4):339-44.
31. List T, Leijon G, Svensson P. Somatosensory abnormalities in atypical odontalgia: a case-control study. Pain. 2008;139(2):333-241.
32. Bérzin MGR, Siqueira JTT. Study on the training of Brazilizan dentists and physicians who treat patients with chronic pain. Braz J Oral Sci. 2009;8(1):44-9.
33. Bell WE. Dores orofaciais: classificação, diagnóstico e tratamento. 3. ed. Rio de Janeiro: Quintessence; 1991.
34. The American Academy of Orofacial Pain. Guidelines for assessment, diagnosis, and management. Chicago: Quintessence; 1996.
35. Taverner D. Drug treatment of the cranial neuralgias. In: Vinken PJ, Bruyn GW. Handbook of clinical neurology. Amsterdam: North-Holland; 1968. p. 378-85.
36. Fox JL. Percutaneous trigeminal tractotomy for facial pain. Acta Neurochir. 1973;29(1):83-8.
37. Teixeira MJ. Critérios de diagnóstico da dor facial atípica. Anais do 3º SIMBIDOR; 1997; São Paulo. São Paulo: SIMBIDOR; 1997. p. 17-33.
38. Kerr FWL, Olafson RA, Olafson RA. Trigeminal and cervical volleys. Arch Neurol. 1961;5:171-8.
39. Le Faucher JP, Drout X, Memanr-Le Faucher I, Zerah F, Bendib B, Cesaro P, et al. Neurogenic pain relief by repetitive transcranial magnetic cortical stimulation depends on the origin and the site of pain. J Neurol Neurosurg Psychiatry. 2004;75(4):612-6.
40. Siqueira JTT, Marcolin MA, Teixeira MJ, Siqueira SRDT. Persistent atypical odontalgia treated with transcranial magnetic stimulation. Case report. Rev Dor. 2010;11(3):259-61.
41. Ramfjord S, Ash MM. Oclusão. 3. ed. São Paulo: Interamericana; 1984.

CASO CLÍNICO 35.1
Dor facial atípica com início após cirurgia periodontal

Mulher de 54 anos de idade queixa-se de dor na face esquerda com início há 25 anos após cirurgia periodontal no hemiarco superior esquerdo. Relata que tanto a cirurgia como o pós-operatório foram extremamente dolorosos. Teve dor intensa (Escala Visual Analógica – EVA=10) que não cessou com a medicação utilizada na época. Após a cicatrização da área, a intensidade da dor se reduziu, mas nunca mais desapareceu. A dor é diária, contínua, varia de fraca a forte e não cessa com quaisquer modalidades de tratamentos, sejam eles medicamentosos, fisioterápicos ou odontológicos.

Nos últimos anos, passou por inúmeros especialistas de diversas áreas, como cirurgiões-dentistas, neurologistas, clínicos gerais, otorrinolaringologistas e psicólogos.

Diagnóstico: dor facial atípica (DFA).

Comentário. Esta é uma história de dor compatível com o diagnóstico de DFA. A paciente é depressiva, a dor mantém as mesmas características e não existem anormalidades ou alterações neurológicas que a justifiquem, sendo considerada de origem central. O fato de ter sido desencadeada por cirurgia odontológica rotineira mostra que a extensão da cirurgia propriamente dita não é responsável pela cronificação. Certamente, a etiologia é multifatorial e a cirurgia pode ter sido um dos fatores desencadeantes. Provavelmente, há fatores genéticos, comportamentais e ambientais envolvidos na gênese desse tipo de dor.

CASO CLÍNICO 35.2
Dor facial e dentária persistente confundida com odontalgia atípica e neuralgia trigeminal

Mulher branca, 49 anos, apresentava dor em choque na hemiface direita, inclusive nos dentes, os quais não conseguia identificar. O início fora há três meses e, após curativo em dente #16 associado ao uso de carbamazepina (200 mg/dia), a dor sumiu por 30 dias. A paciente narra visitas frequentes ao dentista devido à dor por exposição de colos dentários e, por essa razão, fez endodontia em cinco dentes, sem, todavia, haver melhora das dores. Assim, voltou a tomar carbamazepina (200 mg/dia) há sete dias, tratamento que havia sido interrompido anteriormente, e as dores melhoraram. Fez exames de liquor e ressonância magnética na cabeça, mas os exames não apresentaram alterações.

Diagnóstico anterior: dor facial atípica/odontalgia atípica e neuralgia trigeminal. Ao exame, o dente 46 apresenta dor em pontada com ar, frio ou escovação. Nos dentes superiores, ela tem dor em choque, desencadeada inclusive por líquidos ou alimentos introduzidos na boca. Pela manhã, sente os dentes doloridos, principalmente em três dos que já foram submetidos ao tratamento de canal. Usa uma placa de mordida noturna, mas não percebe alterações em seu quadro de dor. À percussão vertical ou horizontal, estavam sensíveis os dentes 14, 15, 25, 35 e 45. Apresentava bolsas periodontais acima de 6 mm nos dentes 13, 14, 15, 16 e 17.

Hipóteses diagnósticas: sensibilidade dentária por traumatismo oclusal, sensibilidade dentinária ou neuralgia típica de trigêmeo.

Tratamento sintomático: tratamento periodontal, proteção dos colos expostos e ajuste de placa oclusal.

Evolução: exceto por algumas crises de dor em agulhada, não sentiu dor por 15 dias. Com a administração novamente de carbamazepina, elas desapareceram. Após 30 dias, o medicamento foi removido e a dor não retornou durante 12 meses de acompanhamento.

Diagnóstico final: periodontite por traumatismo de oclusão (bruxismo) e sensibilidade dentinária.

Comentário. As dores dentárias são mais atípicas do que as dores nevrálgicas do trigêmeo, pois dependem da fase inflamatória e do local da dor: polpa, dentina ou periodonto. Além disso, quando vários dentes estão envolvidos, a avaliação e o diagnóstico tornam-se mais difíceis, pois, como vimos anteriormente, há sensibilização central e espalhamento da dor. Portanto, o diagnóstico de algumas odontalgias é mais difícil do que de muitas neuralgias trigeminais. A história de sensibilidade dentinária em vários dentes e dolorimento dentário persistente mesmo após as endodontias é importante para o diagnóstico. Além disso, o estado emocional, a angústia e o quadro depressivo pela persistência da dor confundiram o quadro geral. A placa miorrelaxante de mordida não ofereceu alívio inicial. A presença de bolsas periodontais e o dolorimento dos dentes da região sugeriam causa periodontal. O tratamento visando a eliminar essa doença foi realizado e as dores cessaram no pós-operatório, enquanto os dentes estavam protegidos com cimento cirúrgico, ou seja, houve forte indicativo do periodonto como fonte da dor. O traumatismo oclusal persistente é fator periférico de lesão que pode contribuir para o espalhamento da dor (Ramfjord & Ash, 1984). A paciente não poderia ter dor pulpar, já que os canais haviam sido tratados adequadamente. Sendo assim, a possibilidade odontogênica só poderia ser do componente periodontal. Além do próprio estresse pelo qual a paciente passou nos meses anteriores, havia quadro infeccioso local típico que reduzia o limiar de dor. Assim, o estresse funcionou como fator perpetuador e os choques por ingestão de líquido ocorriam nos dentes vizinhos, vitais e com exposição de colo dentinário. Doentes com queixa de dor crônica pioram ao se submeterem à cirurgia, pois há aumento de dor no pós-operatório imediato, o que é praticamente inevitável. Isto deve ser compreendido tanto pelo paciente quanto pelo operador, e medidas terapêuticas devem ser tomadas para minimizar esses efeitos. A outra possibilidade era de odontalgia atípica, mas as características clínicas, como dolorimento do dente à percussão e presença de doença periodontal, apontavam nessa direção.

CAPÍTULO 36

DOR OROFACIAL PÓS-CIRÚRGICA PERSISTENTE / DOR NEUROPÁTICA PÓS-TRAUMÁTICA

José Tadeu Tesseroli de Siqueira

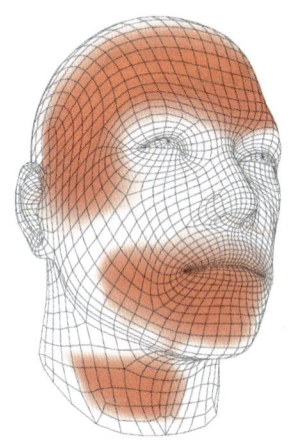

A dor pós-cirúrgica faz parte da rotina dos cirurgiões. Felizmente, as técnicas cirúrgicas atuais e o avanço na pesquisa sobre fármacos propiciam pós-operatórios mais confortáveis e com menor morbidade aos pacientes. Ainda assim, a literatura documenta que, em um pequeno percentual de pacientes, desenvolve-se dor persistente que exigirá atenção médica ou odontológica prolongada ou permanente. A dor crônica é uma das complicações mais importantes das cirurgias, pois compromete o paciente física, psicológica e socialmente, além de exigir tratamento especializado e, algumas vezes, multidisciplinar.

A importância do papel da dor no controle pós-operatório é enfatizada pela promoção da dor ao *status* atual de quinto sinal vital. A percepção da dor desperta uma série de manifestações fisiológicas, como taquicardia e aumento da pressão arterial sistêmica, além de comprometer o estado emocional do paciente. Ao controlar a dor, é possível reduzir algumas de suas morbidades, evitar complicações cirúrgicas e acelerar a alta do paciente. Nas cirurgias ambulatoriais, em geral de menor porte, a dor pós-operatória também é um parâmetro relevante, pois o paciente vai para casa e nem sempre tem resposta imediata às suas queixas, como no hospital.

Vivemos numa fase da odontologia em que os procedimentos cirúrgicos e protéticos permitem amplas reabilitações e praticamente inexistem barreiras técnicas à reabilitação oral e facial dos pacientes. Este fato traz à tona um universo nem sempre conhecido de eventos, que envolvem: lidar com a expectativa de pessoas que irão se submeter a procedimentos eletivos, possibilidade de maior ocorrência de complicações pós-operatórias transitórias, incluindo a dor e o risco de complicações permanentes, como lesão de nervos e dor neuropática, que normalmente é crônica. Os cirurgiões, inclusive os dentistas, devem se preparar para os novos tempos, reciclando conhecimentos sobre a ciência básica que melhor lhes explicam essas ocorrências e podem auxiliar na prática diária. Ao fazer isso, além de tratar com segurança os doentes, o cirurgião poderá reduzir ou evitar o estresse gerado por queixas mal compreendidas e evitar deterioração na importante relação profissional-paciente. Este é um imenso desafio no universo positivista em que nos formamos e vivemos, no qual se privilegia a técnica e, involuntariamente, subestima-se a importância das matérias básicas na prática clínica, ou seja, o conhecimento que a sustenta.

Este capítulo discorre sobre os mecanismos neurobiológicos, o diagnóstico e o tratamento da dor pós-operatória da cirurgia bucal ou maxilar, particularmente quando é persistente e resulta da lesão de nervos.

INTRODUÇÃO

A dor é um sintoma que faz parte da rotina clínica dos cirurgiões, independentemente de sua área de atuação, mas nem sempre é considerada prioritária, podendo ser muitas vezes ignorada e subtratada.[1] A dor pós-operatória relaciona-se à inflamação e sua intensidade se reduz com o tempo, à medida que a ferida cirúrgica cicatriza. Entretanto, quando a queixa de dor é intensa ou persiste a despeito da cicatrização, ela afeta emocionalmente o profissional envolvido, particularmente o cirurgião, principalmente quando ele não se depara com alterações patológicas que a expliquem, fato que o coloca no dilema relacionado à veracidade dessa queixa.[2] Além disso, os tratamentos odontológicos em geral geram estresse e alterações emocionais e, por isso, é preciso que haja preocupação com a escolha de técnicas que reduzam a ansiedade e controlem a dor transoperatória, dando espaço à sedação ou anestesia geral, dependendo do tipo de cirurgia e das condições psicológica e médica do paciente.[3]

O controle da dor pós-operatória é necessário não só para o aparente conforto do paciente e a tranquilidade do cirurgião, mas também, e acima de tudo, pelo risco de a manutenção da dor interferir nos resultados da própria cirurgia. O controle da dor contribui para o retorno do paciente às suas atividades normais e para a melhora da recuperação pós-cirúrgica devido à redução de morbidades e tempo de hospitalização, quando realizada sob anestesia geral, e ao tempo total de convalescença.[4] Para que seja reduzida, contribuem a preocupação do cirurgião em usar criteriosa intervenção cirúrgica com mínimo traumatismo, principalmente em áreas de risco para lesões em troncos ou ramos nervosos, e o cuidado do anestesista, quando realizada em hospital, de adotar medidas analgésicas peri e pós-operatórias. O controle da inflamação, edema e dor é fundamental na prevenção da dor persistente pós-cirúrgica.

DOR: O QUINTO SINAL VITAL

Como apresentado amplamente neste livro, a dor é uma experiência multidimensional que envolve aspectos sensitivos, emocionais e cognitivos. A complexidade desse fenômeno e suas implicações sistêmicas fizeram com que se desse maior atenção aos pacientes que se queixam de dor após cirurgias. Mais do que uma simples sensação, a dor é uma mensagem gerada pela comunicação entre diversos sistemas transmissores, alguns excitatórios e outros inibitórios, instalados em vários níveis do sistema nervoso e que convergem especialmente para a medula espinal ou para o núcleo do trato espinal do nervo trigêmeo. Nessa complexidade de informações, nem sempre a percepção de dor no cérebro é explicada unicamente pelo estímulo nociceptivo.[5] Esse fato pode confundir o cirurgião, que normalmente está acostumado a avaliar aspectos objetivos em sua atividade diária, como a cor, a forma e a resistência dos tecidos que manipula.

A possibilidade de o estímulo nociceptivo desencadear dor e uma série de alterações fisiológicas, emocionais e cognitivas no organismo, permitiu que a dor fosse considerada como um parâmetro importante no controle da condição clínica pós-operatória do doente. Essa é uma das razões pela qual a dor passou a ser considerada o quinto sinal vital (Quadro 36.1), fato que deve ser reconhecido também pelo cirurgião dentista, já que o ato operatório ou cirúrgico faz parte de sua atividade profissional. Os cirurgiões devem reconhecer a importância da dor e do seu controle em pacientes operados, pois um controle eficiente contribui para o conforto do paciente, reduz complicações na área operada, o período de convalescença do doente e o risco de cronificação da dor em pacientes suscetíveis.

Resposta do organismo frente ao estímulo nociceptivo
1. Dor
2. Reflexo muscular (abertura bucal)
3. Resposta brusca
4. Vocalização
5. Sudorese, náuseas...
6. Dilatação pupilar
7. Taquicardia
8. Aumento da pressão sanguínea
9. Alteração comportamental

CRONIFICAÇÃO DA DOR: IMPORTÂNCIA DE CONTROLE DA DOR AGUDA PÓS-OPERATÓRIA

Outra questão importante em cirurgia é a cronificação da dor. Se os mecanismos de sensibilização central são despertados pelo estímulo nociceptivo periférico, preveni-los ou reduzi-los pode evitar a dor crônica. Como explicar o motivo de alguns doentes com dor facial crônica relatarem que ela surgiu após procedimento operatório considerado simples como: exodontia, restauração dentária ou cirurgia periodontal? Qual é o papel da dor aguda pós-operatória na cronificação da dor? É possível preveni-la a partir do controle da dor trans ou pós-operatória? A literatura mostra que, em centros de tratamento da dor crônica, até 20% dos casos têm origem iatrogênica.[6] Muitos desses casos estão associados à lesão de nervo periférico, e é provável que o uso adequado de procedimentos anestésicos locais diminua essa incidência.[7] A dor pós-operatória está associada à inflamação e deveria reduzir com a cicatrização, porém excepcionalmente isso não ocorre. Complicações cirúrgicas (como as infecções), lesão de nervo no transoperatório e características afetivo-comportamentais do paciente são fatores que podem estar envolvidos na persistência da dor.[8]

Não se sabe ao certo quais fatores contribuem com essa transição da dor aguda para crônica, embora alguns estudos apontem a associação de diversos fatores, como presença de dor pré-operatória, traumatismo transoperatório extenso ou dor pós-operatória intensa.[9] Em geral, a intensidade da dor se associa à extensão da lesão tecidual, pois a resposta inflamatória seria mais acentuada e demorada, o que traria maiores riscos também para a cicatrização da ferida. É possível, portanto, que esse fator contribua para a instalação da dor crônica, mas outros fatores biopsicossociais também devem estar presentes.[10] Para evitar esse risco, técnicas de analgesia, sedação ou anestesia *preemptiva* (pré-anestésica) foram incorporadas à prática médico-odontológica, entretanto, até o momento seus resultados ainda são controversos.[11,12] Certamente, é tarefa do profissional da saúde a adoção de medidas que reduzam a dor; ele deve evitar conceitos simplistas e folclóricos de que a dor é natural ou *normal* e que desaparece após

Quadro 36.1. Dor, o quinto sinal vital

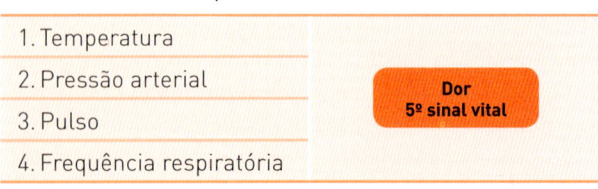

1. Temperatura	
2. Pressão arterial	**Dor**
3. Pulso	**5º sinal vital**
4. Frequência respiratória	

Observe e compare como a dor pode interferir nos demais parâmetros fisiológicos dos pacientes, fato que sinaliza a necessidade de identificação e controle adequados, particularmente em pacientes que se submeteram à cirurgia.

a cicatrização do tecido. Os pacientes não são todos iguais. Embora exista a necessidade de mais estudos para esclarecer essa questão, estudos prospectivos indicam que a redução da dor pré-operatória, do traumatismo cirúrgico e da dor pós-operatória contribui para reduzir a incidência da dor crônica em populações de risco.[9]

> Estudos prospectivos indicam que a redução da dor pré-operatória, do traumatismo cirúrgico e da dor pós-operatória pode contribuir para diminuir a incidência de dor crônica em populações de alto risco.[9]

A despeito das controvérsias sobre os resultados da anestesia preemptiva, reduzir a dor pré e transoperatória parece ser fundamental no controle da dor. Neste contexto, o uso de medidas locais, como injeção de anestésicos locais de longa duração, principalmente em associação com anti-inflamatórios não hormonais, parece ter papel importante no controle da dor pós-cirúrgica.[13] Na odontologia, como grande parte dos procedimentos cirúrgicos ou operatórios não cruentos é realizada em ambulatório, sob anestesia local, essa técnica já é adotada e pode contribuir para a redução de dor imediata ou mediata aos procedimentos.[14] Portanto, existem boas estratégias para esse propósito, mas o clínico deve estar atento ao risco de complicações, como infecção e lesão de nervo, que podem causar dor persistente.

Dor oral / facial persistente pós-operatória ou após procedimentos odontológicos

A despeito das boas técnicas de controle da dor pós-operatória que existem atualmente, a dor é considerada uma possível complicação e pode persistir em alguns pacientes. A ocorrência de dor crônica que segue procedimentos cirúrgicos ainda é a maior fonte de morbidade decorrente de vários tipos de cirurgia.[11] São esses pacientes que deveriam receber atenção do cirurgião e, eventualmente, requerer consulta com profissionais experientes no tratamento da dor persistente ou em outras especialidades médicas. As cirurgias bucais são, em geral, de pequeno ou médio porte e a dor pode ser bem controlada mesmo quando é moderada a intensa. Entretanto, a literatura científica mostra que, após cirurgias para a colocação de implantes metálicos, por exemplo, a frequência de complicações persistentes varia em torno de 5 a 13%; há, ainda, incapacidade para o trabalho e alteração da rotina diária em cerca de 14% dos pacientes, e, embora essas cirurgias sejam seguras, cerca de 8% dos pacientes não teriam se submetido se soubessem do desconforto e dos riscos envolvidos.[15] Outros fatores (p. ex., genéticos, condição de saúde), além da lesão cirúrgica estão envolvidos na dor crônica pós-cirúrgica, e o cirurgião deveria estar alerta para esse risco. A atividade do cirurgião dentista é essencialmente operatória, embora nem sempre cruenta, e a literatura documenta o surgimento de dor crônica após intervenções corriqueiras, como tratamento de canal, troca de próteses totais, restauração do dente ou cirurgias de diversos tipos.[16,17]

Outro fato alarmante que merece atenção é que a prevalência de dor persistente após cirurgias em diversas especialidades médicas varia de 2 a 10%[11] e, considerando que esse tipo de dor necessita de tratamento preciso e permanente, é fundamental que todas as áreas da saúde que realizam procedimentos operatórios ou cirúrgicos, como a odontologia, deem mais atenção a esses pacientes.

> Atenção: a prevalência de dor persistente após cirurgias em geral varia de 2 a 10%. Esses pacientes demandam longo tempo de tratamento, equipes especializadas e tratamento multimodal.

Eis alguns exemplos de cirurgias eletivas em odontologia: extração de dentes, remoção de dentes retidos ou inclusos, implantes, enxertos, periodontal, periapical, ortognática. Há também os procedimentos operatórios não cirúrgicos invasivos: remoção de cárie e restauração do dente, tratamento endodôntico, preparo dentário para prótese e tratamento ortodôntico. Procedimentos não invasivos: moldagem para próteses totais (dentaduras). Para compreender melhor a importante questão da dor crônica ou persistente após cirurgias ou intervenções odontológicas, neste capítulo será realizada ampla revisão do assunto, iniciando pela compreensão do ambiente bucal. Para a revisão do uso de medidas para o controle da dor, como analgesia controlada pelo paciente (ACP) em operações sob anestesia geral, consultar livros especializados.[18,19]

Se a dor pós-cirúrgica persistente é atualmente tardiamente reconhecida pelo cirurgião, imagine o que pensa o paciente que dela sofre. Leia com atenção o relato do Caso clínico 36.1.

CIRURGIA BUCAL: MODELO PARA ESTUDO DE DOR AGUDA

A boca é ricamente vascularizada e inervada e possui características bem específicas que a tornam um ambiente único que deve ser compreendido durante o tratamento da dor. No caso de cirurgias bucais, a dor decorre do processo inflamatório e varia de leve a intensa no pós-operatório imediato e se reduz ou cessa entre sete e 15 dias. Cirurgias na boca ou na face também podem ter implicações emocionais importantes para o paciente, e o fato de ser de pequeno porte não as torna menos dolorosas e incômodas que cirurgias realizadas em outros segmentos corpóreos.

As cirurgias bucais são realizadas em área de acesso visual e cirúrgico restrito, exigindo efetivo afastamento de estruturas como lábio, bochechas e língua. Em geral, são cirurgias ósseas, pois as raízes dos dentes estão bem implantadas em seus alvéolos e tanto as doenças de origem pulpar como as periodontais afetam o osso subjacente. Além disso, as corticais ósseas da mandíbula são extremamente espessas e resistentes. A boca aloja uma microbiota abundante e a cicatrização dos tecidos nesse ambiente ocorre em conformidade com os mecanismos de defesa desenvolvidos pelo hospedeiro; mesmo assim, existe o risco de infecção oportunista ou secundária. Durante as cirurgias ósseas intraorais, o tecido ósseo é invadido por saliva e isso também pode contribuir para infecções e complicações pós-operatórias. Para detalhes adicionais, ver também Capítulo 42, sobre dor orofacial e infecção.

Houve um importante avanço na avaliação de fármacos para o controle da dor aguda pós-operatória com a idealização do Modelo de Cirurgia Oral para a Dor Aguda, também conhecido como Modelo de Dor Dental.[20] Por meio desse modelo, avalia-se, através de questionários, a ação de fármacos sobre a dor, edema, função e temperatura, normalmente em comparação ao placebo ou a outras drogas analgésicas já conhecidas. Além disso, a avaliação dos efeitos colaterais de drogas analgésicas, como os opioides, é fundamental para o tratamento de pacientes não internados e que se submetem à cirurgia ambulatorial.[21] Em geral, essas cirurgias são feitas para remoção dos terceiros molares de pacientes jovens, que normalmente são isentos de doenças crônicas e apresentam boa condição de saúde. Esse modelo para avaliação da dor aguda humana tornou-se popular no meio farmacêutico e é amplamente utilizado na avaliação de novos fármacos.

Desde sua publicação, inúmeros fármacos foram estudados por meio desse modelo. Eis alguns exemplos de estudos mais recentes: associação de acetominofeno e codeína,[22] morfina,[23] inibidores específicos da COX-2,[24,25] pré-gabalina,[26] tramadol[27] e oxicodona.[28,29]

CIRURGIA BUCAL: RISCO DE LESÃO DE NERVOS E DE DOR NEUROPÁTICA

Outro aspecto relevante que deve ser incluído no planejamento de cirurgias orais e maxilares é o risco potencial de lesão de nervo. Na face, vários ramos do nervo trigeminal estão sujeitos à lesão durante procedimentos cirúrgicos extra- ou intraorais (p.ex.: infraorbitário, alveolar inferior e mentual). A lesão parcial ou completa pode regredir com o tempo, evoluir para alterações sensitivas indolores (p.ex., parestesia) e, eventualmente, para dor crônica (p.ex., dor neuropática). Nesse caso, a dor é persistente e nem sempre curável, embora possa ser controlada com medicamentos ou procedimentos, sendo que o manejo desses pacientes deve ser realizado por neurologistas ou profissionais com experiência no tratamento da dor crônica. A prevalência de dor neuropática após cirurgia ortognática em que foram adotadas medidas para reduzir a lesão do nervo alveolar inferior foi de 5%,[30] indicando o montante de pacientes que necessitarão de tratamento médico-odontológico complementar e que deveriam receber mais atenção dos cirurgiões durante o planejamento da cirurgia e a avaliação dos seus riscos e benefícios. Também deve ser incluída neste item a dor de dente persistente que ocorre depois de tratamento endodôntico sem causa aparente, cuja denominação genérica é 'odontalgia atípica'.

Esse problema nem sempre é reconhecido pelos dentistas e médicos e, portanto, torna-se um fator complicador, pois o diagnóstico não é imediato e o tratamento nem sempre é prontamente aplicado.

INFLAMAÇÃO E CICATRIZAÇÃO: DA NOCICEPÇÃO À DOR

O cirurgião-dentista é um operador por excelência, e os procedimentos cirúrgicos orais têm aumentado significativamente na atualidade. Mesmo com a esperada redução de exodontias, são inúmeras as opções cirúrgicas em odontologia com o objetivo de manter os dentes ou substituí-los, como é o caso dos implantes para osteointegração. O processo de cicatrização nos tecidos da boca deve ser entendido adequadamente para compreensão das dificuldades, intercorrências ou sequelas cirúrgicas nesse ambiente. A cicatrização visa à regeneração (substituição de um tecido por outro idêntico, a exemplo do tecido ósseo em fraturas e na osteointegração) ou à reparação (substituição por tecido sadio, mas de natureza diferente, a exemplo das fibroses que substituem o tecido ósseo em defeitos de cicatrização óssea ou insucessos da osteointegração).

Didaticamente, a cicatrização pode ser dividida em três fases: inflamação, proliferação e remodelação (Quadro 36.2).

Quadro 36.2. Neste quadro observam-se as três fases do processo de cicatrização dos tecidos

FASES DA CICATRIZAÇÃO TECIDUAL
1- Inflamação
- migração de células inflamatórias - síntese de fatores solúveis
2- Proliferação
- migração e proliferação celular - síntese de matriz extracelular - angiogênese
3- Remodelação

Lembre-se: a inflamação é a fase inicial do processo. Portanto, é maior no início e se reduz com o tempo, à medida que o tecido vai se reorganizando.

Fonte: Wong e Wahl.[31]

Imediatamente após o traumatismo tecidual (mecânico, químico ou infeccioso), instala-se uma série de reações complexas cujo objetivo é proteger o organismo, localizar e evitar o espalhamento da lesão e iniciar a reparação da área. Esse processo homeostático é conhecido como inflamação, e suas manifestações iniciais fazem parte da resposta de fase aguda.[32]

Durante a inflamação, podem ser observadas as seguintes alterações:

a. **Locais**: alterações na microcirculação, migração de células inflamatórias e síntese de fatores solúveis (citocinas e fatores de crescimento);
b. **Sistêmicas**: ativação do sistema nervoso central (controle da febre) e do fígado, o qual regula as proteínas da fase aguda necessárias para a reposição das perdas que ocorrem no processo. Na fase de proliferação, ocorre a migração e a proliferação das células que recuperarão a área danificada e realizarão a síntese da matriz extracelular e a angiogênese. Já na fase de remodelação, o tecido recuperado sofre processo permanente de remodelação (Figs. 36.1 a 36.4).

A dor aguda pós-operatória, portanto, está intimamente relacionada à inflamação e é esperada quando há traumatismo, cirurgia ou infecção. A migração celular (Fig. 36.2) e os produtos celulares e teciduais, como as citocinas, contribuem para formar a "sopa inflamatória" que estimula os nociceptores e desencadeia a transmissão do estímulo por meio das fibras aferentes receptoras de dor. Essa é a dor por nocicepção. A inflamação caracteriza-se classicamente por cinco pontos cardeais: **calor, rubor, tumor, dor e perda de função**. Seu objetivo é mobilizar as defesas do organismo para cicatrizar o tecido agredido. É a fase inicial do processo de reparação tecidual e "não é um mero evento local, mas uma resposta completa do organismo, com alto nível de integração",[33] e tem como objetivo defender e preparar os tecidos lesados para os eventos que permitirão a sua reparação, ou seja, é uma etapa passageira e a dor dela decorrente deve ser mais intensa no início e se reduzir com o passar do tempo.[34] Nesses casos, a dor está associada à hiperalgesia primária.

> A inflamação não é um mero evento local, mas uma resposta completa do organismo, com alto nível de integração.[33]

A lesão periférica causada pela cirurgia gera sensibilização periférica e central, e é importante para o clínico entender esse processo desde a sua geração até a percepção da dor no cérebro. Qualquer esquema terapêutico para o controle da dor pós-operatória pode ser mais facilmente entendido a partir do entendimento dessa matriz de dor que envolve todo o sistema nervoso do indivíduo. Na Figura 36.5 é apresentado um esquema que ajuda a compreender genericamente essa rede neural e suas conexões, na qual a dor pode ser inibida, modulada ou modificada.

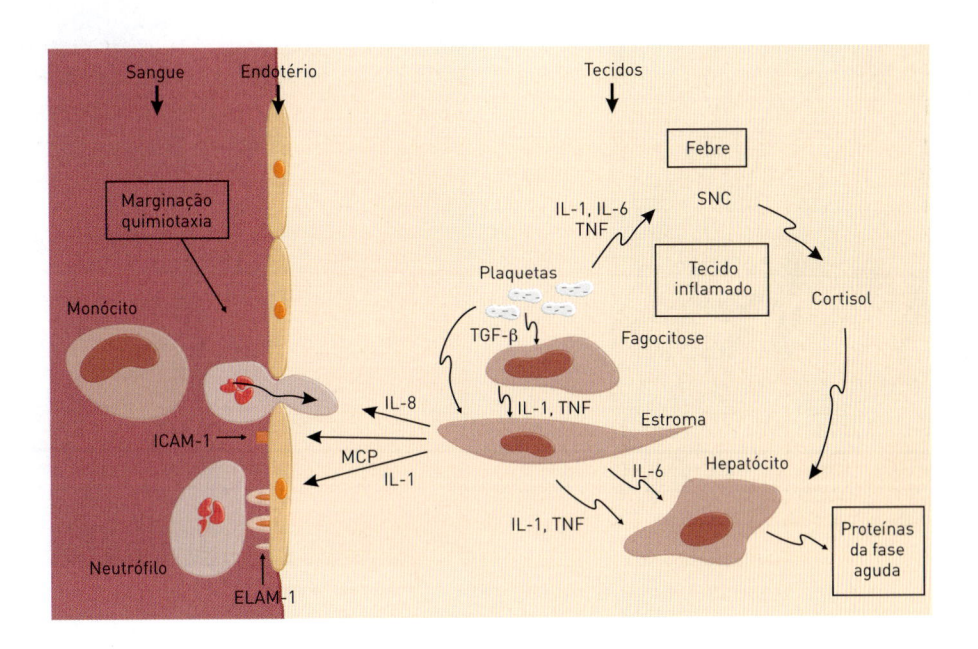

Figura 36.1. Esquema das interações entre células e citocinas encontradas na resposta inflamatória de fase aguda. Observe que após a lesão tecidual há migração de células (neutrófilos e monócitos) e síntese de citocinas. Algumas destas, como a interleucina-1 (IL-1), IL-6 e o fator de necrose tumoral – TNF ativam o sistema nervoso central (SNC). Juntamente com o cortisol há ativação do fígado que fornece proteínas da fase aguda necessárias ao processo, cujo objetivo é repor perdas proteicas decorrente da destruição tecidual.

Fonte: Modificado de Baumann e Gauldie.[32]

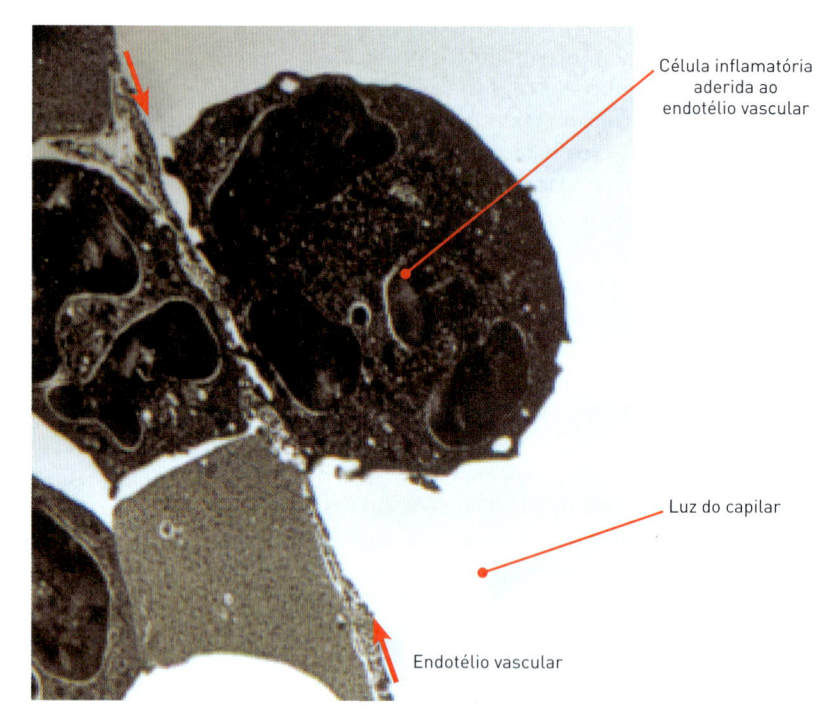

Figura 36.2. Fase inflamatória. Fotomicrografia eletrônica de célula inflamatória aderindo-se à parede do vaso em estudo experimental da cicatrização óssea em tíbia de rato. A dor pós-operatória, quando presente, ocorre nesta fase e assim deve diminuir de intensidade, à medida que o tempo passa e os fenômenos que ocorrem nesta fase reduzem-se e dão lugar à fase proliferativa.

Fonte: Siqueira.[35]

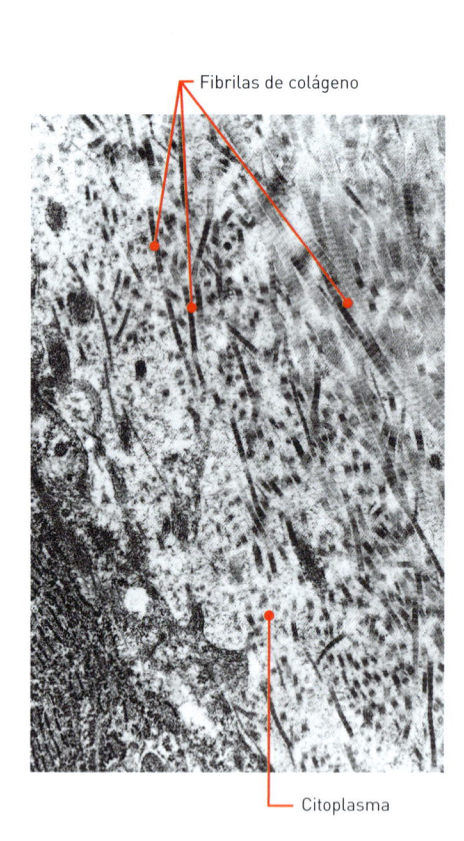

Figura 36.3. Fase proliferativa. Fotomicrografia eletrônica da cicatrização óssea, fase proliferativa, em tíbia de rato em que se observa a síntese do colágeno na matriz extracelular. Parte do retículo endoplasmático rugoso do citoplasma do osteoblasto encontra-se no canto inferior esquerdo da foto.

Fonte: Siqueira.[35]

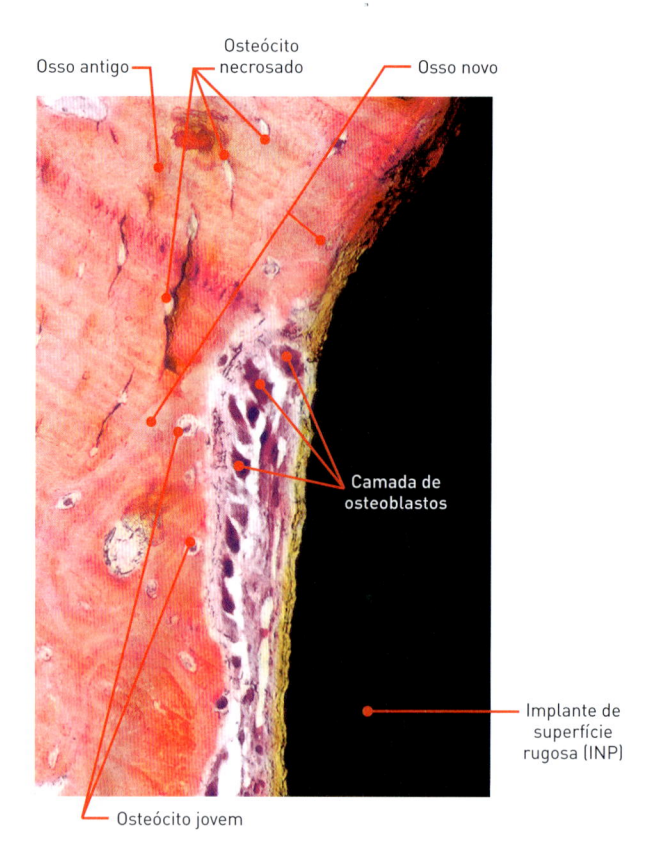

Figura 36.4. Fase de remodelação. Fotomicrografia em microscopia de luz mostrando a cicatrização óssea (osteointegração) ao redor de um implante metálico de titânio (Sistema INP, São Paulo) em estudo experimental em tíbia de coelho. Observe os osteócitos no interior do tecido ósseo neoformado, a coluna de osteoblastos na interface osso-implante e o tecido ósseo em contato com o implante.

Fonte: Siqueira.[36]

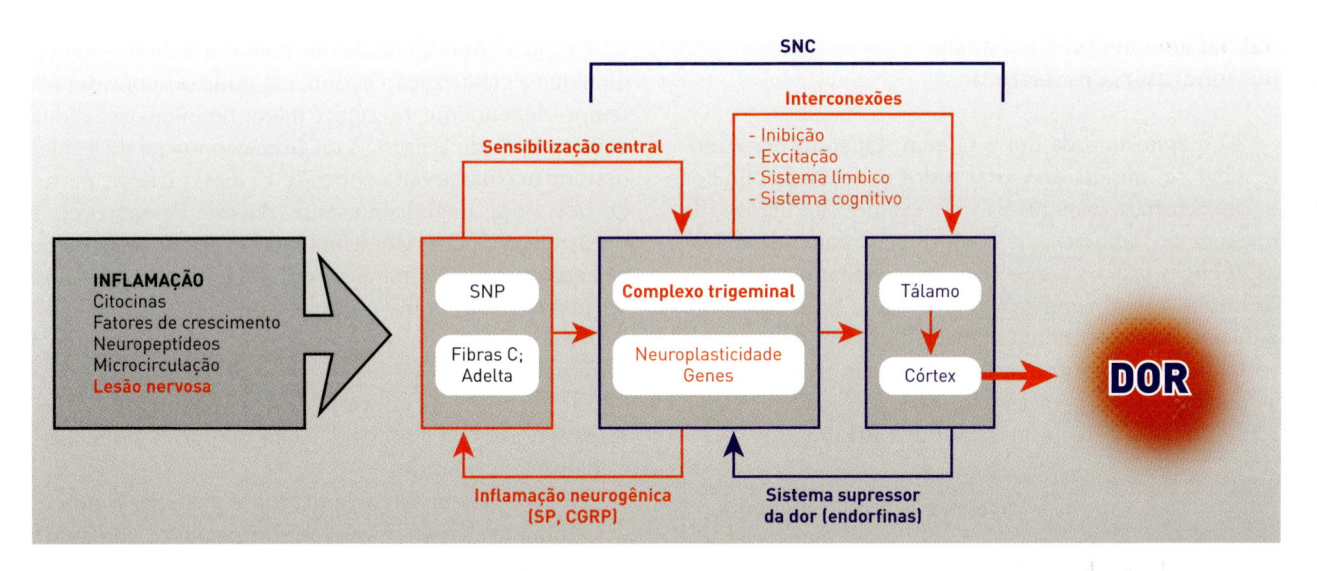

Figura 36.5. Esquema simplificado representando os compartimentos do sistema nervoso por onde passa e é modulado o estímulo nociceptivo, até o momento em que a dor torna-se consciente e é percebida pelo indivíduo. Observar que o estímulo inicial pode ser inflamatório (dor por nocicepção) ou neuropático (dor por desaferentação); ambos sensibilizam as terminações nervosas no SNP (primeiro compartimento); sensibilizam o complexo trigeminal (segundo compartimento), podem gerar inflamação neurogênica, ampliar e espalhar a dor. Do complexo trigeminal a informação segue para o tálamo e deste ao córtex (terceiro compartimento). No tálamo o estímulo recebe a influência de todo o sistema nervoso através das interconexões cerebrais; ativa o sistema supressor de dor (portanto, há redução da dor) e torna-se consciente no córtex sensitivo. Portanto, ao ser percebido o estímulo, a reação do paciente, nem sempre corresponde à intensidade com que foi gerado. Imagine situações patológicas diversas que podem alterar essa modulação da dor em vários níveis ao longo de seu circuito, e teremos uma ampla variabilidade clínica.

Fonte: Modificado de Trevor.[37]

Dor aguda pós-operatória: nocicepção

Assim, a dor aguda pós-operatória depende do processo inflamatório, portanto, quando ocorre, deve ser maior no início e se reduzir com o tempo, pois acompanha o processo de cicatrização. No entanto, vários outros fatores contribuem para sua ocorrência. Ela pode variar de leve a intensa, dependendo da região operada e do tipo e extensão da cirurgia, seu pico é maior no pós-operatório imediato e se reduz, no caso da odontologia, dentro de três a cinco dias após a cirurgia. Normalmente, está associada à extensão do edema e à limitação das funções desempenhadas na área (p. ex., mastigar, abrir a boca, beijar). Dores pós-operatórias persistentes podem ter diferentes causas, e o cirurgião deve se manter atento para a possibilidade de complicações nesse período. A reavaliação da área operada deve ser rotina, principalmente quando a queixa persiste e o paciente não relata melhora com os tratamentos recebidos. Ver Figura 36.6.

A dor aguda pós-operatória, como vimos, é por **nocicepção** ou inflamatória. Entretanto, pode ser que durante a cirurgia ocorra lesão de nervos ou cicatrização inadequada das terminações nervosas (p. ex., neuroma de amputação). Nesse caso, pode ocorrer outro tipo de dor, a **neuropática**, cujo tratamento é diferente da dor aguda por nocicepção e pode não ser transitória, permanecendo após a cicatrização. O cirurgião-dentista deve estar apto a identificá-las corretamente (para mais informações, ver capítulos da Parte 2).

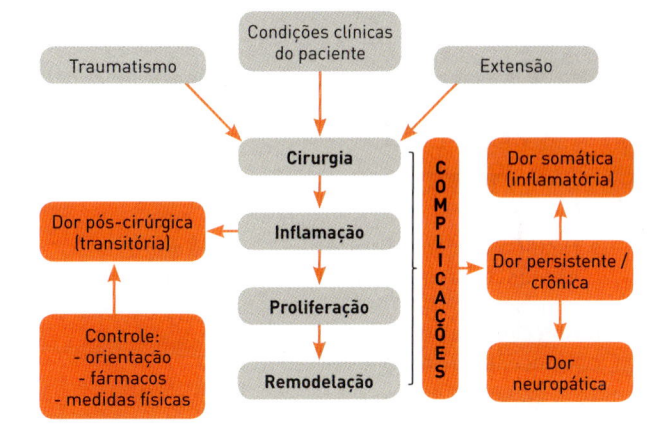

Figura 36.6. Esquema mostrando o curso possível dos eventos que se seguem à cirurgia. Observe que a hiperalgesia e a dor aguda melhoram com a cicatrização, mas podem surgir complicações e o paciente pode apresentar dor crônica ou persistente. Saber diferenciar essas duas situações é fundamental ao cirurgião.

Dor pós-operatória:
- nocicepção (transitória)
- neuropática (transitória a permanente)

Ao término da avaliação, o profissional deve saber identificar corretamente a queixa principal e as características da dor. Em outros capítulos deste livro é apresentado com detalhes o processo de avaliação de pacientes com dor.

Avaliação e diagnóstico da dor pós-operatória persistente

O diagnóstico da dor é clínico. Quando persistente, deve ser minucioso e usar todos os recursos clínicos e laboratoriais disponíveis. Os exames auxiliares (de imagem ou laboratoriais) contribuem para identificar as doenças causais e deveriam ser solicitados seguindo os critérios de diagnóstico diferencial.[38,39] O protocolo para avaliação e conduta de pacientes com dor segue a rotina para o diagnóstico em geral, sem desconsiderar as características clínicas expressas pelo paciente, que representam a percepção da dor de cada um.

> A base da terapêutica moderna é o diagnóstico.[40]

Em caso de dor aguda pós-operatória, essa queixa pode indicar apenas a presença do fenômeno de hiperalgesia ou ser um sinal de que algo mais está ocorrendo com o paciente, tornando-se, pois, o foco de atenção do examinador. Por essa razão, todos os detalhes referentes à dor são relevantes (Quadro 36.3). Se o diagnóstico é a peça fundamental para o sucesso no tratamento da dor, a história e o exame minucioso do paciente devem preceder qualquer terapêutica.

Quadro 36.3. Etapas de avaliação de pacientes com dor

Identificação do paciente
Queixa principal (QP)
História clínica
a. História da dor (local, duração, tempo de existência, frequência, período do dia, qualidade, intensidade, tratamentos anteriores)
b. Antecedentes médicos pessoais
c. Antecedentes médicos hereditários
Estado atual de saúde
a. Doença sistêmica atual
b. Medicação atual
Exames
a. Clínico
b. Radiográfico
c. Complementar
Hipóteses diagnósticas para a queixa atual (HD)
Conduta sugerida
Encaminhamento/interconsulta
Diagnóstico final
Tratamento, alta e controles

Na semiologia da dor, devemos enfatizar os aspectos que identificam claramente a queixa do paciente e as características da dor: local, tempo e duração, intensidade, periodicidade, qualidade, fatores de piora e fatores de melhora.

Como a intensidade da dor operatória diminui à medida que a cicatrização evolui, ela pode ser considerada tempo-dependente, ou seja, é maior no início e se reduz com o passar do tempo. A cicatrização inicial de feridas orais ou maxilares varia entre 7 e 15 dias, e é nesse período que a dor, quando presente, deveria desaparecer. A persistência da dor operatória mesmo após o período de cicatrização aponta para causas adicionais que deverão ser investigadas, como complicações, infecção ou lesão de nervo. Como vimos anteriormente, dor moderada a forte pode resultar de hiperalgesia decorrente da sensibilização central. O controle da dor nesse caso pode ser realizado por analgésicos de ação periférica associados a analgésicos opioides.

Em face da persistência da dor, é necessário proceder a uma avaliação minuciosa do paciente, iniciando pela história da dor e pelo exame detalhado da área operada. Em geral, a dor pós-operatória pode ser originária tanto da ferida cirúrgica e dos tecidos adjacentes, como da condição emocional e clínica do paciente.[34] Com base na longa experiência do nosso grupo com esse tipo de queixa, é fundamental investigar: a área cirúrgica, as áreas adjacentes, a condição emocional do paciente e a presença de doenças crônicas preexistentes (morbidades associadas) que poderiam contribuir para a piora da dor pós-cirúrgica.

Investigar em dor pós-operatória persistente:
- a ferida cirúrgica
- os tecidos adjacentes
- a condição emocional do paciente
- morbidades associadas preexistentes, incluindo dor crônica pré-operatória

a. Ferida cirúrgica

A própria área operada pode causar dor como no local da incisão, de vísceras existentes na região, de espasmos musculares reflexos e da própria posição desconfortável do doente. Todos esses fatores podem gerar hiperalgesia, causar dor e desconforto. Os desconfortos decorrem do traumatismo cirúrgico e da inflamação que se instala, e correspondem às clássicas queixas de dor dos pacientes operados. Seu controle tem o objetivo de melhorar a condição clínica do paciente e dar mais conforto e qualidade de vida no período imediato que segue à cirurgia. Espera-se, portanto, que ocorra a cicatrização dos tecidos com a respectiva redução gradativa da resposta inflamatória aguda. O cirurgião deve avaliar cuidadosamente a região operada e considerar o período da inflamação aguda de cerca de 7 a 15 dias nos casos de cirurgias bucais ou maxilares. Persistindo a dor, a reavaliação é obrigatória. Considerar que edema persistente, sangramentos e infecções justificam a necessidade de intervenção. A Figura 36.7 ilustra o caso de um paciente com fortíssimas dores iniciadas no terceiro dia após a cirurgia para colocação de implantes dentários na mandíbula. Esse caso reforça a importância de conhecer o fenômeno da hiperalgesia.

Nesse caso, a hiperalgesia está presente e, eventualmente, é alodínia. Assim, a dor pode ser provocada por movimentos leves ou toques na região operada, o que restringe a função motora. A ingestão de alimentos deve ser adequada à capacidade de movimentar a mandíbula e de mastigar no período pós-operatório. Quando o desconforto é grande ou há dor espontânea e o exame da área operada for normal, o uso de medicação analgésica para reduzir a dor e proporcionar conforto ao paciente deve ser considerado. Os anti-inflamatórios não hormonais e os analgésicos de ação central são indicados. Em pacientes que se submetem a cirurgias que geram traumatismo extenso na boca, o uso de corticosteroide no pós-operatório imediato deve ser considerado. Ver sugestões para o tratamento da dor no final deste capítulo.

Dor na ferida cirúrgica:
- incisão
- compressão de vísceras
- espasmos musculares
- posição desconfortável

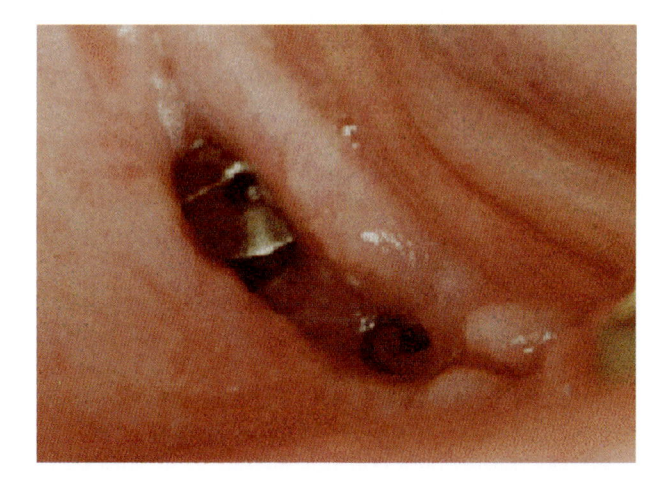

Figura 36.7. Observe as cabeças de implantes inseridos há cerca de 15 dias. A cicatrização é por segunda intenção. O exame clínico e radiográfico dos implantes não mostrou qualquer alteração, seja dor, parestesia, mobilidade ou proximidade com o canal do nervo alveolar inferior. A paciente apresentou fortíssimas crises de dor cerca de três dias após a cirurgia, que duravam minutos e repetiam-se várias vezes ao dia. Nesse período de 15 dias, sofreu pulpectomia do dente molar (#17) suspeito, sem melhora; passou pelo médico otorrinolaringologista, que não encontrou nada de anormal, e recebeu uma placa de mordida, que não alterou nada em relação às crises. Finalmente, recebeu sugestão de dor por grande ansiedade, o que não a agradou. A dúvida estava em saber se, mesmo assim, deveriam ser removidos os implantes. O diagnóstico final, com total eliminação da dor, foi de dor somática por exposição da ferida cirúrgica e traumatismo mecânico durante a mastigação, que lhe causava fortíssima sensibilização periférica e central.

b. Áreas adjacentes ou distantes da ferida cirúrgica

Quando a avaliação da ferida cirúrgica não mostra anormalidades, é necessária uma avaliação das áreas adjacentes da cabeça e do pescoço, pois elas também podem contribuir para a dor ou desconforto do paciente. As causas mais frequentes são: local da injeção anestésica, condições mórbidas preexistentes, complicações da cirurgia ou exacerbação de dor crônica preexistente. Não deixar de considerar a investigação das áreas adjacentes, como dentes vizinhos, assoalho de boca, seios paranasais. Eventualmente, lesões preexistentes podem entrar em atividade após a cirurgia e confundir o quadro clínico.

Dor nas áreas adjacentes:
- local da anestesia
- infecção
- lesão de nervo
- exacerbação de dor crônica preexistente

Lembrar que a área de anestesia pode ficar dolorida e sofrer o efeito traumático da agulha ou químico do anestésico, que pode ser neurotóxico, embora essa ocorrência seja rara. Eventualmente, pode ocorrer lesão superficial do próprio nervo em bloqueios do nervo alveolar inferior pela agulha, causando um choque imediato e parestesia pós-operatória, que normalmente é transitória. As complicações cirúrgicas são as principais causas de dor persistente pós-operatória, então é preciso avaliar cuidadosamente alvéolos dentários após extrações de terceiros molares para estudar a possível ocorrência de alveolite. Quando a persistência da dor ultrapassa o período de cicatrização, deve-se considerar a possibilidade de infecção crônica, como a osteomielite.

Pacientes com dores crônicas podem ter redução do limiar de tolerância à dor e aumento do limiar de sensibilidade, como no caso de pacientes com síndrome fibromiálgica ou dor facial crônica (p. ex., cefaleias primárias, dor facial atípica e dor musculoesquelética da face, como nas disfunções temporomandibulares). O esquema terapêutico para esses pacientes deve ser planejado antes da cirurgia e, mesmo assim, um controle mais rigoroso da dor pode ser necessário. Pacientes operados sob anestesia geral podem se beneficiar dos esquemas de controle da dor imediatamente ao término da cirurgia. As equipes de anestesistas dispõem de esquemas de controle da dor que beneficiam o paciente e contribuem para reduzir as complicações pós-operatórias decorrentes da própria dor subtratada.

No diagnóstico diferencial da dor aguda, deve-se considerar a presença prévia de lesões dentárias ou maxilares ainda não identificadas. A Figura 36.8 ilustra o caso de uma paciente com dor persistente há 12 meses, com surgimento após cirurgia de implantes e tentativa de remoção sem sucesso. Esse caso exemplifica iatrogenia na tentativa de remoção do implante saudável e, ao mesmo tempo, o diagnóstico impreciso, pois a dor era causada por infecção periapical. Complicações pouco comuns, como a lesão do periápice de dentes adjacentes às perfurações ósseas, podem ocorrer. Traumatismos cirúrgicos no soalho bucal, mucosa oral e tecidos vizinhos podem contribuir para o desconforto pós-operatório e para o aumento das queixas inespecíficas dos pacientes.

As complicações cirúrgicas são importantes fontes de morbidades, levando à possibilidade de novas cirurgias e, principalmente nas infecções, podem ser graves.

c. Condição emocional do paciente

Neste caso, nem sempre o paciente especifica com precisão a queixa e não sabe definir o local exato da dor, tampouco sua intensidade e suas características. Tem a sensação de que "dói tudo", sendo possível que o desconforto da cirurgia contribua para o estresse emocional. O ideal é que essas condições sejam observadas no pré-operatório e o cirurgião-dentista prepare o seu paciente psicologicamente e, se necessário, farmacologicamente. Atualmente, as medidas preventivas de controle da dor e o uso de sedação em pacientes ambulatoriais contribuem para melhorar as condições psicológicas pós-cirúrgicas. Deve-se salientar que a boca é sede de funções cotidianas e indispensáveis à vida de relação, como falar e mastigar, bem como às funções da vida vegetativa, como é o caso da deglutição. A presença de edema e dor na cavidade oral é muito desconfortável e compromete o estado emocional dos pacientes. Os cirurgiões-dentistas devem considerar esses fatores quando se deparam com queixas e ao realizarem o controle da dor aguda.

Neste item, considerar doenças psicológicas ou psiquiátricas prévias que alterem o limiar de dor dos pacientes, a exemplo da síndrome da ansiedade e da depressão. Certamente, esses pacientes requerem atenção especial desde o pré-operatório para controle adequado de suas condições emocionais. Consultar o médico psiquiatra do paciente é uma boa medida a se tomar na fase de planejamento cirúrgico.

Condição emocional pré-cirúrgica:
- medo
- ansiedade
- depressão
- experiências passadas
- catastrofismo

d. Morbidades associadas preexistentes

Alterações emocionais ou psiquiátricas, pacientes assustados ou instáveis emocionalmente são condições que deveriam ser avaliadas no pré-operatório para serem devidamente controladas pelo cirurgião ou pela equipe médica de apoio, como o anestesista, em todas as fases do processo. Atualmente, com as medidas preconizadas para controle imediato de dor pós-operatória, essas situações podem ser minimizadas e, assim, o paciente tem conforto e coopera mais no período pós-operatório, principalmente quando a cirurgia foi traumática ou realizada em áreas que geram muito desconforto. O uso de sedação ambulatorial ou anestesia geral deve ser considerado nesses pacientes.

Não se pode desconsiderar a existência de morbidades psicológicas ou psiquiátricas prévias que podem alterar o limiar de dor dos pacientes, a exemplo da síndrome da ansiedade e da depressão. Certamente esses pacientes requerem atenção especial desde o pré-operatório para controle adequado de suas condições emocionais. Consultar o médico psiquiatra ou psicólogo do paciente é uma boa medida a se tomar na fase de planejamento cirúrgico. No caso de doenças crônicas preexistentes, lembrar que algumas, como o diabetes melito, são consideradas fator de risco para complicações cirúrgicas, principalmente em pacientes controlados inadequadamente.

Condições crônicas pré-operatórias:
- doenças crônicas (p. ex., diabetes melito)
- dor crônica (p. ex., fibromialgia, cefaleia primária, dor neuropática, disfunção temporomandibular – DTM)
- uso crônico de fármacos (p. ex., corticosteroide, imunossupressores)

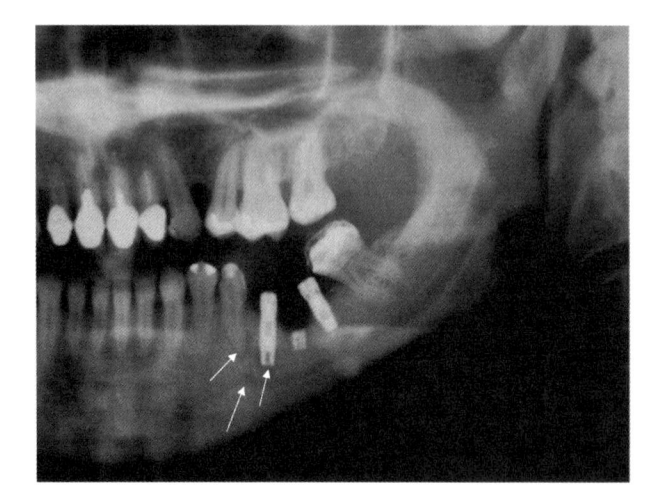

Figura 36.8. Esta imagem ilustra o caso de paciente que desenvolveu dor crônica; passou por três cirurgias na tentativa de remover o implante já osteointegrado, não obtendo sucesso na remoção e tampouco no controle da dor. Relatou sucessivos aumentos de volume na gengiva local. A radiografia mostra imagem periapical radiolúcida no dente adjacente (#33) que correspondia a abscesso dental crônico (seta) e provavelmente contaminou o implante (seta). Entre eles pode-se ver um pertuito. O forame mentual está mais abaixo (seta). Nessa fase, é difícil identificar as causas iniciais e o local inicial da infecção. Dor somática mandibular infecciosa. Tratamento cirúrgico para remoção dos implantes envolvidos e tratamento endodôntico do dente #33. Posteriormente, a paciente recebeu novos implantes, atualmente já em carga, e a dor foi totalmente eliminada.

- doenças imunossupressoras (p. ex., AIDS, artrite reumatoide, lúpus eritematoso sistêmico)
- doença psiquiátrica ou psicológica (p. ex., depressão, síndrome de ansiedade)

Entretanto, quando as queixas forem atribuídas à condição emocional do doente, o uso de analgésicos de ação central, como opioides, e de ansiolíticos deve ser considerado durante todo o período de tratamento.

CIRURGIAS OU PROCEDIMENTOS ODONTOLÓGICOS E DOR PERSISTENTE

Entre os procedimentos e cirurgias odontológicas e bucomaxilofaciais, que podem causar lesão de nervo, anormalidades sensitivas e dor persistente, destacam-se: endodontia, cirurgias de terceiros molares, cirurgias de implantes, cirurgias de tumores e cirurgias ortognáticas.

1. Dor persistente pós-operatória em odontologia
   a. Cirurgias odontológicas
   b. Cirurgias de terceiros molares
   c. Cirurgias de implantes
2. Cirurgias bucomaxilofaciais
   a. Enxertos
   b. Remoção de tumores
   c. Cirurgias ortognáticas
3. Endodontia

Com o recente aumento no número de cirurgias para colocação de implantes metálicos de titânio, aumentaram também as queixas de parestesia do lábio inferior, disestesia e dor neuropática pós-cirúrgica.[15,41] No caso de implantes dentários, o risco de complicações permanentes é de 13%.[41] A idade não parece ser fator de risco, entretanto, pacientes do sexo feminino e diabéticos constituem grupos de risco para esse tipo de complicação pós-operatória. Pacientes diabéticos podem apresentar alterações metabólicas decorrentes do curso da doença, o que os torna mais suscetíveis à ocorrência de complicações de natureza neuropática. Ver no Quadro 36.4 a relação de estudos recentes sobre lesão de nervo, anormalidades sensitivas trigeminais e dor persistente após cirurgias odontológicas, particularmente de implantes dentários.

Estima-se que as complicações podem ser evitadas, pois boa parte delas é de natureza iatrogênica. Cuidado com o planejamento, uso dos protocolos e avaliação crítica de riscos e benefícios de cada caso são recomendações preventivas.[42] Talvez o problema não esteja na complicação em si, mas em nosso despreparo para reconhecê-la de imediato. Não o fazemos pelo simples fato de que aprendemos que dor é *normal* em cirurgia, e que é transitória. Jamais aprendemos que não é exatamente a dor cirúrgica que nos desafia, mas sim quando ela se torna crônica a partir de um *simples* procedimento cirúrgico na boca, como a colocação de um pequeno implante dentário de titânio. É importante lembrar que muitos doentes com dor facial crônica e de difícil controle relacionam seu início com procedimentos operatórios considerados simples, como exodontias, restaurações dentárias ou cirurgia periondontal.[43,44]

> Pacientes que se queixam de dor persistente não esclarecida sofrem mais iatrogenia, usam mais medicamentos na tentativa de controle da dor e têm mais morbidades psicológicas e/ou psiquiátricas.[45]

O risco de evolução da dor aguda para crônica

Em centros especializados no tratamento da dor crônica, até 20% dos casos são considerados de origem iatrogênica,[6] e muitos deles decorrem de lesões do tecido nervoso periférico.[7] Nem sempre é possível evitar a cronificação, pois vários fatores parecem estar envolvidos: complicações cirúrgicas, lesões nervosas transoperatórias, aspectos afetivo-comportamentais;[8] dor pré-operatória, traumatismo transoperatório extenso, dor pós-operatória[9] e fatores psicossociais.[10] Há evidências de que a susceptibilidade à dor tem origem genética.[54] A Organização Mundial de Saúde (OMS) alerta para grandes variações na resposta aos opioides, fato nem sempre entendido pelos clínicos, que às vezes não controlam adequadamente a dor.[1] Comprovam esta hipótese alguns estudos recentes que avaliam imagens do cérebro, como o que mostra grandes diferenças interindividuais frente à dor, de forma que amplas regiões do córtex cerebral são afetadas em indivíduos mais sensíveis.[55] Esses dados reforçam a importância de ouvir e acreditar no relato dos pacientes, pois, além de serem subjetivos, existem inúmeras causas de dor facial que podem cursar entre si.[38,56]

As condições patológicas mais comuns que contribuem para a instalação de dor pós-operatória bucal ou maxilar são infecção e lesão de nervo e dor neuropática.

DOR OROFACIAL PÓS-OPERATÓRIA PERSISTENTE

a. infecção
b. lesão de nervo
   i. anormalidades sensitivas
   ii. dor neuropática

Dor por infecção pós-operatória

Infecções de diferentes gravidades podem acontecer, causar dor intensa e exigir tratamentos complexos. Nossa experiência clínica em dor pós-cirúrgica mostra que, embora sejam incomuns, as infecções são causas importantes de dor persistente. O problema se agrava quando a infecção subaguda torna-se crônica, como a

Quadro 36.4. Anormalidades sensitivas, lesão de nervo ou dor persistente após procedimentos de implantodontia e a eventual associação com remoção do implante, de acordo com relatos de casos e estudos clínicos

FATORES ESTUDADOS	ÍNDICE DE PERDAS / FATOR RISCO (OR)	AUTORES
Dor persistente após procedimentos de implantodontia oral.	Relatos de caso. Em um relato o implante na maxila foi substituído duas vezes por outro semelhante.	Siqueira e colaboradores,[36] e Siqueira e Siqueira[46]
Lesão do NAI após cirurgias com implantes.	Tratamento precoce com terapia de *laser* reduz complicações. Nada consta sobre a perda de implantes.	Ladalardo e colaboradores[47]
Lesão do NAI e do NL após cirurgias de terceiros molares inferiores.	78% dos cirurgiões relataram algum tipo de lesão permanente do NAI; 46% do NL. Não há dados específicos sobre cirurgias com implantes.	Robert e colaboradores[48]
Anormalidades sensitivas após cirurgia em rebordo inferior anterior.	Complicações sensitivas – 33% dos pacientes. Nada consta sobre a perda de implantes.	Abarca e colaboradores[49]
Dor persistente após cirurgia de implantes. Anormalidades sensitivas, lesão do NAI. Estudo retrospectivo com duração de 10 anos.	O percentual de risco para lesões neurais após procedimentos com implantes é de 0,008%, sendo 0,006% persistentes. Nada consta sobre a perda de implantes.	Libersa e colaboradores[17]
Lesão dos nervos alveolar inferior e lingual após cirurgias odontológicas. Estudo retrospectivo com 73 pacientes.	Lesão do NAI após cirurgia com implantes dentais ocorreu em 11,9% da amostra. Dor neuropática ocorreu em 14,9% de todos os pacientes com lesão do NAI. Nada consta sobre a perda de implantes.	Tay e Zuniga[50]
Lesão do NAI. Estudo prospectivo não randomizado de 52 casos.	Lesão após cirurgias de implantes ocorreu em 10% dos casos. As lesões mecânicas, como as ocorridas na remoção de dentes do siso, têm melhor prognóstico. Quando há recuperação, ocorre geralmente nos primeiros seis meses. Nada consta sobre a perda de implantes.	Hillerup[51]
Remoção do implante após lesão do nervo alveolar inferior. Estudo do tipo coorte com quatro casos.	A remoção precoce parece favorecer a evolução.	Khawaja e Renton[52]
Lesão do NAI. Estudo retrospectivo sobre complicações em cirurgias de implantes dentais.	Complicações = 13,35%; lesão NAI = 2%. Nada consta sobre a perda de implantes.	Nóia e colaboradores[53]

NAI: nervo alveolar inferior; NL: nervo lingual.

osteomielite, e exige longos períodos de tratamento, equipes interdisciplinares, medicação de última geração, internação e novas cirurgias. A Figura 36.9 ilustra um caso de dor crônica por osteomielite que surgiu após a cirurgia de um implante dentário. Esse caso mostra como a complicação de uma cirurgia simples pode ter tratamento extremamente complexo. O diagnóstico precoce evitaria seguramente essa complicação e seus desdobramentos, que envolvem tanto paciente como profissionais.

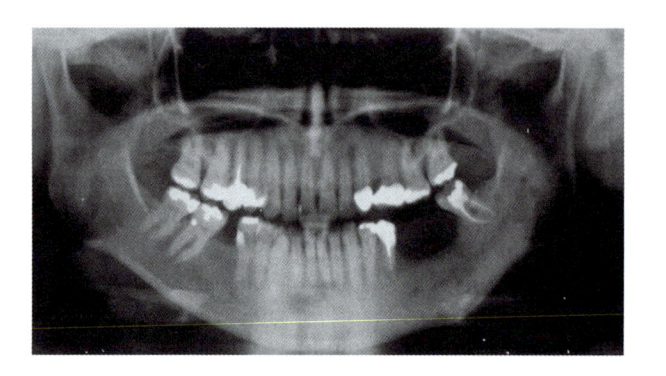

Figura 36.9. Esta radiografia mostra áreas levemente radiolúcidas na mandíbula de paciente que havia recebido dois implantes metálicos há três anos. Evoluiu com quadro clínico de dor de intensidade episódica e edema frequente. Removeu os implantes e fez diversas cirurgias, sem sucesso. Diagnóstico final de *osteomielite esclerosante*. O tratamento consistiu em decorticação da mandíbula, antibioticoterapia por aproximadamente 12 meses, medicações múltiplas para controle da dor, diversas internações e cerca de 50 sessões de oxigenoterapia hiperbárica. Permanece atualmente em acompanhamento, sem dor, porém teve comprometimento do nervo alveolar inferior.

Lesão de nervo / anormalidade sensitiva / dor neuropática pós-cirúrgica

A lesão de nervo (alveolar inferior, mentual ou infraorbitário) é uma ocorrência não tão incomum em cirurgias odontológicas. Dentre estas, a cirurgia do terceiro molar inferior, as endodontias, as cirurgias de tumores, as cirurgias de implantes e as cirurgias ortognáticas são as causas mais frequentes. Felizmente, cresceu a preocupação com a técnica cirúrgica e com o planejamento minucioso no pré-operatório, que inclui a realização de tomografias computadorizadas. Embora seja menos comum, a lesão de nervo periférico pode ocorrer no próprio procedimento anestésico devido ao efeito mecânico da agulha ou pela própria ação tóxica do anestésico.

Embora esse tipo de queixa cause angústia e incompreensão, existem diversos estudos na literatura científica, como o que estima que mais de 70% dos dentistas já se defrontaram com queixas de anormalidades de sensibilidade, como parestesia/disestesia ou anestesia após procedimentos odontológicos.[57] Reporta-se, também, que as causas mais comuns são os procedimentos anestésicos, endodônticos e cirúrgicos (p. ex., anestesia do alveolar inferior, remoção do dente do siso, cirurgia de implantes, cirurgias ortognáticas e cirurgias de remoção de tumores).[50,51,58,59] O desconhecimento desse tipo de problema acaba resultando em confusão com aqueles relacionados à dor pós-operatória inflamatória, gerando dúvidas sobre o implante e sua relação com os ramos trigeminais, principalmente com o nervo alveolar inferior (NAI). A situação se complica quando a queixa é associada a implantes inseridos na maxila.

Um estudo francês sobre queixas ao seguro-saúde, que analisou em um período de 10 anos pacientes que reclamavam de alterações sensitivas após procedimentos odontológicos, identificou que essas anormalidades ocorreram após procedimentos endodônticos e cirúrgicos (remoção do terceiro molar e colocação de implantes).[17] A porcentagem de risco para esses problemas foi a seguinte:

- Endodontia: 0,086% para problemas transitórios e 0,013% para os persistentes.
- Terceiro molar inferior: 0,15%, sendo de 0,029% para problemas persistentes.
- Implantes: o risco foi de 0,008%, sendo de 0,006% para lesões persistentes.

No total os autores observaram que, no período estudado, envolvendo 517 dentistas, o risco anual para uma anormalidade sensitiva trigeminal foi de 0,196%, e que a possibilidade de um dentista causar essa alteração permanentemente foi de 1:2,04 dentistas. Esse estudo não considerou a especialidade do dentista.

Em caso de lesão de nervo durante cirurgias bucais (remoção de terceiros molares), de acordo com pesquisa que avaliou a resposta de 535 cirurgiões da Califórnia,[48] houve a seguinte informação, decorrente de um período de 12 meses: 94,5% cirurgiões relataram algum tipo de lesão no nervo alveolar inferior (NAI) e 53% no nervo lingual (NL); 78% relataram lesões permanentes do NAI e 46% do NL; estimou-se 4:1.000 lesões do NAI por exodontias de terceiros molares, e 1:1.000 para o NL. Lesões permanentes do NAI ocorreram em 1:1.000 dentes removidos e do NL em 1:2.500 pacientes. As lesões foram relacionadas com a experiência clínica do profissional.

Parestesia, disestesia e dor neuropática pós-traumáticas podem ocorrer, sendo algumas reversíveis e outras de longa duração. Nesses casos, os pacientes podem ficar extremamente ansiosos e inconformados, principalmente quando não foram informados da existência desse risco, e quando se trata de cirurgia eletiva ou cosmética.

Os mecanismos de sensibilização central e de plasticidade neuronal explicam as mudanças que ocorrem nos pacientes com dor crônica.[60] Nesses pacientes, além da lesão inicial, outros fenômenos interferem, como atenção, antecipação, humor e ansiedade, que contribuem para o aprendizado e para a memória do dor no cérebro.[61] Infelizmente, a dor crônica ocorre em 10 a 50% dos pacientes com dor pós-cirúrgica, e a dor é moderada a intensa entre 2 e 10% deles.[11] No sistema trigeminal, área de atuação do dentista, cerca de 10% de casos bem documentados de cirurgia desenvolvem dor crônica neuropática, que persiste em cerca de 5% deles após um ano da cirurgia.[62] Portanto, a ocorrência de dor crônica continua sendo a maior fonte de morbidade de diferentes procedimentos cirúrgicos.[12]

Em caso de lesão de nervo, a melhor conduta se inicia pela identificação imediata do problema e conhecimento sobre seu diagnóstico, prognóstico e tratamento.[63]

Lesão de nervo – comportamento profissional:[63]
- Abordagem racional para reduzir a incidência de dor crônica e suas sequelas psicológicas.
- Diagnóstico rápido para reduzir a frustração do paciente e facilitar o manejo médico.
- Diferenciar dor neuropática de dor inflamatória pós-cirúrgica.

DOR NEUROPÁTICA / DESAFERENTAÇÃO

Conceito. Dor neuropática periférica é a dor em consequência direta de lesão ou doença no sistema somatossensitivo periférico.[64] Pode ocorrer em pacientes com lesões do sistema nervoso periférico (SNP), medula espinal, tronco encefálico ou encéfalo.[65] A lesão das vias sensitivas periféricas e centrais pode resultar em dor espontânea nas áreas desaferentadas.[66,67] A Figura 36.10 mostra radiografia de paciente que desenvolveu dor neuropática após lesão de nervo por cirurgia mandibular para colocação de implante.

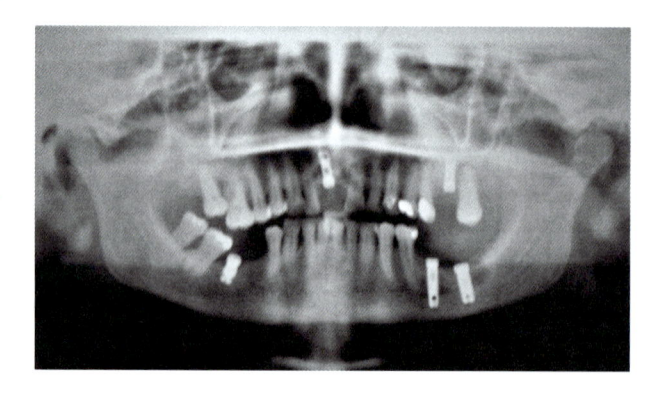

Figura 36.10. Radiografia de paciente com dor neuropática pós-traumática decorrente de cirurgia para colocação de implante de titânio na mandíbula e provável lesão do nervo alveolar inferior.

> A dor neuropática pode ser considerada um exemplo de doença crônica, tem difícil tratamento, e as respostas dos pacientes não são uniformes aos tratamento; além disso, necessita de tratamento especializado, frequentemente multidisciplinar.

A dor neuropática tem caráter de dor constante, normalmente em queimação, e pode ocorrer após intervenções simples em um único dente, após lesão do nervo alveolar inferior nas cirurgias para colocação de implantes ou nas ortognáticas. Para entender melhor esse tipo de dor, é necessário compreender a fisiopatologia da dor e conhecer o significado de termos como hiperalgesia, alodínia, parestesia e disestesia. Para a dor de dente após traumatismo, tratamento restaurador do dente ou endodôntico, e que pode ser neuropática, a denominação mais usada atualmente, e inclusive contemplada na *Classificação Internacional de Doenças* (CID-10),[68] é "dor facial atípica" ou "odontalgia atípica".

Como a dor neuropática é um dos mais importantes tipos de dor crônica, é necessário lembrar a possibilidade de coexistência de outras morbidades, como ansiedade e depressão. O Quadro 36.5 mostra as alterações psicológicas/psiquiátricas de pacientes com dor crônica em comparação à população normal,[69] enfatizando a complexidade desse tipo de dor.

Avaliação de pacientes com suspeita de complicações neurais após procedimentos odontológicos, intra ou extraorais

Os dados da literatura científica vigente, em conjunto com a experiência clínica e de pesquisa da Equipe de Dor Orofacial das Divisões de Odontologia e Neurologia do Hospital das Clínicas da Faculdade de Medicina da Universidade de São Paulo (HC/FMUSP) permitem elaborar uma relação de tópicos que deveriam ser abordados durante a avaliação de pacientes com queixas indicativas de envolvimento neuropático na região do complexo nuclear trigeminal (Quadro 36.6).

RELAÇÃO PROFISSIONAL-PACIENTE

Casos de lesões permanentes, como dormência, parestesia ou dor pós-cirúrgica persistente trazem problemas na relação paciente/profissional, principalmente quando o paciente não foi alertado sobre o risco. Demandas judiciais podem ocorrer em casos assim.

Para evitar o comprometimento dessa relação, programas educativos para o público em geral sobre dor pós-operatória orientam os pacientes sobre os riscos e benefícios das cirurgias, permitindo que eles decidam se devem se submeter a elas, principalmente quando são eletivas.[70] Do mesmo modo, os profissionais que trabalham em áreas de risco para lesão de ramos nervosos, como os da odontologia, deveriam conhecer e se preparar para enfrentar esse novo desafio. Nas complicações pós-operatórias permanentes, como a dor neuropática, os tratamentos podem ser prolongados e alguns pacientes ficam inconformados por ter realizado uma cirurgia para melhorar a qualidade de vida, e que muitos consideravam ser só estética. A informação prévia sobre esse risco é indispensável, pois evita que o paciente imagine que houve um erro, quando havia na verdade um risco previsível que, infelizmente, foi omitido ou desconhecido.

Quadro 36.5. Percentual de morbidades psiquiátricas que podem estar presentes em pacientes com dor crônica. Entender que a dor facial crônica não é diferente neste contexto

	DOR CRÔNICA (N = 382)	POPULAÇÃO GERAL (N = 5495)
Quaisquer anormalidades de humor	83 (21,7)	551 (10,0)
Depressão	77 (20,2)	510 (9,3)
Distimia	20 (5,2)	128 (2,3)
Qualquer anormalidade de ansiedade	134 (35,1)	992 (18,2)
Anormalidades generalizadas de ansiedade	28 (7,3)	144 (2,6)
Anormalidade de pânico com agorafobia	25 (6,5)	103 (1,9)
Fobia simples	60 (15,7)	456 (8,3)
Fobia social	45 (11,8)	428 (7,8)
Agorafobia com ou sem pânico	32 (8,4)	
Estresse pós-traumático	41 (10,7)	182 (3,3)

Fonte: McWilliams e colaboradores.[69]

Quadro 36.6. Sugestões de tópicos que deveriam ser considerados durante a avaliação de queixas de anormalidades sensitivas ou dor neuropática após procedimentos odontológicos ou bucomaxilofaciais

LESÃO DO NERVO TRIGÊMEO	
1. Procedimentos odontológicos com maior risco de complicações neuropáticas	
Cirurgias Exodontia do terceiro molar inferior Cirurgia implantodôntica Cirurgia ortognática	Cirurgia de tumores Endodontia Anestesia de tronco/ramo nervoso Dentística (restaurações de resina composta)*
2. Tipo de complicação cirúrgica	
Anormalidades sensitivas sem lesão de tronco ou ramo nervoso Lesão de tronco ou ramo nervoso	Sem dor Com dor neuropática (cerca de 5% dos que sofrem lesão no nervo)
3. Tipo de lesão de tronco/ramo do nervo (adaptado de Seddon / Sunderland)[44,45]	
Neuropraxia: bloqueio de condução; sem degeneração. Axonotmesis: lesão moderada; possível recuperação. Neurotmesis: lesão completa; possível recuperação com cirurgia.	
4. Duração da anormalidade/lesão/dor	
Temporária	Prolongada	Permanente
5. Queixas habituais	
Dormência Mordida de lábios, bochecha, etc. Sensação estranha no dente, implante, boca ou face	Queimação, formigamento Dor

*Raros relatos até o presente momento.

Quando o paciente resolve fazer uma cirurgia odontológica eletiva (p. ex., implantes, cirurgia ortognática, exodontia), ele nem sempre tem ideia do que seja risco mínimo e nem imagina a possibilidade de uma complicação como a lesão de um nervo, que pode ser muito desagradável e dolorida. Quando a cirurgia é necessária, como no caso de tumores ou fratura, isso ultrapassa psicologicamente o medo das complicações. Sempre é bom lembrar a orientação do professor Gino Emílio Lasco, grande representante da cirurgia bucal no Brasil:

> Em caso de risco cirúrgico, como lesão de nervo, esclareçam antecipadamente seus doentes; assim, eles não atribuirão a erros as eventuais complicações que aparecerem.

TRATAMENTO DA DISESTESIA E DA DOR NEUROPÁTICA PÓS-OPERATÓRIAS

Pacientes com dor persistente no pós-operatório podem ser estressantes, mas perfeitamente atendidos e controlados, desde que os profissionais tenham experiência em diagnóstico e tratamento de doentes com dor crônica. A primeira medida consiste em avaliar clinicamente a condição, esclarecer adequadamente o paciente sobre seu possível curso e iniciar medidas terapêuticas que auxiliem na aceleração da cicatrização ou ajudem a controlar a dor, como os medicamentos adjuvantes. Evitar informações otimistas que possam estar em desacordo com a evolução do quadro, pois constituem motivos de expectativas e de estresse quando não se realizam. A parestesia pós-operatória imediata pode ser reversível e o tratamento consiste em acelerar o processo inflamatório pela redução do edema. Podem ser usados anti-inflamatórios hormonais e não hormonais, e medidas físicas como calor, neuroestimulação elétrica transcutânea – TENS (do inglês *transcutaneous electrical nerve stimulation*) e *laser*.

O uso de fármacos para a dor neuropática segue o modelo empregado para o tratamento das demais dores neuropáticas não paroxísticas, ou seja: antidepressivos tricíclicos, estabilizadores de membrana (anticonvulsivantes) e gabaérgicos (ver Cap. 53). O uso de complexos vitamínicos para o tratamento de dor neuropática não encontra evidências positivas na literatura especializada. É possível que a sensação de melhora esteja mais relacionada com o próprio processo de cicatrização dos tecidos do que de reparação do nervo propriamente dito. Nesse aspecto, é válido o seu uso.

Estudo brasileiro sobre o tratamento de 56 casos de parestesia e/ou disestesia do lábio inferior por lesão do nervo alveolar inferior após cirurgia de implantes na mandíbula mostrou que o uso de *laser* de baixa potência pode ser benéfico no pós-operatório imediato, todavia não foi possível definir se esse tratamento é capaz de reverter os casos tardios de parestesias. Aparentemente, ele reduz o incômodo das disestesias, voltando à condição parestésica. Estudos prospectivos com grupo controle são necessários para se compreender o real papel do *laser* nessas condições.

DOR OROFACIAL PERSISTENTE PÓS-IMPLANTODONTIA: REMOVER O IMPLANTE, REFAZER A CIRURGIA OU EXPLORAR A ÁREA CIRÚRGICA?

Inicialmente, é fundamental reconhecer o tipo de lesão de nervo (checar glossário). Distinguir complicações da lesão do nervo, como a dormência, de outra complicação, que é a dor neuropática. Felizmente, o percentual dos pacientes que desenvolve dor neuropática é pequeno, cerca de 10%. Entretanto, dadas as complicações e implicações biopsicossociais desse tipo de dor, ela altera a qualidade de vida do paciente e exige tratamento em diversos níveis de complexidade, do farmacológico simples à neurocirurgia.

A lesão de nervo ocorre mais frequentemente nas seguintes cirurgias: implantes, ortognática, extração de terceiros molares, periapical e endodontia. Sendo assim, o dentista tende a repetir o procedimento cirúrgico ou operatório na tentativa de encontrar a "causa" da dor persistente.

Esses procedimentos são realizados muitas vezes, mas as evidências científicas sob seu benefício são escassas. Do ponto de vista clínico, o cirurgião deve se basear na história e exame do paciente, assim como na duração do procedimento cirúrgico. Remover o implante ou fazer cirurgia apenas como tentativa não é uma boa medida e pode piorar o quadro clínico. Quanto aos implantes, no pós-operatório imediato, antes da osteointegração primária (45 dias), a remoção ainda é viável quando estiver bem evidente a lesão de nervo pela posição do implante. No entanto, quando o período de osteointegração foi ultrapassado e após seis meses, a remoção do implante aumenta o risco secundário de lesão ao nervo, pois o procedimento pode ampliar o traumatismo cirúrgico da área, causando novas lesões. Ver no Quadro 36.7 a conduta sugerida para lesão de nervo e a dúvida sobre remover ou não o implante. De certo modo, serve também para casos de dor persistente após exodontia do siso, endodontia ou cirurgia ortognática.

Quadro 36.7. Conduta frente a queixas de anormalidades sensitivas, lesão de nervo ou dor persistente após procedimentos odontológicos

a. Prevenção

i. Planejamento minucioso
      1. Avaliar a condição médica do paciente
      2. Exames de imagem, periapical, panorâmica e tomografia computadorizada
      3. Definir o tipo e o comprimento da broca
      4. Definir o comprimento do implante com margem de segurança
      5. Margem de segurança da perfuração (até 2 mm de distância do teto do canal do NAI)
   ii. Experiência cirúrgica reduz o risco
   iii. Consentimento informado do paciente, notificando o risco, particularmente nas reabsorções alveolares extensas ou nas áreas consideradas de risco

b. Lesão de nervo, com ou sem queixa de dor

i. Anormalidades sensitivas/sintomas: anestesia, parestesia, disestesia, dor, etc.
   ii. Queixas frequentes: dormência, formigamento, mordida no lábio/bochecha/língua, dificuldade de sentir/controlar líquidos ou alimentos, etc.
   iii. Documentação por exames de imagem e especializados
   iv. Avaliação especializada da sensibilidade trigeminal
   v. Avaliação e tratamento imediato quando houver queixa compatível com lesão de nervo
   vi. Medicação de escolha no pós-operatório imediato: corticoides; analgésicos anti-inflamatórios não hormonais; o *laser* terapêutico pode complementar essa medicação
   vii. Orientar o paciente, relembrando o item **a.iii** e explicar sobre esse tipo de ocorrência
   viii. Obs.: Procedimentos cirúrgicos na área da dor ou do implante podem ser iatrogênicos e piorar a queixa

c. Queixa de dor pós-cirúrgica persistente

i. Avaliação do paciente para o diagnóstico diferencial
   ii. Dor neuropática: exige diagnóstico e tratamento especializado precoce
   iii. Tratamento da dor neuropática: analgésicos adjuvantes; eventualmente cirurgia; terapia múltipla
   iv. Orientar o paciente, relembrando o item **a.iii**, e explicar sobre esse tipo de dor
   v. Obs.: Procedimentos cirúrgicos na área da dor ou do implante podem ser iatrogênicos e piorar a queixa

d. Remoção do implante

i. Identificar o tipo de lesão e sua relação com o nervo afetado (geralmente o NAI)
   ii. Primeira semana: possível, quando há nítida relação implante/nervo
   iii. Até 45 dias: possível, porém discutível
   iv. Implante já osteointegrado: geralmente há contraindicação

NAI: nervo alveolar inferior.

Remoção do implante ou revisão da cirurgia. Como decidir?
- Pode ser iatrogênico.
- Pode piorar o quadro quando ocorre lesão de nervo e dor neuropática.
- Se tiver relação com a lesão neural, a remoção deve ser feita antes da osteointegração.
- Em caso de endodontia, como na odontalgia atípica, a cirurgia não oferece benefício.

A insistência em procurar uma causa para a dor persistente pós-operatória, quando se desconhece que ela é neuropática, aumenta o risco de iatrogenia e piora a condição emocional do paciente. Isso deve ser evitado e o cirurgião deve buscar aconselhamento com outros profissionais.

TRATAMENTO DA DOR PÓS-OPERATÓRIA

A primeira regra é reconhecer e distinguir dor aguda de crônica e inflamatória de neuropática. A primeira cessa com a cicatrização dos tecidos; a segunda persiste a despeito da cicatrização. A dor pós-operatória é tipicamente inflamatória; já a dor neuropática, mesmo aquela que surge ou decorre da cirurgia, é geralmente crônica. O tratamento desta última exige experiência e é frequentemente multidisciplinar.

Tratamento de dor pós-operatória (aguda)

A dor aguda, geralmente inflamatória, responde bem a diversos métodos físicos e farmacológicos, mas, quando apresenta componentes neuropáticos, exige atenção complementar. Ver Figuras 36.5 e 36.6.

Na dor aguda, o uso de anti-inflamatórios é necessário e sua associação com opioides pode ser fundamental. Quando há edema importante, o uso de corticoide deve ser considerado. O tempo de tratamento da dor aguda deve envolver todo o período da inflamação e os parâmetros são clínicos.

O uso de corticoide quando há sinais de lesão de nervo é corrente e parece oferecer benefícios no que diz respeito à recuperação do nervo.

Parestesias podem ser reversíveis, e o tratamento inicial consiste em acelerar o processo inflamatório e reduzir o edema. A terapêutica farmacológica da dor neuropática consiste no uso de fármacos adjuvantes, como: antidepressivos tricíclicos, anticonvulsivantes e gabaérgicos. Esses fármacos devem ser usados com cautela, de preferência por profissionais experientes, devido aos seus efeitos colaterais e à necessidade de longo tempo de uso. Não há evidências da ação de complexos vitamínicos para essa dor. É possível que auxiliem na fase de cicatrização. Estudo com *laser* terapêutico em pacientes com parestesia pós-implantodontia mostrou ação benéfica nos casos de curto prazo, o que nem sempre ocorre com os casos tardios.[47]

A prevenção da dor pós-operatória por meio da boa técnica cirúrgica, controle da dor transoperatória e uso precoce de analgésicos contribui para a redução da dor.[71] Atenção especial deve ser dada ao paciente para esclarecer suas dúvidas e tranquilizá-lo, pois isso tem efeito placebo e é excelente para o controle da dor.[72] Ler mais sobre o placebo no Capítulo 52.

Tratamento da dor pós-operatória crônica

A dor neuropática é um grande desafio aos clínicos, pois exige tratamento especializado e geralmente multidisciplinar. Esses são os casos difíceis, em que a dor é de natureza neuropática. Os tratamentos para esse tipo de dor baseiam-se no uso de analgésicos adjuvantes, como antidepressivos tricíclicos, anticonvulsivantes, neurolépticos e opioides. Eventualmente, a abordagem neurocirúrgica é necessária. Ver nos demais capítulos desta Parte, e também nos Capítulos 54 e 55, mais informações sobre os fármacos usados em nosso meio.

Quando a dor decorre de infecção crônica pós-operatória, como a osteomielite, o tratamento pode ser longo, exigindo técnicas cirúrgicas e farmacológicas.

PROTOCOLO DE TRATAMENTO DA DOR PÓS-OPERATÓRIA ORAL E MAXILAR

Quando a dor persiste a despeito da redução da inflamação, deve-se sempre reavaliar a ferida cirúrgica, pois as complicações devem ser prontamente identificadas e tratadas (ver Fig. 36.4).

Nosso grupo usa um protocolo padronizado nos procedimentos, mas a escolha e a posologia de medicamentos dependem da condição clínica do paciente. O uso de medicamentos para tratar a dor pós-operatória deve, preferencialmente, obedecer ao relógio e ter tempo mínimo (ver Quadro 36.8).

CONCLUSÃO

Existem razões de sobra para entendermos que dor persistente pode surgir após cirurgias da boca ou da face. A dor é um sintoma e, ao mesmo tempo, um fenômeno complexo, multidimensional e subjetivo. Abordar e compreender essa queixa nem sempre é fácil e exige treinamento adequado. A compreensão mínima da fisiopatologia da dor e das complicações pós-operatórias mais frequentes auxiliará o clínico e o cirurgião na tomada de decisões para evitar procedimentos invasivos avaliados sob o aspecto estritamente técnico. Ao identificar queixas de dor pós-operatória persistente, o cirurgião pode lançar mão das facilidades da multidisciplinaridade e solicitar avaliação específica. Simplesmente ignorar ou minimizar as queixas dos pacientes apenas contribuirá para comprometer as relações paciente-cirurgião e causar estresse em todos os envolvidos.

O mais relevante deste capítulo é que ele desperta a atenção para o problema da dor orofacial persistente que tem início em cirurgias orais ou da face, principalmente para a dor neuropática, que apresenta um risco baixo, mas que pode ocorrer em cerca de 5% dos casos de lesão cirúrgica do nervo trigêmeo.

Quadro 36.8. Esquema terapêutico indicado para o controle da dor pós-operatória oral e maxilar – Ver Capítulo 48 sobre os fármacos mais usados no Brasil e suas características gerais

a. Medidas locais
Orientação e esclarecimento: cuidados referentes à dieta alimentar, repouso e controle da dor. Os pacientes devem receber informações completas e seguras sobre os procedimentos antes da cirurgia, e suas dúvidas devem ser esclarecidas. Essa atitude é altamente benéfica e tem efeito placebo.
b. Medidas físicas
Frio: apenas nas primeiras 24 horas da cirurgia. Aplicá-lo em forma de compressas frias na região operada da face. Não ultrapassar 10 minutos, com intervalos variando de 30 a 60 minutos. Normalmente, três sequências de aplicações são suficientes. **Colutórios:** devem ser evitados nas primeiras 24 horas após cirurgias orais, embora o paciente possa lavar a boca com suavidade três horas após a cirurgia. O objetivo é a higiene oral. Medicamentos adstringentes podem ser utilizados. **Exercícios, massoterapia, mobilização articular:** são extremamente úteis e conhecidos popularmente como *"fisioterapia"*. Podem ser realizados pelo dentista ou pelo fisioterapeuta. *Laser* **terapêutico:** parece ser benéfico no controle da dor e cicatrização dos tecidos. **Acupuntura:** seu uso tem se popularizado como auxiliar no controle de diversos tipos de dores. Necessita de profissionais experientes, com domínio da técnica.
c. Tratamento farmacológico
Analgésicos anti-inflamatórios não esteroidais: normalmente utilizados nos três dias que se seguem à cirurgia. Deve-se obedecer aos protocolos de uso dos anti-inflamatórios não esteroides (AAINEs). São normalmente utilizados: acetominofeno, dipirona, ibuprofeno e diclofenaco. A polêmica sobre os AAINEs seletivos, do grupo coxib, mostra a necessidade de o profissional conhecer o perfil do paciente na escolha do fármaco. Receitas padronizadas não são benéficas aos pacientes que necessitam ter sua individualidade respeitada. **Analgésicos opioides:** podem ser usados em dor moderada a forte, normalmente associados aos AAINEs. Atuam sobre a percepção da dor e são normalmente eficazes no controle da dor pós-operatória de forte intensidade. Os opioides mais usados no mercado brasileiro são: codeína, propoxifeno, tramadol, morfina, oxicodona, metadona. **Corticoides:** seu uso depende da avaliação clínica. Normalmente são utilizados com o objetivo de reduzir o edema pós-operatório. Podem ter meia-vida curta, média ou longa: cortisona, prednisolona e dexametasona. **Adjuvantes:** muitas vezes, a sensibilização central e o estado emocional do paciente requerem medicação específicas, como os ansiolíticos e antidepressivos tricíclicos. São indicados particularmente no tratamento da dor crônica. **Associação de fármacos:** a critério clínico, pode-se associar um analgésico de ação periférica aos de ação central ou adjuvantes. Formulações farmacêuticas podem ser encontradas como associação de codeína com acetominofeno; associação de dipirona com relaxantes musculares e anti-histamínicos também são encontrados. O próprio cirurgião pode fazer seu esquema terapêutico.
d. Antibioticoterapia
Profilática ou curativa: depende do processo infeccioso e da condição clínica do doente.
e. Cirurgias
Pode parecer estranho, mas a cirurgia pode ser necessária em casos de infecção ou neurocirurgia funcional para a dor neuropática refratária aos tratamentos.
f. Tratamento de morbidades associadas, médicas ou psicológicas, quando presentes, e por especialista.

REFERÊNCIAS

1. Ready LB, Edwards WT. Tratamento da dor aguda. Rio de Janeiro: Revinter; 1995.
2. Siqueira JTT. Diagnosticando e tratando a dor. In: Carvalho PSP, organizador. Gerenciando os riscos e complicações em implantodontia. São Paulo: Santos; 2006. p. 165-83.
3. Dionne RA, Gorden SM, McCullagh LM, Phero JC. Assessing the need for anesthesia and sedation in the general population. J Am Dent Assoc. 1998;129(2):167-173.
4. Kehlet H, Dahl JB. Anaesthesia, surgery, and challenges in postoperative recovery. Lancet. 2003;362(9399):1921-8.

5. Dickenson AH. Pharmacology of pain transmission and control. In: Cambell JN, editor. Pain: updated review. Seattle: IASP; 1996. p. 113-21.
6. Demierre B, Bongioanni F, Berney J. La douleur iatrogone d'origine chirurgicale. Doul Analg. 1989;2:35-43.
7. Bugedo GJ, Carcamo CR, Mertens RA, Dagnino JA, Munoz HR. Preoperative percutaneous and iliohypogastric nerve block with 0,5% bupivacaine for post-herniorrhaphy pain management in adults. Reg Anesth. 1990;15(3):130-3.
8. Muller A, Sudbrack G. A dor crônica no meio cirúrgico. In: Bonnet F, editor. A dor no meio cirúrgico. Porto Alegre: Artmed; 1993. p. 295-324.
9. Katz J. Perioperative predictors of long-term pain following surgery. In: Jensen TS, Turner JA, Wiesenfeld-Hallin Z, editors. Proceedings of the 8th World Congress of Pain: progress in pain research and management. Seattle: IASP; 1997. p. 231-40.
10. Kalso E. Prevention and chronicity. In: Jensen TS, Turner JA, Wiesenfeld-Hallin Z, editors. Proceedings of the 8th World Congress of Pain: progress in pain research and management. Seattle: IASP; 1997. p. 215-30.
11. Kehlet H. Persistent postsurgical pain: surgical risk factors and strategies for prevention. In: Castro-Lopes M, Raja S, Schmelz M, editors. Pain 2008: an updated review refresher course syllabus. Seattle: IASP; 2008. p. 153-8.
12. Reuben SS. Persistent postoperative pain: pharmacological treatment strategies in the perioperative setting. In: Castro-Lopes M, Raja S, Schmelz M, editors. Pain 2008: an updated review refresher course syllabus. Seattle: IASP; 2008. p. 159-69.
13. Dionne RA, Wirdzek PR, Fox PC, Dubner R. Supression of postoperative pain by the combination of a nonsteroidal anti-inflammatory drug, flurbiprofen, and a long-acting local anesthetic, endocaine. J Am Dent Assoc. 1984;108(4):598-601.
14. Gordon SM, Dionne RA. Management of inflammatory pain. In: Sessle BJ, Lavigne GJ, Lund JP, Dubner R, editors. Orofacial pain: from basic science to clinical management. Chicago: Quintessence; 2008. p. 171-8.
15. Ellies LG. Altered sensation following mandibular implant surgery. A restrospective study. J Prosthet Dent. 1992;68(4):664-71.
16. Israel HA, Ward JD, Horrel B, Scrivani SJ. Oral and maxillofacial surgery in patients with chronic orofacial pain. J Oral Maxillofac Surg. 2003;61:662-7.
17. Libersa P, Savignat M, Tonnel A. Neurosensory disturbances of the Inferior Alveolar Nerve: A retrospective study of complaints in a 10-year period. J Oral Maxillofac Surg. 2007;65(8):1486-9.
18. Neto AO, Castro Costa CM, Siqueira JTT, Teixeira MJ. Dor: princípio e prática. Porto Alegre: Artmed; 2008.
19. Teixeira MJ. Dor: manual para o clínico. São Paulo: Atheneu; 2006.
20. Cooper SA, Beaver WT. A model to evaluate mild analgesics in oral surgery outpatients. Clin Pharmacolol Ther. 1976;20(2):241-50.
21. Dionne RA. Controle da dor inflamatória. In: Lund P, Lavigne GJ, Dubner R, Sessle BJ, editores. Dor orofacial: da ciência básica à conduta clínica. São Paulo: Quintessence; 2002. p. 221-33.
22. Bentley KC, Head TH. The additive analgesic efficacy of acetaminphen 1000 mg and codeine, 60 mg, in dental pain. Clin Pharmacol Ther. 1987;42(6):634-640.
23. Likar R, Sittl R, Gragger K, Pipam W, Blatnig H, Breschan C, et al. Peripheral morphine analgesia in dental surgery. Pain. 1998;76(1-2):145-50.
24. Morrison BW. Analgesic efficacy of the cyclooxygenase-2specificinhibitor rofecoxib in post-dental surgery pain: a randomized, controlled trial. Clin Ther. 1999;21(6):943-53.
25. Moore PA, Hersh EV. Celecoxib and rofecoxib The role of COX-2 inhibitors in dental practice. J Am Dent Assoc. 2001;132(4):451-6.
26. Hill CM, Balkenohl M, Thomas DW, Walker R, Mathé H, Murray G. Pregabalin in patients with postoperative dental pain. European Journal of Pain. 2001;5(2):119-24.
27. Jung YS, Kim DK, Kim MK, Kim HJ, Cha IH, Lee EW. Onset of analgesia and analgesic efficacy of tramadol/acetaminophen and codeine/acetaminophen/ibuprofenin acute postoperative pain: a single-center, single-dose, randomized, active-controlled, parallel-group study in a dental surgery pain model. Clin Ther. 2004;26(7):1037-45.
28. Chang DJ, Desjardins PJ, King TR, Erb T, Geba GP. The analgesic efficacy of etoricoxib compared with oxycodone/acetaminophen in an acute postoperative pain model: a randomized, double-blind clinical trial. Anesth Analg. 2004;99(3):807-15, table of contents.
29. Litkowski LJ, Christensen SE, Adamson DN, Van Dyke T, Han SH, Newman KB. Analgesic efficacy and tolerability of oxycodone 5 mg/ Ibuprofen 400 mg compared with those of oxycodone 5 mg/acetaminophen 325 mg and hydrocodone 7.5 mg/acetaminophen 500 mg in patients with moderate tosevere postoperative pain: a randomized, double-blind,hacebo-controlled, single-dose, parallel-group study in a dental pain model. Clin Ther. 2005;27(4):418-29.
30. Jääskeläinen SK. Traumatic nerve injury: diagnosis, recovery, and risk factors for neuropathic pain. In: Castro-Lopes J, editor. Current topics in pain of the 122th Wold Congress on Pain. Seattle: IASP; 2009. p. 165-84.
31. Wong HL, Wahl SM. Inflammation and repair. In: Sporn MB, Roberts AB, editors. Peptide growth factors and their receptors. Berlin: Springer-Verlag; 1991. p. 510-46, v. 2.
32. Baumann H, Gauldie J. The acute phase response. Review. Immunol Today. 1994;15(2):74-80.
33. Garcia-Leme J. Hormones and inflammation. Boca Raton: CRC; 1989.
34. Ready LB, Edwards WT. Management of acute pain: a practical guide. Seattle: IASP; 1992.
35. Siqueira JTT. Estudo experimental do processo de regeneração óssea ao redor de implantes metálicos de titânio: influência do diabetes mellitus [tese]. São Paulo: Universidade de São Paulo; 2000.
36. Siqueira JTT, Volpe A, Salomão M, Dias PV. Cirurgia de implantes osteointegrados: a importância do diagnóstico diferencial no controle da dor pós-operatória: considerações sobre 2 casos clínicos. Rev Bras Implant. 1996;2(3):11-4.
37. Trevor M. Pain mechanisms and pain syndromes. In: Campbell JN, editors. Pain 1996: an updated review. Seattle: IASP; 1996. p. 103-12.
38. Merskey H, Bogduk N. Classification of chronic pain. 2nd ed. Seattle: IASP; 1994.
39. de Leeuw R. Orofacial pain: guidelines for assessment, diagnosis and management. 4th ed. Chicago: Quintessence; 2008.
40. Tommasi AF. Diagnóstico em patologia bucal. São Paulo: Artes Médicas; 1982.
41. Ellies LG, Hawker PB. The prevalence of altered sensation associated with implant surgery. Int J Oral Maxillofac Implants. 1993;8(6):674-9.
42. Worthington P, Bolender CL, Taylor TD. The Swedish system of osseointegrated implants: problems and complications encountered during a 4 year trial period. Int J Oral Maxillofac Implants. 1987;2(2):77-84.
43. Siqueira JTT, Ching LH, Nasri C, Siqueira SRDT, Teixeira MJ, Heir G, et al. Clinical study of patients with persistent orofacial pain. Arq Neuropsiquiatr. 2004;62(4):988-96a.
44. Pfaffenrath V, Rath M, Pollmann W, Keeser W. Atypical facial pain: application or IHS criteria. Cephalalgia. 1993;13 Suppl 12:84-8.
45. Kouyanou K, Pither CE, Rabe-Hesketh S, Wessely S. A comparative study of iatrogenesis, medication abuse, and psychiatric morbidity in chronic pain patients with and without medically explained symptoms. Pain. 1998;76(3):417-26.

46. Siqueira JTT, Siqueira SRDT. Dor orofacial pós-operatória persistente: o risco de iatrogenia. Relato de caso. Rev Dor. 2010;11(2):180-4.
47. Ladalardo TCC, Brugnera A Jr, Bologna ED, Dias PV, Siqueira JTT, Campos RAC. Laserterapia no tratamento de déficit neurosensorial decorrente de procedimento cirúrgico em Implantodontia. ImplantNews. 2004;1(2):155-8.
48. Robert RC, Bacchetti P, Pogrel MA. Frequency of trigeminal nerve injuries following third molar removal. J Oral Maxillofac Surg. 2005;63(6):732-6.
49. Abarca M, van Steenberghe D, Malevez C, et al. Neurosensory disturbances after immediate loading of implants in the anterior mandible: an initial questionnaire approach followed by a psychophysical assessment. Clin Oral Invest. 2006;10(4):269-77.
50. Tay AB, Zuniga JR. Clinical characteristics of trigeminal nerve injury referrals to a university centre. Int J Oral Maxillofac Surg. 2007;36(10):922-7.
51. Hillerup S. Latrogenic injury to the inferior alveolar nerve: etiology, signs and symptoms, and observations on recovery. Int J Oral Maxillofac Surg. 2008;37(8):704-9.
52. Khawaja N, Renton T. Case studies on implant removal influencing the resolution of inferior alveolar nerve injury. Br Dent J. 2009;206(7):365-70.
53. Nóia CF, Ortega-Lopes R, Moraes M, Albergária-Barbosa JR, Moreim RWF, Mazzonetto R. Complicações decorrentes do tratamento com implantes dentários: análise retrospectiva de sete anos. Rev Assoc Paul Cir Dent. 2010;64(2):146-9.
54. Mogil J. Genetic correlations among common nociceptive assays in the mouse: How many types of pain? In: Devor M, Rowbotham MC, Wiesenfeld-Hallin Z. Proccedings of the 9th World Congress on pain. Seattle: IASP; 2000. p. 455-70.
55. Coghil RC, McHaffie JG, Yen Y-F. Neural correlates of interindividual differences in the subjective experience of pain. Proc Natl Acad Sci U S A. 2003;100(14):8538-42.
56. Okeson JP. Dores bucofaciais de Bell. 6. ed. São Paulo: Quintessence; 2006.
57. Misch CE, Resnik R. Mandibular nerve neurosensory impairment after dental implant surgery: management and protocol. Implant Dent. 2010;19(5):378-86.
58. Eliav E, Gracely RH. Sensory changes in the territory of the lingual and inferior alveolar nerves following lower third molar extraction. Pain. 1998;77(2):191-9.
59. Hillerup S. Latrogenic injury to oral branches of the trigeminal nerve: records of 449 cases. Clin Oral Investig. 2007;11(2):133-42.
60. Basbaum A, Bushnell C, Devor M. Pain: basic mechanisms. In: Castro-Lopes M, Raja S, Schmelz M, editors. Pain 2008: an updated review refresher course syllabus. Seattle: IASP; 2008. p. 3-10.
61. Flor H. Extinction of pain memories: importance for the treatment of chronic pain. In: Castro-Lopes J, editor. Current topics in pain of the 122th Wold Congress on Pain. Seattle: IASP; 2009. p. 221-44.
62. Jääskeläinen SK, Teerijoki-Oksa T, Virtanen A, Tenovuo O, Forssell H. Sensory regeneration following intraoperatively verified trigeminal nerve injury. Neurology. 2004;62(11):1951-7.
63. Marchettini P, Formaglio F, Barbieri A, Lacerenza M. Pain syndromes that may develop as a result of treatment interventions. In: Devor M, Rowbotham MC, Wiesenfeld-Hallin Z, editors. Procedings of 9th World Congress on Pain: progress in pain research and management. Seattle: IASP; 2000. p. 675-88, v. 16.
64. Loeser JD, Treede RD. The kyoto protocol of iasp basic pain terminology. Pain. 2008;137(3):473-47.
65. Sweet WH. Deafferentation pain in man. Appl Neurophysiol. 1988;51(2-5):117-27.
66. Jensen TS. Mechanisms of neuropathic pain. In: Campbell JN, editor. Committee on Refresher Courses. Seattle: IASP; 1996. p. 77-86.
67. Teixeira MJ. Fisiopatologia da nocicepção e da supressão da dor. In: JTT Siqueira, Teixeira MJ, editores. Dor orofacial: diagnóstico, terapêutica e qualidade de vida. Curitiba: Maio; 2001. p. 67-86.
68. Organização Mundial da Saúde, coordenador. Classificação de transtornos mentais e de comportamento da CID-10: descrições clínicas e diretrizes diagnósticas. Porto Alegre: Artmed; 1993.
69. McWilliams LA, Cox BJ, Enns MW. Mood and anxiety disorders associated with chronic pain: an examination in a nationally representative sample. Pain. 2003;106(1-2):77-83.
70. Macrae W. Chronic pain after surgery: epidemiology and preoperative risk factors. In: Castro-Lopes M, Raja S, Schmelz M, editors. Pain 2008: an updated review refresher course syllabus. Sattle: IASP; 2008. p. 171-7.
71. Gordon SM, Brahim JS, Dubner R McCullagh LM, Sang C, Dionne RA. Attenuation of pain in a randomized trial by suppression of peripheral nociceptive activity in the immediate postoperative period. Anesth Anal. 2002;95(5):1351-7.
72. Amanzio M, Pollo A, Maggi G, Benedetti F. Response variability to analgesics: a role for nonspecific activation of endogenous opioids. Pain. 2001;90(3):205-15.
73. American Geriatrics Society Panel on Persistent Pain in Older Persons. J Am Geriatr Soc. 2002;50:S205-S224.
74. Ferrell BA. Pain evaluation and management in the nursing home. Ann Intern Med. 1995;123(9):681-7.
75. Gibson SJ, Helme RD. Age-related differences in pain perception and report. Clin Geriatr Med. 2001;17(3):433-56.
76. Gagliese L, Farrell MJ. In: Gibson SJ, Weiner DK, editors. Pain in older persons, progress in pain research and management. Seattle: IASP; 2005. p. 25-44, v. 35.
77. Siqueira JTT. Dores mudas: estranhas dores da boca. Curitiba: Prontuário; 2006.

CASO CLÍNICO 36.1
Dor gengival persistente de origem neuropática após cirurgia de implante na maxila

Este caso será apresentado excepcionalmente pela narrativa do próprio paciente, para que possamos fazer uma reflexão sobre ela:

"Gostaria que todo dentista que fizesse cirurgia de implantes passasse pela minha experiência: fiquei quatro meses com dor na boca, praticamente não dormia, a dor vinha em pontadas e 'latejadas' e não tinha remédio que desse conta. Fiz seis implantes no maxilar superior e não tive problemas, mas, nesse último do lado direito, foi um inferno. Meu dentista removeu duas vezes os implantes e colocou este que está aqui; depois, cortou minha gengiva umas três vezes. Sofri horrores; cada cirurgia era pior que a outra. No fim, ele disse que não era possível eu ter essa dor; que eu devia estar muito nervoso e ser coisa psicológica. Como é possível isso, doutor? Ele é que estava nervoso. Ele esqueceu que tenho mais de 80 anos de idade, já fiz grandes cirurgias, até operei o coração, e nunca tive dor igual a esta. Psicológico! Só na boca dos outros!" (Fig. 36.1).

Exame da gengiva: hiperêmica com alodínia intensa, ausência de outras alterações.

Diagnóstico: dor neuropática periférica pós-traumática.

Tratamento: esclarecimento sobre seu problema, sessões com *laser* terapêutico, medicação tópica e fármacos adjuvantes. Readaptação da prótese preexistente que ele não conseguia usar, pois havia sido removida devido à dor que "causava".

Evolução: controle total da dor após seis meses de tratamento.

Comentário. Pois é, assim falava um simpático senhor cuja saúde estava sob absoluto controle, exceto por essa terrível dor que havia surgido "inexplicavelmente" após tão "pequena" cirurgia. Ele tinha razão: sua dor não era *psicológica* e era intensa mesmo, embora não houvesse nenhuma anormalidade macroscópica em sua boca que a justificasse. Coincidentemente, a Organização Mundial de Saúde (OMS) e a International Association for the Study of Pain (IASP) realizaram, entre outubro de 2006 e outubro de 2007, o *Ano de combate à dor no idoso*. Justificaram essa escolha devido ao crescimento da população de idosos no mundo, que irá dos 17,5% atuais para cerca de 36% em 2050.[73] Além disso, a dor crônica afeta cerca de 50% dos idosos e mais de 80% dos que estão institucionalizados.[74,75] É possível que o limiar de dor seja reduzido nos idosos, porém, quando se queixam de dor, é necessário avaliar a presença de doenças ou causas subjacentes.[75,76] É evidente que complicações pós-operatórias ocorrem em todas as idades. Nos idosos, o que chama a atenção é o fato de formarem um grupo pouco compreendido frente às queixas de dores orofaciais persistentes.[77]

Fonte: Siqueira.[46]

PARTE 10 **Dor orofacial por infecção, tumores ou doenças sistêmicas**

CAPÍTULO 37

DOR, INFECÇÃO ODONTOGÊNICA E IMPLICAÇÕES SISTÊMICAS

José Tadeu Tesseroli de Siqueira
Gisele Maria Campos Fabri

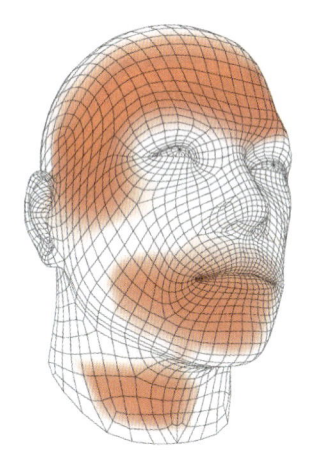

A dor pode ser a manifestação inicial de infecções agudas, portanto, clínicos, dentistas e médicos devem incluí-las no diagnóstico diferencial da dor, principalmente pela morbidade e mortalidade associadas. Mas será que existe algum papel para a infecção na dor crônica? Existe sim, como mostram os revolucionários estudos experimentais sobre a glia no sistema nervoso central (SNC), inclusive nas dores orofaciais.

Segundo Tommasi,[1] o dentista americano Burket referia-se à "era da infecção focal" como o marco inicial do desenvolvimento da Odontologia como verdadeiro serviço de saúde. Essa discussão ocorreu no início do século XX e causou polêmica no meio médico-odontológico. A infecção aguda era, e ainda é, o temor, porém, agora, no início do século XXI, já não existem dúvidas sobre a implicação do velho "foco dentário", mas agora crônico, também em diversas doenças sistêmicas, inclusive na dor crônica.

Durante anos, a expressão "foco dentário" foi utilizada para sugerir o envolvimento da infecção odontogênica em várias doenças sistêmicas, contribuindo para desencadear ou agravar o quadro clínico. Atualmente, existem amplas evidências científicas, tanto epidemiológicas e clínicas, como da ciência básica, que não deixam dúvidas sobre a implicação de infecções crônicas orais, como as lesões periapicais e a doença periodontal, em doenças sistêmicas crônicas, como infarto agudo do miocárdio, acidente vascular cerebral e diabetes melito. É fundamental entender o que é o foco infeccioso crônico e quais os mecanismos que participam do desencadeamento ou agravamento de saúde de alguns pacientes.

Os avanços da ciência básica nas áreas da inflamação e da imunologia mostram que a infecção pode estimular o sistema nervoso central a produzir citocinas inflamatórias e contribuir para quadros de dores crônicas. Por outro lado, até o presente são raros os estudos clínicos sobre a relação entre o foco infeccioso odontogênico e as dores crônicas craniofaciais, entretanto, a experiência clínica e estudos recentes apontam também nessa direção. Portanto, não se pode deixar de avaliar a boca de doentes com queixas crônicas de dores craniofaciais, incluindo as cefaleias, principalmente na população mais carente, que procura os serviços públicos de saúde.

Este capítulo discorre sobre esse empolgante e esquecido tema e a sua relação com dores orofaciais.

INTRODUÇÃO

A infecção dental já foi um dos principais motivos de procura de atendimento odontológico, e ainda é frequente em muitos países, pois causa dor intensa e complicações que podem ser graves devido à formação de edema e coleção purulenta. Além de dor, deformação, febre e mal-estar, que são manifestações típicas de infecção aguda, o paciente também fica suscetível a complicações sistêmicas em diversos órgãos.[2-4] A infecção pode ser silenciosa e assintomática e permanecer anos sem diagnóstico, como é o caso da doença periodontal crônica, na qual nem sempre existem queixas dos pacientes. Entretanto, a infecção crônica pode se agravar e provocar manifestações agudas, e isso geralmente leva ao diagnóstico da doença.

São bem conhecidas as manifestações clínicas das infecções odontogênicas agudas (abscessos dentais), entretanto, a dor nessa circunstância nem sempre é considerada durante o diagnóstico diferencial das dores orofaciais, o que retarda o diagnóstico correto e permite o agravamento da infecção. Atualmente, outra questão de fundamental importância é a relação entre dor crônica e infecção ou traumatismos periféricos de pequena intensidade. Nesse caso, atenção especial merece a cavidade oral, já que é fonte comum de infecção oportunista e nem sempre problemas corriqueiros, como a presença de cáries ou doença periodontal, são levados em consideração pelos clínicos que estão envolvidos no tratamento de dores crônicas.

O SIGNIFICADO DE "FOCO INFECCIOSO DENTÁRIO"

Termos comuns no meio médico-odontológico, como "foco infeccioso dentário", "foco dentário" ou "foco de infecção" surgiram em razão da suspeita de que pacientes com doenças crônicas ou graves, refratários ao tratamento, teriam algum foco infeccioso em seu organismo, principalmente de origem odontológica. Essas questões originaram, no início do século XX, a teoria da infecção focal. Segundo essa teoria, infecções crônicas nos dentes causariam doenças ou sintomas nas regiões adjacentes aos dentes e a distância, em várias regiões do organismo. Assim, sintomas inespecíficos, como dor e febre, ou o agravamento de doença preexistente poderiam ser explicados pela teoria da infecção focal (para revisão completa ver Siqueira).[5]

> Tommasi[1] relata que o dentista americano Burket referia-se à "era da infecção focal" como o marco inicial do desenvolvimento da Odontologia como verdadeiro serviço de saúde. Essa discussão ocorreu no início do século XX e causou enorme polêmica no meio médico-odontológico. A infecção **aguda** era, e continua sendo, o temor, porém, no início do século XXI não restam dúvidas quanto à implicação do velho "foco dentário", mas agora **crônico**, também em diversas doenças sistêmicas, inclusive na dor crônica.

Remonta à antiguidade o envolvimento dos dentes em inúmeras doenças que afetam o organismo humano. A teoria da infecção focal do início do século XX contribuiu para difundir a ideia do foco infeccioso dentário. Historicamente, diversos relatos de casos relacionando focos dentários à saúde geral foram apresentados à literatura especializada, embora não tivessem um adequado suporte científico, a despeito das inúmeras tentativas de explicar cientificamente essas relações.[6,7] Entretanto, por conta do grande avanço da ciência nos últimos anos (a exemplo da Biologia Molecular e da Imunologia) e dos resultados de estudos epidemiológicos, clínicos e experimentais sobre fatores de risco em diversas doenças sistêmicas, a comunidade científica, médicos e dentistas reconheceram que o foco infeccioso dentário pode ser importante fator de risco.[8-11] Esses resultados comprovam que essas doenças orais representam mais que a perda do dente,[12,13] e também que as políticas de saúde pública devem dar mais atenção a esses problemas de alta incidência na população geral, particularmente na mais carente.[14,15]

A BOCA E SEUS HÓSPEDES

Entre as características marcantes da cavidade oral, destaca-se o fato de ela albergar uma abundante microbiota composta de enorme diversidade de espécies. Outra característica é a sua comunicação com o meio externo, que exige dela meios de defesa contra eventuais agentes patogênicos. Por sua vez, a topografia da cavidade oral favorece a colonização bacteriana e contribui para a riqueza de microrganismos nela encontrados. Inicialmente, destacam-se as variações da mucosa oral nos lábios, gengiva, palato, mucosa jugal, língua e orofaringe; em segundo lugar, destacam-se as estruturas mineralizadas da boca, ou seja, os dentes. A ação salivar, o ar, a água, os alimentos e as doenças respiratórias e gastrintestinais são fatores que contribuem para a diversificação da microbiota oral. Essas características únicas da boca são responsáveis pela riqueza de microrganismos nela encontrados: um grama do microfilme (placa dental) pode conter 100 bilhões de bactérias; enquanto em 1 mm da saliva é possível encontrar 150 milhões de microrganismos.[16]

> Microbiota oral: cerca de 100 bilhões de bactérias em 1 g de microfilme (placa dental); ao passo que 1 mm de saliva pode conter 150 milhões de microrganismos.[16]

Um exemplo da relação dinâmica entre a cavidade oral e sua microbiota é a colonização microbiana de uma superfície limpa de um dente. É rápida e, em poucas horas, forma-se uma película constituída de proteínas e glicoproteínas salivares e fluido gengival, na qual ocorre adesão bacteriana. O resultado desse agregado é o biofilme dental, uma verdadeira comunidade ecológica. O biofilme contém áreas de altas e baixas biomassas bacterianas entrelaçadas, com canais aquosos de diferentes tamanhos que nutrem a colônia bacteriana e facilitam o movimento dos produtos metabólicos. Sua estrutura o torna resistente a surfactantes, antibióticos, opsonização e fagocitose.[17-20] A saliva, por sua vez, contribui para homeostase periodontal, pois é rica em imunoglobulina A (IgA), bem como o fluido crevicular gengival. Alterações na atividade microbiana específica, como, por exemplo, para *Porphyromonas gingivalis e Actinobacillus actinomycetemcomitans* influenciam o nível de anticorpos no soro, que aumenta.

Portanto, a cavidade oral é um ambiente típico de interação hospedeiro/microrganismo, relação que deve se manter em equilíbrio para benefício geral. Felizmente, essa "contaminação" microbiana propiciou, ao longo da evolução animal, um estado de equilíbrio, com benefícios e riscos ao hospedeiro. A cicatrização de feridas na cavidade oral, como do alvéolo ósseo após a remoção de um dente, é geralmente rápida e atesta o equilíbrio existente nesse microambiente. Esse estado de simbiose e equilíbrio entre microbiota oral e hospedeiro não deve ser confundindo com situações de infecções oportunistas, que podem sim comprometer o processo cicatricial, como veremos mais adiante. Entretanto, a despeito da resistência da mucosa oral a doenças, caso haja desequilíbrio na relação entre o organismo e a microbiota, podem ocorrer infecções oportunistas, cujos exemplos mais conhecidos são a cárie dentária, a doença periodontal e as infecções das vias aéreas superiores. Essas infecções são ainda muito comuns e responsáveis por diversos níveis de morbidade e, eventualmente, de mortalidade.

As doenças oportunistas da boca: cárie e doença periodontal

A despeito do avanço científico e tecnológico na Odontologia e na Medicina, as duas mais comuns doenças infecciosas orais, **cárie** e **doença periodontal**, ainda são prevalentes na população geral, principalmente nas mais necessitadas.[21] Atualmente, o tratamento odontológico permite o controle e a cura da infecção por diversas técnicas, sem obrigatoriedade de remoção do dente. Entretanto, no caso das infecções agudas, nem sempre o fator causal é removido, pois muitas vezes o paciente é atendido em regime de urgência e tratado sintomaticamente, como veremos mais adiante (Quadro 37.1). O tratamento incompleto não elimina a infecção, favorece a recidiva e o agravamento do quadro, além de dificultar o tratamento e aumentar os riscos à saúde do paciente. Quando a infecção ocorre em pacientes que têm doenças crônicas (p. ex., diabéticos, hipertensos, cardíacos ou imunossuprimidos), os riscos aumentam, pois tanto a infecção aguda como a crônica podem interferir na doença de base e piorar a condição médica desses indivíduos. Portanto, se o tratamento de um foco infeccioso dentário é bem mais simples em seu início, ele pode se tornar complexo, exigir atendimento médico-odontológico especializado, medicação por tempo prolongado e, eventualmente, internação.[22] Ou seja, o foco infeccioso dentário pode aumentar o risco médico do doente, e passa a ser fundamental a compreensão desse fato em termos de saúde pública e de prevenção. Um exemplo de doença complexa decorrente de infecção é a endocardite infecciosa, que tem alta taxa de mortalidade e exige tratamento médico de ponta e medicação prolongada (Quadro 37.2).

Em resumo, o tratamento da infecção odontogênica é bem conhecido, entretanto são frequentes as complicações que decorrem do desconhecimento de sua patogênese, do uso incorreto de antibióticos e da aplicação de medidas terapêuticas isoladas. O tratamento deve adotar um conjunto de medidas determinadas pela doença e pelas condições clínicas do paciente.

Quadro 37.1. Número de recidivas em pacientes com história de infecção aguda de origem dental

RECIDIVA DO PROCESSO	PRIMEIRA VEZ	SEGUNDA VEZ	TERCEIRA VEZ	SÉTIMA VEZ	AUTOMEDICAÇÃO	DRENAGEM ANTERIOR
Pacientes	3	6	1	1	5	2

Quadro 37.2. Esquema preconizado para profilaxia antibiótica em pacientes com risco de endocardite infecciosa. As opções clínicas podem variar, sendo indispensável um planejamento adequado dos casos, com avaliação risco-benefício

A amoxicilina é o antibiótico de eleição, sendo indicadas as seguintes doses:
– Adultos: 2,0 g de amoxicilina via oral, uma hora antes da intervenção.
– Crianças: 50 mg/kg via oral, também uma hora antes da intervenção.
A amoxicilina pode ser substituída pela ampicilina injetável quando não houver condições de uso via oral, seguindo-se o esquema abaixo:
– Adultos: 2,0 g via intramuscular (IM) ou intravenosa (IV), meia hora antes da intervenção.
– Crianças: 50 mg/kg via intramuscular (IM) ou intravenosa (IV), meia hora antes da intervenção.
Em caso de alergia à penicilina, pode-se optar por clindamicina, cefalosporina, azitromicina ou claritromicina. A clindamicina, por exemplo, é indicada da seguinte forma:
– Adultos: 600 mg de clindamicina via oral, uma hora antes da intervenção.
– Crianças: 20 mg/kg de clindamicina via oral, também uma hora antes da intervenção.

Fonte: AHA.[23]

ETIOLOGIA / MICROBIOTA ORAL

A flora bacteriana habitual da boca é complexa e, nas infecções odontogênicas, geralmente reflete a influência da associação da flora indígena e de uma flora única em condições específicas. A microflora associada às infecções odontogênicas é tipicamente mista[24-29] e as espécies bacterianas encontradas nos abscessos dentais, exceto os estreptococos facultativos, são incapazes de produzir sozinhas as infecções.[24]

A infecção odontogênica mais comum é o abscesso dentoalveolar agudo, também denominado abscesso dental ou periapical.[30] Em geral, sua etiologia é a infecção crônica ou o traumatismo mecânico, que ocorre em algumas regiões do dente e adjacências, como: a) infecção periapical, b) infecção periodontal, c) infecção do capuz pericoronário, e d) alveolites ou osteomielites. O curso evolutivo do abscesso agudo depende da resistência do hospedeiro e da virulência dos germes infectantes (Quadro 37.3).[31]

Quadro 37.3. Infecções odontogênicas agudas

Infecção periapical
Infecção periodontal
Infecção do capuz pericoronário
Alveolites ou osteomielites

Fonte: Michel.[31]

Infecções orais e interações microbianas com o hospedeiro

Devido às características da cavidade oral, as infecções que nela ocorrem (cárie e doença periodontal) são de natureza oportunista, fato relevante que sugere necessidade permanente de intervenção nesse microambiente, impedindo o desenvolvimento de infecções por mudanças do mesmo ou por suscetibilidade do hospedeiro. Isso significa que as medidas profiláticas para o controle da higiene oral são fundamentais, principalmente em pacientes com risco de bacteremia transitória. É importante que os serviços de assistência à saúde, a exemplo das instituições hospitalares, adotem como norma a orientação rotineira de seus doentes para a adoção de medidas básicas preventivas, como a higiene oral.

Microbiota na cavidade oral: vantagens e desvantagens para o hospedeiro

O estado de equilíbrio entre o hospedeiro e a microbiota residente é favorável a ambos, embora existam vantagens e desvantagens ao hospedeiro.

Microbiota: vantagens ao hospedeiro:
a. Prevenção de doenças produzidas por microrganismos antagônicos.
b. Estímulo à resposta imune do hospedeiro.
c. Influência na maturação e renovação das células do hospedeiro.
d. Fornecimento de nutrientes indispensáveis ao hospedeiro, a exemplo da vitamina K, fornecida pela microbiota intestinal.

Microbiota oral: desvantagens ao hospedeiro
a. Possível fonte de infecção endógena.
b. Predisposição do hospedeiro a infecções.
c. Sensibilização do hospedeiro a antígenos bacterianos.

MANIFESTAÇÕES SISTÊMICAS DOS FOCOS INFECCIOSOS ODONTOGÊNICOS

Tanto nos casos agudos como nos crônicos, pode ocorrer espalhamento da infecção por meio da corrente sanguínea. Os processos mais comuns são a bacteremia transitória (BT) e a septicemia.

Bacteremia transitória

Refere-se à presença temporária de microrganismos na corrente sanguínea, comum após sangramento de região contaminada ou infectada, casos que podem ocorrer na cavidade oral. Vários estudos demonstram que a bacteremia transitória ocorre em condições variadas de manipulação dos tecidos orais e é particularmente importante na endocardite infecciosa.[32]

Não apenas os tratamentos gengivais ou periodontais, mas também outras situações que provocam sangramento causam BT, tais como: a) escovação e mastigação;[33] b) hemoculturas, que mostram incidência de bacteremia transitória em 87,5% de casos de exodontias; c) em casos de drenagem cirúrgica de abscessos bucodentais agudos; nesses casos o risco pode ser reduzido pela aspiração prévia da coleção purulenta; d) escovação dental em usuários de aparelhos ortodônticos, correspondendo a 25% da amostra avaliada,[34] e e) remoção de suturas cirúrgicas orais (Quadro 37.4).[35]

Quadro 37.4. Situações em que pode ocorrer bacteremia transitória

Escovação e mastigação.[33]
Exodontias.
Drenagem cirúrgica de abscessos odontogênicos agudos.
Escovação dos dentes em tratamento ortodôntico.[34]
Remoção de suturas cirúrgicas na cavidade oral.[35]

Septicemia

Infecção generalizada via hematológica, que pode se originar de foco infeccioso agudo, inclusive dental. Nesse caso, há enorme virulência microbiana associada à baixa resistência do hospedeiro, situação que se agrava em doentes imunossuprimidos, a exemplo de doentes HIV positivos e principalmente em fase de atividade da doença.

CLASSIFICAÇÃO DAS CIRURGIAS QUANTO À PRESENÇA DE MICRORGANISMOS

Em relação aos procedimentos operatórios ou cirúrgicos, é fundamental relembrar a classificação das cirurgias no que se refere à presença de microrganismos, de acordo com o Ministério da Saúde do Brasil:[36]

a. **Cirurgias limpas**, nas quais não existe uma microbiota natural, a exemplo dos músculos esqueléticos e do encéfalo.
b. **Cirurgias potencialmente limpas**, nas quais há presença de uma microbiota pequena, a exemplo das cirurgias gástricas.
c. **Cirurgias contaminadas**, realizadas em regiões em que existe uma microbiota residente abundante, como é o caso da cavidade oral. Portanto, este item pressupõe cirurgias orais em boca saudável.
d. **Cirurgias infectadas**, que podem ocorrer em qualquer um dos casos anteriores, desde que haja infecção. Exemplos na cavidade oral: drenagem de abscessos agudos; cirurgias periodontais.

As cirurgias orais são consideradas contaminadas por apresentarem microbiota residente que vive em simbiose com o hospedeiro. Como vimos acima, essa é condição considerada normal para a cavidade oral. Não confundir, portanto, a cirurgia contaminada, que ocorre em boca saudável, com cirurgia infectada, que é realizada em presença de infecção aguda ou crônica, como ocorre nos abscessos bucodentais ou nas doenças periodontais. As medidas para o controle de contaminação cruzada em Odontologia baseiam-se em princípios universais com bases científicas, não se admitindo, atualmente, abordagens tradicionais e empíricas.[37]

> Não confundir cirurgia oral contaminada (p. ex., cirurgia para remoção de incluso em boca saudável) com cirurgia oral infectada (p. ex., cirurgia em doença periodontal ou drenagem de abscesso dental agudo).

Na Figura 37.1 é mostrada a imagem de um fragmento ósseo necrótico em paciente com diabetes melito e doença periodontal crônica. Certamente, nesse caso, a doença periodontal altera a classificação de cirurgia *contaminada* para cirurgia *infectada*, o que aumenta o risco de complicações, particularmente na condição de doença sistêmica crônica.

ANTIBIÓTICOS: USO E CRITÉRIOS DE ESCOLHA

A terapia antimicrobiana é procedimento essencial na manipulação de doentes com infecções odontogênicas agudas,[38] mas o risco/benefício dessa terapia deve ser considerado caso a caso.[29] Não é incomum ver doentes sob antibioticoterapia por vários dias, sem tratamento local, sem evolução do processo, pois o uso único de antibiótico em tais casos mascara o quadro, contribuindo ainda para aumentar a resistência microbiana.[39] O uso do antibiótico nas infecções orais é indicado, mesmo de maneira empírica, quando não há tempo para se fazer testes de sensibilidade, porém devemos conhecer as bactérias geralmente envolvidas nessas infecções.[40] A penicilina é indicada como droga de primeira escolha.[27,41-43] A cefalosporina também é sugerida como primeira escolha.[44] A eritromicina é considerada a droga substituta em casos de sensibilidade à penicilina;[42] a amoxicilina (ou eritromicina) é indicada em casos de celulites, já a eritromicina, tetraciclina ou cefalosporina, em casos de abscesso agudo com ausência de celulite, e metronidazol, eritromicina ou tetraciclina quando não houve drenagem;[45] o metronidazol é indicado em casos de infecção periodontal.[46]

Não é incomum a presença de microrganismos resistentes à penicilina em culturas de processos supurativos odontogênicos.[26,27,40,47] Manzalli e colaboradores[48] em um estudo sobre resistência antibiótica realizado na Divisão de Odontologia da Faculdade de Medicina da Universidade de São Paulo (FMUSP), com casos consecutivos de infecções bucodentais, agudas ou crônicas, em 17 pacientes sob antibioticoterapia, foram encontrados sete resistentes à cefalosporinas dentre 17 indivíduos, 13 resistentes à ampicilina de um total de 25 e 16 resistentes à tetraciclina de um total de 22 casos.

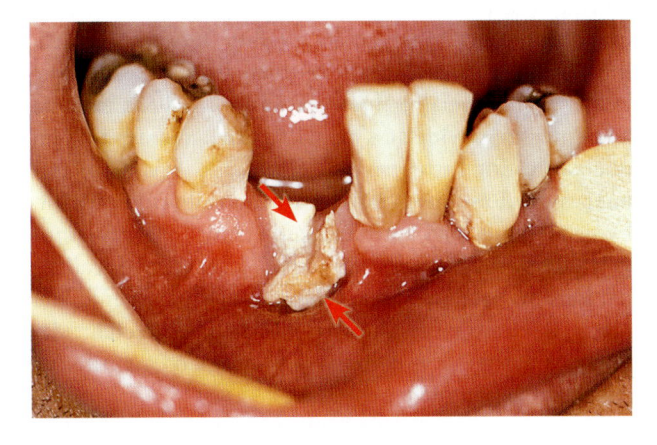

Figura 37.1. Esta foto mostra uma complicação de exodontia realizada em paciente com doença periodontal crônica e que, além disso, tinha diabetes melito. É uma situação típica em que uma cirurgia contaminada passa a ser infectada, aumentando o risco de complicações infecciosas. As setas apontam o sequestro do osso alveolar necrótico, que está exposto no meio bucal. A gengiva já está epitelizada e o tratamento desses casos é simples, pois consiste na remoção do fragmento. Caso realizado com o doutor Reynaldo Antequera.

Isso reafirma a importância de antibiogramas e de uma estratégia eficiente para o tratamento da infecção. As penicilinas e as cefalosporinas são antibióticos do grupo betalactâmico e atuam interferindo na síntese da parede celular das bactérias. A resistência bacteriana à penicilina é explicada, em parte, pela ação da enzima betalactamase, mas, atualmente, o uso de inibidores desta enzima, como o ácido clavulânico, permite neutralizar esse processo.[49]

Casati e colaboradores[50] verificaram, em análise de questionário dirigido a cirurgiões-dentistas sobre terapêutica periodontal, que há necessidade de maior preparo desses profissionais quanto à utilização de antibióticos no tratamento de doenças periodontais. Em muitos casos, a terapêutica antibiótica é utilizada isoladamente, o que vai de encontro à indicação terapêutica que orienta sobre a necessidade de eliminação do foco, seja periapical ou periodontal.

Profilaxia antibiótica versus antibioticoterapia: quando usar?

Quanto ao uso de antibióticos, deve-se obedecer ao critério clínico, ou seja, as características da doença e as condições clínicas do doente definirão o uso de antibióticos. Os objetivos básicos são dois: a) auxiliar ou eliminar a infecção e b) proteger o paciente durante o ato operatório de possível infecção a distância devido à bacteremia transitória que normalmente ocorre. Esse aspecto é particularmente relevante em alguns pacientes com doenças cardíacas e imunossuprimidos.

Portanto, independentemente do uso curativo dos antibióticos, existem pacientes que necessitam de proteção sistêmica durante manipulações que podem provocar bacteremia transitória e infecção a distância, a exemplo da endocardite infecciosa. Esquemas para profilaxia antibiótica são sugeridos pela American Heart Association, sendo indicada sua administração uma hora antes do procedimento em dose única adequada para a proteção do paciente durante o procedimento cirúrgico.[23]

Portanto, as características clínicas do paciente são fator fundamental para o uso e a escolha de antibióticos, mesmo que o quadro infeccioso local não obrigue o seu uso. O importante é que se faça distinção entre **uso profilático e o uso curativo**. A profilaxia antibiótica é realizada durante o ato cirúrgico para proteção contra a bacteremia transitória, ou seja, decorrente da penetração de germes na corrente sanguínea, um enorme fator de risco em pacientes suscetíveis à infecção focal, como alguns cardiopatas, transplantados renais e pacientes imunossuprimidos. Já o uso curativo de antibióticos em abscessos odontogênicos agudos será mantido de acordo com o quadro clínico do paciente. Ver na Tabela 37.1 as características de antibióticos usados em infecções odontogênicas disponíveis no mercado brasileiro.

Risco médico dos doentes com infecção odontogênica

O risco médico envolvido nos procedimentos odontológicos deve alertar para a formação de profissionais com experiência no atendimento de pacientes complexos,[51] especialmente no que se refere às infecções.

> Respeitando o famoso axioma médico – *primum non nocere* – (primeiro, não causar dano), todos os procedimentos realizados nos pacientes e todas as prescrições a ele dadas deverão ser precedidas pela consideração consciente do dentista sobre o risco de um determinado procedimento. Avaliação do risco médico, pelo estabelecimento de um resumo formal dos riscos específicos que podem ocorrer em determinado paciente, assegura que contínua autoavaliação seja realizada pelo clínico.[51]

As infecções odontogênicas podem ter alta morbidade e trazer risco à vida, particularmente quando o doente apresenta outras morbidades associadas, como: diabete melito, doenças cardiovasculares ou síndrome da imunodeficiência adquirida (AIDS). Nessas condições, cada doente deverá ser avaliado em relação ao risco da infecção propriamente dito e desta em relação à doença sistêmica. Doenças sistêmicas graves exigem condições apropriadas de atendimento, como equipes especializadas, possível internação, procedimentos e medicamentos sofisticados e acompanhamento por períodos prolongados. Nesses casos, a integração das equipes médica e odontológica que tratam do paciente é fundamental para a resolução mais rápida e segura.

Na amostra de 36 pacientes apresentada adiante, foi constante a presença de morbidades associadas como diabetes melito, hipertensão, anemia, febre reumática, insuficiência cardíaca, artrite reumatoide, bronquite, hemangioma facial e mieloma múltiplo, além de uma paciente em gravidez avançada. Onze pacientes tinham queixa de dor forte e muito forte, dois relataram dor latejante e dois outros tinham dor fraca do tipo pulsátil. Dois pacientes não apresentaram edema, 11 apresentaram edema lenhoso e, 23, edema e secreção localizada. Dos 36 pacientes, seis referiram alergia à penicilina (16,6 %), fato observado na literatura especializada, que cita cerca 7,2% de pacientes alérgicos a antibióticos, principalmente à penicilina.[42]

Atenção deve ser dada à infecção aguda pós-operatória de cirurgias bucais, pois dois dos quatro doentes internados devido à gravidade de seus casos haviam se submetido à cirurgia para exodontia de dentes inclusos.[52] Não devemos esquecer que as cirurgias bucais têm uma taxa de complicações de até 36%. O cirurgião-dentista deve se preparar para esses eventos, observando as boas regras de assepsia cirúrgica, o uso de instrumentos adequados e

Tabela 37.1. Características de alguns antibióticos disponíveis no mercado brasileiro que são utilizados para tratar infecções odontogênicas

GRUPO	GENÉRICO	MECANISMO DE AÇÃO	EFEITOS COLATERAIS	INDICAÇÕES
Penicilinas	Penicilina G Penicilina V	Síntese da parede celular (peptidioglicano) bactericida.	Reações alérgicas Alteração da flora intestinal.	Em infecções graves, quando for desejável a via parenteral. Baixo custo.
Penicilinas resistentes à betalactamase	Oxacilina Flucloxacilina Cloxacilina Dicloxacilina	Síntese da parede celular (peptidioglicano) bactericida.	Reações alérgicas Ateração da flora intestinal.	Opção de acordo com antibiograma.
Penicilinas de amplo espectro	Ampicilina Rivampicilina Amoxicilina	Síntese da parede celular (peptidioglicano) bactericida.	Reações alérgicas Ateração da flora intestinal.	Indicadas para profilaxia da endocardite infecciosa.
Cefalosporinas	Cefalotina (1ª geração) Cefaclor, cefuroxima (2ª geração) Cefixima (3ª geração)	Síntese da parede celular (peptidioglicano) bactericida.	Reações alérgicas.	Considerados como segunda escolha em relação às penicilinas.
Macrolídeos	Eritromicina Claritromicina Azitromicina	Inibição da síntese proteica. Bactericidas. Bacteriostáticos.	Distúrbios gastrintestinais.	Substitutos da penicilina em pacientes alérgicos às penicilinas.
Lincosamidas	Clindamicina	Inibição da síntese proteica.	Colite pseudomembranosa.	Segunda opção em caso de alergia à penicilina. Indicados para profilaxia antibiótica.
Nitroimidazol	Metronidazol	Inibição de crescimento de bactérias anaeróbias.	Alteração do paladar, boca seca, falta de apetite, gosto metálico, náusea. Evitar ingestão de bebida alcoólica.	Em infecções por anaeróbios como na doença periodontal.
Tetraciclina	Minociclina Doxiciclina	Inibição da síntese proteica bacteriostático.	Distúrbios gastrintestinais, alteração dentária e óssea em crianças.	Indicados em doença periodontal, possivelmente atuam por mecanismo não antibacteriano.
Fluoroquinolonas	Ciprofloxacina Ofloxacina Perfloxacina	Interferem na síntese de DNA.	Sonolência, colite pseudomembranosa, alteração do paladar ou do olfato, constipação.	Em casos de infecções graves na cavidade oral.

Fonte: Rang e colaboradores.[49]

a aplicação de boa técnica operatória. O fato de as cirurgias bucais serem realizadas em área contaminada pela microbiota residente não deve ser confundido com cirurgia infectada, como ocorre nos casos que estamos discutindo. Infecções agudas em doentes com hemangioma facial necessitam de abordagem em ambiente hospitalar, muitas vezes precedida de uma avaliação interdisciplinar. A área e o tipo de hemangioma podem trazer intercorrências graves durante a drenagem ou remoção do foco infeccioso. Embora os hemangiomas cavernosos sejam raros, eles devem ser descartados em casos semelhantes. Em paciente com mieloma múltiplo, deve ser avaliado o tempo de sangramento, que pode estar alterado e ser um sério fator complicador do ato cirúrgico.

CLASSIFICAÇÃO DAS INFECÇÕES ODONTOGÊNICAS

Basicamente, em relação ao tempo de instalação, a infecção pode ser dividida em **aguda** e **crônica**. A infecção aguda tem características clínicas bem definidas e exige tratamento imediato. Curiosamente, pode ser a manifestação de agravamento da infecção crônica. O foco infeccioso crônico merece especial interesse devido ao seu papel como fator de risco para várias doenças sistêmicas, cujos aspectos gerais e implicações sistêmicas serão discutidos mais à frente. Ver na Figura 37.2 o esquema das fontes odontogênicas mais comuns de infecção e suas possíveis repercussões sistêmicas.

Em resumo, a infecção odontogênica classifica-se em:

Infecção odontogênica
1. **Aguda**: dor, edema, febre e mal-estar. Exemplos:
   a. **Abscessos dentais**
   b. **Angina de Ludwig**
   c. **Infecção retrógrada do seio cavernoso**
   d. **Alveolite**
   e. **Osteomielite**
   f. **Pericoronarite**
2. **Crônica**: normalmente silenciosa; implicação sistêmica; pode se tornar aguda. Exemplos:
   a. **Lesões ósseas periapicais**
   b. **Doença periodontal**

INFECÇÃO ODONTOGÊNICA AGUDA

Conceito: caracteriza-se por quadro clínico exuberante que inclui dor, edema, febre e mal-estar, o que motiva a procura por atendimento médico-odontológico de urgência e, eventualmente, emergencial (ver também Cap. 30).

As infecções agudas de origem dental causam dor extremamente forte, principalmente no início do processo, devido ao fato de ocorrerem no interior de tecidos mineralizados (dentes e ossos) que são inelásticos, de forma que as alterações decorrentes da inflamação, em seu princípio, produzem pressão, que é a grande responsável pela dor. O fundamental é que, nesses casos, a dor é um sintoma que melhora com a resolução da infecção. Portanto, medidas analgésicas visam minimizar o desconforto e o sofrimento do doente enquanto outras medidas terapêuticas são aplicadas.

Além de analgésicos e anti-inflamatórios para o controle da febre e da dor, o uso de adstringentes e de calor, aplicados por meio de bochechos, contribui para reduzir a dor e acelerar o processo. Evite confundir edema inflamatório com coleção purulenta, que nem sempre está presente. Quando presente, nem sempre é localizada, podendo estar espalhada entre os planos teciduais por onde se dissemina. Deve também ser superficializada para facilitar a drenagem e, nesse aspecto, um esquema padronizado que inclua medidas físicas locais é indispensável.

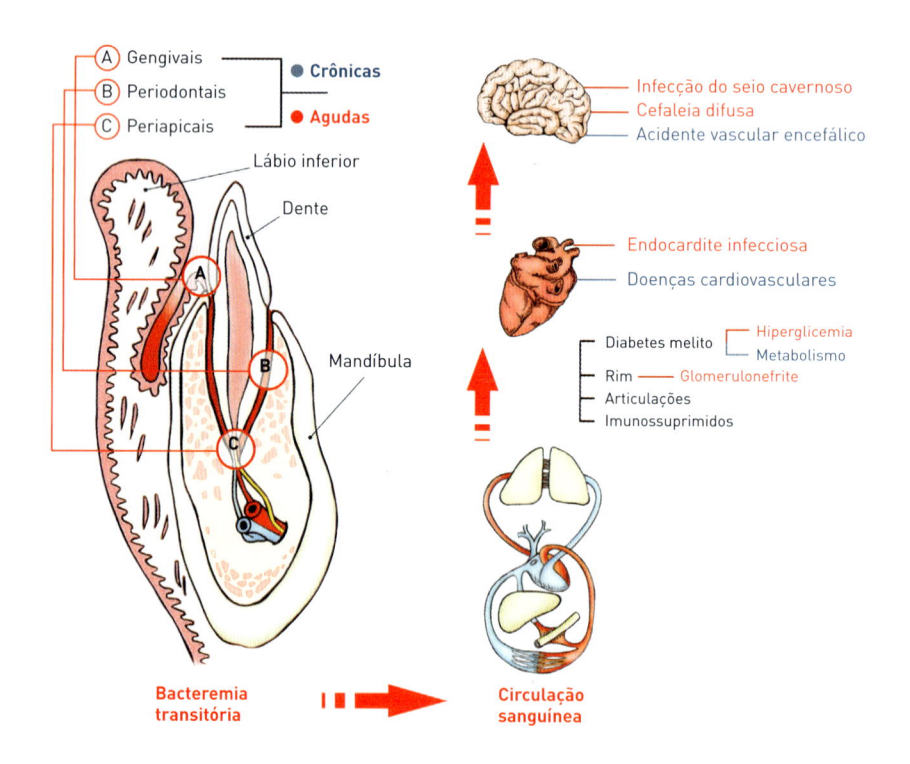

Figura 37.2. Este esquema oferece uma visão das fontes mais frequentes de infecção odontogênica e suas repercussões sistêmicas. As infecções **agudas** apresentam quadro clínico típico, como febre, mal-estar e dor, enquanto as **crônicas** são, na maioria das vezes, silenciosas. **a**. Desenho artístico de um segmento de osso mandibular com o dente molar. As partes **a**, **b** e **c** mostram, respectivamente, as regiões de gengiva, ligamento periodontal e periápice do dente. **b**. Esquema que representa a circulação sanguínea pela qual ocorre a bacteremia transitória. **c**. Mostra alguns órgãos, estruturas ou doenças que podem ser afetadas pela infecção odontogênica.

O tratamento das infecções odontogênicas agudas deve ser imediato, adotando-se todas as medidas pertinentes para a drenagem da coleção purulenta, seja via canal, seja por incisão cirúrgica. Basicamente, o tratamento inclui **medidas conjuntas**, como antibioticoterapia, cuidados locais, cuidados gerais, controle da dor e drenagem. Existe polêmica quanto ao uso de antibióticos: devemos usá-los? Em que fase do processo infeccioso? Pacientes suscetíveis à endocardite infecciosa, imunossuprimidos ou aqueles saudáveis, mas debilitados pela própria infecção, entre outros, devem recebê-los, independentemente da fase evolutiva do processo. O uso de antibióticos depende das condições clínicas do doente. Seu uso isolado é uma solução discutível, embora possa existir essa necessidade, como no caso de angina de Ludwig.

> O tratamento dos abscessos dentais agudos deve compreender um conjunto de medidas determinado pelo quadro infeccioso e pelas condições clínicas do doente.

Portanto, o uso do antibiótico é determinado pela fase evolutiva do processo, pela gravidade da infecção e pela condição de saúde do doente.

Epidemiologia das infecções odontogênicas agudas

Alguns estudos sobre amostras de doentes com infecções maxilofaciais indicam que 75% delas são de origem odontológica, sendo que a maioria dos pacientes já havia tido dor localizada no dente, edema na região específica, ou histórico de exodontia no local da infecção.[53] Já em crianças, os dados indicam que 50% de todas as celulites faciais pediátricas têm causa odontogênica, geralmente após cárie e necrose pulpar, sendo encontrados microrganismos típicos da microbiota oral. Outros tipos de celulites geralmente são provocados por *Haemophilus influenza* tipo B, cuja característica é o aumento da temperatura corpórea (que atinge valores maiores que os encontrados nas celulites odontogênicas). Ocorrem mais comumente na primavera em população mais jovem (antes ou durante dentição decídua) e provocam maior leucocitose, além de produzirem beta-lactamase.[54]

Fases evolutivas da infecção odontogênica aguda / abscessos dentais

As infecções odontogênicas são geralmente localizadas, mas, em certas circunstâncias, elas ultrapassam o tecido ósseo, os músculos e a barreira mucosa, disseminando-se pelos espaços teciduais, o que resulta em infecções graves[3,55-57] que podem ser fatais e,[2,58] além disso, extremamente dolorosas.

> O uso do antibiótico é determinado pela fase evolutiva do processo, pela gravidade da infecção e pela condição de saúde do doente.

Classicamente, sob o aspecto didático, os abscessos dentais agudos podem ser divididos em três fases: a) inicial, sem edema; b) intermediária ou com edema inflamatório, e c) final ou com ponto de flutuação. Essas fases que foram bem descritas por Archer.[59]

a. *Fase inicial:* caracteriza-se por enorme sensibilidade dental, dor fortíssima no dente causador e ausência de edema. É possível que a radiografia periapical mostre osteólise óssea na raiz comprometida e, eventualmente, interrupção da lâmina dura. Indispensável o diagnóstico diferencial com traumatismo de oclusão. Normalmente, a drenagem é realizada via canal com redução imediata da dor (Fig. 37.3).
b. *Fase intermediária:* edema oral ou facial, normalmente indolor ou com dor leve, entretanto com dor fortíssima anterior ao inchaço (Fig. 37.4).
c. *Fase final:* nessa fase, há edema e coleção purulenta que invadiu algum dos espaços de disseminação existentes na face e pescoço. Quando a coleção superficializa-se, ocorre o **ponto de flutuação**, que é flácido e favorece a drenagem cirúrgica. O reconhecimento das regiões favorece a abordagem cirúrgica e minimiza o risco de cicatrizes evidentes na pele (Fig. 37.5).

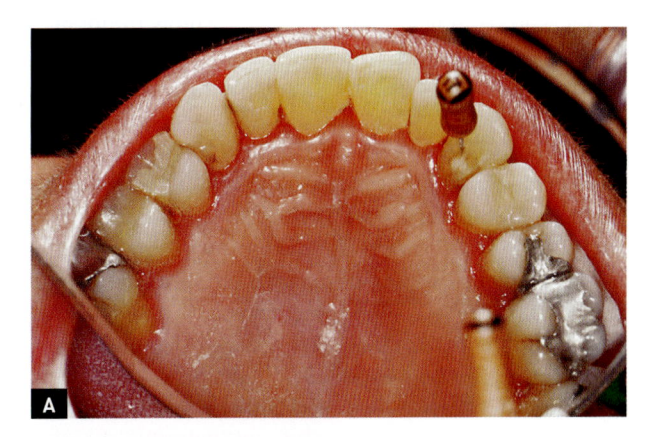

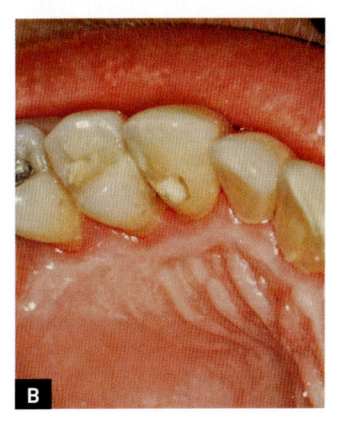

Figura 37.3. Mostra caso de abscesso agudo no dente canino esquerdo (#23) em sua fase inicial, no qual a dor é fortíssima e pode ser o sintoma que leva o paciente a procurar atendimento. A drenagem via canal, quando possível, permite o alívio imediato da dor, pois reduz a pressão sobre os tecidos da inflamação e da própria secreção. **A.** Lima endodôntica dentro do canal para propiciar a drenagem. **B.** Observar a secreção drenando via canal.

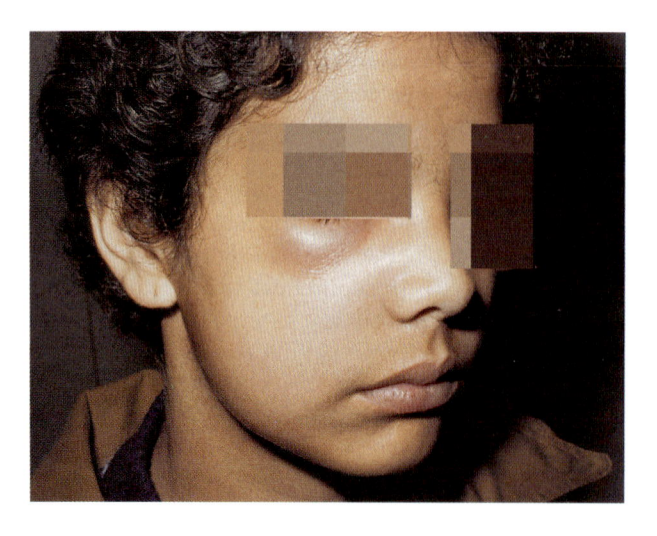

Figura 37.4. Edema facial devido a abscesso agudo em fase intermediária. Presença de celulite que se alastrou pela face direita e já atinge a região infraorbitária. A dor é moderada nessa fase.

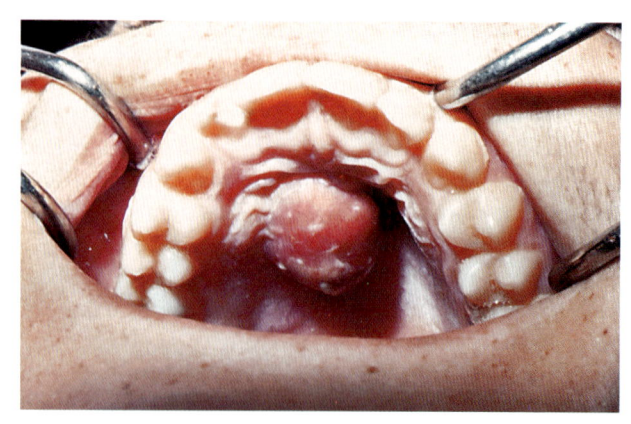

Figura 37.5. Abscesso agudo em fase final que deve ser drenado cirurgicamente. É um abscesso palatino originário do dente incisivo lateral direito (#12). O procedimento é relativamente simples e o alívio da dor ocorre imediatamente após a drenagem graças ao alívio da pressão nos tecidos envolvidos, principalmente do periósteo. Em seguida, procede-se ao tratamento endodôntico.

Recidiva da infecção odontogênica: o tratamento incompleto

São frequentes os relatos por pacientes de edemas faciais repetidos, decorrentes da não eliminação do foco primário (Quadro 37.1). Várias razões concorrem para isso como: não retorno do paciente após melhora do quadro agudo; falta de informação profissional e automedicação. Ausência ao trabalho, consultas frequentes a ambulatórios, postos de saúde e pronto-socorros, além de internações hospitalares quando os quadros infecciosos são graves. Essas são algumas das consequências da manutenção de focos infecciosos dentários.

A remoção do dente ou resíduo dental causador do processo é essencial para o sucesso do tratamento e prevenção de recorrências.[39,45,60] Estudo em hospital geral mostrou, em uma população de 36 doentes brasileiros, a presença de 11 recidivas devido à permanência do foco dentário, mas, quando submetidos a uma terapêutica bem ordenada que valorizou cuidados locais e sistêmicos, todos os doentes evoluíram muito bem, inclusive os casos considerados de difícil tratamento. Assim, seis pacientes apresentaram o mesmo quadro pela segunda vez, um paciente pela terceira vez e um paciente pela sétima vez. Além disso, cinco pacientes se automedicavam quando havia recidiva e dois outros doentes haviam sofrido drenagens anteriores, porém sem a eliminação do foco causador. Na verdade, os cuidados locais são necessários para acelerar o andamento do processo infeccioso, facilitam a drenagem cirúrgica e reduzem a virulência da infecção, independentemente ou não do uso concomitante de antibióticos.[52]

Observe que a automedicação também é uma constante nesses casos.[52]

Complicações da infecção odontogênica / abscesso dental

O tratamento incompleto ou a ausência de tratamento dos processos supurativos odontogênicos agudos permitem o surgimento de complicações, tais como osteomielites maxilares,[61] infecções de espaços viscerais, angina de Ludwig, obstrução aérea,[62] mediastinite, pericardite, trombose da veia jugular, abscesso epidural e erosão da artéria carótida,[63] difusão pelo seio cavernoso, infecções dos tecidos profundos do pescoço, supuração pleuropulmonar, abscesso retrofaríngeo, sinusite maxilar, abscesso orbital, fasciíte necrotizante,[53] além de disseminação sistêmica por bacteremia e septicemia.[64] Nesses casos, o controle da passagem das vias aéreas é necessário e pode ser medida indispensável (ver Caso clínico 37.1 e a Fig. 37.6).

Dor por infecção odontogênica aguda

Nas infecções agudas, a dor decorre do processo inflamatório, sendo mais intensa nas fases iniciais e reduzindo-se à medida que a lesão se processa ou a cicatrização avança. Pode ser o primeiro sinal, como ocorre nos abscessos dentais em geral e, nesse sentido, sua compreensão é fundamental para o diagnóstico diferencial da dor.

> Na infecção odontogênica aguda, a dor decorre da inflamação e exemplifica a dor por nocicepção. Portanto, é dor aguda. Isso significa que é maior no início do processo inflamatório e se reduz com a evolução do processo ou com o tratamento da lesão. A dor por infecção aguda deve ser considerada no diagnóstico diferencial das dores orofaciais.

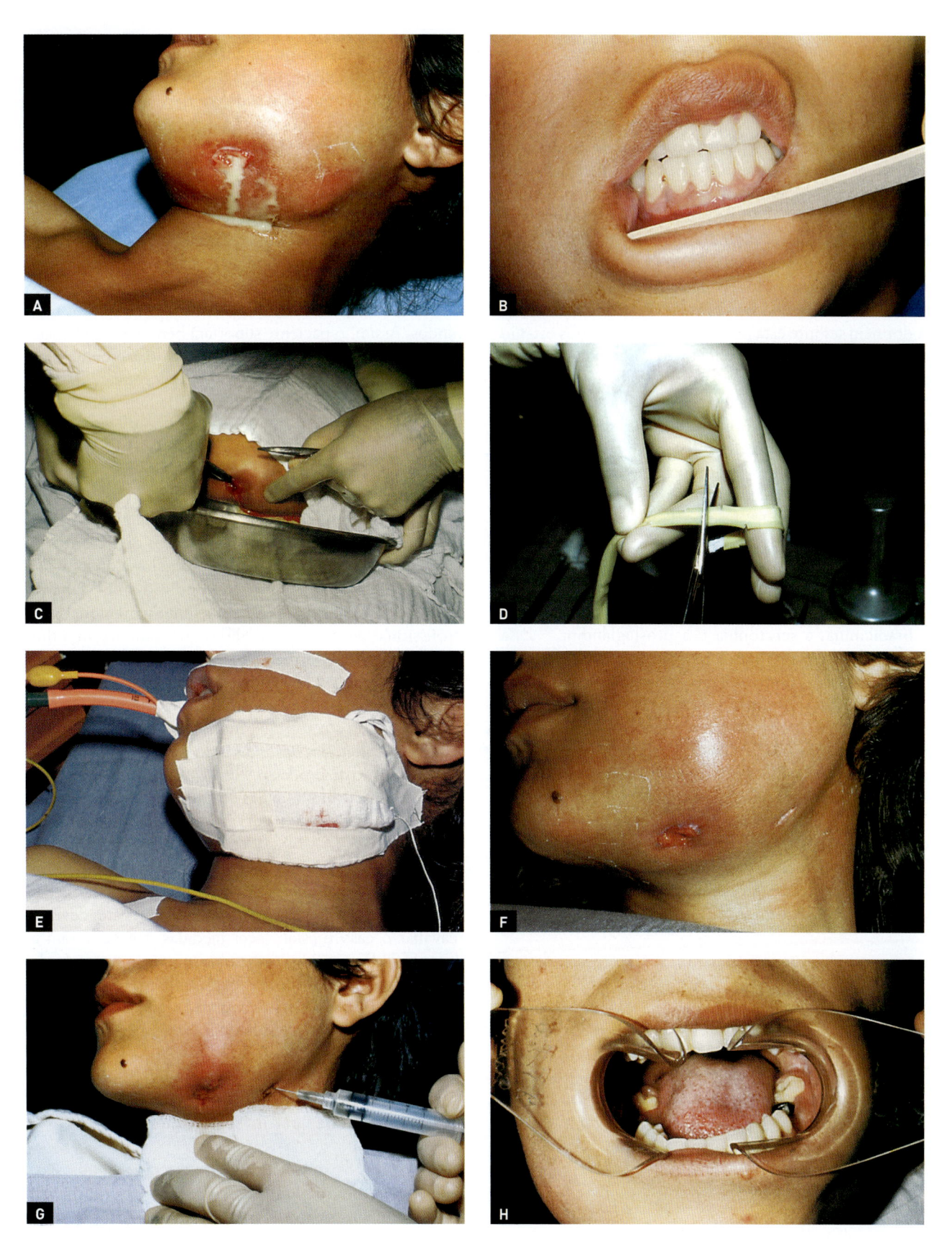

Figura 37.6. Caso de infecção aguda (abscesso submandibular pelo dente molar #36) na paciente gestante do Caso clínico 37.1. **A.** Houve drenagem espontânea pela demora de atendimento. **B.** Trismo infeccioso extremamente doloroso. **C.** Drenagem cirúrgica sob anestesia geral. **D.** Preparação do dreno de borracha. **E.** Curativo compressivo no pós-operatório imediato. **F.** Aspecto da região três dias depois; permanece o edema granulomatoso. **G.** Tratamento local para eliminação da infecção e adoção de medidas físicas para mobilização da mandíbula e abertura da boca. Esses procedimentos são dolorosos e necessitam da compreensão do paciente e, ao mesmo tempo, do cuidado profissional. **H.** Ampla abertura bucal 30 dias após drenagem. Caso realizado com o doutor Luis Fleury.

Fisiopatologia da dor por infecção odontogênica aguda / abscesso dental

Essas infecções exemplificam a dor aguda, um dos principais sintomas e queixas dos pacientes. Infecções agudas geram resposta inflamatória localizada que é acompanhada de fenômenos sistêmicos, como mal-estar, febre e dolorimento do corpo. Nos maxilares, particularmente na infecção odontogênica mandibular, as características das corticais ósseas e a necessidade de romper o periósteo são em parte responsáveis pela intensidade da dor, que nessa fase é de forte a fortíssima. A dor nem sempre está presente ou é intensa nos estágio de edema, logo após a drenagem do abscesso. A hiperalgesia primária e as características bucodentais explicam a intensidade da dor nas infecções agudas odontogênicas (ver na Fig. 37.2 o esquema apresentado).

Na maioria das vezes, as infecções agudas são acompanhadas de dor intensa que pode exigir abordagens específicas de controle enquanto se controla o processo infeccioso (Fig. 37.7).[65] É importante lembrar que, em áreas inflamadas, a pressão sobre os tecidos chega a ser até três vezes maior que no tecido normal em consequência do edema que se instala e devido à presença de várias substâncias algiogênicas, como a histamina, a bradicinina, a serotonina e a prostaglandina.[66] Essa "sopa inflamatória", aliada à pressão tecidual e à acidez existente, reduz o limiar de dor na área inflamada. Além disso, as prostaglandinas sensibilizam as terminações nociceptivas, provocando o fenômeno conhecido como hiperalgesia primária,[67] que pode ser bem exemplificado pela alta sensibilidade dolorosa da região inflamada, como nos abscessos periapicais agudos.

Assim, o paciente tem redução do limiar de dor devido ao processo inflamatório tornando a área mais suscetível a estímulos dolorosos mecânicos. Essa condição é chamada de **hiperalgesia primária**, típica dos processos inflamatórios agudos por traumatismo ou por infecção. O espalhamento da dor pelas áreas adjacentes e a sensação de que "dói tudo" se deve à sensibilização central decorrente da infecção e recebe a denominação de **hiperalgesia secundária**.

A hiperalgesia primária sinaliza a necessidade de cuidados durante a manipulação operatória, pois a pressão da própria mão do cirurgião já é um estímulo nocivo e pode ser extremamente desconfortante e dolorosa ao paciente. Durante a incisão, é importante que pelo menos a área do corte receba anestesia para reduzir a dor, devendo ser acompanhada por manipulação delicada dos tecidos profundos. Assim, o paciente suportará bem o ato cirúrgico, que não será um obstáculo; caso contrário, a escolha seria de intervenção sob sedação ou anestesia geral.

A intensidade da dor decorrente de infecções odontogênicas agudas é geralmente forte, embora existam variações de fraca a muito forte e derive das alterações inflamatórias locais associadas às condições emocionais do doente.

O paciente com infecção aguda normalmente sofreu muito e está sensível aos procedimentos operatórios. A dor gera ansiedade e medo e o cirurgião-dentista deve compreender e respeitar essa condição, pois sabe-se que esse sofrimento não é "meramente" emocional, e o profissional deve adotar medidas que minimizem a dor transoperatória.

A dor em infecção aguda é um sintoma e indica presença de doença. O seu controle farmacológico tem por objetivo reduzir o sofrimento do doente enquanto são adotadas as medidas descritas anteriormente para acelerar a resolução do processo. Nesse ínterim, se necessário, devem ser indicados analgésicos de ação periférica e/ou central (casos de dor forte), além de anti-inflamatórios não-hormonais (AAINEs). A associação de medicamentos analgésicos pode ser necessária e benéfica no período imediatamente anterior à drenagem cirúrgica ou no pós-operatório imediato. Quando a dor persiste, deve-se reavaliar o caso e estabelecer medidas que permitam a drenagem. Preocupar-se unicamente com o controle da dor pode ser medida incompleta. Lembre-se: a persistência de dor forte em infecção aguda exige aceleração das medidas para drenagem devido à intensa pressão sobre os tecidos.

Características clínicas, diagnóstico e tratamento da dor por infecção aguda

Em geral, os sinais clínicos de infecção aguda são: dor, edema, dolorimento dental, quando é a fonte da infecção, e limitação da abertura bucal. A febre nem sempre está presente em todas as fases, pois depende da fase evolutiva da infecção, da virulência microbiana e da condição imunológica do paciente. O enfartamento ganglionar submandibular é frequente e pode ocorrer nas várias fases da infecção, sendo os gânglios normalmente móveis à palpação.

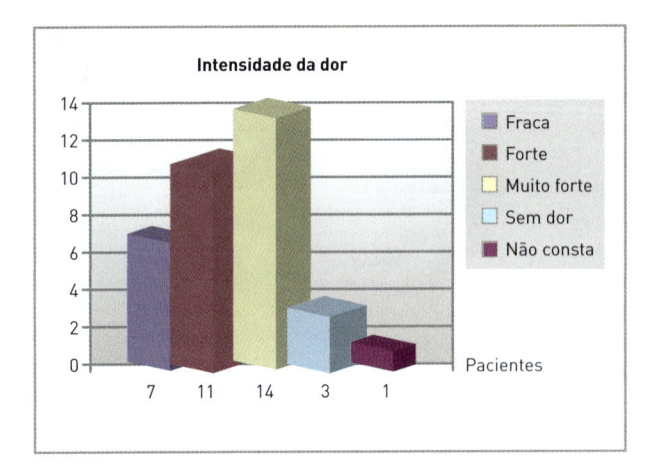

Figura 37.7. Gráfico mostrando a intensidade de dor de pacientes com infecção odontogênica aguda.

Fonte: Spalding e Siqueira.[22]

Exames subsidiários são necessários, como os de imagens e laboratoriais. Realizar o antibiograma sempre que possível.

O diagnóstico diferencial inclui várias dores de origem dental e dor e disfunção mandibular, principalmente quando há limitação brusca da abertura bucal. A localização do edema depende do dente causal, entretanto, na maioria das vezes, é extraoral e auxilia na identificação da fonte. Quando ocorre na região pterigomandibular (abscesso pterigomandibular), não é observável, porém tem como característica o travamento brusco da mandíbula. Nesse caso, pode se confundir com o deslocamento anterior do disco articular sem redução. Entretanto, quando a anamnese e a história clínica são detalhadas, permitem a diferenciação (ver um exemplo dessa condição no Caso clínico 37.2).

Tratamento da infecção odontogênica aguda / abscesso dental

O tratamento dos processos infecciosos agudos varia, evidentemente, de acordo com a modalidade, localização, extensão e intensidade da moléstia; assim, não se pode descrever uma técnica operatória, mas estabelecer os princípios básicos que são normas gerais: remoção da causa da infecção, incisão e drenagem, medicação antibiótica e tratamento geral.[60]

Para definir a estratégia terapêutica, deve-se considerar o quadro clínico, a virulência do processo e as condições sistêmicas do doente. Ainda que se conheça a patogênese das infecções dentais agudas e a abordagem terapêutica esteja bem delineada, há controvérsias a respeito do melhor período para a drenagem do abscesso e o uso de antibióticos.

O que parece evidente e consagrado é o fato de que abscessos dentais agudos necessitam de terapêutica operatória (cruenta ou incruenta) associada ou não a antibióticos. Quanto ao uso de antibióticos, é só o critério clínico que pode determinar quando e como usá-los.

Os profissionais devem estar preparados e, para tanto, devem conhecer:

a. A patogênese do processo infeccioso odontogênico.
b. As bases farmacológicas dos antibióticos.
c. Os riscos de bacteremia transitória.
d. As morbidades sistêmicas associadas que podem suscetibilizar o doente às infecções, localmente ou a distância. A infecção aguda pode descompensar a homeostase do doente e alterar a doença sistêmica, fato que evidencia a necessidade de rápido controle da infecção, com análise dos riscos/benefícios das possibilidades terapêuticas em cada caso.
e. O tratamento segue as seguintes orientações: antibioticoterapia, cuidados locais, cuidados gerais, controle da dor e drenagem. A remoção do fator causal da infecção é indispensável, entretanto, quando há edema, a drenagem da infecção pode preceder a remoção do foco (p. ex., tratamento endodôntico ou exodontia). O uso de analgésicos e anti-inflamatórios não esteroidais pode ser necessário em todas as fases para acalmar a dor e auxiliar na redução da inflamação. O uso de antibióticos, como já foi discutido anteriormente, depende da fase do processo e das condições clínicas do doente. Sempre que possível, deve-se remover material microbiológico para o antibiograma. Consultar o protocolo para atendimento dos pacientes com infecção odontogênica aguda no Quadro 37.5.

Descrição de algumas infecções odontogênicas agudas

A seguir, serão apresentadas algumas doenças infecciosas em que a dor está presente e que são caracterizadas pela morbidade e, eventualmente, mortalidade: abscessos dentais, angina de Ludwig, infecção do seio cavernoso, alveolite, osteomielite e pericoronarite.

Abscesso dentário

As características gerais e o tratamento da infecção odontogênica aguda apresentados anteriormente referem-se aos abscessos dentais de modo geral. As manifestações clínicas ocorrem de acordo com a localização do dente causal. Especial atenção deve ser dada às infecções dos dentes inferiores posteriores e mesmo à pericoronarite, que podem causar edema no espaço pterigomandibular, o que resulta em brusco travamento da mandíbula que pode ser confundido com doenças musculares ou mesmo com o deslocamento anterior do disco articular.

> O abscesso pterigomandibular resulta em brusco travamento da mandíbula e pode ser confundido com doenças musculares ou mesmo com o deslocamento anterior do disco articular.

Angina de Ludwig

É uma celulite bilateral agressiva que invade os tecidos submandibulares e sublinguais. Pode se originar de infecções dentais mandibulares, principalmente em molares, cujos ápices radiculares estão abaixo da linha milo-hióidea da mandíbula, fato que pode favorecer a disseminação infecciosa e principalmente a resposta inflamatória ampla. Raramente se origina de infecções de dentes anteriores.

Os germes mais comumente encontrados são anaeróbios facultativos (estreptococos) no início e anaeróbios estritos (*Bacteroides*) no final. Além de infecções dentais, a angina de Ludwig pode se originar de traumatismos lacerantes sublinguais, sialodenite, fraturas mandibulares e tumores infectados. A primeira descrição ocorreu em 1837, quando foram relatados cinco casos semelhantes ao caso anterior descrito por von Ludwig. Tinha como sinonímia *morbus strangulatorius*, *angina maligne* e *garrotillo* (que significa nó de enforcar em espanhol).

Os espaços sublinguais se relacionam posteriormente aos espaços submandibulares próximos à borda posterior do músculo milo-hióideo. A infecção provoca edema do assoalho bucal, hiperemia, além de ser extremamente doloroso provocar estreitamento das vias aéreas pela compressão da epiglote e projeção da porção anterior da língua contra o palato. Daí a importância de atendimento imediato.

Tratamento da angina de Ludwig. Consiste, primeiramente, em manter livres as vias aéreas, se necessário por entubação, traqueostomia ou cricotireoidotomia. Quando possível, deve-se fazer a drenagem cirúrgica, mas é muito importante entrar com antibioticoterapia agressiva, iniciando por penicilinas e metronidazol.

A angina de Ludwig é um quadro infeccioso grave, e são frequentes os relatos de desenlace fatal dessa condição.[62]

Quadro 37.5. Protocolo para atendimento dos pacientes com infecção odontogênica aguda

1. Abordagem
1.1. Avaliação clínica, definição diagnóstica e aspectos clínicos gerais do doente.
1.2. Caracterização da fase do processo infeccioso: inicial, intermediário ou final.
1.3. Drenagem via canal, em todas as fases, principalmente na primeira.
1.4. Drenagem cirúrgica realizada normalmente na fase final, quando há ponto de flutuação.
2. Esquema terapêutico local
2.1. Abertura do dente, quando possível, para remoção do tecido necrótico, desobstrução e antissepsia. O fechamento da câmara pulpar só é indicado no término da fase aguda, principalmente se houve drenagem via canal.
2.2. Irrigação com soro fisiológico ou clorexidina.
2.3. Colutórios orais, seguindo-se o seguinte esquema: a. Bochechos com água tépida, obedecendo ao relógio: 4 bochechos com ½ minuto de duração cada um (entre 2 e 4 minutos). Esquema repetido a cada hora. b. Bochechos com adstringentes diluídos em água tépida. Mesmo esquema anterior, porém repetido a cada 4 horas. Usar água fenicada a 2%, tirotricina, clorexidina ou Listerine. c. Compressas quentes na face, utilizadas após o início dos bochechos, quando não há ponto de flutuação intraoral e há necessidade de acelerar a evolução do processo. Esquema: aplicação de calor na face por compressa quente durante 10 minutos. Repetir a cada 2 horas.
2.4. Drenagem cirúrgica via mucosa (intraoral) ou via cutânea (extraoral) com bisturi lâmina 11.
2.5. Remoção do foco causador. Na maioria dos casos, após o término da fase aguda.
3. Esquema terapêutico sistêmico
3.1. Analgésicos-antipiréticos em qualquer fase do processo, dependendo da queixa do doente. Os escolhidos são dipirona, acetominofeno, ibuprofeno, AAINEs.
3.2. Antibióticos, normalmente na fase de drenagem cirúrgica, sendo fundamental o critério clínico, observando-se as condições locais e sistêmicas do doente. a. Antibioticoterapia profilática: sempre utilizada na fase de drenagem cirúrgica. O esquema seguido é o da American Heart Association,[23] utilizado para prevenção da endocardite bacteriana e iniciado 1 hora antes da intervenção cirúrgica. b. Antibioticoterapia convencional: normalmente iniciada após a drenagem cirúrgica, mas, dependendo das condições sistêmicas do doente, pode ser iniciada em qualquer fase do processo. Esse fato não dificulta a evolução e a cura da infecção, desde que as medidas locais sugeridas sejam adotadas concomitantemente. Quando a antibioticoterapia for iniciada antes da drenagem cirúrgica, caso haja necessidade de profilaxia antibiótica, deverá ser realizada dentro do esquema proposto (1 hora antes), independentemente da outra. Casos de dúvidas devem ser esclarecidos e discutidos entre o cirurgião-dentista e o médico do paciente. Não descartar a necessidade de coleta de material para antibiograma e escolha específica do antibiótico.
4. Internação
A internação é um critério clínico que envolve avaliação do local, extensão, gravidade da infecção e da condição geral do doente.

Infecção retrógrada do seio cavernoso

Embora rara, essa condição é gravíssima e chama atenção devido às lesões infecciosas que acometem os dentes da arcada superior. A drenagem linfática e venosa ocorre parcialmente pelo plexo pterigóideo, através do qual pode ocorrer a infecção do seio cavernoso.

Tratamento das infecções do seio cavernoso. O tratamento exige internação e equipes especializadas, pois pode necessitar, além de antibioticoterapia, abordagem cirúrgica.

Alveolite

A alveolite é uma sequela cirúrgica de origem multifatorial, possivelmente decorrente de coágulo inadequado ou da fibrinólise precoce deste, havendo contribuição de múltiplos fatores, como erros de técnica cirúrgica, trauma excessivo e contaminação microbiana. As condições locais determinarão a necessidade de intervenção cirúrgica (limpeza por irrigação e curetagem) e o uso de antibióticos. Nesse caso, lembrar a possível implicação da espiroqueta anaeróbia (*Treponema denticula*) na etiologia da alveolite, sendo necessário antibiótico de largo espectro que inclua anaeróbios.

A dor é intensa, difusa, constante e facilmente localizável, pois existe histórico recente de extração dentária. Embora o seu diagnóstico seja fácil, eventualmente o tratamento é sintomático e expectante. A intensidade e a frequência da dor causam sensibilização central e contribuem para o seu espalhamento pelas adjacências, fato que a torna difusa (Fig. 37.8).

Tratamento da alveolite. Essencialmente local, por meio de limpeza do alvéolo por irrigação com soro fisiológico ou clorexidina. O uso coadjuvante de analgésicos de ação periférica (acetaminofeno, AAINEs) e eventualmente de ação central (codeína, tramadol) pode ser indispensável para o controle da dor. O tratamento inadequado pode permitir evolução para osteomielite. Eventualmente, é necessária a abordagem cirúrgica do alvéolo comprometido.

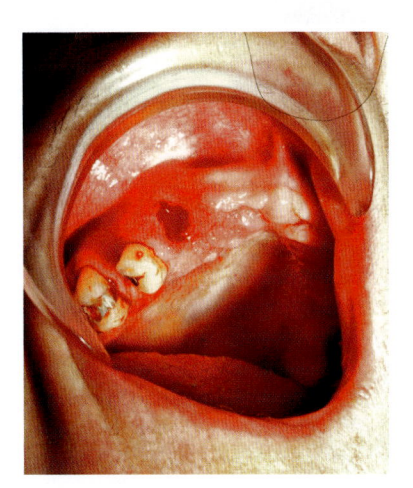

Osteomielite dos maxilares

A osteomielite é uma doença infecciosa que também pode acometer os ossos da face, particularmente a mandíbula. As infecções dentais ainda constituem causas importantes dessa doença, embora fraturas, traumatismos, radioterapia, cirurgias de implantes osteointegrados e de tumores também possam levar a complicações infecciosas que evoluam para osteomielite. Pacientes com doença periodontal, imunossuprimidos ou que fazem uso de corticoides por longo tempo podem ter risco aumentado de osteomielite. Normalmente, é de natureza local, mas pode ser de origem hematogênica. A infecção é disseminada pela medula óssea e facilita a necrose do osso, razão pela qual a mandíbula é mais afetada, pois apresenta densas corticais, mais suscetíveis a trombos e processos de necrose. Estreptococos e estafilococos são germes habitualmente envolvidos. O tratamento é essencialmente cirúrgico para remoção dos sequestros ósseos e limpeza da região comprometida. A antibioticoterapia é indispensável e, muitas vezes, necessária por longos períodos. O antibiograma é sempre importante. O exame radiográfico mostra reabsorção e presença de sequestros ósseos. Linfadenopatia normalmente está presente.

A osteomielite pode ser classificada em:[1] supurativa aguda, crônica (esclerosante focal e difusa), e de Garré (ver Caso clínico 37.3 e Fig. 37.9).

- **Tratamento da osteomielite dos maxilares.** O tratamento é complexo, e frequentemente exige acompanhamento do cirurgião bucomaxilofacial e de médico especialista em moléstias infecciosas. A identificação do microrganismo é indispensável para o tratamento antibiótico que inclui fármacos de última geração por longo tempo. Abordagem cirúrgica da área para remoção dos sequestros ósseos, quando presentes, é necessária. Na osteomielite esclerosante, a abordagem cirúrgica destina-se a criar áreas de irrigação sanguínea no osso comprometido, procedimento que, associado à antibioticoterapia, é fundamental. A oxigenoterapia também é importante nesses doentes. Ver também o Capítulo 36.
  O tratamento é, portanto, multidisciplinar em serviços e hospitais especializados e tem longo prazo.

- **Dor orofacial crônica por osteomielite de mandíbula.** Embora seja uma doença incomum na atualidade, principalmente nos grandes centros, ela ainda existe e deve ser levada em consideração sempre que a dor for recorrente ou persistente e não responder aos tratamentos aplicados. Esses doentes exigem investigação cuidadosa que inclui anamnese e exame físico minuciosos. Este último não deve se restringir aos dentes ou à boca, mas a toda a região

Figura 37.8. Observe o coágulo preenchendo o alvéolo dental logo após a exodontia. Essa é uma ótima medida preventiva à alveolite. Sempre conferir se o sangue preencheu completamente a cavidade alveolar.

de cabeça e pescoço, inclusive exame das cadeias ganglionares mandibulares e cervicais. Questionar sobre a presença de febre e mal-estar. A dor em geral é constante e, nos casos de osteomielite esclerosante, o avanço é lento e a dor pode ser o indicador de fase de agudização da doença.

Invasão de tecidos, destruição óssea e comprometimento de ramos nervosos podem ocorrer. Nesse último caso, surgem queixas de dormência, parestesia e, algumas vezes, de dor, podendo ser uma complicação e de natureza neuropática. Portanto, além da dor causada pela osteomielite propriamente dita, pode ocorrer dor neuropática, que demanda tratamento específico.

Ver o Capítulo 36. Os clínicos devem ficar atentos para essa possibilidade. Ver Caso clínico 37.4.

Pericoronarite

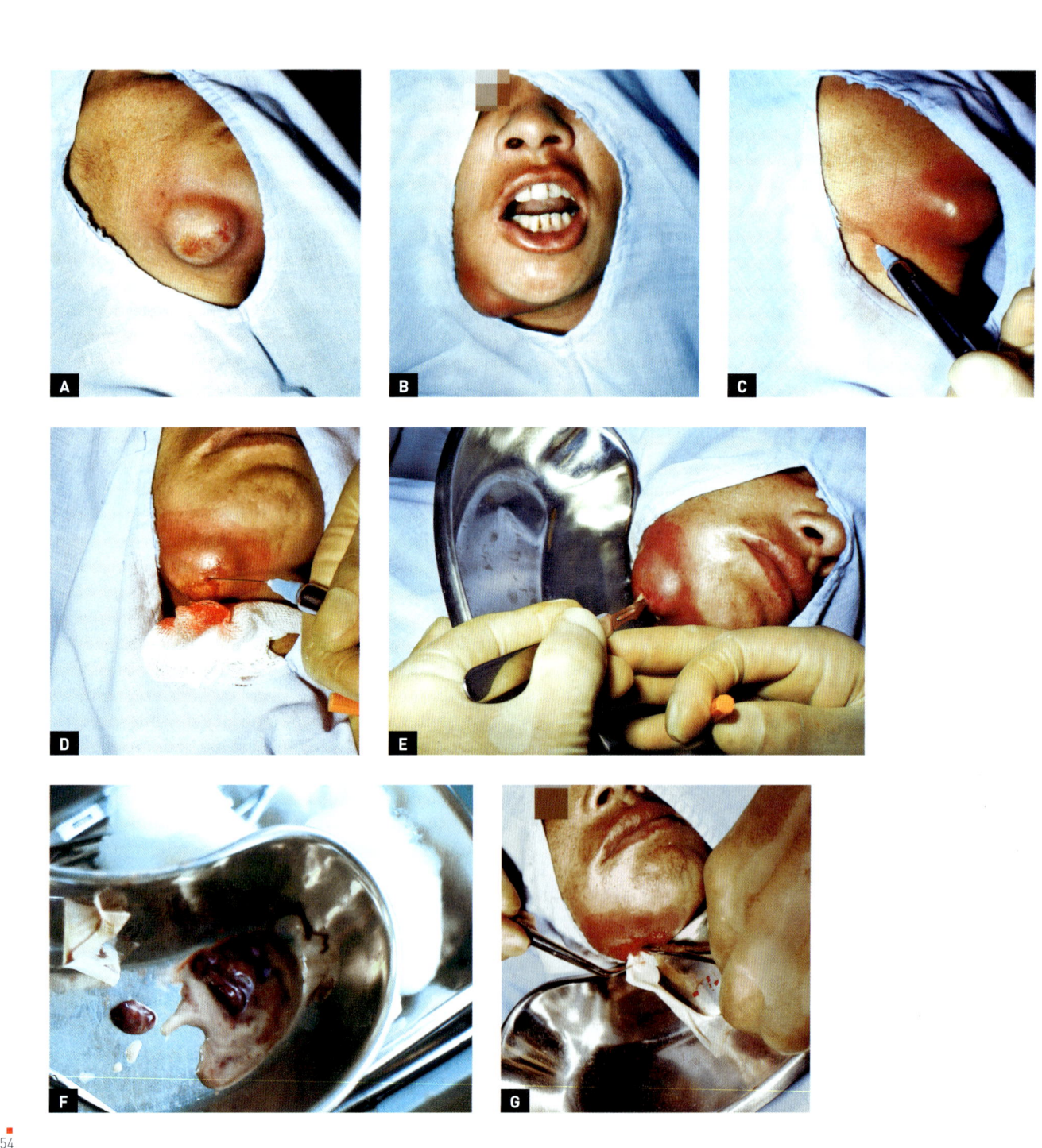

Processo infeccioso agudo caracterizado por inflamação na gengiva que recobre um dente em erupção. Essa situação favorece a impactação alimentar e a infecção local. Por essa razão, ocorre nos terceiros molares, principalmente nos inferiores, e a faixa etária de maior prevalência é a de jovens (Fig. 37.10). Pode produzir dor difusa e de forte intensidade, mas, na maioria das vezes, a dor é localizada e não há dificuldade para identificar o dente causador O tratamento inicial consiste na limpeza da área (irrigação de solução antisséptica, escovação) e manutenção da higiene local até a erupção completa do dente ou sua remoção, quando houver indicação. A remoção cirúrgica do capuz gengival pode ser realizada quando há preservação do dente em questão. Dificilmente persiste por mais de um mês, pois pode se resolver espontaneamente ou evoluir para quadro infeccioso localizado bem evidente e algumas vezes grave, incluindo risco de evolução para angina de Ludwig. Nesse caso, há necessidade de drenagem cirúrgica acompanhada de cuidados locais e antibioticoterapia adjuvante. Internação pode ser necessária.

Eventualmente, a pericoronarite pode se confundir, inicialmente, com deslocamento anterior do disco articular sem redução devido à limitação da abertura bucal (ver Caso clínico 37.2 e Fig. 37.11).

Tratamento da pericoronarite. Limpeza sob o capuz gengival por irrigação com soro fisiológico ou clorexidina. Colutórios em bochechos com água fenicada a 2% (antisséptico e analgésico de superfície) a cada duas horas. O uso concomitante de analgésicos de ação periférica (acetaminofeno, AAINEs) e eventualmente de ação central (codeína, tramadol) pode ser indispensável para o controle da dor. Os antibióticos serão apenas usados a critério clínico ou quando houver complicações.

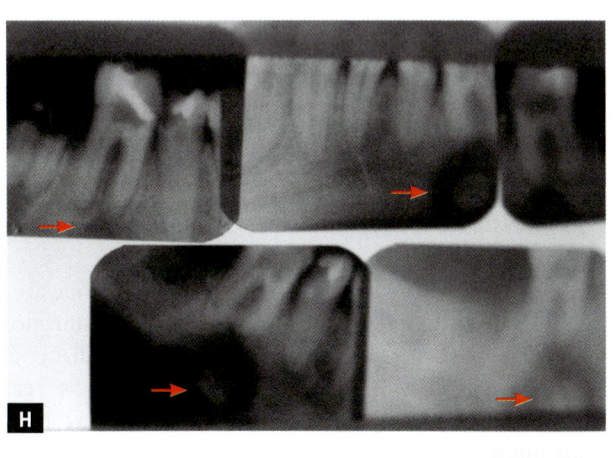

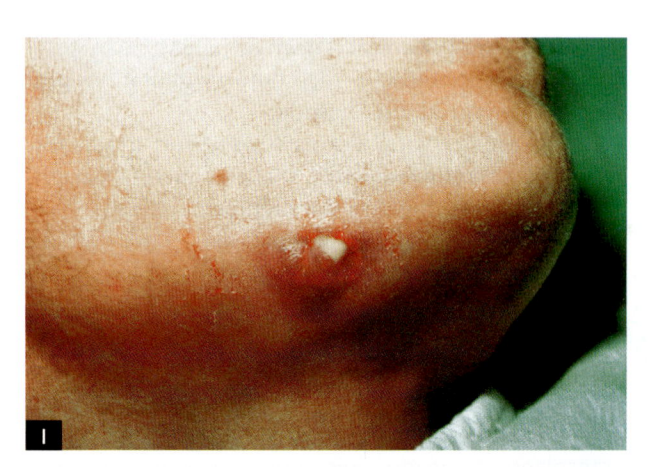

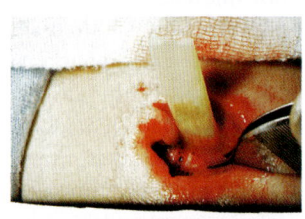

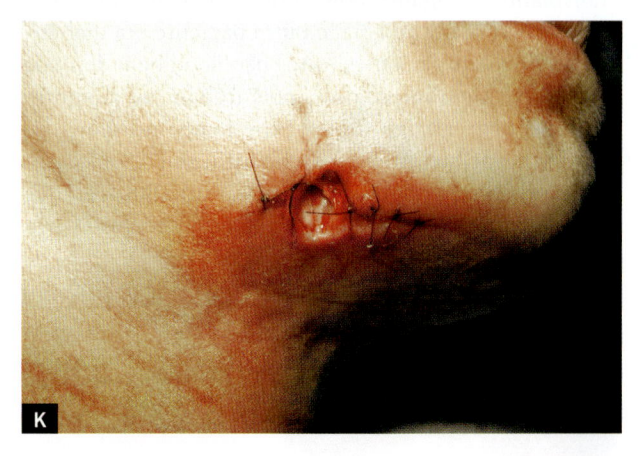

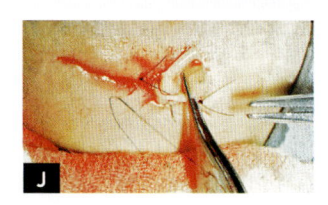

Figura 37.9. Caso de dor fortíssima decorrente de osteomielite supurativa em fase aguda (Caso clínico 37.3). **A.** Edema causado pelo abscesso submentual. **B.** Restrição da abertura bucal devido ao trismo infeccioso e extremamente doloroso. **C.** Anestesia do nervo alveolar inferior pela técnica de Thoma. **D.** Anestesia infiltrativa no ponto de incisão. **E.** Drenagem cirúrgica com bisturi lâmina 11. **F.** Coleção drenada. **G.** Colocação do dreno de Penrose. **H.** Radiografia periapical mostrando a região periapical do dente molar #46 e o fragmento ósseo necrosado na cortical inferior da mandíbula. **I.** Sete dias depois, ainda existe secreção. **J.** Cirurgia sob anestesia geral para limpeza completa da área e remoção dos sequestros ósseos. **L.** No sétimo dia pós-operatório, observa-se a cicatrização por segunda intenção. **M.** Aspecto cicatricial 15 dias após a cirurgia.

INFECÇÃO ODONTOGÊNICA CRÔNICA

Como vimos no início deste capítulo, a infecção odontogênica crônica é normalmente silenciosa e assintomática. Quando é periodontal, o paciente pode queixar-se de sangramento e dolorimento dental ou gengival. Por ser assintomática, o "foco infeccioso" é motivo frequente de investigação médica, principalmente quando o paciente é refratário ao tratamento de sua doença ou está sob investigação médica. As lesões ósseas periapicais e a doença periodontal são os principais exemplos de infecção odontogênica crônica e de "foco infeccioso".

Infecção odontogênica crônica (foco dentário/foco infeccioso)
1. Lesão óssea periapical – necrose pulpar.
2. Doença periodontal – desconforto dental, sangramento gengival, dor episódica.
3. Implicações e fator de risco: pacientes irradiados, doenças cardiovasculares, diabetes melito, pacientes imunossuprimidos, dor crônica.

Em hospitais, é comum o pedido de avaliação odontológica para pesquisa de focos dentários, como demonstra um estudo sobre pedidos de exame radiográfico dos maxilares.[68] Onze pacientes tinham doenças cardíacas de diferentes etiologias, quatro tinham anormalidades hematológicas, dois eram candidatos a transplante de fígado, dois outros estavam sendo preparados para radioterapia, e outra paciente era diabética. Nos demais pacientes (oito) não ficou bem definida a ideia de "foco infeccioso", pois tinham os seguintes dados: fenda palatina (dois), cárie rampante (um), hiperplasia por ciclosporina (um), distúrbios periodontais (um) e esclerodermia (um). O estudo mostrou que é vago e amplo o uso do termo "foco infeccioso", não havendo uma uniformização quanto aos motivos de avaliação. Entretanto, como a infecção crônica tem implicações sistêmicas, além de interferir em doenças crônicas, como o diabetes melito, e doenças cardiovasculares, pode ser fator de risco para cirurgias médicas, como é o caso dos transplantes de órgãos, cirurgias bucomaxilofaciais e de cabeça e pescoço. As doenças orais crônicas, particularmente a doença periodontal, são críticas quando causam bacteremia transitória mesmo em atividades cotidianas, como escovar os dentes e mastigar. Esse é um importante fator de risco, particularmente para algumas doenças cardíacas, como veremos adiante.

Quanto à dor, ela não é frequente na infecção crônica, a não ser nas fases de agravamento da doença. Porém, estudos recentes indicam importantes interações entre o sistema nervoso central (SNC) e a imunidade do hospedeiro, principalmente frente a infecções, o que pode contribuir para condições álgicas crônicas ou persistentes, como será apresentado a seguir.[69,70]

Infecção focal odontogênica: conceito, diagnóstico e tratamento

Conceito: foco infeccioso é considerado uma área circunscrita de tecido infectado com microrganismos patogênicos;[71] geralmente tem localização adjacente a uma superfície cutânea ou mucosa que sugere reação tecidual demonstrável.[71] A infecção, provocada por microrganismos patogênicos ou por suas toxinas, provenientes de foco infeccioso localizado, também pode ser considerada "foco de irritação localizado em órgão, tecido, cavidade natural ou artificial, quase sempre situado em ponto distante da sintomatologia evidente".[72] Pode ser também considerada uma "alteração local ou sistêmica, secundária à infecção dentária crônica localizada".

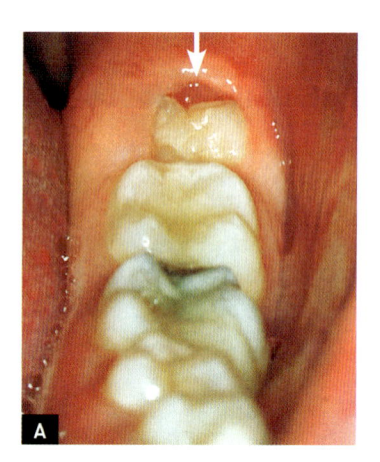

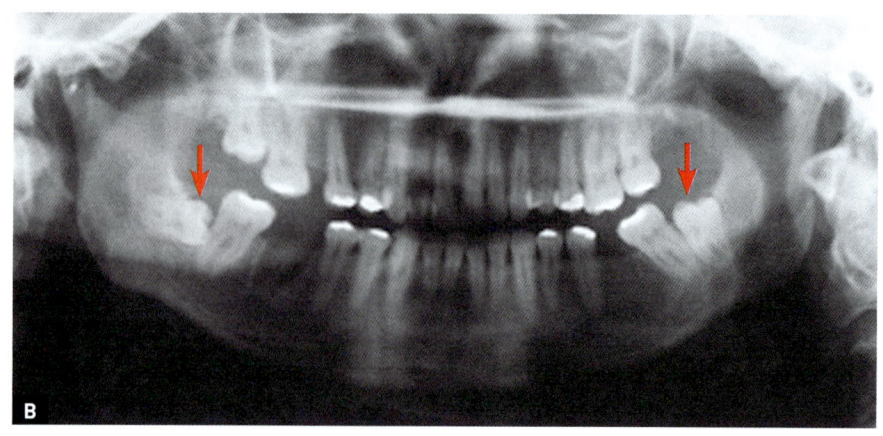

Figura 37.10. Riscos de pericoronarite. **A.** Foto de terceiro molar parcialmente erupcionado em que se observa o dente parcialmente recoberto pela gengiva (seta). Essa região pode receber traumatismo, impacção alimentar e formar um nicho microbiano. **B.** Radiografia panorâmica mostrando molares parcialmente erupcionados (setas).

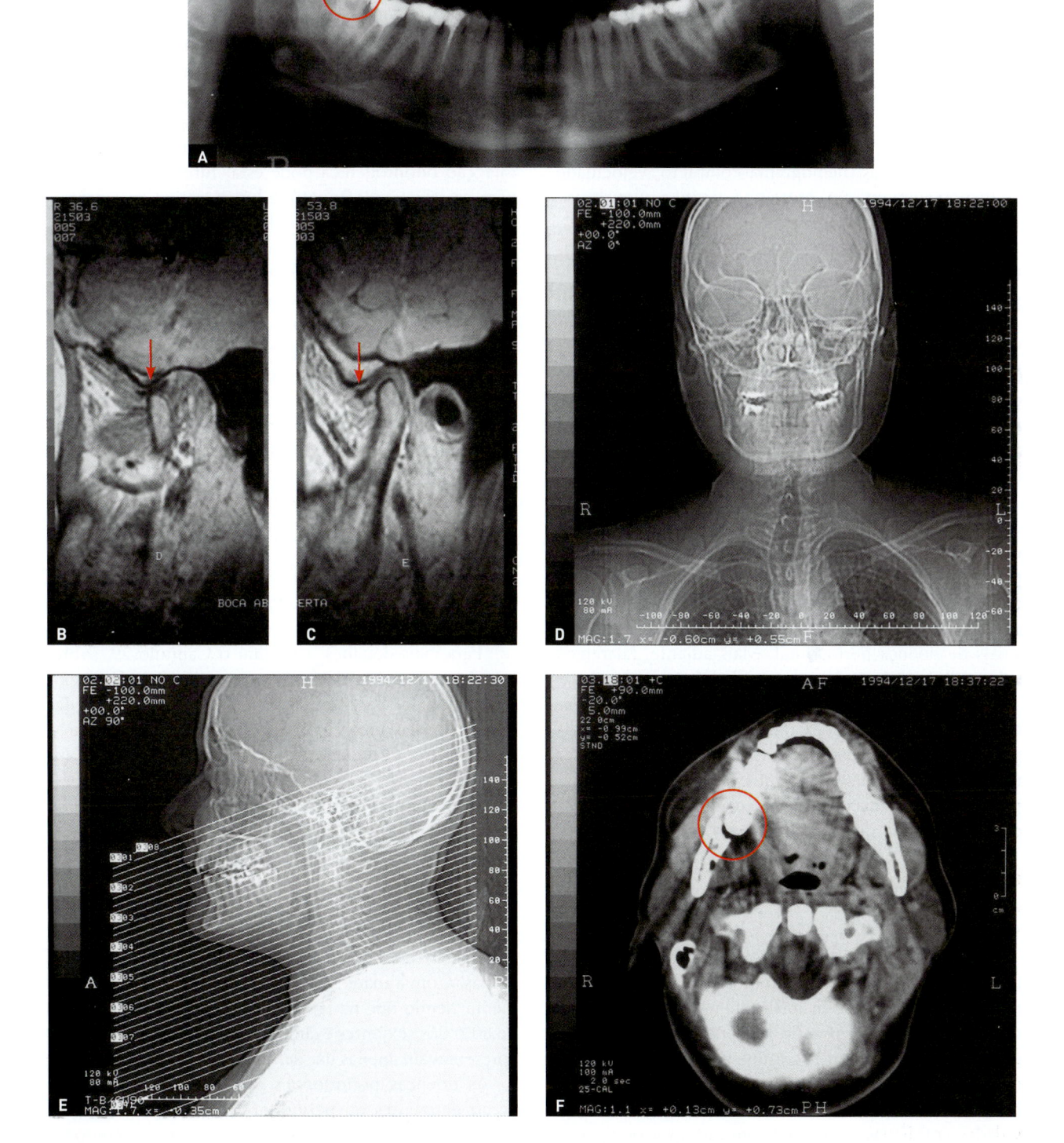

Figura 37.11. Caso de abscesso pterigomandibular agudo decorrente de pericoronarite (ver Caso clínico 37.2). **A.** Radiografia panorâmica mostrando o dente do siso (#48) no círculo. **B.** Ressonância nuclear magnética da ATM direita que mostra a posição normal do disco articular (seta). **C.** Ressonância nuclear magnética da ATM esquerda que mostra o deslocamento anterior do disco articular (seta). **D.** Tomografia computadorizada da face e do tórax da paciente. **E.** Tomografia computadorizada em corte sagital em que a linha amarela corresponde à imagem mostrada em **F.**, onde se vê a imagem do siso responsável pela pericoronarite e pelo abscesso pterigopalatino.

> A infecção focal é aquela que ocorre em estrutura ou órgão distante do local primário da infecção (foco infeccioso), como a endocardite bacteriana de origem dental.

Diagnóstico e tratamento do "foco infeccioso odontogênico"

O diagnóstico é clínico. Além de cuidadosa anamnese e de exame da cavidade oral, dos dentes e cadeias ganglionares, também é fundamental o exame radiográfico dos dentes e dos maxilares (panorâmica). Outros exames também podem ser usados, como antibiograma das áreas suspeitas, hemograma completo, velocidade de hemossedimentação, proteína C-reativa, ultrassonografia e ressonância magnética.

A radiografia panorâmica é útil para avaliação dental e dos maxilares e detecção de regiões originárias de possíveis focos infecciosos. Como primeira avaliação do esqueleto facial, ela é extremamente útil. No caso de um hospital geral, onde muitos pacientes são submetidos à investigação clínica, ela é o exame de primeira escolha quando há suspeita de focos infecciosos de origem dental com alterações ósseas. A radiografia periapical deve ser usada sempre que necessário, pois permite visualização detalhada dos dentes e regiões adjacentes.[73]

Na infecção crônica óssea periapical é indispensável o uso de radiografias periapicais, enquanto na doença periodontal é fundamental a sondagem de todos os dentes e o exame radiográfico para complementar o exame clínico e verificar a condição do osso alveolar. Dor à sondagem e sangramento gengivais são importantes sinais de doença periodontal. Mais adiante, falaremos sobre a doença periodontal.

O tratamento é essencialmente operatório, porém depende do tipo de lesão, da área afetada e das condições clínicas do paciente. O foco infeccioso deve ser removido mesmo que não tenha implicação sistêmica, pois representa uma doença infecciosa com risco potencial ao indivíduo que a apresenta.

Fisiopatologia da infecção sistêmica de origem odontogênica

Alguns mecanismos podem estar envolvidos na infecção sistêmica de origem odontológica. Nela, existem milhões de bactérias em um biofilme complexamente organizado. Essa reserva de bactérias, principalmente gram-negativas, é fonte contínua de polissacarídeos (LPS) e outras substâncias bacterianas que podem invadir os tecidos orais e acessar a circulação sanguínea. Atividades cotidianas rotineiras, como escovar os dentes, mastigar e usar o fio dental, podem produzir bacteremia transitória.[74]

A infecção odontogênica crônica também pode funcionar como reserva de mediadores inflamatórios que entram na circulação e ativam os efeitos sistêmicos. Os mediadores inflamatórios agem aumentando a produção de proteína C-reativa, fibrinogênio e soro amiloide A e, com a indução da resposta imunológica, há produção de anticorpos, HPS e células T. Esses fatores podem atuar sistemicamente, induzindo respostas vasculares, que incluem infiltrado inflamatório na parede vascular, degeneração vascular e coagulação intravascular. Os LPS estimulam a expressão de moléculas de adesão endotelial e a secreção de interleucina-1(IL-1), fator de necrose tumoral alfa (TNF-α) e tromboxano, que resultam em agregação plaquetária, formação de células lipídicas e depósito de colesterol (contribuindo para a aterogênese).[75-77]

A fisiopatologia da infecção sistêmica relacionada à infecção odontogênica pode estar fundamentada também na resposta inflamatória hiper-reativa, que parece sofrer influência genética e do meio (fenótipo hiperinflamatório). As infecções odontogênicas têm alguns fatores de risco em comum com outras doenças sistêmicas, como cigarro, estresse, idade e genética. Esses fatores podem contribuir para o agravamento da doença sistêmica e da doença odontológica. Por exemplo, a ingestão de dieta rica em gorduras pode, além de aumentar os níveis de colesterol (agravando a aterogênese), acentuar a liberação de monócitos e outras citocinas (agravando a doença periodontal).[74,77]

Doença periodontal: exemplo de infecção crônica subtratada

O termo doença periodontal é utilizado para designar todas as doenças que afetam o periodonto (do grego *perio*, que significa ao redor; e *odonto*, que quer dizer dente). Para mais detalhes, consultar o Capítulo 29, sobre histologia dentária. Diferentemente da superfície externa da maior parte do corpo, as camadas externas do dente não descamam, o que facilita a colonização bacteriana e cria ameaça potencial aos tecidos periodontais e ao hospedeiro.[78] Levantamento epidemiológico populacional sobre saúde bucal, realizado pelo Ministério da Saúde entre 2002-2003, mostrou que a porcentagem de pessoas sem problema periodontal, nas faixas etárias de 15 a 19, 35 a 44 e 65 a 74 anos de idade, foi, respectivamente, 46,2%, 21,9% e 7,9%. A porcentagem de pessoas com bolsas periodontais maiores que 4 mm foi de 1,3%, 9,9% e 6,3%, respectivamente, nas mesmas faixas etárias. Com a idade, o número de dentes perdidos aumenta, sendo que na faixa etária de 65 a 74 anos mais de 80% dos sextantes examinados eram desdentados ou apresentavam apenas um dente funcional.[21]

As doenças periodontais são também conhecidas como gengivites ou periodontites, e podem ser agudas ou crônicas. Sua etiologia é multifatorial e compõe extensa classificação, com critérios diagnósticos que permitem a individualização de cada uma delas.[79] A classificação geral das condições e doenças periodontais está detalhada no Quadro 37.6. A maioria das formas de doença periodontal é constituída de alterações associadas à placa e que começam como uma inflamação gengival. Caso não seja tratada, em alguns indivíduos suscetíveis, a inflamação pode se propagar e envolver áreas mais profundas do periodonto, levando a alterações do ligamento periodontal e osso. Assim, a presença de bactérias específicas é crucial na doença periodontal inflamatória, mas a progressão da doença ocorre pela interação de fatores como idade, sexo, genética, fumo, fatores socioeconômicos e determinadas doenças sistêmicas.[76,80,81] Na doença periodontal, a reação inflamatória é visível microscópica e clinicamente, e representa a reação do hospedeiro à microbiota e seus produtos. Estima-se que 400 espécies diferentes sejam capazes de colonizar a boca e que a contagem nos sítios subgengivais varie de cerca de 10^3 em um sulco raso sadio, a mais de 10^8 em bolsas periodontais profundas. É importante ter em mente que, na doença periodontal, a infecção se dá a partir de bactérias organizadas no biofilme. Esse biofilme dental é definido como uma comunidade microbiana imersa numa matriz extracelular de polímeros derivados dos microrganismos e do hospedeiro que está aderida aos dentes e estruturas não renováveis na cavidade bucal. Sua estrutura confere a seus integrantes uma série de vantagens, pois facilita o processamento, distribuição e absorção de nutrientes. A matriz abriga um sistema circulatório primitivo que facilita as trocas entre as bactérias, aumentando sua proteção contra defesas do hospedeiro, pois as células de defesa e as substâncias tóxicas às bactérias (como os quimioterápicos) têm o acesso dificultado e a comunicação entre elas (*quorum sensing*) influencia a expressão de genes responsáveis pela resistência a enzimas do hospedeiro e a antimicrobianos.[82] Portanto, essa estrutura os torna resistentes a surfactantes, antibióticos, opsonização e fagocitose.[17,19,20]

Atualmente, o montante de informações científicas sobre as implicações da doença periodontal em várias doenças graves ou crônicas sistêmicas[11,83,84] representa a necessidade de diagnóstico dessa doença, seja durante a avaliação médica de doentes crônicos ou durante a avaliação odontológica de rotina. Como essa doença é culturalmente relacionada à perda do dente ou à "falta de higiene", fatores nem sempre considerados relevantes do ponto de vista médico, ela é frequentemente subestimada, mas, ao contrário, sua etiologia é multifatorial e fatores genéticos, adquiridos e ambientais concorrem para sua instalação.

Provavelmente, a doença periodontal, por ser crônica e tardiamente diagnosticada, ou subdiagnosticada e subtratada, talvez aumente o fator de risco de diversas doenças sistêmicas graves, pois a maioria dos estudos avalia doentes com bolsas graves, ou seja, superiores a 4 mm de profundidade.[11] Entretanto, não parece existir nenhum outro exemplo de infecção nos organismos humanos que gere tantas controvérsias quanto ao tratamento como a doença periodontal, a despeito das evidências que mostram sua enorme morbidade, incluindo riscos à vida. Mesmo os casos de pacientes com infecção aguda por doença periodontal sendo reduzidos na atualidade, permanece a necessidade de tratamento adequado, principalmente quando a infecção é classificada como crônica grave.

Doença periodontal crônica indica:

1. Acúmulo de material séptico no organismo.
2. Inflamação crônica.
3. Lesão óssea progressiva.
4. Risco permanente de agudização da infecção.
5. Risco permanente de bacteremia transitória.
6. Fator de risco para doenças sistêmicas graves ou crônicas.

> A doença periodontal de natureza infecciosa exige tratamento independentemente da condição social ou da saúde do indivíduo, pois é um risco potencial à saúde e, eventualmente, à vida, mesmo quando for a única doença presente no indivíduo considerado saudável.

Dor crônica e infecção: as novas descobertas

Esse é um novo e intrigante capítulo do conhecimento humano, ainda incipiente, mas já marchando rapidamente para empolgantes descobertas científicas, aliando velhos e novos conhecimentos, alguns decorrentes da experiência clínica, outros de pesquisas básicas e clínicas em diversos campos da biologia e da medicina. Os avanços no estudo da inflamação, imunologia, genética e biologia molecular contribuíram muito para ampliar o nosso conhecimento acerca da relação entre infecções e o SNC, particularmente em estruturas que pareciam não ter nenhum envolvimento com infecção e tampouco com a dor, como é o caso da glia.[69] Estudos recentes mostram que inflamação e infecção de tecidos periféricos, incluindo a região orofacial, induzem alterações imunológicas no SNC que contribuem para a cronicidade da dor e aparecimento do fenômeno da sensibilização central, envolvendo a produção de citocinas inflamatórias que contribuem para a hiperalgesia.[69,70]

> O surpreendente é que a dor não é ocorrência frequente na infecção crônica, entretanto, quadros de dor segmentar difusa ou generalizada no corpo podem decorrer da interação imunológica da infecção com o sistema nervoso central.

Manifestações clínicas e fisiopatologia da dor na doença periodontal

Os sintomas mais frequentes da doença periodontal são: mobilidade dental, sensação de dente crescido,

Quadro 37.6. Classificação geral das doenças periodontais

I. DOENÇAS GENGIVAIS	III. PERIODONTITE AGRESSIVA

A. Doenças gengivais induzidas por placa bacteriana.
  1. Gengivite associada somente com placa bacteriana.
    a. Sem outros fatores locais.
    b. Com fatores locais.
  2. Doenças gengivais modificadas por fatores sistêmicos.
    a. Associada ao sistema endócrino.
      a.1. Puberdade.
      a.2. Menstruação.
      a.3. Gravidez: gengivite/granuloma piogênico.
      a.4. Diabetes melito.
  3. Doenças gengivais modificadas por medicações.
    a. Drogas.
      a.1. Hiperplasia.
      a.2. Gengivite.
        a.2.1. Anticoncepcionais.
        a.2.2. Outros.
  4. Doenças gengivais modificadas por má nutrição.
    a. Avitaminose C.
    b. Outros.
	A. Localizada.
	B. Generalizada.

	IV. PERIODONTITE COMO MANIFESTAÇÃO DE DOENÇAS SISTÊMICAS

	A. Associada a doenças hematológicas.
	  1. Neutropenia adquirida.
	  2. Leucemia.
	  3. Outros.
	B. Associada a alterações genéticas.
	  1. Neutropenia familiar e cíclica, síndrome de Down, síndrome de deficiência da adesão de leucócitos, síndrome de Papillon-Lefévre, síndrome de Chediak-Higashi, histiocitose, doença de armazenamento de glicogênio, agranulocitose, genética infantil, síndrome de Cohen, síndrome de Ehlers-Danlos (tipos IV e VIII), hipofostasia, outros.
	C. Nenhuma outra especificada.

	V. DOENÇAS PERIODONTAIS NECROSANTES
	A. Gengivite ulcerativa necrosante (GUN). B. Periodontite ulcerativa necrosante (PUN).

B. Doenças gengivais não induzidas por placa bacteriana.
  1. Doenças gengivais de origem bacteriana específica.
    a. *Neisseria gonorrhoeae*.
    b. *Treponema pallidum*.
    c. Outros.
  2. Doenças gengivais de origem virótica.
    a. Herpética.
      a.1. Gengivoestomatite herpética primária.
      a.2. Herpes bucal recorrente.
      a.3. Varicela/herpes-zóster.
      a.4. Diabetes melito.
  3. Doenças gengivais de origem fúngica.
    a. Cândida.
      a.1. Candidose gengival generalizada.
    b. Eritema gengival linear.
    c. Histoplasmose.
    d. Outros.
  4. Lesão gengival de origem genética.
    a. Fibromatose gengival hereditária.
    b. Outros.
  5. Manifestação gengival de condições sistêmicas.
    a. Alterações mucocutâneas: líquen plano, penfigoide, pênfigo vulgar, eritema multiforme, lúpus eritematoso, indução de drogas, outros.
    b. Reações alérgicas.
      b.1. Materiais restauradores: mercúrio, níquel, acrílico, outros.
      b.2. Relacionados a dentifrícios, bochechos, goma de mascar, alimentos, conservantes.
      b.3. Outros.
  6. Lesões traumáticas (factícia, iatrogênica, acidental).
    a. Química.
    b. Física.
    c. Térmica.
  7. Reação de corpo estranho.
  8. Nenhuma outra especificada.
	VI. ABSCESSOS PERIODONTAIS

	A. Gengival. B. Periodontal. C. Pericoronário.
	VII. PERIODONTITE ASSOCIADA A LESÃO ENDODÔNTICA
	A. Lesão combinada perioendodôntica.
	VIII. DEFORMIDADES E CONDIÇÕES ADQUIRIDAS

	A. Fatores localizados, relacionados ao dente, que modificam ou predispõem à doença gengival e periodontal induzida por placa bacteriana.
	  1. Fatores anatômicos dentários.
	  2. Restaurações dentárias/aparelhos.
	  3. Fratura radicular.
	  4. Reabsorção cervical da raiz e do cemento.
	B. Deformidades mucogengivais e condições ao redor do dente.
	  1. Retração gengival.
	    a. Superfície vestibular ou lingual.
	    b. Interproximal.
	  2. Gengiva inserida insuficiente.
	  3. Vestíbulo raso.
	  4. Freio/brida anormal.
	  5. Crescimento gengival.
	    a. Pseudobolsa, margem gengival inconsistente, hiperplasia gengival.
	  6. Cor anormal.
	C. Deformidades e condições mucogengivais em áreas edêntulas.
	  1. Deformidade vertical/horizontal.
	  2. Insuficiência de gengiva/tecido queratinizado.
	  3. Aumento gengival/tecido mole.
	  4. Freio/brida normal.
	  5. Vestíbulo raso.
	  6. Cor anormal.

II. PERIODONTITE CRÔNICA	

A. Localizada.
B. Generalizada.
	D. Traumatismo oclusal.
	  1. Traumatismo oclusal primário.
	  2. Traumatismo oclusal secundário.

Fonte: Armitage.[79]

sangramento, halitose e dor.[78] Entretanto, eles geralmente aparecem nos estágios avançados da doença, ou seja, na periodontite crônica moderada ou grave. A dor geralmente é desencadeada pela mastigação e ingestão de líquidos ou, quando espontânea, decorre da agudização da doença. As bolsas periodontais contribuem para a impacção de alimentos, inflamação gengival e hiperalgesia gengival e de dente.

Os recentes modelos sobre a patogênese da doença periodontal destacam a importância das interações microbianas, celulares e moleculares, sendo o processo *doença* visto como uma complexa rede regulatória. Nessa rede, a resposta individual, incluindo a expressão de citocinas e mediadores lipídicos produzidos pelo hospedeiro, bem como alterações no tecido conjuntivo e ósseo, pode ser caracterizada por padrões específicos de genes, proteínas e metabólitos.[85]

Neuropeptídeos nos tecidos periodontais:
1. Fibras nervosas: substância P (SP), peptídeo relacionado ao gene da calcitonina (CGRP), neuropeptídeo Y (NPY) e polipeptídeo vasoativo intestinal (VIP).[86]
2. Região perivascular de gengiva humana e nas projeções do epitélio: SP.[87]
3. Células neuroendócrinas próximas às células epiteliais de Malassez: SP, CGRP e VIP.[88]
4. Vasos sanguíneos da microvasculatura gengival: CGRP, VIP e NPY.

Ainda não está claro por que em uma doença inflamatória crônica, como a doença periodontal, que envolve diversas citocinas e neurotransmissores, a dor não é um sintoma valorizado clinicamente, sendo até considerado inexistente. Em interessante revisão sobre o assunto, Lundy e Linden[89] discutem alguns mecanismos neurais do periodonto que contribuiriam para essa "ausência" de dor. Um dos fatores seria a presença do gene *"painless"*, que codifica receptores da família TRPV (*transient receptor potential vanilloid*), identificado na Drosófila,[90] embora até a presente data, os referidos autores não saibam se existe homólogo nos mamíferos ou se esse gene teria papel na nocicepção da periodontite. Outro fator é a redução do CGRP (*calcitonin gene related peptide*) no fluido crevicular gengival em dentes com periodontite.[91] Sabe-se que esse neuropeptídeo está envolvido no mecanismo de transmissão de sinais dolorosos somáticos e viscerais associados à inflamação neurogênica.[92] No caso da doença periodontal, sua redução no fluido crevicular gengival poderia explicar a ausência de dor como principal sintoma da periodontite. Entretanto, para compreender melhor a nocicepção na doença periodontal, é necessário conhecer a interação entre neuropeptídeos e a expressão de receptores nos tecidos periodontais. Receptores VR1 foram identificados em 25% dos neurônios gengivais. Parece que a expressão de VR1 é modulada por fatores inflamatórios (endovaniloides) e, talvez, por bloqueadores de canais iônicos, que estariam relacionados à inflamação periodontal.[89]

Quanto à inervação, os tecidos periodontais são inervados por fibras sensitivas das divisões maxilar e mandibular do nervo trigêmeo e variam de fibras C (0,1 a 1,0 μm de diâmetro) a Aδ (1 a 5 μm de diâmetro) e Aβ (6 a 10 μm de diâmetro). Ao menos 10% da inervação não mielinizada inclui o suprimento neurovegetativo feito por fibras autonômicas simpáticas, que são derivadas do gânglio cervical superior, ou por fibras simpáticas derivadas do gânglio esfenopalatino (para os dentes superiores) ou do gânglio óptico (para os dentes inferiores). O tecido periodontal é inervado por fibras nervosas mielinizadas intimamente associadas aos vasos sanguíneos. As fibras nervosas que se originam no tecido conjuntivo subepitelial podem também penetrar no epitélio juncional. Essas fibras perdem sua bainha de mielina durante o trajeto pelo ligamento, e acabam como terminações nervosas livres não mielinizadas ou receptores especializados.[89]

Descrição de doenças associadas à infecção odontogênica crônica

Diversas condições clínicas são associadas à infecção crônica da boca, particularmente à doença periodontal.[11] Mais recentemente, como vimos anteriormente, tem sido aceita a hipótese da participação da infecção em quadros de dor crônica, e possivelmente também na região orofacial, como estudos experimentais e clínicos apontam (ver também Cap. 6 sobre os mecanismos das dores orofaciais).[93]

A seguir, serão apresentadas algumas condições clínicas relevantes em que a dor pode estar presente: fístulas cutâneas, radioterapia de cabeça e pescoço, doenças cardiovasculares, diabetes melito, imunossupressão e dores craniofaciais crônicas.

Fístulas cutâneas

Infecções odontogênicas crônicas podem permanecer silenciosas por longos períodos, principalmente quando formam fístulas mucosas ou cutâneas, que nem sempre são associadas à infecção e confundem o clínico menos experiente. Pacientes com fístulas cutâneas na face podem receber tratamento cirúrgico com objetivo de correção cosmética, podendo haver recidiva devido à permanência do foco original. Na maioria das vezes, a radiografia periapical, ou mesmo a panorâmica, é suficiente para elucidar a origem do problema, pois esses focos são normalmente periapicais (Fig. 37.12).

Pacientes submetidos à radioterapia de cabeça e pescoço

Infecções odontogênicas podem aumentar o risco de complicações pós-radioterapia em pacientes com câncer de cabeça e pescoço, a exemplo da osteorradionecrose.

É fundamental que o paciente receba avaliação odontológica inicial para tratamento de infecções crônicas, quando presentes, sejam periapicais ou periodontais. A escolha do tratamento odontológico se baseia na análise dos seus riscos e benefícios em relação ao quadro clínico do doente.

Pacientes que se submeteram à radioterapia de cabeça e pescoço podem apresentar dor oral persistente que pode ter etiologia multifatorial, inclusive neurológica, como será apresentado no Capítulo 39 sobre dor orofacial no câncer, mas não se pode ignorar a possibilidade de doenças odontogênicas durante o diagnóstico diferencial. Como no câncer há o impacto da doença e os pacientes podem ter múltiplas queixas devido às complicações que afetam a cavidade oral, como xerostomia ou mesmo cáries por irradiação, nem sempre o exame dos dentes é levado em consideração. Cárie, doença periodontal e dor muscular mastigatória podem ser motivos da queixa e confusão com queixas decorrentes do próprio tumor ou de suas complicações. A Figura 37.13 mostra a radiografia de um paciente com queixa de dor forte persistente na face atribuída à doença, mas que tinha origem periodontal.

Doenças cardiovasculares

Infecções crônicas podem ser disseminadas pela corrente sanguínea, o que facilita a hospedagem microbiana em órgãos distantes como: epitélio vascular, coração, articulações e rins. Metástases de micróbios podem provocar trombos e aumentar o risco em pacientes com aterosclerose. Toxinas microbianas podem sensibilizar o hospedeiro que apresenta infecções crônicas. Estudo mais recente considerou também que a doença periodontal pode ser considerada um fator de risco para acidente cerebrovascular (AVC) e particularmente para o derrame não hemorrágico.[10]

Vários fatores de risco concorrem para as doenças cardiovasculares. É possível que alguns microrganismos encontrados nas infecções orais induzam a agregação plaquetária e facilitem a formação de microtrombos, aumentando o risco de doença cardiovascular. Estudos mais recentes mostram que focos infecciosos dentários, principalmente periodontais, aumentam o risco de doenças cardiovasculares, como o infarto agudo do miocárdio. Em um estudo desenvolvido durante 15 anos, homens com periodontopatias apresentaram risco aumentado em duas vezes para doenças cardiovasculares em comparação a indivíduos que tinham gengivas saudáveis.[8]

A doença periodontal como doença infecciosa crônica, com vários níveis de gravidade, apresenta microbiota abundante composta de espécies gram-, altamente produtoras de endotoxinas e citocinas.[94] É indispensável avaliar a condição oral de pacientes com doenças cardíacas com risco à bacteremia transitória (Fig. 37.14).

Endocardite infecciosa

Merece destaque a endocardite infecciosa (EB), que acomete as válvulas cardíacas e pode ser acompanhada de complicações, morbidade e mortalidade alta.[95] O processo de infecção do coração se inicia com ocorrências de bacteremia transitória decorrente da manipulação de áreas contaminadas ou infectadas, como a boca.[23] O estreptococo do grupo *viridans* (p. ex., *oris*, *sanguis*, *mirelli* e *salivarius*) é o principal agente causal.[23,95] Um estudo mais recente mostrou que pacientes com EB receberam manipulações em áreas de risco nos três meses que precederam o diagnóstico; 6,2% (dois casos) foram

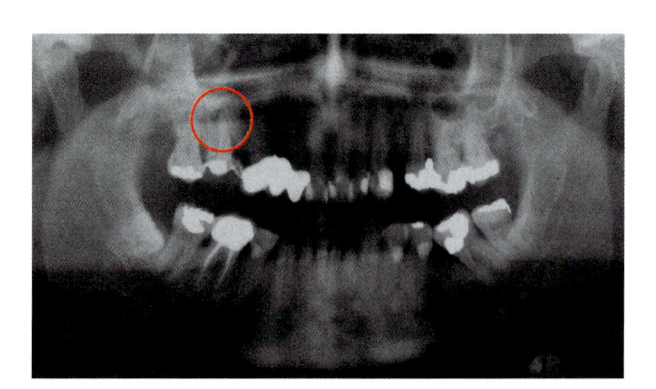

Figura 37.12. Caso de paciente com queixa de dor crônica, episódica, de leve intensidade na face direita há 12 meses. A radiografia panorâmica mostra o dente molar superior direito (#16), onde se observa a lesão periapical (círculo) que causou fístula cutânea na região malar que foi corrigida cirurgicamente, por razões cosméticas, duas vezes. Em nenhum momento foi avaliada a origem dental do problema, embora o paciente tivesse realizado tratamento endodôntico do dente em questão.

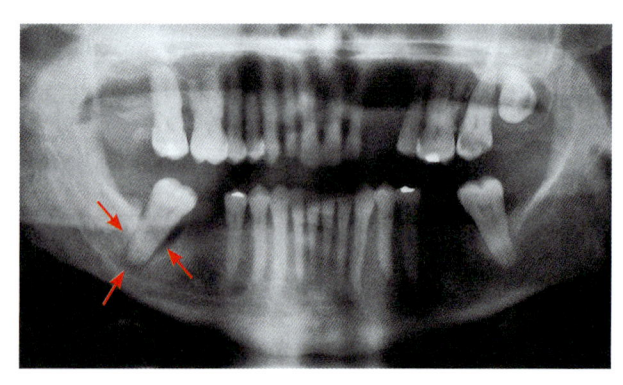

Figura 37.13. Paciente com câncer de parótida que recebeu radioterapia na área e com queixa de dor persistente na face direita, comprometendo-lhe o sono e a mastigação. A radiografia panorâmica mostra o comprometimento periodontal decorrente de traumatismo oclusal no dente molar (#48). As setas mostram o alargamento do espaço periodontal. A radiografia também mostra lesões cariosas nos dentes e alterações periodontais.

odontológicos.[96] Portanto, a higiene oral é fundamental para prevenir essa rara, porém grave, doença.

Microrganismos provenientes dos tecidos da cavidade oral podem se alojar em válvulas cardíacas e causar a endocardite infecciosa. Quaisquer procedimentos odontológicos que produzam sangramento podem causar bacteremia transitória e facilitar o contato de bactérias com o endocárdio anormal. O *Streptococus sanguis* é o principal responsável pela endocardite bacteriana de origem dental. Durante muitos anos, as associações americanas de cardiologia e odontologia[23] sugerem esquemas para a profilaxia antibiótica em pacientes susceptíveis à endocardite infecciosa, particularmente durante procedimentos que causam sangramento em regiões contaminadas, como é o caso da cavidade oral.

Estudo realizado com cirurgiões-dentistas brasileiros sobre o uso de profilaxia antibiótica mostrou que 23,8% dos profissionais consultados não questionavam seus pacientes sobre a presença de sopro cardíaco, aspecto importante da clínica odontológica, considerando-se que essa anormalidade pode aumentar a susceptibilidade à endocardite infecciosa, uma doença gravíssima e ainda que pouco prevalente.[95] Felizmente, o panorama está mudando gradativamente, de modo que médicos e dentistas estão mais atualizados para esses graves problemas e compreendem a necessidade de atuação conjunta em alguns casos.[97]

A American Heart Association (AHA)[23] recomenda profilaxia antibiótica nos seguintes procedimentos orais: exodontias, profilaxias, raspagens e cirurgias periodontais, cirurgias orais em geral, instrumentação endodôntica, abordagens subgengivais em Dentística e Ortodontia, e anestesia intraligamentar. Sempre que houver dúvidas, o cirurgião-dentista deve compartilhar com o médico do paciente o planejamento de seu caso e avaliar riscos e benefícios da conduta mais indicada.

Tivemos um caso clínico de paciente com queixa crônica de dor facial compatível com dor e disfunção mandibular, que, após uma infecção de vias aéreas, a dor facial piorou e passou a ser acompanhada por cansaço geral e picos diários de febre e mal-estar. Ver Caso clínico 37.5.

Diabetes melito

No diabetes melito, tanto a infecção odontogênica aguda como a crônica podem ter implicações clínicas relevantes. A infecção aguda pode influenciar o metabolismo do paciente diabético e causar hiperglicemia temporária, mas a dor e o desconforto decorrentes dela também podem alterar o estado emocional desse paciente, com implicações no controle glicêmico. Portanto, quando presente, a infecção deve ser prontamente eliminada. A Figura 37.15 mostra um caso simples de abscesso periapical agudo que descompensou completamente o quadro clínico da paciente. Certamente, o tratamento nessas condições exige avaliação de risco e preparo médico-odontológico do doente.

A infecção crônica, principalmente periodontal, também pode interferir no controle metabólico do paciente diabético. Um dos parâmetros utilizados é a determinação dos níveis sanguíneos de hemoglobina glicosilada, que se altera em pacientes diabéticos com doença periondontal crônica.[98,99] Nesses casos, as cirurgias são eletivas e o paciente pode realizá-las em diversas sessões, de acordo com o diagnóstico e planejamento clínico.

É importante que o cirurgião-dentista lembre que pacientes diabéticos podem apresentar retardo de cicatrização em decorrência de dois fatores: a) redução da resposta inflamatória, pois a insulina é considerada um hormônio pró-inflamatório;[100] b) alterações decorrentes do metabolismo, como microangiopatias e microneuropatias também concorrem, aumentando o risco de sequelas em áreas contaminadas ou infectadas que sofram cirurgia.[101]

Vários trabalhos identificaram os fenômenos dependentes de insulina na reação inflamatória aguda de caráter não imune. Animais tornados diabéticos pela administração de aloxana ou por pancreatectomia subtotal não apresentam a reação anafilactoide, característica que se segue à administração endovenosa de dextrana ou ovalbumina; nem desenvolvem a resposta local típica à injeção subcutânea de agentes irritantes.[102-104] Apresentam menor reatividade vascular a fatores de permeabilidade,[105-107] e redução de quimiotaxia de neutrófilos consequente ao aparecimento no soro de proteína termolábil de peso molecular superior a 10 kDa.[108,109] O estado diabético relaciona-se ainda ao aparecimento de substâncias associadas à inibição da interação leucócito-endotélio no plasma[110,111] e à diminuição da fluidez da membrana do leucócito.[112] Todas as situações mencionadas são revertidas experimentalmente pelo tratamento com insulina, indicando que decorrem do estado diabético.

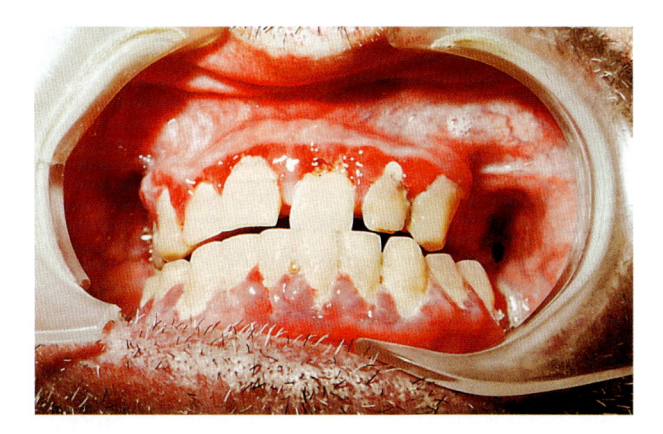

Figura 37.14. Condição gengival crítica de um paciente com doença de válvula cardíaca. Procedimentos corriqueiros, como escovação dos dentes e mastigação, podem causar sangramento e bacteremia transitória.

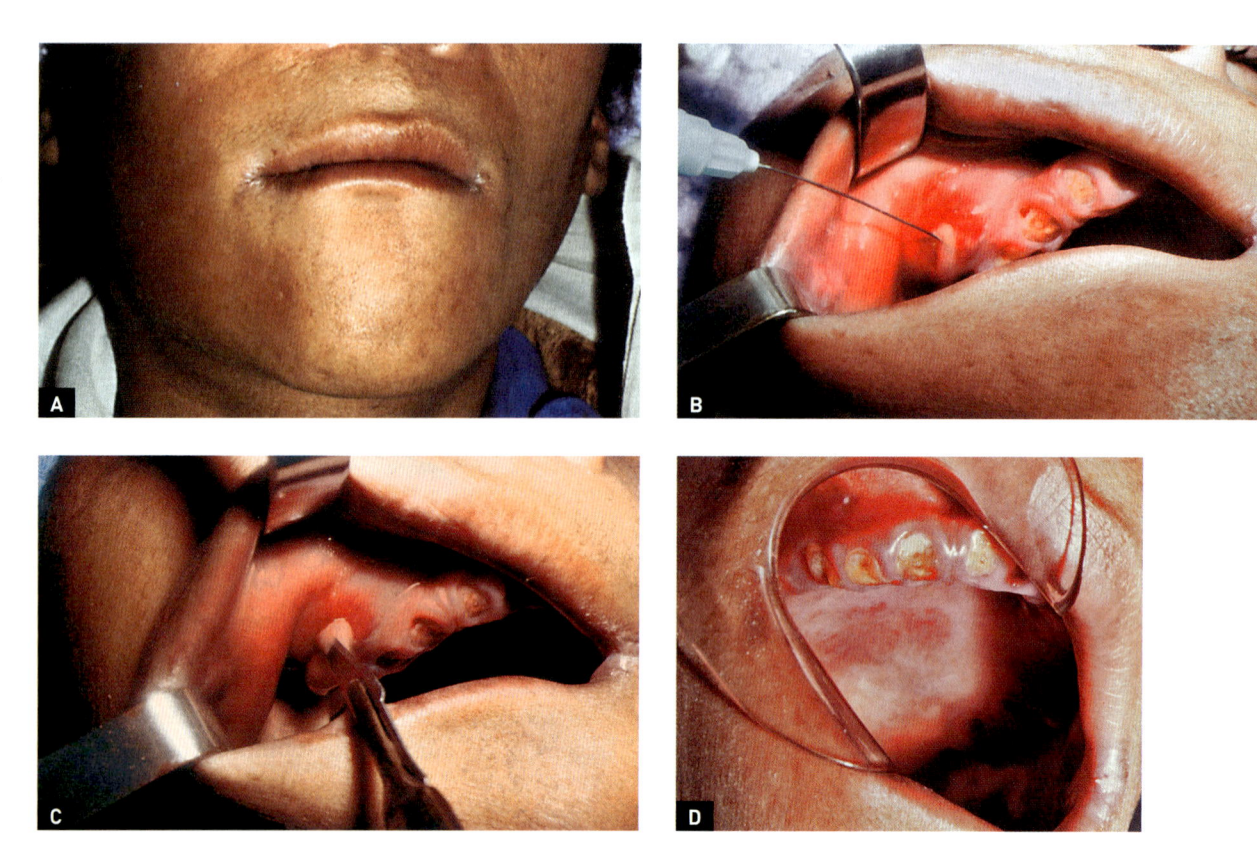

Figura 37.15. Paciente diabética tipo 2 com queixa de dor fortíssima na face devido a abscesso odontogênico agudo. Após a drenagem do abscesso, houve melhora imediata da dor e normalização dos níveis glicêmicos que chegaram a 400 na fase aguda. **A.** Aumento discreto de volume na face direita com leve apagamento do sulco nasolabial direito. **B.** Anestesia infiltrativa intramucosa para reduzir a dor da incisão. **C.** Incisão com bisturi lâmina 11. **D.** Sétimo dia pós-operatório, com normalização do sulco gengival. O dente causador foi extraído neste caso.

Em relação à cicatrização, há retardo no processo de reparação de alvéolos dentais[113] e da osteointegração de implantes metálicos de titânio.[114] A osteomielite do osso alveolar após exodontias não é um fato incomum ainda nos dias atuais. Sob o aspecto clínico, os pacientes diabéticos controlados podem se submeter a procedimentos cirúrgicos orais de natureza diversa, e os riscos de sequelas estão diretamente relacionados com doença mal controlada e presença de focos infecciosos crônicos, periodontais ou periapicais (Figs. 37.16 e 37.17). O cirurgião-dentista deve atentar para a avaliação desses fatores e ter conhecimento mínimo indispensável da patogênese do diabetes melito.

Relações entre doença periodontal e diabetes melito

O diabetes melito e a doença periodontal são distúrbios de alta incidência. No cotidiano da clínica odontológica, observamos com bastante frequência a ocorrência simultânea dessas duas condições. A primeira é uma anormalidade metabólica associada à deficiência relativa ou absoluta de insulina. Suas manifestações clínicas são caracterizadas por alterações metabólicas decorrentes de hiperglicemia e catabolismo de proteínas e lípides, além de complicações vasculares e neuropáticas.

Os comprometimentos vasculares são caracterizados por macroangiopatia inespecífica (como aterosclerose e suas múltiplas expressões clínicas), e pela microangiopatia diabética, cujos principais órgãos comprometidos são os rins e os olhos. A glicose se liga quimicamente a proteínas e ácidos nucleicos sem a ajuda de enzimas. Inicialmente, há formação de compostos reversíveis e, subsequentemente, futuras reações a partir desses formam produtos finais irreversíveis que se acumulam nas moléculas. Esses produtos são denominados AGEs (*advanced glicosilation end-products*). A excessiva formação desses produtos parece ser a base bioquímica da hiperglicemia crônica e dos processos fisiopatológicos envolvidos no desenvolvimento das complicações tardias do diabetes. Os efeitos maiores da excessiva glicosilação não enzimática incluem inativação de enzimas, inibição da regulação das moléculas de união, diminuição de suscetibilidade para proteólise, alteração da função do ácido nucleico e do reconhecimento macromolecular, e aumento da imunogenicidade.[115,116] Em termos práticos, esses eventos contribuem para alterações do processo de cicatrização, reação inflamatória e grau de infecção da seguinte forma: a) a resistência local e sistêmica está reduzida no diabetes melito devido à deficiência na fagocitose das células polimorfonucleares; b) existe uma redução na resposta quimiotática dos neutrófilos nos diabéticos como resultado da inibição do metabolismo celular pela via glicolítica e da redução de receptores de membrana nas células polimorfonucleares; há também a microangiopatia, que contribui para a diminuição de oxigênio nos tecidos, difusão metabólica, migração de leucócitos e difusão de fatores imunológicos, predispondo à infecção; c) a síntese de colágeno pelos fibroblastos está também alterada em diabéticos descompensados, o que dificulta a reparação.[117]

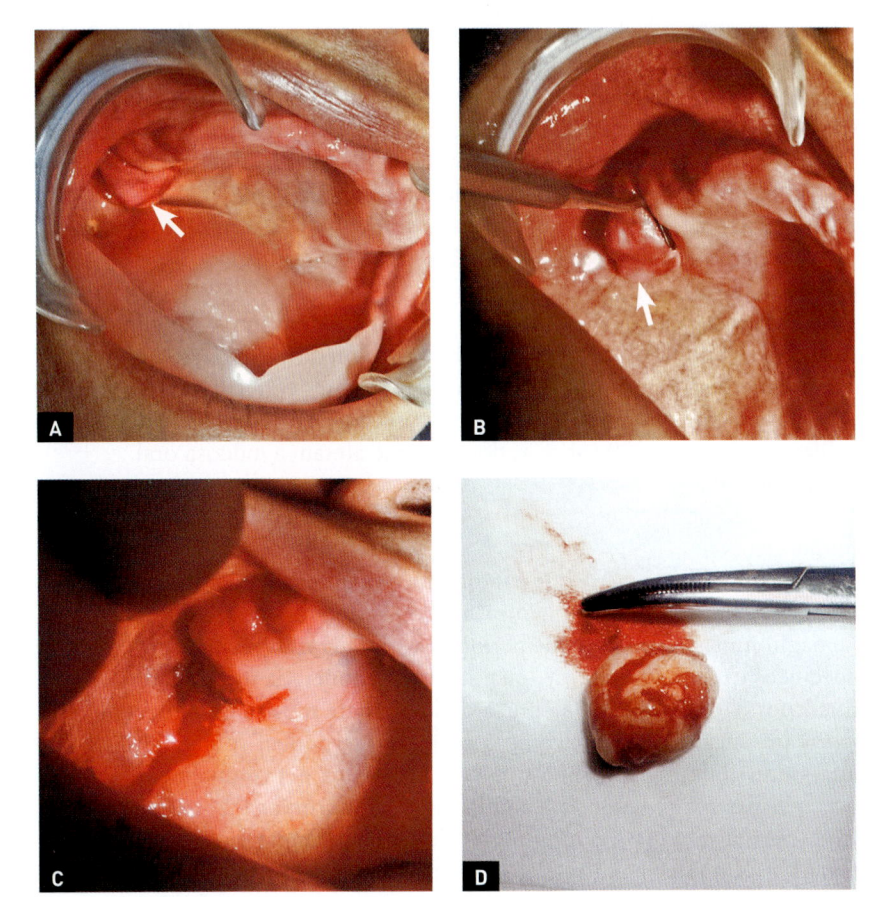

Figura 37.16. Paciente diabética tipo 2, controlada, com lesão hiperplásica de gengiva decorrente de traumatismo de prótese. Em contraste com o caso da Figura 37.15, a cirurgia é eletiva e realizada em condições clínicas favoráveis. **A.** Observe a prótese total e a lesão (seta). **B.** Lesão pedunculada. **C.** Área operada. **D.** Aspecto da lesão: épulis granulomatoso.

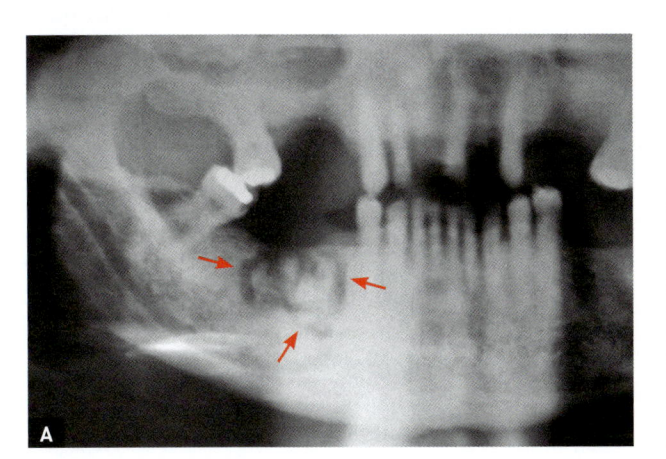

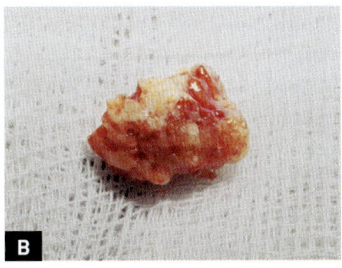

Figura 37.17. Caso de osteomielite após exodontia de dente molar (#46) em paciente diabético tipo 2. Esse paciente não mantinha controle adequado da doença e, além disso, apresentava doença periodontal crônica. Essas duas condições aumentaram o risco para essa complicação pós-operatória. Cuidados durante a exodontia, como cirurgia atraumática e preenchimento adequado da cavidade óssea pelo coágulo, além do uso de antibiótico, são fundamentais para reduzir o risco de complicações tanto locais como sistêmicas. **A.** Observe a imagem radiolúcida do osso necrosado (setas) na radiografia panorâmica. **B.** Foto do sequestro ósseo removido.

O caminho oposto mostra-se evidente quando constatamos que o mecanismo de instalação e progressão da doença periodontal envolve o desenvolvimento de fatores de virulência do agente agressor e de estratégias de defesa do hospedeiro que não ficam restritos a manifestações locais, mas repercutem sistemicamente. As bactérias e seus produtos interagem com o epitélio juncional, tecido que promove a união da gengiva com o dente, e penetram em direção ao tecido conjuntivo. O plexo vascular imediatamente abaixo do epitélio juncional torna-se inflamado, leucócitos saem dos capilares, havendo um aumento no número dessas células, especialmente neutrófilos, que migram pelo epitélio juncional em direção ao sulco gengival. O colágeno e outros componentes da matriz extracelular perivascular são destruídos pela ação das endotoxinas bacterianas e da liberação das enzimas lisossômicas pelas células do próprio hospedeiro. Como a placa se estende apicalmente dentro do sulco gengival, as células coronais do epitélio juncional são estimuladas a proliferarem e uma bolsa gengival é formada. Mais tarde, as células apicais do epitélio juncional são induzidas a proliferarem e se estendem apicalmente ao longo da superfície radicular, convertendo-se posteriormente em epitélio ulcerado da bolsa. Ocorre então um aumento do infiltrado leucocitário dominado por linfócitos, incluindo células B e T. Essas células são ativadas pelos antígenos bacterianos (fímbrias, cápsulas de polissacarídeos, hemaglutininas, lipossacarídeos, enzimas, carboidratos específicos e leucotoxinas) a replicarem e produzirem anticorpos. Com a perpetuação dessa imunoinflamação, ocorre produção de altos níveis de citocinas pró-inflamatórias, induzindo a produção de matriz de metaloproteinase, que destrói o tecido conjuntivo da gengiva e ligamento periodontal. Ocorre também produção de prostaglandinas que mediam a destruição de osso alveolar. O relevante é que lipopolissacarídeos, bactérias gram- do biofilme dental e citocinas pró-inflamatórias podem entrar na corrente sanguínea em quantidades patogênicas, repercutindo sistemicamente.[74,77] Especificamente com relação ao diabetes melito, essa resposta inflamatória a uma infecção, inclusive periodontal, poderia induzir acentuada e prolongada resistência à insulina.

Com base nesses dados, foi realizado um estudo, na Divisão de Odontologia em associação com a Divisão de Clínica Médica do Hospital das Clínicas da Faculdade de Medicina da Universidade de São Paulo (HC/FMUSP), com 17 pacientes, com idade média de 55,94 anos (±12,03) e diagnóstico de doença periodontal avançada e diabetes melito tipo 2. Foi analisado o efeito do tratamento periodontal sobre o controle metabólico.[98] Obtivemos medidas da distância da margem gengival à junção cemento-esmalte e profundidade clínica do sulco gengival (nível de inserção), índice de placa e índice de sangramento à sondagem. Realizamos tratamento periodontal mecânico (raspagem e alisamento radicular e controle de placa) associado à antibioticoterapia sistêmica. Foram comparados resultados laboratoriais da taxa sanguínea de hemoglobina glicosilada e glicose, antes do tratamento e trinta dias depois. Comparando os valores da taxa sanguínea da hemoglobina glicosilada nesses dois momentos, observamos que, dos 17 pacientes tratados, 15 (88,24%) apresentaram redução nos níveis sanguíneos de hemoglobina glicosilada (média de 10,85±3,03% para 8,72±1,68%), evidenciando uma diferença estatisticamente significativa (p = 0,0004). Desse modo, podemos sugerir que, com o tratamento periodontal, favorecemos o controle metabólico mais efetivo em pacientes com diabetes melito tipo 2 e ressaltamos a importância da atuação interdisciplinar para o benefício do doente.

Doenças imunossupressoras

As infecções crônicas podem ter curso clínico mais grave e aumentar o risco médico em pacientes imunossuprimidos, como os pacientes com AIDS (HIV) ou que usam corticoides cronicamente. Ver também Capítulo 40 sobre as doenças que afetam a mucosa oral.

Dores craniofaciais crônicas e a doença periodontal

A dor é frequente e de intensidade forte na infecção odontogênica aguda, entretanto, na infecção crônica, salvo nos períodos de agudização, nem sempre ela está presente, ou é de leve a moderada intensidade. A experiência clínica de longa data mostra que infecções crônicas, como a periodontal, podem se manifestar como dor difusa na face ou cabeça e, eventualmente, contribuir para ampliação de dor crônica.[118]

Odontalgias de origem pulpar ou periodontal foram responsáveis por cerca de 6% das queixas de 397 pacientes que relataram dor craniofacial difusa e foram atendidos pela Equipe de Dor Orofacial da Divisão de Odontologia do HC/FMUSP[119] e por 20% das queixas de dor facial persistente.[120] A doença periodontal crônica não diagnosticada pode concorrer para a piora de outras dores crônicas da região da cabeça.[121] O conforto que se segue ao tratamento periodontal melhora a qualidade de vida desses pacientes e elimina queixas como mau hálito, sangramento e dor, com importante significado psicossocial. O conforto e a melhora da mastigação é outro item relatado por esses pacientes. Essa relação entre doença periodontal e dor crônica ainda é escassa na literatura científica, mas existem várias evidências que indicam alguma interação entre elas, do mesmo modo que ocorre entre doença periodontal e outras doenças sistêmicas.[93] Ver Caso clínico 37.4.

Avaliação da cavidade oral dos pacientes com cefaleias ou dores orofaciais crônicas

Todo paciente com dor orofacial ou cefaleia, principalmente crônica ou persistente e refratária aos tratamentos convencionais, deveria receber rotineiramente uma avaliação odontológica que incluísse a condição dental e periodontal.[5,120]

Embora a experiência clínica seja de longa data sobre a influência de "focos dentários crônicos" em pacientes com dor crônica, recentemente concluímos um estudo para avaliar o papel da doença periodontal em pacientes com dor craniofacial refratária. Quando comparada a pacientes que apenas apresentavam doença periodontal, a população estudada teve melhora acentuada por até seis meses de suas dores após terem se submetido a tratamento periodontal.[93] Os resultados mostraram que, 180 dias após o tratamento periodontal, houve melhora nos parâmetros periodontais em ambos os grupos (p <0,001), porém houve diminuição significativa da intensidade da dor comparativamente à avaliação inicial (Fig. 37.18). Portanto, os resultados sugerem influência da doença periodontal, como uma doença infecciosa associada, nos pacientes com dor crônica, e que a doença periodontal pode causar dores referidas à face e ao crânio, já que três dos pacientes com dor orofacial crônica deixaram de ter dor após o tratamento. Médicos e dentistas devem dar atenção ao diagnóstico da doença periodontal crônica, pois se trata de uma doença infecciosa com muitas implicações sistêmicas. Como a própria literatura baseada em estudos experimentais aponta, infecções afetam o SNC e causam hiperalgesia.[69,70] Ver o Caso clínico 37.4.

CONCLUSÃO

Das infecções agudas escandalosas, que até meados do século XX ainda constituíam fontes "inocentes" de morbidade e mortalidade, às infecções crônicas silenciosas, cuja participação em diversas doenças sistêmicas vem sendo gradativamente comprovada pela clínica e pela ciência, os focos odontogênicos confirmam a necessidade e importância de não se descuidar das infecções da boca.

A dor pode ser o sintoma inicial de doenças ou quadros infecciosos graves, e os clínicos, médicos e dentistas que atendem pacientes com dores orofaciais devem considerá-la em seu processo de diagnóstico, principalmente quando é recorrente ou persistente.

Por outro lado, impressiona o fato de não existir algum outro exemplo de infecção nos organismos humanos que gere tantas controvérsias em relação à necessidade de tratamento como a doença periodontal, mesmo a despeito das evidências que mostram sua morbidade, incluindo riscos à vida. Como na atualidade são reduzidos os casos de pacientes com infecção aguda por doenças periodontais, a necessidade de tratamento não é excluída, pois significa, como já foi exposto ao longo deste capítulo, acúmulo de material séptico no organismo, inflamação crônica, lesão óssea progressiva e riscos permanentes de agudização da infecção e bacteremia transitória.

Há muito ainda que se descobrir nesse campo, incluindo as relações dessas infecções com a dor crônica, mas fica evidente que os médicos, e especialmente os cirurgiões-dentistas, deveriam considerar rotina em suas avaliações o exame da boca, principalmente quando se deparam com doenças crônicas, incluindo a dor crônica, em que os focos odontogênicos são sabidamente considerados fatores de risco.

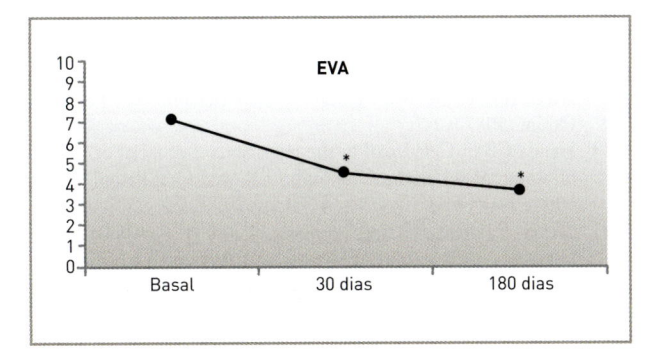

Figura 37.18. Evolução da intensidade da dor dos pacientes com dor craniofacial crônica que apresentavam doença periodontal crônica e receberam o respectivo tratamento.

Fonte: Fabri e colaboradores.[93]

REFERÊNCIAS

1. Tommasi AF, editor. Diagnóstico em patologia bucal. São Paulo: Artes Médicas; 1982.
2. Currie WJ, Ho V. An unexpected death associated with an acute dentoalveolar abscess: report of a case. Br J Oral Maxillofac Surg. 1993;31(5):296-8.
3. Janadarajah, N, Sukumaran MB. Orbital cellulitis of dental origin: case report and review of the literature. Br J Oral Maxillofac Surg. 1985;23(2):140-5.
4. Shaker MA. Level of plasma proteins in patients with severe odontogenic infection and fever. Egypt Dent J. 1995;41(2):1189-94.
5. Siqueira JTT. Dores mudas: as estranhas dores da boca. São Paulo: Artes Médicas; 2008.
6. Eyer F, organizador. Actas e trabalhos do 3º Congresso Odontológico Latino Americano. Rio de Janeiro: Imprensa Nacional; 1931. 3 v.

7. Easlick KA. An evaluation of the effect of dental foci of infection on health. J Am Dent Assoc. 1951;42(6):615-97.
8. DeStefano F, Anda RF, Kahn HS, Williamson DF, Russell CM. Dental disease and risk of coronary heart disease and mortality. Br Med J. 1993;306(6879):688-91.
9. Herzberg MC, MacFarlane GD, Gong K. The pratelet interactivity phenotype of Strptococcus sanguis inflences the course of experimental endocarditis. Infect Immun. 1992;60(11):4809-18.
10. Wu T, Trevisan M, Genco RJ, Dorn J, Falkner KL, Sempos CT. Periodontal disease and risk of cerebrovascular disease. Arch Intern Med. 2000;160(18):2749-55.
11. Slots J. Update on general health risk of periodontal disease. Int Dent J. 2003;53 Suppl 3:200-207.
12. Jansson H, Lindholm E, Lindh C, Groop L, Bratthall G. Type 2 diabetes and risk for periodontal disease: a role for dental health awareness. J Clin Periodontol. 2006;33(6):408-14.
13. Spahr A, Klein E, Khuseyinova N, Boeckh C, Muche R, Kunze M, et al. Periodontal infections and coronary heart disease: role of periodontal bacteria and importance of total pathogen burden in the Coronary Event and Periodontal Disease (CORODONT) study. Arch Intern Med. 2006;166(5):554-9.
14. Brasil. Relatório final da II Conferência Nacional de Saúde Bucal; 1993.
15. Department of Health and Human Services. EUA. Oral health in America: a report of the General Surgeon. Executive summary. Washington: NIDCR; 2000.
16. Lilich TT. Oral microbiology. In: Roth GI, Calmes R, editors. Oral biology. Philadelphia: Mosby; 1981. p. 307-63.
17. Darveu RP, Tanner A, Page RC. The microbial challenge in periodontitis. Periodontology 2000. 1997;14:12-32.
18. Socransky SS, Hafajjee AD. Microbiologia da doença periodontal in tratado de periodontia clínica e implantologia oral. São Paulo: Guanabara Koogan; 2005.
19. Donlan RM, Costerton JW. Biofilms: survival mechanisms of clinically relevant microorganisms. Clin Microbiol Rev. 2002;15(2):167-93.
20. Zaura-Arite E, Van Marle J, ten Cate JM. Confocal microscopy study of undisturbed and chlorhexedine-treated dental biofilm. J Dent Res. 2001;80:1436-40.
21. Brasil. Ministério da Saúde [Internet]. 2010 [capturado em 27 ago. 2010]. Disponível em: http://portal.saude.gov.br/portal/aplicacoes/noticias/ default.cfm?pg=dspDetalheNoticia&id_area=124&CO_NOTICIA=10490.
22. Spalding M, Siqueira JTT. Avaliação de uma estratégia terapêutica em processos infecciosos buco-dentais. Rev Gaucha Oodontol. 1999;47:110-4.
23. AHA Guidelines [Internet]. Milwaukee: MCW; 2006 [capturado em 17 jun. 2006]. Disponível em: http://www.intmed.mcw.edu/drug/AHAguidelines.html.
24. Sabiston CB Jr, Grigsby WR, Segerstrom N. Bacterial study of pyogenic infections of dental origin. Oral Surg Oral Med Oral Pathol. 1976;41(4):430-5.
25. Aderhold L, Knothe H, Frenkel G. The bacteriology of dentogenous pyogenic infections. Oral Surg Oral Med Oral Pathol. 1981;52(6):583-7.
26. Labriola JD, Mascaro J, Alpert B. The microbiologic flora of oral facial abscess. J Oral Maxillofac Surg. 1983;41(11):711-4.
27. Lewis MA, MacFarlane TW, McGowan DA. Reability of sensitivity testing of primary culture of acute dentoalveolar abscess. Oral Microbiol Immunol. 1988;3(4):177-80.
28. Fazakerley MW, McGowan P, Hardy P, Martin MVA. Comparative study of cephradine, amoxycillin and phenoxymethylpenicillin in the treatment of acute dentoalveolar infection. Br Dent J. 1993;174(10):359-63.
29. Karlowsky J, Ferguson J, Zhanel G. A review of commonly prescribed oral antibiotics in general dentistry. J Can Dent Assoc. 1993;59(3):292-4, 297-300.
30. Gillb Y, Scully C. The microbiology and management of acute dentoalveolar abscess: views of british oral and maxillofacial surgeons. Br J Oral Maxillofac Surg. 1988;26(6):452-7.
31. Michel SN. Tratamento dos abscessos em odontologia: sinopse de cirurgia e traumatologia buco-maxilo-facial. Araçatuba: Universidade Estadual de São Paulo; 1989.
32. Ford PJ, Yamazaki K, Seymour GJ. Cardiovascular and oral disease interactions: what is the evidence? Prim Dent Care. 2007;14(2):59-66.
33. Lineberger LT, De Marco TJ. Evaluation of transient bacteremia following routine periodontal procedures. J Periodontol. 1973;44(12):757-62.
34. Schlein RA, Kudlick EM, Reindorf CA, Gregory J, Royal GC. Toothbrushing and transient bacteremia in patients undergoing orthodontic treatment. Am J Orthod Dentofacial Orthop. 1991;99(5):466-72.
35. Giglio JA, Rowland RW, Dalton HP, Laskin DM. Suture removal-Induce bacteremia: a possible endocarditis risk. J Am Dent Assoc. 1992;123(8):65-6, 69-70.
36. Brasil. Ministério da Saúde. Manual de controle da infecção hospitalar. Brasília: MS; 1987.
37. Siqueira JTT. Procedimentos odontológicos e seu grau de invasividade. In: Controle de infecção na prática diária. São Paulo: APECIH; 2000. p. 7-10.
38. Brook I, Frazier EH, Gher ME. Aerobic ans anaerobc microbiology of periapical abscess. Oral Microbiol Immunol. 1991;6(2):123-5.
39. Waite DE. Textbook of practical oral surgery. 2nd ed. Philadelphia: Lea & Febiger; 1978.
40. Sabiston CB Jr, Gold WA. Anaerobic bacteria in oral infections. Oral Surg Oral Med Oral Pathol. 1974;38(2):187-92.
41. Epstein S, Scopp IW. Antibiotics and the intraoral abscess. J Periodontol. 1977;48(4):236-8.
42. Woods R. Pyogenic dental infections: a ten year review. Aust Dent J. 1978;23(1):107-11.
43. Gregori C, Santos NP, Gayotto MV. Abscessos dento-alveolares: resultados de culturas e antibiogramas. Rev Paul Odont. 1987;9:2-7.
44. Hanna CB Jr. Cefadroxil in the management of facial cellulitis of odontogenic origin. Oral Surg Oral Med Oral Pathol. 1991;71(4):496-8.
45. Woods R. Diagnoses and antibiotic treatment of alveolar infections in dentistry. Int Dent J. 1980-1981;30-31:145-51.
46. Greenstein G. The hole of metronidazole in the treatment of periodontal deseases. J Periodontol. 1993;64(9):918-20.
47. Goldberg MH. The changing biologic nature of acute dental infection. J Am Dent Assoc. 1970;80(5):1048-51.
48. Manzalli PS, Oliveira RB, Siqueira JTT. Resistência microbiana em pacientes com infecções bucodentais sob antibioticoterapia [monografia]. São Paulo: Universidade de São Paulo; 1987.
49. Rang HP, Dale MM, Ritter JM. Farmacologia. 3. ed. Rio de Janeiro: Guanabara Koogan; 1997.
50. Casati MZ, Nociti FH Jr, Sallum EA, Toledo S, Sallum AW. Avaliação da utilização dos agentes antibacterianos no tratamento das doenças periodontais. Rev Periodont. 1996;5(4):335-40.
51. Glick M, Siegel MA, Brightman VJ. Evaluation of the Dental Diagnosis and Medical Risk Assesment. In: Greenberg MS, Glick M, editors. Burket's oral medicine. 10th ed. Hamilton: BC Decker; 2003. p. 5-33.
52. Spalding M, Siqueira JTT. Processos infecciosos bucodentais: avaliação de uma estratégia terapêutica. In: Siqueira JTT, Ching LH, editores. Dor orofacial/ATM: bases para o diagnóstico clínico. Curitiba: Maio; 1999. p. 191-207.
53. Bridgeman A, Wiesenfield D, Hellyar A, Sheldon W. Major maxillofacial infections. An evaluation of 107 cases. Aust Dent J. 1995;40(5):281-8.
54. Unkel JH, McKibben DH, Fenton SJ, Nazif MM, Moursi A, Schuit K. Comparison of odontogenic and nonodontogenic

54. facial cellulitis in a pediatric hospital population. Pediatr Dent. 1997;19(8):476-9.
55. Ogundiya DA, Keith DA, Mirowski J. Cavernous sinus thrombosis and blindness as complications of an odontogenic infection: report of a case and review of literature. J Oral Maxillofac Surg. 1989;47(12):1317-21.
56. Rapoport Y, Himelfarb MZ, Zikk D, Bloom J. Cervical necrotizing fasciitis of odontogenic origin. Oral Surg Oral Med Oral Pathol. 1991;72(1):15-8.
57. Stoykewych AA, Beecroft WA, Cogan AG. Fatal necrotizing fasciitis of dental origin. J Can Dent Assoc. 1992;58(1):59-62.
58. Infante Cossio P, Gonzalez Padilla JD, Garcia Peria A, Salazar Fernandez CI, Rollon Mayordomo A. Mediastinitis aguda de evolución fatal secundaria a infección odontógena. Rev Actual Odontoestomatol Esp. 1991;51(400):51-4.
59. Archer H. Oral and maxillofacial surgery. 5th ed. Philadelphia: Saunders; 1975.
60. Graziani M. Cirurgia bucomaxilofacial. 6. ed. Rio de Janeiro: Guanabara Koogan; 1976.
61. Siqueira JTT, Cuffari L. O controle da dor e da infecção em odontologia: osteomielite de causa odontogênica: discussão de um caso clínico. J Bras Odonto Clin. 1997;1(4):14-9.
62. Iwu CO. Ludwig's angina: report of seven cases and review of current concepts in management. Br J Oral Maxillofac Surg. 1990;28(3):189-93.
63. Sakaguchi M, Sato S, Ishiyama T, Katsuno S, Taguchi K. Characterization and management of deep neck infections. Int J Oral Maxillofac Surg. 1997;26(2):131-4.
64. Navazesh M, Mulligan R. Systemic dissemination as a result of oral infection in individuals 50 years of age and older. Spec Care Dentist. 1995;15(1):11-9.
65. Berbert A, Bramante CM. Tratamentos endodônticos de urgência. Rev Bras Odontol. 1976;33(4):258-64.
66. Reech PW, Kress M. Effects of classical algens. Neurosciences. 1995;7:221-6.
67. Ferreira SH. Prostaglandin hyperalgesia and the control of inflammatory pain. Handbook of inflammation. In: Bonta IL, Bray MA, Parnham MJ, editros. The pharmacology of inflammation. Amsterdam: Elserver Science; 1985. p. 107-16.
68. Galantier C, Siqueira JTT. O uso de radiografias panorâmicas no diagnóstico da dor orofacial. In: Siqueira JTT, Ching LH, editores. Dor orofacial/ATM: bases para o diagnóstico clínico. Curitiba: Maio; 1999. p. 147-56.
69. Watkins LR, Maier SF. The pain of the being sick: implications of Immune-to-Brain communication for understanding pain. Ann Rev Psychol. 2000;51:29-57.
70. Scholz J, Woolf CJ. The neuropathic pain triad: neurons, immune cells and glia. Review. Nat Neurosci. 2007;10(11):1361-8.
71. Gugliani Neto J. Infecção focal e focos de infecção. In: Tommasi AF, editor. Diagnóstico em patologia bucal. São Paulo: Artes Médicas; 1982. p. 182-8.
72. Cardilli A, Cardilli R. Focos patogênicos em medicina e odontologia. Bauru: Jacovi; 1979.
73. Molander B, Ahlqwist M, Gröndahl HG. Image quality in panoramic radiography. Dentomaxillofac Radiol. 1995;24(1):17-22.
74. Offenbacher S. Periodontal diseases: pathogenesis. Ann Periodontol. 1996;1(1):821-78.
75. Kornman KS, Page RC, Tonetti MS. The host response to the microbial challenge in periodontitis: assembling the players. Periodontol 2000. 1997;14:33-53.
76. Ishikawa I, Nakashima K, Koseki T, Nagasawa T, Watanabe H, Arakawa S, et al. Induction of the immune response to periodontopathic bacteria and its role the pathogenesis of periodontitis. Periodontol 2000. 1997;14:79-111.
77. Page RC. The pathobiology of periodontal disease may affect systemic diseases: inversion of paradigm. Ann. Periodontol. 1998;3(1):108-20.
78. Lindhe J, Karring T, Lang NP. Tratado de periodontia clínica e implantologia oral. São Paulo: Guanabara Koogan; 1999.
79. Armitage GC. Development of a classification system for periodontal diseases and conditions. Ann Periodontol. 1999;4(1):1-6.
80. Löe H, Theilade E, Jensen SB. Experimental gingivitis in man. J Periodontol. 1965;36:177-87.
81. Kinane DF, Peterson M, Stathopoulou PG. Environmental and other modifying factors of the periodontal diseases. Periodontol 2000. 2006;40:107-19.
82. Feng Z, Weinberg A. Role of bacteria in health and disease of periodontal tissues. Periodontol 2000. 2006;40:50-76.
83. Dye BA, Choudhary K, Shea S, Papapanou PN. Serum antibodies to periodontal pathogens and markers of systemic inflammation. J Clin Periodontol. 2005;32(12):1189-99.
84. D'Aiuto F, Parkar M, Nibali L, Suvan J, Lessem J, Tonetti MS. Periodontal infections cause changes in traditional and novel cardiovascular risk factors: results from a randomized controlled clinical trial. Am Heart J. 2006;151(5):977-84.
85. Kornmam KS. Mapping the pathogenesis of Periodontal disease: a new look. J Periodontol. 2008;79(8 Suppl):1560-8.
86. Luthman J, Friskopp J, Dahllöf G, Ahström U, Sjöström L, Johansson O. Immunohistochemical study of neurochemical markers in gingiva obtained from periodontitis-affected sites. J Periodont Res. 1998;24(4):267-78.
87. Bartold PM, Kylstra A, Lawson R. Substance P: an immunohistochemical and biochemical study in human gingival tissues. A role for neurogenic inflammation? J Periodontol. 1994;65(12):1113-21.
88. Kvinnsland IH, Tadokoro O, Heyeraas KJ, Kozawa Y, Vandevska-Radunovic V. Neuroendocrine cells in Malassez epithelium and gingiva of the cat. Acta Odontol Scand. 2000;58(3):107-12.
89. Lundy FT, Linden GJ. Neuropeptides and neurogenic mechanisms in oral and periodontal inflammation. Crit Rev Oral Biol Med. 2004;15(2):82-98.
90. Tracey WD Jr, Wilson RI, Laurent G, Benzer S. Painless, a Drosophila gene essential for nociception. Cell. 2003;113(2):261-73.
91. Lundy FT, Shaw C, McKinell J, Lamey P-J, Linden GJ. Calcitonin gene-related peptide in gingival crevicular fluid in periodontal health and disease. J Clin Periodontol. 1999;26(4):212-6.
92. Salmon AM, Damaj MI, Marubio LM, Epping-Jordan MP, Merlo-Pich E, Changeux JP. Altered neuroadaptation in opiate dependence and neurogenic inflammatory nociception in alpha CGRP-deficient mice. Nat Neurosci. 2001;4(4):357-8.
93. Fabri G, Siqueira SRDT, Simione C, Nasri C, Teixeira MJ, Siqueira JTT. Refractory craniofacial pain: is there a role of periodontal disease as a comorbidity? Arq Neuropsiquiatr. 2009;67(2B):474-9.
94. Brown LJ, Löe H. Prevalence, extent, severity and progression of periodontal disease. Periodontal. 2000;2:57-71.
95. Mansur AJ. Diagnóstico da endocardite infecciosa. Arq Bras de Cardiol. 1995;65(2):119-24.
96. Ferreiros E, Nacinovich F, Casabe JH, Modenesi JC, Swieszkowski S, Cortes C, et al. Epidemiologic, clinical, and microbiologic profile of infective endocarditis in Argentina: a national survey. The endocarditis infecciosa en la Republica Argentina-2. (EIRA-2) study. Am Heart J. 2006;151(2):545-52.
97. Franco ACO, Mansur AJ, Siqueira JTT. Endocardite infecciosa. In: Serrano Jr CV, Oliveira MC, Lotufo RFM, Moraes RGB, Morais TM, editores. Cardiologia e odontologia: uma visão integrada. São Paulo: Santos; 2007. p. 27-34.
98. Fabri GM. Mudança de paradigma: a doença periodontal agravando o diabetes melittus [monografia]. São Paulo: Universidade de São Paulo; 2000.
99. Arap A, Siqueira SR, Silva CB, Teixeira MJ, Siqueira JT. Trigeminal pain and quantitative sensory testing in painful peripheral diabetic neuropathy. Arch Oral Biol. 2010;55(7):486-93.
100. Garcia-Leme J. Hormones and inflammation. Boca Raton: CRC; 1989.

101. Oliver RC, Ternovem T. Diabetes: a risk factor for periodontitis in adults? J Periodontol. 1994;65(5 Suppl):530-8.
102. Goth A, Nash WL, Nagler M, Holman J. Inhibition of histamine release in experimental diabetes. Am J Physiol. 1957;191(1):25-8.
103. Garcia-Leme J, Böhm GM, Migliorini RH, de Souza MZ. Possible participation of insulin in the control of vascular permeability. Eur J Pharmacol. 1974;29(2):298-306.
104. Moraes FR, Garcia-Leme J. Endogenous corticosteroids and insulin in acute inflammation. Microvasc Res. 1982;23(3):281-93.
105. Fortes ZB, Garcia-Leme J, Scivoletto R. Influence of diabetes on the reactivity of mesenteric microvessels to histamine, bradykinin and acetylcholine. Br J Pharmacol. 1983;78(1):39-48.
106. Fortes ZB, Garcia-Leme J, Scivoletto R. Vascular reactivity in diabetes mellitus: role of endothelial cell. Br J Pharmacol. 1983;79(3):771-81.
107. Fortes ZB, Garcia-Leme J, Scivoletto R. Vascular reactivity in diabetes mellitus: possible role of insulin on the endothelial cell. Br J Pharmacol. 1984;83(3):635-43.
108. Pereira MAA, Sannomiya P, Garcia-Leme J. Inhibition of leukocyte chemotaxis by factor in alloxan-induced diabetic rat plasma. Diabetes. 1987;36(11):1307-14.
109. Sannomiya P, Pereira MAA, Garcia-Leme J. Inhibition of leukocyte chemotaxis by serum factor in diabetes mellitus: selective depression of cell responses mediated by complement-derived chemoattractants. Agents Actions. 1990;30(3-4):369-76.
110. Fortes ZB, Farsky SHP, Oliveira MA, Garcia-Leme J. Direct vital microscopic study of defective leukocyte-endothelial interaction in diabetes mellitus. Diabetes. 1991;40(10):1267-73.
111. Sannomiya P, Oliveira MA, Fortes BZ. Aminoguanidine and the prevention of leukocyte dysfunction in diabetes mellitus: a direct vital microscopic study. Br J Pharmacol. 1997;122(5):894-8.
112. Masuda M, Murakami T, Egawa H, Murata K. Decrease fluidity of polimorphonuclear leukocyte membrane in streptozocin-induced diabetic rats. Diabetes. 1990;39(4):466-70.
113. Devlin H, Garland H, Sloan P. Healing of tooth extraction sockets in experimental diabetes mellitus. J Oral Maxillofac Surg. 1996;54(9):1087-91.
114. Siqueira JTT. Estudo experimental do processo de regeneração óssea ao redor de implantes metálicos de titânio: influência do diabetes mellitus [tese]. São Paulo: Universidade de São Paulo; 2000.
115. Brownlee M, Vlassara H, Cerami A. Nonenzymatic glicosylation and pathogenesis of diabetic complications. Ann Intern Med. 1984:101(4):527-37.
116. Brownlee M. Glycation products and the pathogenesis of diabetic complications. Diabetes Care. 1992;15(12):1835-43.
117. Galili D, Findler M, Garfunkel AA. Oral and dental complications associated with diabetes and their treatment. Compendium. 1994;15(4):496, 498, 500-9.
118. Fabri GM. Doença periodontal grave em pacientes com e sem queixa de dor crônica crânio-facial: correlação dos aspectos clínicos com a análise quantitativa da substância P e do óxido nítrico do tecido gengival inflamado [tese]. São Paulo: Universidade de São Paulo; 2007.
119. Siqueira JTT, Ching LH, editores. Dor orofacial/ATM: bases para o diagnóstico clínico. Curitiba: Maio; 1999.
120. Siqueira JTT, Ching LH, Nasri C, Siqueira SRDT, Teixeira MJ, Heir G, et al. Clinical study of patients with persistent orofacial pain. Arq Neuropsiquiatr. 2004;62(4):988-96.
121. Dimitruk AM. O papel das periodontopatias em pacientes com dor crônica crânio-facial [monografia]. São Paulo: Universidade de São Paulo; 2001.
122. Paiva JG, Antoniazzi JH. Endodontia: bases para a prática clínica. 2. ed. São Paulo: Artes Médicas; 1991.

CASO CLÍNICO 37.1

Dor aguda por abscesso submandibular em gestante com gravidez de risco

Mulher de 23 anos, com edema difuso na face esquerda, dor fortíssima e travamento bucal importante que impedia a mastigação e dificultava a fonação. A paciente estava grávida de três meses e relatou inicio de dor de dente há dez dias. Foi a pronto-socorro hospitalar e recebeu orientação para usar analgésicos e fazer bochechos, pois seu "estado" não permitia a extração do dente causador (raízes residuais do primeiro molar inferior esquerdo). Três dias depois, evoluiu para inchaço facial que foi aumentando, voltou ao local de atendimento inicial e foi medicada com penicilina injetável.

O edema foi aumentando, acompanhado de dor forte, até que "furou" espontaneamente. Ao exame físico apresentou trismo completo, drenagem espontânea na região submandibular esquerda e edema difuso em toda a face correspondente. Seu estado emocional era precário, pois chorava bastante, não permitia qualquer manipulação do local e preocupava-se, pois deixara o filho único, menor, sozinho em casa. O quadro geral estava estável e foi avaliada por ginecologista.

Diagnóstico: abscesso submandibular agudo de origem dental.

Conduta: drenagem cirúrgica submandibular e colocação de dreno de borracha sob anestesia geral.

Evolução: houve melhora da dor, mas necessitou tratamento prolongado, local e por antibióticos devido à resistência da infecção. As raízes residuais do dente #36 foram removidas 30 dias depois e a abertura bucal voltou ao normal (ver Fig. 37.5).

Complicações: apresentou complicações relativas ao parto, com risco de aborto, que necessitou de acompanhamento médico e internação prolongada por quatro meses. O parto foi normal e a criança não apresentou complicações.

Abscesso submandibular agudo

Nesses abscessos, a infecção se espalha pelo espaço submandibular, que é delimitado pela mucosa da língua, fáscia do osso hioide e fica adjacente ao espaço parafaríngeo, que pode ser comunicado. Em geral, as infecções dos dentes inferiores, pré-molares e molares, são responsáveis por esse tipo de abscesso. Ele pode ser drenado por via mucosa ou cutânea, dependendo do seu estágio evolutivo.

Comentário. Esta paciente é um exemplo da necessidade de resolvermos os problemas infecciosos o mais rápido possível. A remoção do dente na fase inicial da queixa seria muito mais benéfica. A necessidade de internação, aplicação de anestesia geral, uso de inúmeros medicamentos e complicações relativas à gestação evoluíram de uma doença relativamente fácil de tratar e prevenir: a cárie dental e a infecção aguda inicial. Os serviços de atendimento público à saúde devem estar preparados para o tratamento imediato de infecção dental aguda, que na maioria das vezes não é difícil. Basta adotar um protocolo de atendimento com as medidas adequadas (ver este capítulo). Complicações essa oneram a sociedade e o estado, já deficiente de recursos. Além disso, é preciso considerar o transtorno causado à paciente e sua família nos sentidos físico, econômico ou emocional.

CASO CLÍNICO 37.2

Dor refratária e limitação brusca da abertura bucal em paciente com pericoronarite, abscesso pterigomandibular e deslocamento anterior do disco articular sem redução

Mulher de 33 anos com dor fortíssima na face direita, acompanhada de limitação de abertura bucal que piorava ao movimento mandibular. A paciente relatou que os sintomas surgiram após mastigação. Tinha histórico de traumatismo facial e deslocamento anterior do disco articular sem redução, que podia ser observado em exame de imagem por ressonância magnética na articulação temporomandibular (ATM) esquerda.

Diagnóstico inicial: deslocamento anterior de disco articular sem redução. Não houve qualquer melhora com as medidas indicadas para o controle da dor, como calor na face, mobilização mandibular (piorava a dor) e AAINEs.

Diagnóstico definitivo: pericoronarite que evoluiu para um abscesso pterigomandiular agudo.

Tratamento: anestesia infiltrativa da mucosa oral e drenagem cirúrgica com bisturi lâmina 11, com colocação de dreno cirúrgico. Orientação para exercícios mandibulares e uso de calor local (bochechos) para ampliar a abertura bucal. Prescrição de analgésico, anti-inflamatório e antibiótico.

Evolução: melhora imediata com ampla abertura sete dias depois (ver Fig. 37.9).

Abscesso pterigomandibular agudo

Nesses abscessos, a infecção se espalha pelo espaço pterigomandibular que é formado pela superfície medial do ramo mandibular e a face lateral do músculo pterigóideo medial. Embora seja mais comum como complicação de cirurgias do dente do siso,[59] pode ocorrer também em pericoronarites. A infecção pode se espalhar e envolver o espaço parafaríngeo.

Com frequência, o paciente relata dor de forte intensidade, tem dificuldade de deglutir e um trismo está presente, o que torna o movimento mandibular extremamente doloroso. A presença de quadro febril sugere origem infecciosa. Como nem sempre há edema bem evidente na cavidade oral e na face, o diagnóstico inicial pode ser mais difícil, exceto quando há história recente de traumatismo ou exodontia. Essa é uma das razões que torna o caso inicialmente semelhante a quadro agudo de deslocamento anterior do disco sem redução.

Comentário. A paciente era alérgica à penicilina e, dessa forma, recebeu clindamicina. Foi realizada profilaxia antibiótica (via intramuscular) seguida de antibioticoterapia por sete dias. A ausência de melhora, a piora do quadro doloroso, o trismo que se instalou e o aumento da temperatura corpórea (febre) foram dados clínicos relevantes para uma nova investigação e para o diagnóstico de quadro infeccioso. A profilaxia antibiótica nesses casos tem o objetivo de proteger o doente (bacteremia transitória) à drenagem do abscesso.

CASO CLÍNICO 37.3
Dor orofacial por osteomielite supurativa odontogênica

Mulher de 40 anos com edema de aproximadamente 30 mm de diâmetro, localizado na face direita, apresentando uma limitação significativa de abertura bucal (20 mm) e queixando-se de dor forte na face.[61] A dor havia iniciado há dois meses, localizando-se no primeiro molar inferior. Em seguida, houve um grande inchaço que envolveu a hemiface correspondente.

Recebeu atendimento nessa época, sendo medicada com antibióticos (penicilina), colutório para bochechos e analgésico-antipirético. Relatou que, nesses dois meses, houve várias tentativas de tratamento sem sucesso. Apresentava-se instável emocionalmente na consulta, a área comprometida estava hiperálgica, suscetível à dor à manipulação mandibular; limitação da abertura bucal, movimentação mandibular extremamente dolorosa e com sofrimento manifesto pela paciente, dificultando inclusive o exame clínico.

Chorava repetidamente, o que demonstrava sua condição emocional. Edema localizado na face direita, eritematoso e com secreção purulenta localizada (ver Fig. 37.7).

Diagnóstico inicial: abscesso dental agudo.

Tratamento: anestesia por bloqueio extraoral pelo ângulo mandibular e complementada por anestesia em ponto (intradérmica) no local de drenagem; incisão cutânea com bisturi lâmina 11. Houve drenagem abundante de material purulento. Curativo local. Orientação para exercícios mandibulares e uso de calor local (bochechos e compressas) para ampliar a abertura bucal. Prescrição de analgésico, anti-inflamatório e antibiótico.

Evolução: no sétimo dia pós-operatório, a paciente estava bem e sem edema facial; abertura bucal de 30 mm; radiografia periapical mostrava o primeiro molar como foco dental causador, além de sequestro ósseo na cortical basal (ver Fig. 37.7).

Diagnóstico final: osteomielite supurativa de origem odontogênica.

Tratamento: cirúrgico, realizado sob anestesia geral, e abordagem extraoral para sequestrectomia e limpeza cirúrgica da região; mantido dreno de borracha no pós-operatório. Todos os focos dentários existentes foram removidos. A cicatrização cutânea ocorreu por segunda intenção. No controle de 45 dias, a paciente estava bem e com ampla abertura bucal.

Comentário. No Caso clínico acima descrito, a drenagem cirúrgica foi realizada sob anestesia local, sendo a escolha por bloqueio pterigomandibular e abordagem extraoral (técnica de Thoma) devido ao trismo instalado. Houve redução da sensibilidade dolorosa e, na área de incisão, foi realizada uma anestesia complementar infiltrativa em ponto, intradérmica, cujo objetivo foi evitar a dor ao corte, não impedindo, entretanto, a dor na profundidade dos tecidos. Isso indica que o operador deve ser cuidadoso ao manipular os tecidos para reduzir a dor e evitar sofrimento desnecessário ao doente, principalmente quando não for possível obter uma analgesia adequada.

Embora alguns autores citem a necessidade e a importância da aplicação de calor local para acelerar o processo e facilitar a drenagem cirúrgica,[122] no caso apresentado não foi utilizado, pois existia enorme área com "ponto de flutuação", o que facilitou a drenagem cirúrgica. No caso descrito, o tratamento inadequado anterior, a falta de eliminação do foco ou o uso inapropriado de antibiótico, além de terem ocorrido na mandíbula com suas densas corticais, favoreceram a instalação da osteomielite. Embora tenha sido de fácil tratamento, houve necessidade de internação e anestesia geral. Um tratamento eficiente no início do processo agudo e a remoção do foco causador poderiam permitir uma evolução rápida, reduzindo os transtornos decorrentes dessa complicação.

CASO CLÍNICO 37.4
Dor facial persistente em paciente com dor neuropática e doença periodontal crônica

Mulher, de 33 anos de idade, com dor facial esquerda recorrente, diária, forte (Escala Visual Analógica – EVA = 7), agravada ao ocluir os dentes. É desencadeada ao toque e piora à mastigação, escovação e percussão dos molares superiores esquerdos. A dor havia iniciado há oito meses, após sofrer acidente automobilístico e apresentar fratura complexa no terço médio da face. Relata que a dor se espalha para o pescoço e ombro do mesmo lado. Estava sob cuidados psiquiátricos, pois ficara extremamente abalada com o acidente.

Ao exame clínico, todos os dentes do hemiarco superior esquerdo são sensíveis ao toque ou à percussão, extremamente dolorida. Apenas o dente #46 está ausente. A paciente apresentava facetas com desgastes incisais leves, seus movimentos mandibulares eram amplos e indolores. Condição gengival precária devido à dor e halitose presente. O exame clínico e a radiografia panorâmica identificam bolsas periodontais profundas entre os dentes molares superiores esquerdos.

Medicação em uso: cloridrato de imipramina e dimenidrato, sem alívio suficiente da dor.

Diagnóstico: dor de origem neuropática pós-traumática, agravada por dor de origem periodontal.

Tratamento: curetagem das bolsas periodontais sob anestesia local, profilaxia gengival geral e orientação de higiene oral.

Controle de 90 dias após a cirurgia periodontal: melhora geral da dor (EVA = 4), possibilitando oclusão, mastigação e escovação dos dentes do hemiarco superior esquerdo. Ausência de halitose. Permanece alodínia na face esquerda e asa do nariz decorrente da dor neuropática.

Comentário. É indispensável que os pacientes que apresentam dor crônica da face de qualquer natureza recebam uma avaliação da condição bucal para descartar possíveis causas de dor de origem dental. Embora nem sempre sejam as causas primárias da dor, elas podem contribuir para quadros de sensibilização central e espalhamento da dor. Os profissionais envolvidos no tratamento da dor devem ficar atentos.

CASO CLÍNICO 37.5

Dor e disfunção mandibular crônica associada à endocardite infecciosa

Mulher de 60 anos se queixava de quadro de dor facial, principalmente ao mastigar, e relatava que havia se submetido a vários tratamentos odontológicos para melhora da oclusão. A dor era de pequena intensidade e ela convivia bem com essa condição, embora restringisse parcialmente algumas atividades, como a mastigação de alimentos mais rígidos. Usava frequentemente uma placa de mordida miorrelaxante. A dor teve piora expressiva quando ela sofreu uma infecção de vias aéreas, passando a ser intensa e espalhada na face e crânio do lado direito. Foi internada devido à infecção de vias aéreas, mas também para investigar a causa da cefaleia e dor facial, além de cansaço constante, mal-estar e febre, sintomas que continuaram após o desaparecimento dos sintomas da virose. Exames de imagens e laboratoriais não mostraram anormalidades que justificassem o quadro

Exame clínico: no exame inicial, a dentição apresentava-se completa e saudável, com leve limitação da abertura bucal, hiperalgesia dos músculos mastigatórios e cervicais e presença de infartamento submandibular bilateral compatível com processo infeccioso agudo. Depois da alta, recebeu tratamento para dor muscular mastigatória por meio de medidas físicas (neuroestimulação elétrica transcutânea – TENS) e evoluiu rapidamente, melhorando a abertura bucal e podendo se alimentar sem dor à mastigação. Continuou usando placa de mordida durante a noite.

Nesse ínterim, recebeu o diagnóstico de Endocardite Infeccioso e foi internada para o controle da doença, recebendo alta 40 dias depois.

Diagnóstico: virose que piorou a dor e disfunção mandibular; porém, também teve a endocardite infecciosa, que era responsável pela fadiga e febrícula diária.

Comentário. Este caso mostra a complexidade de atender pacientes com queixas de dor. Tinha histórico claro de dor muscular mastigatória antiga, embora fosse leve a moderada e com controle parcial. A virose, como é de se esperar, compromete as vias aéreas e causa enorme sensibilização central, o que aumenta o desconforto da dor preexistente. Após o controle da virose, as dores de cabeça e faciais reduziram-se e ela permaneceu com dor muscular mastigatória, porém foi bem controlada com medidas físicas. Ficou praticamente sem dor na face ou cabeça, mas a fadiga e a febre diária persistiram e o diagnóstico final para esses sintomas foi de endocardite infecciosa. Este caso ilustra como as doenças têm sinais e sintomas que, se devidamente monitorados e avaliados por profissionais com experiência em suas respectivas áreas, permitem o diagnóstico diferencial.

CAPÍTULO 38

DOENÇA DE LYME E DOR

Gary M. Heir
Cibele Nasri
Natalino Hajime Yoshinari

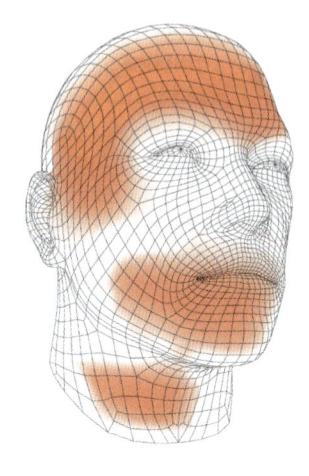

A doença de Lyme é uma doença infecciosa que pode causar dores locais ou generalizadas com um padrão atípico. No Brasil foi descrita uma doença de Lyme-símile e no presente momento está bem estabelecido que seus aspectos epidemiológicos, clínicos e laboratoriais são diferentes dos descritos nos Estados Unidos da América, sendo denominada de síndrome de Baggio-Yoshinari (SBY). Ainda assim é importante relacionar esta doença no diagnóstico diferencial de dores persistentes, atípicas ou refratárias, mesmo porque cerca de 30% dos pacientes brasileiros queixam-se de dor de cabeça. Além disso, é prevalente em pacientes com paralisia do nervo facial (VII par craniano).

A literatura médico-odontológica mostra poucas referências de dor orofacial associada à doença de Lyme.[1] Relato recente sugere que a articulação temporomandibular (ATM) está comumente associada à artrite de Lyme e apresenta-se de forma não traumática e não disfuncional. Estudo realizado em 120 pacientes com confirmação laboratorial para a doença de Lyme mostra que 75% deles relataram dor nos músculos mastigatórios e 72% relataram sintomas na ATM.

A doença de Lyme tem caráter debilitante e pode se apresentar na forma de dor dental ou facial para o cirurgião-dentista, ou com manifestações neurológicas e dor de cabeça para os médicos. Publicações mostram que a doença de Lyme é encontrada no Brasil, e o cirurgião-dentista, juntamente com o serviço de saúde, deve estar preparado para fazer o diagnóstico precoce. Para tanto, médicos e dentistas são incentivados a aprender mais a respeito dessa entidade e a exercitar a atividade acompanhando pacientes com suspeita da infecção.

Surge, então, a importância de começar a discutir esse tema também em nosso país, considerando suas imensas e diferentes regiões.

INTRODUÇÃO

Desde que foi descrita pela primeira vez, nos Estados Unidos, a doença de Lyme foi reconhecida como uma doença infecciosa crônica, debilitante, causada por uma espiroqueta. O aumento do número de relatos de caso dessa doença nos últimos anos tem representado dados de proporções epidêmicas, com significativas consequências sociais e econômicas.

Apesar de a doença de Lyme ter sido relatada nos Estados Unidos desde 1977, ela também foi relatada em outras partes do mundo e, mais recentemente, no Brasil, embora aqui ela tenha sido descrita como síndrome de Baggio-Yoshinari, pois tem características diferentes da original. Trata-se de uma doença transmitida entre os animais selvagens e domésticos por meio da picada de um carrapato. A sintomatologia da doença de Lyme pode confundir os profissionais de saúde devido às suas múltiplas apresentações.

> O cirurgião-dentista ou o médico poderão receber pacientes com uma grande variedade de queixas de dor dental, mandibular ou facial, assim como condições compatíveis com dor neuropática que acabam sendo patognomônicas da doença de Lyme. O profissional da área de saúde que trata dor pode receber essas e outras queixas, como de dor musculoesquelética inexplicável, cefaleias e paralisia facial.

A habilidade de reconhecer nesses sintomas a doença de Lyme deve estar combinada com o conhecimento de técnicas para o correto diagnóstico e tratamento.

Este capítulo tem como objetivo fazer uma revisão da história e apresentação clínica da doença em relação aos sintomas específicos de dor orofacial.

Histórico

A denominação "Doença de Lyme" provém do nome da cidade de Lyme, Connecticut, EUA, onde, em 1977, houve um grande número de casos semelhantes à artrite reumatoide em crianças e, após análise epidemiológica e testes específicos, foi concluído que tais sintomas eram causados por uma infecção. Em 1982, Dr. Willy Burgdorfer, do Serviço de Saúde Pública dos Estados Unidos, isolou uma espiroqueta do carrapato de um veado, associando esses microrganismos aos pacientes com a doença. O organismo recebeu o nome de *Borrelia burgdorferi* e, por isso, a doença de Lyme também é conhecida como borreliose (Fig. 38.1).[2]

Na natureza, a bactéria causadora da doença de Lyme existe em ciclos envolvendo carrapatos e pequenos animais. O centro de florestas densas é seu hábitat preferido, mas também podem ser encontradas em menor quantidade, nas regiões ao redor das mesmas.[3] Os carrapatos são disseminados pela floresta por animais, como pássaros, camundongos, veados, cavalos e vacas, porém, animais domésticos como gatos e cachorros também podem ser portadores de carrapatos infectados, levando-os para dentro de suas casas.[2] Quando animais, como pequenos roedores, se tornam infectados, eles permanecem neste estado por longos períodos sem nenhuma manifestação, mas espalham a infecção para carrapatos imaturos que se alimentam deles, disseminando assim a doença para outros roedores, outros animais e, também, para os seres humanos. O carrapato, na fase adulta, frequentemente se alimenta do sangue de animais maiores, especialmente os veados, que na verdade são resistentes à infecção de Lyme e não participam diretamente do ciclo de vida da bactéria, exceto por alimentar o carrapato adulto com seu sangue e transportar os carrapatos para regiões que não foram invadidas anteriormente. Pássaros também podem carregar os carrapatos para grandes distâncias, mas, felizmente, a doença de Lyme não é transmissível entre os seres humanos.[4]

Segundo um estudo de revisão da literatura médica, essa doença é relatada em muitos países desde o começo do século XX. A literatura descreve também que eritema característico, associado à doença de Lyme, deve estar presente logo após a picada do carrapato infectado. Estruturas como as das espiroquetas são encontradas em biópsias de pele de pacientes infectados. Os pacientes são tratados com penicilina e têm apresentado bons resultados clínicos, similarmente ao primeiro grupo de pacientes identificados com a doença nos EUA.

Epidemiologia

A doença de Lyme foi relatada em amplas regiões dos Estados Unidos, Alemanha, Suécia, Rússia, Japão, Hungria, Iugoslávia, Grécia, Espanha, Suíça e também no Brasil. Anticorpos contra o organismo responsável pela doença de Lyme foram detectados e a sorologia realizada em humanos, cachorros, animais selvagens, bem como a cultura de carrapatos, confirmaram a existência de áreas de risco para a doença (Fig. 38.2).

Nos Estados Unidos, o número dos casos relatados aumentou 14 vezes de 1980 até 1999. De 1999 até agora, a porcentagem relatada é maior do que a porcentagem dos casos de AIDS. Com uma correta notificação, devem ser esperados dados similares no Brasil.

Figura 38.1. Carrapato.

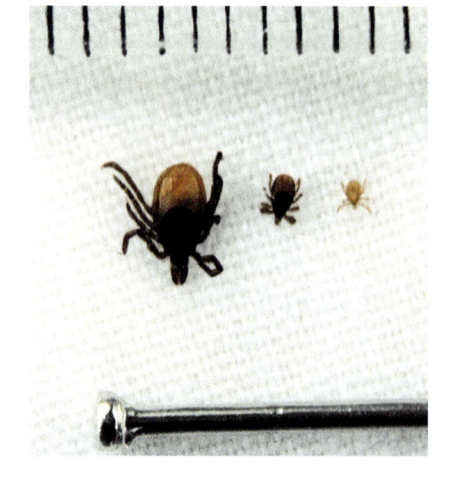

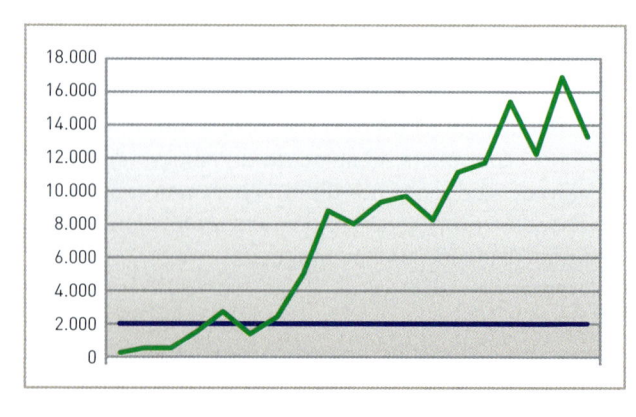

Figura 38.2. Gráfico mostra dados epidemiológicos que indicam crescimento do diagnóstico da doença de Lyme, que aumenta anualmente.

Fonte: Fish.[5]

Não existem estudos sobre a porcentagem do risco de contaminação pela picada do carrapato infectado em humanos. Matuschka e Spielman,[6] procurando provar a probabilidade de ocorrer esta infecção através de carrapatos infectados aderidos a um animal específico para teste em laboratório, revelaram um risco de 100% da transmissão da doença após três dias de fixação do mesmo. Na verdade, trata-se de um estudo retrospectivo, e os métodos não foram considerados precisos, porém, se os mesmos resultados encontrados em animais forem válidos para humanos, poderíamos dizer que o risco de contaminação seria de 100% depois de três dias de fixação de um carrapato infectado.

DESENVOLVIMENTO DA INFECÇÃO

A picada do carrapato é normalmente indolor e imperceptível, uma vez que ele injeta uma pequena quantidade de anestésico no local da lesão. Os sintomas, que podem variar, podem aparecer dias ou até mesmo anos após o indivíduo ter sido picado e, em alguns casos, podem nem se manifestar, o que dificulta ainda mais o diagnóstico.

Um dos primeiros sintomas da infecção pela *Borrelia burgdorferi* é um eritema característico conhecido como Eritema Migratório Crônico (EMC), e que pode ou não estar presente após a picada do carrapato e pode ou não ser detectado (Fig. 38.3). Normalmente, apresenta-se circular, expandido e a área pode ficar um pouco aquecida ou, ainda, ser associado a uma pequena ferida, picada ou coceira.

Esse eritema deve ter início ao menos quatro dias após a picada e permanecer por várias semanas, e o seu aparecimento não é sempre associado a outros sinais físicos de doença. Em menos de 10% dos casos, o eritema aparece em vários lugares e não somente no local da picada.[7]

A história do eritema após a picada do carrapato é relatada em aproximadamente 50% dos pacientes com doença de Lyme crônica,[8] e pode se manifestar de várias formas e não somente como o clássico "olho de búfalo"[9] e frequentemente em áreas de difícil visualização, como axila, virilha ou nuca. Nos Estados Unidos, o relato de um eritema em uma pessoa é motivo de notificação, pois é esse o critério de diagnóstico para a doença de Lyme pelo Centro de Controle e Prevenção de Doenças (CDC, Centers for Disease Control and Prevention). Em 80% dos casos, pode-se visualizar uma única lesão com resíduos de múltiplas lesões satélites, e somente 50% dos pacientes com eritema relatam sintomas sistêmicos, como febre, dor de cabeça ou artralgias.

O estágio inicial da infecção desaparece espontaneamente, sem tratamento, e a ocorrência de manifestações secundárias pode levar semanas ou meses. A análise do liquor revela a presença de infecção no fluido espinal após 12 horas da picada do carrapato[10] e, se não tratada, pode envolver múltiplos órgãos. Os sintomas podem assumir um curso benigno ou agressivo, passando por fases de remissão e reincidência. Não é incomum encontrar indivíduos com doença de Lyme crônica com história de queixas recorrentes articulares, neurológicas, como meningite, paralisia de nervos cranianos e periféricos, distúrbios gastrintestinais, alterações cognitivas, como perda de memória, capacidade de concentração, depressão e outros.

QUEIXAS DE DOR DENTAL E FACIAL ASSOCIADAS À DOENÇA DE LYME

Em uma revisão da literatura médica e odontológica, há poucas referências de dor dentária ou orofacial associada à doença de Lyme.[1] Relato recente sugere que a articulação temporomandibular (ATM) associa-se comumente à doença de Lyme, na qual a artrite não é de origem traumática ou disfuncional. Em estudo realizado por Heir e Fein,[8] em 120 pacientes com confirmação laboratorial para a doença de Lyme, 75% relataram dor nos músculos mastigatórios e 72% relataram sintomas na ATM. Dos 72% que relataram sintomas nessa articulação, apenas 4% possuíam história de traumatismo, e a maioria afirmou ser espontânea a dor inicial.

Dos pacientes responsivos à dor na musculatura mastigatória e anormalidade na ATM, 75% relatam que

> Os sintomas da doença de Lyme podem mimetizar várias outras doenças e criar um dilema diagnóstico para dentistas e médicos. As manifestações clínicas incluem sintomas, como dor facial e dentária, paralisia do nervo facial, dor de cabeça, dor na ATM e músculos mastigatórios. É preciso dar especial atenção aos efeitos sistêmicos dessa doença, que atinge vários orgãos.

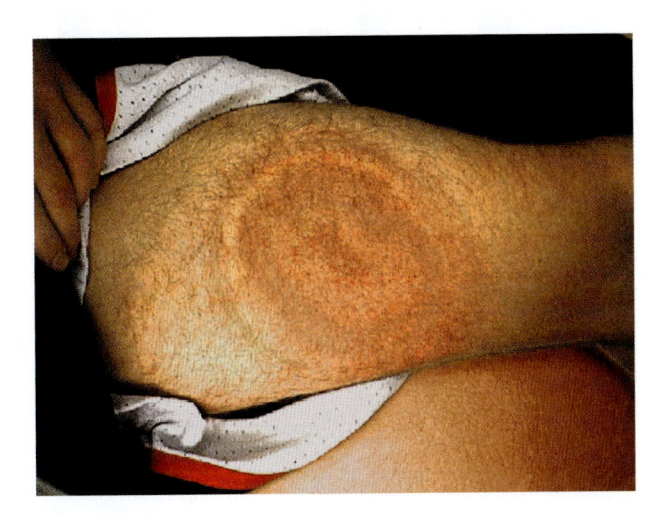

Figura 38.3. Eritema migratório crônico.

seus sintomas se intensificam em ciclos, juntamente com outros sintomas da doença de Lyme. Nesses casos, o tratamento paliativo é indicado enquanto o paciente recebe avaliação médica.

> Queixa de dor dentária sem evidências clínicas ou radiográficas que a justifiquem é outra característica da doença de Lyme, e foi relatada por 60% dos pacientes. Esses pacientes também relataram que a dor de dente tinha caráter migratório de dente para dente, entre quadrantes, ou até mesmo de um lado para o outro.

Destes, 36% tinham sido submetidos a vários tratamentos dentários, incluindo endodontia e exodontias, sem resultado benéfico (Figs. 38.4 e 38.5). Glossodínia ou ardência bucal foi relatada por 25% dos pacientes, enquanto 70% relatam dor de garganta, e é importante diferenciar essas queixas de anormalidades primárias.[11,12]

Outras queixas de dor facial também são relatadas por pacientes com a doença de Lyme. Dor neuropática, vascular ou disestesia são as mais comuns. Entre os pacientes com a doença de Lyme que referem dor facial, 88% associaram tais sintomas a outros sintomas da doença (Fig. 38.6).

Dor de cabeça é outra queixa comum nesses pacientes. Scelsa e colaboradores[13] relatam que 53% dos pacientes hospitalizados por manifestações neurológicas da doença de Lyme descrevem alguma forma de dor de cabeça que pode se assemelhar a sinusite, cefaleia tipo tensão e até enxaqueca.

Assim como os outros sintomas, essas dores aparecem em ciclos, com queixas de outras dores associadas à doença de Lyme.

O cirurgião-dentista ou médico deve também estar preparado para abordar pacientes com sintomas neurológicos. Paralisia unilateral do nervo facial foi relatada por 27%, e apenas quatro dos 120 pacientes relataram paralisia bilateral. Neuralgia trigeminal foi relatada por 25% dos pacientes. O Quadro 38.1 compara dores na ATM com a dor por doenças de Lyme.

> Pacientes odontológicos com doença de Lyme requerem atenção especial. Não é suficiente apenas perguntar ao paciente se tem história de doença de Lyme, pois ele pode não saber, já que o diagnóstico é alusivo.
> O cirurgião-dentista deve suspeitar do paciente que traz história médica com múltiplas queixas sistêmicas que aparecem de forma cíclica. Pacientes com queixas recorrentes sem razão aparente devem ser mais bem investigados, não se descartando a possibilidade de terem doença de Lyme.

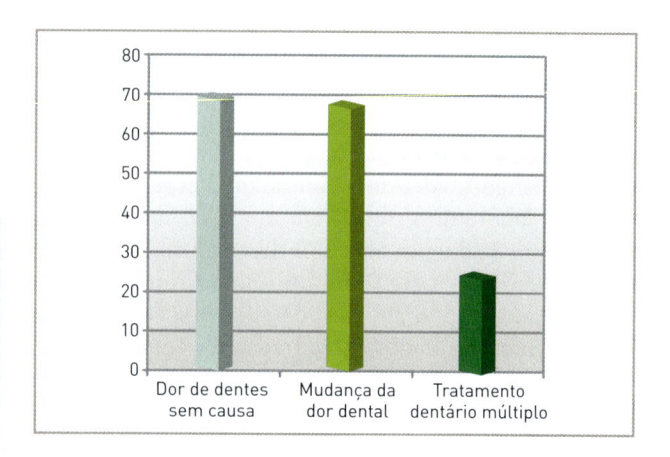

Figura 38.4. Pacientes com doença de Lyme queixam-se de dores orofaciais que se assemelham às dentais, embora a etiologia não seja odontológica.

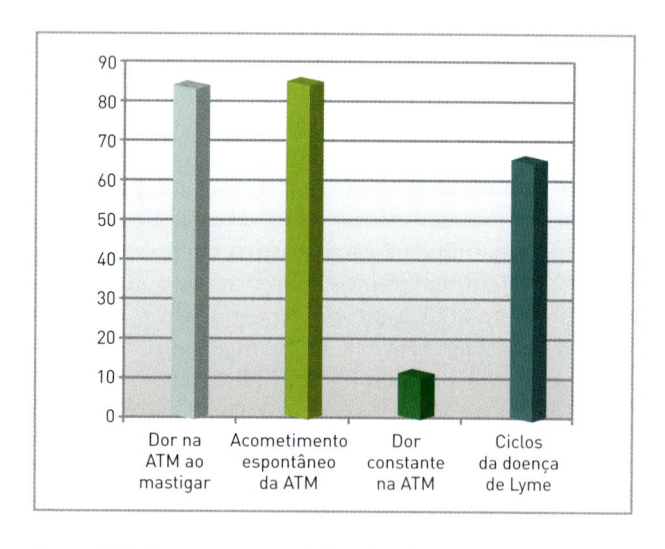

Figura 38.5. Algumas características das dores na articulação temporomandibular (ATM) de pacientes com a doença de Lyme.

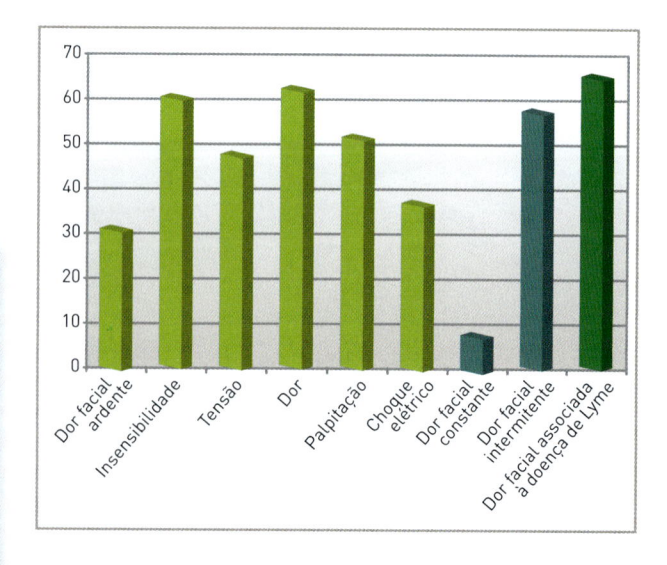

Figura 38.6. Queixas comuns de paciente com a doença de Lyme confirmada.

Fonte: Heir e Fein.[8]

Quadro 38.1. Quadro comparativo entre as disfunções temporomandibulares (DTMs) e a doença de Lyme

DIAGNÓSTICO	QUEIXA	LOCALIZAÇÃO	SONS ARTICULARES	DISFUNÇÃO	ASPECTO TEMPORAL
Capsulite Sinovite	Dor de ouvido Dor à mastigação	Pré-auricular. Pode ser referida de outras regiões da cabeça e da face.	Não Crepitação em alguns casos.	Não	Transitória Pode ser devido a trauma ou bruxismo
Artralgia	Dor de ouvido Dor à mastigação	Pré-auricular. Pode ser referida de outras regiões da cabeça e da face.	Não	Não	Transitória Pode ser devido a traumatismo ou bruxismo Pode também ser secundária à uma doença sistêmica de base, como a doença de Lyme.
Dor miofascial	Dor durante a função, principalmente à mastigação de alimentos duros.	Dor difusa nos músculos da mastigação.	Sim	Sim Disfunção do músculo pode causar assimetria ou limitação da abertura bucal.	Transitória Pode ser devido ao bruxismo Pode ser referida de outros locais ou secundária a uma doença sistêmica de base, como a doença de Lyme, fibromialgia, etc.
Desarranjo interno	Sons articulares	Provenientes da ATM	Estalo durante a abertura e fechamento.	Sim	Disfunção temporomandibular primária. Pode ser devido a parafunção excessiva, hábitos ou traumatismo. Se for assintomático e não progressivo, não é necessário tratamento.
Artrite degenerativa	Dor, limitação da abertura bucal	Proveniente da ATM	Sim, crepitação	Sim	Efeitos avançados do desarranjo interno
Doença de Lyme	Alguns ou todos os sintomas acima relacionados em tempos diferentes.	Alterações locais	Não	Não	Dor cíclica que pode durar algumas semanas, entrar em remissão e reaparecer dentro de 1 a 3 meses.

Quadro 38.2. Possibilidades de manifestação da doença de Lyme

DORES OROFACIAIS RELATADAS NA DOENÇA DE LYME	
Dor odontológica	Neuralgia
– Dor periodontal (musculoesquelética) – Dor pulpar (neurogênica ou visceral) – Dor na articulação temporomandibular	– Odontalgia atípica – Neuralgia pré-trigeminal – Neuralgia trigeminal – Neuralgia do glossofaríngeo
Dor de cabeça	Dores referidas
– Cefaleia tipo tensão – Enxaqueca sem aura – Enxaqueca com aura – Hemicrânia paroxística crônica – Cefaleia em salvas – Cefaleia de hipertensão intracraniana benigna	– Dor miofascial – Pontos dolorosos miofasciais

PRÉ-MEDICAÇÃO

Alguns pacientes requerem profilaxia antibiótica para procedimentos odontológicos, devido à história de problemas cardíacos, dentre outros, e quando existe essa necessidade, algumas considerações específicas devem ser feitas.

O agente infeccioso da doença de Lyme é a espiroqueta, que pode se esconder em tecidos ou células e permanecer inativa por longos períodos. Quando a terapia antibiótica é instituída, por alguma razão, algumas dessas espiroquetas inativas podem emergir e ser destruídas pela medicação. Isso gera um efeito no sistema imunológico do paciente, causando a chamada reação de Jarish-Herxheimer. Comumente conhecida como reação de Herxheimer, essa reação faz o paciente experimentar uma exacerbação dos sintomas da doença de Lyme que poderá durar poucos dias até algumas semanas. Essa reação pode ser mal interpretada como uma resposta alérgica, porém, novamente, uma história cuidadosa deve encontrar dados que confirmem se o paciente é alérgico ou não. Em caso negativo, a hipótese da reação de Herxeimer deve ser considerada e poderá auxiliar no diagnóstico da doença de Lyme, mesmo tardio.

A exacerbação dos sintomas da Lyme podem também advir de procedimentos odontológicos que envolvam o tecido conjuntivo, como cirurgia periodontal, endodontia e outros. As espiroquetas possuem afinidade com o tecido conjuntivo e, quando procedimentos cirúrgicos ou invasivos são realizados, o processo de cicatrização deve atrair esses microrganismos e aumentar os sintomas.

Um estudo detectou espiroquetas isoladas em um tendão flexor de uma paciente tratada com antibióticos, que evoluiu para um estado crônico com múltiplas manifestações sistêmicas.[14] Esse fato sugere que as espiroquetas possuem uma afinidade específica com tecidos conjuntivos em hospedeiros humanos.[15]

DOR E DISFUNÇÃO MANDIBULAR

A artrite de Lyme é associada ao envolvimento de um grande número de articulações, especialmente periféricas, como as do joelho; entretanto, a articulação temporomandibular é a quarta mais afetada pela doença. Pacientes relatam dor de ouvido, dor na ATM ou claudicação da musculatura mastigatória, que é mais um efeito secundário à doença de Lyme do que primariamente uma disfunção temporomandibular. História e avaliação clínica meticulosas são vitais para se chegar ao diagnóstico diferencial.

MANIFESTAÇÕES MUSCULOESQUELÉTICAS

A artrite é um dos sintomas mais comuns na doença de Lyme, pois é encontrada em 60% dos pacientes.[16,17] Artralgia caracterizada por dor subjetiva da articulação sem edema é a queixa típica quando há envolvimento da articulação temporomandibular. O padrão típico de envolvimento articular é a assimetria, mas, com a recorrência, é possível ocorrer envolvimento simétrico de grandes e pequenas articulações. A literatura sugere que a articulação mais envolvida é a do joelho[18] e queixas de dor musculoesquelética, como fibromialgia e dor miofascial, são comuns (Quadro 38.3).

Quadro 38.3. Quadro comparativo entre sintomatologia da fibromialgia (F) e a encontrada na doença de Lyme (DL)

	DL	F		LD	F
Ressonância magnética/anormal	✓		Prolapso da válvula mitral		✓
Achados neuroendócrinos anormais		✓	Tensão/dor musculoesquelética	✓	
SPECT anormal	✓		Miosite	✓	
Mordida	✓		Suor noturno	✓	
Envolvimento cardíaco	✓		Fraqueza objetiva	✓	✓ ✓
Cognitivo	✓		Doença oftalmológica	✓	
Depressão	✓ ✓	✓ ✓	Parestesia	✓ ✓	✓ ✓
Dificuldade de concentração	✓ ✓	✓ ✓	Psiquiátrico	✓	
Dor difusa pelo corpo	✓ ✓	✓ ✓	Eritema	✓	
Fadiga	✓ ✓	✓ ✓	Perda de memória de fatos recentes	✓ ✓	✓ ✓
Febre	✓		Distúrbios do sono	✓ ✓	✓ ✓
Dor de cabeça	✓ ✓	✓ ✓	Anormalidade nos núcleos talâmico e caudal – SPECT		✓
Perda da audição	✓				
Hiperacusia	✓ ✓	✓ ✓	Urgência miccional	✓ ✓	✓ ✓
Inflamação articular	✓		Pontos sensíveis		✓
Edema articular	✓		Tremores	✓ ✓	

ENVOLVIMENTO NEUROLÓGICO

Neuralgia facial, dor na musculatura facial e paralisia do sétimo par são características da doença de Lyme e podem fazer com que o paciente procure por tratamento odontológico. Envolvimento neurológico objetivo é encontrado em aproximadamente 15% dos pacientes.[19-23] Os achados mais comuns incluem meningite asséptica, neurite craniana e radiculites.

Neuropatias periféricas que resultam em queixas de dor de cabeça e dor orofacial são frequentemente associadas à doença de Lyme. A meningite asséptica se apresenta com episódios recorrentes de dor de cabeça, rigidez na nuca, náusea e vômito. Análise do liquor deverá revelar pleocitose, linfocitose, aumento da síntese de imunoglobulina G (IgG), elevação da concentração proteica e imunoglobulinas oligoclonais. Estudos laboratoriais positivos para a doença de Lyme incluem ensaio imunoenzimático – ELISA, *Western Blot*, PCR (reação em cadeia pela polimerase) e teste de urina para o antígeno de Lyme.[19,20,24-26] Na doença de Lyme, tanto na fase aguda como crônica, na presença de radiculoneuropatias, os testes eletrofisiológicos são bons para demonstrar a lesão axonal sensitivo-motora.[26,27] O aspecto da neuropatia pode ser classificado como mononeurite múltipla não vascular.[20,28]

A maioria dos pacientes com doença de Lyme neurológica crônica possui algum grau de encefalite, e as manifestações do sistema nervoso central podem ser semelhantes às encontradas na esclerose múltipla. Existem algumas hipóteses desde 1953 e, mais recentemente, de 1988, que sugerem uma relação de causa e efeito entre doença de Lyme e esclerose múltipla.[29]

Infecção crônica persistente foi demonstrada com base na detecção do DNA (ácido desoxirribonucleico) da *Borrelia burgdorferi* em biópsia do nervo sural de pacientes com polineuropatia desmielinizante crônica secundária à doença de Lyme. Apesar de haver evidências de que o dano foi mediado pelo sistema imunológico (depósito de imunocomplexos com ativação do sistema complemento e do fluxo de polimorfonucleares nos vasos dos nervos), os pacientes respondem bem ao antibiótico intravenoso. Isso sugere que as manifestações neurológicas crônicas devem ser tratadas com antibiótico mesmo na presença de fenômenos mediados pelo sistema imune.[19] Muitos pacientes com dor de cabeça crônica, dor facial e dentária respondem à antibioticoterapia.

> Revisão de estudos longitudinais para avaliar o impacto da doença a longo prazo mostrou que o uso de antibioticoterapia precoce é fundamental em pacientes que apresentavam paralisia facial. As sequelas foram maiores quando isso não ocorreu, afetando principalmente as articulações e com maiores sequelas neurológicas.[30]

Uma porcentagem significativa de pacientes possui algum grau de envolvimento neuropsiquiátrico. Não se sabe ao certo a que componente é atribuída a doença orgânica *versus* dor crônica *versus* fibromialgia. Testes complementares incluem Ressonância Magnética (25% positivo na doença de Lyme com neuropatia crônica) Ressonância magnética funcional (SPECT) scan anormal (100% positivo em doença de Lyme neurologicamente crônica) com padrão específico correlacionado com doença de Lyme e teste neuropsiquiátrico anormal.[20,23,31] A presença de anormalidades específicas em qualquer um desses parâmetros deve sugerir doença de Lyme como provável agente causal.

ENVOLVIMENTO CARDÍACO

O envolvimento cardíaco é visto em 4 a 10% dos pacientes com a doença de Lyme e, segundo Goodman e colaboradores,[32] a manifestação mais comum é o bloqueio atrioventricular de primeiro grau. Em um estudo envolvendo 20 pacientes com cardite, oito evoluíram para bloqueio cardíaco completo, 11 tinham evidências de miopericardite e um paciente foi diagnosticado com cardiomegalia.[33] Mapeamento cardíaco com gálio foi positivo em um subgrupo. Manifestações cardíacas são reversíveis e geralmente resolvidas em semanas.[34] Por essa razão, a colocação de marca-passo não é indicada.

DIAGNÓSTICO E TRATAMENTO DA DOENÇA DE LYME NOS ESTADOS UNIDOS

Diagnóstico

Apesar da presença do eritema migratório significar o diagnóstico para a doença de Lyme, muitas vezes ele passa despercebido e pode não ser detectado ou observado.[1] Portanto, é necessário realizar outros testes para detectar a presença da infecção no paciente.

A presença da bactéria espiroqueta *Borellia burgdorferi* (*Bb*) ativa o sistema imunológico do paciente a fim de destruir a bactéria invasora. Geralmente os primeiros anticorpos produzidos contra a *Bb* são os IgM, que aparecem pela primeira vez em aproximadamente 3-4 semanas após a infecção, alcançando concentração sérica máxima em aproximadamente 2 meses.[2] A detectação de IgM pode ser possível por vários meses após a infecção ter ocorrido, quando então anticorpos IgG aparecem e podem permanecer até o fim da vida do paciente.[3] Como uma forte resposta imunológica é necessária no início da doença, testar o paciente cedo demais pode produzir um resultado falso-negativo. A flutuação da concentração de serum, dependendo da infecção ser ativa ou dormente, também pode afetar os testes para detectação de IgM e IgG, portanto testes adicionais são recomendados.

Os testes recomendados pertencem a duas categorias: o direto e indireto. O teste indireto determina somente a exposição prévia a agentes infecciosos. O teste direto documenta a presença de organismos por coloração e cultura ou detecta componentes da bactéria como parede celular da proteína, carboidratos, DNA ou outros fragmentos de bactéria.

ELISA para IgM e IgG, *Western Blot* para IgM e IgG e doença de Lyme C6 Peptídeo (CLPA) pelo ELISA são exemplos de testes indiretos. Entretanto, eles podem não ser suficientes. Portanto, o teste direto é sugerido para pacientes clinicamente positivos, ou seja, quando o paciente relata os sintomas da doença, porém o resultado dos testes é ambiguo ou negativo. O teste direto inclui o teste de reação em cadeia da polimerase (PCR) para determinar a presença de componentes genéticos da bactéria.[4,5] Os testes citados acima são os principais, contudo, existem outros disponíveis.

Uma última consideração a fazer consiste no fato de que, em muitas partes do mundo, os insetos vetores são portadores de mais de uma doença. Assim, quando o teste para a doença de Lyme for realizado, testes similares para outras infecções são sugeridos, incluindo Babesia, Erlichia, Bartonella, Mycoplasma.

Tratamento

Como em todos os aspectos da doença de Lyme, o tratamento é altamente controverso. Enquanto o tratamento sintomático deve aliviar o sofrimento do paciente, agentes antibióticos específicos são necessários para tratar a infecção. Estudos randomizados comparando vários agentes antibióticos e a duração da terapia são limitados e ainda necessitam de validação. Por exemplo, enquanto alguns estudos recentes sugerem que a doxiciclina é equivalente à cefotriaxone intravenosa em neuroborreliose, muitos outros insistem que antibiótico intravenoso deve ser usado quando há o envolvimento do sistema nervoso central.[25,35]

Enquanto existem amplas evidências de que agentes específicos são efetivos contra *Borrelia burgdorferi* (Bb) *in vitro* e *in vivo*, mais informações a respeito da duração do tratamento são necessárias. Um estudo prospectivo, randomizado e duplo-cego de longa duração que compare os diferentes tipos de agentes antimicrobianos e a duração dos tratamentos se faz necessário para a obtenção de afirmações mais precisas.

Cabe ressaltar que, apesar de a doença de Lyme ter sido relatada pela primeira vez nos Estados Unidos em 1977, há relatos de sua apresentação em outras partes do mundo, inclusive no Brasil mais recentemente. Portanto, devido às suas várias formas de apresentação, têm-se desenvolvido diferentes protocolos de tratamento, lembrando sempre que o melhor tratamento só poderá ser instituído mediante seu correto diagnóstico.

DOENÇA DE LYME NO BRASIL (SÍMILE) / SÍNDROME DE BAGGIO-YOSHINARI

Atualmente, pode-se dizer de maneira definitiva que os estudos brasileiros, epidemiológicos, clínicos e laboratoriais mostram que a doença Lyme-símile no Brasil tem características diferentes da descrita originalmente nos Estados Unidos da América. *Borrelia burgdorferi* jamais foi isolada nas amostras brasileiras. Entretanto foi observada uma forma latente de espiroqueta e a doença é denominada de Síndrome de Baggio-Yoshinari (SBY).[36]

> A SBY é caracterizada como: *"doença infecciosa brasileira, emergente e exótica, transmitida por carrapatos que não pertencem ao complexo Ixodes ricinus, e causada por espiroquetas latentes com morfologia atípica que origina sintomas semelhantes aos da doença de Lyme, exceto pela ocorrência de episódios recidivantes e anormalidades autoimunes"*.[36,37]

Febre, linfadenopatia e dor de cabeça são os sintomas mais frequentes da SBY; sensação de estado gripal é também freqüente e o tempo de manifestação da doença varia de dias a anos.[37] Anormalidades neurológicas também foram detectadas em amostras de pacientes brasileiros com a ABY.[38] Já em crianças brasileiras do interior do Estado de São Paulo (SP), a prevalência foi de 6,2%. As manifestações iniciais da doença não foram típicas das de Lyme-símile e o exantema predominou no tronco.[39]

Histórico no Brasil

Os primeiros relatos do envolvimento cutâneo da doença de Lyme no Brasil (eritema crônico migratório – ECM) foram reportados por Talhari e colaboradores,[40] e posteriormente por Filgueira e colaboradores,[41] em 1989. A primeira publicação alertando a classe médica sobre a possibilidade da existência da doença de Lyme no Brasil, pela ocorrência de carrapatos ixodídeos no país, foi sugerida por Yoshinari e colaboradores,[42] em 1989 e, em 1990, foram criados pelos mesmos, nas dependências da Faculdade de Medicina da Universidade de São Paulo (FMUSP), o laboratório e o ambulatório voltados ao atendimento de pacientes com suspeita da doença de Lyme. O projeto ganha novo impulso com o credenciamento do serviço pelo Ministério da Saúde, em 1992, como Centro de Referência para a Doença de Lyme, aumentando substancialmente o número de pacientes diagnosticados, que hoje chega a mais de uma centena. Azulay e colaboradores[43] utilizando a imunofluorescência indireta (IFI) e *Borrelia burgdorferi* como substrato, evidenciaram soropositividade em três de cinco pacientes com eritema migratório crônico.

Yoshinari e colaboradores[44,45] descrevem os primeiros casos da doença de Lyme acompanhados de manifestações extracutâneas em pacientes com sorologia positiva (ELISA e *Western Blot*). A partir de 1993, Yoshinari e colaboradores[46,47] relataram novos casos da doença de Lyme no Brasil, reconheceram a primeira área de risco em nosso país (Cotia, SP) e preconizaram que a técnica de *Western Blot* é a que oferece maior benefício para o diagnóstico sorológico, utilizando *B. burgdorferi* como substrato, visto que o agente etiológico ainda não foi isolado e caracterizado geneticamente no país.

Em 1997, foi relatada por Yoshinari e colaboradores[48] a primeira série com 25 casos clínicos da doença de Lyme no Brasil. Em 1996, Pirana e colaboradores,[49] em São Paulo, descreveram a primeira associação da doença de Lyme com paralisia facial e surdez súbita. Em tese de doutorado defendida em 1999, relatam também frequência de 20% de soropositivos para a *Borrelia burgdorferi* em uma amostra de 200 casos consecutivos de Paralisia Facial Periférica (PFP).[50]

Gauditano[51] observou alta frequência de soro positivos contra borreliose em pacientes com Febre Reumática (FR), mesmo nos casos em remissão. Yoshinari e colaboradores[48] referiram a associação dessa doença com outras neurites cranianas e periféricas e, em uma casuística de 25 pacientes, observou-se que os doentes eram provenientes de duas áreas distintas: a região litorânea e a região rural, localidades com mata nas proximidades. Com relação ao litoral, foram localizados casos de borreliose em Praia Grande, Mongaguá, Jureia, Bertioga, Ubatuba (todas em SP), Florianópolis (SC) e Morro Branco (RN). Curiosamente, os infectados não eram habitantes locais, mas turistas, e sempre havia a presença de vegetação e animais silvestres nas proximidades.

Outros doentes contraíram a borreliose visitando áreas rurais das seguintes localidades: Cotia, Itapevi, Bragança Paulista, Nazaré Paulista, Itapevi, Atibaia, Itapecerica da Serra, Embu, Juquitiba, Ourinhos, Itapetininga, São Carlos, represa Billings e Horto Florestal.

Nos Estados Unidos, onde predominam as manifestações cutâneas e articulares, é encontrada a *Borrelia burgdorferi*, e, na Europa, continente onde predominam as manifestações neurológicas, observamos a presença de três espécies: *Borrelia burgdorferi*, *Borrelia afzelli* e *Borrelia garinii*.

Yoshinari e colaboradores[52] relataram que, no Brasil, o agente da doença parece apresentar uma identidade antigênica com *B. burgdorferi lato sensu*, sugerindo ser Doença de Lyme *lato sensu*-símile ou nova borreliose, empregando-se assim o termo Doença de Lyme-símile (DL-s). Barros-Battesti,[53] após 18 meses de pesquisa de campo na região de Itapevi, em área de risco para borreliose de Lyme, constatou a existência de carrapatos ixodídeos, sendo as espécies *Ixodes ioricatus* e *Ixodes didelphidis* mais frequentes que o *Amblyomma cajennense*. Estudos preliminares sugerem que carrapatos do gênero *Ixodes* spp. atuariam como vetores no ciclo silvestre e que a *Amblyomma cajennense*, de hábitos alimentares ecléticos, contribuiria para a emergência da zoonose em humanos e animais domésticos.

Estudos mais recentes mostram que no Brasil encontramos uma forma diferente de Borreliose, cujo agente etiológico ainda não foi claramente identificado,[54,55] mas é responsável por alta frequência de manifestações articulares e neurológicas.[38] Desconhecemos a porcentagem de envolvimento cutâneo, pois, como aspecto distintivo da borreliose, certamente sua frequência será superior em estudos iniciais. A exemplo do observado na Austrália, o agente etiológico ainda não foi isolado.[56] Porém, é possível visualizar, em microscopia de campo escuro,[57,58] estruturas alongadas de 20 a 30 μm no sangue periférico, livres ou aderidas a hemácias, em pacientes com suspeita de DL-s. Esses microrganismos parecem apresentar alta resistência a antibióticos e anticorpos, visto que são visualizados ao final das sessões prolongadas de antibioticoterapia, embora em menor número.

Diagnóstico e tratamento da SBY / doença de Lyme-símile no Brasil

Estudos brasileiros[36,37] mostram que pacientes com a síndrome de Baggio-Yoshinari ou doença de Lyme-símile têm mais episódios de recorrência, principalmente quando a doença não é reconhecida nos seus estágios iniciais ou inadequadamente tratada. Além disso, parece que a antibioticoterapia não é suficiente para cessar os sintomas recorrentes da doença, inclusive causando complicações como o angioedema adiquirido.

Na verdade, desconhecemos a real dimensão, em termos de Saúde Pública, do problema da borreliose no Brasil, mas, com certeza, o tempo e a experiência clínica revelarão as suas múltiplas formas de apresentação, desde as mais simples até as mais complexas, razão pela qual essa zoonose é conhecida como "camaleão".[57,58]

CONCLUSÃO

Embora nos Estados Unidos da América e em alguns países europeus já estejam bem estabelecidas as características gerais da doença de Lyme, isso ainda não ocorreu no Brasil. Aqui é denominada de síndrome de Baggio-Yoshinari e tem características diferentes da doença de Lyme, embora a sintomatologia possa assemelhar-se.

Como essa doença infecciosa pode permanecer latente por anos, e ter como sintoma dor migratória, é fundamental tê-la como diagnóstico diferencial de dores craniofaciais e também da paralisia facial.

REFERÊNCIAS

1. Heir GM, Fein LA. Lyme disease: considerations for dentistry. J Orofac Pain. 1996;10(1):74-86.
2. Craft JE, Schoen RT, Lyme disease. Pfizer Central Research. Croton: Conn; 1993.
3. Smith-Fiola; Porcellini American Nurseryman. Prevent tick bites: prevent Lyme Disease. New Jersey: Rutgers Cooperative Extension of Ocean County; 1992.
4. Center for Disease Control and Prevention, Information Service. Atlanta: CDC; 1994.
5. Fish D. What you should know about Lyme disease. Birmingham: C. Johnson & Son; 2009.
6. Matuschka FR, Spielman A. Risk of infection from and treatment of tick bite. Lancet. 1993;342(8870):529-30.
7. Burrascano JJ. Managing Lyme disease. [Unpublished work]; 1993.
8. Heir GH, Fein LA. Lyme disease awareness for the New Jersey dentists. J N J Dent Assoc. 1998;69(1):19, 21, 62-3 passim.
9. Berger BW. Treating erythema chronicium migrans of Lyme disease. J Am Acad Dermatol. 1986;15(3):459-63.
10. Schutzer SE, Coyle PK, Krupp LB, Deng Z, Belman AL, Dattwyler R, et al. Simultaneous expression of Borrelia OspA and OspC and IgM response in cerebrospinal fluid in early neurologic Lyme disease. J Clin Invest. 1997;100(4):763-7.
11. Nasri C, Siqueira JTT. Síndrome da ardência bucal: etiologia multifatorial. In: Siqueira JTT, Ching LH, editores. Dor orofacial/ATM: bases para o diagnóstico clínico. Curitiba: Maio; 1999. p. 263-72.
12. Nasri C, Teixeira M, Siqueira JTT. Ardência bucal: avaliação de uma amostra clínica. Rev SIMBIDOR. 2000;1(2):75-82.
13. Scelsa SN, Lipton RB, Sander H, Herskovitz S. Headache characteristics in hospitalized patients with Lyme disease. Headache. 1995;35(3):125-30.
14. Häupl T, Hahn G, Rittig M, Krause A, Schoerner C, Schönherr U, et al. Persistence of Borrelia burgdorferi in ligamentous tissue from a patient with chronic Lyme borreliosis. Arthritis Rheum. 1993;36(11):1621-6.
15. Marsch WC, Mayet A, Wolter M. Cutaneous fibroses induced by Borrelia burgdorferi. Br J Dermatol. 1993;128(6):674-8.
16. Steere AC. Diagnosis and treatment of Lyme arthritis. Med Clin North Am. 1997;81(1):179-94.
17. Steere AC. Musculoskeletal manifestations of Lyme disease. Am J Med. 1995;98(4A):44S-48S; discussion 48S-51S.
18. Fein LA, Heir GM. Retrospective analysis of 160 patients with Lyme disease. Ninth Annual International Conference ON Lyme Borelliosis; Boston; 1996.
19. Maimone D, Villanova M, Stanta G, Bonin S, Malandrini A, Guazzi GC, et al. Detection of Borrelia burgdorferi DNA and complememt membrane attack complex deposits in the sural nerve of a patient with chronic plyneuropathy and tertiary Lyme disease. Muscle Nerve. 1997;20(8):969-75.
20. Logigian EL. Peripheral nervous system Lyme borreliosis. Semin Neurol. 1997;17(1):25-30.
21. 21. Gerber MA, Shapiro ED, Burke GS, Parcells VJ, Bell GL. Lyme disease in children in southeastern Connecticut. Pediatric Lyme disease study group. N Engl J Med. 1996;335(17):1270-4.
22. Fallon BA, Nields JA. Lyme disease: a neuropsychiatric illness. Am J Psychiatry. 1994;151(11):1571-83.
23. Fallon BA, Nields JA, Burrascano JJ, Liegner K, Delbene D, Liebowitz MR. The neuropsychiatric manifestations of Lyme borreliosis. Psychiatr Q. 1992;63(1):95-117.
24. 24. Fallon BA, Schwartzberg M, Bransfield R, Zimmerman B, Scotti A, Weber CA, et al. Late-stage neuropsychiatric Lyme borreliosis. Differential diagnosis and treatment. Psychosomatics. 1995;36(3):295-300.
25. Coyle PK. Neurologic Lyme disease: diagnoses and treatment. 10th Annual International Scientific Conference on Lyme Disease & Other Tick-Borne Disorders, Bethesda; 1997.
26. Lawrence C, Lipton RB, Lowy FD, Coyle PK. Seronegative chronic relapsing neuroborreliosis. Eur Neurol. 1995;35(2):113-7.
27. Logigian EL, Kaplan RF, Steere AC. Chronic neurologic manifestations of Lyme disease. N Engl J Med. 1990;323(21):1438-44.
28. England JD, Bohm RP Jr, Roberts ED, Philipp MT. Mononeuropathy multiplex in rhesus monkeys with chronic Lyme disease. Ann Neurol. 1997;41(3):375-84.
29. Marshall V. Multiple sclerosis is a chronic central nervous system infection by a spirochetal agent. Med Hypotheses. 1988;25(2):89-92.
30. 30. Kalish RA, Kaplan RF, Taylor E, Jones-Woodward L, Workman K, Steere AC. Evaluation of study patients with Lyme disease, 10-20-year follow-up. J Infect Dis. 2001;183(3):453-60.
31. 31. Kaplan RF, Meadows ME, Vincent LC, Logigian EL, Steere AC. Memory impairment and depression in patients with Lyme encephalopathy: comparison with fibromyalgia and nonpsychotically depressed patients. Neurology. 1992;42(7):1263-7.
32. Goodman JL, Jurkovich P, Kodner C, Johnson RC. Persistent cardiac and urinary tract infections with Borrelia burgdorferi in experimentally infected Syrian hamsters. J Clin Microbiol. 1991;29(5):894-6.
33. Steere AC, Batsford WP, Weinberg M, Alexander J, Berger HJ, Wolfson S, et al. Lyme carditis: cardiac abnormalities of Lyme disease. Ann Intern Med. 1980;93(1):8-16.
34. Alpert LI, Welch P, Fisher N. Gallium-positive Lyme disease myocarditis. Clin Nucl Med. 1985;10(9):617.
35. Dattwyler RJ, Luft BJ, Kunkel MJ, Finkel MF, Wormser GP, Rush TJ, et al. Ceftriaxone compared with doxycycline for the treatment of acute disseminated Lyme Disease. N Engl J Med. 1997;337(5):289-94.
36. Yoshinari NH, Mantovani E, Bonoldi VLN, Marangoni RG, Gauditano G. Brazilian Lyme-like disease or Baggio-Yoshinari Syndrome: exotic and emerging Brazilian tick-borne zoonosis. Rev Assoc Med. Bras. 2010;56(3):363-9.
37. 37. Gouveia EA, Alves MF, Mantovani E, Oyafuso LK, Bonoldi VL, Yoshinari NH. Profile of patients with Baggio-Yoshinari Syndrome admitted at "Instituto de Infectologia Emilio Ribas". Rev Inst Med Trop Sao Paulo. 2010;52(6):297-303.
38. Shinjo SK, Gauditano G, Marchiori PE, Bonoldi VLN, Costa IP da, Mantovani E, et al. Manifestação neurológica na síndrome de Baggio-Yoshinari (Síndrome semelhante à doença de Lyme). Rev Bras Reumatol. 2009;49(5):492-505.
39. Passos SD, Gazeta RE, Latorre MR, Durigon EL, Gauditano G, Yoshinari NH, et al. Características clínico-epidemiológicas da doença Lyme-símile em crianças. Rev Assoc Med Bras. 2009;55(2):139-44.
40. Talhari S, Schettini APM, Parreira VJ. Eritema crônico migrans/doença de Lyme: estudo de três casos. XL Congresso Brasileiro de Dermatologia; Goiânia; 1987.
41. Filgueira AL, Troppe BM, Gontijo Filho PP. Doença de Lyme. Dermatol. 1989;2(1):4-5.
42. Yoshinari NH, Steere AC, Cossermelli W. Revisão da borreliose de Lyme. Rev Assoc Med Bra. 1989;35(1):34-8.
43. Azulay RD, Abufalia L, Sodré CS, Azulay RA, Azulay MM. Lyme disease in Rio de Janeiro. Brazil. Int J Dermatol. 1991;30(8):569-71.
44. Yoshinari NH, Barros PJL, Yassuda P, Baggio D, Steere AC, Pagliarini RC, et al. Estudo epidemiológico da doença de Lyme no Brasil. Rev Hosp Clin Fac Med S Paulo. 1992;47(2):71-5.
45. Yoshinari NH, Barros PJL, Cruz FCM, Oyafuso LK, Mendonça M, Baggio D et al. Clínica e sorologia da Doença de Lyme no Brasil. Rev Bras Reumatol. 1992;32(4 Suppl):57.

46. Yoshinari NH, Steere AC, Barros PJL, Cruz FCM, Mendonça M, Oyafuso LK, et al. Lyme disease in Brazil: report of five cases. Rev Esp Reumatol. 1993;20(1):156.
47. Yoshinari NH, Oyafuso LK, Monteiro FGV, Barros PJL, Cruz FCM, Ferreira LGE, et al. Doença de Lyme: relato de um caso observado no Brasil. Rev Hosp Clin Fac Med S Paulo. 1993;48(4):170-4.
48. Yoshinari NH, Barros PJ, Bonoldi VLN. Perfil da Borreliose de Lyme no Brasil. Rev Hosp Clin Fac Med S Paulo. 1997;52(2):111-7.
49. Pirana S, Bento RF, Bogar P, Silveira JM, Yoshinari NH. Paralisia facial e surdez súbita bilateral na Doença de Lyme. Rev Bras Otorrinol. 1996;62(3):500-2.
50. Pirana S. Paralisia facial e doença de Lyme: estudo clínico e sorológico [tese]. São Paulo: Universidade de São Paulo; 1999.
51. Gauditano G. Aspectos imunológicos comuns entre a doença de Lyme e a febre reumática [tese]. São Paulo: Universidade de São Paulo; 1998.
52. Yoshinari NH, Bonoldi VLN, Battesti DMB, Schumaker TS. Doença de Lyme-símile no Brasil. Rev Bras Reumatol. 1999;39(2):57-8.
53. Barros-Battesti DM. Estudos de carrapato pequenos mamíferos silvestres naturalmente infectados por espiroquetas semelhantes à borrelia no município de Itapevi, estado de São Paulo [tese]. São Paulo: Universidade de são Paulo; 1998.
54. Barros PJL. Caracterização clínica e laboratorial da doença de Lyme no Brasil, através de métodos imunológicos e reação em cadeia de polimerase [tese]. São Paulo Universidade de São Paulo; 2000.
55. Mantovani E, Costa IP, Gauditano G, Bonoldi VL, Higuchi ML, Yoshinari NH. Description of Lyme disease-like syndrome in Brazil. It is a new tick borne disease or Lyme disease variation? Braz J Med Biol Res. 2007;40(4):443-56.
56. Pirana S, Yoshinari NH, Bonoldi V, Silveira JAM, Bento RF. Reatividade sorológica para antígenos de "Borrelia burgdorferi", "Borrelia afzelli", e "Borrelia garinii" em portadores de paralisia facial periférica no Brasil. Rev Bras Reumatol. 2000;40(2):55-60.
57. Yoshinari NH, Barros PJ, Gauditano G, Fonseca AH. 47 report of 57 cases of Lyme-like Disease (LDL) in Brazil. Arthr Rheum. 2000;43(Suppl):S188.
58. Yoshinari NH, Costa IP. Doença de Lyme. In: Reumatologia para o clínico. São Paulo: Roca; 2000. p. 131-7, cap. 15.

CAPÍTULO 39

DOR OROFACIAL NO CÂNCER

José Tadeu Tesseroli de Siqueira
Manoel Jacobsen Teixeira
Rita de Cássia Bonatto Vilarim

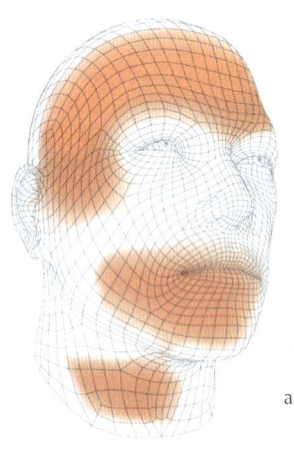

O câncer, além de ser uma doença prevalente na população mundial, carrega o estigma de causar dor, sofrimento e risco de morte iminente. A dor é uma queixa frequente nesses pacientes e está presente em todas as etapas da doença, podendo ser o único sintoma que a identifica. Neoplasias malignas de cabeça e pescoço, incluindo a cavidade oral, são também comuns e deveriam ser consideradas no diagnóstico diferencial das dores orofaciais, principalmente em casos de dor persistente, atípica ou refratária aos tratamentos realizados.

Entretanto, sabemos que a dor afeta intensamente os pacientes com câncer durante ou após o tratamento, e isso pode ocorrer devido ao próprio tumor ou como complicação dos tratamentos. As cirurgias podem ser extensas e comprometer diversas estruturas, a quimioterapia afeta a mucosa oral, causa dor e incapacidade, e a radioterapia compromete o suprimento sanguíneo, reduz a salivação e torna o doente suscetível a doenças como osteorradionecrose e cárie dentária.

O câncer é um bom exemplo da importância de avaliação padronizada dos pacientes com queixas de dor, que não deve se restringir apenas a algumas estruturas da boca, mas se estender a toda a região de cabeça e pescoço, inclusive com exames subsidiários, como os de imagens, ou complementares, como os exames hematológicos.

Além da dor, o câncer de cabeça e pescoço frequentemente afeta as funções orais e tem enorme impacto no doente, podendo comprometer funções cotidianas, como falar, mastigar e engolir. Alguns deles têm alterações estéticas importantes que também restringem seu convívio familiar e social.

Segundo o Instituto Nacional do Câncer,[1] no Brasil, a incidência de câncer na cavidade oral em 2008 foi de 11/100.000 em homens e 3,88/100.000 em mulheres. Portanto, esses doentes não podem ser excluídos da importante questão da dor orofacial crônica, pois seguramente precisarão de cuidados multiprofissionais em todas as etapas da doença.

Este capítulo discorre sobre a dor no câncer de boca, sua fisiopatologia, avaliação clínica, diagnóstico e opções terapêuticas.

INTRODUÇÃO

Embora o câncer seja uma doença que exija profissionais altamente treinados em diferentes áreas e especialidades, o seu diagnóstico, e muitas vezes a qualidade de vida do doente que dele sofre, pode depender de profissionais da saúde que primariamente não estão envolvidos em seu tratamento, como é o caso de profissionais dedicados ao diagnóstico e controle da dor crônica em geral. Portanto, profissionais que tratam pacientes com dor orofacial não podem desconsiderar o câncer como uma de suas causas. Em um primeiro momento, a dor pode ser o alarme da ocorrência do tumor e um indicador que leva ao diagnóstico. Em um segundo momento, a participação do especialista em dor orofacial exige conhecimento nessa área e preparação para intervir em todas as etapas que exigem sua participação.[2,3]

Um panorama geral sobre o câncer no mundo mostra que, em 2005, de um total de 58 milhões de mortes ocorridas no mundo, o câncer foi responsável por 7,6 milhões, representando 13% de todas as mortes. Os tipos de câncer com maior mortalidade foram de pulmão (1,3 milhão), estômago (cerca de 1 milhão), fígado (662 mil), cólon (655 mil) e mama (502 mil).[4] Segundo a Organização Mundial de Saúde (OMS), mais de 70% de todas as mortes ocorreram em países em desenvolvimento, onde há limitação de recursos para prevenção, diagnóstico e tratamento.[4] Em 2005, o câncer matou

190 mil pessoas no Brasil, das quais 113 mil tinham menos de 70 anos, tendo sido a quarta causa de morte. As projeções apontam-no como a terceira causa de morte em 2030.[5] No Brasil, em 2005, o câncer de mama foi o principal responsável pelas mortes de mulheres, enquanto as principais causas entre os homens foram os cânceres de traqueia, brônquios e pulmão.

> Profissionais que tratam pacientes com dor orofacial não podem desconsiderar o câncer como uma de suas causas. Em um primeiro momento, a dor pode ser o alarme da ocorrência do tumor e um indicador que leva ao diagnóstico. Em um segundo momento, a participação do especialista em dor orofacial exige conhecimento nessa área e preparação para intervir em todas as etapas que exigem sua participação.

No Brasil, segundo os dados do Instituto Nacional de Câncer do Ministério da Saúde,[1] as estimativas para o ano de 2008, válidas também para o ano de 2009, apontavam para 466.730 casos novos de câncer, sendo cerca de 231.860 para o sexo masculino e de 234.870 para o sexo feminino. Os tipos de maior incidência, com exceção do câncer de pele do tipo não melanoma, são os cânceres de próstata e de pulmão entre os homens, e de mama e de colo do útero entre as mulheres, acompanhando o mesmo perfil da magnitude observada no mundo (Fig. 39.1).[1] As regiões Sul e Sudeste apresentam as maiores taxas, enquanto as regiões Norte e Nordeste mostram as menores taxas e a região Centro-Oeste apresenta uma taxa intermediária.[1]

CÂNCER E DOR

A dor no doente com câncer, além do sofrimento, causa impacto emocional mais negativo, pois acarreta a sensação de que a expectativa de vida é curta. Os indivíduos que dela padecem experimentam também desconfortos resultantes dos numerosos procedimentos diagnósticos invasivos e das intervenções terapêuticas antineoplásicas, muitas vezes com resultados frustrantes e consequências iatrogênicas desfavoráveis, sofrendo as óbvias repercussões psicossociais decorrentes do sofrimento, da mutilação, da incapacidade, das perdas materiais e sentimentais, bem como do medo da morte.[6,7]

A dor é um sintoma comum nos pacientes com câncer,[8] corresponde a cerca de 40% das queixas desses doentes e sua etiologia é multifatorial.[9] É um sinal de alerta que permite o diagnóstico da ocorrência ou da progressão da doença. Representa menos de 5% das síndromes dolorosas crônicas. Manifesta-se em 30 a 70% dos pacientes em todos os estágios evolutivos da doença. É observada em 20 a 50% dos casos no momento do diagnóstico,[10] e em 70 a 90%, quando a doença está avançada.[11-15] Em torno de 58% dos pacientes têm dor intolerável, e a sua frequência aumenta para 85% em pacientes terminais.[16-18] A dor é uma das inúmeras queixas desses pacientes e afeta sobremaneira sua qualidade de vida.[19-20]

É muito intensa em 25 a 30% dos doentes.[6] A ocorrência de dor varia de acordo com órgão que sedia o tumor primário e com a natureza da neoplasia. Parece não haver relação entre a ocorrência de dor e a atividade da doença, número e locais de metástases, características sexuais, idade, escolaridade, renda *per capita*, atividade ocupacional remunerada e ciência, pelos doentes, do diagnóstico da doença.[6] A dor é mais frequente quando o tumor está localizado em áreas muito inervadas,[10] como a região cervicocefálica e pelviperineal, e é mais intensa nos doentes deprimidos ou com pouco conhecimento sobre dor e analgesia.[21,22]

Em pacientes tratados de câncer de cabeça e pescoço, a dor oral crônica ocorreu em 43%, uma taxa bem

Figura 39.1. Tipos de câncer mais frequentes na população brasileira, de acordo com a estimativa da Incidência e Mortalidade por Câncer no Brasil para 2008 e 2009.

Fonte: Instituto Nacional do Câncer.[1]

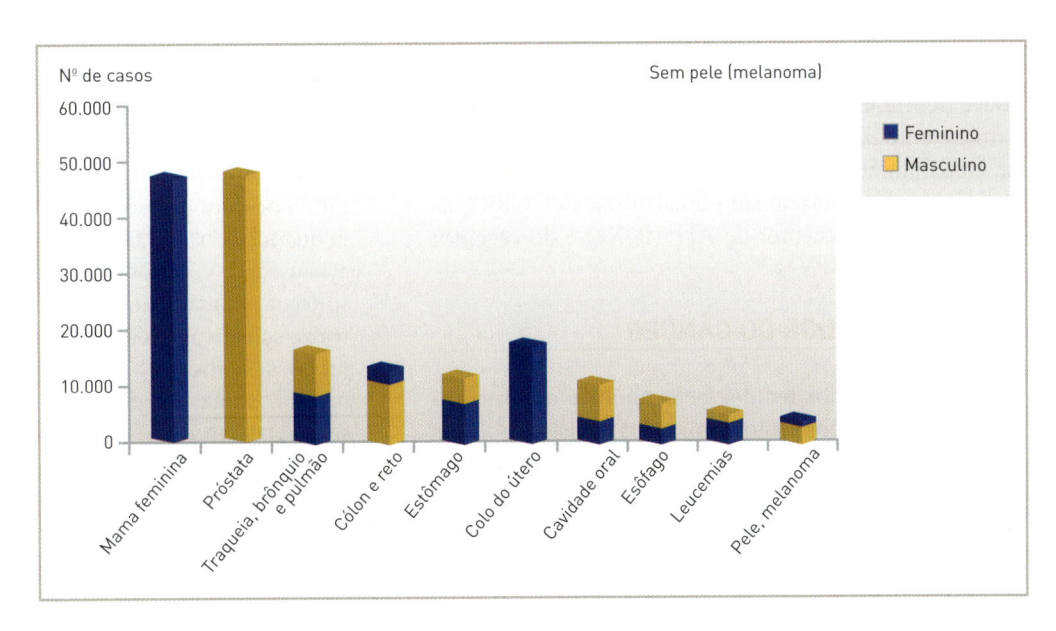

superior a um grupo com dor crônica de outra origem (13%).[23] Isso evidencia a necessidade de se aplicarem medidas eficientes de controle da dor nesses pacientes.

FISIOPATOLOGIA DA DOR NO CÂNCER

Os mecanismos variam de mediadores inflamatórios a componentes neuropáticos, pois a etiologia da dor do câncer é multifatorial.

A infiltração tumoral associada à inflamação e à liberação de mediadores químicos na pele, nos ossos e nas vísceras ativa e sensibiliza nociceptores, promovendo ativação espontânea e sensibilização, que resulta em dor persistente. Uma vez ativados, os nociceptores geram impulsos que são conduzidos para o sistema nervoso central (SNC) via fibras aferentes, A-delta ou fibras C, até o trato espinorreticular, onde o estímulo pode alcançar a percepção consciente da dor.[24,25] A inflamação provavelmente é o fator mais importante na dor nociceptiva, porém, os elementos específicos inflamatórios que contribuem para a dor oncológica e os mecanismos envolvidos durante a nocicepção persistente, tais como os produzidos pelo crescimento do neoplasma, são desconhecidos.[26]

Em tumores invasivos, a inflamação é a provável causa inicial de dor ou sensação de desconforto. Os tumores secretam várias substâncias, tais como prostaglandinas, citocinas e fatores de crescimento que ativam os nociceptores e o metabolismo ósseo. A resposta inicial aos tumores envolve atividade celular e secreção de mediadores inflamatórios. Adicionalmente à inflamação e ao dano tecidual, há outros fatores associados, como redução do pH, o qual age sinergicamente com os mediadores inflamatórios, ativando os osteoclastos e levando à destruição óssea. O tumor pode invadir o tecido ósseo e comprometer ramos nervosos. No caso da mandíbula, o nervo alveolar inferior pode ser afetado e originar alterações neuropáticas que incluem a parestesia dos lábios e a dor neuropática (ver Benoliel e colaboradores,[25,27] para revisão).

Estudos experimentais mostram que, quando células cancerosas foram inoculadas na gengiva inferior de ratos, houve ocorrência de alodínia mecânica e de hiperalgesia térmica tanto na maxila como na área do nervo mandibular. Essa infiltração de células tumorais aumenta a expressão do peptídeo relacionado à calcitonina (CGRP), da substância P, do receptor de ATP (P2X3) e do receptor da calcitonina (TRPV1).[28]

ETIOLOGIA DA DOR DO CÂNCER

A infiltração dos tecidos pelo tumor e os procedimentos terapêuticos estão implicados na fisiopatologia da dor no câncer.[29,30] Essa dor é frequentemente mista e complexa,[7,26,31] e pode ser decorrente da infiltração do tumor nos tecidos adjacentes ou do próprio tratamento.

Dor decorrente da infiltração tecidual pelo tumor

A dor decorrente da infiltração tumoral nos tecidos pode ter várias origens e relevância clínica para o diagnóstico e para o tratamento:

a. **Invasão óssea**
Pode ser decorrente da invasão ou distensão do periósteo ou fraturas e manifestar-se localmente ou a distância, como dor referida.[73] Nesses casos, acentua-se com a carga e com a movimentação e melhora com o repouso do segmento acometido. A expansão da lesão ou as fraturas podem causar compressão, tração ou laceração de estruturas nervosas e gerar dor neuropática.[29,30] Ao exame, constata-se dor à compressão ou percussão das estruturas ósseas. A radiografia simples do esqueleto, a cintilografia óssea, a tomografia computadorizada (TC) e a ressonância nuclear magnética (RNM) possibilitam o diagnóstico do local e da natureza das lesões.[32] No caso da face, a panorâmica é indicada.

b. **Infiltração ou compressão dos troncos nervosos periféricos**
A compressão de raízes, plexos ou troncos nervosos periféricos pela neoplasia, linfonodos ou elementos ósseos fraturados ou deformados podem ser causa de dor aguda e intensa. Mecanismos de dor por nocicepção estão envolvidos na gênese da dor aguda e os mecanismos de desaferentação na dor neuropática crônica.[33] A dor neuropática é descrita como queimor ou formigamento constantes associados a sensações de pontadas ou choques paroxísticos no território desaferentado. Pode se agravar pela manipulação ou pela percussão do território acometido (sinal de Tinel). Os exames de imagem localizam as lesões e os exames eletrofisiológicos, além de localizá-las, quantificam a sua magnitude.[29,30,32] Estudo recente em pacientes com câncer de cabeça e pescoço acompanhados por cinco anos mostrou que a prevalência de dor na cavidade oral está relacionada à sensação de gosto fantasma "metálico" na boca, o que sugere lesão de fibras nervosas.[23]

c. **Infiltração do neuroeixo**
As metástases encefálicas causam cefaleia insidiosa e progressiva que costuma se agravar com o decúbito horizontal, tosse ou espirro durante o sono e melhorar na postura ortostática. A instalação da dor é súbita quando há sangramento da lesão causal. Associa-se a náuseas e vômitos que proporcionam melhora da sintomatologia, frequentemente anormalidades motoras, sensitivas (déficit visual), neurovegetativas das funções simbólicas, mentais (sonolência, confusão mental, coma) ou dos nervos cranianos ou convulsões. O diagnóstico é realizado pelos exames de imagem do crânio.[30,33] O exame do líquido cerebrospinal e a biópsia estereotomográfica ou por estereorressonância magnética podem ser necessárias para elucidar o diagnóstico etiológico.[34]

d. **Infiltração do canal raquidiano pela neoplasia**
Resulta em lesões radiculares ou da medula espinhal. A compressão das raízes nervosas causa dor e déficits neurológicos com características radiculares. A compressão da medula espinal resulta em comprometimento motor, sensitivo ou neurovegetativo distais ao local da lesão, dor mielopática segmentar ou fantasma. A carcinomatose meníngea é frequentemente acompanhada de cefaleia e de comprometimento funcional de nervos cranianos e espinais. A radiografia simples, a TC, a RNM da coluna vertebral e o mapeamento ósseo identificam a vértebra comprometida na maioria dos casos, e a TC, a RNM e a perimielografia identificam o local da compressão e da invasão do canal raquidiano.[30] O diagnóstico é realizado pelo exame do líquido cerebrospinal, que revela hiperproteinorraquia, hipoglicorraquia e/ou hipercitose à custa de leucócitos e células neoplásicas. Pode também ser realizado pela TC ou RNM do encéfalo e do canal raquidiano.[30]

e. **Infiltração de vísceras ocas**
A obstrução do tubo gastrintestinal em distensão das suas paredes e em dissinergia à montante do local acometido e em sensação de cólica seguida de dor constate difusa, em peso, mal localizada e referida na parede abdominal e/ou torácica, região dorsal, lombar sacral, membros inferiores ou superiores e face. Em caso de isquemia ou hemorragia, há agravamento agudo da dor original.[6,30]

f. **Invasão de vísceras parenquimatosas**
A dor pode decorrer da isquemia ou da distensão da cápsula dos linfonodos e glândulas salivares.[29,30]

g. **Invasão e oclusão de vasos sanguíneos**
A infiltração da parede vascular por neoplasias pode resultar em vasculite e vasoespasmo; a isquemia resultante causa dor e claudicação dos membros ou das vísceras. A obstrução das veias gera edema e venocongestão, e a oclusão dos vasos linfáticos causa linfedema e sensação de dor em peso regional.[6,29,30]

h. **Infiltração das mucosas, tegumento e estruturas de sustentação**
A necrose do tegumento e das mucosas é causa de dor em casos de neoplasias orais e faríngeas, e se agrava com a mastigação, deglutição e fala.[30]

Dor decorrente do tratamento do câncer

Também têm várias causas e nem sempre são de fácil tratamento.

a. **Dor incisional e cicatricial**
É comum após cirurgias, principalmente quando há retrações ou lesões nervosas. Na fase aguda, é decorrente do processo inflamatório traumático e, na fase crônica, decorre da recidiva da neoplasia ou do traumatismo dos nervos periféricos durante procedimentos operatórios.[29,30,32]

b. **Dor pós-amputação**
Na fase aguda, a dor no coto de amputação decorre do traumatismo operatório e de suas complicações. A sensação fantasma é comum após amputação de nariz, língua ou mandíbula. Também pode ocorrer em dentes. O fenômeno fantasma caracteriza-se pela sensação de imagem distorcida quanto a dimensões e conformações (macrossomia, microssomia, telescopagem) do órgão amputado; pode ser estático ou dinâmico (cinético, cinestésico). A dor no órgão fantasma se manifesta em menos de 5% dos casos e caracteriza-se pelo acoplamento das sensações de queimação, formigamento e/ou latejamento e choques na imagem do órgão amputado. Pode se instalar imediatamente ou anos após a amputação.[23] A duração, a intensidade da dor pré-operatória e os eventos emocionais e ambientais adversos que precederam ou foram concomitantes aos procedimentos operatórios podem aumentar sua ocorrência. A frequência dos episódios tende a se reduzir nos dois primeiros anos após a amputação.[29,35]

c. **Dor pós-quimioterapia**
Geralmente, manifesta-se como polineuropatia periférica, ou seja, como disestesias e alodínia nas extremidades dos membros, muitas vezes acompanhadas de mialgias e artralgias.[30]

d. **Dor por supressão de corticosteroides**
A supressão de corticosteroides é causa de dor muscular e articular difusa que remitem com a sua reintrodução, e a fragilidade óssea resultante de seu uso pode ser causa das fraturas patológicas de vértebras e de necrose asséptica da cabeça do fêmur e do úmero.[30]

e. **Mucosite**
Mucosite oral, faríngea, esofagiana, gastroduodenal e nasal são comuns em doentes durante o curso de quimioterapia ou radioterapia. Causa dor que se acentua durante a alimentação e compromete a via oral como instrumento de nutrição ou de aporte de medicamentos. A moniliase do trato digestivo rostral e a esofagogastroduodenite decorrente do uso de medicamentos, em especial dos anti-inflamatórios, também podem contribuir para a ocorrência de dor.[30]

f. **Neuropatia pelo vírus do herpes-zóster**
A neuralgia herpética e pós-herpética é comum em doentes oncológicos e imunossuprimidos. Manifesta-se como erupção papulovesiculosa e dolorosa acompanhando o território de uma raiz nervosa que, após duas ou três semanas, transforma-se em crostas e lesões cicatriciais circinadas e discrômicas, nas quais anestesia, hipoestesia e alodínia podem ser identificadas. Na fase aguda, a dor tem as características da doença inflamatória, sendo descrita como latejamento e peso que se acentua com a manipulação local. Na fase crônica, é descrita como queimação, formigamento e/ou choque nas áreas hipoestésicas, onde se constatam alodínia e hiperpatia. É mais comum a

dor se tornar crônica em indivíduos com mais de 60 anos de idade.[36-38]

g. **Neuropatia actínica**

A radiação ionizante causa neuropatia periférica, mielopatia e encefalopatia. A neuropatia actínica crônica geralmente se manifesta entre o quarto e o 48º mês após a irradiação. O diagnóstico diferencial entre lesão actínica e infiltração neoplásica é muitas vezes impossível devido à frequente associação dessas duas entidades.[35] A mielopatia actínica ocorre mais frequentemente na medula cervical e dorsal, podendo se expressar temporariamente ou ter caráter progressivo e permanente. Manifesta-se como síndromes sensitivas e motoras espásticas deficitárias em regiões distais às da lesão e associa-se a comprometimento esfincteriano do desempenho sexual.[30,35,36]

h. **Dor decorrente do uso de medicamentos**

Pode ocorrer dor paradoxal por ação de agentes morfínicos ou durante sua supressão por mecanismos centrais ou periféricos, que incluem espasmos da musculatura lisa das vísceras ocas.[39] Doença péptica pode ser causada pelo uso de medicamentos (anti-inflamatórios, antibióticos, quimioterápicos)[39] ou pela modificação do perfil alimentar e das reações psicocomportamentais geradas pela condição álgica e pela afecção primária.[40]

CLASSIFICAÇÃO DO CÂNCER DE CABEÇA E PESCOÇO

O câncer de cabeça e pescoço, além de despertar a percepção de morte, traz o risco de sequelas funcionais e estéticas. Além da dor, a autoimagem, a socialização e a habilidade de realizar funções rotineiras, como engolir e respirar, podem piorar devido ao tumor ou ao seu tratamento.[41]

Nesse tipo de câncer, a dor afeta as funções realizadas pela boca,[42] e é queixa em 58% dos pacientes que aguardam tratamento e em 30% dos pacientes já tratados.[43] Existem vários tipos de câncer de cabeça e pescoço, com destaque para os da cavidade oral.

Foram estimados 14.160 novos casos de câncer de boca para o ano de 2008, 10.380 em homens e 3.780 em mulheres.[44] É o quinto tipo de câncer mais incidente em homens e o sexto em mulheres (Fig. 39.1). Em 2005, foi a sexta causa de morte entre os homens.[5]

Histopatologia

Quanto à histopatologia, os tumores malignos dividem-se em dois grupos: carcinomas e sarcomas.

Carcinoma epidermoide

Várias neoplasias primárias ou secundárias atingem a região de cabeça e pescoço, mas o carcinoma epidermoide (carcinoma de células escamosas ou espinocelular) é o mais comum,[45,46] sendo encontrado em 95% dos casos bucais, iniciando-se geralmente como área de displasia que evolui para carcinoma *in situ*.[45]

O carcinoma de células escamosas surge no epitélio superficial e é histologicamente caracterizado por ilhas e cordões invasivos de células epiteliais malignas, mostrando diferenciação em direção a uma morfologia escamosa.[47] O valor da classificação histológica, como se apresenta atualmente, é questionável.[46]

A sintomatologia inclui dor, alterações da voz, dispneia, disfagia, perda de peso e mal-estar geral.

Sarcomas

Sarcomas são tumores malignos de origem mesenquimal. A sua ocorrência na região de cabeça e pescoço é rara, principalmente em adultos, constituindo 1% dos tumores dessa região.[48-50] Apresentam comportamento biológico variável e ocorrem principalmente em indivíduos do sexo masculino, com maior incidência na terceira e quarta décadas de vida, e o sinal mais comum é o aumento de volume. Ao redor do tumor, apresenta-se uma pseudocápsula, que é um limite artificial e inadequado invadindo planos faciais, músculos, nervos e vasos.[48,49] A dor nos sarcomas se deve à compressão dos tecidos.[48] Os sarcomas de tecido mole ocorrem principalmente em crianças, em especial o rabdinossarcoma.[49]

O prognóstico é ruim para os sarcomas da região de cabeça e pescoço, pois necessitam de ressecção com margens amplas e essas são regiões anatômicas mais difíceis de obter a margem.[49,50] Requer tratamento coadjuvante, como a radioterapia e a quimioterapia, para a região de cabeça e pescoço.[49]

A sintomatologia inclui aumento de volume, dor e alterações neurológicas.

LOCALIZAÇÃO

Podem ser intra e extracranianos, ocorrendo na cavidade nasal, seios paranasais, nasofaringe, cavidade oral (lábio, orofaringe, hipofaringe, laringe e esôfago).[45]

Tumores intracranianos

Esses tumores serão brevemente apresentados neste capítulo por serem causas potenciais de dores orofaciais e cefaleias. Também podem se manifestar inicialmente como dor na articulação temporomandibular (ATM),[51-53] dor dentária ou maxilar,[54] como neuralgia do trigêmeo ou dor facial atípica.[55] Admite-se, atualmente, que a neuralgia do trigêmeo seja causada pela lesão da "zona de entrada" do nervo trigêmeo por alças vasculares, aderências aracnoideas, anormalidades ósseas, lesões inflamatórias da fossa posterior ou da fossa média, ou lesões expansivas intracranianas, incluindo o neurinoma do oitavo nervo craniano ou do nervo trigêmeo, os meningiomas da fossa média, tenda do cerebelo ou ângulo pontocerebelar, o tumor epidermoide do ângulo pontocerebelar, as malformações vasculares da fossa posterior ou do seio cavernoso, o carcinoma infiltrativo ou metastático da base do crânio e os osteomas da pirâmide petrosa.[31,56-60]

A neuralgia do trigêmeo pode resultar de tumores metastáticos ou infiltrativos da base do crânio[61] ou das meninges,[62] processos expansivos do ângulo pontocerebelar,[62] tumores do nervo trigêmeo,[63] aneurisma da artéria carótida, compressão vascular da raiz trigeminal ou processos expansivos do tronco encefálico.[64,65] Admite-se que 0,4 a 10,7% dos doentes com dor característica da neuralgia do trigêmeo apresentem lesão expansiva ou malformação vascular intracraniana.[58,66-68]

O diagnóstico diferencial entre neuralgia idiopática e sintomática do trigêmeo com base apenas nas evidências clínicas é difícil e, às vezes, impossível, pois as características da dor facial e a ausência de anormalidades ao exame neurológico não permitem excluir o diagnóstico de lesões nas vias trigeminais.[69,70] São indispensáveis os exames por imagem do crânio e da face.

Tumores extracranianos

Inclui os da cavidade oral, conhecidos universalmente como câncer de boca.

Câncer de boca (cavidade oral)

Essa denominação é amplamente conhecida entre nós e inclui tumores de origem primária epitelial. Compreende o grupo de tumores classificados pela *Classificação Internacional de Doenças* (CID-10).[49] São incluídos nessa denominação os cânceres de lábio e da cavidade oral: mucosa oral, gengiva, palato duro, língua e assoalho da boca, glândulas salivares, amígdala, orofaringe, e outras regiões não especificadas da boca.[44]

A frequência de tumores primários de cabeça e pescoço é de cerca de 40% na boca, 25% na laringe, 15% na orofaringe e hipofaringe, 7% nas glândulas salivares e 13% em outras áreas.[71]

O câncer bucal representa menos de 5% da incidência total no âmbito mundial. No Brasil, ele assume importância por causa do câncer de lábio, uma vez que se trata de um país tropical que sustenta também sua economia em atividades rurais nas quais os trabalhadores ficam expostos de forma continua à luz solar. Ver na Figura 39.1 a estimativa da incidência de câncer bucal na população brasileira para os anos de 2008/2009, de acordo com o Instituto Nacional do Câncer.[1]

Câncer de boca: regiões e características clínicas e de dor

A cavidade bucal está dividida nas seguintes regiões: lábio, língua oral, mucosa jugal, assoalho de boca, rebordo gengival superior, rebordo gengival inferior, área retromolar, palato duro.[72] Cuffari e colaboradores,[73] em 2006, apresentaram estudo retrospectivo com amostra de 1.400 pacientes com câncer de boca. Observaram que cerca de 20% dos doentes procuraram atendimento devido a queixas de dor em diferentes regiões da boca; foram 12 tipos diferentes de queixas (ver Fig. 39.1). A localização da dor dependeu da região acometida e do estágio do tumor, sendo que língua e assoalho de boca foram regiões estatisticamente relacionadas à presença de dor. Ainda que a dor estivesse presente nos estágios avançados da doença, em cerca de 10% dos doentes ela ocorreu nos estágios iniciais. Esses dados indicam a necessidade de cautela no diagnóstico de dores orofaciais e atenção para a possibilidade de ser causada por tumores. A dor pode ser o sintoma inicial e único do câncer de cabeça e pescoço. Ver Quadro 39.1.

Tabela 39.1. Queixas de dor por câncer de boca na fase de diagnóstico em 1.412 pacientes

PRESENÇA DE DOR	HOMEM		MULHER		TOTAL	
	N	%	N	%	N	%
Com dor	243	20,7*	28	11,8	271	19,2
Sem dor	931	79,3	210	88,2	1.141	80,8
Total	1.174	100,0	238	100,0	1.412	100,0

*Teste do qui-quadrado, $p = 0,001$.
Fonte: Cuffari e colaboradores.[73]

Câncer de lábio

A neoplasia mais comum é o carcinoma escamoso e o basocelular, que frequentemente começa na pele e pode invadir o vermelhão do lábio. Os tumores do lábio geralmente não causam dor, a menos que sejam ulcerados ou infectados. Nesses casos, pode ocorrer sangramento e, quando a dor ocorre, varia de intensidade.[74-76] Os tumores de lábio correspondem a 11% dos novos casos de câncer da boca, mas são responsáveis por apenas 1% das mortes, em contraste com as lesões da porção posterior da cavidade bucal, que representam 31% dos casos e 50% dos óbitos.[72]

Assoalho bucal

A maioria dos cânceres são carcinomas escamosos ou carcinoma espinocelular. Carcinomas mucoepidermoides e adenoide císticos representam 5% dos tumores dessa região. O principal sintoma é a dor ao comer e ao beber. Lesões avançadas produzem aumento da dor, perda dos dentes, alterações na fala devido à fixação da língua, sangramento e falta de ar.[74-76]

Língua

Inicialmente, a língua fica levemente irritada e a dor ocorre durante a mastigação ou ingestão de líquidos. A ulceração e a infecção causam dor que piora progressivamente, sendo frequentemente referida ao ouvido. A infiltração dos músculos da língua pelo tumor afeta a fala e a deglutição e, em caso de lesões avançadas, existe odor desagradável (halitose). Complicações do tumor fazem com que a dor aumente progressivamente de intensidade, principalmente quando há ulceração ou compressão dos nervos lingual e/ou mental e dos dentes.[74-76] Dor referida a várias regiões adjacentes, inclusive o ouvido, é frequente.[73] As lesões nos dois terços anteriores da língua podem apresentar dor referida ao canal do ouvido, para a concha e para a membrana timpânica externa.[77] Um dos principais sintomas nos cânceres da base da língua é a dor de garganta, representando 40 a 80% de todos os casos. A base da língua é de difícil visualização e as lesões na submucosa são comuns.[78] É importante ressaltar na região de orofaringe a clínica de otalgia reflexa e odonofagia comum na maioria dos pacientes.[79]

Mucosa bucal

A maioria dos tumores são carcinomas de células escamosas e, inicialmente, assintomáticos. A dor pode se tornar extensa quando a lesão se estende posteriormente e atinge os nervos linguais e o alveolar inferior. Também é frequentemente referida ao ouvido.[74-76]

Gengiva

Apresentam dor de intensidade moderada, ocorrendo sangramento intermitente quando a lesão sofre traumatismos. A invasão para dentro da mandíbula pode envolver o nervo alveolar inferior e produzir parestesia do lábio inferior. Lesões na região retromolar que envolvam os nervos linguais e o alveolar inferior causam dor local ou referida para várias regiões da face. A invasão do músculo pterigóideo causa dor intensa e limitação do movimento mandibular semelhante ao trismo.[74-76] Tumores ósseos de mandíbula ou maxila podem se manifestar como dor gengival, o que torna o exame radiográfico importante. Ver Capítulo 28, sobre dor orofacial no idoso.

Região tonsilar

A fossa tonsilar e os pilares são as regiões mais comuns do carcinoma de células escamosas da orofaringe, correspondendo a 75 a 80% de todos os casos de carcinoma.[78]

O sintoma inicial da lesão é a dor na garganta, geralmente agravada pela ingestão de alimentos ou bebidas. Quando ulcerada, é referida para o ouvido. Lesões avançadas invadem o músculo pterigóideo e o bucinador, ou ambos, causando ainda limitação do movimento mandibular e trismo. A dor é de forte intensidade e pode ser referida à região temporal. A infiltração da língua pelo tumor também pode limitar sua mobilidade, causar dor e, quando a região é ulcerada, a dor é intensa.[74-76,78]

Os principais sintomas são odinofagia e disfagia, mas podem ocorrer otalgia, sensação de corpo estranho e sangramento.[78]

Palato

São diagnosticados no exame de rotina os cânceres de palato mole. A principal queixa é odinofagia.[78] Câncer do palato pode também causar ardência bucal.[73]

Hipofaringe

Os cânceres da hipofaringe representam 0,5% de todas as malignidades[78] e 30% os tumores da faringe. A incidência é maior entre indivíduos do sexo masculino e a localização mais comum é no seio piriforme.[79] A maioria das malignidades são carcinomas de células escamosas. Os principais sintomas são dor de garganta, disfagia, otalgia, rouquidão ou massa no pescoço. Os doentes também relatam perda de peso e sensação de corpo estranho.[78]

DOR OROFACIAL NO PACIENTE COM CÂNCER DE BOCA

Neoplasias de cabeça e pescoço, ao invadir as estruturas adjacentes, tais como a ATM e os músculos mastigatórios, podem causar dor e disfunção mandibular. Por isso, os clínicos devem ficar atentos para essa possibilidade.[80-83]

Didaticamente, pode-se dividir a abordagem da dor do câncer em três momentos: a) pré-diagnóstico, quando pode ser a primeira e única manifestação do tumor; b) pós-diagnóstico, em que decorre do próprio tumor e suas complicações ou do tratamento; c) em doentes sob cuidados paliativos (Quadro 39.1).

Quadro 39.1. Dor orofacial no câncer

Pré-diagnóstico: sintoma inicial
Pós-diagnóstico: durante ou após o tratamento
Em doentes sob cuidados paliativos

Neste capítulo, serão abordados os dois primeiros tópicos, enquanto o controle e o tratamento da dor em pacientes sob cuidados paliativos serão discutidos no Capítulo 41.

Dor orofacial como sintoma inicial de câncer: antes do diagnóstico

Quando a dor é o motivo de procura por atendimento e ainda não foi relacionada com o câncer, é tipicamente aguda, ou seja, de início recente. Ela pode ser o sintoma inicial que leva o paciente a procurar atendimento médico ou odontológico. Ainda que sejam incomuns esses casos,[84,85] é indispensável que o câncer seja incluído no diagnóstico diferencial das dores orofaciais.[2,3,80] Embora os estudos sobre dor como manifestação inicial de cânceres de cabeça e pescoço, incluindo a boca, sejam escassos,[73] são inúmeros os relatos de casos clínicos que mostram que tumores são frequentemente confundidos com outras dores benignas, como dor de dente ou dor na ATM ou por disfunção mandibular.[52,53,86,87] Tumores malignos da orofaringe têm progressão lenta e geram dor que simula a dor da disfunção mandibular.[80,88] A ATM também pode ser afetada por tumores e apresentar quadro clínico semelhante ao produzido por distúrbios do disco articular ou osteoartrite.

Os tumores malignos da base do crânio, representados geralmente por carcinomas ou sarcomas da rinofaringe, podem erodir a estrutura óssea ou invadir a cavidade craniana pelos orifícios naturais e comprimir ou destruir o gânglio trigeminal, as divisões periféricas ou a raiz do nervo trigêmeo, originando dor facial, geralmente constante, anomalidades sensitivo-motoras trigeminais e frequentemente lesão de outros nervos cranianos.[31,61,89] Os processos neoplásicos da face e cavidade oral, nasal ou seios da face também podem causar dor facial nociceptiva que, na maioria das vezes, apresenta características diferentes da neuralgia trigeminal.[31,90]

Estudo retrospectivo realizado em nosso meio sobre câncer de boca mostrou que a dor inicial, principal motivo para o paciente a procurar atendimento médico ou odontológico, é variável, simula inúmeras outras dores orofaciais, está presente nos vários estágios da doença e é mais comum nos homens,[73] ao contrário do que ocorre com a dor crônica orofacial, predominante nas mulheres (ver Quadro 39.1 e Tabela 39.2).

> No câncer, cerca de um terço dos pacientes têm dor no período do diagnóstico e mais de dois terços têm dor na fase avançada da doença, sendo que a intensidade varia de leve a forte.

Tumores distantes da face também podem se manifestar por meio de sintomas nos dentes, gengivas ou maxilares, a exemplo do que mostra revisão recente sobre tumores torácicos.[91] A Figura 39.2 mostra paciente cuja queixa era dor e sangramento gengival provocados por tumor maligno de fígado diagnosticado posteriormente.

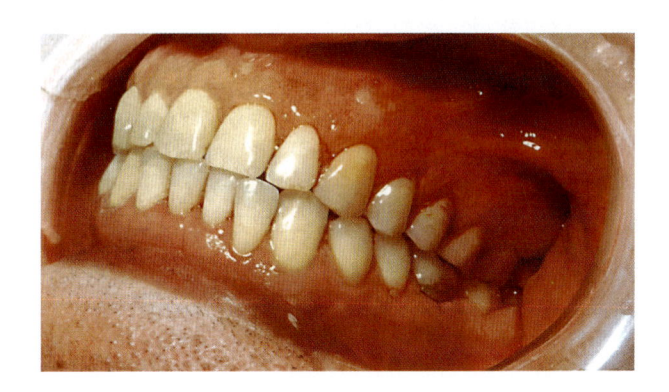

Figura 39.2. Observe o sangramento gengival em paciente com câncer de fígado na fase de diagnóstico da doença. O sangramento foi o sintoma inicial.

Tabela 39.2. Variedade de queixas de dor e a localização do tumor dos pacientes com câncer de boca quando procuraram atendimento

QUEIXAS DE DOR	LOCAIS DO CÂNCER DE BOCA				TOTAL
	GENGIVA N (%)	PALATO N (%)	LÍNGUA/SOALHO DE BOCA N (%)	LÍNGUA N (%)	N (%)
Desconforto na garganta	0 (0)	24 (23,5)	6 (5,9)	72 (70,6)	102 (37,6)*
Dor na língua	1 (2,6)	1 (2,6)	16 (42,1)	20 (52,6)	38 (14,0)*
Dor na boca	8 (22,9)	6 (17,1)	15 (48,3)	6 (17,1)	35 (12,9)*
Dor ao engolir	1 (3,3)	4 (13,3)	3 (10,0)	22 (73,3)	30 (11,1)
Dor de dente	4 (25,0)	0 (0)	9 (56,3)	3 (18,8)	16 (5,9)**
Dor de ouvido	1 (6,2)	0 (0)	1 (6,2)	14 (87,5)	16 (5,9)***
Dor no palato	1 (9,1)	10 (90,9)	0 (0)	0 (0)	11 (4,1)**
Queimação na boca	0 (0)	2 (22,2)	3 (33,3)	4 (44,4)	9 (3,3)
Dor na gengiva	2 (33,3)	0 (0)	3 (50,0)	1 (16,7)	6 (2,2)****
Dor ao mastigar	0 (0)	0 (0)	0 (0)	3 (100,0)	3 (1,1)
Dor no pescoço	0 (0)	0 (0)	0 (0)	3 (100,0)	3 (1,1)
Dor na face	0 (0,0)	0 (0,0)	1 (50,0)	1 (50,0)	2 (0,7)
Total	18 (6,6)	47 (17,3)	57 (21,0)	149 (55,0)	271 (100,0)

* p<0,001 pelo teste do qui-quadrado.
** p<0,001 pelo teste exato de Fisher.
*** p = 0,032 pelo teste exato de Fisher.
**** p = 0,016 pelo teste exato de Fisher.
Fonte: Cuffari e colaboradores.[73]

Inicialmente, nem o paciente nem o dentista suspeitaram que a origem do problema gengival fosse tão grave.

Dores recorrentes, atípicas ou que não respondem a nenhum tipo de tratamento devem ser motivo de reavaliação periódica.[83] A TC e a RNM do crânio e da face são métodos de investigação adequados em doentes com dor facial sem causa evidente.[31,92] Encaminhamento ao médico neurologista deve ser considerado em caso de suspeita de anormalidades neurológicas. Alterações eletromiográficas do masseter foram observadas em dois de 13 doentes com neuralgia do trigêmeo; em um havia aneurisma carotídeo e em outro, o plexo coroide do IV ventrículo comprimia os nervos bulbares e tracionava o nervo trigêmeo.[93]

Avaliação clínica em suspeita de dor orofacial por câncer

A avaliação do doente com suspeita de dor orofacial por câncer deve seguir a rotina para diagnóstico de dor, lembrando que os exames de imagem ou complementares são indispensáveis.

Baseia-se em protocolo da Equipe de Dor Orofacial do Hospital das Clínicas da Faculdade de Medicina da Universidade de São Paulo (HC/FMUSP) para avaliação de dores persistentes ou refratárias, lembrando sempre da importância da abordagem minuciosa:[2]

1. A anamnese deve ser detalhada, a fim de identificar as características da dor, incluindo início, histórico de câncer na família ou em outras áreas do corpo do próprio paciente. Perda de peso recente deve ser também investigada.
2. Dor súbita, espontânea ou desencadeada por movimentos da mandíbula ou do pescoço com fortíssima intensidade, recorrente, com padrão atípico e não responsiva a analgésicos deve ser minuciosamente investigada.
3. Exame físico minucioso que inclua pele, mucosa oral, movimentos mandibulares, simetria, alteração de forma, odor ou de textura. Palpar massas ou nódulos para verificar rigidez e sensibilidade dolorosa.
4. Exame das cadeias ganglionares sublingual, submandibular e cervical. Nódulos rígidos são suspeitos.
5. Feridas na mucosa oral há mais de duas semanas.
6. Pigmentações suspeitas de pele e/ou mucosa oral.
7. Alterações neurológicas recentes ou progressivas, como dormência, formigamento, parestesia ou paralisia facial.
8. Sempre que houver suspeita de tumores, é necessário realizar avaliação por imagens do crânio, face e pescoço para se ter um mapeamento de toda a região. A radiografia panorâmica pode ser o primeiro exame para avaliar as características dos tecidos duros da face. As radiografias convencionais ou TC são úteis para os tumores ósseos e a RNM, para tumores dos tecidos moles, sendo que a cintilografia pode ser necessária para mapeamento e avaliação da atividade óssea.

CARACTERÍSTICAS CLÍNICAS DE ALGUNS TUMORES DE CABEÇA E PESCOÇO

A seguir, serão descritas as características clínicas dos tumores mais comuns da cavidade oral, bem como de metástases de outras regiões para a face.

Glândulas salivares

Correspondem a 3% dos tumores que atingem cabeça e pescoço, e a glândula parótida é a mais atingida (80%). O adenoma pleomórfico é o tumor benigno mais comum e atinge até 20% das glândulas menores.[45] Os tumores malignos de glândulas salivares são raros, representando 1 a 3% de todos os cânceres de cabeça e pescoço e 0,3% de todos os cânceres.[94] A dor é queixa presente em 25% dos tumores malignos das glândulas salivares, sua evolução é rápida e pode causar paralisia facial. São mais frequentes na glândula submandibular do que na parótida, na proporção 3:1. Os tumores benignos são maioria, representando 75% dos tumores glandulares; apresentam-se como pequenas tumorações, geralmente unilaterais, são indolores e encapsulados.[95]

A sintomatologia inclui massa assintomática e paralisia facial.

Tumores da articulação temporomandibular

O osteocondroma é o tumor ósseo mais comum (35 a 50%), inclusive na ATM, cuja incidência é de apenas 0,6%, o que mostra que é raro nos ossos da face.[96] Quando ocorre na região condilar, é frequente na superfície medial.[97] Os tumores da ATM podem ser classificados em: osteocondromas, osteomas, tumor de células gigantes, tumores malignos, exostoses e hiperplasias.[98] Os tumores cartilaginosos acometem a ATM e os ossos da face e, em sua maioria, são malignos.[99] Os tumores benignos mais frequentes são: condroblastoma, osteoma, condroma, osteocondroma, fibromixoma e condromatose sinovial. Os malignos são: condrossarcoma, sarcoma sinovial, osteossarcoma e fibrossarcoma.

Os principais sintomas do osteocondroma são a assimetria facial, aumento de volume pré-auricular, alterações na oclusão e mordida cruzada no lado não afetado.[96,97] A compressão dos tecidos pode causar dor.[98]

É necessário realizar o diagnóstico diferencial com os desarranjos internos da ATM[100-102] e com outros tumores de cabeça e pescoço, como o neuroma,[103] o fibrossarcoma[104] e o tumor do corpo da carótida.[105]

Tumores de laringe e faringe

O câncer da laringe representa 25% dos tumores de cabeça e pescoço e 2% de todos os tumores malignos. Aproximadamente dois terços desses tumores surgem na corda vocal verdadeira e um terço acomete a laringe supraglótica. Na região posterior da laringe, os principais sintomas são a disfagia (66%) e a odonofagia (62%). Outros sintomas incluem perda de peso, dor no pescoço e rouquidão.[78] A grande maioria dos carcinomas da laringe são carcinomas epidermoides.[79]

Os tumores malignos na orofaringe representam 40 a 50% dos tumores da faringe. A incidência é maior entre indivíduos do sexo masculino, principalmente na quinta e sexta décadas de vida. O carcinoma epidermoide é responsável por 70 a 80% dos casos; o restante é representado pelos linfomas e adenocarcinomas.

A maioria dos tumores da nasofaringe são malignos, acometem principalmente o sexo masculino, na proporção 3:1, com maior incidência na quarta e quinta décadas de vida. Ao todo, 85% são carcinomas do tipo espinocelular, 10% são linfomas e 5% são adenocarcinomas, sarcomas, melanomas e plasmocitomas.[106,107] Os tumores benignos da orofaringe são raros em comparação aos tumores malignos da mesma região.[108]

A sintomatologia inclui odinofagia (dor de garganta), rouquidão, alteração da voz, disfagia leve e sensação de "caroço" na garganta para os tumores de laringe. Dor de garganta, halitose, otalgias e linfonodos cervicais ocorrem em relação aos tumores de faringe. Em geral, a dor coincide com o aparecimento da lesão ou da infecção secundária.[106,107]

Deve haver preocupação constante no diagnóstico diferencial em dor facial recorrente, pois alguns tumores malignos de orofaringe têm crescimento lento e podem causar dor e disfunção mandibular.[80,88]

Tumores odontogênicos

O mais comum é o ameloblastoma, com incidência de 1% dos tumores dos maxilares, e maior prevalência entre pacientes do sexo masculino na quarta e quinta décadas de vida. É um tumor indolor em todas as formas clínicas.[109] Os cistos são assintomáticos, exceto quando infectados, e causam resposta inflamatória aguda.

Metástases de outras regiões do corpo para a face

O carcinoma metastático é o tumor que produz metástases ósseas com maior frequência. Exames de autópsia mostram que mais de dois terços dos carcinomas de mama, metade dos carcinomas de próstata, e um terço dos carcinomas de rins e dos pulmões produzem metástase óssea, inclusive na mandíbula, embora seja ocorrência incomum.[110]

A cavidade oral pode ser sede de metástase de todos os tumores, porém os tumores malignos de pulmão representam um terço das metástases em homens, seguidos do carcinoma renal e do melanoma. Embora o câncer de próstata seja comum nos homens, as metástases desse tumor apresentam pouca afinidade pelo tecido ósseo e raramente ocorrem em tecidos moles. Nas mulheres, os tumores da mama representam 25%, seguidos de neoplasias dos órgãos genitais, pulmão, ossos e rins (Fig. 39.3). O sítio mais comum de metástases para os tecidos moles na cavidade oral é a gengiva em 50% dos casos, seguida da língua em 25% dos casos.[111-113]

DOR OROFACIAL DURANTE OU APÓS O TRATAMENTO DO CÂNCER

Como verificamos na etiologia da dor do câncer, a dor depende do tipo, localização, estágio de evolução e tratamento do tumor. Também pode se instalar cronicamente após o tratamento e controle da doença. Estudo clínico recente mostrou que a dor crônica na cavidade oral ocorreu em 43% de doentes tratados de câncer de cabeça e pescoço acompanhados por cinco anos. Além disso, essa questão esteve relacionada à sensação de gosto fantasma "metálico" na boca, o que sugere lesão de fibras nervosas.[23] Esse é um bom exemplo da possibilidade de ocorrência de dor crônica em pacientes tratados por câncer. Reavaliações periódicas são sempre necessárias e, no caso da boca, deve haver exame para avaliar possíveis recidivas do tumor, mas

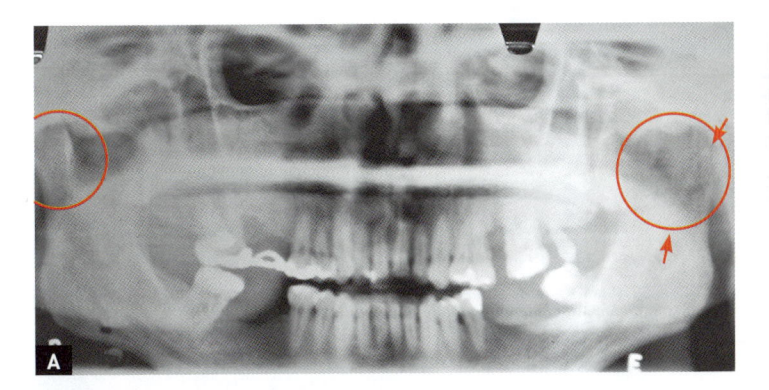

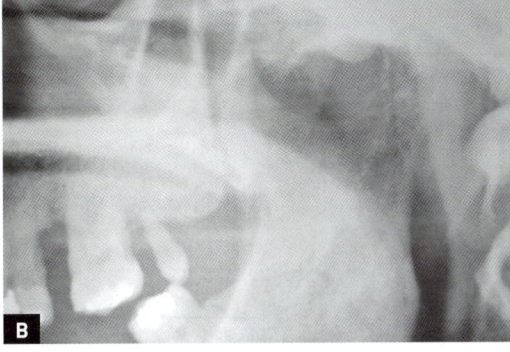

Figura 39.3. Radiografia panorâmica de paciente com dor pré-auricular esquerda e limitação importante da abertura bucal. Ela havia recebido tratamento quimioterápico para câncer de mama há seis meses e estava sob controle. **A.** As setas mostram o contorno do côndilo mandibular esquerdo rarefeito, difuso e "esponjoso". Compare com o côndilo esquerdo. **B.** Observe o côndilo no detalhe. O diagnóstico final foi de metástase óssea em côndilo mandibular.

também para investigar a condição de saúde bucal, já que doenças odontológicas podem causar infecção e dor e confundir o quadro clínico.

Sintomas como xerostomia, hipossalivação ou disfagia contribuem para dificultar as funções básicas, como mastigação e deglutição. Cáries de irradiação, alterações do paladar, dificuldade de deglutição, trismo, infecções oportunistas e mucosite são também problemas frequentes que afetam a qualidade de vida desses pacientes. Feridas abertas intra ou extraorais, perdas de dentes, próteses ou de tecidos faciais aumentam esses problemas e afetam a estética, causando constrangimento ao doente. Medidas terapêuticas e cuidados paliativos são necessários, particularmente em pacientes terminais cuja condição pode se tornar dramática.

Cuidados que visem à melhora da função oral ajudam muito esses indivíduos, bem como a reabilitação oral, e podem ser fundamentais para restaurar a função oral e melhorar a qualidade de vida dos doentes curados de câncer. Mesmo no paciente já curado de câncer, a dor crônica pode resultar de vários problemas, mas angustia o doente devido ao medo de recidiva da doença, principalmente quando é persistente e não há um diagnóstico (Fig. 39.4 e Caso clínico 39.1).

Mucosite oral

A mucosite oral é uma inflamação e ulceração dolorosa bastante frequente na mucosa bucal, apresentando formação de pseudomembrana. Sua incidência e gravidade são influenciadas por variáveis associadas ao paciente e ao tratamento a que ele é submetido. É consequência de dois mecanismos maiores: a toxidade terapêutica utilizada sobre a mucosa e a mielossupressão gerada pelo tratamento. Sua fisiopatologia é composta por quatro fases interdependentes: fase inflamatória/vascular, epitelial, fase ulcerativa/bacteriológica e fase de reparação.[114] É resultante da modificação do epitélio da mucosa oral devido à redução da renovação celular causada pela radioterapia ou quimioterapia.[115] Células da orofaringe, do epitélio intestinal e da medula óssea dividem-se rapidamente e são mais sensíveis à radiação e à quimioterapia do que células que se dividem mais lentamente.[114]

Ocorre em doses de 2.000 cGy quando aplicada em doses diárias de 200 cGy.[115] Ao término da primeira semana de tratamento com 1.000 cGy, o paciente se queixa de dor e inchaço na boca, e a mucosa se mostra edemaciada. Com a continuação do tratamento, a

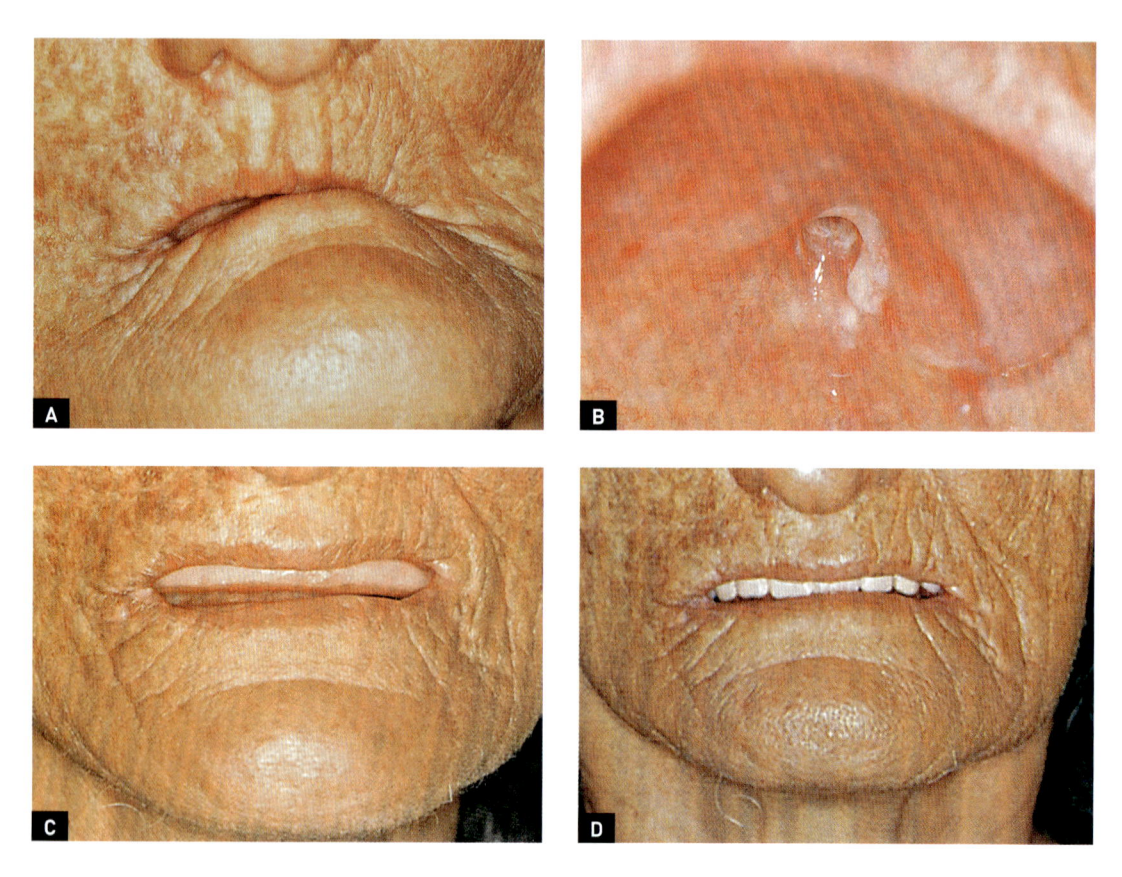

Figura 39.4. A. a D. Fotos da paciente apresentada no Caso clínico 39.1.

mucosa se torna desnuda, ulcerada e coberta por exsudato fibrinoso. Depois de três semanas de tratamento com 3.000 cGy, a maioria dos tecidos orais sofre tumefação e tanto as estruturas vasculares como as extravasculares tornam-se permeáveis. A mucosite grave exige interrupção do tratamento, funciona como fator limitante da dose, compromete a higiene oral e pode persistir por uma a duas semanas após o término do tratamento.[114,116] É considerada fonte potencial de infecções com risco de vida.[114]

Características clínicas: os pacientes sentem dor e queimação na boca que pioram com a mastigação. Úlceras de diferentes dimensões são visíveis em diversas áreas da boca.

Tratamento da mucosite: a menos que as infecções secundárias tornem-se graves, a mucosite começa a diminuir em poucas semanas após o término do tratamento. Atenção deve ser dada a dentes com cúspides afiadas e próteses que traumatizam a mucosa. Bochechos com solução salina alcalina diluída em água (água bicarbonatada) ou solução de clorexidina são indicados.[116] A clorexidina não impede a ocorrência da mucosite induzida por radioterapia, causa diminuição no quadro clínico, e os usuários da medicação apresentam quadro menos severo e com graduações menores de mucosite,[117] já que essa substância reduz o desconforto e a dor. A aplicação de anestésico local é útil para aliviar a dor.[116] A despeito das controvérsias, o *laser* de baixa potência tem demonstrado eficácia na redução de intensidade e frequência das mucosites orais quando aplicado antes da radioterapia.[118]

Osteorradionecrose

A osteorradionecrose é uma lesão do tecido ósseo secundária à radioterapia em doses altas (acima de 5.000 cGy), que leva à exposição óssea e à infecção secundária (Fig. 39.5).[116] É a mais grave complicação potencial da radioterapia, pois ocorre endarterite obliterante, fibrose de mucosa e periósteo, e destruição de osteoblastos, osteócitos e fibroblastos.[119] A radiação ionizante restringe o fluxo de sangue na região irradiada e afeta o potencial de crescimento ósseo, pois seus componentes celulares são altamente radiossensíveis; com a redução da vascularização, o potencial de cicatrização diminui e o risco de infecções oportunistas aumenta.[116] Essas mudanças afetam a capacidade de restabelecimento do osso irradiado, permanecendo esse quadro por tempo indeterminado.[120] Ou seja, a osteorradionecrose é uma complicação da radioterapia que afeta o poder de cicatrização da ferida devido à redução do suprimento de oxigênio e de outros nutrientes.

Infecções odontogênicas crônicas (periapicais ou periodontais) podem predispor à osteorradionecrose dos maxilares os pacientes irradiados e aumentar esse risco após a radioterapia.[121] Sempre que possível, eliminar previamente os focos (Fig. 39.5). As exodontias pós-irradiação devem ser minimamente traumáticas e, quando possível, precedidas de tratamento periodontal. O uso de próteses dentárias deve ser supervisionado para controlar lesões traumáticas.

Características clínicas: a sintomatologia é complexa e variada, porém evolutiva. A dor é a queixa mais frequente, a parestesia pode ocorrer ao comprometer o nervo alveolar inferior e os sequestros ósseos podem ser de várias dimensões.[121] Halitose em níveis variados pode ser outro sintoma importante, além de edema e fístulas gengivais ou cutâneas, simples ou múltiplas.

Tratamento da osteorradionecrose: consiste na limpeza da área e remoção dos sequestros ósseos, quando existentes. Quando há exposição óssea sem a presença dos sequestros, a limpeza periódica com irrigações e a proteção temporária da área óssea exposta são preconizadas.

O oxigênio hiperbárico administrado em doses controladas promove aumento da tensão de oxigênio na área comprometida, neoformação vascular e aumento do número de células, favorecendo a cicatrização dos tecidos comprometidos. No entanto, deve ser preferencialmente associado à limpeza cirúrgica para a remoção dos tecidos necróticos e infectados.[122]

Estudo longitudinal sobre osteorradionecrose mostrou que os homens foram mais afetados (45 homens, 90% e cinco mulheres, 10%); 31 casos (63%) foram tratados por procedimentos não cirúrgicos e 19 (38%) com cirurgia e oxigenoterapia. Seis pacientes tiveram actinomicose que respondeu melhor aos tratamentos com o aumento da oxigenoterapia. Essa entidade se caracteriza por aumento progressivo de volume, normalmente indolor, e se manifesta por abscessos múltiplos e fístulas cutâneas. Seu diagnóstico baseia-se em exames microbiológico e/ou histopatológico.[123]

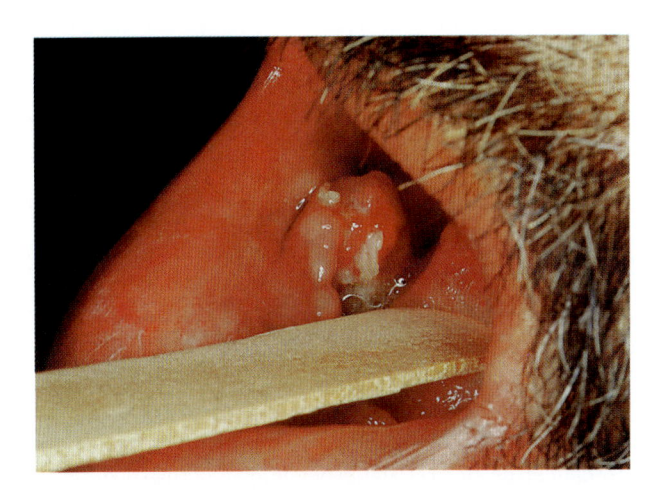

Figura 39.5. Caso de osteorradionecrose de mandíbula em paciente irradiado e que apresentava focos infecciosos orais.

Xerostomia

Quando as neoplasias são diagnosticadas em estádios avançados, o tratamento deve ser o mais rápido possível para ser eficiente e, por isso, os radioterapeutas lançam mão do hiperfracionamento, no qual o paciente recebe doses diárias de radiação, com dose diária menor por fração em cerca de 160 cGy duas vezes ao dia. Quando as glândulas salivares estão presentes no campo irradiado, a xerostomia se apresenta já na segunda semana (1.500 a 2.000 cGy), alterando a saúde geral do paciente, que encontra dificuldade para se alimentar, falar e dormir, levando-os a quadros gravíssimos. A perda de qualidade de vida é acentuada, pois muda os hábitos dos pacientes, que não conseguem alimentar sem a adição de líquidos à comida e se queixam de não poder comer sólidos, apenas líquidos e pastosos poucos espessos, isso sem contar a dificuldade de se alimentar em público.[124]

Candidose

A candidose bucal é uma infecção comum em pacientes em tratamento para neoplasias malignas das vias aerodigestivas superiores. A colonização da mucosa bucal pode ser encontrada em até 93% desses pacientes, enquanto a infecção por *Candida* pode ser vista em 17 a 29% dos indivíduos submetidos à radioterapia.[125]

Disgeusia

Acomete os pacientes a partir da segunda ou terceira semana de radioterapia, podendo durar várias semanas ou mesmo meses. Os botões gustativos são radiossensíveis, por isso ocorre degeneração de sua arquitetura histológica normal. O aumento da viscosidade do fluxo salivar e a alteração bioquímica da saliva formam uma barreira mecânica de saliva que dificulta o contato físico entre a língua e os alimentos. A recuperação a níveis quase normais normalmente ocorre em 60 a 120 dias após o término da irradiação.[125]

TRATAMENTO DO CÂNCER DE BOCA

Esse tema está além dos objetivos deste livro e deve ser abordado em livros especializados. Aqui, será feita breve revisão apenas para atualização do assunto.

Quando uma neoplasia é diagnosticada tardiamente, necessita de um tratamento mais agressivo, o que gera defeitos deletérios mais danosos aos tecidos bucais e muitas vezes compromete o estado de saúde geral do paciente.[124]

A cirurgia e/ou a radioterapia são, isoladamente ou em associação, os métodos terapêuticos aplicáveis ao câncer de boca. Para lesões iniciais, tanto a cirurgia quanto a radioterapia têm bons resultados, e a indicação dependerá da localização do tumor e das alterações funcionais provocadas pelo tratamento (cura em 80% dos casos). As lesões iniciais são restritas ao seu local de origem e não apresentam disseminação para gânglios linfáticos do pescoço ou para órgãos a distância. Mesmo lesões iniciais da cavidade oral, principalmente aquelas localizadas na língua e/ou assoalho de boca, podem apresentar disseminação subclínica para os gânglios linfáticos cervicais em 10 a 20% dos casos. Portanto, nesses casos, pode ser indicado o tratamento cirúrgico ou radioterápico eletivo do pescoço. A cirurgia está indicada para as demais lesões quando possível, independentemente da radioterapia. Quando existe linfonodomegalia metastática (aumento dos gânglios), é indicado o esvaziamento cervical do lado comprometido. Nesses casos, o prognóstico é afetado negativamente. A cirurgia radical do câncer de boca evoluiu com a incorporação de técnicas de reconstrução imediata, o que permitiu largas ressecções e uma melhor recuperação do paciente. As deformidades, porém, ainda são grandes e o prognóstico dos casos é intermediário. A quimioterapia associada à radioterapia é empregada nos casos mais avançados, quando a cirurgia não é possível. O prognóstico é extremamente grave, tendo em vista a impossibilidade de se controlar totalmente as lesões extensas a despeito dos tratamentos aplicados.[44]

Tratamento sintomático da dor no câncer

As medidas medicamentosas são a base do tratamento sintomático antiálgico. Na maioria das ocasiões, a dor pós-operatória é satisfatoriamente controlada com fármacos. Em 70 a 90% dos doentes com câncer, as medidas farmacológicas controlam a dor.[29,126,127] A escala analgésica da OMS serve de base a esse tratamento no que se refere ao câncer.[4,7]

Tratamento farmacológico

Vários fármacos apresentados de modos diversos são utilizados com finalidade analgésica. A administração de analgésicos deve ser realizada regularmente, e não apenas quando necessário, pois esses cuidados reduzem o sofrimento e a ansiedade dos doentes, a sensibilização das vias nociceptivas e a quantidade de analgésicos.[31,128,129] À medida que a dor se torna controlada, a substituição do regime horário pelo regime de uso de acordo com a necessidade é mais apropriado porque reduz os riscos de efeitos adversos da medicação.[130] Para que esses esquemas sejam utilizados, é necessário que o doente seja avaliado a intervalos regulares para a determinação da eficácia do agente, da ocorrência de efeitos adversos e da necessidade de ajustamentos de doses suplementares.[131]

Alguns fármacos são apresentados para uso por via enteral (retal ou oral) e outros por via parenteral (transdérmica, intramuscular, subcutânea, intravenosa, intratecal e peridural). A via oral (VO) deve ser priorizada porque é mais natural e habitualmente menos dispendiosa e traumática que a parenteral e a transdérmica.[18,132] A via retal pode ser alternativa à VO, mas associa-se à menor adesão dos doentes e irregularidade de absorção. As vias sublingual e transnasal têm a vantagem de evitar a primeira passagem pelo fígado e a degradação gastrintestinal que ocorre com o uso da VO. A via intramuscular (IM) é muito divulgada, apesar do desconforto do traumatismo das injeções, da grande variabilidade quanto ao tempo necessário para o início da ação, magnitude da ação e grau de analgesia induzida (não alivia a dor em metade das ocasiões).[131] A via intravenosa (IV) apresenta a vantagem de não se associar à variabilidade do tempo da dose necessária para alcançar o pico plasmático. O início de ação é rápido, resultando em analgesia imediata.[133] A precocidade dos efeitos de pico facilita a titulação do analgésico, assim como o rápido declínio na concentração sérica reduz o tempo de eventual manifestação dos efeitos adversos.[74-76,131]

Anestésicos locais e anti-inflamatórios não esteroides (AAINEs) podem ser aplicados topicamente, em forma de cremes, pomadas e aerossóis. O método de iontoforese acelera a penetração transcutânea dos agentes ionizáveis a favor de gradiente elétrico de modo que a dose pode ser ajustada de acordo com a intensidade da corrente elétrica.[134]

Os analgésicos e AAINEs, bem como os agentes morfínicos, são os medicamentos mais utilizados para o tratamento da dor por nocicepção.[135,136] Entretanto, trazem pouco benefício aos doentes com dor neuropática. Anestésicos locais e gerais, ansiolíticos, miorrelaxantes, corticosteroides, anfetaminas, anti-histamínicos e moduladores adrenérgicos são indicados em casos especiais.[18,128,129] Os anticonvulsivantes, os antidepressivos e os neurolépticos são mais utilizados na fase de reabilitação.[18] Alguns efeitos colaterais dependem da dose e outros, da natureza dos fármacos. Alguns podem ser minimizados com medidas medicamentosas ou físicas específicas, outros não.[128,129,136] Devem ser preferencialmente de baixo custo e fácil aquisição, prescritos segundo escala crescente de potência e administrados segundo as técnicas mais convenientes de administração.[128,129]

Tratamento por métodos de terapia física e reabilitação

Os meios físicos proporcionam conforto, corrigem disfunções físicas, alteram as propriedades fisiológicas e reduzem o medo associado à mobilização ou imobilização de segmentos do corpo. Os doentes devem receber instruções a respeito da importância da tosse, da respiração profunda, da mudança do decúbito e da marcha, além de sugestões de como reduzir os confortos físicos durante tais atividades. Os meios físicos que incluem a termoterapia, a massoterapia, a cinesioterapia, a imobilização, a eletroanalgesia e a acupuntura são importantes instrumentos para o tratamento da dor. O calor e o frio alteram reflexamente o limiar da dor, reduzem os espasmos musculares e modificam a perfusão vascular na área comprometida. O frio é indicado para reduzir a reação tecidual inicial ao traumatismo agudo. O calor deve ser usado ulteriormente para facilitar a remoção de elementos algiogênicos teciduais e os fluidos acumulados.[137] O ultrassom é eficaz para o tratamento da dor em procedimentos ortopédicos.[138] A massoterapia e os exercícios são utilizados para alongamento e resgate do comprimento muscular e tendíneo.[139] A imobilização é indicada após procedimentos musculoesqueléticos para proporcionar repouso e manter o alinhamento necessário para a cicatrização apropriada.[137] A neuroestimulação transcutânea (TENs) nas proximidades da incisão cirúrgica proporciona alívio parcial e quase completo da dor em 60 a 75% dos pacientes, redução da necessidade de agentes analgésicos em até 30% e melhora da função respiratória. É mais eficaz no alívio da dor causada por traumatismos musculares, osteoarticulares e nervos periféricos.[140] Acupuntura e eletroacupuntura parecem também proporcionar analgesia no período pós-operatório.[141,142]

REABILITAÇÃO OROFACIAL DO PACIENTE COM SEQUELAS DO CÂNCER

Algumas vezes, as sequelas decorrentes da mutilação cirúrgica são inevitáveis e as perdas estruturais extensas restringem funções necessárias, como mastigação, deglutição ou fala. Causam dor por exposição de mucosas a traumatismos mecânicos, limitam o convívio social, inclusive de trabalho, e produzem alterações psicológicas graves. A reabilitação protética das estruturas maxilofaciais reduz esses problemas, sendo indispensável para a melhora da qualidade de vida do doente.[143]

A DOR NO CÂNCER: IMPORTÂNCIA DA CONSCIENTIZAÇÃO

A OMS e a International Association of Study of Pain (IASP) escolherem o período compreendido entre outubro de 2008 e outubro de 2009 para enfatizar o problema da dor no câncer e conscientizar profissionais da saúde, cuidadores e a sociedade em geral no sentido de enfrentar esse problema, compreender os doentes que dele sofrem e melhorar sua qualidade de vida.

CONCLUSÃO

A dor no câncer é um bom exemplo de como vários fatores podem contribuir para a instalação e manutenção da dor crônica, inclusive no segmento facial. Além disso, ela contribui para o diagnóstico precoce do câncer, embora possa ocorrer durante ou após o tratamento do tumor, exigindo reavaliações constantes para identificar suas causas e melhorar a qualidade de vida dos doentes.

Profissionais que tratam pacientes com dor orofacial não podem desconsiderar o câncer como uma de suas causas. Em um primeiro momento, a dor pode ser o sinal da ocorrência do tumor e um indicador que leva ao diagnóstico. Em um segundo momento, a participação do especialista em dor orofacial exige conhecimento nesta área e preparação para intervir em todas as etapas que exigem sua participação.[2,3]

Quanto à boca, vários avanços permitiram a melhora da qualidade de vida. O tratamento sintomático da dor e cuidados locais, como higiene oral e limpeza de feridas, contribuem para a redução de dor, desconforto e infecções oportunistas. Em casos de extrema morbidade, como a mucosite oral, o *laser* terapêutico parece eficaz na prevenção de lesões e redução da dor dos pacientes. Hidratantes orais reduzem o desconforto da hipossalivação.

Essa é uma área especializada que envolve oncologia e dor e ainda é carente de cirurgiões-dentistas com formação em dor orofacial e experiência com pacientes oncológicos, mas que vem despertando gradativamente a consciência de sua integração a equipes multidisciplinares especializadas, incluindo os cuidados paliativos.

REFERÊNCIAS

1. Instituto Nacional de Câncer. Estimativa 2008. Incidência de câncer no Brasil [Internet]. Brasília: INCA; 2007 [capturado em 2 dez. 2007]. Disponível em: http://www.inca.gov.br/Estimativa/2008/versaofinal.pdf.
2. Siqueira JTT, Jales S, Vilarim RCB, Siqueira SRDT, Teixeira MJ. Dor orofacial e cuidados paliativos orais em doentes com câncer. Prat Hosp. 2009;11(62):127-33.
3. Siqueira JTT, Jales S, Vilarim RCB, Siqueira SRDT, Teixeira MJ. Dor em pacientes com câncer de boca: do diagnóstico aos cuidados paliativos. Rev Dor. 2009;10(2):150-7.
4. World Health Organization. Quick cancer facts [Internet]. Geneva: WHO; 2007 [capturado em 10 dez. 2007]. Disponível em: http://www.who.int/cancer/en.
5. World Health Organization. The impact of cancer in your country [Internet]. Geneva: WHO; 2007 [capturado em 10 dez. 2007]. Disponível em: http://www.who.int/infobase/report.aspx?iso=BRA&rid=119&goButton=Go.
6. Pimenta CAM. Aspectos culturais, afetivos e terapêuticos relacionados à dor no câncer [tese] São Paulo: Universidade de São Paulo; 1995.
7. Melo ITV, Pinto Filho WA. Dor no câncer. In: Alves-Neto O, Costa CMC, Siqueira JTT, Teixeira MJ. Dor: princípios e prática. Porto Alegre: Artmed; 2008. p. 792-804.
8. Twycross RG, Fairfield S. Pain in far-advanced cancer. Pain. 1982;14(3):303-10.
9. Munro AJ, Potter S. A quantitative approach to the distress caused by symptoms in patients treated with radical radiotherapy. Br J Cancer. 1996;74(4):640-7.
10. Muran D, Oxorn H, Curry RH, Drouin P, Walters JH. Postradiation ureteral obstruction: a reapppraisal. Am J Obstet Gynecol. 1981;139(3):289-93.
11. Ahles TA, Ruckdeschel TC, Blanchard EB. The multidimension nature of cancer-related pain. Pain. 1983;17(3):277-88.
12. Bonica JJ. Treatment of cancer pain: current status and future needs. In: Fields HL, Fields HL, Dubner R, Cervero F, editors. Advances in pain research and therapy. New York: Raven; 1985. p. 589-615.
13. Cleeland CS, Gonin R, Hatfield AK, Edmonson JH, Blum RH, Stewart JA, et al. Pain and its treatment in outpatients with metastatic cancer. N Engl J Med. 1994;330(9):592-6.
14. Eisenberg E, Borsook D, Le Bel AA. Pain in the terminally Ill. In: Borssok D, Lebel AA, Mpeek B, editors. The Massachuetts General Hospital Handbook of Pain Management. Massachuetts: Little & Brown; 1995. p. 31-2.
15. Foley KM. Controlling cancer pain. Hosp Pract (Minneap). 2000;35(4):101-8, 111-2.
16. Portenoy RK. Practical aspects of pain control in the patient with cancer. In: Hill CS, Portenoy RK, editors. Pain control in the patient with cancer. Atlanta: American Cancer Society; 1989. p. 7-32.
17. Portenoy RK. Cancer pain. Epidemiology and syndromes. Cancer. 1989;63(11 Suppl):2298-307.
18. Foley KM, Macaluso C. Adjuvant analgesics in cancer pain management. In: Aronoff GM, editor. Evaluation and treatment of chronic pain. 2nd ed. Baltimore: Williams & Wilkins; 1992. p. 340-8.
19. Perry AR, Shaw MA, Cotton S. An evaluation of functional outcomes (speech, swallowing) in patients attending speech pathology after head and neck cancer treatment (s): results and analysis at 12 months post-intervention. J Laryngol Otol. 2003;117(5):368-81.
20. Cassia RK, Kowalski LP, Latorre MR. Perioperative complications, comorbidities, and survival in oral or oropharyngeal cancer. Arch Otolaryngol Head Neck Surg. 2003;129(2):219-28.
21. Koeller JM. Understanding cancer pain. Am J Hosp Pharm. 1990;47(8 Suppl):S3-S6.
22. Cain DM, Wacnik PW, Simone DA. Animal modes of cancer may reveal novel aproaches to palliative care. Topical review. Pain. 2001;91(1-2):1-4.
23. Logan HL, Bartoshuk LM, Fillingim RB, Tomar SL, Mendenhall WM. Metallic taste phantom predicts oral pain among 5-year survivors of head and neck cancer. Pain. 2008;140(2):323-31.
24. Payne R. Anatomy, phisiology, and neuropharmacology of cancer pain. Med Clin North Am. 1987;71(2):153-67.
25. Benoliel R, Epstein J, Eliav E, Jurevic R, Elad S. Orofacial pain in cancer: part I: mechanisms. J Dent Res. 2007;86(6):491-505.
26. Portenoy RK. Chronic opioid therapy for nonmalignant pain: from models to practice. APS J. 1992;1:285-8.
27. Epstein J, Elad S, Eliav E, Jurevic R, Benoliel R. Orofacial pain in cancer: part II: clinical perspectives and management. J Dent Res. 2007;86(6):506-18.
28. Kenjiro N, Ozaki N, Shinoda M, Asai H, Nishiguchi K, Iwai T, et al. Mechanical allodynia and thermal hyperalgesia induced by experimental squamous cell carcinoma of the lower gingiva in rats. J Pain. 2006;7(9):659-70.
29. Foley KM. Pain syndrome in patients with cancer. In: Bonica JJ, editor. Advances in pain research and therapy. New York: Raven; 1979. p. 59-75, v. 2.
30. Ventrafridda V. Therapeutic strategy. In: Swerlow M, Ventrafrida V, editors. Cancer pain. Lancaster: MTP; 1987. p. 57-67.

31. Teixeira MJ, Simioni CVM. Dor no doente com câncer. In. Teixeira MJ. Dor: manual para o clínico. São Paulo: Atheneu; 2006. p. 389-99.
32. Teixeira MJ. Tratamento neurocirúrgico da dor. In: Raia AA, Zerbini EJ, editores. Clínica Cirúrgica Alípio Correa Netto. São Paulo: Sarvier; 1988. p. 541-72, v. 2.
33. Greenberg HS. Metastases to the base of the skull. Clinical findings in 43 patients. Neurology. 1981;31(5):530-7.
34. Teixeira MJ. A rizotomia percutânea por radiofreqüência e a descompressão vascular do nervo trigêmeo no tratamento das algias faciais [dissertação]. São Paulo: Universidade de São Paulo; 1984.
35. Teixeira MJ. A lesão do trato de Lissauer e do corno posterior da medula espinal e a estimulação elétrica do sistema nervoso central para o tratamento da dor por desaferentação [tese]. São Paulo: Universidade de São Paulo; 1990.
36. Teixeira MJ. Dor crônica. In: Nitrini R, editor. Condutas em neurologia 1989-1990. São Paulo: Clínica Neurológica; 1989. p. 143-48.
37. Teixeira MJ. Dor. Fisiopatologia e princípios de tratamento, In: Abraão F, editor. Tratado de ginecologia genital e mamária. São Paulo: Roca; 1995. p. 165-90.
38. Teixeira MJ. Editorial (Dor). Rev Med. 1995;74:52-4.
39. Omoigui S. The pain drugs handbook. St. Louis: Mosby; 1995.
40. Sternbach RA, Wolf SR, Murphy RW, Abeson WH. Aspects of chronic low-back pain. Psychosomatics. 1973;14(1):52-6.
41. Villaret DB, Weymuller EA. Pain caused by cancer of the head and neck. In: Loeser JD, Butler SH, Chapman CR, Turk DC, editors. Bonica's management of pain. 3rd ed. New York: Lippincott Williams & Wilkins; 2001. p. 948-65.
42. Connelly ST, Schmidt BL. Evaluation of pain in patients with oral squamous cell carcinoma. J Pain. 2004;5(9):505-10.
43. Epstein JB, Emerton S, Kolbinson DA, Le ND, Phillips N, Stevenson-Moore P, et al. Quality of life and oral function following radiotherapy for head and neck cancer. Head Neck. 1999;21(1):1-11.
44. Instituto Nacional de Câncer. Câncer de Boca [Internet]. Brasília: INCA; 2007 [capturado em 2 dez. 2007]. Disponível em: http://www.inca.gov.br/conteudo_view.asp?id=324.
45. Davidson TM. Câncer de cabeça e pescoço: otorrinolaringologia. São Paulo: Roca; 1986.
46. Pereira MC, Oliveira DT, Landman G, Kowaski LP. Histologic subtypes of oral squamous cell carcinoma: prognostic relevance. J Can Dent Assoc. 2007;73(4):339-44.
47. Neville BW, Damm DD, Allen CM, Bouquot JE. Patologia oral e maxilofacial. São Paulo: Guanabara Koogan; 2004.
48. Dubhat SB, Mistry RC, Varughese T, Fakin AR, Chinoy R. Prognostic factors in Head and neck soft tissue sarcomas. Cancer. 2000;89(4):868-72.
49. Pandey MG, Mathew TA, Abraham EK, Abraham, Somanathan T, Ramadas K, et al. Sarcoma of the oral and maxillofacial soft tissue in adults. Europ J Surg Onc. 2000;26(2):145-8.
50. Mendenhall WM, Mendenhall CM, Weerning JW. Adult head and neck soft tissues sarcomas. Head Neck. 2005;27(10):916-22.
51. Garen PD, Powers JM, King JS, Perot PL Jr. Intracranial fibroosseous lesion: case report. J Neurosurg. 1989;70(3):475-7.
52. Levitt SR, Spiegel EP, Claypoole WH. The TMJ Sacale and undetected brain tumors in patients with temporomandibular disorders. J Craniomandibular Pract. 1991;9(2):152-8.
53. Har-El G, Calderon S, Sandbank J. Angioblastic meningioma presenting as pain in the temporomandibular joint. J Oral Maxillofac Surg. 1987;45(4):338-40.
54. Schnetler J, Hopper C. An intracranial tumor causing dental pain. Br Dent J. 1991;171(8):249-50.
55. Bullitt E, Tew JM, Boyd J. Intracranial tumors in patients with facial pain. J Neurosurg. 1986;64(6):865-71.
56. Dandy WE. The treatment of trigeminal neuralgia by the cerebellar route. Ann Surg. 1932;96(4):787-95.
57. Hamby WB. Trigeminal neuralgia due to radicular lesions. Arch Surg. 1943;48:555-63.
58. Gonzalez Revilla A. Tic douloureux and its relationship to tumors of the posterior fossa. Analysis of Twenty-four cases. J Neurosurg. 1947;4(3):233-9.
59. Jannetta PJ. Arterial compression of the trigeminal nerve at the pons in patients with trigeminal neuralgia. J Neurosurg. 1967;26(1):Suppl:159-62.
60. O'Connel JEA. Trigeminal false localizing signs and therir causation. Brain. 1978;101(1):119-42.
61. Canelas HM, Julião OT. Paralisias múltiplas de nervos encefálicos produzidas por neoplasias da base do crânio. Arq Neuropsiquiat. 1961;19:185-219.
62. Horowithz SH. Isolated facial numbers. Clinical significance and relation to trigeminal neuropathy. Ann Intern Med. 1974;80(1):49-53.
63. Benedittis G, Bernasconi V, Ettore G. Tumours of the fifth cranial nerve. Acta Neurochir (Wien). 1977;38(1-2):37-64.
64. Bray PF, Carter S, Tavares JM. Brain stem tumors in children. Neurology. 1958;8(1):1-7.
65. Davis L, Haven HA. Surgical anatomy of the sensory root of the trigeminal nerve. Arch Neurol Psychiat. 1933;29:1-18.
66. Abbot M, Killeffer FA. Symptomatic trigeminal neuralgia. Bull Los Angeles Neurol Soc. 1970;35(1):1-10.
67. Dandy WE. Concerning cause of trigeminal neuralgia. Am J Surg. 1934;24:447-445.
68. Penman J. The differential diagnosis and treatment of tic douloureux. Postgrad Med J. 1950;26(302):627-36.
69. Barraquer-Bordas L. Sobre la herencia y etiopatogenia del tic doloroso trigeminal. Arq Neuropsiquiat. 1949;7(3):241-63.
70. Mitchell AB, Parson-Smith BC. Trichloroethylene neuropathy. Br Med J. 1909;1(5641):422-3.
71. Thuler LCS, Rebelo MS. Epidemiologia do câncer de boca. In: Kowalski LP, Dib LL, Ikeda MK, Adde C, editors. Prevenção, diagnóstico e tratamento do câncer bucal. Rio de Janeiro: Frôntis; 1999. p. 2-8.
72. Kligerman J, Dias FL. Tumores malignos da boca. In: Barsbosa MM, Spa GM, Lins RA. Diagnóstico e estadiamento dos tumores malignos de cabeça e pescoço. São Paulo: Atheneu; 2001. p. 79-89, cap. 10.
73. Cuffari L, Siqueira JTT, Nemr K, Rapaport A. Pain complaint as the first symptom of oral cancer: a descriptive study. Oral Surg Oral Med Oral Pathol Oral Radiol Endod. 2006;102(1):56-61.
74. Bonica JJ. Anatomic and physiologic basis of nociception and pain. In: Bonica JJ, editor. The management of pain. 2nd ed. Philadelphia: Lea and Febiger; 1990. p. 28-94, v. 1.
75. Bonica JJ. Postoperative pain. In: Bonica JJ, editor. The management of pain. 2nd ed. Philadelphia: Lea and Febiger; 1990. p. 61-480, v. 1.
76. Bonica JJ. Pain caused by cancer of the head and neck and otler specific syndromes. In: Bonica JJ, editor. The management of pain. 2nd ed. Philadelphia: Lea and Febiger; 1990. v.1, cap 45, p.793-817.
77. Scarbrough TJ, Day TA, Williams TE, Hardin JH, Aguero EG, Thomas CR. Referred otalgia in head and neck cancer: a unifying schema. Am J Clin Oncol. 2003;26(5):e157-62.
78. Lin T, Cohen SM, Coppit GL, Burkey BB. Squamous Cell Carcinoma of the Oropharynx and Hypopharynx. Otolaryngol Clin North Am. 2005;38(1):59-74, viii.
79. Instituto Nacional de Câncer. Carcinoma epidermoide da cabeça e pescoço. Condutas do INCA. Rev Bras Cancer. 2001;47:361-76.
80. Siqueira JTT, Ching LH, Nasri C, Siqueira SRDT, Teixeira MJ, Heir G, et al. Clinical study of patients with persistent orofacial pain. Arq Neuropsiquiatr. 2004;62(4):988-96.
81. Siqueira SRDT, Nobrega JCM, Valle LBS, Teixeira MJ, Siqueira JTT. Idiopathic trigeminal neuralgia: clinical aspects and dental procedures. Oral Surg Oral Med Oral Pathol Oral Radiol Endod. 2004;98(3):311-5.

82. Siqueira JTT. Dores mudas: as conseqüências das dores orofaciais na saúde. Curitiba: Maio; 2004.
83. Nóbrega JCM, Siqueira SRDT, Siqueira JTTS. Diferential diagnosis in atypical facial pain: a clinical study. Arq Neuropsiquiatr. 2007;65(2A):256-61.
84. Okeson JP. Dores bucofaciais de Bell. 5. ed. São Paulo: Quintessence; 1998.
85. Okeson JP. Dor orofacial: guia de avaliação, diagnóstico e tratamento. São Paulo: Quintessence; 2007.
86. Polivka M, Wassef M, Lot G, Herman P, Marsot Dupuch K, Prudhomme De Saint Maur P, et al. A palate tumour revealed by pain. Ann Pathol. 2002;22(4):324-7.
87. Kesse W, Violaris N, Howlett DC. An unusual cause of facial pain: malignant change in a calcified pleomorphic adenoma in the deep lobe of the parotid gland. Ear Nose Throat J. 2003;82(8):623-5.
88. Alderman MM. Disorders or the temporomandibular Joint and Related Structures. In: Lynch MA, editor. Burket's oral medicine, diagnosis and treatment. Philadelphia: Lippincott; 1977. p. 235-74.
89. Craig WM. Typical and atypical neuralgia of the face and neck. Proc Staff Meet Mayo Clin. 1936;11:677-81.
90. Shelden H. Compression procedure for trigeminal neuralgia. J Neurosurg. 1966;25(3):374-81.
91. Abraham PJ, Capobianco DJ, Cheshire WP. Facial pain as presenting symptom of lung carcinoma with normal chest radiograph. Headache. 2003;43(5):499-504.
92. Naidich TP, Lin JP, Leeds NE, Kricheff II, George AE, Chase, NE, et al. Computed tomography in the diagnosis of extra-axial posterior fossa masses. Radiology. 1976;120(2):333-9.
93. Ongerboer de Visser BW, Melchase K, Mengens PHA. Corneal reflex latency in trigeminal nerve lesions. Neurology. 1977;27(12):1164-7.
94. Gold DR, Annino DJ. Management of the neck in salivary gland carcinoma. Otolaryngol Clin North Am. 2005;38(1):99-105, ix.
95. Rego AM. Tumores benignos do pescoço. In. Rego AM, editor. Tumores do pescoço. Rio de Janeiro: Atheneu; 1996. p. 25-109.
96. Karras SC, Wolford LM, Cotrell DA. Concurrent osteocondroma of the mandibular condyle and ipsilateral cranial base resulting in temporomandibular joint ankylosis: report of case and review of the literature. J Oral Maxillofac Surg. 1996;54(5):640-6.
97. Kurita K, Ogi NV, Yoshida K. Osteochondrom of the mandibular condyle. A case report. Int J Oral Maxillofac Surg. 1999;28(5):380-2.
98. Iizuka T, Schroth G. Laeng H, Lädrach K. Ostheocondroma of the mandibular Condyle: report of case. J Oral Maxillofac Surg. 1996;54(4):495-501.
99. Chaudhry AP, Robinnovith MR, Mitchelli DF, Vickers RA. Chondrogenic tumors of the jaws. Am J Surg. 1961;102:403-11.
100. Ritcher KJ, Freman NS, Quick CA. Chondrosarcoma of temporomandibular joint: report of case. J Oral Surg. 1974;32(10):777-81.
101. Nitzan DW, Marmary Y, Hasson O, Elidan J. Chondrosarcoma arising in the temporomandibular joint. A Case report and literature review. J Oral Maxillofac Surg. 1993;51(3):312-5.
102. Sessena E, Tullio A, Ferrari S. Chondrosarcoma of the temporomandibular joint case report and literature review. J Oral Maxillofac Surg. 1997;55(11):1348-52.
103. German DS. A case report: acoustic neuroma confused with TMD. J Am Dent Assoc. 1991;122(12):59-60.
104. Gobetti JP, Turp JC, Arbor A. Fiborssarcoma misdiagnosed as a temporomandibular disordes. Oral Surg Oral Med Oral Pathol Oral Radiol Endod. 1998;85(4):404-9.
105. Seymour LR. Carotid body tumor with concurrent masticatory pain dysfuction. Oral Surg Oral Med Oral Pathol Oral Radiol Endod. 1997;83(1):10-3.
106. Brandão LG, Ferraz AR. Tumores malignos da nasofaringe. Cirurgia de cabeça e pescoço. São Paulo: Rocca; 1989.
107. Brandão LG, Ferraz AR. Tumores malignos da orofaringe. Cirurgia de cabeça e pescoço. São Paulo: Rocca; 1989.
108. Nechar SA. Tumores benignos da orofaringe. In: Brandão LG, Ferraz AR. Cirurgia de cabeça e pescoço. São Paulo: Rocca; 1989. p. 341-53.
109. Magannello LC, Campos CR. Tumores benignos da mandíbula. In: Brandão LG, Ferraz AR. Cirurgia de cabeça e pescoço. São Paulo: Rocca; 1989. p. 363-5.
110. Waldron C. Patologia óssea. In: Neville BW. Patologia oral & maxilofacial. Rio de Janeiro: Guanabara Koogan; 1995. p. 431-80.
111. Neville BW. Patologia das glândulas salivares: In: Neville BW. Patologia oral & maxilofacial. Rio de Janeiro: Guanabara Koogan; 1995. p.314-52.
112. Neville BW. Patologia epitelial. In: Neville BW. Patologia oral & maxilofacial. Rio de Janeiro: Guanabara Koogan; 1995. p. 253-313.
113. Neville BW. Patologia dos tecidos moles: In: Neville BW. Patologia oral & maxilofacial. Rio de Janeiro: Guanabara Koogan; 1995. p. 353-404.
114. Volpato LER, Silva TC, Oliveira TM, Sakai VT, Machado MAAM. Mucosite bucal radio e quimioinduzida. Rev Bras Otorrinolaringol. 2007;73(4):562-8.
115. Sonis S, Clark J. Prevention and management of oral mucositis induced by antineoplastic therapy. Oncology. 1991;5(12):6-10.
116. Caielli C, Martha PM, Dib LL. Sequelas orais da radioterapia: atuação da Odontologia na prevenção e tratamento. Rev Bras Cancerol. 1995;41:231-241.
117. Labbate R, Lenh CN, Dernardin OVP. Efeito da clorexidina na mucosite induzida por radioterapia em câncer de cabeça e pescoço. Rev Bras Otorrinolaringol. 2003;69(3):349-54.
118. Bensadoun RJ, Franquin JC, Ciais G, Darcourt V, Schubert MM, Viot M, et al. Low-energy He/Ne laser in the prevention of radiation-induced mucositis. A multicenter phase III randomized study in patients with head and neck cancer. Support Care Cancer. 1999;7(4):244-52.
119. Rothwell BR. Prevention and treatment pf orofacial complications of radiotherapy. J Am Dent Assoc. 1987;114(3):316-22.
120. Marx RE. Osteorradionecrosis: a new concept of this pathophysiology. J Oral Maxillofac Surg. 1983;41(5):283-8.
121. Soares HA, Marcucci G. Osteorradionecrose: avaliação dos fatores de risco. Rev Odontol Univ São Paulo. 1996;10(1):9-14.
122. Hasson O, Nahlieli Oxigênio hiperbárico e sua aplicação no tratamento da osterradionecrose e da osteomelite. Rev Assoc Paul Cir Dent. 1999;53:379-82.
123. Curi MM, Dib LL, Kowalski G, Mangini C. Opportunist actinomycosis of the jaws in patients affect by head and neck cancer: incidence and clinical significance. Oral Oncol. 2000;36(3):294-9.
124. Guebur MI, Rapaport A, Sassi LM, Oliveira BV, Pereira JCG, Ramos GHA. Alterações do fluxo salivar total não estimulado em pacientes portadores de carcinoma espinocelular de boca e orofaringe submetidos à radioterapia por hiperfracionamento. Rev Bras Cancerol. 2004;50(2):103-8.
125. Jham BC, Freire ARS. Complicações bucais da radioterapia em cabeça e pescoço. Rev Bras Otorrinolaringol. 2006;72(5):704-8.
126. Patt RB. Control of pain associated with advanced malignancy. In: Aronoff, GM. Evaluation and treatment of chronic pain. Baltimore: Willians & Wilkins; 1992. p. 313-39.
127. Ventrafridda V, Tamburini M, Caraceni A. A validation study of the WHO method for cancer pain relief. Cancer. 1987;59(4):850-6.
128. Teixeira MJ. Aspectos gerais do tratamento da dor. Rev Med. 1997;76:46-7.

129. Teixeira MJ. Controvérsias no uso de morfínicos no tratamento da dor não-oncológica. Anais do 3º SIMBIDOR; 1997. São Paulo: SIMBIDOR; 1997. p. 2-9.
130. Blunting P, McConachie I. Ilioinguinal nerve blockade for analgesia after caesarean section. Br J Anaesthiol. 1988;61(6):773-5.
131. Ready LB, Edwards WT. Management of acute pain: a pratical guide. Seattle: IASP; 1992.
132. Teixeira MJ, Pimenta CA, Lin TY, Figueiró JAB. Assistência ao doente com dor. Rev Med USP. 1998;1:104-9.
133. Joshi GP. Postoperative pain management. Int Anesthesiol Clin. 1994;32(3):113-26.
134. Lin TY. Distrofia simpático-reflexa e causalgia: estudo clínico e terapêutico [dissertação]. São Paulo: Universidade de São Paulo; 1995.
135. Kluger MT, Ohn H. Narcotics in acute pain. Aust Fam Physician. 1989;18(12):1529-30, 1532, 1534-6.
136. P.R. Vademecum. São Paulo: Soriak; 1997.
137. Cohn BT, Draeger RI, Jackson DW. The effects of cold therapy in the postoperative management of pain in patients undergoing anterior cruciate ligament reconstruction. Am J Sport Med. 1989;17(3):344-9.
138. Lehmann JF, Lateur BJ. Ultrasound, shortwave, microwave, superficial heat and cold in the treatment of pain. In: Wall P, Melxack R, editors. Textbook of pain. 2nd ed. Edinburgh: Churchill Livingstone; 1989. p. 932-41.
139. Haldeman S. Manipulation and massage for the relief of pain. In: Wall P, Melxack R, editors. Textbook of pain. 2nd ed. Edinburgh: Churchill Livingstone; 1989. p. 942-51.
140. Tyler E, Caldwell C, Chia JN. Transcutaneous electrical nerve stimulation: an alternative approach to the management of postoperative pain. Anesth Analg. 1982;61(5):449-56.
141. Levine JD, Gormley J, Fields HL. Observations on analgesic effects of needle puncture (acupuncture). Pain. 1976;2(2):149-59.
142. Sung YF, Kutner MH, Cerine FC, Frederickson EL. Comparison of the effects of acupuncture and codeine on postoperative dental pain. Anesth Analg. 1977;56(4):473-8.
143. Velasco Dias P, Carvalho LRRA, Fé AM, Ferreira LCP, Pinho BP, Siqueira JTT. Reconstrução facial com prótese ancorada em implantes osteointegrados. Rev Bras Implant. 1997;3(4):7-11.

CASO CLÍNICO 39.1

Dor orofacial crônica e ardência bucal em paciente diabética, desdentada total e com histórico de câncer bucal

Mulher branca, 64 anos, com dor episódica unilateral em boca e face há seis anos. A dor piora ao abrir a boca, principalmente na região pré-auricular, bilateral, sendo mais acentuada à direita. Relata também boca seca, queimação na língua e dificuldade mastigatória. Desdentada total há 20 anos, usava apenas a prótese total superior (PTS), embora apresentasse um bom rebordo alveolar inferior. Ao exame físico, observou-se redução salivar, uma fístula oronasal no palato esquerdo de aproximadamente 3 mm de diâmetro e outra no rebordo alveolar, inclusive com secreção devido à xerostomia e dificuldade de higiene local. Apresentou câncer de boca há 18 anos e foi tratada por cirurgia e radioterapia. A pele do rosto e a mucosa dos lábios se apresentam ressecadas e enrijecidas em decorrência da radioterapia. Tem diabetes melito tipo I e necessita de 50 UI de insulina diariamente.

Hipóteses diagnósticas: recidiva do câncer, síndrome da ardência bucal, neuropatia diabética e dor musculoesquelética da face (disfunção temporomandibular – DTM).

Tratamento sintomático: reposição postural da mandíbula por meio de goteira em acrílico para reposição da dimensão vertical (DV); cuidados locais para controle da ardência bucal (água fenicada 2%).

Diagnóstico final: dor muscular mastigatória em paciente edêntulo associado à síndrome de ardência bucal.

Evolução: durante o período de acompanhamento de quatro meses, a doente manteve-se sem dor, com excelente função mandibular e consequente melhora na qualidade de vida (ver Fig. 39.4).

Comentário. A dor facial foi nitidamente de natureza muscular (DTM), possivelmente por associação de fatores de risco, como ausência da prótese total inferior, discinesia do idoso decorrente da falta da prótese, rigidez da pele (sequela de radioterapia) e estado de ansiedade determinado pela dor, medo de recidiva e desorientação. Inicialmente, é preciso investigar uma possível recidiva do câncer, o que não ocorreu nesse caso. Além disso, a paciente era diabética e a possibilidade de neuropatia diabética na face deve ser investigada, pois pode causar ardência bucal e comprometer as funções realizadas na boca. O exame físico detectou músculos mastigatórios doloridos. Entretanto, quando há variabilidade de possíveis causas, elas devem ser investigadas, como nesse caso, pois a paciente poderia ter uma dor muscular mastigatória secundária ao comprometimento das funções orais. Sensibilização central e plasticidade neuronal são frequentes em dor muscular. Em consequência, ela se torna difusa e de pobre localização. Em dor musculoesquelética, é indispensável o controle dos fatores perpetuantes e, nesse sentido, a falta de prótese pode ser considerada crítica. O controle da dor nesses casos pode ser obtido com medidas paliativas que visam à qualidade de vida do doente. Medidas farmacológicas e fisiátricas, embora importantes, nem sempre são suficientes para o controle prolongado da dor, sendo necessária a reabilitação morfofuncional com o uso de próteses dentárias.

CAPÍTULO 40

DOR NA MUCOSA ORAL

Juliana Bertoldi Franco
André Caroli Rocha

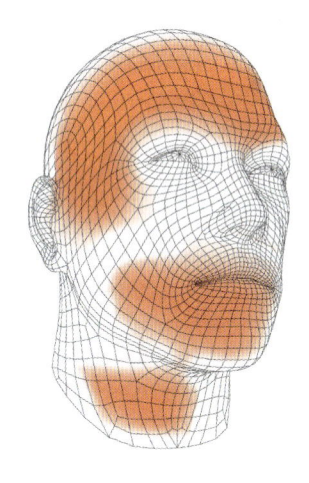

A mucosa da cavidade oral é alvo de inúmeras lesões que apresentam como sintoma primário a dor e comprometem a qualidade de vida do paciente. Algumas lesões orais podem ser a primeira manifestação clínica de doenças sistêmicas, e por isso é fundamental a avaliação inicial que pode levar ao diagnóstico rápido e ao tratamento correto da doença. Essa conduta contribui para um melhor prognóstico para o paciente, como nos casos das doenças autoimunes. Outras lesões orais podem decorrer de reações adversas ao tratamento instituído, como as mucosites orais em pacientes oncológicos submetidos à radioterapia de cabeça e pescoço ou à quimioterapia.

Na mucosa oral ou na região perioral, é possível observar lesões decorrentes de doenças sistêmicas de imunossupressão, como o herpes labial, que ocasiona sintomatologia extremamente dolorosa e alto potencial de transmissão devido à elevada carga viral presente nas vesículas da lesão.

Outras lesões que acometem a mucosa oral e não apresentam causa definida, ou seja, as lesões idiopáticas, como as úlceras aftosas recorrentes, também geram desconforto e dor.

É importante lembrar que sempre devemos realizar um minucioso exame clínico intra- e extraoral, pois é com base nos sinais observados na pele e mucosa oral que o cirurgião dentista ou outro profissional da saúde pode realizar o diagnóstico precoce da doença sistêmica, permitindo que o tratamento ideal seja realizado o mais breve possível.

Portanto, em relação à mucosa oral, a dor pode ser o sintoma inicial de doenças sistêmicas, e tais afecções deveriam estar relacionadas no diagnóstico diferencial das dores orofaciais. Este capítulo realça a necessidade de avaliar a dor também no *"paciente com necessidades especiais."*

INTRODUÇÃO

A mucosa oral é fartamente vascularizada e inervada, o que justifica o fato de problemas considerados simples, como a afta ou pequenas lesões traumáticas por próteses dentárias, serem motivo de grandes queixas. Como já foi apresentado em outros capítulos deste livro, o complexo trigeminal caracteriza-se pela extensa inervação da face e de estruturas intra e extracranianas, o que motiva enorme convergência central. A mucosa oral pode ser acometida por inúmeras doenças de natureza local ou sistêmica, e a dor delas decorrente é considerada superficial e normalmente bem localizada. Nem sempre estão presentes lesões, como no caso da ardência bucal, que será discutida em outro capítulo, ou em doenças como o câncer de mandíbula ou de língua, que pode causar dor referida na gengiva ou na mucosa oral.

A dor na mucosa oral destaca-se pelo fato de que inúmeras doenças sistêmicas manifestam-se inicial ou secundariamente nessa região. Assim, a dor pode ser o sintoma inicial ou prodrômico de diversas doenças sistêmicas que serão discutidas neste capítulo. Além disso, feridas e lesões abertas na mucosa oral são extremamente dolorosas e debilitantes, como a mucosite oral, que pode até ocasionar a interrupção do tratamento de doenças oncológicas. Esses pacientes necessitam de atenção e cuidados locais, além dos cuidados sistêmicos, e o controle da dor é indispensável para melhorar sua qualidade de vida, melhorar a ingestão de alimentos e reduzir riscos nutricionais.

Alguns dos pacientes com lesões decorrente de doenças sistêmicas na mucosa oral estão tão debilitados que é frequente sua internação, sendo esses cuidados comuns nas equipes odontológicas hospitalares. Entretanto, o controle da dor nem sempre é uma prioridade e deveria ser motivo de atenção dos profissionais envolvidos no tratamento de câncer ou de doentes com dores orofaciais.

DOENÇAS SISTÊMICAS QUE PODEM AFETAR A MUCOSA ORAL

No Quadro 40.1 encontra-se uma relação de diferentes tipos de lesões que podem acometer a mucosa oral.[1] Serão abordados neste capítulo: mucosites orais, lúpus eritematoso sistêmico, pênfigo vulgar, vírus do herpes simples, lesões vesicobolhosas (penfigoide benigno da mucosa), líquen plano erosivo, ulceração aftosa recorrente (afta). Embora raramente, o vírus do herpes-zóster pode ocorrer na mucosa oral, entretanto suas manifestações na pele são comuns, sendo a neuralgia pós-herpética (NPH) importante condição álgica que pode acometer o sistema trigeminal.

Quadro 40.1. Lesões da mucosa oral

Lesões ulcerativas, vesiculares e bolhosas
a. Viróticas
b. Eritema multiforme
c. Estomatites alérgicas
d. Úlceras secundárias ao tratamento do câncer
e. Aftas recorrentes
f. Síndrome de Behçet
g. Múltiplas lesões crônicas (pênfigos, dermatite bolhosa, imunossupressão)
h. Micoses orais (histo, blasto e mucomicoses) – No Brasil, é relevante a paracoccidiose
Lesões brancas e vermelhas
a. Candidíase
b. Actínicas
c. Leucoplasias
d. Doença de Bowen
e. Eritroplasia
f. Líquen plano
g. Lúpus Eritematoso Sistêmico (LES)
h. Grânulos de Fordyce
Lesões pigmentadas
a. Hemangioma
b. Sarcoma de Kaposi
c. Melanoma

Fonte: Greenberg e Glick.[1]

Mucosites orais

A ressecção cirúrgica, a radioterapia e a quimioterapia são os métodos aplicáveis para o tratamento do câncer e são feitos isoladamente ou em associação, e a escolha depende de outros fatores, como o tamanho e a localização do tumor, o tipo e o estágio da doença. Independentemente do tratamento instituído, pode ocorrer complicações que, embora em sua maioria sejam transitórias, ocasionam dor e diminuem a qualidade de vida dos pacientes. Dentre elas, destacam-se as mucosites orais.

A lesão de mucosite oral é caracterizada por eritema, edema, sangramento, ulceração e formação de pseudomembrana. Essa lesão pode se desenvolver em resposta à radioterapia de cabeça e pescoço, ou à quimioterapia.[2]

A mucosite oral induzida por agentes quimioterápicos é um efeito adverso proveniente do tratamento do câncer, sendo dose-limitante e de grande importância para a continuidade do tratamento. Essa lesão causa dor ao paciente, dificulta a alimentação e serve como porta de entrada para infecções secundárias, principalmente dos próprios microrganismos da flora oral.[2]

A frequência da mucosite varia e é influenciada pelo diagnóstico que o paciente apresenta, pela idade, qualidade da saúde oral antes do início do tratamento, dose e frequência do agente quimioterápico administrado, sendo diretamente proporcional à velocidade das mitoses dos tecidos. Pacientes jovens desenvolvem mais mucosites que pacientes adultos recebendo a mesma terapia para similar doença, pois a velocidade de mitose dos tecidos é maior em pacientes jovens.[3]

A mucosite é um processo biológico complexo que apresenta quatro fases de desenvolvimento: fase inflamatória/vascular, fase epitelial, fase bacteriológica/ulcerada e fase de cicatrização. Cada fase é interdependente e as consequências de cada uma são mediadas por citocinas, pelo efeito direto do quimioterápico sobre o epitélio oral, pela flora oral bacteriana, e pela condição da medula óssea do paciente.[4]

Além da classificação clássica da mucosite oral feita por Sonis,[4] em 1998, em relação às suas fases biológicas, a mais utilizada atualmente foi proposta pela Organização Mundial de Saúde,[5] que não considera somente o aspecto da lesão, mas também os sinais e sintomas que o paciente apresenta, dividindo-os por níveis de gravidade: mucosite grau 1 (inflamação/eritema), mucosite grau 2 (eritema, presença de úlcera, com dieta sólida), mucosite grau 3 (úlceras confluentes, dieta líquida), mucosite grau 4 (impossibilidade de alimentação oral e hemorragia).

Dependendo do grau de mucosite, o tratamento para a melhora das condições orais dos pacientes será instituído, e consistirá em métodos paliativos para diminuição da dor, do desconforto oral e do risco de hemorragia, e para a prevenção de infecções.[6] Inúmeras terapêuticas são utilizadas para o tratamento das mucosites orais, como a administração de fármacos, anestésicos tópicos, corticoides, antissépticos bucais, crioterapia, aplicação de *laser* de baixa potência; entretanto, não há menção à importância da higiene oral para o tratamento das lesões.[6-10]

A experiência da Divisão de Odontologia do Hospital das Clínicas da Faculdade de Medicina da Universidade de São Paulo (HC/FMUSP) mostra que a higiene oral é um dos fatores mais importantes para o sucesso da terapia instituída, e que, depois disso, podemos associar medidas locais para agilizar o processo de reparo das lesões de mucosites. A higiene oral promove a remoção da pseudomembrana que recobre a mucosite, expondo a superfície da lesão que entrará em contato com os agentes tópicos utilizados.

O tratamento das mucosites orais é determinado pelo nível de gravidade das lesões observadas no exame clínico, no qual o paciente é orientado em relação à dieta: deve ser morna/fria e pastosa, não ácida e não condimentada. A higiene oral deve ser rigorosa para eliminar placa bacteriana imatura e células epiteliais descamadas. O paciente deve realizar bochechos frequentes com chá de camomila frio e sem açúcar, pois esse fitoterápico possui propriedades analgésicas e anti-inflamatórias, estimulando a formação de tecido de granulação, a epitelização das mucosas, e acelerando a cicatrização.[5,11] Em casos de mucosites mais graves, bochechos com duração de um minuto ou aplicação tópica na mucosa oral com elixir de dexametasona 0,5 mg devem ser realizados a cada 8 horas para diminuir a inflamação local.[12-14]

O tratamento das mucosites orais pode ser realizado com sucesso instituindo-se a aplicação profilática ou terapêutica de *laser* de baixa potência na extensão das lesões. O *laser*, em quadros de dor aguda, interfere na evolução do processo inflamatório, aumentando a microcirculação da área afetada e produzindo alterações na pressão hidrostática capilar, que resulta em absorção do edema e eliminação do acúmulo de catabólitos intermediários, como o ácido pirúvico e o ácido lático. Tem ação direta sobre os fibroblastos e miofibroblastos, o que acelera o processo de reparo. Promove analgesia pela ação sobre os receptores periféricos e centrais de dor.[15,16]

O tratamento adequado das mucosites orais melhora a qualidade de vida durante o tratamento oncológico e diminui o risco da interrupção da terapêutica instituída, resultando em melhor prognóstico para o paciente. Ver Casos clínicos 40.1 e as Figuras 40.1 e 40.2, respectivamente.

Lúpus eritematoso sistêmico

O termo "lúpus eritematoso", derivado do latim *lupus* (lobo), tem sido empregado desde o século XVI para descrever lesão destrutiva, ulcerada e eritematosa da pele da face como se fossem mordidas de um animal (um lobo). Ao longo da história, diversos autores têm estudado tais lesões na tentativa de melhor caracterizar o lúpus como entidade patológica.[17]

A doença é considerada autoimune, mediada por complexos imunes patogênicos, com produção de autoanticorpos que reagem com uma variedade de componentes celulares e extracelulares.[17] Essas imunoglobulinas participam da formação de depósitos imunes, que desencadeiam resposta inflamatória e consequente morte celular, destruição tecidual ou falência do órgão afetado.[18]

A etiopatogenia do lúpus eritematoso sistêmico (LES) é desconhecida, mas acredita-se que decorra de acúmulo de anormalidades associadas, como alterações hormonais, genéticas, infecções virais e ambientais.[19-20]

O LES é mais comum em mulheres do que em homens (8:1). Todas as raças são afetadas, principalmente indivíduos na faixa etária dos 20 aos 40 anos, podendo também acometer crianças.[21]

Suas apresentações clínicas são variadas, compreendendo desde doença cutânea, com manifestações sistêmicas discretas e transitórias, a doença multissistêmica, com lesões cutâneas em cerca de 80 a 90% dos casos. O diagnóstico e a subclassificação são baseados na correlação entre as manifestações clínicas e as alterações sorológicas.[17,19,22-27]

A manifestação inicial é diversa; geralmente as primeiras alterações ocorrem nas articulações e na pele. O curso e o prognóstico são variáveis, caracterizados por períodos de quiescência e exacerbação da doença, podendo acometer órgãos e/ou tecidos.[28]

Lesões orais são frequentes, e a sua avaliação clínica e histopatológica é de grande importância para o diagnóstico do lúpus, uma vez que podem ocorrer precocemente na história natural da doença. As lesões orais do LES são semelhantes a outras entidades em seus aspectos clínicos, e o diagnóstico diferencial é feito por meio da histopatologia convencional com hematoxilina e eosina (HE), coloração pelo PAS (ácido periódico de Schiff), além do estudo por imunofluorescência direta, que permite identificar a deposição de imunoglobulinas (IgG, IgM e IgA) e complemento na zona da membrana basal.[29]

O envolvimento da mucosa oral ocorre em 7 a 40% dos casos, e é mais frequente nos momentos de exacerbação da doença.[22,30] Em 2004, Franco e colaboradores[29] avaliaram 112 pacientes com o diagnóstico de LES em acompanhamento no Ambulatório de Colagenoses do Departamento de Dermatologia do HC/FMUSP, sendo que 18 deles (16,07%) apresentavam lesões orais.

As lesões orais do LES apresentam-se como ulcerações, enantemas, placas esbranquiçadas, lesões purpúricas e leucoplasias (Caso clínico 40.3 e Figs. 40.3 e 40.4). A diversidade clínica dessas lesões permite diagnóstico diferencial clínico com lesões orais do líquen plano, lesões traumáticas, leucoplasias e candidíase oral, aporem com a necessidade de estudo histológico e micológico. O acometimento da semimucosa labial constitui a queilite lúpica (ver Fig. 40.4), que deve ser diferenciada da queilite actínica.[24,31,32]

As áreas mais acometidas pela lesão oral do lúpus são a mucosa jugal, região de palato duro, vermelhão dos lábios e língua.[22,24,30,32-35]

Ao exame histopatológico (HE), observamos hiperqueratose, hiperplasia epitelial alternada com áreas de atrofia e degeneração vacuolar da camada basal. Em alguns casos, ulceração recoberta por exsudato fibrinoso se faz presente. Em região subepitelial, existe infiltrado linfocítico que pode ser focal, intersticial ou perivascular. Na profundidade, infiltrado inflamatório mononuclear é detectado em região perivascular. A coloração pelo PAS mostrou espessamento da membrana basal, o que completa o quadro da doença.[22,27,30,31]

Burnham e colaboradores[36] em 1963, utilizaram imunofluorescência direta para demonstrar complexo antígeno-anticorpos (IgG e algumas vezes IgM, IgA e complemento) presente na junção dermoepidérmica de lesões de pele. Em 1969, Burnham e Fine[37] determinaram o termo "teste de banda lúpica", que se refere à detecção da deposição de IgG, IgM, IgA e componentes do complemento ao longo da junção dermoepidérmica em pele lesada e não lesada. A deposição exibe padrões granulares, lineares, homogêneos e fibrilares em biópsias de LES submetidas ao teste de imunofluorescência direta.[25,36-38]

As manifestações orais do LES podem ser o primeiro sinal da doença, mas, devido à diversidade clínica dessas lesões, o diagnóstico clínico pode ser difícil pela semelhança com as lesões orais do líquen plano, leucoplasias e lesões traumáticas. É importante lembrar que os diagnósticos diferenciais das lesões orais desses pacientes são feitos em relação a leucoplasia, líquen plano e candidíase oral, quando a lesão se encontra na mucosa jugal. Lesão labial do LES pode ter como diagnóstico diferencial queilite actínica, queilite angular e carcinoma espinocelular. Nos casos em que a lesão apresenta característica bolhosa e ulcerada, o diagnóstico diferencial se dá em relação às doenças vesicobolhosas (penfigoide e líquen bolhoso) e à úlcera aftosa recorrente. Quando a lesão se apresenta em região de palato duro, o diagnóstico diferencial é de candidíase oral.[29]

O tratamento das lesões orais segue o tratamento sistêmico para o lúpus, que se baseia na administração de altas dosagens de corticoides, antimaláricos (cloroquina), metotrexato e talidomida. As lesões orais apresentam curso crônico, e a resolução depende da melhora da condição sistêmica.[21]

Pênfigo vulgar

O pênfigo é considerado uma doença vesicobolhosa autoimune de curso crônico, com envolvimento da pele e das mucosas, entre elas a mucosa oral, a mucosa nasal, conjuntiva ocular, genitais, esôfago, faringe e laringe.[39,41]

O pênfigo é classificado como vulgar, vegetante, foliáceo e eritematoso. O vulgar é o de maior prevalência, representando aproximadamente 95% dos casos, muitas vezes ocasionando lesões orais.[42,43]

O termo "pênfigo vulgar" (PV) deriva do grego *Pemphix*, que significa bolha ou vesícula, e do latim *vulgaris*, que designa comum.[40,44]

A prevalência do pênfigo é de 0,1 a 0,5 para cada 100 mil habitantes por ano. Acomete pacientes adultos (quinta década de vida) e idosos, sendo raro em crianças e não há predileção por sexo.[44,45] O PV é uma condição importante, com comprometimento sistêmico, que, se não tratado adequadamente, pode levar o paciente à morte.[46-48]

É classificado como uma doença autoimune de etiologia desconhecida, cujas possíveis causas são fatores ambientais, infecções virais, fármacos e certos alimentos. O próprio sistema imune do paciente inicia a produção de autoanticorpos contra uma glicoproteína superficial das células epidérmicas, ocasionando perda de contato entre células (acantólise) e o desenvolvimento de uma fenda no epitélio, com formação de bolhas intraepiteliais.[39-44]

O PV pode estar associado a outras doenças autoimunes, como artrite reumatoide, *miastenia gravis*, lúpus eritematoso sistêmico e anemia perniciosa.[44]

As lesões orais podem ser os primeiros sinais do PV antes do acometimento cutâneo, e são determinantes para o diagnóstico precoce, tratamento adequado e melhor prognóstico para o paciente.[40,42,49] Essas lesões causam sintomatologia dolorosa, dificuldade de alimentação, disfagia, sialorreia, halitose e dificuldade de comunicação, o que resulta em baixa qualidade de vida do paciente.

As lesões caracterizam-se inicialmente por bolhas/vesículas que são raramente observadas tanto pelo paciente quanto pelo cirurgião-dentista, pois são friáveis e de curta duração na cavidade oral devido à fácil ruptura, o que faz com que sejam observadas ao exame clínico como erosões e ulcerações sem tendência à cicatrização e com sangramento espontâneo quando manipuladas, podendo afetar a mucosa jugal, labial, soalho bucal, ventre lingual e gengiva.[39-44]

Manifestações mais agressivas podem comprometer com gravidade a gengiva de forma descamativa ou erosiva; as bolhas se rompem, deixando o tecido eritematoso ou ulcerado.[40,50] As lesões orais podem permanecer localizadas por longos períodos e, gradualmente, tornam-se generalizadas se não tratadas (Fig. 40.5).

Inúmeras doenças autoimunes ocasionam lesões em mucosa oral, por isso a gama de hipóteses diagnósticas se amplia.[43-51] Uma manobra que pode ser realizada para o diagnóstico de PV é a do sinal de Nikolsky, em que se deve pressionar a mucosa oral para que ocorra a formação de uma bolha. Muitos autores consideram esse procedimento não específico e, muitas vezes, negativo, sugerindo que seja realizada a biópsia das lesões com posterior avaliação histopatológica convencional e pela técnica da imunofluorescência direta.[40,43,50]

A histopatologia revela uma separação intraepitelial característica que ocorre logo acima da camada de células basais do epitélio, acantólise da camada espinhosa e presença de células de Tzank, que são células epiteliais arredondadas, caracterizadas por núcleos maiores, hipercromáticos e de citoplasma claro quando realizado esfregaço citológico. Um infiltrado de células inflamatórias brando a moderado costuma ocorrer no tecido conjuntivo subjacente.[41-43,52]

O diagnóstico de PV deve ser confirmado pelo exame de imunofluorescência direta. Nesse procedimento, os anticorpos (IgG e IgM) e componentes do complemento (C3) podem ser demonstrados nos espaços intercelulares das células epiteliais.[40,41]

O tratamento das lesões orais do PV segue invariavelmente o tratamento proposto para as lesões cutâneas. É baseado na imunossupressão por corticoides em altas dosagens, associados ou não a outras drogas imunossupressoras, como a azatioprina ou ciclofosfamida, metotrexato e ciclosporina.[40-43,48,53]

Na Divisão de Odontologia do Instituto Central do HC/FMUSP, o protocolo de atendimento aos pacientes com lesões orais do PV traz orientações de higiene oral com escova dentária supermacia ou gaze embebida em antisséptico oral não alcoólico; orientações de dieta pastosa morna ou fria, não ácida e não condimentada; e bochechos a cada hora com chá de camomila frio e sem açúcar para hidratação e analgesia. Em casos mais graves, utilizamos bochechos com elixir de dexametasona 0,5 mg, instruindo o paciente a realizá-los durante um minuto, três vezes ao dia, para diminuir o processo inflamatório e acelerar o reparo. Utilizamos também a aplicação de *laser* de baixa potência pontualmente ao longo da lesão para reduzir o processo inflamatório local, estimular o reparo das lesões e promover analgesia imediata.

Vírus do herpes simples

O vírus do *herpes simples* (HSV) é um DNA vírus pertencente à família do herpes-vírus humano. Existem dois tipos de HSV: tipo 1 (HSV-1) e tipo 2 (HSV-2).[42,43,54-56]

O HSV-1 está presente na saliva e secreções orofaríngeas infectadas, ou no conteúdo das lesões periorais ativas. As lesões acometem as regiões oral, facial e ocular, sendo também observadas na faringe, mucosa oral, palato duro, língua, lábios, olhos e pele acima da cintura. O HSV-2 encontra-se nas regiões genitais e é transmissível por contato sexual. As lesões clínicas de ambos os tipos são idênticas e apresentam as mesmas alterações teciduais.[43,56,57]

A infecção pelo HSV é comum. Os seres humanos são a única reserva natural do vírus e a transmissão ocorre pelo contato direto com as lesões ou com a saliva infectada. Uma vez que ocorre a infecção, o paciente se torna fonte de disseminação do vírus, apresentando períodos de latência e reativação, de acordo com o seu estado geral.[42,43,56,58-60]

A infecção primária do HSV é denominada *gengivoestomatite herpética aguda* (GEHA). Acomete crianças a partir de seis meses de idade, com picos entre dois e cinco anos, em que a doença apresenta instalação súbita acompanhada de erupções vesiculares na superfície mucosa seguida de ruptura espontânea e ulcerações recobertas por pseudomembrana. Apresenta intensa sintomatologia dolorosa e surge nos primeiros três dias após a incubação viral, com resolução gradual entre sete a dez dias, e sem cicatrizes. Essas lesões podem acometer a gengiva, a língua, mucosa jugal, lábios, tonsilas e faringe posterior. Tanto a mucosa móvel quanto a aderida podem ser afetadas e, na grande maioria dos casos, a gengiva torna-se edemaciada, dolorosa e eritematosa.[42,56]

As lesões orais são acompanhadas por hipertermia, irritabilidade, cefaleia, artralgia, mal-estar geral, anorexia, sialorreia e linfadenopatia cervical. A gravidade do quadro clínico é variável, e crianças que apresentam um quadro mais grave recusam alimentos sólidos, pastosos e líquidos.[42,43,56,61]

Após a infecção primária, o vírus migra pelas fibras sensitivas trigeminais e permanece em latência no interior do gânglio trigeminal. Pode ficar latente por longos períodos, sendo que o quadro típico da infecção herpética secundária ou recorrente (herpes bucal) e pode ser desencadeado por fatores predisponentes, como, doenças febris, traumas, estresse emocional, luz ultravioleta, alterações hormonais, imunossupressão, sorologia positiva para HIV e quimioterapia.[42,43,54,56-60,62]

As lesões geralmente acometem a pele e o vermelhão dos lábios, podendo ocorrer ocasionalmente na gengiva e palato duro. Em pacientes imunossuprimidos, outras áreas podem ser acometidas, como a língua, apresentando lesões exofíticas. Antes do aparecimento das lesões, aparecem sinais prodrômicos, como desconforto e dor no local, prurido e queimação. As lesões bucais consistem em um pequeno número de vesículas discretas agrupadas, e são altamente infectantes porque o seu conteúdo apresenta alta carga viral (Fig. 40.6.A). Posteriormente, essas vesículas se rompem, formando pequenas úlceras (Fig. 40.6.B) que trazem desconforto e dor aos pacientes e cicatrizam espontaneamente dentro de sete a dez dias.[43,57-60,62]

Apesar de a história clínica ser sugestiva de infecção pelo HSV, o diagnóstico pode ser obtido por meio de cultura do conteúdo das vesículas ou análise histopatológica, imunofluorescência direta, imunoperoxidase indireta, PCR e citologia das lesões.[43,54,61,63,64]

Na microscopia clássica, podemos observar degeneração reticular das células epiteliais resultando em acantólise e formação de vesículas intraepiteliais. Presença de células multinucleadas e inclusões virais eosinofílicas também são observadas e são bem características da infecção pelo HSV.[43,54]

O tratamento das lesões orais do herpes é constituído pela aplicação tópica de aciclovir creme sobre as lesões. Em quadros mais graves, ou em pacientes imunossuprimidos, deve-se associar o aciclovir creme com aciclovir via oral, na posologia de 200 mg, cinco vezes ao dia durante cinco dias.

Lesões vesicobolhosas e dor

As doenças vesicobolhosas são um grupo de dermatoses de curso crônico caracterizado pelo aparecimento de lesões bolhosas na pele e/ou nas mucosas, cuja etiopatogenia está ligada a um fenômeno de autoimunidade. Esse grupo compreende os pênfigos e os penfigoides, além de outras dermatoses.[65] É preciso ressaltar que muitas outras dermatoses se caracterizam fundamentalmente, ou ao menos em episódios, pelo aparecimento de surtos bolhosos mucocutâneos que não apresentam a mesma etiopatogenia.

São exemplos dessas dermatoses, incluídos no grupo ora estudado: o líquen plano, o pênfigo vulgar, o LES e o eritema multiforme. Todas essas doenças possuem certas características em comum e estão associadas a diversas manifestações bucais que variam em frequência, gravidade e consequências sistêmicas. A dor e as limitações funcionais são os sintomas que normalmente conduzem o paciente a buscar diagnóstico e tratamento.

Penfigoide benigno de mucosa

É uma doença autoimune crônica caracterizada pela formação de bolhas subepiteliais, acometendo principalmente a mucosa e, ocasionalmente, a pele. Ocorre principalmente em pessoas com mais de 50 anos e afeta mais mulheres, numa proporção de 3:1.[65]

Características clínicas: as lesões bucais representam a característica mais marcante da doença, apresentando-se como erosões na mucosa ou como gengivite descamativa. As regiões mais envolvidas são a gengiva, mucosa jugal e palato.

As lesões apresentam-se como erosões ou úlceras, sendo difícil a visualização das vesículas ou bolhas. Após a reparação, pode permanecer cicatriz e fibrose no local. A gengivite descamativa apresenta grau variado de exposição do tecido conjuntivo subjacente, de maneira localizada ou generalizada, e afeta principalmente a gengiva vestibular.[66]

As lesões cutâneas, quando presentes, apresentam-se como vesículas ou erosões, na região de cabeça e pescoço, que deixam cicatriz após reparação.

As lesões oculares ocorrem em quase metade dos pacientes, iniciando-se como uma conjuntivite crônica com sintomas de ardência, irritação e epífora. Cicatrização e fibrose recorrentes podem levar à fusão da esclera com a conjuntiva palpebral (simbléfaro). O intervalo médio entre o diagnóstico de penfigoide benigno da mucosa (PBM) bucal e a primeira manifestação oftalmológica variou de 0 a 144 meses (média de 19,3).[67] Os danos oculares ocasionam cegueira em 15% dos casos.

Propedêutica

Frente a uma suspeita clínica de PBM, deve-se proceder à realização de biópsia incisional do tecido perilesional. O espécime deve ser removido da borda de uma vesícula ou da união do tecido de aparência normal e o tecido desepitelizado. Nesse local, haverá maior probabilidade de obtenção de material que apresente alterações histológicas, permitindo ao patologista estabelecer o diagnóstico. A manipulação do tecido deve ser delicada, pois ele tende a ser muito friável, o que dificulta a remoção de um fragmento intacto envolvendo epitélio e conjuntiva. Parte do material deve ser fixado em formol a 10% e encaminhado para exame histopatológico, e parte em soro fisiológico a 0,9%, e encaminhado para imunofluorescência direta.

A característica dolorosa das lesões bucais explica porque o diagnóstico é normalmente feito pelo cirurgião-dentista. O diagnóstico precoce das lesões bucais permite tratamento e controle da doença, minimizando o envolvimento de outros sítios e reduzindo a morbidade.

Achados histopatológicos e imunofluorescência: achados histopatológicos típicos incluem uma fenda subepitelial com infiltrado inflamatório crônico contendo principalmente neutrófilos e alguns linfócitos e eosinófilos.

Na maioria dos casos, a imunofluorescência direta do tecido perilesional revela IgG e C_3 em um padrão linear na membrana basal.[51]

Tratamento: o tratamento do PBM depende do grau de envolvimento do órgão ou tecido. A doença pode ser localizada e de evolução lenta ou progressiva, com alta morbidade. Há necessidade de controle da higiene bucal para melhorar o quadro de gengivite descamativa. Pacientes com PBM apresentam mais inflamação gengival e maior índice de placa que a população normal.[68] Os casos de lesões bucais isoladas tendem a ser bem controlados com corticoide tópico, como o propionato de clobetazol 0,05% em veículo adesivo (três vezes/dia).[69] Nas lesões gengivais, pode-se utilizar moldeira de acetato com alívio para contato mais prolongado da medicação. Nos pacientes com lesões bucais extensas, envolvimento de outras mucosas ou doença refratária a tratamento local, a terapia sistêmica é indicada. O tratamento deve ser individualizado e à base de corticoide sistêmico (prednisona) e/ou imunossupressor (dapsona, azatioprina).[70]

Líquen plano erosivo

Líquen plano oral (LPO) é uma doença inflamatória crônica com diferentes apresentações clínicas, e podem ser classificado como reticular ou atrófico/erosivo. É uma doença típica de adultos de meia idade, mais frequente em mulheres, numa proporção de 3:2.[71]

O líquen plano reticular é muito mais comum do que o líquen plano erosivo (LPE), porém aquele é normalmente assintomático, não necessitando de tratamento específico. Devido aos propósitos deste capítulo, iremos nos ater à forma erosiva da doença, que tem, na maioria das vezes, a dor como motivo principal da procura por um diagnóstico.

Características clínicas

O LPE apresenta-se como áreas atróficas, erosivas ou ulceradas em diferentes graus na mucosa bucal. Estrias brancas delicadas normalmente irradiam a partir da área eritematosa central. As lesões tendem a envolver mais de uma área da mucosa, em especial mucosa jugal, labial, borda de língua e gengiva. Quando a gengiva é afetada, pode mostrar a apresentação clínica de gengivite descamativa. Nessa situação, ou quando o quadro clínico não for conclusivo, deve-se realizar biópsia incisional de tecido perilesional para estabelecer diagnóstico diferencial, em especial com lúpus eritematoso, penfigoide benigno de mucosa e estomatite ulcerativa crônica.

Lesões semelhantes clínica e histologicamente podem ser induzidas por medicamentos ou corpo estranho (p. ex., amálgama), sendo denominadas mucosite liquenoide ou gengivite liquenoide.

Características histopatológicas

Os achados histopatológicos são típicos, mas não específicos, e incluem paraceratose ou ortoceratose em grau variável (exceto nas áreas de erosão), edema intraepitelial, cristas epiteliais ausentes ou em dente de serra, destruição da camada basal do epitélio e infiltrado inflamatório subepitelial em banda predominantemente linfocitário. Nos casos de LPE, esse infiltrado pode estender-se para regiões profundas do tecido conjuntivo.

Etiopatogenia

A imunopatogênese do LPO se deve à ação da atividade antigênica desconhecida expressa pela membrana citoplasmática dos queratinócitos basais ou por alteração das proteínas estruturais da membrana basal do epitélio, que produzem resposta imune celular persistente.[72]

A relação do estresse com o desenvolvimento do líquen é controversa. Alguns autores julgam que não existe essa correlação, não tendo encontrado diferença entre os níveis de estresse de pacientes com líquen e do grupo controle. Outros indicam que estresse emocional prolongado pode levar à psicossomatização e contribuir para o início e a expressão clínica da doença. Se esses achados forem confirmados, abordagem psicológica adjuvante pode ser benéfica para pacientes com LPO.[73]

Potencial de malignização

A possibilidade de transformação maligna do LPO é também assunto controverso na literatura. A principal crítica é em relação à falta de dados que confirmem o diagnóstico inicial de LPO nos casos que se tornaram carcinomas epidermoides. Alguns autores afirmam que as lesões liquenoides orais têm risco aumentado de transformação maligna, o que não é observado no LPO.[74] Outros encontraram maior probabilidade de transformação (6,5%) em lesões queratóticas e erosivas atípicas, especialmente na língua.[75] De qualquer forma, recomenda-se acompanhamento semestral para os pacientes que apresentem lesões atróficas, erosivas ou ulceradas.

Tratamento

O LPE é normalmente acompanhado de dor devido à exposição das terminações nervosas do tecido conjuntivo e infiltrado inflamatório associado. Por ser um processo mediado imunologicamente, o tratamento é à base de corticoide. A maioria dos casos é resolvida com corticoide tópico (propionato de clobetasol a 0,05%, fluocinonida a 0,1%, elixir de dexametasona a 0,5%) nas áreas erosivas três vezes ao dia até epitelização e regressão da sintomatologia.[76] Lesões refratárias ou mais agressivas podem exigir o uso de corticoide sistêmico (prednisona) ou intralesional (triancinolona 20 mg).[77] A lesão tende a reaparecer, e o tratamento deve ser reiniciado. Terapia antifúngica (nistatina) pode ser necessária nessa fase. Vários autores têm mostrado resultados promissores com o uso do imunomodulador tópico não esteroidal tacrolimus a 0,1%. Não há evidência de absorção sistêmica dessa medicação e a maioria dos pacientes necessita de terapia por longo tempo para manter a remissão.[78,79]

Ulceração aftosa recorrente (afta)

A ulceração aftosa recorrente (UAR) é uma lesão ulcerada de ocorrência frequente na mucosa bucal que leva a uma sintomatologia intensa. Sua etiologia permanece desconhecida, apesar de existirem fatores predisponentes definidos. Estudos epidemiológicos estimam a frequência da UAR em 5 a 25% da população geral.[80,81]

Etiologia

Vários fatores têm sido relacionados com o surgimento das aftas, como: história familiar positiva, aumentando a precocidade e a frequência do aparecimento de lesões; resposta a infecções por vírus ou bactérias; deficiências nutricionais que implicam falta de vitaminas do complexo B, principalmente B12, ácido fólico, ferro, zinco e vitamina C e cálcio, assim como o trauma e reação autoimune. Além disso, a ansiedade e o estresse podem levar o indivíduo à aquisição de hábitos parafuncionais, como morder lábios ou bochechas, um trauma físico que poderia iniciar o processo ulcerativo em indivíduos suscetíveis. Distúrbios hormonais e ciclo menstrual também são citados.[82-85] Todos esses fatores parecem estar relacionados com a lesão, mas a natureza da UAR permanece ainda desconhecida e, portanto, permite apenas um tratamento inespecífico, sintomático.

Características clínicas

O curso da UAR é dividido em quatro fases evolutivas: prodrômica, com sensação de queimação e formigamento na área em que a úlcera se desenvolverá, sem sinais clínicos aparentes; pré-ulcerativa, em que se observa clinicamente uma mácula eritematosa que pode ser ligeiramente elevada; ulcerativa, que é a úlcera propriamente dita; e cicatrização, que não envolve formação de cicatriz, exceto nas úlceras maiores.[83,85] São reconhecidas três formas clínicas distintas: aftas menor, maior e herpetiforme. A afta menor é a forma mais comum, ocorrendo em aproximadamente 70% dos pacientes portadores de UAR. Apresenta forma circular ou ovalada, bordas bem definidas, centro necrótico com pseudomembrana amarelo-acinzentada, halo eritematoso circundando a lesão, e mede até um centímetro em seu maior diâmetro. São muito dolorosas e apresentam cura espontânea em 10 a 14 dias. Ocorrem preferencialmente em mucosa não queratinizada e em número variável, comumente de uma a cinco lesões simultâneas. As outras formas de afta são menos comuns, sendo que o tipo maior, também conhecida como doença de Sutton, tem características mais graves, pois apresenta tamanho maior que um centímetro, é mais profunda e dolorosa. Sua resolução pode demorar semanas ou meses, o que acaba debilitando o paciente, já que ele não consegue se alimentar adequadamente. Ocorre normalmente em lábios, língua, palato mole e fauces palatinas, provocando dor e disfagia. Essa variante da UAR é comum em pacientes HIV positivos. A última forma consiste na chamada herpetiforme, em que acontecem numerosas úlceras com tamanho aproximado de três milímetros, que podem se coalescer e formar uma úlcera maior. Frequentemente esse tipo de manifestação é confundido com as causadas pelo vírus do herpes.[86]

Propedêutica

O diagnóstico da UAR é normalmente feito pelos achados clínicos, ressaltando-se a sintomatologia da lesão e seu curso autolimitante. Com o diagnóstico de UAR, deve-se investigar se há correlação com alguma doença sistêmica por meio da análise da história médica do paciente. Isso porque algumas anormalidades sistêmicas podem apresentar a afta como manifestação bucal, a exemplo: lúpus eritematoso, colite ulcerativa, doença de Crohn, Behçet, Reiter, AIDS, neutropenia cíclica, síndrome da febre frequente, afta, faringite e adenopatia (FFAFA).[85,87]

Tratamento

A UAR possui etiopatogenia incerta, para a qual apenas terapia sintomática está disponível. A principal função do cirurgião-dentista é identificar os fatores precipitantes e tentar eliminá-los. Além disso, é essencial educar o paciente sobre a natureza não contagiosa da lesão.

O uso de corticosteroides tópicos parece ser a modalidade terapêutica mais difundida na literatura e com resultados mais consistentes do ponto de vista sintomático. Nas manifestações mais graves, os corticoides sistêmicos são uma opção segura se usados por curto período. A droga mais utilizada é a prednisona.[80] Quando o corticoide sistêmico não é totalmente efetivo ou visa a minimizar seus efeitos colaterais, outras drogas imunossupressoras podem ser associadas, como a dapsona, ciclosporina, azatioprina, levamisol e talidomida.[86] O uso do *laser* parece ser efetivo no controle dos sintomas relacionados à UAR,[88] e a intervenção precoce, nas fases prodrômica e pré-ulcerativa, melhoram o resultado da terapêutica.

CONCLUSÃO

A mucosa bucal é ricamente vascularizada e inervada; tem extensa representação no córtex cerebral e é alvo frequente de afecções e doenças tanto locais como sistêmicas. Como dor é uma das queixas comuns dos pacientes que procuram atendimento médico ou odontológico, os profissionais devem estar atentos também para as doenças que acometem essa área da boca.

A atenção especial deve-se ao fato de que inúmeras doenças sistêmicas manifestam-se através de lesões na mucosa bucal ou têm manifestações secundárias nessa região. O diagnóstico precoce é fundamental para a identificação da doença e seu pronto atendimento.

Este capítulo realçou a riqueza semiológica da mucosa bucal e a necessidade de conhecimento da semiologia de doenças, locais ou sistêmicas, que afetem essa área. Pode-se dizer que este capítulo realça a importância de avaliar a dor também em pacientes com necessidades especiais.

REFERÊNCIAS

1. Greenberg MS, Glick M. Burket's oral medicine: diagnosis and treatment. 10th ed. Hamilton: BC Decker; 2003.
2. Sonis S, Clark J. Prevention and management of oral mucositis induced by antineoplastic therapy. Oncology (Williston Park). 1991;5(12):11-8; discussion 18-22.
3. Sonis ST. Oral complications. In: Câncer medicine. 40th ed. Philadelphia: Willams & Wilkins; 1997. p. 3255-64.
4. Sonis ST. Mucositis as a bilogical process: a new hypothesis for the development of chemotherapy-induced stomatotoxicity. Oral Oncol. 1998;34(1):39-43.

5. Organização Mundial da Saúde. Classificação estatística internacional de doenças: manual de lesões e causas de óbito. 9. ed. São Paulo: Centro Brasileiro Classificação Doenças em Português; 1979.
6. Barasch A, Peterson DE. Risk factors for ulcerative oral mucosites in cancer patients: unanswered questions. Oral Oncol. 2003;39(2):91-100.
7. Allison RR, Vongtama V, Vaughan J, Shin KH. Symptomatic acute mucosites can be minimized or prophylaxed by the combination of sucralfate and fluconazole. Cancer Invest. 1995;13(1):16-22.
8. Dodd MJ, Larson PJ, Dibble SL, Miaskowski C, Greenspan D, MacPhail L, et al. Randomized clinical trial of chlorhexidine versus placebo for prevention of oral mucositis in patients receiving chemotherapy. Oncol Nurs Forum. 1996;23(6):921-7.
9. Epstein JB, Schubert MM. Oral mucosites in myelosuppresive cancer therapy. Oral Surg Oral Med Oral Pathol Oral Radiol Endod. 1999;88(3):273-6.
10. Trotti A, Bellm LA, Epstein JB, Frame D, Fuchs HJ, Gwede CK, et al. Mucositis incidence, severity and associated outcomes in patients with head and neck cancer receiving radiotherapy with or without chemotherapy: a systematic literature review. Radiother Oncol. 2003;66(3):253-62.
11. Shaw MJ, Kumar ND, Duggal M, Fiske J, Lewis DA, Kinsella T, et al. Oral management of patients following oncology treatment: literature review. Br J Oral Maxillofac Surg. 2000;38(5):519-24.
12. Jansma J, Vissink A, Spijkervet FK, Roodenburg JL, Panders AK, Vermey A, et al. Protocol for the prevention and treatment of oral sequelae resulting from head and neck radiation therapy. Cancer. 1992;70(8):2171-80.
13. Silverman S Jr. Oral cancer: complications of therapy. Oral Surg Oral Med Oral Pathol Oral Radiol Endod. 1999;88(2):122-6.
14. Dib LL, Gonçalves RCC, Kowalsky LP, Salvajoli JV. Abordagem multidisciplinar das complicações orais da radioterapia. Rev Ass Paul Cirurg Dent. 2000;54(5):391-6.
15. Pourreau-Schneider N, Soudry M, Franquin JC, Zattara H, Martin M, Schneider M, et al. Soft-Laser therapy for iatrogenic J Natl Cancer Inst. 1992;84(5):358-9.
16. Cowen D, Tardieu C, Schubert M, Peterson D, Resbeut M, Faucher C, et al. Low-energy Helium-Neon Laser in the prevention of oral mucositis in patients undergoing bone marrow transplant: resultants of a double blind randomized trial. Int J Radiat Oncol Biol Phys. 1997;38(4):697-703.
17. Antonovych TT. Pathology of systemic lupus erythematosus. Washington: American Registry of Pathology; 1995.
18. De Rossi SS, Glick M. Lupus erythematosus: considerations for dentistry. J Am Dent Assoc. 1998;129(3):330-9.
19. Rhodus LN, Johnson DK. The prevalence of oral manifestations of systemic lupus erythematosus. Quintessence Int. 1990;21(6):461-5.
20. Tan EM. Pathophysiology of antinuclear antibodies in systemic lupus erythematosus and related diseases. Adv Dent Res. 1996;10(1):44-6.
21. Sontheimer MCR. Lupus eruthematosus. In: Fitzpatrick´s dermatology in general medicine. 6th ed. New York: McGraw-Hill; 2003. p. 1677-93, v. 2.
22. Herschfus L. Lupus erythematosus. J Oral Med. 1972;27(1):12-18.
23. Carrel R, Anderson R, Jackson T, Slanek S. Systemic lupus erythematosus: a teenage patient. J Clin Pediatr Dent. 1990;15(1):55-9.
24. Hughes CT, Downey MC, Winkley GP. Systemic lupus erythematosus: a review for dental professionals. J Dent Hyg. 1998;72(2):35-40.
25. Crowson NA, Magro C. The cutaneous pathology of lupus erythematosus: a review. J Cutan Pathol. 2001;28(1):1-23.
26. Moreira C, Gama GG. Reumatologia: diagnóstico e tratamento. São Paulo: Médica e Científica; 2001.
27. Orteu CH, Buchanan JAG, Hutchison I, Leigh IM, Bull RH. Systemic lupus erythematosus presenting with oral mucosal lesions: easily missed? Br J Dermatology. 2001;144(6):1219-23.
28. Louis PJ, Fernandes R. Review of systemic lupus erythematosus. Oral Surg Oral Med Oral pathol Radiol Endod. 2001;91(5):512-6.
29. Franco JB, Lourenço SV, Vilela MAC. Manifestações orais do lúpus sistêmico: avaliação clínica e histopatológica [monografia]. São Paulo: Universidade de São Paulo; 2004.
30. Schiødt M. Oral manifestations ol lupus erythematosus. Int J Oral Surg. 1984;13:101-47.
31. Jungell P, Malmström M, Wartiovaara J. Light, electron and immunofluorescende microscopic features of oral lichen planus, lupus erythematosus end leukoplakia. Proc Finn Dent Soc. 1984;80:107-14.
32. Wallace DJ. Cutaneous and cutaneovascular manifestation of systemic lupus erythematosus. In: Dubois lupus erythematosus. 5th ed. Baltimore: Williams & Wilkins; 1997. p. 693-722.
33. Edwards MB, Gayford JJ. Oral lupus erythematosus. Oral Surg. 1977;31:332-42.
34. Urman JD, Lowenstein MB, Abeles M, Weinstein A. Oral mucosal ulcerationin systemic lupus erythematosus. Arthritis Rheum. 1978;21(1):58-61.
35. Jonhson R, Heyden G, Westberg NG, Nyberg G. Oral mucosal lesions in systemic lupus erythematosus. J Rheumatol 1984;11(1):38-42.
36. Burnham TK, Neblett TR, Fine G. The application of the fluorescent antibody technic to the investigation of lupus erythematosus and various dermatoses. J Invest Dermatol. 1963;41:451-6.
37. Burnham TK, Fine G. The immunofluorescent "band test" for lupus erythematosus. Morphologic variations of the band of localized immunoglobulins at the dermal-epidermal junction in lupus erythematosus. Arch Dermatol. 1969;99(4):413-20.
38. Sugai SA, Gerbase AB, Cernea SS, Sotto MN, Oliveira ZNP, Vilela MAC, et al. Cutaneous lupus erythematosus: direct immunofluorescence and epidermal basal membrane study. Int J Dermatol. 1992;31(4):260-4.
39. Brenner S, Tur E, Shapiro J, Ruocco V, D´Avino M, Ruocco E, et al. Pemphigus vulgaris: environmental factors. Occupational, behavioral, medical, and qualitative food frequency questionnaire. Int J Dermatol 2001;40(9):562-9.
40. Scully C, Challacombe SJ. Pemphigus vulgaris: uptade on etiopathogenesis, oral manifestations, and management. Crit Rev Oral Biol Med. 2002;13(5):397-408.
41. Scott KJ, Mckinnon BJ. Pemphigus vulgaris: an acquired blistering disease. Southern Med J. 2003;96(6):618-20.
42. Laskaris G. Atlas colorido de doenças bucais da infância e adolescência. São Paulo: Santos; 2000. cap. 16.
43. Neville BW, Damm DD, Allen CM, Bouquot JE. Patologia oral e maxilofacial. São Paulo: Guanabara Koogan; 2004.
44. Ahmed AR, Graham J, Jordon RE, Provost TT. Pemphigus: current concepts. Ann Intern Med. 1980;92:396-405.
45. Becker BA, Gaspari AA. Pemphigus vulgaris and vegetans. Dermatol Clin. 1993;11(3):429-52.
46. Ahmed AR, Moy R. Death in pemphigus. J Am Acad Dermatol. 1982;7(2):221-8.
47. Robinson JC, Lozada-Nur F, Frieden I. Oral pemphigus vulgaris: a reiview of the literature and a report on the management of 12 cases. Oral Surg Oral Med Oral Pathol Oral Radiol Endod. 1997;84(4):349-355.
48. Scully C, Paes de Almeida O, Porter SR, Gilkes JJ. Pemphigus vulgaris: the manifestations and long-term management of 55 patients with oral lesions. Br J Dermatol. 1999;140(1):84-9.
49. Eversole LR, Kenney EB, Sabes WR. Oral lesions as the initial sign in pemphigus vulgaris. Oral Surg Oral Med Oral Pathol. 1972;33(3):354-61.
50. Scully C, Porter SR. The clinical spectrum of desquamative gingivitis. Semin Cutan Med Surg. 1997;16(4):308-13.

51. Weinberg MA, Insler MS, Campen RB. Mucocutaneous features of autoimmune blistering diseases. Oral Surg Oral Med Oral Pathol Oral Radiol Endod. 1997;84(5):517-34.
52. Talhari EA, Marcucci G. Pênfigo vulgar. Aspectos estomatológicos. Rev APCD. 1986;40(4):290-5.
53. Mignogma MD, Lo Muzio L, Mignogma RE, Carbone R, Ruoppo E, Bucci E. Oral pemphigus: long term behaviour and clinical response to treatment with deflazacort in sixteen cases. J Oral Pathol Med. 2000;29(4):145-52.
54. Tabaee A, Saltman B, Shutter J, Hibshoosh H, Markowitz A. Recurrent oral herpes simplex virus infection presenting as a tongue mass. Oral Surg Oral Med Oral Pathol Oral Radiol Endod. 2004;97(3):376-80.
55. Baccaglini L, Schoenbach VJ, Poole C, Mckaig RG, Ibrahim J, Baric RS, et al. Association between herpes simplex virus type 1 and Helicobacter pylori in US adolescents. Oral Surg Oral Med Oral Pathol Oral Radiol Endod. 2006;101(1):63-9.
56. Faden H. Management of primary herpetic gingivostomatitis in young children. Pediatric Emerg Care. 2006;22(4):268-9.
57. Scully C. Orofacial herpes simplex virus infections: current concepts in the epidemiology, pathogenesis, and treatment, and disorders in which the virus may be implicated. Oral Surg Oral Med oral Pathol. 1989;68(6):701-10.
58. Glick M. Clinical aspects of recurrent oral herpes simplex virus infection. Compend Contin Educ Dent. 2002;23(7):4-8.
59. Sciubba JJ. Recurrent herpes labialis: current treatment perspectives. Compend Contin Educ Dent. 2002;23(7):9-12.
60. Arduino PG, Porter SR. Oral and perioral herpes simplex virus type 1 (HSV-1) infection: review of its management. Oral Dis. 2006;12(3):254-70.
61. Whitley RJ, Kimberlin DW, Roizman B. Herpes simplex viruses. Clin Inf Dis. 1998;26:541-55.
62. Epstein JB, Gorsky M, Hancock P, Peters N, Sherlock CH. The prevalence of herpes simplex virus shedding and infection in the oral cavity of seropositive patients undergoing head and neck radiation therapy. Oral Surg Oral Med Oral Pathol Oral Radiol Endod. 2002;94(6):712-6.
63. Youssef R, Shaker O, Sobeih S, Mashaly H, Mostafa WZ. Detection of herpes simplex virus DNA in serum and oral secretions during acute recurrent herpes labialis. J Dermatol. 2002;29(7):404-10.
64. Silva LM, Guimarães ALS, Victória JMN, Gomes CC, Gomez RS. Herpes simplex vírus type 1 shedding in the oral cavity of seropositive patients. Oral Dis. 2005;11(1):13-6.
65. Sampaio SAP, Rivitti EA. Dermatologia. São Paulo: Artes Médicas; 2000.
66. Agbo-Godeau S, de Lima Soares P, Szpirglas H. Cicatricial pemphigoid: management in stomatology. Rev Stomatol Chir Maxillofac. 2004;105(4):206-10.
67. Higgins GT, Allan R, Hall R, Field EA, Kaye SB. Development of ocular disease in patients with mucous membrane pemphigoid involving the oral mucosa. Br J Ophthalmol. 2006;90(8):964-7.
68. Tricamo MB, Rees TD, Hallmon WW, Wright JM, Cueva MA, Plemons JM. Periodontal status in patients with gingival mucous membrane pemphigoid. J Periodontol. 2006;77(3):398-405.
69. Aufdemorte TB, de Villez RL, Pareal SM. Modified topical steroid therapy for the treatment of oral mucous membrane pemphigoid. Oral Surg Oral Med Oral Pathol. 1985;59(3):256-60.
70. Williams DM. Vesiculobullous mucocutaneous disease: benign mucous membrane and bullous pemphigoud. J Oral Pathol Med. 1990;19(1):16-23.
71. Seoane J, Romero MA, Varela-Centelles P, Diz-Dios P, Garcia-Pola MJ. Oral lichen planus: a clinical and morphometric study of oral lesions in relation to clinical presentation. Braz Dent J. 2004;15(1):9-12.
72. Scully C, Beyli M, Ferreiro MC, Ficarra G, Gill Y, Griffiths M, et al. Update on oral lichen planus: etiopathogenesis and managements. Crit Rev Oral Biol Med. 1998;9(1):86-122.
73. Ivanovski K, Nakova M, Warburton G, Pesevska S, Filipovska A, Nares S, et al. Psychological profile in oral lichen planus. J Clin Periodontol. 2005;32(10):1034-40.
74. van der Meij EH, Schepman KP, van der Waal I. The possible premalignant character of oral lichen planus and oral lichenoid lesions: a prospective study. Oral Surg Oral Med Oral Pathol Oral Radiol Endod. 2003;96(2):164-71.
75. Lanfranchi-Tizeira HE, Aguas SC, Sano SM. Malignant transformation of atypical oral lichen planus: a review of 32 cases. Med Oral. 2003;8(1):2-9.
76. Carbone M, Goss E, Carrozzo M, Castellano S, Conrotto D, Broccoletti R, Gandolfo S. Systemic and topical corticosteroid treatment of oral lichen planus: a comparative study with long-term follow-up. J Oral Pathol Med. 2003;32(6):323-9.
77. Silverman S Jr, Bahl S. Oral lichen planus updates: clinical characteristics, treatment responses and malignant transformation. Am J Dent. 1997;10(6):259-63.
78. Shichinohe R, Shibaki A, Nishie W, Tateishi Y, Shimizu H. Successful treatment of severe recalcitrant erosive oral lichen planus with topical tacrolimus. J Eur Acad Dermatol Venereol. 2006;20(1):66-8.
79. Thomson MA, Hamburger J, Stewart DG, Lewis HM. Treatment of erosive oral lichen planus with topical tacrolimus. J Dermatolog Treat. 2004;15(5):308-14.
80. Ship JA. Recurrent aphthous stomatitis: an update. Oral Surg Oral Med Oral Pathol. 1996;81(2):141-7.
81. Ship JA, Chaves EM, Doerr PA, Henson BS. Recurrent aphthous stomatitis. Quint Int. 2000;31(2):95-112.
82. Vincent SD, Lilly GE. Clinical, historic and terapeutic features of aphthous stomatitis. Oral Surg Oral Med Oral Pathol. 1992;74(1):79-86.
83. Koybasi S, Parlak AH, Serin E, Yilmaz F, Serin D. Recurrent aphthous stomatitis: investigation of possible etiologic factors. Am J Otolaryngol. 2006;27(4):229-32.
84. Casiglia JM. Recurrent aphthous stomatitis: etiology, diagnosis, and treatment. Gen Dent. 2002;50(2):157-66.
85. Lewkowicz N, Lewkowicz P, Kurnatowska A, Banasik M, Glowacka E, Cedzynski M, et al. Innate immune system is implicated in recurrent aphthous ulcer pathogenesis. J Oral Pathol Med. 2003;32(8):475-81.
86. Woo SB, Sonis ST. Recurrent aphthous: a review of diagnosis and treatment. JADA. 1996;127(8):1202-13.
87. Scully C, Gorsky M, Lozada-Nur F. The diagnosis and management of recurrent aphthous stomatitis: a consensus approach. JADA. 2003;134(2):200-7.
88. Padeh S, Brezniak N, Zemer D, Pras E, Livneh A, Langevitz P, et al. Periodic fever, aphthous stomatitis, pharyngitis, and adenopathy syndrome: clinical characteristics and outcome. J Pediatr. 1999;135(1):98-101.
89. Sharon-Buller A, Sela M. CO2-laser treatment of ulcerative lesions. Oral Surg Oral Med Oral Pathol Oral Radiol Endod. 2004;97(3):332-4.

CASO CLÍNICO 40.1

Dor causada por mucosite oral em paciente em quimioterapia por carcinoma de orofaringe

Paciente do sexo masculino, 16 anos, leucoderma, com o diagnóstico de carcinoma de orofaringe, em esquema de quimioterapia (5-fluoracil e vincristina). Após seis dias do início do segundo ciclo de quimioterapia, o paciente apresentou queixa de ardência, dor e sangramento da mucosa oral. No exame clínico foram observadas lesões eritematosas recobertas por pseudomembrana em lábio superior e inferior, mucosa jugal direita e esquerda, gengivite generalizada e dificuldade de deglutição (Fig. 40.1.A). No exame clínico, o paciente encontrava-se apático, não contactuante e sem alimentação por via oral há dois dias. Paciente foi orientado com relação à dieta, higiene oral, bochechos frequentes com chá de camomila frio e sem açúcar, e bochechos por 1 minuto com elixir de desametasona 0,5 mg. O paciente iniciou dieta líquida dois dias após a instituição da terapia, com melhora do quadro em nove dias, com o restabelecimento das condições de normalidade da mucosa oral e melhora da higiene oral (Fig. 40.1.B).

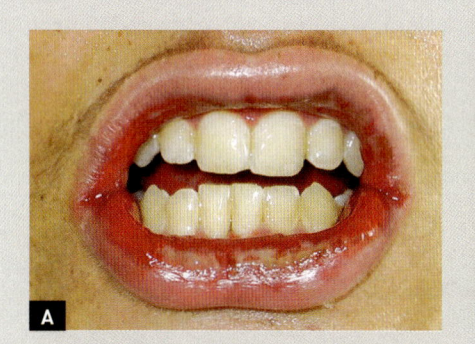

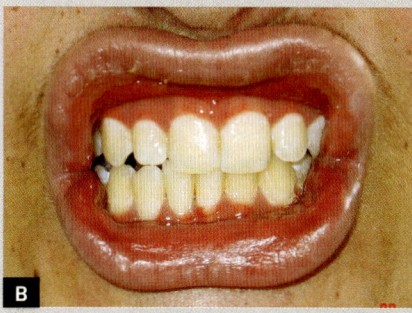

Figura 40.1. A. Lesões eritematosas nos lábios recobertas por pseudomembrana. **B.** Nove dias após o inicio do tratamento.

CASO CLÍNICO 40.2

Dor causada por mucosite oral em paciente em quimioterapia por leucemia linfocítica aguda

Paciente do sexo masculino, 9 anos de idade, leucoderma, com o diagnóstico de leucemia linfocítica aguda (LLA), em esquema de quimioterapia (5-fluoracil e ciclofosfamida). Após oito dias do início do segundo ciclo de quimioterapia, o paciente queixou-se de dor em mucosa oral e da orofaringe, dificuldade de fala e deglutição. No exame clínico foram observadas lesões eritematosas recobertas por pseudomembrana em lábio superior e inferior, mucosa jugal direita e esquerda, soalho bucal, pilar amigdaliano direito, saliva espessa e halitose (Fig. 40.2.A). Na consulta inicial foi realizada aplicação de *laser* de baixa potência (frequência de 780 nm, potência de 60 mW e energia final de 2 J/cm^2) em toda a extensão das lesões orais, de forma pontual. O paciente foi orientado com relação à dieta e higiene oral. Após três dias de aplicação de *laser* de baixa potência, o paciente foi reavaliado, referindo melhora, mas com queixa de sintomatologia dolorosa e dificuldade de deglutição (Fig. 40.2.B). O paciente foi submetido à nova aplicação de *laser*, e após três dias o paciente não apresentava mais queixas, com o início da administração de dieta líquida, com melhora significativa da qualidade de vida, e ao exame clínico foi observada mucosa oral com características de normalidade (Fig. 40.2.C).

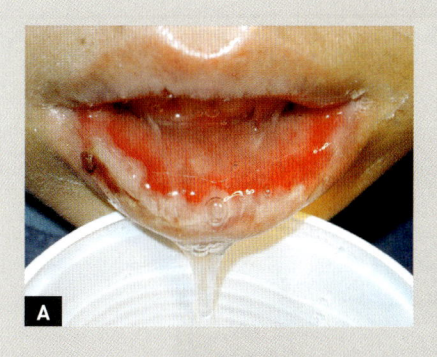

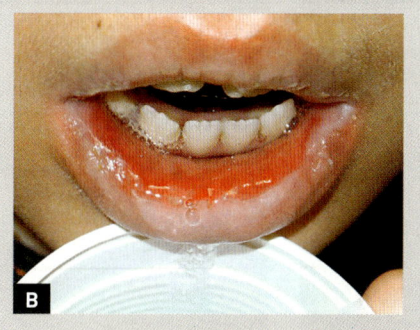

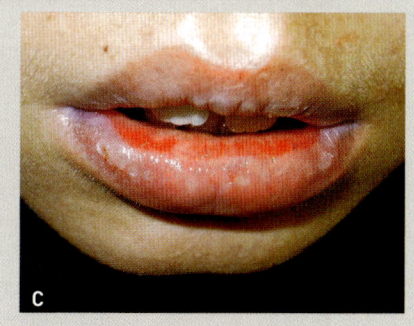

Figura 40.2. A. Lesões eritematosas nos lábios recobertas por pseudomembrana. **B.** Mesma área três dias após aplicação de *laser* terapêutico. **C.** Mesma área seis dias após o inicio do tratamento e com mais três aplicações de *laser* terapêutico.

CASO CLÍNICO 40.3

Dor causada por mucosite oral em paciente em radioterapia devido a carcinoma espinocelular de língua

Paciente do sexo masculino, 82 anos de idade, leucoderma, com o diagnóstico de carcinoma espinocelular em borda lateral de língua, ressecado anteriormente, em esquema de radioterapia de cabeça e pescoço, diário, cinco vezes por semana, durante seis semanas, num total de radiação de 60 Gy. No início da terceira semana de radioterapia, o paciente apresentou o início do desenvolvimento de mucosites orais, e ao exame clínico observamos lesões presentes na zona de irradiação, ou seja, ao redor dos lábios e terço anterior lingual, radiodermite em face, e paciente fazendo uso de sonda nasogástrica para alimentação (Fig. 40.3.A). Foi realizada aplicação de *laser* de baixa potência (frequência de 780 nm, potência de 60 mW e energia final de 2 J/cm^2) em toda a extensão das lesões orais, de forma pontual. O paciente foi orientado com relação à dieta, higiene oral, e bochechos com chá de camomila frio e sem açúcar. O paciente foi submetido semanalmente a aplicações de *laser* de baixa potência, apresentando um quadro estável das mucosites orais (Fig. 40.3.B), sem sintomatologia dolorosa, não ocorrendo interrupção do esquema de radioterapia proposto deste o início do tratamento. Ver Figuras 40.4 e 40.5.

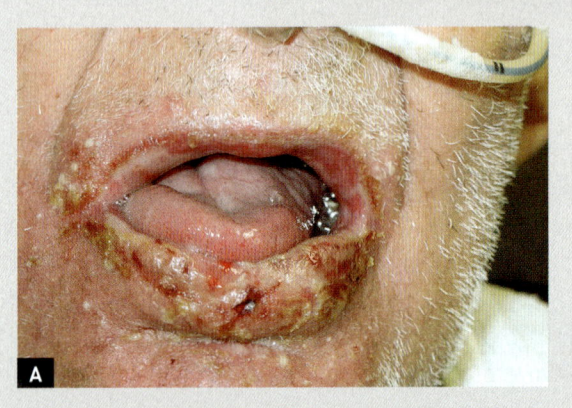

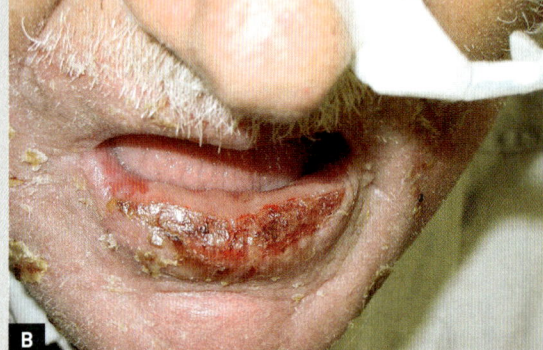

Figura 40.3. A. Lesões labiais em áreas de irradiação. **B.** Melhora com uso cumulativo de *laser* terapêutico.

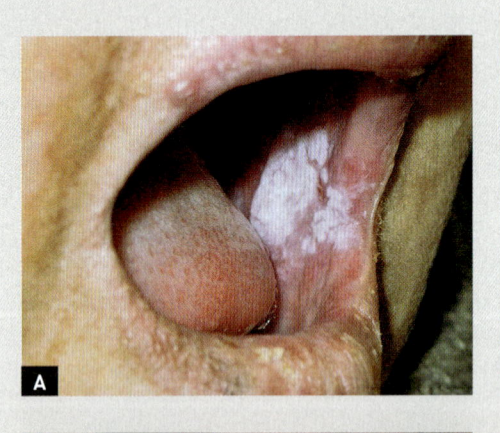

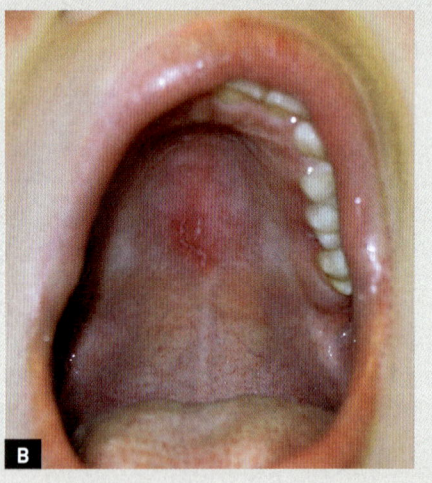

Figura 40.4. Observe as lesões na mucosa oral, lábios e pele devido ao lúpus eritematoso sistêmico.

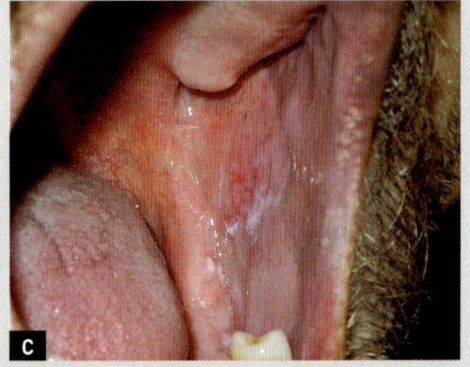

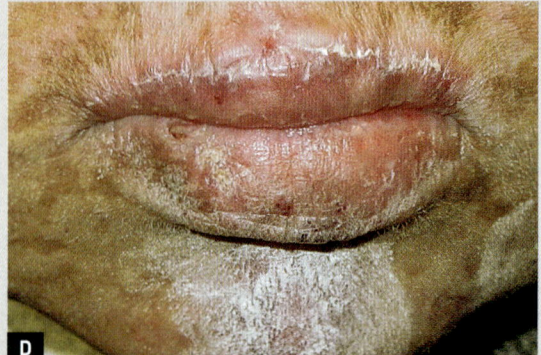

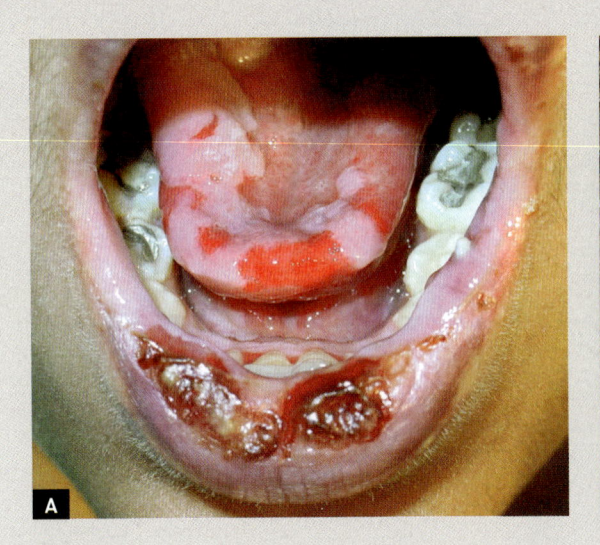

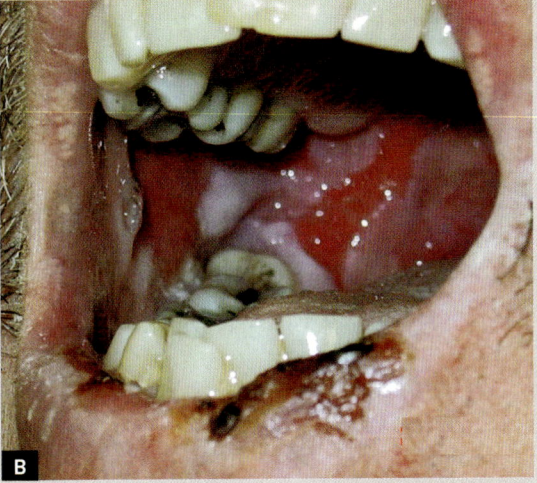

Figura 40.5. Lesões de lábio inferior e mucosa oral causadas por pênfigo vulgar.

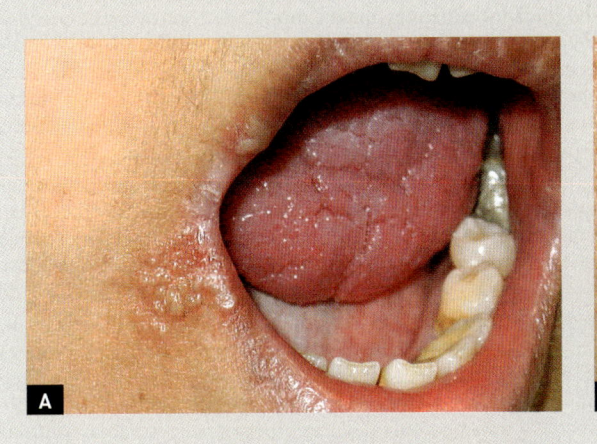

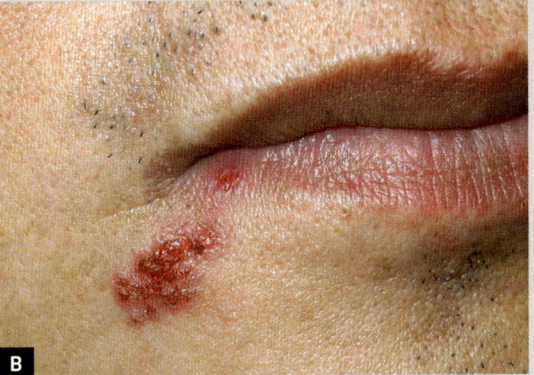

Figura 40.6. Lesões provocadas pelo vírus *Herpes simplex*.

CAPÍTULO 41

CUIDADOS PALIATIVOS ODONTOLÓGICOS EM DOENTES ONCOLÓGICOS

Sumatra Melo da Costa Pereira Jales
José Tadeu Tesseroli de Siqueira

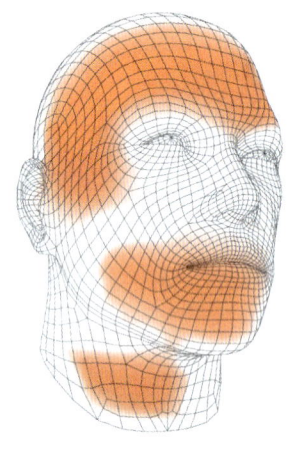

Este capítulo tem a finalidade específica de discutir o tratamento da dor e a necessidade de cuidados paliativos em pacientes sem possibilidades de cura devido ao câncer avançado da boca. Complicações do câncer ou do seu tratamento são reconhecidas há muito tempo e são motivo de preocupação das equipes envolvidas nessa árdua tarefa, previamente discutidas no Capítulo 39.

A noção de cuidados paliativos ainda é motivo de controvérsia e preconceitos, gerando a sensação de falta de atendimento médico. Entretanto, morte e terminalidade são realidades entre pacientes com doenças graves ou avançadas, como o câncer. Em alguns pacientes, a doença ultrapassa os limites da cura, o prognóstico é extremamente reservado e os tratamentos visam a melhorar a qualidade de vida e reduzir o seu sofrimento e de seus familiares.

Esses pacientes são debilitados sistemicamente e nem sempre têm as melhores condições de tratamento. Certamente, são pacientes complexos que necessitam de equipes treinadas para atendê-los. Além disso, podem apresentar doenças associadas independentes do câncer, locais ou sistêmicas, que comprometem mais ainda sua precária condição de saúde. Infecções bucodentais, feridas abertas, infecções oportunistas e problemas com próteses dentárias são algumas morbidades ou condições que podem piorar a qualidade de vida.

Portanto, este capítulo apresenta uma revisão do tratamento da dor e da necessidade de cuidados paliativos orais em pacientes com câncer avançado de cabeça e pescoço. Essa área ainda é praticamente desconhecida, principalmente pelo cirurgião-dentista, cuja integração à equipe de cuidados paliativos é altamente salutar e benéfica aos doentes. A participação desse profissional beneficia o diagnóstico e o tratamento de doenças específicas de sua área; contribui para a adoção de medidas de combate a dores orofaciais, inclusive aquelas relacionadas ao câncer ou suas sequelas, auxilia na implementação de cuidados paliativos orofaciais e contribui para a orientação dos demais membros da equipe e dos cuidadores dos doentes.

INTRODUÇÃO

Nas últimas décadas, desenvolveu-se na saúde a área dos cuidados paliativos, que é destinada aos doentes com limitada expectativa de vida devido a doenças incuráveis. Sua meta é proporcionar conforto emocional, espiritual e físico ao doente e aos seus familiares. Para isso, é necessária uma equipe multidisciplinar que inclua médicos, enfermeiras, farmacêuticos, dentistas, assistentes sociais, assistentes espirituais, psicólogos, e outros profissionais da área de saúde. Pacientes e familiares necessitam de suporte para conviver com condições adversas de saúde, para que lhes sejam providos conforto e alívio da dor.[1]

Pacientes com câncer de cabeça e pescoço, particularmente quando atinge a cavidade oral, têm sérias restrições funcionais e grande comprometimento das funções bucais. Esses problemas se tornam complexos quando o câncer é incurável e os doentes estão sob cuidados paliativos. Nessa condição, os sintomas habituais agravam-se e nem sempre são curáveis, necessitando de atenção e cuidados especiais. Os sintomas orofaciais mais frequentes são: dor, sangramento, trismo, feridas abertas, infecções oportunistas, disfagia e xerostomia. A falta de tratamento ou tratamento inadequado resultam em desconforto e prejuízos nutricionais, contribuindo para comprometer ainda mais a qualidade de vida desses doentes.

Entretanto, ainda não é comum, pelo menos no Brasil, o envolvimento de cirurgiões-dentistas nas equipes de Cuidados Paliativos. Cumpre ressaltar que a sua presença contribui para o diagnóstico de doenças odontológicas associadas ao câncer, as quais podem piorar a condição geral desses pacientes, incluindo a dor, e também auxilia no desenvolvendo de cuidados e terapêuticas que minimizem as complicações da doença ou de seu tratamento. Uma boca saudável, livre de infecção e dor proporciona conforto ao doente[2] (Quadro 41.1).

CÂNCER, DA CURA AOS CUIDADOS PALIATIVOS: O CURSO DA DOENÇA

Doentes com câncer são tratados radicalmente com intenção da cura ou paliativamente com o objetivo de prolongamento e melhoria da qualidade de vida. Nos doentes com câncer de cabeça e pescoço, devido à natureza e à gravidade da doença, esses conceitos são desafiadores, pois a radioterapia paliativa é suficiente para produzir regressão do tumor e aliviar sintomas. Entretanto, também causa mucosite dolorosa, xerostomia e outras anormalidades que afetam particularmente a boca. A intervenção cirúrgica é acompanhada por significativa desfiguração e perdas funcionais.[1,3,4]

Portanto, é fundamental identificar os diversos estádios da doença, a extensão da lesão, o resultado dos tratamentos realizados e a possibilidade de cura para se fazer a correta indicação dos cuidados paliativos, que serão direcionados à doença ativa, progressiva e ameaçadora à vida, a fim de obter controle total dos sintomas de naturezas física, psicológica, social e espiritual.[5] Sabemos que o diagnóstico precoce é fundamental para o prognóstico do doente, mas, infelizmente, nem sempre os pacientes são diagnosticados nas fases iniciais da doença.

No presente capítulo, o objetivo é discutir o atendimento aos pacientes sem possibilidade de cura devido a doenças progressivas e irreversíveis, que foram por muito tempo chamados de pacientes terminais. Essa denominação não mais é usada porque denota iminência da morte em semanas ou dias, o que na verdade não se pode prever.[6] A expressão "fora de possibilidades de cura" ainda é bastante citada, porém denota a falha de um tratamento ou se restringe aos cuidados dispensados à fase final de vida.[7]

Essa sensação de morte próxima afeta indistintamente os pacientes, a família, os médicos e todos os profissionais da saúde envolvidos no atendimento. A humanidade tentou explicar esse mistério criando mitos que, de certa forma, justificam nossas limitações, como o das Moiras.*

Em reunião realizada no Brasil sobre Consenso de Dor Oncológica, em 2002, Caponero e Melo[8] citam que, em oncologia clínica, os cuidados paliativos objetivam o acompanhamento contínuo dos sinais e sintomas causados pelo câncer ou por seu tratamento. A Academia Nacional de Cuidados Paliativos (ANCP, 2007) procurou padronizar alguns conceitos sobre cuidados paliativos (Quadro 41.2), pois os pacientes que deles precisam demandam cuidados específicos e por equipes especializadas.[9]

Quadro 41.1. O cirurgião-dentista na equipe de cuidados paliativos

1. Diagnóstico e controle da dor orofacial
2. Diagnóstico e tratamento de doenças odontológicas
3. Prevenção e tratamento de infecções odontogênicas
4. Prevenção e tratamento das complicações bucais do tratamento do câncer
5. Prevenção e tratamento de infecções secundárias ao câncer ou seu tratamento
6. Orientação sobre dieta e mastigação
7. Orientação aos cuidadores e demais profissionais da equipe

Quadro 41.2. Glossário sobre cuidados paliativos segundo a Academia Nacional de Cuidados Paliativos

Paciente elegível para cuidados paliativos: doente portador de doença crônica, evolutiva e progressiva, com prognóstico de vida supostamente encurtado a meses ou ano. Corresponde a um perfil funcional de 40% ou menos na Escala de Karnofsky (Tabela 1) ou Escala de *Performance* Paliativa (PPS) (Tabela 2).

Paciente em processo de morte: aquele que apresenta sinais de rápida progressão da doença, com prognóstico estimado a semanas de vida a mês.

Fase final da vida: aquele período em que o prognóstico de vida pode ser supostamente estimado em horas ou dias.

Fonte: Academia Nacional de Cuidados Paliativos.[9]

---

*Na mitologia grega, as moiras eram deusas que fiavam e teciam incansavelmente. Eram as três mensageiras do destino e irmãs: **Cloto** (*klothó*), que em grego significa "fiar", segurava o fuso e tecia o fio da vida, o fluxo da existência humana, atuava como deusa dos nascimentos e partos; **Láquesis**, (*láchesis*), em grego "sortear", puxava e enrolava o fio tecido, sorteando o quinhão de atribuições que se ganhava em vida e definindo a passagem dos homens por este mundo; **Átropos** (*átropos*), em grego "afastar", cortava o fio da vida.

CUIDADOS PALIATIVOS

Conceito

A palavra "paliativo" deriva do latim *pallium*, que significa capa, manto.[10] Em 2002, a Organização Mundial de Saúde (OMS) definiu o cuidado paliativo como:

> "abordagem que promove qualidade de vida de pacientes e seus familiares diante de doenças que ameaçam a continuidade da vida, através de prevenção e alívio do sofrimento. Requer a identificação precoce, avaliação e tratamento impecável da dor e de outros problemas de natureza física, psicossocial e espiritual."[11]

Previamente, a OMS[12] havia definido o cuidado paliativo como a atenção total e efetiva aos pacientes cuja doença não era responsiva ao tratamento curativo, enfatizando a natureza terminal da doença, ainda que o termo possa ser usado para se referir ao alívio de sintomas, mesmo quando há esperança de cura por outros meios. O conceito atual amplifica os objetivos do que se entende como cuidado paliativo, com a finalidade de aliviar os sofrimentos físico e psicossocial decorrentes da doença aos pacientes e familiares, com atuação interdisciplinar para atingir a sua meta: qualidade de vida.[13] Pode ser aplicável a qualquer doença crônica e progressiva em todas as suas fases de evolução.[7]

Histórico

O cuidado paliativo por muito tempo foi designado pelo termo *hospice*, que na época medieval, era uma espécie de hospedaria destinada ao conforto e aos cuidados gerais de pacientes fora das possibilidades de terapêutica curativa, peregrinos e viajantes; denomina também a filosofia de atendimento a esses pacientes.[14,15] A primeira vez que a palavra *hospice* foi utilizada em relação ao cuidado de pacientes moribundos foi em Lyon, na França, em 1842.[16]

A enfermeira e assistente social inglesa Cicely Saunders trabalhava em um desses locais, no Saint Luke's Home, Londres. Após estudar medicina, ela se dedicou ao estudo do alívio da dor em pacientes moribundos; em 1964, difundiu o conceito da dor total, incluindo não somente os aspectos físicos, mas também os problemas sociais e espirituais que cercam o doente com dor, especialmente o oncológico,[17,18] tornando-se uma grande defensora dos cuidados a serem dispensados no final da vida.[15] Em 1967, Cicely fundou o Saint Christhofer's Hospice que permitia assistência, ensino e pesquisa e, com isso, deu início ao chamado Movimento *Hospice* Moderno,[19] marco inicial dos cuidados paliativos na atualidade.[16]

O conceito atual de *hospice* se refere a uma filosofia, um conjunto de atitudes, atendendo às necessidades físicas, psíquicas, sociais e espirituais do indivíduo por meio de uma equipe multidisciplinar.[20]

Na década de 1970, o movimento cresceu também nos Estados Unidos e, em 1982, uma lei americana permitiu o estabelecimento do *hospice care* para doentes com câncer, promovendo ações de cuidado domiciliar. Em 1973, foi introduzido o termo "cuidado paliativo".[21] Em 1982, o Comitê de Câncer da OMS criou um grupo de trabalhos para definições em cuidados do tipo *hospice*, e o termo cuidados paliativos passou a ser adotado pela Organização em virtude das dificuldades de tradução fidedigna do termo em alguns idiomas.[22] Em 2004, a OMS passou a indicar e reconhecer os cuidados paliativos em outras áreas, como AIDS, geriatria, etc.,[23] sendo reconhecida como especialidade médica em 1987, no Reino Unido.[24]

Princípios dos cuidados paliativos

Foram publicados pela Organização Mundial de Saúde em 1986 os princípios dos cuidados paliativos, sendo reafirmados em 2002.[11,12]

Quadro 41.3. Princípios dos cuidados paliativos

1. Promover o alívio da dor e de outros sintomas estressantes
2. Reafirmar a vida e ver a morte como um processo natural
3. Não pretender antecipar nem postergar a morte
4. Integrar aspectos psicossociais e espirituais ao cuidado
5. Oferecer um sistema de suporte que auxilie o paciente a viver tão ativamente quanto possível até a sua morte
6. Oferecer um sistema de suporte que faça a família e os entes queridos sentirem-se amparados durante todo o processo da doença
7. Devem ser iniciados o mais cedo possível juntamente com outras medidas de prolongamento da vida, como a quimioterapia e a radioterapia, e incluem todas as investigações necessárias para melhorar a compreensão e o manejo dos sintomas.

Fonte: World Health Organization.[11,12]

Indicações

Os cuidados paliativos são indicados para qualquer doença ativa, progressiva e que ameace a vida em diferentes fases de evolução.[7] Em pacientes com câncer, seja por falência do tratamento ou recidiva, a doença evolui de forma progressiva e inversamente proporcional à condição clínica e capacidade funcional do doente (Fig. 41.1). Na proximidade da morte, período chamado fase final de vida, os cuidados paliativos são imperativos e voltados ao alívio dos sintomas.[25]

Sabe-se que outros pacientes com vários tipos de doenças crônicas, degenerativas e progressivas necessitam de cuidados paliativos, tais como portadores de insuficiência cardíaca avançada, quadro demencial de várias etiologias, pacientes pneumopatas crônicos com quadro de hipoxemia grave, sequelados de vários episódios de isquemia cerebral, pacientes com esclerose lateral amiotrófica e outras doenças neurológicas degenerativas progressivas, etc.[26]

Quando a abordagem paliativa é introduzida em estágios iniciais da doença, possibilita a prevenção dos sintomas (Fig. 41.3), além de proporcionar uma transição suave da fase curativa para a fase de controle de sintomas, com um plano de cuidados integral desde o diagnóstico até a morte do doente.[31] Os pacientes são beneficiados por receberem uma combinação de tratamentos que prolongam a vida quando bem indicados, paliação dos sintomas, reabilitação e conforto para cuidadores.[32]

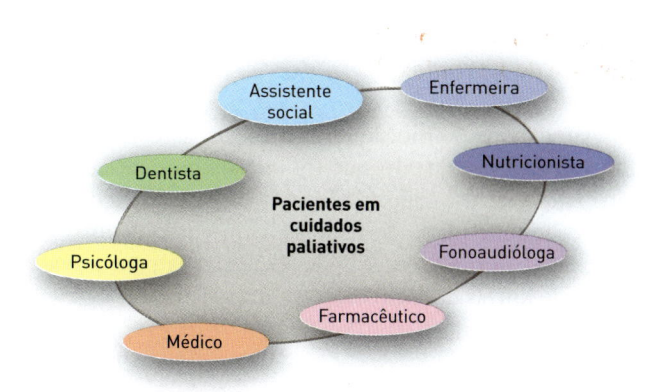

A importância da equipe multidisciplinar de cuidados paliativos

Abordagem multidisciplinar é o aspecto principal dos cuidados paliativos.[10] Cada indivíduo da equipe terá sua especialidade e treinamento, será responsável por decisões individuais dentro de sua área de atuação específica e estará aberto para aceitar a contribuição dos outros membros da equipe, bem como o auxílio da família, para executar o plano de cuidados.[28] As equipes multidisciplinares que atuam em cuidados paliativos geralmente são compostas pelo médico, enfermeiro, assistente social e psicólogo, além de contar com a assistência de outros profissionais, como o fisioterapeuta, o terapeuta ocupacional, o farmacêutico, o nutricionista, o capelão, o dentista, o fonoaudiólogo, entre outros.[29]

Além desses, outros profissionais e especialistas poderão ser chamados a cooperar com a equipe (Fig. 41.2). Incluímos o cuidador, cujo papel é fundamental, pois é o elo entre o paciente, a família e a equipe.[29] Os cuidadores são, em sua maioria, familiares do paciente, residem no mesmo domicílio e são do sexo feminino.[30]

Qualidade de vida nos pacientes em cuidados paliativos

O termo qualidade de vida é definido como a percepção do indivíduo quanto à sua posição na vida, no contexto cultural, no sistema de valores em que vive, e em relação a seus próprios objetivos, expectativas, parâmetros e relações sociais. É um conceito abrangente que é afetado de modo complexo pela saúde física da pessoa, seu estado psicológico, nível de independência, relacionamentos sociais e relações com o meio ambiente.[34]

Antigamente, o tratamento oncológico visava à erradicação da doença, sem preocupação com a qualidade de vida do doente. Na atualidade, porém, esse assunto tem ganhado destaque em virtude do crescimento de estudos, permitindo uma melhor abordagem desses pacientes.[35]

A avaliação da qualidade de vida possibilita aos profissionais de saúde a compreensão de como os pacientes vivenciam a evolução da doença, o impacto da doença na sua vida (como sequelas e recidivas), bem como a efetividade e as consequências dos tratamentos e dos cuidados oferecidos.[36,37]

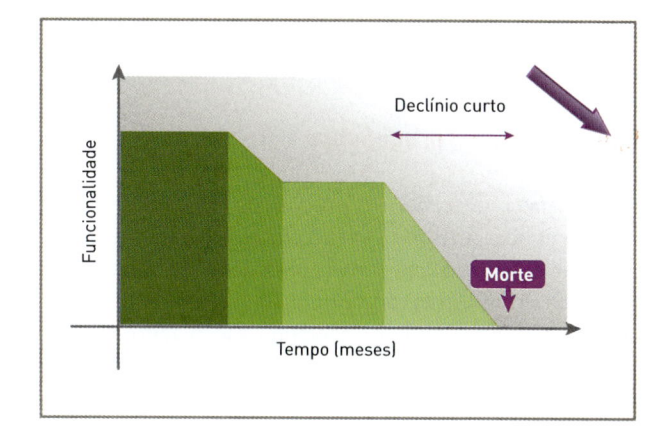

Figura 41.1. Curva de declínio de pacientes oncológicos.
Fonte: Adaptado de Lynne Adamson.[27]

Figura 41.2. Equipe multidisciplinar de cuidados paliativos.

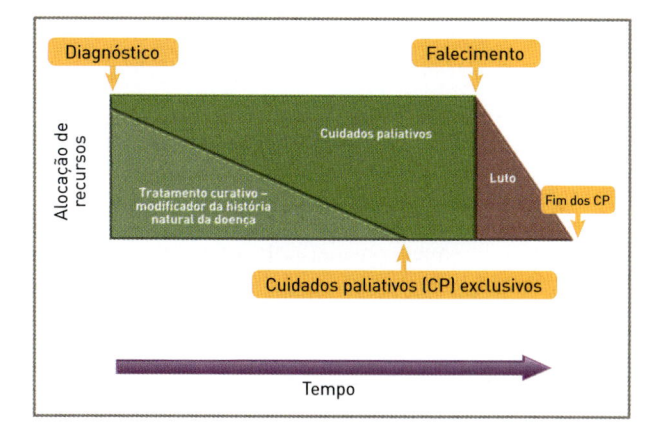

Figura 41.3. Modelo ideal da indicação dos cuidados paliativos.
Fonte: Adaptado de World Health Organization.[33]

CÂNCER AVANÇADO DE CABEÇA E PESCOÇO: PACIENTES EM CUIDADOS PALIATIVOS

Nessa situação particular, a cavidade oral tem suas funções extremamente limitadas e o paciente fica extremamente debilitado pela dificuldade de alimentação e pelo comprometimento das demais funções orais. Epidemiologia, agravamento de funções orais, presença de dor e qualidade de vida comprometida são alguns dos itens que discutiremos a seguir.

Epidemiologia e prognóstico

O câncer de cabeça e pescoço é um problema de Saúde Pública. Apesar do avanço terapêutico nos últimos 30 anos, o prognóstico é ruim para doenças localmente avançada,[38] fato observado principalmente em países em desenvolvimento, onde os pacientes são diagnosticados tardiamente devido à dificuldade de acesso ao Sistema de Saúde, necessitando, portanto, de tratamentos mais agressivos, associados à baixa sobrevida.[39,40]

Embora existam vários estudos epidemiológicos sobre o câncer, ainda não são claros os dados sobre pacientes em fase final de vida, particularmente aqueles com câncer de cabeça e pescoço.

Funcionalidade dos doentes (Escala de Karnofsky)

A escala de Karnofsky é uma escala de capacidade funcional (Tabela 41.1), que foi inicialmente desenvolvida para avaliar a capacidade física em pacientes oncológicos e efetividade de terapias, bem como estimar o prognóstico do paciente. Pode ser utilizada para a avaliação de outras doenças crônicas incapacitantes.[41]

Qualidade de vida

Devido às particularidades anatômicas e inervação complexa, o câncer de cabeça e pescoço e seu tratamento têm impacto importante na qualidade de vida do doente. Os tumores resultam em disfunção, com prejuízos na fala, mastigação, deglutição e outras funções de vida de relação.[42]

A função e a aparência da cabeça e do pescoço são críticas para a autoimagem e para a qualidade de vida. O bem-estar físico, social e psicossocial é afetado pela desfiguração e disfunção provocada pela doença e seu tratamento,[43] por isso os pacientes podem apresentar piora considerável da qualidade de vida.[44]

Além do previamente exposto, a presença de feridas tumorais, particularmente quando expostas, afetam o bem-estar e a imagem corporal, levando os doentes ao isolamento no momento em que o suporte social é mais necessário.[45]

Agravamento das complicações do câncer e/ou do seu tratamento

As complicações do câncer de boca e de seu tratamento já são bem conhecidas (Fig. 41.4), mas, nesses pacientes, elas podem assumir dimensões exageradas.

Os sinais e os sintomas mais frequentemente observados incluem: a dor, o sangramento, o trismo, as feridas tumorais, as infecções oportunistas, a disfagia, a sialorreia, a xerostomia, a desnutrição, a desidratação, a anorexia, a caquexia e a desfiguração, que predispõem os doentes a dores, desconfortos orais e exclusão social. As secreções em doentes traqueostomizados também comprometem a comunicação verbal, causam disfunção oral e sofrimento.[1,47]

Tabela 41.1. Escala de Karnofsky

GRADUAÇÃO	SIGNIFICADO
100	Normal; ausência de queixas; sem evidências de doença
90	Capaz de realizar atividades normais; sinais e sintomas mínimos de doença
80	Atividade normal com esforço; alguns sinais ou sintomas de doença. Incapacidade para grande esforço físico, mas consegue deambular
70	Não requer assistência para cuidados pessoais, mas é incapaz de realizar atividades normais, como tarefas caseiras e trabalhos ativos
60	Requer assistência ocasional, mas consegue realizar a maioria dos seus cuidados pessoais
50	Requer considerável assistência e frequentes cuidados médicos
40	Incapacitado; requer cuidados especiais e assistência, autocuidado limitado. Permanece mais de 50% do horário de vigília sentado ou deitado
30	Severamente incapacitado, hospitalização indicada, embora a morte não seja iminente
20	Muito doente, necessita de internação hospitalar e tratamento de suporte. Completamente incapaz de realizar autocuidado. Confinado à cama
10	Moribundo, processo de morte progredindo rapidamente

Fonte: Brasil.[46]

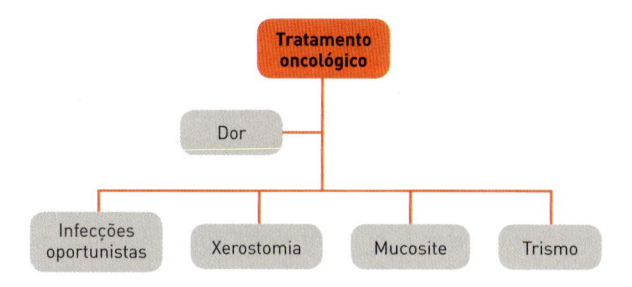

Figura 41.4. Complicações bucais do câncer ou do seu tratamento.

Dor, ulceração, sangramento e trismo são os mais importantes sintomas em casos de câncer oral avançado.[48]

CÂNCER DE BOCA: CONTROLE DA DOR E CUIDADOS PALIATIVOS

Dentre os cuidados paliativos oferecidos aos pacientes com câncer de cabeça e pescoço, destaca-se o controle da dor, seja ela proveniente da terapia oncológica ou da progressão da doença.[49] A seguir, serão apresentadas as condições mais frequentes que necessitam de diagnóstico e tratamento.

> Ter em mente que, nos pacientes em cuidados paliativos exclusivos, essas complicações são piores e, muitas vezes, devastadoras.

Sangramento

O sangramento pode se manifestar na cavidade oral como petéquias, equimoses, púrpuras ou franca hemorragia, podendo ser espontâneo ou precipitado por trauma ou doença existente. Doentes trombocitopênicos com áreas de inflamação local são mais suscetíveis a desenvolver complicações hemorrágicas. Doentes com doença periodontal, mobilidade dentária, técnicas traumáticas de higiene oral, restaurações ásperas e dentes fraturados estão predispostos a episódios de sangramento.[50]

O sangramento é uma complicação comum em pacientes com câncer avançado de cabeça e pescoço, e geralmente é causado por rupturas dos principais vasos do tumor devido a tratamentos, como a radioterapia, e traumatismos durante a remoção de curativos.[51]

A abundância de capilares friáveis e a ausência de plaquetas em lesões malignas cutâneas resultam em feridas sangrantes ao mínimo toque.[52]

> O sangramento bucal pode ser decorrente do tumor ou de lesões corriqueiras, como a doença periodontal ou infecções oportunistas. Deve ser prontamente identificado e controlado, pois pode ser uma fonte adicional de complicações, além de contribuir para infecção e dor.

Para controle do sangramento, é citado na literatura o uso do alginato de cálcio, um derivado de algas ricas em cálcio que ativam a coagulação.[51] O uso da adrenalina 1:1.000 (1 mg/1 mL) está indicado se houver sangramento persistente,[52,53] assim como outras técnicas hemostáticas, tal qual aplicação de óxido de celulose, sutura ou cauterização.[54]

Para controle do sangramento oral, podem ser feitos bochechos com ácido aminocaproico (Epsilon®)[55] ou aplicação de dispositivos contendo agentes anticoagulantes nos tecidos orais, como Gelfoam®, Surgicel®.[56] Higiene com gaze, cotonetes ou *swabs* com esponja embebidos em solução de clorexidina, solução salina ou bicarbonato de sódio são menos traumáticas e removem efetivamente debris alimentares.[57]

Ligação ou cauterização de sangramentos, antifibrinolíticos orais, radioterapia e embolização podem ser utilizados para se obter hemostasia.[58]

Portanto, cuidados com a saúde bucal são essenciais para o controle eficaz das complicações dos cânceres de cabeça e pescoço. A deterioração da saúde bucal pode ser aliviada por higiene e cuidados orais locais adequados, o que facilita o controle da dor e a manutenção do suporte nutricional.[1,4,59,60]

Dor: causas do agravamento e tratamento

A dor relacionada ao câncer acomete cerca de 50% dos pacientes em todos os estágios da doença e 70% dos indivíduos com doença avançada.[61-63] A dor por câncer tem diversas causas.[64] Isso também ocorre no paciente com câncer de cabeça e pescoço, particularmente nos casos de doença avançada e sem possibilidades de cura. Identificar as diversas fontes de dor é fundamental para minimizar a sua intensidade e reduzir o uso de fármacos, principalmente quando os efeitos colaterais comprometem a qualidade de vida do paciente.

Como vimos no Capítulo 39, a dor pode ser o sintoma inicial da doença.[65,66] Nesse caso, geralmente indica estágio avançado da lesão, o que pode causar alterações estruturais (tração, compressão ou distorção de vasos ou nervos). A dor no paciente com câncer já diagnosticado pode decorrer também do seu tratamento (cicatrizes operatórias e efeitos adversos do uso de radioterapia e quimioterapia).[67] Dor na região orofacial pode decorrer de tumores em orofaringe, nasofaringe, extracranianos, intracranianos primários e tumores metastáticos.[68]

A dor devido ao próprio tumor ocorre em 65 a 85% dos doentes que chegam aos serviços de oncologia, enquanto o tratamento do câncer é a causa da dor em 15 a 25% dos doentes tratados com quimioterapia, radioterapia ou cirurgia.[49,68]

A dor é sintoma comum em casos de câncer oral avançado; 80 a 90% desses doentes sofrem dor, controlada inadequadamente na maioria das vezes, da qual resultam prejuízos das funções orais.[69] A dor geralmente agrava-se com a ansiedade secundária à percepção do câncer oral, assim como pela idade, sexo e magnitude tumoral.[48] Zereu e colaboradores,[70] e Perry e colaboradores,[71] observaram que a intensidade e a percepção da dor no doente com câncer são influenciadas por vários fatores psicológicos. Em pacientes com doença avançada, esses fatores exercem ainda mais influência para agravar o sintoma. Sensações de desânimo e medo da morte somam-se ao sofrimento e exarcebam a dor.

Tratamento da dor no paciente com câncer

É fundamental o diagnóstico de todas as afecções ou morbidades associadas para a compreensão da dor total do paciente com câncer, principalmente quando afeta a boca. Nesse caso, é fundamental avaliar, além da ferida tumoral, todas as estruturais que compõem a cavidade oral, pois assim as anormalidades que estiverem causando dor podem ser identificadas, como feridas ulceradas ou expostas, infecções secundárias (candidose), doenças dentárias (cárie e doença periodontal) e próteses mal adaptadas.

Nessas condições, a simples higiene da boca já previne o agravamento de complicações. A eliminação de focos infecciosos odontogênicos também contribui para o controle das complicações e da dor no paciente com câncer de cabeça e pescoço. A boa higiene oral e o uso de analgésicos tópicos diminuem a necessidade de medicações sistêmicas para o controle da dor.[72] Cuidados locais, como o uso de colutórios analgésicos e antissépticos, são benéficos.[73] Solução de água fenicada a 2% é usada há muito tempo e é benéfica particularmente nos pacientes com câncer de boca pelos efeitos antisséptico e analgésico que tem.[74] Outras substâncias, como o chá de camomila, são indicadas em forma de bochechos devido às suas propriedades anti-inflamatórias, antibacterianas e antifúngicas.[75] Para o controle da dor em feridas abertas, também pode ser usado o gel anestésico, como a lidocaína.[76] O *laser* de baixa potência é outro recurso que pode ser útil tanto no controle da dor oral como para auxiliar no processo cicatricial, principalmente em casos de mucosites.[77]

> Lembre-se: no câncer, a dor nem sempre tem uma causa única. No câncer de boca, essa condição é especial, pois existem várias doenças bucais que pioram a queixa original. É fundamental identificar todas as causas possíveis da dor para seu adequado controle.

O tratamento farmacológico da dor no câncer baseia-se na Escala Analgésica da OMS, sendo indicados analgésicos, anti-inflamatórios, drogas adjuvantes, entre outros.[34,78]

Infecções oportunistas

A diminuição do fluxo salivar aliada à imunossupressão provocada pelo tratamento oncológico aumenta a suscetibilidade a infecções na cavidade oral e orofaringe, principalmente por fungos oportunistas como a *Candida albicans*.[79] É uma infecção oportunista em pacientes com doença avançada em virtude do seu estado debilitado.[1,59]

Cerca de 40% da população saudável apresenta espécies de *Candida*, que podem ser isoladas em cerca de 80% dos pacientes com câncer avançado.[80] A *Candida* coloniza 67,9% de doentes que se denominam xerostômicos, e foi observado que em 58% deles havia hipossalivação[81] devido à acidez oral.[82]

> As infecções oportunistas da boca causam desconforto e comprometem o quadro geral do paciente. Além disso, são fontes adicionais de dor e infecção. Devem ser identificadas e tratadas.

As lesões na cavidade oral podem ser pseudomembranosas, atróficas (eritematosas) e geralmente associadas a próteses removíveis, e raramente hipertróficas.[83] Esta última deve ser investigada quando doentes xerostômicos queixam-se de ardência na boca ou na língua.[81] Nas comissuras labiais, causa fissuras (queilite angular)[79,84] complicadas por diabetes melito, pelo uso de dentaduras e pelo cigarro.[85]

O diagnóstico clínico da candidíase oral pode ser confirmado por meio de exame de esfregaço com coloração de Gram ou com preparo de hidróxido de potássio, principalmente em caso de apresentação pseudomembranosa ou com cultura para pesquisa de fungos.[81]

Muitas das infecções bacterianas em pacientes com câncer são causadas por bacilos aeróbios gram-negativos,[56] e podem ser justificadas pela supressão provocada pela doença, uso de antibióticos, corticosteroides e agentes imunossupressores, prejuízo nos mecanismos de defesa do hospedeiro associado ao ambiente hospitalar.[50]

Em pacientes imunossuprimidos, bactérias gram-positivas e gram-negativas tornam-se oportunistas e crescem devido à perda da integridade da mucosa.[86] Manifestam-se como lesões circunscritas, dolorosas e pálidas, com formação de pseudomembrana. Dentre as gram-negativas, destacam-se *Pseudomonas*, *Escherichia coli*, *Enterobacter*, *Klebsiella* e *Serratia*, que podem ocasionar grave necrose tecidual, bacteremia e sepse.[55]

Infecções virais, especialmente as causadas por herpes simples e herpes-zóster e varicela,[50,59] em pacientes imunossuprimidos podem apresentar reativações atípicas, graves e intraorais, com incidência inestimada devido à grande variedade de apresentações clínicas.[83] São causa comum de ulceração dolorosa aguda em pacientes em cuidados paliativos, e constitui um problema devido à maior duração das lesões,[55] em torno de seis semanas. As lesões são dolorosas, podem se espalhar facilmente e são vulneráveis à infecção secundária por *Staphylococcus aureus*.[86]

Cultura para fungos, bactérias ou vírus é necessária em caso de suspeita de infecção.[87]

Brandão e Ferraz;[59] Sweeney e Bagg;[3] Siqueira e colaboradores[74] destacam, para o tratamento da candidíase, a melhora das medidas de higiene oral, juntamente com a adequada prescrição de antifúngicos sistêmicos e/ou tópicos para erradicar a infecção. Além disso, as próteses devem ser bem limpas, pois funcionam como reservatório para essa infecção.

É frequentemente controlada com bochechos de solução salina de peróxido de hidrogênio e uso de medicações tópicas antifúngicas, como a nistatina (200.000-400.000 2-3 mL, retidas na boca por três minutos e deglutida, quatro vezes ao dia). O tratamento é realizado em duas semanas, mas, para casos refratários, cetoconazol sistêmico 200 mg diariamente por no mínimo duas semanas é recomendado.[88]

Lesões herpéticas em pacientes imunocomprometidos normalmente requerem 200 mg de aciclovir sistêmico, uma cápsula a cada quatro horas por dez dias.[2] Para pacientes com lesões por herpes-zóster, está indicada a prescrição de 800 mg de aciclovir sistêmico, de quatro a cinco vezes por dia, durante sete a 10 dias (3.200 a 4.000 mg/dia).[89]

Em geral, a maioria dos microrganismos isolados nas infecções de cabeça e pescoço são sensíveis à penicilina e à eritromicina.[3]

Siqueira e colaboradores[74] relatam que a água fenicada a 2% tem efeito bacteriostático e a 1% bactericida, podendo ser utilizada no controle dessas infecções.

Feridas tumorais

Estima-se que 5 a 10% dos pacientes oncológicos sejam acometidos por feridas tumorais em decorrência do tumor primário ou dos tumores metastáticos.[90,91] Podem acometer a pele ou a cavidade oral dos pacientes com câncer de cabeça e pescoço. Feridas com invasão local manifestam-se inicialmente como endurecimento, vermelhidão, calor e/ou sensibilidade. Com a evolução da doença, mais tecido é destruído e ocorre ulceração da lesão.[92]

Em feridas metastáticas, as células tumorais caminham do sítio primário, pela corrente sanguínea e/ou linfática, para órgãos distantes ou para a pele.[92]

Essas lesões podem se apresentar inicialmente como nódulos bem demarcados, com tamanho variando de milímetros a centímetros, consistência e coloração variáveis.[91] Ambas as lesões, sejam elas tumorações locais ou metastáticas, sofrem alterações vasculares e linfáticas que levam ao edema, exsudato e necrose tecidual.[93] Como resultado, as lesões podem se tornar vegetantes, ser infectadas por fungos ou se tornar ulceradas e erosivas,[94] com leito variando de pálido a rosa, tecido friável e necrótico, o ambiente ideal para o crescimento de bactérias anaeróbias, resultando em odor fétido.[95]

> As feridas da boca devem ser limpas continuamente para evitar infecção e aumento da dor. Medidas simples, como limpeza com soro fisiológico e gaze, podem ser altamente eficientes.

A pele ao redor se torna eritematosa, frágil e sensível ao toque. A dor referida depende de inúmeros fatores, como localização da ferida, profundidade de invasão e dano tecidual, envolvimento nervoso e experiência dolorosa.[96]

Progressivamente, desfiguram o corpo e tornam-se friáveis, dolorosas, secretivas e com odor fétido.[97]

Os cuidados às feridas tumorais estão focados no controle da infecção, odor, manejo do exsudato e proteção da pele, minimizando o sangramento e reduzindo a dor com curativo confortável, funcional e estético.[93,95,98,99]

O controle do odor, secreção e infecção das feridas tumorais requer limpeza criteriosa e desbridamento da colonização bacteriana local, com o uso de soluções antissépticas locais.[100] A limpeza da ferida reduz o odor por meio da remoção de debris necróticos e diminuição da contagem bacteriana.[91] Dentre as soluções, destacam-se o peróxido de hidrogênio,[101] o hipoclorito de sódio a 0,25% (também conhecido como Solução de Dakin modificada), a clorexidina a 4% ou solução aquosa a 1%, e iodopovidona (PVPI).[93,102,103]

A limpeza das feridas pode ser realizada com irrigação ou gaze embebida em soro fisiológico a 0,9%; proteção da pele e das bordas com pomada à base de óxido de zinco tem sido uma técnica recomendada que, na prática, tem se mostrado efetiva também como técnica de analgesia, uma vez que os pacientes referem menos dor.[97]

Para controle do exsudato, pode ser usado alginato de cálcio pelo seu poder de absorção, além de se moldar à ferida, proporcionando conforto.[104]

Xerostomia

É definida como a sensação subjetiva de boca seca resultante da redução do fluxo salivar.[85,105-108] A secura bucal é o sintoma mais comum em pacientes com câncer avançado de cabeça e pescoço, sendo relatada por mais de 75% deles devido aos danos irreversíveis às glândulas salivares.[79,109,110]

Devido à perda da capacidade protetora da saliva (capacidade tampão), os doentes são mais suscetíveis à doença periodontal, cáries rampantes, abrasão, atrição e erosão.[81] Resulta também em dificuldades para a mastigação, deglutição, fala, uso de dentaduras,[79] disgeusia e infecções fúngicas, bacterianas e virais,[1,111] disfunção esofágica, incluindo a esofagite, comprometimento nutricional, intolerância a medicações, aumento da incidência de glossite, queilite angular, halitose e aumento das lesões mucosas.[81]

Clinicamente, a mucosa torna-se ressecada, eritematosa, atrófica e ulcerada. A língua pode apresentar fissuras, eritema e/ou atrofia das papilas filiformes. O paciente pode queixar-se de ardor bucal, necessidade frequente de ingerir água, dificuldade para deglutir e aversão por alimentos secos.[79,85]

A xerostomia é difícil de tratar efetivamente, já que é puramente sintomática. As recomendações incluem higiene oral efetiva e diária com creme dental com alto teor de flúor; bochechos fluoretados para pacientes dentados; hidratação da boca com água em pequenos goles, ou *sprays* de água ou saliva artificial, lubrificando os lábios. Orientar o paciente a beber líquidos; mastigar gomas de mascar sem açúcar para promover a estimulação psicológica do fluxo salivar, principalmente nos pacientes com moderado grau de xerostomia, secreção e com um funcionamento residual do tecido salivar secretório.[1,3] Pacientes com xerostomia devem ser orientados a evitar o consumo de alimentos picantes, condimentados, açucarados, assim como o álcool e o fumo, para impedir o surgimento de lesões nessa mucosa desprotegida.[112]

> A xerostomia, ou hipossalivação, é extremamente incômoda, principalmente pela falta de proteção da mucosa lingual, que contribui para o desconforto. Medidas simples, como hidratação com soro fisiológico, contribui para a limpeza e proteção.

Os métodos empregados incluem o uso de estimulantes salivares, lubrificantes ou substitutos salivares. Os substitutos salivares usados são derivados de carboximetilcelulose de sódio ou mucina, e aliviam a xerostomia e seus sintomas associados.[79]

Lubrificantes podem ser necessários para hidratar os lábios e mantê-los intactos. Os mais comumente usados são a vaselina e o óleo mineral.[111]

Sialorreia / babação

É definida como a incapacidade de controlar as secreções orais.[113] É um sintoma comum em pacientes com câncer avançado de cabeça e pescoço, principalmente quando a lesão tumoral acomete base de língua, apesar de a grande maioria dos pacientes apresentar xerostomia devido à doença ou à terapia oncológica, e não constitui uma sialorreia verdadeira, pois advém da disfagia, perda da sensibilidade ou infiltração tumoral, e não de produção salivar excessiva.[113] E também devido a uma descoordenação das musculaturas orofacial e palatolingual.[114,115]

A perda do controle neurológico tem etiologia variada, como grandes ressecções de orofaringe[116] que resultam em disfagia e levam ao acúmulo de saliva na porção anterior da cavidade oral, e não à perda proposital de saliva pela boca.[117]

> Muitas vezes, a sialorreia é de natureza mecânica, principalmente quando há edema de língua que chega a exteriorizar. Uso de corticoides e medidas locais, como antissépticos e limpeza com soro fisiológico, podem ajudar o paciente.

Quando presente, causa desconforto e constrangimento social e prejuízo na função mastigatória, pois interfere na fala, favorece infecções periorais e, devido à perda de líquidos, eletrólitos e proteínas, deteriora a qualidade de vida dos doentes, além de aumentar o risco de pneumonias aspirativas.[117]

Olsen e Sjögren[113] recomendam drogas anticolinérgicas, como a atropina e o glicopirolato, para o manejo da sialorreia. A escopolamina é considerada padrão ouro por Vantafrida e colaboradores.[118]

Meningaud e colaboradores[117] ainda citam o uso de toxina botulínica tipo A transductal em glândulas parótidas e submandibulares para controlar a sialorreia.

Trismo

Durante a radioterapia, a articulação temporomandibular e os músculos mastigatórios ficam expostos ao feixe primário da irradiação na região da cabeça e pescoço e sofrem fibrose gradual,[67,119] aparecendo dentro de três a seis meses após a radioterapia,[120] pois a capacidade mitótica das células musculares é menor que a das células epiteliais.[82]

O trismo é mais pronunciado em doentes com câncer de cabeça e pescoço submetidos à radioterapia e cirurgia.[82] Para Louise Kent e colaboradores,[121] doses curativas de radioterapia para esse tipo de câncer resultam em trismo em muitos casos, independentemente de outras modalidades de tratamento, impactando na qualidade de vida desses pacientes.

> Para Ozyar e colaboradores,[122] o trismo é o sintoma mais comum em doentes com câncer de nasofaringe, e é um indicativo de tumor primário avançado.

O primeiro sinal de trismo é a contração dos músculos mastigatórios. A abertura da boca torna-se difícil e limitada a 10 a 15 mm ou menos,[123] o que dificulta a higiene bucal e os procedimentos dentários.[124] A fibrose da submucosa e dos tecidos moles ocorre em muitos doentes após a radioterapia e manifesta-se como palidez, adelgaçamento e perda da amplitude dos movimentos mandibulares.[125]

Dijkstra e colaboradores[126] citam estudo que utilizou eletroterapia por microcorrente, uso do aparelho de Therabite e injeção de pentoxifilina, cuja atividade imunomodulatória mede as reações fibrogênicas após a radiação de cabeça e pescoço,[127] e mostrou aumento significante na abertura bucal em doentes com trismo decorrente de radioterapia para tratamento de câncer de cabeça e pescoço, por ser de difícil tratamento com terapias de exercícios.[128]

Odor / halitose

O odor exalado pelas feridas tumorais ocorre devido à oclusão dos vasos sanguíneos pela pressão causada pelo crescimento tumoral, que provoca hipoxia. Com isso, bactérias aeróbias e anaeróbias liberam ácidos voláteis, produzindo odor característico.[51] É o sintoma mais desagradável das feridas orais, pois causa sensação de nojo e isolamento social no paciente.[129]

> Feridas expostas, infecções dentárias e infecções oportunistas contribuem para o odor fétido que algumas vezes afasta o paciente do convívio em família e social. Cuidados contínuos de limpeza são muito eficientes.

Para controle do odor, é citado na literatura o uso sistêmico de Metronidazol, porém seu uso contínuo por via sistêmica leva à rápida intolerância gástrica, podendo ser usado em forma de gel ou solução sobre o leito da ferida,[130] macerado, tópico em forma de pó para feridas cutâneas; e sob a seguinte manipulação para feridas intraorais: comprimidos de 250 mg de metronidazol diluídos na proporção de um comprimido para 50 mL de água tratada ou soro fisiológico, acrescentando-se duas colheres de sopa de sulfadiazina de prata a 1% e uma colher de óleo mineral.[97] O carvão ativado pode ser utilizado, pois absorve os gases liberados pelos microrganismos e o exsudato produzido, além de filtrar o odor.[51] O uso do hipoclorito de sódio a 0,25% para desbridamento da lesão e de gluconato de clorexidina a 4 ou 1% tem sido relatado.[102]

DIAGNÓSTICO DE AFECÇÕES OU DOENÇAS ODONTOLÓGICAS ASSOCIADAS

Doenças orais, como raízes dentárias infectadas ou periodontite, devem ser detectadas nesses doentes, pois contribuem para agravar seu estado de saúde.

Para minimizar as complicações orais, a prioridade nos cuidados paliativos desses pacientes é melhorar a higiene oral.[131]

A meta do cuidado oral básico é a manutenção da saúde oral, controle do nível de placa dentária, redução da irritação e dano tecidual, manutenção da estabilidade tecidual e promoção do conforto.[72]

Para Paunovich e colaboradores,[1] a capacidade do paciente de se cuidar deve ser avaliada para que possam ser desenvolvidas alternativas para melhorar a escovação dental, como modificações nas escovas de dente, uso de escovas de dente elétricas, além de orientações ao cuidador. Escovas de dente extramacias são mais suaves aos tecidos orais do que as convencionais e devem ser usadas em associação com cremes dentais sem lauril sulfato de sódio para não estimular ou exacerbar a descamação da mucosa oral.[75]

> A avaliação odontológica é fundamental no paciente com câncer de cabeça e pescoço. Cuidados preventivos, como higiene oral dirigida às necessidades de cada um, tratamento odontológico nos casos de doenças bucais ou infecções oportunistas e cuidados paliativos em feridas expostas são fundamentais para o controle da dor, melhora da qualidade de vida e redução do sofrimento.

A solução de clorexidina a 0,12% é indicada por Elito[132] para pacientes com comprometimento médico, predispostos a infecções orais; pacientes com longa estadia em hospitais, idosos ou paciente elegível para cuidados paliativos, a fim de prevenir infecções orais e sistêmicas.

Os antissépticos ou antimicrobianos orais estão indicados nesses pacientes para a prevenção e tratamento de infecções, e podem ser usados em forma de bochechos ou aplicação com gaze embebida para a higiene oral de pacientes inconscientes, pelo menos seis vezes ao dia.[74]

Os pacientes devem ser orientados a remover suas próteses à noite e deixá-las em solução antisséptica como clorexidina a 0,12% por trinta minutos, ou em solução com cloro a 2% (5 mL ou uma colher de chá de alvejante em 250 mL ou um copo de água).[74,81]

A xerostomia e a perda do volume facial podem causar diminuição da retenção da prótese. Indica-se, nesse caso, a aplicação de adesivos na superfície prótese, bem como lubrificantes à base de água, para proporcionar efetiva adesão à mucosa oral.[1,74,79]

Seguir um protocolo de cuidados paliativos odontológicos ou orais para os doentes que padecem das complicações do câncer ou do seu tratamento ajuda a padronizar as condutas (Fig. 41.5), e sua aplicabilidade será ilustrada com um relato de caso (Figs. 41.6 a 41.11).

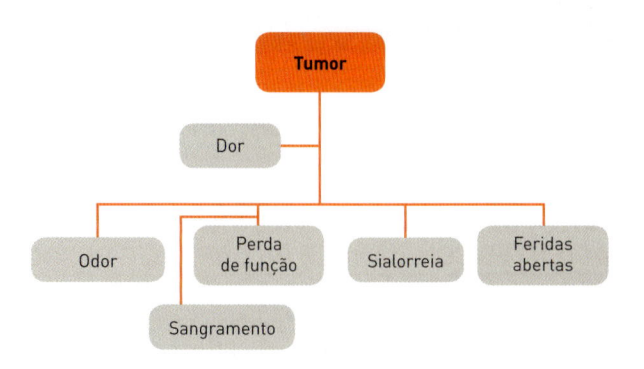

Figura 41.5. Algoritmo para abordagem odontológica de pacientes com câncer em cuidados paliativos.

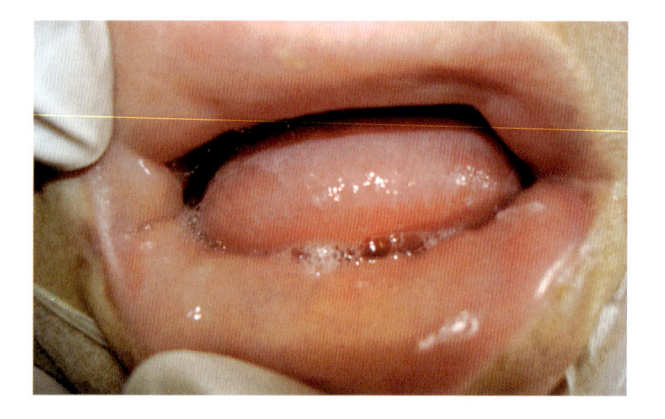

Figura 41.6. Ao exame clínico, podemos observar edema lingual e labial.

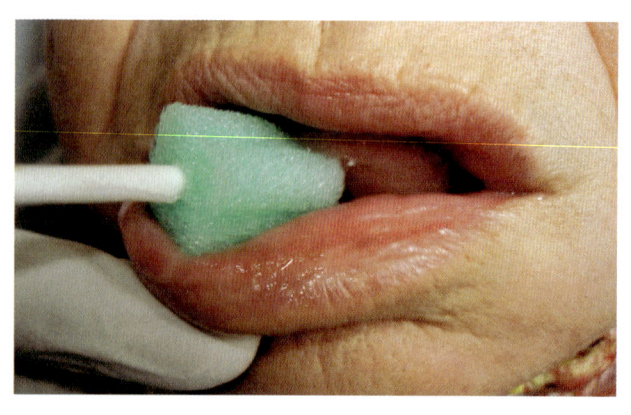

Figura 41.7. Ferida tumoral exofítica, secretiva, com secreção amarelada.

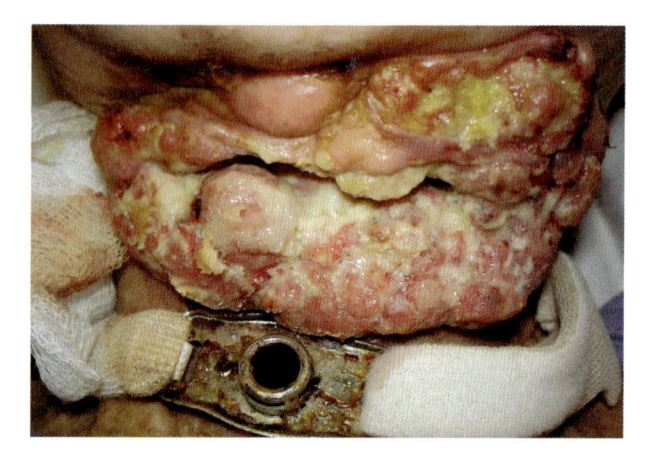

Figura 41.8. Medida da ferida extraoral com paquímetro.

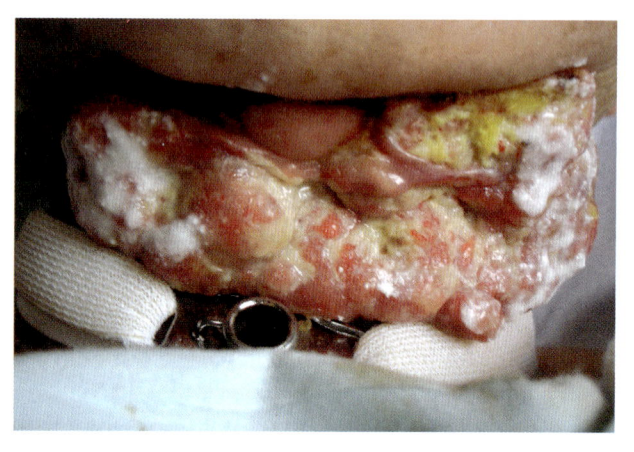

Figura 41.9. Após a limpeza da ferida, foi aplicada a pasta de ácido tranexâmico 250 mg macerado e misturada ao soro fisiológico para controle do sangramento.

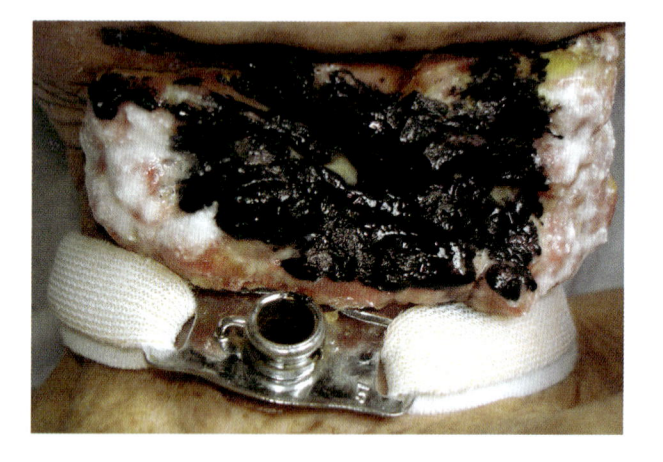

Figura 41.10. Aplicação de pomada para controle do odor e secreção, contendo: carvão ativado, metronidazol, nistatina e sulfadiazina de prata a 1%.

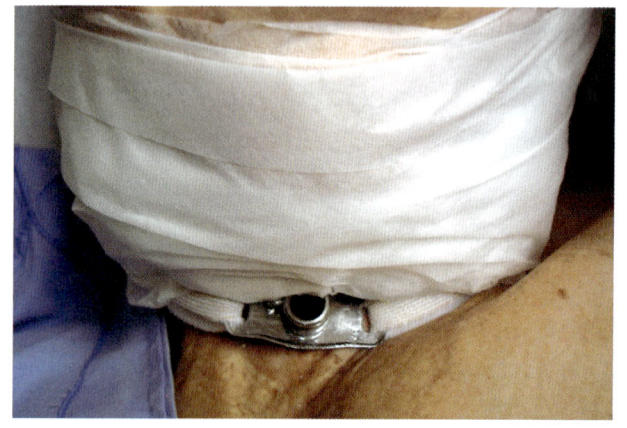

Figura 41.11. Proteção da ferida com gaze e esparadrapo.

PROTOCOLO DE AVALIAÇÃO E TRATAMENTO ODONTOLÓGICO DOS PACIENTES COM CÂNCER DE CABEÇA E PESCOÇO

A Equipe de Dor Orofacial, juntamente com o Ambulatório de Cuidados Paliativos do Hospital das Clínicas de São Paulo, desenvolveu um protocolo para abordagem e tratamento desses pacientes, principalmente quando o câncer está em fase avançada. O Brasil ainda é carente nesse tipo de atendimento, e os doentes sofrem mais as consequências do despreparo profissional do que das condições de atendimento.

CONCLUSÃO

O diagnóstico e o tratamento do câncer permitem sobrevida e qualidade de vida em níveis muito superiores às de épocas passadas. Entretanto, existe um grupo de pacientes cuja doença ultrapassa os limites da cura e evoluem para a terminalidade. O câncer de cabeça e pescoço é uma dessas condições. Nesse caso, os doentes têm grande comprometimento das funções orais, como mastigação, fala e deglutição. Além disso, a estética e relacionamentos familiar e social podem ficar muito comprometidos. A despeito dos avanços, essa é uma área que necessita de atenção, de modo a conjugar o tratamento por problemas decorrentes do tumor com o tratamento de doenças odontológicas que comprometem mais ainda a condição do paciente.

Nesse cenário, a participação do cirurgião-dentista contribui para o diagnóstico e tratamento em sua área, assim como para a realização de cuidados paliativos orais que possam beneficiar esses doentes. Orientar pacientes e cuidadores, e discutir esses aspectos com a equipe multidisciplinar de cuidados paliativos ajuda na sua integração nessa área da saúde.

Espera-se que, no futuro, essa integração beneficie os doentes com novas terapêuticas e cuidados que aliviem seu sofrimento, e que sejam estendidos de modo padronizado a todos aqueles que necessitarem.

REFERÊNCIAS

1. Paunovich ED, Aubertin MA, Saunders MJ, Prange M. The role of dentistry in palliative care of the head and neck cancer patient. Tex Dent J. 2000;117(6):36-45.
2. Chiodo GT, Tolle SW, Madden T. The dentist´s role in end-of-life care. Gen Dent. 1998;46(6):560-65.
3. Sweeney MP, Bagg J. Oral care for hospice patients with advanced cancer. Dent Update. 1995;22(10):424-7.
4. Forbes K. Paliative care in patients with cancer of the head and neck. Clin Otolaryngol Allied Sci. 1997;22(2):117-22.
5. Maciel MGS. Definições e princípios. In: Institucional de Reinaldo Ayer de Oliveira, coordenador. Cuidado Paliativo. São Paulo: CRM; 2008. p. 15-32.
6. Figueiredo MTA. Conceito, princípio e filosofia de cuidados paliativos In: Teixeira MJ, Figueiró JAB. Dor: epidemiologia, fisiopatologia, avaliação, síndromes dolorosas e tratamento. São Paulo: Moreira Jr.; 2001. p. 400-3.
7. Maciel MGS. Cuidados paliativos: princípios gerais. In: Alves-Neto O, Costa CMC, Siqueira JTT, Teixeira MJ. Dor: princípios e prática. Porto Alegre: Artmed; 2009. p. 133-40.
8. Caponero R, Melo AGC. Cuidados paliativos. 1º Consenso Nacional de Dor Oncológica; São Paulo, 2002. São Paulo: Projeto Médico; 2002. p. 103-12, v. 1.
9. Academia Nacional de Cuidados Paliativos. Critérios de qualidade para os cuidados paliativos no Brasil. Rio de Janeiro: Diagraphic; 2007.
10. Twycross R. Introducing palliative care. 4th ed. Oxon: Radcliffe Medical; 2003.
11. World Health Organization. Better palliative care for older people. Geneva: WHO; 2004.
12. World Health Organization. Cancer pain relief and palliative care. WHO Technical Repórt Series 804. Geneva: WHO; 1990.
13. Chiba T. Cuidados paliativos. In: Lopes AC. Tratado de clínica médica. São Paulo: Roca; 2006. p. 4446-54, v. 3.
14. Doyle D, Hanks G, MacDonald N. Introduction. In: Doyle D, Hanks G, MacDonald N. Oxford textbook of palliative medicine. 2nd ed. Oxford: Oxford University;1998. p. 3-8.
15. Sociedad Española de Cuidados Paliativos. Historia de los cuidados paliativos & el movimiento hospice [Internet]. Madri: Sepcal; [200-] [acesso em 2011 Jul 18]. Disponível em: http://www.secpal.com.
16. Saunders C. Foreword. In: Doyle D, Hanks G, MacDonald N, editors. Oxford textbook of palliative medicine. 2nd ed. Oxford: Oxford University; 1998. p. v-viii.
17. Saunders C. The symptomatic treatment of incurable malignant disease. Prescribers J. 1964;4:68-73.
18. Cardoso MGM. Cuidados paliativos em dor. In: Alves-Neto O, Costa CMC, Siqueira JTT, Teixeira MJ. Dor: princípios e prática. Porto Alegre: Artmed; 2009. p. 335-43.
19. Pessini L. A filosofia dos cuidados paliativos: uma resposta diante da obstinação terapêutica. Mundo Saude. 2003;27(1):15-34.
20. Koseki NM, Zeferino LC. Implantação de cuidados paliativos: Constituição da equipe e recursos materiais necessários. In: Teixeira MJ. Dor: manual para o clínico. São Paulo: Atheneu; 2006. p. 533-539.
21. Billings JA. What is palliative care? J Palliat Med. 1998;1(1):73-81.
22. Foley KM. The past and the future of palliative care in the home. Hastings Can Rep. 2005;Spec No:S42-46.
23. Davies E, Higginson I. The solid facts:palliative care. Geneva: WHO; 2004.
24. Hillier R. Palliative medicine. BMJ. 1988;297:874-5.
25. Maciel MGS. Ética e cuidados paliativos na abordagem de doenças terminais. Terceira Idade. 2007;18(38):37-48.
26. Chiba T. Multidisciplinaridade e interdisciplinaridade. In: Institucional de Reinaldo Ayer de Oliveira, coordenador. Cuidado Paliativo. São Paulo: CRM; 2008. p. 46-54.
27. Lynn J, Adamson DM. Living well at the end of life: adapting health care to serious chronic ollness in old age. Arlington: Rand Health; 2003.
28. Chiba T. Dor e tratamento. In: Freitas EV, organizador. Tratado de geriatria e gerontologia. 2. ed. Rio de Janeiro: Guanabara Koogan; 2002. p. 718-31.
29. Taquemori LY, Sera CTN. Interface intrínseca: equipe multiprofissional. In: Institucional de Reinaldo Ayer de Oliveira, coordenador. Cuidado Paliativo. São Paulo: CRM; 2008. p. 55-57.
30. Karsh UM. Idosos dependentes: famílias e cuidadores. Cad Saúde Pública. 2003;19(3):861-6.
31. Appleton M, Corboy K. When palliative medicine is not palliative care. Am J Hosp Palliat Care. 2005;22(4):169-70.
32. Morrison RS, Meier DE. Clinical practice: palliative care. N Engl J Med. 2004;350(25):2582-90.
33. World Health Organization. National Cancer Programmers: policies and managerial guidelines. 2nd ed. Geneva: WHO; 2002.
34. World Health organization. WHOQOL-brief. Introduction, administration, scoring and generic version of assessment: field trial version. Geneva: WHO; 1996.
35. Selby P, Maguire P. Assessing quality of life in cancer patients. Br J Cancer. 1989;60(3):437-40.
36. Matias KS. Qualidade de vida de pacientes com câncer bucal e da orofaringe através do questionário UW-QOL [tese]. São Paulo: Universidade de São Paulo; 2005.

37. Biazevic MGH, Antunes JLF. Câncer bucal. In: Antunes JLF, Peres MA. Fundamentos de odontologia: epidemiologia da saúde bucal. Rio de Janeiro: Guanabara Koogan; 2006. p. 180-94.
38. Carvalho AL, Nishimoto IN, Califano JA, Kowalski LP. Trends in incidence and prognosis for head and neck cancer in the United States: a site-specific analysis of the SEER database. Int J Cancer. 2005;114(5):806-16.
39. Kowalski LP, Franco EL, Torloni H, Fava AS, de Andrade Sobrinho J, Ramos G, et al. Lateness of diagnosis of oral and oropharyngeal carcinoma: factors related to the tumour, the patient and health professionals. Eur J Cancer B Oral Oncol. 1994;30B(3):167-73.
40. Vartanian JG, Carvalho AL, Yueh B, Priante AV, de Melo LR, Correia LM, et al. Long-term quality-of-life evaluation after head and neck cancer treatment in a developing country. Arch Otolaryngol Head Neck Surg. 2004;130(10):1209-13.
41. Karnofsky DA, Abelmann WH, Craver LF, Burchenall JF. The use of nitrogen mustard in the palliative treatment of cancer with particular reference to bronchogenic carcinoma. Cancer. 1948;1:634-56.
42. Katz MR, Irish JC, Devins GM, Rodin GM, Gullane PJ. Psychosocial adjustment in head and neck cancer: the impact of disfigurement, gender and social support. Head Neck. 2003;25(2):103-12.
43. Specht L. Oral complications in the head and neck radiation patient: Introduction and scope of the problem. Support Care Cancer. 2002;10(1):36-9.
44. Goldstein NE, Genden E, Morrison RS. Palliative care for patients with head and neck cancer: 'I would like a quick return to a normal lifestyle'. JAMA. 2008;299(15):1818-25.
45. Young CV. The effects of malodorous fungating malignant wounds on body image and quality of life. J Wound Care. 2005;14(8):359-62.
46. Brasil. Ministério da Saúde. Instituto Nacional do Câncer. Cuidados paliativos oncológicos: controle de sintomas. Rev Bras Canceriol. 2002;48(2):191-211.
47. Wiseman MA. Palliative care dentistry. Gerodontology. 2000;17(1):49-51.
48. Narayanan RS, Nair MK, Padmanabhan TK. Palliation of pain in advanced oral cancer. Headache.1988;28(4):258-9
49. Shoeller MT. Dor oncológica. 1º Consenso Nacional de Dor Oncológica; São Paulo; 2002. São Paulo: Projetos Médicos; 2002. p. 13-8, v. 1.
50. Mealey BL, Semba SE, Hallmon WW. Dentistry and the cancer patient: Part 1. Oral manifestations and complications of chemotherapy. Compendium. 1994;15(10):1252, 1254, 1256, passim; quiz 1262.
51. Poletti NAA, Caliri MHL, Simão CDSR, Juliani KB, Tácito VE. Feridas malignas: uma revisão de literatura. Rev Bras Cancerol. 2002;48(3):411-417.
52. Collier M. The assessment of patients with malignant fungating wounds: a holistic approach. Part 1. Nurs Times. 1997;93(44 Suppl 1):1-4.
53. Grocott P. The management of fungating wounds. J Wound Care. 2000;9(1):4-9.
54. Whedon MA. Practice corner: what methods do you use to manage tumor-associated wounds. Oncol Nurs Forum. 1995;22(6):987-90.
55. Rosenberg SW. Oral care of chemotherapy patients. Dent Clin North Am. 1990;34(2):239-50.
56. Semba SE, Mealey BL, Hallmon WW. Dentistry and the cancer patient: Part 2. Oral health management of the chemotherapy patient. Compendium. 1994;15(11):1378, 1380-7; quiz 1388.
57. Naylor GD, Terezhalmy GT. Oral complications of cancer chemotherapy:prevention and management. Spec Care Dentist. 1988;8(4):150-6.
58. Barton P, Parslow N. Malignant wounds: holistic assessment and management. In: Krasner DL, Rodeheaver GT, Sibbald RG, editors. Chronic wound care: a clinical source book for health care professionals. 3rd ed. Wayne: HMP Communications; 2001. P. 699-710.
59. Brandão LG, Ferraz AR. Cirurgia de cabeça e pescoço: princípios técnicos e terapêuticos. São Paulo: Roca; 1989. p. 115-16; 533-6.
60. Wilwert M. Should dentists be included as members of the hospice care team? Spec Care Dentist. 2003;23(3):84-5.
61. Bonica JJ. Treatment of cancer pain: current status and future needs. Pain. 1985;9:589-616.
62. Portenoy RK. Cancer pain: epidemiology and syndromes. Cancer. 1989;63(11 Suppl):2298-307.
63. Folley KM, Macaluso C. Adjuvant analgesics in cancer pain management. In: Aronoff, GM. Evaluation and treatment of chronic pain. Baltimore: Willians & Wilkins; 1992. p. 340-4.
64. Pimenta CAM, Koizumi MS, Teixeira MJ. Dor no doente com câncer:características e controle. Rev Bras Cancerol. 1997;43(1):21-44.
65. Marshall JA, Mahanna GK. Cancer in the differential diagnosis of orofacial pain. Dent Clin North Am. 1997;41(2):355-65
66. Cuffari L, Siqueira, JTT, Nemr NK, Rapaport A. Pain complaint as the first symptom of oral cancer: a descriptive study. Oral Surg Oral Med Oral Pathol Oral Radiol Endod. 2006;102(1):56-61.
67. Siqueira JTT, Teixeira MJ, Vilarim RCB. Dor orofacial decorrentes de tumores. In: Siqueira JTT, Teixeira MJ. Dor orofacial, diagnóstico, terapêutica, e qualidade de vida. Curitiba: Maio; 2001. p. 351-70.
68. Epstein JB, Emerton S, Kolbinson DA, Le ND, Phillips N, Stevenson-Moore P, et al. Quality of life and oral function following radiotherapy for head and neck cancer. Head Neck. 1999;21:1-11.
69. Connelly ST, Schmidt BL. Evaluation of pain in patients with oral squamous cell carcinoma. J Pain. 2004;5(9):505-10.
70. Zereu M, Porsh H A, Lopes G, Lago S. Dor no paciente oncológico. Acta Med. 1994;15:545-56.
71. Perry AR, Shaw MA, Cotton S. An evaluation of functional outcomes (speech, swallowing) in patients attending speech pathology after head and neck cancer treatments: results and analysis at 12 months post intervention. J Laryngol Otol. 2003;117(5):368-81.
72. Epstein JB, Elad S, Eliav E, Jurevic R, Benoliel R. Orofacial pain in cancer. Part II. Clinical perspectives and management. J Dent Res. 2007;86(6):506-18.
73. Aguiar AA. Água fenicada 2% [Monografia]. São Paulo: Universidade de São Paulo; 2002.
74. Siqueira JTT, Siqueira SRDT, Fujarra F, Camparis CM, Savioli C, Teixeira, MJ. Dor orofacial: experiência interdisciplinar em hospital universitário. Rev Dor. 2003;4(3):122-35.
75. Kwong KK. Prevention and treatment of oropharyngeal mucositis following cancer therapy. Are there new approaches? Cancer Nurs. 2004;27(3):183-205.
76. Seaman S. Home care for pain, odor, and drainage in tumor associated wounds. In practice corner: what methods do you use to manage tumor-associated wounds? Oncol Nur Forum. 1985;22(6):987.
77. Walsh IJ. The current status of low level laser therapy in dentistry. Part 1. Soft tissue applications. Aust Dent J. 1997;42(4):247-54.
78. Guiblin ML. Tratamento farmacológico. 1º Consenso Nacional de Dor Oncológica; São Paulo; 2002. São Paulo: Projeto Médico; 2002. p. 51-66, v. 1.
79. Sweeney MP, Bagg J, Baxter WP, Aitchison TC. Oral disease in terminally ill cancer patients with xerostomia. Oral Oncol. 1998;34(2):123-6.
80. Wiseman M. The treatment of oral problems in the palliative patients. J Can Dent Assoc. 2006;72(5):453-8
81. Haveman CW. Xerostomia management in head and neck radiation patient. Tex Dent J. 2004;121(6):483-97.
82. Harrison JS, Dale RA, Haveman CW, Redding SW. Oral complications in radiation therapy. Gen Dent. 2003;51(6):552-60; quiz 561.
83. Sweeney MP, Bagg J. The mouth and palliative care. Am J Hosp Palliat Care. 2000;17(2):118-24.

84. Hummel SK, Marker VA, Buschang P, De Vengencie J. A pilot study to evaluate palate materials for maxillary complete dentures with xerostomic patients. J Prosthodont. 1999;8(1):10-7.
85. Neville BW, Damm DD, Allen CM, Bouquot JE. Oral and maxillofacial pathology. 2nd ed. Philadelphia: W. B. Saunders; 2002. p. 398-404.
86. McClure D, Barker G, Barker B, Feil P. Oral management of the cancer patient: Part I. Oral complications of chemotherapy. Compendium. 1987;8(1):41-3, 46-7, 50.
87. Hancock PJ, Epstein JB, Sadler GR. Oral and dental management related to radiation therapy for head and neck cancer. J Can Dent Assoc. 2003;69(9):585-90.
88. Fischman SL. The patient with cancer. Dent Clin North Am.1983;27(2):235-46.
89. Gutfrajnd M. Herpes-zóster e neuralgia pós-herpética. In: Alves-Neto O, Costa CMC, Siqueira JTT, Teixeira MJ. Dor: princípios e prática. Porto Alegre: Artmed; 2009. p. 805-809.
90. Haisfield-Wolfe ME, Baxendale-Cox LM. Staging of malignant cutaneous wounds: a pilot study. Oncol Nurs Forum. 1999;26(6):1055-64.
91. Seaman S. Management of malignant fungating wounds in advanced cancer. Semin Oncol Nurs. 2006;22(3):185-93.
92. Wilson V. Assesment and management of fungating wounds: a review. 2005;10(3):S28-34.
93. Grocott P, Cowley S. The palliative management of fungating malignant wounds: generalising from multiple case study data using a system of reasoning. Int J Nurs Stud. 2001;38(5):533-45.
94. Haisfield-Wolfe ME, Rund C. Malignant cutaneous wounds: developing education for hospice, oncology and wound care nurses. Int J Palliat Nurs. 2002;8(2):57-66.
95. Clark J. Metronidazole gel in management malodorous fungating wounds. Br J Nurs. 2002;11(Suppl 6):S54-S60.
96. Naylor W. Palliative management of fungating wounds: clinical management. Eur J Palliat Care. 2003;10(3):93-7.
97. Firmino F. Pacientes portadores de feridas neoplásicas em serviços de cuidados paliativos: contribuições para a elaboração de protocolos de intervenções de enfermagem. Rev Bras de Cancerol. 2005;51(4):347-59.
98. Haisfield-Wolfe ME, Rund C. Malignant cutaneous wounds: a management protocol. Ostomy Wound Manage. 1997;43(1):56-60, 62, 64-6.
99. Naylor W. Assessment and management of pain in fungating wounds. Br J Nurs. 2001;10(22 Suppl):S33-6, S38, S40, passim.
100. Amerogen AVN, Veerman ECI. Current therapies for xerostomia and salivary gland hypofunction associated with cancer therapies. Support Care Cancer. 2003;11(4):226-31.
101. Van Leeuwen BL, Houwerzijl M, Hoekstra HJ. Educational tips in the treatment of malignant ulcerating tumours of the skin. Eur J Surg Oncol. 2000;26(5):506-8.
102. Nash MS, Nash LH, Garcia RG, Neimark P. Nonselective debridement and antimicrobial cleansing of a venting ductal breast carcinoma. Arch Phys Med Reahabil. 1999;80(1):118-21.
103. Piggin C. Malodorous fungating wounds: uncertain concepts underlying the management of social isolation. Int J Palliat Nurs. 2003;9(5):216-21.
104. Saunders S. Mutual support. Nurs Times. 1997;92(32):76-82.
105. Screebny LM, Valdini A. Xerostomia. Part I: relationship to other oral symptoms and salivary gland hypofunction. Oral Surg Oral Med Oral Pathol. 1988;66(4):451-8.
106. Rossie K, Guggenheimer J. Oral candidiasis: clinical manifestations, diagnosis, and treatment. Pract Periodontics Aesthet Dent. 1997;9(6):635-41; quiz 642.
107. Spolidorio DMP, Spolidorio LC, Barbeiro RH, Hofling JB, Bernardo WLC, Pavan S. Avaliação quantitativa do streptococus do grupo mutans e candida sp. e fatores salivares da cavidade bucal de pacientes submetidos à radioterapia. Pesqui Odontol Bras. 2001;15(4):354-58.
108. Bates-Jensen B, Early L, Seaman S. Skin disorders. In: Ferrell BR, Coyle N. Textbook of palliative nursing. New York: Oxford University; 2001. p. 226-34.
109. Jobbins J, Bagg J, Finlay IG, Addy M, Newcombe RG. Oral and dental disease in terminally ill cancer patients. BMJ. 1992;304(6842):1612.
110. Samarawickrama DY. Salivar substitutes: how effective and safe are they? Oral Dis. 2002;8(4):177-9.
111. Andrews N, Griffiths C. Dental complications of head and neck radiotherapy: part 2. Aust Dent J. 2001;46(3):174-82.
112. Cerchietti LC, Navigante AH, Korte MW, Cohen AM, Quiroga PN, Villaamil EC, et al. Potential utility of the peripheral analgesic properties of morphine in stomatitis-related pain: a pilot study. Pain. 2003;105(1-2):265-73.
113. Olsen AK, Sjögren P. Oral glycopyrrolate alleviates drooling in a patient with tongue cancer. J Pain Symptom Manage. 1999;18(4):300-2.
114. Bagheri H, Damase-Michel C, Lapeyre-Mestre M, Cismondo S, O Connell D, Senard JM, et al. A study of salivary secretion in Parkinson´s disease. Clin Neuropharmacol. 1999;22(4):213-5.
115. Proulx M, de Courval FP, Wiseman MA, Panisset M. Salivary production in Parkinson´s disease. Mov Disord. 2005;20(2):204-7.
116. Talmi YP, Finklestein Y, Zohar Y, Lurian N. Reduction of saliva flow with scopoderm TTS. Ann Otol Rhinol Laryngol. 1988;97(2 Pt 1):128-30.
117. Meningaud JP, Pitak-Arnnop P, Chikhani L, Bertrand JC. Drooling of saliva: a review of the etiology and management options. Oral Surg Oral Med Oral Pathol Oral radiol endod. 2006;101(1):48-57.
118. Vantafrida V, Ripamonto C, Sbanotto A, Conna FC. Mouth care. In: Doyle D, Hanks GWC, Mac-Donald, editors. Oxford textbook of palliative medicine. Oxford: Oxford University; 1998. p. 701.
119. Huber MA, Terezhalmy GT. The head and neck radiation oncology patient. Quintessence Int. 2003;34(9):693-717.
120. Rankin KV, Jones DL, editors. Oral health in cancer therapy: a guide for health care professionals. Austin: Texas Cancer Council; 1999. p. 1-48.
121. Louise Kent M, Brennan MT, Noll JL, Fox PC, Burri SH, Hunter JC, et al. Radiation-induced trismus in head and neck cancer patients. 2008;16(3):305-9.
122. Ozyar E, Cengiz M, Gurkaynak M, Atahan IL. Trimus as a presenting symptom in nasopharyngeal carcinoma. Radiother Oncol. 2005;77(1):73-6.
123. Whitmyer CC, Waskowski JC, Iffland HA. Radiotherapy and oral sequelae: preventive and management protocols. J Dent Hyg. 1997;71(3):96.
124. Souza EW, Barbosa JRA. Procedimentos odontológicos em pacientes submetidos à radioterapia de cabeça e pescoço. Odonto Mod.1991;18(5):23-5.
125. Cooper JS, Fu K, Marks J, Silverman S. Late effects of radiation therapy in the head and neck region. Int J Radiat Oncol Biol Phys. 1995;31(5):1141-64.
126. Dijkstra PU, Kalk WU, Roodenburg JL. Trismus in head and neck oncology: a systematic review. Oral Oncol. 2004;40(9):879-89.
127. Nieder C, Zimmermann FB, Adam M, Molls M. The role of pentoxifylline as a modifier of radiation therapy. Cancer Treat Rev. 2005;31(6):448-55.
128. Dijkstra PU, Sterken MW, Pater R, Spijkervet FKL, Roodenburg JLN. Exercise therapy for trismus in head and neck cancer. Oral Oncol. 2007;43(4):389-94.
129. Schulz V, Triska OH, Tonkin K. Malignant wounds: caregiver-determined clinical problems. J Pain Symptom Manage. 2002;24(6):572-7.
130. Yvetic O, Lyne PA. Fungating and ulcerating malignat lesions:review of the literature. J Adv Nurs. 1990;15(1):83-8.
131. White PH, Kuhlenschmidt HL, Vancura BG, Navari RM. Antimicrobial use in patients with advanced cancer receiving hospice care. J Pain Symptom Manage. 2003;25(5):438-43.
132. Elito AA. Controle químico da placa bacteriana [monografia]. São Paulo: Universidade de São Paulo; 2003.

CASO CLÍNICO 41.1

Dor oral crônica em doente com carcinoma intratável de língua

Mulher, 52 anos, diagnóstico de carcinoma espinocelular de base de língua T4N1, estadiamento clínico IV, seis anos de evolução, inoperável, não responsivo à radioterapia e à quimioterapia, acompanhada no Ambulatório de Cuidados Paliativos do Departamento de Clínica Médica da Faculdade de Medicina da Universidade de São Paulo (FMUSP). Paciente queixou-se de que a "língua arde, parece que tem pimenta" (sic). Relatava apresentar saliva grossa, dor pulsátil em corpo mandibular esquerdo, Escala Visual Analógica – EVA=6, com um ano de evolução, diária, espontânea, cerca de três episódios por dia, com minutos de duração. Relatou melhora com morfina e piora com o frio. Referiu gastrite e hipotireoidismo controlados, ex-tabagista e ex-etilista. Medicações em uso: Amitril 75 mg noite, Flagyl 500 mg 12/12h, Dexametasona 2 mg 12/12h, Gabapentina 800 mg de 12/12h, Dipirona 40 g de 2/2h, Omeprazol solução 20 mg dia, Puran T4 25 mg/dia, Ácido tranexâmico 500 mg 12/12h, Fentanyl 125 mg *patch* troca a cada três dias, Morfina 30 mg 8/8h, Lactulose 10 mg 8/8h, Plasil 50 gotas 8/8h. No exame físico extraoral, a paciente apresentava afonia, traqueostomia e a alimentação era realizada via gastrostomia; assimetria facial, abertura bucal limitada (um dedo próprio), lábios ressecados e edemaciados; massa tumoral submentoniana com exteriorização salivar devido à comunicação da orofaringe com o meio extraoral.

Exame físico da região: A ferida apresentava-se exofítica, secretiva, com pontos sangrantes, coloração amarelada, odor necrótico, grau I, 11 cm de comprimento e 5 cm de largura. Ao exame físico intraoral, observou-se edema (1 cm de espessura) e leve edema protrusão lingual; desdentada total superior e inferior; lesão retromolar direita, esbranquiçada, exofítica e ulcerada (a paciente apresentou dois episódios hemorrágicos decorrentes dessa ferida extraoral, foi atendida no pronto-socorro, onde recebeu duas bolsas de sangue. Devido à piora do estado geral pelo quadro hemorrágico instalado, houve necessidade de internação da paciente. A paciente permaneceu em acompanhamento).

Cuidados paliativos orofaciais: Conduta empregada durante internação da paciente: orientação de higiene oral com gaze embebida em água fenicada a 2%, diluída na proporção de uma colher de café para meio copo de água morna; ureia a 10% em creme *lanette* para lábios ressecados; limpeza da ferida submentoniana com gaze embebida em soro fisiológico a 0,9%; aplicação de curativo a base de Transamin® 250 mg macerado com soro fisiológico a 0,9% nos pontos sangrantes; aplicação de pomada à base de carvão ativado, metronidazol, nistatina, sulfadiazina de prata a 1%, para cobertura das áreas necróticas e secretivas. Graças aos cuidados prestados e ao controle dos episódios hemorrágicos, a paciente recebeu alta hospitalar.

Evolução clínica: Duas semanas após a alta, a paciente foi reavaliada e relatou melhora de 60% no odor e no aspecto da ferida, melhora de 50% da hidratação labial e controle total do sangramento da ferida submentoniana.

Comentário. As medidas higiênicas e hemostáticas tópicas permitiram a melhora do estado geral da paciente, assim como a sua alta hospitalar e, consequentemente, de sua qualidade de vida. Ressaltamos a importância do cirurgião-dentista especializado e experiente integrado no atendimento multidisciplinar desses pacientes. É fundamental dar atenção às queixas dos doentes, evitar se sugestionar pela gravidade da doença ou mesmo pelo seu estado geral. Medidas como as aplicadas, relativamente simples, contribuem para reduzir morbidades e melhorar a precária condição de saúde desses doentes.

PARTE 11 — Dor e disfunção mandibular por afecções ou doenças musculares

CAPÍTULO 42

MÚSCULOS DA CABEÇA E PESCOÇO: FISIOLOGIA E ELETROMIOGRAFIA

Fausto Bérzin

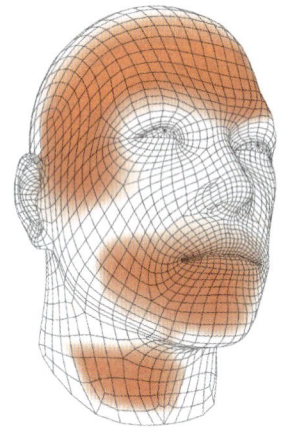

A despeito da prevalência das dores musculares em pacientes com queixa de dor crônica, incluindo a face, os músculos ainda são pouco compreendidos pelos clínicos. Ironicamente, a dor muscular é difusa e "depressiva", "aborrecida", podendo envolver diversas cadeias musculares, e para ela contribuem diversos fatores etiológicos, que variam de traumatismos locais a polimorfismos genéticos.

A dor muscular tornou-se um enigma porque não são encontradas alterações macroscópicas ou eletrofisiológicas que a expliquem adequadamente. Porém, nas últimas décadas, melhorou a compreensão sobre os mecanismos neurobiológicos envolvidos na dor muscular crônica e consolidou-se a noção de níveis de comprometimento diferentes nessa estrutura, não só nas fibras musculares, mas também em fáscias, tendões e periósteo.

A eletromiografia de superfície, ou cinesiologia, técnica que difere de eletroneuromiografia principalmente pela utilização de eletrodos de superfície, estuda os potenciais elétricos gerados pelas unidades motoras dos músculos quando em contração. Por meio dessa técnica, pode-se avaliar se durante o movimento um músculo está hipoativo, hiperativo ou se houve inversão de função: agonista agindo como antagonista e vice-versa, o que pode gerar dores localizadas e reflexos por alteração da cinesiologia do movimento, o que pode causar danos aos músculos e seus anexos.

Este capítulo aborda os aspectos anatomofisiológicos da musculatura mastigatória e cervical, introduzindo o conceito de função por meio da análise por eletromiografia de superfície.

INTRODUÇÃO

A eletromiografia cinesiológica, também chamada eletromiografia de superfície, é confundida no Brasil com a eletroneuromiografia ou eletromiografia clínica, que estuda a variação de velocidade de condução de potenciais nervosos, reflexos do sistema nervoso, alterações patológicas das fibras musculares, unidades motoras e potenciais evocados, e é comumente empregada por algumas especialidades médicas, como a neurologia e fisiatria.[1] Pode ser indicada na distonia mandibular.

A eletromiografia cinesiológica avalia principalmente a cinesiologia (*cine* significa movimento; *logia* significa estudo) de grupos musculares estriados, cuja ação sinérgica precisa ser harmoniosa, uma vez que devem agir em conjunto para produzir um movimento de parte de um organismo, acelerar ou retardar esse movimento, ou mesmo manter a posição estática do todo ou de parte do organismo. A desarmonia de um ou mais componentes de um grupo muscular pode ocasionar uma série de disfunções, muitas vezes acompanhadas por manifestações dolorosas de difícil diagnóstico e tratamento,[3] podendo provocar complicações de natureza óssea, articular ou muscular. Atualmente, profissionais de várias áreas da saúde, como cirurgiões-dentistas, fisioterapeutas, fonoaudiólogos e educadores físicos, utilizam-se da eletromiografia cinesiológica como recurso auxiliar de diagnóstico e orientador de processos terapêuticos que auxiliam, por exemplo, no treinamento de atletas, no diagnóstico diferencial das disfunções temporomandibulares (DTM) e outras disfunções, e no tratamento de vários tipos de deficiências físicas.[2]

A eletromiografia cinesiológica tem sido objeto de inúmeros estudos científicos há mais de 60 anos.[4] No entanto, ainda não é muito conhecida por clínicos e pesquisadores. Seus resultados já foram contestados e criticados por alguns autores por várias razões. A principal é a falta de padronização e problemas nos procedimentos de captação dos sinais eletromiográficos, como a grande diversificação dos eletrodos empregados nos exames (diferentes configurações e dimensões); os cabos de conexão (diversos materiais e comprimentos) e a grande variação na calibragem e configuração dos equipamentos. Alia-se a isso a falta de formação teórica e qualificação técnica de experimentadores e clínicos que, sem treinamento adequado, realizavam a captação e interpretação dos sinais eletromiográficos incorretamente.

Felizmente, esse cenário vem se alterando rapidamente na atualidade a partir do *Protocolo de Recomendações de Normatização dos Procedimentos Eletromiográficos, Equipamentos e Calibração*, apresentado em 2002 pela International Society of Electrophisiology and Kinesiology (ISEK), e pelo chamado *Surface Electromyography for Non-invasive Assessment of Muscles* (SENIAN),[5] elaborado por 16 grupos de pesquisadores provenientes de nove países da Europa.

O referido protocolo ajudou a resolver alguns itens fundamentais que impediam a troca útil de dados de pesquisa, inclusive a sua repetitividade, e de experiência clínica. Além disso, as novas recomendações possibilitaram a integração de pesquisas básicas e aplicadas em eletromiografia de superfície.

Outro fator que tem contribuído para o rápido desenvolvimento da eletromiografia de superfície é a formação de novos centros de excelência em formação teórico-científica e técnica de profissionais de diferentes áreas da saúde que hoje se capacitam no domínio da técnica eletromiográfica e na obtenção de resultados cientificamente confiáveis e consistentes, o que permite conclusões assertivas acerca da cinética muscular, bem como das alterações funcionais de determinados grupos musculares.

Eletromiografia dos músculos mastigatórios / histórico

Originalmente, as aplicações da eletromiografia de superfície eram restritas ao estudo da cinesiologia da musculatura estriada em Odontologia.[3,4]

O dentista Robert E. Moyers, da Universidade de Toronto, foi o pioneiro na aplicação da eletromiografia no estudo dos músculos da mastigação[6] na sua tese de doutorado, e já naquela época a considerava importante instrumento auxiliar de diagnóstico clínico.

Hoje, porém, sua aplicação é mais ampla e variada. No Brasil, iniciou-se na década de 1950, com o professor Odorico Machado de Sousa, catedrático do Departamento de Anatomia Descritiva e Topográfica da Faculdade de Medicina da Universidade de São Paulo (FMUSP). O professor Odorico[7] deixou uma Escola Brasileira de Eletromiografia muito dinâmica, que hoje é considerada a terceira do mundo em produção científica de estudos cinesiológicos e a primeira em disfunção temporomandibular.[8]

A eletromiografia cinesiológica é considerada hoje um importante exame complementar, indicado no diagnóstico diferencial das disfunções temporomandibulares (DTM) e síndrome dolorosa miofascial (SDM).[9,10]

Em face do pouco conhecimento acerca da eletromiografia moderna, algumas noções da anatomofisiologia dos músculos estriados precisam ser revisadas para que esse exame seja mais bem compreendido e aplicado à clínica.

Noções de anatomofisiologia dos músculos esqueléticos

Todo músculo é constituído principalmente de fibras musculares, que são responsáveis pela sua ação por meio de contração. O conceito mais difundido, porém equivocado, sobre a ação das fibras musculares poderia, com algumas variações, ser equacionado da seguinte forma.

Se um músculo é solicitado pelo sistema nervoso central (SNC) a "encurtar-se" pouco, suas fibras reduziriam pouco seu comprimento. Se, ao contrário, o músculo necessita "encurtar-se" mais, as fibras se contraem ainda mais. Assim, o comprimento da fibra muscular seria proporcional ao comprimento solicitado pelo SNC. Resumindo, quando é necessário um movimento mais amplo, as fibras musculares contraem mais o seu comprimento a fim de atender à solicitação do SNC. O mesmo conceito também é válido quanto à força gerada por um músculo. Quanto maior a força necessária para realizar um trabalho, maior a força gerada pela fibra muscular. Ou ainda, as fibras musculares permanecem contraídas por todo o período necessário para manter uma posição estática como, por exemplo, no caso de apertamento dental em máxima intercuspidação.

Porém, não é assim que as fibras musculares funcionam quando solicitadas. Na realidade, uma fibra muscular se contrai em um terço do seu comprimento durante cerca de 1 a 2 milissegundos, gerando sempre a mesma força, seguida de um completo relaxamento enquanto se prepara para uma nova contração (Fig. 42.1.A).

Outro aspecto importante é que as fibras musculares agem em grupos, chamados unidade funcional dos músculos ou unidade motora (Fig. 42.1.B).

> A unidade motora de um músculo da mastigação é constituída de um grupo de fibras musculares inervadas por um mesmo neurônio motor α, que se situa no núcleo motor do nervo trigêmeo e alguns pequenos núcleos adjacentes.

Já nos músculos espinais, os neurônios motor α localizam-se no corno anterior da medula espinal. Dependendo da natureza do movimento, o número de fibras musculares inervada por neurônio motor alfa varia de 1 a 2, como no músculo lateral do olho, que necessita de movimentos muito finos de ajuste do globo ocular. No músculo gastrocnêmio, localizado na porção posterior da perna, que necessita de explosão de força, cerca de 1.700 fibras musculares são inervadas.[7] Nos músculos

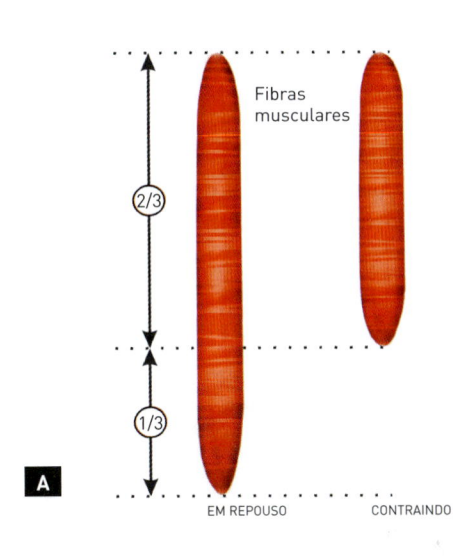

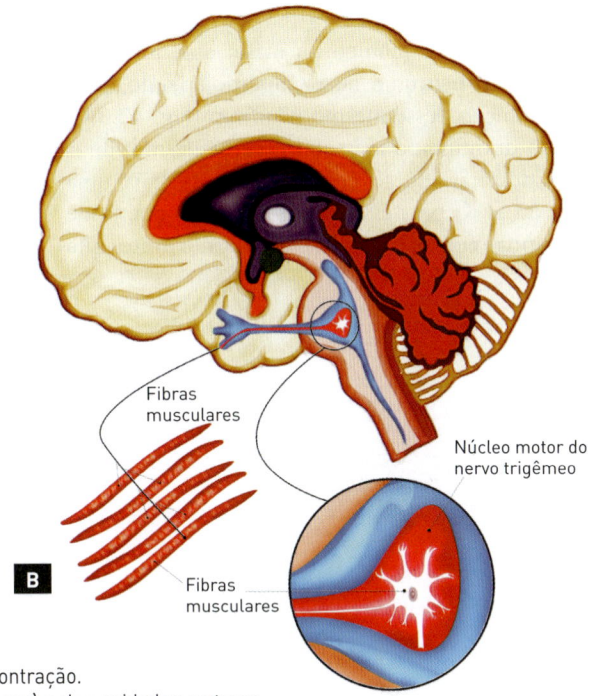

Figura 42.1. A. Desenho artístico do músculo em repouso e em contração.
B. Representação artística do núcleo motor do nervo trigêmeo (V par) e das unidades motoras.

da mastigação, cada neurônio motor a está conectado a algumas centenas de fibras, como no músculo masseter, que inerva cerca de mil fibras.[11]

> No músculo masseter, cada neurônio motor alfa inerva cerca de mil fibras musculares.

Para deslocar uma peça óssea ou mantê-la em uma posição, o SNC recruta um número n de unidades motoras para gerar a força necessária para a execução desse trabalho. Caso necessite de mais força, o SNC recruta mais unidades motoras, ou então aumenta a frequência de disparos dessas unidades, gerando mais força.[12]

Como o axônio, nome dado ao prolongamento central do neurônio alfa, tem que percorrer distâncias diferentes para alcançar todas as fibras musculares que inerva, pois elas se espalham pela massa muscular, uma unidade motora normal leva em média sete a oito milissegundos para se contrair (despolarizar) todas as suas fibras, sendo esse, portanto, o tempo necessário para a sua ação.[13] Assim, quando um músculo é acionado para realizar um trabalho, há unidades motoras contraídas para a sua execução, unidades relaxando, unidades com suas fibras em recuperação para nova contração, unidades prontas para serem recrutadas e, finalmente, unidades motoras iniciando a contração de suas fibras para substituir as unidades cujas fibras vão se relaxar. Essa atividade frenética das contrações das fibras musculares gera um potencial elétrico polifásico, normalmente de 100 a 500 volts quando captado e derivado por eletrodos de superfície.[14]

Todo neurônio motor alfa é do tipo multipolar (Fig. 42.2.A), e possui um grande número de prolongamentos curtos (dendritos), o que aumenta sua superfície e possibilita a recepção de mais de 10 mil terminações de outros neurônios. Tais terminações se originam em todos os níveis do SNC, desde prolongamentos diretos de neurônios ligados à propriocepção (músculos, tendões e articulações) e à exterocepção (calor, tato, dor, etc.), até os nociceptivos (que detectam danos), modulados pelos núcleos sensitivos do nervo trigêmeo e influenciados pela substância reticular. Há também as terminações originadas diretamente no SNC, no córtex motor primário, nos núcleos da base e até mesmo no sistema límbico (emoções) (Fig. 42.2.B).[15]

O conjunto de uma terminação de um prolongamento que atinge a membrana celular de outro neurônio é chamado de sinapse. O prolongamento do neurônio que chega perde sua bainha de mielina, formando uma intumescência cheia de microvesículas (Fig. 42.3.A, B). Quando um impulso nervoso chega à sinapse, as microvesículas aumentam sua permeabilidade, liberando no espaço entre os dois neurônios, pré e pós-sináptico, os neurotransmissores.[16] Há inúmeros mediadores químicos e sempre são descobertos novos tipos, mas, para o entendimento mais simples e didático de seu mecanismo de ação, podemos classificá-los em dois tipos: inibidores e excitadores. Quando em um neurônio motor alfa o número de sinapses excitatórias que liberam seu mediador químico é maior do que as sinapses inibidoras, ele se despolariza e aciona, no caso dos músculos masseter, cerca de mil fibras musculares que entrarão em contração. Caso contrário, se o número de sinapses inibidoras que liberam mediador químico for maior que o número de excitatórias, o neurônio ficará hiperpolarizado, provocando a inibição desse mesmo neurônio (Fig. 42.3.C, D). No caso do músculo masseter[11], cerca de mil fibras musculares deixarão de se contrair, embora haja uma solicitação do SNC para esse recrutamento, o que pode ocasionar hipoatividade muscular. O neurônio motor alfa do núcleo motor do nervo trigêmeo relaciona-se ainda com os nervos vago, hipoglosso e facial, com os nervos espinais C1, C2, C3, ou recebe influências por meio da substância gelatinosa da medula (porção da substância cinzenta da medula), lâminas II e III que percorrem toda a medula espinal e recebem influências de todo o organismo, principalmente posturais. Ver também o Capítulo 5.

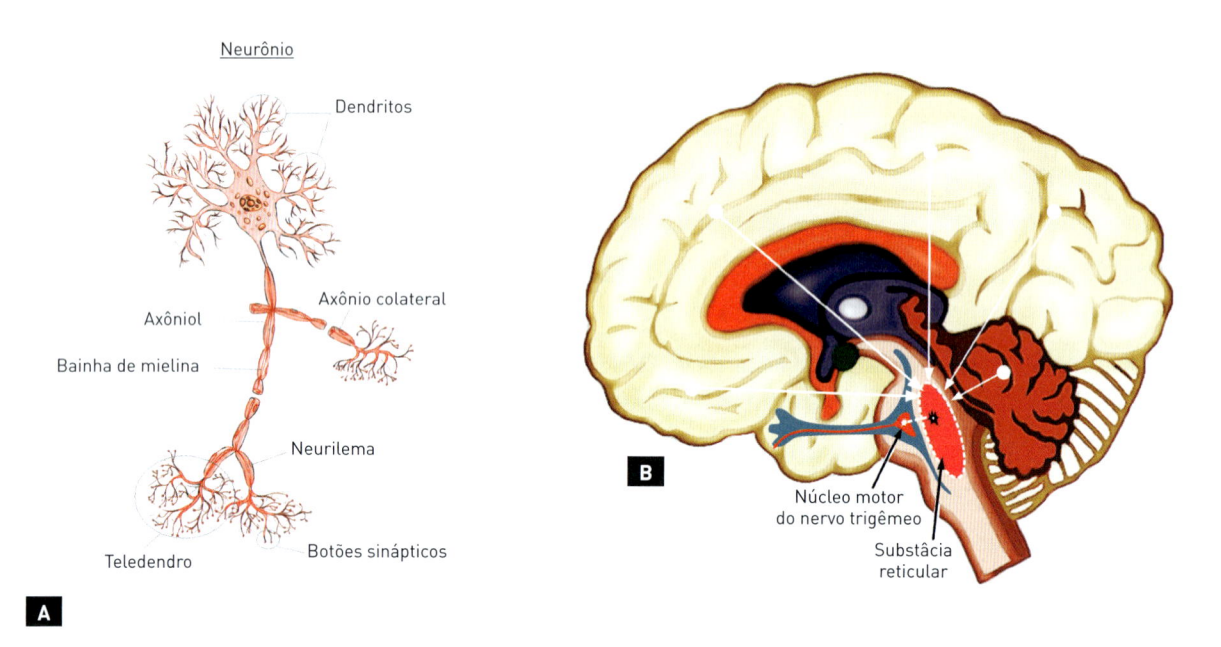

Figura 42.2. A. Representação do neurônio motor α, multipolar. **B.** Regiões do tronco encefálico que modulam as informações sensitivas e motoras trigeminais.

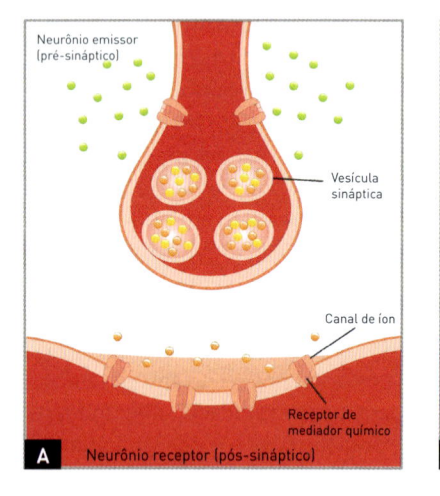

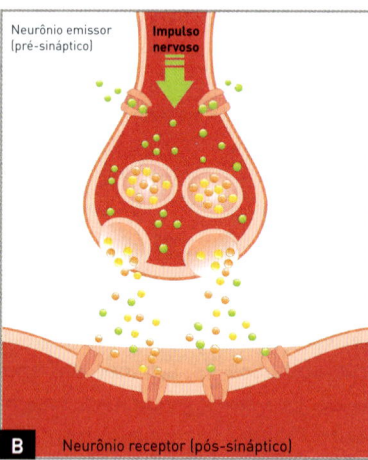

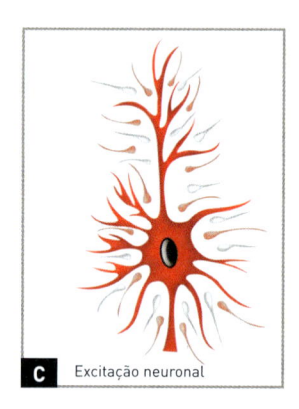

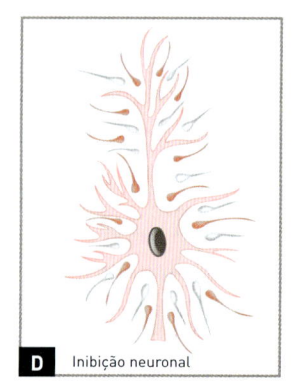

Figura 42.3. Representação de sinapses, sendo que em **B** mostra a liberação de neurotransmissores na fenda sináptica.

REFLEXOS MUSCULARES MANDIBULARES

Devido a essa complexa interligação de estruturas que age sobre o neurônio motor alfa do núcleo motor do nervo trigêmeo, a unidade motora de um músculo mastigatório sofre influências, durante sua contração, de uma vasta gama de estímulos que alteram seu comportamento, desde a cúspide de um dente mal restaurado até alterações posturais ou manifestações emocionais.[17]

Esses mecanismos de excitação e inibição podem ser mais bem entendidos por um reflexo simples que ocorre quando um indivíduo mastiga um alimento pastoso conhecido. Se, de repente, um corpo estranho duro misturado ao alimento é comprimido pelos dentes, o estímulo ocasionará uma despolarização de neurônio sensitivo, que fará conexão com o neurônio de associação, e inibirá o neurônio motor alfa agonista. Os músculos elevadores da mandíbula paralisarão bruscamente a mastigação. Concomitantemente, esse neurônio sensitivo vai despolarizar o neurônio motor alfa agonista dos músculos abaixadores da mandíbula, aliviando a pressão e protegendo os dentes de modo semelhante ao reflexo de "canivete". Essa é uma explicação simples para esse ato reflexo que, na realidade, envolve outros fenômenos além dos descritos, mas pode ilustrar esse duplo mecanismo modulador da motricidade: a excitação e a inibição.[18,19]

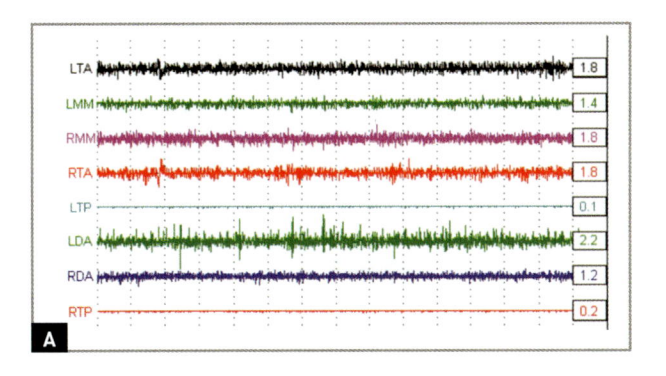

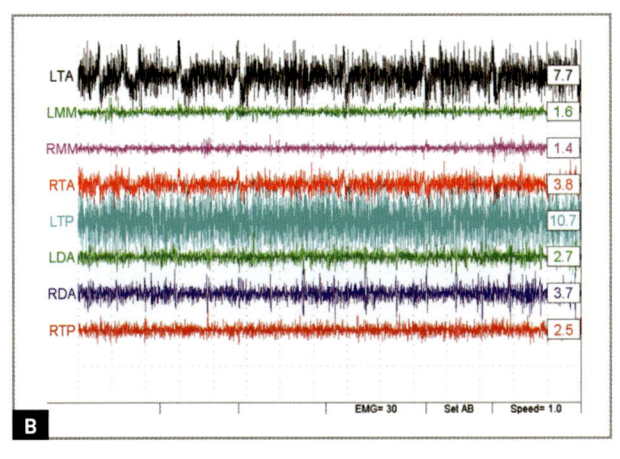

Figura 42.4. A. Sinais elétricos captados de um paciente com oclusão normal, assintomáco. **B.** Exame de um paciente com DTM, no mesmo equipamento.

TÔNUS MUSCULAR

Outro conceito a ser discutido é o do tônus muscular, formulado originalmente por Sherington,[20] em 1916, para os músculos posturais e estendido posteriormente a toda a musculatura estriada do organismo. Segundo esse conceito, a musculatura estriada manteria seu turgor em repouso por uma semicontração permanente dos músculos comandada pelo SNC.

Já na primeira edição de seu livro sobre eletromiografia, Basmajian (1962),[21] citando outros autores, afirma que a eletromiografia mostra conclusivamente que, quando os músculos estriados estão em repouso, não há contração das fibras musculares. Essa afirmação causou muita polêmica, e, até hoje, alguns autores ainda defendem a teoria do tônus muscular de Sherington. Mas, em 1966, o médico Walter C. Stolov (1966),[22] professor da Universidade de Washington, demonstrou que o neurônio motor alfa não apresenta despolarizações quando o músculo está em repouso, ou seja, se não há comando, as unidades motoras não se contraem.

Alguns autores[23-25] também referem inatividade elétrica ou pequena descarga da musculatura mastigatória elevadora em indivíduos normais, quando a mandíbula está em posição postural de repouso, mesmo considerando-se a ação da força da gravidade. Outros autores[26] demonstram que os músculos elevadores da mandíbula em indivíduos normais não apresentam um estado de semicontração para manter essa posição. A mandíbula em posição postural de repouso seria mantida pela viscoelasticidade dos músculos, que resistem à deformação, pelos ligamentos, cápsula articular e pressão subatmosférica da boca. Quando a mandíbula fosse lentamente deslocada pela força da gravidade, os fusos neuromusculares da propriocepção seriam ativados e comandariam uma rápida contração, que recolocaria a mandíbula em sua posição original, ou seja, todas as unidades motoras retornariam ao repouso.

Outros fatores importantes também devem ser considerados no que se refere às condições dos equipamentos e suas instalações. A maioria dos eletromiógrafos clínicos não possui fio terra (eletrodo de referência) em condições técnicas adequadas. Isso pode ser observado em consultórios localizados em andares altos de edifícios ou próximos a outros ambientes que geram sinais eletromagnéticos, ou quando o próprio cabo de alimentação do equipamento capta ou gera ruídos que interferem nos sinais. Na Figura 42.4.A, são observados sinais elétricos captados de um paciente com oclusão normal, assintomático, sem nenhum tipo de DTM e sem estresse, mas com a presença de sinais elétricos em torno de 2 μvolts, que na realidade não são potenciais elétricos de músculos, e sim ruídos interferenciais. A Figura 42.4.B mostra o exame de um paciente com DTM no mesmo equipamento. Observam-se descargas das unidades motoras, mesmo com a mandíbula em posição postural de repouso, principalmente nos músculos temporais, na parte anterior. Tais contrações podem originar efeitos deletérios teciduais e dolorosos em toda a sua região de atuação.

Por isso, os ruídos eletrônicos, quando presentes, devem ser considerados no planejamento de qualquer abordagem terapêutica futura do paciente. Em alguns casos, pode ser necessária a avaliação e o manejo de componentes emocionais[27] que também podem interferir no diagnóstico e no tratamento.

O SINAL ELETROMIOGRÁFICO

A contração isolada de uma fibra muscular gera um potencial elétrico bifásico de 50 μvolts quando captado por um par de eletrodos posicionados no meio extracelular. Porém, as fibras musculares se agrupam em unidades motoras. Assim, quando uma unidade motora é recrutada, suas fibras se contraem conjuntamente e o eletrodo bipolar capta o sinal elétrico de todas essas fibras. O potencial das fibras mais distantes dos eletrodos será captado com potenciais menores que os das fibras mais próximas, e a sua somatória será um sinal polifásico complexo (Fig. 42.5.A).

Para executar um trabalho, o músculo precisa recrutar várias unidades motoras. Assim, o sinal originado será formado pela somatória das unidades motoras contraídas naquele instante, que serão substituídas constantemente em milissegundos por outras, gerando um potencial de alta complexidade (Fig. 42.5.B). Na Figura 42.6.A, observamos um sinal mioelétrico de uma atividade mastigatória isotônica. Na Figura 42.6.B, observa-se o sinal de um apertamento dental contínuo em posição de máxima intercuspidação (isométrica).

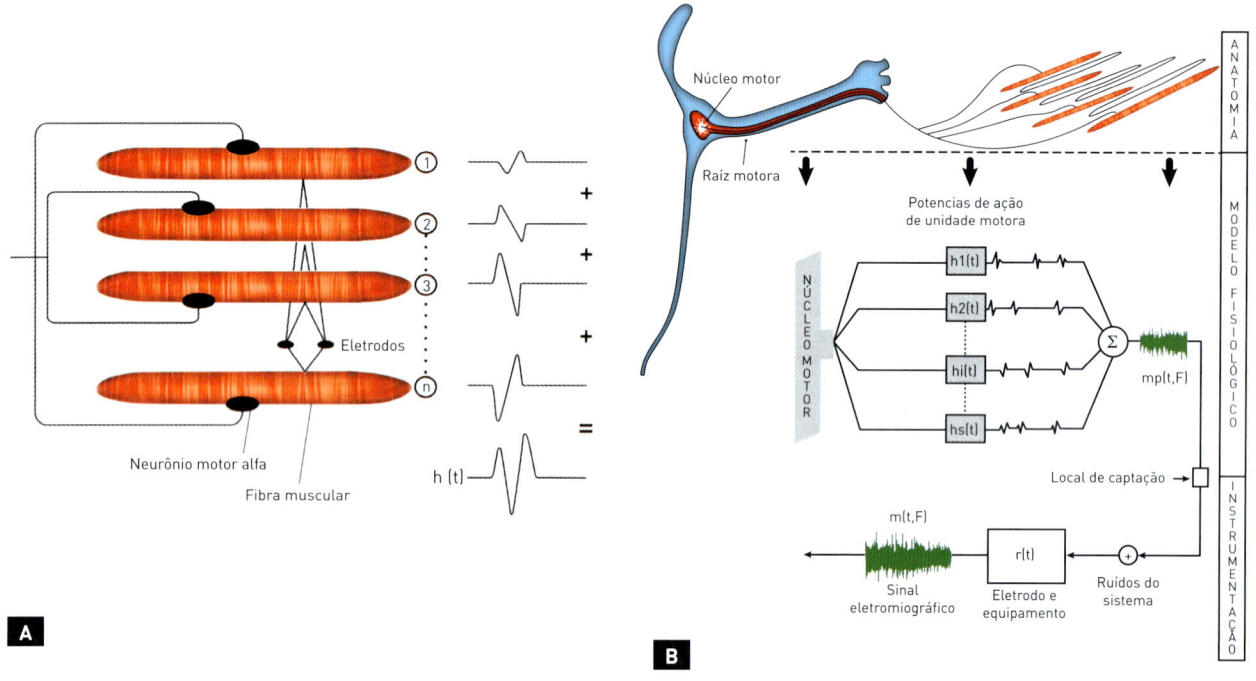

Figura 42.5. A. Sinal de EMG captado, do tipo polifásico. **B.** Potencial de alta complexidade.

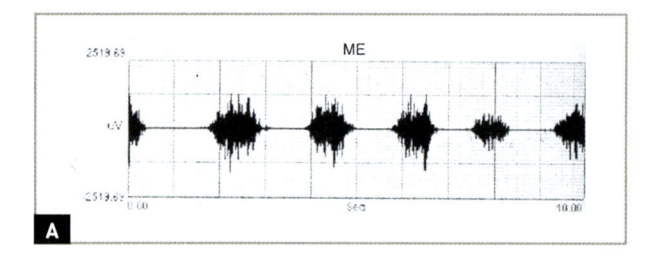

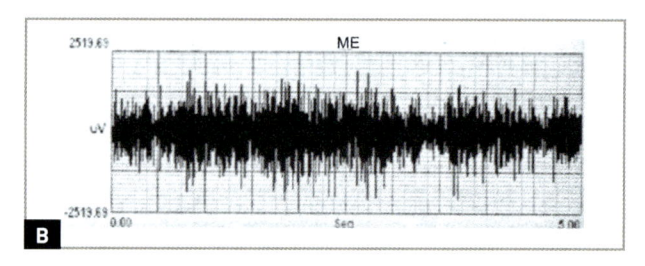

Figura 42.6. A. Sinal mioelétrico de atividade mastigatória isotônica. **B.** Sinal mioelétrico de atividade mastigatória isométrica (máxima intercuspidação).

O EXAME ELETROMIOGRÁFICO

Um protocolo de exame eletromiográfico realizado com eletrodos de superfície (Fig. 42.7.A) pode ser descrito da seguinte forma:[28]

Eletrodos de Ag/AgCl ou prata pura são fixados bilateralmente na superfície da pele que recobre os seguintes músculos: temporal (parte anterior), temporal (parte posterior, tricotomizada se necessário, devido à linha de implantação dos cabelos), masseter e região dos supra-hióideos (Fig. 42.7.B).

Não é possível captar o sinal isolado do ventre anterior do digástrico isolado com essa técnica, pois se trata de um músculo pequeno e delgado que apresenta *cross-talk*, ou seja, capta potenciais de contração de músculos adjacentes ao músculo que se pretende estudar.

Em seguida, o paciente é examinado nas seguintes situações:

- Postural (mandíbula em posição postural).
- Mastigação à esquerda.
- Mastigação à direita.
- Mastigação bilateral.
- Mastigação habitual.
- Apertamento dental (contração isométrica à esquerda, à direita, bilateral).

Em todas essas situações, o paciente é examinado em posição sentada, com as pálpebras abertas e em sua postura corporal habitual.

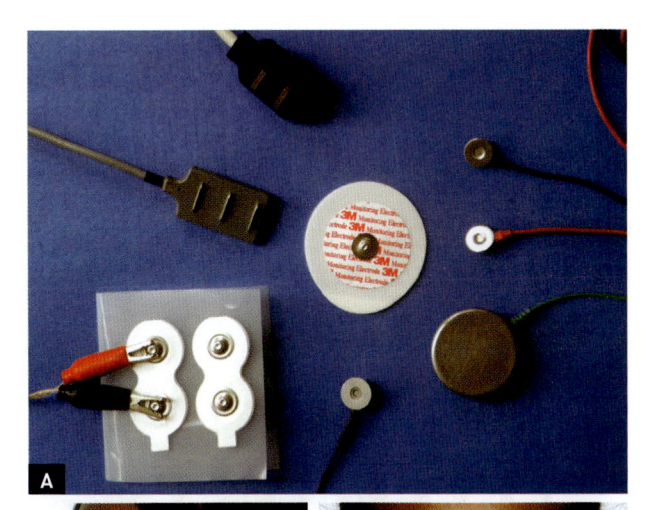

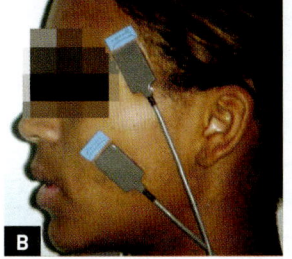

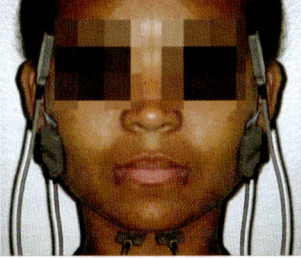

Figura 42.7. Esta figura mostra os eletrodos e suas posições para os músculos temporal e masseter, respectivamente.

POSTURAL DE REPOUSO

Com o equipamento calibrado em alta sensibilidade (20 ou 30 μvolts por divisão, durante 10 segundos), durante o repouso em traçados de pacientes considerados normais (classe I, com todos os dentes, sem estresse, com boa postura corporal e que não foram submetidos a correções dentárias ou ósseas), observam-se apenas ruídos captados pelos eletrodos, pelo cabo de alimentação elétrica, que funciona como antena, pelo campo eletromagnético do ambiente e do próprio equipamento (ver Fig. 42.4.A). Esses sinais, uma vez captados em equipamento bem aterrado e sem fontes eletromagnéticas, devem ter em média menos de 2 μvolts. O sinal que ultrapassa esse valor já pode ser considerado como potencial elétrico de unidade motora. Nos equipamentos mais modernos, que são portáteis e, portanto, não ligados à rede elétrica, pois utilizam cabos de conexão de fibra óptica, esse sinal deve ficar em menos μvolts.[29]

Os músculos temporais, porção anterior, principalmente o esquerdo, são os que mais apresentam atividade elétrica quando a mandíbula está em posição postural de repouso, principalmente em pacientes que se queixam de cefaleia. A porção posterior dos músculos temporais também pode apresentar atividade elétrica no repouso, levando a mandíbula a uma posição mais retruída, induzindo dores na articulação temporomandibular (ATM) (ver Fig. 42.4.B), principalmente por atividade da parte posterior do músculo temporal, cujas fibras musculares horizontais retruirão a mandíbula e comprimirão a zona bilaminar dessa articulação pela cabeça da mandíbula (côndilo).

Os músculos masseteres também apresentam atividade elétrica quando a mandíbula está em posição de repouso, junto com os supra-hióideos, cuja atividade, apesar de muito frequente, é ignorada pela maioria dos clínicos, podendo inclusive originar alterações na arcada dentária devido ao mau posicionamento da língua. Rodrigues e colaboradores[30] constataram, num grupo de 118 indivíduos com disfunção muscular, 23 combinações de atividade elétrica da musculatura mastigatória. Na grande maioria dos casos (88%), as disfunções parecem ligadas a uma atividade muscular isolada ou a combinações de atividade dos músculos da mastigação. Dada a complexidade dessas combinações, o plano terapêutico deve ser individualizado, levando em conta o quadro de atividade muscular específico de cada paciente.

MASTIGAÇÃO (ISOMETRIA)

Diminuindo a sensibilidade do equipamento para 200 ou 300 μvolts por divisão, executa-se a mastigação utilizando Parafilm ou rolos de algodão embebidos em água. Quando mastigados, esses materiais apresentam menor coeficiente de variação dos potenciais elétricos.

Indivíduos classe I, que possuem todos os dentes, não foram submetidos a nenhum tipo de tratamento corretivo, e não têm indicadores de estresse, apresentam traçado eletromiográfico como o descrito na Figura 42.8.A. Os músculos temporais, cuja principal função é o posicionamento da mandíbula, tanto que possuem um elevado número de terminações proprioceptivas (±217) e fusos neuromusculares em relação aos outros músculos[10], apresentam potencial elétrico menor que os músculos masseteres, que exercem força durante a mastigação. A musculatura supra-hióidea apresenta sinais menores no intervalo entre as contrações dos músculos elevadores, pois é abaixadora da mandíbula. Na Figura 42.8.B, é apresentado o eletromiograma de um paciente com importante quadro de DTM. Além da hipoatividade elétrica, observa-se que o músculo masseter esquerdo antagoniza o abaixamento da mandíbula.

Uma disfunção muito comum em pacientes com cefaleia é observada quando os músculos temporais, parte anterior, apresentam potenciais maiores ou iguais aos dos músculos masseteres, que exercem força na mastigação juntamente com o músculo pterigóideo medial, com quem troca fibras na borda inferior do corpo da mandíbula.[31] Quando a parte posterior do músculo temporal está hiperativa, o paciente geralmente refere dores mais intensas, pois a cabeça (côndilo) da mandíbula é tracionada contra a zona bilaminar da articulação, que é ricamente inervada.

Também pode ocorrer inibição[32] de neurônios a, e nesse caso o músculo permanece hipoativo, desequilibrando toda a cinesiologia da mandíbula (Fig. 42.9.A).

Uma questão importante a ser considerada é que a mastigação, que sempre envolve muitos movimentos, depende da ação combinada de vários músculos. Nas alterações do processo mastigatório, essa sinergia muscular pode se apresentar de diferentes maneiras devido às alterações miofuncionais. Assim, a presença de hipoatividade elétrica em determinados músculos é geralmente acompanhada de hiperatividade de outra musculatura compensatória (Fig. 42.9.B).[23] Isso pode ocorrer de maneira bastante complexa entre músculos laterais e contralaterais, ou entre diferentes grupos de músculos. A percepção dessa complexidade, por parte do clínico, permitirá um diagnóstico mais preciso e uma conduta terapêutica mais adequada para cada caso. A questão que intriga é se a hipoatividade de um ou mais músculos desencadeia a hiperatividade compensatória de outros ou se o que ocorre é justamente o contrário, a hiperatividade muscular causa a hipoatividade em outra musculatura (Fig. 42.10.A e B). De qualquer maneira, devemos reconhecer que o entendimento e a terapêutica das alterações funcionais do sistema estomatognático se revestem de grande dificuldade, dada a complexidade do sistema muscular envolvido.

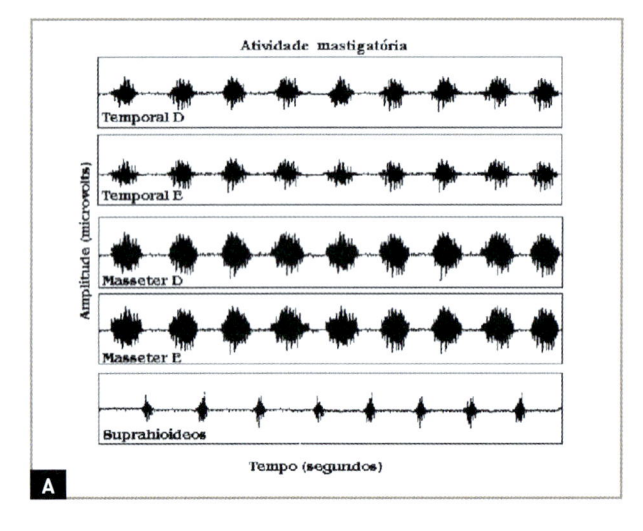

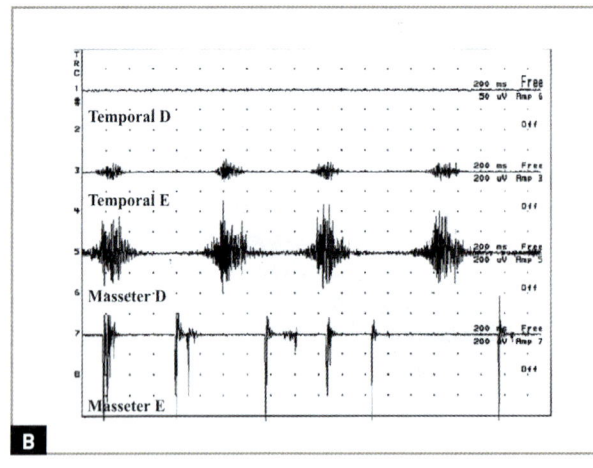

Figura 42.8. EMG de indivíduos com oclusão tipo 1 de Angle (**A**) e com DTM (**B**).

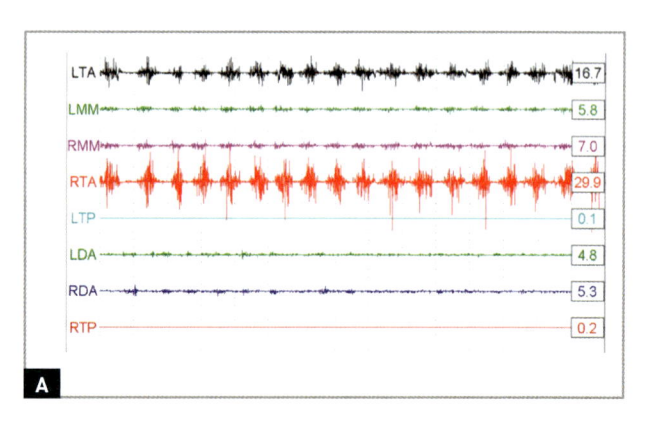

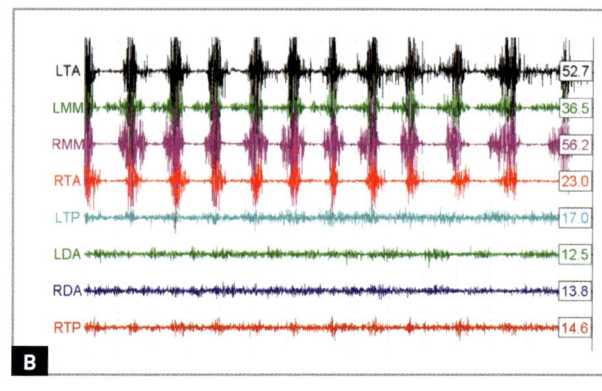

Figura 42.9. Cinesiologia alterada (**A**), que gera hiperatividade compensatória (**B**).

Na Figura 42.11.A, observamos a musculatura supra-hióidea, responsável pelo abaixamento da mandíbula, agindo como antagonista da musculatura elevadora, o que sugere que a língua, por algum motivo, age como auxiliar na mastigação, sobrecarregando o músculo pterigóideo lateral no abaixamento da mandíbula, o que, por sua vez, ocasiona instabilidade mandibular e dores reflexas. Observam-se, também, os músculos elevadores ativos durante o abaixamento da mandíbula, quando deveriam estar em repouso. Isso também provoca sobrecarga da musculatura abaixadora da mandíbula.

Na Figura 42.11.B, observa-se a porção posterior do músculo temporal direito antagonizando a elevação da mandíbula. A porção anterior do músculo temporal não para de se contrair durante todo o ciclo mastigatório. Toda essa parafernália de combinações funcionais anormais da atividade muscular mastigatória dificulta o diagnóstico e o tratamento das disfunções miogênicas, que devem ser avaliadas com cuidado pelo clínico e tratadas de forma individualizada, dada a alta prevalência de casos de recidivas aparentemente inexplicáveis por persistência da memória motora.[33]

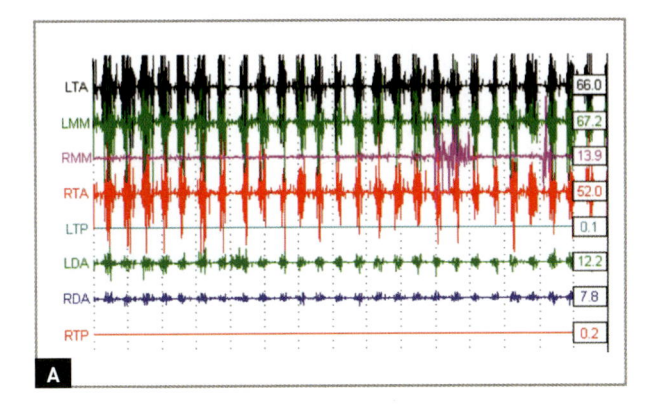

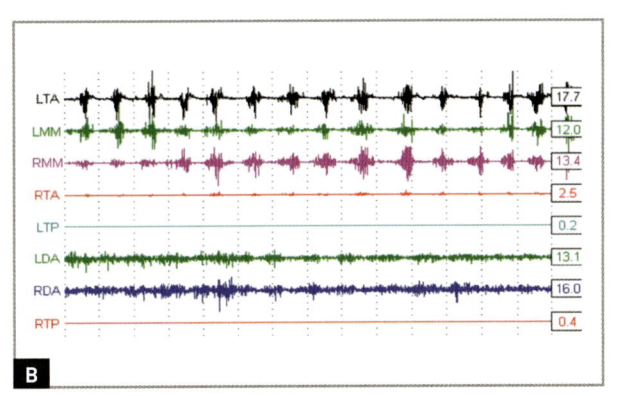

Figura 42.10. EMG que mostra hiperatividade (**A**) e hipoatividade (**B**) dos músculos mastigatórios.

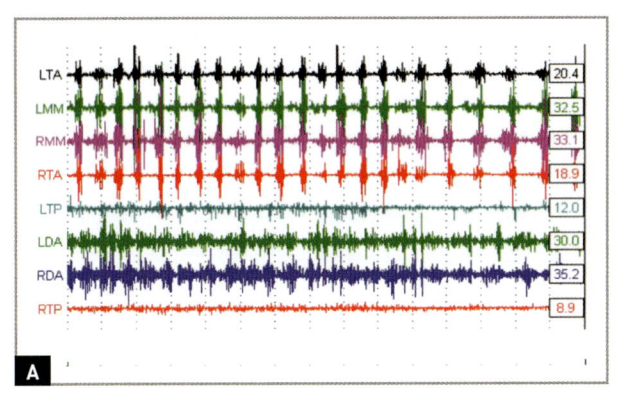

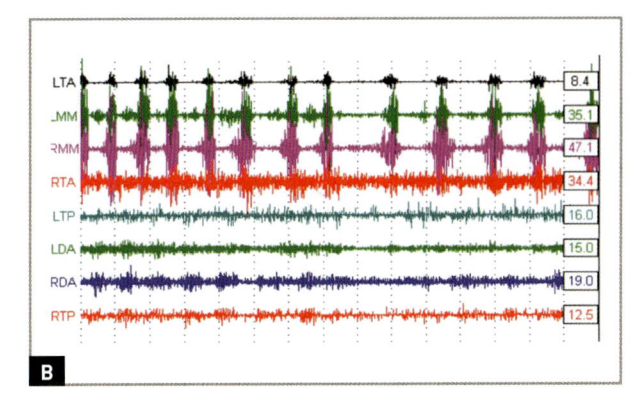

Figura 42.11. Observar a musculatura supra-hióidea (**A**), enquanto em **B**, a porção anterior do músculo temporal.

MÚSCULOS CRANIOCERVICAIS OU SUPRACLAVICULARES

Com o equipamento calibrado em alta sensibilidade (20 volts), é feita a análise dos músculos cervicais posteriores (suboccipitais), esternocleidomastóideos e trapézio, porções superior e média. Solicita-se ao paciente que permaneça sentado em sua postura corporal habitual e com os olhos abertos. Devido à postura corporal moderna mais liberal e, portanto, mais agressiva às estruturas articulares e musculares, como assistir televisão relaxadamente, permanecer horas em posição viciosa em frente ao computador, adoção de postura inadequada ao se alimentar e redução das tarefas motoras decorrentes do estilo de vida atual, nota-se um aumento no número de pessoas com contrações musculares que causam dores e efeitos reflexos deletérios sobre todas as estruturas do sistema estomatognático. As principais musculaturas que apresentam atividade elétrica na postura habitual de repouso são a cervical posterior (suboccipitalis) e os músculos esternocleidomastóideos (Fig. 42.12).[23,34] Em indivíduos jovens, observa-se alta atividade elétrica no músculo trapézio nas porções superior e média acompanhada de sinais de estresse emocional, o que causa dores em regiões superiores da cabeça, em forma de cabo de guarda-chuva, que terminam na ATM, mascarando os sintomas e, com isso, dificultando o diagnóstico de problemas articulares.

Na Figura 42.13, observa-se o futuro da representação gráfica do sinal eletromiográfico, decomposto tridimensionalmente por meio de análise espectral que fornece inúmeras informações sobre o acompanhamento elétrico, como, por exemplo, a fadiga muscular.

CONCLUSÃO

Podemos afirmar que o grande desenvolvimento da eletromiografia de superfície observado nos últimos anos fez com que esse método diagnóstico, que permite compreender muitas disfunções da cinética muscular, fosse finalmente reconhecido como uma importante ferramenta de trabalho do clínico, pois, apesar da complexidade etiológica, diagnóstica e terapêutica que caracteriza as dores bucofaciais,[2] ele precisa tomar decisões que restabeleçam a cinesiologia muscular normal do paciente, permitindo o sucesso terapêutico, a prevenção de recidivas e a melhora da qualidade de vida do paciente.

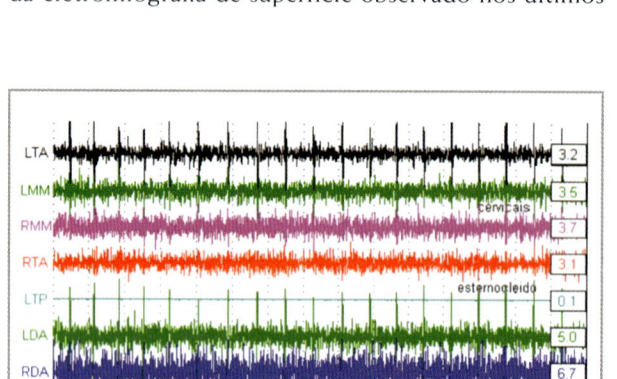

Figura 42.12. EMG que mostra atividade elétrica em repouso.

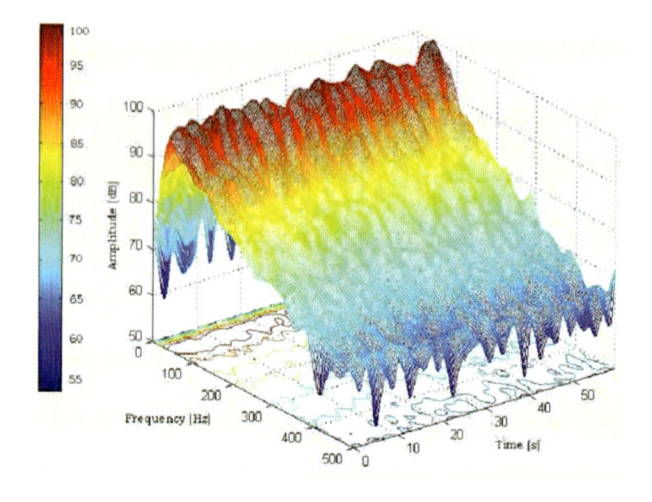

Figura 42.13. Esperança de sinal eletromiográfico decomposto.

REFERÊNCIAS

1. Kimura J. Electrodiagnosis and diseases of nerve and muscles. 3rd ed. New York: Oxford University; 2001.
2. Siqueira JTT. Dores mudas: as estranhas dores da boca. São Paulo: Artes Médicas; 2008.
3. Merletti R, Parker PA. Electromyography, physiology, engineering and noninvasive applications. New Jersey: John Wiley & Sons; 2004.
4. ImannVT, Sauderns JBCM, Abbot LC. Observations on the function of the shoulder joint. J Bone Surg. 1944;26:1-30.
5. European recommendations for surface electromyography. Enschide: Roessingh Research and Development; 1999.
6. Moyers RE. Temporomandibular muscle contraction patterns in angle class II, division I malocclusion: an electromyographic analysis. Am J Orthod. 1949;35(11):837-57.
7. Sousa OM. Aspectos da arquitetura e da ação dos músculos estriados, baseada na eletromiografia. Floia Clin Biol. 1959;8:12-42.
8. Proceedings of the XVIIth Congress of the International Society of Electrophysiology and Kinesiology (ISEK), 2008, Niagara Falls [CD-ROM].
9. Pinho JC, Caldas FM, Mora MJ, Santana-Penín U. Electromyographic activity in patientes with temporomandibular disorders. J Oral Rehabil. 2000;27(11):985-90.
10. Sato S, Goto S, Takanezawa H, Kawamura H, Motegi K. Electromyographic and kinesiographic study in patients with nonreducing disk displacement of the temporomandibular joint. Oral Surg Oral Med Oral Pathol Oral Radiol Endod. 1996;5(81):516-21.
11. Butchard F, Schmalbruch H. Motor unit of mannalian. Muscvle Physiol Rev. 1980;60:95-112.
12. Henneman E. Comments on the logical basis of muscle control. In: Binder MC, Mendell L, editors. The segmental motor system. Nex York: Oxford University; 1990. p. 7-10.
13. 13 - De Luca CJ. The use of surface electromyography in biomechanics. J Appl Biomech. 1997;13(2):135-63.
14. Loeb EG, Gans C. Electromyography for experimentalists. Chicago: University Chicago; 1986.
15. Jankelson RR. Neuromuscular dental diagnosis and treatment. St. Louis: Ishiyaku Euro America; 1990.
16. Sudhof TC. The synaptic vesicle cycle: a cascade of protein-protein interactions. Nature. 1995;375(6533):645-53.
17. Okeson JP. Dores bucofaciais de Bell. 6. ed. São Paulo: Quintessence; 2006.
18. Lund JP, Donga R, Widner CG, Stoker CS. The adaptation mode: a discussion of the relationship between chronic musculoskeletal pain and motor activity. Can J Pharmacol. 1991;69(5):683-694.
19. Stohler C, Yamada Y, Ash MM Jr. Antagonistic muscle stiffenss and associated reflex behaviour in the pain-dysfunctional state. Schweiz Monatsscher Zahnmed. 1985;95(8):719-26.
20. Sherrington CS. The integrative action of the nervous system. 2nd ed. New Haven: Yale University; 1916.
21. Basmajian JV. Muscle alive: muscles alive: their funcitons revealed by electromyography. Baltimore: Williams & Wilkins; 1962.
22. Stolov WC. The concept of normal muscle tone, hypotonia and hypertonia. Arch Phys Med. 1966;47(3):156-68.

23. Rugh JD, Drago CJ. Vertical dimension: a study of clinical rest position and jaw muscle activity. J Prosthet Dent. 1981;45(6):670-5.
24. Yemm R. The use of biofeedback to obtain jaw muscle relaxation in denture-wearing subjects. J Oral Rehabil. 1983:10(2):129-36.
25. Ferrario VF, Sforza C, Miani A, D'Addona A, Barbini E. Electromyography activity of masticatory muscles in normal young people: statistical evaluatioin reference values for clinical appications. J Oral Rehabil. 1993;20(3):171.
26. Faria CRS, Bérzin F. Electromyographic study of the temporal, masseter and suprahyoid muscles in the mandibular rest position. J Oral Rehabil. 1998;25(10):776-80.
27. Bérzin MGR. Chronic pain: a psychological approach. Br J Oral Sci. 2004;10(3):480-83.
28. Pedroni CR, Borini CB, Bérzin F. Electromyographic examination in temporomandibular disorders: evelution protocol. Braz J Oral Sci. 2004;3(10):480-3.
29. Guirro RRJ, Forti F, Bigaton DR. Proposal for electrical insulation of electromyographic signal acquisition module. Electromyogr Clin Neurophysiol. 2006;46(6):141-58.
30. Rodrigues D, Oliveira AS, Bérzin F. Estudo eletromiográfico da atividade de músculos mastigatórios com a mandíbula em posição de repouso, em doentes portadores de desordem crânio-mandibular DCM, com dor miofascial. 5º SIMBIDOR; São Paulo; 2001. São Paulo: SIMBIDOR; 2001. p. 302.
31. Madeira CM. Anatomia da face. São Paulo: Sarvier; 1995.
32. Bérzin F. Estudo eletromiográfico da hiperatividade de músculos mastigatórios, em doentes portadores de desordem crânio-mandibular (DCM) com dor miofascial. 4º SIMBIDOR; São Paulo; 1999. São Paulo: SIMBIDOR; 1999. p. 405.
33. Ming GL, Sonh H. Adult neurogenesis in the mammalian central nervous. Annu Rev Neurosci. 2005;28:223-50.
34. Semeghini TA, Duarte CL, Bérzin F. Avaliação eletromiográfica dos músculos craniocervicofasciais em doentes portadores de desordens temporomandibulares (DTM). 5º SIMBIDOR; São Paulo; 2001. São Paulo: SIMBIDOR; 2001. p. 293.

CAPÍTULO 43

DISFUNÇÃO MANDIBULAR: DOENÇA OU SINAL?

José Tadeu Tesseroli de Siqueira

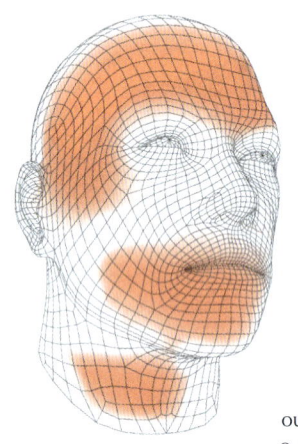

Pois é, já não existe mais a síndrome da dor e disfunção da articulação temporomandibular, nossa velha e conhecida disfunção da ATM, mas existem, como os livros de Patologia tradicionalmente nos ensinam, várias afecções ou doenças que podem afetar a articulação temporomandibular e/ou os músculos mastigatórios, causando dor e disfunção mandibular. Essas doenças têm em comum o fato de ocorrerem nesse pequeno segmento do corpo humano, a face, e expressarem-se clinicamente de modo muito semelhante. Esta expressão clínica "quase igual" de diferentes doenças da boca ou da face trouxe confusão e propiciou a proliferação de condutas empíricas, baseadas exclusivamente na técnica operatória odontológica, que consiste em trabalhar na oclusão dentária sem considerar o paciente.

Nesse contexto, é mais realista a abordagem que considera as afecções estruturais ou funcionais como causa da disfunção mandibular e, quando houver queixa de dor, também identifique o curso da doença e os fatores envolvidos, já que essa dor é musculoesquelética mandibular. Semelhante aos aparelhos locomotores, o aparelho mastigatório deve ser investigado estrutural e funcionalmente.

Disfunções mandibulares, ou temporomandibulares, têm múltiplas origens, muitas vezes decorrentes de doenças específicas, como tumores, infecções ou fraturas, entretanto, o grupo que sempre foi motivo de controvérsias parece, na visão atual, estar mais relacionado a uma origem eminentemente funcional, cujas causas ainda não estão claramente definidas, e parece mais adequado incluí-lo entre as afecções de dor crônica mais recentemente denominadas "funcionais".

A ideia de síndrome persiste e ainda contamina o nosso pensamento racional no que diz respeito ao estudo de afecções e doenças dessa articulação.

Este capítulo faz um breve histórico dessas disfunções e revisa a literatura vigente, que discute as mudanças de conceito e classificação de modo que facilite a abordagem clínica e se possa dimensioná-las de forma mais realista.

INTRODUÇÃO

Historicamente, o estudo das dores crônicas mandibulares recebeu enorme impulso por volta de 1936, quando Costen, médico otorrinolaringologista, relatou casos de pacientes com otalgia que ele atribuía à compressão do nervo auriculotemporal pelo côndilo mandibular, em decorrência da perda de dentes posteriores.[1] Essa síndrome jamais foi comprovada, tornou-se motivo de extensa discussão científica e os estudos decorrentes das investigações com grupos de pacientes com dor periauricular levaram à descrição da Síndrome da Dor e Disfunção da Articulação Temporomandibular (ATM),[2] que identificava anormalidades funcionais da mandíbula e as relacionava a afecções da ATM em número significativo de pacientes, em sua maioria mulheres, cuja musculatura mastigatória era a sede da dor facial. Embora a etiopatogenia e a classificação dessas dores continuassem obscuras, a clínica mostrava um número cada vez mais expressivo de pacientes cuja sede da dor facial eram os músculos mastigatórios ou a articulação temporomandibular. Essa é a razão histórica de a denominação "disfunção de ATM" e, eventualmente, síndrome de Costen serem ouvidas ainda nos dias atuais.

Síndrome de Costen[1]
- Dor na têmpora
- Zumbido auricular
- Hipoacusia
- Tontura

- Dor de cabeça
- Sensação de queimação na língua
- Mastigação dolorosa

A evolução do conhecimento dos mecanismos neurais da dor e a crescente preocupação em criar critérios para o diagnóstico diferencial entre entidades álgicas similares, pelo menos do ponto de vista clínico, mostrou gradativamente que as disfunções de ATM são de naturezas diversas,[3] têm tratamentos distintos, podem coexistir e compor diferentes quadros clínicos com expressão similar.[4] Seja entre as afecções ou doenças da própria ATM e dos músculos da mastigação, seja com outras dores craniofaciais, como as cefaleias primárias, e algumas vezes com problemas musculoesqueléticos de origem sistêmica, como a fibromialgia.[5-8]

Portanto, para entender o problema das velhas disfunções de ATM na atualidade, é preciso entender o modelo de saúde que se apoia no conteúdo "biopsicossocial", ao contrário do tradicional modelo mecanicista odontológico que se originou há muitos anos,[9] e do próprio modelo "biomédico" ainda muito corrente na medicina. Há necessidade de educação e preparo profissional requintado para entender os mecanismos complexos da dor, conhecer as doenças que causam dor com mais frequência e o significado de dor crônica. Muda o contexto clássico da Odontologia, pois o cirurgião-dentista frequentemente é o primeiro profissional a ser procurado por queixas de dores na boca e/ou na face, e a preocupação crescente ainda reside no preparo profissional para o diagnóstico clínico e para o entendimento dos mecanismos neurobiológicos de dor, particularmente da dor crônica dentro do contexto biopsicossocial da doença.

Modelo biomédico: visa à doença
- Modelo cartesiano
- Relação causa-efeito
- Um sintoma – uma doença
- Diagnóstico preciso

Modelo biopsicossocial: visa ao paciente
- Biomédico
- Psicológico
- Social

E a ideia de uma síndrome dolorosa facial ou de uma origem exclusivamente articular foi substituída pela compreensão da existência de diversas afecções ou doenças que afetam a função mandibular, embora nem sempre causem dor. A velha disfunção de ATM passou a ser conhecida como Disfunção Temporomandibular ou DTM, que é a tradução brasileira da denominação inglesa *Temporomandibular Disorders* (TMD). É possível que não seja a melhor tradução para o termo, sendo mais adequada a de distúrbios temporomandibulares (ver discussão mais adiante).

> A ideia de síndrome da ATM ainda persiste nos dias atuais e acaba contaminando todo o nosso pensamento racional a respeito das afecções e doenças dessa articulação.

CONCEITO DE DISFUNÇÃO TEMPOROMANDIBULAR

O conceito atual de TMD, como é difundido pela academia americana de dor orofacial[10-12] e também utilizado aqui no Brasil, é que *Temporomandibular Disorders* em tradução literal: "é um termo coletivo que engloba alguns problemas clínicos que envolvem (incluem) os músculos mastigatórios, a ATM, e as estruturas associadas. É identificada como a principal causa de dor não dentária na região orofacial e é considerada uma subclassificação dos problemas musculoesqueléticos."

Disfunções temporomandibulares (DTM)
Temporomandibular disorders (TMD)[12]
- Termo coletivo que engloba diversos problemas clínicos.
- Músculos mastigatórios e/ou ATM são afetados.
- Pode comprometer as estruturas adjacentes.
- Principal causa de dor não dentária orofacial.
- Subclassificação de problemas musculoesqueléticos.

Disfunção de articulação temporomandibular / breve histórico brasileiro

Um breve e informal histórico brasileiro sobre as disfunções de ATM nos últimos 50 anos mostra, provavelmente a exemplo de outros países, que a maioria das dores crônicas ou recorrentes da face era atribuída à própria ATM e predominantemente abordada pelos cirurgiões bucomaxilofaciais. Foram realizadas muitas cirurgias na ATM com o objetivo de tratar a dor e corrigir a disfunção; alguns profissionais sugeriam infiltração de corticoides na ATM como opção mais conservadora. Entretanto, já na década de 1970, a cirurgia da ATM passou a ser última opção por diversos cirurgiões e, nesse mesmo período, outro grupo de clínicos com formação em prótese realçava a importância da oclusão em Odontologia e também no tratamento das disfunções de ATM. Começavam a ser considerados os tratamentos "conservadores", realizados por clínicos de diversas especialidades odontológicas, incluindo a cirurgia, e discutiam-se quais eram os melhores tipos de placas de mordida e a melhor arcada para recebê-la.[13]

Posteriormente, vivemos a época do uso de placas (levantamentos de mordida), seguida de outra que valorizou os problemas oclusais, evidenciando-se a importância dos ajustes refinados. Seguiu-se outra fase de valorização dos problemas emocionais ou psicológicos e, então, veio a época do enfoque quase exclusivo nos problemas musculares. Era muito comum a expressão *"é apenas um problema muscular"*, embora nem sempre fosse possível resolvê-lo. Outras técnicas de tratamento foram gradativamente incorporadas, como terapia cognitivo-comportamental, antidepressivos tricíclicos, acupuntura, diversos tipos de fisioterapia, novas cirurgias, como a artroscopia. Há alguns pacientes que ainda se queixam de dor persistente ou de piora com esses tratamentos "mais modernos". Valoriza-se atualmente o trabalho em equipe (interdisciplinar), o uso de fármacos para tratamento da dor crônica e, com a mudança de conceitos e a criação de especialidade própria na área odontológica, um novo horizonte parece surgir nesse complexo campo da dor em odontologia. E a ideia de que dor facial crônica é por DTM e oclusão passa a ser substituída pela consciência da complexidade do assunto dor orofacial (ver Cap. 1).

> É muito comum ainda expressões como: "é só um probleminha de ATM" ou "é só um problema muscular", embora nem sempre seja possível resolvê-lo. Por quê?

O curioso é que atendíamos pacientes com sintomatologias variadas atribuídas à disfunção de ATM: desde estalidos articulares a zumbidos ou dor generalizada na face, eventualmente estendendo-se às áreas adjacentes da cabeça e pescoço. Na Equipe de Dor Orofacial da Divisão de Odontologia do Hospital das Clínicas da Faculdade de Medicina de São Paulo (HC/FMUSP), em 1997, em 627 pacientes com dor facial que tinham sido encaminhados com suspeita de DTM, foram encontradas cerca de 150 variáveis de queixas, e a dor era a principal responsável pela procura pelo profissional da saúde. Ora, será que a DTM tem toda essa gama de queixas, ou será que fazemos esse diagnóstico involuntariamente a qualquer paciente que se queixa de dor orofacial sem outras causas aparentes? Provavelmente essa é a razão de ser considerada uma síndrome.

Finalmente, o cirurgião-dentista brasileiro também está compreendendo gradativamente que a "mítica" e famosa disfunção de ATM, descrita e defendida por muito tempo como **síndrome** particularmente por uma ala da odontologia mundial, talvez não exista, devendo ser substituída pelo conceito de afecções e doenças que causam dor e que, por sua vez, podem ser agudas ou crônicas. Portanto, precisam ser estudadas com bases científicas, pois podem ser uma condição de dor crônica "funcional", talvez idiopática, mas também podem ser decorrentes de doenças primárias da ATM, como tumores ou infecções, de doenças sistêmicas, como a artrite reumatoide ou o lúpus eritematoso sistêmico, ou mesmo de doenças que afetam a sensibilidade neural e ampliam a dor muscular, como parece ocorrer na fibromialgia.

Entendendo o problema

A dificuldade histórica referente ao diagnóstico e tratamento desses problemas mandibulares é refletida na variação de termos utilizados para designá-los. Entre nós, o problema se agrava porque alguns desses termos são traduções literais do inglês que não possuem correspondência em português, outros são adotados de acordo com a escola estrangeira que os originou ou divulgou, ou ainda com a prática em que é utilizada. Certamente, refletem as dificuldades e controvérsias existentes também no exterior, nas diferentes instituições que se dedicam ao tema.

Com o tempo, percebeu-se que a disfunção de ATM não pertence a uma única área da odontologia, o que motivou sua fragmentação e estudo independente e de acordo com o conhecimento e interesse de cada grupo.[9] Carlsson[14] também enfoca essa questão sucinta e brilhantemente, sugerindo que a explicação para as diferenças de nomenclatura e abordagem das atuais *"temporomandibular disorders"* está nas enormes variações de currículo dos cursos de Odontologia em todo o mundo, e algumas vezes no mesmo país. Certamente, existem variações de condutas na mesma faculdade em suas diferentes disciplinas. Ainda segundo Carlsson,[14] muitos cirurgiões-dentistas são mal informados nos conhecimentos básicos e no manejo clínico desses problemas, e as orientações mais recentes procuram focalizar o problema da dor, quando presente, considerada a principal razão de procura assistencial à saúde.

Uniformização de termos e conceitos na língua portuguesa

No Brasil, há uma necessidade de uniformização de termos e conceitos, de modo que traduzam seu real significado da língua original; com isso, evitam-se deturpações conceituais e usos inadequados ou parciais do conhecimento científico sobre doenças e afecções, bem como seus diagnósticos e tratamentos. A compreensão desses problemas, frente às evidências científicas atuais, permite entender as classificações e os critérios diagnósticos que identificam as doenças envolvidas. Além disso, ajudam a compreender que *"temporomandibular disorders"* não se refere exclusivamente a uma doença ou afecção e nem sempre provoca dor.

Em inglês, essa expressão tem amplo sentido, sendo que a palavra *"disorder"* significa em português "anormalidades, transtornos ou distúrbios". Embora também seja traduzida como "desordem" e frequentemente utilizado entre nós, esse termo gera divergências quanto ao uso na literatura médico-odontológica. O termo "disfunção", amplamente usado em português, parece não ser o mais adequado, pois altera o significado do original inglês para a palavra "desordem". Curiosamente, o termo "disfunção" parece ser apropriado para identificar um sinal de anormalidade, pois sendo um aparelho do movimento compatível com o locomotor, a mandíbula pode sofrer influência de doenças, afecções ou traumatismos das articulações, músculos, ossos ou dentes. Portanto, a disfunção mandibular pode ser decorrência, um sinal, mas não uma entidade nosológica especificada por um diagnóstico. O código da *Classificação Internacional de Doenças* (CID-10) inclui ainda os problemas da ATM como uma síndrome, embora contemple outras doenças da ATM, como infecções e tumores.

Ver os termos da língua portuguesa para as variáveis de doença, segundo o dicionário Houaiss.[15]

- **Afecção**: qualquer alteração patológica do corpo.
- **Doença**: alteração biológica do estado de saúde de um ser (homem, animal, etc.), manifestada por um conjunto de sintomas perceptíveis ou não; enfermidade, mal, moléstia.
- **Síndrome**: conjunto de sinais e sintomas observáveis em vários processos patológicos diferentes e sem causa específica.
- **Disfunção**: distúrbio da função de um órgão.
- **Distúrbio**: mau funcionamento de (órgão, função orgânica, etc.); doença.
- **Desordem**: falta de regularidade; desigualdade, desarmonia.
- **Transtorno**: leve perturbação orgânica.

A denominação brasileira "disfunção temporomandibular" para "*temporomandibular disorders*", que acabou substituindo a antiga "*síndrome da disfunção de ATM*", continua confusa, pois agrupa diferentes doenças, como a osteoartrite e a dor miofascial, que têm diferentes etiologias, mecanismos e tratamentos.[16] Quando apresentadas sob esse prisma, confundem os clínicos e criam mitos e confusão na mente dos jovens estudantes que buscam por uma "doença", a DTM, que parece estar em todo lugar, mas ao mesmo tempo não se concretiza. Transfere uma sensação de abstração. É como se fosse um quadro de pintura abstrata: todos olhamos e nem sempre vemos a mesma configuração ou sequer enxergamos algo. Como tratá-las se não temos um diagnóstico? Por outro lado, se abordadas dentro do estudo da Patologia clássica, muitas delas têm descrição, são contempladas pela *Classificação Internacional de Doenças* (CID-10) e têm opções terapêuticas.

Desse modo, qualquer glossário em língua inglesa, traduzido para o português, necessita de revisão criteriosa para não haver deturpação ou inadequação das palavras. Esses comentários são necessários para facilitar o entendimento das condições álgicas chamadas de "*temporomandibular disorders*" na língua portuguesa.

Sinonímia e traduções de *temporomandibular disorders* em português

Síndrome de *Costen*, síndrome da articulação temporomandibular, disfunção mandibular, síndrome da dor e disfunção miofascial, desordens temporomandibulares, desordens craniomandibulares, disfunção craniomandibular, disfunção temporomandibular. Essas são as diversas denominações utilizadas para designar essas condições musculoesqueléticas mandibulares que, aqui no Brasil, popularizaram-se entre os profissionais da área de saúde, pacientes e leigos com a designação genérica de "**disfunção da ATM**" (Quadro 43.1).

Quadro 43.1. Este quadro mostra as diversas sinonímias que denominam os problemas musculoesqueléticos mandibulares, conhecidos historicamente como disfunção de ATM

Disfunção da ATM
Síndrome de Costen
Síndrome da articulação temporomandibular
Disfunção mandibular
Síndrome da dor e disfunção miofascial
Desordens temporomandibulares
Disfunção temporomandibular (DTM)
Desordens craniomandibulares
Disfunção craniomandibular

O Conselho Federal de Odontologia aprovou a especialidade denominada disfunção temporomandibular e dor orofacial, cujos objetivos realçam a atividade do cirurgião-dentista nessa área, sua maior preocupação com o diagnóstico das dores orofaciais e a necessidade de treinamento multidisciplinar. Se a dor é o alvo da especialidade, então dor orofacial seria a melhor opção em detrimento da denominação atual. Ver alguns detalhes no Capítulo 1.

Neste livro, é adotada a expressão genérica "**disfunções temporomandibulares**" para designar as "*temporomandibular disorders*", assim chamadas pela American Academy of Orofacial Pain.[12] Muitos desses problemas podem causar dor e disfunção mandibular. A mandíbula continua sendo o substrato da atividade funcional dos músculos mastigatórios e o foco de atenção por ser o principal local de atividade motora craniofacial.

O uso da expressão "dor e disfunção mandibular", além de refletir a consequência funcional de diversos problemas que afetam o aparelho mastigatório, é uma justa homenagem ao um professor e clínico que se dedicou ao estudo científico das dores e disfunções mandibulares, Doutor Laszlo Schwartz da Universidade de Columbia, em Nova Iorque. Ele descreveu o envolvimento da dor muscular e de alterações emocionais nos pacientes com a síndrome da dor e disfunção da articulação temporomandibular, uma das primeiras modificações da famosa síndrome de Costen.

Curiosamente, em seu artigo publicado no *New York State Dental Journal* em 1959, que foi reimpresso em seu livro,[2] ele dizia o seguinte:

> De modo similar, perdemos a fé na existência de uma relação etiológica direta entre má-oclusão e os sintomas da articulação temporomandibular quando a dor e a disfunção foram aliviadas durante anos graças a tratamentos que não modificam a oclusão.

Seu livro, sob o aspecto clínico, continua sendo atual nos dias de hoje, e o avanço da ciência sobre a fisiopatologia da dor crônica justifica muitos dos conceitos ali colocados. Ele foi inspirador para muitos clínicos e pesquisadores que seguiram a mesma linha de pensamento, que, entretanto, foi aparentemente abafada por outro grupo de clínicos e pesquisadores que davam grande relevância à oclusão dentária, tanto na etiologia quanto no tratamento das antigas disfunções de ATM.

Além disso, o termo disfunção, sendo uma consequência, adapta-se bem como sinal de diversas desordens, distúrbios ou anormalidades mandibulares ou temporomandibulares.

Interpretação de "disfunção mandibular": coerência entre ciência e clínica

Sabemos que a dor e disfunção mandibular pode decorrer de afecções e doenças da articulação temporomandibular e dos músculos mastigatórios. Porém, curiosamente existem outras doenças que acometem as ATM e os músculos cujas origens, etiopatogenias, critérios diagnósticos e tratamentos são diferentes (p.ex., tumores, fraturas, infecções). Como entender essa mistura, que mais parece uma "torre de Babel"?

O que têm em comum o deslocamento do disco articular sem redução e a osteoartrose, a artrite reumatoide, os tumores, as fraturas ou infecções da ATM? Certamente a ocorrência no mesmo sítio, a ATM, onde surgem sintomas e sinais semelhantes. Têm também em comum o fato de causarem disfunção mandibular secundária. Porém, suas etiologias, cursos evolutivos, critérios diagnósticos e tratamentos são completamente diferentes. O mesmo pensamento se aplica às dores musculares mastigatórias, que podem ter diferentes etiologias e tratamentos, embora todas causem disfunção mandibular. Em geral, a disfunção é uma consequência de anormalidade gerada por alguma afecção ou doença e pode ser acompanhada de dor ou não. Aliás, nem sempre a disfunção tem a mesma complexidade, sendo variável de acordo com a própria gravidade da doença que a gera.

É importante realçar que disfunção de ATM ou disfunção temporomandibular, do modo como são usados atualmente, referem-se *quase exclusivamente* a algumas afecções ou doenças da ATM, particularmente aos distúrbios intracapsulares (deslocamentos do disco articular e osteoartrose) e a alguns tipos de dores musculares. Se essa expressão for usada nesse sentido restrito, ela simplesmente exclui as demais causas ou afecções temporomandibulares que provocam disfunção da mandíbula. Talvez essa tenha sido uma das razões históricas de outras doenças clássicas da ATM, como tumores e fraturas, terem sido negligenciadas no diagnóstico diferencial da dor facial persistente. Por outro lado, essa denominação representa um grupo de afecções cuja etiologia ainda é obscura, embora pareça ser de origem multifatorial, e que é colocado ao lado de outras dores crônicas, como a fibromialgia.

A *Guidelines for Assessement Diagnosis, and Management of the American Academy of Orofacial Pain*[12] contempla uma classificação com objetivos clínicos e que também apresenta as referências da CID-10. Entretanto, a apresentação desses grupos de afecções e doenças que afetam a ATM, por exemplo, não especifica etiopatogenias e tratamentos, trata-os de maneira semelhante, insistindo nas controvérsias da literatura e incluindo o aspecto oclusal. Não se pode confundir a etiologia e o tratamento de um tumor da ATM ou de músculo com etiologia e tratamento de doenças funcionais da ATM ou dos músculos mastigatórios, como os deslocamentos do disco articular ou algumas mialgias. Nesse aspecto, a classificação apresentada inicialmente por Bell[17] continua sendo a de melhor aplicação prática do ponto de vista clínico. Sem dúvida, a despeito das críticas, houve considerável avanço no entendimento de que as disfunções mandibulares são mais bem compreendidas no contexto das afecções ou doenças que as causam, que é o caminho atual das classificações de síndromes álgicas orofaciais. Ironicamente, estamos voltando aos livros de Patologia que já contemplavam esses problemas, sem o risco de "contaminação" da pretensa "síndrome da dor e disfunção da ATM". Laskin é um dos autores que discordam desse tipo de classificação para as *temporomandibular disorders* e sugere mudanças.[16,18]

O que merece distinção, portanto, no tocante à dor, são as dores musculoesqueléticas mastigatórias idiopáticas, consideradas, ao lado de outras condições álgicas, como a fibromialgia e a síndrome do cólon irritável, como síndromes álgicas funcionais. Pelo fato de serem em geral crônicas, essas condições apresentam as consequências de quem tem dor crônica, com todas as suas complicações. Portanto, podemos separar as disfunções mandibulares decorrentes do tumor, fratura, infecção da ATM ou de doenças autoimunes, como a artrite reumatoide, daquelas que consideramos até o presente como "idiopáticas", onde estão incluídas as dores musculoesqueléticas funcionais, com destaque para as dores musculares mastigatórias.

Diagnóstico clínico e diagnóstico em pesquisa clínica

O questionário *Research Diagnostic Criteria for Temporomandibular Disorders* (RDC/TMD)[19] tenta uniformizar a pesquisa clínica dos distúrbios temporomandibulares e contempla em suas hipóteses diagnósticas três tópicos: a) disfunções musculares (miofascial com ou sem limitação de abertura bucal); b) deslocamentos do disco articular, e c) artralgia/osteotrite/osteoartrose da ATM. Curiosamente, esse é o grupo que sempre motivou controvérsias e teve a denominação síndrome da disfunção de ATM. Entretanto, esse questionário continua considerando as *temporomandibular disorders* genericamente, que, por seu turno, incluem desde problemas condilares decorrentes do desenvolvimento até tumores, fraturas ou dores musculares. Além disso, o termo "dor miofascial" no questionário difere do termo original "síndrome dolorosa miofascial", que se relaciona à presença de pontos-gatilho intramusculares e sofre importante modulação do sistema nervoso central (SNC).[12,20]

CLASSIFICAÇÃO E CARACTERÍSTICAS CLÍNICAS DA DOR E DISFUNÇÃO MANDIBULAR

Portanto, com base no que foi dito anteriormente, o termo inglês *"disorders"* é muito amplo e inclui afecções e doenças conhecidas ou já bem estabelecidas que também podem causar "dor e disfunção mandibular", como neoplasias, infecções ou fraturas. Nesse contexto da classificação americana, o grupo para discutir etiologia, etiopatogenia e critérios diagnósticos se torna amplo e heterogêneo. São apresentados no mesmo grupo das *temporomandibular disorders* os deslocamentos do disco articular, a síndrome dolorosa miofascial, com sua etiologia ainda controversa e epidemiologia variável, mas também o tumor ou a fratura, que já têm etiologia e epidemiologia mais bem estabelecidas. Curiosamente, a classificação do RDC/TMD de 1992, que se propôs a estudar esse grupo de problemas, concentra-se exclusivamente na dor muscular mastigatória, nos deslocamentos do disco articular e na osteoartrose/osteoartrite da ATM, ou seja, dedica-se a estudar algumas condições crônicas ou que causam dor crônica, cuja etiologia é considerada multifatorial e chamada, como vimos anteriormente, de funcionais.

Destaca-se o fato de esse questionário ter trazido, pela primeira vez, a noção de que esses problemas crônicos também deveriam ser avaliados nos aspectos comportamentais e inclui o eixo 2 para avaliação de aspectos relacionados à depressão, somatização e gravidade da dor crônica.[19]

É mais coerente uma classificação de distúrbios temporomandibulares, que causam dor e disfunção mandibular, na qual os subgrupos sejam mais homogêneos para facilitar o estudo e a abordagem clínica, levando em conta os avanços obtidos tanto na padronização da pesquisa clínica (questionário RDC/TMD), como na abordagem clínica (critérios da American Academy of Orofacial Pain – AAOP),[12] ou ainda a classificação de Bell.[17] A EDOF/HC usa uma subdivisão para a dor e disfunção mandibular que contempla a origem das doenças ou afecções, ou seja: a) é "funcional, primária ou idiopática" quando não existe causa aparente, e b) "sintomática ou secundária" quando é secundária a afecções ou doenças conhecidas (Quadro 43.2). A prática clínica atual na DTM concentra-se principalmente na dor e disfunção primária, idiopática ou funcional.

Quadro 43.2. Classificação de dor e disfunção temporomandibular usada pela Equipe de Dor Orofacial do HC/FMUSP

DOR E DISFUNÇÃO TEMPOROMANDIBULAR (DORES MUSCULOESQUELÉTICAS MASTIGATÓRIAS)
1. Primária, idiopática ou funcional: etiologia indefinida e multifatorial*
a. Articulares

i. Artralgias primárias
   ii. Osteoartrose/osteoartrite
   iii. Deslocamento do disco articular

b. Musculares
i. Mialgia local   ii. Síndrome dolorosa miofascial
2. Secundária ou sintomática: decorrentes de afecções ou doenças**
a. Articulares

i. Inflamatórias (poliartrites)
   ii. Tumores
   iii. Luxação mandibular
   iv. Infecções
   v. Fraturas
   vi. Hiperplasia da cabeça da mandíbula (côndilo)
   vii. Anquilose

b. Musculares***

i. Inflamatórias
      1. Miosite
   ii. Contratura
   iii. Mioespasmo/trismo
   iv. Neuromusculares
   v. Fibrose muscular
   vi. Infecções
   vii. Neoplasias musculares
   viii. Pós-cirúrgicas ou pós-traumáticas

*Contempladas no questionário para pesquisa clínica RDC/TMD[19] e com critérios diagnósticos reconhecidos.[12]
**Critérios diagnósticos da *Classificação Internacional de Doenças* (CID-10).
***Mais detalhes dos problemas musculares no Capítulo 44.

Epidemiologia das disfunções temporomandibulares

A International Association for Study of Pain (Associação Internacional para o Estudo da Dor) em sua classificação de dores crônicas relaciona as síndromes álgicas que afetam o corpo humano,[21] e podemos verificar que só nos segmentos cefálico e cervical são 66

(Quadros 43.3 e 43.4). Nessa classificação, as DTM são apresentadas ainda como síndrome da dor e disfunção temporomandibular, em que se misturam sinais e sintomas articulares e musculares.

Portanto, o diagnóstico diferencial de tais dores exige amplo conhecimento desse universo de síndromes álgicas.

Os estudos concentram-se exclusivamente nos sinais e sintomas da dor e disfunção, inexistindo inicialmente um consenso sobre os critérios diagnósticos.[22,23] A partir do uso do questionário RDC/TMD, houve uniformização de critérios diagnósticos para pesquisa.[19,24] Neste capítulo, são apresentados estudos sob o termo genérico DTM; já aqueles específicos para a ATM ou para as dores musculares mastigatórias serão apresentados em outros capítulos.

A incidência de DTM entre adolescentes varia de 1,9 entre os filandeses a 3,9 entre japoneses para um grupo de 100 pessoas/ano.[25,26]

Quanto à prevalência, dor por DTM ocorreu em 12% dos entrevistados, sendo as lombalgias (41%), cefaleias (26%), dor abdominal (17%) e dor torácica (12%) as principais queixas relatadas.[27] DeKanter e colaboradores,[28] em estudo de metanálise, por levantamento no Medline, com início em 1974, encontraram 51 estudos epidemiológicos sobre DTM; em 23 deles (15 mil abordagens) havia taxa de disfunção percebida de 30%, e em 22 outros (16 mil abordagens) havia disfunção clínica em 44% das amostras. A dificuldade nesses estudos é identificar as queixas de dor e disfunção mandibular, pois muitos referem-se aos sinais clínicos e não indicam presença de dor.

A Academia Americana de Dor Orofacial[12] estima que 80% da população americana tem algum sinal ou sintoma de DTM; 5% dela necessita de alguma forma de tratamento, portanto constitui amostra expressiva.

Etiologia / etiopatogenia das dores musculoesqueléticas mastigatórias

Deve ser direcionada à respectiva doença, seja ela primária ou secundária. É preciso diferenciar as idiopáticas das secundárias. Por exemplo, na dor muscular mastigatória há uma dificuldade em estabelecer modelos experimentais que reproduzam as variáveis observadas na clínica,[29] tais como:

a. Variabilidade de sintomatologia em indivíduos diferentes e em um mesmo paciente.
b. Aspectos psicológicos.
c. Aspectos sociais envolvidos.

Discutir a influência de fatores como: gênero, idade, genética, ambiente, raça, oclusão dentária, bruxismo do sono, traumatismos, morbidades associadas, aspectos psicológicos/psiquiátricos e susceptibilidade à dor dependerá da condição álgica em discussão, evitando-se as generalizações e as controvérsias da classificação atual, na qual DTM engloba desde problemas indolores de crescimento até dor devido a tumores ou fraturas.

Quadro 43.3. A Associação Internacional para o Estudo da Dor (IASP) classificou mais de 600 afecções álgicas distribuídas pelo corpo humano, como se vê neste Quadro

AFECÇÕES ÁLGICAS QUE ATINGEM O CORPO HUMANO IASP-1988	SÍNDROMES NOS SEGMENTOS CEFÁLICO E CERVICAL	DOR GENERALIZADA	MEMBROS SUPERIORES	MEMBROS INFERIORES	COLUNA VERTEBRAL CERVICAL E DORSAL	REGIÃO SACRAL, LOMBAR, COCCÍGEA E RAÍZES NERVOSAS	TRONCO
600	66	36	35	18	154	136	85

Quadro 43.4. Neste quadro, podem ser observadas as características de pacientes com dor crônica: DTM, cefaleia e lombalgia. Observe que doentes com dor crônica por disfunção temporomandibular (DTM) apresentam aspectos físicos, emocionais e sociais semelhantes a outras síndromes álgicas comuns na população em geral e relevantes do ponto de vista da Saúde Pública

	DTM	CEFALEIA	LOMBALGIA
Intensidade da dor (EVA)*	5,0	6,0	4,7
Incapacitação ao trabalho (dias)	10,4	10,1	19,8
Número de dias com dor	91,7	55,2	78,5
Depressão (% de doentes)	25,6	28,4	22,0
Consultas devido à dor (% de doentes)	7,5	9,2	8,1
Impacto da dor sobre o doente (% de doentes)	23,8	35,4	32,8

* EVA: Escala Visual Analógica.
Fonte: Dworkin.[30]

DOR MUSCULOESQUELÉTICA MASTIGATÓRIA CRÔNICA: CONTEXTO BIOPSICOSSOCIAL

O grande avanço que ocorreu com o advento do questionário RDC/TMD para a pesquisa clínica[19] foi a introdução do conceito biopsicossocial de dor também para as dores musculoesqueléticas mastigatórias. Esse questionário reforça a importância das alterações psicológicas e/ou psiquiátricas e do comportamento em relação à dor desses pacientes com dor crônica, assim como a literatura científica relativa à dor tem realçado nas últimas décadas. Quando avaliamos as pesquisas com esse questionário, observamos que as dores musculares são muito mais frequentes em DTM, e as alterações do eixo 2 (sinais de depressão, sinais de sintomas físicos inespecíficos e do grau de dor crônica) são comuns nesses doentes e se assemelham a outras síndromes álgicas comuns na população em geral, como as cefaleias e as lombalgias (Quadro 43.4).[30]

> A designação DTM é genérica, a exemplo do termo cefaleia, e designa vários subgrupos de dores musculoesqueléticas – preferencialmente crônicas – relacionadas à atividade mandibular.

Os fatores cognitivo-comportamentais devem ser avaliados em pacientes com dores musculoesqueléticas mastigatórias crônicas, a exemplo do que ocorre com outras síndromes álgicas crônicas.

Pacientes com dores crônicas têm em comum:

a. Alterações psicológicas e comportamentais.[30]
b. Dor recorrente.[31]
c. Queixas de dor e incapacitação a despeito dos tratamentos recebidos.[32]

Nesse novo contexto, é preciso compreender o doente num contexto comportamental que extrapola o conhecimento apenas técnico da lesão inflamatória. Precisamos entender minimamente os componentes da dor musculoesquelética mastigatória crônica nesses pacientes:[33]

a. **Cognitivo**: o que o paciente pensa, acredita e espera em relação à sua dor.
b. **Afetivo**: como está seu estado emocional.
c. **Comportamental**: qual sua posição em relação ao seu problema de dor.
d. **Enfrentamento**: como ele enfrenta a condição de dor.

Portanto, os pacientes com dor musculoesquelética mastigatória crônica devem ser diferenciados daqueles com dores musculoesqueléticas mastigatórias agudas, como ocorre em traumatismos, pós-operatório ou resposta inibitória central frente a lesões no segmento orofacial.

Quadro 43.5. Aspectos que compõem o quadro comportamental do paciente com dor crônica, incluindo a DTM, que deveriam ser avaliados inicialmente pelo cirurgião-dentista. Dependendo das características encontradas, do diagnóstico físico e das respostas ao tratamento convencional, o paciente deve receber avaliação psicológica/psiquiátrica especializada, pois, como foi discutido previamente, a não observação desse componente da dor pode ser responsável pela melhora incompleta do doente. O cirurgião-dentista deve estar preparado para essa tarefa, que nem sempre é tão simples, pois requer conhecimento do assunto e conduta profissional

ASPECTOS COMPORTAMENTAIS EM DOR
a. Cognitivo – o que o paciente pensa, acredita e espera em relação à sua dor.
b. Afetivo – é o estado emocional que acompanha a condição.
c. Comportamental – qual sua posição em relação ao seu problema.
d. Enfrentamento – como ele enfrenta a sua dor.

Fonte: Bradley e colaboradores.[33]

Nesses casos, os tratamentos serão essencialmente direcionados à lesão causal, geralmente inflamatória, enquanto ocorre a cicatrização dos tecidos, independentemente do fato de haver intervenção operatória ou não. Considerando-se que o aparelho mastigatório é o substrato de diversas anormalidades que influenciam sua resposta muscular, essa distinção é fundamental para o sucesso do tratamento. Na dor crônica, podem existir diferenças nos aspectos psicossocial e comportamental dos doentes, que podem exercer papel decisivo na avaliação final e no prognóstico do problema,[34] influenciando os resultados finais aos tratamentos aplicados.[32]

O clínico deve também evitar confusão entre a doença crônica, como, por exemplo, o deslocamento anterior crônico do disco articular (DACDA), com a dor crônica por essa mesma lesão. A presença da lesão estrutural, como no DACDA, pode levar a uma disfunção mandibular, porém sem interferir sobremaneira na qualidade de vida do doente, como ocorre quando a dor se faz presente nessa mesma lesão e torna-se crônica. Na verdade, é a dor persistente ou crônica que afeta sobremaneira a qualidade de vida dos doentes, pelo menos no que diz respeito às dores musculoesqueléticas mastigatórias.

Dor crônica: entendendo os fatores biopsicossociais

A Associação Internacional para o Estudo da Dor[21] considera que a dor crônica é aquela que persiste após a cicatrização dos tecidos e ultrapassa a barreira dos três meses, embora haja controvérsias a respeito. Ela é nitidamente diferente da dor aguda, fato que exige abordagens terapêuticas próprias, o que nem sempre ocorre na prática clínica, pois em geral aplicamos indistintamente os conhecimentos que adquirimos na graduação sobre dor aguda, em todos os nossos pacientes com dor crônica.[35]

Existem vários tipos de dor crônica, de benignas a malignas: dor do câncer, neuralgia idiopática do trigêmeo, cefaleias primárias e síndrome dolorosa miofascial. O fato de serem crônicas não lhes atribui difícil controle ou intratabilidade, mas sim a necessidade de serem devidamente identificadas, de modo que seu tratamento possa ser feito por medicação única, como em casos de neuralgia idiopática do trigêmeo, ou por associação de métodos terapêuticos e até abordagem multidisciplinar. A terapêutica depende da complexidade da condição dolorosa, dos fatores que a geraram, e principalmente que a mantêm, o que nem sempre é facilmente identificado.

Os pacientes que se queixam de dores musculoesqueléticas mastigatórias crônicas podem ter histórico de maior procura por atendimento assistencial à saúde, de uso contínuo de fármacos, de inúmeros tratamentos realizados (incluindo cirurgias), de níveis maiores de ansiedade ou depressão, além de maior índice de conflitos familiares e sociais.[36,37] Estudo multicêntrico longitudinal, em conformidade com a Organização Mundial de Saúde (OMS), sobre a relação entre anormalidades psicológicas e dor persistente em pacientes que procuram atendimento assistencial à saúde, mostra que a dor persistente inicial é altamente indicativa de desenvolvimento de anormalidades psicológicas e vice-versa. Assim, a dor persistente foi fator preditivo para o início tardio de alterações psicológicas, assim como para a instalação da dor persistente.[38]

As crenças dos pacientes influenciam a intensidade da dor por DTM mais do que pensamentos catastróficos ou medidas de enfrentamento da dor, e independentemente das variações físicas encontradas no aparelho mastigatório de alguns desses pacientes.[39] Rudy e colaboradores[32] sugerem que existem diferentes grupos psicológicos que podem apresentar a mesma doença, e desse fato decorrem as diferenças na evolução da condição e no enfrentamento da dor em doentes com DTM, cefaleias ou lombalgias.

Portanto, o paciente com dor crônica musculoesquelética não pode ser avaliado apenas no aspecto físico, sendo de irrefutável importância a avaliação dos aspectos comportamentais envolvidos.[30]

> Abordar os pacientes nos aspectos físico e psicológico a partir de diagnóstico previamente realizado.[30] Eis o outro grande desafio do cirurgião-dentista no combate à dor crônica da face: saber quando os aspectos psicológicos ou psicossociais são fatores contribuintes das dores musculoesqueléticas dessa área.

ABORDAGEM CLÍNICA DO PACIENTE COM DOR MUSCULOESQUELÉTICA MASTIGATÓRIA

A avaliação inicial desses pacientes segue o modelo convencional de investigação clínica para obtenção do diagnóstico. Nesses casos, a dor será abordada como um sintoma e queixa principal. Há necessidade de conhecê-la detalhadamente, pois muitas vezes este conhecimento é suficiente para determinar a sua fonte causal. Arguir o paciente que apresenta dor nem sempre é tarefa fácil, principalmente quando está passando por crise. Sempre que possível, durante a consulta devemos usar métodos para aliviá-la e melhorar as condições emocionais do paciente.

Na dor crônica, nem sempre sua intensidade é o problema e alguns pacientes são deprimidos e mostram indiferença ou descrédito pelos questionários, principalmente quando já enfrentaram perguntas semelhantes em outras instituições de saúde. É comum que alunos e pós-graduandos dessa área iniciem o exame do paciente pressupondo que ele tem uma DTM. Esta ideia deve ser substituída pela abordagem imparcial em que se busca conhecer a queixa do paciente e, se possível, sua origem.

> Referente à abordagem clínica em DTM, o desafio começa em saber qual é exatamente a queixa do paciente, a sua fonte e as possibilidades de tratamento.

O modelo de ficha clínica para abordagem em dor orofacial em geral, incluindo a DTM, foi desenvolvido e é utilizado pelo EDOF/HC. Os capítulos da Parte 3 referem-se à avaliação do paciente com dor. Além disso, as Partes 11 e 12 são específicas sobre as dores musculoesqueléticas (articulares e musculares).

TRATAMENTO DA DOR MUSCULOESQUELÉTICA MASTIGATÓRIA

Por longo tempo, o tratamento da dor musculoesquelética mastigatória foi exclusivamente mecanicista na tentativa de alterar a estrutura (dentes, ATM ou maxilares) que se imaginava ser a causa da dor. Por outro lado, procedimentos relativamente simples, como a aplicação de compressas de calor local ou o uso de uma modesta placa de mordida, ofereciam mais alívio do que alguns tratamentos dentários extensos em pacientes com dor orofacial persistente atribuída à ATM. A ausência de diagnóstico correto motiva iatrogenias e causa descrédito nos métodos terapêuticos existentes e úteis no controle da dor. Portanto, os procedimentos terapêuticos deveriam ser escolhidos por sua indicação e eficácia, e não apenas como meras tentativas de tratamento ou pelo fato de o profissional conhecer uma única técnica. Os tratamentos serão abordados amplamente nas Partes 11 e 12 para cada tipo de problema.

> O tratamento do paciente com dor musculoesquelética mastigatória nem sempre exige medidas complexas. Conhecer sua queixa, identificar seu problema e fazer um prognóstico pode ser muito mais demorado e complexo do que tratá-lo.

O curioso é que, muitas vezes, a procura de atendimento com o cirurgião-dentista ou médico se deve a problemas mastigatórios sem queixa de dor, e o paciente acaba recebendo tratamento contra a dor que acaba causando-lhe dor. Os tratamentos preventivos para o tratamento de DTM não têm evidências científicas até o presente momento. Por outro lado, limitação da amplitude do movimento mandibular, mesmo indolor, exige avaliação criteriosa e informação ao paciente. Pacientes operados de tumores nos maxilares podem apresentar perdas estruturais (dentes, ossos, tecidos moles) que limitam suas funções bucais. É dever dos profissionais da área de saúde preocupar-se com a qualidade de vida do paciente que tem uma disfunção mandibular. Nesse caso, não é a dor o problema, mas sim a disfunção e suas sequelas e limitações. Entender o significado de disfunção mandibular é fundamental na clínica odontológica, pois pode exigir reabilitação oral independentemente da presença de dor.

Nesse contexto, o clínico que atua em odontologia deve estar preparado para compreender sua atividade em um contexto de saúde global, de complexidade da dor e das variáveis biopsicossociais que contribuem para formar o doente.

Para mais detalhes sobre o tratamento das DTM, consulte os demais capítulos desta seção e também os Capítulos 54 e 55.

Dor e disfunção mandibular *versus* disfunção mandibular sem dor

Como vimos ao longo deste capítulo, a disfunção é também um sintoma da doença e, quando presente na mandíbula, pode ser acompanhada ou não de dor. Portanto, o cirurgião-dentista deve dar atenção a esse aspecto, pois não existe ainda justificativa para o tratamento de **dor** em pacientes que nem sempre a apresentam. Como este livro trata de dores orofaciais, ele aborda essa condição, ou seja, dor e disfunção mandibular.

Com base na classificação da AAOP,[12] verificamos que os distúrbios temporomandibulares incluem em sua classificação as deformidades de crescimento ósseo facial. Essas deformidades, embora tenham importância clínica e certamente podem e devem ser tratadas, geralmente não cursam com o sintoma **dor** e, até onde se sabe, não existem evidências científicas de que sejam etiologia de dor orofacial.

Essa diferenciação é importante e deveria ser realizada por algumas especialidades odontológicas, como a cirurgia bucomaxilofacial, a ortodontia e ortopedia dos maxilares, durante a avaliação e planejamento dos pacientes com deformidade craniofacial que eventualmente se queixam de dor. É fundamental identificar a origem da dor, esclarecer se ela tem ligação com a deformidade, ou se são apenas morbidades associadas, independentes entre si. Por outro lado, sempre que houver queixa de dor orofacial em pacientes com deformidades craniofaciais ou má-oclusão, cirúrgica ou ortodôntico-ortopédica, elas devem ser plenamente investigadas, diagnosticadas e tratadas, de preferência antes do tratamento invasivo dos dentes ou dos maxilares.

No passado, um pioneiro no estudo das disfunções de ATM foi o Professor Gino Emílio Lasco, cirurgião bucomaxilofacial do Departamento de Otorrinolaringologia do HC/FMUSP.[40] Ele defendeu sua tese de doutorado descrevendo técnicas conservadoras das cirurgias na ATM e preconizava antes de tudo o tratamento não cirúrgico.[41] O professor fazia uma divisão didática em DTM dolorosa e DTM não dolorosa antes de escolher o tratamento, e isso já no início da década de 1970, ou seja, não se trata de um conceito recente. Os estudos e avanços sobre dor crônica nos últimos 40 anos também reforçam a ideia de que dor é um fenômeno complexo e geral, não se justificando, nessas condições, a insistência em um fator causal que a explique, pois é multifatorial.

Certamente, a oclusão dentária pode sofrer modificações ao longo da vida. Quanto mais agressivas e iatrogênicas, podem aumentar o risco para dor e disfunção mandibular em pacientes biologicamente susceptíveis.[42] O grande equívoco por mais de 70 anos em nível mundial foi a tentativa de atribuir à oclusão dentária a etiologia de toda dor orofacial idiopática, invertendo os conceitos universais de Patologia e Semiologia em que a doença, sendo conhecida, pode ser tratada e curada mesmo sem estar clara a sua etiologia. O pensamento reducionista da associação pura e simples entre oclusão dentária e dor orofacial trouxe distorções que comprometem o atendimento de pacientes com dor facial crônica, além de favorecer a iatrogenia e poder causar erros odontológicos.

O fato de não atuar diretamente na oclusão dentária não tira a importância do cirurgião-dentista no diagnóstico e tratamento das disfunções mandibulares, apenas muda o enfoque e exige fundamentos científicos para abordar e tratar a dor crônica. É um novo desafio ao cirurgião-dentista e, felizmente, ocorreram grandes avanços a esse respeito aqui no Brasil na última década.

Portanto, em resumo, o paciente com dor e disfunção mandibular deveria ser abordado de forma diferente do paciente com má-oclusão sem dor. Este último receberá o tratamento odontológico adequado à sua condição, dentro dos riscos e benefícios próprios das técnicas existentes, mas a realização do tratamento com objetivo preventivo da dor ou de disfunção mandibular é incerta.

Já o paciente com dor e disfunção mandibular deve ter essa condição diagnosticada e tratada antes de qualquer outro tratamento invasivo.

CONCLUSÃO

Este capítulo procurou discutir, dentro do conhecimento científico atual, essa entidade conhecida atualmente no Brasil como disfunção temporomandibular, que é a adaptação em português para o termo *temporomandibular Disorders*. Como outros pesquisadores, acreditamos que essa expressão deveria ser substituída por outra que identifique o diagnóstico nosológico das afecções ou doenças que afetam o aparelho mastigatório, e que inclusive já é contemplado em classificações dos textos de Patologia e, pelo menos em parte, na CID-10. Porém, é mais coerente que a tradução do termo respeite o original em inglês, a despeito de também ser controverso.

Entretanto, do ponto de visto clínico, principalmente o grupo de dores musculares mastigatórias, que é grande responsável pela dor crônica orofacial e por cefaleias secundárias de origem mandibular cuja etiologia ainda é desconhecida, parece pertencer a um grupo de condições álgicas consideradas funcionais, como a síndrome fibromiálgica e a síndrome do cólon irritável, que envolvem fatores ambientais, genéticos e emocionais.

A expressão "dor e disfunção mandibular" também é genérica e pode resultar de diversos problemas que afetam a região orofacial. Alguns são identificáveis, como tumor, fratura ou infecções, e outros são desconhecidos ou idiopáticos, como a maioria das dores musculares dessa região. Assim, é mais coerente que os instrumentos de pesquisa clínica desenvolvidos para o diagnóstico das DTM, como o questionário RDC/TMD, sejam direcionados a esse grupo idiopático de problemas, embora o diagnóstico final exija avaliação clínica que leve em consideração os critérios específicos de cada doença. Não se pode fazer um diagnóstico clínico apenas com base em um questionário, embora esses instrumentos possam dar informações que contribuam em muito para isso.

REFERÊNCIAS

1. Costen J. Neuralgias and ear symptoms associated with disturbed function of the temporomandibular joint. J Am Med Assoc. 1936;107:252-4.
2. Schwartz L, Chayes CM. Dolor de la articulación temporomandibular. In: Schwartz L, Chayes CM, editors. Dolor facial y disfunción mandibular. Buenos Aires: Mundi; 1973. p. 27-30.
3. Sessle BJ, Bryant PS, Dionne RA. Temporomandibular disorders and related pain conditions: progress in pain research and management. Seattle: IASP; 1995. v.4
4. McNamara JA Jr, Seligman DA, Okeson JP. The relationship of occlusal factors and orthodontic treatment to temporomandibular disorders. In: Sessle BJ, Bryant PS, Dionne RA. Temporomandibular disorders and related pain conditions: progress in pain research and management. Seattle: IASP; 1995. p. 399-427.
5. Bell WE. Dores orofaciais: classificação, diagnóstico e tratamento. 3. ed. São Paulo: Quintessence; 1991. p. 125-53.
6. Wolfe F, Simons D, Fricton J, Bennett RM, Goldenberg DL, GenYin R, et al. The fibromyalgia and myofascial pain syndromes: a preliminary study of tender points and trigger points in persons with fibromyalgia, miofascial pain syndrome and no disease. J Rheumatol. 1992;19:949-51.
7. Stohler CS. Clinical perspectives on mastigatory and related muscle disorders. In: Sessle BJ, Bryant PS, Dionne RA. Temporomandibular disorders and related pain conditions: progress in pain research and management. Seattle: IASP; 1995. p. 3-29.
8. Okeson JP. Dores bucofaciais de Bell. 6. ed. São Paulo: Quintessence; 2006.
9. Greene CS, Laskin DM. Temporomandibular disorders: moving from a dentally based to a medically based model. J Dent Res. 2000;79(10):1736-9.
10. McNeill C. Temporomandibular disorders: guidelines for classification, assessment and management. Chicago: Quintessence; 1993.
11. Okeson JP. Orofacial pain: guidelines for assessment, diagnosis and management. Chicago: Quintessence; 1996.
12. de Leeuw R. Orofacial pain: guidelines for assessment, diagnosis and management. 4th ed. Chicago: Quintessence; 2008.
13. Siqueira JTT. The past, present and future of temporomandibular disorders and orofacial pain in Brazil. In: Chung S-C, Fricton J, editors. The past, present and future of temporomandibular disorders and orofacial pain. Seoul: Shinhung International; 2006. p. 315-48.
14. Carlsson EG. Introdução. In: Barros JJ, Rode SM, editores. Tratamento das disfunções craniomandibulares/ATM. São Paulo: Santos; 1995. p. 3-5.
15. Houaiss A. Dicionário Houaiss da língua portuguesa. Rio de Janeiro: Objetiva; 2000.
16. Laskin DM, Greene CS. Diagnostic methods for temporomandibular disorders: what we have learned in two decades. Anesth Prog. 1990;37(2-3):66-71.
17. Okeson JP. Dor orofacial: guia de avaliação, diagnóstico e tratamento. São Paulo: Quintessence; 2007.
18. Laskin DM. Temporomandibular disorders: a term past its time? JAMA. 2008;139(2):124-8.
19. Dworkin SF, LeResche L. Research diagnostic criteria for temporomandibular disorders: review, criteria, examinations and specifications, critique. J Craniomand Disord. 1992;6(4):301-55.
20. Simons DG, Travell JG, Simons LS. Travell & Simons' myofascial pain and dysfunction: the trigger point manual. 2nd ed. Baltimore: Williams & Wilkins; 1999. v. 1.
21. Merskey H, Bogduk N. Classification of chronic pain. 2nd. ed. Seattle: IASP; 1994.
22. Le Resche L, Dworkin SF, Saunders K, Von Korff M, Barlow W. Is postmenopausal hormone use a risk factor for TMD? J Dent Res. 1994;73:186.
23. Carlsson EG. Epidemiology and treatment need for temporomandibular disorders. J Orofacial Pain. 1999;13(4):232-7.
24. Pereira Junior FJ. Critérios de diagnóstico para a pesquisa das disfunções temporomandibulares (RDC/TDM): tradução

oficial para Língua Portuguesa. JBC J Bras Clin Odontol Integr. 2004;47(8):384-95.
25. Heikinheimo K, Salmi K, Myllamiemi S, Kiverskari P. Symptoms of craniomandibular disorder in a sample of Finnish adolescents at ages of 12 and 15 years. Eur J Orthod. 1989;11(4):325-31.
26. Kitai N, Takada K, Yasuda Y, Verdonck A, Carels C. Pain and other cardinal TMJ dysfunction symptoms: a longitudinal survey of Japonese female adolescents. J Oral Rehab. 1997;24:741-8.
27. Von Korff A. Health services research and temporomandibular pain. In: Sessle BJ, Bryant PS, Dionne RA. Temporomandibular disorders and related pain conditions: progress in pain research and management. Seattle: IASP; 1995. p. 227-36, v. 4.
28. DeKanter R, Kayser A, Battistuzzi P, Truin G, Van't Holf M. Demand and need for treatment of craniomandibular dysfunction in the Dutch adult population. J Dent Res. 1992;71(9):1607-12.
29. Svensson P, Arendt-Nielsen L, Houe L. Sensory-motor interactions of human experimental unilateral jaw muscle pain: a quantitative analysis. Pain. 1995;64(2):241-9.
30. Dworkin S. Behavioral characteristics of chronic temporomandibular disorders: diagnosis and assessment. In: Sessle BJ, Bryant PS, Dionne RA. Temporomandibular disorders and related pain conditions: progress in pain research and management. Seattle: IASP; 1995. p. 175-92, v. 4.
31. Dworkin SF, Huggins KH, LeReshe L, Von Korff M, Hooward J, Truellove E, et al. Epidemiology of signs and symptons in temporomandibular disorders: clinical signs in cases and controls. J Am Dent Assoc. 1990;120(3):239-44.
32. Rudy TE, Turk DC, Kubinski JA, Zaki HS. Differential treatment responses of TMD patient as a function of psychological characteristics. Pain. 1995;61(1):103-12.
33. Bradley LA, Donald MC, Haile J, Jaworski TM. Assessment of psychological status using interviews and self-report instruments. In: Turk DC, Melzack R. Handbook of pain. New York: Assessment Guilford; 1992. p. 193-213.
34. Rudy TE, Turk DC, Zaki HS, Curtin HD. An empirical taxometric alternative to tradicional classification of temporomandibular disorders. Pain. 1989;36(3):311-20.
35. Teixeira MJ. Fisiopatologia da nocicepção e da supressão da dor. In: Siqueira JTT, Ching LH, editores. Dor orofacial/ATM: bases para o diagnóstico clínico. Curitiba: Maio; 1999. p. 39-65.
36. Fricton JR, Kroening R, Haley D. Myofascial pain syndrome: a review of 168 cases. Oral Surg. 1982;60:615-23.
37. Fricton JR. Prevention and risk-benefit of early treatment for temporomandibular disorders. In: Sessle BJ, Bryant PS, Dionne RA. Temporomandibular disorders and related pain conditions: progress in pain research and management. Seattle: IASP; 1995. p. 335-349, v. 4.
38. Gureje O, Simon GE, Von Korff M. A cross-national study of the course of persistent pain in primary care. Pain. 2001;92(1-2):195-200.
39. Turner JA, Dworkin SF, Mancl L, Huggins KH, Truelove EL. The roles of beliefs, catastrophizing, and coping in the functioning of patients with temporomandibular disorders. Pain. 2001;92(1-2):41-51.
40. Lasco GE. Contribuição ao estudo da patologia e terapêutica da articulação temporomandibular. Rev Ass Paul Cirurg Dent. 1967;21(6):229-36.
41. Lasco GE. Disfunções dolorosas da articulação temporomandibular, técnica de artroplastia conservadora do menisco [tese]. São Paulo: Universidade de São Paulo; 1970.
42. Pullinger AG, Seligman DA, Gornbein JA. A multiple regression analysis of the risk and relative odds of temporomandibular disorders as a function of common occlusal features. J Dent Res. 1993;72(6):968-79.

CAPÍTULO 44

DIAGNÓSTICO E TRATAMENTO DA DOR MUSCULAR MASTIGATÓRIA

José Tadeu Tesseroli de Siqueira
Pedro Augusto Sampaio Rocha Filho

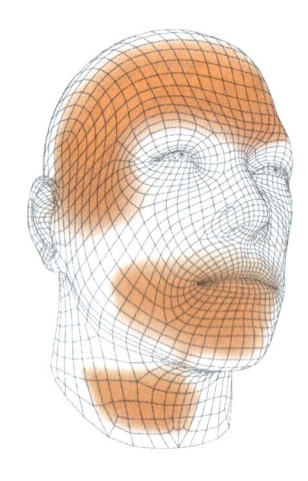

Os músculos são responsáveis pelo dinamismo do organismo, destacando-se entre suas funções o movimento, a estabilização e a produção de calor. Propriedades como excitabilidade, contratilidade, extensibilidade e elasticidade lhes conferem a capacidade funcional. Em todo o organismo há mais de 650,* que correspondem a cerca de 45% do peso corpóreo. Ironicamente, quando se trata da face ou do aparelho mastigatório, embora muitas dores crônicas decorram dos músculos, eles não são completamente estudados e sua avaliação acaba sendo incompleta, puramente mecanicista e frequentemente subestimada. O aparelho mastigatório é uma unidade dinâmica responsável primariamente pela mastigação. Os músculos envolvidos realizam movimentos refinados durante a mastigação e outras atividades, como a fonação. A apreensão e trituração dos alimentos são particularidades desse aparelho. O processo inicial da digestão envolve ainda outras cadeias musculares: língua, músculos da mímica, supra e infra-hióideos e os músculos do pescoço. Várias doenças locais e sistêmicas ou fármacos podem afetar essa musculatura parcial ou completamente. Doenças neurológicas, infecciosas e neoplásicas, de origem local ou sistêmica, podem afetar os músculos e são importantes para o diagnóstico diferencial da dor muscular. Trismo, distonia e discinesia oromandibular são outras condições comuns e ainda mal compreendidas na clínica odontológica. Este capítulo revisa a anatomia e fisiologia dos músculos da mastigação e descreve as afecções ou doenças que provocam dor com maior frequência, bem como os critérios de diagnóstico, de modo que se compreenda que não existe apenas um tipo de dor muscular. Existem diversos níveis de complexidade e nem sempre a etiologia da dor muscular é idiopática ou funcional.

INTRODUÇÃO

Embora se saiba há muito tempo que os músculos são causas frequentes de dores difusas e mal localizadas,[1,2] nem sempre eles têm a devida atenção dos profissionais da saúde que recebem pacientes com queixa de dor, particularmente crônica. No segmento facial talvez seja maior ainda esse desconhecimento, embora desde a década de 1950 pesquisadores, como Schwartz, tenham enfatizado a importância dos músculos como causa de dores mandibulares que eram atribuídas à articulação temporomandibular (ATM) ou síndrome de Costen. Estudos em amostras de pacientes com dor crônica craniofacial encaminhados a serviço de Odontologia para diagnóstico e tratamento da dor mostra que cerca de 50% deles tinham pontos dolorosos musculares que eram primária ou secundariamente responsáveis pela queixa.[3]

Como vimos no capítulo anterior sobre as questões relacionadas ao tema da disfunção temporomandibular, é necessário compreender os subgrupos desses problemas, que também se referem aos problemas musculares.[4]

Este capítulo será iniciado com breve revisão sobre os músculos da mastigação. Ver também Capítulo 42 sobre fisiologia e eletromiografia dos músculos mastigatórios.

MÚSCULOS DA MASTIGAÇÃO: REVISÃO ANATÔMICA

Conceito

Os músculos mastigatórios são as estruturas responsáveis pelos movimentos mandibulares e caracterizam-se por serem bilaterais e sinérgicos. Ver mais detalhes sobre músculos no Capítulo 42.

---

* Depende do modo de análise utilizada. Agradecimentos aos professores Fausto Bérzin (Unicamp) e Geraldo José Medeiros Fernandes (Unifal)

Movimentos mandibulares

Os movimentos realizados por esses músculos são de abertura, fechamento, protrusão, retrusão e lateralidade.

Componentes

O aparelho locomotor é formado pelos ossos, músculos, tendões e junção neuromuscular.

Músculos mastigatórios

Masseter, pterigóideo medial, pterigóideo lateral, temporal e digástrico compõem a musculatura mastigatória. O músculo masseter é formado por um feixe superficial e outro profundo e atua no fechamento bucal. Origina-se no osso zigomático e insere-se na face lateral e posterior do ângulo mandibular. O músculo pterigóideo lateral é formado por dois feixes, um superior e um inferior, que se inserem na cápsula ou disco articular e no côndilo mandibular, respectivamente. Origina-se no processo pterigóideo do osso esfenoide e na tuberosidade maxilar. Tem a função de protrusão mandibular.

O músculo pterigóideo medial tem ação sinérgica com o masseter durante o fechamento mandibular. Origina-se no osso esfenoide (fossa pterigóidea) e insere-se na face interna do ângulo mandibular. O músculo temporal tem forma de leque e ocupa a fossa temporal e converge para a apófise coronoide. Seu tendão estende-se ao trígono retromolar, aspecto clinicamente importante em relação a processos álgicos infecciosos (pericoronarite) e dor periostal. Os músculos supra e infra-hióideos participam das diversas atividades mandibulares, inclusive de diversos atos reflexos que envolvem a língua e a mandíbula. A musculatura cervical está intimamente associada à atividade funcional da cabeça e recebe influência dos músculos mandibulares e vice-versa (Fig. 44.1).

Unidade motora

Formado pelo neurônio motor alfa e as células que o mesmo inerva (Fig. 44.2).

Junção neuromuscular (placa motora)

Esta estrutura é responsável pela conexão entre o botão terminal do nervo motor e o músculo, onde existe uma sinapse. O neurotransmissor da placa motora é a acetilcolina e, quando liberada na fenda sináptica, são necessárias duas moléculas para ativar o receptor nicotínico e abri-lo, permitindo a passagem iônica (sódio) e consequente despolarização da membrana da célula muscular (sarcolema). A enzima que degrada a acetilcolina é a acetilcolinesterase. É fundamental conhecer o funcionamento da junção neuromuscular, pois esse é o alvo da ação farmacológica de muitas drogas e de venenos, como a toxina botulínica, além de ser sede de doenças graves como a *miastenia gravis*, doença autoimune em que o doente apresenta fraqueza muscular progressiva.[5]

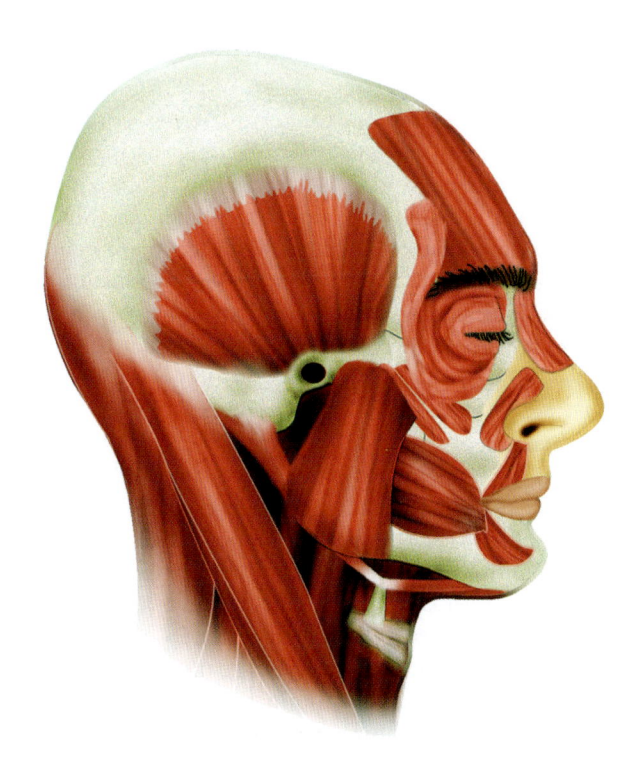

Figura 44.1. Músculos mastigatórios e suas relações com os músculos hióideos e cervicais.

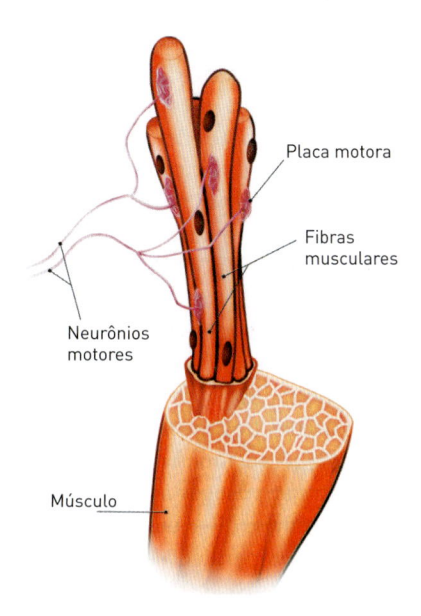

Figura 44.2. Desenho esquemático das unidades neuromusculares, fibras musculares e neurônios motores.

O tecido muscular esquelético

É formado por células alongadas, multinucleadas e que têm citoplasmas ricos em filamentos (miofibrilas) que causam contração muscular, enquanto os músculos são formados por proteínas responsáveis pelo movimento e por feixes de células musculares. As miofibrilas são paralelas entre si e apresentam a clássica formação de faixas escuras e claras à microscopia de luz. A microscopia eletrônica de transmissão revela filamentos finos (actina) e grossos (miosina) dispostos paralelamente entre si. As proteínas que se destacam na atividade da contração muscular são: miosina, actina, tropomiosina e troponina.[5]

O fuso muscular

Esta estrutura responde às modificações físicas musculoesqueléticas. Encontram-se no interior das fibras musculares intrafusais.

Inervação e vascularização

O terceiro ramo do nervo trigêmeo (mandibular) é um nervo misto e seu componente motor inerva o músculo masseter, os dois pterigóideos, o temporal e o feixe anterior do digástrico; além de inervar o músculo periestafilino externo, o músculo do martelo e músculo milo-hióideo. Os fusos musculares são responsáveis por alguns reflexos e é possível que estejam envolvidos na dor miofascial crônica.[6] O suprimento sanguíneo é feito pela artéria carótida externa, e é importante lembrar a relação da artéria maxilar interna com o côndilo mandibular e a presença da artéria facial contornando o corpo da mandíbula e distribuindo-se à face.[5,7-10]

DOR MUSCULAR: HIPERATIVIDADE *VERSUS* ADAPTAÇÃO FUNCIONAL

Nos últimos anos, diversos estudos abordaram os problemas musculares que afetam a região temporomandibular com a intenção de identificar os fatores envolvidos na etiologia da dor muscular crônica. Particularmente na odontologia, as controvérsias sobre o papel da oclusão na dor e a ausência de uma clara diferenciação entre dor muscular e articular retardou sobremaneira a compreensão de que a dor muscular mastigatória segue padrões similares à dor muscular crônica de outras cadeias musculares.[3,11-13] Felizmente, nos últimos 30 anos, diversos estudos sobre dor muscular mastigatória mostraram alguns dos mecanismos possivelmente envolvidos na adaptação funcional do músculo ou na disfunção muscular que se segue à dor nessa estrutura ou nas estruturas adjacentes.[14] Por outro lado, a compreensão de que dor é uma experiência multidimensional que inclui fatores periféricos e centrais foi fundamental para reduzir a predominância da visão mecanicista sobre a dor muscular mastigatória.[15,16]

Os mecanismos neurobiológicos envolvidos na dor muscular são complexos e não foram claramente elucidados até o momento,[17,18] embora tenham ocorrido grandes avanços. A teoria do ciclo vicioso "dor-espasmo-dor" foi por muitos anos a explicação para a dor muscular, pois atribuía à hiperatividade muscular papel importante na manutenção da dor.[19] Na odontologia, esse ciclo vicioso era utilizado para justificar o papel da oclusão ou das alterações esqueléticas na gênese e desencadeamento de dores temporomandibulares (ver Lund,[14] para revisão). A teoria atualmente aceita para explicar a dor muscular é a do modelo de adaptação à dor de Lund e colaboradores[20] com base em estudos clínicos e experimentais que mostram os efeitos da dor na atividade motora, que reduz a excitabilidade dos músculos agonistas. De acordo com esse modelo, três aspectos devem ser observados: a) a dor persistente tem efeitos gerais no sistema motor, incluindo mudanças na expressão facial, na postura corporal e limitação do trabalho físico; b) os nociceptores de uma região do corpo têm efeitos semelhantes no sistema motor segmentar; c) a ativação dos nociceptores inibe os neurônios motores agonistas e excita os neurônios motores antagonistas por meio de reflexos segmentares decorrentes da modificação dos estímulos que partem do gerador de padrões central (GPC) no sistema nervoso central (SNC), que é responsável por atividades reflexas ou automáticas, como mastigar, falar e caminhar. Nesse modelo, as mudanças relacionadas à dor são consideradas adaptativas porque as funções musculares adaptam-se a elas, fato que contribui para a prevenção de novas lesões musculares.[14]

Etiopatogenia da dor muscular crônica

Dores musculares podem ter diferentes etiologias, desde o traumatismo até infecção, doenças metabólicas e doenças neurológicas.[2] A causa mais comum de dor crônica é a síndrome dolorosa miofascial (SDM), que será amplamente discutida neste livro, entretanto, o cirurgião-dentista deve incluir em seu diagnóstico diferencial outras doenças que causam dor aguda e que podem se tornar crônicas.[1,17]

Dor muscular mastigatória: epidemiologia

Parte da epidemiologia das dores musculares mastigatórias atualmente existentes é genericamente denominada DTM. É possível que só após a introdução do questionário RDC/TMD (*Research Diagnostic Criteria for Temporomandibular Disorders*)[21] a dor muscular mastigatória tenha passado a ser diferenciada de modo padronizado nos estudos clínicos sobre DTM. Esse tipo de dor é muito comum e é considerada a principal causa de dor crônica de origem mandibular na face ou cabeça.[1,4,22] Afeta mais as mulheres e há diversos fatores envolvidos, desde biológicos a comportamentais. Ver mais detalhes no Capítulo 3 sobre epidemiologia da dor.

Doenças sistêmicas crônicas e os músculos da mastigação

Outro aspecto relevante que exige atenção durante o diagnóstico e tratamento da dor muscular é o fato de algumas doenças sistêmicas afetarem direta ou indiretamente os músculos mastigatórios. A síndrome dolorosa miofascial (SDM), descrita pela primeira vez há mais de 60 anos, inclusive na região temporomandibular,[11] afeta todas as regiões do organismo, e uma de suas características é causar dor referida. Quando afeta os músculos do pescoço ou do ombro causa dor referida à face, dentes e cabeça, por isso é fundamental incluí-la no diagnóstico diferencial da dor facial.[2] Outras vezes, os músculos mastigatórios estão envolvidos juntamente com os músculos do pescoço e do ombro na queixa de dor, uma condição que deve ser identificada também pelo cirurgião-dentista.[1,23,24] Outra condição álgica que afeta os músculos é a síndrome da fibromialgia, uma condição de dor generalizada e debilitante[25] que também pode afetar os músculos da mastigação, mas cujo tratamento é multidisciplinar.[26-28]

Essas duas condições são discutidas detalhadamente em outros capítulos deste livro.

Fisiopatologia da dor muscular

Os músculos são importantes fontes de dor e sensibilização central e dor referida. A fisiopatologia da dor muscular é amplamente discutida nos Capítulos 42 e 45 deste livro. No presente capítulo, será realizada uma breve revisão de estudos recentes especificamente sobre a dor muscular que ocorre predominantemente nos músculos mastigatórios e cuja etiologia parece ser multifatorial, podendo espalhar-se às regiões adjacentes por meio de mecanismo de sensibilização central ou pelo envolvimento das cadeias musculares cervicais.[23]

Mecanismos periféricos

Mense[17] fez uma excelente revisão sobre os mecanismos envolvidos na dor muscular a partir de estudos experimentais. Os dados a seguir baseiam-se nessa revisão. Os nociceptores musculares têm a função principal de alertar quando o estímulo atinge a intensidade que pode lesar o tecido; esses receptores encontram-se na parte final da terminação nervosa de fibras mielinizadas finas (A delta ou do grupo III) ou amielinizadas (C ou grupo IV). Esse conjunto composto pela terminação nervosa livre e o receptor do grupo IV forma a "unidade do grupo IV". Há diversos tipos de receptores musculares: para substâncias inflamatórias (bradicinina, serotonina, prostaglandina e citocinas), prótons, ATP (trifosfato de adenosina), fatores de crescimento, aminoácidos excitáveis e outros agentes. Essa variedade de receptores musculares indica que o músculo é sensível tanto a estímulos mecânicos como a estímulos químicos.

Inicialmente, decorre da ativação dos nociceptores por substâncias algiogênicas liberadas por microlesões do tecido muscular[29] que podem ser progressivas. Assim, o tratamento da dor muscular envolve várias medidas que visam à eliminação da dor, ao controle dos fatores perpetuantes e à reabilitação da estrutura corporal que se fizer necessária.[6] Estudos experimentais em pacientes com dor muscular mastigatória mostram que a injeção de solução hipertônica no músculo masseter é mais dolorida e espalha-se mais amplamente nas regiões adjacentes quando comparada a indivíduos controles. Além disso, os pacientes com dor muscular mastigatória são altamente responsivos a tal estímulo doloroso, e não somente na região craniofacial.[30]

Mecanismos centrais

O mecanismo responsável pela redução do limiar de sensibilidade dos pacientes com dor muscular está relacionado em parte com a sensibilização dos nociceptores periféricos[29] e em parte pela sensibilização central.[17,18,31] Mudanças que ocorrem no sistema modulatório endógeno da nocicepção contribuem para a desinibição de áreas, como a da formação reticular ascendente, e explicam parcialmente os fenômenos de hiperalgesia, bem como algumas alterações psicológicas, motoras, sensitivas, neurovegetativas e neuroendócrinas que são observadas em pacientes com dor muscular mastigatória.[30,32,33] Nos últimos anos, diversos estudos mostraram que a glia (astrócitos, oligodendrócitos e a microglia) tem participação fundamental na dor crônica, inclusive na muscular, na qual participa do fenômeno da sensibilização central,[17] que está envolvido na irradiação da dor. A ativação das células da glia leva à síntese de interleucinas pró-inflamatórias no SNC, onde ocorre uma integração entre os sistemas nervoso e imunológico.[34] A transição da dor aguda para crônica mostra alterações no SNC que podem ser significativas sob o aspecto clínico e dificultar o controle da dor.[17] Portanto, é fundamental ter em mente o controle precoce da dor muscular para evitar ou reduzir essas alterações que podem levar à dor persistente.

DOR MUSCULAR: MECANISMOS DE DOR DIFUSA OU IRRADIADA

Dentes e músculos são as principais fontes de dor orofacial irradiada ou referida. Uma das principais características da dor muscular é ser pobremente localizada, difusa e com frequência irradiada às áreas adjacentes.[1,4] Nesse caso, a dor não é claramente localizada ou é sentida em um local diferente de sua origem, recebendo a denominação de dor referida ou ectópica. Esse fenômeno é importante na clínica, pois pode confundir tanto o paciente quanto o profissional.

Dor referida causada por músculos da mastigação
- Características.
  1. Local da dor diferente da fonte da dor.
  2. Mais frequente em casos crônicos.
  3. A palpação muscular pode reproduzir a queixa do paciente.
  4. A dor muscular pode ser referida a:
     a. Dentes.
     b. Face.
     c. Cabeça.
     d. Pescoço.

O fenômeno da dor referida ainda não é completamente entendido, mas certamente decorre da sensibilização central que se segue ao estímulo periférico.[18] Na síndrome dolorosa miofascial, que foi descrita há muito tempo,[35] existem pontos-gatilho (*trigger points*), ou seja, áreas sensíveis que podem causar dor espontânea ou provocada e principalmente difusa.[2] Mapas sobre as características das áreas de irradiação e referência da dor miofascial foram descritos há mais de 50 anos e tornaram-se clássicos,[6] inclusive nos músculos da mastigação.[36] Entretanto, mesmo que não haja uniformidade nos padrões de irradiação e de referência da dor para cada músculo,[37] esse fenômeno continua sendo crítico para o diagnóstico clínico desse tipo de dor. No caso da face, é importante lembrar que a dor miofascial pode envolver a cabeça, o pescoço e outras áreas do corpo, portanto é fundamental documentar a queixa do paciente em desenhos representativos do corpo humano.[23] Ver na Figura 44.3 a visão geral das áreas de irradiação da dor nos músculos de cabeça e pescoço. Ver também Casos clínicos 44.1 e 44.2.

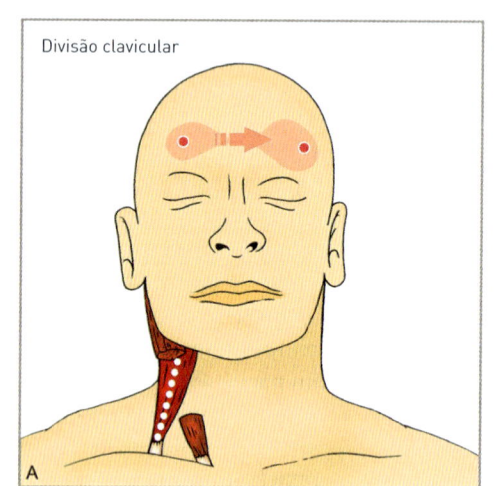

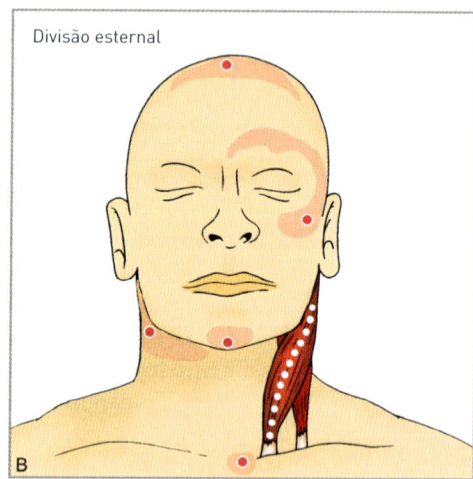

Figura 44.3. Áreas de irradiação da dor muscular na região de cabeça e pescoço.

Fonte: Travel e Simons.[6]

CLASSIFICAÇÃO DE DOR E DISFUNÇÃO MANDIBULAR DE ORIGEM MUSCULAR

A dor muscular mastigatória, embora muito comum, ainda é pouco estudada e compreendida pelos dentistas. Ao longo dos anos, foi atribuída à ATM e pouco se sabe sobre a sua fisiopatologia. Entretanto, existem muitas afecções e doenças que podem afetar direta ou indiretamente os músculos, causar dor e limitar a amplitude dos movimentos. Portanto, a etiologia da dor muscular é multifatorial e pode ser de origem local ou sistêmica. As classificações atuais dão ênfase apenas às dores musculares que causam dor crônica mais frequentemente[4,38,39] e ignoram outras causas de dor muscular que deveriam ser consideradas durante o diagnóstico diferencial. As dores musculares mastigatórias foram estudadas genericamente como DTM e não existem muitos estudos que especifiquem esse tipo de dor. Provavelmente após o surgimento do questionário RDC/TMD[21] é que passaram a receber maior atenção durante o diagnóstico que incluiu o eixo 2, ou seja, investiga aspectos comportamentais em pacientes com dor crônica de modo semelhante ao que ocorre em outras síndromes álgicas, como as cefaleias e as lombalgias. Para revisão do tema, ver o artigo de Scrivani e colaboradores.[40]

No Capítulo 43 esse tema já foi mais bem discutido. A classificação aqui usada para a dor e disfunção mandibular de origem mandibular é ampla e tem causas tanto corriqueiras quanto raras. Como é utilizada em um serviço terciário de atendimento de pacientes com dor (Equipe de Dor Orofacial do Hospital das Clínicas – EDOF/HC), baseia-se em experiência ampla de doenças que não são habituais nos consultórios, mas que devem ser consideradas por todos os serviços de dor orofacial.

Dor muscular: manifestações clínicas e diagnóstico

O diagnóstico da dor muscular mastigatória é feito com base na história médica e no exame físico; a sensibilidade muscular à palpação continua sendo um aspecto fundamental.[13] Doenças musculares mastigatórias podem alterar o movimento mandibular e causar dor. Como vimos anteriormente, a dor muscular normalmente é difusa e exame clínico criterioso é necessário para identificá-la, ao contrário da dor articular, que na maioria das vezes, é facilmente identificável. Os critérios utilizados pela Classificação Internacional de Cefaleias[38,41] são insuficientes para caracterizar a dor muscular mastigatória. Nesse sentido, a introdução do questionário RDC/TMD, em 1992, permitiu uma padronização da investigação e descrição desse tipo de dor.[21] Entretanto, nesse questionário, a presença de pontos dolorosos não é discriminada, pois os músculos mastigatórios são menores e nem sempre permitem uma adequada palpação, o que pode dificultar a identificação de pontos-gatilho.[13] Outros estudos sobre dor em músculos da cabeça e pescoço mostraram que, nas áreas dolorosas, há redução do limiar de sensibilidade,[42,43] embora em nenhum desses estudos tenha sido relatado se esse era o ponto-gatilho. Outros estudos sobre esses mesmos músculos não mostraram uma relação clara entre a sensibilidade do TP e a intensidade da dor durante a avaliação clínica.[12,36] Sugere-se a palpação manual, sendo necessária a calibragem do examinador para realizar essa tarefa.[44-46]

Os sinais e sintomas sugestivos de causa muscular são inespecíficos e semelhantes aos de origem articular. Entretanto, existem algumas particularidades importantes de consideração à fase de avaliação e diagnóstico. Sinais e sintomas serão considerados em itens separados para uma análise mais clara de sua importância clínica.

Manifestações clínicas que sugerem problemas musculares:
1. Limitação da amplitude dos movimentos mandibulares.
2. Irregularidade de movimentos.
3. Edema ou inchaço.
4. Travamento mandibular.
5. Dor.
6. Testes de força mastigatória.
7. Palpação muscular: cabeça e pescoço.
8. Fatores perpetuantes: locais e sistêmicos.
9. Aspectos psicossomáticos e comportamentais.

1. **Limitação da amplitude dos movimentos mandibulares: conduta clínica.**
   Na dor muscular aguda, há restrição importante do movimento mandibular relacionado ao músculo comprometido. Portanto, é necessário avaliar os movimentos para se definir direta ou indiretamente o músculo que está comprometido.
2. **Irregularidade nos movimentos mandibulares: conduta clínica.**
   É uma ocorrência comum e geralmente decorre de alterações articulares que levam à adaptação funcional dos músculos envolvidos. Ou seja, esse sinal deve ser avaliado com cuidado, pois pode ser consequência de outros problemas.
3. **Edema facial.**
   Não é comum, a não ser quando há histórico recente de traumatismo local. Nesses casos, a limitação do movimento pode ser decorrente de edema adjacente ou no próprio músculo, como nos casos de miosite. Na presença de edema facial que limita o movimento mandibular e causa dor, recomenda-se verificar a área afetada e a possibilidade de outras causas não musculares.
4. **Travamento mandibular.**
   Espasmos musculares ou cãibra podem produzir travamentos bruscos e dolorosos que cessam com o repouso pouco tempo depois. A sensação de enrijecimento ou endurecimento brusco da mandíbula ou da área do músculo envolvido descrita pelo paciente auxilia na compreensão do problema. É preciso diferenciar do travamento causado pelo deslocamento do disco que, ao contrário, do muscular, geralmente é prolongado, enquanto o muscular é transitório e muito doloroso, exceto nos casos de trismo (mioespasmo), que é prolongado.
5. **Dor muscular: características e critérios para o diagnóstico clínico.**
   Na dor muscular aguda pode haver forte sensibilização central e limitação dos movimentos mandibulares. Já na dor muscular crônica nem sempre ocorre limitação de amplitude dos movimentos mandibulares, entretanto o músculo envolvido é mais sensível à palpação em comparação a pessoas sem dor.[44] A dor muscular é difusa, pode ser uni ou bilateral e em geral migratória, isto é, pode ocorrer periodicamente em diferentes locais.
   As dores musculares crônicas, a despeito de terem sido descritas há mais de 50 anos,[11] incluindo o aparelho mastigatório,[47] ainda necessitam de maior compreensão entre os profissionais da área da saúde, particularmente os cirurgiões-dentistas que atuam na área da dor orofacial. Ver mais detalhes no Capítulo 45.

Importante!
- A dor muscular pode ser localizada ou difusa e nem sempre causa limitação na amplitude dos movimentos mandibulares.
- Para o diagnóstico de dor muscular, é importante que o exame físico detecte hiperalgesia à palpação.

A Classificação Internacional de Cefaleias e Algias Craniofaciais, versão de 2004, item 11.7, refere-se à dor causada por doenças da ATM e afirma que a dor miofascial pode estar associada, entretanto não fornece critérios de diagnóstico. Por sua vez, a American Academy of Orofacial Pain[4] fornece uma classificação e critérios diagnósticos para sua identificação.

Durante a avaliação de pacientes com dor de origem muscular, é importante observar:

a. *Local da dor:* normalmente a dor é difusa e depende do número de músculos envolvidos. Os músculos mastigatórios frequentemente referem a dor ao ouvido, região pré-auricular, face, ângulo de mandíbula, fundo de olho, têmpora e nuca. Em geral, a dor pode ser unilateral, acometendo por vezes um lado da face, por vezes o outro (tipo migratório), mas também pode ser bilateral (Fig. 44.4). A persistência da dor pode causar sensibilização central e alterações musculares secundárias, provocando espalhamento da dor para o crânio e pescoço. Quando há envolvimento da musculatura cervical, existem sinais clínicos que identificam a fonte principal da dor. O diagnóstico diferencial deve ser realizado em relação à dor muscular cervical, que também pode causar dor na face, cabeça e até nos dentes. O uso de desenhos representativos do corpo humano é importante para identificar os locais de dor indicados pelo paciente.
b. *Intensidade da dor:* varia de leve a moderada, podendo ser intensa na fase aguda.
c. *Qualidade da dor:* é normalmente em pressão ou cansaço, embora existam outras manifestações como aperto, pontada, latejamento, queimação e espasmo.
d. *Dor durante os movimentos mandibulares:* quando presente, é altamente informativa, mas deve ser diferenciada de outras causas que possam estar interferindo, como problemas articulares, tumores e infecções.
e. *Limitação dolorosa dos movimentos mandibulares:* ocorre quando o músculo está dolorido devido à fadiga, isquemia ou inflamação. Nos casos de traumatismo agudo, é bem limitante.
f. *Palpação muscular:* é manual, mas também pode ser realizada por algiômetro de pressão. A presença de hiperalgesia e a reprodução da dor do paciente são fundamentais para fechar o diagnóstico de dor muscular. A dor pode ser causada por pontos-gatilho latentes ou ativos, discutidos no Capítulo 45, sobre síndrome dolorosa miofascial.

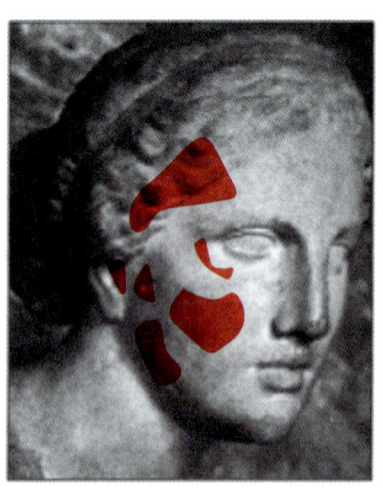

Figura 44.4. Áreas mais frequentes de dor muscular mastigatória.

6. **Testes de resistência muscular mastigatória.**
   Alguns testes são necessários para avaliar a função muscular mastigatória. Durante o exame clínico, os mais frequentes são o apertamento em MIC (máxima intercuspidação), e a mordida sobre espátula de madeira em cada lado da mandíbula independentemente.
7. **Palpação muscular: mímica, mandíbula e pescoço.**
   Como vimos anteriormente, a palpação é indispensável para estabelecer o diagnóstico de dor muscular. Todos os músculos de cabeça e pescoço devem ser avaliados minuciosamente quando há suspeita de dor muscular; entretanto, como essa dor pode ser secundária a várias outras doenças, o diagnóstico diferencial é fundamental para descartar problemas de outras naturezas, como tumores, infecções ou mesmo problemas nos dentes. O examinador deve treinar o modo de identificar cada músculo, bem como a pressão que deve exercer para evitar excessos ou procedimento inadequado. A Figura 44.5 apresenta o desenho esquemático dos principais músculos da mastigação que devem ser abordados. Ver também Casos clínicos 44.3 e 44.5.
8. **Fatores perpetuantes da dor muscular mastigatória.**
   Devem ser considerados tanto os fatores locais como os sistêmicos. As alterações oclusais ou esqueléticas, bem como a parafunção mandibular, deveriam ser avaliadas nesse contexto.
9. **Aspectos psicossomáticos e comportamentais.**
   O paciente com dor crônica deve ser avaliado quanto a esses aspectos. O questionário RDC/TMD trouxe para a pesquisa a inovação da introdução da avaliação do eixo 2. Certamente, a avaliação do especialista, psicólogo ou psiquiatra pode ser necessária para o diagnóstico final. Doenças na área da saúde mental são importantes morbidades associadas e devem ser identificadas.

DORES MUSCULARES MASTIGATÓRIAS

A seguir, serão descritas as doenças e afecções musculares que se manifestam mais comumente pelo sintoma dor, provocam disfunção mandibular e que já foram apresentadas previamente na classificação de dor e disfunção mandibular.

Essa classificação decorre da experiência clínica pessoal, bem como da longa experiência no Centro Multidisciplinar de Dor do Hospital das Clínicas da Faculdade Medicina da Universidade de São Paulo (HC/FMUSP), facilitando a abordagem e favorecendo a orientação de estagiários, residentes e pós-graduandos interessados no atendimento de pacientes com dor orofacial e DTM.

Dor muscular mastigatória ou mialgia local

Os critérios para o diagnóstico desta condição estão expostos no Quadro 44.1.

Quadro 44.1. Critérios de diagnóstico sugeridos pela American Academy of Orofacial Pain – AAOP para mialgia mastigatória

MIALGIA LOCAL (IHS 11.7.2.1)
A mialgia local é caracterizada por músculos mastigatórios sensíveis ou doloridos com dor na bochecha e/ou têmporas durante a mastigação, abertura ampla da boca e frequentemente ao acordar. Usualmente é bilateral e descrita como rigidez, dor, dolorida, espasmo ou cãibra.
Critérios de diagnóstico.
Todos os seguintes devem estar presentes:
1. Regidez regional, dolorimento durante a função do(s) músculo(s) afetado(s).   2. Ausência de dor ou dor leve durante o repouso.   3. Sensibilidade muscular no local da palpação.   4. Ausência de pontos-gatilho e de padrão de dor referida.
Os seguintes itens podem acompanhar os precedentes:
– Sensação de rigidez muscular   – Sensação de fraqueza muscular.   – Sensação de fadiga muscular.   – A abertura bucal pode estar reduzida, mas o alongamento passivo de músculo elevador da mandíbula aumentará a abertura bucal acima de 4 mm (sensação de final suave ou macio).

Fonte: De Leeuw.[4]

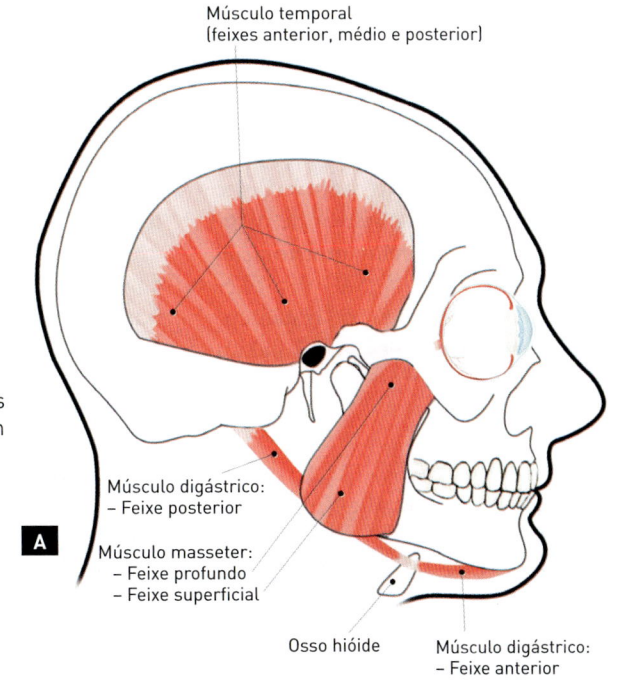

Figura 44.5. Desenho esquemático dos músculos da mastigação que deveriam ser avaliados manualmente durante o exame físico do paciente.

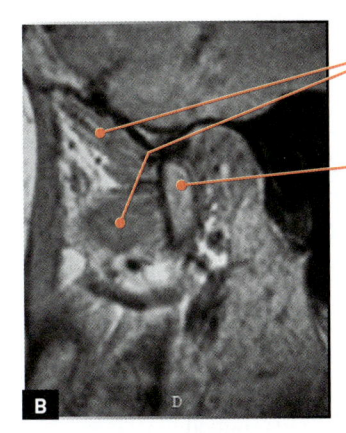

Ressonância magnética da ATM (corte sagital)

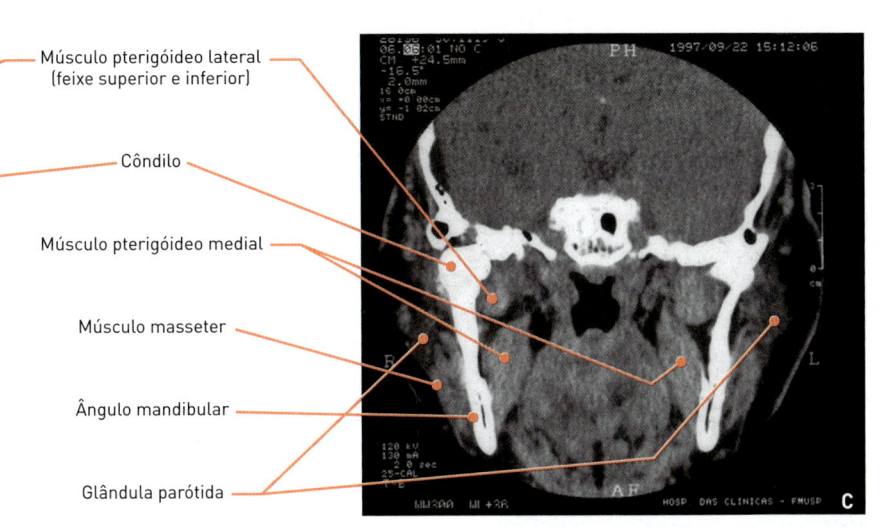

Tomografia computadorizada da face (corte frontal)

Tratamento da mialgia local: o tratamento desses pacientes segue as orientações gerais para a terapêutica do dor miofascial (muscular), tais como: esclarecimento, fármacos, meios físicos (neuroestimulação elétrica transcutânea – TENS, *laser*, exercícios), adstringentes, placa miorrelaxante, acupuntura, terapia cognitivo-comportamental e hipnose. Ver mais à frente as situações de tratamento do dor muscular e mais detalhes nos Capítulos 45 e 55.

Dor miofascial / síndrome dolorosa miofascial

O termo síndrome dolorosa miofascial (SDM) refere-se ao conjunto de sinais e sintomas dos músculos e estruturas associadas decorrentes de pontos de sensibilidade, também conhecidos como pontos-gatilho, os quais são focos de hiperirritabilidade muscular e amplamente modulados no SNC.[2] Em geral, e particularmente em Odontologia, é usado para se referir à síndrome de dor muscular regional que é associada à sensibilidade muscular. Atualmente, é utilizado como critério de classificação para pesquisa em disfunções temporomandibulares.[21] Ver mais sobre a SDM no Capítulo 45.

Esta é uma importante causa de dor crônica e a "síndrome dolorosa miofascial" relacionada a pontos-gatilho será discutida com detalhes em outro capítulo deste livro. A seguir, serão apresentados os critérios de diagnóstico sugeridos pela American Academy of Orofacial Pain,[4] apresentados no Quadro 44.2.

Tratamento da SDM mastigatória: o tratamento desses pacientes segue as orientações gerais para a terapêutica do dor miofascial (muscular), tais como: esclarecimento, fármacos, meios físicos (TENS, *laser*, exercícios), adstringentes, placas miorrelaxantes, acupuntura, terapia cognitivo-comportamental e hipnose.

Detalhes sobre o tratamento da dor muscular mastigatória são descritas mais à frente e também nos Capítulos 45 e 55.

Traumatismo dos músculos da mastigação

Vários tipos de traumatismos, incluindo os cirúrgicos, podem afetar os músculos da mastigação e causar disfunções mandibulares. A dor pode ser um dos sintomas. Nesses casos, a limitação da amplitude do movimento mandibular fica comprometida transitória ou permanentemente. Identificar precocemente esses problemas é fundamental para a adoção de medidas que melhorem o movimento mandibular, controlem a dor, quando presente, e previnam a sua cronificação.

• Lesão dos tecidos adjacentes (cocontratura/inibição)

Esta ocorrência é contemplada pela AAOP.[4] Trata-se de uma ocorrência natural cuja resolução depende do tratamento do problema primário. Podemos citar como exemplo a pulpite, que causa hiperalgesia intensa no dente impedindo o paciente de tocá-lo, ou uma lesão traumática, aguda, da própria ATM, que produz inflamação e limita todos os movimentos mandibulares.

Quadro 44.2. Critérios de diagnóstico sugeridos pela AAOP para dor miofascial

DOR MIOFASCIAL (IHS 11.7.2.2)
A dor miofascial é caracterizada por dor muscular regional e rigidez, e pela presença de pontos-gatilho nos músculos, tendões ou fáscias. Quando palpadas, essas áreas dolorosas podem produzir um padrão característico de dor regional referida (irradiada) e/ou sintomas neurovegetativos (autonômicos) à provocação.
Critérios de diagnóstico.
Todos os itens a seguir devem estar presentes:
1. Rigidez, dolorimento ao repouso. 2. A dor é agravada pela função do(s) músculo(s) afetado(s). 3. A provocação do ponto-gatilho, que é frequentemente palpável dentro de uma banda rígida do tecido muscular ou fáscia, altera a queixa de dor e geralmente causa dor referida (irradiada). 4. Mais de 50% de redução da dor com *spray* de vapor frio (*vapocoolant*) ou injeção de anestesia local dentro do ponto-gatilho seguida de alongamento.
Os seguintes itens podem acompanhar os precedentes:
– Sensação de rigidez muscular. – Sensação de má-oclusão aguda que não pode ser clinicamente observada. – Sintomas auditivos, zumbido, vertigem, dor de dente, cefaleia tipo tensão. – A abertura bucal pode estar reduzida, e o alongamento passivo dos músculos elevadores da mandíbula aumentará a abertura bucal acima de 4 mm (final macio). – Hiperalgesia na região da dor referida.

Fonte: De Leeuw.[4]

• **Lesão traumática ou cirúrgica do ramo motor do nervo trigêmeo (V)**

É importante identificar essa condição, pois o(s) músculo(s) comprometido(s) fica(m) atrófico(s), o que compromete o movimento mandibular. Essas lesões podem ser decorrentes de traumatismo cranioencefálico ou de cirurgias intracranianas que afetem o ramo motor do nervo trigêmeo (V). Com o tempo, ocorre atrofia do músculo afetado e há comprometimento do movimento mandibular relacionado a ele. Essa condição deveria ser diferenciada pelo cirurgião-dentista de outras causas de disfunção mandibular, como a dor miofascial.

Conduta clínica: avaliar o volume dos músculos comparativamente e analisar cada movimento. O histórico de traumatismo craniano ou neurocirurgia é importante, mas o exame de eletroneuromiografia é necessário para identificar a denervação e a amplitude do problema.

• **Lesão pós-cirúrgica dos músculos da mastigação e mialgia**

Lesões por traumatismo direto de fibras musculares, tendões ou periósteo podem gerar limitação funcional que normalmente é dolorosa. O histórico do traumatismo é fundamental para estabelecer o diagnóstico. A sensibilização periférica pode gerar sensibilização central e ampliar a área de dor. O tratamento é sintomático, por meio de fármacos e medidas físicas.

Algumas cirurgias, principalmente as neurocirurgias, podem afetar os músculos mastigatórios e causar disfunção mandibular com presença de dor. Em geral, são transitórias, mas podem contribuir para queixas diferentes de dor seguidas, por exemplo, às cirurgias transcutâneas para abordagem do gânglio trigeminal. É importante distinguir aquelas que afetam o músculo pterigóideo e o músculo temporal.

Músculo pterigóideo

A causa mais frequente é a neurocirurgia para abordagem do gânglio trigeminal, comum no tratamento cirúrgico de pacientes com neuralgia do trigêmeo. Em geral é transitória, mas pode deixar sequelas importantes.[48,49]

Músculo masseter

Principalmente em cirurgias da parótida, ocorrendo a síndrome de Frey.

Músculo temporal

A craniotomia frontotemporal (pterional) é uma via de acesso frequentemente usada em neurocirurgia. Essa abordagem cirúrgica inclui a dissecção do músculo temporal, podendo causar importante disfunção mandibular secundária transitória ou permanente.[50]

A dor causada após uma neurocirurgia craniana é chamada cefaleia pós-craniotomia. Para que uma cefaleia seja classificada como pós-craniotomia, deve ter sua maior intensidade no local da craniotomia e iniciar-se em até sete dias após o procedimento. Quando a dor permanece por até três meses após a craniotomia, é classificada como cefaleia aguda pós-craniotomia. Se permanece por mais de três meses após a cirurgia, é classificada como crônica, cuja incidência é de 40%.[51] A dor na fase aguda é tratada por analgésicos comuns, anti-inflamatórios não hormonais e opioides.[52] Não existem ensaios clínicos que abordem o tratamento profilático para esse tipo de cefaleia. Se houver dor muscular mastigatória, além da cefaleia, pode estar associada à perpetuação da cefaleia pós-craniotomia e deve ser tratada.[53]

Inflamação

Miosite

É uma condição de dor inflamatória relacionada ao traumatismo que não é frequente, mas gera enorme sensibilização central. A palpação do músculo afetado causa extrema dor, e o tratamento é feito com medidas farmacológicas e repouso mandibular. O uso de *splint* pode ajudar no conforto mandibular e na redução do estímulo doloroso.

Tratamento: anti-inflamatórios esteroidais e não esteroidais, analgésicos opioides, fisioterapia, etc. Na fase inicial, deve-se evitar o esforço de mastigação e o movimento deve ser gradativo.

Tratamento da mialgia

É essencialmente medicamentoso, com anti-inflamatórios não esteroidais (AAINEs) e opioides. Na medida da melhora, a mandíbula pode ser gradativamente mobilizada e outras medidas físicas podem ser adotadas.

Mioespasmo / trismo

Esta é uma condição aguda em que o paciente apresenta travamento brusco da boca, não conseguindo abri-la ou sentindo dor extrema ao fazê-lo. Afeta particularmente os músculos da mastigação e é uma situação relativamente bem conhecida pelos cirurgiões. Como pode ter várias origens, o diagnóstico diferencial é fundamental, pois pode sinalizar doenças graves, como o tétano, cuja ocorrência ainda é comum em nosso país. A redução da abertura bucal compromete a mastigação[54] e pode acarretar consequências à função pulmonar.[55]

O espasmo ocorre por contração muscular tônica, sustentada, involuntária e em geral dolorosa não aliviada voluntariamente.[56] O grau de contração do músculo espasmódico excede as necessidades funcionais. Pode ser causado por qualquer condição dolorosa ou disfunção somática visceral ou não. O espasmo do músculo esquelético causa e agrava a dor preexistente. Quando a causa original do espasmo é tratada, a dor pode manter-se no músculo acometido e acarretar desenvolvimento de pontos-gatilho. É o que ocorre durante a recuperação da angina de peito, e a dor cardíaca pode resultar em capsulite adesiva do ombro, que permanece doloroso independentemente da condição cardiológica, ou após cirurgias odontológicas traumáticas, como na remoção de terceiro molar retido ou incluso no osso.

Essa condição deveria ser diferenciada da cãibra, que consiste na contração muscular involuntária prolongada e dolorosa; já os espasmos são contrações musculares involuntárias dolorosas ou não. No mecanismo da dor em casos de cãibra, há possivelmente ativação de nociceptores mecânicos, e na dor do espasmo muscular estão envolvidos mecanismos de isquemia resultantes da compressão vascular pelos músculos tensos.

Avaliação do paciente com trismo ou mioespasmo: fazer uma história cuidadosa, que inclua duração, evento precipitante, ritmo de progressão do problema, uso de medicações, presença de doenças crônicas, dor, inchaço e limitação das funções mandibulares.[57] O exame físico deve incluir a amplitude dos movimentos mandibulares e a presença de dor durante os movimentos. Exames de imagens e laboratorial devem ser solicitados sempre que houver suspeita de lesões, infecções ou tumores. Relato de trismo unilateral por compressão da raiz motora do trigêmeo[58] mostra a importância do diagnóstico diferencial.

Existem diversos tipos de espasmo mandibular ou trismo, com diferentes etiologias e tratamentos, que deveriam ser considerados durante o diagnóstico diferencial, principalmente em um país como o Brasil, de grandes dimensões e onde nem todos têm acesso aos benefícios da vacinação preventiva.

Trismo inflamatório / traumático

É o mais frequente e ocorre após cirurgias orais ou maxilares, fraturas ou traumatismos externos. É uma complicação observada no pós-operatório imediato de cirurgia para remoção de terceiros molares inferiores.[59] Ocorre também após lesões traumáticas (fraturas) ou após cirurgias, e evolui com a cicatrização, sendo indicadas medidas fisioterápicas.

Trismo infeccioso

Decorre normalmente de infecções odontogênicas ou de áreas cirúrgicas. As duas possíveis causas, embora incomuns, são: tétano e infecção dos músculos ou dos espaços delimitados por eles (p. ex., masseterino, pterigomandibular). Infecções e tumores podem causar trismo[60] e simular dor musculoesquelética temporomandibular.[61]

As infecções podem provocar distúrbios musculares ao atingir o próprio músculo ou estruturas adjacentes. Nesses casos, pode haver limitação brusca dos movimentos mandibulares e travamento da boca, impedindo a abertura ou tornando esse processo doloroso.

Tétano

O tétano ainda é comum no Brasil. É causado por *Clostridium tetani*, que tem grande resistência na forma esporulada. A vacinação antitetânica contribuiu para sua erradicação nos países desenvolvidos e sua redução significativa em outros países, como o Brasil.[62] É mais comum acometer neonatos e idosos, mas a incidência da doença está diminuindo entre neonatos. A população mais jovem recebe vacinação e os níveis de prevalência são reduzidos.[63] Sua prevalência na região Centro-Oeste é de 4.09/100.000, enquanto na região sudeste é de 0,03/100.000.[63] Após a contaminação, a toxina tetânica (tetanoespasmina) tem acesso ao sistema nervoso central, onde afetará os neurônios motores, levando ao espasmo muscular. Essa toxina age bloqueando os circuitos inibitórios da medula espinal.[64] Existem várias manifestações do tétano, porém o trismo mandibular é um sinal importante, principalmente quando há relato de ferimento recente. O tétano possui uma variação cefálica, que atinge apenas a região da cabeça.[65] O diagnóstico precoce é importante, pois o tratamento exige internação e medidas de monitoramento gerais para preservar a vida. No Hospital das Clínicas de São Paulo, os pacientes com tétano recebem avaliação odontológica, principalmente quando não têm outra porta de entrada do micróbio e apresentam focos infecciosos. Em alguns desses casos, a remissão da doença ocorre mais rapidamente após a eliminação dos focos infecciosos dentários. Entretanto, as tentativas de identificar o *Clostridium tetani* na boca desses pacientes não tiveram êxito.

Conduta clínica: questionar sobre ferimentos recentes e vacinação antitetânica. Deve ser feito o debridamento do ferimento contaminado por *Clostridium tetani*, assim como deve haver administração de antibióticos, como penicilina ou metronidazol, aplicação da imunoglobulina antitetânica em volta da lesão e nos membros. Deve ser oferecido tratamento de suporte à vida, sendo frequentemente necessário o uso de miorrelaxantes e sedativos.[66]

Infecções ou abscessos odontogênicos, musculares ou da orofaringe

As infecções do músculo pterigóideo, como pode ocorrer após anestesia para bloqueio pterigomandibular, podem causar trismo inicialmente pelo traumatismo e posteriormente pela infecção. As infecções bucodentais, que invadem alguns espaços, como o pterigomandibular e o masseterino, também são causas possíveis.

Nesse caso, o edema é visível, mas no primeiro não é e o primeiro sinal pode ser a limitação brusca da abertura bucal. Ver no Capítulo 37, sobre infecções, o relato de um caso de abscesso pterigomandibular decorrente de uma pericoronarite tratado como deslocamento anterior do disco articular.

Os mecanismos envolvidos no trismo por infecção odontogênica ainda não estão bem esclarecidos.[54] Decorre de infecções agudas e pode ser extremamente doloroso, sobretudo quando a coleção purulenta encontra-se em espaços delimitados pelo músculo (ver Cap. 37). O tratamento da infecção oferece melhora, mas pode ser necessário tratamento fisioterápico para devolver a função normal. Na dor aguda, brusca e com limitação de abertura bucal, é importante o diagnóstico diferencial de infecções bucodentárias com traumatismos externos e com deslocamento anterior de disco articular sem redução. As características clínicas e o histórico da doença são diferentes.

Conduta clínica: questionar sobre febre, tratamento dentário recente ou infecção dentária ou de garganta. Avaliar a presença de linfonodos e halitose. Pedir exames de imagens para osso e tecido mole (tomografia). Hemograma pode ser necessário, dependendo da condição clínica do paciente.

Trismo por hiperventilação

Decorrente da tetania resultante de alcalose respiratória. Nesses casos, o espasmo não ocorre apenas nos músculos da mastigação e normalmente segue a uma situação de estresse.

Conduta clínica: acalmar o paciente. O uso de ansiolítico pode ser necessário.

Trismo induzido por fármacos

Esta é uma condição extrema e o paciente geralmente é levado ao pronto-socorro por emergência.

Trismo pós-anestésico

Ocorre por lesão durante a injeção e é normalmente transitório.

Trismo histérico ou psicogênico

Nesse caso, o trismo é desencadeado por uma situação emocional estressante que funciona como desencadeante. Ele é importante clinicamente, pois pode se repetir e causar sequelas importantes. É raro, porém a sugestão é de que exista algum mecanismo de desinibição no SNC que facilite sua instalação em situações de estresse. Essa é uma situação relativamente incomum, mas merece mais estudos por suas consequências e por ser ainda uma condição mal-compreendida clinicamente. Recebe essa denominação porque os pacientes relatam fechamento brusco da mandíbula desencadeado por uma situação emocional ou de estresse.

Conduta clínica: questionar sobre o início e histórico de outras crises. Ansiolíticos são necessários para a abertura da boca. Esses casos deveriam ser avaliados minuciosamente, inclusive de forma neurológica.

Trismo por irradiação

Ocorre em pacientes que se submeteram à radioterapia de cabeça e pescoço. Revisão sistemática recente encontrou uma prevalência de trismo em pacientes que receberam radioterapia convencional de 25,4% e de 5% dos pacientes que receberam radioterapia de baixa intensidade.[67] A prevalência de trismo é maior após o tratamento para tumores da parótida, seguido pelo tratamento de tumores da nasofaringe. Pacientes que desenvolvem trismo têm tumores significativamente maiores, funcionalidade física pior antes do início do tratamento e recebem maior dose total de radiação do que aqueles que não desenvolvem.[68] O trismo nem sempre é doloroso e decorre da lesão fibrótica de fibras musculares, uma condição considerada de difícil tratamento e até irreversível. Estudo recente mostrou que o uso da pentoxifilina, medicamento com função imunorreguladora que supostamente atua em citocinas mediadoras da reação fibrogênica responsável pelo trismo, melhorou parcialmente essa condição.[69] É possível que, futuramente, surjam alternativas para essa condição, que reduz a qualidade de vida de alguns doentes que se submetem à radioterapia de cabeça e pescoço.

Tratamento do trismo

Depende da causa, que deve ser eliminada. Medidas físicas para mobilização da mandíbula são necessárias. No caso do tétano, o tratamento é específico. No trismo de irradiação, os resultados ainda são insuficientes. No caso do trismo psicogênico, o tratamento é essencialmente central com fármacos.

Fibrose muscular

Ver o tópico sobre dor muscular pós-cirúrgica ou pós-traumática.

Trismo farmacológico

a. **Inibidores seletivos da recaptura da serotonina.**
b. **Discinesia facial por neuroléptico (reação extrapiramidal).**
   Alguns medicamentos provocam alterações musculares devido ao efeito extrapiramidal, principalmente em doses elevadas (neurolépticos).
c. **Envenenamento por estricnina.**
   A estricnina é um alcaloide derivado da *Strychnos nux-vomica*. Pode ser encontrada como adulterante de

drogas ilícitas, como cocaína e heroína. Inicialmente, o doente tem cãibras, rigidez, espasmos, agitação, convulsões, hiper-responsividade a estímulos. Pode se manifestar como trismo mandibular.

Tratamento do trismo farmacológico

Nem sempre é fácil. Depende do controle da medicação e nem sempre é reversível.

Distúrbios do sono

O bruxismo é uma atividade parafuncional diurna ou noturna que inclui apertar, ranger, amolar, retesar os dentes. Ocorre em 20% da população adulta.[70] A etiologia do bruxismo é multifatorial, e a participação do SNC é mais importante do que os estímulos periféricos. Hábitos orais, disfunção temporomandibular, má-oclusão, hipopneia, ansiedade e outros fatores podem influenciar essa ocorrência. Esses fatores agem como estímulos motores no SNC, com diminuição na neurotransmissão de dopamina.[71]

Tratamento dos distúrbios do sono

Saiba mais sobre dor e sono nos capítulos da Parte 6. Veja também Capítulo 22 sobre dor e bruxismo do sono.

Doenças sistêmicas

a. **Idiopáticas**: síndrome da fibromialgia.
   A síndrome da fibromialgia é caracterizada pela ocorrência de dor difusa e migratória acima e abaixo da cintura, à direita e à esquerda do corpo, com duração de mais de três meses, e identificação da dor à palpação em pelo menos 11 dos 18 pontos. Está associada à fadiga, sono não reparador, síndrome de cólon ou bexiga irritável, cefaleia, parestesias ou inquietação nos membros e síndrome depressiva, entre outros sintomas.[72]
   Acredita-se, atualmente, que a fibromialgia é, pelo menos em parte, um distúrbio do processamento central da dor que produz uma resposta aumentada a estímulos dolorosos (hiperalgesia) e respostas dolorosas a estímulos não dolorosos (alodínia).[73]
   Tratamento da fibromialgia: esclarecimento do paciente, exercícios físicos, terapia cognitivo-comportamental, antidepressivos tricíclicos, antidepressivos inibidores da recaptação de norepinefrina e noradrenalina, pregabalina e gabapentina.[73]
b. **Imunológicas**: lúpus eritematoso sistêmico, artrite reumatoide, polimiosite, dermatomiosite.
   O lúpus eritematoso sistêmico e a artrite reumatoide são doenças autoimunes e multissistêmicas que podem provocar dor facial e alteração funcional mastigatória secundária ao acometimento da articulação temporomandibular. A artrite reumatoide também pode acometer a coluna cervical, causando dor em território trigeminal secundária ao processamento central da dor.
   As miopatias inflamatórias têm incidência em torno de 1/1.000.000. A causa é desconhecida. Assume-se que, na polimiosite, a imunidade celular tem papel central na patogênese, enquanto na dermatomiosite, mecanismos associados à imunidade humoral são mais importantes.[74] Lesões musculares inflamatórias ou medicamentosas causam dor e fraqueza, geralmente na musculatura proximal dos membros e elevação na concentração das enzimas séricas (CPK, LDH, provas de atividade inflamatória).[75,76] O tratamento das miopatias inflamatórias é feito com glicocorticoides e imunossupressores.[74]
c. **Metabólicas**.
   Afecções metabólicas podem causar mialgia, particularmente em condições de isquemia, aumento de viscosidade sanguínea (macroglobulinemia de Waldenström) e comprometimento da capacidade de transporte de oxigênio no sangue (anemia). A dor pode ser relacionada ao exercício quando há comprometimento do suprimento energético dos músculos, tal como ocorre em casos de deficiência de miofosforilase, anormalidade das citolisinas e deficiência de fosfofrutoquinase, condições que acarretam dor em câimbra e contraturas. Há associação entre exercício e mialgia em casos de neuropatias mitocondriais e de deficiência de palmitil-transferase e de carnitina.[77]
d. **Neurológicas**: doença de Parkinson e outros distúrbios extrapiramidais, doenças musculares, espasticidade, cefaleias primárias e secundárias.

Doença de Parkinson

A doença de Parkinson é uma doença neurodegenerativa caracterizada por tremor de repouso, rigidez e bradicinesia. Esses sintomas motores estão ligados à deficiência de dopamina.[78] Apesar de os sintomas motores serem bem definidos, os não motores são pouco diagnosticados e, consequentemente, pouco tratados, o que acarreta efeitos negativos na qualidade de vida desses pacientes. A dor está entre os sintomas não motores mais prevalentes, identificada em até 70% dos pacientes. A dopamina pode modular a dor em diversos níveis do sistema nervoso central, incluindo a medula espinal, tálamo, substância cinzenta periaquedutal, ganglia basal e córtex cingulado. A dor desses pacientes pode ser gerada pelas flutuações motoras e discinesias causadas pelo tratamento dopaminérgico, mas também podem ter origem central ou periférica. A dor orofacial em alguns desses pacientes pode melhorar com o tratamento dopaminérgico. Pacientes com dor orofacial e doença de Parkinson devem também ser avaliados quanto à presença de disfunção temporomandibular e bruxismo.[79]

Discinesia oromandibular no idoso

Pacientes tratados cronicamente com neurolépticos podem desenvolver discinesia tardia, sendo que a frequência aumenta com a idade. Pacientes com discinesia tardia têm movimentos estereotipados orais, linguais e mastigatórios em diferentes combinações. Raramente a discinesia oromandibular pode ocorrer em idosos sem história de uso de neurolépticos. Pacientes desdentados totais parecem ter maior risco.[80]

Distonia

Nessa condição, há contração muscular involuntária, o que pode resultar em movimentos repetitivos e involuntários. Pode estar relacionada a traumatismos e ao acidente vascular cerebral (AVC). A distonia focal afeta apenas uma região (torcicolo, blefaroespasmo, distonia espasmódica). Em pacientes com distonia oromandibular, ocorrem espasmos na região inferior da face, mandíbula e boca. O envolvimento dos músculos mastigatórios frequentemente produz espasmos durante o fechamento ou abertura, protrusão ou desvio lateral da mandíbula. Os espasmos podem causar trismo e bruxismo secundário,[80] e a distonia pode causar dor muscular.[81]

Espasticidade da musculatura mastigatória

A hipertonia muscular e a hiper-reflexia em casos de neuropatias centrais (acidente vascular encefálico, doenças desmielinizantes, traumatismos raquimedulares etc.) podem causar pontos-gatilho e síndrome dolorosa miofascial.

Na espasticidade, há alteração do tônus muscular devido à anormalidade do sistema nervoso central, e o paciente resiste ao movimento da área comprometida por hiperexcitabilidade dos neurônios motores alfa. Há hiperexcitabilidade do reflexo de estiramento velocidade-dependente. O tratamento envolve fisioterapia, baclofeno, diazepam, clonidina, tizanidina, quimiodesnervação (álcool, fenol), toxina botulínica, procedimentos cirúrgicos em casos específicos.

Não confundir espasticidade com espasmo muscular, pois nesse caso há normalidade do SNC, e os tratamentos são diferentes. O espasmo muscular é relacionado à lesão muscular, pode ser involuntário, repentino e doloroso e ligado à ativação do fuso muscular. O espasmo muscular também pode acontecer em músculos espásticos, sendo o principal responsável por dor nesses casos.[81] Nesse caso específico, o tratamento pode incluir a toxina botulínica para redução do espasmo e controle da dor.

Radiculopatias

Quando há comprometimento da função muscular em decorrência de neuropatias periféricas (radiculopatias, síndromes compressivas nervosas periféricas), os músculos tornam-se mais susceptíveis ao desenvolvimento de pontos-gatilho porque há sensibilização neuronal central.[82]

Miopatias

As distrofias são doenças musculares progressivas, de origem genética, histologicamente caracterizadas por degeneração e regeneração muscular. Clinicamente, essas doenças são caracterizadas por fraqueza progressiva. A progressão dessas doenças pode levar a deformidades, posições viciosas e, consequentemente, à dor.

A miosite ossificante é uma doença rara caracterizada por deposição de osso no tecido celular subcutâneo e nos planos fasciais da musculatura. Quando esses depósitos cruzam as articulações, pode haver anquilose da mesma. Ver o Capítulo 48.

Tratamento: não existe cura e o cirurgião-dentista deve tomar cuidado para evitar procedimentos invasivos, como bloqueios anestésicos e cirurgias. Alguns desses pacientes expressam a doença exatamente após cirurgias bucomaxilofaciais.

Cefaleias primárias e secundárias

As cefaleias primárias (migrânea e tipo tensão) estão associadas ao aumento da sensibilidade dolorosa da musculatura pericraniana, inclusive da musculatura mastigatória. O dolorimento se torna mais intenso com o aumento da frequência dessas cefaleias devido ao processo de sensibilização central envolvido na sua cronificação. A presença das cefaleias primárias é fator de risco para sintomas de disfunção temporomandibular.[83] As cefaleias secundárias, como as decorrentes de doenças cerebrovasculares e tumores do sistema nervoso central, também podem se manifestar como dores faciais.

A presença de disfunção temporomandibular também pode contribuir para a cronificação das cefaleias primárias, mas esse assunto ainda é discutível. Entretanto, na clínica, parece ocorrer o contrário, ou seja, cefaleias primárias refratárias, por seus efeitos centrais, podem causar dor muscular mastigatória que, quando presente, amplia a dor total. O tratamento deve priorizar a condição de maior sofrimento ao paciente, e não obrigatoriamente tudo ao mesmo tempo.

Deficiência muscular

É caracterizada por fraqueza e perda da flexibilidade à movimentação decorrentes de inatividade por lesões, microtraumatismos, imobilizações ou vida sedentária.

Tratamento da dor muscular em pacientes com doenças sistêmicas

Exige a integração entre médico e cirurgião-dentista. São situações complexas e comuns nos serviços de Odontologia Hospitalar, tanto na área de pacientes com necessidades especiais como em pacientes com dor orofacial. Em vários capítulos deste livro, são abordadas as situações mais comuns e de interesse do cirurgião-dentista. Ver os capítulos das Partes 3 e 10.

Neoplasias musculares

As neoplasias são incomuns, mas deverão ser consideradas sempre que houver dor persistente não responsiva aos tratamentos convencionais. A investigação deve ser ampla e incluir exames de imagem do crânio e da face.

Tratamento das neoplasias

Geralmente é cirúrgico e extrapola o assunto deste livro. A dor decorrente do câncer e os cuidados odontológicos paliativos são discutidos amplamente nos Capítulos 39 e 40.

CONDIÇÕES ESPECIAIS EM DOR MUSCULAR MASTIGATÓRIA

Algumas situações ainda são controversas, porém por serem frequentes na clínica merecem atenção. São elas: bruxismo do sono, ausência total de dentes ou próteses totais inadequadas, doenças periodontais e dores generalizadas no corpo (como na fibromialgia). Cada uma dessas condições será discutida em capítulo próprio.

Condições especiais:
- Bruxismo do sono.
- Idosos.
- Ausência total de dentes ou próteses totais inadequadas.
- Doença periodontal crônica.
- Dor generalizada no corpo (p. ex., fibromialgia).

DOENÇAS CRÔNICAS OU MORBIDADES ASSOCIADAS EM PACIENTES COM DOR MUSCULAR MASTIGATÓRIA

Existem várias doenças ou outras síndromes álgicas que podem ocorrer simultaneamente às dores musculares mastigatórias. Nem sempre são casos simples e devem ser avaliados em conjunto. Tanto o diagnóstico como o tratamento, nesses casos, pode ser multidisciplinar. Essas situações complexas exigem avaliação minuciosa e experiência no diagnóstico e tratamento da dor facial, particularmente quando crônica.

Entre elas destacam-se: cefaleia tipo tensão, cervicalgias, fibromialgia e neuralgias da face. Cada uma também será discutida detalhadamente em capítulos próprios.

Morbidades associadas em pacientes com dor muscular:
- Cefaleia tipo tensão.
- Cervicalgias.
- Fibromialgia.
- Neuralgias da face.
- Doença periodontal avançada.

Ver no Capítulo 54 as relações entre cefaleias primárias, cervicalgias e dor e disfunção mandibular.

TRATAMENTO DAS DORES MUSCULARES MASTIGATÓRIAS

Para o tratamento desse tipo de dor é fundamental que se observem inicialmente dois fatores: presença de inflamação aguda e cronicidade da dor.

1. *Inflamação muscular aguda e dor:* esses casos são incomuns, porém decorrem de traumatismos (externos ou internos, como no bruxismo do sono), infecções, tumores ou doenças sistêmicas. O tratamento exige analgésicos e anti-inflamatórios e repouso de atividade mandibular, incluindo dieta adequada. As placas de mordida para uso temporário são extremamente úteis (ver Cap. 53). Quadro 44.5.
2. *Cronicidade:* a dor muscular é a principal responsável pela dor crônica facial ou de cabeça de origem mandibular. Como a dor é a principal manifestação clínica e constitui a própria doença, vários fatores típicos de pacientes com dor crônica estão presentes. O tratamento da dor aguda difere da dor crônica, que será discutida em cada grupo específico de dor muscular mastigatória. A dor muscular aguda causa limitação funcional, é provocada pelo movimento mandibular e gera efeitos excitatórios centrais devido à sensibilização central.[1,84,85] Pode ocorrer devido a traumatismos externos ou internos, ou por efeito secundário de outras dores no segmento. Ver mais detalhes sobre dor muscular crônica no capítulo sobre síndrome dolorosa miofascial e fibromialgia.

Tratamento da dor muscular mastigatória de acordo com a condição que a gerou

Considerar três situações de tratamento da dor muscular mastigatória: dor muscular e limitação de abertura bucal decorrente de cirurgias, traumatismos ou infecções, dor muscular secundária a doenças neurológicas, psiquiátricas ou a medicamentos e, finalmente, a dor muscular mais comum nos consultórios odontológicos: idiopática local ou síndrome dolorosa miofascial mastigatória.

Tratamento da dor muscular mastigatória de acordo com os seguintes grupos:
1. Dor muscular e limitação de abertura bucal decorrente de cirurgias, traumatismos ou infecções.
2. Dor muscular secundária a doenças neurológicas, psiquiátricas ou a medicamentos.

3. Dor muscular local e a síndrome dolorosa miofascial mastigatória (Quadros 44.4 e 44.5).

1. **Dor muscular e limitação de abertura bucal decorrente de cirurgias, traumatismos ou infecções.**
Esse é o modelo mais comum de dor muscular aguda. Ocorre em seguida a procedimentos cirúrgicos intra ou extraorais. Nesse caso, o tratamento é essencialmente fisioterápico, e deve ser padronizado e progressivo. Essa condição é comum em ambulatórios de Odontologia Hospitalar tanto na área de cirurgia bucomaxilofacial como em dor orofacial.

2. **Dor muscular secundária a doenças neurológicas, psiquiátricas ou a medicamentos.**
Esse é o modelo de dor muscular, geralmente crônica, decorrente de doenças sistêmicas crônicas ou do uso crônico de medicamentos. Nem sempre há cura, mas o tratamento é possível. Nesses casos, o tratamento é voltado essencialmente para a doença que a originou. Quando isso não é possível, outras medidas locais, como o uso de fármacos ou toxina botulínica, podem ser indicadas. O tratamento é fundamentalmente médico ou multidisciplinar. Ver neste capítulo a apresentação dessas anormalidades musculares. Esses

Quadro 44.3. Classificação usada pela Equipe de Dor Orofacial do HC/FMUSP

DOR E DISFUNÇÃO MANDIBULAR DE ORIGEM MUSCULAR (DORES MUSCULARES MASTIGATÓRIAS)
1. Primária, idiopática ou funcional: etiologia indefinida e multifatorial*.
a. Dor miofascial/síndrome dolorosa miofascial
2. Secundária ou sintomática: decorrente de afecções ou doenças.
a. Traumáticas
i. Lesão dos tecidos adjacentes (cocontratura/inibição)*
ii. Mialgia por lesão musculoesquelética
iii. Lesão traumática ou cirúrgica do ramo motor do nervo trigêmeo (V)
iv. Lesão pós-cirúrgica dos músculos da mastigação
v. Pós-craniotomia
vi. Abordagem transcutânea do nervo trigêmeo
vii. Cirurgia da glândula parótida
b. Inflamatórias
i. Miosite*
c. Mioespasmo/trismo*
i. Inflamatório/traumático
ii. Infeccioso
iii. Pós-anestésico
iv. Infecções da orofaringe, parótida ou osso temporal
v. Histérico/psicogênico
d. Fibrose muscular*
e. Infecções**
i. Tétano
ii. Infecções odontogênicas
f. Neoplasias*
g. Farmacológico
i. Discinesia facial por neuroléptico (reação extrapiramidal)
ii. Envenenamento por estricnina
h. Distúrbios do sono
i. Bruxismo
i. Doenças sistêmicas**
i. Idiopáticas: síndrome da fibromialgia
ii. Imunológicas: lúpus eritematoso, artrite reumatoide, polimiosite, dermatomiosite
iii. Neurológicas: doença de Parkinson e outros distúrbios extrapiramidais, doenças musculares, espasticidade, cefaleias primárias e secundárias.

*Contempladas no questionário para pesquisa clínica RDC/TMD[21] e com critérios diagnósticos sugeridos pela AAOP.[4]
**Critérios diagnósticos constantes na *Classificação Internacional de Doenças* (CID-10).[86]

problemas são muito frequentes em centros de dor hospitalares ou nos departamentos de Odontologia Hospitalar.

3. **Dor muscular local e a síndrome dolorosa miofascial mastigatória.**

   Esse é o modelo clássico de dor muscular mastigatória das DTM. Varia da dor local, como no bruxismo, à dor regional, geralmente crônica, que pode envolver a musculatura cervical, ou seja, a síndrome dolorosa miofascial. Esses são os tipos de dor mais comum no consultório dentário. A complexidade dos casos é variável; pacientes crônicos complexos normalmente procuram ou são encaminhados a centros especializados de dor ou a ambulatórios de Odontologia Hospitalar nos quais há serviço de dor orofacial. As opções de tratamento são: esclarecimento, placas de mordida, exercícios físicos, injeção e agulhamento de pontos-gatilho, fármacos, acupuntura, terapia cognitivo-comportamental e estimulação elétrica transcutânea. Alguns desses procedimentos requerem atenção interdisciplinar, outros são complexos e mais comuns em centros de dor ou ambulatórios especializados.

   Esses tratamentos serão detalhados nos Capítulos 45 e 55. Ver a relação de fármacos disponíveis no mercado brasileiro no Capítulo 54.

CONCLUSÃO

A dor muscular é uma das mais importantes fontes de dor crônica do corpo humano. Tem como principal característica o fato de não ser bem localizada, o que lhe confere um caráter de espalhamento, sendo uma das principais fontes de dor referida. Para a odontologia, sempre foi classificada como DTM e, em geral, pouco estudada e reconhecida pelos clínicos como fonte importante de dor facial crônica e de cefaleias secundárias de origem mandibular.

Merece destaque o fato de que a dor muscular tem múltiplas origens e pode ser secundária, atuando como uma morbidade associada em pacientes crônicos que apresentam outros tipos de dores. Além disso, várias doenças locais e sistêmicas podem causar dor muscular, desde benignas a oncológicas.

Compreender que a avaliação clínica é fundamental para o diagnóstico diferencial e que o preparo e o treinamento específico reduzem o risco de erros e de iatrogenia.

Quadro 44.5. Orientações gerais para o controle da dor muscular mastigatória aguda

TRATAMENTO DA DOR MUSCULAR AGUDA
– Frio local, compressas nas primeiras 24 horas do traumatismo.
– Calor, após 24 horas, por meio de compressas quentes.
– Anti-inflamatórios não hormonais (mínimo de sete dias).
– Analgésicos de ação central (opioides) em caso de dor forte.
– Adstringentes (bochechos) com água fenicada a 2% seguir posologia no relógio (quatro bochechos seguidos, com meio minuto de duração cada).
– Repouso mandibular.
– Medidas de fisioterapia gradativas.
– Placa miorrelaxante, apenas anterior, para uso de curto prazo.

Quadro 44.4. Observar os sinais e sintomas que sugerem alguma anormalidade na musculatura mastigatória. Alguns desses sinais são comuns também nas anormalidades da própria articulação temporomandibular. Em relação à dor, a diferença básica consiste no fato de ser localizada na dor articular e difusa na dor muscular

SINAIS E SINTOMAS QUE SUGEREM PROBLEMAS MUSCULARES
1. Sinais e sintomas típicos de problema muscular mastigatório:
a. A dor pode ser difusa em várias regiões da face, como ouvido, pré-auricular, face, fundo dos olhos, ângulo mandibular, nuca, têmporas. Pode se espalhar às adjacências, normalmente é unilateral, eventualmente bilateral e frequentemente migratória (ora em um lado, ora no outro lado da face). Nem sempre é desencadeada pelo movimento mandibular; dor muscular à palpação é fortemente sugestiva; presença de fibroses, endurecimento muscular e eventualmente pontos-gatilho.
2. Sinais e sintomas não exclusivos de problema muscular mastigatório:
a. Travamento da mandíbula com a boca fechada (não consegue abrir a boca ou abre minimamente). b. Limitação da amplitude do movimento articular ou mandibular. c. Irregularidades nos movimentos articulares ou mandibulares. d. Alterações otológicas (zumbido, hipoacusia, tontura).
Fatores perpetuantes: bruxismo, sinais de apertamento dentário, próteses irregulares ou mal adaptadas, respiração bucal, má postura cervical, estressores psicológicos, dores crônicas em outras partes do corpo.

REFERÊNCIAS

1. Okeson JP. Dores bucofaciais de Bell. 6. ed. São Paulo: Quintessence; 2006.
2. Simons D, Travell J, Simons LS. Travell & Simons' myofascial pain and dysfuncion: the trigger point manual. 2nd ed. Baltimore: Williams & Wilkins; 1999. v. 1.
3. Fricton JR, Kroening R, Haley D. Myofascial pain syndrome: a review of 168 cases. Oral Surg. 1982;60:615-23.
4. de Leeuw R. Orofacial pain: guidelines for assessment, diagnosis and management. 4th ed. Chicago: Quintessence Publishing, 2008.
5. Junqueira LC, Carneiro J. Histologia básica. 8. ed. São Paulo: Guanabara Koogan; 1995.
6. Travell J, Simons D. Myofascial pain and dysfunction: the trigger point manual. Baltimore: Williams & Wilkins; 1992. v. 2.
7. Sobotta J, Becher H. Atlas de anatomia humana. 17. ed. Rio de Janeiro: Guanabara Koogan; 1977.
8. Ramfjord S, Ash MM. Oclusão. 3. ed. São Paulo: Interamericana; 1984.
9. Maciel RN. Oclusão e ATM. São Paulo: Santos; 1998.
10. Barros TEP, Santos OBD. Linguagem de cabeça e pescoço. São Paulo: Plêiade; 2001.
11. Travell J. Temporomandibular joint pain referred from of the muscles of the head and neck. J Prosthet Dent. 1960;10:745-63.
12. Graff-Radford SB, Reeves JL, Baker RL, Chiu D. Effects of transcutaneous electrical nerve stimulation on myofascial pain and trigger point sensitivity. Pain. 1989;37(1):1-5.
13. Stohler CS. Clinical perspectives on masticatory and related muscle disorders. In: Sessle BJ, Bryant PS, Dionne RA. Temporomandibular disorders and related pain conditions: progress in pain research and management. Seattle: IASP; 1995. p. 3-29, v. 4.
14. Lund JP. Persistent pain and motor dysfunction. In: Sessle BJ, Lavigne GJ, Lund JP, Dubner R, editors. Orofacial pain: from basic science to clinical management. 2nd ed. Chicago: Quintessence; 2008. p. 117-24.
15. Melzack R, Wall PD. Pain mechanisms: a new theory. Science. 1965;150(699):971-9.
16. Sessle BJ. Peripheral and central mechanisms of orofacial pain and their clinical correlates. Minerva Anestesiol. 2005;71(4):117-36.
17. Mense S. Peripheral and central mechanisms of musculoskeletal pain. In: Castro-Lopes M, Raja S, Schmelz M, editors. Pain 2008: an updated review: refresher course syllabus. Seattle: IASP; 2008. p. 55-62.
18. Arendt-Nielsen L, Grave-Nielson T. Musculoskeletal pain: basic mechanisms. In: Castro-Lopes M, Raja S, Schmelz M, editors. Pain 2008: an updated review: refresher course syllabus. Seattle: IASP; 2008. p. 63-73.
19. Travell J, Rinzler S, Herman M. Pain and disability of the shoulder and arm: treatment by intramuscular infiltration with procaine hydrochloride. J Am Med Assoc. 1942;120(6):417-22.
20. Lund JP, Donga R, Widmer CG, Stohler CS. The painadaptation model: a discussion of the relationship between chronic musculoskeletal pain and motor activity. Can J Physiol Pharmacol. 1991;69(5):683-94.
21. Dworkin SF, LeResche L. Research diagnostic criteria for temporomandibular disorders: review, criteria, examinations an specifications, critique. J Craniomand Disord. 1992;6(4):301-55.
22. Conti PC, Ferreira PM, Pegoraro LF, Conti JV, Salvador MC. A cross-sectional study of prevalence and etiology of signs and symptoms of temporomandibular disorders in high school and university students. J Orofac Pain. 1996;10(3):254-62.
23. Turp JC, Kowalski CJ, O'Leary N, Stohler CS. Pain maps from facial pain patients indicate a broad pain geography. J Detn Res. 1998;77(6):1465-72.
24. Aaron LA, Burke MM, Buchwald D. Overlapping conditions among patients with chronic fatigue syndrome, fibromyalgia, and temporomandibular disorder. Arch Intern Med. 2000;160(2):221-7.
25. Wolfe F, Smythe HA, Yunus MB, Bennett RM, Bombardier C, Goldenberg DL, et al. The American College of Rheumatology 1990 criteria for the classification of fibromyalgia: report of the multicenter criteria committee. Arthritis Rheum. 1990;33(2):160-72.
26. Dao TT, Reynolds WJ, Tenenbaum HC. Comorbidity between myofascial pain of the masticatory muscles and fibromyalgia. J Orofacial Pain. 1997;11(3):232-41.
27. Fricton JR. The relationship of temporomandibular disorders and fibromyalgia: implications for diagnosis and treatment. Curr Pain Headache Rep. 2004;8(5):355-63.
28. Leblebici B, Pektaş ZO, Ortancil O, Hürcan EC, Bagis S, Akman MN. Coexistence of fibromyalgia, temporomandibular disorder and masticatory myofascial pain syndromes. Rheumatol Int. 2007;27(6):541-4.
29. Mense S. Nociception from skeletal muscle pain in reation to clinical muscle pain. Pain. **1993**;54(3):241-89.
30. Svensson P, List T, Hector G. Analysis of stimulus-evoked pain in patients with myofascial temporomandibular pain disorders. Pain. 2001;92(3):399-409.
31. Hu JW, Sessle BJ, Raboisson P, Dallel R, Woda A. Stimulation of craniofacial muscle afferents induces prolonged facilitatory effects in trigeminal nociceptive brain-stem neurones. Pain. 1992;48(1):53-60.
32. Maixner W, Fillingim R, Booker D, Sigurdsson A. Sensitivity of patients with painful temporomandibular disorders to experimentally evoked pain. Pain. 1995;63(3):341-51.
33. Maixner W, Fillingim R, Sigurdsson A, Kincaid S, Silva S. Sensitivity of patients with painful temporomandibular disorders to experimentally evoked pain: evidence for altered temporal summation of pain. Pain. 1998;76(1-2):71-81.
34. Watkins LR, Maier SF. The pain of the being sick: implications of immune-to-brain communication for understanding pain. Ann Rev Psychol. 2000;51:29-57.
35. Travell J, Rinzler SH. The myofascial genesis of pain. Postgrad Med. 1952;11(5):425-34.
36. Jaeger B, Reeves JL. Quantification of changes in myofascial trigger point sensitivity with the pressure algometer following passive stretch. Pain. 1986;27(2):203-10.
37. Stohler CS, Lund JP. Effects of the noxious stimulation of the jaws muscles on the sensory experience of volunteer human subjects. In: Stohler CS, Carlson DS, editors. Biological and Psychological aspects of orofacial pain. Ann Arbor: The University of Michigan; 1999. p. 55-74.
38. The International Classification of Headache Disorders: 2nd edition. Cephalalgia. 2004;24 Suppl 1:9-160.
39. Okeson JP. Dor orofacial: guia de avaliação, diagnóstico e tratamento. São Paulo: Quintessence; 2007.
40. Scrivani SJ, Keith DA, Kaban LB. Temporomandibular disorders. N Eng J Med. 2008;359:2693-705.
41. Headache Classification Committee of the International Headache Society. Classification and diagnostic criteria for headache disorders, cranial neuralgias and facial pain. Cephalalgia. 1988;8(Suppl 7):1-96.
42. Reeves JL, Jaeger B, Graff-Radford SB. Reliability of the pressure algometer as a measure of myofascial trigger point sensitivity. Pain. 1986;24(3):313-21.
43. Schiffman E, Fricton JR, Haley D, Tylka D. A pressure algometer for myofascial pain syndrome, reliability and validity testing. In: Dubner R, Gebhart GF, Bond MR, editors. Proceedings of the 5th World Congress on Pain: pain research and clinical management. Amsterdam: Elsevier; 1988. p. 407-13, v. 3.
44. Dworkin SF, Huggins KH, Le Reshe L, Von Korffm, Hooward J, Truellove E et al. Epidemiology of signs and symptons

in temporomandibular disorders: clinical signs in cases and controls. J Am Dent Assoc. 1990;120(3):239-44.
45. Conti PC, de Azevedo LR, de Souza NV, Ferreira FV. Pain measurement in TMD patients: evaluation of precision and sensitivity of different scales. J Oral Rehabil. 2001;28(6):534-9.
46. Conti PC, dos Santos CN, Lauris JR. Interexaminer agreement for muscle palpation procedures: the efficacy of a calibration program. Cranio. 2002;20(4):289-94.
47. Schwartz L, Chayes CM. Dolor de la articulación temporomandibular. In: Schwartz L, Chayes CM, editors. Dolor facial y disfunción mandibular. Buenos Aires: Mundi; 1973. p. 27-30.
48. Siqueira SRDT, Nóbrega JCM, Teixeira MJ, Siqueira JTT. Frequency of post-operative complications after balloon compression for idiopathic trigeminal neuralgia: prospective study. Oral Surg Oral Med Oral Pathol Oral Radiol Endod. 2006;102(5):e39-42.
49. Siqueira SRDT, Nóbrega JCM, Teixeira JTT, Siqueira JTT. Masticatory problems after balloon compression for trigeminal neuralgia, a longitudinal study. J Oral Rehabil. 2007;34(2):88-96.
50. de Andrade Junior FC, de Andrade FC, de Araujo Filho CM, Carcagnolo Filho J. Dysfunction of the temporalis muscle after pterional craniotomy for intracranial aneurysms. Comparative, prospective and randomized study of one flap versus two flaps dieresis. Arq Neuropsiquiatr. 1998;56(2):200-5.
51. Rocha-Filho PA, Gherpelli JL, de Siqueira JT, Rabello GD. Postcraniotomy headache: characteristics, behaviour and effect on quality of life in patients operated for treatment of supratentorial intracranial aneurysms. Cephalalgia. 2008;28(1):41-8.
52. Hagell P. Postoperative pain control after craniotomy. J Neurosci Nurs. 1999;31(1):47-9.
53. Rocha-Filho PA, Fujarra FJ, Gherpelli JL, Rabello GD, de Siqueira JT. The long-term effect of craniotomy on temporalis muscle function. Oral Surg Oral Med Oral Pathol Oral Radiol Endod. 2007;104(5):e17-21.
54. Leonard M. Trismus: what is it, what causes it, and how to treat it. Dentistry Today. 1999;18:74-7.
55. Krennmair G, Ulm CW, Lenglinger F. Effects of reduced mouth opening capacity (trismus) on pulmonary function. Int J Oral Maxillofac Surg. 2000;29(5):351-4.
56. Poulsen P. Restricted mandibular opening (trismus). J Laryngol Otol. 1984;98(11):1111-4.
57. Luyk NH, Steinberg B. Aetiology and diagnosis of clinically evident jaw trismus. Aust Dent J. 1990;35(6):523-9.
58. Thompson P, Bingham S, Andrews P, Patel N, Joel SP, Slevin ML. Morphine-6-glucoronide: a metabolite of morphine with greater emetic potency than morphine in the ferret. Brit J Pharmacol. 1992;106(1):3-8.
59. Garcia A, Sampedro FG, Rey JG, Torreira MG. Trismus and pain after removal of impacted lower third molars. J Oral Maxillofac Surg. 1997;55(11):1223-6.
60. Cohen SG, Quinn PD. Facial trismus and myofascial pain associated with infections and malignant disease. Oral Surg Oral Med Oral Pathol. 1988;65(5):538-44.
61. Ogi N, Nagao T, Toyama M, Ariji E. Chronic dental infections mimicking temporomandibular disorders. Aust Dental J. 2002;47(1):63-5.
62. Andrade LAF, Brucki SMD. Botulin toxin A for trismus in Cephalic tetanus. Arq Neuropsiquiatr. 1994;52(3):410-3.
63. Barraviera B. Estudo clínico do tétano: revisão. Arq Bras de Med. 1994;68(3):145-59.
64. Caleo M, Schiavo G. Central effects of tetanus and botulinum neurotoxins. Toxicon. 2009;54(5):593-9.
65. Smith AT, Drew SJ. Tetanus: a case report and review. J Oral Maxillofac Surg. 1995;53(1):77-9.
66. Gibson K, Bonaventure Uwineza J, Kiviri W, Parlow J. Tetanus in developing countries: a case series and review. Can J Anaesth. 2009;56(4):307-15.
67. Bensadoun RJ, Riesenbeck D, Lockhart PB, Elting LS, Spijkervet FK, Brennan MT. A systematic review of trismus induced by cancer therapies in head and neck cancer patients. Support Care Cancer. 2010;18(8):1033-8.
68. Johnson J, van As-Brooks CJ, Fagerberg-Mohlin B, Finizia C. Trismus in head and neck cancer patients in Sweden: incidence and risk factors. Med Sci Monit. 2010;16(6):CR278-82.
69. Chua DT, Lo C, Yuen J, Foo YC. A pilot study of pentoxifylline in the treatment of radiation-induced trismus. Am J Clin Oncol. 2001;24(4):366-9.
70. Lavigne G J, Khoury S, Abe S, Yamaguchi T, Raphael K. Bruxism physiology and pathology: an overview for clinicians. J Oral Rehabil. 2008;35(7):476-94.
71. Restrepo C, Gomez S, Manrique R. Treatment of bruxism in children: a systematic review. Quintessence Int. 2009;40(10): 849-855.
72. Wolfe F, Simons D, Fricton J, Bennett RM, Goldenberg DL, GenYin R, et al. The fibromyalgia and myofascial pain syndromes: a preliminary study of tender points and trigger points in persons with fibromyalgia, miofascial pain syndrome and no disease. J Rheumatol. 1992;19:949-51.
73. Clauw DJ. Fibromyalgia: an overview. Am J Med. 2009;122(12 Suppl):S3-13.
74. Wiendl H. Idiopathic inflammatory myopathies: current and future therapeutic options. Neurotherapeutics. 2008;5(4):548-57.
75. Musse A. Síndrome dolorosa miofascial. In: Lianza S, editor. Medicina de reabilitação. 2. ed. Rio de Janeiro: Guanabara Kogan; 1994. p. 163-77.
76. Pongratz DE, Spath M. Morphologic aspects of muscle pain syndromes: a critical review. Pennsylvania: Saunders; 1997.
77. Newham DJ, Mills KR. Muscles, tendons and ligaments. In: Wall PD, Melzack R, editors. Textbook of pain. Edinburg: Churchill Livingstone; 1999. p. 517-38.
78. Stacy M. Medical treatment of Parkinson disease. Neurol Clin. 2009;27(3):605-31.
79. Chaudhuri KR, Schapira AH. Nonmotor symptoms of Parkinson's disease: dopaminergic pathophysiology and treatment. Lancet Neurol. 2009;8(5):464-74.
80. Watts RL, Koller WC, editors. Movement disorders: neurologic principles and practice. New York: McGraw-Hill; 1997.
81. Childer MK. Use of botulinum toxin type a in pain management. New York: Academic Information Systems; 1999.
82. Gunn CC. Transcutaneous neural stimulation, needle acupuncture & "teh chi" phenomenon. Am J Acupuncture. 1976;4:317-22.
83. Goncalves DA, Bigal ME, Jales LC, Camparis CM, Speciali JG. Headache and symptoms of temporomandibular disorder: an epidemiological study. Headache. 2010;50(2):231-41.
84. Bell WE. Dores orofaciais: classificação, diagnóstico e tratamento. 3. ed. São Paulo: Quintessence Books; 1991. p. 125-53.
85. Hu JW, Tsai C-M, Bakke M, Seo K, Tambeli CH, Vernon H, et al. Deep craniofacial pain: involvement of trigeminal subnucleous caudalis and its modulation. In: Jensen TS, Turner JA, Wiesenfeld-Hallin Z, editors. Proceedings of the 8th World Congress on Pain. Progress in pain research and management. Seattle: IASP; 1997. p. 497-506.
86. Organização Mundial da Saúde. Classificação de transtornos mentais e de comportamento da CID-10: descrições clínicas e diretrizes diagnósticas. Porto Alegre: Artmed; 1993.
87. Rabello GD. Dor de cabeça e enxaqueca. São Paulo: Contexto; 1999.

CASO CLÍNICO 44.1

Dor facial crônica em paciente com história de fratura não reduzida da cabeça da mandíbula

Homem, 33 anos, queixando-se de dor espontânea e difusa na face esquerda, praticamente diária, com intensidade variando de fraca a forte, e crises episódicas de dor forte que o obrigavam a usar qualquer analgésico disponível para acalmá-las (sic). Relatava dificuldade de abrir a boca, mastigar e falar, pois essas atividades desencadeavam dor. Relatou ainda que sofreu acidente de trabalho há dois anos e que apresentou alteração da oclusão dentária, dor na região da ATM esquerda e dificuldade de abrir e movimentar a mandíbula (Fig. 44.6). O exame médico na empresa não detectou quaisquer alterações patológicas. Foi afastado do trabalho, mas a dor e as alterações locais continuavam. Foi demitido pouco tempo depois. Ao procurar atendimento assistencial, soube que havia fraturado a cabeça da mandíbula (côndilo), mas já estava consolidada, então recebeu tratamento clínico para a dor. Com o passar do tempo, a dor espalhou-se pela face, até o quadro atual. Frequentou vários locais de atendimento e havia indecisão sobre a origem de sua dor, tendo sido encaminhado ao nosso serviço hospitalar especializado em dor orofacial (EDOF/HC) para avaliação dessa condição crônica e eventual abordagem cirúrgica do côndilo mandibular esquerdo.

Ao exame físico, apresentou desvio da linha média para o lado esquerdo inferior a 30 mm à abertura bucal. O músculo masseter esquerdo estava extremamente hiperálgico, com dor em fuga, e a região pré-auricular correspondente estava levemente dolorida à palpação digital. Os músculos cervicais também estavam levemente doloridos à palpação. Dentição relativamente bem conservada, com ausência parcial de dentes, exceto pelo dente #38 que apresentava cárie profunda e dor episódica (Fig. 44.6).

Os exames por imagens (panorâmica e tomografia computadorizada da ATM) mostravam o côndilo mandibular esquerdo com morfologia irregular por consolidação em possível inclinação anteromedial, mas, neste período, já havia sinais claros de remodelação da região (fossa articular e côndilo).

Diagnóstico: dor muscular mastigatória e disfunção mandibular secundária à fratura do côndilo mandibular esquerdo; pulpite reversível no dente #38; depressão secundária em tratamento médico.

Terapêutica para controle da dor: AAINE, antidepressivo tricíclico, TENS, placa miorrelaxante superior e reposição dos dentes inferiores. Recebeu tratamento restaurador do dente 38.

Evolução: melhora imediata de 70% das queixas e controle em 45 dias. As características em que ocorreu a fratura e de suas sequelas resultaram em profunda alteração emocional do paciente, sendo indispensável o apoio especializado na área da Saúde Mental (ver Fig. 44.3).

Fatores envolvidos:

Locais: irregularidade da condição oclusal, parafunção evidente pelos desgastes incisais e condição psicológica do doente.

Psicossociais: a condição do acidente e o atendimento médico recebido, a demissão e a dificuldade de sustentar a família certamente foram fatores importantes, que não deveriam ser minimizados ou subestimados.

Comentário. Este paciente alega ter sofrido a fratura durante o período de trabalho, a qual não foi reduzida, ter sido despedido, ter mulher e dois filhos, e continuar desempregado e com dor no rosto. Esses fatores determinaram seu comportamento doloroso, e não basta olhá-lo puramente sob aspecto da lesão física (somática), como teria sido a abordagem habitual, imediatamente após a fratura, pois esta era a doença inicial que causou os sintomas relatados. Seu tratamento inicial seria voltado para a causa da sua dor: a fratura do côndilo mandibular. Ou seja, uma dor aguda. Atualmente, é um típico paciente com dor crônica; além do tratamento da dor muscular e dos problemas bucais, requer controle dos fatores contribuintes, como a ansiedade e depressão secundárias, e do próprio bruxismo que pode ter se exacerbado nessas condições. Se na fase aguda da fratura bastava a redução da fratura e o uso de analgésicos anti-inflamatórios para o controle da dor, na fase crônica ele precisaria de medicamentos para o controle da dor crônica, controle dos fatores locais, tratamento da dor muscular presente e de acompanhamento psicológico ou psiquiátrico para enfrentamento da situação global.

Além disso, o fato de manter litígio com a empresa em que trabalhava dificulta a avaliação profissional não especializada.

A fratura estava consolidada, a região, incluindo a cavidade articular, estava remodelada e não havia motivo de intervenção cirúrgica para o tratamento da dor, que nessa fase era miofascial (principalmente no masseter esquerdo). A cárie profunda no dente 38 contribuía para aumentar a dor.

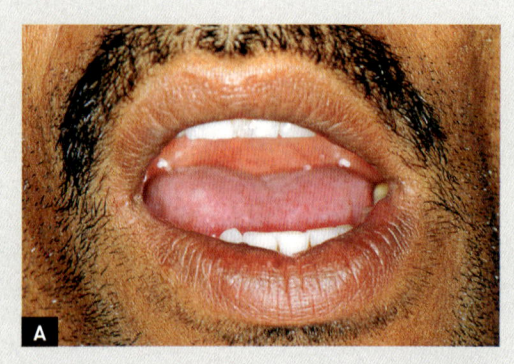

Figura 44.6. Paciente com síndrome dolorosa miofascial mastigatória e histórico de fratura condilar não tratada. **A.** Limitação da abertura bucal e desvio da linha média à esquerda. **B.** PA de face mostrando o côndilo esquerdo remodelado. **C.** Tomografia computadorizada frontal do côndilo direito normal. **D.** Tomografia computadorizada frontal do côndilo esquerdo remodelado, incluindo a cavidade articular. **E.** Relação oclusal em que se observa a goteira de acrílico rosa para melhorar a função oclusal. **F.** Abertura bucal ampla e manutenção do desvio, cuja origem é articular e só pode ser corrigido com cirurgia.

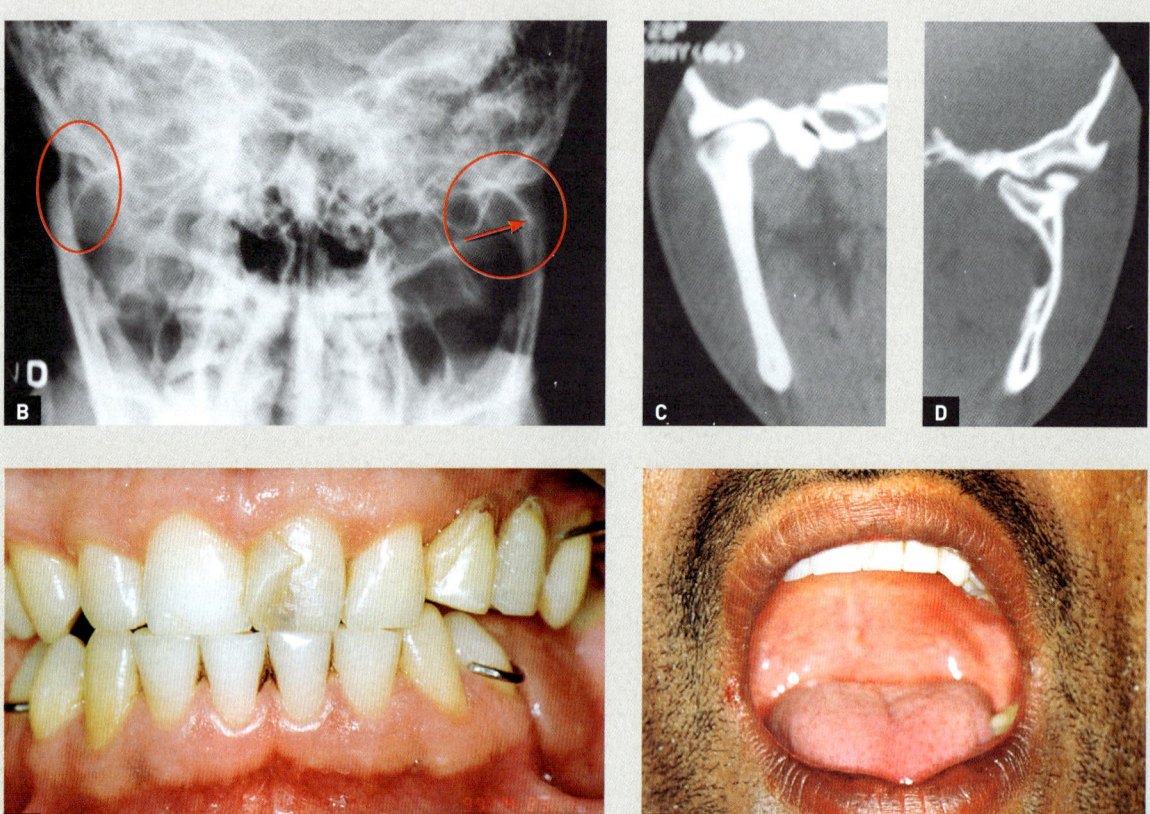

CASO CLÍNICO 44.2

Cervicalgia recorrente originária do músculo pterigóideo lateral

Homem de 36 anos com queixa de dor recorrente localizada na região posterior do pescoço, à esquerda. A dor é de intensidade média a moderada e aumenta no decorrer do dia. O paciente não relata fatores de piora e submeteu-se a tratamento fisioterápico da região cervical sem alteração do quadro doloroso.

Ao exame físico, foram observadas facetas de desgastes uniformes nos dentes incisivos compatíveis com rangimento dentário, mas o paciente não sabe se tem bruxismo durante o sono. Não houve dor à palpação da musculatura mastigatória e cervical, correspondente ao local da sua dor. Movimentos mandibulares e cervicais indolores. O único desconforto à palpação é na região de origem do músculo pterigóideo lateral esquerdo, que aumenta a dor presente no momento da consulta.

A anestesia infiltrativa da área dolorida do músculo (lidocaína a 3% sem vasoconstritor) eliminou a dor espontânea, confirmando que a dor era irradiada desse local.

Diagnóstico: dor miofascial (músculo pterigóideo lateral esquerdo) irradiando-se para a nuca.
Terapêutica: infiltração com anestésico local sem vasoconstritor no músculo comprometido. Orientação para exercícios mandibulares para ativação desse músculo.
Evolução: melhora imediata da dor que não retornou em acompanhamento de seis meses.

Comentário. Este caso mostra a necessidade do exame clínico criterioso para o diagnóstico da dor muscular. Não é comum esse tipo de irradiação de dor e o teste terapêutico com anestésico permitiu a identificação da fonte da dor e a atuação terapêutica.

CASO CLÍNICO 44.3

Dor facial e cefaleia crônica em paciente desdentada total e história de fratura da cabeça da mandíbula (côndilo)

Mulher de 55 anos com queixa de dor na boca, face e crânio, sendo bilaterais e mais acentuadas do lado esquerdo, principalmente na região pré-auricular. A dor é contínua, sua intensidade varia de fraca a moderada e é do tipo episódica. É espontânea e não se altera com a mastigação. Em dias frios e chuvosos, a dor piora. Essa paciente é institucionalizada e relata que sofreu acidente com traumatismo facial e fratura cominutiva da mandíbula dez anos antes. Ao exame clínico, identificou-se perda acentuada da dimensão vertical, pois não usa próteses totais, tem desvio acentuado da linha média para o lado esquerdo durante a abertura bucal de aproximadamente três dedos. O rebordo alveolar é extremamente atrofiado, não havendo distinção do assoalho bucal e do vestíbulo em toda a sua extensão. Os músculos masseteres são doloridos à palpação (intensidade variável dependendo do local), assim como a região da ATM esquerda. O côndilo mandibular esquerdo não translada durante a abertura mandibular. Sob o aspecto comportamental, a paciente está insatisfeita por não poder usar próteses após o acidente que sofreu, fato que, segundo ela, deve-se à condição da sua "gengiva". Relata dificuldade de mastigar qualquer tipo de alimento. O exame radiográfico ortopantomográfico (panorâmica) e por planigrafia das ATM mostrou sinais das regiões fraturadas no corpo mandibular e côndilo direito, que estava deslocado mesio-anteriormente, tenso consolidado e remodelado nessa posição. O côndilo mandibular esquerdo estava íntegro, mas apenas rodava na fossa articular e, à abertura bucal, retroposicionava (ver Fig. 44.7).

Diagnóstico: dor e disfunção mandibular miofascial, secundária a fratura cominutiva da mandíbula e lesão fibrótica do côndilo mandibular esquerdo.
Terapêutica: reabilitação funcional, com goteiras de acrílico, da oclusão.
Evolução: houve melhora gradativa das dores, embora no período de adaptação tivesse úlceras gengivais traumáticas que foram controladas com o ajuste das próteses provisórias. Em 45 dias, estava sem dor e mastigando relativamente bem.
Fatores envolvidos: condição do rebordo alveolar, ausência das próteses totais, ansiedade e irritação devido à condição. A paciente recebeu a prótese total definitiva e está em acompanhamento há seis anos, sem dor e sem queixas.

Comentário. A paciente apresentou dor musculoesquelética difusa e perpetuada pela condição de invalidez oral e insatisfação por não encontrar solução para seu problema: dor, falta de dentes, problemas estéticos e dificuldade na mastigação. Além disso, alegava que era alvo de brincadeiras no ambiente em que habitava. O curioso nessa paciente é que o côndilo fraturado (direito), que nitidamente se consolidara e remodelara em posição anormal, respondia funcionalmente de forma normal e estava indolor. Em compensação, o côndilo esquerdo apresentava desarranjo interno, possivelmente por anquilose fibrótica, e o diagnóstico foi de osteoartrite traumática. Nesse caso, o fator estrutural manteve a condição dolorosa comprovadamente, e as próteses foram suficientes para o controle da dor e a melhora do quadro emocional da paciente. A reabilitação oral desse caso não é fácil, feita exclusivamente com próteses totais convencionais, mas podem ser funcionais e harmônicas. Esse caso reforça a importância do diagnóstico criterioso em dor musculoesquelética crônica da face e a participação técnica da Odontologia para melhorar a qualidade de vida desses pacientes.

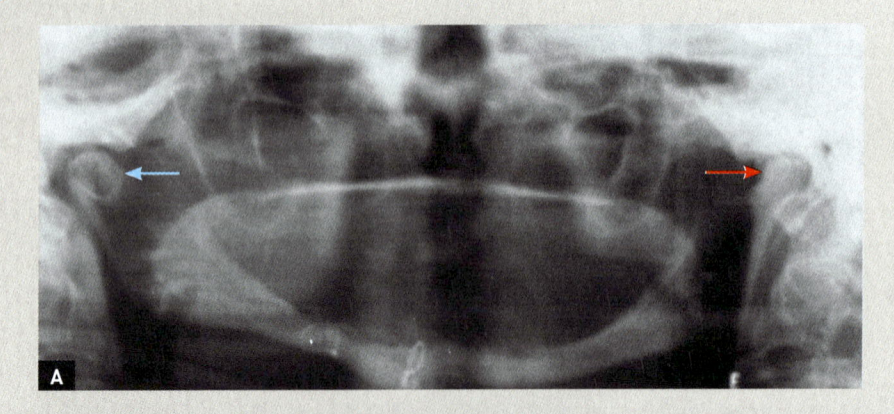

Figura 44.7. A. a **E.** Testes de resistência ou carga para os músculos da mastigação.

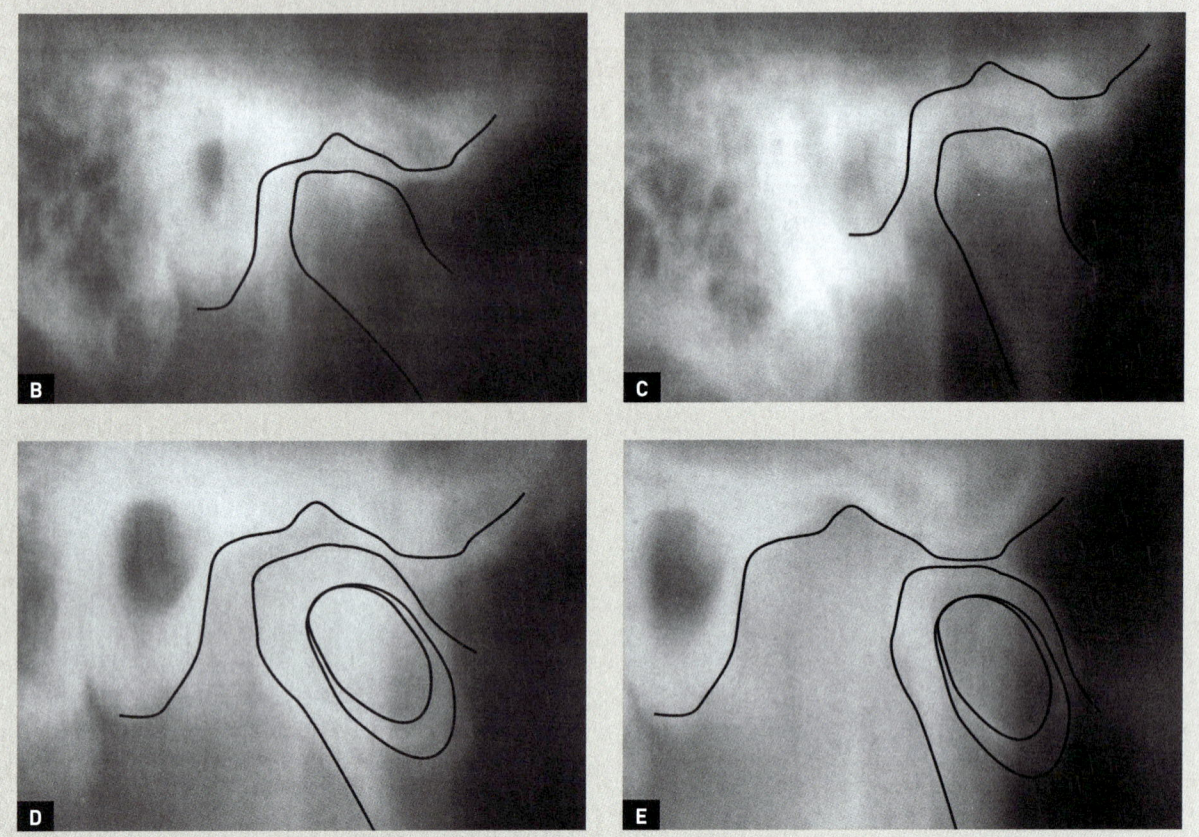

CASO CLÍNICO 44.4

Cefaleia crônica diária secundária à dor muscular mastigatória em paciente prognata e desdentada total

Mulher de 53 anos com queixa de cefaleia crônica bilateral na região frontotemporal. A dor é difusa com início há seis anos. Sua frequência era diária e de intensidade moderada. Passou por diversos tratamentos médicos que não especificou; apenas relatou melhora temporária das dores com os medicamentos usados. Não relatou outras dores no corpo nem morbidades sistêmicas associadas. O exame clínico revelou ampla abertura bucal, sendo que a paciente é desdentada total superior e usa prótese total. Além disso, tinha alteração esquelética (prognatismo mandibular). A prótese vinha sendo usada há dez anos, e apresentava desgastes incisais. A relação oclusal é de topo a topo, além de apresentar redução da dimensão vertical. Os músculos mastigatórios estão hiperálgicos à palpação.

Hipótese diagnóstica: dor miofascial mastigatória.

Terapêutica sintomática: placa de mordida superior para repor DV e melhorar condição estrutural. Compressas quentes na face, AAINEs por sete dias.

Evolução: houve melhora significativa da dor na primeira semana e, após 45 dias de acompanhamento, ela não apresentava mais a queixa de cefaleia diária recorrente. Foi sugerido tratamento cirúrgico para melhorar a condição esquelética (prognatismo) antes da confecção de uma nova prótese. A paciente não quis operar. Recebeu reabilitação com nova prótese. Manteve-se sem dor facial durante 18 anos de acompanhamento. Voltou a ter dor quando quebrou a prótese superior.

Diagnóstico final: dor muscular crônica da face (DTM no edêntulo)

Fatores envolvidos: a condição da prótese total superior e provavelmente as dificuldades adicionais devido ao prognatismo atuaram como fatores de risco e perpetuantes da dor.

Comentário. A cefaleia crônica diária descrita no caso acima foi secundária e de origem primária nos músculos da mastigação (DTM). Embora os fatores oclusais tenham participação controversa na etiologia das DTM dolorosas, podem agir como fatores contribuintes de manutenção e perpetuação da dor. O paciente desdentado total com próteses mal adaptadas, antigas, perda de DV ou iatrogênicas apresenta, sem dúvida, uma alteração oclusal bem evidente. A despeito da melhora da saúde bucal das populações em geral, ainda existe número significativo de pacientes edêntulos e nem todos têm acesso a tratamentos mais caros, como os que incluem implantes osteointegrados. Mesmo assim, deve-se lembrar que não basta haver estabilidade das próteses totais para que a dor seja eliminada. O que temos que saber inicialmente é de onde vem a dor e qual sua relação com dentaduras artificiais inadequadas. Por isso, é necessário um bom exame clínico e um tratamento sintomático para a dor.

Cefaleia crônica diária

Estudo realizado no Ambulatório de Cefaleias do Hospital das Clínicas da Faculdade de Medicina da Universidade de São Paulo mostra que 16% de um total de 3.326 pacientes apresentavam cefaleia crônica diária.[87] A Classificação Internacional de Cefaleias admite que, nesse tipo de cefaleia, o doente relata mais de 180 dias de dor de cabeça por ano.[41] Eis alguns tipos de cefaleia crônica diária: cefaleia tipo tensão crônica, cefaleia diária persistente nova, enxaqueca transformada. Algumas dessas situações foram discutidas no Capítulo 15.

CASO CLÍNICO 44.5

Dor orofacial crônica de origem mista em paciente desdentada total: neuropática e miofascial

Mulher de 67 anos queixando-se de dor facial em choque na face direita, insensibilidade do lábio inferior direito e dificuldade mastigatória por não poder usar prótese total inferior, "não tem osso" (sic). Queixa-se de incômodo e dor ao tocar a gengiva inferior irregular (Fig. 44.8). Relata que "tinha apenas quatro dentes inferiores" e foi sugerida a remoção deles para confecção de uma prótese total inferior. Adaptou-se relativamente bem, mas na região gengival dos dentes #34/#35 começou a sentir uma dor em choque, intermitente, que era controlada por seu dentista com injeções de corticoides (sic). Pela repetição do quadro, sugeriu-se colocação de próteses sobre implantes osteointegrados. Há aproximadamente oito anos, recebeu cinco implantes osteointegrados na mandíbula, relatando, desde então, parestesia parcial do lábio inferior, bilateral, mais acentuada à esquerda onde se iniciou a dor em choque, muito intensa e de difícil controle. Foi sugerida a remoção dos implantes, um procedimento que foi fácil, porém não alterou o quadro da dor. Os implantes foram substituídos por enxerto de hidroxiapatita sem qualquer alteração da queixa de dor. A partir de então, a gengiva ficou irregular e sem condições de receber próteses. Finalmente, submeteu-se a uma cirurgia neurológica, com abordagem intracraniana para descompressão do nervo trigêmeo. Também não houve alteração do quadro doloroso, mas houve acentuação da parestesia na face esquerda, incluindo o rebordo e o lábio inferiores. Finalmente, há três anos recebeu, em consulta com outro neurologista, uma receita para uso de antidepressivos e neurolépticos, que acabaram por reduzir significativamente sua dor. Nunca mais usou a prótese total inferior, pois não tem rebordo, segundo seus dentistas (sic). Além disso, a gengiva é sensível, a incomoda além da parestesia.

Atualmente está sob tratamento fisiátrico, incluindo acupuntura, para controle de dor musculoesquelética da hemiface e pescoço à esquerda. Refere melhora parcial com esse tratamento, embora não haja muita mudança em relação aos resíduos da dor original (choquinhos). Relata linfadenite submandibular esquerda dolorosa que foi controlada com a remoção cirúrgica há alguns anos.

Ao exame clínico, a gengiva inferior mostrou-se irregular, fibrosada, com hipoestesia à esquerda, com pequena área de alodínia. Perda de DV acentuada pelo uso exclusivo da prótese total superior. Rebordo inferior atrófico e fibrótico. Ausência de ruídos articulares, dor leve da musculatura mastigatória à palpação. A paciente está conformada com a situação, mas se queixa por não ter condições de uso da prótese inferior. É acompanhada permanentemente pelo esposo crítico e aparentemente autoritário. Exame radiográfico panorâmico não mostra lesões ósseas.

Terapêutica farmacológica: baclofeno, clonazepam e nortriptilina.

Hipótese diagnóstica: neuralgia típica do trigêmeo controlada, colapso mandibular e invalidez oral com qualidade de vida precária no que diz respeito à mastigação, funcional e estética. Iatrogenia.

Terapêutica sintomática: goteira lisa inferior para reposição da dimensão vertical, adaptação funcional e reposição postural da mandíbula e avaliação psicológica das dificuldades de adaptação a uma nova prótese. Controle por 45 dias, durante os quais a paciente se adaptou à nova condição e sentia-se muito bem, embora não mastigasse com a mesma. Aparecimento de ferimento traumático na mucosa lingual à esquerda que não foi percebido pela paciente devido à hipoestesia local. Não houve intercorrências. Recebeu posteriormente próteses totais adequadas, adaptou-se muito bem estética e funcionalmente. Acha que houve redução nos choques residuais que sentia na face esquerda. Tem sido controlada em acompanhamento de 12 meses.

Evolução: ótima em relação à qualidade de vida da paciente e suas funções orais e boa em relação ao controle dos fatores contribuintes da dor em pacientes crônicos, como a alteração estrutural da mandíbula por ausência de dentes e próteses (ver Fig. 44.8).

Diagnóstico final: neuralgia trigeminal e dificuldade mastigatória pela ausência da prótese total inferior.

Fatores envolvidos: a dor neurálgica e a ausência da prótese inferior atuavam como fatores perpetuantes da dor e da insatisfação da paciente.

Comentário. Pacientes desdentados totais devem ser avaliados cautelosamente. Nesse caso, a paciente tinha uma longa história de dor na face, mas a sua neuralgia iniciou após intervenção para a colocação de implantes com lesão parcial ou traumatismo do nervo alveolar inferior. Essa situação não foi controlada e, aparentemente, também não foi compreendida. Manipulações excessivas, dor aguda pós-cirúrgica, lesão eventual do nervo alveolar inferior e parestesia da face esquerda após a cirurgia neurológica confundiram sobremaneira o quadro, além dos componentes psicossociais envolvidos. Muitos desses procedimentos acabaram sendo iatrogênicos e contribuíram para a cronicidade e invalidez oral determinada pelas condições do rebordo inferior. Na verdade, nessa fase ela apresentava uma dor neuropática e, após estabelecido o diagnóstico e controlada sua queixa principal, ela ainda permanecia deficiente em relação à condição bucal. E aqui está o segundo ponto, pois, devido ao histórico todo e à condição final dos rebordos, havia uma opinião geral, inclusive profissional, de que a atrofia do rebordo e as condições da gengiva tornavam impossível o uso de prótese total (PT).

A PT foi importante física e emocionalmente. Em casos semelhantes, o paciente deve ser adequadamente avaliado e orientado em relação ao valor e ao objetivo de qualquer tratamento sugerido. Não se pode vender um tratamento reabilitador como curativo de uma dor neurálgica, mas deve-se orientar sobre os benefícios em um paciente crônico muito manipulado e, muitas vezes, desorientado profissionalmente.

Nesse caso, houve melhora da qualidade de vida com o uso de novas próteses. Em relação à dor, essa é uma paciente com dor neuropática crônica que será mantida sob controle médico permanentemente.

Dor neuropática orofacial

Esta dor é crônica e de tratamento prolongado com fármacos. Outras medidas físicas podem ser benéficas, como o tratamento adjuvante com o *laser* e o TENS. É comum que ocorra em pacientes com dor musculoesquelética e, nesses casos, cada dor deve receber o tratamento respectivo. O diagnóstico das dores neuropáticas nem sempre é simples e deve existir experiência profissional (ver também Caps. 21 e 22).

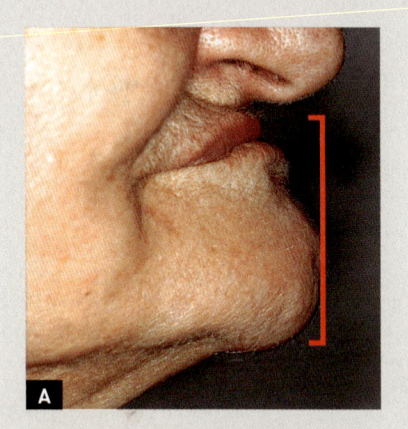

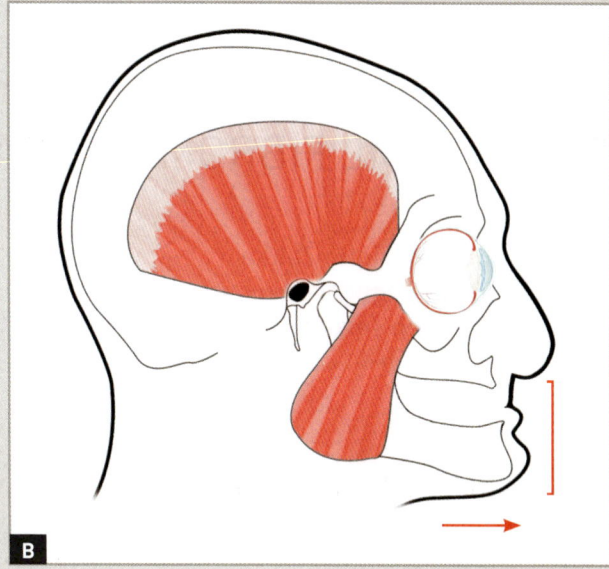

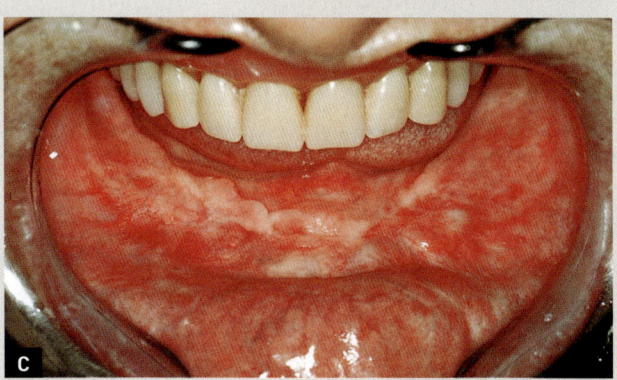

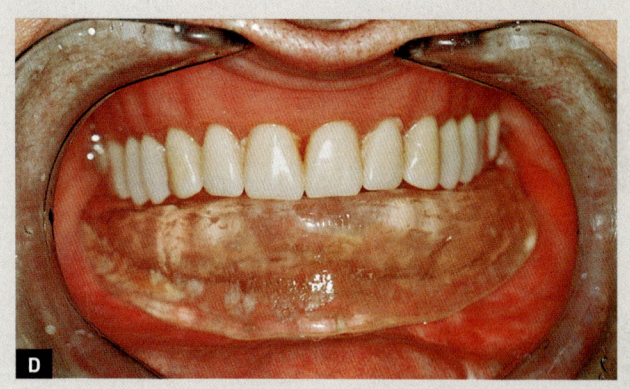

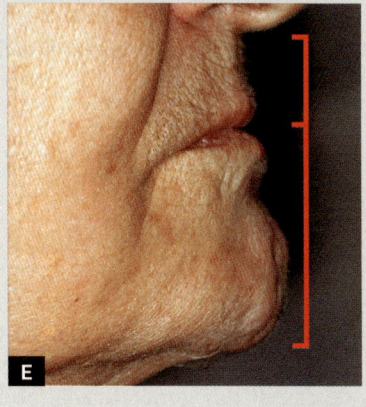

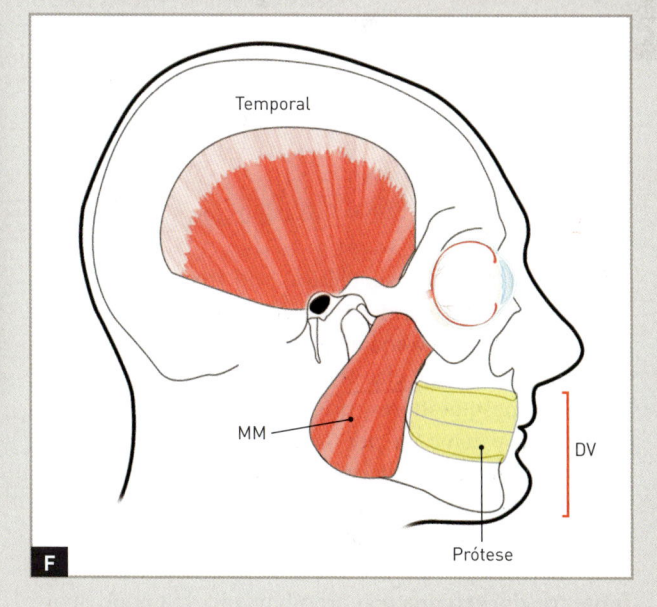

Figura 44.8. Caso clínico de paciente com dor crônica da face devido a neuralgia trigeminal e dor muscular. **A.** Observe o aspecto facial e a perda acentuada da DV que projeta a mandíbula para cima e para frente, fazendo desaparecer o lábio superior. **B.** Desenho esquemático mostrando o movimento da mandíbula, ao fechamento (seta) e o giro do côndilo na cavidade glenóide. **C.** Condição clínica da gengiva inferior com inúmeras cicatrizes devido a várias cirurgias. A paciente só usa a prótese superior. **D.** Aparelho inferior de acrílico (goteira) para reposição fisiológica da mandíbula e melhora das condições estrutural e funcional da mesma. **E.** Perfil da paciente com o uso da goteira de acrílico inferior. Observe a melhora da condição do lábio superior. **F.** O desenho esquemático mostra a posição previsível da mandíbula e do côndilo, com a reposição postural da mandíbula (mm = músculo masseter).

CAPÍTULO 45

SÍNDROME DOLOROSA MIOFASCIAL E SÍNDROME FIBROMIÁLGICA

Lin Tchia Yeng
Telma Regina Mariotto Zakka
Helena Hideko Seguchi Kaziyama
Manoel Jacobsen Teixeira

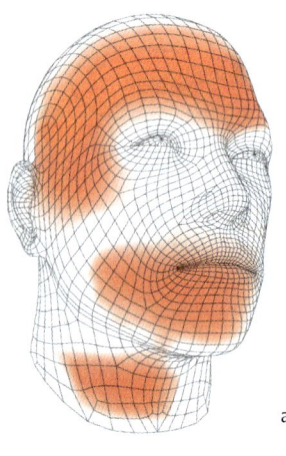

Dor muscular é a causa mais comum de desconforto em clínicas que assistem doentes com algias crônicas. Apesar dos avanços técnicos, as síndromes dolorosas musculares são frustrantes para os profissionais da área de saúde e para aqueles que dela padecem. O diagnóstico depende geralmente da **história** e do **exame físico**.

Até 1975, não havia distinção entre a Síndrome Dolorosa Miofascial (SDM) e Síndrome Fibromiálgica (SFM). Atualmente, parte das dificuldades já foram solucionadas, embora permaneça o problema crítico de como determinar os sinais e sintomas que podem ser separados ou agrupados sob condições clínicas particulares e as mais apropriadas atitudes terapêuticas.

A SDM e SFM são fontes primárias de dor ou podem ser associadas a outras condições clínicas, como morbidades. Avaliação criteriosa, história detalhada e exame físico são fundamentais para o diagnóstico. O tratamento visa à eliminação das causas, uso de medicamentos analgésicos e adjuvantes psicoterápicos, relaxamento muscular, cinesioterapia, fortalecimento muscular e condicionamento cardiovascular. A infiltração com anestésicos locais dos pontos-gatilho é realizada em casos rebeldes. Os programas de orientação podem prevenir a recorrência do sintoma.

Os sintomas de SFM causam grande impacto no cotidiano dos pacientes, promovem rotura das rotinas, cujas consequências tendem a se manter ao longo do tempo devido à cronicidade da condição causal, influenciam o processo de avaliação cognitiva, modificam os valores de vida dos indivíduos e induzem um comportamento adaptativo no cotidiano. Os impactos sociais que desestabilizam as relações familiares, restringem o contato social e interferem nos hábitos e rotinas dos pacientes acabam por obrigá-los a esforços contínuos de adaptação às novas realidades.

Este capítulo visa fazer uma revisão atualizada desses dois importantes temas.

INTRODUÇÃO

As dores musculoesqueléticas são frequentes causas de dor, particularmente de dor crônica. Dores musculares são discutidas há mais de 60 anos, entretanto só nas últimas décadas elas têm despertado a atenção de clínicos e pesquisadores, pricincipalmente por sua alta ocorrência e também por serem morbidades associadas em inúmeras condições de dor crônica, a exemplo das próprias dores neuropáticas. Neste contexto, a síndrome dolorosa miofascial (SDM) destacou-se por sua importância clínica e por ser uma das mais frequentes fontes de dor referida do corpo humano. Ela pode ocorrer local, regionalmente ou de modo generalizado. Nos segmentos cefálico e do pescoço a SDM é também uma importante fonte de dor referida, proporcionando queixas de dor, tanto facial, como de cabeça ou cervicais.

Por outro lado, dores generalizadas no corpo ganharam destaque e atenção a partir da descrição da síndrome da fibromialgia (SF) e dos critérios de avaliação por Wolf e colaboradores,[1] em 1990. A SF, além de causar dor generalizada, pode coexistir com outras síndromes locais ou regionais, como dores orofaciais, e exige avaliação global do paciente. Esta síndrome ainda desperta controvérsias, entretanto sua etiologia é multifatorial, contribuindo fatores genéticos, hormonais e neurais.

É fundamental que o clínico, também ao avaliar queixas de dores orofaciais, questione o paciente a respeito de dores em outras partes do corpo, de modo a esclarecer se a dor do paciente é exclusiva na face ou não.

SÍNDROME DOLOROSA MIOFASCIAL

Informações introdutórias

A síndrome dolorosa miofascial (SDM) é uma das causas mais comuns de dor musculoesquelética. Acomete músculos, tecido conectivo e fáscias, principalmente da região cervical, cinturas escapular e lombar. A dor e a incapacidade geradas pelas SDMs podem ser bastante significativas. Várias sinonímias foram utilizadas para essas condições, como mialgia, miosite, miofascíite, miofibrosite, miogelose, fibrosite, reumatismo muscular ou de partes moles e tensão muscular.

Apesar de a SDM ser uma das causas mais comuns de dor e incapacidade em pacientes que apresentam algias de origem musculoesquelética, muitos profissionais da área da saúde e pacientes não a reconhecem, pois o diagnóstico depende exclusivamente da história clínica e dos achados do exame físico. Muitos desses doentes são tratados como portadores de bursite, artrites, tendinites ou doenças viscerais, sem melhora significativa do quadro clínico.

Epidemiologia

É difícil determinar a prevalência da SDM na população, pois os critérios diagnósticos são clínicos e dependem do achado de pontos-gatilho e de bandas de tensão, portanto o profissional deve ser treinado para identificá-los, já que também é comum estar associada a outras afecções. Há evidências de que a SDM seja condição comum, particularmente nos centros de dor, em ambulatórios clínicos e odontológicos. Estudos realizados em centros de dor e em clínicas de diversas especialidades indicam que ocorre SDM em 21 a 93% dos indivíduos com queixas de dor regionalizada.[2-7]

A prevalência variada da dor miofascial nos diferentes estudos se deve à diferença das populações estudadas, ao grau de cronificação da dor, à ausência de critérios padronizados para o diagnóstico dos pontos-gatilho e à variação na habilidade diagnóstica dos examinadores. Estudo realizado em um serviço de reabilitação demonstrou maior prevalência de SDM na faixa etária dos 31 aos 50 anos.[8] Esse dado coincide com os de Travell e Simons[9] e sugere que os indivíduos nas faixas etárias mais ativas são mais acometidos pela SDM. Com o envelhecimento, há redução das atividades, predomínio da presença dos pontos-gatilho latentes, limitação de amplitude articular e menor frequência da SDM e de pontos-gatilho ativos. Essas síndromes e seus pontos-gatilho característicos podem constituir condição primária ou secundária a afecções musculoesqueléticas de outras naturezas como artrite, neuropáticas ou visceropáticas.

Em um estudo de epidemiologia clínica realizado no Centro de Dor do Hospital das Clínicas da Faculdade de Medicina da Universidade de São Paulo (HC/FMUSP), evidenciou-se dor de origem musculoesquelética em aproximadamente 60% dos doentes. A SDM foi predominante nos doentes que apresentavam dor musculoesquelética. Em estudo que avaliou 105 doentes apresentando cefaleia cervicogênica, constatou-se SDM na região cervical e craniana em todos, assim como em outras regiões do corpo em 29,5% dos doentes, fibromialgia em 8,1% e associação com outros tipos de cefaleias funcionais em 34,1%. Em 33 doentes com dor facial atípica, a cefaleia cervicogênica foi observada em 12,1%, fibromialgia em 3% e dor de origem odontológica, incluindo a disfunção temporomandibular, em 18%. Foram observados SDM e pontos-gatilho em 94,5% de 109 doentes com LER/DORT (distúrbio osteomuscular relacionado ao trabalho), e fibromialgia em 21%. Foi identificada SDM na região cervical, cintura escapular e/ou membros superiores (MMSS) em 82,1% de 84 doentes com distrofia simpático-reflexa (síndrome complexa de dor regional – SCDR) de membros superiores. Foi constatada SDM em 89,8% de 59 doentes sem lesão nervosa. O tratamento da SDM resultou em melhora adicional do quadro doloroso em 76,3% desses pacientes. Foi constatada SDM em 56% de 25 com SCDR com lesão nervosa, e o tratamento resultou em melhora da dor. Observou-se SDM em 77% de 54 doentes com dor abdominal não visceral. Em 68,6% dos casos, a dor surgiu após procedimento operatório abdominal e, em 7,8% dos casos, o procedimento operatório havia sido realizado como tratamento da SDM abdominal porque o diagnóstico havia sido errôneo. Em 54% de 100 pacientes com dor pelviperineal de origem não visceral foi feito diagnóstico de SDM da região pélvica, glútea e frequentemente da região lombar; em 11% deles havia neuropatia periférica associada à SDM. Foi constatada SDM em 28% de 100 doentes com dor mielopática. Havia acometimento da musculatura da cintura escapular em 85% dos casos, musculatura paravertebral torácica e/ou lombar em 59%, músculos do braço em 53,6% e da região cervical em 28%. Em 81% dos casos, a intensidade da dor foi reduzida em pelo menos 75% quando o programa de orientação postural e cinesioterapia foi instituído. Foram observados pontos-gatilho ativos ou latentes em 61,8% de 94 doentes com neuralgia pós-herpética e fibromialgia em 6,4%. Em 47% de 17 desses doentes submetidos a agulhamento seco dos pontos-gatilho, houve melhora de 50% na dor. Foi observada SDM em 36,5% dos doentes com dor oncológica. Foi predominante no sexo feminino, com tendência a acometer mais de um segmento corpóreo. Em 86,9% a dor apresentou progressão, em relação aos 60% dos doentes que não apresentaram SDM, o que sugere que a dor no paciente com câncer pode ter a SDM como agravante.

Rosomoff e colaboradores[2] avaliaram 283 doentes com dor crônica admitidos no programa do Centro de Dor. Em 85% dos casos, o diagnóstico foi SDM, sendo em 61% dos casos na região lombar, em 10% na região cervical e em 14% nas regiões cervical e lombar.

Acometia predominantemente os indivíduos do sexo feminino, na proporção de 3 para 1 em relação ao sexo masculino. Em um estudo, foram avaliados 269 estudantes de enfermagem do sexo feminino com ou sem sintoma doloroso quanto à prevalência similar de pontos-gatilho na musculatura mastigatória.[6] Foram constatados pontos-gatilho em 55% de 164 indivíduos com dor craniofacial e cervical examinados numa clínica odontológica.[10]

Aspectos clínicos

O diagnóstico da SDM depende exclusivamente da história e do exame físico. A SDM é uma condição dolorosa muscular regional caracterizada pela ocorrência de bandas musculares tensas palpáveis, nas quais se identificam pontos intensamente dolorosos, os chamados pontos-gatilho, que, quando estimulados por palpação digital ou durante a punção localizada com agulha, ocasionam dor local ou referida a distância. Os pontos-gatilhos podem ser palpados e geralmente estão associados à presença de banda tensa ou nódulo muscular. Os pontos-gatilho são decorrentes de sobrecargas dinâmicas (traumatismos, excesso de uso) ou estáticas (sobrecargas posturais) ocorridas durante as atividades da vida diária e ocupacionais. Pontos dolorosos adicionais ou satélites podem estar presentes na área de referência do ponto gatilho original ou principal. A ocorrência de contração muscular visível e palpável localizada, ou seja, do reflexo contrátil localizado (RCL), ou *twitch response*, induzido pela palpação ou punção da banda muscular ou do ponto-gatilho é característica da SDM.[2,11] Em alguns casos, a tensão e o encurtamento muscular geram inflamação no local da inserção dos feixes musculares, tendões ou ligamentos nas articulações ou estruturas ósseas, ocasionando entesites ou entesopatias.[11]

Os pontos-gatilho podem ser ativos ou latentes. O ativo é um foco de hiperirritabilidade sintomático muscular situado em bandas musculares tensas (contraturadas ou enduradas no músculo) em áreas nas quais há queixa de dor e que, quando pressionado, gera dor referida a áreas padronizadas, reprodutíveis para cada músculo. A dor é espontânea ou surge ao movimento, pode limitar a amplitude de movimento (ADM) e causar sensação de fraqueza muscular. Os pontos-gatilho latentes são pontos dolorosos com características similares aos ativos, mas presentes em áreas assintomáticas e que não se associam à dor durante as atividades físicas normais, podendo ainda ser menos dolorosos à palpação e produzir menos disfunção que os ativos. Diante de estressores físicos exógenos, endógenos ou emocionais, tornam-se ativos e geram síndromes dolorosas e/ou incapacidade funcional.[12]

As características da SDM são:

- Dor difusa em um músculo ou grupo de músculos.
- Dor regional em peso, queimor, ou latejamento, surtos de dor e referência de dor a distância; às vezes há queixas de parestesias (sem padrão neuropático).
- Banda muscular tensa palpável contendo pontos-gatilho.
- Ausência de padrão de dor radicular ou neuropática.
- Reprodução das queixas ou alterações das sensações durante a compressão do ponto miálgico.
- Ocorrência de RCL durante a inserção da agulha ou palpação no sentido transversal do ponto hipersensível da banda muscular.
- Alívio da dor após o estiramento do músculo ou após a infiltração do ponto sensível.
- Possível limitação da amplitude de movimento.
- Encurtamento muscular ao estiramento passivo.
- Possível redução da força muscular ao teste manual.

A SDM caracteriza-se pela ocorrência de dor em queimor, peso ou dolorimento, às vezes em pontadas, tensão muscular, dor muscular, limitação da ADM e, em alguns casos, de fadiga muscular. É comum a associação com outras afecções como tendinites, bursites, epicondilites, artralgias e neuropatias. A dor pode ser contínua ou episódica, e geralmente é persistente. Dependendo do grau de comprometimento, pode ser incapacitante. O padrão da dor referida e dos fenômenos associados é relativamente constante e similar para cada músculo, além de não seguir o padrão dermatomal ou radicular.

A SDM não diagnosticada e tratada torna-se crônica, e é uma das causas mais comuns de afastamento do trabalho e de compensações trabalhistas, o que resulta em perda de bilhões de dólares na população norte-americana.[13] A SDM é causa importante da incapacidade. Foi observado que a duração média da incapacidade dos doentes com lombalgia foi de aproximadamente de 6,9 semanas quando não associadas à SDM, média de 22,4 semanas nos doentes com lombalgia associada à SDM e de 25,7 semanas nos pacientes com radiculopatia.

A não identificação da SDM é responsável por numerosos diagnósticos errôneos e insucessos terapêuticos de sintomas dolorosos crônicos, perda da produtividade e aumento de compensações. Muitos pacientes com SDM são rotulados como neuróticos ou portadores de anormalidades psicossomáticas.[7,14] O diagnóstico da SDM é clínico e se baseia na identificação do ponto-gatilho ou doloroso numa banda de tensão, a reprodução da dor, critérios sugeridos por Simons e Travel.[15] Entretanto, como ainda não há consenso quanto aos critérios mínimos para diagnóstico, Tough e colaboradores[16] revisaram 93 artigos referentes à SDM em relação aos critérios diagnósticos e observaram que os quatro critérios mais comumente utilizados foram: pontos dolorosos em banda tensa muscular, reconhecimento de dor muscular, padrão de dor referida previsto e resposta de contração local (*local twitch response*). Não havia padrões consistentes para escolha de critérios diagnósticos específicos. A grande maioria dos autores cita as características de SDM definidas por Travel e Simons,[9] entretanto, poucos utilizam esses critérios.

Etiologia

As causas mais comuns de SDM são traumatismos, sobrecargas agudas ou microtraumatismos repetitivos de estruturas musculoesqueléticas. Após lesão aguda, os pontos-gatilho podem ser identificados em alguns indivíduos. A SDM pode também ter instalação gradual em decorrência de microtraumatismos repetitivos durante a execução de atividades diárias ou do trabalho, resultando em fadiga ou sobrecarga. Sobrecarga de músculos descondicionados (comum nos chamados "atletas de fim de semana"), descondicionamento físico, estresses prolongados ou sobrecarga da musculatura antigravitária decorrente da adoção de posturas durante a execução de atividades de trabalho ou lazer (esportes), acidentes automobilísticos (chicote com comprometimento da região cervical ou lombar) e estresses emocionais são causas frequentes da SDM. A dor sensibiliza as terminações nervosas livres e o sistema nervoso central (SNC), o que justifica o fato de os pontos-gatilho gerarem dor localizada e referida. Esses pontos podem manter-se latentes durante tempo prolongado. Alterações tróficas e limitação da amplitude de movimento, fatigabilidade, comprometimento discreto da força ou da destreza se associam frequentemente a ela. A sobrecarga adicional pode transformar os pontos-gatilho latentes em ativos e, muitas vezes, sobrecargas aparentemente insignificantes desencadeiam reação dolorosa intensa, edema e comprometimento da ADM em geral atribuídos a condições psicossomáticas. Há correlação entre os estresses e a SDM.[17,18] Os pontos-gatilho latentes também podem ser ativados por outros fatores, como exposição prolongada ao frio ou umidade. No entanto, a relação entre SDM e esses fatores precipitantes não é clara. São fatores predisponentes para a ocorrência da SDM: assimetria dos membros inferiores, malformação da pelve (hemipelve), posturas inadequadas e imobilismo prolongado, anormalidades nutricionais (deficiências vitamínicas ou de sais minerais ou dietas inadequadas), endócrinas (deficiência de estrógeno, hipotireoidismo), reumatológicas (artrites e artralgias), infecções crônicas virais ou bacterianas e infestações parasitárias.

Fisiopatologia

Quando a fibra muscular sofre lesão, sobrecarga ou estresse de repetição, são desenvolvidos pontos-gatilho, o que resulta em contração muscular exagerada durante período de tempo prolongado. Isquemia focalizada e anormalidades subsequentes do ambiente extracelular das miofibrilas, além de liberação de substâncias algiogênicas, geram ciclo vicioso caracterizado por atividade de elevação motora e do sistema nervoso neurovegetativo, aumentando a sensibilidade à dor. Os eventos dolorosos podem ser autossustentados por fenômenos de sensibilização centrais e periféricos.

A formação dos pontos-gatilho e das bandas de tensão é resultante dos macro ou microtraumatismos localizados que causam ruptura do retículo sarcoplasmático e liberação e acúmulo de Ca^{++} no sarcoplasma. O Ca^{++} reage com o trifosfato de adenosina (ATP) e causa deslizamento e interação da actina com a miosina, e encurtamento do sarcômero, de que resulta o espasmo ou hipertonia muscular localizada. Os miofilamentos não apresentam atividade elétrica e são livres de controle neurogênico. Quando ativados, são responsáveis pela banda muscular tensa e encurtada. A atividade contrátil não controlada aumenta o consumo energético e provoca o colapso da microcirculação local (compressão mecânica dos capilares). O consumo energético aumentado sob condições de isquemia gera depleção localizada de ATP que resulta em comprometimento de recaptação ativa de Ca^{++} pela bomba do retículo sarcoplasmático. A manutenção das condições de contração muscular causa círculo vicioso autossustentado de contração muscular, isquemia, contração muscular. A contração persistente do sarcômero produz isquemia e deficiência metabólica tecidual. Durante repouso, a banda muscular não apresenta atividade elétrica, ou seja, não é de natureza neurogênica. A hipersensibilidade dos pontos-gatilho à palpação se deve à excitação e sensibilização dos nociceptores pelo acúmulo de substâncias algiogênicas causadas pelas alterações biodinâmicas do traumatismo ou da crise energética e/ou pela inflamação neurogênica. A dor gera espasmo muscular como reflexo que, por sua vez, agrava a condição original.[9,16,19]

Os estímulos nociceptivos acionam os nociceptores musculares relacionados às fibras nervosas III (equivalentes das fibras A-d e IV (equivalentes das fibras C) que se projetam no corno posterior da substância cinzenta da medula espinal, de onde as informações nociceptivas são transferidas pelos tratos de projeção rostral para unidades suprassegmentares. Os estímulos nociceptivos induzem várias modificações secundárias e sensibilizadoras no SNC que contribuem para o quadro clínico da SDM;[19,20] ocorre aumento da excitabilidade dos neurônios da medula espinal, que passam a apresentar atividade espontânea, aumento da reação aos estímulos mecânicos, ampliação dos campos receptivos e reforço de sinapses inefetivas. A deformação plástica da membrana neuronal é a causa da dor crônica e referida em outras estruturas profundas (músculos, tendões, articulações, ligamentos), enquanto a visceral causa referência cutânea. Ocorre, portanto, alteração na percepção e análise discriminativa das informações nas estruturas medulares e encefálicas em decorrência das particularidades funcionais das estruturas que detectam e processam os sinais dos aferentes musculares.[19-21] A aferência sensitiva inibe o sistema g do músculo lesado e compromete a atividade do fuso muscular. A ausência de controle de atividade do fuso muscular implica a necessidade de acionamento de mais fibras nervosas para ativar a motricidade com eficácia. Esse mecanismo pode estar envolvido na sensação subjetiva de diminuição da força em casos de doenças musculares e de SDM. As miofibrilas intrafusais são ajustadas para padrões de atividade mais elevadas, fenômeno que contribui para a sensação de tensão muscular e do aumento do reflexo de estiramento (resposta contrátil localizada) observada em casos de SDM.[9,19,20] A ativação das fibras IV é responsável pela dor durante os movimentos, estiramento ou compressão muscular, e a das fibras III causa as parestesias e a dor espontânea.

Shay e colaboradores[22] utilizaram técnica de microdiálise em amostra de músculos com e sem pontos-gatilho miofasciais para avaliar os níveis de prótons, mediadores inflamatórios, catecolaminas, neuropeptídeos e citocinas. Os resultados mostraram diferenças bioquímicas entre os indivíduos com pontos ativos, latentes e os que não os possuíam em músculo trapézio superior. Análise de pH demonstrou que os músculos dos indivíduos com pontos-gatilho ativos possuíam pH mais baixo devido à presença de maior quantidade de ácidos, comparado aos outros grupos musculares e, possivelmente, por causa de hipoxia e isquemia. Similarmente, os níveis de bradicinina, serotonina, norepinefrina, substância P, peptídeo calcitonina geneticamente relacionado, fator de necrose tumoral alfa (TNF-α) e interleucina-1beta (IL-1β) estavam em concentração maior nos pontos ativos, e esses valores apresentaram significância estatística.

Shay e colaboradores[22] realizaram trabalho que analisou os perfis bioquímicos dos músculos trapézio e gastrocnêmio em três tipos de indivíduos: com cervicalgia e pontos-gatilho ativos no músculo trapézio; assintomáticos com pontos-gatilho latentes no músculo trapézio; assintomáticos sem pontos-gatilho. Nenhum desses pacientes tinha queixas de dor nas pernas. Os achados demonstraram que nos músculos trapézio e gastrocnêmio de indivíduos com cervicalgia, as alterações bioquímicas e o pH, conforme descrito em trabalho anterior de Shay e colaboradores,[22] estão muito mais evidentes do que nos indivíduos assintomáticos, mas com pontos-gatilho ativo em músculo trapézio, como também em relação aos indivíduos assintomáticos e sem ponto-gatilho ativo.

Foi sugerido que os pontos-gatilho miofasciais apresentam correlação entre o grau de irritabilidade e de ruídos da placa motora relacionado a isquemia e hipoxia tecidual local devido à liberação de substâncias inflamatórias e que sensibilizariam os nociceptores presentes nas fibras musculares.

Diagnóstico

A história detalhada sobre a condição clínica, com destaque especialmente para a ocorrência ou não de sobrecargas musculoesqueléticas, posturas inadequadas adotadas durante a execução de tarefas (sono, lazer, no lar, no trabalho e atividades esportivas), sobre os antecedentes pessoais e familiares, enfatizando afecções traumáticas, inflamatórias, metabólicas, oncológicas viscerais, neuropáticas ou musculoesqueléticas pregressas, e o exame físico geral, fisiátrico e neurológico, com especial atenção na inspeção das atitudes, posturas, conformação e padrão de movimento das estruturas musculoesqueléticas e assimetria dos membros, e a pesquisa por palpação dos pontos-gatilho são fundamentais para o diagnóstico das SDMs.

A história deve revisar os eventos de saúde cronologicamente, o uso de medicamentos e os fatores que interferem na dor. As queixas subjetivas da ocorrência de lesão ou disfunção muscular são representadas pela dor, enrijecimento e tensão muscular, principalmente um a dois dias após a execução de atividades físicas. Os doentes com pontos-gatilho ativos geralmente queixam-se de dor mal localizada em queimor ou em peso e, muitas vezes, em pontada num segmento corpóreo e referida a distância. Alguns doentes queixam-se de parestesias ou adormecimentos regionais. A dor pode ocorrer quando há estimulação dos pontos-gatilho durante a execução de atividades de contração voluntária, que pode associar-se a alterações do perfil do sono, sensação de fraqueza, fadiga e intolerância aos exercícios. A localização da dor e suas peculiaridades quanto ao padrão, intensidade, fatores desencadeantes, fatores de melhora ou de piora são elementos importantes para caracterizar a SDM.[1] A utilização de desenhos ou gráficos do corpo humano é útil para documentar a distribuição dos padrões e localização da dor.[14,22,23]

Os fatores ergonômicos e posturais devem ser detalhadamente analisados (hábitos, características dos ambientes de trabalho, modo de dormir). A análise dos eventos biomecânicos geradores dos sintomas auxilia na identificação dos músculos responsáveis pela SDM. As assimetrias corporais observadas pelos doentes devem ser valorizadas. Os trabalhadores que praticam exercícios ativos resistidos diariamente são menos propensos ao desenvolvimento dos pontos-gatilho ativos do que os sedentários ao serem submetidos a atividades físicas vigorosas.

Os históricos sobre condições clínicas presentes e passadas, atividades no lar e no trabalho, condições mentais, hábitos alimentares e uso de álcool, dietas e drogas são também fundamentais para o diagnóstico. O hábito de ingerir bebidas alcoólicas pode precipitar miopatia alcoólica aguda e mioglobinúria; a deficiência de vitamina B é associada à osteomalácia, fator causador de dor óssea ou muscular, após execução de exercícios prolongados após jejum e após dieta rica em gordura e pobre em carboidratos. A história de atividade física deve ser detalhadamente revisada. O sedentarismo, a frequência com que são realizadas as atividades esportivas (como no caso dos atletas de finais de semana), o tipo de atividades praticadas, que podem sobrecarregar estruturas musculoesqueléticas (aeróbica, musculação), assimetria de sobrecarga musculoesquelética (tênis, beisebol) são pontos importantes na história clínica.

Edema muscular é às vezes observado, mas pode implicar a ocorrência de anormalidades estruturais, incluindo polimiosite, dermatomiosite, miofosforilase, deficiência de fosfofrutoquinase e miopatias tóxicas ou alcoólicas.

Disfunções neurovegetativas ocasionadas pelos pontos-gatilho podem ocorrer em doentes com SDM e incluem alteração de sudorese, edema intersticial, piloerecção, alterações de temperatura e de cor tegumentar. Pontos-gatilho presentes nas regiões cervical e craniana podem induzir lacrimejamento, coriza, salivação, etc. As alterações neurológicas decorrentes dos pontos-gatilho incluem as anormalidades motoras, as tonturas, o zumbido e a alteração do peso corpóreo. Dentre as alterações motoras, estão o espasmo de outros músculos, a fraqueza, o tremor, a descoordenação motora e a redução da tolerância às atividades dos músculos envolvidos. A fraqueza e a redução da capacidade de contração são frequentemente interpretadas como necessidade do aumento da atividade muscular. Se essas atividades forem executadas sem inativação prévia dos pontos-gatilho, pode ocorrer agravamento da dor, fraqueza e descondicionamento dos músculos envolvidos ou não. A fraqueza pode ser expressão de uma inibição motora reflexa.

O exame físico deve caracterizar o padrão da marcha, ocorrência de posturas anormais, como cifose ou escoliose, as posturas e a evidência de assimetrias que possa sugerir o local da lesão causal ou da sobrecarga. A ADM articular deve ser avaliada com critério; os músculos responsáveis pela limitação dos movimentos devem ser palpados, pois podem apresentar pontos-gatilho que, inativados, podem contribuir para a melhora da ADM. Segundo Sola,[11] a dor refratária pode ser acompanhada de comprometimento de músculos ipsilaterais distais da queixa álgica primária. Assim, a SDM cervical pode ser associada a pontos-gatilho latentes na região da cintura escapular, músculo quadrado lombar, músculos glúteos e, frequentemente, do músculo gastrocnêmio. Pode não haver queixa de dor na região lombar ou nos membros inferiores, porém o exame físico pode revelar comprometimento de músculos das cadeias musculares posteriores. Há necessidade adicional de se tratar os pontos-gatilho latentes, os espasmos musculares e os encurtamentos, pois o não tratamento dos músculos tensos e encurtados, mesmo assintomáticos, pode tornar o resultado terapêutico insatisfatório.

Os pontos-gatilho ativos são frequentemente identificados nos músculos posturais da região cervical, cintura escapular e cintura pélvica, trapézio superior, escaleno, esternocleidomastóideo, elevador da escápula, quadrado lombar e musculatura mastigatória.[24,25] Os pontos-gatilho ativos e os satélites tornam-se mais doloridos quando os músculos são encurtados durante períodos prolongados e quando os doentes adotam posturas inadequadas durante a execução das atividades de vida diária (AVDs), de trabalho e durante o sono[19,90]. Segundo Gerwin[26] e Travell e Simons,[1,9] a identificação e o reconhecimento da dor pelos doentes durante o exame físico da palpação dos pontos-gatilho é muito importante para o diagnóstico clínico da SDM.

Pode ser que a recorrência das SDMs se deva à não correção de fatores perpetuantes ou agravantes: mecanoposturais, nutricionais, metabólicos ou psicossociais.

Diagnóstico diferencial

Afecções funcionais, inflamatórias, infecciosas, degenerativas ou metabólicas podem simular SDM. Os exames clínicos, laboratoriais, de imagem e eletrofisiológicos ajudam a estabelecer os diagnósticos.

- Espasmo muscular: definido como contração muscular sustentada, involuntária e em geral dolorosa que não pode ser aliviada voluntariamente. O grau de contração do músculo em espasmo excede as necessidades funcionais. Pode ser causado por qualquer condição dolorosa, especialmente disfunções somáticas ou viscerais. O espasmo do músculo esquelético causa e agrava a dor preexistente. Quando a causa original do espasmo é tratada, a dor pode se manter no músculo acometido e acarreta desenvolvimento de pontos-gatilho. É o que ocorre, por exemplo, durante a recuperação da angina de peito, já que a dor cardíaca pode causar capsulite adesiva no ombro, que manterá a dor no ombro independentemente da condição cardiológica.
- Deficiência muscular: é caracterizada por fraqueza e perda da flexibilidade à movimentação devido à inatividade decorrente das lesões, microtraumatismos, imobilizações ou vida sedentária. Fraqueza e comprometimento da flexibilidade dos músculos abdominais, lombares e isquiotibiais são frequentes em doentes com lombalgia crônica. A fraqueza abdominal é aparentemente mais comum do que a fraqueza dos músculos lombares posteriores.
- Fibromialgia: a síndrome fibromiálgica é caracterizada pela ocorrência de dor difusa e migratória, acima e abaixo da cintura, à direita e à esquerda do corpo, durante mais de três meses, com identificação da dor à palpação em pelo menos 11 dos 18 pontos dolorosos preconizados pela Colégio Americano de Reumatologia. Associa-se à fadiga, sono não reparador, síndrome de cólon ou bexiga irritável, cefaleia, parestesias ou inquietação nos membros, síndrome depressiva, entre outros sintomas.[8]
- Disfunções vertebrais mínimas e disfunções articulares degenerativas ou inflamatórias. O diagnóstico diferencial da SDM envolve a dor oriunda dos tendões, ligamentos, ossos e articulações e suas cápsulas. Várias condições, incluindo o lúpus eritematoso

sistêmico, podem acometer tanto articulações como músculos. Disfunção mecânica das articulações zigoapofisárias ocasiona dor na região inervada pelos ramos recorrentes posteriores das raízes espinais. A dor se manifesta durante a execução da manobra de pinçamento e rolamento da pele e de palpação profunda das facetas ou processos espinhosos correspondentes. Os pontos miálgicos geram dor referida.[27,28] O aumento da aferência nociceptiva de articulações acometidas causa sensibilização neuronal no SNC e SNP, estabelecendo pontos-gatilho.[27]

- Radiculopatias: quando há comprometimento da função muscular em decorrência de neuropatias periféricas (radiculopatias, síndromes compressivas nervosas periféricas), os músculos se tornam mais susceptíveis ao desenvolvimento de pontos-gatilho, provavelmente porque ocorre hipersensibilidade por desnervação dos neurônios da medula espinal, o que modifica a percepção das aferências musculares regionais. Os pontos-gatilho latentes tornam-se ativos e comprometem a resolução do quadro doloroso mesmo após o controle da neuropatia primária.[29]
- Tendinopatias e bursites: as lesões ligamentares e inflamatórias dos tendões induzem a formação de pontos-gatilho e dolorosos nos músculos adjacentes com frequência. Esses pontos se tornam a causa mais importante da dor. O tratamento deve ser direcionado à dor muscular e à etiologia da afecção.
- Miopatias e distrofias musculares: lesões musculares inflamatórias (poliomiosite, dermatomiosite) ou medicamentosas causam dor, geralmente na musculatura proximal dos membros, e elevação na concentração das enzimas séricas (CPK, LDH, provas de atividade inflamatória).[20,28]
- Dor nos músculos espásticos em decorrência de neuropatias centrais. A hipertonia muscular, hiper-reflexia e a ocorrência de sinais de neuropatias centrais (acidente vascular encefálico, traumatismos raquimedulares, etc.) estabelecem o diagnóstico e proporcionam o raciocínio fisiopatológico. Nocicepção e desaferentação contribuem para a manifestação da dor nesses casos.
- Afecções metabólicas: a mialgia pode ser desencadeada por atividade física, tal como ocorre em condições de isquemia, de aumento de viscosidade sanguínea (macroglobulinemia de Waldenström) e de comprometimento da capacidade de transporte de oxigênio no sangue (anemia). A dor pode ser relacionada ao exercício quando há comprometimento do suprimento energético dos músculos, assim como ocorre em casos de deficiência de miofosforilase, anormalidade das citolisinas e deficiência de fosfofrutoquinase, condições que acarretam dor em câimbra e contraturas. Há associação entre exercício e mialgia em casos de neuropatias mitocondriais e de deficiência de carnitina-palmitil transferase.[4]

Exames complementares

Os exames complementares séricos e de imagem (radiográficos, ultrassonográficos, cintilográficos e de ressonância nuclear magnética) estão dentro da normalidade e são compatíveis com as alterações de senilidade normal em doentes com SDM.

A eletroneuromiografia de agulha demonstrou alterações específicas em doentes com pontos-gatilho. Em coelhos e em seres humanos, há ruído de inserção com atividade espontânea de baixa voltagem na placa motora e espículas de alta voltagem durante a inserção da agulha, quadro característico, porém não patognomômico, da ocorrência de pontos-gatilho. O ruído de inserção da agulha é originário da placa motora dos pontos-gatilho.[21,24]

O alentecimento para o relaxamento muscular após a execução de exercícios repetitivos acelera a fadiga do músculo e é observado em condições em que há pontos-gatilho e sobrecarga do trabalho muscular. O padrão de fadiga após a execução de atividades repetitivas, o aumento da fadigabilidade e a demora para a recuperação do tônus sugerem disfunções motoras nos músculos contendo esses pontos.[30] As espículas observadas no traçado eletromiográfico sugerem a presença de pontos-gatilho.[25]

Os estudos eletromiográficos de superfície demonstram que as fibras musculares com pontos-gatilho ativos são mais facilmente fatigáveis e apresentam capacidade de gerar contração muscular menor que as fibras musculares normais. A fraqueza pode ser decorrente da inibição reflexa dos músculos pela presença desses pontos. Foram identificadas modificações funcionais nos músculos com pontos-gatilho caracterizadas pelo aumento da reação aos estímulos elétricos, alentecimento no relaxamento e aumento da fadigabilidade. Essas anormalidades em conjunto sugerem diminuição da capacidade funcional frente à execução de tarefas. Os pontos-gatilho podem causar espasmos musculares e inibir a atividade de outros músculos, além de aumentarem a reação de contração muscular.

O diagnóstico ultrassonográfico é controverso. As bandas de tensão foram demonstradas nas regiões com pontos-gatilho; após inserção da agulha, foi documentado o fenômeno de contração da fibra muscular. Há outros trabalhos, entretanto, que não demonstram anormalidades das fibras musculares ao exame ultrassonográfico.

À termografia por infravermelho, os pontos-gatilho geralmente se apresentam como regiões hipertérmicas e as neuropatias, como hipotérmicas. Esse exame às vezes possibilita diferenciar as anormalidades radiculares, sinovites, bursites e SDM. A ativação mecânica dos pontos pode causar agravamento da dor e hipotermia reflexa.[31] Entretanto, mais estudos controlados que demonstrem possíveis modificações em termografia por infravermelho após tratamento de SDM são necessários.

Tratamento

O tratamento da SDM deve levar em conta a complexidade de cada caso. A avaliação parcial que não compreenda os músculos acometidos e os fatores desencadeantes e perpetuantes pode facilitar a recorrência da dor. Medidas simples podem ser apropriadas em pacientes com SDM que acomete um único ou poucos músculos, desde que os componentes psicossociais e comportamentais sejam mínimos. Doentes com diversas anormalidades psicossociais e fatores perpetuantes orgânicos devem ser tratados de forma abrangente por equipes interdisciplinares.

Medicamentos analgésicos anti-inflamatórios não esteroidais (AAINEs) são importantes no controle da dor. Devem ser a primeira atitude terapêutica. São eficazes no controle da dor aguda ou da dor crônica agudizada, além de tornarem confortável a realização de exercícios e autocuidados ou para controle da dor após os procedimentos de terapia manual, agulhamento e/ou infiltração dos pontos-gatilho. O uso crônico de AAINEs em doentes com SDM não se revelou eficaz.

Os relaxantes musculares de ação periférica não parecem ter efeito satisfatório por longo prazo. O relaxante muscular de ação central mais utilizado é a ciclobenzaprina (20 a 30 mg por via oral – VO/dia). Foi lançada recentemente no mercado uma associação de ciclobenzaprina e cafeína para melhorar a sonolência diurna relacionada ao seu uso. A tizanadina é um relaxante muscular que atua centralmente no receptor alfa-2 adrenérgico na medula espinal e em centros suprassegmentares, mas não atua nas fibras musculares ou na junção mioneural. Segundo estudos duplo-cegos, randomizados e controlados, na dosagem de 2, 4 ou 8 mg três vezes ao dia proporciona decréscimo de dor, melhora da mobilidade e bem-estar.[32]

Aos analgésicos e miorrelaxantes, devem-se associar psicotrópicos. Os antidepressivos que auxiliam na dor são os tricíclicos (amitriptilina, clorimipramina, nortriptilina) na dose de 25 a 100 mg ao dia, e os inibidores específicos de recaptação de serotonina e noradrenalina (venfalaxina, duloxetina e milnaciprano). Esses agentes, além de analgésicos, melhoram o padrão do sono e relaxam os músculos. Podem ser associados às fenotiazinas (clorpromazina, levopromazina, propericiazina) na dose de 20 a 100 mg ao dia, pois proporcionam analgesia, ansiólise, estabilização do humor e modificação na simbologia da dor.[33]

Os benzodiazepínicos são depressores do SNC e miorrelaxantes. Essas substâncias aumentam a inibição pré-sináptica das fibras aferentes na medula espinhal, mediados pelo complexo receptor GABA (ácido gama-aminobutírico). Atuam como tranquilizantes e apresentam propriedades miorrelaxantes. O uso prolongado proporciona mais desvantagens que benefícios, pois pode causar sedação, confusão mental, dependência, tolerância, agravamento da sensibilidade a dor e depressão.[34] Alprazolam mostrou-se eficaz em combinação com o ibuprofeno no controle da fibromialgia. Mais da metade dos doentes tratados com esta combinação em um estudo apresentou melhora superior a 30%, mas com taxa de abandono superior a 30%.[35] O cloxazolam e o clonazepam também são utilizados na regulação do sono em pacientes com SDM ou fibromialgia, apesar de diminuírem a fase profunda do sono, o que torna seu uso a longo prazo não aconselhável.

A pregabalina pode ser usada no tratamento dos doentes com dor neuropática e SFM porque melhora a qualidade do sono, a ansiedade e o relaxamento muscular. Com base na experiência dos autores, pode também ser utilizada como adjuvante em tratamento de doentes com SDM. Em doentes com dor crônica, a terapia combinada é mais eficaz que a monoterapia.

O programa de medicina física baseia-se na inativação dos pontos-gatilho, na reabilitação muscular, cinesioterapia e orientações posturais, além da remoção de outros fatores desencadeantes e perpetuantes.[29,36] Para tanto, é fundamental a identificação correta dos músculos envolvidos. A atuação de equipes multiprofissionais para estabelecimento do diagnóstico da dor, das etiologias e da gravidade dos comprometimentos musculoesquelético e psicossocial é importante para determinar os programas de reabilitação e reformulação das atividades dos doentes, não apenas quanto aos aspectos ergonômicos, mas também emocionais e psicossociais.

Em casos de dor crônica, o papel do doente, do significado da dor, dos estressores psicossociais e dos tratamentos prévios deve ser considerado com cautela, pois a qualidade da avaliação e a precisão dos diagnósticos e das possíveis falhas em tratamentos anteriores determinam o prognóstico dos programas de reabilitação. É frequente a recorrência da dor após tratamentos mal idealizados, assim como o uso de numerosos medicamentos, e submissão dos pacientes a vários procedimentos e a diversas consultas médicas de diferentes especialidades sem que o diagnóstico da SDM seja estabelecido. A instituição de programa terapêutico deve também obedecer ao modelo interdisciplinar, pois o controle da dor e da incapacidade implica a necessidade de reabilitação física, psíquica e social, contemplando as mudanças da identidade dos doentes. É necessária a valorização de todos esses aspectos e a construção da relação de parceria e corresponsabilidade com os doentes durante a execução do programa de tratamento e de reabilitação. Os hábitos saudáveis de vida constituem a base do tratamento da dor musculoesquelética. A dieta saudável e o sono restaurador, além dos exercícios e da atividade física programada, são medidas complementares de extrema importância para qualquer programa de reabilitação para dor neuromuscular crônica. Os estresses emocionais e as anormalidades do sono podem desencadear ou agravar a dor musculoesquelética. O tabagismo provoca alterações microcirculatórias que podem agravar a dor neuropática, a distrofia simpático-reflexa e as cefaleias. Portanto, cessar o uso do cigarro também é fator importante de melhora da qualidade do tratamento.[1]

O tratamento da SDM consiste na inativação dos pontos-gatilho.[34] Quando o doente apresenta SDM secundária a uma condição nociceptiva primária visceral ou somática, o tratamento isolado da SDM não resulta em melhora satisfatória da dor, podendo haver mais recorrência do que em casos de SDM primárias.

O movimento harmonioso e eficiente depende da integridade morfofuncional do aparelho locomotor. O alinhamento osteoarticular, o deslizamento entre as fibras musculares e os folhetos teciduais (do plano superficial ao profundo) e a correta integração neuro-sensório-motora confere potencial biomecânico suficiente para o gesto de comunicação e para as atividades automáticas na vida diária e no trabalho. O músculo é o principal efetor da atividade mecânica gerada na unidade musculoesquelética. O músculo relaxado e resistente produz força mais eficiente com menor fadiga, transferindo menos carga às junções miotendínea e osteotendíneas. A atividade física deve considerar o trabalho de conscientização corporal, com movimentos lentos, suaves e não aeróbicos do corpo, a propriocepção, a redução dos estresses articulares e musculares e o equilíbrio das cadeias musculares. Os exercícios diminuem a sensibilidade à dor[36] e, associados a programas regulares de atividades físicas, são fundamentais, pois não apenas melhoram o condicionamento cardiovascular e muscular, mas também reduzem o número e a intensidade dos pontos-gatilho e melhoram as medidas objetivas e subjetivas da dor em doentes com SDM e da síndrome de fibromiálgica (SFM).[36] Os exercícios físicos em pacientes com dor crônica devem ser iniciados gradualmente com manobras de mobilização e de alongamento suave, respeitando-se a tolerância dos doentes, e devem ser realizados regularmente para evitar a dor muscular intensa pós as atividades.[30,37] A ADM deve ser testada para avaliar o resultado do tratamento. O sucesso depende do máximo ganho da ADM, o que significa rompimento das contraturas dos sarcômeros envolvidos.[12,29,36] Exercícios de relaxamento da região cervical e da musculatura da cintura escapular melhoram a postura e a dor em doentes com cefaleia cervicogênica ou tensional. A cinesioterapia visa aprimorar e otimizar a atividade mecânica gerada pelos músculos, assim como proporcionar analgesia, recuperação da expansibilidade tecidual, força, resistência à fadiga e restabelecimento da cinestesia (padrões gestuais fisiológicos) graças à inibição dos fatores irritantes e fisiolimitadores. O procedimento cinesioterápico deve restabelecer a expansibilidade e o comprimento isométrico do músculo e dos folhetos teciduais superficiais. Utiliza a técnica de alongamento passivo, ativo assistido ou ativo e manobras de liberações ou inativações miofasciais (massagem da zona reflexa, massagens transversas profundas) seguidas de contrações isométricas para manutenção e recuperação do trofismo muscular.[34] Em doentes com lombalgia crônica, observou-se que os alongamentos realizados em domicílio não evitam a recorrência de dor, mas sim os exercícios de fortalecimento e condicionamento físico realizados regularmente. As atividades físicas regulares não apenas contribuem para a melhora física, mas também proporcionam benefícios psicológicos e bem-estar, além de eliminar a fobia aos exercícios. Os exercícios ativos induzem participação no enfrentamento de dor crônica, assim como os exercícios em grupo reduzem os estresses psicológicos e facilitam a socialização dos doentes.

Diversas modalidades de métodos físicos, como a massoterapia, o calor superficial (bolsas térmicas) ou profundo (ultrassom, ondas curtas, micro-ondas), a crioterapia (compressas de gelo, aerossóis congelantes), hidroterapia (turbilhão, tanque de Hubbard associado a hidromassagem e terapia na piscina) e a eletroterapia (estimulação elétrica transcutânea, correntes farádicas, iontoforese de agentes analgésicos e de anti-inflamatórios) podem ser utilizadas para reduzir a tensão muscular e inativar os pontos-gatilho. Sua ação é lenta e não satisfatória em casos complexos e crônicos. Esses tratamentos são complementares à inativação dos pontos-gatilho quando os doentes estão integrados a programas de exercícios posturais de reabilitação muscular. Trabalho randomizado controlado que comparou os efeitos do ultrassom associado à massagem e a exercícios, e "sham" ultrassom combinado a massagens e exercícios não mostrou diferença significativa entre os dois grupos, o que sugere que o ultrassom não é isoladamente um método eficaz de tratamento. Os efeitos benéficos seriam resultado da massagem e do exercício. O ultrassom parece não ser uma terapia efetiva no tratamento da síndrome dolorosa miofascial. Entretanto, acredita-se que o calor superficial e/ou profundo possam contribuir para o relaxamento muscular, facilitando a atividade física e os exercícios. Apesar de não se demonstrar útil o uso de métodos físicos no manejo da dor musculoesquelética, admite-se que são úteis no preparo para a execução de atividades físicas.[38] O ultrassom associado a exercícios de alongamento proporcionam resultados similares aos da injeção de anestésicos locais nos pontos-gatilho no tratamento da SDM.

A terapia manual consiste no uso de técnicas de massageamento tecidual. As técnicas de liberação miofascial, como a massagem transversa profunda, a massagem de zona reflexa, o Shiatsu, a de Rolfing, a de John Barnes e a terapia miofascial,[39] baseiam-se na pressão manual sobre os músculos e suas fáscias. A dor muscular pode ocorrer após o tratamento, por isso recomenda-se a aplicação de gelo, calor ou corrente elétrica para seu alívio.[15]

Acupuntura e agulhamento seco dos pontos-gatilho é um método eficaz de tratamento da dor musculoesquelética. Além de proporcionar relaxamento muscular, estimula o sistema supressor endógeno de dor e, frequentemente, melhora o sono e diminui a ansiedade. A acupuntura é indicada como terapia adjuvante no tratamento da SFM, da lombalgia[40] e da síndrome dolorosa miofascial.[13]

Quando os métodos físicos não são bem-sucedidos ou a intensidade de dor é alta, a inativação dos pontos-gatilho é recomendada por reduzir a dor, por aliviar a ADM, aumentar a tolerabilidade aos exercícios e melhorar a microcirculação. O alívio da dor perdura por poucas horas a vários meses, dependendo da cronicidade e da gravidade dos casos. A inativação dos pontos-gatilho pode ser realizada por diversos métodos físicos, como agulhamento seco e infiltrações com anestésicos locais (lidocaína 0,5 a 1% sem vasoconstritor). Corticosteroides não são necessários. A baixa concentração dos anestésicos reduz o risco de reações adversas sistêmicas ou localizadas. A dose máxima recomendada para uma sessão de infiltração é de 100 mg de procaína, 50 a 100 mg de lidocaína ou 25 a 50 mg de bupivacaína. A procaína proporciona efeito mais prolongado, enquanto a lidocaína proporciona início mais rápido e a bupivacaína produz analgesia que dura de quatro a seis vezes mais que a procaína e duas a três vezes mais que a lidocaína. Mas, mesmo com o uso de anestésicos de curta duração, a melhora ainda é mantida após o término da ação dos anestésicos locais, o que sugere que o ato mecânico de agulhamento dos pontos-gatilho e das bandas de tensão muscular alivia a sintomatologia. A crioterapia pode ser utilizada como vaporizante, como cloreto de etila, e imediatamente após a inativação dos pontos-gatilho em associação à cinesioterapia. Manobras de alongamento muscular e de cinesioterapia são recomendadas após a inativação. O tratamento dos pontos-gatilho é importante para eliminar a autossustentação da SDM devido à sensibilização das cadeias musculares e dos neurônios internunciais da medula espinal, que estão envolvidos no ciclo da dor, espasmo muscular, dor. A inserção da agulha nos pontos-gatilho gera repetidos RCLs, o que significa área com vários pontos hipersensíveis à estimulação mecânica, e dor em pontada irradiada para a zona de dor referida.

A toxina botulínica é indicada em casos rebeldes, principalmente em pacientes que não apresentaram melhora satisfatória com outros procedimentos. A toxina botulínica é um polipeptídeo neurotóxico produzido pela bactéria *Clostridium botulinum*, que é utilizado no tratamento da SDM e da cefaleia tipo tensão. Inibe a liberação de acetilcolina do axônio motor pré-sináptico para a fenda sináptica, bloqueando os impulsos nervosos e induzindo fraqueza muscular. O efeito máximo da injeção ocorre em duas a seis semanas e se reduz gradualmente. A eficácia pode variar de dois a seis meses.[39,41] Alguns pacientes não respondem à terapia, talvez pelo desenvolvimento de anticorpos. Ainda não está claro se o uso de toxina botulínica é mais eficaz na inativação dos pontos-gatilho, em comparação ao uso de anestésicos locais. Mais trabalhos randomizados e de avaliação cega são necessários para que se chegue a uma conclusão segura a respeito do uso de toxina botulínica no tratamento da SDM.

Após o tratamento dos pontos-gatilho, deve-se realizar estiramento progressivo do músculo para restabelecer a ADM.[8,12,21,28,36] A inativação isolada dos pontos proporciona redução temporária dos sintomas. Os exercícios de reabilitação reduzem a possibilidade de reativação dos pontos-gatilho e as sobrecargas que sobrepujam a capacidade funcional dos doentes. A reeducação objetiva identificar e controlar os fatores desencadeantes, agravantes e perpetuantes da dor. O processo de reabilitação é geralmente prolongado e depende da educação e da responsabilidade do doente e do desenvolvimento de parceria com o seu médico, que deve ser baseada na confiança mútua. A longo prazo, a conduta não reside apenas no tratamento dos pontos-gatilho, mas sim na identificação e modificação dos fatores contribuintes, visto que estão relacionados aos aspectos biopsicossociais dos doentes.[12,28,34] As posturas inadequadas podem ser fatores desencadeantes ou agravantes de algumas doenças musculoesqueléticas crônicas. Doentes com lombalgia crônica ou outras afecções musculares crônicas devem ser educados em relação às posturas tanto em repouso quanto durante as atividades.[17] Em doentes com LER/DORT, lombalgia, disfunção temporomandibular crônica, entre outros, os hábitos durante o trabalho e no domicílio, a maneira de executar tarefas e os fatores ergonômicos devem ser investigados. A educação dos doentes deve constituir parte de um programa de reabilitação em doentes com dor musculoesquelética, já que desenvolve a capacidade dos doentes de trabalharem de modo mais ativo no manejo da dor e das disfunções. Essa modalidade é fundamental, pois reduz o medo e as crenças inadequadas relacionadas à dor crônica.

Doentes com dor crônica frequentemente apresentam depressão, que pode ser resultante da dor crônica ou ser uma mobidade associada.[32,38,42] A depressão é comum em doentes com fibromialgia; a melhora da depressão não implica necessariamente a melhora da dor ou vice-versa. O tratamento de ambas as condições é recomendado.[32] Foi observado que tanto as intervenções comportamentais como educativas reduzem os sintomas de depressão e do comportamento doloroso em doentes com fibromialgia. Deve haver intervenção psicossocial para reduzir o sentimento de desamparo e do comportamento doloroso passivo ou mal adaptativo em pacientes com dor crônica. O tratamento psicossomático, ou seja, os procedimentos de relaxamento, psicoterapia de apoio, entre outros, devem ser indicados quando a ansiedade, a depressão e os outros sintomas psicológicos forem significativos. A não detecção dessas anormalidades pode contribuir para o insucesso do tratamento.

O *biofeedback* consiste no uso de aparelhos que, via sensores aplicados aos agrupamentos musculares, geram estímulos auditivos ou visuais e permitem aos doentes conscientizar-se da ocorrência de contrações musculares e controlá-las. Esse método pode auxiliar a avaliação e o planejamento da adequação ergonômica nos ambientes de trabalho e na realização das tarefas do lar. Outras técnicas, como a hipnose, a auto-hipnose, a ioga e a biodança, são também eficazes no auxílio à reabilitação dos doentes com SDM. Todas essas técnicas necessitam da participação ativa e da motivação dos doentes, devendo ser regularmente praticadas para manutenção da melhora clínica.[42,43]

A SDM apresenta recorrência frequente, principalmente quando o diagnóstico etiológico e os fatores precipitantes ou agravantes (mecânicos, posturais, nutricionais, metabólicos, estressores psicossociais e biológicos) não são corrigidos apropriadamente. O tratamento medicamentoso e a fisioterapia, que normalmente não objetivam tratamento específico da SDM, não proporcionam alívio significativo ou definitivo. Reabilitação nutricional é necessária em doentes que se submetem a dietas não balanceadas para perda de peso ou adotam maus hábitos nutricionais.[12] Esses cuidados são fundamentais para se evitar a progressão da sintomatologia e para profilaxia da síndrome de dor crônica.

A estimulação dos bons hábitos, como alimentação balanceada, sono reparador, atividade física regular, relaxamento e diminuição de estressores psíquicos e físicos, é fundamental para prevenir a recorrência dos sintomas.[12,28]

Aspectos gerais

> A SDM pode comprometer qualquer segmento do corpo. É fonte primária da dor ou associa-se a outras condições clínicas. A SDM é mal diagnosticada com frequência, apesar de sua elevada prevalência. A avaliação criteriosa da história detalhada e o exame físico são fundamentais para o diagnóstico e para a instituição do tratamento adequado, além da prevenção da sensibilização central e do comprometimento de outras áreas por mecanismos reflexos. Os exames complementares auxiliam na exclusão de condições associadas. A SDM é tratada com eliminação das causas, uso de medicamentos e adjuvantes, relaxamento, cinesioterapia, fortalecimento muscular e condicionamento cardiovascular. A infiltração com anestésicos locais dos pontos-gatilho é realizada em casos crônicos ou rebeldes. Os programas de orientação previnem a recorrência da SDM.

SÍNDROME FIBROMIÁLGICA

Informações introdutórias

A síndrome fibromiálgica (SFM) se caracteriza por dor musculoesquelética generalizada crônica, presença de pontos dolorosos e ausência de processos inflamatórios articulares ou musculares. Além do quadro doloroso, esses doentes podem apresentar fadiga, disfunção do sono, rigidez matinal, parestesias de extremidades, sensação subjetiva de edema e déficit cognitivo.[1] É comum a associação com depressão, ansiedade, síndrome da fadiga crônica, síndrome dolorosa miofascial (SDM), síndrome do intestino irritável e síndrome uretral inespecífica, que contribuem com o sofrimento e a piora da qualidade de vida,

Epidemiologia da SFM

Sua prevalência, maior no sexo feminino, é de aproximadamente 2% nos Estados Unidos e França, 4% na Espanha e 2,5% no Brasil. O impacto da SFM na qualidade de vida e na capacidade funcional do doente é grande, mais de 30% dos doentes se submetem a subempregos e 15% tornam-se incapacitados para o trabalho. No Brasil, foi constatado decréscimo de 65% na renda familiar dos doentes com SFM e que 55% recebiam auxílio da previdência social.[37]

Fisiopatologia da SFM

A fisiopatologia da SFM é complexa e não totalmente esclarecida. Sabe-se que há alterações na percepção e no processamento da dor e disfunções neuroendocrinológicas.[6] Familiares de doentes com SFM têm oito vezes mais chances de desenvolver SFM devido à predisposição individual, a mutações genéticas específicas, à associação com polimorfismos na enzima COMT (catecol-O-metiltransferasee) no transportador de serotonina, alterações dos níveis da substância P no líquido cerebrospinal (em relação a indivíduos sadios), e os estressores ambientais podem ser fatores desencadeantes.

As anormalidades neuroendócrinas envolvem disfunção no eixo hipotálamo-hipofisário-adrenal. Os doentes com SFM apresentam resposta anormal ao estresse e inadequação aos eventos estressores, traumas e infecções. O estresse persistente ocasiona anormalidades no sistema neuroendócrino, no sistema serotoninérgico e no sistema nervoso neurovegetativo simpático (SNNV). Durante a reação de estresse, o eixo hipotálamo-hipofisário-suprarrenal interage com a noradrenalina do *locus ceruleus* e do SNNS e outros sistemas encefálicos. Estudos sugerem que a alteração na secreção do hormônio do crescimento (HG) pode contribuir para a menor recuperação frente aos microtraumatismos musculares e na ocorrência de dor musculoesquelética associada à fibromialgia. Como a liberação do HG ocorre principalmente nos estágios 3 e 4 do sono não REM (sem movimentos oculares rápidos), a sua secreção inadequada pode relacionar-se à disfunção do sono não-REM.

A redução de serotonina compromete o sono não REM (delta), aumenta queixas somáticas, causa depressão durante a percepção da dor, reduz a produção de hormônios do eixo hipotálamo-hipofisário-adrenal e da SP no encéfalo. O aumento da SP na medula espinal relaciona-se à alodínia e hiperalgesia difusa. É provável que ocorra aumento da atividade de neurotransmissores excitatórios e deficiência da atividade dos neurotransmissores inibitórios.

Muitas investigações concentraram-se nas possíveis anormalidades musculares como causa da SFM,[6] entretanto, o estudo histológico dos músculos é normal ou revela alterações inespecíficas. O metabolismo muscular é normal, apesar da redução da oxigenação nos locais dos pontos dolorosos, provavelmente resultante da falta de condicionamento físico.[6]

Doentes com SFM apresentam baixo limiar de dor à estimulação dolorosa quando comparados a indivíduos normais, provavelmente por sensibilização central. A sensibilização central se expressa por aumento da excitabilidade dos neurônios da medula espinhal que transmitem as informações nociceptivas, o que sugere atividade nervosa espontânea, expansão dos receptores e aumento das respostas ao estímulo. Estudos realizados em homens e modelos animais demonstraram que os receptores NMDA (N-metil-D-aspartato) são responsáveis pelo *wind-up* e sensibilização central. Pacientes com SFM apresentam anormalidades funcionais nas vias descendentes da medula espinal, responsáveis pela regulação do estímulo doloroso.

Segundo a EULAR (European League Against Rheumatism), a compreensão da SFM inclui a avaliação da dor no contexto funcional e psicossocial bem como o seu reconhecimento como condição complexa e heterogênea onde coexistem, além do processamento anormal da dor, outros fatores secundários.

Quadro clínico

A dor difusa e generalizada, sintoma característico da SFM, é frequentemente acompanhada por rigidez, fadiga e anormalidades na qualidade do sono.

A depressão foi descrita em 40% dos doentes com SFM. Foi constatado que 71% dos doentes apresentam depressão e 26%, transtorno de ansiedade. A ansiedade afeta 45% dos doentes com SFM, 21% dos doentes com outras dores crônicas e 51% dos doentes com SFM associada a outras doenças. Outros sintomas comuns são: sono não reparador, insônia crônica, mioclonia, bruxismo, rigidez matinal, cansaço, fadiga, déficit cognitivo, parestesia de extremidades, contratura muscular, tontura, vertigem, dor abdominal e/ou pélvica, polaciúria, urgência miccional e disúria. Cefaleia, síndrome do intestino irritável, dismenorreia, cistite intersticial, artrite reumatoide, lúpus eritematoso sistêmico (LES), síndrome de Sjögren, fadiga crônica, síndrome dolorosa miofascial, lombalgia e disfunção temporomandibular são mais frequentes nos doentes com SFM do que na população geral. A síndrome de sensibilidade química múltipla (SQM) e intolerância medicamentosa ocorrem em 52% dos casos. Não há evidências de anormalidades laboratoriais ou de imagem nesses casos. O diagnóstico da SFM se baseia em critérios clínicos.

Diagnóstico diferencial

O diagnóstico diferencial inclui: SDM, poliartrites, polineuropatias periféricas, hipotireoidismo, polimialgia reumática, entre outras condições. Apesar de a dor muscular ser comum à SDM e à SFM, na SDM há pontos-gatilho e dor regionalizada, enquanto na fibromialgia há pontos dolorosos (PDs) e dor generalizada. A ocorrência concomitante a outras doenças, como artrite, estenose do canal raquidiano, polimialgia reumática e neuropatias periféricas, torna o diagnóstico da SFM mais difícil.

Afecções reumatológicas, como artrite reumatoide (AR), síndrome de Sjögren e LES, podem coexistir com SFM. Apresentam SFM 12% dos doentes com AR, 7% dos doentes com osteoartrose e 22% dos doentes de LES. A polimialgia reumática pode mimetizar SFM, mas não há PDs, a velocidade de hemossedimentação é elevada e a evolução é favorável com o uso de corticosteroides. A miosite inflamatória e as miopatias metabólicas podem ocasionar fraqueza e fadiga muscular, mas geralmente não causam dor difusa. Afecções metabólicas ou inflamatórias podem ocorrer em doentes com SFM, incluindo o hipotireoidismo e o diabetes melito. A síndrome da fadiga crônica (SFC) apresenta similaridade com a SFM, entretanto, os sintomas instalam-se agudamente após doenças infecciosas e caracterizam-se pela persistência de fadiga debilitante e desconforto após os exercícios.

Tratamento da síndrome fibromiálgica

A EULAR, por meio de um comitê multidisciplinar constituído por especialistas de 11 países europeus, publicou, em 2007, uma série de recomendações alicerçada na análise de estudos baseados em evidência sobre o manejo da SFM.

A SFM requer investigação e tratamento multidisciplinares de planejamento individualizado, com associação a tratamento farmacológico e não farmacológico, de acordo com a intensidade da dor, alterações funcionais, além do tratamento de sintomas associados, como depressão, fadiga, anormalidades do sono, entre outros.

No Brasil, em 2009, realizou-se um consenso com os profissionais especialistas de diversas áreas médicas sobre as diretrizes do tratamento da SFM. Concluiu-se que a SFM deve ser reconhecida como um estado de saúde complexo e heterogêneo no qual há uma disfunção no processamento da dor[45] associado a outras características secundárias (grau de recomendação D, nível de evidência IV). O diagnóstico da fibromialgia é exclusivamente clínico e exames subsidiários devem ser solicitados apenas para diagnóstico diferencial (grau de recomendação D) (ver Quadros 45.1 a 45.3).

O tratamento farmacológico compreende a utilização dos medicamentos analgésicos e dos adjuvantes, administrados preferencialmente por via oral e em horários preestabelecidos.

Entre os antidepressivos tricíclicos, a amitriptilina, a ciclobenzaprina (grau de recomendação A, nível de evidência Ib), a nortipritilina (grau de recomendação D), a imipramina e a clomipramina não foram recomendadas por falta de estudos.

Inibidores seletivos de recaptação da serotonina: a fluoxetina na dosagem maior que 40 mg ao dia, (grau de recomendação A, nível de evidência Ib) e associada à amitriptilina (grau de recomendação B). O uso isolado dos inibidores seletivos de recaptação de serotonina (ISRS), como sertralina, paroxetina, citalopram e o escitalopram, não foi recomendado (grau de recomendação D).

Os antidepressivos duais como a duloxetina e o milnaciprano, que bloqueiam a recaptação da serotonina e da noradrenalina, foram recomendados (grau de recomendação A, nível de evidência Ib). Não há consenso quanto à utilização da venlafaxina (grau de recomendação D).

Os antidepressivos e suas doses devem ser selecionados de maneira criteriosa e individual, devendo as mudanças de humor ser tratadas concomitantemente (grau de recomendação D).

Os analgésicos simples e os opioides leves recomendados para o tratamento da fibromialgia são: tramadol (grau de recomendação A, nível de evidência Ib), e associação com paracetamol (grau de recomendação B). Os opioides fortes não foram recomendados (grau de recomendação D, nível de evidência IV). A tropisetrona foi recomendada para o tratamento da dor da fibromialgia (grau de recomendação A, nível de evidência Ib).

Quadro 45.1. Grau de recomendação e força de evidência

A	Estudos experimentais e observacionais de melhor consistência.
B	Estudos experimentais e observacionais de menor consistência.
C	Relatos de casos (estudos não controlados).
D	Opinião desprovida de avaliação crítica, baseada em consensos, estudos fisiológicos ou modelos animais.

Quadro 45.2. Valor das evidências

I	Evidência forte por pelo menos uma revisão sistemática de múltiplos experimentos controlados randomizados e bem delineados.
II	Forte evidência por pelo menos um experimento controlado randomizado, corretamente projetado, com tamanho apropriado.
III	Evidências de experimentos bem delineados, tais como estudos não randomizados, estudos de coorte, séries temporais, estudos de caso-controle combinados.
IV	Evidência de estudos não experimentais bem delineados em mais de um centro ou grupo de pesquisa.
V	Opiniões de autoridades respeitadas com base em evidência clínica, estudos descritivos ou relatos de comitês de especialistas.

Quadro 45.3. Nível de evidência científica por tipo de estudo (Oxford Centre for Evidence-based Medicine)

A	1ª	Revisão sistemática (com homogeneidade) de ensaios clínicos controlados e randomizados.
	1B	Ensaio clínico controlado e randomizado com intervalo de confiança estreito.
	1C	Resultados terapêuticos do tipo "tudo ou nada".
B	2ª	Revisão sistemática (com homogeneidade) de estudos de coorte.
	2B	Estudo de coorte (incluindo ensaio clínico randomizado de menor qualidade).
	2C	Observação de resultados terapêuticos (outcomes research). Estudo ecológico.
	3A	Revisão sistemática (com homogeneidade) de estudos caso-controle.
	3B	Estudo caso-controle.
C	4	Relato de casos (incluindo coorte ou caso-controle de menor qualidade).
D	5	Opinião desprovida de avaliação crítica ou baseada em matérias básicas (estudo fisiológico ou estudo com animais).

Alguns anticonvulsivantes foram considerados eficazes no tratamento de dor, fadiga e disfunção de sono, como gabapentina (grau de recomendação A), pregabalina (grau de recomendação A, nível de evidência Ib) e topiramato (grau de recomendação D).

O pramipexole, medicamento antiparkinsoniano (grau de recomendação A, nível de evidência Ib), é indicado para tratamento da síndrome das pernas inquietas (grau de recomendação A).

Os corticosteroides não são recomendados (grau de recomendação D, nível de evidência IV).

Os AAINEs não são indicados como medicação de primeira linha (grau de recomendação A).

A zopiclona e o zolpidem são recomendados para o tratamento de anormalidades de sono (grau de recomendação D). Clonazepam, tinazidina e alprazolam não são recomendados (grau de recomendação D).

O tratamento medicamentoso isolado não é recomendado para o tratamento da SFM. Meios físicos (calor, massagem, eletroterapia), condicionamento físico, acupuntura, infiltrações dos pontos dolorosos ou pontos-gatilho e cinesioterapia podem contribuir para o alívio da dor.

Os programas de condicionamento físico, exercícios musculoesqueléticos (grau de recomendação B), exercícios aeróbicos (grau de recomendação C, nível de evidência IIb), de alongamento (grau de recomendação D) e de fortalecimento (grau de recomendação C, nível de evidência IIb) resultam em melhora significativa no limiar de dor nos pontos-dolorosos.

A inativação dos pontos-gatilho (grau de recomendação D)[15] com injeção de procaína ou lidocaína a 1%,[18] uso de cloreto de etila, seguido de alongamento, estimulação elétrica, correção dos fatores perpetuantes sistêmicos ou locais, exercícios e relaxamento da musculatura, previnem a recorrência da dor e restauram a função.[46]

A acupuntura (grau de recomendação C) e a eletroacupuntura aliviam a dor, relaxam a musculatura e melhoram a funcionalidade dos pacientes. O *biofeedback* eletromiográfico parece reduzir a adrenocorticotrofina plasmática e os níveis de endorfina, contribuindo para a diminuição da intensidade da dor, da rigidez matinal e do número de pontos dolorosos.

Os hábitos saudáveis de vida constituem a base do tratamento da dor musculoesquelética. A dieta adequada, o sono reparador, os exercícios e a atividade física programada são medidas complementares para o programa de reabilitação de doentes com dor neuromuscular crônica. O tabagismo deve ser evitado por provocar alterações microcirculatórias que podem agravar a dor neuropática, a distrofia simpático-reflexa e as cefaleias.[31]

A psicoterapia (grau de recomendação C, nível de evidência IIb) e a terapia cognitivo-comportamental (grau de recomendação D, nível de evidência IV) devem se concentrar nos problemas gerados pela interação entre a cronicidade da doença e os estresses dela resultante para a melhora do doente. A hipnoterapia, *biofeedback*, quiropraxia e massagem terapêutica (grau de recomendação B), Pilates, reeducação postural global (RPG) e tratamento homeopático (grau de recomendação D) não são eficazes no tratamento de dor.

CONCLUSÃO

Este capítulo realça a importância de reconhecimento clínico de que tanto a SDM como a SF são importantes condições álgicas que devem ser sempre investigadas mesmo em casos de queixas específicas e locais, como dores orofaciais. Quando forem morbidades associadas, devem ser tratadas.

Por outro lado é importante diferenciar a SDM da SF pois são entidades diferentes, embora a SDM possa ocorrer com frequência em pacientes com SF. Em ambas as situações é fundamental avaliar cuidadosamente o paciente, pois diversas doenças sistêmicas podem também manifestar-se com sintomas semelhantes.

Por fim, a SDM também pode ser localizada, tanto no pescoço como na face, e causar dor orofacial, cervicalgias e cefaleias. Em pacientes com SF, o quadro pode complicar-se. O tratamento já é bem dominado atualmente, de ambas as condições, e os pacientes podem ser muito bem controlados.

REFERÊNCIAS

1. Wolfe F, Smythe HA, Yunus MB, Bennett RM, Bombardier C, Goldenberg DL, et al. The American College of Rheumatology 1990 criteria for the classification of fibromyalgia. Arthritis Rheum. 1990;33(2):160-72.
2. Rosomoff HL, Fishbain DA, Goldberg M, Santana R, Rosomoff RS. Physical findings in patients with chronic intractable benign pain of the neck and/or back. Pain. 1989;37(3):279-87.
3. Simons DG. Myofascial pain syndrome: Where are we? Where are we going? Arch Phys Med Rehabil. 1988;69(3 Pt 1):207-12.
4. Moldofsky H, Scarisbrick P, England R, Smythe HA. Musculoskeletal symptoms and non REM deep Sleep disturbance in patients with fibrositis syndrome" and healthy subjetcs. Psych Med. 1975;37(4):341-51.
5. Turk DC, Okifuji A, Sinclair JD, Starz TW. Interdisciplinary treatment for fibromyalgia syndrome: clinical and statistical significance. Arthr Care Res. 1998;11(3):186-95.
6. Yunus MB. Psychological aspects os fibromyalgia syndrome: a component of the dysfunctional spectrum give syndrome. Baillieres Clin Rheumatol. 1994;8(4):811-37.

7. Kraus H. Trigger points and acupuncture. Acupunct Electrother Res. 1977;2:323.
8. Berger A, Dukes E, Martin S, Edelsberg J, Oster G. Characteristics and healthcare costs of patients with fibromyalgia syndrome. Int J Clin Pract. 2007;61(9):1498-508.
9. Travell J, Simon D. Myofascial pain and dysfuncion: the trigger point manual. Baltimore: Williams & Wilkins; 1992. v. 2.
10. Lin TY, Teixeira MJ, Barboza HGF. Lesões por esforços repetitivos/ Distúrbios osteomusculares relacionados ao trabalho (DORT). Rev Med Desport. 1998;47:11-20.
11. Sola AE. Upper extremity pain. In: Wall PD, Melzack R, editors. Textbook of pain. New York: Raven; 1994. p. 457-74.
12. Okifuji A, Turk DC, Sherman JJ. Evaluation of the relationship between depression and fibromyalgia syndrome: why aren't all patients depressed? J Rheum. 2000;27(1):212-9.
13. Fricton JR, Kroening R, Haley D, Siegert R. Myofascial pain syndrome of the head and neck: a review of clinical characteristics of 164 patients. Oral Surg. 1985;60(6):615-23.
14. Fischer AA. Pressure threshold measurement for diagnosis of myofascial pain and evaluation of treatment results. Clin J Pain. 1987;2:207-14.
15. Simons DG, Travell JG, Simons LS. Myofascial pain and dysfunction: the trigger point manual. 2nd ed. Baltimore: Williams & Wilkins; 1999. v. 1.
16. Tough EA, White AR, Richards S, Campbell J. Variability of criteria used to diagnose myofascial trigger point pain syndrome: evidence from a review of the literature. 2007;23(3):278-86.
17. Lin TY. Distrofia simpático-reflexa e causalgia: estudo clínico e terapêutico [dissertação]. São Paulo: Universidade de São Paulo; 1995.
18. Hong CZ. Myofascial trigger point injection. Crit Rev Phys Rehabil. v.5, p.203-217, 1993.
19. Mayhew E, Ernst E. Acupuncture for fibromyalgia: a systematic review of randomized clinical trials. Rheumatology (Oxford). 2007; 46(5):801-4.
20. Senna ER, De Barros AL, Silva EO, Costa IF, Pereira LV, Ciconelli RM, et al. Prevalence of rheumatic diseases in Brazil: a study using the COPCORD approach.J Rheumatol. 2004;31(3):594-7.
21. Travell J, Rinzler S, Herman M. Pain and disability of the shoulder and arm: treatment by intramuscular infiltration with procaine hydrochloride. J Am Med Assoc. 1942;120(6):417-22.
22. Shay JP, Phillips TM, Danoff JV, Gerber LH. An in vivo microanalytical technique for measuring the local biochemical milieu of human skeletal muscle. J Appl Physiol. 2005;99(5):1977-84.
23. Mannerkorpi K, Henriksson C. Non-pharmacological treatment of chronic widespread musculoskeletal pain. Best Pract Res Clin Rheumatol. 2007;21(3):513-34.
24. Kunkel RS. Diagnosis and treatment of muscle contraction (tension-type) headaches. Med Clin North Am. 1991;75(3):595-603.
25. Teixeira MJ. Aspectos gerais do tratamento da dor. Rev Med. 1997;76:46-7.
26. Gerwin RD. A study of 96 subjects examined both for fibromyalgia and myofascial pain. J Musculoske Pain. 1995;3(Suppl 1):121.
27. Goldenberg DL, Burckhardt C, Crofford L. Management of fibromyalgia syndrome. JAMA. 2004;292(19):2388-95.
28. Melzack R, Stillwell DM, Fox EJ. Trigger points and acupuncture points for pain: correlations and implications. Pain. 1977;3(1):3-23.
29. Simons DG. Clinical and etiological update of myofascial pain from trigger points. J Muscukoskel Pain. 1996;4(1-2):97-125.
30. Sola AE, Bonica, JJ. Myofascial pain syndromes. In: Loeser JD, Butler SH, Chapman CR, Turk DC, editors. Bonica's management of pain. Philadelphia: Williams & Wilkins; 2001. p. 530-42.
31. Henriksson KG, Bengtsson A, Lindman R, Thornell LE. Morphological changes in muscle in fibromyalgia and chronic shoulder myalgia. In: Voeroy H, Meskey H. Progress in fibromyalgia and myofascial pain. Amsterdam: Elsivier; 1993. p.61-73.
32. Provenza JR, Paiva E, Heymann RE. Manifestações clínicas. In: Heymann RE, coordenador. Fibromialgia e síndrome miofascial. São Paulo: Legnar; 2006. p. 31-42.
33. Fricton JR. Myofascial pain syndrome: characteristics and etiology. In: Fricton JR, Awad E, editors. Advances in pain research and therapy. New York: Raven; 1990. p. 107-27.
34. Furlan AD, Sandoval JA, Mailis-Gagnon A, Tunks E. Opioids for chronic noncancer pain: a meta-analysis of effectiveness and side effects. CMAJ. 2006;174(11):1589-94.
35. Turk DC, Okifuji A, Sinclair JD, Starz TW. Pain, disability, and physical functioning in subgroups of patients with fibromyalgia. J Rheumatol. 1996;23(7):1255-62.
36. Kellgreen JH. Observations on referred pain arising from muscle. Clin Sci. 1938;3:175-90.
37. Diakow PR. Thermographic imaging of myofascial trigger points. J Manipulative Physiol Ther. 1988;11(2):114-7.
38. Graff-Radford B. Myofascial trigger points: their importance and diagnosis in the dental office. J Dent Assoc S Afr. 1984;39(4):249-53.
39. Sim J, Adams N. Systematic review of randomized controlled trials of nonpharmacological interventions for fibromyalgia. Clin J Pain. 2002;18(5):324-36.
40. O'Malley PG, Balden E, Tomkins G, Santoro J, Kroenke K, Jackson JL. Treatment of fibromyalgia with antidepressants: a meta-analysis. J Gen Intern Med. 2000;15(9):659-66.
41. Gal PLM, Kaziyama HHS, Lin TY, Teixeira MJ, Correia CF. Síndrome miofascial: abordagem fisiátrica. Arq Bras Neurocirurg. 1991;10(4):181-7.
42. Saper JR. Headache disorders. Med Clin North Am. 1999;83(3):663-90.
43. Crofford LJ. Pain management in fribromyalgia. Curr Opin Rheum. 2008;20(3):246-50.
44. Awad E, Fricton MR. Myofascial pain and fibromyalgia: advances in pain research and therapy. New York: Raven; 1990. v. 17.
45. Carville SF, Arendt-Nielsen S, Bliddal H, Blotman F, Branco JC, Buskila D et al. EULAR evidence-based recommendations for the management of fibromyalgia syndrome. Ann Rheum Dis. 2008;67(4):536-41.
46. Fischer AA. New developments in diagnosis of myofascial pain and fibromyalgia. Phys Med Rehabil. 1997; 8(1):455.

CAPÍTULO 46

RELAÇÃO ENTRE DISFUNÇÕES TEMPOROMANDIBULARES, CEFALEIAS PRIMÁRIAS E CERVICALGIAS

Gary M. Heir
Junad Khan
Jeffrey S. Mannheimer
James Fricton
Jeffrey A. Crandall
Edward F. Wright

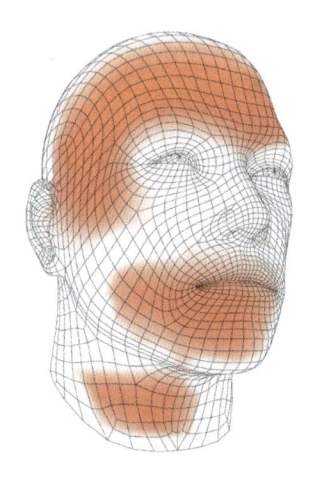

Afirma-se que a cefaleia é a queixa mais comum conhecida pelo homem civilizado. Dores de cabeça de vários tipos que têm atormentado a humanidade são documentadas desde que se passou a ter registros da história humana. Só recentemente a ciência médica começou a entender a bioquímica da dor, bem como alguns dos mecanismos envolvidos nas cefaleias. Disfunções temporomandibulares (DTM) são as causas mais comuns para a dor orofacial não odontogênica. Esse termo coletivo (DTM) abarca um número de condições médicas e odontológicas que afetam a articulação temporomandibular (ATM), os músculos mastigatórios e/ou estruturas contíguas, e são relacionados com dores nos maxilares, dor de cabeça, dores de ouvido, disfunção biomecânica da articulação temporomandibular e outros sintomas. DTM e anormalidades cervicais (CPD) incluem queixas osteomusculares que são associadas a sintomas semelhantes aos da cefaleia tipo tensão (CTT) e enxaqueca, ou de combinações entre ambas. Há inúmeras variedades e diagnósticos das cefaleias primárias e secundárias, bem como de neuralgias cranianas que podem se assemelhar clinicamente. Este capítulo discorrerá sobre dores de origem temporomandibular ou cervical que se manifestam como dor de cabeça.

INTRODUÇÃO

As enxaquecas são incapacitantes, ocorrem em 12,6% da população dos Estados Unidos da América e são mais comuns entre mulheres do que entre homens (18,2% do sexo feminino e 6,5% do sexo masculino). Apenas 48% de todos os pacientes com enxaqueca são diagnosticados pelos profissionais da área da saúde. Estudo retrospectivo com 559 pacientes apresentando dor por disfunção temporomandibular mostrou que 82% (460) tinham queixas também de dor de cabeça. Por outro lado, algumas cefaleias (p. ex., a enxaqueca) provocam dor referida em regiões adjacentes ao crânio, como a face e o pescoço. Além disso, sensibilidade ou dor muscular é comum em pacientes com cefaleias.[1]

A cefaleia tipo tensão (CTT), muito prevalente na população geral, foi pouco abordada em estudos epidemiológicos. Usando os critérios de diagnóstico International Headache Society[1] para a CTT, observou-se que 38,3% de uma população dos EUA tinham CTT episódica, enquanto 2,2% tinham CTT crônica. Atualmente, poucos autores atribuem a CTT à contração muscular, apesar da falta de evidência para essa relação. Quando a CTT se manifesta também em dor no rosto, existem dúvidas quanto ao diagnóstico diferencial com dor miofascial, fato que confunde o clínico.

DOR E DISFUNÇÃO TEMPOROMANDIBULAR

Semelhante às cefaleias, a dor por disfunção temporomandibular (DTM) é estimada em 10% (5 a 12%) da população norte-americana. É duas vezes mais prevalente no sexo feminino e em indivíduos com idades entre 20 e 50 anos. Muitos estudos sugerem que alguns tratamentos são benéficos tanto para DTM como para cervicalgias e cefaleias. Também foi observado que pacientes com DTM ou cervicalgia que se queixavam de dor de cabeça apresentavam melhora do sintoma após o tratamento dessas condições. Assim, recomenda-se que pacientes com queixas de dor de cabeça, dor mastigatória ou dor cervical musculoesquelética concomitantes, e que também apresentem sensibilidade muscular à palpação, recebam tratamento para dor muscular tanto mandibular como cervical. Também é recomendado que os pacientes com cefaleias refratárias, ou que desejam reduzir sua medicação, sejam avaliados tanto em relação à DTM quanto à cervicalgia, pois essas anormalidades podem contribuir para a dor.

RELAÇÃO ENTRE DISFUNÇÃO TEMPOROMANDIBULAR E CEFALEIAS PRIMÁRIAS

Existem numerosas evidências de que enxaqueca, DTM e CTT podem ser morbidades associadas ou ter sobreposição de sinais e sintomas.[2,3] Tanto essas duas cefaleias primárias como a dor por DTM caracterizam-se por dor na face ou cabeça associada à sensibilidade ou dor na musculatura pericraniana.

O termo DTM inclui problemas de origem articular, que frequentemente coexistem com outros de origem muscular. Por sua vez, os problemas articulares incluem anormalidades de deslocamento do disco, degenerativas e neoplasias.[4] Além disso, a ATM também pode ser afetada por anormalidades congênitas, inflamatórias e doenças sistêmicas.

As disfunções temporomandibulares têm três sinais/sintomas comuns: dor durante a função mandibular, limitação de movimentos e ruídos articulares (ver também os demais capítulos desta parte).

Sinais e sintomas frequentes na disfunção temporomandibular:
a. Dor à atividade funcional da mandíbula.
b. Limitação dos movimentos mandibulares.
c. Sons articulares.

A dor pode se originar nos músculos da mastigação e se irradiar à região orofacial e outras, como pescoço e ombro. É importante ter em mente que a dor muscular mastigatória é mais frequente do que a dor articular da ATM.[4]

A articulação temporomandibular (ATM) é uma articulação sinovial extremamente complexa, com dois compartimentos separados localizados dentro do ligamento capsular. É uma articulação ginglimoartrodial capaz de movimentos de rotação e translação. As superfícies articulares do côndilo mandibular e a fossa temporomandibular são separadas por um disco interarticular durante todos os movimentos normais. O disco e as superfícies articulares são de fibrocartilagem, ao contrário da condrocartilagem encontrada na maioria das outras articulações sinoviais. Dentro da cápsula, há uma estrutura muito inervada e vascularizada que é o tecido retrodiscal. Traumatismo ou sobrecarga dos tecidos retrodiscais resultam em inflamação e dor da região e podem causar dor local, bem como dor referida na cabeça e no pescoço. O diagnóstico diferencial entre dor capsular e miofascial é fundamental para o tratamento (consultar também os demais capítulos desta parte).

A dor por problemas da articulação temporomandibular é comumente sentida pelos pacientes como dor de ouvido e, evidentemente, os médicos não encontram problemas auditivos.

ARTICULAÇÃO TEMPOROMANDIBULAR E SINTOMAS AUDITIVOS

A ATM está localizada ao lado da orelha, cuja inervação sensitiva é bastante complexa. Exige-se conhecimento para diferenciar a origem de diversa dores nessa região. Os nervos cranianos V, VII, IX e X fornecem inervação aferente, incluindo os ramos espinais nos níveis C2 e C3. A inervação do crânio e da coluna do SCM e UT, mais a sua inserção ao processo mastoide, representa a etiologia cervicogênica da dor de ouvido, que pode ser agravada pela hiperatividade do músculo masseter ou pterigóideo em pacientes com DTM, que nesse caso funcionaria como uma morbidade associada (comorbidade).

TRATAMENTO DE DISFUNÇÃO TEMPOROMANDIBULAR: RELAÇÃO COM DOR DE CABEÇA

O paciente com DTM geralmente tem história de dor regional, sensação de fraqueza muscular, cansaço dos músculos da mastigação e limitação passiva da amplitude do movimento mandibular. A palpação dos músculos mastigatórios frequentemente detectará pontos-gatilho miofasciais e sensibilidade muscular, a qual também pode produzir dor na região da articulação temporomandibular, cabeça e pescoço.[5]

Pesquisas mostraram maior prevalência de DTM em pacientes que se queixavam de cefaleia e que frequentavam uma clínica de neurologia em relação a uma população controle. Os critérios da IHS para o diagnóstico de enxaqueca e cefaleia tipo tensão, bem como os critérios de diagnóstico para pesquisa em DTM (*Research Diagnostic Criteria for Temporomandibular Disorders* – RDC/TMD), demonstraram sobreposições significativas, incluindo dor de cabeça, sensibilidade pericraniana e cronicidade nessa população.

Alguns estudos também demonstraram a eficácia de órteses oclusais (placas de mordida) na redução de sintomas de dor de cabeça.[6-12] Por exemplo, pacientes com sintomas clássicos de enxaqueca ao acordar receberam placas oclusais ortopédicas com o objetivo de reduzir a dor mastigatória que contribui para essa cefaleia. Essa intervenção proporcionou redução considerável tanto na frequência como na intensidade da dor de cabeça. Nos pacientes que foram solicitados a interromper o uso dos seus aparelhos oclusais ortopédicos por um mês, observou-se o retorno dos sintomas iniciais de cefaleia.[12]

Entre 100 pacientes consecutivos que apresentavam cefaleia crônica (enxaqueca, cefaleia tipo tensão ou a combinação de ambas) e foram encaminhados ao neurologista, 55 tinham dor proveniente dos músculos mastigatórios e articulações temporomandibulares e precisavam de tratamento. Esses 55 pacientes foram divididos aleatoriamente em dois grupos: um tratado pelo neurologista, por meio de protocolo de tratamento farmacológico preestabelecido para essas cefaleias primárias, e outro grupo tratado quase exclusivamente por órtese oclusal. Esse último grupo apresentou maior redução na intensidade da dor ($p<0,025$), além de redução significativa da medicação para cefaleia ($p<0,05$) e mudança na frequência de cefaleia ($p<0,025$).[10]

Vinte pacientes de uma clínica de neurologia que apresentavam dores crônicas foram incluídos em um período controle de não tratamento, e então receberam uma placa de mordida e informações para autocontrole dos sintomas de DTM. A pontuação média no pré-tratamento foi 64,5, baseada no *Headache Disability Inventory* (HDI), o que indica que as dores de cabeça eram graves. Após cinco semanas, o HDI médio diminuiu 17% ($p<0,003$), o consumo de medicamentos para dor de cabeça diminuiu 18% ($p<0,0001$), e os sintomas de dor de cabeça diminuíram 19% ($p<0,002$). Após três meses, os 14 pacientes que optaram por continuar usando suas órteses oclusais tiveram uma diminuição média do escore HDI de 23% ($p<0,003$), assim como do consumo de medicamentos (de 46%, $p<0,001$) e dos sintomas de dor de cabeça (de 39%, $p<0,001$). Não houve correlação entre a resposta e o tipo de cefaleia ($p = 0,722$), sugerindo que o autocontrole e a placa de mordida podem diminuir a contribuição musculoesquelética para a dor, assim como a intensidade da cefaleia tipo tensão, enxaqueca sem aura e enxaqueca com aura de muitos pacientes com cefaleia grave. Nenhum teste clínico pode ser considerado preditivo para os pacientes que melhoraram da dor de cabeça com a terapêutica para DTM.[13]

Em outro estudo, 426 pacientes foram avaliados no Centro de Dor Orofacial, no Centro Médico Naval de Bethesda, Maryland, entre novembro de 2003 e dezembro de 2004. Ao todo, 260 eram do sexo feminino (61%) e 166 eram do sexo masculino (39%), percentuais que refletem a população de pacientes com DTM na Marinha. A idade média foi 38,7 anos (faixa de 10 a 82 anos). Duzentos e dezoito pacientes (51,2%) preencheram os critérios da IHS para cefaleia tipo tensão e 100 (23,5%) preencheram os critérios para enxaqueca. Desses, 323 (75,8%) apresentavam mialgia mastigatória e 233 (54,7%) tinham mialgia cervical. No total, 261 pacientes (61,3%) tinham cefaleia considerada grave pelo questionário *Migraine Disability Assessment* (MIDAS).[14]

DISFUNÇÃO TEMPOROMANDIBULAR E AS PLACAS DE MORDIDA

O NTI é uma placa de mordida anterior (cobre somente os dentes anteriores) que recentemente recebeu enorme promoção para o tratamento de dores de cabeça. Revisões de estudos randomizados com aparelhos de mordida anteriores demonstram eficácia na redução de dor por DTM e dor de cabeça, porém os potenciais efeitos adversos, incluindo mudanças na oclusão, mobilidade de dentes e aspiração ou ingestão acidental do aparelho requerem precauções no seu uso.[15-18] Os autores deste capítulo recomendam o uso de placas oclusais completas, pois, até o momento, não existem indicações de que o NTI seja superior a elas.

Ao rever a literatura sobre o tratamento de dor por DTM com placas de mordida, a conclusão é que a qualidade geral dos estudos analisados é relativamente baixa, embora existam estudos randomizados de alta qualidade. A maioria dos estudos tinha problemas metodológicos na definição da população de pacientes, no desempenho do aparelho, na presença de ensaios cegos, e na caracterização dos grupos controles. Em geral, os acompanhamentos são de curto prazo e existem problemas na fiscalização dos pacientes quanto ao cumprimento do tratamento. Apesar disso, existem estudos atuais mais bem concebidos que demonstram que o tratamento com órtese oclusal é melhor do que o não tratamento ou o tratamento oclusal ortopédico simulado. Demonstrou-se que a ortopedia oclusal (placa de mordida) foi superior à placa não oclusal.[19]

Durante a revisão de literatura médico-odontológica, verificou-se que a maioria dos estudos sobre DTM não usa um critério de seleção adequado.

> A dor por DTM é primeiramente tratada por dentistas, enquanto dores de cabeça são primeiramente tratadas por médicos, embora a maioria dos dentistas que tratam dor orofacial esteja preparada para fazer o diagnóstico das condições específicas de cefaleias primárias e até prescrevem tratamento eficaz (nos EUA). Em muitos casos, os médicos não palpam as estruturas mandibulares ou cervicais, e não estão conscientes da sua contribuição para a dor de cabeça.

A dor por DTM e as cefaleias primárias são altamente prevalentes na população geral e também coexistem. Infelizmente, existem pouquíssimos estudos epidemiológicos que levem em consideração a relação entre ambas. O importante, ao avaliar essa relação, é a precisão do diagnóstico.

A articulação temporomandibular é a articulação que compreende a mandíbula ao osso temporal do crânio. A posição anatômica das estruturas articulares e arredores pode ser difícil de analisar, o que torna difícil a identificação da fonte absoluta de dor. É importante diferenciar se a dor é articular quando há envolvimento da musculatura mastigatória, ou se é secundária a dores de cabeça e outras doenças não odontogênicas. A etiologia da DTM inclui muitas variáveis, e a sua compreensão é desafiadora, tendo sido inclusive mal interpretada no passado.

DOR CERVICAL / CERVICALGIAS / DOR CERVICOGÊNICA

Disfunção cervical (CPD) é um termo coletivo que engloba diversas condições clínicas que afetam os músculos cervicais, as facetas articulares espinais, o disco ou estruturas contíguas. Podem causar cervicalgia, dor de cabeça, dor nos braços, ruídos durante os movimentos, além de limitação da amplitude do movimento cervical.

ANORMALIDADES CERVICAIS QUE CAUSAM CEFALEIA E DORES OROFACIAIS

Ambas, DTM e Cervicalgias, são anormalidades musculoesqueléticas e também se associam à cefaleia tipo tensão, enxaqueca e combinações dessas duas.[20-27]

Especula-se que essas dores de cabeça tenham origem multifatorial de muitas etiologias potenciais e também podem ocorrer simultaneamente. A DTM e a CPD podem ocorrer separadamente ou em conjunto, e muitas vezes têm importantes componentes biopsicossociais e comportamentais. O grau de contribuição de ambas para as dores de cabeça varia em cada indivíduo. Um mecanismo proposto para a dor de cabeça relacionada à DTM e à CPD é a convergência de aferentes e a sensibilização central, que pode ocorrer como resultado da estímulos nociceptivos crônicos das regiões orofacial e cervical. Essa entrada de estímulos nociceptivos em seguida se combina com a inervação da vasculatura pericranial para o núcleo trigeminal sensitivo e o tálamo, conhecido como o trato trigeminotalâmico.[28-31] Os Capítulos 4 a 7 deste livro descrevem o sistema trigeminal e a fisiopatologia da dor.

A CABEÇA E O PESCOÇO: RELAÇÕES ANATÔMICAS E FUNCIONAIS

As relações anatômicas e funcionais entre o crânio, a mandíbula e a coluna suboccipital, bem como o conjunto de elementos neurais que convergem no interior da região C1-C3, podem causar, imitar ou contribuir para a dor em qualquer local dentro da região craniofacial. Problemas oculares, laríngeos, faríngeos, gastrintestinais, de equilíbrio ou aurais também podem estar presentes e, assim, a avaliação física mais abrangente deve incluir todo o quadrante superior (articulação do ombro, região cervical e região craniofacial), sendo geralmente realizada por um fisioterapeuta experiente nesse campo, e não rotina de cirurgiões-dentistas ou neurologistas.[32-44]

O conjunto de elementos neurais que convergem na coluna suboccipital inclui o complexo trigeminocervical (CTC). O CTC consiste em fibras descendentes dos pares cranianos V, VII, IX, X, XI e XII, fibras ascendentes dos nervos espinais de C1-C3 e sinuvertebrais, bem como aferentes do sistema neurovegetativo simpático que correm juntamente com os dois primeiros nervos torácicos, além de aferentes parassimpáticos que se deslocam juntamente com o sétimo e o nono nervos cranianos.[44-46] Essa região de convergência de nervos cranianos e cervicais é considerada anatomicamente como uma coluna única de corpos celulares que não se distinguem uns dos outros. Ocorre um inter-relacionamento neural significativo, exercendo influências facilitatórias e inibitórias sobre a propagação da transmissão neural desde a região craniofacial e para ela.

Dessa forma, a nocicepção aferente suboccipital representa uma importante fonte de dor cervicogênica irradiada às regiões orofacial e craniana por numerosas conexões neuromusculares e vasculares entre a cabeça e o pescoço. O conhecimento dos padrões de irradiação e das características da dor e disfunção pode ser a ferramenta adequada para o clínico determinar a estrutura ou as estruturas de onde a dor se origina.[43]

Existem inúmeras maneiras de a nocicepção das estruturas cervicais causar dor nas regiões orofacial e craniana. Os estímulos aferentes originados em uma ou mais das seguintes estruturas representam mecanismos distintos de dor cervical irradiada: nervos C1-C3 e sinuvertebrais, nervos cranianos que cursam no trato espinal do trigêmeo, aferentes simpáticos e parassimpáticos, degeneração das articulações cervicais superiores e do disco intervertebral e hiperatividade muscular. Alterações nessas estruturas podem ser desencadeadas por traumatismo agudo postural cumulativo ou microtraumatismos degenerativos.

A irritação dos nervos espinais ou cranianos pode mediar a dor referida craniofacial, o que pode ocorrer isoladamente ou em conjunto com dor miofascial originária da musculatura suboccipital do esternocleidomastóideo (ECM) ou do trapézio superior (TS), ou devido à presença de morbidade associada que afete a musculatura mastigatória.[5] Além disso, sinais de alerta indicativos de sintomatologia auditiva, gastrintestinal, vestibular, visual e dural podem ocorrer devido ao envolvimento da artéria vertebral ou a convergência na região suboccipital através dos nervos espinhais acessório ou vago.[47-49] O desconforto suboccipital também está frequentemente associado a cefaleia, náuseas, vômitos, diplopia, disfagia e problemas respiratórios, o que pode levar o clínico inexperiente a considerar imediatamente um componente vascular primário.

Nervos espinais de C1-C3

Os primeiros três nervos cervicais mediam a dor nas regiões suboccipital e craniofacial separadamente do nervo trigêmeo, porém, isso pode ocorrer em conjunto devido ao CTC. As raízes nervosas de C1-C3 fornecem inervação para os ligamentos e articulações da medula espinal suboccipital, para a musculatura suboccipital anteroposterior e lateral, bem como para o ECM e TS. Elas também inervam a região posterior da dura-máter, a tenda e a foice do cerebelo, a artéria vertebral e as paredes laterais da fossa craniana posterior.

A estimulação experimental da raiz nervosa de C1, localizada entre o occipício e o atlas, causa dor referida para as regiões frontal, orbital e do vértice da cabeça.[50-52] A irritação da raiz nervosa de C2 provoca dor principalmente nas regiões suboccipital, occipital e frontal. Ela contribui para a formação do nervo occipital, que inerva desde a região occipital ao vértice da cabeça, e sua compressão pode levar à deficiência sensitiva. Os ramos meníngeos do ramo ventral de C2 se conectam ao hipotálamo e ao vago, e podem provocar sintomas na garganta e na região gastrintestinal.[47,48] A dor percebida nas regiões occipital, retro-orbital, *pinna*, pré-auricular, ângulo mandibular, ATM e supra-hióidea está relacionada à irritação da raiz nervosa de C3.[42,52]

O clínico deve ser capaz de diferenciar a dor craniofacial paroxística, brusca, do tipo choque elétrico, que é desencadeada por estímulos não nocivos, da dor difusa, sofrida e mais constante provocada pela compressão suboccipital ou pela movimentação cervical. Essas dores são mediadas, respectivamente, pelo nervo trigêmeo e pelos três primeiros nervos espinais.

Nervos sinuvertebrais C1-C3

Os nervos sinuvertebrais (NSV) se anastomosam contralateralmente e inervam as membranas cerebrais, a dura-máter da fossa craniana posterior e os vasos epidurais, representando uma fonte de dor craniana que não é comumente considerada. A fossa craniana posterior contém a confluência dos seios cerebrais, as raízes do V ao XII par de nervos cranianos, os primeiros dois nervos cervicais passando pelo canal hipoglosso, ramos de C2-C3 passando pelo forame magno e ramos ascendentes de C1-C3, ou seja, compreendendo numerosas vias para referência de dor cervicogênica para a região craniofacial.

Do nível de C3, e abaixo, os NSV inervam o terço mais externo das fibras intervertebrais anulares, bem como os ligamentos cruzado, longitudinal posterior e atlantoaxial.[53-55] Embora os níveis occipitoatlantal e atlantoaxial sejam destituídos de disco intervertebral, os NSV estão presentes nessas regiões. A dura-máter espinal apresenta a inserção inferior das membranas cranianas (foice do cérebro, foice do cerebelo, a tenda do cerebelo e diafragma da sela túrcica), que formam bainhas ao redor dos nervos cranianos e dos dois primeiros nervos cervicais. Ela também se insere ao redor do forame magno, sobre a sela túrcica e se confunde com a cápsula da glândula pituitária. A dura craniana envolve o nervo óptico, tendo relação de continuidade com o periósteo orbital e a esclera, gerando, assim, vias cervicogênicas de dor referida para o olho. Dessa forma, a combinação dos NSV de C1-C3 constitui uma fonte adicional de inervação para as membranas cranianas, a dura-máter da fossa craniana posterior e dos vasos epidurais, desempenhando importante papel nas cefaleias de etiologia dural.[56-59]

Nervos cranianos / implicações viscerais

Diferente da inervação do facial e do trigêmeo, o nervo glossofaríngeo se junta ao vago e às fibras parassimpáticas cervicais através do plexo faríngeo.[43] O nervo vago inerva a parede dorsal do meato acústico externo (MAE), a superfície externa da membrana timpânica, o pavilhão auricular, e as meninges da fossa craniana posterior. O nervo vago também passa pelo diafragma e, como se trata de um aferente e eferente visceral primário, participa do controle reflexo das funções cardiovasculares, respiratórias e gastrintestinais. A estimulação de seu ramo auricular no MAE pode provocar o reflexo de tosse, vômitos e síncope. A inervação do elevador do véu palatino está associada à rouquidão e disfagia, enquanto a hiperatividade pode aumentar a acidez gástrica e provocar inchaço ou ulceração.[47,48,59-61] Muitos desses sintomas associados são observados em pacientes que apresentam estresse cervical agudo ou fraturas nas vértebras suboccipitais.[37,38,62-66]

O nervo acessório espinal é formado por um componente craniano e outro espinal. O componente espinal dos níveis C2 a 4 inerva os músculos esternocleidomastoide (ECM) e trapézio superior (TS), e é muito comum ambos referirem dor para a região craniofacial.

DOR REFERIDA DO MÚSCULO ESTERNOCLEIDOMASTÓIDEO

A dor referida do ECM é bastante complexa, mas as principais áreas de desconforto são a região mastoide, occipício, fronte e órbita ocular.[5] Além disso, esses são músculos críticos que estão envolvidos no controle da posição da cabeça no espaço, juntamente com uma densa inervação de mecanorreceptores dos ligamentos, articulações vertebrais e cápsulas do atlas e do áxis. Dessa forma, a posição correta da cabeça e o equilíbrio dependem de um conjunto de sinais visuais, vestibulares e mecânicos originados na medula suboccipital, todos eles interagindo no núcleo vestibular. Impulsos aferentes suboccipitais anormais podem, assim, provocar ou contribuir para a ocorrência de torcicolo, tontura, nistagmo, vertigem e desequilíbrio em associação à dor craniofacial.[37,40,41,67]

Síndromes cervicogênicas específicas

Malformações estruturais suboccipitais, hérnias e alterações degenerativas na coluna suboccipital representam outras causas de dor craniofacial. A síndrome de Arnold-Chiari, por exemplo, é causada pela herniação das tonsilas cerebelares através do forame magno até o nível da áxis, provocando compressão ou tração dos nervos cranianos. A avaliação mais abrangente exige a realização de uma ressonância nuclear magnética (RNM) craniana-suboccipital para determinar a presença de uma fístula que pode estar associada a siringomielia, mielomeningocele ou hidrocefalia, podendo provocar uma série de sintomas, incluindo cefaleia, nistagmo, tosse e disfagia.[68-73]

Artéria vertebral

A irritação ou a compressão da artéria vertebral (AV) pode ocorrer entre C2 (áxis) e o forame magno pela compressão ou estiramento que acontecem em posição sustentada de inclinação lateral, rotação ou extensão da cabeça na coluna suboccipital.[74-76] Uma cefaleia originada na AV deve ser diferenciada daquela associada à enxaqueca, à vertigem postural paroxística benigna, às síndromes simpáticas posterior, basilar vertebral ou de Barré-Lieou, todas podendo dar origem a uma infinidade de sintomas craniofaciais. Além da cefaleia occipital, náuseas, vômitos, distúrbios visuais, tontura, vertigem e desorientação, a etiologia da AV pode apresentar características semelhantes às da enxaqueca, CTT ou sinusite.[77-79] O clínico que realiza o exame deve saber diferenciar o envolvimento da AV de uma labirintite.

A síndrome cérvico-lingual ou do pescoço-língua está, de certa forma, associada, já que também é desencadeada pela rotação da cabeça sobre o pescoço, mas se diferencia da AV e das síndromes relacionadas no rápido estabelecimento da dor suboccipital unilateral e concomitante parestesia na metade da língua do lado contrário ao de rotação, e que persiste apenas por alguns segundos ou minutos. Além disso, a sintomatologia inclui disfagia e sensação de corpo estranho na garganta (globus).[80-83]

Doença degenerativa articular cervical superior e hérnia de disco intervertebral

A osteoartrite degenerativa da coluna suboccipital, que resulta em invasão foraminal dos primeiros três nervos cervicais, provoca dor cervicogênica proximal referida nas regiões craniofaciais previamente descritas. O abaulamento posterior ou a herniação do disco nos níveis de C2-C3 ou C3-4 pode resultar em irritação da terceira e quarta raízes nervosas cervicais, respectivamente, que inervam o ECM e o TS. A hiperatividade muscular resultante e a ativação de pontos-gatilho causam, secundariamente, dor cervicogênica referida nas regiões craniofaciais. Além disso, a migração dos núcleos discais pode distender as fibras anulares externas e pressionar o ligamento longitudinal posterior, impactando sobre a dura anterior e causando dor craniofacial que pode ser descrita como cefaleia dural.[56-58] Recentemente, foi demonstrado que, na fossa suboccipital, o músculo reto menor posterior da cabeça apresenta uma ligação à dura anterior e sua contração pode causar cefaleia dural.[84-86] Pesquisas experimentais demonstraram que os neurônios sensitivos durais possuem campos receptores cutâneos que incluem uma ou mais divisões do trigêmeo, sendo a divisão oftálmica a mais comumente implicada.[55,58,60,84]

Dor miofascial referida

Um dos principais exemplos é a dor referida às regiões occipital, temporal-parietal e na lateral da órbita devido à hiperatividade do TS que, além disso, refere dor para o ângulo da mandíbula no interior da região massetérica. Um recente estudo clínico demonstrou que essa distribuição da dor é facilmente confundida com enxaqueca ou CTT.[26,87,88] A hiperatividade secundária do temporal e do masseter pode resultar em hipomobilidade mandibular, que ainda é acompanhada da coativação do masseter na presença de hiperatividade do ECM, todos sintomas que podem ter um componente cervical primário e não etiologia temporomandibular, podendo ser facilmente confundidos pelo cirurgião-dentista ou médico.[87,89] A injeção em pontos-gatilho no TS hiperativo resultou em redução da atividade eletromiográfica (EMG) do masseter.[90]

É interessante observar que a prevalência de CCG observada a partir de questionários enviados aleatoriamente para uma população de 826 dinamarqueses revelou que, daqueles que responderam apresentar cefaleia, 17,8% correspondiam aos critérios para CCG em exames posteriores, uma prevalência semelhante à da enxaqueca.[91] Além disso, dor ocular referida, sensibilidade muscular e achados radiológicos nas regiões occipital e cervical são bastante comuns em indivíduos que apresentam tensão muscular e enxaqueca, o que denota a importância do exame multidisciplinar e abrangente. (Tabela 46.1).[26,88,91-95]

Síndrome craniocervical / cefaleia cervicogênica

Cefaleia cervicogênica (CCG) é um termo geral que deve incluir qualquer dos fatores etiológicos e síndromes previamente mencionados. Ela é definida como "dor referida percebida em qualquer parte da cabeça e causada por uma fonte primária nociceptiva nos tecidos musculoesqueléticos inervados pelos nervos cervicais". Atualmente, esse termo está incluído na classificação das cefaleias e é bastante comum fisioterapeutas experientes examinarem pacientes encaminhados por cirurgiões-dentistas ou neurologistas que apresentam dor cervical e craniofacial, já que a morbidade associada entre essas duas regiões está bem estabelecida.

Para determinar a presença de CCG ou sua associação com uma enxaqueca ou CTT, o histórico do paciente deve incluir questões relativas aos fatores de estabelecimento, agravamento, perpetuação e melhora da dor, buscando relação com a posição de trabalho e sono do paciente que podem comprometer o complexo suboccipital. Depois, deve-se realizar o exame físico definitivo do quadrante superior e do complexo temporomandibular. A confirmação da CCG inclui avaliação postural, análise estática e dinâmica da amplitude de movimentos, teste provocativo e palpação de tecidos moles para diferenciá-la de outro tipo específico de cefaleia.[26,34-36,87,88,92]

A avaliação inadequada do paciente pode, assim, resultar em tratamento extensivo, e geralmente inadequado, em detrimento do simples e conservador manejo por meio de alterações do estilo de vida. Os fisioterapeutas especializados nessa área comumente dedicam um período considerável para a avaliação das causas musculoesqueléticas, sendo as mais importantes a postura e as posições de trabalho e sono. Publicações prévias determinam e discutem esses fatores contribuintes em detalhes.[26,33,36,87,88,92]

Fatores posturais

A redução no espaço suboccipital pela aproximação occipitoatlantal devido à posição anteriorizada da cabeça composta pela rotação posterior do crânio representa um mecanismo mecânico para a compressão ou irritação da musculatura, dos vasos e dos nervos que compõem o complexo trigeminocervical.[34-36] É comum a postura anteriorizada da cabeça incluir a rotação interna da articulação do ombro, que contribui com o esforço colocado sobre o TS e o ECM. A densidade da musculatura suboccipital, juntamente com o TS e o ECM, representa a principal fonte de CCG de origem miofascial. A infinidade de vias neurais que compreendem o TTC fornecem um terreno fértil para o desenvolvimento de desconforto na fossa suboccipital e nas articulações cervicais e do ombro, resultando em dor craniofacial referida.

Um dos vários exemplos é dado pela anastomose dos nervos occipital e supraorbital, que fornece uma via neural distinta para cefaleia frontal. Além disso, a conexão miofascial entre os músculos occipital e frontal representa outro mecanismo para o desenvolvimento da tão comum cefaleia occipitofrontal.[5,36,43,96] A dor referida no olho é bastante comum em casos de cefaleia de origem cervicogênica, e há numerosas publicações que sustentam a etiologia cervicogênica da neuralgia occipital.[33,94,95,97]

O manejo ou tratamento que consiste somente na administração de modalidades paliativas não é abrangente e pode ser semelhante à intervenção limitada à administração de medicação. A fisioterapia definitiva deve incluir educação e instrução quanto a técnicas de correção postural, mecânica corporal e ergonomia com exercícios terapêuticos, liberação manual dos tecidos moles, técnicas de mobilização articular e a cooperação do paciente com o programa desenvolvido em casa.[34-36,94]

Tabela 46.1. Exemplos de dor de cabeça causada por problemas cervicais

TIPO DE CEFALEIA	LOCALIZAÇÃO	CARACTERÍSTICAS E ORIGEM	CONSIDERAÇÕES
Cefaleia frontal	Dor percebida na testa, que inclui a região orbital e constitui uma dor de cabeça frontal.	Referida a partir do ECM, a irritação do nervo occipital maior pode ser percebida na testa, indício este de que a dor se origina na fossa suboccipital.	Dor de cabeça frontal, que piora à noite ou ao acordar, pode ser sinal da pressão intracraniana elevada e representante de uma grave dor de cabeça, o que exige avaliação neurológica imediata.
Cervicalgia	Diferentes padrões para a fronte, têmpora, regiões parietal e occipital, vértex e região orbital, dependendo da musculatura e estruturas cervicais envolvidas.	A cervicalgia representa a queixa mais comum após lesão cervical; o desconforto é principalmente localizado na área suboccipital, ECM e UT. A dor de ouvido pode ser mediada pelo nervo occipital menor, ramo auricular do vago e auricular maior, sendo que cada um deles pode ser desencadeado pela compressão suboccipital.	Os sintomas da cervicalgia e da cefaleia são bastante semelhantes. O ramo ventral de C2 tem ramos meníngeos do hipoglosso e vago, o que pode contribuir para a disfagia e sintomatologia gastrintestinal. Dor na bochecha pode ser mediada pelo ramo anterior do nervo auricular magno.[130]
Neuralgia occipital	Bilateral, em nível da subfossa occipital. Unilateralmente conhecida como neuralgia de Arnold com vértice e/ou referência à testa.	Subcompressão occipital e/ou hiperatividade da musculatura suboccipital.	Aguda, se decorrente de trauma e posturas de trabalho ou sono.

DIFERENCIAÇÃO ENTRE CEFALEIA CERVICOGÊNICA, DISFUNÇÃO TEMPOROMANDIBULAR, ENXAQUECA E CEFALEIA TIPO TENSÃO

Cefaleia devido à dor muscular cervical é o termo que engloba atividade muscular com ou sem componente psicogênico. Os fatores anatômicos do ponto de vista cervical que precisam ser incluídos no exame do paciente consistem em: TS, ECM, elevador da escápula e musculatura suboccipital, além das anastomoses entre o nervo occipital e o supraorbitário. A palpação dos músculos do quadrante superior constitui parte importante da avaliação fisioterápica, e foi provado que a presença de dor, sensibilidade e rigidez tem correlação positiva com as áreas de dor miálgica referida na região craniofacial. A sobrecarga muscular devido a posturas anormais durante o trabalho, leitura ou sono, bem como o estresse emocional, representam causas comuns de tensão muscular que podem resultar em cefaleia.[76,95,97-100]

Também foi documentada sintomatologia relacionada como tontura e vertigem em posturas de hiperextensão cervical sustentada, muitas das quais compartilham queixas comuns de pacientes e apresentam semelhanças com distúrbios de cefaleia vascular.[77-79,101-107]

De 23 a 70% dos pacientes com DTM apresentam dor cervical, e os pacientes que apresentam distúrbios cervicais apresentam um número maior de sinais e sintomas de DTM em relação aos controles saudáveis.[26,102-106] Comumente, anormalidades que afetam a coluna cervical levam à dor orofacial e craniana, o que pode contribuir para a hiperatividade dos músculos mastigatórios. Assim, é obrigatório que o clínico seja capaz de distinguir os sintomas cervicogênicos e craniofaciais separadamente ou em associação. Com base nessa distinção, é possível determinar quais pacientes necessitam de tratamentos médico, odontológico ou cervical, e quais necessitam de terapia combinada.

Pesquisas recentes realizadas por fisioterapeutas forneceram evidências fortes de que, além de um exame abrangente, testes clínicos específicos podem diferenciar CCG de outro tipo de cefaleia com etiologia primariamente vascular ou tensional. O padrão de dor da cefaleia tipo tensão e da enxaqueca é bastante semelhante ao que ocorre a partir dos músculos suboccipitais, TS, ECM, temporal e oblíquo superior.[88,92] Foi observada acentuada atividade de pontos-gatilho no TS, ECM e músculo temporal nas posições sentada e em pé, e os dados demonstraram que o grau de FHP é maior e que a mobilidade cervical é menor em indivíduos com cefaleia tipo tensão episódica quando comparados aos controles saudáveis.[92] Houve diferença estatisticamente significativa na presença de pontos-gatilho ativos nos pacientes de enxaqueca unilateral e nos controles saudáveis, tendo sido todos ipsilaterais à cefaleia.[92] Além disso, os pacientes com enxaqueca apresentaram um ângulo craniovertebral menor em relação aos controles, o que indica uma postura mais anteriorizada da cabeça.[35,88] Pontos-gatilho ativos causados por anormalidades posturais representam fonte contínua de impulsos aferentes nociceptivos para o sistema trigeminovascular, não apenas causando, mas perpetuando a dor craniofacial que imita a enxaqueca.[31,92] Quando o exame definitivo determina fatores posturais e ergonômicos contribuintes da cefaleia, o tratamento exclusivo com medicação não é capaz de tratar a causa, mas somente de controlar a dor, sem qualquer mudança de atitude para evitar a progressão da cefaleia.

Os cirurgiões-dentistas e fisioterapeutas com experiência em diagnóstico e tratamento de pacientes com DTM são capazes de examinar a região cervical e o complexo temporomandibular, determinando, assim, se anormalidades cervicais ou mais generalizadas podem desempenhar algum papel nas queixas temporomandibulares. Isso tem particular importância nos pacientes de DTM crônica, nos quais se deve dar atenção a possíveis problemas adicionais que possam influenciar a região temporomandibular.

Um estudo clínico extenso realizado recentemente determinou a existência de testes dinâmicos e estáticos específicos da região cervical e suboccipital que podem diferenciar a presença de CCG da enxaqueca e da CTT. O teste de flexão-rotação cervical compara a rotação atlantoaxial bilateral. Observou-se que a rotação passiva com limitação do atlas sobre o áxis foi de apenas 28° ipsilateral à cefaleia, e de 44° bilateralmente no grupo controle.[108,109] Outro estudo comparou pacientes com CCG àqueles com enxaqueca e a um grupo controle, encontrando resultados semelhantes com uma limitação estatisticamente maior no grupo com CCG em relação ao grupo controle e a um grupo com enxaqueca sem aura.[108]

Outros estudos compararam a amplitude de movimentos cervicais e a força dos músculos flexores e extensores, bem como a sensibilidade dos segmentos cervicais superiores, de um grupo com CCG em relação a um grupo com CTT e outro com enxaqueca. O grupo com CCG apresentou amplitude de movimentos e força muscular significativamente menores, além de maior sensibilidade e senso cinestésico, do que os outros dois grupos.[110] Estudo subsequente comparou achados semelhantes em grupos de indivíduos com um ou mais tipos de cefaleia e determinou que uma CCG pode ser diferenciada da enxaqueca e da CTT.[111,112] Os dados sobre os testes clínicos mencionados anteriormente estão de acordo com os de Bogduk, que afirmou que a CCG não é incomum, mas seu diagnóstico exige que o clínico dedique algum tempo para aprender as habilidades necessárias para detectar a sua presença.[30]

CONSIDERAÇÕES SOBRE O TRATAMENTO DA DOR DE CABEÇA DIÁRIA CRÔNICA

Os tratamentos para dor de cabeça diária crônica (DDC) demonstraram potencial semelhante para reduzir significativamente as cefaleias tipo tensão e as enxaquecas.[93,113-117] As cefaleias com fator contribuinte cervical importante são algumas vezes chamadas de cefaleias cervicogênicas, e estima-se que correspondam a 15 a 35% de todas cefaleias crônicas e recorrentes.[30]

Muitos estudos concluíram que os pacientes com cefaleia que realizavam exercícios cervicais em casa como importante tratamento coadjuvante obtiveram e mantiveram alívio da cefaleia. Esses exercícios devem ser feitos em conjunto com outras terapias para DDC.[114-118] Um ensaio randomizado, duplo-cego e controlado por placebo avaliou pacientes com cefaleia cervicogênica que apresentavam limitação de flexão ou rotação. Os indivíduos realizaram exercícios de maneira independente duas vezes ao dia, em casa, regularmente. Apresentaram redução significativa da cefaleia em quatro semanas ($p<0,001$) e 12 meses ($p<0,001$), com redução geral de 54% entre os pacientes do grupo tratado.[30]

Um estudo randomizado realizado em vários centros com pacientes com CTT avaliou dois grupos: fisioterapia e fisioterapia mais exercícios. Em seis semanas, os grupos apresentaram reduções significativas semelhantes nos sintomas da cefaleia. No acompanhamento de seis meses, foi observado que os participantes do grupo que realizou o programa de exercícios continuaram a apresentar melhora nos sintomas de CTT, enquanto o grupo que não fez os exercícios teve regressão parcial dos sintomas. Os grupos diferiram significativamente em termos de frequência, intensidade e duração da cefaleia ($p = 0,0001$, $p = 0,001$, $p = 0,011$, respectivamente).[114]

Uma revisão estruturada dos tratamentos para DDC nos casos de cefaleia constatou que a fisioterapia foi mais eficaz do que o tratamento com massagem ou acupuntura nos casos de CTT, portanto, parece ser mais benéfica para os pacientes com alta frequência de episódios de enxaqueca. A fisioterapia também provou ser mais eficaz no tratamento da enxaqueca quando combinada com outros tratamentos, como exercícios, treinamento para relaxamento e *biofeedback*.[114]

Uma revisão sistemática recente da Cochrane dos tratamentos fisioterápicos não invasivos para cefaleias crônicas ou recorrentes discutiu as terapias benéficas para DDC, considerando existir risco baixo de efeitos adversos sérios. Os autores concluíram que a efetividade clínica e a relação custo-benefício do tratamento para DDC ainda precisam ser estudadas mais detalhadamente, utilizando-se métodos cientificamente rigorosos.[113]

Portanto, existem algumas recomendações úteis para os pacientes com queixas de cefaleias e que são apresentadas no Quadro 46.1.

Quadro 46.1. Sugestões para conduta clínica com pacientes que se queixam de cefaleias crônicas

1. Se o paciente sofre de dor musculoesquelética na região mastigatória que valha a pena ser tratada, é indicado o tratamento da DTM para dor mastigatória musculoesquelética.

2. Se o paciente apresenta dor suficiente na região cervical, é indicado o tratamento da DDC com eficácia em longo prazo comprovada (como fisioterapia mais exercícios realizados em casa pelo paciente) para a dor cervical musculoesquelética.

3. Se o paciente não consegue alívio adequado com o tratamento farmacológico, ou deseja reduzir o uso de medicamentos, e apresenta sensibilidade mastigatória ou cervical, são indicados os tratamentos da DTM e/ou da DDC.

4. DTM: disfunção temporomandibular; DDC – dor de cabeça diária crônica.

CONCLUSÃO

A DTM e a DDC são entidades distintas da CTT e da enxaqueca. No entanto, parece que elas podem imitar as cefaleias, agir como mecanismos de desencadeamento para CTT e cefaleias neurovasculares, ou contribuir para a dor resultante dessas cefaleias. O uso crônico de medicação para dor de cabeça é caro e tem alto potencial para provocar efeitos colaterais desagradáveis. A confecção e uso de aparelho ortótico oclusal ou realização de fisioterapia em conjunto com exercícios caseiros realizados pelo paciente são tratamentos relativamente baratos e seguros, que podem ser eficazes em muitos casos nos quais a dor musculoesquelética é causa primária, desencadeante ou contribuinte de cefaleias primárias.

São necessários mais estudos cientificamente rigorosos para se compreender melhor a contribuição da dor musculoesquelética na sintomatologia de vários tipos de cefaleia. Também é necessário continuar pesquisando para determinar quais tratamentos para DTM e DDC são mais eficazes em casos de cefaleia. O tratamento eficaz baseia-se essencialmente na precisão do diagnóstico. Os pacientes que apresentam risco de desenvolver cefaleias musculoesqueléticas devem ser identificados e o tratamento para DTM ou DDC com melhor custo-benefício deve ser implementado. Isso reduzirá a dor do paciente, bem como os custos para o sistema de saúde.

REFERÊNCIAS

1. International Headache Society. The International classification of headache disorders. 2nd ed. Oxford: IHS; 2004.
2. Graff-Radford SB. Temporomandibular disorders and headache. Dent Clin North Am. 2007;51(1):129-44.
3. Couppé C, Torelli P, Fuglsang-Frederiksen A, Andersen KV, Jensen R. Myofascial trigger points are very prevalent in patients with chronic tension-type headache: a double-blinded controlled study. Clin J Pain. 2007;23(1):23-7.
4. de Leeuw R. Orofacial pain: guidelines for assessment, diagnosis and management. 4th ed. Chicago: Quintessence Publishing, 2008.
5. Simons DG, Travell JG, Simons LS. Travell & Simons' myofascial pain and dysfunction: the trigger point manual. 2nd ed. Baltimore: Williams & Wilkins; 1999.
6. Shankland WE. Migraine and tension-type headache reduction through pericranial muscular suppression: A preliminary report. Cranio. 2001:19(4):269-78.
7. Lamey PJ, Steele JG, Aitchison T. Migraine: the effect of acrylic appliance design on clinical response. Br Dent J. 1996:180(4):137-40.
8. Ekberg E, Vallon D, Nilner M. Treatment outcome of headache after occlusal appliance therapy in a randomized controlled trial among patients with temporomandibular disorders of mainly arthrogenous origin. Swed Dent J. 2002:26(3):115-24.
9. Quayle AA, Gray RJ, Metcalfe RJ, Guthrie E, Wastell D. Soft occlusal splint therapy in the treatment of migraine and other headaches. J Dent. 1990:18(3):123-9.
10. Schokker RP, Hansson TL, Ansink BJ. The result of treatment of the masticatory system of chronic headache patients. J Craniomandib Disord. 1990:4(2):126-30.
11. Schokker RP, Hansson TL, Ansink BJ. Differences in headache patients regarding response to treatment of the masticatory system. J Craniomandib Disord. 1990:4(4):228-32.
12. Lamey PJ, Barclay SC. Clinical effectiveness of occlusal splint therapy in patients with classical migraine. Scott Med J. 1987:32(1):11-2.
13. Wright EF, Clark EG, Paunovich ED, Hart RG. Headache improvement through TMD stabilization appliance and self-management therapies. Cranio. 2006;24(2):104-11.
14. Dando WE, Branch MA, Maye JP. Headache Disability in Orofacial Pain Patients. Headache. 2006;46(2):322-6
15. NTI Tension Suppression System [Internet]. [S.l.]: NTI-TSS, 2011. [capturado em mar. 2008]. Disponível em: http://www.nti-tss.com/.
16. Jokstad A, Mo A, Krogstad BS. Clinical comparison between two different splint designs for temporomandibular disorder therapy. Acta Odontol Scand. 2005;63(4):218-26.
17. Magnusson T, Adiels AM, Nilsson HL, Helkimo M. Treatment effect on signs and symptoms of temporomandibular disorders: comparison between stabilization splint and a new type of splint (NTI). A pilot study. Swed Dent J. 2004;28(1):11-20.
18. Dao TT, Lavigne GJ. Oral splints: the crutches for temporomandibular disorders and bruxism? Crit Rev Oral Biol Med. 1998;9(3):345-61.
19. Conti PCR, Santos CN, Kogawa EM, Conti AC, Araujo CRP. The treatment of painful temporomandibular joint clicking with oral splints. A randomized clinical trial. J Am Dent Assoc. 2006;137(8):1108-14.
20. Ciancaglini R, Radaelli G. The relationship between headache and symptoms of temporomandibular disorder in the general population. J Dent. 2001;29(2):93-8.
21. Pettengill C. A comparison of headache symptoms between two groups: a TMD group and a general dental practice group. Cranio. 1999:17(1):64-9.
22. Egermark I, Carlsson GE, Magnusson T. A 20-year longitudinal study of subjective of temporomandibular disorders from childhood to adulthood. Acta Odontol Scand. 2001;59(1):40-8.
23. Forssell H, Kirveskari P, Kangasniemi P. Changes in headache after treatment of mandibular dysfunction. Cephalalgia. 1985:5(4):229-36.
24. Wright EF, Domenech MA, Fischer JR Jr. Usefulness of posture training for TMD patients. J Am Dent Assoc. 2000:131(2):202-10.
25. Gallagher RM. Cervicogenic headache. Expert Rev Neurother. 2007;7(10):1279-83.
26. Fernández-de-Las-Peñas C, Simons D, Cuadrado ML, Pareja J. The role of myofascial trigger points in musculoskeletal pain syndromes of the head and neck. Curr Pain Headache Rep. 2007;11(5):365-72.
27. Fernández-de-las-Peñas C, Cuadrado ML, Arendt-Nielsen L, Simons DG, Pareja JA. Myofascial trigger points and sensitization: an updated pain model for tension-type headache. Cephalalgia. 2007;27(5):383-93.
28. Olesen J. Are headache disorders caused by neurobiological mechanisms? Curr Opin Neurol. 2006;19(3):277-80.
29. Olesen J. Clinical and pathophysiological observations in migraine and tension-type headache explained by integration of vascular, supraspinal and myofascial inputs. Pain. 1991;46(2):125-32.
30. van Ettekoven H, Lucas C. Efficacy of physiotherapy including a craniocervical training programme for tension-type headache; a randomized clinical trial. Cephalalgia. 2006;26(8):983-91.
31. Bogduk N. The neck and headaches. Neurol Clin. 2004;22(1):151-71.
32. Charlett SD, Coatesworth AP. Referred otalgia: a structured approach to diagnosis and treatment. Int J Clin Pract. 2007;61(6):1015-21.
33. Mannheimer JS, Rosenthal, RM. Acute and chronic postural abnormalities as related to craniofacial pain and temporomandibular disorders. Dent Clin North Am. 1991;35(1):195-208.
34. Mannheimer JS, Dunn J. The cervical spine: its evaluation and relation to temporomandibular disorders. In: Kaplan A, editor. Textbook of craniomandibular disorders. Philadelphia: Saunders; 1991.
35. Mannheimer JS. Prevention and restoration of abnormal upper quarter posture. In: Gelb H, Gelb M, editors. Postural considerations in the diagnosis and treatment of cranio-cervical-mandibular and related chronic pain disorders. London: Mosby; 1994.
36. Mannheimer JS, Kraus SL, Hesse JR, Visscher C. Cervicogenic mechanisms of orofacial pain and headaches. Guidelines for assessment, diagnosis and management In: de Leeuw R. Orofacial pain: guidelines for assessment, diagnosis and management. 4th ed. Chicago: Quintessence; 2008.
37. Treleaven J, Jull G, Sterling M. Dizziness and unsteadiness following whiplash injury: Characteristic features and relationship with cervical joint position error. J Rehabil Med. 2003;35(1):36-43.
38. Malik H, Lovell M. Soft tissue neck symptoms following high-energy road accidents. Spine. 2004;29(15):315-7.
39. Jaeger B. Are "cervicogenic" headaches due to myofascial pain and cervical spine dysfunction? Cephalalgia. 1989;9(3):157-64.
40. Duane DD. Spasmodic torticollis. Adv Neurol. 1988;49:135-50.
41. Galm R, Rittmeister M, Schmitt E. Vertigo in patients with cervical spine dysfunction. Eur Spine J. 1988;7(1):55-8.
42. Janda V. Some aspects of extracranial causes of facial pain. J Prosthet Dent. 1986;56(4):484-7.
43. Berkowitz BKB, Moxham BJ. A textbook of head and neck anatomy. London: Wolfe; 1988.
44. Sessle BJ, Hu JW, Amano N, Zhong G. Convergence of cutaneous, tooth pulp, visceral, neck and muscle afferents onto nocicepetive and non-nociceptive neurons in trigeminal

subnucleus caudalis (medullary dorsal horn) and its implications for referred pain. Pain. 1986;27(2):219-5.
45. Hu JW, Yu XM, Vernon H, Sessle BJ. Excitatory effect on neck and jaw muscle activity of inflammatory irritant applied to cervical paraspinal muscles. Pain. 1993;55(2):243-50.
46. Bereiter DA, Hirata H, Hu JW. Trigeminal subnucleus caudalis: beyond homologies with the spinal dorsal horn. Pain. 2000;88(3):221-4.
47. Renehan WE, Zhang X, Beierwaltes WH, Fogel R. Neurons in the dorsal motor nucleus of the vagus may integrate vagal and spinal information form the GI tract. Am J Physiol. 1995;285(5 Pt 1):G780-90.
48. Kobashi M, Koga, T, Mizutani M, Matsuo R. Suppresion of vagal activities evokes laryngeal afferent-mediated inhibition of gastric motility. Am J Physiolo Regul Integr Comp Physiolo. 2002;282(3):R818-27.
49. Mørch CD, Hu JW, Arendt-Nielsen L, Sessle BJ. Convergence of cutaneous, musculoskeletal, dural & visceral afferents onto nociceptive neurons in the first cervical dorsal horn. Eur J Neurosci. 2007;26(1):142-54.
50. Poletti CE. C2 and C3 radiculopathies. Am Pain Soc J. 1992;1:272-5.
51. Wilson PR. Cervicogenic headache. Am Pain Soc J. 1992;1:259-64.
52. Bogduk N. An anatomical basis for the neck-tongue syndrome. J Neurol Neurosurg Psychiatry. 1981;44(3):202-8.
53. Retzlaff E, Mitchell F. The cranium and its sutures. New York: Springer-Verlag; 1987.
54. Bogduk N. The clinical anatomy of the cervical dorsal rami. Spine. 1982;7(4):319-30.
55. Kimmel DL. Innervation of spinal dura mater and dura mater of the posterior cranial fossa. Neurology. 1961;11:800-9.
56. Strassman AM, Raymond SA, Burstein R. Sensitization of meningeal sensory and the origin of headaches. Nature. 1996;384(6609):560-4.
57. Schepelmann K, Ebersberger A, Pawlak M, Oppmann M, Messlinger K. Response properties of trigeminal brain stem neurons with input from dura mater encephali in the rat. Neuroscience. 1999;90(2):543-54.
58. Burstein R, Yamamura H, Malick A, Strassman AM. Chemical stimulation of the intracranial dura induces enhanced responses to facial stimulation in brainstem trigeminal neurons. J Neurophysiol. 1998;79(2):964-82.
59. Brodie AG. Anatomy and physiology of head and neck musculature. Am J Orthod. 1950;36(11):831-44.
60. Bartsch T, Goadsby PJ. Stimulation of the greater occipital nerve induces increased central excitability of dural afferent input. Brain. 2002;125(Pt 7):1496-509.
61. Goadsby PJ, Knight YE, Hoskin KL. Stimulation of the greater occipital nerve increases metabolic activity in the trigeminal nucleus caudalis and cervical dorsal horn of the cat. Pain. 1988;73(1):23-8.
62. Barnsley L, Lord S, Bogduk N. Whiplash injury. Pain. 1994;58(3):283-307.
63. McClune T, Burton AK, Waddell G. Whiplash associated disorders: a review of the literature to guide patient information and advice. Emerg Med J. 2002;19(6):499-506.
64. Croft SM. Management of soft tissue injuries. In: Foreman SM, Croft AC, editors. Whiplash Injuries: the cervical acceleration/deceleration syndrome. 3rd. ed. Baltimore: Lippincott Williams & Wilkins; 2002. p. 541-60.
65. Rao SK, Wasyliw C, Nunez DB Jr. Spectrum of imaging findings in hyperextension injuries of the neck. Radiographics. 2005;25(5):1239-54.
66. Kumar S, Ferrari R, Narayan Y. Looking away from whiplash: effects of head rotation in rear impacts. Spine. 2005;30(7):760-8.
67. Sterling M, Jull G, Vicenzino B, Kenardy J. Sensory hypersensitivity occurs soon after whiplash injury and is associated with poor recovery. Pain. 2003;104(3):509-17

68. Peñarrocha M, Okeson JP, Peñarrocha MS, Angeles Cervelló M. Orofacial pain as the sole manifestation of syringobulbia-syringomyelia associated with Arnold-Chiari malformation. J Orofac Pain. 2001;15(2):170-3.
69. Taylor FR, Larkins MV. Headache and Chiari I malformation. Clinical presentation, diagnosis and controversies in management. Curr Pain Headache Rep. 2002;6(4):331-7.
70. Wynn R, Goldsmith AJ. Chiari Type I malformation and upper airway obstruction in adolescents. Int J Pediatr Otorhinolaryngol. 2004;68(5):607-11.
71. Tubbs RS, Soleau S, Custis J, Wellons JC, Blount JP, Oakes WJ. Degree of tectal beaking correlates to the presence of nystagmus in children with Chiari II malformation. Childs Nerv Syst. 2004;20(7):459-61.
72. Botelho RV, Bittencourt LR, Rotta JM, Tufik S. Adult Chiari malformation and sleep apnoea. Neurosurg Rev. 2005;28(3):169-76.
73. Colpan ME, Sekerci Z. Chiari Type I malformation presenting as hemifacial spasm: case report. Neurosurgery. 2005;57(2):E371; discussion E371.
74. Sakaguchi M, Kitagawa K, Hougaku H, Hashimoto H, Nagai Y, Yamagami H, et al. Mechanical compression of the extracranial vertebral artery during neck rotation. Neurology. 2003;61(6):845-7.
75. Zaina C, Grant R, Johnson C, Dansie B, Taylor J, Spyropolous P. The effect of cervical rotation on blood flow in the contralateral vertebral artery. Man Ther. 2003;8(2):103-9.
76. Mitchell JA. Changes in vertebral artery blood flow following normal rotation of the cervical spine. J Manipulative Physiol Ther. 2003;26(6):347-51.
77. Gayral L, Neuwirth E. Oto-neuroophthalmologic manifestations of cervical origin; posterior cervical sympathetic syndrome of Barré-Lieou. N Y State J Med. 1954;54(13):1920-6.
78. Wright S, Osborne N, Breen AC. Incidence of ponticulus posterior of the atlas in migraine and cervicogenic headache. J Manipulative Physiol Ther. 1999;22(1):15-20.
79. Foster CA, Jabbour P. Barré-Lieou syndrome and the problem of the obsolete eponym. J Laryngol Otol. 2007;121(7):680-3.
80. Bertoft ES, Westerberg CE. Further observations on the neck-tongue syndrome. Cephalalgia. 1985;5 Suppl 3:312-3.
81. Orrell RW, Garsden CD. The neck-tongue syndrome. J Neurol Neurosurg Psychiatry. 1994;57(3):348-52.
82. Fortin CJ, Biller J. Neck tongue syndrome. Headache. 1985;25(5):255-8.
83. Terrett AGJ. Neck tongue syndrome and spinal manipulative therapy. In: Vernon H, editor. Upper cervical syndrome: chiropractic diagnosis and treatment. Baltimore: Williams & Wilkins; 1988. p. 223-9.
84. Alix ME, Bates DK. A proposed etiology of cervicogenic headache: the neurophysiologic basis and anatomic relationship between the dura mater and the rectus posterior capitus minor muscle. J Manipulative Physiol Ther. 1999;22(8):534-9.
85. Hack GD, Hallgren RC. Chronic headache relief after section of suboccipital muscle dural connections: a case report. Headache. 2004;44(1):84-9.
86. Nash L, Nicholson H, Lee AS, Johnson GM, Zhang M. Configuration of the connective tissue in the posterior atlanto-occipital interspace: a sheet plastination and confocal microscopy study. Spine. 2005;30(12):1359-66.
87. Clark GT, Browne PA, Nakano M, Yang Q. Co-activation of sternocleidomastoid muscles during maximal clenching. J Dent Res. 1993;72(11):1499-502.
88. Fernandez-de-Las-Penas C, Cuadrado ML, Pareja JA. Myofascial trigger points, neck mobility, and forward head posture in episodic tension-type headache. Headache. 2007;47(5):662-2.
89. Eriksson PO, Häggman-Henrikson B, Nordh E, Zafar H. Coordinated mandibular and neck-head movements during rhythmic jaw activities in man. J Dent Res. 2000;79(6):1378-84.

90. Carlson CR, Okeson JP, Falace DA, Nitz AJ, Lindroth JE. Reduction of pain and EMG activity in the masseter region by trapezius trigger point injection. Pain. 1993;55(3):397-400.
91. Turunen JH, Mäntyselkä PT, Kumpusalo EA, Ahonen RS. How do people ease their pain? A population-based study. J Pain. 2004;5(9):498-504.
92. Fernandez-de-Las-Penas C, Cuadrado ML, Pareja JA. Myofascial trigger points and forward head posture in unilateral migraine. Cephalalgia. 2006;26(9):1061-70.
93. Kraus S. Temporomandibular disorders, head and orofacial pain: cervical spine considerations. Dent Clin North Am. 2007;51(1):161-93.
94. Ellis B, Kosmorsky G. Referred ocular pain relieved by suboccipital injection. Headache. 1995;35(2):101-3.
95. Bovim G, Berg R, Dale LG. Cervicogenic headache: Anesthetic blockades of cervical nerves (C2-C5) and facet joint (C2/C3). Pain. 1992;49(3):315-20.
96. Wright EF. Referred craniofacial pain patterns in patients with temporomandibular disorders. J Am Dent Assoc. 2000;131(9):1307-15.
97. Bovim G, Fredriksen TA, Stolt-Nielsen A, Sjaastad O. Neurolysis of the greater occipital nerve in cervicogenic headache. A follow-up study. Headache. 1992;32(4):175-9.
98. Saadah HA, Taylor FB. Sustained headache syndrome associated with tender occipital nerve zones. Headache. 1987;27(4):201-5.
99. Bansevicius D, Sjaastad O. Cervicogenic headache: the influence of mental load on pain level and EMG of the shoulder-neck and facial muscles. Headache. 1996;36(6):372-8.
100. Browne PA, Clark GT, Kuboki T, Adachi NY. Concurrent cervical and craniofacial pain. A review of empiric and basic science evidence. Oral Surg Oral Med Oral Pathol Oral Radiol Endod. 1998;86(6):633-40.
101. de Wijer A, de Leeuw JRJ, Steenks MH, Bosman F. Temporomandibular and cervical spine disorders. Self-reported signs and symptoms. Spine. 1996;21(14):1638-46.
102. Kirveskari P, Alanen P, Karskela V, Kaitaniemi P, Holtari M, Virtanen T, et al. Association of functional state of stomatognathic system with mobility of cervical spine and neck muscle tenderness. Acta Odontol Scand. 1988;46(5):281-6.
103. De Latt A, Meuleman H, Stevens A, Verbeke G. Correlation between cervical spine and temporomandibular disorders. Clin Oral Investig. 1988;2(2):54-7.
104. Visscher CM, Lobbezoo F, de Boer W, van der Zaag J, Naeije M. Prevalence of cervical spinal pain in craniomandibular pain patients. Eur J Oral Sci. 2001;109(2):76-80.
105. Yi X, Cook AJ, Hammil-Ruth RJ, Rowlingson JC. Cervicogenic headache in patients with presumed migraine: Missed diagnosis or misdiagnosis? J Pain. 2005;6(10):700-3.
106. Zito G, Jull G, Story I. Clinical tests of musculoskeletal dysfunction in the diagnosis of cervicogenic headache. Man Ther. 2006;11(2):118-29.
107. Visscher CM, Lobbezoo F, de Boer W, van der Zaag J, Verheij JG, Naeije M. Clinical tests in distinguishing between persons with or without craniomandibular or cervical spinal pain complaints. Eur J Oral Sci. 2000;108(6):475-83.
108. Hall T, Robinson K. The flexion-rotation test and active cervical mobility: a comparative measurement study in cervicogenic headache. Man Ther. 2004;9(4):197-202.
109. Samsan M, Coveñas R, Csillik B, Ahangari R, Yajeya J, Riquelme R, et al. Depletion of substance P, neurokinin A and calcitonin gene-related peptide from the contralateral and ipsilateral caudal trigeminal nucleus following unilateral electrical stimulation of the trigeminal ganglion; a possible neurophysiological and neuroanatomical link to generalized head pain. J Chem Neuroanat. 2001;21(2):161-9.
110. Jull, Amiri M, Bullock-Saxton J, Darnell R, Lander C. Cervical musculoskeletal impairment in frequent intermittent headache. Part 1: Subjects with single headaches. Cephalalgia. 2007;27(7):793-802.
111. Amiri, Jull G, Bullock-Saxton J, Darnell R, Lander C. Cervical musculoskeletal impairment in frequent intermittent headache. Part 2: Subjects with concurrent headache types. Cephalalgia. 2007;27(8):891-8.
112. Ogince, Hall T, Robinson K, Blackmore AM. The diagnostic validity of the cervical flexion-rotation test in C1/2-related cervicogenic headache. Man Ther. 2007;12(3):256-62.
113. Brønfort G, Nilsson N, Haas M, Evans RL, Goldsmith CH, Assendelft WJJ, et al. Non-invasive physical treatments for chronic/recurrent headache. Cochrane Database Syst Rev. 2004;(3):CD001878.
114. Biondi DM. Physical treatments for headache: a structured review. Headache. 2005;45(6):738-46.
115. Jull G, Trott P, Potter H, Zito G, Niere K, Shirley D, et al. A randomized controlled trial of exercise and manipulative therapy for cervicogenic headache. Spine. 2002;27(17):1835-43.
116. Hall T, Chan HT, Christensen L, Odenthal B, Wells C, Robinson K. Efficacy of a C1-C2 self-sustained natural apophyseal glide (SNAG) in the management of cervicogenic headache. J Orthop Sports Phys Ther. 2007;37(3):100-7.
117. Haas M, Groupp E, Aickin M, Fairweather A, Ganger B, Attwood M, et al. Dose response for chiropractic care of chronic cervicogenic headache and associated neck pain: a randomized pilot study. J Manipulative Physiol Ther. 2004;27(9):547-53.
118. Gross AR, Hoving JL, Haines TA, Goldsmith CH, Kay T, Aker P, et al. A Cochrane review of manipulation and mobilization for mechanical neck disorders. Spine. 2004;29(14):1541-8.

PARTE 12 — Dor e disfunção mandibular por afecções ou doenças da articulação temporomandibular

CAPÍTULO 47

DIAGNÓSTICO E TRATAMENTO DA DOR ARTICULAR (ATM)

José Tadeu Tesseroli de Siqueira

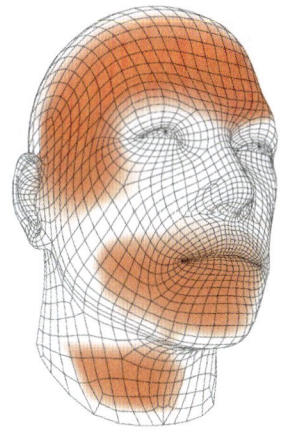

Talvez poucas estruturas do corpo humano tenham sido alvo de tantas controvérsias quanto a articulação temporomandibular (ATM). A descrição da "síndrome" dessa articulação deu margem ao uso de diversos tratamentos, principalmente "oclusais", para curá-la e, por vezes, preveni-la. Essa questão foi defendida por uma ala de clínicos e professores, perdeu força, mas ainda tem defensores. A situação se complica quando queixas de dor facial ou de cabeça, principalmente crônica, são vinculadas à ATM, particularmente quando quaisquer alterações estruturais ou funcionais são relacionadas empiricamente às queixas de dor. O panorama se complica mais ainda quando a oclusão dentária é modificada visando ao tratamento da dor ou da ATM.

A ATM, como outras articulações corpóreas, recebe cargas e está exposta a pequenos traumatismos diariamente. Por isso, sofre modificações fisiológicas ou patológicas ao longo da vida e está sujeita a afecções e doenças de diversas etiologias, sejam de origem local ou sistêmica, agudas ou crônicas, podendo comprometer seu desempenho e causar disfunção mandibular. Entretanto, nem sempre a dor está presente ou é a principal queixa dos pacientes.

O ruído articular continua sendo o sinal clínico que indica desvio de normalidade e que pode determinar o estágio ou o curso do problema ou da doença, devendo ser avaliado com minúcia. Quando há ruído articular e queixas de dor facial ou de cabeça concomitante, a investigação deve definir o(s) diagnóstico(s) e verificar se há associação entre eles ou se é apenas coincidência.

Portanto, a articulação temporomandibular pode ser afetada por traumatismos (bruxismo, fraturas), doenças inflamatórias (artrite reumatoide), infecções, tumores ou por mudanças bruscas ou iatrogênicas da própria oclusão dentária. A maioria dessas doenças tem critérios diagnósticos já descritos nos compêndios de Patologia, assim como tratamentos específicos. Seu domínio é dos especialistas em Cirurgia e Traumatologia Bucomaxilofacial ou de especialidades médicas como a Reumatologia. Em geral, na clínica odontológica, são os distúrbios intracapsulares da ATM as principais razões de controvérsias, pois possuem etiologia predominantemente "funcional", mas ainda existem dúvidas quanto à sua relação com oclusão dentária, hábitos parafuncionais e necessidade de tratamento.

Este capítulo discorre sobre dor articular e reforça a importância do diagnóstico para tratamento das diferentes doenças que a causam.

INTRODUÇÃO

A articulação temporomandibular (ATM) normal tem superfícies morfologicamente adaptadas, seus tecidos são saudáveis (ossos, ligamentos, tendões e sistema vasculonervoso), apresenta remodelação óssea funcional para a manutenção da massa óssea, seus movimentos são indolores, as cargas funcionais são distribuídas adequadamente, há estabilidade funcional da mandíbula e não causa alterações patológicas na oclusão.[1,2]

A ATM jovem é revestida por tecido conjuntivo denso avascular, apresenta camada proliferativa, cartilagem hialina, e sua ossificação é endocondreal. A ATM do adulto é revestida por tecido conjuntivo denso, camada proliferativa fina, fibrocartilagem e osso lamelar (cortical).[3] Desse modo, sendo a ATM responsável por parte do crescimento mandibular, é indispensável compreender que algumas doenças, como a artrite reumatoide juvenil, podem deixar sequelas irreversíveis nessa articulação, comprometer o crescimento facial e contribuir para deformidades faciais (ver Cap. 49).

No adulto, a formação mandibular está encerrada e as doenças inflamatórias ou degenerativas que acometem a ATM não alteram o crescimento facial, embora possam produzir alterações oclusais ou faciais secundárias, a exemplo da reabsorção condilar progressiva.[1,2] Esses aspectos são relevantes na prática clínica tanto para o entendimento da patogênese das doenças da ATM, quanto para conhecer o prognóstico e escolher o melhor tratamento. Forças biomecânicas dentro dos limites fisiológicos resultam em adaptação e remodelação dos componentes articulares e ajudam na manutenção de uma função aceitável, entretanto, fatores como idade avançada, doenças sistêmicas e hormônios também influenciam a capacidade adaptativa da ATM.[4,5]

Por muitos anos, parte da comunidade científica envolvida no estudo de dor e disfunção mandibular associou as alterações estruturais dos componentes da ATM (incoordenação côndilo-disco) à oclusão dentária, à dor facial e a cefaleias. Esse pensamento iniciou em parte com a descrição de uma "síndrome", a síndrome de Costen[5] e, posteriormente, a "disfunção da ATM". Sinais de alteração, como ruídos, ou de degeneração da ATM, como artrose, ao lado de má oclusão dentária, são achados frequentes na população em geral e não são obrigatoriamente indicativos de doença em curso ou causas de dor (veja Sessle e colaboradores[6] para revisão). A dor nem sempre está presente nas afecções ou doenças da ATM, mas, quando presente, normalmente é o motivo maior do tratamento e o seu controle exige o reconhecimento da doença que a provoca, de sua cronicidade e dos fatores envolvidos na função mandibular.

Portanto, a dor articular é um sintoma que pode ser comum a diferentes doenças que afetam a ATM, as quais, por sua vez, têm diferentes critérios de diagnóstico e cujos tratamentos não são obrigatoriamente os mesmos. Todas elas, certamente, podem causar secundariamente disfunção mandibular. Ver também Capítulo 37 sobre disfunção mandibular.

> Ruídos articulares, artrose da ATM e má oclusão dentária são achados frequentes na população em geral que não são obrigatoriamente indicativos de doença em curso ou causas de dor. A dor facial tem múltiplas origens além da própria ATM, e a simples presença de alterações estruturais na ATM ou na oclusão dentária não justifica sua implicação como "causa" da dor, especialmente quando esta é crônica.

Sob o aspecto clínico, o estudo e a avaliação da ATM deveriam, inicialmente, concentrar-se nos dados anatomofisiológicos dessa articulação e nas condições patológicas que podem afetá-la. Com isso, é possível estabelecer o exame semiológico que identifique alterações de forma e função articular ou mandibular com base em critérios diagnósticos já validados e reconhecidos. Certamente, a ideia de "síndrome da ATM" persiste nos dias atuais e acaba contaminando todo o nosso pensamento racional a respeito de afecções e doenças que podem acometer a articulação. Este capítulo procura realçar essa compreensão mais clássica sobre Patologia e Semiologia da articulação temporomandibular.

REVISÕES ANATÔMICA E HISTOLÓGICA DA ATM

Conceito

A ATM é uma articulação do tipo sinovial, com movimentos complexos de abertura, fechamento, lateralidade, retrusão e protrusão, durante os quais há rotação e translação do côndilo mandibular. A mandíbula e a clavícula são ossos de origem intramembranosa e a cabeça da mandíbula (côndilo mandibular), ao contrário das demais articulações sinoviais, é recoberta por fibrocartilagem.

A breve revisão anatômica que se segue é fundamental para a compreensão das doenças da ATM.[3,7-10]

Componentes

A ATM é formada pela cavidade articular do osso temporal e pelo processo condilar da mandíbula, atualmente denominada cabeça da mandíbula. As superfícies articulares são revestidas por tecido fibroso, essencialmente por colágeno tipo I, separadas pelo disco articular e envolvidas por cápsula de tecido fibroso. Na parte interna, encontra-se a membrana sinovial (Fig. 47.1, A-B).

A cavidade articular do osso temporal e a cabeça da mandíbula (côndilo) são recobertos pelas seguintes camadas:

- Superficial: adjacente à cavidade articular e formada por tecido conjuntivo fibroso.
- Intermediária: formada de tecido conjuntivo intermediário.
- Profunda: composta de fibrocartilagem cuja espessura é bem variável.

Disco articular

O disco articular permite os movimentos passivos da articulação. Seu tecido, formado por colágeno tipo I distribuído de forma irregular, é fibroso, denso, avascular no centro e vascular nas margens. A forma é adaptável à cabeça da mandíbula (côndilo).

O disco articular acompanha os movimentos da cabeça da mandíbula (côndilo), diminuindo a fricção que ocorreria entre ela e a eminência do osso temporal.

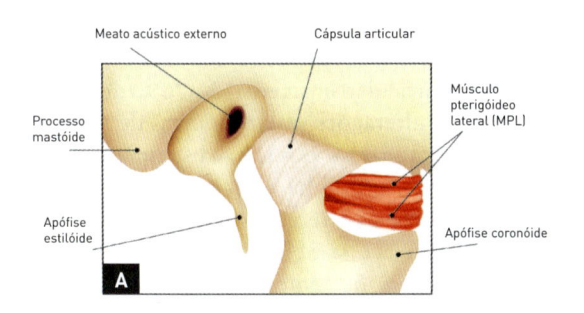

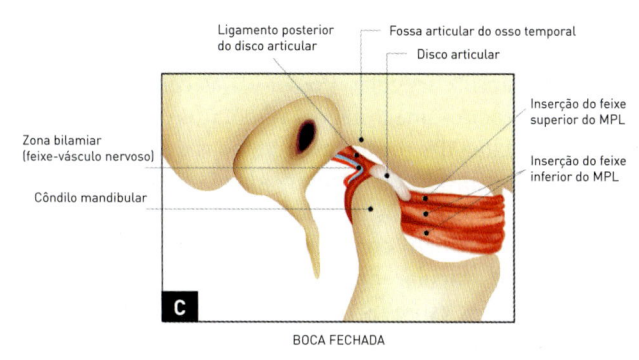

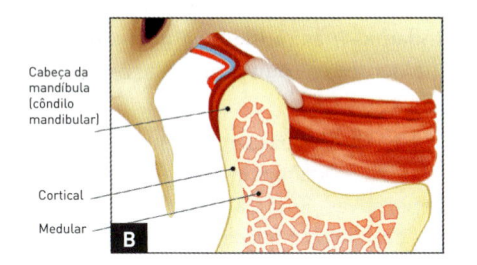

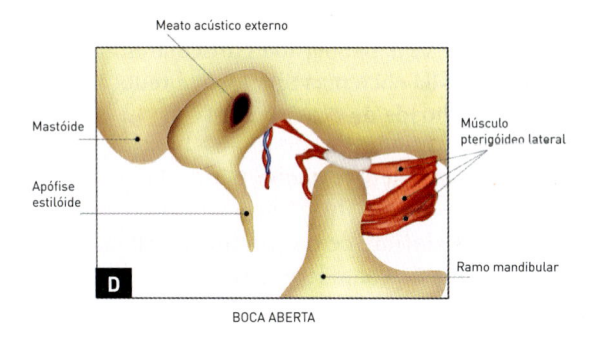

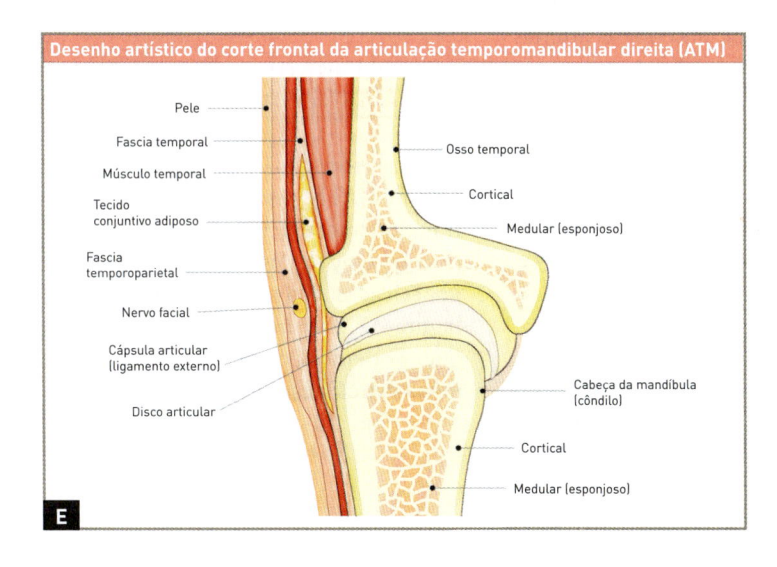

Figura 47.1. Desenho artístico da articulação temporomandibular e de seus componentes. **A-D.** Corte sagital. **E.** Corte frontal.

Zona bilaminar

Esta região destaca-se por ser ricamente vascularizada e inervada e por localizar-se posteriormente ao disco, onde cargas resultantes da compressão ou da tração dos tecidos são supostamente capazes de produzir inflamação e dor. Como o próprio nome diz, essa região é formada por duas lâminas de tecido conjuntivo que se inserem na cabeça da mandíbula (côndilo), na cápsula articular e na cavidade articular.

Ligamentos

São responsáveis pela restrição do movimento articular. O ligamento lateral (temporomandibular) conecta-se aos polos lateral e medial do côndilo, prevenindo deslocamentos lateral ipsilateral e lateral e medial contralateral. Os ligamentos esfenomandibular e estilomandibular limitam os movimentos mandibulares.

Membrana sinovial

Essa membrana é fina e encontra-se na superfície interna da cápsula articular. Possui várias células: fibroblastos, mastócitos, macrófagos, adipócitos e raramente neutrófilos. Uma das proteínas secretadas é a mucina; o fluido sinovial proporciona viscosidade, elasticidade e plasticidade. Doenças ou condições que afetam a membrana sinovial podem comprometer de modo irreversível a função articular. Entre os sinais mais frequentes dessas alterações estão os ruídos articulares, principalmente do tipo crepitação.

Funções do líquido sinovial:
a. Nutrição do disco articular.
b. Lubrificação das superfícies articulares.
c. Aumento da eficiência funcional e redução de riscos e possibilidade de erosão óssea.

Inervação e vascularização

É essencialmente de origem trigeminal (auriculotemporal, temporal profundo e massetérico). Tem terminações nervosas livres (dor); Ruffini (propriocepção); Golgi (mecanorrecepção); Pacini (mecanorrecepção dinâmica e acelerador de movimento). A nutrição é realizada por ramificações da artéria carótida externa: temporal superficial, auricular profunda, timpânica anterior e artérias faríngeas ascendentes. Apresenta inervação neurovegetativa parassimpática que se origina no gânglio ótico, enquanto a inervação simpática é proveniente do gânglio cervical superior.

ARTICULAÇÃO TEMPOROMANDIBULAR: ADAPTAÇÃO E REMODELAÇÃO *VERSUS* DOENÇA

Os componentes da ATM, a exemplo das outras articulações do corpo humano, remodelam-se ao longo da vida, adaptando-se às variações das cargas que recebem.[11] Essa remodelação é relativamente constante após os 25 anos de idade.[5] Entretanto, nem sempre é fácil delimitar as alterações decorrentes da remodelação e de sua capacidade adaptativa[12-16] em relação às decorrentes de doenças degenerativas. Vários fatores influenciam direta ou indiretamente a capacidade adaptativa da ATM, tais como idade, sexo, estresse psicológico, doenças sistêmicas, hormônios e traumatismos. Sob condições adversas, a remodelação pode se tornar extensiva, alterando a forma dos componentes articulares e, dessa maneira, modificando a função da ATM e da mandíbula. As alterações do disco articular (como nos deslocamentos do disco) ou degenerativas da ATM (como na osteoartrose) são frequentes na clínica e relativamente bem documentadas em estudos realizados com cadáveres.[17]

O estudo clássico de Farrar e McCarthy,[18] sobre as características radiográficas dos componentes ósseos da ATM de pacientes que procuravam assistência médica com queixas nessa articulação, identificou deslocamento do disco articular em cerca de 70% deles. Outros estudos sobre alterações macroscópicas da ATM em cadáveres mostraram que elas são mais comuns em idosos do que em jovens, que há associação entre o deslocamento de disco e as alterações degenerativas da ATM, que a prevalência é semelhante entre os sexos, e que ocorrem tanto em pacientes com desarranjos da ATM como em indivíduos que não têm queixas.[19-21] A existência de marcadores que permitam a distinção entre processo adaptativo e doença degenerativa é um dos objetivos das pesquisas nessa área.[17] Gradativamente, sua descoberta tem ajudado a esclarecer a fisiopatologia das doenças inflamatórias ou degenerativas da ATM, a exemplo do que ocorre em outras articulações do corpo.

> A ATM passa por remodelação ao longo da vida e também está sujeita a doenças degenerativas. Essas alterações podem ser identificadas por sinais clínicos, como ruído ou dor articular. Entretanto, deve-se ter muito cuidado para não atribuir à ATM queixas como dor facial difusa, cefaleias ou cervicalgias apenas porque coexistem.

ETIOPATOGÊNESE DA DOENÇA ARTICULAR INFLAMATÓRIA OU DEGENERATIVA

Nas doenças inflamatórias ou degenerativas que afetam a ATM, em geral há vários fatores envolvidos: traumatismo externo ou interno, doenças autoimunes (por exemplo, as artrites reumatoide e psoriática), genéticas e, mais raramente, a infecção.[17,22-24] Ver na Figura 47.2 as manifestações clínicas mais frequentes que podem ocorrer em consequência de alterações nessa articulação.

Osteoartrose e deslocamento do disco articular

Autópsias da ATM mostram que o deslocamento do disco pode alterar morfológica e bioquimicante as superfícies articulares e causar alterações degenerativas, tais como alterações do disco, danos celulares, formação de osteófitos, reabsorção do osso subcondral, erosão na superfície articular da cabeça da mandíbula (côndilo mandibular) e formação de aderência.[17,25-27] Por outro lado, autópsias de pacientes que apresentavam deslocamento de disco e dor na ATM mostraram alterações histológicas no tecido retrodiscal diferentes daquelas observadas em indivíduos sem dor. Uma das hipóteses é que, quando há dor, as cargas foram excessivas, ao contrário do que ocorre em indivíduos com deslocamentos assintomáticos.[28] Apenas o deslocamento do disco não explica

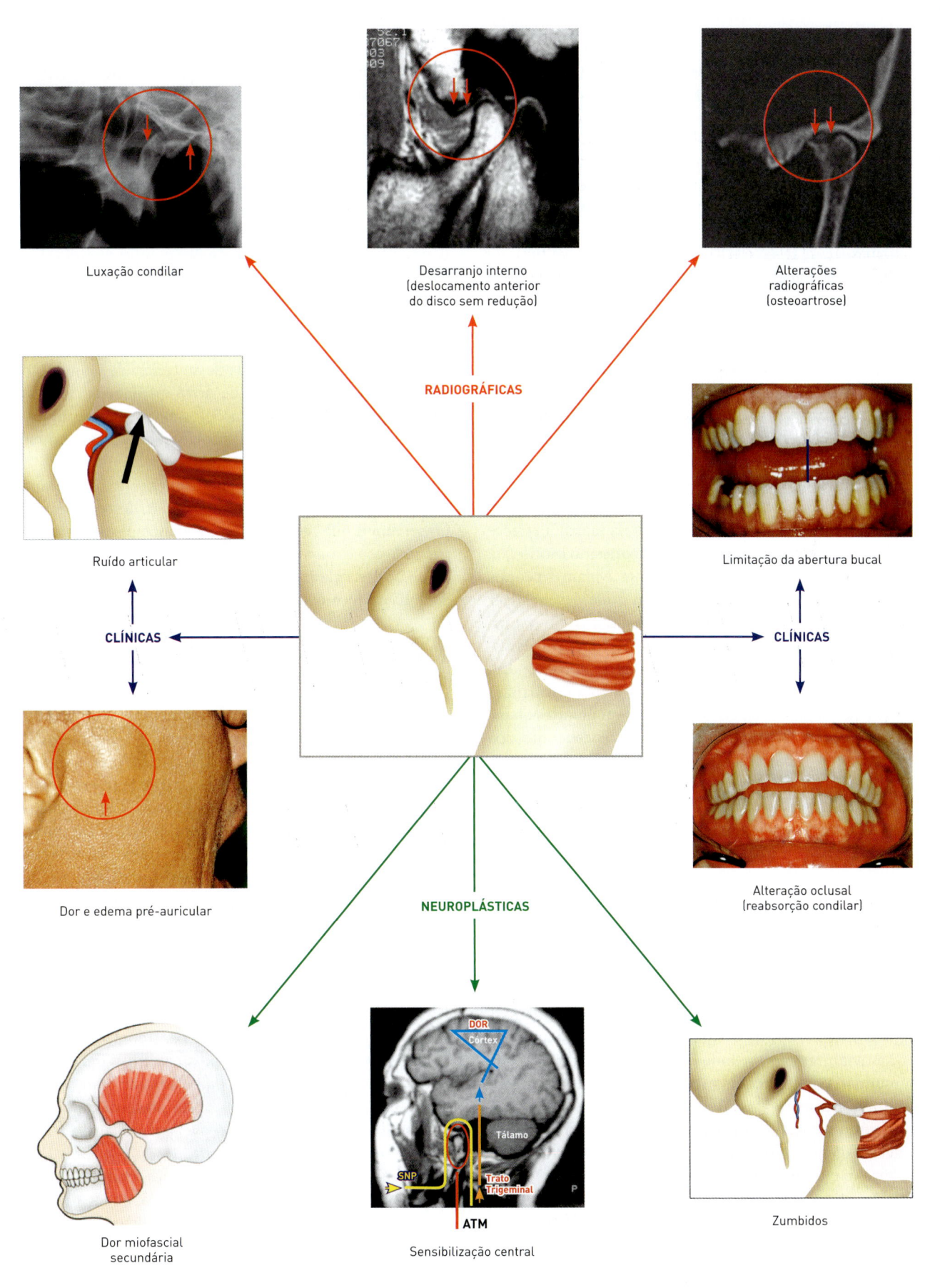

Figura 47.2. Desenho artístico mostrando algumas alterações clínicas, radiográficas e neuroplásticas que podem decorrer de doenças da ATM.

todos os sintomas articulares, pois um procedimento simples de lavagem da cavidade articular superior, como a artrocentese, melhora significativamente a sintomatologia clínica de alguns pacientes.[29,30] Nesses casos, é possível que a melhora clínica decorra da remoção de tecidos inflamados cronicamente (sinóvia, cápsula e tecidos retrodiscais),[31] e também da eliminação de citocinas e outros mediadores da inflamação que contribuem para a manutenção da doença.[32,33] Citocinas, como as interleucinas (IL-1, IL-6 e IL-8) e o fator de necrose tumoral (TNF), têm papel importante na doença degenerativa articular.[34-37] Em conjunto, esses mediadores inflamatórios aumentam a degradação do colágeno, afetando a condrogênese e também a remodelação articular.[17]

Além disso, na doença degenerativa (osteoartrose) da ATM também há aumento na síntese de enzimas que degradam a matriz extracelular, formação de radicais livres e redução dos mecanismos de defesa (antiproteolíticos) dos tecidos. Também é possível que os condrócitos, após sofrerem a ação da doença, reduzam sua capacidade de sintetizar matriz extracelular e sejam influenciados por proteínas alteradas da matriz extracelular, a exemplo da fibronectina.[17] Do mesmo modo que em outras articulações, recentemente Milam[17] propôs que o traumatismo na ATM também pode desencadear o fenômeno de hipoxia-reperfusão tecidual e liberar radicais livres que têm efeito deletério nas superfícies ósseas. Quando liberados em articulações comprometidas, cuja capacidade de defesa é insuficiente para normalizar o excesso de produção desses radicais, há grandes chances de ocorrer lesão. Caso haja comprometimento dos mecanismos de varredura de radicais livres devido a doenças (deficiência genética ou nutricional), eles poderiam produzir lesão mesmo em condições normais.

Portanto, resumidamente, a sequência de eventos e alterações na osteoartrose é a seguinte:[38-41]

a. Fatores mecânicos traumáticos contribuem para a degradação e perda da cartilagem articular, comprometem a função dos condrócitos e a síntese de proteoglicanas, glicoproteínas e colágeno, e produzem alterações ósseas hipertróficas que levam à formação de osteófitos e à remodelação do osso subcondral.
b. Os fragmentos de cartilagem "irritam" a membrana sinovial, levando à inflamação sinovial crônica secundária. Esse processo favorece a síntese de mediadores inflamatórios (citocinas), que se difundem pelo líquido sinovial e induzem a degradação adicional da cartilagem, contribuindo para a manutenção da inflamação e do processo degenerativo.

DOENÇAS INFLAMATÓRIAS SISTÊMICAS CRÔNICAS E A ARTICULAÇÃO TEMPOROMANDIBULAR

Em doenças autoimunes crônicas, como nas artrites reumatoide e psoriática, a ATM pode estar comprometida. Quando ocorre em crianças ou adolescentes, como na artrite reumatoide idiopática ou juvenil, a degeneração condilar pode comprometer o crescimento facial, resultando em deformidades como a micrognatia.[42,43] Nas doenças reumatoides, a membrana sinovial sofre infiltração de células inflamatórias (macrófogos e linfócitos T-CD4), antígenos desconhecidos produzem resposta imunológica e os macrófagos sintetizam citocinas (IL-1 e TNF-α), às quais se atribuem as principais anormalidades inflamatórias das articulações comprometidas. Em consequência, ocorrem danos na cartilagem articular, presença do *pannus sinovial* (hipertrofia de células sinoviais) e reabsorção do tecido ósseo subcondral (ativação de osteoclastos), além de redução na produção da matriz extracelular.[44,45] A metaplasia desse tecido de granulação pode resultar na formação de nova cartilagem, osso ou tecido fibroso, causando em deformidades e até anquilose óssea.[41,46-48] Appelgren e colaboradores[49] encontraram altas concentrações do neuropeptídeo Y (NPY) e do peptídeo relacionado geneticamente à calcitonina (CGRP) na ATM de pacientes com artrite reumatoide. Observaram que a associação de ambos parece relacionar-se à dor e a anormalidades oclusais e mandibulares, o que poderia caracterizá-los como marcadores da atividade da doença nesta articulação.

CITOCINAS COMO MARCADORES DE DOR, REMODELAÇÃO E DEGENERAÇÃO ARTICULAR

O estudo das células inflamatórias e das citocinas do líquido sinovial continua estimulando a pesquisa atual acerca de doenças crônicas da ATM[50] e até mesmo identificando marcadores que permitem a distinção entre processo adaptativo e doenças degenerativas.[17] Sinais e sintomas, como dor, hiperalgesia, mordida aberta anterior e alterações radiográficas, estão relacionados a expressões aumentadas de IL1-β,[51-55] e a presença da IL1-β no líquido sinovial da ATM sugere presença de lesão, já que ela não se encontra na sinóvia de ATM normal.[56] Além disso, a presença dessa citocina no plasma é relacionada com alterações radiográficas da ATM e é considerada um fator prognóstico de progressão das alterações radiográficas na ATM de pacientes com poliartrite crônica.[51] O fator de necrose tecidual (TNF) é considerado membro da defesa inicial no processo inflamatório e indutor da síntese de outros mediadores da inflamação, como IL-1, IL-6 e prostaglandinas (PGs).[57] Está presente na artrite reumatoide e parece ser responsável pela inflamação sistêmica em doenças autoimunes.[57]

Expressões aumentadas de citocinas, como a IL1-β, IL-6, e do TNF-α estão relacionadas à doença degenerativa articular e orientam sobre o curso da doença na ATM. A presença de IL1-β e TNF-α indicam inflamação articular, uma vez que não são encontrados em articulações normais.[50,58,59] Altos níveis de TNF-α relacionam-se à dor de movimento e à sensibilidade à palpação articular[60,61] por ação direta dessa citocina, ou indireta, por induzir a produção de outras citocinas, como IL-1, IL-6, além da sensibilização de nociceptores e destruição de cartilagem e tecido ósseo.[61] Dor ao repouso, hiperalgesia e alodínia da ATM estão relacionadas à serotonina.[50,62] Da mesma forma, em condições inflamatórias, os neuropeptídeos como substância P (SP), CGRP e neuropeptídeo Y,[50,63] relacionam-se à dor espontânea e confirmam a contribuição do sistema nervoso para a inflamação articular.[63,64] A presença de altos níveis de IL-6 no líquido sinovial da ATM em pacientes com deslocamento de disco articular doloroso está ligada ao nível de sinovite encontrado por meio da avaliação artroscópica.[65]

DOR ARTICULAR E SENSIBILIZAÇÃO CENTRAL

Como observamos anteriormente, a dor articular deve ser compreendida como manifestação do processo inflamatório, e os mediadores da inflamação desempenham papel importante em sua fisiopatologia. Outro aspecto fundamental a ser considerado é que as citocinas inflamatórias, além de causarem sensibilização periférica, contribuem para o fenômeno da sensibilização central, inflamação neurogênica e espalhamento da dor, com consequente envolvimento muscular secundário.[66] Daí a importância de controle imediato da dor com medidas sintomáticas. A sensibilização neuronal e a neuroplasticidade são apresentadas em detalhes no Capítulo 5 deste livro.

Inúmeros estudos em modelos experimentais mostram que a inflamação aguda da ATM produz alterações periféricas e centrais importantes que deveriam ser consideradas também pelo clínico:[66,67]

a. Atividade muscular reflexa dos músculos mastigatórios.
b. Os grupos de músculos elevadores e abaixadores da mandíbula são ativados, possivelmente por vias diferentes.
c. A nocicepção periférica gera ativação central do sistema opioide, ou seja, ativa os mecanismos supressores de dor. Quando injetada naloxona, antagonista da morfina, observa-se atividade muscular decorrente de dor. Portanto, ela também produz sensibilização central e espalhamento da dor.
d. O aumento de atividade neuronal trigeminal (sensibilização central) devido ao estímulo nocivo produz alterações neuroquímicas, principalmente envolvendo os aminoácidos excitatórios (EAA) e os receptores NMDA (N-metil-D-asparato). Quando esses receptores são bloqueados por antagonista, a atividade muscular é reduzida, mostrando que tais efeitos são mediados centralmente.
e. A maioria dos efeitos de sensibilização central passa pelo subnúcleo caudal do nervo trigêmeo, desaparecendo quando essa região é destruída por cirurgia ou por agentes químicos.

DOR ARTICULAR: EPIDEMIOLOGIA

A dor na articulação temporomandibular é sintoma comum a diversas doenças, e a epidemiologia das doenças da ATM deveria ser estudada de acordo com as respectivas etiologias e características fisiopatológicas ou clínicas. Por exemplo, fratura, tumor ou distúrbio intracapsular podem causar dor articular, porém são três doenças diferentes e têm diferentes tratamentos e prevalência na população geral. Em geral, o grupo mais estudado na clínica odontológica é o dos distúrbios intra-articulares, e também, o mais prevalente, destacando-se os deslocamentos do disco articular e a osteoartrose. A dor nem sempre está presente, porém é fundamental avaliar a função articular e mandibular em todos os casos, independentemente da presença ou não de dor (ver também Capítulo 3 sobre epidemiologia).

Um erro frequente na literatura científica é o de incluir como *temporomandibular disorder*, ou *disfunção temporomandibular*, problemas muito diferentes, como o deslocamento do disco e tumores da ATM, no mesmo grupo e discutir suas características patológicas como se fossem moléstias iguais. Essa abordagem precisa de revisão e mudança na classificação para evitar o uso de problemas clínicos corriqueiros de dor articular e disfunção mandibular, como os citados deslocamentos do disco articular e a osteoartrose, como sinônimo para todas as afecções e doenças da ATM. O Capítulo 43 apresenta mais detalhes a respeito desse equívoco persistente, que acaba sendo fonte de desorientação clínica.

As doenças da ATM que têm a dor como sintoma frequente serão discutidas a seguir, no tópico sobre Patologias da ATM.

PATOLOGIA DA ARTICULAÇÃO TEMPOROMANDIBULAR: CLASSIFICAÇÃO

A ATM pode ser afetada por doenças de origem local ou sistêmica, inflamatórias ou degenerativas, agudas ou crônicas,[11,68] traumáticas, infecciosas ou tumorais. As classificações atuais baseiam-se em sinais, sintomas e estágio das alterações articulares.[69] Classificações baseadas na fisiopatologia das doenças articulares são o objetivo principal de pesquisadores e clínicos, pois permitirão o desenvolvimento de medicamentos e métodos específicos para o tratamento. Nos últimos anos, houve um avanço no conhecimento dos mediadores inflamatórios,

> Dor, ruídos articulares e limitação da amplitude do movimento articular ou mandibular são sinais e sintomas comuns a várias doenças da ATM. Por isso, é fundamental conhecer a Patologia e a Semiologia dessa articulação para realizar o diagnóstico diferencial, pois o tratamento depende do diagnóstico preciso.

neurotransmissores e fatores de crescimento relacionados a doenças específicas da ATM, em especial na área da reumatologia.

Deve-se ter em conta que a dor na ATM pode sinalizar inúmeras doenças, com etiologias e tratamentos diferentes, e não assumir que todos os casos são de deslocamento do disco articular, como se essa fosse a única condição que pudesse causar dor e disfunção mandibular. Talvez o maior problema clínico no atendimento de paciente com suspeita de doença da ATM, observado em discussões e congressos, seja a insistência sobre métodos ou técnicas de tratamento apenas por suposição, empiricamente, sem questionar, conhecer ou discutir o diagnóstico, tampouco o curso da doença ou seu prognóstico. Neste capítulo, serão relacionadas as afecções ou doenças da ATM nas quais a dor articular pode fazer parte da sintomatologia. Ver Quadro 47.1.

A dor na ATM pode sinalizar inúmeras doenças, com etiologias e tratamentos diferentes. Não imagine que todos os casos são de deslocamento do disco articular e que só essa condição pode causar dor e disfunção mandibular.

PATOLOGIA DA ARTICULAÇÃO TEMPOROMANDIBULAR: MANIFESTAÇÕES CLÍNICAS

Existe uma série de sinais e sintomas sugestivos de comprometimento da ATM. Alguns são específicos e patognomônicos, como os ruídos articulares, e outros são inespecíficos, como a dor. Ver Figura 47.2 e Quadro 47.2. Esses sinais e sintomas serão considerados em itens separados para um melhor entendimento de sua avaliação e importância clínica.

Manifestações clínicas que sugerem problemas articulares:
- Ruídos.
- Limitação da amplitude dos movimentos articulares.
- Edema ou inchaço.
- Irregularidade nos movimentos.
- Travamentos mandibulares.
- Alterações oclusais secundárias.
- Alterações otológicas.
- Alterações radiográficas.
- Dor articular.

Ruídos articulares na articulação temporomandibular: conduta clínica

A importância clínica dos ruídos articulares é controversa e deve ser considerada no contexto da queixa do paciente. A preocupação dos dentistas sobre estalidos assintomáticos da ATM, sem outros sinais e sintomas associados, é superior à de médicos sobre outras articulações diartrodiais, embora seja semelhante quando o ruído é do tipo crepitação, principalmente se estiver associado a outros sinais e sintomas.[71] Quanto à avaliação dos ruídos articulares, os métodos clínicos (tato, audição e visão) continuam sendo fundamentais, desde que minuciosamente realizados. A detecção por meio de aparelhos para o uso clínico ainda está em processo de validação.[72,73] Os ruídos detectados nem sempre provêm da ATM, e seus resultados devem ser avaliados com cautela, principalmente no que diz respeito às suas implicações clínicas. Alguns ruídos são audíveis (pipocar) sem instrumentos, mas outros necessitam de estetoscópio para serem mais precisamente identificados.

Clinicamente, os ruídos articulares são perfeitamente detectáveis, em sua maioria, pelo exame físico cuidadoso por tato, sensibilidade que deve ser aprimorada, pois fornece os subsídios necessários para o diagnóstico clínico. Essa avaliação deve ser realizada durante os movimentos mandibulares e sem pressão digital sobre as cabeças dos côndilos. Nos pacientes que relatam ruídos há longo período, deve haver reavaliação funcional da mandíbula sempre que houver modificação dos ruídos, como aumento da frequência, piora de intensidade e dor ou alterações funcionais da mandíbula.

Quadro 47.1. Relação das patologias da ATM comumente observadas na clínica. Lembre-se: estas alterações atingem a própria ATM e geram o quadro doloroso ou disfuncional do paciente, portanto, devem fazer parte do diagnóstico diferencial de outras dores craniofaciais

PATOLOGIA DA ARTICULAÇÃO TEMPOROMANDIBULAR
a. Não inflamatórias (degenerativas)
– Osteoartrose/osteoartrite   – Deslocamento do disco articular (desarranjo interno da ATM)
b. Inflamatórias
– Sistêmicas primárias: artrite reumatoide, artrite psoriática, espondilite anquilosante, etc.   – Sistêmicas secundárias: lúpus eritematoso sistêmico, gota, etc.
c. Reabsorção idiopática da cabeça da mandíbula (côndilo)
d. Fraturas
e. Tumores
f. Luxação
g. Anquilose
h. Hiperplasia de côndilo
i. Infecções

Fonte: Kopp,[11] de Bont e Stegenga[68] e Martins.[70]

> A avaliação de ruídos articulares deve ser realizada durante os movimentos mandibulares e sem pressão digital sobre os polos laterais dos côndilos.

Quadro 47.2. Mostra sinais e sintomas específicos de doenças da ATM, e outros não específicos e que podem decorrer de outras afecções e doenças não exclusivamente articulares. Não são exclusivos dos desarranjos internos da ATM, pois podem indicar outras doenças que acometem essa articulação, como tumores, infecções ou mesmo anormalidades dos músculos da mastigação. O exame físico minucioso, o exame por imagens e, eventualmente, o exame laboratorial permitem o diagnóstico final do tipo de doença articular

SINAIS E SINTOMAS QUE SUGEREM PATOLOGIA DA ATM
• Sinais e sintomas típicos de problema articular:
a. Ruídos articulares que variam em intensidade e características; indicam alterações dos tecidos moles ou duros articulares.
b. A dor, quando presente, pode ser espontânea, quando há inflamação aguda da ATM, ou desencadeada pelo movimento articular tanto na inflamação aguda como na crônica, ou provocada pelo pinçamento de estruturas intradiscais; normalmente, localiza-se na região pré-auricular e é unilateral. Na maioria das vezes, é possível verificar a presença de hiperalgesia nos polos condilares lateral ou posterior.
c. Há edema na região pré-auricular quando há inflamação aguda ou nos períodos de agudização da doença articular crônica; a hiperalgesia está presente nesses casos e o movimento articular ou mandibular é doloroso.
d. Travamento da mandíbula com a boca aberta (não consegue fechar a boca).
e. Alterações radiográficas nos tecidos moles ou duros da ATM.
• Sinais e sintomas que não são exclusivos de problema articular:
a. Travamento da mandíbula com a boca fechada (não consegue abrir a boca ou abre minimamente).
b. Limitação da amplitude do movimento articular ou mandibular.
c. Irregularidades nos movimentos articulares ou mandibulares.
d. Alterações oclusais, como a mordida aberta recente, ou faciais, como a micrognatia mandibular.
e. Alterações otológicas (zumbido, hipoacusia, tontura).

Os ruídos articulares da ATM são frequentes na clínica e dividem-se em:

- **Estalido (estalo, clique):** ruído descontínuo e seco que ocorre em algum ponto do trajeto mandibular, durante abertura ou fechamento, como o que ocorre no deslocamento do disco articular. Varia em intensidade e localização, e sinaliza a existência de anormalidades nos tecidos moles da ATM, principalmente nos ligamentos do disco articular e no próprio disco articular.
- **Crepitação:** indica alteração degenerativa dos componentes da ATM e é mais comum no idoso, embora possa ocorrer em jovens e adolescentes também. Não indica obrigatoriedade de tratamento, mas deve ser monitorada periodicamente, principalmente quando há alteração ou piora. É um som do tipo contínuo, "arenoso" ou de papel celofane sendo amassado. A crepitação indica doenças degenerativas que afetam a cabeça da mandíbula (côndilo), como a osteoartrose e a artrite reumatoide. Quando associado à dor durante o movimento mandibular, esse ruído pode indicar osteoartrite.

A seguir, serão relacionadas seis situações clínicas de ruídos articulares e uma sugestão de conduta:

a. **O paciente procura tratamento dentário convencional e o ruído é detectado durante o exame clínico:** inicialmente, avaliar sua implicação clínica em relação à amplitude de movimentos mandibulares. Não encontrando sinais ou sintomas associados, fazer o planejamento habitual para o tratamento dentário necessário. Em caso de ruído não sintomático, mas associado à dor muscular mastigatória, deve ser tratado previamente. Fatores perpetuantes devem ser observados nesse caso e, se possível, corrigidos antes do tratamento dentário, a não ser que este seja indicado para correção do fator perpetuante, como uma prótese total instável, por exemplo. A presença única e exclusiva do ruído articular não implica terapêutica radical, oclusal ou cirúrgica, tampouco "preventiva" de dor. É importante considerar que a função do disco articular é mais importante do que a sua posição (radiografias) e os componentes da ATM têm grande capacidade adaptativa.[23]

b. **O paciente tem queixa de dor facial e apresenta estalido assintomático:** proceder aos exames habituais para avaliação funcional da mandíbula e da ATM. Caso a dor não seja de origem musculoesquelética orofacial, considere o estalido uma morbidade associada, que deve ser reavaliada periodicamente, principalmente quando houver alteração e piora ou for refratária aos tratamentos. Seria interessante investigar a origem da dor facial antes de realizar o tratamento dentário, entretanto, dependendo da frequência e intensidade, pode não contraindicar o tratamento de que o paciente necessita. A presença de ruído articular assintomático não justifica tratamento oclusal ou articular preventivo. Além disso, quanto mais crônico maior a chance da existência de alterações nos tecidos moles, como frouxidão de ligamentos. Em caso de bruxismo do sono, a placa de mordida para uso periódico durante o sono pode ser indicada após o tratamento dentário. Lembre-se: o ruído é um marcador de doenças da ATM, mas queixas de dores orofaciais não estão obrigatoriamente relacionadas a ele. Pode indicar uma morbidade da ATM (p. ex., artrose), a qual pode ocorrer concomitantemente a outra doença que causa dor (p. ex., enxaqueca, pulpite, câncer). Evitar tratamentos oclusais preventivos ou do ruído como tentativa de tratar dor não diagnosticada.

c. **A queixa principal do paciente é dor que ocorre no momento do estalido ou do ruído**: essa situação clínica exige investigação. Seguir o protocolo de investigação para dor articular, definir o diagnóstico e realizar o tratamento conveniente. A dor pode ser de origem inflamatória, aguda ou crônica, ou por pinçamento (traumatismo mecânico). Requer avaliação funcional da mandíbula e tratamento da condição existente. A dor pode e deve ser controlada, mas nem sempre há remissão do ruído, que depende de sua cronicidade e das alterações dos tecidos intradiscais.

d. **Queixa principal de limitação de abertura bucal, com ou sem estalido**: essa queixa exige investigação, independentemente da presença do ruído articular, que nem sempre é detectado quando não há translação condilar. O procedimento clínico inclui histórico e exame físico cuidadosos, além de exames radiográficos. Diagnóstico diferencial deve ser feito em relação à anquilose, contratura muscular, trismo e lesões cicatriciais de tecidos moles. O diagnóstico, nesse caso, é fundamental para o sucesso do tratamento, o qual pode ser cirúrgico.

e. **Estalido e/ou artralgia coincidente com doença sistêmica, aguda ou crônica (artrite reumatoide, poliartrite)**: nesses casos, deve-se conhecer o curso da doença sistêmica, suas características atuais e o tratamento que está sendo realizado. Em caso de agravamento de doença que envolva outras articulações do corpo, provavelmente faz parte do quadro geral e, se o paciente já estiver medicado, deve-se esperar o término dessa fase para reavaliação da ATM. Caso a queixa seja exclusivamente na face ou na ATM, proceder ao exame cuidadoso da função mandibular e articular para definir a participação dos fatores locais. Lembre-se: mesmo que a ATM sofra comprometimento por doenças sistêmicas, fatores locais também podem contribuir para o agravamento do quadro clínico.

f. **A queixa principal é o ruído resultante do estalido assintomático**: essa queixa, embora não esteja relacionada à dor, deve ser considerada quando causa incômodo e transtornos emocionais e sociais ao paciente, principalmente durante a mastigação. Esse tipo de ruído pode causar constrangimento em lugares públicos. No caso de estalidos altos, do tipo pipocar, deve-se considerar a possibilidade de cirurgia "cosmética". Se o ruído for episódico, investigar alterações musculares e fatores perpetuantes, como bruxismo ou outras parafunções. As radiografias são necessárias para complementar o exame clínico e, principalmente, para o planejamento cirúrgico quando indicado. O tratamento ortodôntico não tem indicação para essa condição e os procedimentos fisioterápicos podem melhorá-la parcialmente, desde que contribuam para reforçar e harmonizar a atividade muscular.

Limitação da amplitude dos movimentos mandibulares ou da abertura bucal

Esta é uma condição que, por si só, exige investigação. A dor e os ruídos articulares não estão obrigatoriamente presentes, embora muitas vezes o paciente reporte histórico de ruídos ou dor prévio à limitação mandibular. Traumatismos recentes ou antigos devem ser investigados. A preocupação inicial, ao exame clínico, é diferenciar a limitação de origem articular, que normalmente é rígida, daquela de origem muscular, que sempre permite melhora da abertura à força manual (Fig. 47.3).

Terapia com medidas físicas, como calor local e exercícios de abertura com instrumentos adequados, espátulas ou com a própria mão, deve ser aplicada quando há suspeita de causa muscular. A presença de tecidos fibróticos ou histórico de cirurgias bucais, principalmente pré-protéticas, pode sugerir causas extra-articulares e extramusculares, além de doenças como a miosite ossificante e a osteogripose.[74] Históricos de injeções frequentes de corticoide intra-articulares e de luxação da ATM também merecem atenção. Não devemos esquecer que tumores também limitam a amplitude de movimento mandibular. Portanto, sempre que houver limitação de abertura bucal, é indispensável a investigação minuciosa, independentemente da presença de dor (Fig. 47.4).

Edema ou inchaço na articulação temporomandibular

O edema, quando presente, decorre da inflamação da ATM e pode ser visível, quando afeta a porção lateral da cabeça da mandíbula (côndilo), ou não, quando ocorre nas porções medial ou posterior do côndilo. Clinicamente, há dor espontânea e provocada pelo movimento mandibular. A avaliação consiste em analisar a amplitude dos movimentos mandibulares e sua relação com dor e limitação. Normalmente, está relacionado a traumatismo recente referido pelo paciente e o tratamento é aquele descrito para quadros agudos de dor articular. O edema pode ocorrer em articulações saudáveis expostas a traumatismos e também em articulações comprometidas, indicando agudização do quadro crônico. Ver neste capítulo a fisiopatologia da dor articular.

O derrame de líquido articular pode ser observado em imagens de ressonância nuclear magnética ou em ultrassonografia, quando ocorre no polo lateral.

Irregularidades nos movimentos mandibulares ou travamentos mandibulares

Doenças da articulação temporomandibular podem alterar provisória ou definitivamente o movimento da mandíbula. Quando a lateralidade contralateral é unilateral, fica comprometida e o desvio da mandíbula se dá para o lado afetado. Na abertura habitual da boca, o côndilo mandibular sofre inicialmente rotação e posteriormente translação, portanto, é indispensável verificar se há rotação e translação de ambas as cabeças da mandíbula (côndilos). Os deslocamentos do disco articular e anormalidades funcionais de músculos podem estar envolvidos e exigem avaliação criteriosa para identificar a causa da irregularidade, se é recente ou se decorre de alterações crônicas estáveis.

Travamentos mandibulares

São sinais clínicos importantes e, quando relacionados à ATM, são indicativos de dois possíveis problemas: a) deslocamento do disco articular sem redução (luxação do disco), em que o paciente não consegue abrir a boca, ou b) deslocamento da própria mandíbula (luxação da mandíbula), em que o paciente não consegue fechar a boca.

Travamento com boca aberta (luxação da mandíbula)

É o travamento clássico que ocorre na luxação de ATM, ou seja, ocorre o travamento da cabeça da mandíbula (côndilo) na eminência articular, impedindo o fechamento da boca (ver Fig. 47.4). Ver descrição detalhada adiante.

Travamento com boca fechada (luxação do disco articular)

Ocorre quando o disco articular se desloca anteriormente, impede a translação do côndilo mandibular e, consequentemente, a abertura bucal, assim como acontece no deslocamento anterior do disco sem redução (ver Fig. 47.4). Eventualmente, pode ocorrer o travamento intermitente, uma fase intermediária em que há frouxidão ligamentar (ver os desarranjos do disco). Ver descrição detalhada adiante.

Alterações oclusais secundárias às doenças da ATM

Doenças que afetam a ATM e causam degeneração ou reabsorção da cabeça da mandíbula (côndilo) podem provocar alterações oclusais secundárias, como a mordida aberta, ou esqueléticas, como o micrognatismo. O clínico deve estar atento para evitar a correção oclusal precipitada desses pacientes, tentando corrigir o problema antes do diagnóstico final. Tanto nas doenças inflamatórias sistêmicas como na artrite reumatoide, que será discutida no Capítulo 49, e nas reabsorções idiopáticas, elas podem estar presentes. Pode ocorrer mordida aberta anterior, alterações do crescimento facial e perfil facial convexo à inspeção visual.[43,75]

Tumores da ATM também podem alterar a oclusão dentária e causar assimetrias faciais. As fraturas condilares não identificadas, principalmente em crianças, produzem mudanças repentinas na oclusão. Não esquecer que a inflamação aguda da ATM (artrites, capsulites) pode promover mordida aberta posterior ipsilateral brusca, porém reversível, devido ao edema intra-articular (Fig. 47.5).

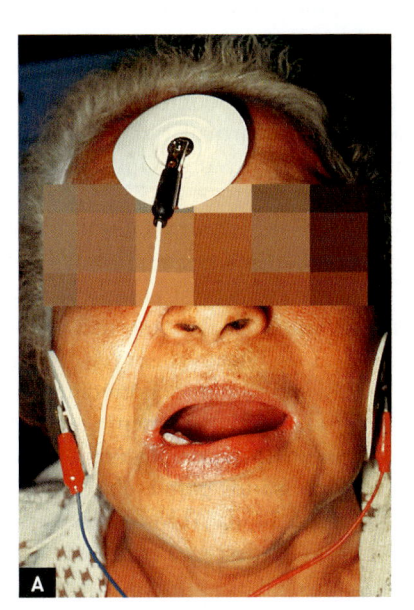

Figura 47.3. Paciente com longa história de tratamento conservador de ATM que atualmente apresenta anquilose óssea. Não altera a amplitude da abertura bucal por neuroestimulação elétrica transcutânea (TENS) ou por força bidigital. **A.** Eletrodos para aplicação de TENS. **B.** Radiografia panorâmica mostrando, na ATM direita (setas) a ausência de espaço articular e a continuidade óssea.

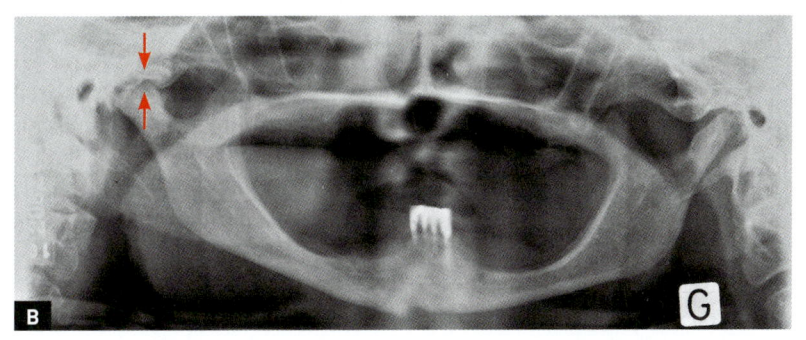

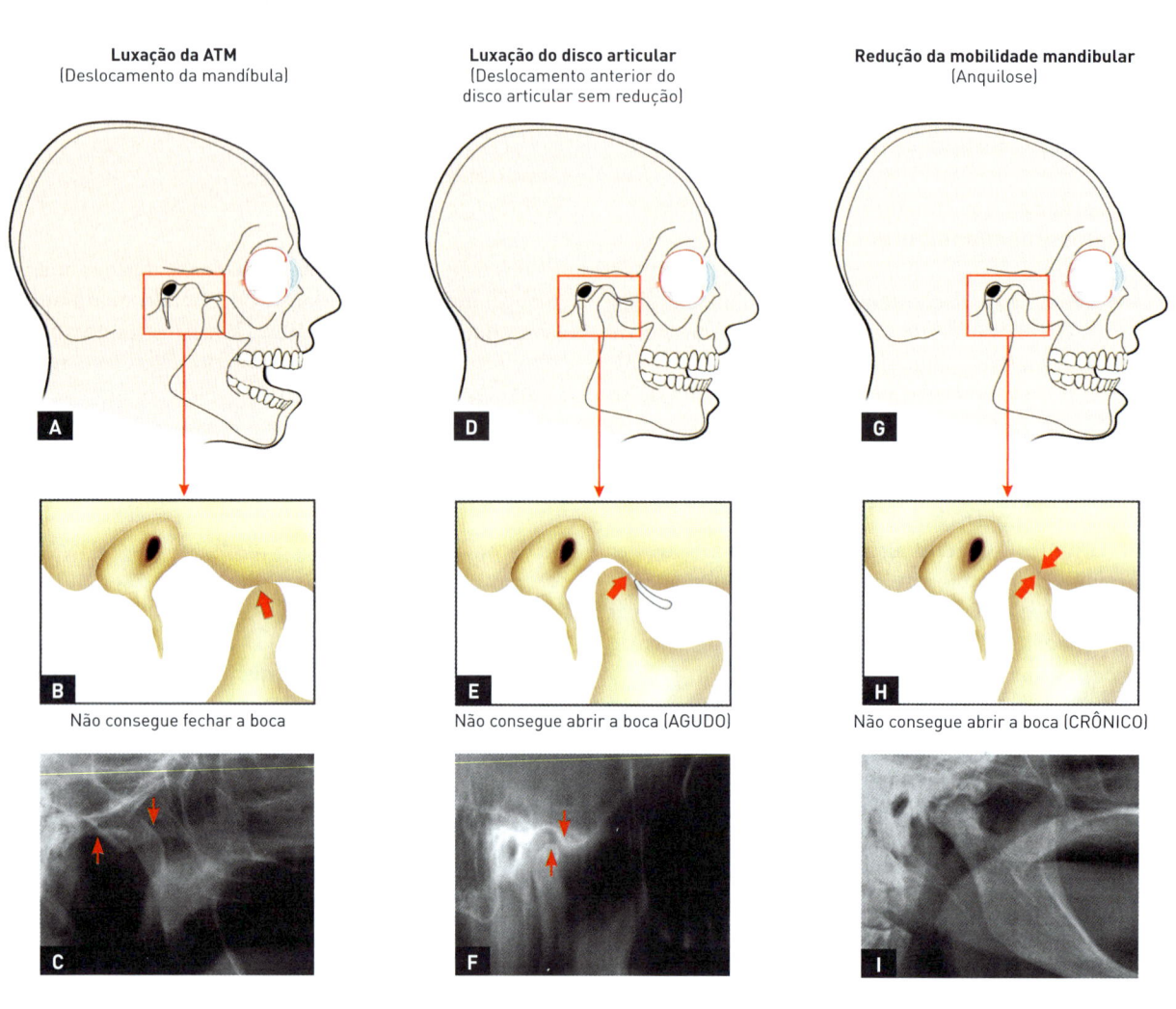

Figura 47.4. Desenho esquemático que mostra como ocorrem os travamentos mandibulares. **A.** Na luxação da ATM o côndilo mandibular ultrapassa a eminência articular e o paciente não pode fechar a boca. **B.** Detalhe do travamento do côndilo mandibular. **C.** Radiografia panorâmica mostrando a posição dos côndilos em fretne à eminência articular. **D.** No DAD/sr o disco articular está à frente do côndilo, e impede sua translação e o paciente não consegue abrir amplamente a boca. **E.** Detalhe do deslocamento anterior do disco sem redução. **F.** A planigrafia da ATM mostra a hipoexcursão condilar e não é patognomônica de DAD/sr. **G.** A anquilose intracapsular provoca travamento rígido. **H.** Desenho mostrando o detalhe da soldadura óssea. **I.** Radiografia panorâmica mostrando a "massa óssea" na ATM.

Alterações otológicas e a articulação temporomandibular

A alteração otológica mais frequente é a conhecida otalgia reflexa, que leva o paciente ao otorrinolaringologista, mas que é, na verdade, dor referida da ATM ou dos músculos da mastigação. Sensação de hipoacusia também é descrita na literatura e, eventualmente, tontura. Esse sintoma é atualmente considerado decorrência de alterações neurovegetativas presentes em pacientes com dor.

Embora sejam motivos frequentes de atendimento odontológico, as queixas otológicas do tipo zumbido nem sempre são de fácil relação causa-efeito, principalmente no que se refere à ATM ou aos músculos da mastigação, embora estes possam ter efeito modulatório no zumbido.[76] O zumbido necessita de criteriosa investigação clínica, pois sua etiologia é multifatorial: doenças vasculares ou musculares, como mioclonia, paragangliomas, anormalidades arteriovenosas, aneurismas intra ou extracranianos são algumas das possíveis causas.[77] Não está bem definido o percentual de pacientes com zumbido de natureza odontológica, mas alguns pacientes tratados de dor articular ou nos músculos mastigatórios relatam melhora desse incômodo. Até o momento, não estão bem estabelecidos os critérios diagnósticos que sugiram a causa odontológica do zumbido. Estudo audiométrico em pacientes com otalgia reflexa, originária de problemas articulares ou musculares mastigatórios, e que apresentavam zumbido não encontrou mudanças audiológicas significativas em relação àqueles com melhora ipsilateral do zumbido. Entretanto, a comparação dos resultados pré e pós-tratamento odontológico resultou em variabilidade da complacência estática.[78] Novos estudos são necessários para esclarecer o papel dos músculos da mastigação, da ATM e do bruxismo no zumbido.[79] O Capítulo 24 descreve com mais detalhes o zumbido.

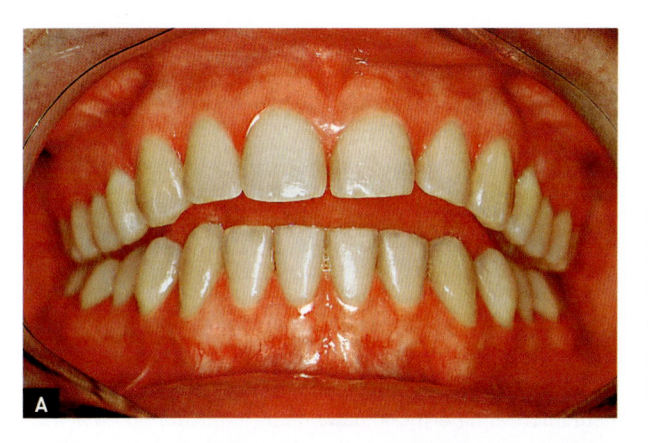

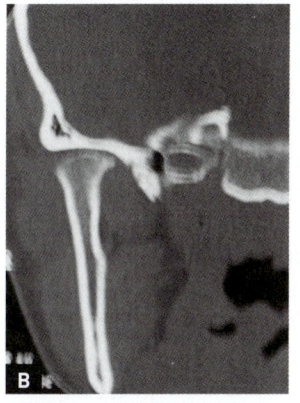

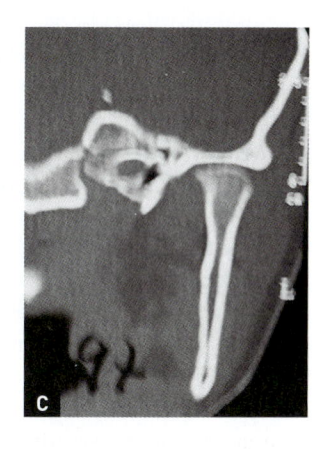

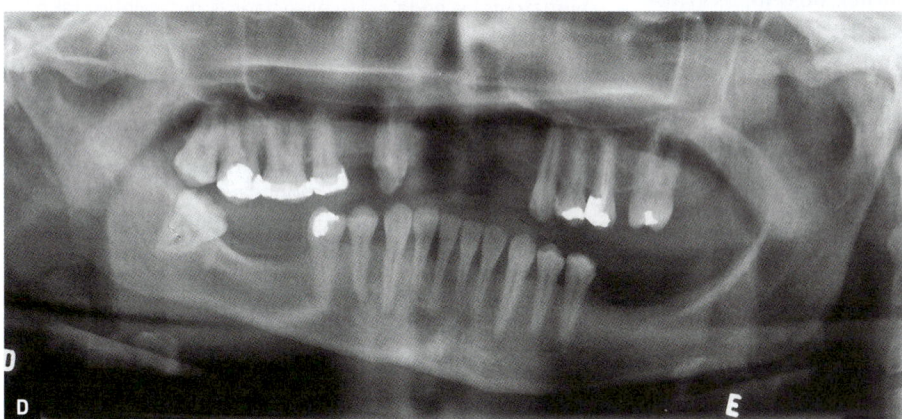

Figura 47.5. Alteração oclusal em anormalidades que afetam a ATM. **A.** Mordida aberta anterior e retrusão mandibular devido à reabsorção condilar idiopática progressiva. **B.** A tomografia computadorizada (TC) mostra rarefação do osso cortical à direita e **C.** à esquerda. **D.** Radiografia panorâmica mostrando o alongamento mandibular e o afastamento dos dentes ipsilaterais devido à hiperplasia condilar.

Alterações radiográficas da articulação temporomandibular

Sempre que houver suspeita de doença da ATM, os exames de imagens são indicados. A escolha depende do tipo e característica da lesão em investigação.[74] As técnicas disponíveis variam em complexidade e permitem uma avaliação ampla tanto dos tecidos moles como dos tecidos duros da ATM.

Os achados radiográficos "silenciosos" devem ser avaliados com cautela, pois nem sempre exigem intervenção. A correlação clínica é necessária, principalmente no que se refere aos deslocamentos do disco articular e aos processos degenerativos da ATM. Por outro lado, em casos como tumores ou fraturas as imagens são extremamente importantes para definir a extensão, o diagnóstico e o prognóstico do problema (Fig. 47.6).

Para os tecidos moles da ATM, o exame por ressonância magnética tem as seguintes indicações:[80]

a. Conhecer a posição, forma e função do disco articular.
b. Auxiliar no diagnóstico diferencial de pacientes com dor facial de natureza incerta.
c. Auxiliar no diagnóstico diferencial de pacientes com cefaleia agravada pela função mandibular.

Os dados resultantes devem ser avaliados no contexto da história clínica do paciente. Laskin[23] enfatiza que devemos sempre lembrar que tratamos pacientes e não radiografias. Dessa forma, o velho axioma da medicina e da odontologia nunca deveria ser esquecido: "o diagnóstico clínico é soberano".

> Sempre lembrar que tratamos pacientes e não radiografias.[23]

Dor articular: características e critérios para o diagnóstico clínico

Embora a dor possa ser o sintoma que leva o paciente a procurar atendimento médico-odontológico, ela nem sempre está presente nas doenças que afetam a ATM. A dor articular é tipicamente unilateral, localizada e quase sempre relacionada à função mandibular. Quando aguda, ela pode ser acompanhada por edema na região pré-auricular, há hiperalgesia dessa área e restrição do movimento mandibular. Com o passar do tempo, a dor aguda pode gerar sensibilização central, atividade muscular secundária e espalhamento da dor. A dor articular crônica é normalmente desencadeada por algum movimento mandibular. Sua intensidade é leve a moderada e nem sempre restringe a função. É comum o paciente referir "otalgia reflexa", ou seja, o otorrinolaringologista não encontra alterações otológicas que justifiquem essa queixa.

A dor na ATM pode ter diversas causas, desde a osteoartrite, que é mais comum, até o condrossarcoma, uma doença rara. Independentemente de sua etiologia, as doenças da ATM podem ter manifestações clínicas semelhantes, por isso exigem avaliação cuidadosa que deve incluir exames complementares por imagens. Quanto à inflamação articular, ainda que normalmente seja de origem local, não se podem descartar causas sistêmicas, como a artrite reumatoide ou o lúpus eritematoso sistêmico.

Dor localizada na ATM durante o movimento, ruídos articulares e limitação da amplitude do movimento mandibular compõem a tríade típica que sugere problemas na ATM. Porém, não estão presentes em todos os casos e em todos os períodos da doença em um mesmo paciente. A dor articular, na maioria das vezes, é um sintoma claro e facilmente identificável. Pode ser de natureza inflamatória ou mecânica (compressão ou pinçamento). Normalmente é bem localizada, mas pode ser difusa devido à sensibilização central[66,81] e ocorrer durante o movimento mandibular.[82]

Lembrete:
- Dor localizada na ATM durante o movimento, ruídos articulares e limitação da amplitude do movimento mandibular compõem a tríade típica que sugere problemas na ATM.
- Porém, não estão presentes em todos os casos e em todos os períodos da doença em um mesmo paciente.

Entre os critérios sugeridos para o diagnóstico de dor por problemas de ATM estão os da *Classificação Internacional de Cefaleias e Algias Craniofaciais*, versão de 2004, no item 11.7 que são os seguintes:[83]

No **item 11.7**, a classificação relaciona "Cefaleia ou Dor Facial Atribuídas a Problemas da Articulação Temporomandibular (ATM)" e considera os seguintes critérios para o diagnóstico:

A. Dor recorrente em uma ou mais regiões da cabeça e/ou da face que preencham os seguintes critérios C e D.
B. Radiografia convencional, ressonância nuclear magnética e/ou cintilografia óssea que demonstrem anormalidades na ATM.
C. Evidência de que a dor pode ser atribuída ao problema da ATM, com base em pelo menos um dos seguintes:
  1. A dor é precipitada por movimentos mandibulares e/ou mastigação de alimentos duros.
  2. Amplitude reduzida ou abertura irregular da mandíbula.
  3. Ruído de uma ou ambas as ATM durante os movimentos mandibulares.
  4. Sensibilidade da cápsula articular de uma ou ambas as ATMs.
D. Cefaleia resolvida dentro de três meses, sem recorrência, após o tratamento eficaz do problema da ATM.

Comentário (dos autores da classificação). A dor da articulação temporomandibular ou dos tecidos envolvidos é comum. Decorre das denominadas afecções da articulação temporomandibular (p. ex., deslocamento do disco, osteoartrite, hipermobilidade da articulação) ou da artrite reumatoide, e pode estar associada à dor miofascial e às cefaleias.

Esses critérios gerais podem ajudar a identificar a existência de dor articular, mas, evidentemente, não identificam a afecção ou doença que a provoca. Para isso, é necessária uma classificação das doenças da ATM que inclua as afecções e doenças que afetam essa articulação, particularmente aquelas em que a dor está presente. Além disso, não são obrigatórias anormalidades radiográficas na ATM para justificar dor articular, particularmente nos casos agudos. A classificação da American Academy or Orofacial Pain, na sua terceira edição,[84] apresenta um grupo de afecções ou doenças da ATM que é um subgrupo da classificação de *temporomandibular disorders* (TMD); entretanto, elas raramente se manifestam por dor, como é o caso de problemas articulares relacionados ao crescimento ou de aplasia da cabeça do côndilo. Este capítulo se baseia na classificação geral que contempla a Patologia da ATM, das comuns às raras, mas que podem causar dor articular e, portanto, devem ser consideradas no diagnóstico diferencial de dor e na escolha terapêutica (ver no tópico anterior a classificação das doenças da ATM que relaciona as causas mais frequentes de dor articular).

PATOLOGIAS DA ARTICULAÇÃO TEMPOROMANDIBULAR: DIAGNÓSTICO E TRATAMENTO

A seguir serão descritas as doenças e afecções da ATM mais comuns que se manifestam pelo sintoma dor e provocam disfunção mandibular, tendo sido apresentadas anteriormente na classificação da Patologia da ATM.

Osteoartrose / osteoartrite da articulação temporomandibular

Conceito: é a alteração não inflamatória (degenerativa) da articulação; caracteriza-se pela deterioração progressiva da cartilagem articular, do osso subcondral e da cápsula articular. Pode haver neoformação óssea e remodelação do tecido mole devido ao comprometimento

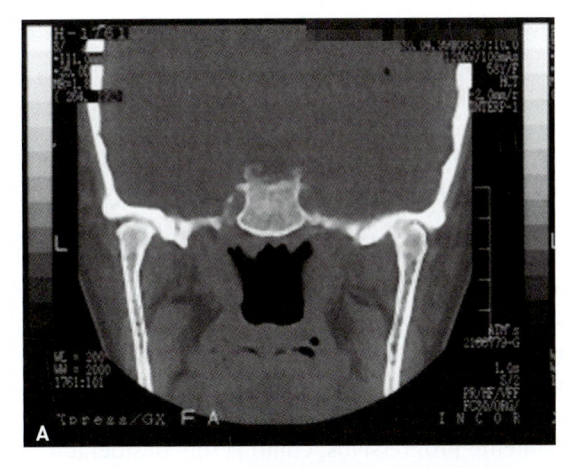

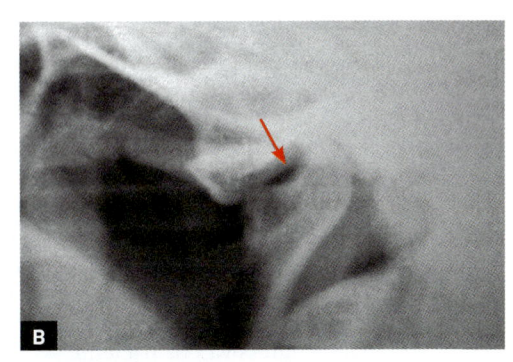

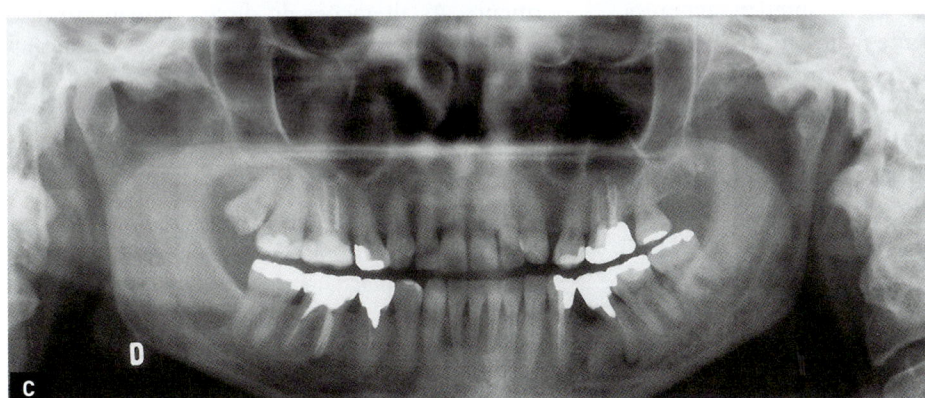

Figura 47.6. Alteração radiográfica na ATM. **A.** Reabsorção condilar em paciente com artrose. **B.** e **C.** Reabsorção condilar em paciente com artrite traumática.

da função celular e da produção do líquido sinovial.[85] Outro conceito é de que a osteoartrose ocorre quando há quebra no equilíbrio de formação e degradação da cartilagem, osso e sinóvia, com possível inflamação secundária.[86] É possível que, na doença degenerativa, a capacidade dos condrócitos de sintetizar matriz seja afetada pela ação de cargas mecânicas que atuam sobre a ATM, de forma que a degradação da cartilagem excede à formação. O microambiente articular é modificado e surgem dificuldades biomecânicas durante o movimento do disco articular. Existe relação entre **deslocamento do disco e artrose**, embora não esteja definido qual dessas duas condições ocorre primariamente.[23,68,87,88] Quando a osteoartrose é acompanhada por inflamação aguda (sinovite), passa a ser chamada **osteoartrite**,[89] embora esses termos sejam discutíveis na literatura em geral e muitas vezes usados como sinônimos.

Características clínicas: crepitação é o ruído predominante e caracteriza a osteoartrose. Decorre da idade ou do processo de remodelação, é indolor, mais frequente no idoso e nem sempre restringe a função mandibular. Pode ocorrer inflamação por traumatismo, a qual se manifesta por dor e limitação funcional da articulação e da mandíbula. Fatores perpetuantes locais, como parafunção, devem ser investigados.

Aspectos radiográficos: as alterações radiográficas variam de leves a extensas e ocorrem geralmente na cabeça da mandíbula (côndilo). Variam da esclerose (eburnização), erosão da cortical, osteófitos, cisto subcondral, redução do espaço articular até a reabsorção condilar. Essa última não é frequente na doença degenerativa, mas ocorre em doença inflamatória crônica, como na artrite reumatoide. A redução do espaço articular é associada à crepitação, tão comumente detectada na clínica.[11] A reabsorção idiopática do côndilo será apresentada adiante, separadamente (Fig. 47.6A).

Fatores perpetuantes locais: fatores locais, como doença periodontal, cárie dentária, foco infeccioso odontogênico, ausências ou condições inadequadas das próteses totais, ausências de dentes posteriores sem uso de próteses e bruxismo, podem atuar como fatores perpetuantes.

Tratamento: fazer avaliações periódicas para controle. Se houver crises inflamatórias (artrite), o tratamento é feito com anti-inflamatórios, medidas físicas e repouso mandibular temporário. Na inflamação articular, o papel da placa de mordida é oferecer conforto ao paciente e redução do estímulo nociceptivo, por isso seu uso é temporário e no período da crise, exceto quando houver histórico de bruxismo do sono.

Reabsorção idiopática da cabeça da mandíbula (côndilo) / condilíase

Conceito: atualmente, é considerada uma osteoartrite secundária[84] que acomete geralmente adolescentes ou jovens e cuja etiologia é desconhecida. O termo "osteoartrite" talvez não tenha o mesmo sentido na reumatologia ou na ortopedia, pois geralmente denota doença articular degenerativa mais frequente nos idosos.

Na reabsorção idiopática progressiva, há alteração da forma condilar, redução da massa óssea bilateralmente, da cabeça da mandíbula (côndilos), que se apresenta anteriormente, com padrão normal de crescimento e, geralmente, sem fatores precipitantes identificados. A reabsorção condilar idiopática progressiva em paciente adulto também causa mordida aberta anterior; sua causa é desconhecida e possivelmente multifatorial, incluindo fatores locais (parafunção, terapia oclusal, desarranjo interno da ATM) e sistêmicos (hormonais, doença autoimune, condição de saúde geral). Mas os fatores mecânicos (compressão e tração) parecem desempenhar papel preponderante. O tratamento, após a estabilização do processo de reabsorção, é cirúrgico para correção da alteração esquelética.[1,2]

A avaliação reumatológica é necessária nesses pacientes, pois pode ser a manifestação inicial de doença inflamatória sistêmica, como a artrite reumatoide juvenil. A esclerodermia (esclerose sistêmica progressiva) é outra doença sistêmica que pode causar reabsorção condilar extensa, chegando a incluir o próprio ramo mandibular bilateralmente.[90]

A Figura 47.5 mostra o caso de uma adolescente que, após usar placa para deslocamento anterior do disco sem redução, desenvolveu mordida aberta anterior por reabsorção bilateral das cabeças da mandíbula (côndilos). Uma bateria de exames reumatológicos não mostrou alterações e, após remoção da placa, houve estabilização do quadro clínico.

Deslocamentos do disco articular / desarranjos internos da articulação temporomandibular

Conceito: os deslocamentos do disco são alterações intracapsulares em que há relação anormal entre o disco articular, o côndilo mandibular e a eminência articular. Por essa razão, também são conhecidos como desarranjos internos da ATM.[91] Estudo artrográfico dos deslocamentos em cadáveres mostrou que eles são predominantemente anteromediais.[92] Os desarranjos internos da ATM também podem causar alterações degenerativas nessa articulação, como já foi apresentado no subitem sobre etiopatogênese das doenças da ATM.

Podem ser agudos, quando têm menos de quatro meses de ocorrência ou crônicos, quando ultrapassam esse tempo.[84] Nesse caso, pode já haver comprometimento das estruturas intra-articulares, como lassidão ou frouxidão nos ligamentos. Esse dado tem influência na decisão clínica.

Estágios dos deslocamentos do disco articular

A observação de que os deslocamentos do disco articular podem apresentar alterações progressivas não é recente,[18,91,93] embora estudos longitudinais em pacientes que apresentavam tal anormalidade não mostrem que elas ocorram de forma linear em todos os pacientes.[94] Em geral, os deslocamentos de disco são conhecidos amplamente na clínica como tendo **redução e sem redução**,[95] mas classicamente estabeleceram-se alguns estágios evolutivos (Quadro 47.3) que não são obrigatoriamente progressivos, como já foi considerado anteriormente. As alterações do disco também são discutidas com detalhes no Capítulo 39.

Quadro 47.3. Estágios dos desarranjos internos da ATM

FASES DE ALTERAÇÕES DO DISCO ARTICULAR
4. Deslocamento do disco com redução (estalido recíproco).
5. Deslocamento do disco com redução, associado a travamento intermitente.
6. Deslocamento do disco sem redução.
7. Deslocamento do disco com perfuração.

Fonte: Farrar e McCarthy,[18] Abramowicz e Dolwick,[91] e Ireland.[93]

Características clínicas dos deslocamentos do disco articular

Em casos de deslocamento do disco articular com redução, ouve-se o estalido articular, normalmente recíproco e indolor. No deslocamento sem redução, há limitação brusca da mandíbula devido à anteriorização do disco, e a dor é variável, de forma que os pacientes podem ser assintomáticos, ter dor apenas ao tentar abrir a boca, ter dor espontânea ou apresentar edema pré-auricular e dor espontânea. A dor, quando presente, é sempre localizada e desencadeada, ou piorada, por algum movimento mandibular, incluindo a mastigação. Os movimentos de lateralidade e de protrusão podem estar comprometidos. A presença de dolorimento muscular normalmente se deve ao efeito secundário, e normalmente desaparece com o tratamento da dor articular. A simples existência de perfuração do disco nem sempre é associada à inflamação ou dor, mas a crepitação é o sinal de que a evidencia, podendo variar de suave a grosseira, indica processo degenerativo articular (artrose).

Aspectos radiográficos

O exame de escolha é a ressonância nuclear magnética (RNM), que permite a visualização dos tecidos moles da ATM e é considerado confiável em 95% dos casos para determinação da forma e posição do disco articular.⁹⁶ Só a constatação de deslocamento do disco não determina necessidade de tratamento, que será decidida somente após a análise em conjunto com os dados clínicos.

Deslocamentos do disco e dor articular

Os deslocamentos do disco são comuns na clínica odontológica e refletem, em geral, a condição dos componentes articulares. A dor nem sempre está presente, embora existam controvérsias sobre o diagnóstico e os tipos de tratamentos, alguns dos quais já foram usados indiscriminadamente e sem comprovação de eficácia. Embora existam dúvidas sobre a fisiopatologia da dor articular e sobre a patogênese das doenças articulares degenerativas, as medidas atualmente aplicadas permitem controle clínico adequado, mas nem todos os casos de deslocamento do disco necessitam de tratamento. A presença da dor articular e a restrição da função mandibular são parâmetros fundamentais para a decisão sobre necessidade e o tipo de tratamento. Os desarranjos internos são frequentes em pacientes com DTM,[17] mas também ocorrem em indivíduos assintomáticos.[97] Portanto, apenas essa condição não indica necessidade de tratamento.

Diagnóstico diferencial em dor por deslocamento do disco

Atenção deve ser dada para condições que também geram limitação funcional com ou sem dor articular, como nas dores musculares mastigatórias, tumores, infecções e doenças autoimunes. Clinicamente, não apresentam dificuldades de diagnóstico, embora a literatura mostre que isso também ocorre (ver Caps. 32 e 39). Atenção deve ser dada à infecção que invade o espaço pterigomandibular e causa súbito travamento da mandíbula, podendo ser confundida com o deslocamento anterior do disco articular sem redução.

Prognóstico da lesão articular por deslocamento do disco

Como as doenças da ATM não são obrigatoriamente progressivas e podem ter curso variável em cada indivíduo, a avaliação de todos os momentos é necessária para detectar eventuais mudanças clínicas importantes. Por isso, é preciso acompanhar o paciente para verificar o curso da doença ou das alterações estruturais que porventura tenham sido observadas inicialmente. Quando há dor por deslocamento do disco, alguns fatores, como o tempo da dor, presença de dor muscular secundária, grau de envolvimento dos componentes da articulação, tempo do deslocamento e tipos de tratamentos anteriores, indicarão o prognóstico. Não se pode desejar que o prognóstico de um deslocamento recente de disco articular (agudo) seja o mesmo que de um deslocamento tardio (crônico), nem que o caso de um deslocamento sem dor seja semelhante ao que causa dor. Ainda que ambos apresentem limitação funcional da mandíbula, a presença da dor muda a conduta terapêutica, pelo menos no início, até seu controle. A heterogeneidade dos casos é muito frequente na clínica e deve ser sempre considerada. Ver Caso clínico 47.1 e Fig. 47.7.

Nos deslocamentos do disco articular, lembre-se:
- O prognóstico depende do tempo da lesão: aguda ou crônica.
- A lesão não é obrigatoriamente progressiva, portanto, sempre que possível, seguir o curso da doença.
- A limitação da abertura bucal deve ser sempre investigada, independentemente da presença de dor.
- A dor articular exige atendimento, porém nem sempre está relacionada ao grau da lesão articular.
- O tratamento da dor articular nem sempre é o mesmo da doença articular, principalmente se esta for degenerativa.

Tratamento dos deslocamentos do disco articular da articulação temporomandibular

O tratamento do deslocamento do disco articular depende essencialmente do diagnóstico correto, fator indispensável para a escolha e sucesso no tratamento.[98] Kurita e colaboradores[99] acompanharam 40 pacientes com diagnóstico de deslocamento do disco sem redução durante dois anos e meio, e concluíram que 43% não receberam tratamento e permaneceram assintomáticos; 33% tiveram redução espontânea dos sintomas e 25% tiveram que receber algum tipo de tratamento, pois não melhoravam espontaneamente. É importante considerar se o caso é **agudo** (recente) ou **crônico** (mais de seis meses), se há queixa de dor ou não e como está a função mandibular, antes da escolha terapêutica, pois esses fatores são relevantes para o prognóstico da doença. Quando há indicações de tratamento articular, em casos de desarranjos internos, o cirurgião-dentista deve ser realista e entender que a doença pode ter produzido sequelas importantes na ATM e que a "**recaptura do disco**" nem sempre é relevante ou possível. Relevante é a melhora da qualidade de vida do doente com doença crônica da ATM e o cuidado profissional para evitar procedimentos que buscam uma posição articular ideal e sem sequelas, mas que acabam sendo iatrogênicos aos doentes.

Opções terapêuticas: esclarecimento, repouso funcional da mandíbula, manipulação mandibular, placas de mordida, medidas fisioterápicas, fármacos, infiltração intra-articular e cirurgia. Ver mais adiante tópico sobre tratamento da dor articular.

Artrite reumatoide da articulação temporomandibular

Conceito: artrite reumatoide (AR) é uma poliartrite inflamatória crônica caracterizada pela doença articular simétrica bilateral, erosões radiológicas e testes positivos para o fator reumatoide. É caracterizada por sinovite proliferativa crônica com hipertrofia vilosa. A causa da doença é desconhecida, apesar de os fatores imunológicos e genéticos serem considerados preponderantes. Afeta cerca de 6% das mulheres e 2% dos homens.

Cerca de 10% dos pacientes com AR apresentam alteração na ATM,[11] e os sintomas mais comuns são a dor, a crepitação e a limitação dos movimentos mandibulares. Radiograficamente, pode-se observar alterações semelhantes às descritas para osteoartrose, mas a

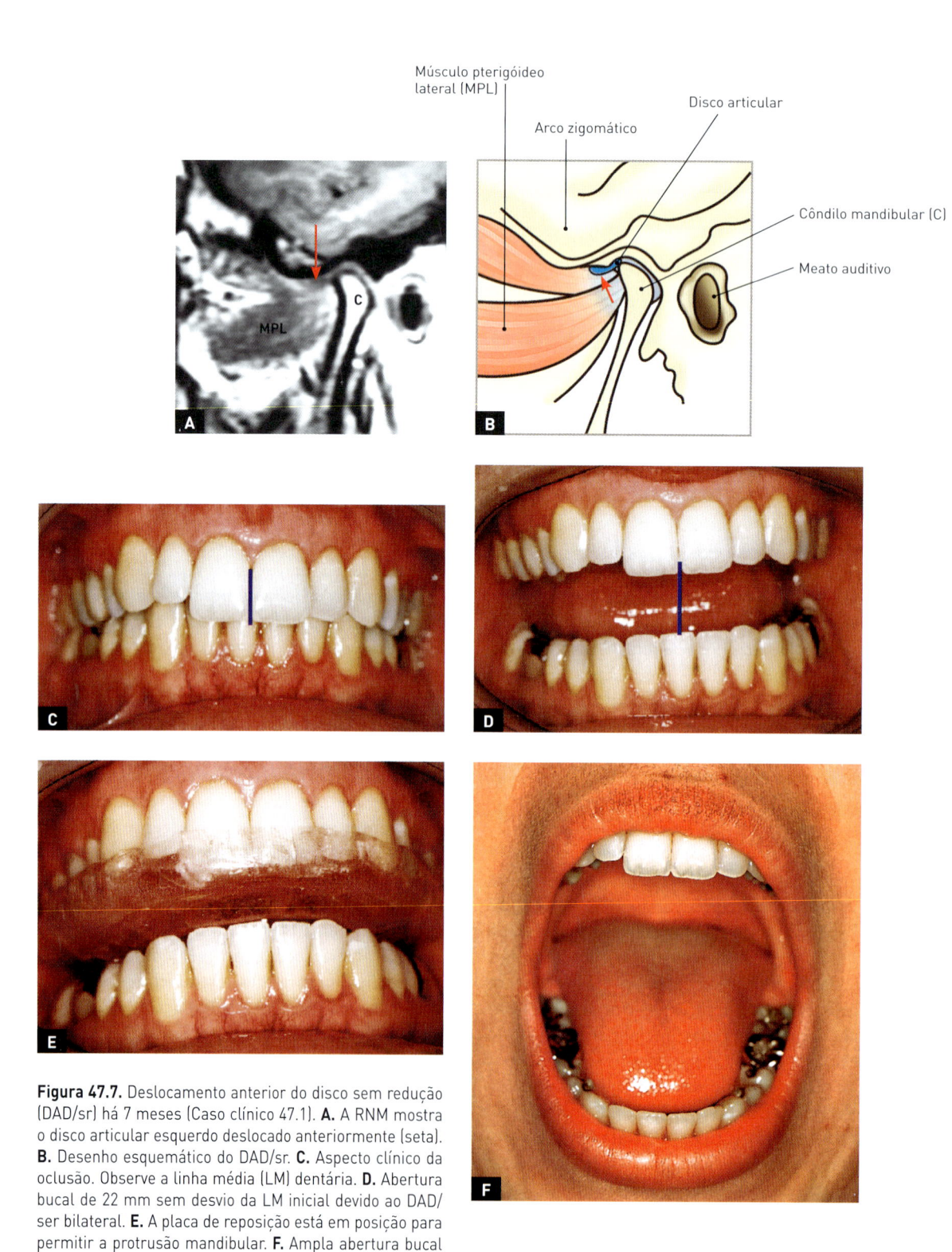

Figura 47.7. Deslocamento anterior do disco sem redução (DAD/sr) há 7 meses (Caso clínico 47.1). **A.** A RNM mostra o disco articular esquerdo deslocado anteriormente (seta). **B.** Desenho esquemático do DAD/sr. **C.** Aspecto clínico da oclusão. Observe a linha média (LM) dentária. **D.** Abertura bucal de 22 mm sem desvio da LM inicial devido ao DAD/ser bilateral. **E.** A placa de reposição está em posição para permitir a protrusão mandibular. **F.** Ampla abertura bucal (46 mm) em controle de 3 anos.

reabsorção progressiva do côndilo é mais comum nesses pacientes, embora a gravidade não seja a mesma na doença adulta e na juvenil. A reabsorção progressiva do côndilo leva à micrognatia, mordida aberta anterior e movimentação restrita.[100] Em crianças, pode causar sequelas no desenvolvimento facial (ver Fig. 47.8).

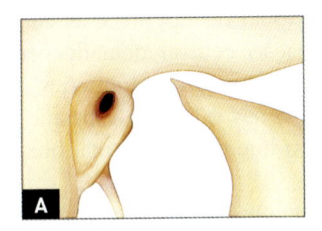

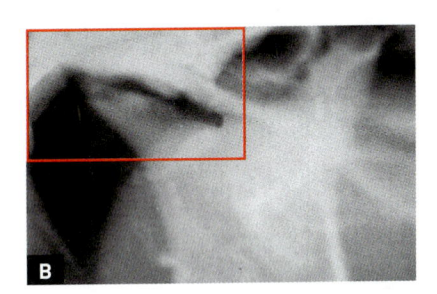

Figura 47.8. Paciente com reabsorção articular por artrite reumatoide. **A.** Detalhe esquemático da reabsorção condilar em paciente edêntulo. **B.** Côndilo reabsorvido. **C.** Radiografia panorâmica mostrando o ramo mandibular. Ver a extensa atrofia alveolar em maxila e mandíbula. **D.** Desenho da radiografia panorâmica. A perda de DV e as alterações morfofuncionais mandibulares podem ser fatores perpetuantes de dor musculoesquelética e de morbidaddes associadas à da AR.

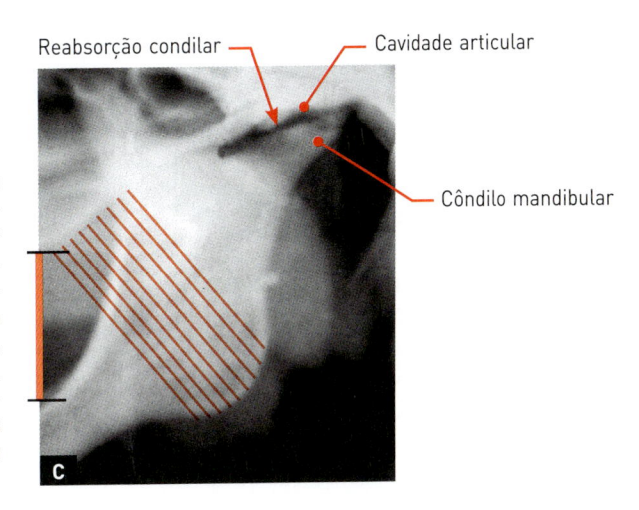

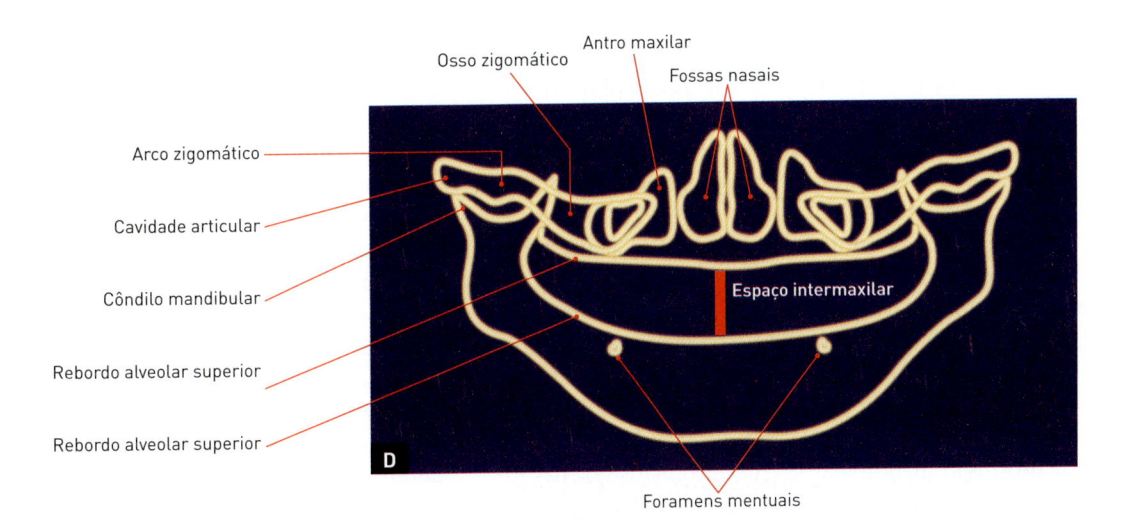

Artrite psoriática da articulação temporomandibular

Conceito: artrite psoriática (AP) é uma artropatia inflamatória que ocorre em pacientes com psoríase cutânea. A prevalência da psoríase oscila de 1 a 2% da população em geral, e a da artrite psoriática varia entre 6 e 42% dos casos. Assemelha-se à artrite reumatoide em termos de etiopatogenia e características clínicas, exceto no que diz respeito ao fator reumatoide, que é negativo nesses casos.[44] Além disso, sua manifestação não é obrigatoriamente simétrica. Estudos recentes indicam associação entre artrite psoriática e pacientes que têm o vírus da imunodeficiência humana (AIDS).[101]

Ver no Capítulo 48 mais detalhes sobre a AP.

Fatores perpetuantes locais

Embora seja uma doença sistêmica, deve ser dada atenção a fatores locais que possam estar contribuindo para a piora e perpetuação da dor. Portanto, é necessária a avaliação da amplitude dos movimentos articulares e/ou mandibulares e da condição bucal, principalmente quando a dor na ATM persiste a despeito do controle da doença sistêmica e das dores nas demais articulações do corpo. Doença periodontal, cárie dentária, traumatismos de próteses, perdas de dentes posteriores sem uso de próteses, bruxismo do sono e uso de próteses totais inadequadas (ou falta de uso) são fatores que devem ser considerados nesses casos (Caso clínico 47.2).

Luxação mandibular / deslocamento da mandíbula ou da articulação temporomandibular

Conceito: consiste no deslocamento anterior da cabeça da mandíbula (côndilo) que ultrapassa a eminência articular, a qual impede o retorno da mandíbula e o fechamento da boca. O paciente apresenta queixa súbita de face alongada, dificuldade de fonação e, evidentemente, não consegue fechar a boca.

Classificação: quando ocorre uma única vez, é considerada aguda e seu tratamento consiste na redução condilar, com bom prognóstico. É recidivante quando ocorrem mais de dois episódios de luxação em até seis meses.[102] Nesse caso, após a redução pela técnica manual, deve-se considerar abordagem cirúrgica preventiva.

Características clínicas da luxação da mandíbula: os critérios para o diagnóstico diferencial das luxações mandibulares são: dor pré-auricular ou facial (uni ou bilateral), rigidez facial, dificuldade ou impossibilidade de fechar a boca, assimetria e alongamento facial. O edema pré-auricular pode estar presente e a mordida aberta é bem evidente na luxação recente, sendo substituída por protrusão mandibular (pseudoprognatismo) nas luxações tardias. Relatos de casos mostram que ainda é encontrada em nosso país e deve servir de alerta para os jovens que atuam em prontos-socorros, pois alguns desses pacientes passam por alguma consulta médica, e outros sofreram acidente vascular cerebral (AVC), sendo eventualmente confundida com sequela neurológica.[103] Pacientes que usam próteses totais relatam não conseguirem mais utilizá-las quando têm histórico de luxação crônica.

Classificação das luxações: aguda, crônica e recidivante.

Tratamento: é importante identificar o tipo de luxação para avaliar os danos estruturais existentes, a condição emocional do doente e as características de dor e sensibilização central dela decorrente. Nesse caso, é comum a presença de alterações musculares do tipo cocontratura, nas quais há espasmo dos músculos antagonistas, o que dificulta a manobra de redução mandibular.

O tratamento consiste na redução manual da mandíbula (Fig. 47.9). Quando a dor é intensa, o estado emocional dificulta a mobilização ou há contratura da musculatura mastigatória, podem ser necessárias medidas adjuvantes que minimizem o sofrimento do paciente, como anestesia local e sedação com ansiolíticos, podendo ser realizada em ambulatório ou no centro cirúrgico. Quando o estado emocional do paciente, ou a resistência física da mandíbula, impedirem a redução, pode ser necessária a ajuda do médico anestesista para sedação e/ou relaxamento muscular.

Após a redução, o paciente deve receber bandagem ou bloqueio intermaxilar para evitar recidiva. Os bloqueios maxilomandibulares normalmente não são rígidos, e sim realizados com elásticos.

Quando a luxação não é prontamente identificada e permanece por longos períodos, torna-se crônica. Seu tratamento é complexo e normalmente envolve cirurgia aberta da ATM.

Nas luxações recidivantes, a indicação mais frequente é a cirúrgica, principalmente em pacientes jovens.

Subluxação da articulação temporomandibular

Conceito: o termo subluxação refere-se à condição de hiperexcursão do côndilo à abertura máxima. É um conceito polêmico, principalmente em relação às suas implicações clínicas, e é discutido há muitos anos desde o interesse despertado pelas anormalidades dolorosas que envolvem o aparelho mastigatório na chamada síndrome dolorosa da articulação temporomandibular.[104] Atualmente, há um interesse crescente em se conhecer a eventual relação da hiperexcursão condilar da mandíbula com a Síndrome da Hipermobilidade Articular Sistêmica (SHAS).[105,106] Essa síndrome é benigna e apresenta frouxidão de componentes articulares, como cápsulas, tendões e ligamentos. É determinada pelo Índice de Beighton (Fig. 47.10), que indica hipermobilidade de pelo menos quatro articulações dentre as avaliadas.[107] Um estudo mostrou que

30% dos pacientes que procuraram atendimento, devido à queixa de dor facial e apresentavam subluxação da ATM, também preenchiam os critérios para a SHAS.[108] O autor propôs uma classificação para a hiperexcursão articular para facilitar os estudos futuros sobre o assunto. Ainda não está claro se os pacientes com SHAS são mais suscetíveis às anormalidades da ATM, como o deslocamento do disco articular.

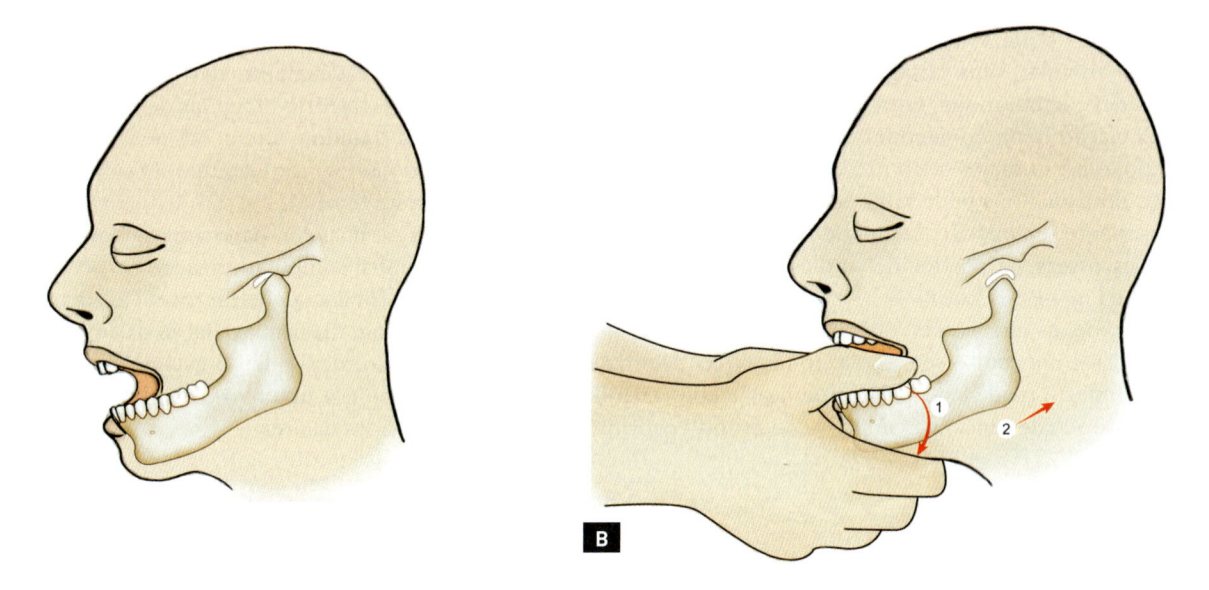

Figura 47.9. Luxação de ATM. **A.** Desenho esquemático demonstrando a posição do côndilo em frente à eminência articular. **B.** Técnica manual preconizada para a redução da luxação: puxar a mandíbula para a frente empurrando com os polegares para baixo (1); de modo que a força dos músculos e ligamentos levam-na para trás (2).

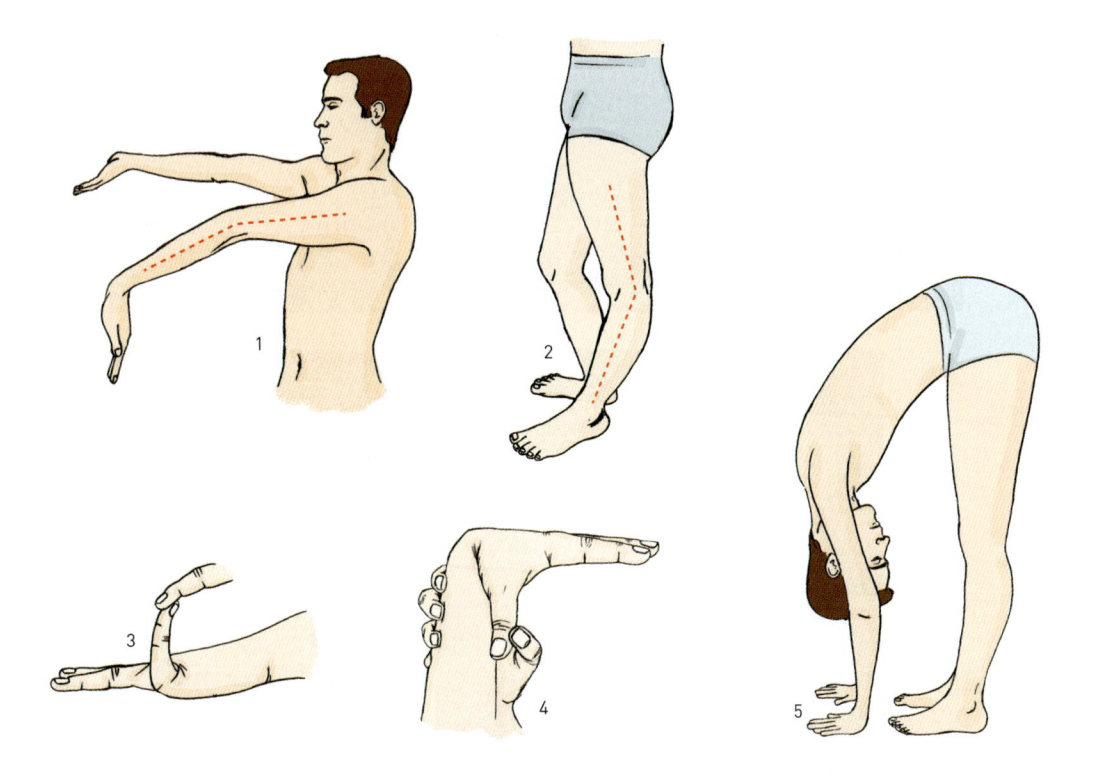

1. Hiperextensão dos cotovelos > 10 graus.
2. Hiperextensão dos joelhos acima de 10 graus.
3. Dorsiflexão passiva do dedo mínimo maior que 90 graus.
4. Aposição passiva do dedo polegar no antebraço.
5. Flexão anterior do tronco com os joelhos completamente estendidos, mãos apoiadas ao solo.

Figura 47.10. Síndrome da hipermobilidade articular sistêmica (frouxidão ligamentar). Mostra os testes usados para formar o índice de Beighton, que avalia a lassidão ligamentar sistêmica.

Fonte: Beighton e colaboradores.[107]

Tumores da articulação temporomandibular

Embora sejam incomuns, os tumores da ATM devem ser motivo de preocupação na fase do diagnóstico da dor, inclusive articular e principalmente quando for persistente ou refratária aos tratamentos realizados.[109-112] O clínico pode estar habituado a deslocamentos do disco articular, uma condição extremamente comum, mas deve lembrar que, entre as várias causas de dor na articulação temporomandibular, devem ser incluídas as neoplasias. O diagnóstico precoce melhora o prognóstico do paciente e pode fazer enorme diferença no planejamento terapêutico. Exames de imagens detectam as lesões ósseas ou dos tecidos moles. (ver Caso clínico 47.3 e Fig. 47.11).

Como as metástases também podem ocorrer nas ATM, recomenda-se sempre fazer histórico detalhado da condição médica do paciente e ficar atento quando há histórico de câncer na família ou do próprio paciente.

Estudo retrospectivo em 1.400 pacientes com câncer de boca mostrou que cerca de 20% procuraram atendimento inicial devido à dor, e as queixas eram diversificadas e simulavam várias outras condições álgicas benignas.[113]

Características clínicas para investigação diagnóstica: dor persistente e "atípica", aumento de volume, feridas que não cicatrizam, gânglios doloridos e endurecidos, desencadeamento das crises por movimentos mandibulares, histórico familiar de neoplasia, histórico de câncer já tratado e alterações neurológicas recentes. Para mais detalhes, ver Capítulo 39 sobre dor orofacial e câncer neste livro.

Exames de imagem: panorâmica como primeiro exame, tomografia computadorizada, de preferência com contraste, ressonância nuclear magnética para os tecidos moles e cintilografia para avaliação da atividade óssea.

Tratamento: depende do estágio evolutivo e da localização. Não é o objetivo deste livro, mas é tema de livros específicos da área.

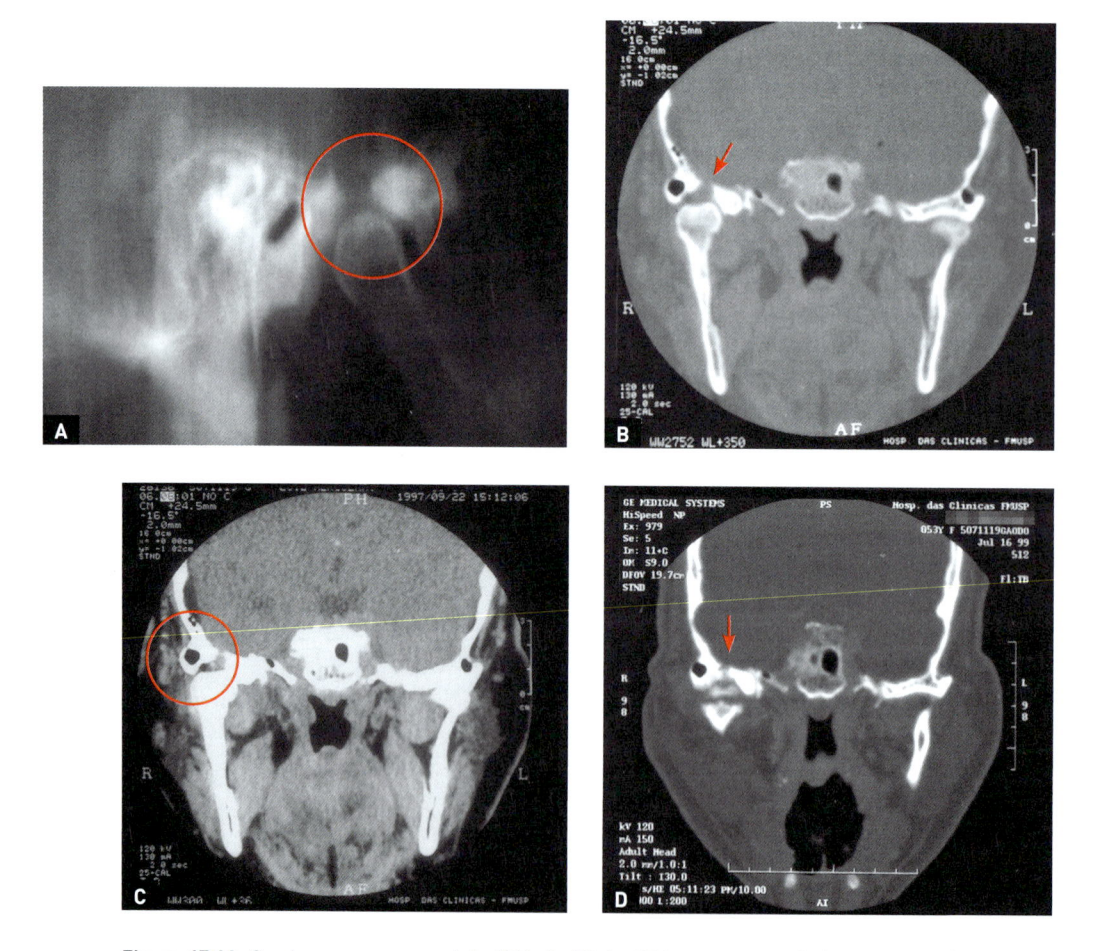

Figura 47.11. Condrossarcoma grau I da ATM. **A.** TC da ATM em corte sagital em que se vê região de continuidade no teto da fossa articular (círculo). **B.** TC da ATM (corte frontal), mostrando a alteração na cabeça do côndilo e a erosão no teto da cavidade articular (seta) com aparente contato com o encéfalo. **C.** Corte semelhante ao anterior com contraste. Compare a ATM direita (círculo) com a esquerda. **D.** TC, corte frontal, no pós-operatório. Caso realizado com as Dras. Maria Eduina Silveira e Maria Rita Vilarim.

Fraturas mandibulares

É comum a ATM sofrer lesões devido a traumatismos extrínsecos, principalmente a fratura da cabeça da mandíbula (côndilo mandibular). A inflamação articular por traumatismo limita a atividade mandibular, causa edema na região pré-auricular e, normalmente, dor. Histórico de traumatismo facial recente com queixa de dor e limitação mandibular deve ser investigado minuciosamente. Algumas vezes, a sintomatologia é leve e o paciente só se queixa tardiamente, sendo necessária a avaliação radiográfica sempre que houver histórico de traumatismo facial ou no mento (Fig. 47.12). Fraturas tratadas inadequadamente ou não tratadas contribuem para alterações funcionais da mandíbula e, eventualmente, evoluem para quadros álgicos crônicos. Nessas circunstâncias, a existência de côndilos consolidados em posição inadequada não é suficiente para justificar procedimentos cirúrgicos para a dor, a qual pode ser de origem muscular secundária com possíveis fatores perpetuantes, psicológicos e estruturais.

Tratamento: pode ser clínico ou cirúrgico[114-116] e depende das características clínicas da fratura.

Infecções da articulação temporomandibular

Embora as infecções da ATM sejam raras, especial atenção deve ser dada à condição sistêmica do doente. Aqueles que referem dor súbita ou persistente e têm histórico de outras infecções sistêmicas ou imunossupressão (p. ex., síndrome da imunodeficiência adquirida ou uso prolongado de corticoides) devem ser investigados nesse aspecto. Avaliação do esqueleto ósseo da face por radiografia panorâmica, inicialmente, e tomografia para detalhes está indicada nessa fase de investigação. Pacientes em tratamento para câncer, sob quimioterapia ou radioterapia, devem ser permanentemente monitorados também.

A dor pode ser o primeiro sintoma da infecção, seguida de limitação dos movimentos mandibulares. O doente, no início, pode narrar episódios febris transitórios que, em fase mais avançada, mantêm-se e normalmente são seguidos de edema na região afetada. Infecção aguda pode oferecer risco à vida, e exige diagnóstico rápido para um tratamento eficiente.

Características clínicas: dor súbita contínua acompanhada de febre e/ou limitação dos movimentos mandibulares ou que pioram com eles. Histórico ou presença de doenças imunossupressivas ou de uso contínuo de corticoides; gânglios infartados. O exame de imagens varia de ultrassom das áreas possíveis a ressonância nuclear magnética para avaliação detalhada de todo o segmento facial, incluindo os tecidos moles e duros.

O diagnóstico diferencial deve ser feito com infecções da apófise mastoide e da orelha média, como na otite média maligna (ver capítulo de cefaleias e algias otorrinolaringológicas). Exames de tomografia e ressonância nuclear magnética são indicados, além de hemograma e velocidade de hemossedimentação, que normalmente está aumentada.

Tratamento das infecções da ATM ou ósseas: dependem do estágio evolutivo e do tempo de início, podendo ser agudas ou crônicas. Nesses casos, também podem ocorrer crises álgicas durante a agudização da infecção.

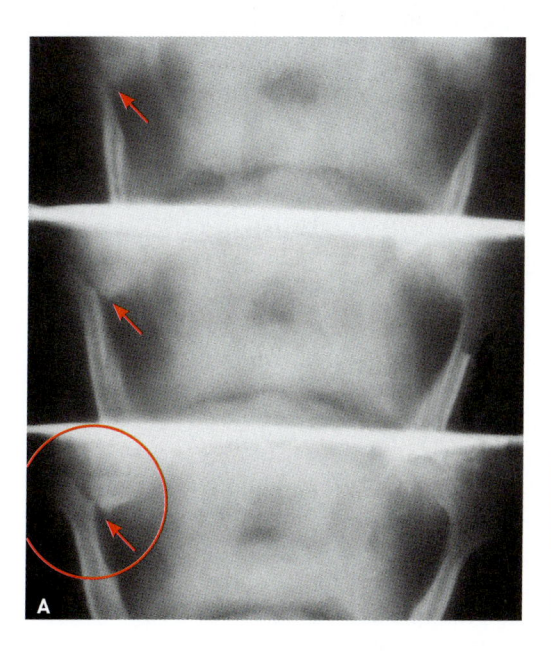

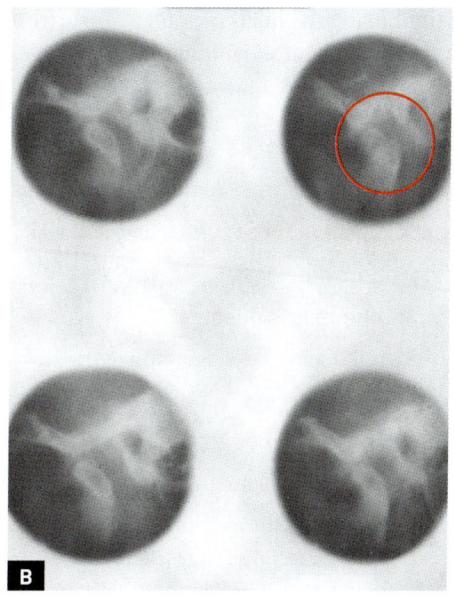

Figura 47.12. Tomografia computadorizada da ATM de paciente edêntulo que sofrera traumatismo leve da face sem sintomatologia inicial. A única queixa foi a presença de dor leve, localizada e desencadeada pelos movimentos mandibulares. **A.** Incidência frontal e **B.** sagital. As setas mostram o traço de fratura. Neste caso, o tratamento foi sintomático.

TRATAMENTO DA DOR ARTICULAR

Medidas gerais

Lembrar que na dor articular é sempre necessário investigar as causas e definir o diagnóstico. Quando existe doença articular crônica indolor, como a osteoartrose ou o deslocamento do disco articular, pode haver períodos de agravamento e agudização da doença, porém o controle da dor continua sendo a prioridade. Entretanto, o tratamento da dor depende da remoção da causa, como, por exemplo, a fratura do côndilo mandibular ou dor causada por tumor articular. Isso deve ser levado em consideração pelo clínico.

Lembrete:
- Não confundir doença crônica com dor crônica.
- Assim, nos desarranjos internos da ATM, ou na osteoartrose, pode haver uma doença crônica sem dor articular ou com dor episódica.
- Ou seja, nem sempre o tratamento da dor coincide com o tratamento da lesão articular.
- E nem sempre o prognóstico da dor é o mesmo da lesão articular.

A seguir serão discutidas duas condições gerais para o tratamento da dor articular: causa local e causa sistêmica.

Origem local

O tratamento de cada doença da ATM foi discutido em tópico específico, entretanto, quando há dor articular, é necessário avaliar dois aspectos: a) extensão da inflamação articular, e b) a cronicidade da lesão articular.

a. *Inflamação articular, edema e dor*: quando presentes interferem nos movimentos mandibulares, os quais pioram a dor e podem causar sensibilização central, ampliando a área de dor (ver Cap. 6). O tratamento visa ao controle da inflamação e da dor e pode ser realizado com analgésicos e anti-inflamatórios, medidas físicas locais e repouso de atividade mandibular, incluindo restrição de dieta alimentar. A placa de mordida é útil nessa fase e visa ao conforto do paciente e à redução de estímulos nocivos. Funciona como órtese estabilizadora (ver adiante as indicações de uso).

b. *Cronicidade*: ainda que a inflamação e a dor sejam recentes, observar se há histórico ou sinais clínicos de lesão dos tecidos articulares, como estalido ou crepitação. Quando são preexistentes, como nos deslocamentos do disco ou na osteoartrose, considerar que nem sempre podem ser recuperados e que o tratamento visa terminar a fase inflamatória, devolver a função mandibular e a própria qualidade de vida do paciente. Não é realista a atitude de querer "recapturar o disco articular" luxado há vários meses ou anos, ao passo que uma boa manobra manual permite a redução de discos articulares recentemente deslocados. Ver mais sobre manipulação do disco articular adiante.

Os tratamentos propostos para o controle da dor articular, nas doenças ou afecções que foram apresentadas anteriormente, deveriam basear-se nas duas condições anteriormente apresentadas. Não existe receita de bolo para todos os casos, mas, com diagnóstico preciso e padronização de procedimentos, dentro das evidências científicas disponíveis e da experiência clínica em tais casos, é possível controlar a dor e a restauração da função mandibular. Ver no Quadro 47.4 as orientações gerais para o controle da dor articular aguda.

Origem sistêmica

Considerar separadamente os casos em que a ATM é atingida por doenças inflamatórias crônicas, como a artrite reumatoide. Nesses casos, Kopp[11] sugere três objetivos básicos para o tratamento:

Quadro 47.4. Orientações gerais para o controle da dor articular aguda

TRATAMENTO DA INFLAMAÇÃO E DOR ARTICULAR AGUDA (ARTRALGIA PRIMÁRIA)
– Frio local, compressas nas primeiras 24 horas.
– Calor, após 24 horas, com compressas quentes.
– Anti-inflamatórios não esteroidais (mínimo de sete dias).
– Analgésicos de ação central (p. ex., codeína, propoifeno, tramadol) em caso de dor de forte intensidade.
– Repouso mandibular (reduzir movimentos e selecionar tipos de alimentos).
– Medidas de terapia física para mobilização gradativa da mandíbula, à medida que a inflamação é reduzida.
– Infiltração única de corticoide intra-articular em casos selecionados de osteoartrite.
– Placa miorrelaxante total ou do tipo platô anterior ou "*jig*" para uso na fase aguda. Funciona como uma órtese estabilizadora, e seu objetivo é dar conforto ao paciente, reduzindo os estímulos nociceptivos periféricos decorrentes da pressão intra-articular, bem como os efeitos decorrentes da sensibilização central.

a. *Fase aguda inicial*: como a dor e o edema estão presentes, é necessário usar fármacos, medidas físicas e recomenda-se repouso mandibular. Normalmente, o tratamento é realizado pelo reumatologista.
b. *Fase intermediária*: as medidas utilizadas visam prevenir os danos maiores e a destruição permanente de componentes articulares da ATM, evitando complicações secundárias na oclusão. As medidas de fisioterapia visam melhorar o movimento mandibular, ativar os músculos mastigatórios, movimentar as articulações comprometidas, ativar os mecanismos proprioceptivos e ativar a microcirculação dessas áreas.
c. *Fase crônica, tardia*: nessa fase, já existem sequelas na ATM e possivelmente também na oclusão dentária. As medidas terapêuticas visam melhorar a função e, se possível, restaurar as estruturas comprometidas (mordida aberta anterior), o que exige procedimentos mais complexos e invasivos. Se a doença estiver estável, a ortodontia/ortopedia e a cirurgia podem ser necessárias para restauração da função e estética faciais. Esses casos específicos aplicam-se a doenças inflamatórias progressivas, como a artrite reumatoide e a reabsorção idiopática do côndilo (ver Fig. 47.8).

A despeito da falta de evidências científicas, a experiência clínica do nosso grupo no Hospital das Clínicas de São Paulo mostra que a avaliação odontológica, incluindo exame intra e extraoral, é fundamental nos pacientes com doenças sistêmicas que afetam a ATM, pois o curso da doença pode ser afetado por fatores locais, como bruxismo, ausência de dentes, próteses instáveis. Nesses pacientes, as doenças ou anormalidades odontológicas podem ser morbidades associadas, e devemos verificar se têm alguma implicação na queixa do paciente. Ao longo deste livro, vários casos clínicos ilustram o papel de morbidades associadas (doenças sistêmicas crônicas) nas queixas orofaciais. O inverso também é verdadeiro, como pode ser o caso dos pacientes ora em discussão.

Técnicas específicas

Esclarecimento

Lembre-se: dor tem componentes afetivos e cognitivos. Esclarecer o paciente sobre sua queixa e sua doença ajuda muito no controle da dor e facilita até a investigação clínica. São inúmeros os estudos sobre o efeito placebo desse aspecto nos níveis de endorfina e como isso contribui para alívio da dor e da ansiedade do paciente. Esclarecer, portanto, tem este poder, mas exige conhecimento e experiência profissional tanto sobre as doenças quanto sobre os mecanismos de dor.

Muitas vezes, a dor não está presente, mas é fundamental esclarecer situações, como no deslocamento do disco articular ou na doença degenerativa da ATM, que podem angustiar os pacientes e que gostariam de explicação para seus sintomas, como o ruído articular ou alteração no movimento da mandíbula, mesmo que não afetem sua qualidade de vida. Dúvidas sobre tratamentos dentários necessários sempre existem, entretanto orientar reabilitações orais extensas, cirurgias, implantes ou ortodontia para problemas articulares requer conhecimento específico, e nem todo clínico está preparado para isso. Muito cuidado com indicação de tratamento ortodôntico/ortopédico com o objetivo de "corrigir" a posição do disco articular. Não existem evidências científicas a esse respeito.

Cuidado especial do cirurgião-dentista deve existir para não transmitir ideias irreais, catastróficas ou aterrorizantes aos pacientes, do tipo "seu queixo vai cair se você não fizer tal coisa". Toda informação deve ter base científica e se pautar pelos riscos descritos de modo realista, sem constranger o paciente ou transmitir informações pessoais que nada têm a ver com os dados clínicos e científicos.

Lembrete:
- Sempre dê o diagnóstico da doença ao seu paciente.
- Explique o que ele tem, mas não o aterrorize.
- Esteja ciente do prognóstico para informá-lo sobre o curso do problema e sobre as possíveis ocorrências.
- Conhecer a epidemiologia de cada doença que você trata é fundamental para esclarecer seu paciente.
- Conheça bem a doença ou problema que você trata e não confunda com a técnica que você pratica e domina.

Repouso funcional da mandíbula e dieta adequada

Obrigatórios sempre que há dor ou edema articular. O paciente deve falar menos, evitar movimentos amplos da mandíbula e optar por alimentos que produzam menos esforços sobre a articulação comprometida. Normalmente, a fase aguda cessa entre sete e 15 dias. Quando o deslocamento anterior do disco é sem redução, o paciente nem sempre tem dor ou ela é desencadeada apenas quando ele força a mandíbula. Orientá-lo para evitar a tentativa de abrir a boca à força, pois pode causar inflamação aguda na ATM e dor espontânea.

Métodos manuais / manipulação da mandíbula para redução do disco articular

Nos casos de deslocamento anterior do disco sem redução recente (agudo), é possível que a manipulação melhore as relações côndilo-disco. A primeira providência frente a esse paciente é exatamente movimentar a mandíbula, se possível com algum espaçador entre os dentes (espátula de madeira), para avaliar a condição do travamento. Quando permitir algum grau de aumento da amplitude mandibular, o prognóstico para tratamento com placas de mordida melhora (Fig. 47.13).

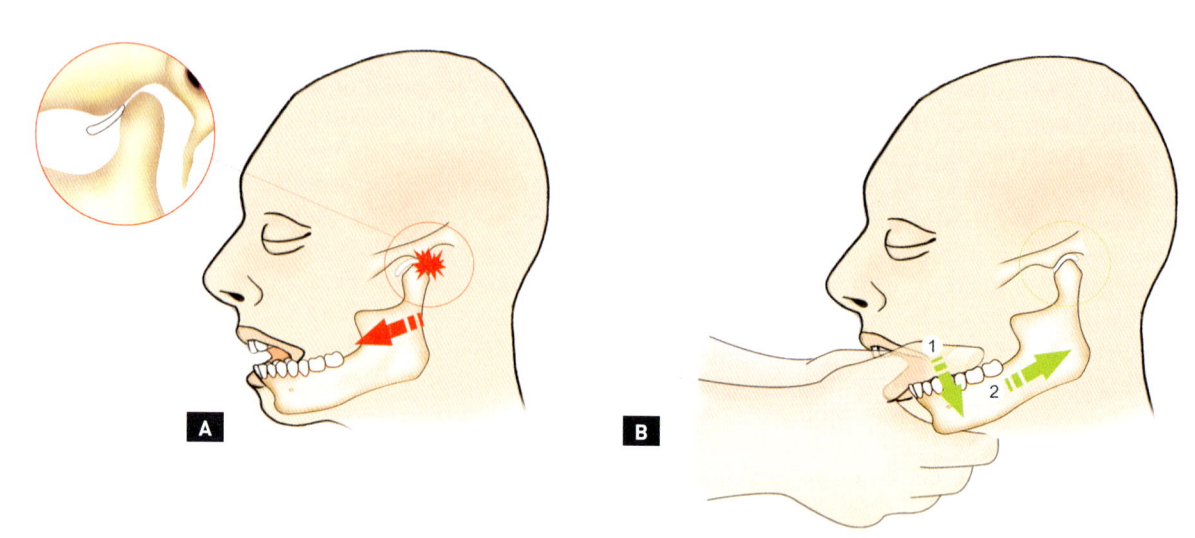

Figura 47.13. Manobra para redução do deslocamento anterior do disco articular sem aguda redução. **A.** Luxação do disco articular da ATM (deslocamento anterior sem redução). **B.** Manobra para redução da luxação do disco articular (deslocamento anterior sem redução).

A dor pode ser um fator limitante da manipulação e pode exigir anestesia local, sedação ambulatorial ou hospitalar, ou uso prévio, na fase aguda, de anti-inflamatórios não esteroidais e outras medidas de controle da dor (placa).

Placa de mordida / placa miorrelaxante

Antes de usar a placa de mordida, considerar qual é o objetivo do tratamento: a dor ou a lesão articular? A despeito das controvérsias, as placas de mordida são superiores ao placebo no controle da dor, mas o seu uso é controverso e ainda inconclusivo quanto ao tratamento da lesão articular propriamente dita. Este capítulo não abordará o tema dos tipos de placa de mordida, pois a experiência do autor e a própria literatura vigente sobre o tema não mostram diferenças quanto a esse uso, além de ser também inconclusiva.

Placas de mordida na dor articular: as placas de mordida têm função ortopédica e podem ser extremamente úteis para a redução da dor articular aguda, pois oferecem conforto ao paciente e reduzem os efeitos centrais decorrentes da inflamação e da hiperalgesia. Já na dor articular crônica, não estão bem estabelecido seus mecanismos, mas a experiência clínica sugere seu uso, particularmente em pacientes com histórico de bruxismo, ou nos períodos de agravamento da doença articular, como nos casos de osteoartrose.

Papel da placa de mordida na dor articular aguda:
1. Dar conforto ao paciente.
2. Reduz os efeitos da mordida sobre a pressão intra-articular.
3. Reduz a ação nociceptiva da mordida sobre a hiperalgesia presente na articulação.
4. Reduz os efeitos da sensibilização central.

Placas de mordida nos deslocamentos do disco articular: A dor pode ser bem controlada na maioria dos casos, mas isso nem sempre ocorre com o deslocamento do disco propriamente dito.[117] A placa para reposicionamento anterior foi muito usada por longo tempo, porém atualmente é restrita e teve o tempo de uso modificado. Não há necessidade de longos tratamentos (seis meses) com uso contínuo da placa, o que evita alterações oclusais secundárias, além de extensos tratamentos de reabilitação oral para consertar esses efeitos.

Embora existam poucos estudos longitudinais, a experiência do nosso serviço sugere que o uso de placa de reposição anterior pode auxiliar na reposição do disco articular ou na melhoria da amplitude dos movimentos articulares. Nesses casos, seu uso não é contínuo e deve ser associado a outros procedimentos quando a dor está presente, pois essa é prioridade. O paciente deve ser monitorado por 45 dias e acompanhado por cerca de seis meses. O uso da placa com guia inclinado anterior, em nossa experiência, funciona como um aparelho ortopédico que orienta o paciente a exercitar a mandíbula periodicamente. Ver Caso clínico 47.1 e a Fig. 47.7, que mostra uma placa de mordida com guia inclinado anterior.

A indicação de placa com guia inclinado anterior exige exame minucioso da amplitude dos movimentos articulares e/ou mandibulares, incluindo a presença de inflamação e dor. Necessita de manipulação inicial para testar a resistência da luxação e auxiliar no prognóstico. Quando houver liberação parcial do disco e melhorar a amplitude dos movimentos, o uso desse aparelho é indicado, caso contrário é duvidoso. Sua indicação maior é nos casos de deslocamento agudo, ou seja, inferior a quatro ou seis meses. Quando há inflamação articular e dor, pode ser confeccionado de imediato o *"jig"* ou o *front* platô anterior para uso diário não contínuo durante 7 a 15 dias. Considerar sempre que a placa de mordida proporciona conforto ao paciente com dor articular, ou mesmo com dor muscular secundária à lesão articular, e o seu uso deve ser associado a outras medidas analgésicas ou anti-inflamatórias.

Medidas de terapia física (fisioterápicas)

São utilizadas para o controle da dor articular decorrente de inflamação. Não confundir o tratamento da inflamação intra-articular com o tratamento do disco articular. De certo modo, eles são tópicos diferentes e os tratamentos muitas vezes são independentes e complementares. A inflamação aguda pode ser controlada nas 24 horas iniciais com aplicação local de *frio* (a cada duas horas), com o objetivo de controlar o edema e a dor. Depois desse período, usar o calor local (três vezes ao dia com intervalos de 30 minutos). O uso de calor úmido parece ser mais eficiente, pois permanece por mais tempo.

O calor local melhora a microcirculação, reduz a sensibilidade articular, reduz espasmos musculares (quando presentes), aumenta a permeabilidade da membrana celular e auxilia na drenagem e redução do edema inflamatório (ver Cap. 34).

Em deslocamentos de disco sem redução, os exercícios mandibulares devem ser cuidadosos no início, pois podem causar frouxidão dos tecidos, comprimir mais ainda o disco e causar dor. A experiência indica que devem ser realizados em fase mais avançada, quando já houve melhora da abertura bucal.

O *laser* de baixa potência tem sido indicado para o controle da dor articular inflamatória, além de outros aparelhos fisioterápicos. Seu uso deve ser realizado por profissionais treinados. Na dor inflamatória articular, o uso da acupuntura parece ter efeito analgésico e já existem evidências de sua ação anti-inflamatória.

Fármacos

Devem ser usados sempre que há queixa de dor articular, pois podem produzir sensibilização central e envolvimento muscular secundário, irradiando a dor ao rosto e às áreas adjacentes. Na dor aguda, há ação direta dos fármacos na inflamação, os quais auxiliam no controle da dor. Já na dor inflamatória crônica, o tempo de uso dos fármacos pode ser bem mais prolongado, devendo-se atentar para os efeitos colaterais. São utilizados os analgésicos e anti-inflamatórios não esteroidais (AAINEs), como aspirina, acetominofeno, ibuprofeno, diclofenaco e outros. Os anti-inflamatórios contribuem para a redução da inflamação e da dor, entretanto, os analgésicos de ação central são úteis nas fases agudas da dor articular.

A escolha do medicamento depende da intensidade da dor e das condições de tolerabilidade clínica do paciente (ver Cap. 48).

Infiltração intra-articular

Os corticoides têm indicação restrita para os casos de dor articular crônica, recorrente, de intensidade leve a moderada, normalmente em injeção intra-articular única. Na osteoartrose avançada, quando há dor ou limitação da abertura bucal eles também contribuem para melhorar o quadro. Podem, em casos selecionados, ser usados contra dor articular intensa pela mesma via de aplicação. Um corticoide de meia-vida intermediária, como a metilprednisolona (*depo-medrol*), também pode ser utilizado.

Cirurgia da articulação temporomandibular na dor articular

O critério para escolha de cirurgia nos deslocamentos do disco articular e na osteoartrose não deveria ser apenas a presença de dor persistente ou refratária a outros tratamentos, mas a dor incapacitante localizada na ATM,[118] ou mesmo quando a ATM é incapaz de receber o impacto de cargas funcionais e sua função é prejudicada pela presença de interferências mecânicas das suas estruturas,[29,119] e quando é decorrente de lesão articular avançada irreversível. A dor deve ser primariamente articular, com lesão de componentes articulares e com prejuízo para a amplitude de movimentos mandibulares. A cirurgia não deve ser indicada para o tratamento da dor enquanto não estiver claro o diagnóstico final. Quando a dor é decorrente de doença avançada que exige medida cirúrgica, o critério de seleção pode ser favorável também para o tratamento da dor, como consequência da doença.

Quadro 47.5. Indicações para cirurgia articular devido a deslocamentos do disco articular e/ou osteoartrose

1. Lesão degenerativa avançada das estruturas articulares e comprometimento da função mandibular.
2. Dor articular persistente claramente relacionada à lesão articular.
3. Cosmética, para a eliminação de ruído articular (*popping*) quando for prejudicial ao paciente.

Portanto, antes da cirurgia, é fundamental o diagnóstico acurado do problema, pois não é indicada para dores referidas a essa estrutura, que podem ser de múltipla origem, tampouco para dores musculares mastigatórias secundárias ou associadas a doenças degenerativas da ATM, mas cujo tratamento independe da lesão articular. Historicamente, o excesso de cirurgias dessa articulação sem benefícios aos doentes se deve possivelmente ao diagnóstico incorreto.

Técnicas cirúrgicas disponíveis: quando a cirurgia articular é indicada para casos selecionados, aumenta a probabilidade de sucesso e reduz o risco de morbidades decorrentes dela.[118] Deve-se levar em consideração que, mesmo quando há indicação cirúrgica da doença articular, o preparo do cirurgião e a técnica cirúrgica são fatores que determinam o sucesso dessa terapêutica.[118,120] As técnicas cirúrgicas serão apresentadas no Capítulo 39.

Entre as técnicas cirúrgicas, citam-se a cirurgia aberta da ATM e a artroscopia. A artrocentese é outro procedimento invasivo, mas com menor risco de morbidade e maior índice de sucesso em casos selecionados de deslocamento do disco articular sem redução ou de osteoartrose avançada da ATM.

As próteses da cabeça da mandíbula (côndilo) têm indicações precisas quando há comprometimento articular devido a doenças, como tumores, infecções ou inflamações crônicas (p. ex., artrite reumatoide juvenil). Seu uso para tratamento do deslocamento do disco articular não tem evidências científicas até o momento. Devem ser indicadas em casos selecionados, por especialistas e amplamente discutida com o paciente. A literatura documenta enorme volume de iatrogenias e complicações físicas e emocionais, locais e sistêmicas devido ao uso inadequado de implantes aloplásticos na ATM.[121]

A articulação temporomandibular e a cirurgia ortognática: esse é um assunto ainda controverso e que merece uma breve revisão, entretanto, sua inclusão neste capítulo não significa que tenha indicação cirúrgica para dor e disfunção mandibular. A finalidade da cirurgia ortognática é reparadora e/ou estética e não têm indicação para o tratamento de dor facial. No entanto, algumas deformidades faciais estão associadas a alterações estruturais ou patológicas da ATM, como, por exemplo, as deformidades congênitas, a hiperplasia condilar e a reabsorção condilar idiopática. Nesses casos, pode haver necessidade de intervenção cirúrgica também na ATM, mas essa decisão ainda é controversa, nem sempre é fácil e exige avaliação pré-operatória minuciosa e, muitas vezes, multidisciplinar.[122] Além disso, outra condição ainda mais controversa quanto à necessidade de abordar cirurgicamente a ATM juntamente com a cirurgia ortognática, é o deslocamento do disco articular.[122] É importante realçar que, sempre que houver queixa de dor orofacial, deve ser esclarecida e devidamente tratada ou controlada antes de qualquer intervenção cirúrgica na ATM, seja concomitante ou não à cirurgia ortognática.

> Sempre que houver queixa de dor orofacial, ela deve ser esclarecida e devidamente tratada ou controlada antes de qualquer intervenção cirúrgica na ATM, seja concomitante ou não à cirurgia ortognática.

Nos estudos atuais, não há uniformidade nas amostras dos pacientes avaliados, principalmente quando há o diagnóstico genérico de DTM e a dor do paciente é confundida ou associada empiricamente ao problema estrutural ou patológico (deformidade facial) que ele apresenta. Nessas questões, é fundamental dissociar a queixa de dor da alteração estrutural ou patológica da ATM e realizar minuciosa avaliação para o diagnóstico e tratamento da dor, ainda que seja articular, antes da cirurgia ortognática. Talvez por essa razão os estudos sobre cirurgia ortognática nesses casos tenham tido diferentes conclusões, como aqueles que acreditam que a função mandibular pode ser melhorada e a intensidade de dor reduzida,[123-125] ou aqueles que mostram piora, principalmente quando há dor e disfunção mandibular preexistente.[122,126] Independentemente disso, em geral, há remodelação dos componentes articulares após a cirurgia ortognática,[127] além da ocorrência de complicações sensitivas (neurológicas) que deveriam ser diferenciadas dos problemas articulares.[128]

Em resumo, há necessidade de uniformizar os estudos e compreender melhor as complicações da cirurgia ortognática, sejam elas somáticas ou neurológicas. Ver também o Capítulo 36, sobre dor orofacial pós-cirúrgica persistente.

Controle de fatores perpetuantes

É fundamental o controle de fatores que contribuam para precipitar ou perpetuar dor ou alterações funcionais mastigatórias em pacientes com histórico de deslocamento anterior de disco ou osteoartrose. Perdas de dentes posteriores sem uso de próteses, bruxismo do sono, uso de próteses totais inadequadas ou falta de uso são fatores que devem ser analisados quando houver dor articular tanto nos deslocamentos do disco articular, como na osteoartrite. Aqui não se discute o papel da oclusão na etiologia dos distúrbios intra-articulares,[129] mas sim a existência de fatores oclusais de risco em pacientes com distúrbios intra-articulares, já que podem ter um papel perpetuante da alteração musculoesquelética.[130] Portanto, sempre que houver queixa de dor musculoesquelética, incluindo os distúrbios internos da ATM, é necessário avaliar a condição oclusal e a existência de fatores contribuintes locais.

Ver mais detalhes sobre esse tema nos capítulos sobre dor muscular no edêntulo e dor nos idosos (ver Fig. 47.8).

Ortodontia / ortopedia dos maxilares

Não existe indicação para tratamento do deslocamento do disco ou da osteoartrose da ATM por meio de ortodontia ou ortopedia dos maxilares. Quando utilizadas, têm o objetivo de corrigir os defeitos dentários e harmonizar a oclusão, portanto, sua finalidade segue as indicações para correção esquelética ou dentária, e não para mudar a posição do disco articular deslocado. O mesmo conceito se aplica aos pacientes com artrite reumatoide juvenil, já que as alterações que apresentam na ATM decorrem da doença inflamatória sistêmica.

Essas técnicas são úteis para correção morfológica de dentes ou maxilares, e seu uso para o tratamento da dor articular ou de doenças da ATM não tem respaldo científico e acaba sendo iatrogênico. Certamente, a ortodontia e a ortopedia funcional dos maxilares têm indicação para a reabilitação desses pacientes, mas isso deve ser considerado dentro de um diagnóstico morfológico de alguma deformidade dentofacial, e não como tratamento de dor. É possível que aparelhos ortopédicos tenham efeitos semelhantes aos das placas de mordida, porém faltam estudos a respeito. Esse aspecto é frequentemente confundido pelo cirurgião-dentista que tem pouca experiência no tratamento da dor. Dor articular persistente ou crônica deve ser devidamente diagnosticada, assim como o prognóstico deve ser definido e, então, estabelecido um plano de tratamento que contemple desde o controle da dor até a reabilitação do paciente. Certamente, o prognóstico da doença é que definirá a estratégia de tratamento.

CONCLUSÃO

Este capítulo apresentou as características gerais da dor articular, incluindo sua fisiopatologia e uma breve etiopatogenia das doenças que afetam essa articulação mais comumente. Entender a patologia da ATM ajuda a compreender melhor as manifestações clínicas que afetam a função articular e/ou mandibular.

A dor facial foi associada, por muito tempo, à disfunção mandibular, porém, essa relação não é obrigatória e nem sempre existe, embora alguns sintomas, como a dor facial e os ruídos articulares, possam coexistir como morbidades associadas.

O desafio atual é compreender melhor as doenças da ATM e suas consequências, mas com base em critérios bem definidos que permitam realizar o diagnóstico preciso e conhecer seu prognóstico. Isso não é empírico, tem boa base científica, e bastam estudo e treinamento especializados.

Os estudos mais recentes apontam para descoberta dos mecanismos responsáveis pelas doenças articulares, bem como a fisiopatologia da dor articular, e espera-se que, gradativamente, possamos usar marcadores que indiquem com mais precisão o curso da doença articular e o uso de medidas terapêuticas, desde fármacos até a cirurgia, particularmente nos casos de deslocamentos do disco articular, de osteoartrose, de reabsorção idiopática e de doenças sistêmicas que afetam a ATM.

REFERÊNCIAS

1. Arnett GW, Milam SB, Gottesman L. Progressive mandibular retrusion: idiopathic condylar resorption. Part I. Am J Orthod Dentofacial Orthop. 1996;110(1):8-15.
2. Arnett GW, Milam SB, Gottesman L. Progressive mandibular retrusion: idiopathic condylar resorption. Part II. Am J Orthod Dentofacial Orthop. 1996;110(2):117-27.
3. Katchburian E, Arana V. Histologia e embriologia oral. São Paulo: Panamericana; 1999.
4. Moffet BC, Johnson LC, McCabe JB, Askew HC. Articular remodeling in the adult human temporomandibular joint. Am J Anat. 1964;115:119-41.
5. Mongini F. O sistema estogmático: função, disfunção e reabilitação. Rio de Janeiro: Quintessence; 1988.
6. Sessle BJ, Bryant PS, Dionne RA. Temporomandibular disorders and related pain conditions: progress in pain research and management. Seattle: IASP; 1995. v. 4.
7. Solberg W. Disfunções e desordens temporomandibulares. São Paulo: Santos; 1989.
8. Tencate AR. Oral histology, development, structure, and function. 4th ed. St. Louis: Mosby; 1994.
9. König B Jr. Morfologia funcional da ATM. In: Barros JJ, Rode SM, editores. Tratamento das disfunções craniomandibulares (ATM). São Paulo: Santos; 1995. p. 27-34.
10. Navarro JAC. Anatomia cirúrgica da ATM. In: Barros JJ, Rode SM, editores. Tratamento das disfunções craniomandibulares (ATM). São Paulo: Santos; 1995. p. 43-59.
11. Kopp S. Degenerative and inflammatory temporomandibular joint disorders: clinical perspectives. In: Sessle BJ, Bryant PS, Dionne RA. Temporomandibular disorders and related pain conditions: progress in pain research and management. Seattle: IASP; 1995. p. 119-31, v. 4.
12. 12. Hinton RJ. Effect of condylotomy on matrix synthesis and mineralization in the rat mandibular condylar cartilage. Arch Oral Biol. 1989;34(12):1003-9.
13. Hinton RJ, Stinson JL. Effect of postoperative diet on condylar cartilage response to discectomy. J Oral Maxillofac Surg. 1997;55(11):1259-64.
14. McNamara JA Jr, Carlson DS. Quantitative analysis of temporomandibular joint adaptations to protrusive function. Am J Orthod. 1979;76(6):593-611.
15. Solberg W, Hanson T, Nordstrom B. The temporomandibular joint in young adults at autopsy: a mophologic classification and evaluation. J Oral Rehabil. 1985;12(4):303-21.
16. Kawamura H, Qujada JG, Throckmorton GS, Bell WH. Temporomandibular joint adaptation following inferior repositioning of the maxilla in adult monkeys. Cranio. 1992;10(1):51-8.

17. Milam SB. Articular dsik displacements and degenerative temporomandibular joint disease. In: Sessle BJ, Bryant PS, Dionne RA. Temporomandibular disorders and related pain conditions: progress in pain research and management. Seattle: IASP; 1995. p. 175-92, v. 4.
18. Farrar WB, McCarty WC. Inferior joint space arthrography and characteristics of condylar paths in internal derangements of the TMJ. J Prosthet Dent. 1979;4:548-55.
19. Pereira FJ Jr, Lundh H, Westesson PL. Morphologic changes in temporomandibular joint in different age groups. An autopsy investigation. Oral Surg Oral Med Oral Pathol. 1994;78(3):279-87.
20. Pereira FJ Jr, Lundh H, Westesson PL, Carlsson LE. Clinical findings related to morphologic changes in TMJ autopsy specimens. Oral Surg Oral Med Oral Pathol. 1994;78(3):288-95.
21. Widmalm SE, Westesson PL, Kim IK, Pereira FJ Jr, Lundh H, Tasaki MM. Temporomandibular joint pathosis related to sex, age, and dentition in autopsy material. Oral Surg Oral Med Oral Pathol. 1994;78(4):416-25.
22. Pullinger AG, Seligman DA. TMJ osteoarthrosis: a differentiantion of diagnosis subgroups by symtom history and demographics. J Craniomandib Disord. 1987;1(4):251-6.
23. Laskin DM. Reaction paper to chapters 5 and 6. In: Sessle BJ, Bryant PS, Dionne RA. Temporomandibular disorders and related pain conditions: progress in pain research and management. Seattle: IASP; 1995. p. 113-5, v. 4.
24. Moses JJ, Lang CR, Arredondo A. Septic arthritis of the temporomandibular joint after the removal of third molars. J Oral Maxillofac Surg. 1998;56(4):510-2.
25. Blackwood HJJ. Cellular remodeling in articular tissue. J Dent Res. 1966;45:480-9.
26. Kurita K, Bronstein SL, Westesson P-L, Sternby NH. Arthroscopic diagnosis of perforation and adhesions of the temporomandibular joint: correlation with postmortem morphology. Oral Surg Oral Med Oral Pathol. 1989;68(2):130-4.
27. Nannmark U, Senerby L, Haraldson T. Macroscopic, microscopic and radiologic assesment of the condylar part of the TMJ in elderly subjects: an autopsy study. Swed Dent J. 1990;14(4):163-9.
28. Pereira FJ Jr. Macroscopic and microscopic findings in the temporomandibular joint. A clinical and autopsy study with reference to age, sex, and signs and syptoms [thesis]. Sweden: Lund University; 1995.
29. Nitzan DW, Dolwick MF. An alternative explanation for pathogenesis of closed-lock symptoms in the internal derangement process. J Oral Maxillofac Surg. 1991;49(8):810-5; discussion 815-6.
30. Nitzan DW, Dolwick MF, Martinez GA. Temporomandibular joint arthrocentesis: a simplified treatmente for severe, limited mouth opening. J Oral Maxillofac Surg. 1991;49(11):1163-7; discussion 1168-70.
31. Yih WY. Pathology of arthroscopic tissue of the temporomandibular joint. Oral Maxillofac Surg Clin North Am. 1989;1:93-102.
32. Israel HA. Synovial fluid aalysis. Oral Maxillofac Surg Clin North Am. 1989;1:85-92.
33. Quinn JH. Identification of prostaglandin E2 and leukotriene B4 in the synovial fluid or painful dysfunctional temporomandibular joints. J Oral Maxillofac Surg. 1990:48;968-971.
34. Davies ME, Horner A, Franz B, Schuberth HJ. Detection of cytokine activated chondrocytes in arthritic joints from pigs infected with rrysipelothrix rhusiopathiae. Ann Rheum Dis. 1992;51(8):978-82.
35. Pickvance EA, Oegema TJ, Thompson RJ. Immunolocalization of selected cytokines and proteases in canine articular after transarticualr loading. J Orthop Res. 1993;11(3):313-23.
36. Bender S, Haubeck HD, Van de Leur E, Dufhues G, Schiel X, Lauwerijns J, et al. Interleukin-1 beta induces synthesis and secretion of interklukin-6 in human chondrocytes. FEBS Lett. 1990;263(2):321-4.
37. Elford PR, Cooper PH. Induction of neutrophil-mediated cartilage degradation by interleukin-8. Arthritis Rheum. 1991;34:325-32.
38. Stegenga B. Osteoarthritis of the temporomandibular joint organ and its relationship to disc displacement. J Orofac Pain. 2001;15(3):193-205.
39. Goldring SR, Goldring MB. Clinical aspects, pathology and pathophysiology of osteoarthritis. J Musculoskelet Neuronal Interact. 2006;6(4):376-8.
40. Garstang SV, Stitik TP. Osteoarthritis: epidemiology, risk factors and pathophysiology. Am J Phys Med Rehabil. 2006;85(11 Suppl):S2-11; quiz S12-4.
41. Broussard JS Jr. Derangement, osteoarthritis, and rheumatoid arthritis of the temporomandibular joint: implications, diagnosis, and management. Dent Clin North Am. 2005;49(2):327-42.
42. Savioli C, Silva CAA, Siqueira JTT. Características morfológicas e funcionais do sistema estomatognático em pacientes portadores de Artrite Reumatóide Juvenil. J Bras Ortodon Ortop Facial. 2000;25:70-8.
43. 43. Savioli C, Silva CAA, Ching LH, Campos LMMA, Prado EFBG, Siqueira JTT. Dental and facial characteristics in patients with juvenile idiopathic arthritis. Rev Hosp Clin. 2004;59(3):93-8.
44. Veys EM, Mielants H. Current concepts in psoriatic arthritis. Dermatology. 1994;189 Suppl 2:35-41.
45. Rooney M, David J, Symons J, Di Giovine F, Varsani H, Woo P. Inflammatory cytokine reposes in juvenile chronic arthritis. Br J Rheumatol. 1995;34(5):454-60.
46. Zide MF, Carlton DM, Kent JN. Rheumatoid disease and related arthropathies. I. Systemic findings, medical therapy, and peripheral joint surgery. Oral Surg Oral Med Oral Pathol. 1986;61(2):119-25.
47. Cassidy JT, Petty RE. Juvenile rheumatoid arthritis. In: Cassidy JT, Petty RE. Textbook of pediatric rheumatology. 4th ed. Philadelphia: Saunders; 2001. p. 218-322.
48. Andrade LEC. Etiopatogenia. In: Moreira C, Carvalho MAP. Reumatologia: diagnóstico e tratamento. 2. ed. Rio de janeiro: Médica e Científica; 2001. p. 29-45.
49. Appelgren A, Appelgren B, Kopp S, Lundeberg T, Theodorsson E. Neuropeptides in the Arthritic TMJ and symptoms and signs from the stomatognathic system with special consideration to rheumatoid arthitis. J Orofac Pain. 1995;9(3):215-25.
50. Kopp S. Neuroendocrine, immune, and local responses related to temporomandibular disorders. J Orofac Pain. 2001;15(1):9-28.
51. Nordahl S, Alstergren P, Eliasson S, Kopp S. Interleukin-1b in plasma and synovial fluid in relation to radiographic changes in arthritic temporomandibular joints. Eur J Oral Sci. 1998;106(1):559-63.
52. Nordahl S, Alstergren P, Appelgren A, Appelgren B, Eliasson S, Kopp S. Pain tenderness mandibular mobility and anterior open bite in relation to radiographic erosions in temporomandibular joint disease. Acta Odontol Scand. 1997;55(1):18-22.
53. Alstergren P, Ernberg M, Kvarnstrom M, Kopp S. Interleukin-1b in synovial fluid from the arthritic temporomandibular joint and its relation to pain, mobility, and anterior oprn bite. J Oral Maxillofac Surg. 1998;56(9):1059-65; discussion 1066.
54. Kubota E, Imamura H, Kubota T, Shibata T, Murakami K. Interleukin 1b and stromelysin (MMP3) activity of synovial fluid as possible markers of osteoarthritis in the temporomandibular joint. J Oral Maxillofac Surg. 1997;55(1):20-7; discussion 27-8.
55. Kopp S, Alstergren P, Ernestam S, Nordahl S, Bratt J. Interleukin-1beta influences the effect of infliximab on temporomandibular joint pain in rheumatoid arthritis. Scand J Rheumatol. 2006;35(3):182-8.
56. Alstergren P, Kopp S, Theodorsson E. Synovial fluid sampling from temporomandibular joint: sample quality criteria and

56. levels of interleukin-1 beta and serotonin. Acta Odontol Scand. 1999;57(1):16-22.
57. Alstergren P. Cytokines in temporomandibular joint arthritis. Oral Dis. 2000;6(6):331-4.
58. Kaneyama K, Segami N, Nishimura M, Suzuki T, Sato J. Importance of proinflammatory cytokines in synovial fluid from 121 joints with temporomandibular disorders. Br J Oral Maxillofac Surg. 2002;40(5):418-23.
59. Susuki T, Segami N, Nishimura M, Nojima T. Co-expression of interleukin-1B and tumor necrosis factor a in synovial tissues and synovial fluids ofn temporomandibular joint with internal derangement: comparision with histological grading of synovial inflammation. J Oral Pathol Med. 2002;31(9):549-57.
60. Nordahl S, Alstergren P, Kopp S. Tumor necrosis factor-alpha in synovial fluid and plasma from patients with chronic connective tissue disease and its relation to temporomandibular joint pain. J Oral Maxillofac Surg. 2000;58:525-30.
61. Alstergren P, Kopp S. Insufficient endogenous control of tumor necrosis factor-alpha contributes to temporomandibular joint pain and tissue destruction in rheumatoid arthritis. J Rheumatol. 2006;33(9):1734-9.
62. Voog U, Alstergren P, Leibur E, Kallikorm R, Kopp S. Influence of serotonin on the analgesic effect of granisetron on temporomandibular joint arthritis. Mediators Inflamm. 2004;13(5-6):373-6.
63. Carleson J, Kogner P, Bileviciute I, Theodorsson E, Appelgren A, Appelgren B, et al. Effects of capsaicin in temporomandibular joint arthritis in rats. Archs Oral Biol. 1997;42(12):869-76.
64. Henry CH, Wolford LM, Keene NH, Dallas T. Substance P and mast cells: preliminary histologic analysis of the human tempromandibular joint. Oral Surg oral Med Oral Pathol Oral Radiol Endod. 2001;92:384-9.
65. Sandler NA, Buckley MJ, Cillo JE, Braun TW. Correlation of inflamatory cytokines with artroscopic findings in patients with temporomandibular joint derangements. J Oral Maxillofac Surg. 1998;56(5):534-43; discussion 543-4.
66. Hu JW, Tsai CM, Bakke M, Seo K, Tambeli CH, Vernon H, et al. Deep craniofacial pain: involvement of trigeminal subnucleous caudalis and its modulation. In: Jesen TS, Turner JA, Wiesenfeld-Hallin Z, editors. Proceedings of the 8th World Congress on pain. Seattle: IASP; 1997. p. 497-506.
67. Kidd BL. Pain mechanisms in musculoskeletal disease. In: Junstins DM, editor. Pain 2005: an updated review. Reflesher course syllabus. Seattle: IASP; 2005. p. 349-54.
68. de Bont LG, Stegenga B. Pathology of temporomandibular joint internal derangement and osteoarthrosis. Int J Oral Maxillofac Surg. 1993;22(2):71-4.
69. Wilkes CH. Internal derangement of the temporomandibular joint: pathologic variations. Arch Otolaryngol Head Neck Surg. 1989;115(4):469-77.
70. Martins WDB. Distúrbios da articulação temporomandibular. In: Tommasi AF, editor. Diagnóstico em patologia bucal. São Paulo: Artes Médicas; 1982.
71. Gross A, Gale E. A prevalence study of the clinical signs associated with mandibular dysfunction. J Am Dent Assoc. 1985;18:21-4.
72. Stockstill JW, Mohl ND. Avaliação dos ruídos da articulação temporomandibular. Clin Odont North Am. 1991;1:79-92.
73. Daruge RJ, Souza SC. Classificação das patologias da ATM segundo alterações axiossonográficas computadorizadas: Análise de 374 ATMs. J Bras Odontol. 1999;20:129-39.
74. 128. Guimaraes AS, Marie SK. Dominant form of arthrogryposis multiplex congenita with limited mouth opening: a clinical and imaging study. J Orofac Pain 2005;19 (1):82-8.
75. Ronchezel MV, Hilário MO, Goldenberg J, Lederman HM, Faltin K Jr, de Azevedo MF, et al. Temporomandibular joint and mandibular growth alterations in patients with juvenile rheumatoid arthritis. J Rheumatol. 1995;22(10):1956-61.
76. Rocha CAB, Sanchez TG, Siqueira JTT. Myofascial trigger point: a possible way of modulating tinnitus. Audiol Neurootol. 2008;13(3):153-60.
77. Sanchez TG, Netto BM, Sasaki F, Santoro PP, Bento RF. Tinnitus generated by vascular and muscular disorders. São Paulo: FMUSP; 2000.
78. Gutiérrez JXD, Gomez MVSG, Jurado JP, Bento RF, Ching LH, Siqueira JTT. Sinais e sintomas auditivos nas alterações biomecânicas da articulação Temporomandibular. Rev Arquivos da Fundação Otorrinolaringologia, 2001;5(2):70-6.
79. Camparis CM, Formigoni G, Teixeira MJ, Siqueira JTT. Clinical evaluation of tinnitus in patients with sleep bruxism: prevalence and caracteristics. J Oral Rehabil. 2005;32(11):808-14.
80. Westesson PL. MRI of the temporomandibular joint. [S.l.]: MRI Decisions International; 1994.
81. Sessle BJ. Peripheral and central mechanisms of orofacial pain and their clinical correlates. Minerva Anestesiol. 2005;71(4):117-36.
82. Okeson JP. Dores bucofaciais de Bell. 6. ed. São Paulo: Quintessence; 2006.
83. The International Classification of Headache Disorders: 2nd edition. Cephalalgia 2004; 24 Suppl 1:9-160.
84. de Leeuw R. Orofacial pain: guidelines for assessment, diagnosis and management. 4th ed. Chicago: Quintessence; 2008.
85. Stegenga B, de Bont LG, Boering G, van Willigen JD. Tissue responses to degenerative changes in the temporomandibular joint: a review. J Oral Maxillofac Surg. 1991;49(10):1079-88.
86. Howell DS. Etiopathogenesis of osteoarthritis. In: McCarthy DJ, editor. Arthritis and allied conditions: a text book of rheumatology. 11st ed. Philadelphia: Lea & Flebiger; 1989. p. 1595-604.
87. de Bont LGM, Boering G, Liem LSB, Euderink F, Westsson P-L. Osteoarthritis and internal deragjement of the temporomandibular joint: a light microscopic study. J Oral Maxillofac Surg. 1986;44(8):634-43.
88. Dolwick MF. Temporomandibular joint disk displacement: clinical perspectives. In: Sessle BJ, Bryant PS, Dionne RA. Temporomandibular disorders and related pain conditions: progress in pain research and management. Seattle: IASP; 1995. p. 79-87, v. 4.
89. de Bont LG. Degenerative and Inflammatory temporomandibular joint disorders: Basic science perspectives. In: Sessle BJ, Bryant PS, Dionne RA. Temporomandibular disorders and related pain conditions: progress in pain research and management. Seattle: IASP; 1995. p. 133-40, v. 4.
90. Osial TA Jr, Avakian A, Sassouni V, Agarwal A, Medsger TA Jr, Rodnan GP. Resorption of the mandibular condyles and coronoid processes in progressive systemic sclerosis (scleroderma). Arthritis Rheum. 1981;24(7):729-33.
91. Abramowicz S, Dolwick MF. 20-year follow-up study of disc repositioning surgery for temporomandibular joint internal derangement. J Oral Maxillofac Surg. 2010;68(2):239-42.
92. Westesson PL, Rohlin M. Internal derangement relatedto osteoarthrosis in temporomandibular joint autopsy specimens. Oral Surg Oral Med Oral Pathol. 1984;57(1):17-22.
93. Ireland VE. The problem of the clicking jaw. Proc R Soc Med. 1951;44(5):363-74.
94. de Leeuw R, Boering G, Stegenga B, de Bont LG. Clinical signs of TMJ osteoarthrosis and internal derangement 30 years after nonsurgical treatment. J Orofac Pain. 1994;8(1):18-24.
95. Katzberg RW, Dolwick MF, Helms CA, Hopens T, Bales DJ, Cogss GC. Arthrotomografy of the temporomandibular joint. Am J Roentgenol. 1980;134:995-1003.
96. Taski MM, Westesson PL. Temporomandibular joint: diagnostic accuracy with saggital and coronal MR imaging. Radiology. 1993;186(3):723-9.
97. Westesson PL, Eriksson L, Kurita K. Reliability of a negative clinical temporomandibular joint examination: prevalence of

disk displacement in asynptomatic temporomandibular joints. Oral Surg Oral Med Oral Pathol. 1989;68(5):551-4.
98. Dolwick MF. Clinical diagnosis of temporomandibular joint internal derangement and myofascial pain and dysfunction. Oral Maxillofac Surg Clin North Am. 1989;1:1-6.
99. Kurita K, Westesson PL, Yuasa H, Toyama M, Machida J, Ogi N. Natural course of untreated symptomatic temporomandibular joint disc displacement without reduction. J Dent Res. 1998;77(2):361-5.
100. Norman JEB, Bramley P. A textbook and colour atlas of the temporomandibular joint. England: Wolse Medical; 1990.
101. Itescu S, Brancato LJ, Winchester R. A sicca syndrome in HIV infection: association with HLA-DR5 and CD8 lymphocytosis. Lancet. 1989;2(8661):466-8.
102. Rode SM, Rode R. Luxação da ATM. In: Barros JJ, Rode AM, editores. Tratamento das disfunções craniomandibulares/ATM. São Paulo: Santos; 1995.p. 313-20.
103. Siqueira JTT, Nasri C, Silveira ME, Teixeira MJ, Santos EM. Dor facial aguda associada a alteração motora mandibular: considerações sobre uma amostra clínica. Rev Hosp Clin Fac Med S Paulo. 1998;53(3):114-6.
104. Schwartz L, Chayes CM. Dolor de la articulación temporomandibular. In: Schwartz L, Chayes CM, editors. Dolor facial y disfunción mandibular. Buenos Aires: Mundi; 1973. p. 27-30.
105. Conti PC, Miranda JE, Araujo CR. Relationship between systemic joint laxity, TMJ hypertranslation, and intraarticular disorders. Cranio 2000;18 (3):192-7.
106. Duarte MSR, Moraes LC, Castilho JCM, Moraes MEL. Temporomandibular joint hypermobility as etiologic factor of craniomandibular disorders symptoms. PGRPós-Grad Rev Fac Odontol São José dos Campos, v.4 , n.3, ago./dez. 2001.
107. Beighton P, Solomon L, Soskolne CL. Articular mobility in an African population. Ann Rheum Dis. 1973;32(5):413-8.
108. Ferreira CB. Hipermobilidade da articulação temporomandibular: uma proposta de classificação, comparação de duas formas de tratamento e sua relação com Síndrome da Hipermobilidade Articular Sistêmica. Estudo preliminar [monografia]. São Paulo: Universidade de São Paulo; 2001.
109. Ritcher KJ, Freeman NS, Quick CA. Chondrosarcoma of the temporomandibular joint: report of case. J Oral Surg. 1974;32(10):777-81.
110. Nitzan DW, Marmary Y, Hasson O, Elidan J. Chondrosarcoma Arising in the Temporomandibular Joint A Case Report and Literature Review. J Oral Maxillofac Surg. 1993;51(3):312-5.
111. Merrill RG, Yih WY, Shamlo J. Synovial chondrosarcoma of temporomandibular joint: a case report. J Oral Maxillofac Surg. 1997;55(11):1312-6.
112. Sessena E, Tullio A, Ferrari S. Chondrosarcoma of the temporomandibular joint case report and literature review. J Oral Maxillofac Surg. 1997;55(11):1348-52.
113. Cuffari L, Siqueira JTT, Nemr K, Rapaport A. Pain complaint as the first symptom of oral cancer: a descriptive study. Oral Surg Oral Med Oral Pathol Oral Radiol Endod. 2006;102(1):56-61.
114. Lindahl L. Condilar fractures of mandible: I. Int J Oral Surg. 1977;6:12-21.
115. Sahm G, Witt E. Long term results after childhood condylar fractures. A computer tomographic study. Eur J Orthod. 1989;11(2):154-60.
116. Eid RMD, Takaoka LAMV, Mato MF, Lavoura MG, Siqueira JTT. Fratura bicondilar em criança. Tratamento conservador com aparelho ortopédico. Acompanhamento longitudinal. J Bras Odontol. 1997;9:29-34.
117. Okeson JP. Long-term treatment of disk-interferences disorders of the temporomandibular joint with anterior repositioning occlusal splints. J Prosthet Dent. 1988;60(5):611-6.
118. Dolwick MF, Dimitroulis G. Is there a role for temporomandibular joint surgery? Review article. Br J Oral Maxillofac Surg. 1994;32:307-13.
119. Dolwick MF, Sanders B. Surgical atlas. TMJ internal derangement & arthrosis. St. Louis: Mosby; 1985.
120. Hall HD, Werther JR. Results of reoperation after failed modified condylotomy. J Oral Maxillofac Surg. 1997;55(11):1250-3; discussion 1253-4.
121. Ferreira JNAR, Ko CC, Myers S, Swift J, Fricton JR. Evaluation of Surgically Retrieved Temporomandibular Joint Alloplastic Implants - Pilot Study. J Oral Maxillofac Surg. 2008 June ; 66(6): 1112–1124. oi:10.1016/j.joms.2007.09.013.
122. Wolford LM. Concomitant temporomandibular joint and orthognathic surgery. J Oral Maxillofac Surg. 2003;61(10):1198-204.
123. Panula K, Somppi M, Finne K, Oikarinen K. Effects of orthognathic surgery on temporomandibular joint dysfunction. A controlled prospective 4-year follow-up study Int J Oral Maxillofac Surg. 2000;29(3):183-7.
124. Fujimura K, Segami N, Sato J, Kanayama K, Nishimura M, Demura N. Advantages of intraoral verticosagittal ramus osteotomy in skeletofacial deformity patients with temporomandibular joint disorders. J Oral Maxillofac Surg. 2004;62(10):1246-52.
125. Fujimura K, Segami N, Sato J, Kaneyama K, Nishimura M. Comparison of the clinical outcomes of patients having sounds in the temporomandibular joint with skeletal mandibular deformities treated by vertico-sagittal ramus osteotomy or vertical ramus osteotomy. Oral Surg Oral Med Oral Pathol Oral Radiol Endod. 2005;99(1):24-9.
126. Wolford LM, Reiche-Fischel O, Mehra P. Changes in temporomandibular joint dysfunction after orthognathic surgery. J Oral Maxillofac Surg. 2003;61(6):655-60.
127. Yamada K, Tsuruta A, Hanada K, Hayashi T. Morphology of articular eminence of temporomandibular joints and condylar bone change. J Oral Rehabil. 2004;31(5):438-44.
128. Cheung LK, Lo J. The long-term clinical morbidity of mandibular step osteotomy. Int J Adult Orthodon Orthognath Surg. 2002;17(4):283-90.
129. Pullinger AG, Seligman DA, Gornbein JA. A multiple regression analysis of the risk and relative odds of temporomandibular disorders as a function of common occlusal features. J Dent Res. 1993;72(6):968-79.
130. Simons DG, Travell JG, Simons LS. Travell & Simons' myofascial pain and dysfunction. The trigger point manual. 2nd ed. Baltimore: Williams & Wilkins; 1999. v. 1.

CASO CLÍNICO 47.1

Dor na articulação temporomandibular por deslocamento crônico do disco articular sem redução

Mulher de 27 anos com queixa de dor pré-auricular do lado esquerdo e abertura da boca, limitada (AB = 27 mm), há sete meses. Relatou que apresentara, na véspera do travamento, aumento de ruídos nas articulações não só à mastigação, mas também em alguns movimentos de fonação. Após o travamento brusco da mandíbula (abria no máximo a medida do próprio dedo), a dor espontânea era leve a moderada e piorava à tentativa de abrir mais a boca.

Teve aumento de volume (edema) na região pré-auricular esquerda. Recebeu o diagnóstico de deslocamento anterior do disco sem redução e tratamentos com placa de mordida, uso contínuo e medicação analgésica. Fez várias radiografias, inclusive um exame de imagem por ressonância nuclear magnética da ATM, que comprovou a nova posição do disco (ver Fig. 47.7).

Com o passar do tempo, a abertura bucal não se alterou, a dor foi se alastrando pela face e sua intensidade aumentou consideravelmente. Passou por diversas consultas e, após sete meses, houve sugestão de tratamento cirúrgico e ortodôntico para a correção do disco. Nessa fase, a dor era forte e a paciente apresentava grande ansiedade e nervosismo que se estendia à família devido às incertezas do seu caso.

Diagnóstico final: deslocamento anterior bilateral do disco articular sem redução.

Tratamento: tratamento sintomático da dor, manipulação manual da mandíbula para redução do disco articular e placa de reposicionamento para uso durante 45 dias.

Evolução: evoluiu bem com ampla abertura bucal, indolor, mas com permanência de estalido leve na ATM esquerda, o que não impediu ou limitou suas atividades habituais. O acompanhamento por três anos identificou apenas um episódio de dor aguda que foi rapidamente controlado com anti-inflamatórios não esteroidais e repouso mandibular por 15 dias.

Dez anos depois, sentiu uma súbita dor na face com limitação do movimento cervical devido à dor miofascial cervical. O tratamento com medidas físicas, repouso e fármacos eliminou a dor e reabilitou a função cervical.

Comentário. O diagnóstico desta paciente foi realizado prontamente, mas houve indefinição sobre o tratamento. A proposição de tratamento ortodôntico não se justifica, pois ela tem uma lesão articular intracapsular, e a modificação dos dentes não reverteria essa condição. Além disso, ela necessitava tratamento imediato, já que seu caso era recente, e o tratamento ortodôntico é prolongado. O tratamento cirúrgico também foi proposto, mas com ressalvas pelo profissional que o indicou, o que aumentou a insegurança da paciente e de seus familiares. A cirurgia só deveria ser indicada nessa condição após exame clínico minucioso e de preferência por profissionais com experiência no tratamento desse tipo de lesão.

O espalhamento da dor foi decorrente da sensibilização central e dos seus efeitos secundários, com aumento da atividade muscular mandibular nas tentativas de abrir a boca, como efeito inibitório da própria dor e também pelo quadro crescente de ansiedade que se instalou. Por essa razão, o controle da dor deve ser imediato e utilizar os meios disponíveis (fármacos, TENS, calor), mas, nesse caso, a causa primária da dor foi o deslocamento do disco, condição que deveria ser resolvida o mais rápido possível.

Este caso exemplifica claramente como uma lesão localizada na ATM pode se tornar crônica e envolver componentes físicos, emocionais e sociais. É o modelo biopsicossocial de doenças e de dor. Desde o diagnóstico preciso, que é eminentemente clínico, até o esclarecimento confiável e tratamento propriamente dito, o profissional da saúde é o grande responsável pela adesão e sucesso do tratamento.

A permanência do estalido exemplifica as lesões que ocorrem nas estruturas intra-articulares com o decorrer do tempo. O clínico deve estar atento para compreender o prognóstico nesses casos e não confundir o paciente.

A dor que a paciente sentiu 10 anos depois era de origem cervical e referida à face.

CASO CLÍNICO 47.2
Dor na articulação temporomandibular esquerda por artrite psoriática

Homem, 28 anos de idade, apresentou-se com dor espontânea na ATM do lado esquerdo, de intensidade moderada (Escala Visual Analógica – EVA = 5) com início há sete meses. Piorava com a atividade mandibular (mastigação e bocejo) e ao frio ambiente. O paciente estava em tratamento de psoríase há cinco anos, e apresentava comprometimento das articulações dos joelhos e ombros há três anos.

O exame clínico apresentou crepitação articular bilateral, abertura bucal de 31 mm, ausência de dolorimento nos músculos da mastigação à palpação. Apresentava sinais de bruxismo (facetas de desgastes incisais acentuadas) e mordida cruzada unilateral, à esquerda. O exame de tomografia computadorizada indicou presença de aplainamento condilar na ATM esquerda, existência de pequenos osteófitos e diminuição do espaço articular.

Diagnóstico: artrite psoriática da ATM.

Tratamento sintomático: Anti-inflamatórios não esteroidais (AAINEs), placa miorrelaxante e terapia física com calor.

Evolução: evoluiu bem com melhora imediata (70% de alívio da dor em sete dias), mantendo-se sob controle e em acompanhamento de três meses. Teve uma única crise nesse período, que coincidiu com a queda da temperatura ambiente, e poliartralgia, ou seja, manifestação sistêmica da doença, tendo sido medicado pela clínica de reumatologia.

Comentário. Artrite psoriática de origem sistêmica, rara, mas que, curiosamente, também apresentava fatores agravantes locais (mordida cruzada posterior e bruxismo do sono). O controle dos fatores locais permitiu controle significativo da dor na ATM, que era a única dor articular na época da primeira consulta. O tratamento desses doentes exige avaliação reumatológica para verificar a atividade da doença. A dor pode ser decorrente da doença sistêmica, mas também pode ser agravada por fatores locais, como possivelmente ocorreu no presente caso. Tratamentos oclusais não são a primeira medida nesses casos, porém, quando necessários, devem ser realizados em períodos de controle da doença sistêmica e não como medida de tratamento da artrite. Como o paciente tinha histórico de bruxismo do sono, foi indicado o uso periódico da placa miorrelaxante noturna. Retornos para controle ambulatorial são importantes nesses pacientes.

O tratamento das doenças inflamatórias crônicas (como AR e AP) é essencialmente farmacológico, associado a medidas de terapia física (ver Cap. 38). O cirurgião-dentista deve estar atento às modificações que podem ocorrer na oclusão dentária e na face devido à reabsorção condilar. Além disso, é indispensável o controle de fatores locais (bruxismo, falta de dentes, próteses irregulares, má oclusão) que possam piorar a doença articular. Quando as demais articulações estão indolores, é possível que os fatores locais sejam responsáveis pela dor articular. Portanto, recomenda-se adotar as medidas convencionais, discutidas no tratamento do deslocamento do disco ou na osteoartrite, para o tratamento da dor nesses casos.

CASO CLÍNICO 47.3
Dor e desarranjo articular crônicos causados por condrossarcoma da articulação temporomandibular

Homem, 52 anos, com queixa de dor pré-auricular direita, desencadeada pela atividade mandibular forçada (EVA = 8), piorava ao frio e não melhorava com analgésico. Depois que era desencadeada, a dor permanecia por até sete dias. O exame físico mostrou aumento discreto de volume na região pré-auricular direita; estalido leve na ATM direita, que era dolorida à abertura bucal (45 mm). Clinicamente, aparentava deslocamento anterior de disco com redução parcial, tendo sido eliminado o estalido e a dor à manipulação da mandíbula. Todavia, o exame radiográfico (panorâmica e TC) identificou imagem radiolúcida, circular, com margens escleróticas, bem definidas e concavidade no côndilo direito, havendo erosão do teto da fossa articular correspondente e comunicação com a região intracraniana. O exame por ressonância magnética não identificou perfuração da dura-máter.

Histórico da doença: relatou início da dor há 10 anos, uma semana após instalação de prótese fixa com três elementos no hemiarco superior direito. A dor era episódica, de pequena intensidade, desencadeada por alguns movimentos mandibulares, aumentava ao permanecer com a boca aberta, por exemplo, durante consulta odontológica. Não se alterou aos ajustes da prótese e cessava com analgésico (ácido acetilsalicílico – AAS 500 mg). Doze meses depois, a dor tornou-se espontânea e mais frequente, sempre desencadeada por movimentos mandibulares. Nesse período, recebeu o diagnóstico de deslocamento de disco articular com redução parcial, mas a dor não se alterou com uso de placa de mordida (dois meses), embora fosse controlada por analgésico. Como não melhorava, aprendeu a conviver com a dor até três anos atrás, quando houve piora na frequência e na intensidade. Submeteu-se a novos tratamentos por aproximadamente um ano (placas, AAINEs, TENS, medidas físicas) e houve piora da dor. Desiludido, abandonou o tratamento por mais dois anos. Passaram-se ao todo dez anos até o tratamento atual.

Diagnóstico inicial: deslocamento de disco articular com redução parcial.

Tratamento: cirúrgico para exérese do tumor (dilaceração do disco articular e lesão endurecida preenchendo o espaço articular, sem contato com a dura-máter, que estava íntegra) e condilectomia alta. Recebeu enxerto de cartilagem auricular fixada na superfície residual do côndilo.

Diagnóstico final: condrossarcoma grau I.

Tratamento: cirúrgico para enucleação do tumor.

Evolução: o pós-operatório transcorreu sem alterações ou sequelas neurológicas. Durante dez anos de acompanhamento, não houve recidiva do tumor e o paciente não mais se queixou de dor na ATM direita. O movimento mandibular continuou amplo e indolor, com leve desvio à direita (ver Fig. 47.1). Entretanto, ele apresentou sinais de osteoartrose na ATM operada sem conotação clínica que exigisse tratamento.

Comentário. O tumor removido era bem delimitado, com margens definidas, aspecto cartilaginoso e coloração perolada, com dimensões de 1 × 2 cm. O exame microscópico revelou atipia, hipercelularidade, pleomorfismo, células binucleadas e desarranjo arquitetural; o diagnóstico final foi de condrossarcoma grau I. Devido ao risco de metástase de pulmões e ossos, o paciente fez uma bateria de exames complementares, que incluiu avaliação ortopédica geral, cintilografia óssea de todo o organismo e tomografia computadorizada dos pulmões. Os exames foram repetidos periodicamente (a cada seis meses).

Esse caso ilustra a necessidade de investigação periódica ou avaliação especializada de pacientes com queixas de dor facial recorrente ou refratária aos tratamentos realizados. Nesse caso, a dor foi o único sintoma e acabou sendo confundida com dor por desarranjo do disco articular. É comum as neoplasias serem identificadas por sinais clínicos devido à sua expansão, tais como alterações neurológicas, inchaço facial ou alterações na amplitude do movimento mandibular, o que não ocorreu no presente caso.

CAPÍTULO 48

DOENÇAS REUMATOLÓGICAS E A ARTICULAÇÃO TEMPOROMANDIBULAR

Cynthia Savioli
Clovis Artur Almeida da Silva
José Tadeu Tesseroli de Siqueira

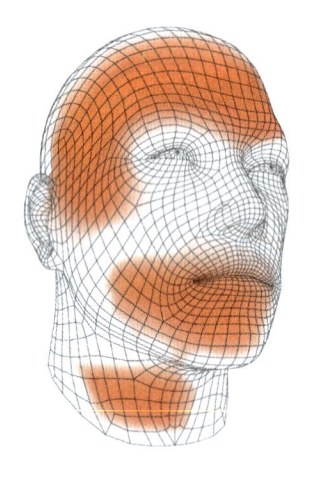

Doenças sistêmicas, principalmente doenças inflamatórias crônicas, como as doenças reumatológicas, podem acometer a articulação temporomandibular (ATM), causando sinais e sintomas de disfunção mandibular. Dependendo do período da vida em que ocorrem, podem alterar o crescimento facial.

A identificação do comprometimento da ATM por essas doenças muitas vezes se dá tardiamente, na presença de alterações avançadas, com sequelas funcionais e, em alguns casos, sequelas estéticas importantes. Assim, a avaliação odontológica precoce é imprescindível em pacientes com doenças reumatológicas, para minimizar a morbidade potencial associada a tais doenças no sistema mastigatório.

O cirurgião-dentista deve conhecer as características dessas doenças, os fatores de risco de comprometimento orofacial, bem como o estabelecimento de um correto diagnóstico, pois o acometimento da ATM deve ser visto como mais uma manifestação da doença, e seu tratamento e prognóstico estão intimamente relacionados.

INTRODUÇÃO

Prevalentes em todo o mundo, as doenças reumatológicas afetam de 3 a 8% da população geral. Estudos de projeção indicam que, em 2020, 24,2% da população dos Estados Unidos será portadora de alguma doença reumatológica.[1]

As doenças reumatológicas estão associadas a um elevado índice de incapacidade funcional e à dependência e, assim, acabam por exigir muito dos recursos destinados à saúde. A mortalidade relacionada a essas doenças é baixa, em torno de 0,02%, mas a taxa de morbidade é alta. Em torno de 72% dos pacientes com artrite reumatoide apresentam incapacidade para o trabalho, 10% param de trabalhar no primeiro ano da doença, metade em 10 anos e 90% afastam-se de suas atividades em tempo mais curto do que o de uma aposentadoria normal. No Brasil, as doenças reumatológicas constituem a terceira maior causa de afastamento do trabalho.[2]

A prevalência do comprometimento orofacial por essas afecções é variável em razão do tipo de doença reumatológica, bem como de sua gravidade. Esses pacientes apresentam mais sinais e sintomas de disfunção temporomandibular em comparação aos indivíduos sem doenças reumatológicas e mais evidências radiográficas de destruição da ATM,[3] com comprometimento das atividades de vida diária.[4] Dependendo da gravidade, o acometimento leva a sequelas faciais e funcionais que interferem na qualidade de vida desses pacientes.

DOENÇAS REUMATOLÓGICAS E SUAS CARACTERÍSTICAS NA ARTICULAÇÃO TEMPOROMANDIBULAR

Artrite reumatoide

A artrite reumatoide (AR) é uma doença autoimune de etiologia desconhecida, caracterizada por poliartrite periférica, simétrica, que causa deformidade e destruição das articulações em virtude de erosões ósseas e da cartilagem.[1] Em geral, a AR acomete grandes e pequenas articulações em associação com manifestações sistêmicas, como rigidez matinal, fadiga e perda de peso. Pode haver envolvimento de outros órgãos e sistemas além das articulações, o que aumenta a morbidade e a gravidade da doença.[5,6]

Acomete 0,5 a 1% da população, e as mulheres na faixa dos 40 aos 50 anos constituem o grupo com maior incidência da doença.[7] Sua etiologia permanece desconhecida, mas acredita-se que tenha uma base imunológica pelas evidências de imunidade alterada, imunorregulação anormal e produção de citocinas. É caracterizada por um processo inflamatório intenso da membrana sinovial, com hipertrofia do tecido e transformação funcional das células da membrana. Esse processo inflamatório se desenvolve em várias etapas, com produção e interferência de muitos mediadores, principalmente a interleucina-1 (IL-1), IL-6 e o fator de necrose tumoral alfa (TNF-α), culminando na formação do pânus, que invade as superfícies articulares e promove deformidade e destruição articular.[1]

Clinicamente, observa-se artrite geralmente em padrão simétrico, sendo as articulações das mãos (91%), punhos (78%), joelhos (65%), ombros (65%) e tornozelos (50%) as mais comumente envolvidas. No entanto, a ATM também pode ser acometida. Alterações de exames laboratoriais ajudam tanto no diagnóstico como no acompanhamento e prognóstico da doença. O hemograma pode mostrar anemia; na presença de inflamação, a velocidade de hemossedimentação (VHS) e a proteína C-reativa estão aumentadas, e o fator reumatoide está presente em 80% dos pacientes. O tratamento consiste no controle das manifestações clínicas, manutenção da função e prevenção de deformidades por meio de terapêutica física e medicamentosa com AAINEs, corticosteroides, drogas modificadoras do curso da doença e agentes biológicos.[6]

O comprometimento da ATM ocorre em 10 a 53% dos pacientes,[3,8,9] e os sintomas mais comuns são: dor, presença de ruídos articulares (principalmente crepitação), limitação dos movimentos mandibulares[4,10] e alterações radiográficas. Essas alterações radiográficas estão presentes em 50 a 80% dos pacientes com AR e são descritas como redução do espaço articular (33%), cisto subcondral (23%), aplainamento da superfície articular (13%), erosão (13%) e presença de osteófitos.[9-11] A reabsorção progressiva do côndilo, que provoca mordida aberta anterior e limitação de movimento, é comum nesses pacientes, embora a gravidade da doença em adultos não seja igual à da juvenil.

Artrite idiopática juvenil

É uma doença sistêmica, imunoinflamatória crônica, com início antes dos 16 anos de idade e evolução mínima de seis semanas, que afeta uma ou mais articulações do corpo.[12] Também é conhecida como artrite crônica juvenil, artrite reumatoide juvenil, doença de Still e artrite juvenil, mas o termo artrite idiopática juvenil (AIJ) tem sido utilizado na tentativa de uniformizar a terminologia e os critérios diagnósticos.

Embora muitas vezes seja definida como uma doença única, ela engloba uma série de entidades semelhantes caracterizadas pelo comprometimento do esqueleto apendicular, mas com características genéticas heterogêneas e diversidades fenotípicas tanto na apresentação como no curso da doença.[14] É classificada como: artrite sistêmica, caracterizada por manifestações sistêmicas associadas a manifestações articulares; poliartrite (fator reumatoide positivo ou negativo), caracterizada pela presença de artrite em cinco ou mais articulações nos primeiros seis meses de doença; oligoartrite (persistente ou estendida), presença de artrite crônica em até quatro articulações; artrite psoriática, artrite associada a entesites e artrites indiferenciadas.[15,16]

É uma doença de prevalência variada (afeta de 8 a 202 pessoas por 100 mil habitantes), com pico de início em crianças com menos de cinco anos e de 10 a 16 anos.[17]

A etiologia precisa da AIJ e os mecanismos patogênicos iniciais ainda não estão bem definidos, mas suspeita-se que a homeostase dos sistemas imunológico e neuroendócrino seja rompida por fatores externos (infecções, traumatismos e fatores psicológicos) em indivíduos geneticamente susceptíveis, mais especificamente devido a alterações das moléculas do sistema HLA (*Human Leukocyte Antigens*).[12]

O sítio de início da doença reumatoide é a membrana sinovial, na qual ocorre um processo inflamatório crônico. Acredita-se que um "antígeno" desequilibraria a estrutura, desencadeando um processo inflamatório. O sistema imunológico seria ativado, e um infiltrado de células T iniciaria a produção de citocinas, atraindo e ativando macrófagos. Há a participação de IL-1, IL-6, IL-18 e TNF-α na patogênese das atrites inflamatórias, e os níveis dessas citocinas estão elevados no soro e líquido sinovial. A amplificação da resposta inflamatória ocorre com a produção de outras citocinas, como fatores de crescimento para macrófagos, sinoviócitos, células endoteliais e fibroblastos, o que resulta na hipertrofia e hiperplasia da membrana sinovial com formação de pânus que se estende gradualmente, invadindo e destruindo tecidos adjacentes. Desde o início do processo, condrócitos estimulados produzem citocinas (IL-1 e prostaglandinas) e enzimas que contribuem para a destruição da cartilagem e facilitam a invasão do pânus. A metaplasia desse tecido de granulação pode resultar na formação de nova cartilagem, osso ou tecido fibroso, causando deformidades e até anquilose óssea.[12,14]

Clinicamente, a doença se caracteriza pela presença de manifestações articulares, como eritema, calor, edema, dor e algumas manifestações sistêmicas, como febre, exantema, nódulos subcutâneos, fadiga, anorexia, manifestações cardíacas, iridociclite, linfadenopatia, hepatomegalia, esplenomegalia e alterações renais.[18,19] As alterações radiológicas geralmente são: diminuição do espaço articular, presença de cistos ósseos, erosões periarticulares e anquilose, com destruição articular completa. Os exames laboratoriais apresentam-se alterados, observando-se plaquetose, leucocitose, VHS aumentada e fator reumatoide positivo em 20% dos pacientes com início poliarticular. O tratamento visa controlar a dor, preservar o movimento, prevenir as deformidades e controlar as manifestações sistêmicas, promovendo crescimento e desenvolvimento adequados. As principais modalidades terapêuticas são os anti-inflamatórios não hormonais, drogas de base, corticosteroides, imunossupressores e imunomoduladores.[14]

Alguns fatores, como idade precoce de início da doença, maior duração, curso contínuo, tipo de início poliarticular e sistêmico, são considerados de risco para o envolvimento e pior prognóstico da doença na ATM.[20,21] O comprometimento dessa articulação resulta em alterações no crescimento facial, e quando acomete o côndilo no período de desenvolvimento é o fator mais importante de inibição do crescimento da mandíbula e consequente crescimento facial nesses pacientes.[22,23] As principais características faciais observadas são: micrognatia, assimetria facial, retrognatia, relação molar Cl II de Angle, mordida aberta anterior, perfil convexo e rotação posterior da mandíbula.[21,24-29] Outra sequela desse comprometimento é a presença de sinais e sintomas de disfunção dessa articulação, como a dor (espontânea e durante movimento), limitação de função, diminuição da mobilidade mandibular, presença de ruídos articulares e alterações radiográficas, que podem ser observadas em 29 a 80% dos pacientes dependendo do método de avaliação utilizado.

Em estudo realizado em 2004,[27] observamos que, em uma amostra de 35 pacientes com AIJ de evolução poliarticular, 94% dos pacientes tinham sinais ou sintomas de DTM, mas apenas 28% deles relatavam queixa na região orofacial. A mobilidade mandibular estava comprometida em 80% dos pacientes e 23% deles apresentavam ruídos articulares. Perfil facial convexo foi observado em 34% dos pacientes com AIJ e relação molar Cl II em 31,4%.

Alterações radiográficas na ATM indicam comprometimento da articulação e podem ser observadas em aproximadamente 29 a 80%[30,31] dos pacientes com AIJ. As alterações condilares observadas são: erosões ósseas (23% dos pacientes), aplainamento da superfície condilar (66% dos pacientes), diminuição do espaço articular, esclerose da superfície articular e presença de osteófitos.[32,33]

A identificação das alterações da ATM resultantes da AIJ e o estabelecimento de planos de tratamento que minimizem a morbidade orofacial potencial associada à doença contribuem para a melhoria da qualidade de vida dessas crianças.

Lúpus eritematoso sistêmico e lúpus eritematoso sistêmico juvenil

O lúpus eritematoso sistêmico (LES) é uma doença inflamatória crônica que compromete vários órgãos e tecidos. Sua causa é desconhecida e de natureza autoimune, caracterizada pela presença de diversos autoanticorpos e pela formação de imunocomplexos que participam de lesões teciduais imunologicamente mediadas.[12,34] O curso clínico é marcado por períodos de exarcebações e remissões.

Sua etiologia ainda não está bem esclarecida, e o desenvolvimento da doença está ligado à predisposição genética, aos fatores ambientais (como luz ultravioleta, alguns medicamentos e infecções virais) e hormonais.

É uma doença rara cuja prevalência varia de 14 a 50 casos por 100 mil habitantes, com predomínio no sexo feminino em fase reprodutiva. Na faixa etária pediátrica, sua incidência é de 0,6 por 100 mil habitantes. Pode ocorrer em qualquer faixa etária, mas é mais frequente dos 15 aos 25 anos.[35]

Sua patogênese envolve perda de tolerância imunológica a vários autoantígenos e formação de complexos imunes que se depositam nos tecidos, com consequente inflamação em diferentes órgãos e sistemas.[36] Acomete com frequência a pele, os rins, as articulações, os pulmões, o sistema nervoso central (SNC), os vasos sanguíneos, entre outros. Na avaliação laboratorial, são observadas alterações como leucopenia, anemia, linfopenia, plaquetopenia e alterações do sedimento urinário. É de extrema importância para o diagnóstico a pesquisa de anticorpos ou fatores antinucleares por meio de imunofluorescência indireta, utilizando como substrato as células HEp-2, um exame com sensibilidade superior a 95%.[37,38]

O tratamento do LES consiste em controlar a doença, manter a função dos órgãos acometidos e evitar sua lesão permanente. É um tratamento abrangente e inclui mudanças de hábitos, uso de fotoprotetores e medicamentos, como anti-inflamatórios não hormonais, corticosteroides, antimaláricos, imunossupressores e agentes biológicos.[39,40]

Manifestações articulares, como artrite ou artralgia, têm incidência entre 70 e 80%, constituindo uma das manifestações mais frequentes na apresentação inicial da doença. A artrite é geralmente intermitente e não erosiva;[41] entretanto, cerca de 10% dos casos podem evoluir com poliartrite ou oligoartrite crônica. Na infância, 95% dos pacientes apresentam artrite ou artralgia, podendo ser simétrica ou migratória, de grandes e pequenas articulações, intermitente e geralmente não erosiva, porém algumas crianças podem ter artrite erosiva semelhante à AIJ.[42]

O acometimento da ATM é pouco diagnosticado e relatado porque habitualmente não é pesquisado corretamente. Quando a ATM é acometida, o quadro clínico pode variar de assintomático à presença de sintomas como dor articular localizada, espontânea ou ao movimento mandibular. Observa-se, também, dor à palpação da musculatura mastigatória, e a mobilidade mandibular geralmente está mantida.[43-47]

Apesar de o acometimento articular no LES geralmente não ser erosivo, na ATM são descritos casos de artrite erosiva. Aproximadamente 30% dos pacientes apresentam alterações ao exame radiográfico, e o achado mais comum é o aplainamento da superfície condilar (22%), as erosões (11%), os osteófitos (3%) e a esclerose.[44-46,48] As alterações radiográficas descritas não são específicas do LES, e sugere-se que resultem da ocorrência simultânea de osteoartrose, como sequela de osteonecrose ou ainda alterações erosivas por longo tempo.[46]

Espondiloartrites

É um conjunto de doenças distintas entre si, mas que, na verdade, apresentam diversas características comuns, como os aspectos clínicos (dor axial inflamatória, associada à artrite, predominante em grandes articulações de membros inferiores e entesopatias periféricas), radiológicos (sacroiliíte) e laboratoriais (soronegatividade para o fator reumatoide) em indivíduos com predisposição genética (ligada ao antígeno de histocompatibilidade HLA-B27). Esse conjunto incluiu espondilite anquilosante, artrite psoriática, artrite reativa, síndrome de Reiter e artropatias enteropáticas (associadas às doenças inflamatórias intestinais).[49]

Artrite psoriática

É uma artropatia inflamatória que ocorre em pacientes com psoríase cutânea, doença papuloescamosa de pele crônica, com etiologia multifatorial. A psoríase acomete de 1 a 2% da população em geral e o acometimento articular ocorre em 6 a 42% dos casos.[50] O acometimento da pele costuma preceder a artrite em 75% dos casos, havendo início simultâneo em 10% dos pacientes; nos outros 15%, a artrite pode preceder a lesão de pele.[51] O comprometimento articular é geralmente assimétrico, mas é comum acometer articulações interfalangianas distais, ombros, joelhos e tornozelos.[52]

A etiopatogênese da artrite psoriática (AP) é multifatorial, e fatores genéticos, ambientais e imunológicos atuam e interagem para o aparecimento da doença.[53] Acredita-se que, em um indivíduo geneticamente predisposto, alguns fatores ambientais, como infecções, traumatismo articular e algumas drogas, podem funcionar como "gatilho" para alterações imunológicas que darão origem à doença.

Do ponto de vista imunológico, observam-se alterações tanto da imunidade humoral quanto da imunidade celular. A pele, as articulações e asênteses compartilham mecanismos patogênicos semelhantes. Infiltrado composto de células T ativadas está localizado nas papilas dérmicas, na camada subsinovial e nas ênteses. Outras células envolvidas são as células dendríticas, os macrófagos e as células B. Todas liberam citocinas pró-inflamatórias que levam à ativação de outras células patogênicas, promovem a angiogênese e a reabsorção óssea.[54]

O comprometimento da ATM é pouco relatado, mas não tão raro. De 54 a 60% dos pacientes com AP apresentam sinais e sintomas de DTM, com 35% desses pacientes apresentando queixas como dor à função mandibular, cefaleias, ruídos articulares e limitação de abertura de boca.[52,55,56] Alterações radiográficas, como aplainamento e erosões,[52] estão presentes em 38% dos pacientes com AP.[57]

Alguns fatores, como a duração e a gravidade da doença, bem como o número de articulações afetadas, são considerados de risco para o envolvimento da ATM.[52]

Em congresso internacional de dor, foi apresentado o relato de um paciente com psoríase que desenvolveu artrite psoriática na ATM esquerda.[58] Ver Caso clínico 48.1.

Espondilite anquilosante

É uma doença inflamatória crônica, de etiologia desconhecida, caracterizada pelo acometimento da coluna vertebral e estruturas adjacentes, que pode levar à rigidez e limitação funcional progressiva do esqueleto axial. Articulações periféricas são menos afetadas e seu envolvimento é raramente persistente ou erosivo.[59]

Os sinais e sintomas da doença têm início precoce, geralmente no adulto jovem (segunda à quarta década de vida), preferencialmente em indivíduos do sexo masculino e em indivíduos HLA-B27 positivos.[60] Dentre as opções terapêuticas para esses pacientes, destacam-se a fisioterapia e os fármacos como: os AAINEs, corticosteroides, drogas modificadoras da doença, como o metotrexato e a sulfassalazina, e, atualmente, os agentes biológicos.[61,62]

O envolvimento da ATM varia de 11 a 37%,[3,57,63-65] no entanto, esse comprometimento é muitas vezes subclínico, pois os sintomas da doença na ATM não são queixas espontâneas desses pacientes. Clinicamente, 31% dos pacientes com espondilite anquilosante apresentam dor na ATM e 11% apresentam limitação de abertura de boca.[63,66] Alterações radiográficas são observadas em 25 a 32% dos pacientes, sendo as alterações mais frequentes erosões, aplainamento e esclerose das superfícies articulares.[3,66] A frequência e gravidade maiores do acometimento da ATM estão associadas à maior duração da doença e também às queixas na região cervical.[66]

Dermatomiosite juvenil

A dermatomiosite juvenil (DMJ) é uma doença autoimune de etiologia desconhecida que se caracteriza por vasculopatia sistêmica de pequenos vasos, com envolvimento predominantemente muscular e cutâneo.[67-69] Sua incidência é de aproximadamente 3,2 casos por milhão de habitantes, com maior frequência na faixa etária dos 10 aos 14 anos e no sexo feminino (relação sexo feminino:masculino de 3:1).[70-72] A sua etiologia ainda é desconhecida, mas acredita-se que seja multifatorial.[73] Autoimunidade, alterações imunológicas, infecções, imunodeficiências, fatores ambientais (luz ultravioleta) e estresse emocional em combinação atuariam em indivíduos geneticamente predispostos, favorecendo as alterações nos mecanismos imunorreguladores responsáveis pelas manifestações da DMJ.[74-76]

Muitas evidências sugerem que, na DMJ, o endotélio microvascular é o primeiro "alvo" de alterações.[77] São observados edema da célula endotelial, redução e obliteração do lúmen dos vasos, inflamação perivascular, atrofia perifascicular e degeneração/regeneração de fibras musculares.[78] Achados de vasculopatia, como alterações endoteliais ou diminuição no número de capilares, são mais notáveis em estágios iniciais da doença, mas podem ser inversamente correlacionadas com atrofia perifascicular e outros achados de desenvolvimento tardio. Essa vasculopatia afeta o músculo esquelético, a pele, o trato gastrintestinal, e tecidos como pulmões, rins, olhos, e coração. A imunidade celular e humoral contribui para a patogênese da doença.[78,79]

O diagnóstico da DMJ é estabelecido pelos critérios de Bohan e Peter,[80] com inclusão das características clínicas, eletromiográficas e histopatológicas. A lesão cutânea (edema periorbitário de coloração violácea – heliotropo – e/ou lesão eritematosa sobre as articulações metarcarpofalangianas e interfalangeanas proximais – sinal de Gottron) associada a três dos quatro seguintes critérios estabelece o diagnóstico de DMJ:

1. Fraqueza muscular simétrica e progressiva de cintura escapular, pélvica e flexores anteriores do pescoço (com ou sem disfagia e envolvimento da musculatura respiratória).
2. Elevação das enzimas musculares, particularmente creatinoquinase (CK), frequentemente aldolase, aspartato aminotransferase (AST-TGO), alanina aminotransferase (ALT-TGP) e/ou desidrogenase lática (DHL).
3. Padrão miopático na eletromiografia.
4. Biópsia muscular com evidência de miopatia inflamatória.

A evolução clínica da doença é muito variável. Algumas crianças apresentam desde um impacto funcional mínimo a uma condição crônica e gravemente debilitante,[81,82] o que reduz a qualidade de vida delas em relação a crianças saudáveis.[83]

A terapia da DMJ consiste no controle das manifestações clínicas e laboratoriais durante as exacerbações e não determina a cura da doença. O tratamento medicamentoso inclui corticosteroides como droga inicial, e muitas vezes se associa a outras medicações como metotrexato, azatioprina, ciclosporina, ciclofosfamida e/ou gamaglobulina endovenosa,[84,85] principalmente nos casos refratários aos corticosteroides, com alto risco de morbimortalidade (calcinoses, ulcerações cutâneas, envolvimento do trato gastrintestinal e doença pulmonar intersticial). Atualmente, os agentes biológicos anti-TNFα (infliximabe e etanercepte) também têm sido utilizados nos casos resistentes aos tratamentos anteriores.[86]

Existem poucas descrições sobre o aparelho mastigatório de pacientes com DMJ. Em 55% dos adultos com dermatomiosite, há sinais e sintomas de comprometimento da cabeça e pescoço.[87] Apesar de 27,5% dos pacientes com dermatomiosite apresentarem artrite, o acometimento da ATM é raro. Há apenas um caso, descrito na literatura, de reabsorção condilar e consequente mordida aberta anterior.[88] O comprometimento da musculatura mastigatória pode acarretar sinais e sintomas de disfunção temporomandibular.[89] Esses pacientes apresentam telangiectasias no lábio, mucosa oral e gengiva.[28,90]

A mobilidade mandibular está comprometida nesses pacientes, e 31% deles apresentam redução na amplitude da abertura de boca, um comprometimento relacionado à atividade da doença.[28]

Fibrodisplasia ossificante progressiva

É uma doença genética rara, autossômica dominante, que afeta aproximadamente 2 milhões de pessoas no mundo. Caracteriza-se por malformação congênita dos dedos dos pés, edemas inflamatórios que precedem a formação do osso ectópico e episódios permanentes de ossificação heterotópica de tecido conjuntivo, especialmente músculos, tendões e ligamentos.[91,92]

A causa genética da fibrodisplasia ossificante progressiva (FOP) foi recentemente esclarecida. Ela parece resultar de uma desregulação de produção de proteína morfogenética, pela ativação do domínio AVCR1, um receptor tipo I de BMP.[93] A ativação constitutiva de ACVR1 induz a atividade da fosfatase alcalina em células C2C12, suprarregula BMP4, infrarregula antagonistas de BMP, aumenta elementos da cartilagem, induz condrogênese ectópica e estimula a fusão articular.[93] Essa ossificação heterotópica pode ocorrer espontaneamente ou ser precipitada por traumas, como biópsias, procedimentos cirúrgicos, injeções intramusculares ou bloqueios para tratamento dentário. Esses episódios de ossificação heterotópica levam à anquilose de articulações, inclusive da ATM.[94]

Em seu curso natural, a doença inicialmente ossifica pescoço, coluna e ombros e, depois, os cotovelos, costelas, joelhos e outras articulações. Algumas regiões têm risco constante de ossificação heterotópica, como o pescoço, a coluna, os ombros, cotovelos e tornozelos. Outras regiões, como a mandíbula, os punhos, o quadril e os joelhos, aparentemente têm risco de ossificação amplificado com a idade. O diafragma, a língua, os olhos, os músculos da mímica e o coração são poupados.[95]

Até o momento, não existe tratamento efetivo para essa condição e a remoção cirúrgica do osso heterotópico não é recomendada. A expectativa de vida desses doentes é de 50 a 60 anos, e os fatores que podem limitar o tempo de vida são complicações respiratórias por imobilização do peito e desnutrição por imobilização mandibular.[94,95]

A ATM é uma das últimas articulações a ser afetada com ossificação heterotópica.[94] Aos 18 anos, aproximadamente 71% dos pacientes apresenta comprometimento da ATM por ossificação de estruturas articulares ou de estruturas adjacentes, com permanente restrição de abertura de boca e importante prejuízo da função mandibular, principalmente a mastigação.[96] A exemplo de outras regiões do corpo, o comprometimento do sistema mastigatório se dá espontaneamente, ou em razão de traumatismos faciais e até mesmo tratamentos dentários.[97,98] O risco de comprometimento mandibular em decorrência de tratamentos dentários pode ser minimizado evitando bloqueios mandibulares. Cerca de 24% dos pacientes com FOP tiveram exacerbação imediata seguida por anquilose da mandíbula após bloqueio mandibular. Também devem ser evitadas aberturas de boca forçada nesses pacientes.[97,99,100]

Os cirurgiões-dentistas devem ser cautelosos ao examinar pacientes sem diagnósticos definidos e que apresentem histórias semelhantes às de pacientes com FOP, pois erros diagnósticos e procedimentos médicos ou odontológicos inapropriados podem causar danos permanentes e alterar o curso natural da doença. Aproximadamente 87% dos pacientes com FOP têm diagnósticos errados inicialmente. O tempo para o diagnóstico correto é de aproximadamente quatro anos e seis profissionais, em média, são consultados. Quase 67% dos pacientes são submetidos a terapias inadequadas.[101] O fenótipo craniofacial de pacientes com FOP ainda não foi completamente determinado, mas têm sido observadas algumas semelhanças faciais entre esses doentes. A mais proeminente característica facial é a hipoplasia mandibular associada à sobremordida, que se torna mais proeminente na segunda década de vida.[102]

Até o momento, não há opções para restabelecer a mobilidade mandibular quando comprometida. A prevenção de doenças dentárias e a manutenção da saúde bucal é imprescindível em pacientes com FOP, pois eliminando ou minimizando procedimentos dentários e realizando-os apenas quando necessário, de forma segura, com adequada abordagem e manejo evita, ou ao menos retarda, o comprometimento mandibular e melhora a qualidade de vida dos pacientes.

CONDUTAS NO COMPROMETIMENTO DA ARTICULAÇÃO TEMPOROMANDIBULAR POR DOENÇAS SISTÊMICAS

O comprometimento da ATM por doenças sistêmicas raramente é a primeira manifestação da doença, mas as sequelas decorrentes dessas afecções no sistema mastigatório causam prejuízos importantes na função mandibular. O conhecimento das características das doenças é indispensável para se estabelecer um diagnóstico correto, prognóstico e tratamento adequado.

O tratamento sistêmico associado a medidas locais deve controlar as manifestações da doença no segmento orofacial.

CONCLUSÃO

Doenças reumatológicas afetam com frequência a articulação temporomandibular e causam disfunção mandibular, portanto devem ser parte do diagnóstico diferencial na dor articular da ATM. Em crianças e adolescentes elas podem afetar o crescimento mandibular e contribuir para deformidades que nem sempre podem ser corrigidas antes da fase adulta. Muitas alterações oclusais, como mordida aberta, podem ser decorrente dessas doenças.

REFERÊNCIAS

1. Lipski PE. Rheumatoid arthitis. In: Braunwald E, Fauci AS, Kasper DL, Hauser SL, Longo DL, Jameson JL, et al. Harrison´s principles of internal medicine. 14th ed. New York: McGraw-Hill; 1998.
2. Moreira C. O tecido conjuntivo, o sistema músculo esquelético, importância epidemiológica e classificação das doenças reumáticas. In: Moreira C, Carvalho MAP. Reumatologia: diagnóstico e tratamento. 2. ed. Rio de Janeiro: MEDSI; 2001. p. 3-27.
3. Helenius LMJ, Hallikainem D, Helenius I, Meurman JH, Könönem M, Leisiralo-Repo M, et al. Clinical and radiographic findings of the temporomandibular joint in patients with various rheumatic diseases. A case-control study. Oral Surg Oral Med Oral Pathol Oral Radiol Endod. 2005;99(4):455-63.
4. Voog U, Alstergren P, Leibur E, Kallikorm R, Kopp S. Impact of temporomandibular joint pain on activities of daily living in patients with rheumatoid arthritis. Acta Odontol Scand. 2003;61(5):278-82.
5. Silva RI, Vanucci AB, Latorre LC, Zerbini CAF. Artrite reumatóide. Rev Bras Med. 2003;60:554-71.
6. American College of Rheumatology Subcommittee on Rheumatoid Arthritis Guidelines. Guidelines for the management of rheumatoid arthritis: 2002 update. Arthitis Rheum. 2002;46(2):328-46.
7. Carvalho MAP, Xavier AJD. Artrite reumatóide. In: Moreira C, Carvalho MAP. Reumatologia: diagnóstico e tratamento. 2. ed. Rio de Janeiro: MEDSI; 2001. p. 372-89.

8. Kopp S. Degenerative and inflammatory temporomandibular joint disorders: clinical perspectives. In: Sessle BJ, Bryant PS, Dionne RA. Temporomandibular disorders and related pain conditions: progress in pain research and management. Seattle: IASP; 1995. p. 199-231.
9. Larheim T, Smith H-J. Rheumatic disease of the temporomandibular joint: MR imaging and tomographic manifestations. Radiology. 1990;175(2):527-31.
10. Bayar N, Kara AS, Keles I, Koc MC, Altinok D, Orkun S. Temporomandibular joint involvement in rheumatoid arthritis: a radiological and clinical study. Cranio. 2002;20(3):105-10.
11. Syrjänen SM. The temporomandibular joint in rheumatoid arthritis. Acta Radiol Diagn. 1985;26(3):235-43.
12. Cassidy JT, Petty RE. Juvenile rheumatoid arthritis. In: Cassidy JT, Petty RE. Textbook of pediatric rheumatology. 4th ed. Philadelphia: Saunders; 2001. p. 218-322.
13. Weldt LL, Aguilera MM, Loyola MT. Artrite idiopática juvenil: nomenclatura e classificação. In: Oliveira SKF, Azevedo ECL. Reumatologia pediátrica. 2. ed. Rio de Janeiro: Revinter; 2001. p. 143-5.
14. Lotito AP, Mello SBV. Artrite idiopática juvenil. In: Silva CA. Doenças reumáticas na criança e no adolescente. Barueri: Manole; 2008. p. 98-125.
15. Cassidy JT, Petty RE. Systemic lupus erythematosus. In: Cassidy JT, Petty RE. Textbook of pediatric rheumatology. 4th ed. Philadelphia: Saunders; 2001. p. 396-449.
16. Petty RE, Southwood TR, Manners P, Baum J, Glass DN, Goldenberg J, et al. International League of Associations for Rheumatology classification of juvenile idiopathic arthritis: second revision, Edmonton, 2001. J Rheumatol. 2004;31(2):390-2
17. Oliveira SKF. Artrite idiopática juvenil: histórico, epidemiologia e etiopatogenia. In: Oliveira SKF, Azevedo ECL. Reumatologia pediátrica. 2. ed. Rio de Janeiro: Ed. Revinter; 2001. p. 145-52.
18. Silva CAA. Caracterização da forma sistêmica da ARJ em 80 pacientes [dissertação]. São Paulo: Universidade de São Paulo; 1997.
19. Brewer EJ, Giannini EH, Person DA. Artrite reumatóide Juvenil. 2. ed. Barueri: Manole; 1984.
20. Ronchezel MV, Hilário MOE, Goldenberg J, Lederman HM, Faltin K Jr, Azevedo MF, et al. Temporomandibular joint and mandibular growth alterations in patients with juvenile rheumatoid arthritis. J Rheumatol. 1995;22(10):1956-61.
21. Kjellberg H. Craniofacial growth in juvenile chronic arthritis. Acta Odontol Scand. 1998;56(6):360-5.
22. Sidiropoulou-Chatzigianni S, Papadopoulos MA, Kolokithas G. Dentoskeletal morphology in children with juvenile idiopathic arthritis compared with healthy children. J Orthod. 2001;28(1):53-8.
23. Hu Y-S, Schneiderman ED, Harper RP. The temporomandibular joint in juvenile rheumatoid arthrits: II. Relationship between computed tomographic and clinical findings. Pediatric dentistry. 1996;18(4):312-9.
24. Rönning O, Barnes SAR, Pearson MH, Pledger DM. Juvenile chronic arthritis: a cephalometric analysis of the facial skeleton. Eur J Orthod. 1994;16(1):53-62.
25. Fahel ALS. Alterações mandibulares em pacientes portadores de artrite reumatóide juvenil [dissertação]. São Paulo: Universidade Federal de São Paulo; 2003.
26. Stabrun AE, Larheim TA, Höyeraal HM. Temporomandibular Joint Involvement in Juvenile Rheumatoid Arthritis. Scand J Rheumatology. 1989;18(4):197-204.
27. Savioli C, Silva CAA, Siqueira JTT. Características morfológicas e funcionais do sistema estomatognático em pacientes portadores de artrite reumatóide juvenil. JBO. 2000;5(25):70-78.
28. Savioli C, Silva CAA, Ching LH, Campos LMMA, Prado EFBG, Siqueira JTT. Dental and facial characteristics in patients with juvenile idiopathic arthritis. Rev HCSP. 2004;59(3):93-8.
29. Grosfeld O, Czarnecka K, Drecka-Kuzan W, Szymanska-Jagiello, Zyszko A. Clinical investigation of the temporomandibular joint in children and adolescents with rheumatoid arthritis. Scand J Rheumatology. 1973;2(4):145-9.
30. Pedersen TK, Jensen JJ, Melsen B, Herlin T. Resorption of the temporomandibular condylar bone according to subtypes of juvenile chronic arthritis. J Rheumatol. 2001;28(9):2109-15.
31. Bakke M, Zak M, Jensen BL, Pedersen FK, Kreiborg S. Orofacial pain, jaw function, and temporomandibular disorders in women with a history of juvenile chronic arthritis our persistent juvenile chronic arthritis. Oral Surg Oral Med Oral Pathol Oral Radiol Endod. 2001;92(4):406-14.
32. Hu Y-S, Schneiderman ED. The temporomandibular joint in juvenile rheumatoid arthritis: I. Computed tomographic findings. Pediatr Dent. 1995;17(1):46-53.
33. Wenneberg B, Kjellberg H, Kiliaridis S. Bite force and temporomandibular disorder in juvenile chronic arthritis. J Oral Rehabil. 1995;22:633-41.
34. Chahade WH, Sato EL, Moura JE Jr, Costallat LT, Andrade LE. Systemic lupus erythematosus in Sao Paulo/Brazil: a clinical and laboratory overview. Lupus. 1995;4:100-3.
35. Petty RE, Laxer RM. Systemic lupus erythematosus. In: Cassidy JT, Petty RE. Textbook of pediatric rheumatology. 5th ed. Philadelphia: Saunders; 2005. p. 342-91.
36. Gaffney PM, Moser KL, Graham RR, Behrens T. Recent advances in the genetics of systemic lupus erythematosus. Rheum Dis Clin North Am. 2002;28(1):111-26.
37. Dellavance A, Gabriel A Jr, Cintra AF, Ximenes AC, Nuccitelli B, von Mühlen CA. I Consenso Nacional para Padronização dos Laudos de FAN HEp-2. J Bras Patol Med Lab. 2002;38(3):207-16.
38. Hochberg MC. Updating the American College of Rheumatology revised criteria for the classification of systemic lupus erythematosus. Arthritis Rheum. 1997;40(9):1725.
39. Schur PH. Systemic lupus erythematosus and complement. Nephrologie. 1988;9(2):53-60.
40. Dooley MA, Ginzler EM. Newer therapeutic approaches for systemic lupus erithematosus: immunosuppressive agents. Rheum Dis Clin North Am. 2006;32(1):91-102.
41. Esdaile JM, Danoff D, Rosenthall L, Gutkowisk A. Deforming arthritis in systemhic lupus erythematosus. Ann Rheum Dis. 1981;40(2):124-6.
42. Klein-Gitelman M, Reiff A, Silverman ED. Systemic lupus erythematosus in childhood. Rheum Dis Clin North Am. 2002;28(3):561-77
43. Tuggle JW. Systemic lupus erythematosus involvement of the TMJ: a case report. Tex Dent J. 1985;102(12):11-2.
44. Liebling MR, Gold RH. Erosions of the temporomandibular joint in systemic lupus erythematosus. Arthritis Rheum. 1981;24(7):948-50.
45. Gerbracht D, Shapiro L. Temporomandibular joint erosions in systemic lupus erythematosus. Arthritis Rheum. 1982;25(5):597.
46. Jonsson R, Lindvall AM, Nyberg G. Temporomandibular joint involvement in systemic lupus erythematosus. Arthritis Rheum. 1983;26:1506-10.
47. Fernandes EG, Savioli C, Siqueira JT, Silva CA. Oral health and the masticatory system in juvenile systemic lupus erythematosus. Lupus. 2007;16(9):713-9.
48. Marbach JJ, Spiera H. Rheumatoid spondylitis and systemic lupus erythematosus with temporomandibular joint changes. N Y State J Med. 1969;69(22):2908-10.
49. Moll JHM, Haslock I, MacRae I, Wright V. Associations betweenankylosing spondylitis, psoriatic arthritis, Reiter's disease, theintestinal arthropathies, and Behcet's syndrome. Medicine. 1974;53(5):343-64.
50. Baker H. Epidemiological aspects of psoriasis and arthritis. Br J Dermatol. 1966;78(5):249-61.
51. Espinoza LR, Cuellar ML. Psoriatic arthritis and spondylitis: a clinical approach. In: Calin A, Taurog JD, editors. Spondylarthritides. Oxford: Oxford University; 1998.

52. Dervis E, Dervis E. The prevalence of temporomandibular disorders in patients with psoriasis with or without psoriatic arthritis. J Oral Rehabilitation. 2005;32(11):786-93.
53. Mease P, Goffe BS. Diagnosis and treatment of psoriatic arthritis. J Am Acad Dermatol. 2005;52(1):1-19.
54. Veale D, Ritchlin C, Fitz Gerald O. Immunopathology of psoriasis and psoriatic arthritis. Ann Rheum Dis. 2005;64 Suppl 2:26-9.
55. Könönem M. Craniomandibular disorders in psoriatic arthritis. Correlations between subjective symptoms, clinical signs, and radiographic changes. Acta odonatol Scand. 1986;44(6):369-75.
56. Könönem M. Clinical signs of craniomandibular disorders patients with psoriatic arthritis. Scand J Dent Res. 1987;95(4):140-6.
57. Wenneberg B, Könönem M, Kallemberg A. Radiographic changes in temporomandibular joint of patients with rheumatoid arthritis, psoriatic arthritis and ankylosing spondylitis. J Craniomandib Disord. 1990;4(1):35-9.
58. Bronzo ALA, Siqueira JTT. Artrite psoriática da ATM: relato de caso. Arq SIMBIDOR. 2001;5:294.
59. Khan MA, van der Linden SM. Ankylosing spondylitis: clinical aspects. Spine: State of the Art Review. 1990;4:529-44.
60. Van der Linden S, Van der Heijde D. Ankylosing spondylitis: clinical features. Rheum Dis Clin North Am. 1998;24(4):663-76.
61. Clegg DO. Treatment of ankylosing spondylitis. J Rheumatol. 2006;33 Suppl 78:24-31.
62. Dougados M, Dijkmans B, Khan M, Maksymowych W, Vander Linden S, Brandt J. Conventional treatments for ankylosingspondylitis. Ann Rheum Dis. 2002;61 Suppl 3:40-50.
63. Wenneberg B, Koop S. Clinical findings in the stomatognathic system in ankylosing spondylitis. Scand J Dent Res. 1982;90(5):373-81.
64. Könönem M, Wenneberg B, Kallemberg A. Craniomandibular disorders in rheumatoid arthritis, psoriatic arthritis and ankylosing spondylitis. Acta Odontol Scand. 1992;50(5):281-7.
65. Wenneberg B, Koop S, Hollender L. The temporomandibular joint in ankylosing spondylitis. Correlations between subjective clinical, and radiographic features in the stomatognathic system and effects of treatment. Acta odontol Scand. 1984;42(3):165-73.
66. Ramus-Remus C, Major P, Gomez-Vargas A, Petrikowski G, Hernandez-Chavez A, Gonzales-Marin E, et al. Temporomandibular joint osseous morphology in a consecutive sample of ankylosing spondylitis patients. Ann Rheum Dis. 1997;56(2):103-7.
67. Cassidy JT. Dermatomyositis in children. In: Hicks RV, editor. Vasculophaties of childhood. Massachusetts: PSG; 1988. p. 205-42.
68. Compeyrot-Lacassagne S, Feldman BM. Inflammatory myopathies in children. Pediatr Clin North Am. 2005;52(2):493-520.
69. Pachman LM, Lipton R, Ramsey-Goldman R, Shamiyeh E, Abbott K, Mendez EP, et al. History of infection before the onset of juvenile dermatomyositis: results from National Institute of Arthritis and Musculoskeletal and Skin Diseases Rasearch Registry. Arthritis Rheum 2005;53(2):166-72.
70. Symmons DPM, Sillis JA, Davis SM. The incidence of juvenile dermatomyositis: results from a nation-wide study. Br J Rheumatol. 1995;34(8):732-6.
71. Pachman LM, Hayford JR, Chung A, Daugherty, Pallansch MA, Fink CW, et al. Juvenile dermatomyositis at diagnosis: clinical characteristics of 79 children. J Rheumatol. 1998;25(6):1198-204.
72. Mendez EP, Lipton R, Ramsey-Goldman R, Roettcher P, Boyer S, Dyer A, est al. US incidence of juvenile dermatomyositis, 1995-1998: results from the national Institute of Arthritis and Musculoskeletal and Skin Diseases Registry. Arthritis Rheum. 2003;49(3):300-5.
73. Sallum AM, Kiss MH, Sachetti S, Resende MB, Moutinho KC, Carvalho MD, et al. Juvenile dermatomyositis: clinical, laboratorial, histological, therapeutical and evolutive parameters of 35 patients. Arq Neuropsiquiatr. 2002;60(4):889-99.
74. Briemberg HR, Amato AA. Dermatomyositis and polymyositis. Curr Treat Options Neurol. 2003;5(5):349-56.
75. Sallum AM, Marie SK, Wakamatsu A, Sachetti S, Vianna MA, Silva CA, et al. Immunohistochemical analysis of adhesion molecule expression on muscle biopsy specimens from patients with juvenile dermatomyositis. J Rheumatol. 2004;31(4):801-7.
76. Gonçalves FG, Chimelli L, Sallum AM, Marie SK, Kiss MH, Ferriani VP. Immunohistological analysis of CD59 and membrane attack complex of complement in muscle in juvenile dermatomyositis. J Rheumatol. 2002;29(6):1301-7.
77. Crowe WE, Bove KE, Levinson JE, Hilton PK. Clinical and pathogenic implications of histopathology in childhood polydermatomyositis. Arthritis Rheum. 1982;25(2):126-39.
78. Feldman BM, Rider LG, Reed AM, Pachman LM. Juvenile dermatomyositis and other idiopathic inflammatory myopathies of childhood. Lancet. 2008;371(9631):2201-12.
79. Wedderburn LR, Varsani H, Li CKC, Newton KR, Amato AA, Banwell B, et al. International consensus on a proposed score system for muscle biopsy evaluation in patients JDM, for potential use in clinical trials. Arthritis Rheum. 2007;57(7):1183-91.
80. Bohan A, Peter JB. Polymyositis and dermatomyositis. N Engl J Med. 1975;292(7):344-7.
81. Pachman LM. Juvenile dematomyositis: immunogenetics, pathophysiology, and disease expression. Rheum Dis Clin North AM. 2002;28(3):579-602.
82. Miles L, Bove KE, Lovell D, Wargula JC, Bukulmez H, Shao M, et al. Predictability of the clinical course of juvenile dermatomyositis based on initial muscle biopsy: a retrospective study of 72 patients. Arthritis Rheum. 2007;57(7):1183-91.
83. Apaz MT, Saad-Magalhães C, Pistorio A, Rider LG, Pilkington C, Oliveira S, et al. Health-related quality of life of patients with juvenile dermatomyositis: results from the paediatric rheumatology international trials organization multinational quality of life cohort study. Arthritis Rheum. 2009;61(4):509-517.
84. Miller FW. Inflammatory myopathies. Annual Review Course 55th Annual Scientific Meeting; 1991.
85. Ascherman DP. Pulmonary complications of inflammatory myopathy. Curr Rheumatol Rep. 2002;4(5):409-14
86. Amato AA, Griggs RC. Treatment of idiopathic inflammatory myopathies. Curr Opin Neurol. 2003;16(5):569-75.
87. Cunningham JD, Lowry LD. Head and neck manifestations of dermatomyositis-polymiositis. Otolaryngol Head Neck Surg. 1985;93(5):673-7.
88. Brennan MT, Patronas NJ, Brahim JS. Bilateral condilar resorption in dermatomyositis. Oral Surg Oral Med Oral Pathol Oral Radiol Endod. 1999;87(4):446-51.
89. Márton K, Hermann P, Dankó K, Fejérdy P, Madléna M, Nagy G. Evaluation of oral manifestations and masticatory force in patients with polymiositis and dermatomyositis. J Oral Pathol Med. 2005;34(3):164-9.
90. Rider LG, Atkinson JC. Images and clinical medicine.Gingival and periungual vasculopathy of juvenile dermatomyositis. N Engl J Med. 2009;360(15):e21.
91. Paim LB, Liphaus Bde L, Almeida da Silva CA. Fibrodysplasia ossificans progressiva (FOP). Indian Pediatr. 2003;40:786-8.
92. Kaplan FS, Glaser DL, Hebela N, Shore EM. Heterotopic ossification. J Am Acad Orthop Surg. 2004;12(2):116-25.
93. 93. de la Peña LS, Billings PC, Fiori JL, Ahn J, Kaplan FS, Shore EM. Fibrodysplasia ossificans progressiva (FOP), a disorder of ectopic osteogenesis, misregulates cell surface expression and trafficking of BMPRIA. J Bone Miner Res. 2005;20(7):1168-76.

94. Cohen RB, hahn GV, Tabas JA, Peeper J, Levitz CL, Sando A, et al. The natural history of heterotopic ossification in patients who have fibrodysplasia ossificans progressiva: a study of forty-four patients. J Bone Joint Surg. 1993;75(2):215-9.
95. Rocke D, Zasloff M, Peeper J, Cohen R Kaplan F. Age-and joint: specific risk of initial heterotopic ossification in patients who have fibrodysplasia ossificans progressive. Clin Ortho Rel. 1994(301):243-8.
96. Renton P, Parkin SF, Stamp TCB. Abnormal temporomandibular joints in fibrodysplasia ossificans progressive. Br J Oral Surg. 1982;20(1):31-8.
97. Lucchetti W, Cohen RB, Hahn GV, Rocke DM, Helpin M, Zasloff M, et al. Severe restriction in jaw movement after routine injection of local anesthetic in patients who have fibrodysplasia ossificans progressive. Oral Surg Oral med Oral Pathol Oral Radiol Endod. 1996;81(1):21-5.
98. Herford AS, Boyne PJ. Ankylosing of the mandibular in a patient with fibrodysplasia ossificans progressive. J Oral Maxillofac Surg. 2003;61(3):658-63.
99. Nussbaum BL, Gunwald Z, Kaplan FS. Oral and dental health care and anesthesia for persons with fibrodysplasia ossificans progressive. Clin Rev Bone Mineral Metabol. 2005;3(3-4)239-42.
100. Webb MD, Wilson C. The use of intraosseous anesthesia in a patient with myositis ossificans progressive. Spec Care Dent. 1996;16(1):29-32.
101. Kitterman JA, Kantanie S, Rocke DM, Kaplan FS. Latrogenic harm caused by diagnostic errors in fibrodysplasia ossificans progressive. Pediatrics. 2005;116(5):654-61.
102. Kaplan FS, Huma D, Westermark A, Shore E. The craniofacial phenotype of fibrodysplasia ossificans progressive. Clinical Reviews in Bone and Mineral Metabolism. 2005;3(3-4):209-12.

CASO CLÍNICO 48.1
Dor na ATM esquerda decorrente de artrite psoriática

Homem, 28 anos de idade, apresentou-se com dor espontânea na ATM do lado esquerdo, de intensidade moderada (Escala Visual Analógica – EVA = 5) que iniciara há sete meses. Piorava à atividade mandibular (mastigação e bocejo) e ao frio ambiente. O paciente estava em tratamento de psoríase há cinco anos, e apresentava comprometimento das articulações dos joelhos e ombros há três anos.

Ao exame clínico apresentou crepitação articular bilateral, abertura bucal de 31 mm, ausência de dolorimento nos músculos da mastigação, à palpação. Apresentava sinais de bruxismo (facetas de desgastes incisais acentuadas) e mordida cruzada unilateral, à esquerda. O exame de tomografia computadorizada indicou presença de aplainamento condilar na ATM esquerda, existência de pequenos osteófitos e diminuição do espaço articular.

Diagnóstico: artrite psoriática.
Tratamento: placa miorrelaxante e fisioterapia com calor.
Evolução: evoluiu bem com melhora imediata (70% de alívio da dor em sete dias), mantendo-se sob controle em acompanhamento de três meses. Teve uma única crise neste período, coincidente com redução da temperatura ambiente, e poliartralgia, ou seja, manifestação sistêmica da doença, tendo sido medicado pela clínica de reumatologia.

Comentário. Artrite psoriática de origem sistêmica, rara, mas que apresentava fatores agravantes locais (má-oclusão e bruxismo). O controle dos fatores locais permitiu o controle da dor na ATM, que era a única dor articular na época da primeira consulta. Tratamentos longos para harmonizar a oclusão, com possível efeito preventivo só poderão ser considerados quando o paciente estiver sob controle da doença sistêmica. O uso periódico da placa miorrelaxante noturna e os retornos para controle ambulatorial permitem qualidade de vida adequada ao doente.

CAPÍTULO 49

CIRURGIA DA ARTICULAÇÃO TEMPOROMANDIBULAR (ATM)

Maria Eduina da Silveira

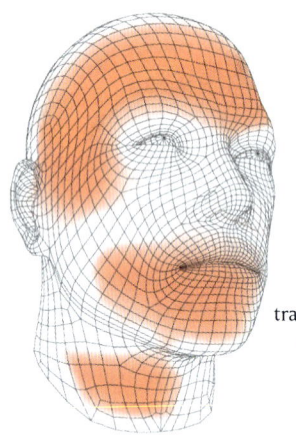

O tratamento cirúrgico da ATM, devido à dor decorrente dos desarranjos internos, foi abusivo no passado e deixou lembranças que ainda persistem. Embora um grande número de casos de "disfunções de ATM" seja tratado por métodos clínicos, a cirurgia está indicada em casos bem selecionados nos quais ela é o método terapêutico de escolha.

A dor não deve ser parâmetro para indicação cirúrgica da ATM, no entanto, muitos pacientes podem ter melhora significativa da dor quando ela fizer parte do quadro clínico de alguma anormalidade intra-articular com indicação cirúrgica.

Mesmo assim, quando se trata de doenças da ATM,* existem várias formas de tratamento. Questiona-se a validade das indicações e das técnicas cirúrgicas empregadas principalmente nos desarranjos internos da ATM. Acreditamos que, de certo modo, isto ocorre pela dificuldade de se fazer o diagnóstico correto, para que de forma criteriosa se indique a cirurgia na ATM.

Com o uso de meios auxiliares de diagnóstico, como ressonância magnética, tomografia computadorizada, reconstruções tridimensionais (3D), cintilografia óssea, artrografia, artroscopia e outros exames laboratoriais, melhoram a compreensão e a elucidação das anormalidades, de modo a direcionar o tratamento, seja clínico ou cirúrgico. Fatores, como estado emocional do paciente, grau de lesão da doença articular e persistência de fator perpetuante, determinam a eficiência do tratamento. Basicamente, a indicação de procedimentos cirúrgicos da ATM relaciona-se a alterações morfológicas, funcionais, processos tumorais e alterações degenerativas.

A dor nem sempre ocorre nas doenças da ATM, quando presente pode em muitas situações ser controlada previamente à cirurgia. Acreditamos que, quando existe doença articular bem definida, deve-se determinar a real implicação causa-efeito da dor.

Neste capítulo, serão discutidas resumidamente as abordagens e técnicas cirúrgicas para os deslocamentos do disco articular, luxações recidivantes, remoção de tumores e hiperplasias e anquiloses da ATM. Serão discutidos também os processos degenerativos do côndilo, como remodelação e reabsorção condilar, nos pacientes com deformidade dos maxilares. Muitas vezes estes são sequelas de longos tratamentos "conservadores" das disfunções de ATM ou casos não tratados que evoluíram para processos degenerativos intra-articulares e comprometem significativamente a função mandibular. Em pacientes com deformidade, os processos degenerativos podem estar associados a deformidade presente, doenças sistêmicas, tratamento ortopédico *versus* ortodôntico realizado ou serem resultantes de cirurgia ortognática.

INTRODUÇÃO

Entre os vários enfoques dados às modalidades de tratamento das alterações intra-articulares da ATM, a cirurgia foi e continua a ser muito discutida, bem como a indicação, a oportunidade e o tipo de cirurgia.

A ideia de cirurgia como o último recurso de tratamento para os problemas intra-articulares que atingem a ATM fatalmente levará o procedimento cirúrgico ao insucesso. A cirurgia tem indicação precisa, ou seja, quando há comprometimento da função, tendo como causa alteração na morfologia seguida ou não de queixa de dor. Não concordamos com a opinião de autores que indicam os procedimentos cirúrgicos para os casos nos quais o tratamento clínico não obteve resposta positiva, pois achamos que o insucesso clínico deveu-se a erros de diagnósticos e, consequentemente, os tratamentos foram inadequados para a referida situação.

Para a discussão dos diversos procedimentos cirúrgicos na ATM, deve-se inicialmente fazer uma revisão

---

* Siqueira e Teixeira, 2001.

anatômica e patológica desta articulação. Faz-se necessário o conhecimento do grau de dano ao disco articular. A progressão dos desarranjos internos inclui tanto as alterações na posição (disco deslocado anteromedialmente) como na configuração do disco, conforme estudo realizado em cadáveres humanos adultos.[1] Nas formas mais avançadas, foram encontradas perfurações no disco e/ou em tecidos de inserção, osteoartrose nos casos mais graves, além de mudanças na configuração anatômica. A osteoartrose foi observada em 50% dos discos de espessura regular e em 90% dos discos biconvexos, podendo interferir na biomecânica da mandíbula. Este estudo abre uma visão geral do que acontece, tanto no disco como nos demais componentes da articulação, e permite definir **o momento da cirurgia e o tipo de procedimento a ser escolhido**. Serve também, a nosso ver, para firmar a necessidade de se determinar o momento exato de indicar a cirurgia, e a manutenção do disco, pois quanto maior o comprometimento deste, mais difícil será sua manutenção, o que obriga à sua substituição e a resultado mais expectante. O Quadro 49.1 mostra a progressão dos desarranjos internos.

Grau I

Estágio precoce do desarranjo interno, no qual observamos a posição anterior do feixe posterior do disco. O disco se encontra mais para anterior, o espaço articular inferior se encontra aumentado e o espaço articular superior parece normal. Os tecidos de inserção posterior parecem delgados e comprimidos entre o côndilo e a placa timpânica do osso temporal (Fig. 49.1).

Grau II

É a forma clássica do deslocamento anterior do disco, na qual o feixe posterior deste se encontra anterior

Quadro 49.1. Estágios de comprometimento estrutural do disco articular

ESTÁGIOS DE COMPROMETIMENTO ESTRUTURAL DO DISCO ARTICULAR	
Grau I	Estágio precoce de desarranjo interno.
Grau II	Deslocamento anterior do disco.
Grau III	Deslocamento anterior do disco com deformação deste.
Grau IV-A	Deslocamento anterior completo do disco.
Grau IV-B	Deslocamento anterior completo do disco e perfuração deste.
Grau V-A	Deslocamento anterior do disco com perfuração deste e/ou do tecido de inserção.
Grau V-B	Deslocamento anterior do disco com degeneração completa deste.

Fonte: Westesson e Rohlin.[1]

ao côndilo, a zona intermediária abaixo da eminência articular e o feixe anterior próximo à curva anterior da eminência. O disco invade mais do que o normal o espaço do músculo pterigóideo lateral. O compartimento superior parece normal, porém com aumento do comprimento do compartimento inferior. O côndilo articula-se contra os tecidos de inserção posterior, inervados, que foram estirados acima de sua superfície articular. O tecido imediatamente atrás do feixe posterior se mostra um pouco mais denso, semelhante ao disco. Isto provavelmente ocorre pela adaptação dos tecidos de inserção posterior à carga funcional elevada que passaram a receber. A superfície anatômica do côndilo e a eminência podem estar normais. Entretanto, em termos funcionais, o disco interfere mecanicamente no movimento de translação, pois à medida que o côndilo se move em direção anterior ele atingirá o feixe posterior do disco (Fig. 49.2).

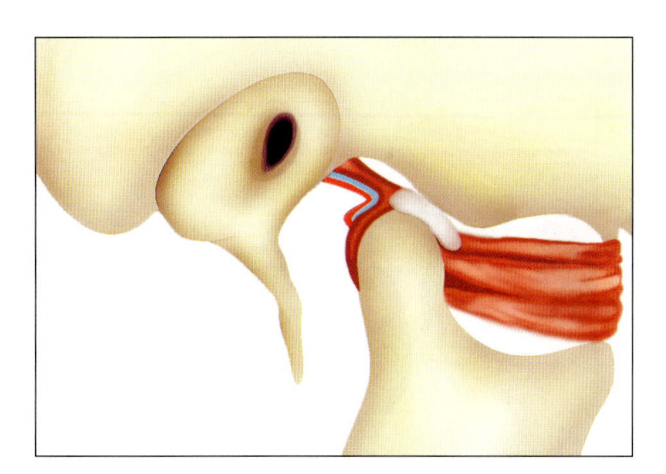

Figura 49.1. Esquema do estágio inicial do desarranjo interno. Alteração do tecido de inserção retrodiscal.

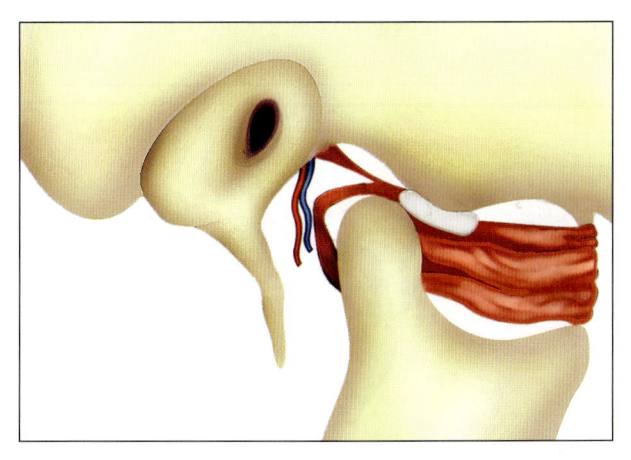

Figura 49.2. Desenho esquemático da forma clássica de deslocamento anterior do disco. O feixe posterior do disco se encontra anterior ao côndilo.

Grau III

O disco se encontra deslocado anteriormente e deformado; e o feixe posterior torna-se mais espesso e posicionado à frente do côndilo. A área intermediária se encontra estreita e deformada. O feixe anterior do disco é pequeno, e os tecidos de inserção posterior logo atrás do feixe posterior do disco tornam-se densos, de forma semelhante ao disco (Fig. 49.3).

Grau IV-A

O disco localiza-se anteriormente ao côndilo e o feixe posterior torna-se bem mais espesso e encontra-se à frente do côndilo. A área intermediária aparece deformada e muito estreita, tornando-se difícil visualizar o feixe anterior. Os tecidos de inserção posterior aparecem densos devido à adaptação à função. O côndilo torna-se mais aplainado na sua superfície anterior superior, e a eminência parece achatada, porém mantendo o tecido conjuntivo articular intacto (Fig. 49.4A).

Grau IV-B

O disco se encontra encurtado, degenerado e completamente à frente do côndilo. O tecido de inserção posterior é delgado e acomodado entre o côndilo e a eminência, podendo algumas vezes se apresentar perfurado.

O espaço articular inferior assume a forma côncava e está localizado anteriormente. O espaço superior se apresenta também anormal. O osso adjacente do côndilo se mostra denso e esclerótico, porém as superfícies articulares podem parecer normais (Fig. 49.4B).

Grau V-A

Nos estágios mais avançados, o disco ou os tecidos de inserção aparecem perfurados. O tecido de inserção posterior é muito delgado e se encontra imediatamente atrás do disco e pode estar perfurado. A maioria das perfurações pode ocorrer lateralmente ao disco ou em seus ligamentos. O disco se encontra extremamente deformado, assumindo a forma biconvexa (Fig. 49.5A).

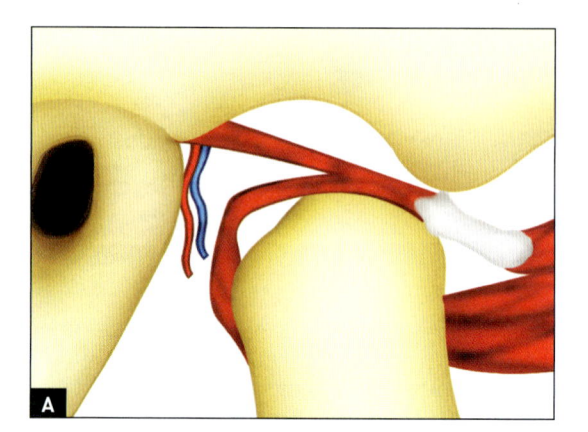

Grau V-B

Esta forma apresenta a completa degeneração, perfuração e deslocamento anterior do disco. Ele assume a forma biconvexa, localizando-se à frente do côndilo. O espaço articular entre o côndilo e a eminência é estreito. A articulação apresenta osteoartrose da eminência e do côndilo em graus variáveis. Nas osteoartroses mais avançadas, o côndilo e a eminência mostram severas alterações, com rompimento do tecido conjuntivo articular. As articulações com perfurações geralmente apresentam crepitação durante o movimento mandibular.

O disco deslocado em direção anterior pode interferir mecanicamente nos movimentos mandibulares. As evidências da existência do deslocamento anterior do disco podem ser constatadas por meios clínicos, anatômicos, radiográficos e cirúrgicos (Fig. 49.5B).

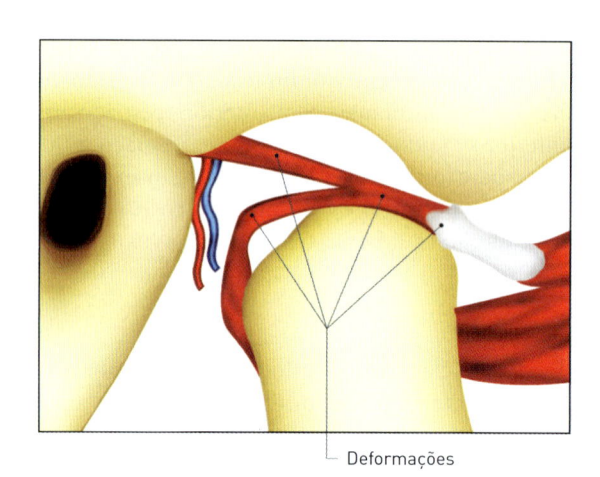

Figura 49.3. Desenho esquemático mostrando o disco deslocado anteriormente e a deformação.

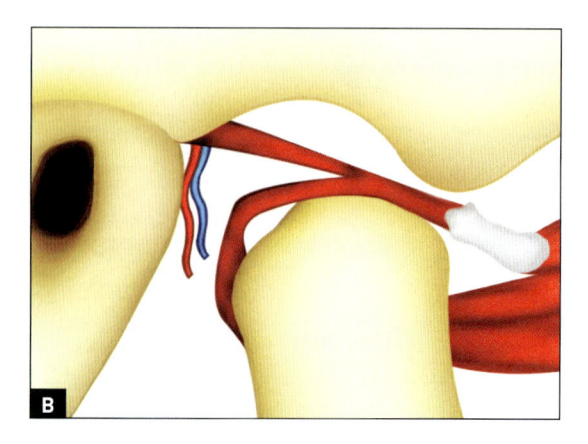

Figura 49.4. Desarranjo interno da ATM. **A.** Desenho mostrando um estágio mais avançado em que há degeneração e deformação do disco deslocado anteriormente. **B.** Desenho esquemático mostrando o disco encurtado, degenerado e deslocado completamente á frente do côndilo.

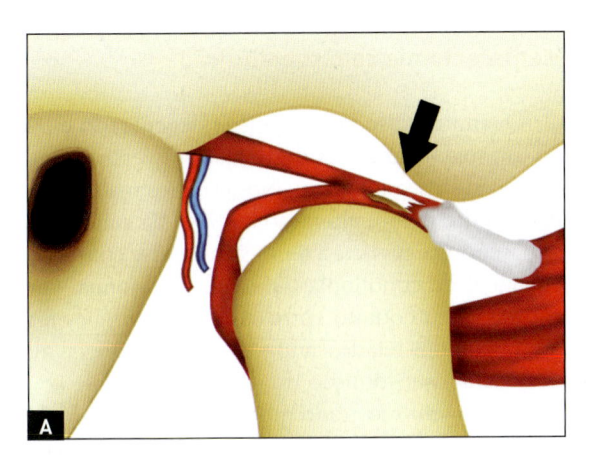

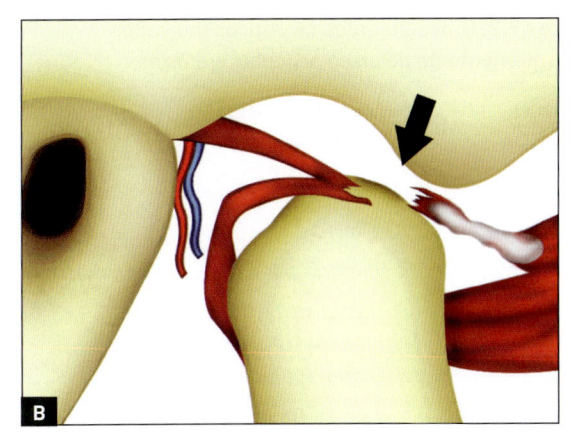

Figura 49.5. Perfuração do disco articular. **A.** Desenho esquemático mostrando o disco deslocado anteriormente onde se vê o tecido de inserção perfurado. **B.** Desenho esquemático no qual o disco está deslocado anteriormente, perfurado e completamente degenerado.

EPIDEMIOLOGIA DOS DESLOCAMENTOS DO DISCO ARTICULAR DA ATM

Em outros capítulos deste livro já foram discutidos vários aspectos epidemiológicos envolvendo a ATM.

No que se refere particularmente às doenças restritas dessa articulação, Farrar e McCarty[2] e Westesson[3] descrevem que aproximadamente 70% dos pacientes que sofrem disfunção da ATM têm um componente de desarranjo interno. Dados de autópsia em adultos jovens indicam que 11,6% apresentavam alteração, sendo mais comum em mulheres.[4] Buckley e Dolwick[5] relataram a prevalência de 25% de desarranjos internos e de 15% de desarranjos internos, combinados com alterações musculares. Wesetsson e colaboradores[3] relatam que aproximadamente 75% dos pacientes com disfunção temporomandibular (DTM) apresentam associação progressiva dos desarranjos internos da ATM.

INDICAÇÕES DE CIRURGIA DA ATM

A indicação de cirurgia da ATM é voltada ao restabelecimento da função associada ou não à queixa de DOR e consequente melhora da qualidade de vida. Serão discutidas, neste capítulo, algumas técnicas cirúrgicas empregadas nas situações em que ocorrem alterações morfofuncionais da ATM, como desarranjos internos, luxação recidivante, neoplasias e anquilose.

Cirurgias em desarranjos internos da ATM

Os desarranjos internos já foram discutidos. Neste capítulo, discutiremos as técnicas cirúrgicas empregadas, bem como os resultados obtidos em nossa experiência. A avaliação clínica é fundamental e a efetividade de cada técnica depende do tipo de anormalidade articular, da persistência do fator contribuinte, da própria queixa do paciente e das alterações emocionais envolvidas. A cirurgia da ATM para a correção dos desarranjos internos (alteração do disco) continua sendo um procedimento discutível em nossos dias, porém, quando bem indicada possibilita resultados favoráveis. O ideal, do ponto de vista cirúrgico, é manter o disco em seu local de origem, e a ancoragem do disco no côndilo, seguida ou não da eminectomia, é um método que tem se mostrado eficiente. Para os discos degenerados e perfurados, sua remoção e a substituição pelo retalho do músculo temporal ou músculo e fáscia constituem o método bem aceito pelos cirurgiões, apresentando bons resultados. A remoção completa do disco sem o emprego de nenhum substituto também é utilizada. Não existe consenso quanto ao tipo da técnica cirúrgica a ser empregada, sua escolha depende não só da natureza do problema, mas da preferência do cirurgião. A decisão cirúrgica depende fundamentalmente do grau de comprometimento dos tecidos que compõem disco e anexos. O principal objetivo desses procedimentos é aumentar a amplitude de movimentos, restabelecer a função e diminuir a dor à função mandibular. Avaliando 36 pacientes com queixa de hipermobilidade, hipermobilidade e desarranjo do disco, submetidos respectivamente a eminectomia, meniscoplastia, interposição de substâncias aloplásticas e implante condilar em um período de oito meses a 10 anos, Marciani e colaboradores[6] constataram uma alta porcentagem de resultados satisfatórios e melhora na capacidade funcional, em concordância com os trabalhos de McCarty e Farrar.[7] Outros dados indicam índices de sucesso a curto prazo de aproximadamente 70 a 80% com diferentes procedimentos cirúrgicos, porém muitos deles necessitam de acompanhamento a longo prazo.[8] Ver no Quadro 49.2 as técnicas cirúrgicas usadas.

Poucos são os relatos encontrados na literatura de trabalhos mais antigos com relação às técnicas para o reposicionamento do disco. A meniscectomia foi utilizada,[9] assim como a artroplastia.[10,11] A partir desta época, surgiu outra linha de pensamento que

Quadro 49.2. Procedimentos cirúrgicos indicados para tratamento do de disco articular e anexos

Meniscoplastia com ou sem artroplastia.
Meniscectomia.
Meniscectomia com implante de silicone.
Meniscectomia com enxerto autógeno ou alógeno.
Meniscectomia com condiloplastia ou eminoplastia.
Reparo do ligamento posterior perfurado com recontorno meniscal e reposicionamento.
Meniscectomia com retalho do músculo temporal.
Plicatura do disco – redução do tamanho do disco.
Discopexia (ancoragem do disco).

recomendava enfaticamente o tratamento não cirúrgico para o reposicionamento do disco articular.[12,13] Com o surgimento da artrografia da ATM,[14] houve melhor conhecimento sobre posição e integridade do disco articular, bem como novo interesse a respeito da cirurgia de reposicionamento. Novo procedimento para a apreensão do ligamento posterior, associado à artroplastia (condilectomia alta), foi descrito com a finalidade de corrigir o disco deslocado anteromedialmente, com o benefício de não modificar de maneira significativa a oclusão dentária.[7] Leopard[15] descreveu método para reposição posterior e estabilização do disco à margem inferior da fáscia temporal e do periósteo, logo acima da fossa articular. Sugeria que a tração posterior contínua do disco, quando da realização das suturas, reduz o deslocamento, sem necessidade da sua ressecção. Discutia ainda a possibilidade da ancoragem do disco na cabeça do côndilo, porém ressaltando a dificuldade técnica da cirurgia e o risco de dano à superfície articular. A ressecção parcial do ligamento posterior, quando este se encontra alongado, mas com disco íntegro,[16] e somente a fixação do disco ao complexo cápsula-fáscia articular[17] foram técnicas descritas consideradas eficientes.

A substituição do disco perfurado, ou dilacerado, por inclusão de silicone[18] ou por enxerto autógeno de derme[19] também foi sugerida, porém estudos longitudinais do uso de silicone não mostram melhora estatística da função articular,[20] embora à palpação houvesse diminuição da sensibilidade dos músculos e das articulações e aumento da abertura bucal.

> A decisão cirúrgica depende fundamentalmente do grau de comprometimento dos tecidos que compõem disco e anexos. O principal objetivo desses procedimentos é aumentar a amplitude de movimentos, restabelecer a função e diminuir a dor à função mandibular.

Meniscectomia com substituição

Quando o disco se encontrar degenerado e perfurado, ou seja, quando há destruição irreversível do disco, é indicada a sua remoção. Nos estágios mais avançados, geralmente ocorre alteração ao nível da cabeça do côndilo, sendo necessária a remoção da parte comprometida por meio de condiloplastia ou condilectomia. Para que não ocorra o contato entre as duas superfícies articulares, são usados tecidos autógenos ou substâncias aloplásticas para a substituição do disco. O controle ao longo do tempo tem mostrado que as substâncias aloplásticas nem sempre levam a bons resultados, sendo necessária a remoção,[20] em decorrência da completa degeneração das estruturas adjacentes. Os tecidos autógenos mais comumente usados são a derme, cartilagem auricular, músculo temporal e fáscia temporal. Entre os alógenos, foram utilizadas fáscia, dura-máter e cartilagem.

A cartilagem auricular, usada para substituição do disco, não causa deformidade no pavilhão da orelha após a remoção e deixa uma cicatriz aceitável. Ela deve ser fixada à margem lateral e superior da fossa articular. Sua anatomia permite boa adaptação na fossa articular. O retalho do músculo temporal oferece como vantagens a natureza autógena do tecido, adequado suprimento sanguíneo, quantidade de tecido suficiente para recobrir a área receptora, proximidade da área doadora e menor morbidade cirúrgica. Numerosas variações no desenho e no tamanho do retalho do músculo e/ou músculo e fáscia temporal são usadas na ATM, tanto após a remoção do menisco, como nos casos de anquilose, separando as duas áreas ósseas cruentas, com bons resultados. Por isso, é um dos procedimentos indicados para a substituição do menisco (Fig. 49.6).[21-24]

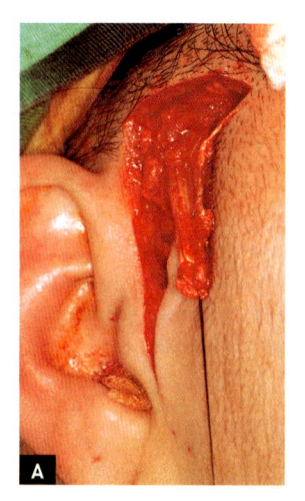

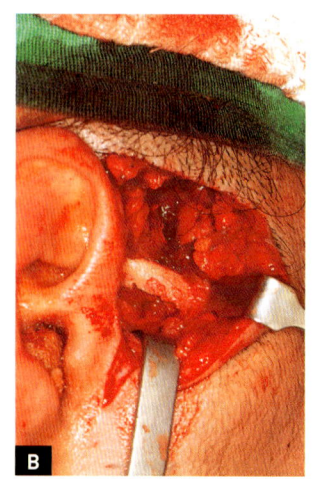

Figura 49.6. Substituição do disco articular por retalho do músculo temporal. **A.** Foto transoperatória mostrando a incisão pré-auricular com extensão para a região temporal. Retalho de composto de fáscia e parte do músculo temporal. **B.** O retalho com pedículo inferior é passado por baixo do arco zigomático e suturado no tecido retrodiscal remanescente.

Redução do tamanho do disco: excisão e apreensão do ligamento posterior

A redução do tamanho do disco, conhecida como "plicatura do disco" ou pregueamento, nada mais é que a remoção de parte do tecido retrodiscal e a recolocação do disco em sua posição original; quando está deslocado anteriormente, apresenta afrouxamento ou dilaceração dos ligamentos meniscais. Do ponto de vista cirúrgico, o procedimento pode ser realizado com a remoção de um fragmento de tecido retrodiscal, seguida do reposicionamento disco e sutura do tecido retrodiscal remanescente diretamente ao ligamento posterior, ou se faz somente a remoção de uma pequena cunha do tecido retrodiscal para facilitar o reposicionamento em um plano posterior e lateral simultâneo. Durante o procedimento, pinças anguladas especialmente modificadas são usadas para manter os ligamentos anterior e posterior no nível da ressecção da cunha, o que proporciona o controle das margens dos tecidos moles adjacentes ao local da incisão e hemostasia da área cruenta. O reparo da área ressecada é feito com suturas múltiplas com fio reabsorvível 4-0. O objetivo deste procedimento é reproduzir o mais fielmente possível a posição normal do disco, recobrindo a cabeça do côndilo.

Fixação do disco articular no côndilo (discopexia / ancoragem)

Outra técnica descrita refere-se à apreensão direta do disco à cápsula articular, seguida da eminoplastia,[25] posteriormente modificada, sendo então realizada sutura através do próprio disco articular e fixação em orifício confeccionado lateralmente na cabeça do côndilo.

Para facilitar o procedimento, a redução da eminência possibilita melhor visão e acesso à superfície superior do disco. Este procedimento foi efetuado em 84 articulações com desarranjos internos, com acompanhamento clínico e radiográfico, obtendo-se índice de sucesso de 90,7%.

Weinberg e Cousens relataram ainda que, quanto à técnica, o procedimento é fácil, sem complicações cirúrgicas e é clinicamente eficiente, e deveria ser destacado como uma alternativa justificável e viável para tratar pacientes com desarranjos internos da ATM.

Outros estudos também foram favoráveis ao uso desta técnica para alguns casos de problemas do disco articular com sintomas significativos de disfunção da ATM, que não foram resolvidos com terapia conservadora prévia,[8] relatando que 75% da amostra teve alívio dos sintomas em um período de 18 meses e meio após a cirurgia.

Este procedimento permite uma relação mais anatômica, pelo fato de possibilitar a movimentação do côndilo junto com o disco (Fig. 49.7).

Para a realização deste procedimento, com uma broca 701 faz-se um orifício através do colo do côndilo, iniciando na região posterolateral e dirigindo-se levemente em direção anteromedial, de modo a permitir fácil visibilidade. O disco é liberado de sua posição anterior, reposicionado e mantido diretamente acima da cabeça do côndilo com uma sutura com fio Mersilene 4-0. A sutura passa inicialmente através do orifício efetuado na cabeça do côndilo, de posterior para anterior. A mandíbula é tracionada inferiormente, para permitir a primeira passagem da agulha através do disco. O disco é então preso à margem lateral com pinça delicada, e a agulha é passada através dele a partir da porção mais inferior para superior. Esta passagem é direcionada entre a zona intermediária e a faixa posterior do disco articular, medialmente, o mais distante possível. A seguir, a agulha é direcionada inferiormente através do disco na junção da banda posterior com os ligamentos posteriores. A sutura é então concluída fixando-se o disco à cabeça do côndilo.[26]

> Com a finalidade de facilitar o procedimento, o uso de um artefato denominado **"âncora"**, posicionado na região posterolateral do côndilo, permite a fixação firme do disco com menor morbidade para o côndilo.

Encontramos no mercado dois tipos de âncoras: de impacto e rosqueada. No tipo de impacto, ela vem acoplada em dispositivo de montagem, e por meio do impacto direto induzido à cabeça do côndilo, ela é posicionada na cortical óssea de modo a servir de apoio para o fio de sutura que fixará o disco ao côndilo. Quando é do tipo rosqueada pode ser necessária a realização de uma perfuração com broca na cabeça do côndilo ou com instrumental perfurante, para que ela possa ser rosqueada através de dispositivo especial. Na atualidade, as âncoras autoperfurantes permitem sua inserção direta na cabeça do côndilo, sem necessidade de perfuração prévia. A âncora deverá ser colocada na região

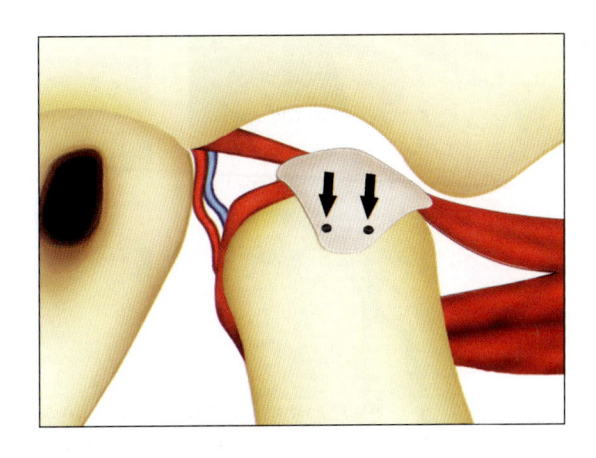

Figura 49.7. Discopexia. Sutura do disco ao polo superior e lateral do côndilo.

lateroposterior da cabeça do côndilo, e com o fio que vem anexo a ela o disco é fixado à cabeça do côndilo. A agulha é passada através do disco a partir do compartimento inferior para superior, entre a zona intermediária e o feixe posterior do disco articular. A agulha é então direcionada inferiormente através do disco, e a sutura completada. Devemos nos assegurar de que a âncora e o fio estão devidamente firmes antes de fazer a fixação do disco (Fig. 49.8).

Recomenda-se dieta pastosa nos primeiros dias do pós-operatório. Os exercícios são iniciados no terceiro dia de pós-operatório, com simples abertura de boca durante cinco minutos, aumentada gradativamente, tanto em frequência como em amplitude. Para minimizar a transmissão de tensão excessiva ao complexo suturado disco-côndilo, os movimentos mandibulares de lateralidade e protrusão são evitados na primeira semana após a cirurgia.

A fixação do disco permite o movimento absoluto entre ele e o osso temporal, porém, elimina qualquer movimento entre o disco e o côndilo. Ocorre diminuição do espaço articular inferior e aumento do espaço superior. Quando é realizada a condiloplastia associada à fixação do disco, ocorre o aparecimento de adesões fibrosas entre o disco e o côndilo, auxiliando o restabelecimento da inserção normalmente firme do disco no seu local. A contração do músculo pterigóideo lateral, agindo sobre o disco firmemente ancorado à superfície articular do côndilo, participa ativamente no retorno condilar para o seu assentamento na fossa. A biomecânica do complexo disco-côndilo é significantemente alterada, porém a função articular confortável é conseguida na maioria das vezes.

A cirurgia da superfície condilar tem indicação específica e deve ser realizada somente quando o côndilo mostra evidência clínica significativa de mudanças erosivas ou proliferativas. A manutenção da dimensão vertical não só permite uma relação disco-côndilo precisa, mas também a correção bilateral dos desarranjos internos da ATM sem o potencial de criar mordida aberta pós-operatória. Esta complicação pode ser prevenida com o uso de elásticos no pós-operatório. Com relação à eminectomia ou eminoplastia, a preocupação está relacionada ao potencial para o desenvolvimento de adesões fibrosas restritivas entre o disco e a superfície recentemente cruenta da eminência articular reduzida, e com a possibilidade de desoclusão durante os movimentos mandibulares protrusivos e laterais. No entanto, uma associação entre a proeminência da eminência articular e o desenvolvimento de desarranjos foi discutida por Hall[27] e Atkinson,[28] e os benefícios obtidos com a realização destes procedimentos são bem justificáveis.[29]

Nos procedimentos invasivos da ATM, é necessário um controle rigoroso quanto à fisioterapia instituída, para impedir que ocorra o aparecimento de uma falsa anquilose como resultado da contratação do tecido cicatricial pericapsular e intracapsular ou de uma anquilose verdadeira resultante da calcificação do hematoma intra-articular ocasionado pelo procedimento cirúrgico, resultando na fusão do côndilo. Ver os Capítulos 44, 47 e 56.

CIRURGIAS PARA LUXAÇÃO RECIDIVANTE DA ATM

Conceito: é o deslocamento e travamento **repetitivo** do côndilo mandibular na vertente anterior da eminência articular, sendo necessárias manobras com forças externas para seu reposicionamento (Fig. 49.9). Pode ser favorecido por situações de hipermobilidade mandibular, que nem sempre causam luxação. O termo subluxação da ATM é usado nas situações em que o côndilo ultrapassa a eminência articular, mas retorna espontaneamente. Na maioria dos casos, o paciente não apresenta sintomatologia clínica.

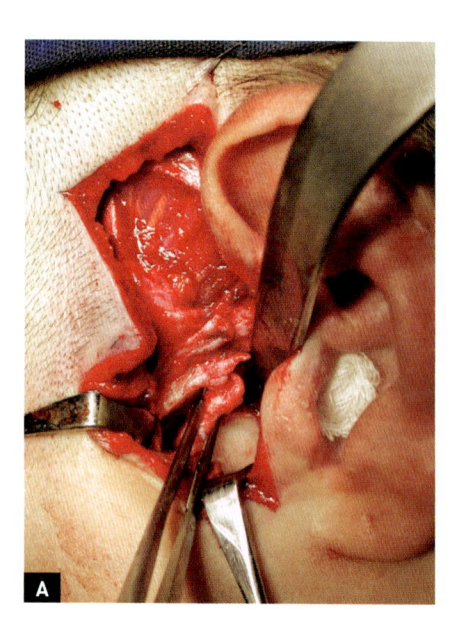

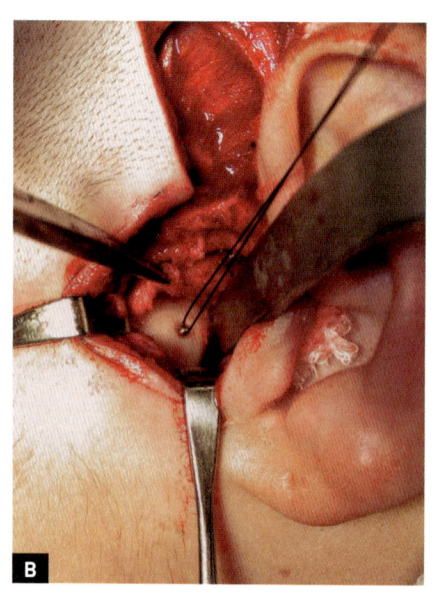

Figura 49.8. Foto transoperatória da fixação disco articular com âncora (Sistema INP, São Paulo). **A.** Mobilização e reposicionamento do disco articular que estava deslocado para região medial e anterior. **B.** Inserção do dispositivo de fixação (âncora) na região posterolateral do côndilo. Com o fio de sutura anexo à âncora, o disco será fixado de forma a recobrir a cabeça do côndilo.

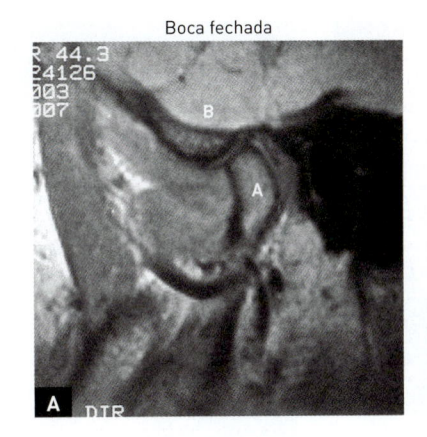

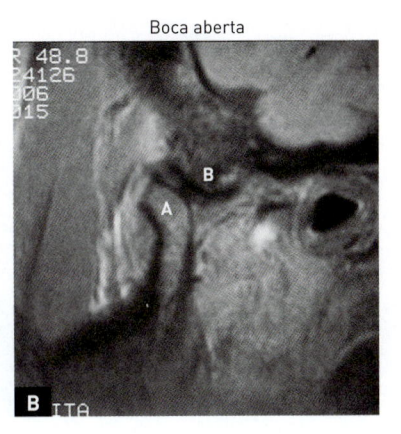

Figura 49.9. Ressonância magnética mostrando a luxação do côndilo durante o movimento de abertura bucal. **A.** Cabeça de mandíbula (côndilo). **B.** Eminência articular.

Etiologia:
- Traumatismo, abertura exagerada da boca (bocejo, mastigação), procedimentos odontológicos, entubação, amidalectomia.[30,31]
- Espasmos musculares, desarmonia oclusal, estresse podem ser fatores contribuintes.[32]
- Desarranjos internos da ATM e alterações oclusais.[33]
- Distonias dos músculos da mastigação, como na doença de Parkinson, epilepsia, síndrome de Ehlers-Danlos, esclerose múltipla.[34]
- Foi atribuída flacidez dos ligamentos e da cápsula articular.[35,36]
- Sequelas do uso de psicofármacos que causam efeitos extrapiramidais.[37]

Classificação: aguda, crônica e recidivante. Todas podem ser unilaterais ou bilaterais.[38]

Diagnóstico: é clínico e o doente apresenta face longa, dificuldade de falar, fechar a boca e deglutir; é típica a mordida aberta e a presença de saliva abundante é comum nos primeiros estágios. A dor decorre do alongamento das estruturas. Na história da doença, o relato de luxações anteriores, bem como autorredução, é frequente. Uma radiografia convencional mostra o côndilo à frente da eminência do osso temporal (Fig. 49.10). Quando unilateral, há desvio do mento para o lado contralateral e laterognatismo, sendo simétrico na luxação bilateral (ver Cap. 42) (Fig. 49.11, A-C).

Cuidado especial deve ser dado aos casos de pacientes idosos, desdentados, com luxação da mandíbula, pois a dor resultante da passagem do côndilo para a posição anterior à eminência e do estiramento dos tecidos moles pode simular outras doenças, como acidente vascular encefálico (AVE).

Tratamento cirúrgico da luxação recidivante: várias técnicas foram preconizadas para tratar a luxação recidivante procurando liberar a mandíbula durante os movimentos ou criar um anteparo para o côndilo – a injeção de solução esclerosante,[39-41] através de artroscópio,[42] procedimentos na cápsula, no disco articular, miotomias,[43-46] retalho de pedículo inferior da fáscia temporal suturada na parede anterolateral da cápsula e enxerto ósseo na raiz do arco zigomático,[47] aumento da eminência articular com enxerto ósseo,[48,49] aumento da eminência com hidroxiapatita,[50] aumento da eminência com cartilagem bovina,[51] eminectomia,[52] fratura do arco zigomático, como a osteotomia vertical da parte posterior do arco zigomático,[53,54] fixação de fio de aço ao redor do arco zigomático, miniplacas na parede anterior da cavidade glenoide,[55] próteses para impedir a excursão do côndilo.[56]

A remoção da eminência articular parece um procedimento mais funcional, pelo fato de permitir o livre movimento do côndilo e do disco com menor morbidade cirúrgica e permitindo bons resultados (Fig. 49.12).

CIRURGIA DOS TUMORES DA ATM

Embora as neoplasias desta articulação sejam incomuns (ver Cap. 32), elas podem causar sintomas sugestivos de doença intracapsular, e portanto deve-se estar atento a tal possibilidade no momento do diagnóstico. Os exames por imagens devem abranger regiões adjacentes, como o osso temporal, processo coronoide, corpo e ramo da mandíbula. Os tumores próprios mais comuns da ATM são os que se formam nos ossos e nas cartilagens – osteoma, condroma.

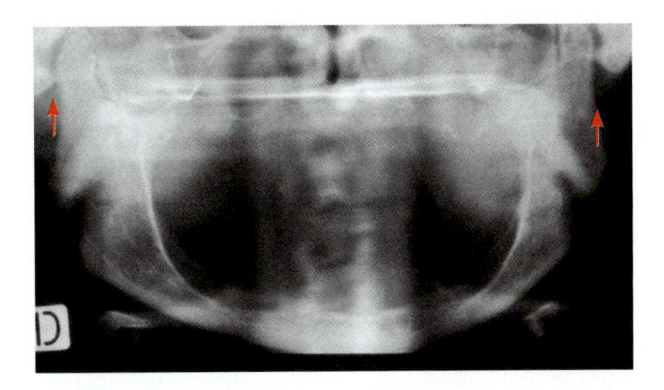

Figura 49.10. Radiografia panorâmica mostrando a posição anterior do côndilo em relação à eminência articular.

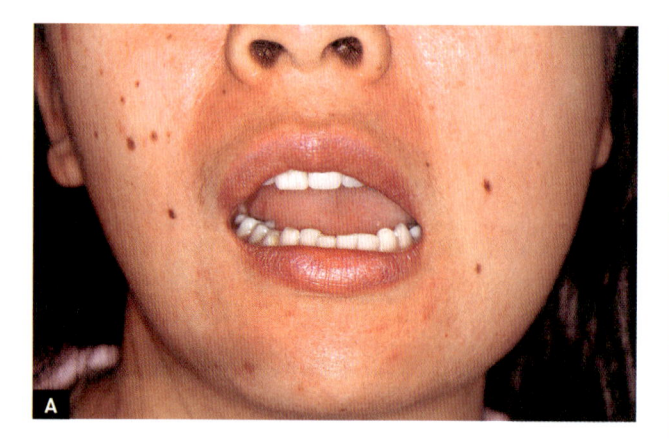

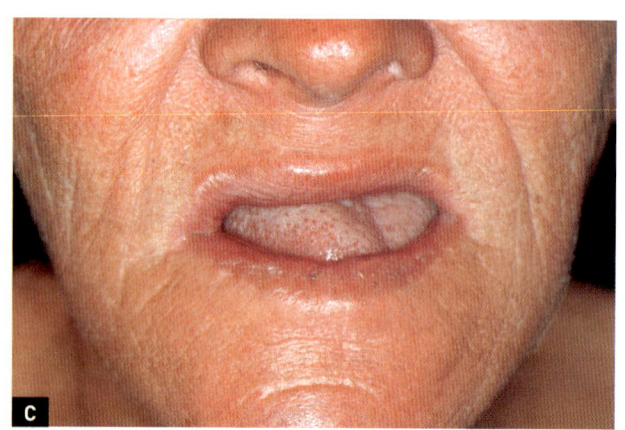

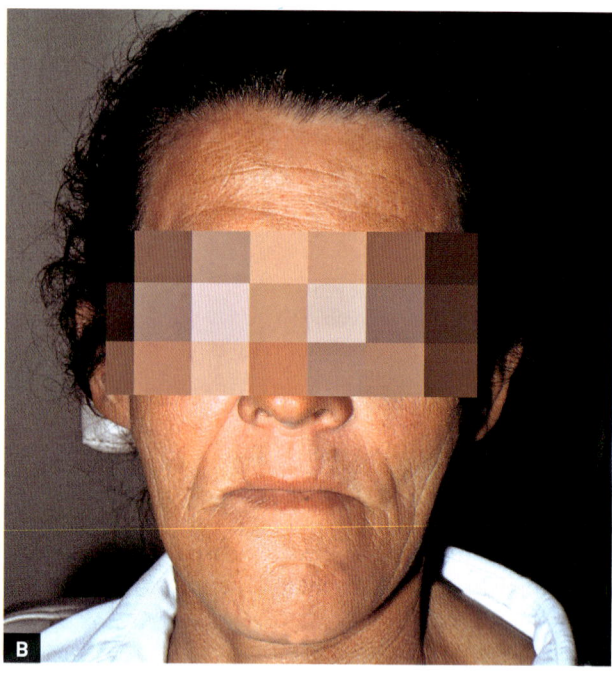

Figura 49.11. Luxação recidivante da ATM. **A.** Luxação recidivante unilateral. Desvio do mento, assimetria da face, impossibilidade de fechar a boca. **B.** e **C.** Luxação recidivante bilateral. Mandíbula protruída, impossibilidade de fechar a boca.

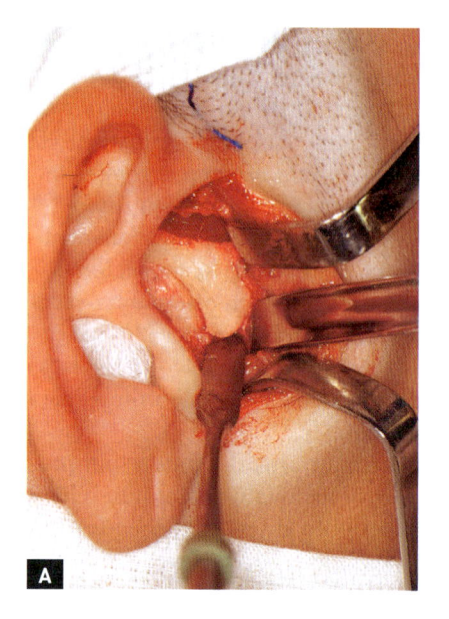

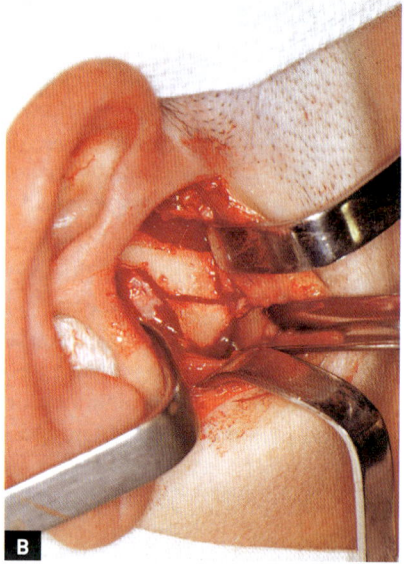

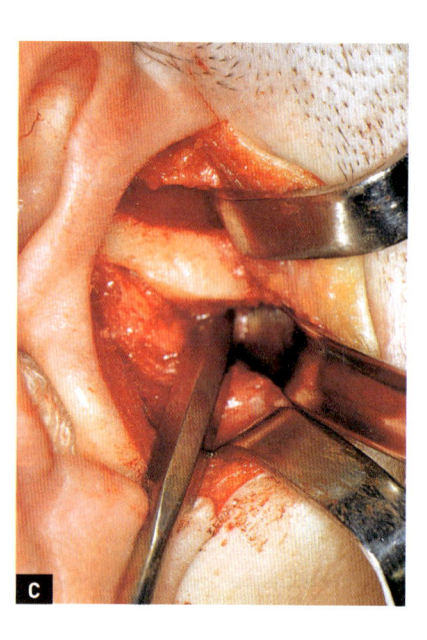

Figura 49.12. Eminectomia. **A.** Foto transoperatória mostrando parte do arco zigomático e a eminência longa. **B.** Demarcação na eminência do tecido ósseo que será removido. **C.** Remoção da eminência, de forma a permitir o livre movimento da mandíbula durante os movimentos de abertura e fechamento.

O osteoma apresenta crescimento focal, lento, geralmente localizado no côndilo mandibular, colo da mandíbula ou processo coronoide (Fig. 49.13 A). A superfície é geralmente lisa, regular, compacta, recoberta por osso cortical. A estrutura interna pode ser trabeculada ou radiograficamente radiopaca. Deve ser realizado o diagnóstico diferencial com osteófito, osteocondroma e hiperplasia. O osteocondroma possui revestimento cartilaginoso, sendo a localização mais comum deste tumor a superfície anteromedial do côndilo. Radiograficamente, os osteocondromas são em geral irregulares e a hiperplasia condilar apresenta uma superfície uniforme e lisa. Os condroblastomas são tumores que acometem pacientes com menos de 25 anos de idade e, apesar de raros, podem acometer o côndilo e apresentar recidivas quando não completamente removidos.

Os tumores cartilaginosos benignos são raros e de difícil diagnóstico.

Outras lesões benignas podem acometer a ATM, como ameloblastomas, queratocistos, lesão central de células gigantes, mixoma, cisto ósseo aneurismático, granuloma eosinófilo, hemangioma e neurofibroma. Tais lesões, quando diagnosticadas tardiamente, destroem o côndilo.

As neoplasias malignas podem causar assimetrias e deformidade facial, em associação à queixa de dor. A imagem radiográfica não mostra definição das margens do tumor; uma massa de tecido mole pode estar associada à destruição óssea. O condrossarcoma e o osteossarcoma são os tumores malignos próprios mais comuns da ATM (Fig. 49.13, D-E).

Também são encontrados fibrossarcomas e sarcomas sinoviais. Neoplasias malignas – como os rabdomiossarcomas e mielomas múltiplos – podem envolver o côndilo secundariamente. Tumores primários do cólon, reto,

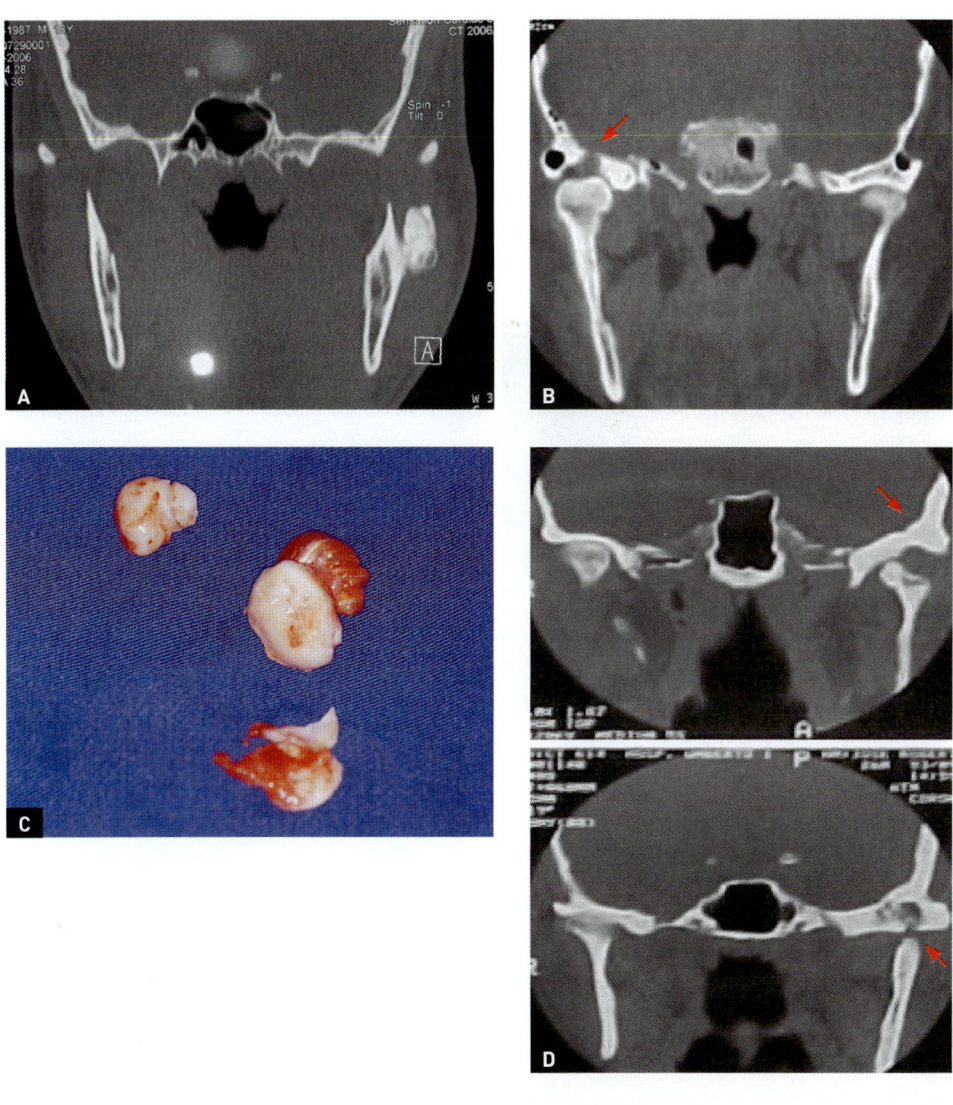

Figura 49.13. Tumores da ATM. **A.** Tomografia Computadorizada (TC) corte coronal mostrando a presença de imagem radiopaca (osteoma) localizada no ramo da mandíbula. **B.** TC mostrando falha óssea no teto da cavidade articular no osso temporal. Aumento do tamanho do côndilo direito. **C.** Peça cirúrgica removida do teto da cavidade articular, constituída de tecido cartilaginoso (condrossarcoma grau I). **D.** TC na qual se observa alteração em toda a extensão do osso temporal e no côndilo mandibular. **E.** Peça cirúrgica removida da cabeça do côndilo constituída de tecido ósseo e cartilaginoso degenerado (condrossarcoma grau III).

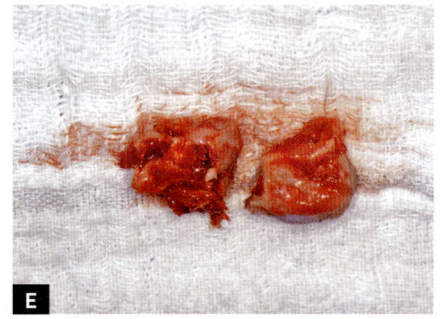

estômago, mamas, pulmões e próstata, podem causar metástase na região da ATM, com destruição óssea. Outros tipos de tumores da cabeça e pescoço podem causar dor orofacial. A oportunidade para a cirurgia, e o tipo desta, dependem do grau de agressividade do tumor.[57-63]

Hiperplasia condilar

Conceito: a hiperplasia condilar é uma condição rara que altera a anatomia do côndilo mandibular em consequência de um crescimento provavelmente causado pela renovação da atividade celular com produção de pré-cartilagem na área de crescimento condilar, ou por uma alteração hormonal.

Ambos os sexos são afetados.[64] Considera-se que o termo hiperplasia condilar abrange duas formas aparentemente diferentes do crescimento da mandíbula.[65-67] Esta anormalidade foi descrita pela primeira vez por Robert Adams, em 1836, sendo sua etiologia desconhecida. Apresenta-se com quadros clínicos distintos, e denominados, respectivamente, de: *alongamento hemimandibular* e *hiperplasia hemimandibular.*

O *alongamento hemimandibular* é caracterizado clinicamente pelo crescimento do pescoço e cabeça da mandíbula (côndilo), enquanto na *hiperplasia mandibular* o crescimento excessivo atinge toda a hemimandíbula.

A *hiperplasia hemimandibular* tem início entre 5 e 8 anos de idade e ocasionalmente mais tarde, e o crescimento pode permanecer mesmo após o término do crescimento facial. No *alongamento hemimandibular*, a deformidade torna-se visível à partir dos 8 anos de idade, e o crescimento cessa juntamente com o final do crescimento facial.

Na *hiperplasia hemimandibular*, ocorre o crescimento excessivo do côndilo, ramo ascendente e corpo da mandíbula, desvio do mento, alteração do plano oclusal e mordida aberta lateral (Fig. 49.14, A-D). O *alongamento hemimandibular* é caracterizado pelo deslocamento do mento para o lado afetado, devido ao alongamento do colo do côndilo com desvio lateral da mandíbula e alteração no plano oclusal (Fig. 49.15).

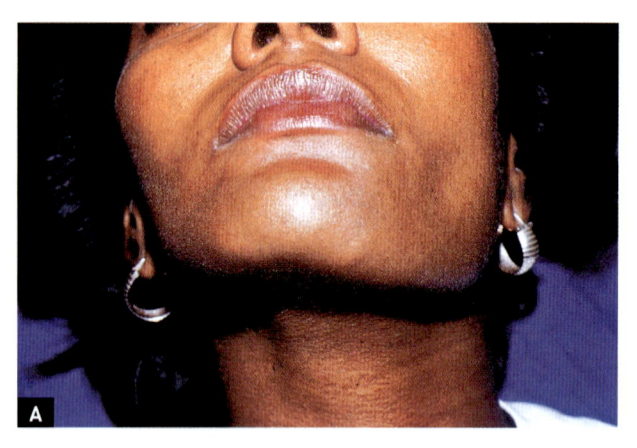

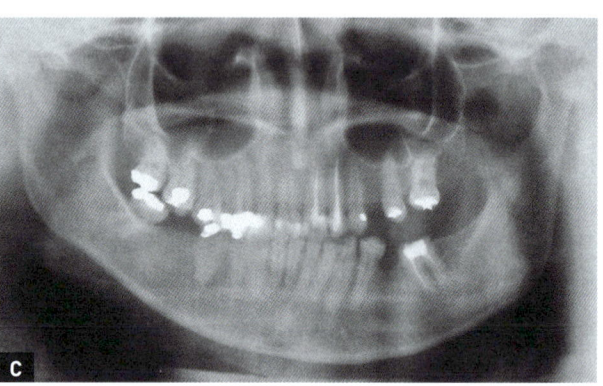

Figura 49.14. Hiperplasia hemimandibular (ativa). **A.** Foto extra-oral, mostrando a assimetria da face resultante do crescimento ativo após o término do crescimento facial. **B.** Radiografia panorâmica mostrando a assimetria entre os côndilos D e E e entre o ramo e o corpo mandibular de um lado em relação ao outro. **C.** Radiografia cefalométrica na qual pode ser observada a diferença entre a altura da mandíbula de um lado em relação ao outro, resultante do crescimento excessivo do côndilo com hiperplasia. **D.** Vista lateral dos modelos obtidos por imagens obtidas pela TC (prototipagem). Assimetria da mandíbula. Côndilo, ramo e corpo da mandíbula do lado esquerdo aumentado. Hiperplasia hemimandibular.

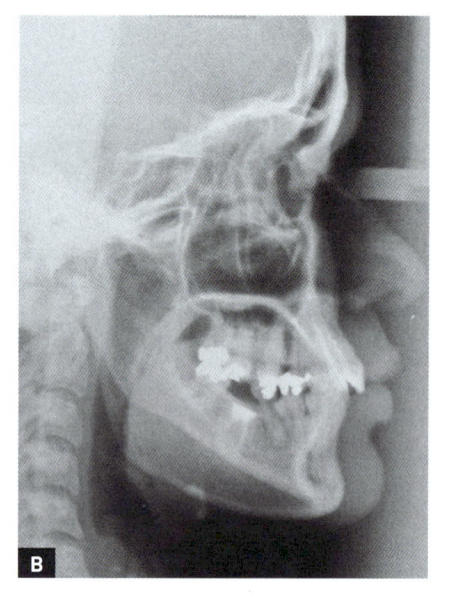

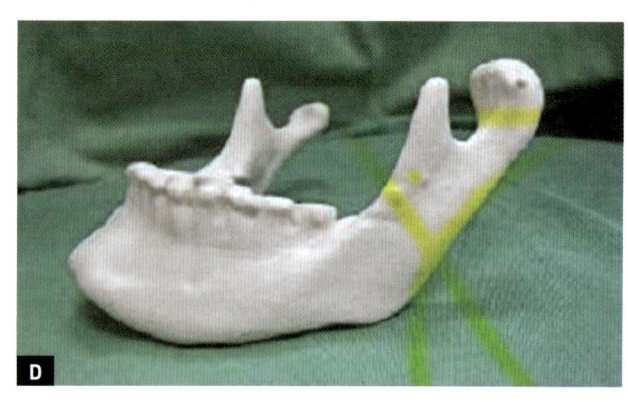

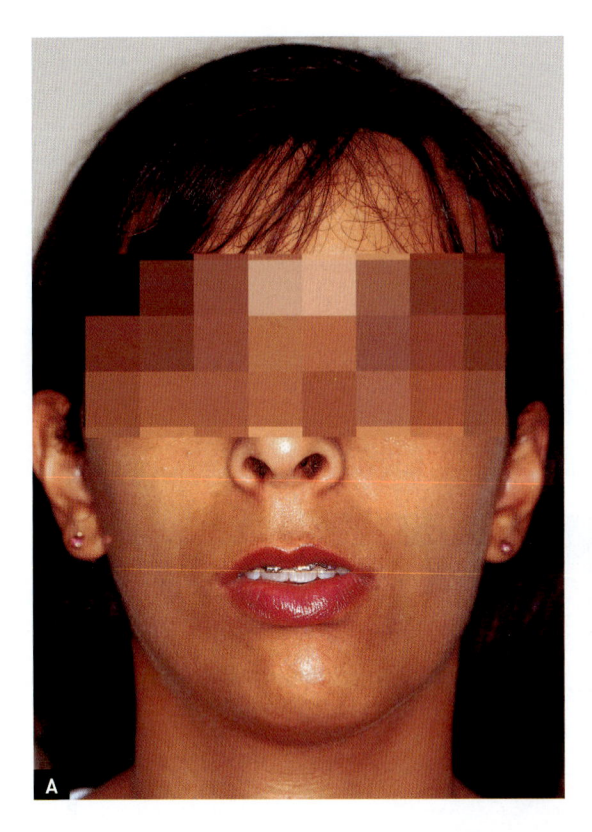

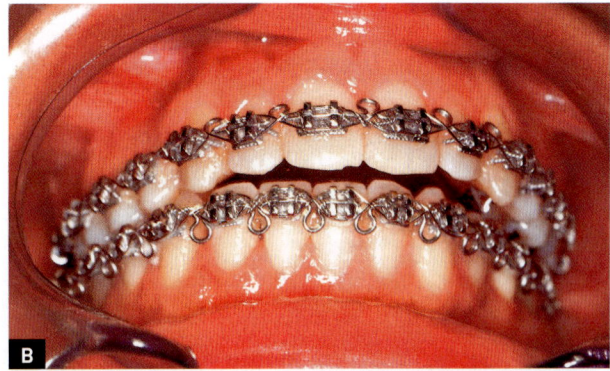

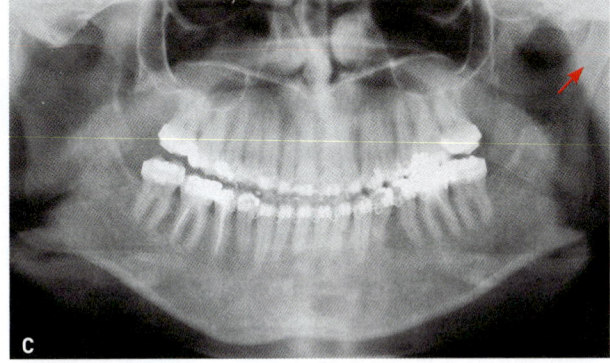

Figura 49.15. Alongamento hemi-mandibular (hiperplasia inativa). **A.** Assimetria da face, desvio do mento. **B.** Desvio da linha média dental, desoclusão dos dentes. **C.** Radiografia panorâmica onde se vê o aumento da cabeça e pescoço do côndilo.

Do ponto de vista histológico, observa-se um hipermetabolismo no centro do crescimento condilar do lado afetado e a conversão da cartilagem hialina em fibrocartilagem.[68]

A etiologia é controversa, e algumas teorias sugerem como possíveis causas as neoplasias, traumatismo, infecção e sobrecarga da função,[69] defeitos circulatórios, fatores hormonais, exostose da cartilagem, alteração neurotrófica e artrose.[64]

Classificação: Norman e Painter,[70] baseados em critérios histológicos, classificaram a hiperplasia condilar em ativa e inativa. Na forma ativa, há presença de células mesenquimais indiferenciadas, ossificação endocondral na profundidade da cartilagem, sendo o revestimento cartilaginoso hipertrófico com espessura variável de 2,04 a 8,22 mm, havendo ilhas de condrócitos. A forma inativa se caracteriza por uma superfície articular descontínua e uma zona de proliferação em camadas; o revestimento hipertrófico apresenta espessura variável com um grande número de condrócitos hipertróficos agrupados em algumas áreas.[68]

O diagnóstico é feito por exames de imagem convencionais, tomografia computadorizada com emissão de fóton único (SPECT), cintilografia óssea e exames histológicos. A confirmação das formas ativas de hiperplasia é feita por cintilografia óssea, injetando-se um marcador radioativo ou radiofármaco via endovenosa. O marcador usado comumente é o tecnécio 99m (MDP), que permite avaliar o crescimento conforme descrição de Beirrne e Leake[71] e Cisneros e Kaban.[72]

Tratamento: é cirúrgico, e o momento da cirurgia depende da agressividade do crescimento. Quando o crescimento é lento (alongamento hemimandibular) poderá ser efetuado o monitoramento ortodôntico e a cirurgia para corrigir a deformidade facial residual após o término de crescimento da face. Porém, nas formas agressivas está indicada a cirurgia precoce com remoção de toda a cabeça e/ou pescoço condilar (Fig. 49.16 A-G).

CIRURGIAS DA ANQUILOSE DA ATM

Conceito: anquilose ou ancilose (grego – *agbýlosis-eões* de *agbýlos* significa "curvo") é a ausência parcial ou total de movimento de uma articulação. A anquilose temporomandibular consiste na soldadura dos componentes da articulação (cavidade condilar e côndilo da mandíbula), resultando em massa óssea que liga a mandíbula à base do crânio, em suas dimensões axiais e coronais, perdendo-se assim suas características anatômicas (Fig. 49.17). É uma doença dramática, pois compromete a qualidade de vida do doente, impede a abertura bucal, impossibilita a mastigação, altera a fonação e é fator de risco para doenças dentárias devido

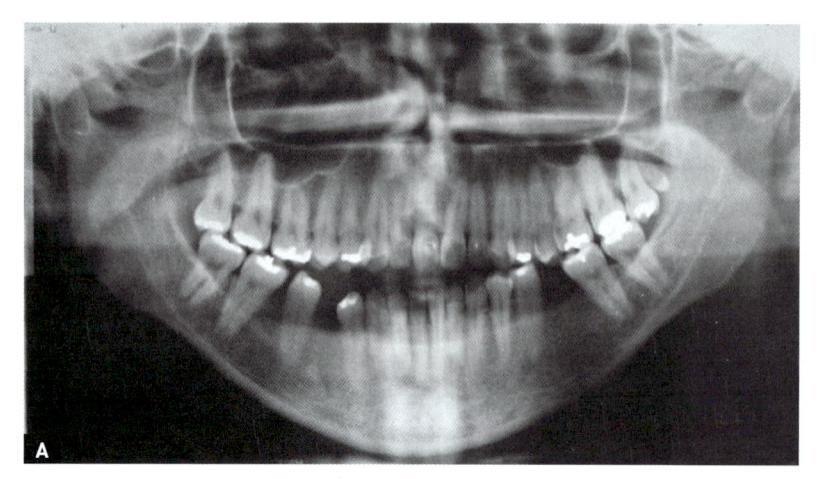

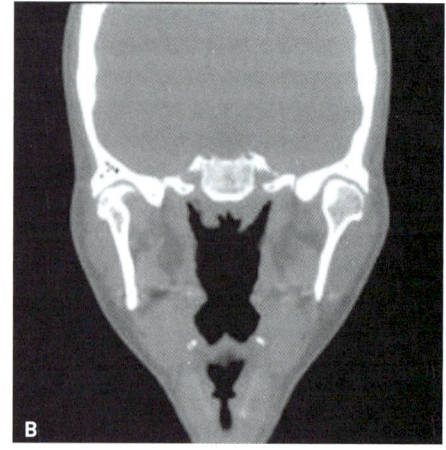

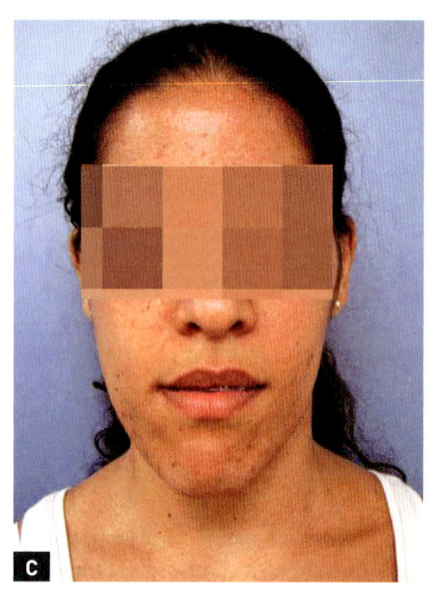

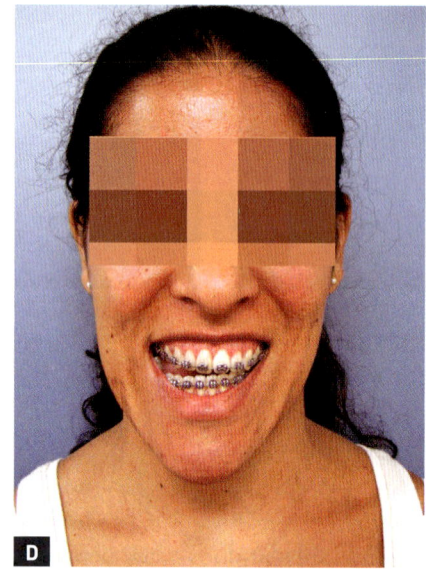

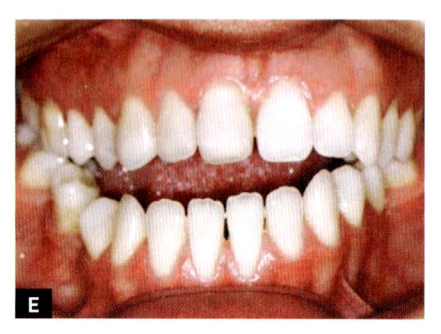

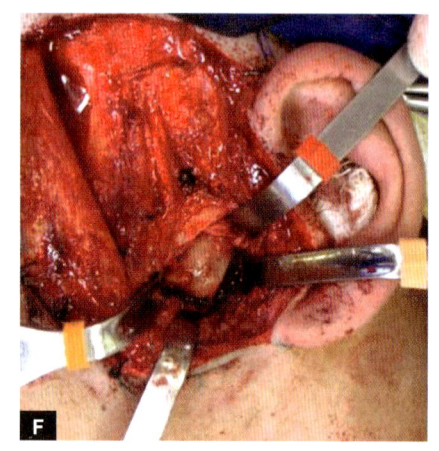

Figura 49.16. Alongamento hemimandibular (hiperplasia hemimandibular inativa). **A.** Radiografia panorâmica, na qual se observa a assimetria entre os côndilos mandibulares, com aumento do côndilo do lado esquerdo. **B.** TC em que se observa o côndilo esquerdo aumentado. **C.** Assimetria da face, desvio da mandíbula para o lado contralateral à doença. **D.** Foto sorrindo, na qual se observa a alteração do plano oclusal maxilar e mandibular e o desvio mais acentuado da mandíbula. **E.** Desvio da linha média dos dentes, desvio da mandíbula, mordida aberta do lado contralateral. **F.** Foto transoperatória, em que se observa o côndilo com hiperplasia. **G.** Peça removida da porção superior do côndilo afetado.

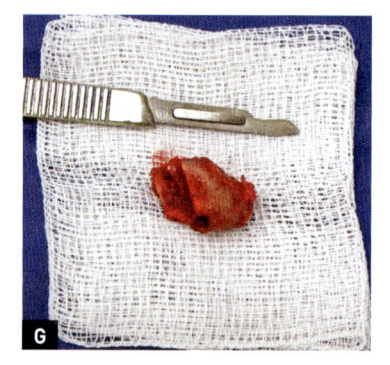

à dificuldade da higiene oral. Em crianças, por comprometer os centros de crescimento ósseo, causa sérias deformidades faciais.

O diagnóstico clínico é complementado por exames de imagens. As radiografias panorâmica e lateral oblíqua mostram a dimensão anteroposterior da massa condilar. A tomada posteroanterior é importante para avaliar a extensão medial e lateral da massa óssea. Com a posição de Waters pode-se observar o processo coronoide, bem como o grau de comprometimento com o arco zigomático; dá também uma ideia do diâmetro da massa condilar.

A tomografia computadorizada é considerada o melhor exame complementar para mostrar as anormalidades ósseas na anquilose da ATM. Com os cortes axiais e coronais, e com as imagens obtidas pelas reconstruções

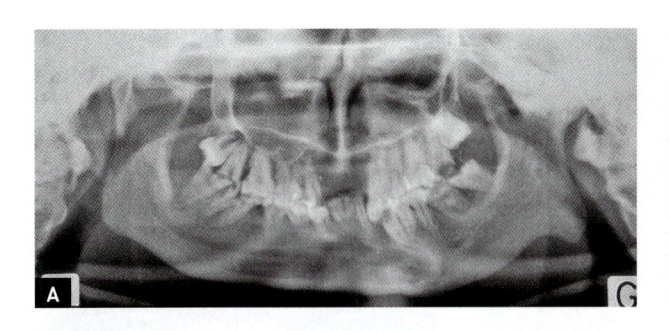

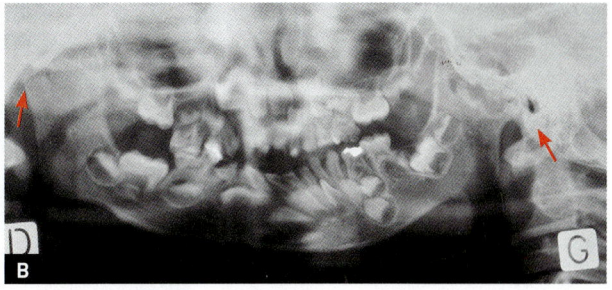

Figura 49.17. Anquilose da ATM. **A.** e **B.** Radiografia panorâmica mostrando a formação de tecido ósseo entre a cabeça da mandíbula (côndilo) e o osso temporal.

tridimensionais (3D) destes cortes, é possível avaliar o comprometimento da ATM de forma mais clara e precisa em toda a sua extensão, bem como a relação com as estruturas vizinhas, com um grau de perfeição incomparável aos demais métodos.

Diagnóstico: quando a anquilose é fibrosa, observam-se frequentemente mudanças proliferativas nas estruturas da ATM, causando diminuição do espaço articular. Nos casos de anquilose óssea, a radiografia mostra uma obliteração total da região articular com presença de osso esclerótico denso. Na anquilose intracapsular, o espaço articular pode estar presente ou obliterado, quando presente, pode-se observar uma linha radiolúcida entre o osso temporal e a cabeça do côndilo visível pela projeção axial e sagital. Na anquilose extracapsular, pode-se considerar dois tipos distintos. No primeiro, o ramo mandibular e o processo coronoide apresentam arquitetura distinta, mas pode haver alterações nas estruturas dos mesmos, como cabeça do côndilo alongada e deformada ou o processo coronoide alongado. Na segunda situação, ocorre perda total da anatomia da região e o ramo da mandíbula aparece como um bloco radiopaco em continuidade com o temporal. O corte coronal confirma que o ramo e o côndilo da mandíbula estão fusionados com o osso temporal, e dão a ideia exata da espessura óssea a ser removida. A massa óssea anquilosada é ocasionalmente interrompida por fina linha radiolúcida, que durante o procedimento cirúrgico poderá ser usada como plano de clivagem para ressecção óssea.

Complicações da anquilose: quando esta doença afeta os indivíduos na fase de crescimento, pelo fato de comprometer o côndilo e, desta forma, o crescimento da mandíbula, produz assimetrias acentuadas e micrognatismo. Quando a anquilose é unilateral, o côndilo do lado não afetado cresce normalmente desviando o mento para o lado afetado (Fig. 49.18).

Pode ocorrer aumento da apófise coronoide do lado contralateral ao anquilosado (Iannetti et al., 1987). Porém ocorrem alterações degenerativas dos nervos mielinizados responsáveis pela inervação dos músculos masseter e temporal, com consequente degeneração de suas fibras.[73]

A anquilose bilateral em crianças acarreta falta de crescimento do terço inferior da face, retrusão do mento e micrognatia. A atrofia dos músculos elevadores da mandíbula e a ação dos músculos depressores da mandíbula, que são facilmente palpáveis e tensos, causam aumento do ângulo mandibular e convexidade do terço inferior da face (Fig. 49.19).

Pode-se também observar protrusão dos dentes inferiores devida à pressão da língua no espaço bucal pouco desenvolvido. Outras alterações dentárias, como apinhamento por redução do tamanho da mandíbula, problemas periodontais e lesões por cárie, determinam a verdadeira destruição dos tecidos com abscessos frequentes, levando o paciente a odontalgias pela impossibilidade de serem tratados em decorrência da falta de abertura bucal. Dieta restrita com consequentes alterações de crescimento, problemas psicológicos e comprometimento na qualidade de vida são situações que ocorrem por causa desta patologia.

Classificações da anquilose: inúmeras classificações foram descritas e são úteis para o diagnóstico diferencial e para a escolha da técnica cirúrgica (ver Quadro 49.3).

Etiologia da anquilose: está geralmente associada a história da infecção, traumatismo facial, malformação e tumores; os processos infecciosos e traumáticos são os mais relevantes. A incidência por traumatismo é maior nos países mais desenvolvidos; ao passo que a infecção parece ser a causa mais comum nos países em desenvolvimento.[74] Chandra e Dave[75] relataram que, em 258 pacientes com anquilose, encontraram em 67,8% relação desta com trauma e em 17% com causa infecciosa. Su-Gwan[76] relatou em seu estudo uma incidência de 85,7% de casos relacionados com trauma, sendo mais comum a anquilose unilateral. Como causa infecciosa mais comum tem-se a otite média,[77] além de infecções ósseas (mandíbula, zigomático, temporal), infecção de faringe, osteomielite mandibular, lesões supurativas da parótida, abscesso peritonsilar, mastoidite, febre tifoide, varíola, caxumba, actinomicose, difteria, sarampo, sífilis, abscesso ao redor da ATM, escarlatina, artrite gonocócica, infecção odontogênica, abscesso da parótida e artrite supurativa.

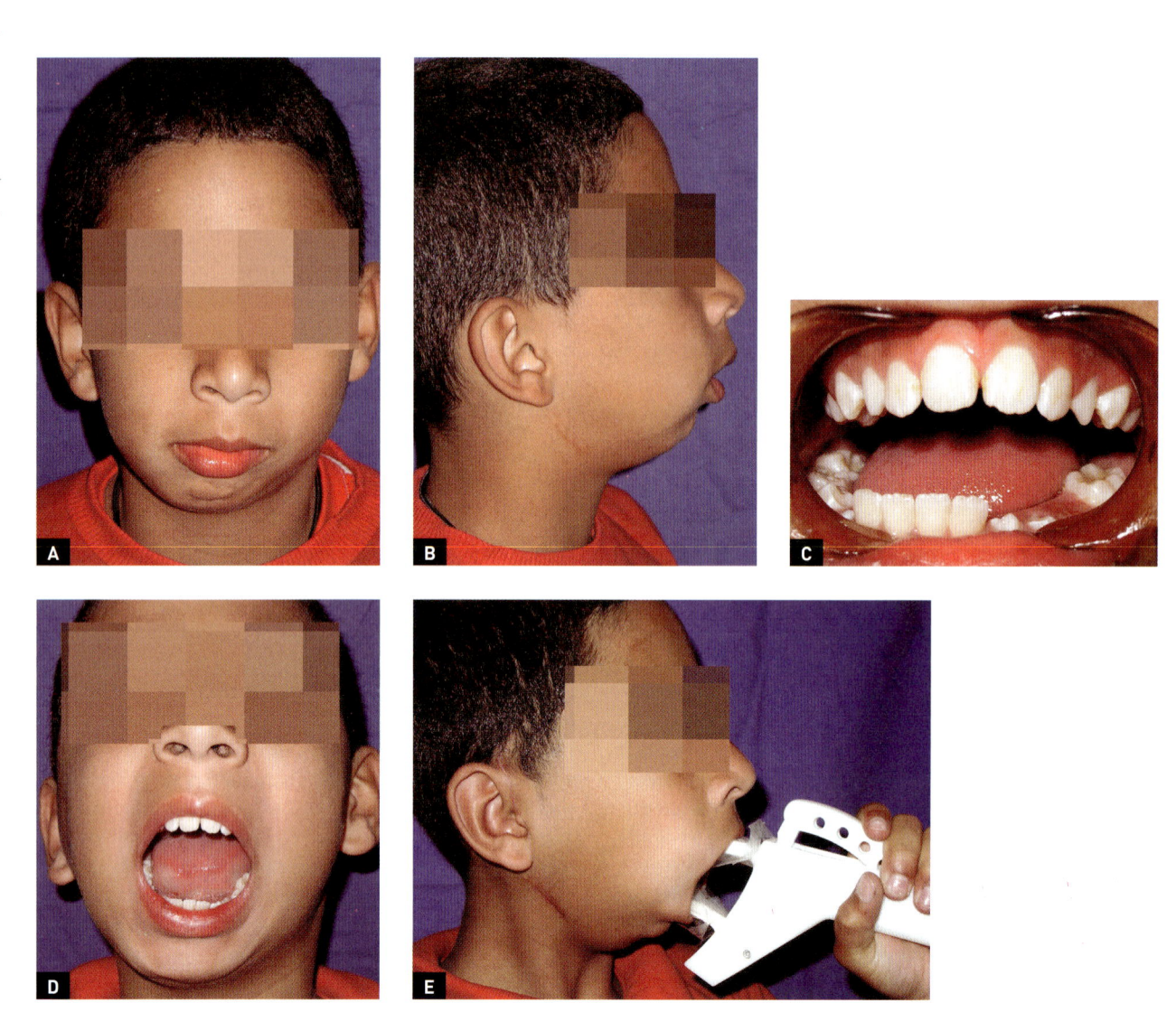

Figura 49.18. Anquilose unilateral. **A.** Foto frontal mostrando a assimetria do mento em decorrência da anquilose do côndilo do lado direito. **B.** Foto lateral na qual se observa a deficiência de crescimento anteroposterior da mandíbula pelo comprometimento do centro de crescimento do côndilo. **C.** Foto intraoral na qual se observa o desvio da mandíbula para o lado da doença e a limitação da abertura bucal. **D.** Foto pós-operatória da abertura bucal após a ressecção da tecido ósseo anquilosado. **E.** A fisioterapia é essencial para a recuperação dos movimentos perdidos e manutenção da abertura bucal (therabite).

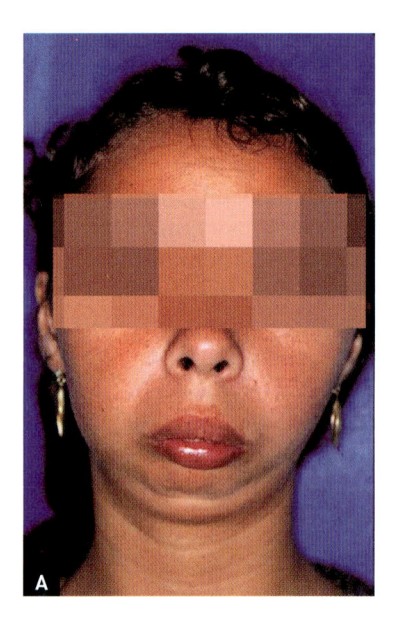

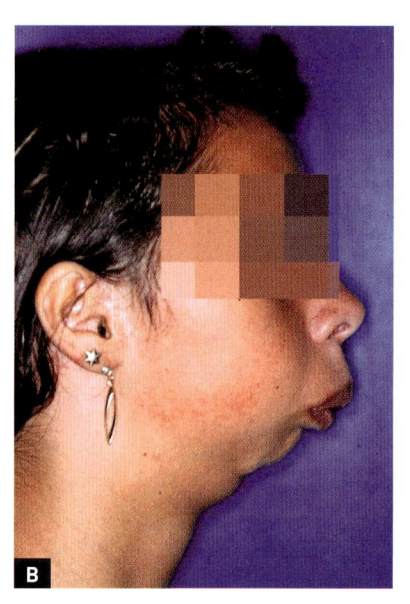

Figura 49.19. Anquilose bilateral da ATM. **A.** Foto frontal mostrando a deformidade facial resultante da anquilose da ATM bilateral. **B.** Foto lateral mostrando a retroposição acentuada da mandíbula em decorrência da perda do crescimento ósseo do côndilo pela anquilose.

Osteoartrite, artrite reumatoide juvenil, osteoartrose, artrite reumatoide promovem, durante o curso da doença, a degeneração das estruturas da articulação e o aparecimento de anquilose.[78] Após traumatismo ou fratura na região da ATM, ocorre hematoma que, ao se organizar, transforma-se em fibrose e posteriormente em formação óssea gradual ao redor da articulação e entre o arco zigomático, principalmente se este estiver com o periósteo rompido.[79,80] Fraturas intracapsulares, fraturas baixas do côndilo, fraturas parassinfisárias com traumatismo direto no mento, ou mesmo fraturas em outro local da mandíbula, quando tratadas com um período longo de imobilização, poderão resultar em anquilose.

Nas crianças, as fraturas intracapsulares antes dos 10 anos de idade são particularmente propensas a essa complicação, talvez pelo maior potencial osteogênico. Quanto menor a distância entre a superfície fraturada do côndilo e a cavidade articular, maior parece ser a probabilidade de se formar uma anquilose.

Ruptura ou deslocamento traumático do disco articular nas fraturas intracapsulares pode aumentar a probabilidade de anquilose. Portanto, o ideal é escolher um método de tratamento para estas fraturas que reduza ao máximo o tempo de imobilização. A imobilização prolongada e a ausência ou a inadequada fisioterapia contribuem sobremaneira para o desenvolvimento de anquilose.

Os tumores geralmente situados no côndilo ou no processo coronoide, bem como na superfície articular do temporal, são fatores que poderão determinar a anquilose temporomandibular.

Quanto à existência da anquilose congênita, a literatura considera que tenha como causa o traumatismo induzido durante o nascimento (uso de fórceps), fratura do côndilo ou mesmo traumatismo ou infecção intrauterina.[81]

Diagnóstico diferencial da anquilose: pode-se diferenciar com fibrose extra-articular por radioterapia, ferimentos de tecidos moles, queimaduras, hiperplasia ou hipertrofia do processo coronoide, osteocondroma do processo coronoide, ossificação do ligamento esfenomandibular, trismo por alongamento do processo estiloide, necrose asséptica do côndilo mandibular resultante de irradiação,[78] sequelas de osteoartrose e infiltração com corticosteroide e artropatia psoriática (Fig. 49.20, A-D).

Tratamento da anquilose: é essencialmente cirúrgico e segue, ainda, as normas estabelecidas por Blair:[82]

a. Abordagem pré-auricular.
b. Ressecção de um amplo segmento de osso.
c. Interposição de um material de interposição para impedir o contato entre as superfícies ósseas (Fig. 49.21, A-D).
d. Fisioterapia imediata no pós-operatório (ver Fig. 49.18). Ver o Capítulo 55.

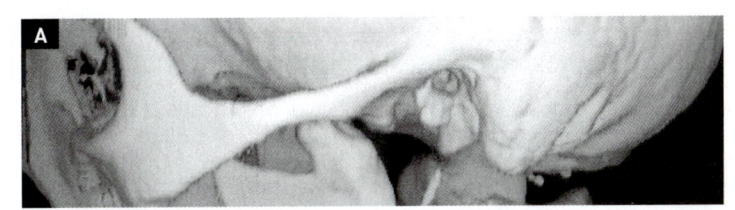

Figura 49.20. Diagnóstico diferencial da anquilose da ATM. **A.** TC com reconstrução tridimensional (3D) mostrando a posição ectópica do côndilo após consolidação viciosa da fratura condilar. **B.** Radiografia panorâmica do côndilo consolidado à frente da eminência articular. **C.** TC mostrando a ossificação do ligamento esfenomandibular, e anquilose extra-articular. **D.** Radiografia panorâmica, calcificação do músculo masseter (miosite ossificante), causando uma anquilose extra-articular (seta).

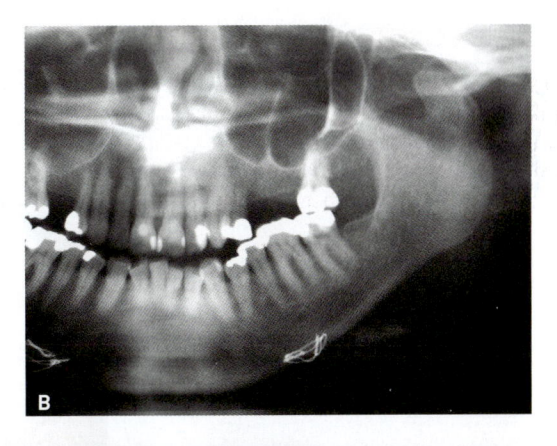

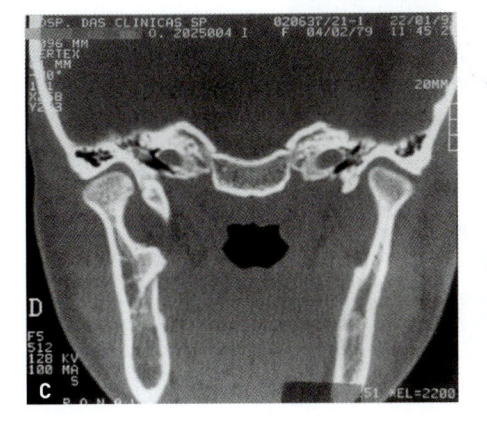

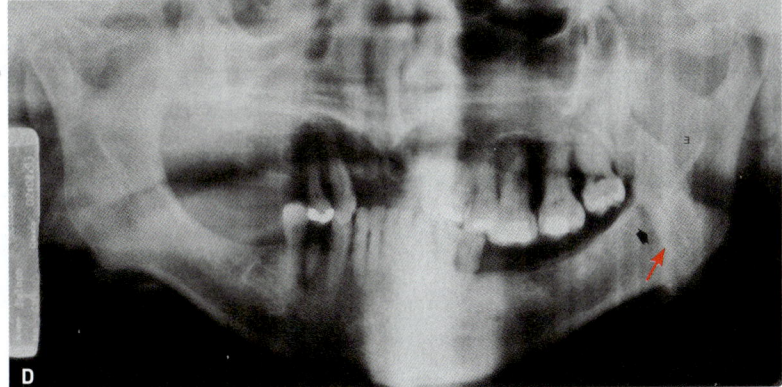

Inúmeras técnicas são descritas e utilizadas com indicação precisa para cada situação clínica. Todas visam essencialmente possibilitar a abertura da boca, restituir a função mastigatória com menor risco de recidiva local. Nas crianças, além dos itens citados, existe a preocupação com o crescimento facial de modo a minimizar as sequelas resultantes da doença. Qualquer que seja a técnica cirúrgica, é indispensável o uso de medidas de fisioterapia pós-operatória para o sucesso do resultado.

Quadro 49.3. Diferentes classificações de anquiloses

CLASSIFICAÇÕES DOS TIPOS DE ANQUILOSE	
Kazanjian[81]	Intra-articular (verdadeira) – completa com menos de 5 mm de abertura bucal ou parcial, uni ou bilateral. Extra-articular (falsa) – parcial, fibrosa e unilateral.
Rowe[83]	Pseudoanquilose. Anquilose verdadeira: fibrosa, fibro-óssea, óssea e cartilaginosa. Falsa anquilose.
Raveh e colaboradores[84]	Classe I – tecido anquilosado, ósseo, limitado ao processo condilar e fossa articular. Classe II – tecido ósseo que se estende fora da fossa mandibular, envolvendo o lado medial da base do crânio. Classe III – extensão e penetração no interior da fossa craniana média. Classe IV – combinação das Classes II e III.

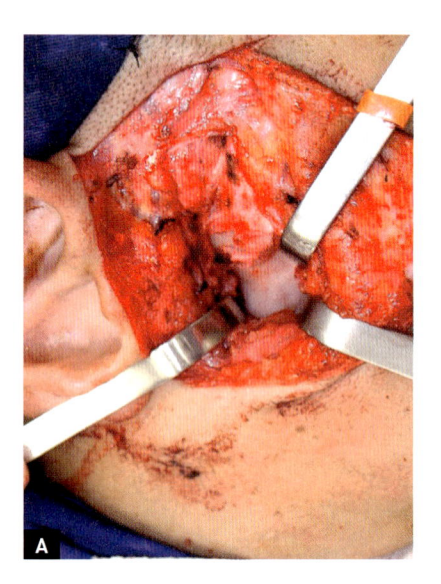

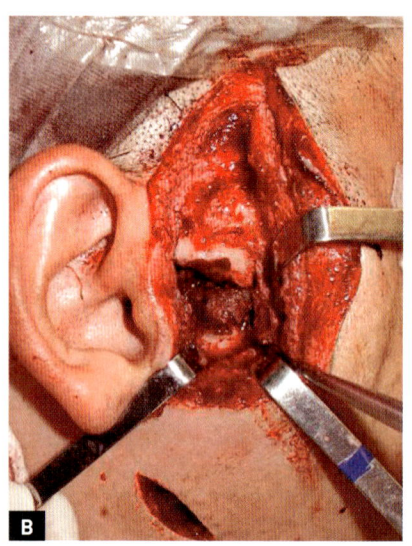

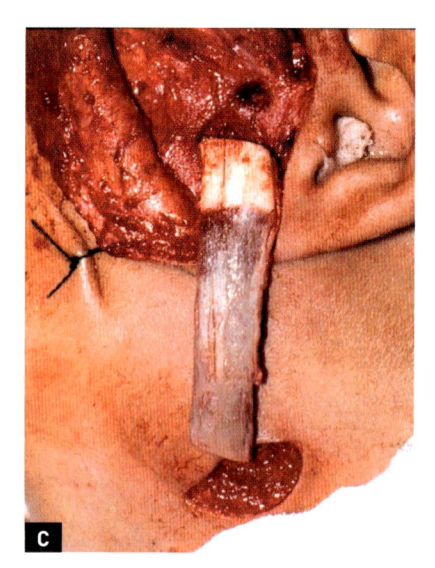

Figura 49.21. A. Foto transoperatória mostrando a fusão entre a cabeça da mandíbula (côndilo mandibular) e o osso temporal. **B.** Foto transoperatória na qual pode ser observado o local onde foi removido o côndilo anquilosado. **C.** O enxerto costocondral é uma forma de tratamento usado para substituir o côndilo anquilosado nas crianças. **D.** Nos pacientes adultos pode ser usada a prótese de ATM para substituir a cabeça da mandíbula (côndilo anquilosado).

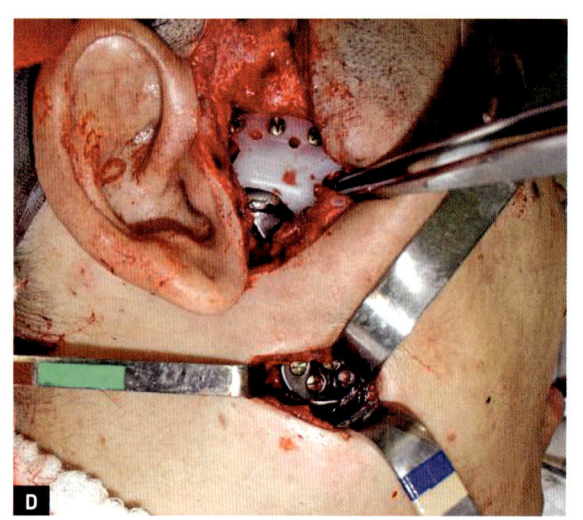

REMODELAÇÃO DA CABEÇA DA MANDÍBULA (CÔNDILO) / REABSORÇÃO CONDILAR

O processo de remodelação condilar pode ser localizado em determinadas regiões ou atingir todo o côndilo (Fig. 49.22, A-C).

Na remodelação condilar localizada, as alterações morfológicas são pequenas, a altura do ramo e a oclusão permanecem estáveis e, quando houver potencial de crescimento, ele se processa normalmente. Nos casos de remodelação condilar total, as alterações morfológicas são significativas, ocorre redução da altura do ramo, retrusão mandibular progressiva e diminuição do potencial de crescimento.[85]

A remodelação total do côndilo, conhecida também como reabsorção progressiva do côndilo, reabsorção idiopática do côndilo ou atrofia condilar, é uma doença pouco compreendida.

Durante o tratamento ortodôntico e após a cirurgia ortognática, alguns pacientes podem apresenta remodelação condilar, mas outro grupo de pacientes pode desenvolver a reabsorção completa dos côndilos. Este fenômeno pode ocorrer também nos pacientes que não foram submetidos a nenhum tipo de tratamento.

É fundamental que o ortodontista e o cirurgião reconheçam este grupo de pacientes com risco de desenvolver essas alterações, pelo efeito desastroso no resultado do tratamento ortodôntico ou cirúrgico.

A verdadeira etiologia e patogênese da reabsorção condilar permanece obscura. Considera-se como importante o papel da osteoartrose.[86-88] Condições sistêmicas, como a artrite reumatoide, esclerose sistêmica e osteodistrofia renal, foram relacionadas ao processo de reabsorção condilar.[86,88,89] A compressão dos côndilos é considerada um causa importante.[90,91] Apesar de pouco conhecida, considera-se que a etiologia é multifatorial, sendo citados como em situação de risco para tratamento ortocirúrgico os pacientes do sexo feminino portadores de má oclusão de classe II de Angle e padrão II por deficiência de crescimento da mandíbula, face longa, que tenham disfunção temporomanibular previamente ao tratamento, ângulo do plano mandibular alto e que foram submetidos à cirurgia de avanço mandibular ou cirurgia bimaxilar.[92]

> Côndilos pequenos, remodelados ou reabsorvidos, devem ser corretamente diagnosticados antes de ser realizado qualquer tipo de tratamento que possa gerar cargas adicionais nas ATMs pelas implicações decorrentes dos procedimentos.

São considerados como fatores de risco para o desenvolvimento deste processo:

1. **Capacidade adaptativa do paciente**: idade, sexo, níveis de hormônio e doenças sistêmicas podem ser considerados como fatores de risco. Um número considerável de jovens do sexo feminino apresenta remodelação total do côndilo não controlada. Este fato pode estar relacionado a diferentes números de receptores de estrógeno na ATM, níveis de estrógeno e possivelmente níveis de prolactina, os quais estão associados às ATMs das mulheres. A remodelação total dos côndilos foi encontrada em pacientes do sexo feminino com hiperparatireoidismo, doenças autoimunes e em uso de doses elevadas de corticoides. O desequilíbrio na capacidade de adaptação do paciente pode determinar a remodelação da articulação, mas quando associada à compressão articular o problema torna-se mais grave.

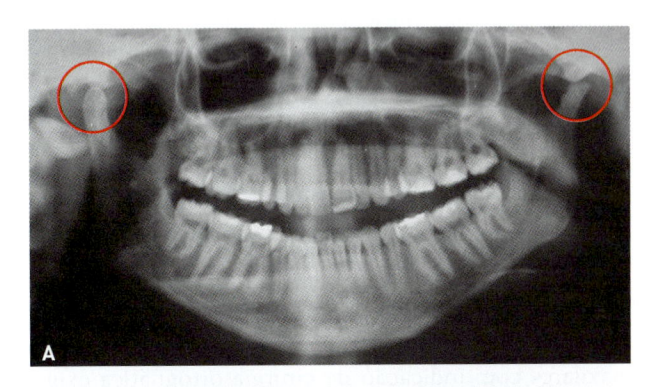

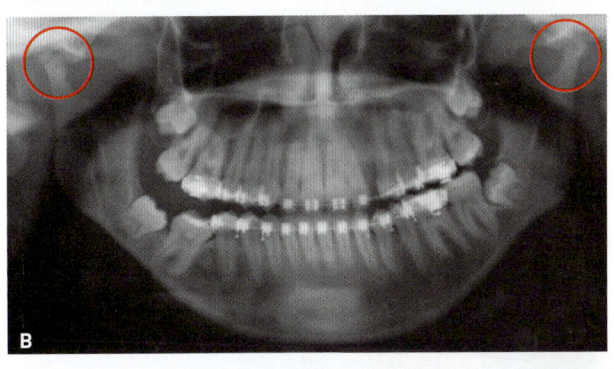

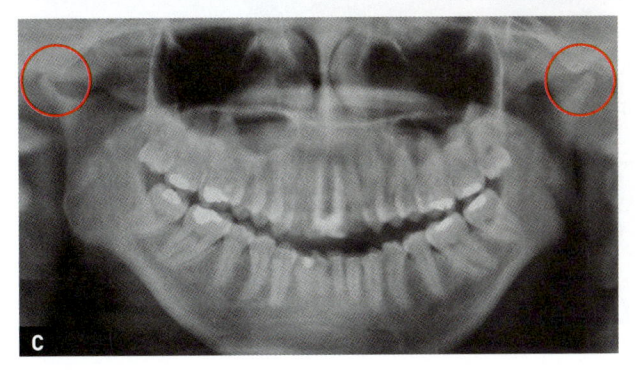

Figura 49.22. Remodelação/reabsorção condilar. **A.** Radiografia panorâmica. Remodelação do côndilo direito e reabsorção do côndilo esquerdo. **B.** Reabsorção dos côndilos D e E. **C.** Reabsorção grave dos côndilos D e E.

2. **Anatomia da ATM**: são consideradas ATMs saudáveis quando houver côndilos de tamanho normal e as imagens radiográficas mostrem uma corticalização completa (ao redor dos 15 a 16 anos de idade). Côndilos imaturos são aqueles sem uma corticalização completa, com redução no ângulo cabeça-pescoço e, nas imagens radiográficas, podem mostrar distintas formas anatômicas. Estes côndilos são propensos à remodelação durante o tratamento.

Os côndilos grandes se ajustam na fossa e fornecem apoio estável para as mudanças oclusais. Estão associados à classe III de Angle e, alguns casos, à classe II. Geralmente não sofrem remodelação total e são menos susceptíveis a alterações decorrentes da força de compressão. Os côndilos pequenos, ao contrário, por não terem um apoio estável na fossa, são sensíveis à compressão, podem sofrer deslocamento facilmente e são mais susceptíveis à remodelação total.[86,88]

3. **Compressão da articulação**: estudos mostram que a compressão na ATM resulta em mudanças nos tecidos duros e moles que constituem a articulação. Esta compressão pode ser resultante de tratamentos odontológico restaurador, ortodôntico e de cirurgia ortognática. Outras situações, como parafunção, bruxismo, oclusão instável, desarranjo interno e trauma, ocasionam compressão na ATM.

4. **Deslocamento anterior do disco**: é citado como uma das possíveis causas da reabsorção condilar. O disco deslocado (com ou sem redução) provoca uma pressão na superfície articular, no movimento da mandíbula, favorecendo a diminuição da adaptação da ATM. A diminuição da capacidade de adaptação dos tecidos ou o desarranjo interno podem resultar em instabilidade oclusal após a cirurgia ortognática.

Na atualidade, é grande o número de crianças e adultos que procuram pelo tratamento ortodôntico, sendo necessário que o ortodontista conheça os grupos de pacientes com possibilidade de desenvolver alterações nos côndilos durante o tratamento. Entre os que procuram o tratamento ortodôntico, os pacientes portadores de deformidade dos maxilares merece uma atenção maior, pois muitos deles podem apresentar alterações na morfologia dos côndilos, assimetrias musculares, desvios funcionais e disfunção temporomandibular. Este grupo de pacientes apresenta suas bases ósseas alteradas nos planos vertical, horizontal e transversal, de forma isolada ou combinada, em associação com má oclusão. Entre os diferentes tipos de deformidades dos maxilares, são considerados como "grupo de risco" para qualquer tipo de tratamento que provoque mudanças nas ATMs ou estiramento nas estruturas adjacentes, os pacientes do sexo feminino, com côndilos pequenos, portadores de padrão II[93] por deficiência de crescimento mandibular, com hábitos parafuncionais, como bruxismo ou apertamento. O uso de anticoncepcional aumenta ainda mais o risco de alterações nas ATMs nesse grupo de pacientes (Fig. 49.23 A-C).

O tratamento para corrigir as deformidades dos maxilares é a ortodontia associada à cirurgia ortognática. O número crescente de pacientes com deformidade nos maxilares com indicação de cirurgia ortognática exige do cirurgião o conhecimento profundo dos fatores de risco e de como prevenir possíveis situações que possam

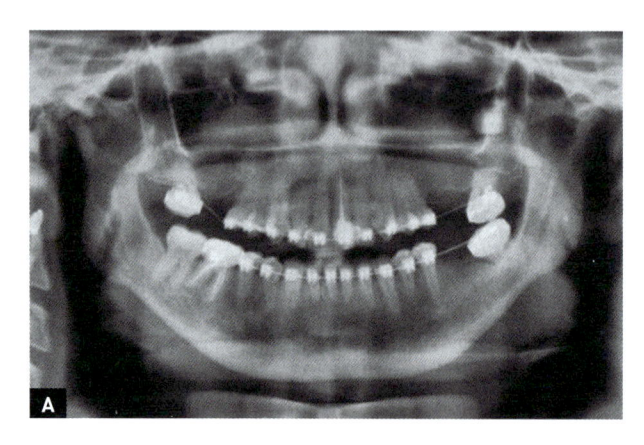

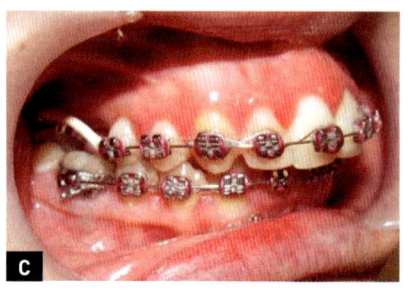

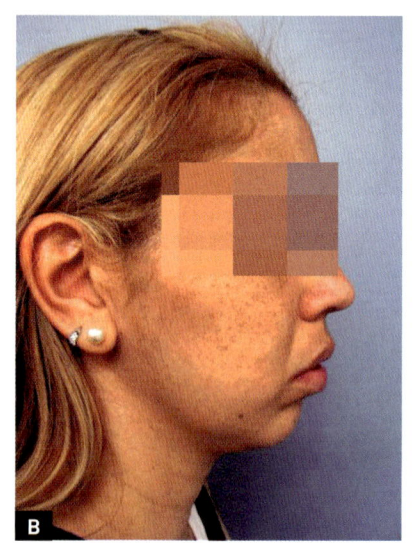

Figura 49.23. Remodelação/reabsorção condilar. **A.** Reabsorção condilar do lado direito e remodelação do lado esquerdo. **B.** Deformidade dos maxilares. **C.** Padrão II por deficiência mandibular, excesso vertical maxilar, com indicação de cirurgia ortognática.

desencadear este processo. Movimentos extensos nos maxilares, gerando estiramento ou encurtamento dos músculos e ligamentos, e aumento da compressão na ATM decorrentes de avanço ou de rotação anti-horária da mandíbula, bem como as falhas durante a fixação na osteotomia mandibular, podem desencadear alterações nas ATMs. A instabilidade oclusal pós-operatória, pela falta de um preparo ortodôntico correto, pode favorecer o aparecimento de um desarranjo interno associado a outros fatores envolvidos nas DTMs ou mesmo favorecer o aparecimento de reabsorção do condilar após a cirurgia ortognática. A literatura, até o presente momento, não é conclusiva sobre a forma correta de abordar esses pacientes; alguns estudiosos aconselham o uso de terapêuticas medicamentosas[85,86,88] e outros de intervenções cirúrgicas na ATM,[91] sem no entanto considerarem, nos grupos avaliados, todos os fatores de risco que possam estar associados. Com os avanços dos estudos da engenharia molecular, muitos fatores já foram identificados e relacionados à doença, e espera-se que num futuro próximo este fenômeno possa estar completamente esclarecido, possibilitando ao profissional a escolha da forma correta de abordar, prevenir e tratar esse grupo distinto de pacientes.

CONCLUSÃO

O papel da cirurgia nas doenças da articulação temporomandibular está relativamente bem definido na atualidade, algumas indicações são clássicas na literatura especializada, outras, como as próteses de ATM, ainda são motivo de controvérsias. Possivelmente, a dor articular sempre foi assunto controverso, quanto à cirurgia, principalmente nas chamadas "disfunções de ATM". Ainda assim, há mais de 40 anos, cirurgiões brasileiros já contestavam seu uso indiscriminado.

Certamente, a dor pode ser uma das razões que leva o paciente com problemas na ATM a procurar atendimento, mas geralmente não é motivo para cirurgia nessa articulação, nem quando a dor é persistente. Entretanto, quando a dor articular estiver relacionada a doenças degenerativas da ATM, ou a limitações funcionais da mandíbula decorrentes de doenças da ATM, ou a tumores, por exemplo, ela pode ser necessária e a primeira escolha.

Atualmente o conceito de "disfunção de ATM" foi substituído pelo de "disfunções temporomandibulares", que inclui também anormalidades da articulação temporomandibular. A cirurgia será discutida neste grupo específico. Em geral, é nos deslocamentos do disco articular que permanecem as dúvidas quanto à abordagem cirúrgica.

É fundamental que o clínico, ao sugerir a cirurgia de ATM devido à dor, e também o cirurgião bucomaxilofacial, tenham em mente o objetivo dessa indicação e que a cirurgia não deveria ser indicada só porque a dor é persistente e não se sabe o que o paciente tem. Com o avanço da tecnologia, inclusive da biologia molecular, é possível identificar marcadores, como na osteoartrose, que indiquem a necessidade de cirurgia. Esta é uma nova e empolgante perspectiva que certamente trará novos esclarecimentos a esta área.

REFERÊNCIAS

1. Westesson PL, Rohlin M. Internal derangement related to osteoarthrosis in temporomandibular joint autopsy specimens. Oral Surg Oral Med Oral Pathol. 1984;57(1):17-22.
2. Farrar WB, McCarty WL Jr. Inferior joint space arthrography and characteristics of condylar paths in internal derangements of the TMJ. J Prosthet Dent. 1979; 41(5):548-55.
3. Westesson PL. Double contrast arthrography and internal derangement of the temporomandibular joint. Swed Dent J Suppl. 1982;13 Suppl:1-57.
4. Solberg WK, Hansson TL, Nordström B. Morphologic evaluation of young adult TMJS at autopsy. J Dent Res. 1984;86(2):172-3.
5. Buckley S, Dolwick MF. Prevalence and historical characteristics of muscle disorder and internal derangement patients. AADR Abstracts; 1985. p. 303.
6. Marciani RD, Ziegler RC. Temporomandibular joint surgery: a review of fifty-one operations. Oral Surg Oral Med Oral Pathol. 1983;56(5):472-6.
7. McCarty WL, Farrar WB. Surgery for internal derangements of the temporomandibular joint. Prosthet Dent. 1979;42(2):191-6.
8. Anderson DM, Sinclair PM, McBride KM. A clinical evaluation of temporomandibular joint disk plication surgery. Am J Orthod Dentofacial Orthop. 1991;100(2):156-62.
9. Lanz A. Discitis mandibularis. Zentralbl Chir. 1909;9:289.
10. Ireland VE. The problem of the clicking jaw. Proc R Soc Med. 1951;44(5):363-74.
11. Dingman RO, Grabb WC. Intra-capsular temporomandibular joint arthroplasty. Plast Reconstr Surg. 1966;38(3):179-85
12. Laskin DM. Etiology of the pain-dysfunction syndrome. J Am Dent Assoc. 1969;79(1):147-53.
13. Ramfjord S. Dysfunctional temporomandibular joint and muscle pain. J Prosthet Dent. 1961;11(2):353.
14. Wilkes CH. Arthrography of the temporomandibular joint in patients with TMJ pain dysfunction syndrome. Minn Med. 1978;61(11):645-52.
15. Leopard PJ. Anterior dislocation of the temporomandibular disc. Br J Oral Maxillofac Surg. 1984;22(1):9-17.
16. Hall MB. Meniscoplasty of the displaced temporomandibular joint meniscus without violating the inferior joint space. J Oral Maxillofac Surg. 1984;42(12):788-92.
17. Shira RB. Meniscoplasty application: a modified operation for surgical repositioning of the ectopic temporomandibular joint meniscus. Oral Surg Oral Med Oral Pathol. 1987;63(4):393-402.
18. Bessette RW, Katzberg R, Natiella JR, Rose MJ. Diagnosis and reconstruction of the human temporomandibular joint

after trauma or internal derangement. Plast Reconstr Surg. 1985;75(2):192-205.
19. Zetz MR, Irby WB. Repair of the adult temporomandibular joint meniscus with autogenous dermal graft. J Oral Maxillofac Surg. 1984;42(3):167-71.
20. Schliephake H, Schmelzeisen R, Maschek H, Haese M. Long term results of the use of a silicone sheets after diskectomy in the temporomandibular join: clinical radiographic an histopathologic findings. Int J Oral Maxillofac Surg. 1999;28(5):323-9.
21. Al-Kayat A, Bramley P. A modified pre-auricular approach to the temporomandibular joint and malar arch. Br J Oral Surg. 1979;17(2):91-103.
22. Feinberg SE, Larsen PE. The use of a pedicle temporalis muscle-pericranial flap for replacement of the TMJ disc; preliminary report. J Oral Maxillofac Surg. 1989;47(2):142-6.
23. Pogrel MA, Kaban LB. The role of a temporalis fascia and muscle flap in temporomandibular join surgery. J Oral Maxillofac Surg. 1990;48(1):14-9.
24. Bergey DA, Braun TW. The posterior zygomatic arch osteotomy to facilitate temporalis flap placement. J Oral Maxillofac Surg. 1994;52(4):426-7.
25. Weinberg S. Eminectomy and meniscoplasty for internal derangements of the temporomandibular joint. Oral Surg Oral Med Oral Pathol. 1984;57(3):241-9.
26. Quinn PD. Color atlas of temporomandibular joint surgery. St. Louis: Mosby; 1998.
27. Hall MB, Gibbs CC, Sclar AG. Association between the prominence of the articular eminence and displaced TMJ disk. Cranio. 1985;3(3):237-9.
28. Atkinson WB, Bates RE Jr. The effects of the angle of the articular eminence on anterior disk displacement. J Prosthet Dent. 1983;49(4):554-5.
29. Mercuri LG, Campbell RL, Shamaskin RG. Intra-articular meniscus dysfunction surgery. Oral Surg Oral Med Oral Pathol. 1982;54(6):613-21.
30. Shafer WG. Distúrbios traumáticos da ATM. In: Patologia bucal. Rio de Janeiro: Interamericana; 1975. v. 13.
31. Rowe NL, Williams JL. Treatment of dislocations. In: Maxil-lofacial injuries. London: Churchill Livingstone; 1985. v. 10.
32. Oatis GW Jr, Baker DA. The bilaterial eminectomy as definitive treatment. A review of 44 patients. Int J Oral Surg. 1984;13(4):294-8.
33. Undt G, Kermer C, Piehslinger E, Rasse M. Treatment of recurrent mandibular dislocation, Part I: Leclerc blocking procedure. Int J Oral Maxillofac Surg. 1997;26(2):92-7.
34. Prince RB. Surgical correction of recurrent dislocation of a mandibular condyle in a patient with Huntington's Chorea: a case report. Br J Oral Maxillofac Surg. 1985;23(2):118-22.
35. Poswillo DE. Surgery of the temporomandibular joint. Oral Sci Rev. 1974;6(0):87-118.
36. Köle H. Dermis flap transposition as a treatment for "Fixed Dislocation" of the temporomandibular joint. J Maxillofac Surg. 1981;9(2):129-31.
37. Bassett A, Remick RA, Blasberg B. Tardive dyskinesia: a unrecognized cause of orofacial pain. Oral Surg Oral Med Oral Pathol. 1986;61(6):570-2.
38. Rowe NL, Killey HC. Cirurgia Y ortopedia de cara y cabeza. Buenos Aires: Bibliografia Angentina; 1968. v. 36.
39. McKelvey LE. Sclerosing solution in the treatment of chronic subluxation of the temporomandibular joint. J Oral Surg (Chic). 1950;8(3):225-36.
40. Schade GJ. Surgical treatment of habitual luxation of the temporo-mandibular joint. J Maxillofac Surg. 1977;5(2):146-50.
41. Xu YD. Clinical application of sclerosing agent injection in treating habitual dislocation of temporo-mandibular joint. Zhonghua Kou Qiang Yi Xue Za Zhi. 1992;27(3):148-50, 189-90.
42. Qiu WL, Ha Q, Hu QG. Treatment of habitual dislocation of the temporomandibular joint with subsynovial injection of sclerosant through arthroscope. Proc Chin Acad Med Sci Peking Union Med Coll. 1989;4(4):196-9.
43. Boudreaux RE, Spire ED. Application of capsule ligament of temporo-mandibular joint, surgical approach to recurrent dislocation or chronic subluxation. J Oral Surg. 1968;26(5):330-3.
44. Mayer L. Recurrent dislocation of the jaw. J Bone Surg. 1933;15:22-5.
45. Laskin DM. Myotomy for the management of recurrent and protracted mandibular dislocation. Trans Int Conf Oral Surg. 1973;4:264-8.
46. Sindet-Pedersen S. Intraoral miotomy of the lateral pterygoid muscle for treatment of recurrent dislocation of the mandibular condyle. J Oral Maxillofac Surg. 1988;46(6):445-9.
47. Kummoona R. Surgical reconstruction of the temporomandibular joint for chronic subluxation an dislocation. Int J Oral Maxillofac Surg. 2001;30(4):344-8.
48. Lindermann A. Die chrurgische benhadlung Erkrannkungen des Kiefergelenkes. Z Stomat. 1925;23:395-466.
49. Stassen LF, Currie WJ. A pilot study of the use of eminectomy in the treatment of closed lock. Br J Oral Maxillofac Surg. 1994;32(3):138-41.
50. Randzio J, Fischer-Brandies E. Augmentation of the articular tubercule in treatment of chronic recurrent temporomandibular joint luxations. Oral Surg Oral Med Oral Pathol. 1986;61(1):19-22.
51. Whear NM, Langdon J, MacPhersan DW. Temporomandibular joint eminence augmentation by down fracture and inter positional cartilage graft. A new surgical technique. Int J Oral Maxillofac Surg. 1991;20(6):357-9.
52. Sensöz O, Ustüner ET, Celebioğlu S, Mutaf M. Eminectomy for the treatment of chronic subluxation and recurrent dislocation of the temporomandibular joint and a new method of patient evaluation. Ann Plast Surg. 1992;29(4):299-302.
53. Boudreau RG, Tideman H. Treatment of chronic mandibular dislocation. Oral Surg Oral Med Oral Pathol. 1976;41(2):169-73.
54. Gosserez M, Dautrey J. Osteoplastic bearing for treatment of temporomandibular joint luxation. Trans Int Conf Oral Surg. 1967:261-4.
55. Puelacher WC, Waldhart E. Miniplate eminoplasty a new surgical treatment for TMJ-dislocation. J Craniomaxillofac Surg. 1993;21(4):176-8.
56. Howe AG, Kent JN, Farrell CD, Poidmore SJ. Implant of articular eminence for recurrent dislocation of the temporomandibular joint. J Oral Surg. 1978;36(7):523-6.
57. Blackwood HJ. Pathology of the temporomandibular joint. J Am Dent Assoc. 1969;79(1):118-24.
58. Quinn PD. Synovial Chondromatosis with cranial extension. Oral Surg Oral Med Oral Pathol. 1992;73(4):398-402.
59. 59. Allan IM, Reid WH. Unilateral exostosis of the coronoid process of the mandible. Br J Oral Surg. 1967;5(1):20-4.
60. Allison ML, Wallace WR, Von Wyl H. Coronoid abnormalities causing limitation of mandibular movement. J Oral Surg. 1969;27(3):229-33.
61. Mutoh Y, Ohashi Y, Uchiyama N, Terada K, Hanada K, Sasaki F. Three dimensional analysis of condylar hyperplasia with computed tomography. J Craniomaxillofac Surg. 1991;19(2):49-55.
62. Garrington GE, Collett WK. Chondrosarcoma. I. A selected literature review. J Oral Pathol. 1988;17(1):1-11.
63. Hackney FL, Aragon SB, Aufdemorte TB, Holt GR, Van Sickels JE. Chondrosarcoma of the jaws: clinical findings histopathology and treatment. Oral Surg Oral Med Oral Pathol. 1991;71(2):139-43.
64. Cervelli V, Bottini DJ, Arpino A, Trimarco A, Cervelli G, Mugnaini F. Hypercondylia: problems in diagnosis and therapeutic indications. J Craniofac Surg. 2008;19(2):406-10.
65. Rushton MA. Unilateral hyperplasia of the jaws in the young. Int Dent J. 1951;2:41-76.

66. Hovell JH. Condylar hyperplasia. Br J Oral Surg. 1963;1:105-11.
67. Obwegeser HL, Makek MS. Hemimandibular hyperplasia-hemimandibular elongation. J Maxillofac Surg. 1986;14(4):183-208.
68. Anaya Flórez JA, Molina Martinez N, Rueda CE, Morales Latorre R, García Rey RE, Martínez X, et al. Manejo inderdisciplinario de la hiperplasia condilar. J Clin Odontol [Internet]. 2002 [capturado em 15 jul. 2011];17:7-20. Disponível em: http://www.jorgeanayaortodoncista.com/img/hiperplasia%20%20condilar.pdf.
69. Saridin CP, Raijmakers P, Becking AG. Quantitative analysis of planar bone scinigraphy in patients with unilateral condylar hyperplaisa. Oral Surg Oral Med Oral Pathol Oral Radiol Endod. 2007;104(2):259-63.
70. Norman JE, Painter DM. Hyperplasia of the mandibular condyle. A historical review of important early cases with a presentation and analysis of 12 patients. J Maxillofac Surg. 1980;8(3):161-75.
71. Beirne OR, Leake DL. Technetium 99 m pyrosphosphate Uptake in a case of Unilateral Condylar Hyperplasia. J Oral Surg. 1980;38(5):385-6.
72. Cisneros GJ, Kaban LB. Computerized skeletal scintilography for assessment of mandibular asymmetry. J Oral Maxillofac Surg. 1984;42(8):513-20.
73. el-Labban NG, Harris M, Hopper C, Barber P. Degenerative changes in masseter and temporalis muscles in limited mouth opening and TMJ ankylosis. J Oral Pathol Med. 1990;19(9):423-5.
74. el-Mofty S. Ankylosis of the temporomandibular joint. Oral Surg Oral Med Oral Pathol. 1972;33(4):650-60.
75. Chandra P, Dave PK. Temporomandibular joint ankylosis. Prog Clin Biol Res. 1985;187:449-58.
76. Su-Gwan K. Treatment of temporomandibular joint ankylosis with temporalis muscle and fascia flap. Int J Oral Maxillofac Surg. 2001;30(3):189-93.
77. Miller GA, Page HL Jr, Griffith CR. Temporomandibular joint ankylosis: review of the literature and report of two cases of bilateral involvement. J Oral Surg. 1975;33(10):792-803.
78. Norman JEB, Bramley PA Textbook and color atlas of the temporomandibular joint: diseases, disorders, surgery. London: Wolf Medical; 1990.
79. Blackwood HJ. Cellular remodeling in articular tissue. J Dent Res. 1965;45:480-9.
80. Sawhney CP. Bony ankylosis of the temporomandibular joint: follow-up of 70 patients treated with arthroplasty and acrylic spacer interposition. Plast Reconstr Surg. 1986;77(1):29-40.
81. Kazanjian VH. Ankylosis of the temporomandibular joint. Am J Orthod. 1938;24:181-206.
82. Blair VP. Operative treatment of ankylosis of mandible. Surg Gynec Obst. 1914;14:436-51.
83. Rowe NL. Anquylosis of the temporomandibular joint. Part I. J R Coll Surg Edinb. 1982;27(2):67-79.
84. Raveh J, Vuillemin T, Lädrach K, Sutter F. Temporomandibular joint ankylosis: surgical treatment and long-term results. J Oral Maxillofac Surg. 1989;47(9):900-6.
85. Arnett GW, McLaughlin RP. Planejamento facial e dentário para ortodontistas e cirurgiões buco-maxilofaciais. São Paulo: Artes Médicas; 2004. p. 1222-35.
86. Arnett GW, Milam SB, Gottesman L. Progressive mandibular retrusion-idiophatic condylar resorption. Part II. Am J Orthod and Dentofacial Orthop. 1996;110(2):117-27
87. Haers PE, Sailer HF. Mandibular resorption due to systemic sclerosis. Case report of surgical correction of a secondary open bite deformity.Int J Oral Maxillofac Surg. 1995;24(4):261-7.
88. Arnett GW, Milam SB, Gottesman L. Progressive mandibular retrusion-idiophatic condylar resorption. Part I. Am J Orthod and Dentofacial Orthop. 1996;110(1):8-15.
89. Tuinzing DB, Grreb RB, Dorembos J, Van Der Kwast WAM. Surgical orthodontics: diagnosis and treatment. Amsterdam: Free University; 1993.
90. Ellis E 3rd, Hinton RJ. Histological examination of the temporomandibular joint after mandibular advanced with and without rigid fixation: an experimental investigation in adults macaca mulatta. J Oral Maxillofac Surg. 1991;49(12):1316-27.
91. Woolford LM. Concomitant temporomandibular joint and orthognatic surgery. J Oral Maxillofac Surg. 2003;61(10):1198-204.
92. Hwang SJ, Haers PE, Sailer HF. The role of a posteriorly inclined condylar neck in condylar resorption after orthognatic surgery. J Craniomaxillofac Surg. 2000;28(2):85-90.
93. Capelozza Filho L. Diagnóstico em ortodontia. Maringá: Dental; 2004.

CAPÍTULO 50

ARTROCENTESE APLICADA À ARTICULAÇÃO TEMPOROMANDIBULAR

Eduardo Grossmann
Thiago Kreutz Grossmann

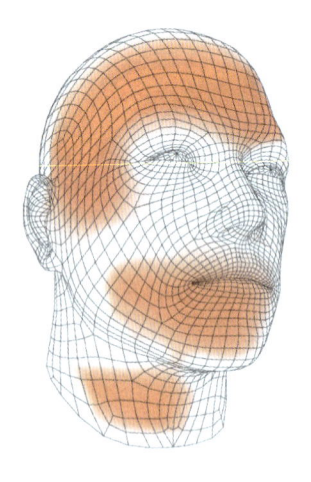

O presente capítulo apresenta uma revisão da literatura que define o procedimento de artrocentese, bem como diferentes técnicas empregadas de forma isolada ou associada a anti-inflamatório, opioide e solução viscoelástica. São descritos, também, o seu possível mecanismo de ação, suas indicações e complicações em comparação à artroscopia, outra modalidade cirúrgica mais invasiva.

INTRODUÇÃO

A artrocentese da articulação temporomandibular foi introduzida por Nitzan e colaboradores.[1] Desde então, ganhou popularidade entre os profissionais que tratam das disfunções temporomandibulares. É considerada por muitos como padrão ouro de tratamento cirúrgico para pacientes que não respondem ao tratamento conservador (fisioterapia, calor, placa oclusal, fármacos para dor, dieta branda, mudanças comportamentais e de estilo de vida).[2-4] Trata-se de um procedimento minimamente invasivo, de curta duração e baixo custo, realizado no próprio consultório profissional, sob anestesia local, com e sem sedação, que não deixa cicatriz e possibilita que o paciente retorne à sua residência logo após o término do mesmo. A artrocentese permite a lavagem do espaço articular e lise de aderências via distensão hidráulica. A técnica tradicional utiliza duas agulhas inseridas no compartimento superior por meio de dois locais de punção separados, o que torna o procedimento eficiente. Uma das agulhas serve para a entrada da solução de lavagem e a segunda, para a saída. É reconhecido que o procedimento pode ser, por vezes, muito difícil, uma vez que a punção ocorre às cegas. Várias punções pela cápsula articular podem ser necessárias, principalmente nos casos em que os profissionais não foram previamente treinados e não têm conhecimento anatômico da região. Isso pode ocasionar o extravasamento extra-articular da solução empregada, diminuindo a pressão intra-articular necessária para a lise das aderências e ocasionando também uma menor remoção da quantidade de substâncias algogênicas presentes no interior da cápsula articular, o que pode tornar o procedimento ineficaz.

DEFINIÇÃO

A artrocentese é um procedimento pouco invasivo, realizado preferencialmente sob anestesia local[2,5] ou geral,[6] no qual circula um líquido (soro fisiológico ou solução de Ringer lactato) e/ou medicamentos (anti-inflamatório, opioides, corticosteroide e solução viscoelástica) com baixo risco de complicações. A técnica consiste na lavagem do compartimento superior da articulação temporomandibular (ATM) por meio de uma agulha ou cateter,[7-10] duas agulhas ou mais[1,11-16] inseridas por via transcutânea, podendo haver somente uma agulha de entrada, ou uma de entrada e outra de saída.

INDICAÇÕES

A artrocentese é empregada preferencialmente nos casos de desarranjos internos não responsivos ao tratamento clínico conservador. É indicada em pacientes com deslocamento anterior do disco com e sem redução, em aderência do disco e nos casos de adesividades em fase inicial, junto à fossa e/ou à vertente superior do tubérculo articular, com limitação da abertura da boca, em quadros de dor aguda intra-articular (sinovite/capsulite), nos casos de artrite reumatoide degenerativa e pacientes com ruído articular doloroso durante a abertura e/ou fechamento da boca.[1,11-20]

TÉCNICA DA ARTROCENTESE

Com o paciente acordado*, realiza-se antissepsia com solução de clorexidina a 2%, iodofor aquoso ou substância similar em toda a face, com ênfase na região pré-auricular e orelha. A seguir, isola-se a região temporal com micropore estéril do lado em que se realizará o procedimento. Em seguida, colocam-se campos estéreis que permitirão a visualização da orelha, parte do canto lateral da órbita e da região mandibular. Inicia-se pelo bloqueio do nervo auriculotemporal (NAT) com cloridrato de lidocaína a 2%, norepinefrina 1:200.000 com um tubete (1,8 mL) seguido da anestesia do nervo temporal profundo posterior e masseterino com um a dois tubetes, conforme técnica descrita por Grossmann, (2001).[2] Com isso, evita-se o desconforto e/ou dor do tipo pressão, que pode ocorrer quando se inicia o procedimento de lavagem articular. Obtém-se, dessa forma, uma ótima analgesia da região, evitando a necessidade de sedação. Depois disso, traça-se uma linha reta com azul de metileno e palito junto à pele da porção média do trago da orelha até o canto lateral do globo ocular. Nessa linha, marcam-se dois pontos para inserção de agulhas. O primeiro ponto, mais posterior, deve ficar a uma distância de 10 mm do trago e 2 mm abaixo da linha canto-tragol. Uma segunda marcação é realizada 20 mm do trago e a 10 mm abaixo dessa mesma linha (Fig. 50.1). Um abridor de boca estéril deve ser colocado sobre as arcadas dentais do lado contralateral ao da realização da artrocentese para possibilitar o deslocamento da cabeça da mandíbula para baixo e para a frente, facilitando a abordagem ao recesso posterior do compartimento superior da ATM. Introduz-se uma agulha** 30/0,7 ou 40/1,2 no ponto mais posterior conectada a uma seringa de 5 mL, no qual injeta-se 1 a 4 mL de soro fisiológico a 0,9% com o intuito de distender o espaço articular (Fig.50.2). Depois, uma segunda agulha deverá ser introduzida no compartimento distendido, à frente da primeira agulha e conectada a um extensor de soro de 60 cm que se acopla a uma borracha de aspiração flexível e transparente, possibilitando a visualização da solução e sua fluidez, e orientando o fluxo da solução empregada (lavagem articular). Em seguida, será conectada à agulha posterior um extensor de soro acoplado a uma seringa de 20 mL (Fig. 50.3). Os extensores têm três finalidades básicas: facilitar a injeção de soro por meio de uma seringa, evitar a preensão

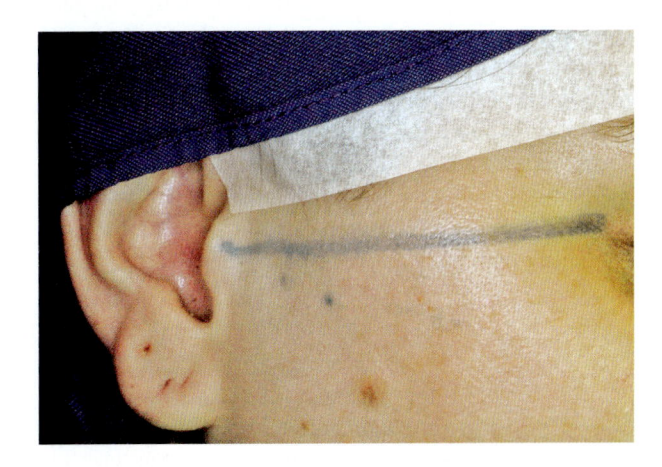

Figura 50.1. Linha canto-trago com a marcação dos dois pontos para inserção das agulhas.

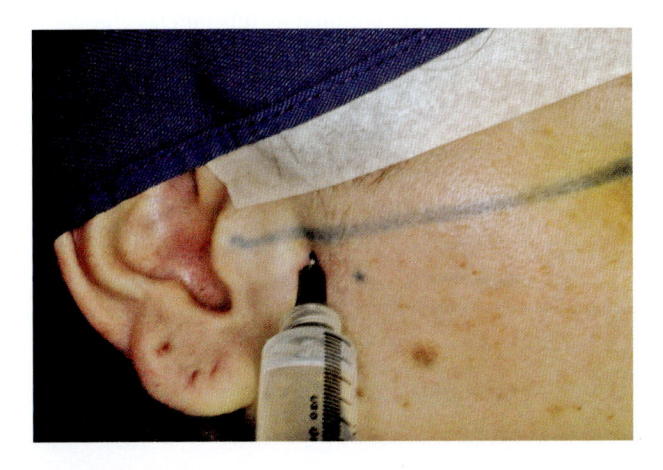

Figura 50.2. Inserção da agulha no ponto mais posterior do recesso da ATM no qual se introduz soro fisiológico, com auxílio de uma seringa para distender o compartimento superior.

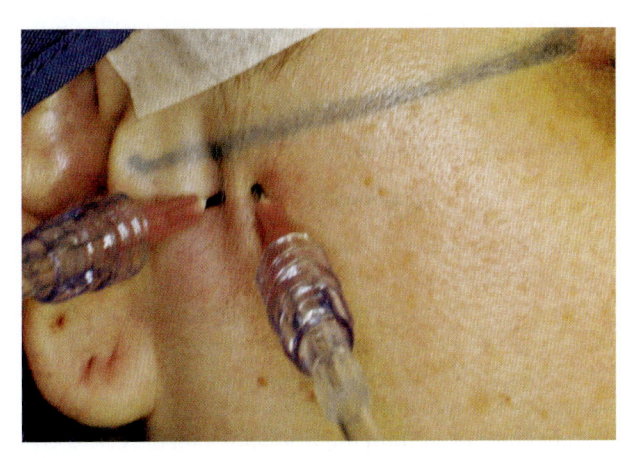

Figura 50.3. Colocação das agulhas conectadas a extensores de soro. Na agulha posterior, acopla-se uma seringa de 20 mL e, na anterior, uma borracha de aspiração flexível e transparente.

---

* Usa-se uma veia periférica no início do procedimento para que se possa administrar o fármaco apropriado em caso de intercorrência no transoperatório. Essa via serve para o emprego de corticosteroide, analgésico e/ou anti-inflamatório no pré e no pós-operatório também.

** Depende da idade do paciente, do tipo de doença, do tamanho do compartimento superior e da experiência do profissional.

e mobilização das agulhas e seu possível deslocamento e promover rapidez na realização do procedimento. A quantidade necessária de soro fisiológico varia de 100 a 400 mL para remover as substâncias algogênicas presentes no espaço articular. No caso de haver aderências, ou poucas adesividades, recomenda-se obstruir uma das agulhas, aumentando a pressão no êmbolo da seringa. Pede-se ao paciente que realize movimentos de abertura e de lateralidade. Caso estejam ainda limitados, o cirurgião auxiliar pode realizar os mesmos movimentos com a intenção de quebrar possíveis aderências, ou adesões, tentando restabelecer um padrão de abertura bucal igual ou superior a 35 mm, de lateralidade e protrusiva de pelo menos 4 mm.[21]

MECANISMO DE AÇÃO

A artrocentese altera a viscosidade do líquido sinovial, contribuindo para a translação do complexo disco e cabeça da mandíbula.[22] Além disso, quando realizada sob pressão e combinada com forças de cisalhamento geradas pela manipulação da mandíbula, poderia liberar aderências e adesões em fase inicial, permitindo um aumento na abertura bucal.[27] A redução ou eliminação da dor ocorre à custa de lavagem articular, que elimina mediadores químicos pró-inflamatórios,[25,28,29] associada à ação direta de medicamentos instilados sobre receptores de dor com localização intracapsular.[30]

> **Complicações**
> As possíveis complicações desse procedimento são: edema pós-operatório por extravasamento de solução intra-articular, equimose ou hematoma periauricular, sangramento perioperatório por lesão vascular, paresia do ramo zigomático ou temporal do nervo facial pelo bloqueio anestésico local, paralisia do ramo zigomático ou bucal por traumatismo da agulha, bradicardia e hematoma extradural.[5,23-26]

Técnica de agulha única

Uma sugestão possível para melhorar a tolerabilidade da artrocentese da articulação temporomandibular (ATM) pode ser a introdução de uma abordagem modificada que garante a execução de uma técnica de agulha única (TAU). A TAU emprega as mesmas substâncias da artrocentese (soro fisiológico ou solução de Ringer lactato) e a abordagem é pelo recesso posterior, ou seja, 10 mm anterior e 2 mm inferior à linha média canto-trago (ver Fig. 50.4) para injeção de fluidos e aspiração.

Existem algumas vantagens da abordagem da artrocentese tradicional com duas agulhas. A primeira seria o tempo menor de execução. O posicionamento de uma única agulha pode permitir um acesso mais seguro e estável para o espaço articular, enquanto o posicionamento de uma segunda agulha pode interferir na estabilidade da primeira. O uso de uma única agulha é mais estável. Pode reduzir os riscos de lesão nervosa (paresia do facial) devido ao menor trauma da intervenção, assim como a dor dos pacientes no pós-operatório devido à menor manipulação articular. A TAU utiliza a injeção de fluido sob pressão com o paciente com a boca aberta, a fim de expandir a fossa mandibular (Fig. 50.5). Após a injeção, pede-se ao paciente que feche a boca e o líquido é retirado com a mesma agulha (Fig. 50.6). Todo esse processo de injeção e remoção de líquido deve ser realizado com dez repetições (com um volume total de cerca de 40 mL). A injeção sob pressão do fluido é útil para romper aderências que são comumente responsáveis pela limitação do movimento translatório da cabeça da mandíbula, o que explica principalmente os fenômenos de fixação do disco à fossa mandibular e/ou ao tubérculo articular. Isso permite uma melhora imediata na abertura da boca. Essa técnica é indicada, portanto, para articulações com hipomobilidade, com fortes aderências ou com alterações degenerativas que tornam difícil a inserção da segunda agulha. Outra vantagem da TAU em relação à técnica convencional de artrocentese (duas agulhas) é o risco menor de a injeção do hialuronato de sódio (HS) fluir para fora do compartimento superior, uma vez que está ausente a segunda agulha. Portanto, a TAU pode permitir que o HS permaneça em sua totalidade junto ao compartimento superior. Essa técnica tem mostrado resultados promissores na clínica, e estudos futuros devem ser realizados a fim de comparar os achados do presente protocolo àqueles da técnica de duas agulhas tradicionais.[8]

É consenso que essa técnica seja de simples execução, custo baixo, além de ser pouco invasiva, não requerer instrumental, material e equipamentos sofisticados, e proporciona risco ínfimo de infecção, morbidade ou lesão nervosa. Apresenta, contudo, algumas limitações: dificilmente é possível eliminar as substâncias algogênicas (lavagem articular) presentes no fluido sinovial do

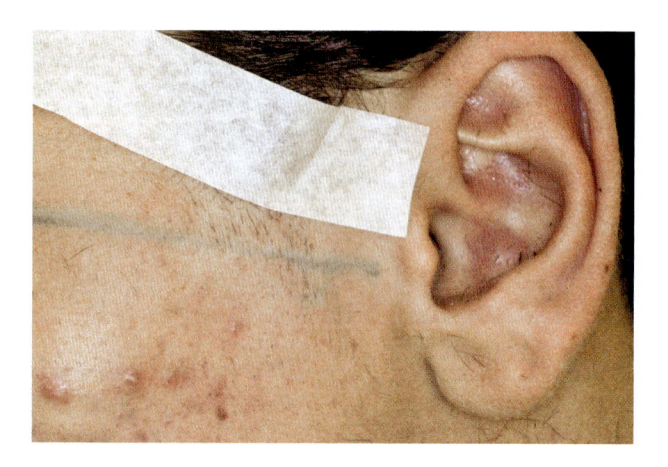

Figura 50.4. Linha canto-trago com a marcação do ponto para inserção da agulha.

compartimento superior da ATM e responsáveis pela dor e pelas alterações ósseas e fibrocartilagíneas, já que o volume total circulante é muito baixo. Mesmo que o cirurgião-dentista exerça certa pressão do êmbolo da seringa sobre o líquido, somente parte dele retornará pela agulha, independentemente de o paciente fechar a boca ou não. Parte do líquido poderá extravasar do compartimento superior em direção à face, produzindo um edema local e gerar dor no trans e pós-operatório. O rompimento de aderências (lise) não ocorrerá na totalidade e, como o número de repetições é em torno de dez, o tempo de procedimento pode ser igual ou superior ao da artrocentese.

Cânula de dupla agulha

Trata-se de uma técnica similar às demais, embora empregue um dispositivo metálico de aço inox que possui dois tubos de irrigação e aspiração. A cânula tem 80 mm de comprimento e o tubo mede 1 e 0,5 mm em diâmetro. O diâmetro do trocarte é 0,8 mm. A cânula com o trocáter é introduzida no compartimento superior da articulação, usando como guia a linha trago-canto externo da cavidade orbital. Depois, o trocarte é removido do tubo de irrigação e uma seringa contendo solução salina é injetada, promovendo a lavagem articular. Essa técnica permite lavagem com e sem pressão (respectivamente com seringa ou bolsa de solução salina fixada a 1 m de altura da face do paciente). É extremamente segura, de fácil execução e realizada também com anestesia local. Permite empregar volumes desejáveis de 50 a 500 mL, possibilitando lise de aderências e lavagem articular.[7]

Cânula única de Shepard

Emprega também um dispositivo metálico que possui duas agulhas fundidas com lumens independentes. Em uma extremidade, injeta-se o volume de substância desejada e, pela outra extremidade, ela sai associada a substâncias algogênicas presentes no compartimento superior da ATM. O acompanhamento é de mais de 10 anos.[31]

ARTROCENTESE E MODALIDADES

Carvajal e Laskin,[14] em 2000, avaliaram por meio de exame clínico e de uma Escala Visual Analógica (EVA) 26 pacientes, correspondente a 39 articulações, com deslocamento anterior do disco articular. Desse total, 32 articulações apresentavam deslocamento anterior do disco sem redução e sete com redução. Todos os pacientes foram submetidos a tratamento por artrocentese em nível ambulatorial. O acompanhamento dos indivíduos durou de 10 a 96 meses, com média de 48,7 meses. A máxima abertura bucal (MAB) pré-artrocentese variou de 20 a 40 mm, com média de 25,3 mm. Imediatamente após a artrocentese, houve uma variação de 30 a 55 mm, com média de 43,8 mm. A MAB, em longo prazo, variou de 15 a 50 mm, com média de 37,1 mm. Isso indica que, tanto a curto como a longo prazo, houve um aumento significativo da abertura da boca. Com base na EVA, tanto a dor como a disfunção a curto e a longo prazo tiveram uma diminuição significativa quando comparadas aos seus valores antes do procedimento. Quatorze dos 26 pacientes (54%) apresentavam-se sem dor, nove tinham menos dor do que antes da artrocentese. Vinte e três dos 26 pacientes (88%) estavam totalmente satisfeitos com o tratamento. Os três pacientes restantes realizaram nova intervenção cirúrgica. O índice de sucesso alcançado foi de 88%. A artrocentese, portanto, reduz a dor e a disfunção, e melhora significativamente a abertura da boca a curto e a longo prazo em pacientes com deslocamento anterior do disco articular.

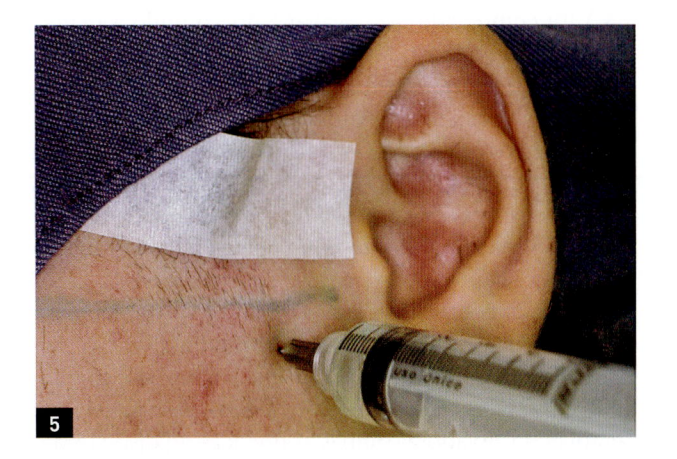

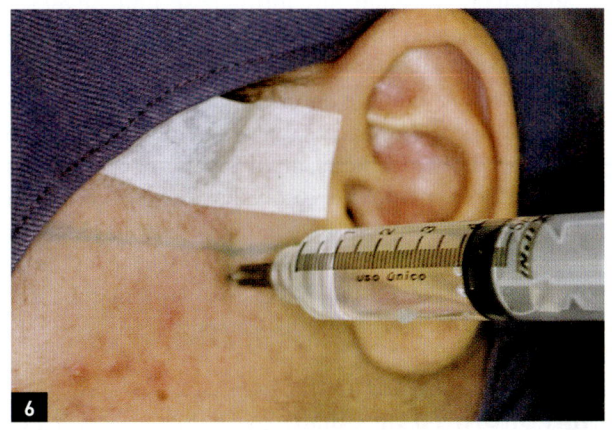

Figura 50.5 e 50.6. Inserção da agulha no ponto mais posterior do recesso da ATM no qual se introduz soro fisiológico com o auxílio de uma seringa para distender o compartimento superior. Após a injeção, pede-se ao paciente que feche a boca e o líquido é retirado com a mesma agulha.

ARTROCENTESE COM E SEM ANTI-INFLAMATÓRIO NÃO ESTEROIDAL

Este estudo examinou os efeitos clínicos e radiológicos intra-articulares da artrocentese e tenoxicam e os comparou com artrocentese isolada em pacientes com deslocamento do disco sem redução (DDSR). Vinte e quatro articulações temporomandibulares (ATM) de 21 pacientes com DDSR foram estudadas. Os pacientes foram divididos aleatoriamente em dois grupos: grupo A, em que apenas a artrocentese foi realizada (14 ATM, 14 pacientes) e grupo AT, que recebeu, além da artrocentese intra-articular, injeção de 2 mL de tenoxicam (10 ATMs, sete pacientes). Os pacientes foram avaliados antes do procedimento, no sétimo dia de pós-operatório, em duas, três e quatro semanas, e em dois, três, quatro, cinco e seis meses de pós-operatório. A intensidade da dor articular foi avaliada por meio de uma EVA. A abertura bucal máxima foi registrada a cada seguimento, e um exame de ressonância nuclear magnética (RNM) foi realizado antes do procedimento e após seis meses nos dois grupos. Com esse exame de imagem, procurou-se analisar a forma e a posição do disco com a boca aberta e fechada, a presença de efusão articular e as alterações na cortical e medular óssea da ATM. Ambos os tratamentos produziram aumento na abertura máxima da boca e redução da dor articular. Não houve diferença estatisticamente significativa entre os grupos. Um novo estudo controlado, conduzido com uma amostra maior, se faz necessário para decidir sobre a necessidade ou não de se empregar tal anti-inflamatório em procedimentos de artrocentese.[32]

ARTROCENTESE E OPIOIDE

A artrocentese com injeção de morfina intra-articular é uma intervenção cirúrgica utilizada quando o tratamento conservador falhou. A técnica é similar à convencional descrita por Nitzan e colaboradores.[1] A articulação é lavada com 50 mL de solução salina a 0,9% e, ao final do procedimento, introduz-se 1 mL de morfina (10 mg) seguida por manipulação delicada. Brennan e Ilankovan[3] realizaram um total de 405 artrocenteses (298 pacientes) durante um período de 10 anos (1993-2002). A dor foi avaliada subjetivamente por meio de EVA antes da artrocentese, um mês, seis meses e um ano após o procedimento. Os escores de dor registrados na EVA diminuíram significativamente depois do emprego da técnica. A combinação de artrocentese da ATM associada à injeção de morfina intra-articular reduziu a dor em aproximadamente 90% dos pacientes.

ARTROCENTESE COM E SEM HIALURONATO DE SÓDIO

Um estudo avaliou a eficácia da artrocentese da ATM com e sem injeção de hialuronato de sódio no tratamento de pacientes portadores de deslocamento do disco com redução e travamento fechado. Participaram dessa pesquisa 31 indivíduos, 26 do gênero feminino e cinco do gênero masculino, com idades entre 14 e 55 anos, média etária de 27 anos. Os pacientes apresentavam limitação da abertura bucal, dor e sensibilidade na ATM, além de sons articulares durante a função. Foram divididos aleatoriamente em dois grupos. No primeiro grupo, foi realizada artrocentese e, no outro, artrocentese associada a injeção de 1 mL de hialuronato de sódio intracapsular no compartimento superior da ATM. A avaliação clínica dos pacientes foi realizada antes do procedimento, logo após o procedimento e 1, 2, 3, 4, 5, 6, 9, 12, 18 e 24 meses depois. A intensidade da dor da ATM, a função mandibular e os sons articulares foram avaliados por EVA. A abertura máxima da boca e os movimentos laterais da mandíbula também foram mensurados em cada consulta de acompanhamento. Ambas as técnicas permitiram aumento da abertura da boca, melhoria no movimento lateral da mandíbula, redução da dor e do ruído articular. Esse estudo mostrou que a artrocentese associada à injeção de hialuronato de sódio pareceu ser superior à artrocentese empregada de forma isolada.[16]

ARTROCENTESE VERSUS ARTROSCOPIA

Um estudo prospectivo e randomizado foi realizado para comparar artroscopia e artrocentese no tratamento de pacientes com deslocamento anterior do disco com e sem redução. Foram avaliados 19 pacientes com documentação clínica e radiográfica, incluindo RNM da articulação temporomandibular, que não responderam à terapia clínica. Os pacientes foram divididos em dois grupos cirúrgicos: artroscopia com lise e lavagem sob anestesia geral e artrocentese com distensão hidráulica e lavagem sob sedação endovenosa. Dados objetivos foram coletados, incluindo a distância interincisal, movimentos laterais, avaliação oclusal, desvio na abertura e sensibilidade à palpação. Um questionário em forma de EVA foi empregado para avaliar a dor, o ruído articular, a mobilidade da mandíbula e alterações na dieta, sendo preenchido em uma semana por cada paciente, e em 1, 3, 4, 12 e 26 meses de pós-operatório.

Não houve diferença estatisticamente significativa entre os dois grupos no que diz respeito aos parâmetros avaliados. O grau de sucesso foi de 82% para artroscopia e 75% para artrocentese. Conclui-se que tanto a artroscopia quanto a artrocentese devem ser empregadas nos deslocamentos do disco para diminuir dor, aumentando a mobilidade funcional da mandíbula.[33]

Outro estudo avaliou 62 pacientes com deslocamento do disco com e sem redução que não responderam à terapia conservadora. Ambas as doenças do disco foram tratadas por artroscopia ou artrocentese. Em ambos os grupos, os resultados mostram que a artroscopia e a artrocentese e lavagem são úteis para melhorar a função e diminuir a dor. A artroscopia mostrou melhores resultados no que tange à abertura da boca, enquanto a artrocentese e a artroscopia mostraram resultados similares no controle da dor.[34]

CONCLUSÃO

Até o momento, não existem ensaios clínicos prospectivos, randomizados, duplo-cegos que compararam a artrocentese tradicional com a da agulha única, cânula de agulha dupla, cânula única de Shepard com as suas diferentes indicações. Na realidade, são em sua grande maioria uma série de casos retrospectivos, muitas vezes sem exame de imagem prévio (RNM) à realização do procedimento, sem um diagnóstico do(s) tipo(s) de distúrbio interno. Há trabalhos que abordam amostras pequenas, com curto período de acompanhamento e sem grupos controle e placebo. Os artigos publicados empregaram diferentes substâncias de irrigação intra-articular, com diferentes pressões,[11,13,15,16,24,25,27,30,33,34-37] além de diversos medicamentos pós-artrocentese por via parenteral e/ou na própria articulação(ões) afetada(s) e placas e fisioterapia por tempo variável,[38] o que pode influenciar no resultado final obtido.[30,39,40] Novas pesquisas mais bem desenhadas em termos de metodologia são necessárias antes que se possa determinar precisamente quais as melhores técnicas de artrocentese a serem empregadas nas disfunções da articulação temporomandibular.

REFERÊNCIAS

1. Nitzan DW, Dolwick MF, Martinez GA. Temporomandibular joint arthrocentesis: a simplified treatment for severe, limited mouth opening. J Oral Maxillofac Surg. 1991;49(11):1163-7; discussion 1168-70.
2. Grossmann E. O uso de artrocentese e da lavagem articulação temporomandibular em pacientes com deslocamento anterior do disco sem redução. Revista Dor. 2001;3(3):97-102.
3. Brennan PA, Ilankovan V. Arthrocentesis for Temporomandibular Joint Pain Dysfunction Syndrome. J Oral Maxillofac Surg. 2006;64(6):949-51.
4. 4. Diraçoglu D, Saral IB, Keklik B, Kurt H, Emekli U, Özçakar L, et al. Arthrocentesis versus nonsurgical methods in the treatment of temporomandibular disc displacement without reduction. Oral Surg Oral Med Oral Pathol Oral Radiol Endod. 2009;108(1):3-8.
5. Spallaccia F, Rivaroli P, Cascone P. Temporomandibular joint arthrocentesis: long-term results. Bull Group Int Rech Sci Stomatol Odontol. 2000;42(1):31-7.
6. Laskin DM, Grene CS, Hylander EL. Temporomandibular disorders an evidence- based approach to diagnosis and treatment. Chicago: Quintessence; 2006.
7. Alkan A, Bas B. The use of double- needle canula method for temporomandibular joint arthrocentesis: clinical report. Eur J Dent. 2007;1(3):179-82.
8. Guarda-Narddini L, Manfredini D, Ferronato G. Arthrocentesis of the temporomandibular joint: a proposal for a single-needle technique. Oral Surg Oral Med Oral Pathol Oral Radiol Endod. 2008;106(4):483-6.
9. Grossmann E. Glossário de cabeça e pescoço. São Paulo: Quintessence; 2008. v. 1.
10. Rahal A, Poirier J, Ahmaran C. Single-puncture arthrocentesis: introducing a new technique and a novel device. J Oral Maxillofac Surg. 2009;67(8):1771-3.
11. Murakami K, Hosaka H, Moriya Y, Segami N, Lizuka T. Short-term treatment outcome study for the management of temporomandibular joint closed lock: a comparison of arthrocentesis to nonsurgical therapy and arthroscopy lysis and lavage. Oral Surg Oral Med Oral Pathol. 1995;80(3):253-7.
12. Hosaka H, Murakami K, Goto K, Tadahiko L. Outcome of arthocentesis for temporomandibular joint with closed lock at 3years follow up. Oral Surg Oral Med Oral Pathol. 1996;82(5):501-4.
13. Nitzan DW, Samson B, Better H. Long-term outcome of arthrocentesis for sudden-onset, persistent, severe closed lock of the temporomandibular joint. J Oral Maxillofac Surg. 1997;55(2):151-7; discussion 157-8.
14. Carvajal WA, Laskin DM. Long-term evaluation of arthrocentesis for the treatment of internal derangements of the temporomandibular joint. J Oral Maxillofac Surg. 2000;58(8):852-5; discussion 856-7.
15. Nitzan DW, Price A. The use of arthrocentesis for the treatment of osteoarthritic temporomandibular joint. J Oral Maxillofac Surg. 2001;59(10):1154-9; discussion 1160.
16. Alpaslan GH, Alpaslan C. Efficacy of temporomandibular joint arthrocentesis with and without injection of sodium hialuronate in treatment of internal derangements. J Oral Maxillofac Surg. 2001;59(6):613-8; discussion 618-9.
17. Ness GM, Crawford KC. Temporomandibular joint arthrocentesis for acute or chronic closed lock. J Oral Maxillofac Surg. 1996;54(3):112-3.
18. Bertolami CN. Efficacy of temporomandibular joint arthrocentesis with and without injection of sodium hyaluronate in treatment of internal derangements: discussion. J Oral Maxillofac Surg. 2001;59(6):613-8; discussion 618-9.
19. Yura S, Totsuka Y. Relationship between effectiveness of arthrocentesis under sufficient pressure and conditions of the temporomandibular joint. J Oral Maxillofac Surg. 2005;63(2):225-8.
20. Grossmann E, Kosminsky M, Lopes NMF. Disfunção temporomandibular. In: Onofre Alves Neto O, Costa CMC, Siqueira JT, Teixeira MF, organizadores. Dor: princípios e prática. Porto Alegre: Artmed; 2009. p. 597-626, v. 1.
21. Parameters of Care for Oral and Maxillofacial Surgery. A Guide for Practice, Monitoring and Evaluation (AAOMS Parameters of Care-95). American Association of Oral Maxillofacial Surgeons. J Oral Maxillofac Surg. 1992;50(7 Suppl 2):i-xvi, 1-174.
22. Nitzan DW, Etsion I. Adhesive force: the underlying cause of the disc anchorage to the fossa and/or eminence in the temporomandibular joint: a new concept. Int J Oral Maxillofac Surg. 2002;31(1):94-9.
23. Stein JI. TJM arthrocentesis: a conservative surgical alternative. N Y State Dent J. 1995;61(9):68-76.
24. Dimitroulis G, Dolwick MF, Martinez GA. Temporomandibular joint arthrocentesis and lavage for the treatment of closed lock: a follow up study. Br J Oral Maxillofac Surg. 1995;33(1):23-6; discussion 26-7.

25. Frost DE, Kendell BD. The use of arthrocentesis for treatment of Temporomandibular joint disorders. J Oral Maxillofac Surg. 1999;57(5):583-7.
26. Carrol TA, Smith K, Jakubowski J. Extradural haematoma following temporomandibular joint arthrocentesis and lavage. Br J Neurosurg. 2000;14(2):152-4.
27. Yura S, Totsuka Y, Yoshikawa T, Inoue N. Can arthrocentesis release intracapsular adhesions? Arthroscopic finding before and after irrigation under sufficient hydraulic pressure. J Oral Maxillofac Surg. 2003;61(11):1253-6.
28. Emshoff R, Puffer P, Strobl H, Gassner R. Effect of temporomandibular joint arthrocentesis on synovial fluid mediator level of tumor necrosis factor-alpha: Implications for treatment outcome. Int J Oral Maxillofac Surg. 2000;29(3):176-82.
29. Kaneyama K, Segami N, Nishimura M, Sato J, Fujimura K, Yoshimura H. The ideal lavage volume for removing bradykinin, interleukin-6, and protein from the Temporomandibular joint by arthrocentesis. J Oral Maxillofac Surg. 2004;62(6):657-61.
30. Kunjur J, Anand R, Brennan PA, Ilankovan V. An audit of 405 temporomandibular joint arthrocentesis with intra-articular morphinre infusion. Br J Oral Maxillofac Surg. 2003;41(1):29-31.
31. Rehman K-U, Hall T. Single needle arthrocentesis Brit J of Oral and Maxillof Surg. 2009;47(5):403-4.
32. Aktas I, Yalcin S, Sencer S. Intra-articular injection of tenoxicam following temporomandibular joint arthrocentesis: a pilot study. Int J Oral Maxillofac Surg. 2010;39(5):440-5.
33. Fridrich KL, Wise JM, Zeitler DL. Prospective comparison of arthroscopy and arthrocentesis for temporomandibular joint disorders. J Oral Maxillofac Surg. 1996;54(7):816-20; discussion 821.
34. Goudot P, Jaquineta R, Hugonnet S, Haefliger W, Richter M. Improvement of pain and function after arthroscopy and arthrocentesis of the temporomandibular joint: a comparative study. J Craniomaxillofac Surg. 2000;28(1):39-43.
35. Trieger N, Hoffman CH, Rodriguez E. The effect of arthrocentesis of the temporomandibular joint in patients with rheumatoid arthritis. J Oral Maxillofac Surg. 1999;57(5):537-40; discussion 540-1.
36. Nishimura M, Segami N, Kaneyama K, Suzuki T. Prognostic factors in arthrocentesis of the temporomandibular joint: evaluation of 100 patients with internal derangement. J Oral Maxillofac Surg. 2001;59(8):874-7; discussion 878.
37. Sanroman JF. Closed lock (MRI fixed disc): a comparison of arthrocentesis and arthroscopy. Int J Oral Maxillofac Surg. 2004;33(4):344-8.
38. Anderson GC, Schulte JK, Goodkind RJ. Comparative study of two treatment methods for internal derangement of the temporomandibular joint. J Prosthet Dent. 1985;53(3):392-7.
39. Segami N, Murakami K, Iisuka T. Arthrographic evaluation of disc position following mandibular manipulation technique for internal derangement with closed lock of the temporomandibular joint. J Craniomandib Disord. 1990;4(2):99-108.
40. Kopp S, Carlsson GE, Haraldson T, Wennenberg B. Long term effect of intra-articular injections of sodium hyaluronate and corticosteroid on temporomandibular joint arthritis. J Oral Maxillofac Surg. 1987;45(11):929-35.

PARTE 13 **Tratamento da dor / farmacologia / sedação**

CAPÍTULO 51

PRESCRIÇÃO E DISPENSAÇÃO DE MEDICAMENTOS NO BRASIL

José Tadeu Tesseroli de Siqueira

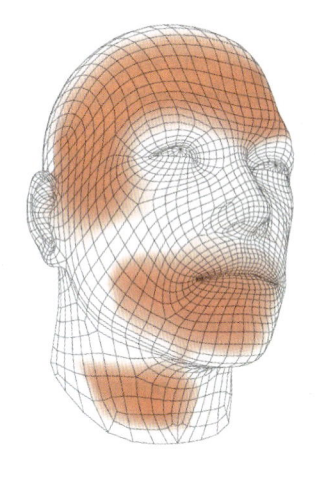

Prescrever medicamentos e realizar diagnósticos implica legitimização da atividade médica, odontológica ou veterinária. Não há restrições para prescrição de medicamentos desde que as indicações ocorram dentro da área de atividade profissional. Historicamente, o século XX foi marco de muitas lutas e conquistas da Odontologia. No início desse século, o cirurgião-dentista lutava para prescrever fármacos de uso interno, principalmente os indicados no combate à dor. Reivindicava à Saúde Pública do Brasil o direito de prescrever e aplicar fármacos de usos interno e externo. Atualmente, não existem mais tais restrições. A dor aguda faz parte da rotina do cirurgião-dentista. Exodontias, pulpites e cirurgias orais e maxilares são exemplos de procedimentos odontológicos nos quais os fármacos são imprescindíveis. O controle da dor aguda pós-operatória é benéfico ao paciente, não compromete a cicatrização da ferida cirúrgica e parece ter papel relevante na prevenção de dor crônica pós-operatória. No início do século XXI, o novo desafio ao cirurgião-dentista é a participação ativa em grupos multidisciplinares de tratamento da dor, principalmente crônica. A analgesia com óxido nitroso no consultório dentário foi finalmente liberada. Com a aprovação da especialidade de Disfunção Temporomandibular e Dor Orofacial, o desafio de diagnosticar e tratar pacientes com dores orofaciais crônicas passou a incluir o uso constante de medicamentos, alguns não habituais na atividade clínica odontológica corriqueira. Quando se trata de dor crônica, os medicamentos mudam, assim como o tempo de uso. Atenção permanente é necessária para definir riscos e benefícios das intervenções. Além disso, atualização contínua sobre medicamentos e legislação faz parte da rotina de quem prescreve.

Este capítulo faz uma breve revisão da legislação brasileira, tanto no que diz respeito à prescrição de medicamentos, quanto à regulamentação da Odontologia.

INTRODUÇÃO

A importância da farmacologia é indiscutível no controle e prevenção da dor, independentemente de sua origem. Tradicionalmente, os anestésicos, ansiolíticos, analgésicos e anti-inflamatórios são os medicamentos mais usados na prevenção e combate à dor, principalmente de natureza aguda, por exemplo a dor pós-operatória. Entretanto, em casos de dor neuropática e dor crônica, é preciso conhecer os fármacos adjuvantes, como os antidepressivos tricíclicos, anticonvulsivantes e neurolépticos. O uso clínico desses fármacos exige conhecimento mínimo de farmacologia, de seus efeitos colaterais, interações medicamentosas ou alimentares e de suas indicações, bem como do receituário e da legislação brasileira. O cirurgião-dentista tem a obrigação de conhecer o mínimo necessário sobre a ação dos fármacos que usa e lembrar que deve exercer a atividade da prescrição medicamentosa de forma consciente e científica. A prescrição de medicamentos é um ato de valor legal, contemplado no Código de Ética Odontológico (Quadro 51.1).

O Ministério da Saúde do Brasil dispõe de normas específicas para prescrição e dispensação de medicamentos, pois alguns deles estão sujeitos a controles especiais. Atualmente, tanto os opioides como os inibidores da ciclo-oxigenase tipo 2 (COX-2) necessitam de Notificação de Receita ou de formulário para Receita com Controle Especial. Cirurgiões-dentistas, médicos, veterinários, enfermeiros e farmacêuticos devem estar atentos a essas normas para evitar controvérsias desnecessárias, mal-entendidos e desinformações ao paciente.

Frequentemente, profissionais jovens de diferentes áreas da saúde têm dúvidas sobre prescrições medicamentosas e até mesmo sobre eventuais restrições aos profissionais da Odontologia. A legislação brasileira

Quadro 51.1. Leis que regem a atividade do cirurgião-dentista no território brasileiro

ATIVIDADES PRIVATIVAS DO CIRURGIÃO-DENTISTA, CAPÍTULO II, ART. 40
O exercício das atividades profissionais do cirurgião-dentista só é permitido com a observância do disposto nas Leis 4.324, de 14.04.64 e 5.081, de 24.08.66, no Decreto no. 68.704, de 03.06.71; e, nestas normas.
Compete ao cirurgião-dentista:
I. Praticar todos os atos pertinentes à Odontologia decorrentes dos conhecimentos adquiridos em curso regular ou em cursos de pós-graduação.
II. Prescrever e aplicar especialidades farmacêuticas de uso interno e externo, indicadas em Odontologia.
III. Atestar, no setor de sua atividade profissional, estados mórbidos e outros, inclusive para justificação de falta ao emprego.
IV. Proceder à perícia odonto-legal em foro civil, criminal, trabalhista e em sede administrativa.
V. Aplicar anestesia local e troncular.
VI. Empregar a analgesia e a hipnose, desde que comprovadamente habilitado, quando constituírem meios eficazes para o tratamento.
VII. Manter, anexo ao consultório, laboratório de prótese, aparelhagem e instalação adequadas para pesquisas e análises clínicas, relacionadas com os casos específicos de sua especialidade, bem como aparelho de raios X, para diagnóstico, e aparelhagem de fisioterapia.
VIII. Prescrever e aplicar medicação de urgência no caso de acidentes graves que comprometam a vida e a saúde do paciente.
IX. Utilizar, no exercício da função de perito-odontológico, em caso de necrópsia, as vias de acesso ao pescoço e à cabeça.

Fonte: Conselho Federal de Odontologia.[1]

é clara quanto às atividades desse profissional também no que se refere ao uso de fármacos (ver Quadro 51.1). Compete ao cirurgião-dentista "II – prescrever e aplicar especialidades farmacêuticas de uso interno e externo, indicadas em Odontologia".[2] A restrição definida pelo Ministério da Saúde nesse item encontra-se na prescrição de medicamentos antirretrovirais: "Fica proibida a dispensação das receitas com substâncias ou medicamentos constantes na lista "C4" (antirretrovirais) quando prescritas por médicos-veterinários ou cirurgiões-dentistas." (art. 78).[3]

Portanto, respeitadas as áreas de atuação profissionais, não existem restrições ao cirurgião-dentista para prescrição de medicamentos. Cabe a cada profissional preparar-se dentro de sua área de atividade ou especialização para prescrever fármacos, sabendo de suas indicações, restrições, efeitos colaterais e interações medicamentosas.

ORIENTAÇÕES SOBRE PRESCRIÇÃO DE MEDICAMENTOS

A prescrição de medicamentos é inerente à atividade do cirurgião-dentista e do médico. O ato de curar muitas vezes depende integralmente do medicamento. Outras vezes, como no caso dos analgésicos em pacientes operados, eles podem ser indispensáveis para a recuperação sem sofrimento desnecessário. O controle da dor aguda permite melhor recuperação do paciente, reduz as complicações pós-cirúrgicas e o surgimento de dor crônica pós-operatória.

Entretanto, a prescrição de medicamento, além envolver aspectos legais, exige cuidados e atenção por parte do prescritor, de modo que o paciente ou seus familiares estejam conscientes da ação dos medicamentos recebidos e, especialmente, de como usá-los.

O profissional que prescreve, por sua vez, deve estar consciente das limitações que o paciente e seus familiares podem ter quanto ao uso dos medicamentos. Clareza na prescrição e informação cuidadosa sobre o assunto são de responsabilidade de quem prescreve.

Eis algumas informações úteis:

1. Identificar a intensidade da dor, respeitando a queixa do paciente, e usar medicação pertinente.
2. Quando há necessidade de uso contínuo da medicação, mostrar a importância de respeitar os horários.
3. Lembrar que o subtratamento da dor, além de não amenizar o sofrimento, pode ter consequências, como a cronificação.
4. Não se abreviam formas farmacêuticas (usar comprimido ou cápsula e não comp. ou cáp.), vias de administração (via oral ou a via intravenosa e não VO ou IV), quantidades (uma caixa e não 1 cx.) ou intervalos entre doses ("a cada duas horas" e não 2/2h).[4]
5. Prescrever "se necessário" é um erro, pois o prescritor transfere ilegalmente a responsabilidade da prescrição ao paciente ou a quem deve administrar o medicamento, incentivando a automedicação.[4]
6. Explicar ao paciente como usar o medicamento, bem como os possíveis efeitos colaterais que o assustam ao ler a bula.

NORMAS PARA PRESCRIÇÃO DE MEDICAMENTOS NO BRASIL

O Ministério da Saúde do Brasil distribui os medicamentos liberados para uso em nosso país em vários grupos, sendo que alguns deles estão sujeitos a regime especial de controle ou necessitam de Notificação de Receita. Nesses casos, o farmacêutico só pode dispensar os medicamentos quando forem prescritos em Receita de Controle Especial ou com Notificação de Receita.[5]

De acordo com o Ministério da Saúde do Brasil, a Notificação de Receita é "o documento que acompanhado da receita autoriza a dispensação ou aviamento de medicamentos à base de substâncias constantes das listas "A1" e "A2" (entorpecentes), "A3", "B1" e "B2" (psicotrópicos), "C2" (retinoicos para uso sistêmico) e "C3" (imunossupressores), do Regulamento aprovado pela Portaria Nº 344/98-SVS/MS e de suas atualizações".[6] Os profissionais médicos, veterinários e cirurgiões-dentistas devem se cadastrar na autoridade sanitária de sua região ou cidade para obter talonários com Notificação de Receita. Os documentos necessários são: carteira de identidade profissional, comprovante de endereço residencial ou de consultório, carimbo com nome do profissional e o número de inscrição no conselho respectivo (art. 56 e 57).[3]

Eis a definição do Ministério da Saúde sobre Notificação de Receita:

> **Notificação de Receita:** documento padronizado destinado à notificação da prescrição de medicamentos: a) entorpecentes (cor amarela), b) psicotrópicos (cor azul) e c) retinoides de uso sistêmico e imunossupressores (cor branca). A Notificação concernente aos dois primeiros grupos (a e b) deverá ser firmada por profissional devidamente inscrito no Conselho Regional de Medicina, no Conselho Regional de Medicina Veterinária ou no Conselho Regional de Odontologia; a concernente ao terceiro grupo (c), exclusivamente por profissional devidamente inscrito no Conselho Regional de Medicina.[6]

Portanto, entre os medicamentos que exigem Notificação de Receita, os cirurgiões-dentistas podem utilizar em sua área de atuação tanto entorpecentes como psicotrópicos. É relevante observar que os analgésicos opioides constam na lista de entorpecentes (receita A, amarela). Entretanto, alguns deles, os opioides fracos, como codeína, propoxifeno e tramadol, dependendo da dosagem, deverão ser receitados no formulário para Receita de Controle Especial.

Ver no Quadro 51.2 as listas das substâncias que necessitam de Notificação de Receita ou de Receita de Controle Especial, bem como a relação resumida dos medicamentos frequentemente utilizados no tratamento da dor aqui no Brasil.

TIPOS DE RECEITAS UTILIZADAS NO BRASIL

De acordo com a classe do medicamento, os receituários podem ser:

a. **Comum:** de uso habitual, próprio para prescrição dos medicamentos que não constam nas listas sujeitas à Notificação de Receita ou Receita de Controle Especial, e segue as normas do Ministério da Saúde. Deve conter: nome completo do profissional, CRM, CRO ou CRMV, número de inscrição no respectivo conselho profissional, endereço completo, cidade e unidade federativa.[6]
b. **Receita de Controle Especial:** receita branca comum, impressa em duas vias. Usada para prescrição de medicamentos dos grupos C1, C2, C4, C5, A1, A2 e A3 (várias substâncias ou medicamentos sujeitos a controle, derivados retinoicos de uso sistêmico, antirretrovirais, anabolizantes, entorpecentes e psicotrópicos). O que muda é que, nesse caso, a receita comum deverá ter os seguintes dados do paciente: nome completo do paciente, endereço completo, prescrição, data e rubrica.

As substâncias ou medicamentos da lista C4 (antirretrovirais) só podem ser prescritas em Receita de Controle Especial emitida por médicos (art. 78).[6]

Eis a legislação do MSB sobre esse tipo de receita (Quadro 51.3).

> Art. 52. O formulário da Receita de Controle Especial (ANEXO XVII), válido em todo o Território Nacional, deverá ser preenchido em 2 (duas) vias, manuscrito, datilografado ou informatizado, apresentando, obrigatoriamente, em destaque em cada uma das vias os dizeres: "1ª via – Retenção da farmácia ou drogaria" e "2ª via – Orientação ao paciente".[6]

§ 1º A Receita de Controle Especial deverá estar escrita de forma legível, a quantidade em algarismos arábicos e por extenso, sem emenda ou rasura e terá validade de 30 (trinta) dias contados a partir da data de sua emissão para medicamentos a base de substâncias constantes das listas C1 (outras substâncias sujeitas a controle especial) e C5 (anabolizantes) deste Regulamento Técnico e de suas atualizações.

Art. 57. A prescrição poderá conter em cada receita, no máximo 3 (três) substâncias constantes da lista C1 (outras substâncias sujeitas a controle especial) deste Regulamento Técnico e de suas atualizações, ou medicamentos que as contenham.[6]

c. **Notificação de Receita A**: receita amarela usada para medicamentos dos grupos A1, A2 e A3 (entorpecentes e psicotrópicos) (Quadro 51.4).[6]
d. **Notificação de Receita B**: receita azul usada para prescrição de medicamentos dos grupos B1 e B2 (psicotrópicos e psicotrópicos anorexígenos). Receita B, portaria Nº 722 de 10/09/1998 (Medicamentos sujeitos a controle) (Quadro 51.5).[6,7]

PRESCRIÇÃO DE OPIOIDES NO BRASIL

A prescrição de opioides no Brasil é regulamentada pela Agência Nacional de Vigilância Sanitária (Anvisa) do Ministério da Saúde, com base no "regulamento técnico sobre substâncias e medicamentos sujeitos a controle especial", portaria nº 344, de 12 de maio de 1998 e atualizações. Os opioides fazem parte das listas de substâncias entorpecentes, que exigem notificação de receita, conforme a definição da própria Anvisa, como vimos anteriormente.[6]

Os opioides estão incluídos nas Listas de Substâncias Entorpecentes (RDC nº 21):[5]

- Lista A1, que inclui alfentanila, buprenorfina, fentanila, hidrocodona, hidromorfona, metadona, morfina e oxicodona.
- Lista A2, que inclui codeína, dextropropoxifeno e tramadol.

Quadro 51.2. Lista resumida das substâncias que necessitam de Notificação de Receita ou de Receita de Controle Especial e que são frequentemente usados para o tratamento da dor no Brasil

RDC Nº 21, DE 17 DE JUNHO DE 2010	
Lista A1	Lista das sustâncias entorpecentes (Sujeitas à Notificação de Receita A) – Alfentanila, bupronorfina, fentanila, hidromorfona, hidrocodona, metadona, morfina, oxicodona, oximorfona, petidina, sufentanila, tebaína etc. Adendo. 5) Medicações à base de **oxicodona**, contendo não mais que 40 miligramas dessa substância, por unidade posológica, ficam sujeitas à prescrição da Receita de Controle Especial, em 2 (duas) vias.
Lista A2	Lista das sustâncias entorpecentes de uso permitido somente em concentrações especiais (Sujeitas à Notificação de Receita A) – Codeína, nalbufina, nalorfina, dextropropoxifeno, tramadol etc. Adendo. – **Codeína, dextropropoxifeno e tramadol** misturadas a um ou mais componentes, em que a quantidade de entorpecente não exceda 100 miligramas por unidade posológica e em que a concentração não ultrapasse 2,5% nas preparações indivisíveis, ficam sujeitas à prescrição da Receita de Controle Especial, em 2 (duas) vias. – Preparações à base de **nalbufina**, inclusive as misturadas a um ou mais componentes, em que a quantidade não exceda 10 miligramas de Cloridrato de Nalbufina por unidade posológica ficam sujeitas à prescrição da Receita de Controle Especial, em 2 (duas) vias. – Preparações à base de **propiram**, inclusive as misturadas a um ou mais componentes, contendo não mais que 100 miligramas de propiram por unidade posológica e associados, no mínimo, a igual quantidade de metilcelulose, ficam sujeitas à prescrição da Receita de Controle Especial, em 2 (duas).
Lista B1	Lista das sustâncias psicotrópicas (Sujeitas à Notificação de Receita B) – Alprazepam, clonazepam, diazepam, midazolam, zolpidem, etc.
Lista C1	Lista das outras sustâncias sujeitas a controle especial (Sujeita a Receita de Controle Especial em duas vias) – Ácido valproico, amitriptilina, buspirona, carbamazepina, cetamina, celecoxibe, citalopram, clomipramina, clorpromazina, desipramina, desvenlafaxina, divalproato de sódio, droperidol, duloxetina, etoricoxibe, fenitoína, flufenazina, fluoxetina, gabapentina, haloperidol, hidrato de coral, imipramina, lamotrigina, levomepromazina, lumiracoxibe, naloxona, nortriptilina, oxcarbazepina, paroxetina, parecoxibe, pregabalina, rofecoxibe, sertralina, sibutramina, tetracaína, topiramato, valdecoxibe, venlafaxina etc. Adendo. – Os medicamentos à base da substância tetracaína ficam sujeitos à (a) venda sem prescrição médica quando tratar-se de preparações farmacêuticas de uso tópico odontológico não associadas a qualquer outro princípio ativo; (b) venda com prescrição médica sem a retenção de receita quando tratar-se de preparações farmacêuticas de uso tópico otorrinolaringológico, especificamente para colutórios e soluções utilizadas no tratamento de otite externa, e (c) venda sob prescrição médica com retenção de receita quando tratar-se de preparações farmacêuticas de uso tópico oftalmológico.

Obs.: Aqui ainda não estavam incluídos os antimicrobianos que atualmente também necessitam de Receita de Controle Especial em duas vias.
Para ver a lista completa, acesse o site da Anvisa.
Fonte: Brasil.[6]

Quanto ao receituário, deverá ser utilizado o Receituário de Notificação de Receita A (Quadro 51.4), que deverá ser fornecido pela Autoridade Sanitária mediante apresentação de documentação pelo profissional habilitado.

Entretanto, os adendos das Listas A1 e A2 estabelecem o seguinte:

- Medicações à base de **oxicodona** contendo não mais que 40 mg dessa substância por unidade posológica ficam sujeitas à prescrição da Receita de Controle Especial, em duas vias.
- **Codeína, dextropropoxifeno e tramadol** em dose que não excede 100 mg por unidade posológica, e cuja concentração não ultrapassa 2,5% nas

Quadro 51.3. Formulário para Receita de Controle Especial, cor branca

---

RECEITUÁRIO CONTROLE ESPECIAL

IDENTIFICAÇÃO DO EMITENTE

Nome Completo:

CRM   UF   Nº

Endereço Completo e Telefone:

Cidade: UF:

1ª VIA FARMÁCIA
2ª VIA PACIENTE

Paciente:

Endereço:

Prescrição:

IDENTIFICAÇÃO DO COMPRADOR

Nome:

Ident.:   Órg. Emissor:
End.:

Cidade: UF:
Telefone:

IDENTIFICAÇÃO DO FORNECEDOR

ASSINATURA DO FARMACÊUTICO

DATA: ____/____/____

preparações de formas indivisíveis, ficam sujeitas à prescrição da Receita de Controle Especial, em duas vias. O formulário de Receita de Controle Especial (ver Quadro 51.3) em duas vias é impresso em gráfica a pedido do profissional habilitado.

- Preparações à base de **nalbufina**, inclusive misturadas a um ou mais componentes, em que a quantidade não excede 10 mg de Cloridrato de Nalbufina por unidade posológica, ficam sujeitas à prescrição da Receita de Controle Especial, em duas vias.

- Preparações à base de **propiram**, inclusive misturadas a um ou mais componentes, contendo não mais que 100 mg de propiram por unidade posológica e associados, no mínimo, a igual quantidade de metilcelulose, ficam sujeitas à prescrição da Receita de Controle Especial, em duas.

- A prescrição de opioides, tanto por médicos como por cirurgiões-dentistas, sempre esteve envolta em mitos e fantasias que acabam levando ao subtratamento da dor. Ignorância sobre tolerância,

Quadro 51.4. Notificação de Receita A, de cor amarela, para entorpecentes

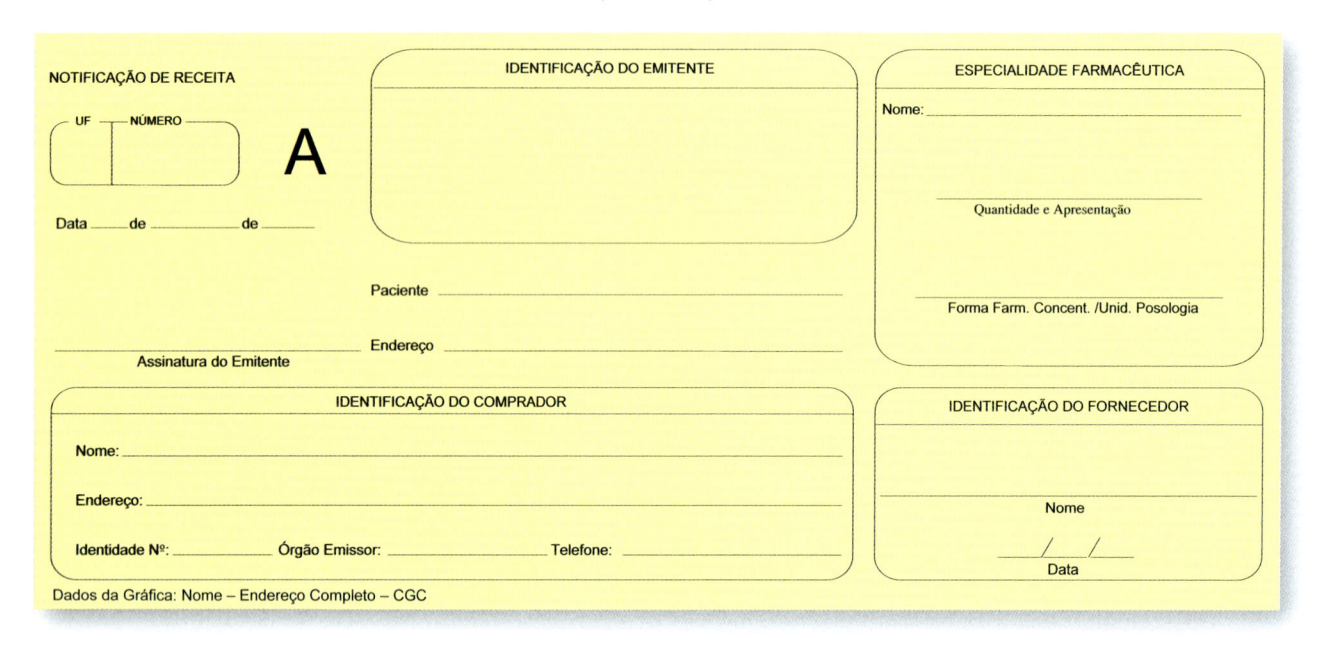

Quadro 51.5. Notificação de Receita B, de cor azul, para psicotrópicos

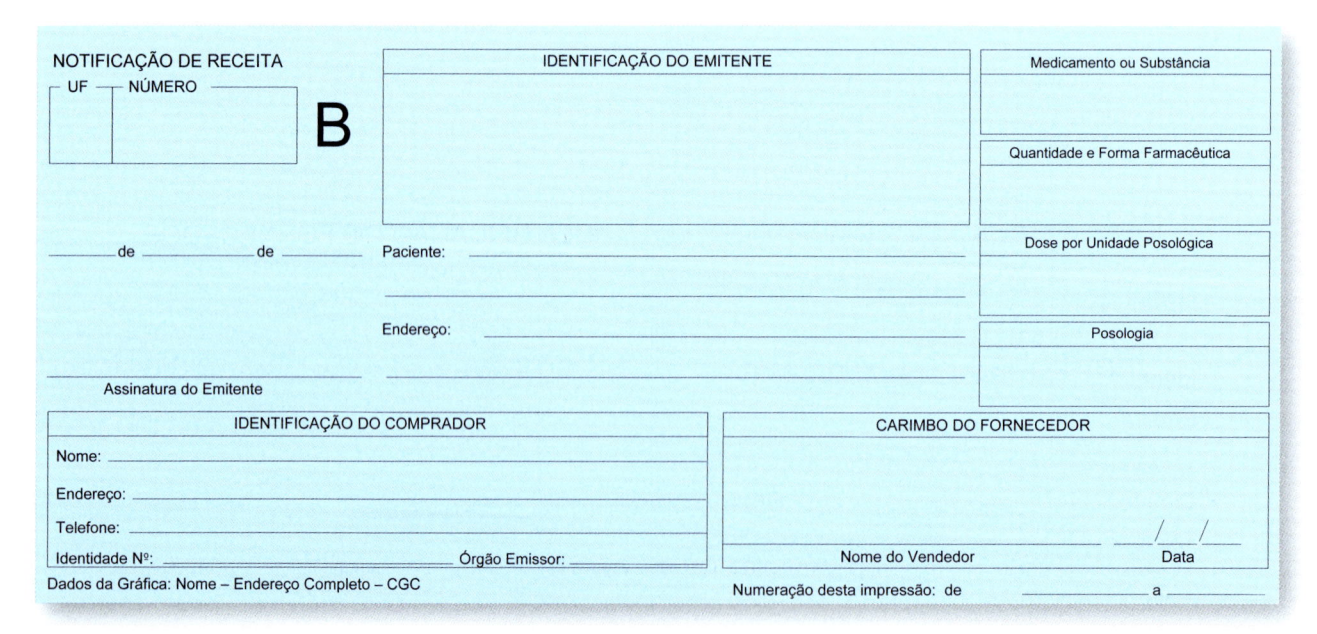

dependência e efeitos adversos dos opioides é mundial, e fato responsável pelo subtratamento da dor. O fato de esses medicamentos serem relacionados entre os entorpecentes e de haver exigência de notificação de receita ou de controle especial não deve ser motivo para não usá-los. O uso se baseia na indicação precisa, avaliação de riscos e benefícios e, como todo fármaco, entendimento sobre a sua farmacocinética e interações medicamentosas.
- Todo paciente que recebe medicamentos precisa ser devidamente monitorado.

PRESCRIÇÃO DE ANTI-INFLAMATÓRIOS INIBIDORES DA COX-2 E DE ANTIBIÓTICOS

A Receita de Controle Especial é indispensável nas prescrições para o tratamento da dor crônica, pois é usada para os medicamentos da Lista C1, que inclui vários analgésicos adjuvantes, como antidepressivos tricíclicos e anticonvulsivantes. Além disso, essa receita atualmente também é exigida para a prescrição dos anti-inflamatórios inibidores da ciclo-oxigenase tipo 2 e também dos antibióticos. Neste último caso, a receita tem validade de 7 dias.

MEDICAMENTOS GENÉRICOS

Depois que a lei dos medicamentos genéricos entrou em vigor (Lei nº 9.787),[8] surgiu a necessidade de conhecer a definição de alguns termos ou princípios que foram estabelecidos como norma para fabricação, prescrição e dispensação de substâncias e medicamentos brasileiros. Portanto, a Lei nº 9.787 estabelece as seguintes definições:[8]

XVIII – **Denominação Comum Brasileira (DCB)**: denominação do fármaco ou princípio farmacologicamente ativo aprovada pelo órgão federal responsável pela vigilância sanitária.
XIX – **Denominação Comum Internacional (DCI)**: denominação do fármaco ou princípio farmacologicamente ativo recomendada pela Organização Mundial de Saúde.
XX – **Medicamento similar**: aquele que contém o mesmo ou os mesmos princípios ativos, apresenta a mesma concentração, forma farmacêutica, via de administração, posologia e indicação terapêutica preventiva ou diagnóstica do medicamento de referência registrado no órgão federal responsável pela vigilância sanitária, podendo diferir somente em características relativas ao tamanho e forma do produto, prazo de validade, embalagem, rotulagem, excipientes e veículos, devendo sempre ser identificado por nome comercial ou marca.
XXI – **Medicamento genérico**: medicamento similar a um produto de referência ou inovador que pretende ser com este intercambiável, geralmente produzido após a expiração ou renúncia da proteção patentária ou de outros direitos de exclusividade, comprovada a sua eficácia, segurança e qualidade, e designado pela DCB ou, na sua ausência, pela DCI.
XXII – **Medicamento de referência**: produto inovador registrado no órgão federal responsável pela vigilância sanitária e comercializado no país, cuja eficácia, segurança e qualidade foram comprovadas cientificamente junto ao órgão federal competente por ocasião do registro.
XXIII – **Produto farmacêutico intercambiável**: equivalente terapêutica de um medicamento de referência, comprovados, essencialmente, os mesmos efeitos de eficácia e segurança.
XXIV – **Bioequivalência**: consiste na demonstração de equivalência farmacêutica entre produtos apresentados sob a mesma forma farmacêutica, contendo idêntica composição qualitativa e quantitativa de princípio(s) ativo(s), e comparável biodisponibilidade quando estudados sob um mesmo desenho experimental.
XXV – **Biodisponibilidade**: indica a velocidade e a extensão de absorção de um princípio ativo em uma forma de dosagem, a partir de sua curva concentração/tempo na circulação sistêmica ou sua excreção na urina (Fig. 51.1).

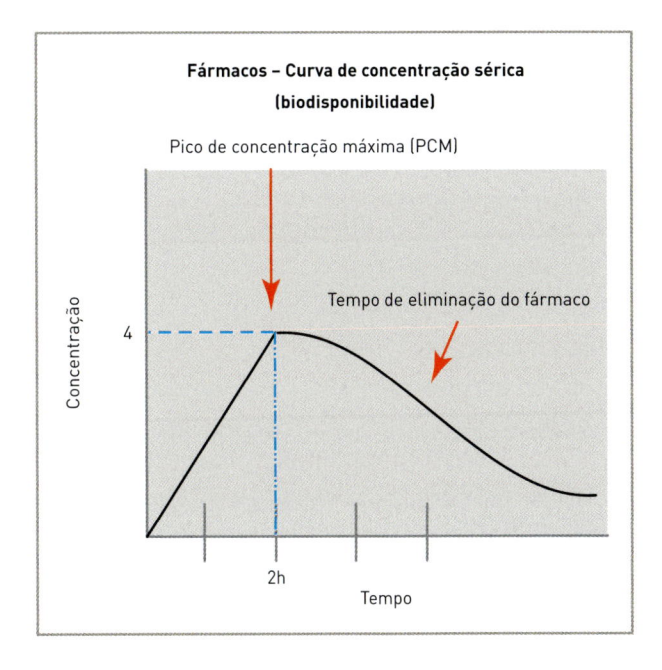

Figura 51.1. Curva de biodisponibilidade de medicamentos.

CONCLUSÃO

No tratamento da dor é imprescindível o conhecimento da farmacologia. Nesse sentido, os profissionais prescritores, como o cirurgião-dentista, devem ficar atentos quanto às normas da vigilância sanitária brasileira, pois há medicamentos, como alguns anti-inflamatórios, antibióticos, opioides, ansiolíticos e adjuvantes, que exigem receituários especiais. Por outro lado, é fundamental que a prescrição seja clara e cuidadosamente explicada ao doente ou seu cuidador.

REFERÊNCIAS

1. Conselho Federal de Odontologia [Internet]. Brasília: CFO; 2009 [capturado em 16 ago. 2011]. Disponível em: http://cfo.org.br/.
2. Brasil. Lei nº 5.081, de 24 de agosto de 1966. Regula o exercício da Odontologia [Internet]. Brasília; 1966 [capturado em 16 ago. 2011]. Disponível em: http://www.planalto.gov.br/ccivil_03/leis/l5081.htm.
3. Brasil. Ministério da Saúde. Portaria nº 716, de 10 de setembro de 1998. Diário Oficial. 1998(175-E):Seção 1.
4. Pepe VLE, Osório-de-Castro GES. Prescrição de medicamentos. Brasília: MS; 2009.
5. Brasil. Ministério da Saúde. RDC nº 21, de 17 de junho de 2010. Dispõe sobre a atualização do Anexo I, Listas de Substâncias Entorpecentes, Psicotrópicas, Precursoras e Outras sob Controle Especial, da Portaria SVS/MS Nº 344, de 12 de maio de 1998 e dá outras providências [Internet]. Brasília: MS; 2010 [capturado em 16 ago. 2011]. Disponível em: http://brasilsus.com.br/legislacoes/rdc/104438-21.html.
6. Brasil. Ministério da Saúde. Portaria nº 344, de 12 de maio de 1998. Aprova o Regulamento Técnico sobre substâncias e medicamentos sujeitos a controle especial [Internet]. Brasília: MS; 1998 [capturado em 20 jan. 2011]. Disponível em: http://www.anvisa.gov.br/legis/portarias/344_98.htm.
7. Brasil. Ministério da Saúde. Portaria nº 722, de 16 de setembro de 1998. Publica a atualização das listas de substancias sujeitas a controle especial, de que trata o anexo I do regulamento técnico aprovado pela portaria SVS/MS 344 12/05/98. (ementa elaborada pela CDI/MS). Brasília: MS; 1998.
8. Brasil. Ministério da Saúde. Lei nº 9.787, de 10 de fevereiro de 1999. Altera a Lei nº 6.360, de 23 de setembro de 1976, que dispõe sobre a vigilância sanitária estabelece o medicamento genérico, dispõe sobre a utilização de nomes genéricos em produtos farmacêuticos e dá outras providências [Internet]. Brasília: MS; 1999 [capturado em 15 ago. 2011]. Disponível em: http://www.anvisa.gov.br/legis/consolidada/lei_9787_99.htm.

CAPÍTULO 52

GESTAÇÃO E LACTAÇÃO: RISCOS E BENEFÍCIOS NO USO DE MEDICAMENTOS

Telma Regina Mariotto Zakka
Lin Tchia Yeng
Manoel Jacobsen Teixeira
William Gemio Jacobsen Teixeira

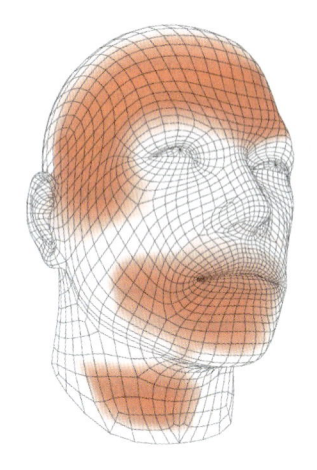

Tratar a mulher durante o ciclo gravídico-puerperal significa tratar o binômio mãe-filho e deparar-se com características e peculiaridades inerentes a esse período. Uma questão importante é o uso de medicamentos e seus riscos potenciais, mas também existem situações clínicas que demandam medicamentos, inclusive para minimizar o risco de doenças, como as infecciosas à mãe e ao filho.

Os riscos e benefícios que envolvem a utilização dos fármacos estão pautados pela necessidade de minimizar o sofrimento e melhorar a qualidade de vida.

Quando se trata de dores orofaciais, a avaliação cuidadosa dos dentes e do periodonto é indispensável, pois as evidências científicas apontam para o risco de infecções crônicas à gestante, como parto prematuro, por exemplo. Além disso, as infecções odontogênicas podem causar dor durante todo o seu curso e exigir procedimentos invasivos, incluindo medicação.

No tratamento de condições mórbidas que causam dor aguda, ou no caso de dor crônica, a gestante pode necessitar de medicação e atenção especial. Em geral, prescrever uma ou mais medicações para o controle ou alívio da dor durante a gestação ou lactação exige análise individualizada de cada caso, avaliação da fase da gestação, conhecimento farmacológico e do mecanismo da dor. O médico obstetra deve ser questionado e informado sobre a decisão terapêutica, assim como a gestante ou lactante.

Este capítulo aborda esse tema e apresenta os riscos e contraindicações de fármacos usados no tratamento da dor e também de antibióticos.

INTRODUÇÃO

As mudanças anatômicas e funcionais que ocorrem durante o período gestacional podem causar ou modificar a expressão das afecções dolorosas. Ao quadro de dor crônica podem se associar os desconfortos inerentes ao período, com agravação e/ou perpetuação dos sintomas dolorosos.

Os cuidados bucais durante a gestação são de extrema importância. Hiperemia, edema e sangramento gengival, classificados como gengivite gravídica, ocorrem com frequência,[1] com prevalência de 35 a 100%.[2] A disseminação sanguínea das citocinas e/ou bactérias provenientes da infecção periodontal pode estar associada ao aumento do risco de algumas afecções sistêmicas, como o diabetes melito,[3] alterações cardiovasculares,[4] parto prematuro,[5] recém-nascidos de baixo peso[6] e pré-eclâmpsia.[4,7] A revisão sistemática da literatura não permite concluir que infecções bucais possam ser determinantes de complicações obstétricas, entretanto, a avaliação odontológica periódica, a pesquisa sistemática de sangramento gengival, dor e mobilidade dentária da gestante podem prevenir repercussões em sua saúde.

A escolha das intervenções terapêuticas constitui um grande dilema, pois exige planejamento cuidadoso para oferecer analgesia com menor risco para a gestante e o feto. Portanto, sempre que possível, deve-se priorizar os métodos não farmacológicos, evitando ou adiando as intervenções farmacológicas ou cirúrgicas. É importante lembrar que os fármacos são responsáveis por 1 a 2% das malformações congênitas.

Embora a incidência de teratogênese[8] induzida por medicamentos não seja prevalente, sua prevenção é a mais fácil, pois depende do conhecimento científico baseado em evidências e da utilização racional do arsenal terapêutico. Dessa forma, para o tratamento farmacológico criterioso, é importante considerar a idade gestacional e os três compartimentos: organismo materno, placenta e feto, cada um com características próprias.[9]

No organismo materno, as modificações gravídicas influenciam a absorção, distribuição, metabolismo e excreção dos fármacos.

A placenta tem mecanismos de transferência bem definidos e sistemas enzimáticos ativos que interferem no comportamento dos fármacos que vão para o feto e dos metabólitos que retornam para a mãe. A ultrapassagem dos fármacos está condicionada ao baixo peso molecular, à não associação com seroproteínas, lipossolubilidade e pH ligeiramente ácido.

Quanto ao compartimento fetal, sabe-se que a exposição a certos fármacos antes da quarta semana de gestação tem o efeito "tudo ou nada", ou seja, causa a perda do concepto por lesão do blastócito, ou não determina anormalidades, devido à totipotencialidade das células embrionárias. O período da organogênese, entre o 18º ao 55º dia após a concepção, é o mais crítico para a exposição a medicamentos que podem causar malformações irreparáveis. Quando usados tardiamente na gestação, os medicamentos podem influenciar o crescimento ou a função fisiológica fetal.[10]

Os fármacos podem determinar malformações congênitas, síndromes perinatais ou alterações neurocomportamentais de aparecimento tardio. Assim, para escolhê-los, é necessário conhecer o perfil de segurança nas diversas fases da gestação e amamentação, o grau de ligação proteica, solubilidade lipídica, peso molecular e as características metabólicas maternas que influenciam a transferência materno-fetal dos medicamentos, pois, com exceção das moléculas polares grandes, a maioria das medicações atravessa a placenta e alcança o feto.[10]

A preocupação da gestante com a saúde do feto é sempre grande, por isso explicações claras e inequívocas garantem a adesão e sucesso do tratamento.

CLASSIFICAÇÃO DOS FÁRMACOS

Os estudos sobre as estimativas do risco das medicações durante a gestação e lactação provêm de relatos de casos, estudos em animais e estudos epidemiológicos de coorte retrospectivos que limitam a avaliação dos efeitos dos fármacos nesses períodos. Esses estudos comportam vieses decorrentes de variáveis, como o estado clínico-nutricional da mãe, idade materna, uso de álcool ou drogas, tabagismo, idade gestacional, dose da medicação, história genética e toxinas ambientais. As malformações durante o desenvolvimento fetal têm especificidade por certas espécies. Por exemplo, a talidomida não teratogênica em estudos com não primatas causou marcantes acidentes quando prescrita às gestantes humanas. Alguns medicamentos não alteram diretamente o desenvolvimento do feto, mas podem influenciar a dinâmica da gestação.

Para orientar a prescrição de fármaco na gestação e lactação, a Food and Drug Administration (FDA), nos Estados Unidos, desenvolveu uma classificação de risco baseada no potencial do medicamento de causar malformações fetais (Quadro 52.1)

Yankowitz e Nieby[11] reviram e enunciaram, de forma mais prática, as cinco categorias da classificação proposta pela Food and Drug Administration, conforme Quadro 52.2.

Essa classificação, por vezes ambígua devido às limitações metodológicas, constitui uma orientação por vezes ambivalente no momento da prescrição, e considerá-la dinâmica é, sem dúvida, importante para a segurança terapêutica. Na realidade, o critério de escolha terapêutica e a responsabilidade da prescrição devem se pautar pelo custo-benefício de cada situação clínica.

TRATAMENTO FARMACOLÓGICO DA DOR

Os cuidados destinados às gestantes e lactantes com dor devem contemplar o tratamento etiológico, a identificação e a modificação dos fatores concorrentes para sua expressão, incluindo as funções psíquicas e operacionais dos diferentes sistemas e aparelhos que contribuem para o sofrimento. A adequação de esquemas analgésicos, as orientações sobre os mecanismos da dor e as razões e riscos dos procedimentos propostos para seu controle diminuem a subutilização dos fármacos e o subtratamento dos sintomas, além de melhorarem a adesão e o resultado final do tratamento.

Os fármacos devem ser administrados preferencialmente por via oral. Embora a absorção seja mais lenta devido à redução da motilidade gastrintestinal, a eficácia não é comprometida.

Modificações fisiológicas do organismo materno, como aumento de peso (mais de 60%) e da água corporal total (de 7 a 8 litros), alteram a concentração dos fármacos e influenciam sua eficácia.

MEDICAMENTOS

Anti-inflamatórios não hormonais

Devem ser evitados a partir do terceiro trimestre, pois inibem a síntese de prostaglandinas, prolongando a gestação. Podem causar fechamento precoce do ducto arterioso, hipertensão pulmonar neonatal, oligúria fetal, oligoâmnio, dimorfoses faciais, distúrbios da homeostase fetal e contratura muscular. Deve-se avaliar o risco-benefício.

Diclofenaco sódico, ácido mefenâmico, ibuprofeno, cetoprofeno, naproxeno, meloxicam, piroxicam, nimesulida, entre outros, são risco B/D.

Tenoxicam e cetorolaco de trometamina são risco C/D.

Na amamentação, optar por ácido mefenâmico, cetoprofeno, diclofenaco, ibuprofeno, meloxicam, compatíveis nas doses habituais.

Quadro 52.1. Classificação de risco para medicações utilizadas na gravidez para controle da dor

CLASSIFICAÇÃO FDA	DEFINIÇÃO	EXEMPLOS
Categoria A	Estudos controlados em gestantes não demonstraram risco para o feto. Há risco baixo de teratogenicidade.	Multivitaminas
Categoria B	Estudos em animais não demonstraram risco de teratogenicidade, mas não há estudos em humanos com a droga ou há estudos em animais que demonstraram risco fetal. Estudos controlados em humanos não demonstraram o risco.	Acetaminofeno/paracetamol
		Dipirona, cafeína, ciclobenzaprina
		Lidocaína, bupivacaína
		Ácido mefenâmico
		Ibuprofeno, diclofenaco, naproxeno, indometacina
		Meloxicam
		Maprotilina
		Morfina-oxicodona
Categoria C	Estudos demonstraram risco fetal em animais e não há estudos em humanos.	Aspirina
		Codeína-tramadol-fentanil
		Gabapentina-lamotrigina-topiramato
		Clorpromazina-levomepromazina
		Venlafaxina-fluoxetina
		Carisoprodol
		Baclofeno
		Cetorolaco-tenoxicam
Categoria D	Há evidência de risco fetal em humanos, mas o benefício do uso da droga pode tornar seu uso aceitável, apesar do risco.	Amitriptilina, imipramina
		Diazepam
		Metadona
		Carbamazepina
		Ácido valproico
Categoria X	Uso proibido durante a gestação.	

Fonte: U.S. Department of Health and Human Services.[12]

Quadro 52.2. Classificação do risco dos fármacos na gestação

A	Estudos controlados não mostram risco	0,7%
B	Não há evidência de risco no ser humano	19%
C	O risco não pode ser afastado; incluem-se os fármacos recentemente lançados no mercado e/ou os ainda não estudados	66%
D	Há evidência positiva de risco	7%
X	Contraindicados na gravidez	7%

Analgésicos

Entre os analgésicos não opioides utilizados durante a gestação e a amamentação, citam-se o acetaminofeno e a dipirona. Em doses habituais, o risco é B/D para o primeiro e B para o segundo. O acetaminofeno em doses maiores que 4 g/dia por tempo prolongado pode determinar lesões hepáticas e renais tanto no organismo materno quanto no fetal.

A associação de opioides com analgésicos, como o acetaminofeno, promove efeitos sinérgicos no controle da dor, mas aumenta o risco (C/D).

Analgésicos opioides

Os analgésicos opioides fracos (tramadol e codeína) e os fortes (metadona, morfina, oxicodona e fentanil) podem ser utilizados durante o primeiro e segundo trimestres quando a dor for intensa após análise do risco-benefício. No terceiro trimestre, próximo ao termo, podem induzir hipoventilação fetal. Os analgésicos opioides são excretados pelo leite materno, portanto devem ser evitados durante a amamentação e, quando não for possível, é necessário monitorar o lactente.

Tramadol: risco C, não há relatos de depressão respiratória no recém-nascido (RN), relatos de convulsões e síndrome de privação. Não há estudos controlados, não é recomendado durante a amamentação.

Codeína: risco C/D, relatos de malformações do aparelho respiratório, hipospadia, hérnias inguinal e umbilical e estenose pilórica no primeiro trimestre. Próximo ao termo, hipotonia e síndrome de privação do RN. Considerado compatível na amamentação pela Academia Americana de Pediatria (AAP).

Morfina: risco B/D, não há relatos de defeitos congênitos. Durante o trabalho de parto, pode promover depressão respiratória no RN e síndrome de privação. Na amamentação, monitorar o lactente quando as doses forem elevadas e/ou o uso prolongado.

Metadona: risco D, evitar durante o trabalho de parto e amamentação.

Oxicodona: risco B/D, deve ser evitado próximo ao termo e durante a amamentação.

Fentanil: risco C, não existem estudos controlados na gestação, considerada compatível na amamentação pela AAP.

Opioides administrados por via intratecal ou epidural são mais eficazes, atingem o efeito desejado com doses baixas e promovem níveis plasmáticos inferiores das vias tradicionais, o que é desejável para diminuir a passagem dessas substâncias por via transplacentária.

Miorrelaxantes

Cafeína: risco B, doses diárias superiores a 300 mg podem ocasionar baixo peso fetal.

Ciclobenzaprina: risco B, compatível na gestação, não há dados disponíveis sobre seu uso na amamentação.

Carisoprodol: risco C/D, não há estudos controlados nos períodos de gestação e amamentação. A AAP recomenda o uso de baclofeno.

Baclofeno: risco C, uso compatível na amamentação.

Neurolépticos

Clorpromazina: risco C/D, recomenda-se evitar no período próximo ao termo por determinar hipotensão, letargia e dificuldade de sucção no RN. Seu uso também deve ser evitado durante a amamentação.

Levomepromazina: risco C, há risco potencial de intercorrência neurológica, mas não existem estudos controlados sobre o assunto. Evitar seu uso na amamentação.

Anestésicos locais

Risco B; a lidocaína e a bupivacaína não exercem efeitos adversos ao feto, e são compatíveis com a amamentação.

Antidepressivos

Utilizados em muitas condições dolorosas, parecem ser seguros durante a gestação, visto que supostas associações teratogênicas em RN expostos a vários antidepressivos tricíclicos e à fluoxetina não são convincentes.[13] Muitos antidepressivos são secretados no leite materno em quantidades variadas, e a segurança para os lactentes nesse caso não está estabelecida.

Amitriptilina: risco D, podendo ocorrer anomalias cardiovasculares. Na amamentação, o uso deve ser criterioso, em doses habituais e o lactente deve ser monitorado.

Nortriptilina: risco D, determinante potencial de malformações congênitas. É excretada no leite e não há dados disponíveis que suportem o seu uso na amamentação.

Maprotilina: risco B, seu uso é compatível na gestação e lactação.

Imipramina: risco D, podendo determinar síndrome de privação no RN. Durante a amamentação, é preciso monitorar o lactente.

Clomipramina: risco C, não há estudos controlados, mas a exposição prolongada pode causar síndrome de privação no RN. Seu uso é compatível na amamentação.

Fluoxetina: risco C, não há estudos controlados na gestação. É contraindicada na fase da amamentação.

Venlafaxina: risco C, não há dados disponíveis que suportem sua utilização na gestação e amamentação.

Anticonvulsivantes

A carbamazepina, a fenitoína e o ácido valproico podem aumentar em até duas vezes o risco de malformações durante a gestação, especialmente defeitos do tubo neural e alterações cardíacas. Se possível, o uso deve ser descontinuado, especialmente no primeiro trimestre. Quando não for possível, é aconselhável a suplementação com ácido fólico e a dosagem de alfafetoproteína para detectar malformações no tubo neural.

Carbamazepina: risco D, pode promover espinha bífida, malformações craniofaciais, microcefalia, septo nasal alargado, fenda palatina e/ou lábio leporino, pescoço curto, implantação baixa da orelha, hipertelorismo ocular, pregas do epicanto, ptose palpebral, hipoplasia digital, ausência de unhas, alteração das linhas palmares, restrição de crescimento uterino, desenvolvimento mental retardado, doença hemorrágica do RN. Seu uso é compatível na amamentação.

Gabapentina: risco C, não há estudos controlados na gestação. Estudos em animais demonstraram efeitos teratogênicos. Não existem dados disponíveis em relação à fase de amamentação.

Lamotrigina: risco C, não há estudos controlados na gestação, e seu uso deve ser criterioso durante a amamentação.

Topiramato: risco C, não há estudos controlados durante a gestação, mas foi reportada associação com hipospadia. O lactente deve ser monitorado em razão de possíveis efeitos colaterais.

Meios físicos e acupuntura

Outros meios complementam o tratamento medicamentoso e muitas vezes são a primeira escolha para alívio e controle das dores de origem musculoesqueléticas. São praticamente destituídos de efeitos colaterais, e inócuos para o feto.

Antibióticos

Para sua prescrição, é necessário conhecer os princípios da terapêutica antimicrobiana, a fisiologia gravídica e os possíveis efeitos no feto. A motilidade gástrica diminuída e a acidez gástrica aumentada podem afetar a absorção dos antibióticos orais. O aumento da filtração glomerular e o fluxo plasmático renal podem determinar a depuração mais rápida dos medicamentos com menor nível sérico e tecidual.[14]

Penicilinas: penicilina G benzatina, penicilina G potássica, procaína e penicilina V são risco B, compatíveis com a amamentação.

Amoxicilina: risco B, compatível com a amamentação.

Amoxiclina/ácido clavulânico: risco B, compatível com a amamentação.

Amoxiclina/sulbactam: risco C, não há dados na amamentação.

Ampicilina: risco A, compatível com a amamentação.

Ampicilina/sulbactam: risco C, compatível com amamentação nas doses habituais.

Cefalosporinas: cefaclor, cefadroxila, cefalexina, cefalotina, cefazolina, cefepima, cefetamet, cefixima, cefoperazona, cefotaxima, cefoxitina, cefpiroma, cefpodoxima, cefprozil, ceftazidima, ceftriaxona e cefuroxima são risco B, compatíveis na amamentação.

Quinolonas

Ciprofloxacina: risco C, compatível com a amamentação.

Levofloxacino e norfloxacino: risco C, não há risco de malformações. As fluorquinolonas em animais causam artropatias; há relatos em humanos, mas não existem estudos controlados. Na amamentação, devem ser evitadas devido à toxicidade.

Macrolídeos

Azitromicina: risco C, compatível com a amamentação.

Eritromicina estearato: risco B, compatível com a amamentação.

Eritromicina estolato: risco D/B, induz hepatoxicidade materna, eleva as transaminases. Avaliar risco-benefício. É inócua para o feto e compatível com a amamentação.

Claritromicina: risco C, há relatos de malformações em humanos, mas não existem estudos controlados, nem há dados disponíveis sobre seu uso na amamentação.

Clindamicina: risco B, compatível com a amamentação.

Metronidazol: antimicrobiano/antiprotozoário. Risco X/B, contraindicado no primeiro trimestre da gestação. A amamentação deve ser suspensa por 12 a 24 horas após sua administração.

CONCLUSÃO

Prescrever uma ou mais medicações para o controle ou alívio da dor durante a gestação ou lactação exige análise individualizada de cada caso, avaliação da fase da gestação, conhecimento farmacológico e do mecanismo da dor. O médico obstetra deve ser questionado e informado sobre a decisão terapêutica, assim como a gestante ou lactante.

Tratar a mulher durante o ciclo gravídico-puerperal significa tratar o binômio mãe-filho, levando em consideração as características e peculiaridades inerentes ao período. Os riscos e benefícios que envolvem a utilização dos fármacos são pautados pela necessidade de minimizar o sofrimento e melhorar a qualidade de vida.

REFERÊNCIAS

1. Raber-Durlacher JE, van Steenbergen TJ, van der Velden U, de Graaff J, Abraham-Inpijn L. Experimental gingivitis during pregnancy and post-partum: clinical, endocrinological, and microbiological aspects. J Clin Periodontol. 1994;21(8):549-58.
2. Loee H, Silness J. Periodontal disease in pregnancy. I. Prevalence and severity. Acta Odontol Scand. 1963;21:533-51.
3. Promsudthi A, Pimapansri S, Deerochanawong C, Kanchanavasita W. The effect of periodontal therapy on uncontrolled type 2 diabetes mellitus in older subjects. Oral Dis. 2005;11(5):293-8.

4. Boggess KA, Lieff S, Murtha AP, Moss K, Beek J, Offenbacher S. Maternal periodontal disease is associated with an increased risk for preeclampsia. Obstet Gynecol. 2003;101(2):227-31.

5. Offenbacher S, Boggess KA, Murtha AP, Jared HL, Lieff S, McKaig RG, et al. Progressive periodontal disease and risk of very preterm delivery. Obstet Gynecol. 2006;107(1):29-36.

6. Offenbacher S, Katz V, Fertik G, Collins J, Boyd D, Maynor G, et al. Periodontal infection as a possible risk factor for preterm low birth weight. J Periodontol. 1996;67(10 Suppl):1103-13.

7. Riche EL, Boggess KA, Lieff S, Murtha AP, Auten RL, Beck JD, et al. Periodontal disease increases the risk of preterm delivery among preeclamptic women. Ann Periodontol. 2002;7(1):95-101.

8. Blake DA, Niebyl JR. Requirements and limitations in reproductive and teratogenic risk assessment. In: Niebyl JR. Drug use in pregnancy. Philadelphia: Lea and Febiger, 1988. p. 1-9.

9. Cohen LS, Rosenbaum JF. Psychotropic drug use during pregnancy: weighing the risks. Clin Psychiatry. 1998;59(Suppl 2):18-28.

10. Kulay LJ, Kulay MNC, Lapa AJ. Drogas na gravidez e na lactação: guia prático. Barueri: Manole; 2007.

11. Yankowitz J, Niebyl JR, editors. Drug therapy in pregnancy. Baltimore: Lippincott Williams and Wilkins; 2001.

12. U.S. Department of Health and Human Services. U.S. Food and Drug Administration: protecting and promoting your health [Internet]. Silver Spring: FDA; c2011 [capturado em 5 ago. 2011]. Disponível em: http://www.fda.gov/.

13. McGrath C, Buist A, Norman TR. Treatment of anxiety during pregnancy: effects of psychotropic drug treatment on the developing fetus. Drug Saf. 1999;20(2):171-86.

14. Szekeres-Bartho J, Autran B, Debre P, Andreu G, Denver L, Chaouat G, et al. Immunoregulatory effects of a supression factor from healthy pregnant women's lymphocytes after pregesterone induction. Cell Immund. 1989;122(2):281-94.

CAPÍTULO 53

TRATAMENTO FARMACOLÓGICO DA DOR

Manoel Jacobsen Teixeira
Luiz Biella Souza Valle
William Gemio Jacobsen Teixeira

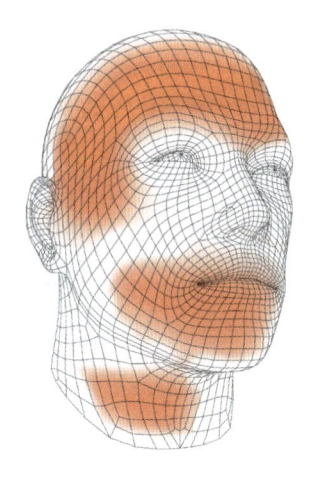

Vários fármacos são utilizados no tratamento da dor. As prescrições devem ser adaptadas às necessidades de cada caso, respeitar a farmacocinética de cada agente e as contraindicações peculiares de cada paciente. A administração deve ser realizada regularmente, e não sob demanda. Os medicamentos devem ser preferecialmente de baixo custo, de fácil aquisição e administração e prescritos segundo escala crescente de potência. Alguns efeitos colaterais são dependentes da dose e outros, da natureza do fármaco. Alguns desses efeitos podem ser minimizados com medidas medicamentosas ou físicas específicas, outros não. A biodisponibilidade depende da apresentação (sólida ou líquida), do modo e via da administração (oral, intramuscular, intravenosa), da velocidade de veiculação do medicamento para o local de absorção (estômago repleto ou vazio) e da concentração das proteínas plasmáticas.

INTRODUÇÃO

A dor, como outras sensações conscientes, apresenta três dimensões fundamentais: a sensitivo-discriminativa, a afetivo-motivacional e a cognitivo-avaliativa.[1] Pode decorrer da sensibilização dos receptores periféricos e das vias e centros nervosos relacionados à nocicepção no sistema nervoso central (SNC) ou periférico (SNP), da hipoatividade do sistema supressor de dor e da reoganização sináptica no SNC. Pode ser agravada pelas emoções e variações ambientais. O seu tratamento deve contemplar métodos e procedimentos multimodais (modalidades terapêuticas farmacológicas e não farmacológicas, incluindo os procedimentos de medicina física e de reabilitação, psicoterápicos, neuroanestésicos e de neurocirurgia funcional), multipontuais (procedimentos que atuam em vários pontos da cadeia da nocicepção, supressão da dor ou comportamento psíquico) e multi e interdisciplinares (profissionais de várias especialidades), além de fundamentar-se nos diagnósticos fisiopatológico e etiológico, ou seja, na avaliação das causas, mecanismos e repercussões da dor, prevenir a recorrência e eliminar os fenômenos perpetuantes (Quadro 53.1).[2] Há recomendações especiais

Quadro 53.1. Modalidades de tratamento de acordo com a fisiopatologia da dor

NOCICEPÇÃO	NEUROPÁTICA	PSICOGÊNICA
Analgésicos simples ou anti-inflamatórios não esteroides ou esteroidais	Psicotrópicos Anticonvulsivantes	Psicotrópicos Psicoterapia Cirurgia psiquiátrica
Opioides Psicotrópicos Medicina física Psicoterapia	Opioides Medicina física Psicoterapia	
Interrupção de vias nervosas	Estimulação do SNP ou SNC	
Infusão de fármacos no SNC	Lesão de núcleos	
Estimulação do SNP ou SNC	Infusão de fármacos no SNC	

para prevenção e tratamento das dores agudas e das dores crônicas, nociceptivas, neuropáticas, de natureza incerta ou psicogênica.[3]

O tratamento deve considerar as necessidades e a compreensão dos pacientes, as características dos ambientes em que o tratamento é realizado, as condições farmacodinâmicas e farmacocinéticas, as vias mais adequadas para administração, os limites e contraindicações dos tratamentos e a duração das intervenções.[4]

O objetivo primordial do tratamento da dor aguda é a sua eliminação e, no caso da dor crônica, sua minimização e melhora da qualidade de vida.[5]

TRATAMENTO FARMACOLÓGICO

As classes dos medicamentos analgésicos e adjuvantes habitualmente utilizados no tratamento e/ou profilaxia da dor são relacionadas no Quadro 53.2.

Os analgésicos simples, os anti-inflamatórios não esteroidais (AAINEs) e os opioides são os medicamentos mais utilizados no tratamento da dor aguda por nocicepção, porém, beneficiam menos os doentes com dor neuropática. Os antidepressivos e os neurolépticos são empregados no tratamento da dor crônica em geral. Esses e os anticonvulsivantes antineurálgicos são os mais empregados no tratamento da dor neuropática. Corticosteroides, miorrelaxantes, anestésicos locais e gerais, fármacos que atuam no sistema nervoso neurovegetativo, ansiolíticos, bloqueadores seletivos de canais iônicos, medicamentos que interferem no metabolismo ósseo, depletores de neurotransmissores excitatórios, entre outros, são indicados em casos especiais.[4]

Quadro 53.2. Medicamentos analgésicos e adjuvantes utilizados no tratamento da dor

Analgésicos
– Analgésicos simples
– Anti-inflamatórios não esteroidais
– Opioides
Adjuvantes
– Corticosteroides
– Antidepressivos
– Neurolépticos
– Anticonvulsivantes
– Miorrelaxantes
– Inibidores da reabsorção óssea
– Ansiolíticos
– Anestésicos locais
– Anestésicos gerais
– Agonistas ou antagonistas adrenérgicos
– Agonistas ou antagonistas serotoninérgicos
– Bloqueadores de canais de cálcio
– Hormônios
– Depletores de neurotransmissores
– Bloqueadores do fluxo axonal
– Bloqueadores da placa motora

As bases atuais do tratamento da dor foram propostas pela Organização Mundial de Saúde (OMS) em 1986. Propôs-se a utilizar grupos de medicamentos destinados ao tratamento da dor oncológica em escala crescente em termos de potência, além de outros procedimentos (medicina física, intervenções psiquiátricas, psicológicas, anestésicas e neurocirúrgicas). Essa escala se tornou conhecida como escada analgésica da OMS.[6]

A seleção dos fármacos deve ser realizada com base nos três degraus da escada relacionados à intensidade da dor sentida, medida a partir da Escala Visual Numérica (EVN) ou Visual Analógica (EVA).

- Primeiro degrau: dor fraca a moderada (EVN ou EVA 1 a 3 ou 1 a 4) deve ser tratada com analgésicos simples não opioides e anti-inflamatórios não esteroidais combinados com adjuvantes quando indicado.
- Segundo degrau: dor moderada (EVN ou EVA 4 a 7 ou 5 a 7) ou não aliviada com o primeiro degrau deve ser tratada com analgésicos opioides fracos (codeína, oxicodona, proproxifeno, tramadol) e não opioides (dipirona, paracetamol, naproxeno, ibuprofeno, celecoxibe, etc.) e adjuvantes (antidepressivos, neurolépticos, anticonvulsivantes, corticosteroides etc.) quando indicados.
- Terceiro degrau: dor intensa (EVN ou EVA 8 a 10), ou não aliviada com o degrau anterior, deve ser tratada com opioides fortes (p. ex., morfina, metadona, fentanila, buprenorfina, hidromorfona, etc.) associados aos fármacos dos degraus anteriores e adjuvantes, quando indicados.

As prescrições devem ser adaptadas às necessidades de cada caso, levando-se em consideração a farmacocinética e as contraindicações de cada agente. Apesar das controvérsias, a administração deve ser realizada em períodos regulares, e não sob demanda. Os medicamentos devem ser preferencialmente de baixo custo, de fácil aquisição e administração, e prescritos segundo escala crescente de potência. O conhecimento das vias mais convenientes de administração e dos efeitos colaterais é fundamental para que o tratamento seja satisfatório. Alguns efeitos colaterais são dependentes da dose e outros, da natureza do fármaco. Alguns desses efeitos podem ser aliviados com medidas medicamentosas ou físicas específicas.[2] Quando houver a necessidade de medicar uma gestante, é importante avaliar os riscos potenciais para o feto. Para tanto, a classificação desenvolvida pela Food and Drug Administration (FDA), utilizada para estratificar o risco do uso das drogas quanto às anomalias fetais, é de grande utilidade (Quadro 53.3).[4]

Para avaliar os resultados do tratamento, recomenda-se a execução de estudos controlados, randomizados e duplo-cegos, e a estimativa do risco relativo da redução ou aumento da expressão de determinado tipo de fenômeno e do número de doentes necessários para tratar (*number needed to treat* – NNT) para proporcionar

Quadro 55.3. Classificação da Food and Drug Administration (FDA) de risco na gestação

A	Estudos controlados em gestantes não demonstraram risco para o feto. Há baixo risco de teratogenicidade.
B	Estudos em animais não demonstraram risco de teratogenicidade, mas não há estudos em humanos com a droga ou há estudos em animais que demonstraram risco fetal, contudo estudos controlados em humanos não demonstraram o risco.
C	Estudos demonstraram risco fetal em animais e não há estudos em humanos.
D	Há evidência de risco fetal em humanos, mas o benefício do uso da droga pode tornar seu uso aceitável, apesar do risco.
X	O risco torna o uso da droga proibido.

alívio, por exemplo, de 50% da dor inicial (NNT = 1/ proporção de doentes com, pelo menos 50% da redução da dor original – proporção de doentes com alívio de pelo menos 50% da dor original com placebo). Quando os valores do NNT situam-se entre 2 e 5, o efeito analgésico é considerado satisfatório. Os efeitos adversos são calculados em função do número necessário para causar adversidades, seguindo-se a mesma sistemática para o cálculo do NNT.[7]

VIAS DE ADMINISTRAÇÃO DE FÁRMACOS

Os medicamentos podem ser empregados pelas vias oral (VO), retal (VR), sublingual (SL), intramuscular (IM), intraventricular (IV), subcutânea (SC), transdérmica (TD), nasal (VN), sublingual (SL), transmucosa oral, inalatória, epidural, intratecal, intra-articular e nos troncos nervosos.[4,8]

A VO é a mais natural e mais recomendada. Apresenta a desvantagem da irregularidade de absorção e do período prolongado necessário para alcançar o máximo nível sérico nos casos em que é necessária a analgesia imediata; o início da ação é alentecido e a duração da ação é mais prolongada do que com as vias parenterais, exceto a TD. Pela VO, a medicação pode sofrer metabolização por enzimas presentes no trato digestivo e se sujeita ao fenômeno de primeira passagem pelo fígado. Isso significa que, geralmente, as doses devem ser maiores do que as utilizadas pelas vias parenterais. Os picos de concentração plasmática não são tão agudos como os observados na administração injetável, o que previne adversidades, inclusive a depressão respiratória e a psicodependência observadas com opioides. Havendo impossibilidade de uso da VO ou intolerância, deve-se preferir as vias retal ou transdérmica.[4]

A VR pode ser alternativa à VO, mas a adesão dos doentes é menor, há irregularidade na absorção, o início da ação é alentecido e a eficácia analgésica é alterada devido à presença de fezes e ocorrência de exoneração intestinal. Por essa via, não ocorre efeito da primeira passagem pelo fígado, mas a biodisponibilidade varia amplamente. As doses empregadas por VO e VR são semelhantes.[4]

A via TD possibilita administração contínua e prolongada com pequenas flutuações da concentração plasmática, sem o efeito do metabolismo da primeira passagem, o que a torna ideal para o tratamento prolongado, pois a adesão é melhor e os efeitos adversos, menos intensos. É uma excelente alternativa para doentes que não podem receber medicamentos por VO devido a emese, anormalidades do trânsito digestivo, disfagia, odinofagia, má-absorção ou utilização da VO para administração de muitos medicamentos.[5] Não é, entretanto, indicada para o tratamento da dor aguda. A via TD pode ser passiva (convencional) ou ativa (iontoforese). O método de iontoforese acelera a penetração transcutânea de agentes ionizáveis a favor de gradiente elétrico; a dose pode ser ajustada modificando-se a intensidade da corrente, de modo que pode ser utilizado para administração controlada pelo paciente (ACP). A absorção da apresentação injetável é mais rápida quando o volume injetável é menor, podendo ser modificada pelo massageamento ou aplicação de calor na região da aplicação.[4]

A administração tópica é apropriada quando é necessária a ação localizada da medicação. Os AAINEs, antidepressivos tricíclicos, anestésicos locais, opioides e capsaicina são, entre outros, os fármacos mais utilizados por esta via.[4]

A VN é alternativa para doentes que não podem utilizar as vias oral ou retal. Utiliza superfície com elevada perfusão e extensa área de absorção (180 cm^2) e é apropriada para medicamentos lipossolúveis. Possibilita a absorção sem efeito do metabolismo de primeira passagem. A calcitonina e a levorfanol são os medicamentos mais utilizadas por VN.[8,9]

A via SL é alternativa para doentes que não podem ingerir ou não podem receber medicação injetável. É especialmente indicada para tratar a dor aguda. O medicameto não sofre o metabolismo de primeira passagem, e a absorção é melhor quando o pH não é ionizável e a lipossolubilidade é moderada. A buprenorfina é utilizada por essa via.[9]

A via transmucosa oral permite que a fentanila, apresentada como pirulitos aplicados sob a língua ou próximo à mucosa jugal, seja absorvida e não sofra os efeitos de primeira passagem pelo fígado.[9]

A via inalatória é útil quando ocorre dispneia nas fases terminais das doenças. A nebulização ultrassônica permite que opioides sejam nebulizados e alcancem os bronquíolos, onde são mais bem absorvidos.[4]

A via IV é indicada para substâncias hidrossolúveis, e a IM para as hidro ou lipossolúveis.[4]

A via IM deve ser evitada devido ao desconforto do traumatismo das injeções, da grande variabilidade do tempo necessário para o início da ação, da magnitude de ação e do grau da analgesia induzida; não alivia a dor em cerca da metade das ocasiões. A absorção por via IM pode ser errática em tecidos edemaciados devido à má perfusão. A absorção na região glútea é mais lenta nas mulheres do que nos homens e a no músculo deltoide é mais rápida do que no glúteo. Os volumes administrados por via IM devem ser baixos, pois a injeção pode causar dor e/ou necrose no local. Deve ser considerada quando é necessário o aporte parenteral e há dificuldade para acesso venoso. As injeções devem ser realizadas imediatamente após a instalação da dor. Durante as três primeiras doses, os pacientes devem ser monitorizados para acessar a eficácia e a duração de analgesia, quantificar os efeitos colaterais e reajustar as doses.[9]

A via IV não sofre variação quanto ao tempo necessário para alcançar o pico plasmático e à dose necessária para atingi-lo. O início de ação é rápido e resulta em alívio imediato da dor, o que a torna ideal quando há necessidade de analgesia imediata ou quando a VO não pode ser empregada devido ao bloqueio do trânsito digestivo, má-absorção, êmese, disfagia ou utilização da VO para administração de muitos fármacos. A precocidade dos efeitos de pico facilita a titulação do agente analgésico para atender às necessidades individuais. O rápido declínio na concentração sérica reduz o tempo durante o qual os efeitos adversos eventualmente se manifestam. Para realizar a infusão contínua e evitar os picos de concentração plasmática, devem ser empregadas bombas de infusão elétricas ou elastoméricas.[4]

A via SC é útil para administração de volumes pequenos de solução, e o edema torna a absorção imprevisível devido à má perfusão.[9]

O doente que sente sua liberdade para funções básicas comprometida pode ser beneficiado com a ACP, que consiste no uso de bomba para infusão contínua de medicamentos pelas vias SC, IV ou peridural e que também possibilita a autoadministração (pelos próprios doentes) de doses adicionais de analgésicos a velocidades, quantidades, intervalos e intervalos preestabelecidos e seguros quando a dor recorre. O procedimento minimiza os efeitos das variações farmacocinéticas dos medicamentos em ambientes onde a assistência de enfermagem é insatisfatória, o que implicaria em retardo entre o momento da instalação da dor e o fornecimento dos analgésicos. A ACP deve ser reservada para doentes cuja capacidade intelectual e de compreensão seja suficiente para permitir a autoadaptação da administração com segurança.[9]

Quando o fármaco não é eficaz por via sistêmica ou instala-se tolerância, as vias peridural, subaracnóidea ou intraventricular podem ser utilizadas, visto que proporcionam analgesia mais prolongada e com doses inferiores às sistêmicas, pois a medicação é administrada na proximidade do local onde ocorre sua ação.[10] Além disso, não há efeito de primeira passagem pelo fígado. São indicadas para o tratamento de dor localizada em regiões delimitadas do corpo. Não compromete o estado mental e nem acarreta as adversidades dos analgésicos utilizados por via sistêmica. É indicada em casos de dor intensa e rebelde, ou quando há tolerância ou contraindicação ao uso de medicações por via sistêmica.[9]

A administração intracavitária ou intra-articular de opioides e anestésicos locais é eficaz no tratamento da dor após cirurgias ortopédicas ou torácicas.[9]

Opioides (fentanila, morfina, sufentanila) podem ser associados aos anestésicos locais utilizados para bloqueios tronculares ou venosos regionais. A analgesia pode ser melhorada ou prolongada com a adição de agonistas adrenérgicos a-2 (clonidina).[9]

FARMACOCINÉTICA

A absorção dos medicamentos é necessária para sua atuação no organismo. A medicação deve cruzar pelo menos uma membrana para alcançar seu local de ação. O peso molecular, a ionização, a conformação da molécula, a constante de ionização, a solubilidade lipídica relativa e outras propriedades físicas ou químicas das membranas e dos agentes, o pK_A, ou seja, o pH em que 50% do agente encontra-se ionizado, interfere no mecanismo de distribuição dos fármacos.[4]

A biodisponibilidade absoluta refere-se à fração de determinado fármaco que, administrado por outras vias, alcança a concentração comparável à da via IV. A biodisponibilidade relativa compara a biodisponibilidade absoluta de duas doses, e a biodisponibilidade fisiológica compara o efeito de determinada droga. O volume de distribuição refere-se ao volume da droga distribuída nos compartimentos do corpo, ou seja, nos compartimentos vasculares (5% do peso corpóreo), intercelulares (15% do peso corpóreo) ou intracelulares (30% do peso corpóreo). A biodisponibilidade depende da apresentação (sólida ou líquida) e do modo da administração – VO ou IM –, da velocidade de veiculação do medicamento para o local onde ocorre a sua absorção (estômago repleto ou vazio) e da concentração das proteínas plasmáticas.[4]

Os medicamentos aquosos são mais bem absorvidos por VO, seguidos das soluções oleosas, das suspensões e das apresentações sólidas. As cápsulas de gelatina dissolvem-se mais rapidamente e os comprimidos, com velocidade baixa de dissolução, são absorvidos mais lentamente. A apresentação de alguns AAINEs de liberação entérica possibilita a sua dissolução no intestino delgado, o que evita a irritação gástrica pelo contato direto. O alentecimento da absorção pode ser proporcionado envolvendo-se os comprimidos ou cápsulas com cera ou álcool alifático de elevado peso molecular, que permitem a hidratação da superfície de revestimento e a liberação do medicamento através da capa de gelatina que o recobre ou com a apresentação como partículas, revestidas com material inerte, que são liberadas no intestino ou ligadas a partículas de resina de troca iônica.[4,11]

Compostos hidrossolúveis distribuem-se tanto no compartimento intra como no extracelular. Compostos lipossolúveis distribuem-se nos três compartimentos. A concentração no local de ação é influenciada pela distribuição nos compartimentos corpóreos, que ocorre em duas fases separadas: na primeira, ou fase precoce, o medicamento distribui-se na circulação sanguínea, ou seja, em regiões altamente vascularizadas, como coração, fígado, rim e encéfalo. Na segunda fase, há difusão lenta nos tecidos menos perfundidos, como vísceras, tegumentos, músculos, gordura e ossos.[4]

Os medicamentos ácidos se ligam à albumina e os básicos à lipoproteína-a-1. Os medicamentos não lipossolúveis não cruzam facilmente as barreiras teciduais e apresentam pequenos volumes de distribuição; os intensamente lipossolúveis difundem-se rapidamente nos seus locais de ação e distribuem-se em outros tecidos, como músculos e gordura. A deposição na gordura faz com que os medicamentos tenham liberação prolongada devido à sua recirculação.[4]

Biotransformação refere-se a alterações estruturais que uma droga sofre devido à ação enzimática. A maioria das substâncias lipossolúveis é biotransformada em compostos polares hidrofílicos para ser eliminada.[12]

ANALGÉSICOS ANTI-INFLAMATÓRIOS NÃO ESTEROIDAIS (AAINEs)

Os analgésicos anti-inflamatórios não esteroidais (AAINEs) constituem grupo de fármacos com estrutura química variada que podem exercer atividade analgésica, antipirética, uricosúrica, anti-inflamatória,[13] antitrombótica arterial e venosa[14] e profiláticas do câncer colorretal e da doença de Alzheimer. A eficácia analgésica manifesta-se em casos de dor de intensidades fraca ou média resultante do acometimento visceral (dismenorreia, cólica intestinal, cólica renal), tegumentar, óssea (metástases), muscular e/ou articular (artrites) devido a afecções inflamatórias e discinéticas, traumatismo e/ou câncer.[15] Com exceção das cefaleias e da síndrome complexa de dor regional, são pouco eficazes em casos de dor neuropática.[16]

Os AAINEs inibem a ciclo-oxigenase (COX), enzima que catalisa a conversão do ácido araquidônico em endoperóxidos cíclicos instáveis intermediários (prostaglandinas, prostaciclinas) envolvidos no processo inflamatório e na sensibilização das unidades dolorosas centrais e periféricas. Inibem também a liberação e a captura (reduzem a concentração) de ácidos graxos livres pelos leucócitos (diclofenaco), a migração, a quimiotaxia e a ativação leucocitária (especialmente dos neutrófilos) para o local da agressão (butazolidina, indometacina), a síntese de mucopolissacarídios e de superóxidos (feprazona) e a liberação de prostaglandinas (PGs) hipotalâmicas induzidas pelo pirogênio endógeno (fenômeno associado à vasodilatação).[17,18] Estabilizam as membranas lisossômicas (cetoprofeno), antagonizam a bradicinina (cetoprofeno), desacoplam a fosforilação oxidativa nos hepatócitos e nas cartilagens (indometacina), interferem na formação de autoanticorpos mediada pelas PGs envolvidas nos processos inflamatórios (indometacina), liberam corticosteroides (aspirina), aumentam as ligações hidrofóbicas e reduzem a embebição tecidual (edema). Muitos AAINEs (fenilbutazona, piroxicam, ibuprofeno, indometacina, diclofenaco e, possivelmente, o acetominofeno e outras pirazolonas) são varredores de radicais livres de oxigênio e inibem a produção de ânions superóxidos produzidos pelos polimorfonucleares.[14] Sua ação analgésica também se deve à redução da concentração de PGs e de outros metabólitos do ácido araquidônico na medula espinal e à produção de 12-HBETEs, mediador da analgesia induzida pelos opioides no tronco encefálico. É provável que os AAINEs não ácidos inibam a dor devido à sua ação quase exclusiva na medula espinal e em outras regiões do SNC, onde alcançam concentração elevada devido à facilidade com que cruzam a barreira hematoneural. É necessária a inibição tanto da COX-1 como da COX-2 para o alívio da dor aguda. O efeito antitérmico dos AAINEs parece resultar da inibição das PGs no hipotálamo (Fig. 53.1).[16]

A inibição da produção de PGs depende da potência e da concentração tecidural dos AAINEs. A maioria inibe tanto a COX-1 constitutivamente presente nos tecidos e relacionada à regulação das funções renal, plaquetária e proteção das mucosas gástrica e intestinal, como a COX-2 constitutivamente presente no SNC e no aparelho urogenital, onde produz quantidades variadas de eicosanoides (PGs) para manter a função, e a COX-2 induzida pelo processo inflamatório e expressa nos macrófagos e outras células dos tecidos inflamados. A inibição da COX-1 é a razão da ocorrência das complicações relacionadas ao aparelho digestivo, rins e plaquetas. A síntese das diferentes COX parece ser regulada por cromossomos diferentes, apresenta expressões diferentes e insere-se como homodímeros nas membranas do retículo endoplasmático da maioria das células. Em alguns órgãos, a atividade da COX-1 e da COX-2 parece ser regulada por hormônios (estrógenos, prostágenos).[16]

Classificação e indicações

Os AAINEs diferem entre si quanto à farmacocinética, potência anti-inflamatória e efeitos colaterais. Podem ser classificados como enzimáticos (*parenzyme*) e não enzimáticos (aspirina), como predominantemente analgésicos com pouca ou nenhuma ação anti-inflamatória (dipirona, paracetamol), como moderados anti-inflamatórios (ácido mefenâmico, diclofenaco, celecoxibe, rofecoxibe, parecoxibe), como potentes analgésicos e anti-inflamatórios (indometacina, butazona),[14] como ácidos (salicilatos, derivados dos ácidos antranílico, enólico, acético, propiônico e indolacético), e não ácidos (paracetamol, fenazona, dipirona), como inibidores seletivos da COX-2 (nimesulida, meloxicam), específicos do COX-2 (celecoxibe, rofecoxibe, parecoxibe, valdecoxibe) ou não seletivos de COX-2 (derivados do ácido antranílico, de ácido enólico, de ácido acético, de ácido propiônico e do ácido indolacético). Alguns apresentam meias-vidas

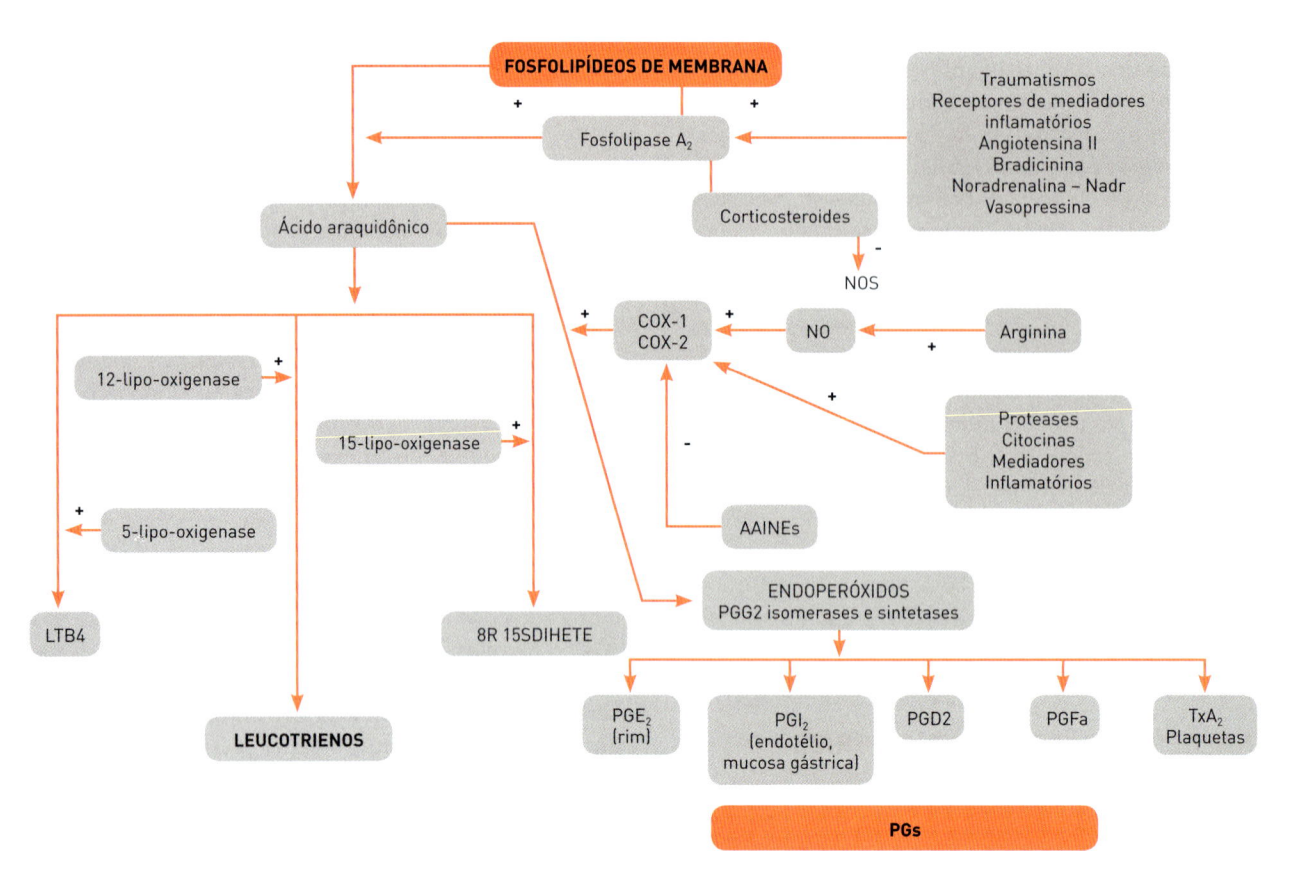

Figura 53.1. Mecanismos de produção de leucotrienos e prostaglandinas e locais de ação dos corticosteroides e AAINEs.

longas (butazona, oxicanas, coxibes), mas a maioria tem meia-vida curta (aspirina).[13,17,18] A meia-vida dos AAINEs no líquido sinovial é paralela à do plasma. Alguns apresentam baixa potência e são rapidamente eliminados, incluindo os salicilatos (aspirina, ácido salicílico) e os derivados do ácido arilpropiônico (ibuprofeno) ou do ácido antranílico (ácido mefenâmico). Alguns apresentam potência elevada e eliminação rápida, incluindo os derivados do ácido arilpiônico (flurbiprofeno, cetoprofeno) e os indolacéticos (indometacina), e outros apresentam potência intermediária e velocidade de eliminação intermediária, como os salicilatos (diflunisal), os derivados do ácido arilpropiônico (naproxeno) ou do ácido arilacético (nabumetona). Outros apresentam, ainda, potência elevada e eliminação lenta, como as oxicanas (meloxicam, piroxicam, tenoxicam).[16]

Alguns são administrados uma (oxicanas) ou duas (ácido propiônico) vezes ao dia, e outros, quatro a seis vezes (derivados do ácido acético).[16] As vias oral, retal, IM, IV, SL, TD (por iontoforese, adesivos) ou tópicas são as mais utilizadas. As doses são padronizadas para cada fármaco, mas a resposta e a tolerabilidade variam entre os doentes. O tratamento deve ser iniciado com doses baixas que devem ser elevadas de acordo com as necessidades, até ser alcançado o efeito analgésico desejado. Apresentam efeito teto, ou seja, doses acima das máximas recomendadas não resultam em melhora adicional da sintomatologia, mas elevam a frequência de complicações.[14] Medicamentos da mesma classe farmacológica parecem ter a mesma potência analgésica, portanto as interações são aditivas.[5,19] Quando a melhora com fármacos de um grupo é insatisfatória, recomenda-se utilizar AAINEs de outros grupos farmacológicos. Exercem ações aditiva (nos mesmos locais) com outros AAINEs e sinérgica, de acordo com atuação em mecanismos e locais distintos, mas a associação com opioides (acetominofeno com codeína, aspirina com propoxifeno, diclofenaco com codeína, acetaminofeno com tramadol), medicamentos adjuvantes (cafeína acentua a inibição da COX) e medicina física. Na maioria das vezes, o enantiômero S é um inibidor da COX mais potente do que o enantiômero R.[16]

Os AAINEs são metabolizados no fígado e excretados pelos rins (piroxicam, fenilbutazona, diclofenaco) ou pelos rins e fezes (indometacina, sulindaco, ácido mefenâmico).[20] Pequena quantidade é conjugada em outros tecidos. Apenas 40% do metabolismo da nabumetona ocorre no fígado. A sua ativação ou inativação pelo fígado se deve à conjugação a radicais sulfúricos ou glicurônicos que retornam ao plasma. Alguns de seus metabólitos são ativos (fenacetina).[14] A excreção urinária livre ou conjugada é aumentada com alcalinizantes urinários. A absorção intestinal é reduzida com a ingestão de alimentos, leite e carvão ativado.[14] A maioria se distribui passivamente: a concentração plasmática é maior do que nos tecidos. Os AAINEs lipossolúveis atuam mais intensamente no SNC. O pKa da maioria dos AAINEs varia de 3 a 5. Os AAINEs ácidos alcançam concentrações elevadas na circulação sanguínea, fígado, baço e medula óssea, ligam-se às proteínas séricas e cruzam o endotélio vascular, alcançando elevada concentração nos compartimentos extracelulares com pH baixo.[16]

Interagem com vários outros fármacos. Seus níveis séricos são aumentados quando associados ao probenecida e reduzidos com a aspirina e corticosteroides (ibuprofeno, piroxicam, indometacina).[9] Inibem a atividade dos beta bloqueadores e adrenérgicos porque inibem a síntese das PGs nos vasos e rins (ibuprofeno, indometacina).[9,19] Aumenta o efeito hipotensor da nitroglicerina, a toxicidade do lítio, do metrotrexato, do ácido valproico, das sulfonamidas e das fenilureias (pirazolônicos, aspirina, ácido mefenâmico), assim como aumentam a atividade dos anticoagulantes orais (indometacina), hormônios tireoidianos e digoxina (pirazolônicos) e potencializam o efeito hipogliceminante da insulina.[19]

No Quadro 53.4 são apresentados os AAINEs mais utilizados no nosso meio.

O ácido acetilsalicílico (aspirina), em doses elevadas, apresenta ação anti-inflamatória e uricosúrica;[14] em doses baixas, reduz a excreção de ácido úrico. É indicado no tratamento das crises de migrânea, cólicas menstruais e como antitérmico. Inibe a atividade da COX, mas não da peroxidase da COX-1. Apresenta dois componentes: o ácido acético, que é liberado antes, durante e após a sua absorção, e o ácido salicílico. O ácido acetilsalicílico é inibidor mais potente da COX que o ácido salicílico. A aspirina é convertida em salicilato (70%) aproximadamente 30 minutos após a sua absorção. A absorção por VR é mais lenta do que por VO. Parece haver associação entre o uso de salicilatos, disfunção mitocondrial, febre (gripe, varicela) e a síndrome de Reye em crianças (após período de quadro viral, instala-se edema cerebral e disfunção hepática que persiste durante um a quatro dias). A liberação do acetado da aspirina acetila o radical serina-530 do centro ativo da COX-1 e das COX-2, inativando-as irreversivelmente mesmo na dose de 100 mg/dia. Urticária e angioedema são observados em 3,8% dos indivíduos que a utilizam, especialmente naqueles que apresentam urticária crônica ou broncoespasmo, ou tétrade de rinite, polipose nasal, asma e sinusite, condição relacionada à inibição da COX e ao metabolismo do ácido araquidônico para outras vias, incluindo a via lipo-oxigenase, que aumenta a produção dos leucotrienos (NTP_4, LTC_4, LTT_4, LTE_4), que por sua vez causam broncoespasmo, aumento da permeabilidade das mucosas, da síntese de secreções e do efluxo de elementos tóxicos nos tecidos.[16]

O diflunisal apresenta meia-vida de oito a 12 horas e sofre aumento gradual na concentração com o uso contínuo. Não exerce ação antipirética (não cruza a barreira hematoencefálica). É menos irritante para o trato gastrintestinal e interfere menos na função plaquetária do que a aspirina.[9]

O ibuprofeno, o flurbiprofeno e o cetoprofeno apresentam biodisponibilidade elevada por VO. São empregados no tratamento das doenças reumáticas.[16]

O flurbiprofeno é um dos AAINEs mais potentes do grupo do ácido propiônico.[9]

O ibuprofeno apresenta eliminação rápida mesmo em doentes com comprometimento moderado ou intenso das funções hepática ou renal. É útil no tratamento da dor inflamatória aguda e no tratamento das afecções reumáticas, mas não exerce efeito uricosúrico.[16]

O naproxeno é rapidamente absorvido pelo trato intestinal. A absorção é comprometida por alimentos, hidróxido de alumínio ou de magnésio e bicarbonato de sódio. A meia-vida é longa, aspecto que melhora a adesão ao tratamento. É muito empregado no tratamento da migrânea. É mais tóxico e causa mais efeitos adversos digestivos e no SNC do que o ibuprofeno. Pode, raramente, causar lesões hepáticas.[16]

O cetoprofeno é utilizado como analgésico no tratamento das cólicas menstruais e da migrânea, e como anti-inflamatório no tratamento de doenças reumáticas. Inibe a ação da bradicinina. Exerce também atividade antipirética. É rapidamente absorvido pelo trato gastrintestinal. Liga-se intensamente às proteínas plasmáticas e cruza a membrana sinovial. Seus efeitos colaterais são pouco frequentes. Causa lesões gastrintestinais que implicam suspensão do tratamento em 5% dos usuários.[16]

O ácido mefenâmico atua como antagonista do receptor de prostaglandina E_2 (PGE_2) e é utilizado no tratamento da dor inflamatória discreta, dismenorreia e da dor causada por lesão de partes moles. Em doses elevadas, acarreta efeitos adversos, especialmente no SNC, e no aparelho digestivo e anemia hemolítica. Não é uricosúrico.[14]

O diclofenaco é utilizado no tratamento de doenças reumáticas. A biodisponibilidade por VO (50 a 60%) é baixa. O fenômeno de primeira passagem pelo fígado é intenso e pode ser responsável pela hepatopatia resultante do seu uso. Apresenta relação da inibição de COX-2/COX-1 favorável. Reduz a migração dos leucócitos dos locais de inflamação e interfere na ação da L-selectina envolvida na aderência dos leucócitos ao endotélio ativado, propriedade também compartilhada pela aspirina, pela indometacina e pelo cetoprofeno. Acarreta aumento das aminotransferases hepáticas em cerca de 15% dos doentes e pode causar hepatite. As aminotransferases hepáticas devem ser avaliadas durante as primeiras semanas de uso. O tratamento deve ser descontinuado quando a anormalidade persistir ou quando surgirem os primeiros sinais de comprometimento hepático.[9]

A indometacina é um dos inibidores mais potentes da COX. Apresenta biodisponibilidade elevada, efeito anti-inflamatório intenso e risco maior de efeitos indesejáveis. É bem absorvida pelo trato gastrintestinal, atingindo pico de concentração plasmática em 30 minutos a quatro horas após a administração. A ligação proteica é de 99%.[14] Sua administração com a alimentação reduz a velocidade de absorção, mas não a quantidade

Quadro 53.4. AAINEs mais empregados em nosso meio para o tratamento da dor

NOME FARMACOLÓGICO	POTÊNCIA	INÍCIO (MIN)	PICO (HORAS)	DURAÇÃO (HORAS)	MEIA-VIDA (HORAS)	DOSE/DIA	DOSE TETO/DIA (mg)
Salicilatos							
Ácido acetilsalicílico	1	5-30	0,5-2	3-7	0,25	300-1.000 mg (5-10 mg/kg) 4-6x	6.000
Diflunisal	3,5-13	< 60	2-3	3-7	8-20	Ataque 1.000 mg Manutenção 200-500 mg 2-3x	1.500
Derivados do ácido antranílico/femanatos							
Ácido mefenâmico	3	30-60	1-3	3-7	3-4	Ataque 500 g (10 mg/kg) Manutenção 250-500 mg (5 mg/kg) 4x	1.250
Ácido tolfenâmico			2-8		2	400-600 mg	
Derivados do ácido enólico/oxicanas							
Droxicam							20
Piroxicam	3	30-60	1-5	48-72		10-20 mg (0,4-0,8 mg/kg) 1-2x	30
Derivados pirazolônicos							
Metamizol						500-2.000 mg (10-15 mg/kg) 4x	6.000
Fenilbutazona	20	15-30	1-5	4-6	50-100	Ataque 100-200 mg (6-12 mg/kg) 3-4x Manutenção 50-100 mg (2-8 mg/kg) 3-4x	600
Oxifenilbutazona		15-30	1-2 h	4-6	Dias	Ataque 100-200 mg (6-12 mg/kg) 3-4x Manutenção 50-100 mg (2-8 mg/kg) 3-4x	400
Feprazona		120	6			Ataque 200 mg/3x	
Bumadizona						100-300 mg/1x	
						220-440 mg	
Derivados indolacéticos							
Indometacina	20	15-30	1-3	4-6	2-3	25-50 mg (0,5-1 mg/kg) 2-4x	200
Sulindaco	20	15-30	1-2	3-4	7-18	150-200 mg (3-4 mg/kg) 2x	400
Glucametacina						140 mg (1,5 mg/kg) 2x	
Benzidamina						50 mg/3-4x	30
Derivados do ácido acético							
Aceclofenaco						100-200 mg/2x	
Cetorolaco			0,5-1		5,4	10 mg 4-6x	
Diclofenaco	15	15-30	1-3	4-6	1-2	25-75 mg (2-4 mg/kg) 2-4x	200
Fenclofenaco						100-200 mg/1x	
Fentiazaco						300 mg/2x	
Derivados do ácido propiônico							
Ibuprofeno	1	< 30	2-4	6-8	2	200-800 mg (8-20 mg/kg) 2-3x	3.200
Cetoprofeno	20	15-30	1-2	3-4	1-35	50-200 mg (0,5-1 mg/kg) 2-3x	300
Fenoprofeno		60-120				300-600 mg 3-4x	3.200
Flurbiprofeno						200-300 mg	
Naproxeno	3	30-60	1-2	3-7		500 mg (10 mg/kg) 2x 250 mg (5 mg/kg) 3-x	1.500

(Continua→)

(Continuação)

Derivados do aminofenol							
Acetofenitidina			1-2				
N-para-aminofenol (paracetamol)	1	5-30	0,5-2	3-7	1-4	Ataque (pediatria) 25 a 30 mg/kg Ataque (adulto) 500 mg (6-12 mg/kg) Manutenção (pediatria) 80 mg/kg/dia Manutenção (adulto) 500-750 mg/4x	4.000
Derivado sulfonanilídico							
Nimesulida			1-2			50-100 mg (2,5 mg/kg) 2x	400 mg/ adultos; 5 mg/kg crianças
Coxibes							
Celecoxibe						200-400 mg/1-2x	800 mg
Rofecoxibe			2			12,5-25 mg	50 mg
Outros							
Etodolaco						400-600 mg	
Nabumetona						1.000-2.000 mg	1.500
Tolmetina sódica						800-1.200 mg	2.000
Clorixilato de lisina						1,25 mg/3-4x	750

Potência: comparada à aspirina; cap: cápsula; amp: ampola; comp: comprimido; dr: drágea; env: envelope; sol: solução; sup: supositório; susp: suspensão.

absorvida.[16] A penetração no SNC é rápida e atinge concentração no fluido cerebrospinal duas horas após a administração por via intramuscular.[9] É muito eficaz no tratamento da doença reumática, da dor óssea, das cólicas e da febre. Como uricosúrica, é utilizada no tratamento da gota. Aproximadamente 20% dos indivíduos apresentam intolerância à indometacina. Pode causar pancreatite, hepatite, cefaleia, depressão, psicose, alucinações, suicídio, depressão da medula óssea e anemia plástica. Devido aos seus efeitos colaterais, não deve ser administrada por mais de duas semanas.[16]

A butazolidina bloqueia intensamente a COX e não é uricosúrica.[9]

O sulindaco é menos tóxico do que a indometacina. É pró-droga e resulta em metabólito reversível que exerce atividade anti-inflamatória 500 vezes superior à droga original. Aproximadamente 90% da droga é absorvida após a administração oral. Sua ligação proteica é de aproximadamente 93%. Todas as suas apresentações sofrem recirculação êntero-hepática.[21] É metabolizado no fígado e 50% da droga é excretada na urina e 30% recuperada nas fezes.[21] Sua meia-vida é de 7,8 horas e a de seus metabólitos ativos é de 16 a 18 horas.[22]

O cetarolaco é um analgésico potente que exerce ação anti-inflamatória moderada. Seus efeitos colaterais limitam seu uso a períodos curtos. Seu efeito ocorre em parte no SNC, interferindo na liberação de opioides endógenos e na síntese de óxido nítrico (NO). É indicado no tratamento da dor crônica discreta ou moderada ou da dor aguda e intensa (cólica renal, migrâneas, crises da anemia falciforme, dor pós-operatória). Apresenta alta biodisponibilidade por VO e é absorvido rapidamente. A ligação proteica é de 90 a 99% e a meia-vida, de quatro a seis horas.[16]

A tolmetina apresenta potência anti-inflamatória intermediária entre a da aspirina e a da fenilbutazona e bom efeito antipirético e analgésico. É utilizada no tratamento da artrite reumatoide, osteoartrite e espondilite anquilosante. É absorvida rapidamente após administração por VO. A ligação plasmática proteica é de 99%[23] e a meia-vida de eliminação é de 2,1 a 6,8 horas. É metabolizada pelo fígado a metabólitos inativos e sua excreção ocorre por via renal.[23] Seus efeitos colaterais são discretamente superiores aos da aspirina e menos significantes que os da fenilbutazona. Causa edema periférico, retenção de Na^+ e hipertensão arterial.[9]

Os derivados benzotiazinas (oxicanas) apresentam meia-vida prolongada e potência anti-inflamatória elevada. O meloxicam, o piroxicam e o tenoxicam apresentam metabolismo lento e grau elevado de circulação êntero-hepática; a meia-vida prolongada os torna inadequados para o tratamento da dor aguda, úteis no tratamento da poliartrite crônica e da dor em pacientes com câncer. A duração prolongada de sua ação e a potência elevada são as razões da ocorrência de complicações gastrintestinais e nefróticas.[16]

O piroxicam apresenta alguma especificidade na inibição da COX-1 que o torna especialmente tóxico. A absorção gastrintestinal é completa e não sofre influência de alimentos e antiácidos. É apresentado também por via SL. É indicado no tratamento da artrite e da dor musculoesquelética. Os efeitos colaterais gastrintestinais manifestam-se em 40% das vezes e podem ser intensos o bastante para implicar suspensão de uso em 10% dos casos.[16]

O tenoxicam é absorvido completamente pelo trato gastrintestinal, mas a absorção pode ser comprometida por alimentos. É um dos AAINEs menos lipofílicos, e causa poucas complicações neurológicas. Penetra satisfatoriamente no tecido sinovial, o que explica sua elevada atividade anti-inflamatória em doenças reumáticas crônicas. Seus efeitos são semelhantes aos do piroxicam.[9]

O meloxicam é inibidor seletivo da COX-2 e exerce alguma atividade inibitória da COX-1. É metabolizado no fígado, sendo seus metabólitos excretados pela urina ou pela bile. É empregado no tratamento das doenças reumáticas, e parece causar poucos efeitos colaterais gastrintestinais e renais.[9]

O etodolaco inibe a COX-1, a COX-2 e a síntese da bradicinina. É utilizado no tratamento da artrite reumatoide, osteoartrite, tendinite e bursite, e como uricosúrico no tratamento da gota. É bem tolerado, causa pouca irritação gastrintestinal porque o seu efeito na síntese de PGE_2 e na prostaciclina (PGI_2) na mucosa gástrica é mínimo.[9]

A fenilbutazona, além do efeito analgésico, anti-inflamatório e antitérmico, inibe a síntese do sulfato de condroitina e de mucopolissacarídeos nas cartilagens, além de desacoplar a oxidação fosforilativa. Pode ser utilizada em intervalos curtos de tempo no tratamento da gota, artrite reumatoide, espondilite anquilosante e crises agudas de osteoartrite do quadril e do joelho.[16]

A oxifenilbutazona é metabólito da fenilbutazona e exerce atividade anti-inflamatória, analgésica e antitérmica. Causa menos irritação gástrica do que a fenilbutazona.[16]

A nabumetona não é ácida e exerce uma fraca inibição da COX, além de apresentar alguma seletividade para a COX-2. Já seus metabólitos são inibidores potentes da COX. É excretada como metabólito ativo na urina. Causa pouca agressão à mucosa gastrintestinal. Pode causar dor abdominal, dispepsia, diarreia e flatulência.[9]

A nimesulida exerce fraca inibição da COX-1. Inibe o metabolismo oxidativo dos neutrófilos, a peroxidação dos radicais livres, o fator de necrose tumoral alfa (TNF-α) e o fator de ativação plaquetária.[9]

Os agentes não ácidos (fenazona, acetaminofeno, dipirona) exercem apenas atividade analgésica, mas não anti-inflamatória. Apresentam pK_A próximos à neutralidade, ligam-se fracamente a proteínas plasmáticas, distribuem-se de modo quase homogêneo no corpo e cruzam facilmente as barreiras, incluindo a hematoencefálica.[16]

O acetaminofeno é fraco inibidor da COX, da síntese das PGs, da sintetase do NO, da hiperalgesia induzida pelo glutamato no receptor N-metil-D-aspartato (NMDA) dos tecidos, e especialmente do SNC. Atua também nos sistemas serotoninérgicos espinais. É indicado no tratamento de febre, dor discreta ou moderada, como a cefaleia, e outras dores em crianças e adultos, especialmente quando ocorrem reações adversas com a aspirina, dipirona ou AAINEs, ou em crianças e adolescentes com risco de síndrome de Reye com o uso de aspirina no tratamento da febre.[24] Apenas 20% do acetaminofeno liga-se às proteínas. É absorvido especialmente no intestino delgado. Pequena proporção é absorvida pela parede gástrica, e grande contingente é absorvido por difusão passiva no intestino delgado; a velocidade de absorção depende do esvaziamento gástrico. Age sinergicamente com a aspirina e a cafeína. Cerca de 4% é metabolizado pelo citocromo P-450 a N-acetil-p-benzoquinoneimina (NAPQI), substância tóxica que se liga covalentemente ao ácido desoxirribonucleico (DNA) e às proteínas estruturais das células parenquimatosas do fígado e do rim, onde são produzidos intermediários ativos. As lesões causadas pelo acetaminofeno decorrem da ação desse metabólito altamente reativo, que normalmente é conjugado à glutationa formando conjugados de cisteína e ácido mercaptúrico. Doses elevadas depletam a glutationa de suas reservas, resultando na formação de maior quantidade desses conjugados que se acumulam e causam necrose hepática centrolobular; em casos graves, pode progredir para insuficiência hepática fulminante.[25] A necrose hepática pode ser antagonizada com a administração precoce de N-acetilcisteína ou glutationa, que ativam os mecanismos de desintoxicação. Em doses elevadas, causa também nefrotoxicidade, trombocitopenia e meta-hemoglobinemia.[16]

A dipirona é hidrossolúvel, apresenta potência analgésica elevada e baixa frequência de efeitos colaterais; a ocorrência de agranulocitose é baixa (um caso para 1 milhão de procedimentos terapêuticos). A taxa de abandono com a dipirona é de 15%.[16]

Os AAINEs inibidores seletivos (meloxicam, nimesulida) ou específicos (celecoxibe, parecoxibe, etoricoxibe) da COX-2[26] são não ácidos, causam menos complicações, especialmente pépticas e coagulopatias, do que os demais AAINEs convencionais. É possível que os AAINEs seletivos ou específicos da COX-2 exerçam menos atividade analgésica porque são lipofílicos, o que limita sua difusão para o SNC. Os inibidores seletivos de COX-2 são utilizados no tratamento da dor aguda, da dismenorreia e de várias condições reumáticas, incluindo a artrite reumatoide e a osteoartrite. Seus efeitos colaterais são discretos. Cruzam a barreira hematoencefálica, sendo potencialmente eficazes na prevenção da doença de Alzheimer. Há evidências de comprometimento da função renal.[16]

O viminol na dose de 50 a 100 mg (três a quatro vezes/dia) é bem tolerado. Apresenta efeito sedativo leve. Eventualmente, pode acarretar sensação de empachamento epigástrico e náuseas. Potencializa o efeito hipnótico dos barbitúricos.[16,27]

No Quadro 53.5 é apresentada a potência inibitória da COX-1 e COX-2 de alguns AAINEs.

Administração e efeitos adversos

A absorção dos AAINEs é rápida no trato digestivo proximal e pode ocorrer também no estômago, onde o pH é baixo. Também podem ser absorvidos através das mucosas, o que permite que muitos sejam administrados por VR ou SL. Na maioria dos casos, a concentração sérica é satisfatória, pois eleva-se em minutos, ocorrendo pico em duas horas, e se reduz a seguir, dependendo da meia-vida de cada AAINE. A ligação proteica é elevada (90 a 99%).[16] No Quadro 53.6 são apresentados alguns aspectos da farmacocinética dos AAINEs.

Quadro 53.5. Potência inibitória da COX (*in vitro*)

	IC_{50} (μm)	
	COX-1	COX-2
Indometacina	0,1	1
Naproxeno	32	235
Ibuprofeno	38	117
Aspirina	145	180
Diclofenaco	0,03	0,01
Etodolaco	>100	54
Nabumetona	82	>1.000
Piroxicam	679	662
Meloxicam	1.300	1.700
Celecoxibe	15	0,04

Quadro 53.6. Farmacocinética e farmacodinâmica dos AAINEs

GRUPO FARMACOLÓGICO	NOME FARMACOLÓGICO	MEIA-VIDA PLASMÁTICA (HORAS)	LIGAÇÃO PROTEICA (%)	DISTRIBUIÇÃO	ATIVIDADE	ANALGESIA	AÇÃO ANTI-INFLAMATÓRIA	AÇÃO ANTIPIRÉTICA
Salicilatos	Aspirina	20 min	80		AAA	+++	+++	+++
	Diflunisol	8-12	98-99		AAU	+++	++	+
Derivados do ácido antranílico	Ácido mefenâmico	2-40	90	–	AAA	++	++	+
	Ácido flufenâmico					+++	++	+
Oxicanas	Piroxicam	14-160 (≅50)	>99	LS (semelhante à plasmática)	AAA	+++	+++	+
	Tenoxicam	25-175	>99					
Derivados pirazolônicos	Dipirona	–	20-25	–	AA	++++	–	++++
	Fenilbutazona	50-65 (100)	98	LS	AAU	++	++++	++
	Oxifenilbutazona	50-60	98	LS	AAU	++	+++	++
Derivados do indol	Indometacina	3-5	99	Ciclo E H	AAA	+++	+++++	+++
	Sulindaco	7-18	95	Plac/L	AAA	+++	+	+++
Derivados do ácido fenilacético	Diclofenaco	1-2	99	LS	AAA	+++	+++	+++
	Nabumetona	20-24		LS		+++	+++	++
Derivados do ácido propiônico	Ibuprofeno	2-4	99	Plac/L/LS	AAA	+++	+++	+++
	Naproxeno	13-28	99	Plac/L	AAA	+++	+++	++
	Cetoprofeno	1,1-4	99		AAA	++	+++	+
Derivados do aminofenol	Paracetamol	1,5-2,5	5-50	–	AA	++	+++	–
	Fenacetina	1,5-2	20-50		AA			
Coxibes	Celecoxibe	9-15	97	–	AA	+	+++	–
	Rofecoxibe	12				++	+++	
Outros	Etodolaco					+++	+++	++
	Tolmetina sódica					++	+++	++

AAA: analgésico, anti-inflamatório, antipirético; EH: êntero-hepático; L: leite; LS: líquido sinovial; Plac: placenta; U: uricosúrico.

Os AAINEs exercem efeitos adversos relacionados ao metabolismo, aparelhos digestivo, respiratório e genitourinário, e sistemas hematopoiético, imunológico e SNC.[9,14,19] Alteram o metabolismo dos carboidratos e modificam as anormalidades metabólicas preexistentes (como o diabetes).[16]

Dentre as repercussões digestivas dos AAINEs, citam-se: empachamento pós-prandial, epigastralgia, náuseas, vômitos, estomatite, sialoadenite (fenilbutazona), pancreatite (sulindaco), gastrite, úlcera péptica, sangramento gastrintestinal, coloproctite aguda (ácido mefenâmico, aspirina), diarreia com esteatorreia (femanatos), elevação das enzimas hepáticas (salicilatos, diclofenaco), insuficiência hepática e icterícia.[20] O fato de os AAINEs ácidos concentrarem-se em algumas estruturas é a razão de alguns efeitos adversos no trato gastrintestinal (doença péptica), aparelho circulatórios, plaquetas e rins. Os AAINEs antagonizam as ações da gastrina e da pepsina. A toxicidade gástrica é o efeito colateral mais comum dos AAINEs. As hemorragias gastrintestinais e úlceras pépticas são algumas de suas adversidades mais graves e comuns. Ocorrem doenças pépticas em 15 a 25% dos pacientes que utilizam AAINEs. É provável que o efeito gastropático dos AAINEs se deva a vários mecanismos. A proteção gástrica envolve vários fenômenos, incluindo a adequada perfusão vascular, a renovação de epitélio celular, os fosfolipídeos ativos de superfície, a produção de muco, a secreção de bicarbonato e de mediadores, inclusive as PGs, os radicais sulfidrila, a interleucina-1 e os neuropeptídeos. A PGE_2 e a PGI_2 protegem a mucosa do estômago, reduzem a secreção gástrica, causam vasodilatação e estimulam a secreção de muco (que atua como barreira física) e do bicarbonato duodenal (que neutraliza o excesso ácido). A PGI_2 inibe a adesão dos neutrófilos ao endotélio vascular, evento importante para a proteção da mucosa. Os AAINEs são solúveis em ácidos orgânicos fracos. Quando ionizados no pH baixo da luz intestinal, penetram na parede hidrolipídica e na superfície das células que revestem a mucosa. A inibição da COX-1 compromete a síntese de PGE_2 relacionada à secreção de muco, bicarbonato de sódio e ácido clorídrico, gera alterações na permeabilidade das membranas, aumenta o influxo de hidrogênio nas células (resultando em lesão tecidual), lesa as mitocôndrias e causa desacoplamento da oxidação fosforilativa e redução da formação de difosfato de adenosina (ADP), que resultam em perda da integridade das junções intercelulares estreitas e permitem o refluxo de peptina e do ácido na camada protetora de muco. Esses fenômenos justificam algumas das complicações gastroduodenais. A ocorrência de úlcera associada ao uso de AAINEs é maior quando há histórico prévio de doença péptica, úlcera, infecção gástrica por *Helicobacter pylori*, uso de anticoagulantes ou de álcool.[28] Recomenda-se o tratamento antibiótico de *H. pylori* em pacientes que se submeterão a tratamento prolongado com AAINEs. As lesões hepáticas são muito raras e, geralmente, discretas. Alguns compostos são mais hepatotóxicos por sofrerem oxidação, provavelmente na estrutura fenólica, que resulta em formação de metabólitos reativos. AAINEs que causam lesões hepáticas, como o diclofenaco, podem produzir radicais reativos durante a biotransformação e devem ser prescritos com cautela em doentes com história prévia de disfunção hepática. A superdosagem de AAINEs, especialmente de fenacetina e de acetaminofeno, pode causar disfunção hepática. A necrose hepática (aminofenol) decorre da ação antagônica à N-acetilcisteína.[16]

Atuando no sistema hematopoiético, os AAINEs podem causar leucopenia, anemia hemolítica e aplástica (fenamatos, dipirona), agranulocitose (dipirona), comprometimento da função plaquetária e/ou trombocitopenia (ibuprofeno).[14]

A ação dos AAINEs no SNC resulta em insônia, diaforese, anormalidades visuais, parestesias, tonturas, cefaleia, borramento visual (indometacina), ansiedade, desorientação, confusão mental, sonolência, letargia, *delirium*, psicose, convulsões e coma.[17,18,20] A cefaleia, as tonturas e a confusão mental são mais intensas nos idosos. Há referência da ocorrência de depressão e de paranoia em doentes tratados com AAINEs, por isso recomenda-se cautela com o seu uso em doentes com afecções psiquiátricas ou que o usem abusivamente. Há controvérsias sobre ocorrências de alterações da memória em usuários de AAINEs. É provável que os AAINEs reduzam a prevalência ou alenteçam a instalação da doença de Alzheimer ao inibirem a COX-2 na microglia. Algumas dessas manifestações talvez se devam à inibição da COX-3 presente no SNC. Neurotoxicidade caracterizada pela ocorrência de zumbidos, tonturas e nistagmo é comum (salicilatos, naproxeno, ibuprofeno).[16]

As complicações respiratórias mais expressivas são a dispneia e a cianose, devido à broncoconstrição, que se manifestam mais comumente em doentes com afecções inflamatórias respiratórias proximais representadas pela asma e pólipos nasais, condições associadas ao acúmulo de células produtoras de PGs na mucosa respiratória. O bloqueio da COX (indometacina, aspirina) e o aumento da oferta de substratos para a via da lipo-oxigenase gera pseudoalergia.[29] Os AAINEs podem causar edema agudo do pulmão (salicililatos) e pneumonite (naproxeno, ibuprofeno).[16]

Dentre as complicações cardiocirculatórias dos AAINEs, citam-se: hipertensão arterial, palpitações, taquicardia, arritmias, insuficiência cardíaca congestiva (ICC) e cardite (fenilbutazona). Os AAINEs são nefrotóxicos. As PGs são importantes para a manutenção hemodinâmica renal. Esses medicamentos podem causar vasoconstrição das arteríolas aferentes e eferentes e contração mesangeal, bem como resultar em redução da filtração glomerular, condição agravada com a hipotensão arterial (redução do volume circulante causado por diuréticos, hemorragias, sepse, edema, ICC, cirrose hepática, síndrome nefrótica). A insuficiência renal vasoconstritiva aguda é a causa mais comum da nefrotoxicidade decorrente do uso de AAINEs, mas é reversível quando a medicação é interrompida e o volume circular é restaurado. A PGE_2 opõe-se ao efeito concentrador urinário. Os AAINEs reduzem a concentração de PGs, aumentam a concentração urinária, causam retenção hídrica, hiponatremia e retenção de Na^+ (em 10 a 25% dos pacientes), mecanismo que pode ser relacionado aos efeitos tubulares ou vasculares indiretos. O volume plasmático pode aumentar em até 50%, resultando em sobrecarga cardíaca e em edema (butazolidina).[14] O edema parece ser mais importante em doentes que apresentam maior propensão a ele, como ocorre em casos de ICC, cirrose hepática e síndrome nefrótica. Os prostanoides regulam o tônus vascular e modulam a vasoconstrição e o efeito antinatriurético de hormônios pressóricos, especialmente do sistema renina-angiotensina. A PGE_2 e a PGI_2 apresentam atividade hipertensiva, e a PGH_2 e a tromboxanaA têm atividade hipotensiva. A PGE_2 é um vasodilatador potente; os prostanoides causam vasodilatação arteriolar e os leucotrienos, constrição. Nessas condições ou em casos de insuficiência renal, pode ocorrer resistência ao efeito dos diuréticos, incluindo os de ação tubular, dos quais resultam hiponatremia e edema. A retenção hídrica pode causar hipertensão arterial e resultar em palpitações e agravamento ou geração de ICC. Hematúria, cistite, necrose tubular, acidose metabólica, aumento da concentração de Ca^{++}, K^+ e da creatinina plasmática e, menos frequentemente, nefrite intersticial, síndrome nefrótica (indometacina, fenoprofeno) e insuficiência renal são as complicações renais e urinárias mais significantes relacionadas ao uso de AAINEs, que são em parte relacionadas à inibição da COX-1.[16]

A inibição da contração do miométrio durante a gestação depende do equilíbrio entre fatores inibitórios e excitatórios, incluindo a progesterona, a PGI_2 e o NO. Ocorre aumento da PG mediada pela COX-2 no fluido amniótico durante a gestação a termo, antes do início da contração miometrial. O ducto arterioso se mantém permeável graças à ação da PG. Com o uso de inibidores de COX-2, pode haver prolongamento da gestação e fechamento precoce do ducto arterioso.[16]

Prurido, urticária, hiperemia cutânea e reações cruzadas são as anormalidades dermatológicas mais comuns decorrentes do uso das AAINEs;[9] febre (ibuprofeno), lúpus eritematoso (fenilbutazona, ibuprofeno), vasculites (fenilbutazona, indometacina, naproxeno) lesões oculares (ácido propiônico, ibuprofeno), síndrome de Steven Johnson, síndrome de Lyell e choque anafilático são menos frequentes, com frequência semelhante à da penicilina. A aspirina associa-se ao desenvolvimento da síndrome de Reye (icterícia, anormalidades neurológicas, edema cerebral), especialmente em crianças com gripe ou varicela.[9,19]

A maioria dos AAINEs inibe temporariamente (por 24 horas) a agregação plaquetária.[30] As plaquetas contêm COX-1. A PG e a tromboxana (TX) ativam as plaquetas. A PGI_2 e o NO são produzidos no endotélio como resposta à ativação plaquetária. A PGI_2 previne a adesão plaquetária, mas não sua aderência ao endotélio. Os AAINEs inibem a atividade de plaquetas e vasodilatadores, assim como a coagulação ao inibirem a produção de $TX-A_2$, mas não alteram os tempos de protrombina e de coagulação. Há controvérsias a respeito da ocorrência de sangramento perioperatórios em doentes tratados com AAINEs. Deve-se aguardar, sempre que possível, uma semana de intervalo entre a interrupção do uso da aspirina e horas ou dias em relação aos outros AAINEs para indicar operações com risco de hemorragia.[16]

Os coxibes e os AAINEs não seletivos (ibuprofeno, diclofenaco, indometacina) aumentam o risco de infarto do miocárdio e dos fenômenos trombóticos. A PGI_2 produzida pela célula endotelial graças à ação da COX causa relaxamento da célula muscular lisa e vasodilatação, e inibe a agregação das plaquetas via ação nos receptores IP. As plaquetas contêm apenas COX-1, que converte o ácido araquidônico em TX-A2, potente agente pró-agregante e vasoconstritor. A inibição seletiva da COX-2 pelos COXIBEs reduz relativamente a produção endotelial de PGI_2 sem alterar a produção de TX-A2 pelas plaquetas, o que resultaria em desequilíbrio na ação entre esses dois prostanoides e desencadeamento de risco aumentado de eventos trombóticos cardiovasculares.[31]

Os agentes não acídicos, como o acetaminofeno e a dipirona, não apresentam propriedades anti-inflamatórias, não comprometem a função renal e plaquetária, e não acarretam toxicidade gastrintestinal. A dipirona é segura mesmo em elevada dosagem.[11] A toxicidade com acetaminofeno pode resultar em hepatoxicidade dose-isolada quando usada repetidamente em doses elevadas. Doses baixas também podem ser tóxicas em doentes depletados em glicogênio devido a dieta, anorexia, disfunção hepática ou uso de medicamentos hepatotóxicos (alcoolismo). Meta-hemoglobinemia e anemia hemolítica raramente são observadas.[16]

No Quadro 53.7 são apresentados alguns dos efeitos colaterais dos AAINEs.

Cuidados e contraindicações

Cuidados especiais devem ser adotados no tratamento de hepatopatas, nefropatas, hipertensos arteriais, gestantes e doentes com ICC ou história de reação alérgica aos AAINEs.[20] Devido à possibilidade de sangramento gastrintestinal, a prescrição requer cuidado em doentes com hipoprotrombinemia, plaquetopenia, disfunção hepática, avitaminose K, doença péptica prévia ou ativa (gastrite, úlcera péptica). Alimentos, leite e antiácidos parecem reduzir a ocorrência ou o agravamento da doença péptica decorrente do uso dos AAINEs. Os antiácidos de contato comprometem a absorção dos AAINEs e não evitam seus efeitos deletérios no trato digestivo, apenas minimizam, pois estes se devem em

Quadro 53.7. Efeitos adversos dos AAINEs

AGENTE	DISPEPSIA	SANGRAMENTO	HEMATOPOIESE	NEFROTOXICIDADE	HEPATOXICIDADE	ALERGIA	HIPERSENSIBILIDADE	NEUROTOXICIDADE	RISCO NA GESTAÇÃO
Salicilatos									
Aspirina	+++	+++	Plaquetas	+	++	+++	+++	Zumbido	C até 150 mg D > 150 mg
Diflunisal	+	0	Plaquetas	++	+++	+	-		C
Para-aminofenóis									
Acetaminofeno	0	0	Discreta	++	+++	0	0		B
Indolacéticos									
Indometacina	+++	++	Plaquetas	++	++	+	++	Cefaleia, psicose	NR
Sulindaco	++	+	Plaquetas	+	+	++	+	Cefaleia, psicose	NR
Zomepiraco	+	+	Discreta	+	+	++++	+++	Sonolência, cefaleia	
Etodolaco	++	+	Plaquetas	+	+	+	+	Cefaleia	C
Pirazolonas									
Fenilbutazona	+++	+++	Anemia plástica	++	++	+	+++	Vertigem, insônia, turvação visual, euforia	
Oxifenilbutazona	++	++	Depressão medular	++	++	+	+++	Discreta	
Fenamatos									
Ácido mefanâmico	+++	++	Anemia hemofilítica	++	+	+	+	Cefaleia, tonturas	
Derivados do ácido acético									
Tolmetina	+++	++	Plaquetas	+	+	+	+	Ansiedade, insônia, sonolência	C
Cetorolaco	+++	++	Plaquetas	++	+	+	+	Cefaleia, tonturas, ansiedade, sonolência, parestesias	
Diclofenaco	++	++	Anemia hemolítica	++	++	+	++	Sonolência, tonturas	B
Derivados do ácido propiônico									
Ibuprofeno	++	+	Plaquetas	+	+	+	+	Cefaleia, tonturas	B D no 3º trimestre
Naproxeno	+++	++	Plaquetas	+	+	+	+	Cefaleia, sonolência, tonturas, fadiga	B/D
Fenoprofeno	+	+	Plaquetas	+	+	+	++	Zumbido, tonturas, fadiga	NR
Cetoprofeno	+	+	Plaquetas	+	++	+	+	Cefaleia, tonturas, sonolência	
Derivados de benzotiazina									
Piroxicam	++	+	Plaquetas	+	+	+	+	Insônia	C
Alcanonas									
Nabumetona	+	+		+	+	+	+	Tonturas, cefaleia	C

*0: sem efeito; +: efeito mínimo; ++: efeito moderado; +++: efeito intenso; ++++: efeito máximo; NR: não relatado.

parte à sua ação sistêmica. Os protetores da mucosa gastroduodenal (sulcrafato), os bloqueadores dos receptores H$_2$ (ranitidina), os inibidores da bomba de prótons (omeprazol) (10 a 20 mg/uma a três vezes/dia) e os análogos das PGs da mucosa gástrica como o misoprostol (100 a 200 mg quatro vezes/dia) exercem efeito protetor gastroduodenal satisfatório.[9] Recomenda-se o tratamento de *H. pylori* se houver necessidade de tratamento prolongado. Diante do risco de doença péptica, o acetaminofeno, a dipirona e os coxibes são os AAINEs mais recomendados. Esses medicamentos devem ser evitados durante o terceiro trimestre da gestação, pois podem causar fechamento precoce do ducto arterioso, hipertensão pulmonar neonatal, morte fetal e prolongamento da gestação. São contraindicados em doentes com história de pólipos nasais, edema angiogênico e broncoespasmo. A metabolização e a excreção dos AAINEs é alentecida nos idosos, por isso há a necessidade da prescrição de doses mais baixas, de avaliações mais frequentes das funções renal e hepática e da preferência por fármacos com meias-vidas mais curtas.[9] Em idosos e em doentes com comprometimento de funções renal e hepática, a dose deve ser reduzida a um terço ou metade. Os sinais e sintomas de doenças infecciosas podem ser mascarados devido à ação antitérmica dos AAINEs. São recomendadas pesquisa de sangue oculto fecal (a cada duas semanas) e monitorização hematológica, hepática e renal (dosagem da creatinina e de eletrólitos séricos, exame de urina) a cada quatro ou oito semanas em pacientes sob tratamento prolongado com AAINEs.[16]

Intoxicação

Os AAINEs devem ser suspensos ou ter suas doses reduzidas em casos de intoxicação. Deve-se também realizar reposição hídrica e eletrolítica, corrigir as anormalidades do equilíbrio ácido-básico, providenciar suportes ventilatório e cardiocirculatório, induzir vômitos com xarope de ipeca, forçar ingestão de água, realizar lavagem gástrica, administrar carvão ativado, induzir diurese alcalina forçada (NaHCO$_3$, furosemida) e realizar hemodiálise.[19]

Recomendações

São fatores de risco para a toxicidade digestiva com os AAINEs:[31]

- Idade superior a 60 anos, especialmente quando o uso de AAINEs de ação prolongada é necessário (piroxicam, tenoxicam, fenilbutazona).
- Necessidade de uso crônico ou prolongado de AAINEs (mais de 30 dias consecutivos).
- Histórico recente de intolerância gastrintestinal aos AAINEs.
- Histórico de doença ulceropéptica documentada por endoscopia digestiva alta.
- Histórico de complicações da doença ulceropéptica (perfuração, estenose e hemorragia/anemia).
- Associação de AAINEs com corticosteroides, anticoagulantes ou AAS.
- Infecção por *H. pylori*.
- Alcoolismo.

Em casos de risco de doença péptica, recomendam-se os coxibes.

São fatores de risco para a toxicidade cardíaca ou renal:[31]

- Idade superior a 60 anos (especialmente para os AAINEs de duração prolongada).
- Hipertensão arterial, especialmente descompensada.
- Insuficiência cardíaca, especialmente quando descompensada.
- Insuficiência renal, especialmente quando descompensada.
- Hipovolemia pós-operatória ou desidratação aguda.
- Uso associado de corticosteroides, antimicrobianos (aminoglicosídeos), hipotensores (inibidores da enzima conversora de angiotensina [ECA] ou betabloqueadores) e/ou diuréticos.

São fatores de risco para toxicidade pró-trombótica cardio e cerebrovasculares dos coxibes:[31]

- Insuficiência coronariana (angina e infarto agudo do miocárdio – IAM), insuficiência cerebrovascular (isquemia transitória ou AVC) ou insuficiência arterial periférica.
- Uso do parecoxibe no período pós-operatório do tratamento da insuficiência coronariana aguda ou crônica agudizada.
- Hipertensão arterial, hiperlipidemia, diabetes melito e tabagismo.
- Hipertensão arterial descompensada (principalmente com o uso de etoricoxibe).
- Uso contínuo e prolongado de coxibes durante mais de um ano.

Priorizar a utilização dos coxibes na presença de fatores de risco para toxicidade digestiva e hematológica:

- Idade superior a 60 anos.
- Uso crônico ou prolongado (superior a 30 dias).
- Histórico de intolerância digestiva aos AAINEs.
- Histórico de doença ulceropéptica crônica não acutizada (gastrite ou úlcera) documentada por endoscopia digestiva ou suas complicações (hemorragia, anemia, perfuração ou estenose).
- Uso concomitante de fármacos anticoagulantes e corticosteroides.
- Alcoolismo.
- Uso profilático concomitante de AAS em doses baixas.

- Presença de sangramento, epistaxe ou equimose e de alterações da hemostasia, especialmente em cirurgias de grande porte.

Recomenda-se:[31]

- Prescrever AAINEs de qualquer geração na mínima dose eficaz e durante um período mínimo de tempo para o tratamento da dor ou inflamação aguda ou crônica.
- Não utilizar AAINEs na vigência de doença ulceropéptica aguda ou crônica acutizada documentada por endoscopia digestiva.
- Priorizar o uso de coxibes na presença dos fatores de risco para toxicidade digestiva e na ausência de fatores de risco vasculares pró-trombóticos.
- Não utilizar o celecoxibe em doses maiores que 400 mg/dia e por períodos contínuos superiores a um ano ou etoricoxibe na dose de 120 mg/dia durante período superior a oito dias consecutivos; as doses de 60 ou 90 mg ao dia do etoricoxibe devem ser utilizadas por um ano no máximo.
- Monitorizar periodicamente a pressão arterial, as funções renal e hepática dos pacientes com mais de 60 anos e/ou em uso crônico (mais de 30 dias consecutivos) de AAINEs.
- Priorizar a prescrição de hipotensores antagonistas de cálcio em hipertensos.
- Não interromper o uso profilático de AAS em baixas doses em doentes com risco pró-trombótico cardio- ou cerebrovasculares elevado que utilizam AAINEs não coxibes.
- Utilizar inibidores de bombas de próton nos doentes tratados com AAINEs não específicos e quando houver histórico de doença péptica em pacientes tratados com coxibes.
- Erradicar *H. pylori* em pacientes tratados com AAINEs por tempo prolongado (mais de 30 dias consecutivos).
- Não utilizar AAINEs de qualquer geração na vigência de hipertensão arterial, insuficiência cardíaca ou insuficiência renal descompensadas.
- Utilizar coxibes nos doentes com sangramento, epistaxe, equimose ou alterações da hemostasia em cirurgias de grande porte.
- Não utilizar coxibes em doentes com insuficiência coronariana (angina ou IAM), insuficiência cerebrovascular (isquemia transitória e AVC) e insuficiência arterial periférica, ou nos que fazem uso profilático de AAS em baixas doses.
- Não utilizar coxibes continuamente por mais de um ano.

OPIOIDES

Os opioides referem-se a todos os agonistas da morfina que podem ser antagonizados pelos seus antagonistas, como a naloxona. Compreendem compostos semelhantes à morfina, como os alcaloides do ópio, os gêneros sintéticos e semissintéticos, e os peptídeos endógenos que habitualmente atuam nos opioides receptores.[32]

Apesar de a morfina e seus derivados serem amplamente utilizados no tratamento da dor decorrente do câncer e em condições de dor aguda e intensa, há controvérsias a respeito do seu uso em condições de dor crônica no paciente sem câncer.[33]

Mecanismos de ação

Os analgésicos opioides ligam-se a um ou mais receptores opioides ligados à proteína G (m, d, k, S, s, orl1), nos tecidos (musculatura lisa), no SNP e em diversas áreas do SNC, substância cinzenta periaqueductal mesencefálica, núcleo caudado, amígdala) que modulam as atividades sensitiva, motora e psíquica.[16,34] O sistema nervoso neurovegetativo simpático, os monócitos, os linfócitos e os macrófagos também apresentam receptores opioides. Os efeitos farmacológicos desses agentes dependem da natureza e das características dos receptores a que se ligam (Quadro 53.8).[16]

Modulam a liberação da dopamina nos núcleos da base, tronco encefálico (ligam-se a receptores opioides da substância periaqueductal mesencefálica em doses menores do que as necessárias para o mesmo efeito na substância gelatinosa da medula espinal), ativam o sistema inibitório rostrocaudal que modula a aferência nociceptiva na medula espinal e ligam-se a receptores opioides, onde exercem analgesia do corno posterior da substância cinzenta da medula espinal (CPME), assim como no sistema límbico, onde modificam as reações emocionais à dor, tornando-a mais tolerável, e no córtex cerebral, modificando os processamentos cognitivos associados à dor.[16] O receptor OP_2 (k_1) está envolvido na modulação da dor visceral ou causada por estímulos químicos e no fenômeno de retirada da morfina; induz analgesia espinal, sedação, miose e inibição do hormônio antidiurético. O receptor OP_3 ou m é subclassificado em m_1, m_2 e m_3. A ligação dos opioides aos receptores m_1 proporciona dependência, e a ligação aos receptores m_2, analgesia espinal, miose, depressão respiratória, sedação, inibição da motilidade gastrintestinal e bradicardia. O receptor orfamina, nociceptina ou ORL1 está presente na medula espinal. O receptor sigma está relacionado à disforia, *delirium*, hiperatividade, enquanto o receptor delta se relaciona à analgesia e à euforia.[16]

Os receptores opioides localizam-se nas terminações das fibras C, especialmente os localizados na lâmina I do CPME. Há predominância de receptores m na substância gelatinosa, seguindo-se os receptores d e k. A estimulação dos receptores k e d resulta em hiperpolarização das terminações nervosas na medula espinal e em redução da liberação de neurotransmissores excitatórios (substância P e outros neuropeptídeos), principalmente em decorrência da inibição dos canais de Ca^{++}

Quadro 53.8. Natureza do receptor opioide e efeitos relacionados à sua ativação

EFEITO/RECEPTOR	μ_1	μ_2, OP3, MOR	δ_1, δ_2, OP1, DOR	κ_1, OP2, KOR	κ_2	κ_3	SIGMA ϵ
Analgesia	Supraespinal	Espinal	Espinal Modulação da analgesia m	Espinal		Supra-espinal	-
Depressão respiratória		++		+			Estimula respiração
Atividade muscular							Hipertonia
Pupila		Constrição		Miose			Dilatação
Motilidade gastrintestinal		↓		-			-
Espasmogênese da musculatura lisa		++		-			
Diurese				++			
Efeito comportamental		Euforia ++ Sedação		Disforia + Sedação	Reduzido potencial de abuso		Disforia ++ Efeito psicomimético
Cardiocirculatório		++					Estimula efeito vasomotor
Dependência física		++		+			-
Purido		++					
Náuseas e vômitos		++					

Fonte: Hill.[35]

dependentes de voltagem. As membranas pós-sinápticas contêm receptores opioides ligados aos canais de K⁺. Quando ativados, aumentam o fluxo de K⁺ para o espaço extracelular, estabilizando a membrana neuronal que se torna menos sensível à ação de neurotransmissores. A ação dos neurotransmissores opioides nos receptores ligados à proteína G inibitória resulta na formação de segundos mensageiros relacionados à adenilciclase.[16] No SNP, os receptores opioides reduzem a liberação dos neurotransmissores algiogênicos (colecistocinina, substância P – SP), e são silenciosos até que sejam ativados por substâncias inflamatórias. Linfócitos T e B, monócitos e macrófagos contêm RNA (ácido ribonucleico) mensageiro para pró-opiomelanocortina e pró-encefalina, e receptores opioides m, d e k na sua superfície, fenômeno que sugere sintetização de opioides. Os receptores m_3 são seletivos para morfina nas células imunitárias. Os agonistas d atuam de modo autócrino e parácrino. Os receptores k estão presentes nos tecidos e no SNC nas células com funções imunitárias; os agonistas k modulam tanto as reações imunitárias como as celulares.[16]

Ação periférica dos opioides pode ser observada após a administração tópica (pele, mucosa), intradérmica, bloqueios nervosos (plexo braquial, femoral, intercostal venoso regional, interpleural), peritoneal e intra-articular (joelho, ombro). Essa é a razão da aplicação local de opioides nos tecidos durante procedimentos operatórios.[36] Os opioides podem atuar como citocinas e regular a função dos granulócitos monucleares. A α-endorfina e as encefalinas atuam como hormônios endócrinos quando secretadas na circulação sistêmica e podem influenciar a atividade dos tecidos periféricos envolvidos na defesa e na imunidade.[16]

A morfina inibe a liberação de colecistocinina (CCK)[37] e de outros neurotransmissores nos neurônios intrínsecos do CPME. Ocorre redução da eficácia dos opioides em algumas condições neuropáticas, paralelamente ao aumento da produção de CCK nos aferentes primários, quando ocorre degeneração dos aferentes C e depleção dos receptores opioides pré-sinápticos. A morfina reduz menos a hiperatividade dos neurônios de segunda ordem quando ocorre ativação dos receptores NMDA pelos aminoácidos excitatórios envolvidos na sensibilização neuronal.[34,38] A reação aos opioides parece ser resgatada quando se administram antagonistas dos receptores CCK.[34]

Os receptores m modulam o sistema dopaminérgico mesolímbico e modificam o comportamento. A euforia é atribuída à atividade dos receptores m e, talvez, à dos receptores d. A disforia é atribuída à ativação dos receptores S e k ou ao desequilíbrio entre a atividade dos receptores m e k. No hipotálamo, os opioides reduzem a reação à estimulação aferente sistêmica e aos estressores, reduzem a temperatura corpórea agudamente e a elevam cronicamente. A miose é resultante da ativação dos receptores m e k do núcleo de Edinger-Westphal, e elevam a liberação do hormônio antidiurético. A tolerância aos exercícios também é modificada. Em doses terapêuticas, reduzem discretamente a atividade dos hormônios hipofisários; em doses elevadas, reduzem o hormônio luteinizante, folículo-estimulante, hormônio adrenocorticotrófico

(ACTH) e β-endorfina por mecanismos relacionados à redução da liberação de fatores de liberação hormonal do hipotálamo. A naloxona altera a liberação de muitos hormônios hipofisários, aumenta a liberação dos hormônios luteinizante e folículo-estimulante e reduz a liberação de prolactina, do hormônio de crescimento e do hormônio antidiurético naloxona. A depressão respiratória se deve à ação dos opioides nos receptores m, k e S, que reduzem tanto a velocidade da ventilação como o volume corrente e, desse modo, a ventilação por minuto. Reduzem, também, a reação dos centros respiratórios bulbares ao CO_2.[16] A dor, em parte, contrapõe-se à depressão respiratória causada pelos opioides. Quando a dose é titulada gradualmente, a depressão respiratória não se manifesta. Pode ocorrer depressão respiratória quando são realizados procedimentos analgésicos, e as doses originais são mantidas quando há apneia do sono, doença pulmonar obstrutiva crônica, obesidade mórbida, ou após cirurgias abdominais, condições em que a respiração proporcionada pela musculatura intercostal é comprometida pelos opioides. A tosse pode ser deprimida devido à sua ação direta do centro da tosse no bulbo. Em pacientes com asma, podem precipitar crises de broncoespasmo devido, talvez, à liberação de histamina, à depressão respiratória e à redução da umidificação das secreções. Os opioides geram náuseas e vômitos por agirem diretamente na zona quimiorreceptora do bulbo; o aumento do tônus dos esfíncteres também contribui para o vômito. Não alteram a função do miocárdio em indivíduos sadios com doses terapêuticas, e, em coronariopatas, também tratados com doses terapêuticas, reduzem o consumo de oxigênio, o trabalho cardíaco, a pressão do ventrículo esquerdo e a pressão diastólica.[16]

Além da terapia da dor, são indicados no tratamento da tosse, diarreia, choque séptico, isquemia encefálica e desconforto respiratório em doentes com doença respiratória obstrutiva crônica e com câncer avançado, condições em que doses menores que as necessárias para o tratamento da dor são empregadas.[16]

A latência da ação do opioide depende fundamentalmente da diferença de sua concentração entre o sangue e o encéfalo. Outros fatores, como proporção da droga livre e não ionizada e lipossolubilidade, não se correlacionam com a latência. A lipossolubilidade determina a velocidade e a extensão de acesso dos opioides aos receptores. Outros fatores menos importantes são: o peso molecular, a ligação às proteínas e o grau de ionização do opioide.[9]

A potência pode modificar-se de acordo com a duração e a via de administração. Quando a morfina é usada por tempo prolongado, sua eficácia aumenta devido ao acúmulo de metabólitos ativos. A biodisponibilidade e eficácia do opioide por via IV é diferente da observada com outras vias (VO, espinal, VR, etc.).[16]

A ação analgésica, euforia, supressão da tosse, náusea, vômito, obstipação, miose, disforia, sedação e depressão respiratória relacionados aos opioides correlacionam-se com a dose administrada.[9]

Classificação

Os opioides podem ser classificados de diversas maneiras:

- Quanto à origem podem ser:
  - Naturais ou opiáceos
    Derivados fenantreno: morfina, codeína
    Derivados benzilisoquinonas: papaverina
  - Semissintéticos (modificação simples da molécula de morfina)
    Derivados da morfina: oximorfona, hidromorfona, heroína
    Derivados da tebaína: buprenorfina, oxicodona, etorfina
  - Sintéticos (totalmente sintetizados):
    Morfinanos: levofarnol, nalbufina, naloxona, naltrexona
    Fenileptilaminas: metadona, propoxifeno
    Fenilpiperidinas: meperidina, alfentanila, fentanila, sufentanila
    Benzomorfanos, pentazocina, ciclazocina

- Quanto à estrutura podem ser:
  - Fenantrenos, fenilpiperidinas, fenileptilaminas, benzomorfanos ou morfinanos

- Quanto à eficácia analgésica podem ser:
  - Fracos, indicados para o tratamento da dor: codeína, tramadol, propoxifeno
  - Potentes, para o tratamento da dor moderada ou intensa: morfina, metadona, oxicodona, fentanila.[39,40]

- Quanto à farmacodinâmica, são classificados segundo:
  - Afinidade por receptores: m, d, e k
  - Efeitos: agonistas, antagonistas, agonistas parciais, agonistas-antagonistas

- Quanto à farmacocinética podem ter duração de efeito curta ou prolongada

No Quadro 53.9 estão apresentados os opioides mais utilizados em nosso meio.

A conversão de um opioide em outro deve respeitar as tabelas de equivalência (Quadros 53.10 a 53.12).[41]

Os opioides são mais eficazes no tratamento da dor prolongada, em peso e contínua do que da dor aguda ou em cólica. Podem ser empregados pelas vias oral, retal, SL, IM, IV, SC, TD, epidural, intratecal, intra-articular e nos troncos nervosos.[42,43] A maioria, por via sistêmica, apresenta efeito de curta duração. Fármacos de ação prolongada (metadona) ou preparados de liberação controlada (morfina, tramadol, oxicodona, fentanila) permitem analgesia por até 72 horas (Quadro 53.13).[44]

Quadro 53.9. Principais agentes e características farmacodinâmicas e farmacocinéticas dos opioides utilizados no Brasil

NOME FARMACOLÓGICO/ RECEPTOR	DOSE	INÍCIO (MIN)	PICO (MIN)	DURAÇÃO (HORAS)	MEIA-VIDA (HORAS)	DOSE TETO/DIA
Agonistas fracos						
Cloridrato de tramadol μ +; δ +; κ + Nadr: 5-HT	VO/IM/IV 50-100 mg (0,75-5 mg/kg) 4-6x Peridural 20-100 mg/dia Espinal 10-40 mg/dia		30-90	4-6		400 mg
Tramadol liberação controlada – tramadol TD						
Fosfato de codeína μ +; δ +; κ +	VO/IM 30-60 mg (0,5-1 mg/kg) 4-6x	VO/IM 15-30	30-120	2-6	2,5-3	240 mg
Napsilato de propoxifeno	VO 50-100 mg 4-6x	VO 15-60	120-360	4-6	3,5	390 mg
Agonistas potentes						
Sulfato de morfina μ +++; δ+; κ₁ ++; κ₃+	VO 10-60 mg (0,3 mg/kg) 6-8x Liberação controlada 30-100 mg 2x	VO 15-60	30-90 VO 120	VO 2-7 VO 8-12 IM 3-5	2-3,5	Não há 2,6 mg/kg/h

Cloridrato de morfina
μ +++; δ+; κ ++
	IM/SC 2,5-20 mg (0,05-2 mg) 6-8x
	IV 2,5-15 mg (0,05-0,2 mg/kg)
	Intra-articular 0,5-1 mg (diluir em lidocaína 0,25%)
	Epidural
	  Bolo 2-5 mg (40-100 μg/kg)
	  Infusão 0,1-1 mg/kg (2-20 μg/kg)/h
	Espinal 0,1-1 mg (2-20 μg/kg)
	ACP – IV
	  bolo 0,5-3 mg (10-60 μg/kg)
	  infusão 0,5-2 mg (15-40 μg/kg)/h
	  lock out 5-20 min
	ACP-epidural
	  Bolo 0,1 mg (2 μg/kg)
	  Infusão 0,4 mg/kg (8 μg/kg)/h
	  Lock out 10 min
		IM 1-5
		IV < 1
		SC 15-30
		Epidural/
		espinal 15-60
			SC 50-90
			M 30-60
			IV 5-20
			Epidural/
			espinal 90
				IV/SC 2-7
				Epidural/
				espinal 6-24
						Não há

Meperidina/petidina
μ ++; δ +; κ +
	IM/SC 50-150 mg (0,75-3 mg/kg) 6-8x
	IV 25-100 mg (0,5-2 mg/kg) 6-8x
	Epidural
	  Bolo 50-100 mg (1-2 mg/kg)
	  Infusão 10-20 mg (0,2-0,4 mg/kg)/h
	Espinal
	  Bolo 10-50 mg 0,2-1 mg (4-20 μg/kg)
	  Infusão 5-10 mg (0,1-0,2 mg/kg)/h
		IM 1-5
		IV < 1
		Epidural/
		espinal 2-12
			IM 30-60
			IV 5-20
			Epidural/
			espinal 30
				IV/IM 2-4
				Epidural/
				espinal 1-8
					2-3	1 g
						(0,5 mg/kg/h)

(Continua →)

Metadona µ+++	VO/IM/SC Inicial 2,5-10 mg (0,05-0,1 mg/kg) 3-4x Manutenção 5-20 mg (0,1-0,4 mg/kg) 2-4x				
Inibidor NMDA	Abstinência 15-40 mg/dia Epidural bolo 1-5 mg (0,02-0,1 mg/kg) ACP Bolo 0,5-3 mg (0,01-0,06 mg/kg) Infusão 0,5-10 mg (0,015-0,20 mg/kg)/h Lock out 10-20 min	VO 30-60 IV < 1 IM 1-5 Epidural 5-10	VO 30-120 IV 5-20 IM 30-60 Epidural 60-240	VO 4-12 IV/IM 4-8 Epidural 6-10	15-30	120 mg
Oxicodona HCl µ+++; δ+ Oxicodona de liberação controlada	VO 5 mg 4x VO 10-80 mg 2x	VO 37	60 60	4-6 12	2-3 -	> 700 mg
Citrato de fentanila µ+++; δ+	IV 0,1 mL/kg 25-100 µg (0,7-2 µg/kg) Epidural Bolo 50-100 µg (1-2 µg/kg) Infusão 25-60 µg (0,5-1 µg/kg)/h Espinal 5-20 µg (0,1-0,4 µg/kg) ACP Bolo 15-75 µg (0,3-1,5 µg/kg) Infusão 15-100 µg (0,3-1,5 µg/kg)/h Lock out 3-10 min	IV < 0,5 IM < 8 Epidural/ espinal 4-10 Espinal 4-10	IV 5-15 IM < 15 Epidural/ espinal <30	IV/IM 0,5 – 1 Epidural/ espinal 1-2	7,7 min	0,01 mg/kg/h
	Inicial 25-100 µg/h Manutenção 25-100 µg/h	TD 12-18 h		TD 72		
Cloridrato de alfentanila µ+++; δ+; κ+	IM/IV 250-500 µg (5-10 µg/kg) Epidural Bolo 500-1.000 µg (10-20 µg/kg) Infusão 100-250 µg (2-5 µg/kg)/h	IV 1-2 IM <5 Epidural 5-15	IV 1-2 IM 15 Epidural 30	IV 0,15-0,5 IM 10,15-0,5 Epidural 4-8	1,4 min	
Citrato de sufentanila µ+++; δ+; κ1+	IV/IM 10-30 µg (0,2-0,6 µg/kg) Epidural Bolo 10-50 µg (0,2-1 µg/kg) Infusão 5-30 µg (0,1-0,6 µg/kg)/h Espinal 0,02-0,08 µg ACP Bolo 2-10 µg (0,04-0,2 µg/kg)/h Infusão 2-20 µg (0,04-0,4 µg/kg)/h	IV 1-3 Epidural/ espinal 4-10	IV 3-5 Epidural/ espinal < 30	IV 0,3-1 IM 2-4 Epidural/ espinal 2-4	0,4-3,1 min	8 µg/kg
Hidromorfona	Dor VO 2-4 mg 4-6x Tosse VO 0,5-1 mg 6-8x	VO 15-20 min	30-60 min	2-4		

(Continua →)

(Continuação)

Agonistas parciais					
Cloridrato de buprenorfina Agonista parcial μ +++ Antagonista κ1 ++	IV/IM/SL 0,3-0,6 mg (4-12 μg/kg) 3-4x Epidural 0,15-0,30 mg	IV < 1 IM 15 Epidural 30	SL 120-360 IV 5-20 IM 30-60 Epidural 60	IV/IM/SL 6-8 Epidural/ espinal 4-10	1,8 mg
Cloridrato de nalorfina Antagonista μ +++ Agonista parcial κ ++; κ3 +++; δ++ Agonista σ +	IM/IV 10-15 mg 1-3x/10-15 min				45 mg
Agonistas-antagonistas					
Cloridrato de nalbufina Agonista κ ++ Antagonista μ +	IV/IM/SC 5-10 mg (0,1-0,3 mg/kg) 6-8x Epidural 2-5 mg (40-100 μg/kg) Espinal 1 mg (4-20 μg/kg) ACP Bolo 1-5 mg (0,2-0,1 mg/kg) Infusão 5-15 μg/kg (10-15 μg/kg)/h Lock out 5-15 min	IV 2-3 IM/SC < 15	IV 5-15 IM 30-60	IV/IM/SC 3-6 Epidural/ espinal 6-24	5	120 mg
Antagonistas centrais e periféricos					
Naloxona κ Antagonista μ +++; δ ++; κ1 ++; κ3++	Reversão dos efeitos adversos dos morfínicos IV/IM/SC 0,1-0,8 mg (1-5 μg/kg) IV infusão 50-250 μg (1-5 μg/kg)/h Depressão respiratória IV/IM/SC 0,1-2 mg (10-100 μg/kg) 2-3/2-3 min até 10 mg ACP Infusão 5-15 μg/kg/h Lock out 3-10 min Choque séptico IV 30 μg/kg Infusão 30-200 μg/kg/H	IV 1-2 IM/SC 2-5	IV/IM/SC 5-15	IV/IM/SC 1-4	20 mg
Naltrexona Antagonista μ++; δ+; κ1+++; κ3++			IM 30-120	24	10
Antagonistas periféricos					
Metilnaltrexona Antagonista μ	Reversão da obstipação IM/SC/VO 0,1-0,3 mg/kg				
Alvimopan Antagonista μ	Reversão da obstipação VO 0,5-1 mg/1-2x/dia				2 mg

ACP: analgesia controlada pelo doente; IM: intramuscular; IV: intravenoso; min: minuto; SC: subcutâneo; SL: sublingual; TD: transdérmico; VO: via oral.

■ Fonte: Hertz.[45]

Quadro 53.10. Equivalência de doses para fármacos opioides segundo a via de administração

AGENTE	VO	IM	SC (mg)	
Morfina (sulfato)	30 (uso crônico) 60 (uso agudo) Liberação rápida ou lenta	10-15		Metabólito ativo (morfina-6-glicuronídeo)
Alfentanila	–	0,5-1		
Buprenorfina	(SL) 0,2	0,3-0,6	0,2	Início lento de ação Inativada por VO devido ao efeito de primeira passagem
Codeína (fosfato)	200	130		Pró-droga metabolizada no fígado a morfina e outros opioides ativos
Fentanila (citrato)	–	0,1		
Hidromorfona	7,5	0,1		
Metadona	20	8-10		Nenhum metabólito ativo
Meperidina (HCl)	200-300	75-100		Metabólito ativo (norpetidina)
Nalbufina (HCl)	–	10-20		
Oxicodona (HCl)	30	–		
Propoxifeno (HCl)	32-130	–		
Propoxifeno (napsilato)	332	–		
Sufentanila (HCl)	–	0,02		
Tramadol	150	100		

Equivalência de dose em relação a 10 mg morfina por via IM.

Fonte: Hertz.[45]

Quadro 53.11. Equivalência de doses de fentanila TD e de morfina por via IM e VO

MORFINA IM (mg/dia)	MORFINA VO (mg/dia)	FENTANILA TRANSDÉRMICA (mg/hora)
<23	<135	25
23-37	135-224	50
38-52	225-314	75
53-67	315-404	100
68-82	405-494	125
83-97	495-584	150
98-112	585-674	175
113-127	675-764	200
128-142	765-854	225
143-157	855-944	250
158-172	945-1.034	275
173-187	1.035-1.124	300

Quadro 53.12. Fator de conversão para oxicodona

OPIOIDE ATUAL	VIA PARENTERAL	VIA ORAL
Buprenorfina	75	37,5 (sublingual)
Codeína		0,15
Meperidina	0,4	0,1
Metadona	3	1,5
Morfina	3	0,5
Nalbufina	3	–
Oxicodona	–	1
Tramadol	0,2	0,10

O tratamento deve ser iniciado com doses baixas, administradas a intervalos fixos e adaptadas a cada caso.[44] Doses suplementares devem ser utilizadas sempre que ocorrer dor, a despeito da medicação analgésica rotineira. A dose noturna deve ser duplicada para evitar o despertar devido à dor.[5] Após a instituição do tratamento com fármacos de curta duração, a analgesia basal deve ser mantida com preparados de liberação lenta ou de ação prolongada.[29] Em associação aos anestésicos locais durante bloqueios do SNP, ocupam os receptores de morfina nas terminações nervosas livres e amplificam a ação anestésica.[16]

A VO é a preferencial para uso prolongado. A maioria dos opioides apresenta boa absorção por VO. Como a medicação utilizada por VO se sujeita ao fenômeno de primeira passagem no fígado, pode sofrer metabolização por enzimas presentes no trato digestivo. As doses por VO devem ser maiores do que as das vias parentais. Os opioides por VO são disponibilizados como apresentações de liberação imediata e liberação controlada. As apresentações de liberação controlada não devem ser violadas, pois a medicação estará imediatamente disponível para absorção. Na impossibilidade do uso de VO em pacientes que necessitam de tratamento prolongado,

Quadro 53.13. Parâmetros farmacocinéticos dos opioides

	VOLUME DE DISTRIBUIÇÃO (L/kg)	DEPURAÇÃO (mL/min/kg)	MEIA-VIDA (min)	COEFICIENTE DE PARTIÇÃO
Morfina	2,8	15,5	134,0	1,0
Metadona	3,4	1,6	23 h	115,0
Alfentanila	0,9	7,6	94,0	130,0
Fentanila	4,6	21,0	186,0	820,0
Sufentanila	2,5	11.3	149,0	1.750,0
Buprenorfina	2,8	17,2	184,0	10.000,0
Meperidina	2,6	12,0	180,0	21,0
Nalbufina	4,8	23,1	222,0	

deve-se preferir a VR ou TD. A via TD é alternativa para doentes que não podem utilizar VO, pois possibilita a administração contínua e prolongada dos opioides com pequenas flutuações da concentração plasmática; não é indicada, entretanto, para o tratamento da dor aguda.[46] A formulação disponível atualmente por via TN é o butorfanol, droga agonista-antagonista mista, rapidamente absorvida pela mucosa nasal e indicada para tratar a cefaleia aguda. A via SL é alternativa para opioides com baixa biodisponibilidade por VO (buprenorfina) em doentes nos quais a via parenteral não deve ser utilizada; a via intramuscular deve ser evitada. A medicação deve ser moderadamente lipossolúvel e não estar ionizada no pH da boca para que o efeito seja adequado.[16]

A via SC é útil para tratar a dor aguda e crônica. Para a infusão contínua ou intermitente por via IV em meia ou em dois terços da dose utilizada por VO, deve ser dividida por 24 e a injeção intermitente realizada com seringas ou bombas. Em intervalos pré-determinados, a dose deve ser reajustada para melhorar o grau de analgesia e reduzir os efeitos adversos. O tramadol, a morfina, a meperidina, a buprenorfina, a fentanila, a sufentanila, a alfentanila, a metadona e a nalbufina são os opioides mais empregados por via parenteral.[16]

Quando o fármaco não é eficaz por via sistêmica ou instala-se tolerância, a via peridural, subaracnóidea ou intraventricular pode ser utilizada, já que proporcionam analgesia mais prolongada com doses inferiores às sistêmicas e sem a indução de alterações sensitivas ou motoras, como ocorre com os anestésicos locais administrados pelas mesmas vias.[22,38,47,48] Por via peridural, a morfina é usada na dose de 2 a 5 mg (0,03 mg/kg) a cada 12 horas; a fentanila, na dose de 50 a 100 mcg (1-2 mcg/kg) a cada 4 ou 6 horas, e a sufentanila, na dose de 25 mcg a cada 4 ou 6 horas. Como a medicação é injetada próximo ao local de sua ação (receptores pré e pós-sinápticos das lâminas II e V do CPME principalmente nas fibras C e, em pequeno grau nas fibras A-d) e não há necessidade de passagem por barreiras, pequenas doses são suficientes para a analgesia, o que é muito útil particularmente com os opioides hidrofílicos, como a morfina, que cruza as barreiras com dificuldade.[49]

Os opioides são também empregados isoladamente ou em associação com anestésicos locais por via periférica para analgesia. No plexo braquial, usa-se a fentanila na dose de 50 a 100 mcg (1 a 2 mcg/kg); no interior da cavidade do joelho, a morfina é usada na dose de 1 a 2 mg e a fentanila, na dose de 50 a 100 mcg diluídos em volume de 10 mL. Para o bloqueio venoso regional, deve-se associar um opioide (fentanila, sufentanila) ao anestésico local, o que prolonga a duração da analgesia.[16]

No Quadro 53.14 são apresentados os efeitos e aspectos relacionados a cada via de administração.

A analgesia pode ser melhorada ou prolongada com a adição de agonistas adrenérgicos a-2 (clonidina).[16]

Denomina-se afinidade a atração do opioide pelo receptor, e eficácia a capacidade que o opioide tem de provocar efeito após sua ligação com determinada porcentagem de receptores. Os opioides podem ser classificados como agonistas completos, agonistas parciais e antagonistas. Os agonistas completos apresentam eficácia elevada, exercem ação agonista intensa. Podem requerer a ocupação de apenas pequena porcentagem dos

Quadro 53.14. Vias de administração recomendadas para opioides sistêmicos em diferentes condições clínicas

	VENOSA	SUBCUTÂNEA	TRANSDÉRMICA	SUBLINGUAL
Vômito	++	++	++	++
Obstrução intestinal	++	++	++	++
Disfagia	++	++	++	++
Confusão	++	++	++	-
Coagulopatia	+	-	++	++
Edema generalizado	++	++	-	++
Alteração frequente de doses	++	++		++
Titulação inicial	++	++	-	++

receptores disponíveis para ter o máximo de resposta farmacológica. Os agonistas puros se ligam ao receptor, mas não a ativam (não apresentam atividade intrínseca); são exemplos desses agentes a morfina e seus análogos estruturalmente relacionados e frequentemente sintetizados a partir dela (acetilmorfina, codeína). Os agonistas parciais nalorfina e levornofana são compostos que requerem ocupação mais completa dos receptores (75 a 100%) para produzir a resposta máxima. Embora muitos opioides agonistas parciais proporcionem efeitos agonistas, podem também competir com ou deslocar os agonistas puros dos locais de ligação, reduzindo o efeito agonista completo. Desse modo, os agonistas parciais podem atuar como agonista ou antagonista, dependendo das condições em que são utilizados. Como eles atuam em subtipos diferentes de receptores opioides, é possível que um composto que exerce efeito agonista em um subtipo de receptor possa exercer um efeito agonista parcial ou antagonista em outro. Esses opioides são classificados como agonistas antagonistas. Os antagonistas (naloxona) bloqueiam o receptor e revertem a analgesia induzida pelos opioides.[16]

Opioides fracos

O fosfato de codeína, o dextropropoxifeno e o tramadol são os fármacos desse grupo disponíveis no Brasil. Os opioides fracos apresentam teto de analgesia. Doses mais elevadas resultam em efeitos adversos, especialmente sonolência, náuseas e vômitos. Devem, portanto, ser prescritos em associação a analgésicos não opioides.[16]

O fosfato de codeína (metilmorfina) é fraco agonista opioide que apresenta cerca de um décimo da potência analgésica da morfina. Resulta da substituição do grupo metila no carbono 3 da molécula da morfina, o que limita o efeito da primeira passagem no metabolismo hepático, proporcionando boa eficácia após sua administração por VO. Apresenta efeito béquico e obstipante intenso, e moderado efeito emetizante, que podem limitar seu emprego.[9,50] Frequentemente, é utilizado para tratar a dor moderada ou fraca aguda, traumática ou não, e a dor crônica oncológica e não oncológica tanto na população infantil como na adulta. Pode ser utilizado por via oral, retal, IM ou SC, mas não por via IV, devido ao potencial de induzir liberação de histamina e causar complicações, incluindo-se a apneia e a hipotensão arterial. Por VO, o efeito analgésico ocorre após 20 minutos, sendo máximo em 60 a 120 minutos. A eficácia VO/parenteral é de aproximadamente dois terços; a biodisponibilidade VO é de 40 a 60% (12 a 84%).[9] É menos potente que a morfina, mas apresenta relação de biodisponibilidade VO/parenteral maior. Como exerce potente efeito depressor no reflexo de tosse, é provável que haja receptores distintos de codeína no tronco encefálico. Aproximadamente um terço da dose analgésica é necessária para o tratamento da tosse. Não há evidência de existência de efeito teto. Após a absorção, é primariamente metabolizada no fígado por glucuronidação à codeína-6-glucuronida e, em extensão menor, à norcodeína, morfina, morfina-3-glucuronida, normofina e morfina-3-glucoronida. A eliminação renal inalterada é muito pequena mesmo em doentes com insuficiência renal; a dose deve ser reduzida de 25% nos doentes com clareamento de creatinina de 10 a 50 mL/min e de 50% naqueles com clareamento de 10 mL/min. É pró-droga, a ação depende da sua conversão em morfina. Aproximadamente 2 a 10% da codeína administrada é desmetilada no fígado para formar morfina. Seu principal metabólito, a codeína-6-glucuronida, também se liga fracamente aos receptores m. A codeína por si só não apresenta atividade analgésica em animais nos quais a desmetilação é bloqueada ou em seres humanos com pouca capacidade de metabolizá-la devido à deficiência do CYP2-D6 e do CYP3A3/4.[16] O polimorfismo desse sistema enzimático implica variação da percentagem de indivíduos que usufruem da analgesia com codeína. Cerca de 4 a 12% da população não apresenta CYP2D6. Indivíduos que usam inibidores do CYP2D6, como a quinidina, a cimetidina, as fenotiazinas, o haloperidol, o ritanovir, a fluoxetina, a paroxetina e outros inibidores seletivos de recaptura de serotonina podem não converter a codeína em morfina e, portanto, não usufruem – ou usufruem muito pouco – dos seus efeitos analgésicos.[51] O efeito analgésico aumenta com o tabagismo, o que provavelmente se deve à indução enzimática. A adição de codeína ao paracetamol aumenta em 5% o efeito analgésico. O limite de dose que causa efeitos adversos é superior a 2,5 mg/kg de peso corpóreo. Apresenta pouca afinidade pelos receptores opioides e, desse modo, produz menos frequentemente menor intensidade da dependência física. Pode alentecer o esvaziamento gástrico, aumentar a pressão na árvore biliar e causar náuseas e vômitos em menor proporção que os danos opioides. Muitas vezes, é erroneamente identificada como causadora de alergia, efeito que possivelmente se deve a seu preservativo, o metabissulfito de sódio.[16]

O propoxifeno é um derivado sintético da metadona apresentado para uso por VO. Exerce atividade analgésica graças ao seu isômero dextrógero (dextropropoxifeno). Apresenta afinidade pelo receptor m de modo semelhante ao que ocorre com a codeína; além disso, inibe o receptor NMDA. Apresenta, por via parenteral, um décimo e, por VO, 1/54 da potência da morfina. Sofre intensa transformação durante a primeira passagem pelo fígado e o risco de toxicidade aumenta quando o paciente apresenta hepatopatia grave. Seu principal metabólito, o norpropoxifeno, é também analgésico, mas cruza a barreira hematoencefálica com menos intensidade; tanto o dextropropoxifeno como o norpropoxifeno apresentam concentrações plasmáticas estáveis cinco a sete vezes maiores após a primeira dose. Apresenta também ação anestésica local potente e deprime a condução cardíaca (como a lidocaína). Há aumento da concentração plasmática de propoxifeno e de norpropoxifeno em caso de insuficiência renal. Não é dialisável, e sua ligação proteica é intensa. Seu volume de distribuição é grande, a meia-vida é longa (8 a 24 horas) e a biodisponibilidade é de 40%. O uso prolongado deve ser evitado em idosos. Causa menos náuseas, vômitos, sonolência, xerostomia, obstipação e depressão respiratória do que a morfina, especialmente durante o início do tratamento.[52] Não é béquico, apresenta potência analgésica e reações menos intensas do que a codeína, porém, seu efeito tem duração mais prolongada. É útil no controle da síndrome de retirada em narcodependentes, apresentando baixo poder indutor de dependência. O norpropoxifeno exerce efeito anestésico local e alentece a condução cardíaca (prolonga o PRI e o QRS). O tabagismo altera a sua eficácia. Interage aumentando o nível sérico e a toxicidade da carbamazepina. Associado ao acetaminofeno, acentua o efeito hipotrombinêmico dos dicumarínicos.[19]

O tramadol é opioide sintético (4-fenilpiperidina) que atua nos receptores opioides (forma dextrógira cerca de 20 vezes mais específica para os receptores m), aumenta a liberação de serotonina (5-HT) e inibe a recaptura de noradrenalina (Nadr) e de 5-HT e a sensibilização dos receptores NMDA no SNC. A biodisponibilidade por VO é de 70%. Apresenta potência analgésica semelhante à codeína. É disponibilizado para uso por VO, VR, IM, IV, SC, TD, peridural, intratecal e intraventricular.[16] A absorção é rápida e completa após administração por VO; a concentração plasmática máxima ocorre em aproximadamente duas horas. Sua meia-vida plasmática é de cerca de seis a sete horas, o seu volume de distribuição é de 2,5 a 3,4 l/kg, com ligação proteica em 20%. É convertido no fígado em O-desmetil-tramadol, que é duas a quatro vezes mais potente do que o tramadol. Biotransformações ulteriores resultam em metabólitos inativos excretados pelos rins, e 30% da droga é excretada inalterada. O tramadol e seus metabólitos têm meia-vida de eliminação aumentada em duas a três vezes em doentes com insuficiência hepática grave. É espasmogênico na musculatura lisa, mas causa menos náuseas que a codeína, e seu efeito obstipante é pouco importante. Como efeitos adversos citam-se: xerostomia, irritabilidade, cefaleia, náuseas, vômitos, diaforese e tonturas; em doses tóxicas, é convulsivante. Seu efeito é parcialmente antagonizado com a naloxona.[46] Não deve ser associado a inibidores da mono-amino-oxidase (IMAOs). Sua meia-vida reduz-se de 33 a 50% quando combinado à carbamazepina, e eleva-se de 20 a 25% quando associado à cimetidina. A dose deve ser reduzida em hepatopatas, nefropatas e em idosos com mais de 75 anos.[16]

Opioides potentes

São indicados para tratar doentes cuja dor não melhora com o uso de opioides fracos. A morfina é o opioide agonista de escolha. Os demais são usados quando não há disponibilidade desta droga ou quando seus efeitos colaterais são intoleráveis. As diferenças entre os opioides potentes são fundamentadas na afinidade pelos receptores, lipossolubilidade e nas meias-vidas plasmáticas. A maioria apresenta início de ação em cerca de 20 a 30 minutos após a administração por VO.[9]

Agonistas puros

A morfina é um dos principais constituintes ativos do ópio. O sulfato e o cloridrato de morfina são apresentados como suspensões, supositórios, comprimidos ou como ampolas para uso por vias oral, retal, IM, SC, IV, nasal, perineural, intracavitária, intra-articular, epidural, intratecal ou intraventricular.[8,42,53-56] Por VO, é absorvida no intestino delgado. A biodisponibilidade por essa via é baixa (aproximadamente 25%) devido à intensa biotransformação decorrente do efeito da primeira passagem pelo fígado. Não apresenta dose teto, e o limite de dose é aquele que proporciona alívio da dor ou que resulta em efeitos colaterais incontroláveis ou intoleráveis. Quando administrada regularmente, a potência por VO em relação às vias SC, IM ou IV torna-se 1 para 2 ou 1 para 3. Após administração por via IV, a morfina é rapidamente distribuída nos tecidos e órgãos. De 96 a 98% da droga é retirada do plasma após 10 minutos. O volume de distribuição inicial da morfina é pequeno, mas o volume total é relativamente grande por causa da intensa captação tecidual. Por ser hidrofílica, sua distribuição ocorre em tecidos não gordurosos, especialmente na musculatura esquelética. Isso significa que a concentração plasmática não guarda relação direta com a atividade farmacológica. A concentração no líquido cefalorraquidiano é máxima de 15 a 30 minutos após a administração por via IV como consequência da dificuldade da passagem pela barreira hematoencefálica. A redução da concentração também é lenta, e a absorção é rápida após injeção via IM ou SC. A principal via de metabolização da morfina é a glicuronidação hepática. Seus principais metabólitos são: a morfina 3-glicuronídeo (M-3-G) e a morfina 6-glucuronídeo (H-6-G) (apresenta ação analgésica significante). A desmetilação é de 5%, resultando em normorfina e em pequena quantidade de codeína. A glucuronidação raramente é comprometida em casos de lesão hepática. A morfina é bem tolerada em hepatopatias, eventualidades em que a meia-vida pode aumentar, devendo a dose necessária ser dividida de três a quatro administrações ao dia.[57] A morfina também é metabolizada em outros órgãos, especialmente no SNC.[57] Sua ação dura de quatro a cinco horas e sua meia-vida de eliminação é menor que a da fentanila. É excretada como glicuronídeo (70 a 90%), normorfina (5 a 10%) ou inalterada (10%). A excreção ocorre principalmente via urina, mas de 7 a 10% desta ocorre por via biliar. É bem tolerada em casos de lesão renal, pois não há modificação do clareamento ou meia-vida. A M-6-G pode acumular-se em doentes com insuficiência renal, resultando em efeito exagerado. A alfetanila potencializa o efeito analgésico da morfina.[46,58,59] Quando os doentes utilizam opioides fracos, a substituição é realizada com 10 mg de morfina por VO a cada quatro horas ou 30 mg de morfina de ação prolongada a cada 12 horas. Doses maiores podem ser necessárias quando o doente utiliza opioides potentes. Em idosos, deve-se iniciar o tratamento com doses menores (5 mg, a cada quatro horas) para prevenir sonolência, confusão mental e instabilidade pressórica. Doses adicionais devem ser administradas em casos de recorrência da dor. O aumento da dose deve ser realizado a cada um ou dois dias, quando necessário. A dose noturna deve ser dobrada para que o doente não desperte com dor. Em doses elevadas (2 a 3 mg/kg), a morfina pode induzir intensa analgesia e comprometer reações neurovegetativas frente a estímulos intensos. A dose limite é aquela que proporciona alívio da dor sem ocorrência de efeitos adversos intoleráveis. Quando a dose de morfina de ação curta se mantém estável, a de ação prolongada deve ser instituída e administrada a cada 12 horas. A morfina de ação prolongada pode não ser apropriada em doentes que apresentam vômitos, diarreia ou ileostomia. Cuidados especiais devem ser adotados no tratamento de pacientes com comprometimento ventilatório, asma, aumento da pressão intracraniana, insuficiência hepática ou insuficiência renal. Alodínia e hiperalgesia podem ocorrer quando a morfina, a M-3-G, a M-6-G ou a normorfina são administradas nos ventrículos encefálicos de animais; a morfina-3-glucuronida é centenas de vezes mais potente que a morfina em relação a esses efeitos. A metadona, a fentanila, a alfentanila e a sulfentanila não acarretam hiperexcitabilidade, mesmo em doses elevadas.[60] Como a naloxona exacerba essas anormalidades, é provável que receptores não opioides estejam relacionados à hiperexcitabilidade neuronal, como a estricnina, antagonista de glicina, que media a inibição pós-sináptica nos neurônios do CPME e produz efeito semelhante; é possível também que a morfina e os seus metabólitos inibam a ação da glicina[61] e que o bissulfito de Na^+, preservativo utilizado nas ampolas de morfina, seja parcialmente responsável por esses efeitos.[49]

A meperidina (petidina) é um opioide sintético que apresenta um oitavo da potência da morfina quando administrada parenteralmente. É indicada em casos em que o efeito muscarínico da morfina é indesejável, especialmente no tratamento da dor aguda. Apresenta propriedades anestésicas locais depressoras do miocárdio e discretos efeitos vagolítico e espasmogênico.[46] Proporciona efeito antimuscarínico, não causa constrição pupilar, não apresenta efeito béquico, é menos obstipante e causa menos espasmo da musculatura lisa (trato biliar, esfíncter de Oddi), bem como prurido e mais vômitos e hipotensão arterial do que a morfina. Aumenta a frequência cardíaca. Por VO apresenta cerca de um terço da potência em relação às vias SC ou IM. Ocorre pico de concentração plasmática uma ou duas horas após a administração por VO, e a absorção por essa via é bastante irregular em relação à morfina. Apresenta biodisponibilidade de aproximadamente 45 a 75% devido ao seu extenso metabolismo na primeira passagem pelo fígado. Cerca de 60% da substância é ligada às proteínas plasmáticas. É absorvida lentamente após a administração por VO, e sua concentração plasmática máxima ocorre duas horas após a administração. Após a injeção IM, a absorção é bastante variável, o que pode gerar analgesia inadequada. Após administração por VO, a meperidina é rápida e extensivamente distribuída nos tecidos (mais que a morfina) durante 30 a 45 minutos. A meia-vida plasmática da meperidina é de três a quatro horas, e sua ação é curta (duas a quatro horas). Muito pouco é excretado sem alteração; é hidrolisada a ácido peptidínico, que é parcialmente conjugado ou n-desmetilado em normeperidina, que pode ser hidrolisada a ácido norpetidínico e conjugado. Cerca de um terço é identificada na urina como derivado n-desmetilado. A normeperidina também pode sofrer hidrólise e transformar-se em ácido normeperidínico. Os metabólitos ácidos são inativos e são eliminados inalterados ou conjugados na urina. Menos de 5% da substância é excretada sem metabolização pela urina. A meia-vida de eliminação da meperidina é de 3 a 4,4 horas. A normeperidina apresenta meia-vida de eliminação de aproximadamente 15 a 40 horas e pode ser detectada na urina três dias após a administração de meperidina. A excreção é maior quando a urina é ácida. A administração prolongada resulta em acúmulo de normeperidina, substância que estimula o SNC e gera tremores, mioclonias, agitação, convulsões e prurido, principalmente quando há insuficiência renal.[29,62] O fenobarbital e a clorpromazina aumentam a produção de normeperidina.[16] Os idosos são mais sensíveis à meperidina devido à redução das proteínas, o que torna as manifestações farmacodinâmicas mais intensas. A meperidina é contraindicada em doentes com insuficiência renal ou hepática devido ao risco de acúmulo de seus metabólitos.[63] Diferente do que ocorre com a morfina ou outros opioides potentes, interage com os IMAOs e causa síndrome serotoninérgica que se traduz por aumento na concentração de 5-HT no encéfalo, condição que pode ser fatal. A meperidina causa taquicardia e redução da contratilidade miocárdica. Ocorrem efeitos inotrópicos negativos geralmente com doses superiores a 2,0 ou 2,5 mg/kg. Causa midríase, enquanto os outros opioides causam miose.[9,16]

A metadona é um agonista dos receptores m e bloqueador dos canais de NMDA e da recaptura de 5-HT. É bastante utilizada nos programas de reabilitação ou em doentes que necessitam de tratamento prolongado com opioides. É eficaz no tratamento da dor neuropática devido à sua ação nos receptores NMDA. Não é recomendada para analgesia obstétrica, pois seu período de ação é prolongado (risco de depressão respiratória neonatal). É utilizada para desintoxicação ou manutenção temporária da analgesia quando se objetiva a supressão de outros opioides. Na forma levógira, é responsável por quase todos seus efeitos analgésicos. A forma dextrógira apresenta efeito béquico. Causa menos dependência, menos euforia e sedação que a maioria de outros opioides. Doentes que apresentam muitos efeitos adversos com a morfina (sonolência, *delirium*, náuseas, vômitos) frequentemente apresentam boa reação à metadona em doses baixas. É agente básico e lipofílico absorvido por qualquer via de administração. É rapidamente absorvida pelo trato gastrintestinal. Sua potência por VO é de aproximadamente metade da via IM, sendo mais potente por esta via do que a morfina. Após dose única, o início de analgesia é similar em ambas as vias. A via SC deve ser evitada devido à toxicidade cutânea. O uso repetido a torna três vezes mais potente do que a morfina, e a duração da analgesia é 1,5 a duas vezes maior.[9,62] Apresenta meia-vida prolongada (30 a 40 horas), que decorre da intensa ligação proteica (com liberação lenta) e da baixa capacidade do fígado em metabolizá-la. A biodisponibilidade por VO é de 80%. Não apresenta metabólitos ativos. Liga-se à albumina e a outras proteínas plasmáticas e teciduais (60 a 90%), o que explica seus efeitos cumulativos e a meia-vida plasmática prolongada (12 a 18 horas após administração isolada por VO). Como consequência, ocorre acúmulo, já que o tempo que leva para atingir a concentração plasmática eficaz é mais longo (dias para metadona e horas para morfina), sendo muitas vezes administrada em intervalos menores do que a meia-vida. A analgesia dura de seis a 12 horas, às vezes mais. O nível plasmático estabiliza-se em duas a três semanas. A biotransformação ocorre no fígado e gera metabólitos inativos. Metade da excreção é urinária e a outra metade, fecal e biliar, mas pode ser encontrada também no suor e na saliva. O comprometimento renal ou hepático não altera seu clareamento. É indicada em doentes com insuficiência renal (6 a 10 mg) que apresentam sonolência ou *delirium* com morfina e M-6-G. A dose prescrita deve corresponder a um décimo da dose da morfina por VO, quando esta se situa em 300 mg, ou de 30 mg quando for superior a 300 mg em programas de substituição. A dose proposta deve ser administrada sob demanda, mas não a intervalos menores que três horas. Após o sexto dia, deve-se avaliar a dose utilizada nos dois dias precedentes e administrá-la a cada 12 horas. Se doses de resgate forem ainda necessárias com muita frequência, a metadona deve ser elevada de um terço a metade e reajustada em função das necessidades. A desintoxicação em dependentes de narcóticos é iniciada com dose de 15 a 40 mg/dia, devendo ser diminuída gradualmente a cada um ou dois dias, até ser suspensa. A síndrome de retirada à metadona é qualitativamente similar à da morfina, mas sua instalação é mais tardia (24 a 48 horas após a última dose), seu curso é mais prolongado e os sintomas, menos graves.[9,19,62]

A oxicodona é um potente opioide semissintético derivado da tebaína. É agonista k e m com propriedades semelhantes, mas com menos efeitos colaterais do que a morfina, especialmente em relação a náuseas, apresentando também efeito ansiolítico e causando menos liberação de histamina. Promove alívio da dor moderada ou intensa decorrente de síndromes dolorosas musculoesqueléticas, neuropáticas, pós-operatórias e de câncer. O efeito analgésico se deve à própria oxicodona e não à oximorfona, seu metabólito. A concentração plasmática eleva-se em cerca de 50% em doentes com insuficiência renal, o que pode resultar em mais sedação. Parenteralmente, apresenta três quartos da potência da morfina. É 10 vezes mais potente que a codeína, e sua biodisponibilidade por VO é de 60 a 87%, ou seja, duas vezes maior que a da morfina, provavelmente devido ao grupamento metoxi no seu carbono-3. Isso significa que, por VO, a oxicodona é cerca de 1,5 a duas vezes mais potente do que a morfina.[64] A formulação da oxicodona de liberação controlada apresenta mecanismo de absorção bifásico: inicialmente, o princípio ativo é liberado e absorvido rapidamente, seguindo-se fase de liberação prolongada. A meia-vida de absorção é de aproximadamente 0,6 hora na primeira fase (38% da dose disponível) e 6,9 horas na segunda fase (62% da dose disponível). O início da ação é rápido, com duração prolongada, o que permite administração a cada 12 horas. Seu perfil farmacodinâmico é constante e previsível. A ingestão de alimento parece não alterar a farmacocinética. A dose pode ser aumentada até atingir analgesia adequada e individualizada. É metabolizada no fígado por desmetilação e conjugação, catalisadas pelo CYP2D6. Foi observada uma relação entre o efeito analgésico e a concentração plasmática da oxicodona em doentes com comprometimento da função hepática sem correlação com a de oximorfona.[65] A oxicodona, bem como seus metabólitos, é eliminada por via renal nas formas livre e conjugada. A meia-vida de eliminação após administração por VO da formulação de liberação controlada é de aproximadamente de 4,5 horas. É mais potente do que a morfina e a relação da dose em relação à morfina varia de 1:2 a 3:4.[16]

A hidromorfona é um derivado cetônico hidrogenado da morfina, sete vezes mais potente do que esta. Exerce efeito analgésico e béquico. Inibe a liberação de bradicinina nos tecidos de substância P na medula espinal e de dopamina nos núcleos da base. É disponibilizada para uso pelas vias oral retal, IV, IM, SC e epidural. É também disponibilizada em preparados de liberação controlada por VO (OROS).[9]

O citrato de fentanila é potente agonista m. Geralmente, é utilizado durante procedimentos anestésicos. É 75 a 125 vezes mais potente do que a morfina, apresenta rápido início de ação e duração curta. É empregada para analgesia prolongada em regime ambulatorial ou hospitalar via bombas de infusão em cateteres peridurais ou como adesivos para administração TD.[9,29,58] A fentanila TD é apresentada em forma de adesivos que devem ser trocados a cada três dias. A quantidade de fentanila liberada pelo adesivo é proporcional à área da superfície; sendo liberados 25 mg/h a partir de 10 cm². A via TD é indicada no tratamento da dor crônica, mas não da dor aguda,[46,48] quando há impossibilidade da via enteral ou ocorrência de efeitos adversos incontroláveis (obstipação, náuseas, vômitos, adesão insatisfatória pela VO) com os opioides convencionais. Não é indicada em doentes que necessitam de titulação rápida da medicação devido à possibilidade de ocorrência de dor não controlada. A adoção da via TD deve ser precedida da administração de morfina por VO ou parenteral para se aferir a eficácia e a tolerância aos opioides e determinar a dose apropriada. A fentanila TD proporciona analgesia com duração de até 72 horas; o equilíbrio plasmático é observado em 36 a 48 horas após a aplicação do adesivo. O tempo necessário para atingir o efeito analgésico varia de três a 23 horas. Após a remoção do adesivo, a meia-vida de eliminação plasmática é de cerca de 24 horas. O adesivo deve ser aplicado no tegumento do membro superior ou do tronco não inflamado, não irradiado, seco e glabro e que não tenha sido submetido à tricotomia. O próximo adesivo deve ser aplicado em regiões não submetidas ao tratamento durante os três a seis dias precedentes. Quando há febre, ocorre aumento da sua absorção. O calor pode acelerar sua absorção. Quando a analgesia não é observada após 48 horas, a dose deve ser elevada; os adesivos seguintes devem conter dose adicional de 25 mg/h. Há doentes que necessitam trocar o adesivo a cada dois dias. Sua lipossolubilidade elevada possibilita analgesia segmentar satisfatória em casos de analgesia por via espinal por ligar-se aos lipídeos do compartimento epidural. Doentes que fazem uso de codeína ou dextropropoxifeno em doses iguais ou superiores a 240 mg devem iniciar o tratamento com dose de 25 mg/h. Quando se faz a conversão da morfina para a fentanila TD, pode ocorrer síndrome de retirada que deve ser tratada com doses de resgate de morfina durante alguns dias. A dose de morfina previamente utilizada deve ser mantida pelo menos durante as primeiras doses, e a dose de resgate, em mg, deve ser de aproximadamente metade da dose do adesivo em mg. A fentanila causa bradicardia, mas não prurido, e é menos obstipante do que a morfina. A administração TD pode prolongar os efeitos indesejáveis por até 18 horas, sendo a depressão respiratória mais prolongada do que a analgesia.[9,37]

O cloridrato de alfentanila é menos potente do que a fentanila. Apresenta início de ação rápido, duração de efeito curta e metade da meia-vida da fentanila. É utilizado por via intratecal ou epidural no tratamento prolongado da dor em doentes com câncer e insuficiência renal ou que se tornam agitados com outros opioides. Acumula-se no sangue, e sua meia-vida é intermediária entre a da alfentanila e a da sufentanila, prolongando-se à medida que a concentração plasmática se eleva. A eritromicina reduz o seu clareamento. Causa menos sedação do que a meperidina e a fentanila e não causa prurido.[9]

O citrato do sufentanila é 700 vezes mais potente do que a morfina, cinco a sete vezes mais potente do que a fentanila por via parenteral, duas a cinco vezes mais potente do que a morfina por via epidural ou intratecal. Por via epidural ou intratecal, proporciona analgesia segmentar.[66] Pode produzir bradicardia via estimulação do núcleo vagal no bulbo. Não causa prurido.[16]

Agonistas parciais

A buprenorfina é um opioide semissintético derivado da tebaína. É altamente lipofílica e agonista parcial m, agonista d e antagonista k, 30 vezes mais potente do que a morfina administrada por via IM.[46] Pode ser utilizada pelas vias oral, SL, IV, IM, SC, TD ou espinal. É indicada para o tratamento da dor causada por câncer e lombalgia,[67] transtornos álgicos e da síndrome da dependência de opioides. A afinidade ao receptor m é extremamente elevada (50 vezes superior à da morfina). A dissociação lenta dos receptores m é responsável pela analgesia prolongada, pela dificuldade da reversão dos seus efeitos pelos antagonistas opioides m e d, e pela possibilidade de induzir dependência física. A via SL deve ser a preferencial, pois sua biodisponibilidade por VO é baixa, e essa via possibilita maior eficácia do fármaco porque evita o efeito da primeira passagem pelo fígado.[19,29] Dissocia-se lentamente do receptor, e sua concentração plasmática não guarda relação com a atividade analgésica. A meia-vida de eliminação é de três a cinco horas. O efeito é prolongado porque se liga intensamente ao receptor. A taxa de ligação às proteínas plasmáticas é de 96%. Deve ser inicialmente prescrita para uso a cada quatro ou a cada seis horas, em seguida a cada seis horas e, ulteriormente, a cada 12 horas ou mesmo a cada 24 horas com o passar dos dias. Apresenta dose teto (3 a 5 mg) equivalente a 180 a 200 mg de morfina por VO a cada 24 horas. Inibidores de proteases (ritonavir, indinavir, saquinavir) e metadona podem acarretar acúmulo de buprenorfina, que é n-desalquilada por CYB3A3/4. O uso concomitante de fentanila proporciona analgesia satisfatória e prolongada com pouca possibilidade de depressão respiratória. A naloxona, em doses convencionais, não induz abstinência quando administrada em doentes sob tratamento prolongado com a buprenorfina. Causa mais sedação e menos euforia, náuseas e vômitos e menos alentecimento do trânsito intestinal do que a morfina. Não aumenta a pressão na árvore biliar e nos ductos pancreáticos.[9] Pode causar náuseas, vômitos, obstipação, diaforese e depressão respiratória. Os vômitos são mais comuns após a sua administração por via SL do que por via IM. Pode induzir síndrome de retirada quando administrada em pacientes sob uso prolongado de morfina.[16] Em doses baixas, a buprenorfina e a morfina são aditivas em seus efeitos, mas, em doses elevadas, pode ocorrer antagonismo. Pode alterar discretamente a frequência cardíaca, a pressão arterial, o volume circulatório e o débito cardíaco. A depressão respiratória causada pela buprenorfina não é revertida com naloxona, mas com doxapram.[9] Em caso de síndrome de retirada à buprenorfina, devem-se administrar agonistas opioides e benzodiazepínicos.[16]

Agonistas-antagonistas

A nalorfina em baixas concentrações antagoniza a maioria dos efeitos da morfina e, em concentrações elevadas, apresenta efeito analgésico que mimetiza o da morfina, porque o antagonismo nos receptores m é acoplado à ação agonista parcial nos receptores d e k. O aumento da dose resulta em redução dos efeitos antinociceptivos. Parece proporcionar menos tolerância aos efeitos antinociceptivos dos outros opioides. Não exerce efeito antagônico em relação aos agonistas parciais.[9,62] Náuseas e sedação são as razões mais frequentes da interrupção do seu uso. A síndrome de retirada resultante de seu uso é menos intensa do que com a morfina e pode ser retardada em dois dias a duas semanas e persistir durante sete dias. A ação no receptor k causa da disforia, sedação e diurese que a tornam inadequada para analgesia. Aumenta a frequência cardíaca e pode causar dependência física, além de precipitar a síndrome de retirada em dependentes de morfina ou de heroína.[16]

A nalbufina é um opioide agonista-antagonista que age como agonista nos receptores k e como antagonista de receptores m. Apresenta potência analgésica semelhante à da morfina e um quarto da potência antagonista da nalorfina. Não é indicada no tratamento da dor intensa. Reverte a depressão respiratória e o prurido causado pelos agonistas morfínicos, mantendo analgesia satisfatória. É quimicamente relacionada à oximorfona e à naloxona, comercializada para uso parenteral. Sua biodisponibilidade por VO é de apenas 10%, pois sofre metabolismo extenso de primeira passagem. A metabolização hepática produz glicoronídeo conjugado e inativo. A excreção fecal é a principal via de eliminação. Apenas 7% da droga é excretada inalteradamente na urina. A meia-vida de eliminação da nalbufina é de três a seis horas. Quando há tolerância à morfina, reduz a analgesia.[9,29,62] Deprime pouco a respiração, causa menos dependência física e maior efeito psicomimético que a morfina.[68] A depressão respiratória, a obstipação, as náuseas, os vômitos e a dependência decorrentes de seu uso são mediados pelos receptores m. Causa sedação e pode causar disforia. Em contraste a outros agonistas k, a nalbufina não altera o ritmo cardíaco, a pressão arterial e a pressão de artéria pulmonar.[16]

Antagonistas

A naloxona é derivada da oximorfona e um potente antagonista competitivo opioide puro. Exerce atividade agonista insignificante. Apresenta grande afinidade pelo receptor m em baixas concentrações (abaixo de 15 nM). Em concentrações elevadas, antagoniza os receptores e e k e reverte o efeito dos opioides analgésicos. Ocorre antagonismo parcial quando as doses são muito baixas. A relação de potência VO/parenteral é de 1/50, porque a glucoronida é quase completa e rapidamente metabolizada no fígado e excretada pelos rins antes de atingir a circulação sistêmica. Reverte a analgesia, o espasmo das vias biliares, o prurido, a depressão respiratória, a obstipação (inclusive por VO), a sedação, a hipotensão arterial e a vasodilatação causada pelos agonistas opioides e os efeitos psicominéticos e disfóricos dos agonistas-antagonistas (nalbufina).[9,19,62] Não reverte a depressão respiratória causada pela buprenorfina. Atua também como adjuvante no tratamento da superdosagem da captopril e da clonidina e no tratamento da dor central por acidente vascular encefálico. É também eficaz no tratamento do acidente vascular encefálico, dos traumatismos espinais e encefálicos, do choque séptico (causado pela liberação de encefalinas endógenas que exercem potente efeito vasodilatador), e constitui instrumento para o diagnóstico de dependência física. Como a sua meia-vida é curta, doses repetidas são geralmente necessárias. Reverte a depressão respiratória, o prurido, a retenção urinária, as náuseas e os vômitos, sem reverter a analgesia proporcionada pelo uso da morfina por via intraespinal. A injeção rápida pode causar náuseas e vômitos que são prevenidos quando é administrada durante dois a três minutos. Podem ocorrer taquicardia, hipertensão arterial, edema pulmonar e/ou arritmia cardíaca (devido à fibrilação ventricular por aumento da atividade do sistema nervoso neurovegetativo simpático). A reversão dos efeitos colaterais dos opioides pode se associar à recorrência da dor e ao aparecimento de sintomas de retirada em doentes com dependência física. Pode precipitar convulsões, especialmente durante o tratamento com meperidina. Não induz depressão respiratória, constrição pupilar ou efeito psicomimético, além de não exercer atividade farmacológica na ausência de opioides.[16,19]

A naltrexona apresenta efeito agonista opioide muito discreto. É duas vezes mais potente do que a naloxona em indivíduos dependentes de morfina, e sua ação dura aproximadamente 24 horas. Aumenta a letargia e a sonolência em doentes tratados com fenotiazinas. Seu uso em gestantes deve ser cauteloso, pois exerce efeito embriocida em animais. Durante o seu uso, a pressão arterial necessita ser monitorizada. A dose deve ser reduzida em idosos, hipovolêmicos, bem como em doentes com infarto agudo do miocárdio, angina instável, hipertensão intracraniana ou em uso de outros sedativos ou narcóticos. Reversão da analgesia e aumento da atividade do sistema nervoso simpático na dependência da dose e da velocidade da injeção (taquicardia, hiper ou hipotensão arterial, edema pulmonar, arritmias cardíacas), náuseas, vômitos, diaforese e síndrome de retirada em doentes em tratamento com opioides são as reações adversas do seu uso.[9,19,62]

A metilnaltrexona não cruza a barreira hematoencefálica, e é utilizada pelas vias oral, IV e SC (8 mg/2 dias) para o tratamento da obstipação decorrente do uso de opioides. Pode ser útil para tratar a retenção urinária e o prurido decorrentes do uso de opioides, sem reverter a analgesia, assim como a obstipação essencial (potencialmente decorrente de hiperexpressão de receptores na musculatura colônica).

Recomendações

A codeína, o tramadol de liberação prolongada, a morfina de liberação controlada, a hidromorfona de liberação controlada, a metadona, a oxicodona de liberação controlada e a fentanila TD são apropriados para o tratamento prolongado da dor decorrente ou não do câncer. Recomenda-se acompanhamento intensivo dos doentes e cumprimento das normas convencionais de prescrição dos opioides.[16,69]

Os fármacos opioides são metabolizados no fígado e excretados pelo rim e fígado. Devem ser usados com cautela, com dose inicial reduzida em idosos, debilitados, hepatopatas, nefropatas, em doentes com afecções tireoidianas, suprarrenais, abdominais agudas, hipertrofia prostática, estenose uretral, hipertensão intracraniana e/ou arritmias cardíacas.[19] Cuidado especial é necessário quando administrados em doentes com crises agudas de asma, doença pulmonar obstrutiva, diminuição da reserva respiratória, hipoxia, hipercapnia, tratamento concomitante com sedativos, narcóticos ou condições que predisponham à depressão respiratória. A hipotensão arterial (redução da resistência vascular periférica) limita o seu uso em doentes hipovolêmicos, com tendência à hipotensão arterial ou com hipotensão decorrente do uso de fenotiazinas ou anestésicos.[46] O comprometimento das funções mentais pode interferir no desempenho do doente durante a execução de tarefas que exigem atenção. Cruzam a placenta e são excretados no leite, podendo causar dependência física na criança que está sendo gerada ou amamentada. Doentes com insuficiência renal ou hepática ou que recebam doses elevadas de opioides podem apresentar convulsões e mioclonias.[62]

Potencializam os efeitos depressores no SNC e nos aparelhos cardiocirculatório e respiratório dos sedativos, álcool, anestésicos voláteis, neurolépticos, antidepressivos tricíclicos, anti-histamínicos, barbitúricos, benzodiazepínicos, IMAOs, clonidina e similares, em particular nos idosos.[46] Os níveis plasmáticos e os efeitos farmacológicos dos opioides são aumentados com antidepressivos (fluoxetina) e cimetidina (inibidores do citocromo P-450), e diminuídos com fenitoína e rifampicina (indutores do citocromo P-450). O clareamento é acelerado com alcalinizantes urinários, havendo risco de síndrome de retirada.[46] Podem ocorrer reações fatais (hipertemia, hipertensão, convulsões) quando a meperidina é associada a IMAOs ou isoniazida, ou quando essas substâncias são utilizadas até duas semanas antes do tratamento.[9,19,62] A associação de opioides com adrenalina no compartimento intratecal ou peridural pode resultar em aumento dos efeitos colaterais, como as náuseas. A meperidina não deve ser combinada na via de infusão IV com aminofilina, diazepam, furosemida, heparina, hidrocortisona, sulfato de magnésio, prednisona, fenitoína e/ou bicarbonato de sódio devido ao risco de interação farmacêutica. Não são aconselhadas as associações de agonistas com agonistas-antagonistas (nalbufina) em agonistas parciais (buprenorfina) devido ao desencadeamento de sintomas de abstinência e de reversão parcial da analgesia. Quando a opção for por essa prescrição, estes últimos devem inaugurar o esquema medicamentoso e não serem sequenciais aos oipioides agonistas.[5,29]

Efeitos colaterais

Alguns dos efeitos secundários dos opioides podem ou não ser convenientes em certas circunstâncias. O efeito béquico é útil em casos de tosse rebelde (codeína) e o obstipante (bloqueio de atividade propulsora intestinal pela codeína), em casos de diarreia.[5] Outras reações adversas observadas durante o tratamento, ou como manifestações de intoxicação, envolvem anormalidades neurológicas, gastrintestinais, cardiocirculatórias, respiratórias, urinárias ou imunológicas. Sonolência, sedação, desorientação, euforia, disforia, *delirium*, tonturas, sensação de fraqueza, cefaleia, insônia, agitação, desmaios, síncopes, convulsões (meperidina), rigidez muscular (morfina, metadona, propoxifeno), incluindo a da parede torácica (ação na substância negra ou estriado), miose (ativação do núcleo de Edinger-Westphal), mialgia, borramento visual, lacrimejamento e anorexia são as principais complicações neurológicas associadas. Xerostomia, aumento do tônus da musculatura lisa, depressão da motilidade gastrintestinal (redução da peristalse longitudinal das contrações segmentares não propulsivas, aumento do tono esfincteriano), prolongamento do período de esvaziamento gástrico (comprometimento da absorção das medicações administradas por VO e aumento do risco de refluxo esofágico), redução da secreção do ácido clorídrico e da secreção biliar e pancreática, redução da propulsão no intestino delgado, especialmente do duodeno e com maior intensidade em relação ao íleo, aumento da absorção de água e da viscosidade do quimo (devido ao período prolongado de permanência no intestino delgado), obstipação intestinal (redução das contrações propulsoras no cólon por ação no SNC e no trato gastrintestinal), espasmos e aumento da pressão no trato biliar (devido à constrição ou ao espasmo do esfíncter de Odda), condição mais comum e mais intensa com fentanila seguida de meperidina e morfina, e que pode persistir durante duas a 12 horas. Náuseas, vômitos (ativação da área postrema) e cólicas abdominais são as principais complicações gastroenterológicas. Piloereção, rubor facial e diaforese também são comuns. Palpitações, arritmias cardíacas, bradicardia e hipotensão arterial (liberação de histamina, vasodilatação das arteríolas periféricas e veias) e choque hipovolêmico (estimulação ou depressão de várias estruturas no SNC envolvidas na regulação cardiovascular) são complicações cardiocirculatórias (dependentes da dose) e constituem risco para pacientes com *cor pumonale* ou edema pulmonar. Obstrução nasal, bocejos, laringoespasmo, depressão respiratória, apneia e broncoespasmo com consequente aumento da pressão intracraniana são complicações respiratórias que advêm de seu uso. A depressão respiratória é incomum em doentes que fazem uso prolongado de morfina; pode, entretanto, manifestar-se em doentes que nunca se submeteram ao tratamento ou em voluntários tratados em laboratórios de dor. O hábito de duplicar a dose à noite para que o paciente não desperte não aumenta o risco de depressão respiratória ou de morte durante o sono.[70] A dose que deprime a respiração sucede aquela que compromete o alerta. A ocorrência de sonolência sinaliza possibilidade de depressão respiratória. Após a realização de procedimentos destinados ao tratamento da dor, é recomendável redução de 25% ou mais da dose prévia de opioides, pois é a dor que contribui para estimular a respiração nos doentes. O aumento do tônus e da amplitude da contração do ureter, a urgência urinária (aumento do tônus da musculatura detrusora da bexiga), a retenção urinária e a redução da libido e da potência sexual (redução da contração uterina e prolongamento do trabalho de parto) são as complicações genitais mais comuns relacionadas ao uso de opioides. Alterações da imunidade, induzindo maior frequência de linfadenopatias, complicações infecciosas (aumento de expressão por imunodeficiência a vírus), progressão de doenças oncológicas, reativação do herpes simples após administração epidural ou espinal da morfina e modificação da atividade dos elementos imunocompetentes envolvidos na imunidade celular e humoral e na diferenciação das células-tronco pluripotentes das linhagens mieloide e linfoide, reduzindo ou bloqueando a proliferação dos timócitos em resposta à interleucina-2 ou a mitógenos por meio de células T podem também advir de seu uso. Os opioides não reduzem a sobrevida dos doentes; esta aparentemente se prolonga porque a dor está controlada, e porque ocorre melhora do sono por causa do alívio da dor, assim como do repouso, do apetite, do volume de ingesta e das atividades físicas.[49] Prurido, geralmente na região dorsal (mediado por receptor m espinal e causado por liberação de histamina, PGs, SP, peptídeos, opioides, 5-HT, interleucinas), urticária, urticária hemorrágica e outras erupções cutâneas (liberação de histamina pelos mastócitos), são frequentes, especialmente em gestantes quando a via espinal é empregada. Trombocitopenia, síndrome de secreção inadequada do hormônio antidiurético, edema e acidose metabólica e respiratória são outras complicações possíveis. Os opioides em doses analgésicas adequadamente tituladas não alteram as funções psicomotoras. O fenômeno de tolerância pode ocorrer em qualquer doente que faça uso de opioides durante mais de duas semanas, porém depende do fármaco, da dose, da frequência e da via de administração. A via IV e a espinal predispõem mais ao desenvolvimento precoce de tolerância. A tolerância à analgesia desenvolve-se mais lentamente em indivíduos que usam ACP do que infusão contínua devido à distribuição da droga, às modificações da velocidade do metabolismo resultantes da indução enzimática, às alterações farmacodinâmicas, alterações da densidade de receptores ou dos números relativos de múltiplos receptores e à sua ação nos receptores NMDA, d, k e de NO. O uso prolongado dos opioides pode implicar necessidade do aumento discreto e lento da dose. Durante prolongados períodos, não há necessidade do aumento de dose para alguns pacientes; geralmente esta pode ser reduzida ou suspensa. De acordo com Brescia e colaboradores,[71] em 5% dos doentes há necessidade do aumento de mais de 10% da dose, em 81% a dose se mantém estável e, em 14%, os opioides podem ser descontinuados. Muitas vezes, o aumento da dose é justificado pela progressão da doença, e não pela instalação de tolerância.[72] Isso significa que opioides podem ser usados por períodos prolongados em pacientes com ou sem câncer. É comum ocorrer dependência física, e a suspensão da medicação causa bocejos, lacrimejamento, espirros, agitação, tremor, insônia, febre, taquicardia e hiperatividade neurovegetativa simpática. A dependência psíquica (comportamento caracterizado por uso compulsivo da medicação, uso da medicação para outros fins além do alívio da dor, apesar das consequências adversas e preocupação com a aquisição das drogas) é rara (2 a 18% dos casos em doentes que utilizam opioides para o tratamento da dor) e parece ser mais frequente naqueles que os utilizam ou utilizaram com finalidade recreacional.[29,33] Coma, parada cardíaca e óbito são raros.[29,43] Os opioides podem gerar irritação, dor e endurecimento tecidual no local das injeções. Os efeitos adversos se manifestam mais frequentemente em doentes que nunca foram submetidos a esse tipo de tratamento.[9,19,29,62]

A obstipação intestinal é tratada com laxantes, representados por soluções salinas (sulfato de magnésio, leite de magnésia, enema de fosfato de sódio), osmóticos (lactulose, glicerina), estimulantes do peristaltismo (fenolftaleína, bisacodil, antracenos, óleo de rícino, docusato por VR), lubrificantes (óleo mineral) e, quando necessário, com formadores de massa, ou seja, ingestão de fibras (metilcelulose, muciloide, farelo), aumento da ingestão de líquidos, cisaprida e uso de naloxona por VO. As náuseas e os vômitos são controlados com hidroxizina, haloperidol, proclorperazina, metoclopramida, escopolamina, etc. Em 50% dos doentes, há necessidade de medicação antiemética. O aumento da pressão no trato biliar pode ser aliviado com o uso de naloxona, relaxantes da musculatura lisa (nitroglicerina 0,6 mg SL) ou nitrato de amila. Para prevenir esses efeitos, a meperidina seguida de buprenorfina, nalbufina e o tramadol são boas opções. O prurido é tratado com anti-histamínicos (difenidramina) e antagonistas opioides (naloxona, nalbufina). A retenção urinária é tratada com redução da dose, manobras de esvaziamento vesical, sondagem vesical, betanecol e/ou naloxona. A confusão mental também pode ser controlada com a redução da dose. A oxicodona deve ser utilizada em substituição à morfina quando ocorre déficit cognitivo, *delirium* ou mioclonias. A metadona é o agente de escolha em doentes que apresentam hiperexcitabilidade induzida por opioides. A sonolência é tratada com redução da dose e administração de metilfenidato ou naloxona, e a hipotensão arterial pode ser tratada com a administração IV de fluidos e, quando necessário, com agonistas alfa-adrenérgicos. Agonistas opioides pioram o choque devido a sepse, hipovolemia ou lesão espinal, enquanto doses elevadas de naloxona melhoram essa condição. A depressão respiratória implica necessidade da suspensão ou redução da dose da medicação e instituição de vigilância intensiva quando a frequência respiratória é inferior a oito por minuto e o doente é facilmente despertado. Porém, quando a frequência respiratória é inferior a oito por minuto e o doente desperta com dificuldade, está inconsciente e/ou cianótico, a nalorfina (400 mcg/10 mL soro fisiológico) deve ser administrada à velocidade de 0,5 mL (20 mcg) IV 2/2 minutos, até que a respiração se estabilize. Doses ulteriores podem ser necessárias porque a naloxona exerce ação mais curta que a da morfina e outros opioides. A tolerância é um fenômeno natural que é compensado com a elevação gradual da dose e da frequência de administração. Doses mais elevadas relacionam-se mais à progressão da doença ou à instalação de afecções associadas do que à manifestação de tolerância propriamente dita.[9,19,43] Para reduzir essa possibilidade, recomenda-se o uso associado de opioides com medicações adjuvantes (AAINEs, antidepressivos) e outras modalidades analgésicas.[43] Em caso de síndrome de retirada, os antagonistas (naloxona, naltrexona) devem ser evitados, os agonistas opioides e benzodiazepínicos devem ser administrados e o tratamento da abstinência, instituído. Para a prevenção dessa síndrome, a dose do opioide deve ser reduzida lentamente (25% a cada dois ou três dias) até sua suspensão completa, e agonistas adrenérgicos e alfa-2 (clonidina) devem ser prescritos. A possibilidade de abuso com a buprenorfina é menor do que com a codeína ou morfina. É tratada com a substituição do fármaco pela metadona e com medidas de apoio. Quando os efeitos adversos não são passíveis de controle, outros fármacos devem ser prescritos ou outras modalidades terapêuticas utilizadas.[9,19]

Em caso de intoxicação, é recomendada a descontinuação ou redução da medicação, assistências ventilatória e cardiocirculatória, administração de naloxona (0,4 a 2 mg IV a cada dois ou três minutos; dose máxima de 10 a 20 mg), correção das anormalidades hidroeletrolíticas, proteção das vias áreas contra vômitos, indução de vômitos com xarope de ipeca, ingestão de água, lavagem gástrica e administração de carvão ativado (quando houver ingestão da medicação). Como o efeito da metadona é prolongado (36 a 48 horas), repetidas doses de naloxona (por uma a três horas) podem ser necessárias. A depressão respiratória causada pela buprenorfina não cede com a naloxona, mas sim com o doxapram (0,5 a 1,5 mg/kg IV a cada cinco minutos; dose máxima 2 mg/kg). As complicações decorrentes da associação com IMAOs podem ser tratadas com hidrocortisona IV e clorpromazina IV para controle da hipertensão arterial.[9,19,62]

Eficácia

A eficácia dos opioides em doentes não oncológicos foi avaliada pela melhora das diferentes síndromes dolorosas no tratamento, da durabilidade da resposta, do potencial de tolerância analgésica e adequação da medicação à terapia específica das situações causais. Ensaios sem grupos controle demonstraram que morfina e derivados, especialmente os agonistas fracos (codeína, propoxifeno, tramadol), são eficazes no tratamento prolongado de doentes com neuropatias e afecções que comprometem o aparelho locomotor. A eficácia da hidrocodeína, buprenorfina e morfina em condições similares e por tempo prolongado foi observada em doentes com dor não oncológica sem que ocorressem adversidades. Foi também observado que a morfina utilizada em ambiente domiciliar reduz significativamente a necessidade da procura de unidades de emergência por indivíduos que apresentam dor decorrente de surtos de anemia falciforme.[73-78]

A melhora da dor não significa melhora da função. Alguns autores observaram que a morfina proporciona melhora da dor, mas não da qualidade funcional dos doentes com algias musculoesqueléticas. Outros observaram que a codeína e o propoxifeno administrados durante algumas semanas proporcionam melhora da dor e da função em número significativo de casos.[16] A adesão ao tratamento pode não ser satisfatória devido aos efeitos adversos. Observou-se melhora pouco significativa da dor após o tratamento com codeína e frequência elevada de não adesão ao tratamento devido aos efeitos colaterais desses opioides em doentes com artrite.[79] Conclui-se, portanto, que alguns doentes que utilizam opioides durante períodos curtos apresentam evolução favorável, mas não está determinado se seu emprego é seguro ou eficaz a longo prazo.[16]

Tolerância, pseudotolerância, dependência, pseudovício e vício

Há indícios de que as reações variam amplamente, de acordo com das características individuais, do agente utilizado e da natureza das síndromes dolorosas. A resposta à medicação é caracterizada pelo grau da analgesia induzida com doses teoricamente equivalentes dos opioides e em relação às reações adversas com o seu uso.[80] Muitos pacientes apresentam balanço favorável de analgesia em relação aos efeitos adversos; outros apresentam eficácia terapêutica limitada e de toxicidade antes do desenvolvimento da analgesia. É menos satisfatória a resposta de dor neuropática e dor incidental devido a procedimentos, déficit de funções cognitivas, estresse psicológico, uso de doses relativamente altas de opioides, e não necessariamente à natureza do opioide prescrito.[81] Também foram implicados fatores genéticos nas respostas e nas reações adversas de alguns opioides.[16]

Com exceção de alguns casos isolados de edema pulmonar ocorridos em doentes que utilizaram altas doses de opioides para tratar dor oncológica,[82] não há registro de outras complicações graves.[49,83,84] Os efeitos relacionados à ativação e natureza dos receptores de opioides são apresentados no Quadro 53.15.

Ocorre tolerância aos efeitos adversos dos opioides, com excessão à obstipação.[16] Ocasionalmente, ocorrem alterações nas funções cognitivas, sedação ou náuseas que tornam impossível a manutenção do tratamento. Em 10 a 20% dos doentes tratados com metadona por tempo prolongado, ocorrem obstipação, insônia, redução do desempenho sexual e, em porcentagem maior, diaforese abundante.[42,85] Alterações das funções cognitivas são observadas em doentes tratados de dor crônica[76,86] e em psicodependentes,[87,88] o que é mais expressivo quando diazepínicos são utilizados.[16]

É possível que muitos doentes apresentem alteração cognitiva durante algum tempo sem perceber.[89] Lesões encefálicas prévias e o uso concorrente de medicações hipnóticas e sedativas podem também contribuir para tais complicações. A função cognitiva pode alterar-se em doentes com câncer avançado quando há necessidade de aumento progressivo da dose de opioide durante dias, mas não naqueles que necessitam de aumento tardio da dose ou que usam metadona.[90] Os doentes sem alterações cognitivas devem ser encorajados a exercer as atividades plenamente. Quando houver comprometimento da função cognitiva, deve-se suspender o exercício das atividades que exijam atenção (p. ex., dirigir veículos ou operar máquinas) e evitar o uso de psicotrópicos, incluindo-se o álcool.[9]

Apesar de os opioides terem sido associados a maior grau de comprometimento de desempenho reabilitacional em alguns trabalhos, outros sugeriram que pode haver melhora funcional paralela à melhora do conforto durante o tratamento. Portanto, há populações heterogêneas de doentes com dor crônica que respondem de modo variável aos opioides.[33] Doentes em tratamento em centros de dor crônica ou muito tensos desenvolvem mais problemas relacionados ao uso dos opioides.[53,75,91-93]

Tolerância e dependência

O potencial de ocorrência de abuso do uso de opioides ainda é a maior preocupação da maioria dos médicos, dos doentes, das famílias e das entidades relacionadas com a regulação de uso e legislação dessas substâncias.[33,94]

O termo "tolerância" refere-se ao fenômeno que faz a exposição a uma droga resultar em redução de eficácia e em necessidade de doses mais elevadas para manter o mesmo grau de analgesia, efeito usual com medicamentos que competem com os neurotransmissores naturais, como os opioides.[61] Alteração na fisiologia dos receptores e na atuação dos neurotransmissores está envolvida em sua manifestação.[54] A necessidade de aumento rápido da dose de opioides não ocorre com

Quadro 53.15. Principais efeitos dos medicamentos opioides

AGENTES	ANALGESIA	HUMOR	SEDAÇÃO	EMESE	TOSSE	DEPRESSÃO RESPIRATÓRIA	FC	PA	PERISTALSE	VIAS BILIARES	CONSTRIÇÃO BRÔNQUICA	TÔNUS URETERAL	TONO VESICAL	LIBERAÇÃO DE HISTAMINA	RISCO NA GESTAÇÃO
Agonistas															
Morfina	++++	+= -	+++	+++	---	+++	= -	= -	---	++	+++	++	+++	++++	C/D
Codeína	++	= +	+	+	---	+	?	----	-	+	?	?	?	++++	C
Oxicodona	+++	+ =-	+++	+++	---	+++	= -	= -	---	++	+++	++	+++	++++	B/D
Meperidina	+++	++	++	++	---	++++	= +	---	--	+++	?	+	+	0	B/D
Fentanila	++++	++	++++	---	----	+++	---	---	++++	?	=	0	0	0	
Agonistas-antagonistas ou agonistas parciais															
Buprenorfina	+++	±	+++	+++	---	+++	= -	---	++	?	?	?	?	0	
Nalbufina	++	--	++++	--	?	++	= -	±	?	?	?	?	?		

FC: Frequência Cardíaca; PA: Pressão Arterial.

Fonte: Kaiko e colaboradores.[63]

frequência elevada. A dose é geralmente estabilizada após alguns dias de uso, mantendo-se constante e eficaz por tempo prolongado.[42,53,73,75,87,91,95-97] O aumento da dose pode se relacionar à progressão do processo que gerou a dor ou à deterioração do estado físico ou psicológico.[81,82] A simples exposição ao opioide não induz necessariamente instalação de tolerância com magnitude suficiente para gerar aumento marcante da dose.[98]

A dependência física é a resposta fisiológica caracterizada pelo desenvolvimento da síndrome de retirada que se segue à descontinuação abrupta do tratamento, redução substancial da dose de medicação ou a administração de um antagonista.[90,99] Há risco potencial de síndrome de retirada em doentes tratados com doses repetidas de opioides durante alguns dias. A dependência física não significa que o doente seja "dependente" ou viciado. O estigma associado à expressão "dependente" pode resultar em constrangimento para o doente e sua família, e tendência à redução de prescrição de opioides. A dependência física não deve ser considerada um problema clínico em indivíduos que utilizam opioides para analgesia e não implica necessidade de redução da dose quando outros procedimentos que eliminam a causa da dor[100] ou outros programas terapêuticos[101] estão sendo implementados. A retirada súbita de opioides após o uso repetido pode induzir comportamentos mal adaptados que perpetuam a piora clínica.[88,92]

O conceito de vício é baseado na avaliação de indivíduos que abusam de drogas.[33] Essa definição pode não se aplicar a doentes tratados com medicamentos que apresentam riscos potenciais de uso abusivo quando são prescritos com finalidade terapêutica. O vício deve ser considerado anormalidade crônica caracterizada como compulsivo de substância resultando em danos físico, psicológico e/ou social do indivíduo que a consome e pela manutenção desse agente apesar do seu potencial lesivo.[90] Essa definição é útil, mas requer mais detalhes para aplicação clínica. Vício é um processo psicológico e comportamental que envolve fenômenos aberrantes: perda de controle sobre o uso da droga, uso compulsivo e continuado da droga apesar dos seus efeitos adversos. O diagnóstico de vício é relativamente simples nos indivíduos que se envolvem em atividades ilegais ou apresentam comportamentos anormais. A ocorrência de vício deve ser questionada em doentes que desenvolvem comportamentos aberrantes, mas não extremos ou ilícitos. Em pacientes com câncer, essa condição é chamada de pseudoadição,[102] ou seja, comportamentos aberrantes que se manifestam em condições de dor incontrolável e que cedem quando a dor é controlada.[103,104]

São sugestivos de dependência de drogas: a venda das medicações prescritas, prescrições forjadas, roubo ou empréstimo de drogas de outras pessoas, uso injetável de formulações utilizadas por VO, obtenção de prescrições de indivíduos não médicos, uso concorrente e abusivo de álcool ou outras drogas ilícitas, elevação múltipla das doses ou outras ações não compatíveis com a terapia, apesar do alerta, ocorrência de vários episódios de perda das prescrições, deterioração da capacidade de trabalho e do desempenho nos ambientes familiar ou social aparentemente relacionados ao uso da droga, e resistência à modificação da terapêutica por recomendação médica. Os comportamentos que sugerem menor possibilidade de dependência de drogas são: repulsa pela necessidade do aumento de dose, redução natural do uso de droga quando há redução do sintoma, requisição de drogas específicas, necessidade eventual de doses maiores ou não adequação à terapia proposta em poucas ocasiões, uso não indicado da droga para o tratamento de outro sintomas e o relato de efeitos psíquicos não identificados pelo clínico.[5,73]

Cerca de um quarto dos dependentes teve contato com a medicação geradora de dependência durante o tratamento de afecções clínicas.[26,86] Há elevada recorrência de uso de opioides em indivíduos viciados desintoxicados.[105,106] A desintoxicação de doentes que utilizam opioides para tratamento da dor é geralmente mais fácil do que de indivíduos dependentes de drogas por outras razões.[101] Isso sugere que o comportamento de ambas as populações é diferente. Parece haver razões também ambientais para a ocorrência de dependência psíquica. Soldados americanos que participaram da guerra do Vietnã, que se tornaram dependentes quando atuavam nos campos de batalha, apresentaram menor frequência de recidiva, após programa de desintoxicação ao retornar aos Estados Unidos, do que indivíduos dependentes de droga que não estiveram na mesma situação.[105,107] Personalidades psicopáticas são mais prevalentes em doentes dependentes,[108] o que sugere que as anormalidades psíquicas são fatores que causam predisposição à ocorrência da dependência.[99,109,110] Os dependentes geralmente apresentam mais efeitos eufóricos com opioides, fenômeno incomum em doentes sob tratamento da dor. Além disso, as alterações do humor após a administração de opioides em doentes ou voluntários normais são representadas mais frequentemente por disforia.[55,108]

A ocorrência de dependência psíquica em doentes que usam opioides para tratar a dor aguda é inferior a 1%[16,33] e frequentemente nula em doentes tratados da dor de natureza variada em ambiente hospitalar,[90] como queimaduras,[111] mucosite[5] ou cefaleia,[75] em intervalos curtos de tempo para o tratamento. Traços genéticos envolvidos nos mecanismos neurais podem ser relacionados à dependência de drogas. Embora a prevalência de abuso de drogas nos doentes encaminhados para tratamento de dor tenha sido considerada elevada, situando-se em torno de 33%,[101] quando definições mais restritas de dependência foram utilizadas, a frequência dessa condição variou de 3,2 a 18,9%[73,98] em clínicas especializadas no tratamento da dor, onde a frequência de aberrações comportamentais é naturalmente elevada.[112,113] A gênese da adição não reside apenas nas propriedades das drogas, mas também na ação de fatores fisiológicos, psicológicos e sociais. Anormalidades da personalidade, convívio em ambiente familiar caótico ou social desfavorável podem ser fatores condicionantes importantes para o desenvolvimento de dependência.[16,114] O risco de dependência pela administração de opioides em doentes sem história prévia de uso abusivo de drogas é baixo. Embora a história prévia de dependência química seja vista como fator de risco, é possível que essa população seja heterogênea.[72,86,107,115] Muitos doentes que entram em contato com medicações psicoativas para tratamento médico ou recreacional durante a juventude têm baixo risco de vício durante a terapêutica clínica.[116]

A monitorização dos usuários de opioides é prudente. Deve-se considerar que há risco de dependência em doentes com história prévia de dependência de drogas e que apresentem anormalidades do caráter ou problemas sociais. Embora não existam estudos adequados, há evidências de que doentes com dor crônica não relacionada ao câncer apresentam desempenho favorável durante uso prolongado de opioides.[5,73,98]

MEDICAMENTOS ADJUVANTES

Os medicamentos adjuvantes são representados por fármacos originalmente utilizados para outras finalidades além do tratamento da dor, mas que atuam melhorando o rendimento do tratamento analgésico, o desempenho afetivo-motivacional, o apetite e o sono do doente.[43] Incluem-se, dentre eles, os corticosteroides, os antidepressivos, os neurolépticos, os ansiolíticos, os anticonvulsivantes, os psicoestimulantes, os moduladores adrenérgicos, os anestésicos locais, os inibidores da reabsorção óssea, os inibidores do fluxo axonal, os inibidores dos receptores NMDA ou dos canais de Ca^{++}, etc.[32]

Corticosteroides

Os glicocorticoides são utilizados no tratamento da dor associada a lesões traumáticas, inflamações ou neoplasias do SNP (síndrome complexa de dor regional, neuralgia herpética, hérnias discais)[117] ou do SNC (meningoencefalite, tumores, hemorragias meníngeas),[29,43] da dor associada a doenças inflamatórias ou neoplásicas sistêmicas (especialmente metástases ósseas),[9] na profilaxia da neuralgia pós-herpética,[16] no tratamento da asma brônquica, reações alérgicas, pneumonia aspirativa, prevenção da rejeição de órgãos, etc.[9] Adicionalmente, apresentam efeito orexígeno e euforizante.[19,117,118] Reduzem a excitabilidade dos neuromas, a permeabilidade vascular, a formação do edema, a deposição de fibrina e colágeno, a atividade fagocítica, a proliferação capilar e fibroblástica e a cicatrização. Inibem a fosfolipase A2 que catalisa a síntese do ácido araquidônico, molécula necessária para a síntese das PGs e dos leucotrienos.[16]

Podem ser empregados por VO (dexametasona, deflazacort, prednisolona), IM (dexametasona, betametasona, metilprednisolona), IV, intralesional (hidrocortisona, acetato de metilprednisolona, betametasona, dexametasona) e epidural (acetato de metilprednisolona, dexametasona).[9]

O succinato sódico de metilprednisolona é utilizado por via epidural ou perirradicular no tratamento das lombalgias e das lombociatalgias, apesar das controvérsias.[16]

O metabolismo é hepático.[9,19] O uso deve ser cauteloso no tratamento do herpes oftálmico devido ao risco de perfuração ocular. A administração prolongada gera síndrome de Cushing (fácies em lua, obesidade, hipertensão arterial, osteoporose, diabetes).[111] Durante o tratamento prolongado, doses suplementares devem ser administradas em situações estressantes. A descontinuidade do tratamento deve ser gradual,[119] já que a suspensão súbita pode causar síndrome de retirada, caracterizada por insuficiência suprarrenal aguda, febre, hipotensão arterial, dispneia, tonturas, sensação de desmaio e hipoglicemia.[18] O clareamento é aumentado com fenitoína, fenobarbital, efedrina e rifampicina. Alteram a resposta dos agonistas beta-adrenérgicos e anticoagulantes orais, interagem com drogas anticolinesterásicas (neostigmina), agravam a sensação de fraqueza em doentes com *miastenia gravis*, acentuam a perda de K^+, se associados aos diuréticos (tiazidas, furosemida), e reduzem a atividade dos toxoides. Devem ser usados com cuidado em doentes com hipertensão arterial, ICC, tendência à doença tromboembólica, hipotireoidismo, cirrose hepática, *miastenia gravis*, úlcera péptica, doença diverticular dos cólons, colite ulcerativa inespecífica, psicose, convulsões e/ou doenças micóticas e virais.[9] No início do tratamento, podem exacerbar a dor. O deflazacort apresenta menos efeito glicocorticoesteroide e mantém propriedades anti-inflamatórias similares às dos glicocorticosteroides.[16]

São efeitos adversos desses fármacos: arritmias cardíacas, hipertensão arterial, tromboembolismo, ICC, agitação psíquica, hipomania, síndrome psicótica, convulsões, aumento da pressão intracraniana, aracnoidite, petéquias, síndrome semelhante ao lúpus eritematoso, amenorreia, comprometimento do crescimento, hiperglicemia, descompensação do diabetes melito, retenção de água e de Na^+, hipocalemia, acidose metabólica, hipocalcemia, indução ou agravamento da doença péptica (gastrite, úlcera, hemorragia digestiva, perfuração gastrintestinal), pancreatite, reação sanguínea leucemoide, lesões dermatológicas (acne, eritemas, víbices), alentecimento da cicatrização das feridas, balanço nitrogenado negativo, fraqueza, miopatia, necrose asséptica da cabeça do fêmur e do úmero, osteoporose e predisposição para infecções.[9,16]

Os corticosteroides mais empregados no Brasil estão relacionados no Quadro 53.16.

Antidepressivos

Os antidepressivos (ADs) são úteis no tratamento da dor, especialmente crônica, neuropática ou nociceptiva,[120] depressão neurótica e endógena, ansiedade, pânico,[121] fobias, enurese noturna, úlcera péptica e alterações do apetite[122] e na profilaxia da migrânea.[9] Exercem ação sedativa, ansiolítica, miorrelaxante e anti-inflamatória,[52] além de normalizarem o ritmo do sono (prolongando a fase 4), melhorar o apetite e estabilizar o humor.[123] Depressão e dor crônica apresentam interfaces neuroquímicas superponíveis, incluindo a redução da atividade serotoninérgica no SNC.[124]

ADs podem ser classificados como: tricíclicos (ADTs), heterocíclicos, inibidores seletivos de recaptação de serotonina (ISRS), de noradrenalina ou da recaptação de serotonina e noradrenalina (ISRSNs), ou inibidores da mono-amino-oxidase (IMAOs).[32]

O efeito analgésico dos ADs é atribuído ao bloqueio da recaptação de 5-HT (clomipramina), ou Nadr (maprotilina), ou de ambas (imipramina)[125] nas vias supressoras de dor que, a partir do tronco encefálico, projetam-se nas unidades neuronais do CPME e nas estruturas modulatórias encefálicas envolvidas na modulação da dor e do humor.[126] O aumento das monoaminas nas sinapses inibe a nocicepção no tálamo,[126] tronco encefálico[127] e medula espinal.[128] Agudamente, os ADTs e os IMAOs aumentam os níveis sinápticos de dopamina, Nadr e/ou 5-HT. A administração crônica estabiliza central e perifericamente os receptores de monoaminas e altera a atividade dos comoduladores espinais e encefálicos das monoaminas, como a SP e os peptídeos semelhantes ao fator de liberação de corticotrofina e o ácido-d-aminobutírico.[129] Os ISRS não proporcionam analgesia satisfatória[130] como os ADTs e os ISRSNs.[131] O efeito analgésico independe da modificação do humor. Além disso, manifesta-se entre o quarto ou quinto dia após o uso, enquanto o efeito antidepressivo ocorre após a terceira semana.[132] Apesar de o efeito psicotrópico ser importante no doente com dor, não deve estar relacionado à eficácia analgésica, porque esta é superior à de outros psicotrópicos, incluindo os benzodiazepínicos.[32]

Antidepressivos tricíclicos

O bloqueio da recaptação da Nadr, 5-HT e dos receptores de histamina (H) H_1, adrenérgicos e colinérgicos justificam a maior eficácia dos ADTs em relação aos ISRS ou ISRSNs no tratamento da dor. Os ADTs aumentam os níveis sinápticos de dopamina, Nadr e/ou 5-HT. Admite-se que seu efeito analgésico independa da ação nas unidades serotoninérgicas e noradrenérgicas do SNC,[9] incluindo o bloqueio dos receptores de histamina, os canais de Ca^{++}, de Na^+ e NMDA, a sintetase

Quadro 53.16. Corticosteroides mais empregados no Brasil

NOME FARMACOLÓGICO	EQUIVALÊNCIA DE DOSE	POTÊNCIA ANTI-INFLAMATÓRIA GLICOCORTICOIDE	POTÊNCIA MINERALOCORTICOIDE	DOSE
Ação curta				
Cortisona	25	0,8	2	
Hidrocortisona	20	1	2	Variada
Ação Intermediária				
Succinato sódico de metilprednisolona	4	5	0	IV regional 80 mg IV/IM 10-250 mg (0,3-30 mg/kg) 4-6x/dia Epidural 40-80 mg/3 sem. Intra-articular 40-80 mg/1-5 sem.
Prednisolona	5	4	0,8	VO 5-60 mg/dia
Prednisona	5	4	1	VO 5-50 mg 2-4x/dia
Triancinolona	4	5	0	
Ação prolongada				
Betametasona	0,6-0,75	20-30	0	VO 0,2-8 mg (0,17-0,25 mg/kg)/dia IM (0,02-0,125 mg/kg)/dia
	0,75	20-30	0	IV/IM/VO Ataque 16 mg Manutenção 4-8 mg 4x/dia
Dexametasona	6			VO 7,5-90 mg/dia
Deflazacort				6-90 mg (0,22-1,65 mg/kg)/dia

Fonte: Hollister e colaboradores.[133]

das PGs[134] e a atividade de diversos receptores,[132,135,136] incluindo os de glutamato. Exercem efeito anti-inflamatório,[135] reduzem a sensibilidade dos receptores beta-adrenérgicos centrais, acentuam os efeitos dos opioides e da adenosina,[138] a ligação aos receptores de morfina[17] (do que resulta aumento da eficácia dos opioides e a indução de tolerância em animais de experimentação), inibem a degradação das encefalinas no SNP, elevam os níveis sinápticos de dopamina, alteram a atividade de outros neurotransmissores moduladores da dor, como a SP, o hormônio liberador de tireotrofina (TRH) e ácido gama-amino butírico (GABA),[9,132,136] induzem a liberação de peptídeos endógenos e atuam nos receptores opioides d[138] e na proteína G[139] (eficácia analgésica reduzida com naloxona).[32]

Muitos doentes com dor apresentam mais depressão e anormalidades afetivas familiares em relação aos sem dor.[140] A ocorrência de depressão,[141] história familiar de afecções depressivas, ausência do uso prévio de analgésicos, ausência de indução de depressão ao teste da dexametasona (resultados controversos)[142] e o aumento nos níveis de MHPG no fluido cerebrospinal associado ao aumento da ansiedade[121] predizem o resultado do tratamento. Quando a depressão precede ou coincide com a instalação da dor crônica, a melhora com ADTs e IMAOs é mais expressiva do que quando a depressão instala-se após o início da dor. A analgesia é menos satisfatória em doentes que apresentam anormalidades psicocomportamentais, história familiar de afecções dolorosas e aumento dos níveis de E-10-OH-nortriptilina, metabólito inativo da amitriptilina.[142]

A amitriptilina é o ADT mais utilizado no tratamento da dor,[143] especialmente no doente ansioso, deprimido e agitado.[93] A nortriptilina, seu metabólico ativo, apresenta menos efeitos colaterais (especialmente a hipotensão ortostática), do que a amitriptilina, imipramina e clomipramina e é mais bem tolerada em idosos. Seus efeitos sedativos, anticolinérgicos e anti-histamínicos são moderados. Doentes com baixos níveis de Nadr no SNC reagem melhor que doentes com deficiência de 5-HT.[9] A imipramina é especialmente indicada em pacientes deprimidos, a clomipramina, em pacientes obsessivos,[144] a imipramina e a nortriptilina quando há ansiedade, bulimia, narcolepsia, pânico, úlcera péptica e enurese, e a nortriptilina em casos de náuseas e prurido.[9,144]

O tratamento deve ser iniciado com doses baixas (12,5 a 25 mg/dia), que devem ser elevadas, em função das necessidades, até 200 mg/dia.[9,19,132] Doses menores são eficazes em doentes com cefaleia, podendo ser utilizadas por via IV (clomipramina, maprotilina).[132] Doses mais elevadas de ADTs proporcionam mais alívio da dor em relação a doses baixas.[145] Recomenda-se a avaliação periódica dos seus níveis séricos, que devem ser mantidos de 0,5 a 1,2 mmol/l. Há grande variedade na concentração plasmática de ADTs nos doentes frente à mesma dose devido à variação genética da CY-2D6 do citocromo P-450, enzima que oxida e inativa os ADTs.

Cerca de 7 a 10% dos caucasianos e 1% dos asiáticos apresentam mutação nas duas cópias do gen-2 D6 e podem apresentar níveis plasmáticos dez vezes maiores que os da população, sendo, portanto maus metabolizadores. Muitos apresentam níveis intermediários de metabolismo devido às mutações em um ou em ambos os genes; alguns apresentam duplicações do mesmo gene e são metabolizadores muito rápidos. Fluoxetina, paroxetina e quinidina inibem a enzima 2-D6 e convertem metabolizadores rápidos em metabolizadores lentos. Após o primeiro mês de tratamento, é possível reduzir a dose.[32] É recomendada descontinuação progressiva do ADT quando há manutenção da melhora durante três a seis meses. Quando o esquema terapêutico é estabelecido, a dose deve ser única e noturna para melhorar a adesão ao tratamento e reduzir a expressão dos efeitos colaterais; em doentes com muita vulnerabilidade aos efeitos adversos ou que apresentem desorientação noturna ou hipotensão arterial, é recomendável que as doses sejam fracionadas. Quando ocorre efeito colateral com ADTs com atividade serotoninérgica expressiva (amitriptilina), devem ser prescritos antidepressivos com atividade noradrenérgica mais intensa (imipramina, nortriptilina, maprotilina ou ISRSNs). Em doentes com sintomas depressivos mais leves ou sem depressão, a associação de ADTs com neurolépticos é útil, desde que não haja contraindicações: haloperidol, clorpromazina e propericiazina são os mais empregados. A tri-odotironina (25 a 50 mcg/dia)[100] pode melhorar a eficácia antidepressiva nos doentes deprimidos que não melhoram com ADTs.[100] O L-triptofano (2 a 4 g/dia) apresenta propriedades analgésicas isoladamente ou em associação com ADTs.[146] É possível que a associação de amitriptilina com fluoxetina seja superior a cada um desses agentes em doentes com fibromialgia.[147] Quando o resultado não é satisfatório após três semanas, deve-se realizar dosagem sérica para aferir a adesão ao tratamento. Quando o alívio não é observado com doses de 100 a 120 mg/dia, deve ser determinado o nível plasmático 24 horas após a última dose; quando for inferior a 50 a 100 mg/mL, o doente deve ser considerado metabolizador rápido ou apresenta complacência baixa. Nesse caso, deve-se considerar o aumento da dose. Quando não há melhora, apesar da dose adequada, a medicação deve ser reduzida para 25 mg/dia e outras medidas devem ser adotadas.[32]

Os ADTs são mais eficazes do que o placebo no tratamento da neuropatia diabética, neuralgia pós-herpética, cefaleia tipo tensão, migrânea, dor facial atípica, dor musculoesquelética e dor decorrente do câncer.[32] A eficácia dos ADTs no tratamento da lombalgia é mais expressiva nos doentes que apresentam lesão das raízes nervosas.[32] Doentes com fibromialgia melhoram com baixas doses de amitriptilina. Os resultados são menos expressivos em doentes com osteoartrose e artrite reumatoide.[32] A amitriptilina foi superior ao naproxeno e ao placebo no alívio da dor e da fadiga associadas à fibromialgia.[52] A amitriptilina[148] e a imipramina[149] foram eficazes no tratamento da dor da artrite, a amitriptilina[147] e a clomipramina mostraram bons resultados no tratamento da fibromialgia, e a imipramina,[150] no tratamento da fibromialgia e da lombalgia. Por via tópica, devido à sua ação bloqueadora dos canais de Na+, são eficazes no tratamento da dor neuropática segmentar, especialmente quando há alodínia, em doentes com neuralgia pós-herpética, neuralgia diabética, neuropatias traumáticas e tratamento da dor nas zonas reflexas das síndromes dolorosas miofasciais.[117]

O abandono do tratamento é inferior a 10%, ocorrendo geralmente em 4% dos casos.[151] Durante um período de nove a 36 meses, 57% de 104 doentes com dor não oncológica tratados com ADTs apresentaram significativa melhora da dor e mantiveram a medicação, 31% abandonaram o tratamento e, durante 21 a 28 meses, cerca de um quarto dos doentes manteve-se melhor ou sem dor, mas ainda sob tratamento, enquanto um décimo havia descontinuado a medicação, mantendo o alívio. O efeito analgésico dos ADTs pode ser melhorado com o uso concomitante de opioides, AAINEs, anticonvulsivantes,[152] neurolépticos[32] e/ou outras medidas analgésicas. Há evidências de que a associação de ADTs com gabapentina, mexiletina, opioides e clonidina pode reduzir a dor crônica de 20 a 25% em relação ao placebo.[32]

A elevação gradual da dose previne a ocorrência de complicações, mas pode tornar o início da ação tardio, especialmente nos indivíduos metabolizadores rápidos. Além da avaliação cardiovascular e de outras condições que possam ser agravadas com o tratamento, deve ser realizado questionamento sobre o uso de outros agentes que interferem na atividade do citocromo-P4502D6 (paroxetina, fluoxetina, quinidina) ou que possam acentuar a hipotensão ortostática (diuréticos, anti-hipertensivos, nitratos).[32] Ocorrem hipotensão paradoxal e potencialização do bloqueio neuromuscular quando associados aos antibióticos polipeptídicos. Há risco de hipertermia (síndrome anticolinérgica) quando associados aos anticolinérgicos (atropina, fenotiazinas, hormônios tireoidianos).[9] Os níveis séricos e os efeitos tóxicos aumentam com o uso de aspirina, cloranfenicol, metilfenidato, quinidina, fluoxetina, cimetidina, ranitidina, haloperidol, clorpromazina e álcool.[19] Aumentam os efeitos pressóricos e cardíacos dos simpatomiméticos (isoproterenol, fenilefrina, Nadr, adrenalina, anfetamina) e os níveis séricos e a toxicidade da glicosamina e dos anticoagulantes dicumarínicos. Reduzem os níveis séricos e os efeitos farmacológicos da levodopa e da fenilbutazona, bem como a eficácia do bretílio. O tabagismo, os corticosteroides e os barbitúricos reduzem sua concentração sérica. Exercem efeito mais rápido e há aumento das reações adversas quando associados à tiroxina. Quando associados ao triptofano, dextrometorfano e anoréticos, podem ocorrer crises serotoninérgicas caracterizadas como mioclonias, hiper-reflexia, tremor, aumento do tônus muscular, febre, diaforese, diarreia, *delirium* ou coma, que normalmente desaparecem com cessação do uso. Crises hipertensivas ou convulsivas fatais podem manifestar-se quando associados aos IMAOs. Deve-se aguardar mais de duas semanas após suspensão dos IMAOs para iniciar o tratamento com ADTs. A eliminação é hepática e renal.[19] Em doentes geriátricos ou com comprometimento da função hepática e renal, a dose deve ser reduzida a um terço ou a metade. Cruzam a placenta e são excretados no leite, por isso deve haver cautela com gestantes e nutrizes.[9,19,144]

Recomenda-se cautela também em doentes com diabetes melito, anorexia nervosa, anormalidades cardiovasculares, tireoidopatias, síndromes convulsivas, quando a atividade anticolinérgica pode ser danosa (retenção urinária, prostatismo, glaucoma de ângulo fechado) e em doentes que exerçam atividades que exijam alerta.[153] Em caso de sonolência diurna, recomenda-se redução na dose, administração em horário mais precoce ou a substituição do fármaco. Reduzem o limiar das síndromes convulsivas. Não devem ser indicados em doentes com doença tubular renal, infarto do miocárdio, *miastenia gravis*, anormalidades da condução cardíaca e durante os primeiros meses da gravidez.[9,144]

Bloqueiam os receptores colinérgicos muscarínicos (xerostomia, constipação, retenção urinária, exacerbação do glaucoma de ângulo fechado, aumento da frequência cardíaca, *delirium*), adrenérgicos alfa-1 (hipotensão ortostática com consequente quedas e fraturas) e histaminérgicos (sedação, ganho de peso), e inibem a enzima ATP-ase Na+-K+ (alentecimento da condução intraventricular cardíaca). A maior sensibilidade dos idosos a esse perfil de efeitos colaterais limita o seu uso em doentes geriátricos. Depositam-se na musculatura cardíaca causando cardiotoxicidade, estabilizam as membranas dos feixes de condução e alteram a condução cardíaca. Aumentam os intervalos AH (condução proximal) e HV (condução distal), o que é traduzido pelo alongamento do PRI e alargamento do QRS do eletrocardiograma. Atuam como os antiarrítmicos do tipo 1-A (quinidina) e causam arritmias em superdosagem ou associados a outros antiarrítmicos. Os efeitos cardiovasculares são mais intensos quando há anormalidades da condução cardíaca (QRS > 110 ms) ou isquemia miocárdica e incluem alterações do ritmo e da condução cardíaca, bem como hipotensão ortostática. O aumento da frequência cardíaca (geralmente 5 a 10 bpm) se deve à ação anticolinérgica e não é causa de complicações, a menos que haja ICC ou coronariopatia prévias. Podem causar taquicardia sinusal ou arritmias complexas em até 18% dos doentes deprimidos ou com isquemia miocárdica.[154] A hipotensão ortostática é causada pelo bloqueio adrenérgico a-1 e é exacerbada em idosos na vigência de diabetes melito, ICC e do uso de medicações anti-hipertensivas e vasodilatadoras. Não devem ser prescritos em cardiopatas com bloqueio de ramo e durante a recuperação do infarto do miocárdio. Aguda e cronicamente, podem causar anormalidades do sono e dos sonhos, acatisia, ansiedade, horripilações, cefaleia, tonturas, náuseas, vômitos, coriza, mal-estar e mialgia. A sedação se deve ao bloqueio dos receptores H e é mais expressiva com a amitriptilina e imipramina do que com a nortriptilina. Para preveni-la, a dose deve ser reduzida ou o horário da administração modificado. O aumento do apetite e o ganho de peso devido ao bloqueio dos receptores de histamina são mais expressivos com a amitriptilina.[19] Os efeitos anticolinérgicos (xerostomia, obstipação, retenção urinária) são mais evidentes com a amitriptilina e a imipramina e menos com a nortriptilina. Podem causar fibrose intersticial e atrofia do *néfron*. Causa cefaleia em 3% dos casos, náuseas e vômitos em 6%, letargia e sensação de fraqueza generalizada em 6% e tremor intenso em 1%. Podem retardar ou inibir o orgasmo em ambos os sexos devido ao aumento da atividade 5-HT no SNC e nos receptores 5-HT$_2$ que inibem a ejaculação. Não causam dependência. Há tolerância frente aos efeitos sedativos e anticolinérgicos, mas não aos analgésicos.[155] Podem desencadear episódios de mania em doentes com transtorno bipolar e induzir suicídio em doentes com depressão. Ocorre *delirium* em 8 a 13% dos doentes e sonolência em 3 a 28%, especialmente em idosos.[156]

A descontinuidade do uso pode desencadear sintomas de retirada incluindo as náuseas, vômitos, cefaleia, mal-estar, anormalidades do sono, acatisia, hipomania, e pesadelos que se iniciam 24 a 48 horas após a última dose e podem permanecer durante um mês. São prevenidos com a redução gradual da dose em duas semanas.[155]

A taxa de abandono é de 0 a 2% em casos de dor aguda e de 5% em casos de dor crônica.[19]

Dentre as manifestações da intoxicação aguda citam-se: excitação ou depressão do SNC, sonolência, fadiga, confusão mental, cefaleia, *delirium*, hipo ou hiper-reflexia, mioclonias, ataxia, disartria, movimentos coreicos, síndrome parkinsoniana, convulsões, coma, polirradiculoneuropatia, hiperpirexia, aumento do apetite, hipotermia, hipotensão postural, hipertensão arterial, anormalidades da função cardíaca, bloqueio da condução atrioventricular, alargamento do QRS, arritmias cardíacas, taquicardia, morte súbita, depressão respiratória, lesões pulmonares, cianose, retenção urinária, nictúria paradoxal, polaciúria, insuficiência renal, ginecomastia, redução ou aumento da libido, secreção inadequada de hormônio antidiurético, retenção hídrica, ressecamento das mucosas, midríase, borramento visual, aumento da pressão intraocular, prurido, urticária, fotossensibilidade, anemia, trombocitopenia, leucopenia, eosinofilia, púrpura, agranulocitose, alentecimento do trânsito esôfago-gastroduodenal, obstipação intestinal, icterícia, náuseas, vômitos, diarreia, disfunção hepática, acidose metabólica e/ou respiratória, prurido, urticária e/ou lesões cutâneas bolhosas. Não existe relação entre o nível sérico e o urinário, o grau de intoxicação e a eficácia.[9,19,143]

Inibidores seletivos da recaptação de serotonina

Os ISRSs bloqueiam seletivamente a recaptação da 5-HT, exercem pequena afinidade pelos receptores adrenérgicos, colinérgicos e histaminérgicos e não estabilizam membranas, o que os torna bem tolerados em cardiopatas. São empregados para tratar doentes com depressão grave, depressão melancólica, anormalidades do apetite, dor oncológica ou não e na profilaxia da migrânea, quando há intolerância ou contraindicação aos ADTs.[144] Apresentam propriedades antinociceptivas (fluoxetina) não bloqueadas pela naloxona.[157] Alguns modificam a concentração espinal de endorfinas em indivíduos com dor crônica.[158]

Apenas 4% dos doentes abandonam o tratamento com ISRSs, mas essas substâncias, entretanto, são menos eficazes no tratamento da dor do que os ADTs.[144]

Os ISRSs diferem entre si quanto à farmacocinética, meias-vidas e metabólitos ativos.[32]

A fluoxetina é útil no tratamento de doentes letárgicos, ansiosos ou com excitação psicomotora. São necessárias doses elevadas em doentes com sintomas compulsivos. Deve ser administrada pela manhã para evitar a insônia. Apresenta meia-vida prolongada (dois a quatro dias). Seu metabólito ativo, a norfluoxetina apresenta meia-vida de sete a 15 dias. A meia-vida prolongada pode ser inconveniente em geriatria. Seus efeitos adversos são: náuseas (23,5%), nervosismo (21,3%), acatisia ou outras anormalidades extrapiramidais, anorgamia ou insônia, quedas, alentecimento do ritmo cardíaco, perda de peso e hiponatremia.[32,119,130,147]

A trazodona bloqueia a recaptura de 5-HT, antagoniza e subsensibiliza o receptor 5-HT$_2$ e os receptores alfa-2 adrenérgicos pré-sinápticos. Não reduz o limiar convulsivo, bloqueia a ação anti-hipertensiva da clonidina, pode causar hipotensão ortostática, arritmia cardíaca, priapismo, disfunção erétil e impotência. A meia-vida curta (três a nove horas) requer várias administrações diárias.[32,148]

A nefazodona bloqueia os receptores 5-HT$_2$ e inibe a recaptação de serotonina. Não causa disfunção sexual. As reações adversas mais comuns são: sonolência, tontura, fraqueza, xerostomia e náuseas. A meia-vida curta (duas a quatro horas) requer mais de uma administração diária.[32]

A bupropiona é uma aminocetona (feniletilamina) que apresenta semelhança estrutural com a anfetamina. Não causa sedação ou disfunção sexual, mas pode aumentar o orgasmo vaginal. Podem causar erupção cutânea e, em altas doses, redução do limiar epileptogênico. Deve ser usada com cautela em nefropatas ou hepatopatas (acúmulo de metabólitos potencialmente tóxicos).[32]

A paroxetina é muito eficaz no tratamento da depressão, da ansiedade e da agitação psicomotora. Os efeitos colaterais mais frequentes são as náuseas e a cefaleia. Somente 2% dos doentes abandonam o tratamento.[32]

A sertralina causa pouca sonolência, xerostomia, obstipação, ataxia, porém reportam-se mais queixas gastrintestinais e insônia.[32]

O citalopram melhora a ansiedade e a depressão e é bem tolerado até mesmo por idosos.[32]

A trazodona e a fluoxetina apresentam efeito analgésico semelhante ao das doses baixas de amitriptilina.[148] A trazodona não beneficia doentes com lombalgia[32] e o citalopram não é eficaz no tratamento da fibromialgia. Alguns ISRSs parecem não melhorar satisfatoriamente a dor decorrente de artrite, fibromialgia, lombalgia e outras condições em relação à fluoxetina.[147] Alguns estudos revelaram que o efeito dos ISRSs foi incerto em casos de artrite.[148]

Os ISRSs são inibidores de enzimas oxidativas hepáticas, reduzem o metabolismo de outras substâncias e interagem com outros agentes psicotrópicos, antiarrítmicos, anticonvulsivantes, cisaprida, terbutamida e anticoagulantes, além de elevarem os níveis séricos, determinando toxicidade para fenitoína, ADTs, diazepínicos e carbamazepina.[32] A paroxetina e a fluoxetina são os inibidores mais potentes do citocromo P4502D6 hepático. A fluoxetina é o único que inibe a 2D6 durante período superior a um mês. A sertralina e o citalopram apresentam menos efeito inibidor enzimático. Fluoxetina, paroxetina e quinidina elevam a concentração dos ADTs e de outras drogas metabolizadas pelo citocromo 2D6, incluindo a dextrometorfana, a mexiletina, os antiarrítmicos, os antipsicóticos, os bloqueadores beta-adrenérgicos etc. Os efeitos extrapiramidais dos antipsicóticos podem ser aumentados e a concentração da glicose pode ser alterada em diabéticos. A glicemia pode aumentar ou diminuir. Há risco de hipertemia e de convulsões quando associados a fármacos serotoninérgicos (clomipramina, triptofano) ou IMAOs. Associados aos IMAOs, podem causar síndrome serotoninérgica, caracterizada por alterações do estado mental, mioclonia, hiper-reflexia, inquietação, diaforese, tremores e horripilações. Os níveis séricos podem ser aumentados com inibidores H_2 (cimetidina) e reduzidos com indutores enzimáticos (fenitoína, fenobarbital, rifampicina). Podem aumentar a tendência de sangramento quando associados a anticoagulantes orais.[32,144]

Apresentam perfil mais favorável de efeitos colaterais do que os ADTs porque não causam efeitos anticolinérgicos, antiadrenérgicos e anti-histaminérgicos, ou seja, não causam efeitos cardíacos, hemodinâmicos, prostáticos, oculares, gastrintestinais, sedação ou ganho de peso. Os efeitos adversos mais comuns incluem náuseas, vômitos, diarreia, anorexia, anormalidades do movimento, sintomas extrapiramidais, insônia, cefaleia, ansiedade, nervosismo, acatisia, tremor, anormalidades do eletroencefalograma (EEG) e redução do limiar convulsígeno. Devem ser utilizados com cautela em gestantes e em nutrizes. A anorgasmia pode ocorrer nas mulheres e nos homens, além de retardo de ejaculação nos homens. A síndrome da abstinência é menos expressiva com a fluoxetina porque sua meia-vida é prolongada.

Síndrome serotoninérgica pode decorrer da associação de ISRSs com triptofano, dextrometorfano ou anoréticos. A superdosagem caracteriza-se por agitação, nervosismo, náuseas, vômitos, diarreia, convulsões, hipomania, *delirium*, mania, hipomania, hiporreflexia, mioclonias, anormalidades extrapiramidais, depressão do SNC (sonolência, arreflexia, hipotonia), depressão respiratória, hiperpirexia, cianose, hipotensão arterial, arritmias cardíacas, insuficiência hepática, icterícia, diarreia, borramento visual, midríase, hipertensão intraocular, prurido, urticária, petéquias, fotossensibilidade, anemia, trombocitopenia, eosinofilia, agranulocitose, disúria, urgência miccional, retenção urinária, aumento ou redução da libido, impotência sexual, ginecomastia, amenorreia e/ou dismenorreia.[91,159,160] Agitação, hipomania, amnésia, vertigens, taqui ou braquicardia e hipertensão arterial resultam do bloqueio da recaptura de 5-HT.[32]

Inibidores seletivos da recaptação de serotonina e de noradrenalina

O cloridrato de duloxetina (referido como duloxetina neste protocolo) é um potente e bem balanceado inibidor da recaptação de 5-HT e de Nadr *in vitro* e *in* vivo. Não sendo heterocíclico, não apresenta as limitações de tolerabilidade e de segurança desses compostos. A dupla inibição da recaptação de 5-HT e de Nadr melhora o resultado do tratamento e reduz o tempo de melhora em casos de transtorno depressivo maior. A inibição dupla da recaptação melhora a eficácia nos sintomas físicos da depressão, incluindo os dolorosos.[32]

A desvenlafaxina foi aprovada para o tratamento de adultos com transtorno depressivo maior. É o principal metabólito da venlafaxina. Sua biodisponibilidade é de cerca de 80%, e seu metabolismo se dá principalmente por meio da conjugação e menos via CYP3A4. Cetoconazol pode aumentar suas concentrações. Cerca de 45% da substância é excretada inalterada na urina. Pode causar elevação da pressão arterial (PA), dos triglicérides e do colesterol da lipoproteína de baixa densidade (LDL), além de aumentar o tempo de sangramento.[161]

A mirtazapina bloqueia os autorreceptores alfa-2 adrenérgicos, estimula a liberação neuronal Nadr, aumenta a transmissão serotoninérgica (bloqueio dos heterorreceptores alfa-2), ao aumento da atividade dos neurônios serotoninérgicos da rafe e à liberação de 5-HT. A meia-vida prolongada (20 a 40 horas) permite administração única diária. Não inibe isoenzimas do citocromo P450, do que resulta pouca interação medicamentosa. Seus principais efeitos colaterais são: aumento do apetite, ganho de peso, tontura e xerostomia. A taxa de abandono é de 23% em tratamento com duração de um a sete meses.[32]

Inibidores da MAO (IMAOs)

A fenelzina e a tranilcipromina são inibidores irreversíveis e não seletivos da monoamino oxidase (MAO) A e

B; a atividade da MAO só retorna após nova síntese enzimática. São pouco utilizados no tratamento da dor. Os IMAOs devem ser prescritos para doentes com sintomas depressivos que não melhoram com ADTs. O tratamento é mais satisfatório quando há insônia atípica (hipersonia), aumento do apetite e do peso, pânico, fobia, despersonalização. Não alteram a condução nervosa cardíaca e apresentam menos efeitos anticolinérgicos que os ADTs.[32,162]

São eficazes no tratamento da síndrome da fadiga crônica e, associados ao triptofano, parecem ser superiores aos IMAOs e à amitriptilina no tratamento da fibromialgia. A associação de L-triptofano (0,5 a 1 g/três vezes dia) com fenelzina foi superior ao uso da fenelzina ou da amitriptilina no tratamento da fibromialgia.[32]

Crises serotoninérgicas podem ocorrer quando associados a alimentos contendo tiramina (amina simpatomimética), bebidas com elementos simpatomiméticos e em doentes que fazem uso de anestésicos ou de narcóticos, especialmente de meperidina. Interagem com simpatomiméticos, causando hipertensão arterial grave, arritmias, bradicardia reflexa, cefaleia, hemorragias cerebrais, convulsões e morte. Os ADTs devem ser suspensos durante duas semanas antes do uso de IMAOs. O tratamento da crise hipertensiva é realizado com bloqueadores alfa-adrenérgicos (fentolamina 5 a 10 mg IV) ou nitroprussiato de sódio IV.[144]

Causam hipotensão ortostática comparável aos ADTs (após três a quatro semanas de tratamento), pois interferem na síntese da Nadr nas terminações nervosas e comprometem a transmissão adrenérgica periférica. Podem causar retenção urinária, hipotensão ortostática (6% dos casos), hepatotoxicidade grave (causa icterícia em 4%), insônia, agitação, exacerbação de mania ou esquizofrenia, impotência (4%), insônia (16%) e cefaleia (3%).[66,162]

Os IMAOs seletivos e reversíveis, ao término de sua atividade, permitem que a MAO retorne à atividade normal em 24 horas, entretanto, não apresentam efeitos analgésicos. A moclobemida exerce ação preferencial na MAO-A, responsável pela metabolização das monoaminas ligadas à depressão e ao controle da pressão arterial. Seus principais efeitos colaterais são náuseas, anormalidades do sono e hepatotoxicidade. Causa menos hipotensão ortostática, disfunção sexual e ganho de peso, e interage menos com aminas simpatomiméticas de ação indireta ou mista e com alimentos contendo tiramina do que os IMAOs clássicos. Pode ser associada com dose baixa de simpatomiméticos; não há necessidade de intervalo para ser substituída por inibidores de recaptação de 5-HT.[32,163]

No Quadro 53.17 estão apresentados os ADs mais utilizados em nosso meio e, nos Quadros 53.18 e 53.19, alguns de seus efeitos e afinidades pelos receptores.

Neurolépticos

Os neurolépticos apresentam atividade ansiolítica, antiemética e sedativa,[29,132] alteram a percepção da dor e controlam os transtornos psicóticos.[9,164] São indicados no tratamento dos doentes com anormalidades psiquiátricas ou dor associada à ansiedade, ou com agitação psicomotora ou insônia que não melhoram com o uso de benzodiazepínicos, e durante fase de suspensão do uso de opioides.[165] As fenotiazinas e as butirofenonas são geralmente prescritas em associação aos analgésicos e aos ADs no tratamento da dor crônica de doentes que não melhoram, com ADTs, da dor disestésica e lancinante decorrente de neuropatias e do espasmo uretral.[32,160] São eficazes no tratamento da artrite, da síndrome dolorosa miofascial e de outras condições musculoesqueléticas.[20] Associados à medicina física, melhoram doentes com síndrome dolorosa miofascial.[32] A associação de ADTs com fenotiazinas melhora o resultado do tratamento da cefaleia, da dor associada ao câncer, artrite e neuropatias,[29,132,166] talvez porque inibam a degradação dos ADTs e melhorem os níveis circulantes de ADTs.[167] A associação com ADTs é indicada em casos de ineficácia de cada um desses agentes isoladamente. Proporcionam instalação rápida da analgesia.[132] A taxa de abandono do tratamento é de 2% dos doentes tratados com neurolépticos e ADTs.[32]

Exibem atividade serotoninérgica fraca e exercem ações anti-histamínica, gangliopégica, bloqueadora adrenérgica alfa-1 (vasodilatação, hipotensão arterial, hipotermia), anticolinérgicas periférica e central (retenção urinária, aumento da pressão ocular, obstipação), bloqueadora dopaminérgica nos núcleos da base (síndrome parkinsoniana, discinesias) e no sistema comportamental (apatia, indiferença afetiva) e histaminérgica. Alguns inibem a ligação da naloxona e da metaencefalina nos receptores opioides.[168] O bloqueio dos receptores D2 gera síndrome parkinsoniana e justifica sua ação antipsicótica.[144,169] Parece haver relação entre a efetividade analgésica e os bloqueios adrenérgico e muscarínico.[32] Causam sedação, efeitos anestésicos locais e relaxantes musculares.[169] A melhora da dor não é necessariamente relacionada ao controle das anormalidades psiquiátricas.[32]

As fenotiazinas, as tioxantenas, as piperidinas e as butirofenonas são muito usadas no tratamento da dor. As fenotiazinas são preferíveis às butirofenonas devido aos intensos efeitos antidopaminérgicos destas.[32]

Os alifáticos (clorpromazina, levomepromazina, propericiazina) são bons analgésicos, mas causam mais sedação e hipotensão postural e menos efeitos extrapiramidais do que as butirofenonas.[32]

A flufenazina exerce fraca ação anticolinérgica, antiemética e sedativa. Em dose elevada, apresenta efeito similar à quinidina e ação anestésica local.[9,114]

O haloperidol apresenta similaridade isomórfica com a meperidina e a morfina[171] e antagoniza o efeito do ácido glutâmico no sistema extrapiramidal. Apresenta fraca ação anticolinérgica, bloqueadora alfa-2-adrenérgica e gangliopégica, mas intenso efeito bloqueador dopaminérgico. O efeito antiemético é mediado pelo bloqueio dos receptores dopaminérgicos na zona

Quadro 53.17. Antidepressivos mais empregados no Brasil para o tratamento da dor

NOME FARMACOLÓGICO	DOSE	DOSE MANUTENÇÃO (DIA)	INÍCIO	PICO (HORAS)	ESTABILIZAÇÃO	DOSE MÁXIMA (DIA)	RISCO NA GESTAÇÃO	LACTAÇÃO
Aminas Terciárias								
Amitriptilina	Dor 10-25 mg (0,2-0,5 mg/kg) Depressão 25-100 mg (1,5-2 mg/kg)	10-150 mg (0,2-3 mg/kg)	<5 dias 1-2 sem.	6	2-4 sem.	300 mg	D	Compatível
Imipramina	Dor 25-100 mg (0,5-3,0 mg/kg) Depressão 25-200 mg (0,5-4 mg)	25-150 mg (0,5-3,0 mg/kg)	<5 dias 1-2 sem.	2	2-4 sem.	300 mg	D	
Clomipramina	Dor 25-100 mg Depressão 50-100 mg	25-150 mg 50-250 mg	<5 dias 2-3 sem.	2,5		250 mg		
Aminas secundárias								
Nortriptilina	Dor 10-50 mg (0,5-1 mg/kg) Depressão 50-100 mg (1-2 mg/kg)	10-50 mg (0,2-3 mg/kg) 50-150 mg (1-3 mg/kg)	<5 dias 1-2 sem.	4-5	2-4 sem.	150 mg	B	Compatível
Heterocíclicos								
Maprotinina	Dor 25-50 mg Depressão 50-75 mg	25-150 mg 50-150 mg	<5 dias 1-2 sem.	8-24	3-4 sem.	300 mg		
Tetracíclicos								
Mianserina	30-90 mg			1-3		200 mg		
Atípicas (ISRS) – inibidores seletivos de recaptação de 5-HT								
Amineptina	200 mg	100-200 mg	3-5 dias		10-20d			
Citalopram	20 mg	20-40 mg			5-6 sem.	60 mg	C	
Fluoxetina	Dor 5-20 mg (0,1-0,4 mg/kg) Depressão 5-60 mg (0,1-1 mg/kg)	5-60 mg (0,1-1 mg/kg) 5-20 mg (0,1-0,4 mg/kg) 50-80 mg	<5 dias 1-3 sem.	6-8	4 sem.	80 mg	C	
Sertralina							C	
Paroxetina	20 mg	20-50 mg	<5 dias	4-10	3-4 sem.	60 mg	C	
Mirtazapina	15 mg	15-45 mg		1-3	2-4 sem.	45 mg		
Tianeptina	50 mg	50-100 mg		4-10	2-4 sem.	200 mg		
Inibidores seletivos de recaptação de Nadr								
Reboxetina	4-10 mg					10 mg		
Inibidores seletivos de recaptação de 5-HT e de Nadr								
Desvenlafaxina	50 mg	50-100 mg				100 mg		
Duloxetina	30 mg	60-90 mg				120 mg		
Nefazodona	200 mg	200-600 mg				600 mg		
Venlafaxina	37,5 mg	37,5-150 mg		1-4		375 mg	C	
IMAOs	25-37,5 mg	25-37,5 mg				37,5 mg		
Tranilcipromina	10-20 mg	10-30 mg	5-10 dias	2,5		45 mg		
Moclobemida	100 mg	100-300 mg		1		600 mg		

Min: minutos; sem.: semanas.

Fonte: Hollister e colaboradores.[133]

gatilho do vômito no bulbo. Produz menos sedação, hipotensão arterial e hipotermia do que as fenotiazinas. É mais eficaz no tratamento da ansiedade associada às psicoses do que na situacional. Acentua os efeitos anti-hipertensivos da guanetidina e o bloqueio neuromuscular dos antibióticos polipeptídicos. Associado à adrenalina, causa hipotensão paradoxal que é potencializada pela mefentermina, adrenalina e diuréticos tiazídicos.[9,19,160]

Os neurolépticos atípicos, como a clozapina, a risperidona e as benzamidas modificadas (tiaprida, sulpirida), também são adjuvantes na analgesia.[116] O efeito antinociceptivo da risperidona é antagonizado pela naloxona e por bloqueadores específicos m e k.[44] A tiaprida exerce efeito analgésico com pouco efeito sedativo e extrapiramidal.[172] Esses medicamentos são indicados especialmente em doentes parkinsonianos. Após o terceiro mês de uso, os neurolépticos devem ser descontinuados.[32]

Em doses terapêuticas, os neurolépticos não interferem na respiração, mas podem potencializar o efeito depressor respiratório de outros depressores do SNC (barbitúricos, opioides, anestésicos).[32] Reduzem o metabolismo hepático e aumentam os níveis séricos e a toxicidade dos ADTs e da fenitoína,[9] assim como a biodisponibilidade do lítio e o efeito anti-hipertensivo da guanetidina. A adrenalina, os diuréticos tiazídicos e o propranolol potencializam o seu efeito.[144]

Quadro 53.18. Perfil antidepressivo quanto aos seus efeitos e afinidades pelos receptores

NOME FARMACOLÓGICO	ANALGESIA	ANSIÓLISE	SEDAÇÃO	INSÔNIA	EFEITOS ANTI-COLINÉRGICOS	HIPOTENSÃO ORTOSTÁTICA	NÁUSEA	CARDIOTOXICIDADE	Inibição da recaptura			Afinidade pelos receptores			
									NADR	5-HT	DA	α1	α2	H1	MUSC
Amitriptilina	+++	+++	+++	-	+++	+++	++	+++	++	++/+++	+	+++	+/-	++++	++++
Citalopram	+	-	-	+	-/++	-	+	-	-	+++	-	-	-	-	-
Clomipramina	-	++	++	-	++	++	++	++	+	++++	-	++	0	+	++
Fluoxetina	-	0	+	+++	-	-	++	-	-	++++	+	-	-	-	-
Imipramina	+++	++	++	-	++/+++	++/+++	++	+++	++	++/+++	+	++	0	+	++
Maprotilina	-	+	+	-	++	++	++	+++	+++	+	-	+	0	++	+
Mianserina	-	++	+++	-	+	-	-	-	++	-	+	++	0	+++	-
Mirtazapina	-	0	++	-	-	-	-	-	↑	↑	↑				
Moclobemida	-	0	-	-	++	++	-	-	↑	↑	↑				
Nortriptilina	+++	+	+	-	+	+	++	++/+++	++/+++	++	+	+	0	+	++
Paroxetina	+	0	-	-	++	-	-	-	-	+++/++++	-	-	-	-	-
Sertralina	-	0	-	-	++	-	+++	-	-	+++	-	-	-	-	-
Tianeptina	-	++	+	-	-	-	-	-	-	*	-	-	-	-	-
Tranilcipromina	-	+	+	-	+	+++	++	-	↑	↑	↑				
Venlafaxina	?	0	-/+	-	-	-/++	++	-/+++	++/+++	+++	+				

↑: aumenta níveis séricos; DA: dopamina; Nadr: noradrenalina; α1: receptor adrenérgico α₁; α2: receptor adrenérgico α₂; Musc: receptores muscarínicos; 5-HT: serotonina; 0: não disponível.

Fonte: Dipalma.[173]

Quadro 53.19. Potência dos ADs

AGENTE	NORADRENALINA	SEROTONINA	DOPAMINA
Amitriptilina	4,20	1,50	0,04
Bupropiona	0,04	0,01	0,16
Fluoxetina	0,36	8,30	0,06
Imipramina	7,70	2,40	0,02
Paroxetina	3,00	136,00	0,06
Sertralina	0,45	29,00	0,04
Venlafaxina	0,48	2,60	Não disponível

Devem ser usados com cuidado em doentes geriátricos, glaucomatosos, prostáticos ou epilépticos e em crianças com doenças agudas. São contraindicados em parkinsonianos. Seus efeitos anticolinérgicos agravam o glaucoma e a retenção urinária decorrente do prostatismo ou das neuropatias.[169] Devem ser evitados durante a gestação e a amamentação. Se houver necessidade de uso durante a gestação, considerar que, com exceção da clorpromazina, que foi mais estudada nessas condições, não há contraindicação absoluta para os demais neurolépticos. Na fase da gestação, podem reduzir os receptores de dopamina no neonato, aumentar o colesterol e, talvez, alterar o comportamento. No segundo e terceiro trimestres são seguros. A risperidona parece ser relativamente segura na gestação, mas há necessidade de mais estudos.[44] O haloperidol e as fenotiazinas são excretados no leite, mas não há dados a respeito da pimozida. Deve-se evitar nutrir lactentes com leite materno de usuárias de neurolépticos.[32]

São complicações de seu uso: sedação, sonolência, síndrome psicótica, confusão mental, fenômenos extrapiramidais (síndrome parkinsoniana), redução do limiar convulsivo, hipotensão arterial, taqui ou bradicardia, síncopes, retenção urinária, urticária, fotossensibilização, agranulocitose, anemia hemolítica, laringo e/ou broncoespasmo, hipersalivação, diarreia, náuseas, vômitos, hiperglicemia, anormalidades visuais e síndrome neuroléptica maligna (rigidez muscular, alteração do estado mental, instabilidade neurovegetativa). Ocorrem discinesias tardias em até 40% dos doentes que o utilizam por períodos superiores a 12 meses.[32] Alguns (flufenazina) aumentam a frequência de efeitos extrapiramidais, incluindo as discinesias tardias,[174] efeito que é proporcional à dose utilizada (podem ocorrer com o uso de doses pequenas) e mais comum em idosos, em casos de lesões encefálicas ou doença de Parkinson.[175] As discinesias são mais comuns em crianças, enquanto as síndromes parkinsonianas predominam nos idosos.[9] A clozapina e a risperidona apresentam atividade bloqueadora dopaminérgica e serotoninérgica, mas causam menos efeitos extrapiramidais e discinesias tardias do que os demais neurolépticos.[176] Alteram o EEG e prolongam o intervalo QT do ECG (efeito antiarrítmico semelhante ao da quinidina). Apresentam efeitos aditivos anticolinérgicos com a atropina e são orexígenos.[169]

Em casos de intoxicação, recomenda-se a redução ou a descontinuidade da medicação e assistências ventilatória e cardiocirculatória. A hipotensão arterial é tratada com vasoconstritores (dopamina, Nadr; a adrenalina pode causar hipotensão paradoxal). Os efeitos extrapiramidais são tratados com anticolinérgicos (benztropina 1 a 2 mg, duas a três vezes ao dia, VO; triexifenidil, 5 a 15 mg/dia VO), com antagonistas H_1 (difenidramina 25 mg/dia IV/VO) e com agonistas dopaminérgicos (L-dopa). As síndromes convulsivas são prevenidas com a redução da dose.[41] A síndrome neuroléptica maligna é tratada com dantrolene (1 a 2,5 mg/kg quatro vezes ao dia ou 2,5 a 10 mg três vezes ao dia por até 2 dias) e bromocriptina (2,5 a 5 mg três vezes ao dia).[9,144,169]

No Quadro 53.20 estão apresentados os neurolépticos mais utilizados em nosso meio e, no Quadro 53.21, a intensidade relativa de alguns de seus efeitos.

Anticonvulsivantes

A carbamazepina, a oxcarbazepina, a difenil-hidantoína (DFH), o clonazepam, o ácido valproico, o valproato de sódio, o divalproato, a lamotrigina, a vigabatrina, o topiramato, a gabapentina e a pregabalina são indicados no tratamento da dor paroxística que acompanha as neuropatias periféricas e centrais, assim como das convulsões e das síndromes psicóticas.[29,32,144,177-179]

A carbamazepina alentece a recuperação da atividade dos canais de Na^+ dependentes de voltagem resistentes e sensíveis a TTX nos neurônios dos gânglios sensitivos.[180] Inibe a somatostatina e exerce efeito antagonista nas bombas de Ca^{++}, possivelmente por atuar como antagonista não competitivo dos receptores NMDA.[19,32] Deprime a transmissão sináptica nos circuitos polissinápticos do tronco encefálico e a potencialização pós-sináptica da medula espinal.[181] É o medicamento mais eficaz no tratamento da neuralgia do trigêmeo (resultados iniciais excelentes em 40 a 100% dos doentes)[150,182] e de outras neuralgias paroxísticas.[179,183] A percentagem de melhora aumenta quando associada à difenil-hidantoína (DFH) e à mefenesina. É também empregada no tratamento das convulsões e do transtorno bipolar. Pode aumentar a concentração sérica dos ADTs em regimes combinados.[152] Os efeitos colaterais são representados por tremores, vertigens, sonolência, confusão mental, hiper ou hipotensão arterial, bradicardia, erupção eritematosa, esfoliativa ou descamativa, leucopenia, neutropenia, anemia aplástica, alterações das provas de função hepática, icterícia obstrutiva, diarreia, epigastralgia, obstipação intestinal e/ou anormalidades da acomodação visual.[9,179] Ocorre erupção cutânea em 2 a 5% dos casos, um sinal premonitório de depressão da medula óssea.[184]

A oxcarbamazepina estabiliza a membrana neural via bloqueio de canais de sódio dependentes de voltagem e redução das correntes dos canais de Ca^{++} dependentes de voltagem. É quase totalmente absorvida pela VO. Seu metabólito 10-hidroxicarbazepina ou licarbazepina é responsável por seus efeitos farmacológicos; 40% da substância se liga a proteínas, principalmente à albumina. Ao contrário da carbamazepina (cujo epóxido causa neurotoxicidade), não resulta na produção de epóxido durante o metabolismo. É bem tolerada, e considera-se que apresenta menos interações com drogas do que a carbamazepina, sendo também menos tóxica que a fenitoína e a carbamazepina. Pode causar sedação, tontura, cefaleia, diplopia, náusea, erupção cutânea e hiponatraemia e menos

Quadro 53.20. Neurolépticos mais empregados no Brasil para o tratamento da dor

NOME FARMACOLÓGICO	INÍCIO (HORAS)	PICO (HORAS)	DURAÇÃO (HORAS)	DOSE/DIA	RISCO NA GESTAÇÃO
Alifáticos					
Clorpromazina	IV 30 min VO 30-60 min	VO 2-3	IM 3-4 VO 4-6	25-100 mg (0,25-1 mg/kg) 4-6x	C
Levomepromazina				10 – 100 mg 3-4x	
Propericiazina				10 – 50 mg 3-4x	
Piperidinas					
Tioridazina		2-4 6-8		Ataque 10-200 mg Manutenção 25-50 mg 3-4x	
Tioridazina Liberação retardada					
Piperazinas					
Flufenazina	1	Variável	6-8	Ataque 0,5-10 mg (0,01-0,02 mg/kg) 3-4x Manutenção 1-3 mg (0,01-0,04 mg/kg) 3-4x	
Tioxantenas					
Tiotixeno				Ataque 0,3-30 mg Manutenção 5-5 mg 2-3x	
Butirofenonas					
Droperidol				IV 1,5-20 mg Epidural/espinal 2,5 mg	
Haloperidol	VO 1-2 IM 10-30 min	30-45 min	12-38	0,5-5 mg (0,01-0,2 mg/kg) 2-4x	C
Pimozida		2-4		1-3 mg 2-3x	
Heterocíclicos					
Benzamidas modificadas					
Sulpirida				50 – 100 mg 2-4x	
Tiaprida				100 mg 2-4x	
Dibenzoxazepina					
Clozapina	0,3-4	7	12	50-100 mg 2-3x	
Benzisoxazole					
Risperidona				2-6 mg	C

complicações hematológicas, hepáticas e dermatológicas que a carbamazepina.[185]

A DFH estabiliza as membranas axonais, deprime a transmissão sináptica no núcleo do trato espinal do nervo trigêmeo, reduz a potencialização pós-tetânica na medula espinal e no gânglio estrelado de animais, bloqueia a condutância ao Na^+ nos canais de Na^+ dependentes de voltagem resistentes e sensíveis à TTX dos neurônios,[180] interfere na propagação dos potenciais de ação no SNP e no SNC[186] e inibe a liberação de somatostatina. A atividade neural é estabilizada pelo bloqueio do influxo e pelo aumento do efluxo dos íons Na^+.[19,186] Reduz o automatismo, a duração do potencial de ação, a velocidade de condução e o período refratário efetivo nas fibras cardíacas.[19] É eficaz no tratamento das dores neuropáticas lancinantes (neuralgia do trigêmeo, neuralgia pós-herpética), arritmias ventriculares resistentes à lidocaína (prolongamento do intervalo QT do ECG), síndromes comiciais[9] etc. O efeito analgésico pode ser aumentado quando combinado com outros anticonvulsivantes e ADs.[177] Em doses muitas vezes pouco toleradas, proporciona controle inicial da neuralgia do trigêmeo em 31 a 70% dos doentes.[179,187] Cruza a placenta e pode determinar anormalidades congênitas,[188] devendo ser evitada em gestantes e em nutrizes. Eleva as concentrações quando interage com o diazepam, cloranfenicol, dissulfiram, tolbutamida, salicilatos, halotano, cimetidina, álcool, sulfonamidas e clordiazepóxido. Os níveis séricos da DFH podem estar reduzidos com o uso crônico de álcool, reserpina e/ou carbamazepina. A absorção por VO é reduzida na presença de antiácidos que contenham Ca^{++}. Reduz o efeito dos corticosteroides, anticoagulantes orais, quinidina, digitoxina e furosemida.[9] Pode comprometer o alerta. Os efeitos tóxicos manifestam-se geralmente em concentrações superiores a 20 mg/mL e caracterizam-se pela ocorrência de nistagmo, vertigens (61%), ataxia, agitação, irritabilidade, disartria, diplopia, coma, náuseas, vômitos, hiperglicemia, parada respiratória, dermatite esfoliativa, síndrome de Stevens-Johnson, hiperplasia gengival e epidérmica e hirsutismo.[9,19] Os efeitos adversos são intoleráveis em 14% dos casos. A hiperplasia gengival é prevenida com higiene oral rigorosa (escovação dentária). Recomenda-se monitorização do nível sérico para aferição adequada da relação dose/efeito terapêutico.[179] Em casos de intoxicação, recomenda-se a redução ou descontinuação da medicação, suporte cardioventilatório, indução da emese, lavagem gástrica, uso de carvão ativado e hemodiálise.

Quadro 53.21. Intensidade relativa de alguns efeitos colaterais dos neurolépticos

AGENTE/EFEITO	EXTRAPIRAMIDAL	SEDAÇÃO	ANTICOLINÉRGICOS	CARDÍACOS	HIPOTENSÃO ARTERIAL
Fenotiazinas					
Clorpromazina	++	+++	+++	++	+++
Propericiazina	+	+++	+	++	++
Perfenazina	+++	+	++	+	+
Tioridazina	+	+++	+++	+	++
Trifluoperazina	+++	+	+		+
Piperazinas					
Flufenazina	+++	++	++	+	+
Tioxantenas					
Tiotixeno	+++	+	+	+	+
Butirofenonas					
Droperidol	+++	++	++	+	++
Haloperidol	+++	+	+	+	+++
Pimozida	++	+	+	+++	++
Benzisoxazole					
Risperidona	+	+	+	+	+
Benzamidas modificadas					
Sulpirida	+	+	+	-	-
Outras					
Clozapina	-	+++	+++	+++	+

A transfusão sanguínea é necessária em alguns casos, especialmente em crianças.[9,19] A administração deve ser suspensa em casos de erupção cutânea.[102]

O clonazepam eleva a atividade GABAérgica e proporciona alívio da dor em cerca de 25% dos doentes com neuralgia do trigêmeo resistente à carbamazepina.[146,189] Reduz a atividade da levodopa; os barbitúricos e as hidantoínas aceleram a metabolização do clonazepam. Dentre os efeitos indesejáveis citam-se: fadiga, depressão respiratória, incontinência urinária, hipotonia muscular e anormalidades visuais e da coordenação motora. Pode aumentar a secreção brônquica. Raramente causa reações paradoxais de excitação, irritabilidade e agressividade. Sonolência se manifesta em 88% dos casos, assim como instabilidade da marcha em 80% e confusão mental em 8%. Pode comprometer o alerta e causar dependência, especialmente em indivíduos com predisposição prévia. Pode ocorrer síndrome de retirada (diaforese, espasmos musculares e abdominais, alterações perceptivas, *delirium*, convulsões, etc.) após suspensão abrupta.[117,190] Os efeitos colaterais dependem da dose e da idade, sendo mais comuns em idosos e são incapacitantes em 36% dos casos.[146,179]

O ácido valproico e o valproato de sódio são eficazes no tratamento das neuralgias paroxísticas, síndromes convulsivas (pequeno mal, ausências complexas), síndromes psicóticas, febre recorrente em crianças e na profilaxia da migrânea.[9,19] Aumentam a concentração do GABA porque reduzem seu catabolismo ao inibirem a GABA-transferase e aumentarem a sua síntese, via ativação da desidrogenase do ácido glutâmico. Inibem também a condutância ao K^+, os canais de Na^+ dependentes de voltagem e os canais de Ca^{++}. Atravessam a placenta e são excretados no leite, devendo ser evitados em gestantes e nutrizes. A eliminação é hepática e renal.[19] Potencializa o efeito depressor sobre o SNC do álcool, sedativos, ADs e outros anticonvulsivantes.[9] Aumentam o efeito dos anticoagulantes cumarínicos, os efeitos antiplaquetários dos salicilatos, os níveis séricos e a toxicidade do fenobarbital, primidona e fenitoína. O efeito tóxico e o nível sérico do ácido valproico/valproato são aumentados com o uso concomitante de salicilatos. O clonazepam associado ao ácido valproico aumenta o risco de crises de ausência. O ácido valproico/valproato pode comprometer o alerta, devendo ser usado com cautela em doentes que exerçam atividades que exijam crítica.[9,19] Como manifestações adversas, citam-se: hipotensão arterial, colapso cardiovascular, depressão atrial e ventricular, fibrilação ventricular, alterações visuais, *asterixe*, ataxia, confusão mental, tonturas, tremores, cefaleia, enurese, fraqueza muscular, fadiga, neuropatia periférica, náuseas, vômitos, indigestão, diarreia, obstipação, hipersalivação, cólicas abdominais, hepatopatia, lúpus eritematoso, erupções cutâneas, prurido, alopécia, síndrome de Stevens-Johnson, trombocitopenia, petéquias, prolongamento do tempo de sangramento, leucopenia, coma e morte.[9] Em caso de intoxicação, recomenda-se a descontinuação ou redução da medicação, suporte ventilatório e cardiocirculatório, indução da emese, lavagem gástrica e carvão ativado. A hemodiálise e a hemotransfusão podem ser necessárias. A naloxona pode reverter os efeitos depressores do ácido valproico/valproato, muitas vezes às custas da reversão do efeito anticonvulsivante.[188] O divalproato causa menos adversidades que o valproato.[32,191]

A vigabatrina, inibidor irreversível da GABA-transaminase nas células gliais e nos neurônios pré-sinápticos, aumenta a concentração do GABA no SNC; o GABA facilita a penetração intracelular do Cl⁻ e hiperpolariza a membrana neuronal. É excretada pelo rim, com metabolização hepática mínima. Reduz os níveis séricos da fenitoína.[32] Seu uso deve ser cauteloso em doentes com antecedentes de psicopatia e a dose deve ser reduzida em idosos. Agressividade, psicose, sonolência, fadiga, náuseas, nervosismo, irritabilidade, depressão, cefaleia, confusão mental, comprometimento da memória, diplopia e aumento do peso são os efeitos adversos conhecidos.[144]

O topiramato bloqueia os canais Na^+ dependentes de voltagem e os receptores cainato e AMPA glutamatérgicos, além de aumentar a atividade dos receptores $GABA_A$ e da anidrase carbônica e interagir com receptores não benzodiazepínicos. A eliminação é renal e a ligação proteica é pequena. É eficaz no tratamento da dor neuropática, da obesidade mórbida, dos transtornos bipolares e das epilepsias, e na profilaxia da migrânea. Dentre seus efeitos colaterais, citam-se: nefrolitíase, fadiga, tontura, ataxia, alterações da linguagem, náuseas e redução do peso.[32]

A lamotrigina suprime a liberação de aminoácidos excitatórios (glutamato, aspartato, acetilcolina), exerce atividade GABAérgica e bloqueia os canais de Na^+ dependentes de voltagem e os canais de Ca^{++}. É eficaz no tratamento da dor neuropática, incluindo a dor central e a cefaleia tipo SUNCT (cefaleia de curta duração, unilateral, neuralgiforme, com hiperemia conjuntival e lacrimejamento) e de outras condições álgicas.[32,192]

A gabapentina é um aminoácido estruturalmente relacionado ao GABA, que não interage com receptores gabaérgicos. Não é convertida em GABA ou em agonistas do GABA, e não inibe a captura ou degradação de GABA. Reduz a liberação de neurotransmissores, incluindo o ácido glutâmico, graças ao desvio do seu metabolismo para a síntese de GABA, que resulta em bloqueio da sensibilização de receptores NMDA. Modula a subunidade alfa-2-d dos canais de Ca^{++}. Exerce efeito antipsicotrópico, apresenta potente efeito analgésico em casos de neuralgias e da síndrome fibromiálgica, é profilática da migrânea e melhora o padrão do sono.[134] Não se liga às proteínas plasmáticas, não interage com outros medicamentos, não é metabolizada, não induz e nem inibe as enzimas hepáticas que metabolizam as drogas e é excretada integralmente na urina. Sua disponibilidade é de 60%. Em doses mais elevadas, a fração da dose absorvida é diminuída. Os efeitos adversos mais frequentes são: sonolência, tontura, ataxia, fadiga, nistagmo, cefaleia, tremores, náuseas, vômitos e diplopia.[32,193]

No Quadro 53.22 estão descritos os anticonvulsivantes antineurálgicos mais utilizados em nosso meio e, no Quadro 53.23, suas principais características farmacocinéticas. No Quadro 53.24 são apresentados seus mecanismos de ação e, no Quadro 53.25, seus principais efeitos adversos e interações medicamentosas.

Miorrelaxantes

São indicados no tratamento sintomático da espasticidade secundária à lesão do SNC quando há hiperatividade α e d e como adjuvantes no tratamento da dor decorrente dos espasmos musculares; a ciclobenzaprina e o carisoprodol são úteis no tratamento da fibromialgia.[32]

Os neurotransmissores excitatórios (glutamato, aspartato, SP) dos aferentes primários e os neurotransmissores inibitórios liberados pelos interneurônios (GABA, glicina) ou pelas vias rostrocaudais monoaminérgicas reflexas (Nadr, 5-HT, dopamina) regulam o tônus muscular, pois controlam a atividade dos motoneurônios. Alguns miorrelaxantes atuam diretamente nos músculos, onde inibem a liberação de Ca^{++} (dantrolene) para o seu interior, enquanto outros atuam nos circuitos multissinápticos segmentares e suprassegmentares do SNC ligando-se a receptores do complexo GABA (diazepam), receptores $GABA_2$ (baclofeno), alfa-2 adrenérgicos) ou aos presentes nas unidades reticuloespinais.[32,194,195]

A tizanidina é um derivado imidazólico que atua como agonista alfa-2 adrenérgico na medula espinal, diminuindo a liberação do aspartato dos interneurônios excitatórios. É eficaz no tratamento da dor decorrente de espasmos musculares (lombalgia, cervicalgia) e da espasticidade resultante de lesões do SNC (esclerose múltipla, lesões medulares, etc.), e nos quadros dolorosos associados a espasmo muscular (lombalgia e cervicalgia). Atinge pico plasmático por VO em uma a duas horas, aproximadamente 30% da substância liga-se às proteínas plasmáticas e sua meia-vida é de três a cinco horas. É metabolizada principalmente no fígado e eliminada pela urina. Seus efeitos colaterais incluem cansaço, sonolência, náuseas, vômitos, constipação, insônia, xerostomia e hipotensão arterial. Mais raramente, podem ocorrer sintomas gastrintestinais e aumento de transaminases. Precauções devem ser adotadas quanto ao uso em doentes cardiopatas ou com insuficiência hepática ou renal.[32,194,195]

A flupirtina, além de miorrelaxante, é analgésica (potência intermediária entre o paracetamol e a morfina). Parece atuar na medula espinal e no encéfalo, onde inibe a síntese de PGs e aumenta a atividade noradrenérgica. É indicada no tratamento da dor de origem musculoesquelética e reumática. O efeito é máximo em 30 minutos por VO e mantém-se durante três a cinco horas; a meia-vida é de dez horas; 84% da substância liga-se às proteínas plasmáticas. É metabolizada no fígado e excretada na urina e na bile. Sonolência, cefaleia, vertigens, alterações visuais, epigastralgia, diarreia, xerostomia, náuseas, vômitos, obstipação, diaforese, reações cutâneas e aumento das enzimas hepáticas, bilirrubina, urobilinogênio e proteínas na urina podem decorrer de seu uso. Deve ser evitada em doentes que exerçam tarefas que exijam crítica, em gestantes e em lactentes. Potencializa o efeito do álcool e dos psicofármacos e modifica a atividade dos anticoagulantes. Não deve ser associada ao acetominofeno. A dose deve ser reduzida em pacientes com insuficiência renal e em idosos.[32,194,195]

Quadro 53.22. Anticonvulsivantes mais empregados no Brasil no tratamento da dor

NOME FARMACOLÓGICO	INÍCIO (DIAS)	PICO (HORAS)	MEIA-VIDA (HORAS)	DURAÇÃO (HORAS)	DOSE HABITUAL/DIA	DOSE MÁXIMA/DIA	RISCO NA GESTAÇÃO	LACTAÇÃO
Carbamazepina	3-4	2-8	12-18	25-65	< 6 anos – ataque 25-50 mg/kg/2x Aumento 20 mg/kg 6-12 anos – ataque 5 mg/kg/2x Aumento 10 mg/kg > 12 anos – ataque 200 mg/2x Aumento 200 mg Manutenção 200-400 mg (1 mg/kg) 3-4x (600-1.200 m/dia)	3 g	D	Atravessa para o leite compatível
Oxcarbazepina		4			300-2.700/dia Iniciar 150 mg/dia Manutenção 300/600/3x/dia	2.700 mg		
Difenil-hidantoína	3-5	VO 4-12		VO 10-15 IV 1-2	Ataque 100-150 mg (2-3 mg/kg)/3-4x Aumento 25-50 mg (0,5 mg/kg) 300-400 mg/dia	1 g (5 mg/kg)		
Clonazepam	VO (0,3-0,5)	VO 1-2	20-40	6-10	Ataque 0,5 mg (0,01-0,03 mg/kg) Aumento 0,5-1 mg Manutenção 1,5-10 mg (0,5-2 mg) 2-3x 1,5-20 mg/dia	20 mg	C	Não atravessa com leite recomendado
Ácido valproico	3-5	1-4	6-18	5-20			D	Incompatível
Valproato de sódio	3-5	1-4		5-20	250-500 mg (1,5-5 mg/kg) 1-3x 50 mg	3 g		Incompatível
Divalproato					2 – 3 x 15			
Lamotrigina	1-2	2-3	24-30	5-7	100-200 mg 2x 500-700 mg/dia	400 mg	C	
Gabapentina			5-13		Ataque 300 mg (5 mg/kg) 1x Manutenção: 300-600 mg (5 mg/kg) 3x	3.600 mg	C	Sem dados
Pregabalina		1	6,3		Ataque 75 mg 2x Manutenção: 75-300 mg 2x	600 mg	C	Sem dados
Topiramato			18-24	12	Ataque 25 mg 2x Manutenção: 100-200 mg 2x 200-800 mg/dia	1.000 mg	C	Secretado no leite sem estudos fundamentados
Vigabatrina			5-8		1,5-2,5 g (45 mg/kg) 1-2x 2.000-3.000 mg/dia	4 g		

Fonte: Hollister e colaboradores.[133]

Quadro 53.23. Local de eliminação e considerações farmacocinéticas especiais dos anticonvulsivantes

DROGA	ELIMINAÇÃO	EFEITO EM OUTRAS DROGAS	EFEITO DE OUTRAS DROGAS
Carbamazepina	> 95% hepática	Indutor	Induzida ou inibida; metabólito ativo
Fenitoína	> 90% hepática	Indutor	Absorção pode ser alterada ou pode ser deslocada da ligação proteica; inibida ou induzida
Fenobarbital	75% hepática 25% renal	Indutor	Inibido ou induzido
Gabapentina	100% renal	Nenhum	Nenhum
Lamotrigina	90% hepática	Nenhum	Inibida ou induzida
Oxcarbazepina	45% renal, 45% hepático	Leve indutor; contraceptivos orais, inibidor específico do CYP 2C19, do GUT	Pró-droga; metabolizada a derivado monoidróxido; induzida
Pregabalina	98% renal	Nenhum	Nenhum
Topiramato	30%-50% hepática, 50%-70% renal	Específico inibidor (CYP 2C19), induz contraceptivos orais	Induzida
Valproato	> 95% hepática	Inibidor pode deslocar ligação proteica	Pode ser deslocada da ligação proteica; inibida ou induzida
Vigabatrina	100% renal	Reduz a fenitoína	Nenhum

Quadro 53.24. Anticonvulsivantes

DROGA ANTIEPILÉPTICA	ANTAGONISMO DO GLUTAMATO	POTENCIALIZAÇÃO DO GABA	BLOQUEIO DOS CANAIS DE NA+	BLOQUEIO DOS CANAIS DE CA+
Topiramato	X	X	X	X
Carbamazepina			X	
Gabapentina				X
Pregabalina				X
Lamotrigina			X	X
Benzodiazepínicos		X		
Fenitoína			X	
Vaproato			X	
Vigabatrina		X		
Barbitúricos		X		

A ciclobenzaprina atua em circuitos polissinápticos do tronco encefálico e da medula espinal. É eficaz no tratamento da lombalgia aguda e da fibromialgia. Melhora os espasmos musculares, a dor e as anormalidades eletromiográficas em doentes com cervicalgia de modo mais expressivo que o diazepam. Apresenta efeito sedativo e indutor do sono por mecanismos semelhantes aos da amitriptilina.[196] É contraindicada em doentes com glaucoma, retenção urinária, hipertireoidismo, ICC, isquemia miocárdia, arritmias cardíacas, bloqueio de ramo cardíaco, ou outras anormalidades de condução cardíaca, e em doentes que fazem uso de IMAOs. Pode induzir a suicídio em doses elevadas.[32,181,194,196]

O carisoprodol bloqueia os circuitos multineuronais do tronco encefálico e da medula espinal.[196] Exerce efeito sedativo e é eficaz no tratamento da lombalgia aguda, mas não da dor causada por disfunção temporomandibular e da espasticidade decorrente de doenças do SNC. Sua ação ocorre 30 minutos após sua administração e dura quatro a seis horas; apresenta meia-vida de oito horas e a excreção é renal. É metabolizado no fígado a meprobamato. Atinge níveis no leite materno de até quatro vezes no nível plasmático. Deve-se reduzir a dose em doentes com insuficiências renal e hepática. É contraindicado em casos de hipersensibilidade ao carisoprodol, meprobamato, ebutamato e tibamato e em doentes com porfiria intermitente aguda. Não deve ser usado em nutrizes ou doentes que usam psicotrópicos. Fraqueza, impotência funcional, tonturas, vertigem, soluços, insônia, depressão, taquicardia, síncopes, eritema, asma, náuseas e vômitos são reações adversas observadas com o seu uso.[23] Pode induzir dependência ao meprobamato, e a suspensão pode causar síndrome de retirada, caracterizada por dor abdominal, insônia, tremor, cefaleia e náuseas.[32,194]

A orfenadrina é um relaxante muscular que exerce atividade anti-histamínica, relaxante muscular, noradrenérgica e serotoninérgica central e atividade anticolinérgica muscarínica central e periférica. É indicada no tratamento da dor musculoesquelética. Pode estar associada a outras medicações em doentes com doença de Parkinson, pois apresenta efeito anticolinérgico. Sua meia-vida é de 13 horas por VO e de 16 horas por via IM; 95% da substância liga-se às proteínas plasmáticas;

é metabolizada no fígado e eliminada na urina. Pode desencadear quadros confusionais em idosos. O uso de álcool diminui o efeito da droga (ação no metabolismo hepático). Deve ser empregada com cuidado em casos de síndrome pilórica, em prostáticos e glaucomatosos.[23]

Obstipação, xerostomia, retenção urinária, astenia, fadiga, sonolência, *delirium*, confusão mental, hipotensão arterial, taquicardia sinusal, borramento visual e hipertensão intraocular em doentes com glaucoma de ângulo fechado podem decorrer de seu uso.[32,195]

Quadro 53.25. Efeitos colaterais, interações medicamentosas dos anticonvulsivantes

DROGA	EFEITOS COLATERAIS		INTERAÇÕES MEDICAMENTOSAS	
	Dependentes da dose	Idiossincrasia	Eleva nível sérico	Reduz nível sérico
Carbamazepina	Náusea, ataxia, sonolência, mal-estar TGI, diplopia	*Rash* cutâneo, discrasia sanguínea, disfunção hepática R	Eritromicina, isoniazida, propoxifeno, ácido valproico, lamotrigina	Fenitoína, fenobarbital, contraceptivos orais, lamotrigina
Oxcarbazepina	Hiponatremia dose-dependente, náuseas, tonturas, ataxia e cefaleia			Felodipina, verapamila, anticonceptivos orais (estrógenos)
Fenitoína	Ataxia, nistagmo, sonolência, hiperplasia gengival, hirsutismo, fácies grosseira, polineuropatia, osteomalácia, anemia, megaloblástica	*Rash* cutâneo, discrasia sanguínea, disfunção hepática, febre, hiperplasia, gengival R	Benzodiazepínicos, cloranfenicol, dissulfiram, etanol, sulfonamidas, trimetoprim, varfarina, isoniazida	Carbamazepina, fenobarbital, piridoxina, estrógeno, contraceptivos orais, lamotrigina
Valproato/divalproato	Mal-estar do trato gastrintestinal (TGI), tremor, sonolência, ganho de peso, perda de cabelo	Disfunção hepática, trombocitopenia	Fenobarbital	Carbamazepina, fenitoína
Lamotrigina	Náuseas, sonolência, tremor, ataxia, inquietação, visão turva, diplopia, efeito rebote	*Rash* cutâneo R	Pouca interação medicamentosa, valproato aumenta risco de *rash* cutâneo (introduzir 25 mg em dias alternados e aumentar mais lentamente)	Carbamazepina, ácido valproico
Gabapentina	Sonolência, ataxia, náuseas, fadiga, cefaleia, tremores, nistagmo, diplopia, vertigem, borramento visual		Não é metabolizada e não interage com proteínas plasmáticas, não causa interações medicamentosas. Antiácidos < absorção em 25%	
Pregabalina	Sonolência, tonturas, edema periférico		Não é metabolizada e não interage com proteínas plasmáticas não causa interações medicamentosas	
Topiramato	Perda de peso, dificuldade de concentração e memória, comprometimento da fluência verbal, fadiga, sonolência e aumento na incidência de cálculos renais (1,5%)	Nefrolitíase	Carbamazepina	Anticoncepcionais orais (etinilestradiol)
Vigabatrina	Psicose?	Diminuição do campo visual	Não é metabolizada	Fenitoína

O baclofeno atua no receptor GABA-2 das lâminas I e IV do CPME, hiperpolariza as terminações centrais dos aferentes primários via aumento da condutância do K^+ e inibe os canais de Ca^{++} e a liberação de aminoácidos excitatórios (glutamato), assim como os reflexos mono e polissinápticos na medula espinal. É utilizado no tratamento da espasticidade decorrente de doenças do SNC (esclerose múltipla), da doença de Parkinson, das distonias focais (torcicolo espasmódico, blefaroespasmo, distonia oromandibular), da neuralgia do trigêmeo, cefaleia, da neuralgia pós-herpética e da dor em outras dores neuropáticas.[67,194,197] A forma levógira é mais eficaz que a dextrógira.[13] Pode ser utilizado por VO ou intratecal. Por VO, é rapidamente absorvido e tem meia-vida plasmática de três a quatro horas; por via intratecal espinal, melhora a espasticidade e a dor neuropática, especialmente a resultante de lesões espinais, principalmente agudas. O efeito antiespástico inicia-se horas ou dias após a administração, mas o momento do pico é muito variado; em *bolus*, por via intratecal, o efeito antiespástico dura quatro horas. Sua associação com carbamazepina, antidepressivos e difenil-hidantoína melhora o resultado do tratamento da dor neuropática.[197,198] É excretado pelo rim, estando em grande parte inalterado. Pode acentuar o efeito depressor no SNC do álcool, barbituratos, narcóticos e anestésicos voláteis.[194] Idosos apresentam menor tolerância aos seus efeitos colaterais, que incluem xerostomia, sonolência, insônia, tonturas, fraqueza, ataxia, náuseas, vômitos, comprometimento da atenção, confusão mental e crises convulsivas (em epilépticos). Pode aumentar a desidrogenase lática.[67,197,198] A superdosagem pode cursar com taquicardia, palpitações, hipotensão arterial, angina, vertigem, tontura, excitação, cefaleia, *delirium*, euforia, disartria, convulsões, síncope, borramento visual, estrabismo, mialgias, dispneia, depressão respiratória, salivação, obstipação intestinal, diarreia, disageusia, dor abdominal, erupção cutânea, prurido e coma.[9,67,179] O tratamento das complicações inclui a lavagem gástrica, o uso de carvão ativado e a indução de vômito com ipeca.[9] A retirada deve ser gradual, exceto em casos de reações adversas graves, devido ao risco de *delirium*, convulsões e agravamento da espasticidade.[32,139]

O dantrolene melhora a espasticidade porque age diretamente no mecanismo de acoplamento observado durante a excitação e contração aparentemente ao reduzir a quantidade de Ca^{++} liberada pelo retículo sarcoplasmático dos músculos. É utilizado por VO ou IV. No tratamento da espasticidade, da síndrome neuroléptica maligna e da hipertermia maligna, síndrome transmitida hereditariamente de modo dominante e desencadeada com o uso de bloqueadores neuromusculares e anestésicos inalatórios. Seu efeito colateral mais importante é a fraqueza muscular; pode também causar euforia, tonturas, sonolência, fadiga e diarreia. Ocorre hepatoxicidade em 0,1 a 0,2% dos doentes tratados durante seis dias ou mais.[32,195]

A toxina botulínica impede que a acetilcolina atue nos receptores muscarínicos, que causam aumento do Ca^{++} intracelular e ativam a contração muscular. É mais eficaz nas fibras musculares do tipo I (lentas) que do tipo II (rápidas). É empregada no tratamento da espasticidade, distonia, especialmente a localizada na região cervical, cãibra do escrivão, hiperidrose, sialorreia e transtornos esfincterianos e proporciona melhora da dor associada à espasticidade,[89] à distonia, hérnias discais, amiotrofia neurálgica, dor decorrente da doença de Parkinson, síndrome do músculo piriforme, síndrome do pronador teres e dor no membro superior causada por disfunção dos músculos escalenos anterior, médio ou posterior.[199,200]

Não é eficaz no tratamento da fibromialgia.[199]

No Quadro 53.26 são relacionados os miorrelaxantes mais empregados no nosso meio para tratar a dor.

Quadro 53.26. Miorrelaxantes mais usados para o tratamento da dor no Brasil

NOME FARMACOLÓGICO	DOSE DIÁRIA	DOSE MÁXIMA (mg)
Carisoprodol	1.400 mg	
Baclofeno	VO 10-80 mg Intratecal: Bolo – 25-75 μg Infusão – 3-8 μg/h	150
Flupirtina	100-400 mg	600
Ciclobenzaprina	20-40 mg	60
Orfenadrina	5-100 mg	400
Tizanidina	2-24 mg	36

Fonte: Appel e Gordon.[23]

Carbonato de lítio

O carbonato de lítio é indicado na prevenção da migrânea, da cefaleia em salvas[174] e no tratamento dos transtornos bipolares. Apresenta efeito estabilizador de membranas relacionado à redução da atividade catecolaminérgica, possivelmente mediada pelos sistemas enzimáticos que aumentam o transporte do Na^+ por meio das membranas neuronais.[201] Melhora a disponibilidade da 5-HT no encéfalo, modifica as ligações centrais adrenérgicas, dopaminérgicas, gabaérgicas e dos opioides e inibe a produção central e periférica de adenilciclase e de seus receptores mediadas pelo monofosfato de adenosina cíclico (AMPc) incluindo-se a induzida pela PGE.[160] É eficaz, associado à amitriptilina, no tratamento da síndrome do ombro doloroso[32] e no tratamento das cefaleias em salvas em doses semelhantes às necessárias para o tratamento do transtorno bipolar.[202] Isoladamente ou em combinação com ADTs ou neurolépticos, é útil no tratamento da dor associada a transtornos afetivos bipolares e à depressão unipolar recorrente.[32]

A melhora ocorre em uma a três semanas. A dose varia de 300 a 600 mg, três a quatro vezes ao dia, e deve ser menor nos idosos. É excretado no leite materno. Interage com antitireoidianos e iodetos de cálcio e de potássio; pode potencializar os efeitos hipotireoidianos desses agentes. Os AAINEs podem aumentar seus efeitos tóxicos e diuréticos, que podem resultar em toxicidade grave. É recomendada ingestão de quantidade aumentada de NaCl e de líquidos. Associado ao haloperidol, pode causar neurotoxicidade (síndromes extrapiramidais) irreversível.[144,201]

Pode causar anormalidades funcionais, tireoidianas, cardíacas, neuromusculares, neurotróficas, dermatológicas e congênitas.[173] Dentre as reações adversas, citamse: poliúria, polidipsia, diarreia, náuseas, tremor, sonolência, confusão mental, taquicardia, irregularidade do pulso, hipotensão arterial, dispneia e hipotireoidismo. O hipotireoidismo induzido pelo lítio normalmente melhora com o uso de hormônios tireoidianos, e o tremor pode ser controlado com propranolol.[32] Recomenda-se realizar dosagem sérica e aferir a creatinina, os eletrólitos, o hemograma, o eletrocardiograma e a função tireoidiana periodicamente, além de realizar o exame de urina e a dosagem do volume urinário de 24 horas. A administração deve ser mais frequente em doentes que fazem uso de diuréticos, carbamazepina e AAINEs. É contraindicado durante a gestação, uma vez que pode causar síndrome de Epstein.[32,173]

A taxa de abandono é inferior a 3%.[32]

Ansiolíticos

Os ansiolíticos apresentam efeito sedativo, ansiolítico, anticonvulsivante e miorrelaxante. São eficazes no tratamento da ansiedade, fobia, insônia inicial, espasmos musculares, mioclonia, espasticidade e convulsões.[9,203,204] Ligam-se aos receptores diazepínicos localizados na região do complexo receptor do GABA-A, facilitando a penetração intracelular do Cl^-, gerando hiperpolarização e reduzindo a excitabilidade neuronal.[19,204] A ativação dos receptores benzodiazepínicos altera os efeitos da Nadr, 5-HT, dopamina e GABA.[205] A ação é cortical e, em parte, no sistema límbico e na medula espinal. Inicialmente, prolongam a fase 2 e reduzem a duração das fases 3 e 4 do sono.[204] A aplicação intratecal gera analgesia devido ao aumento da atividade opioide e ação nos receptores NMDA e, menos intensamente, na atividade dos receptores benzodiazepínicos.[206] A administração intracraniana não promove analgesia, mas abole a hipalgesia e antagoniza o efeito antinociceptivo da morfina, talvez devido à ativação dos receptores GABA-A e NMDA.[195,206] É possível que o uso prolongado de benzodiazepínicos altere a atividade serotoninérgica e a função dos receptores benzodiazepínicos.[32]

O diazepam apresenta meia-vida longa (>20 h), o alprazolam, o lorazepam e o clordiazepóxido, meias-vidas intermediárias (6 a 20 horas) e o midazolam, o triazolam e o flurazepam, meias-vidas curtas (<6 horas).[19] Como indutores do sono, o lorazepam, o flunitrazepam, o furazepam, o triazolam e o midazolam são os mais empregados: como ansiolíticos, o alprazolam, o cloxazolam, o bromazepam e a buspirona e, como miorrelaxante, o diazepam.[144,204] Apenas o clonazepam apresenta efeito antineurálgico.[189]

Podem ser usados durante período curto (quatro semanas ou menos) para controlar a ansiedade, espasmos musculares e a insônia, que se associam frequentemente à dor aguda ou se manifestam durante a exacerbação das dores aguda ou crônica.[133] São eficazes no tratamento da lombociatalgia aguda quando há espasmo muscular.[133,203]

O alprazolam apresenta propriedades antidepressivas e eficácia particular no tratamento das anormalidades do pânico.[9,206,207]

O diazepam é útil no tratamento da espasticidade, mas não no tratamento da dor resultante dos espasmos da musculatura cervical.[32,133]

O midazolam apresenta efeito rápido com duração curta, menos reações locais e mais efeito amnéstico do que o diazepam; a potência sedativa é três a quatro quatro vezes maior que a do diazepam. É usado por via intratecal no tratamento da lombalgia e da espasticidade.[9,19,204]

A buspirona atua como agonista $5\text{-}HT_{1A}$ parcial no sistema límbico, hipocampo, mesencéfalo e hipotálamo e alivia a ansiedade sem causar muita sedação, sonolência ou amnésia. É especialmente indicada quando há déficit de concentração.[19,204]

O flumazenil é antagonista do receptor de benzodiazepina e bloqueia o efeito inibitório do diazepam sobre a morfina.[195]

Os diazepínicos produzem sedação relacionada à dose. São metabolizados e eliminados pelos rins e pelo fígado.[9,204] Não apresentam efeito analgésico primário. O limiar da dor eleva-se devido ao controle da ansiedade e da agitação. Devem ser usados com cautela em doentes com glaucoma de ângulo fechado,[9,19,203] em idosos ou quando são utilizadas outras medicações depressoras do SNC. Não devem ser prescritos para crianças com menos de 12 anos de idade. Doentes com insuficiência respiratória crônica são muito sensíveis à ação dos diazepínicos (podem ocorrer sedação excessiva e hipoventilação).[9] Os efeitos depressores sobre o SNC e circulatórios são acentuados com álcool, opioides, sedativos, barbituratos, fenotiazinas, IMAOs e anestésicos voláteis.[9,19,204] São contraindicados em casos de hipersensibilidade aos diazepínicos e podem comprometer as atividades que exigem alerta. Pode manifestar-se tolerância aguda, especialmente com diazepínicos com meias-vidas curtas (triazolam).[19,204]

Podem causar reação de abstinência caracterizada, como hiperatividade neurovegetativa, tremor, sudorese, insônia, taquicardia, hipertensão arterial sistólica e, raramente, convulsões. Deprimem o SNC, acentuam a hostilidade, pervertem o ritmo do sono, inibem a liberação de 5-HT, podem causar dependência psíquica somática, comprometimento da cognição, aumentar a percepção da dor e causar depressão, o que limita seu uso em doentes com dor crônica.[32] Dentre outras de suas reações adversas, destacam-se: síndrome vago-vagal, hiper ou hipotensão arterial, bradi ou taquicardia, complexos prematuros ventriculares, sedação, tontura, fraqueza, depressão, agitação, amnésia, euforia, histeria, psicose, *delirium*, movimentos tônico-clônicos, agitação psíquica, modificação do apetite, borramento visual, erupção cutânea, urticária, prurido, bronco ou laringospasmo, apneia, hipoventilação, salivação, sensação de sabor ácido na boca, sensação de frio ou de calor no local da injeção, etc. As manifestações tóxicas caracterizam-se como depressão respiratória, apneia, hipotensão arterial, confusão mental, convulsões e coma.[9,19,204] A injeção intra-arterial resulta em vasoespasmo e em gangrena. Os efeitos adversos são mais intensos em idosos e em doentes com lesões encefálicas. Podem causar depressão aguda em 18% dos doentes.[9] Há abandono ao tratamento em 5% dos casos.[32]

Havendo intoxicação, a medicação deve ser descontinuada ou a dose reduzida, suportes circulatório e ventilatório devem ser instituídos, a reversão do efeito farmacológico induzida com flumazenil (0,2 a 2 mg IV), a emese induzida com xarope de ipeca e a lavagem gástrica e a administração de carvão ativado realizados quando a medicação houver sido ingerida. A hemodiálise não é útil. A hiperatividade da síndrome de retirada pode ser controlada com barbituratos. O tratamento do vasoespasmo decorrente da injeção intra-arterial deve ser realizado com injeção intra-arterial de fentolamina (5 a 10 mg diluída em 10 mL de soro fisiológico) e com bloqueio do sistema nervoso neurovegetativo simpático.[9,19,204]

No Quadro 53.27 são relacionados os ansiolíticos mais empregados no nosso meio.

Psicoestimulantes

A dextroanfetamina e a metanfetamina (anfepramona) potencializam o efeito analgésico dos opioides, combatem seus efeitos sedativos e exercem ação antidepressiva.[43,208] Tolerância e dependência manifestam-se rapidamente com esses fármacos.[158]

O metilfenidato é estimulante do SNC derivado das anfetaminas e atua como potente inibidor da recaptação de catecolamina, além de aumentar a dopamina ao nível no encéfalo; é menos eficaz na ação sobre a Nadr. É bloqueador relativamente específico dos transportadores de Dopamina no estriado e exerce pouca ação na recaptura do transportador de 5-HT. É utilizado no tratamento da hiperatividade e déficit da atenção e no tratamento da narcolepsia e da sonolência resultante da ação dos opioides.[29] É apresentado em comprimidos de liberação rápida ou controlada, sendo contraindicado em epilépticos. A taxa de ligação às proteínas é de 10 a 30%, e a maior parte de sua excreção é feita pela urina.[208]

O mazindol parece apresentar efeito analgésico.[59] Taquicardia, insônia, agitação e acidentes cardiocirculatórios são descritos com tais fármacos.[19]

O modafinil proporciona alívio da sonolência e da fadiga crônica.[32] Sua biodisponibilidade por VO é de 40 a 65% e sua meia-vida de eliminação é de 12 a 15 horas. É eliminado através do metabolismo hepático e excretado na urina; menos de 10% da dose é excretada inalterada. A eliminação é alentecida em hepatopatas, nefropatas e em idosos. Induz a atividade do CYP2B6 e CYP3A4 e interage com o metabolismo do etinilestradiol e triazolam. Pode causar cefaleia, náuseas, nervosismo, ansiedade e insônia.[209]

No Quadro 53.28 são apresentados os psicoestimulantes mais empregados no Brasil.

Anti-histamínicos

Os anti-histamínicos apresentam efeitos sedativo, antiemético, anticolinérgico, antialérgico, antiespasmódico, orexígeno e anestésico local.[9,210] Podem proporcionar melhora da dor, especialmente em doses elevadas, e prevenção da migrânea (pizotifeno, cipro-heptadina).[9] A ação tranquilizante e sedativa decorre da depressão da atividade subcortical do SNC. O efeito antiemético resulta da ação anticolinérgica central e depressora do SNC e é útil durante as crises de cefaleia.[32] Acentuam os efeitos sedativo e analgésico dos opioides e controlam a emese induzida por estes fármacos.[9]

A hidroxizina apresenta atividade analgésica intrínseca, sendo muito útil no tratamento da ansiedade associada às síndromes dolorosas crônicas. Cruza a placenta e acumula-se no leite materno.[9]

Quadro 53.27. Ansiolíticos mais utilizados no Brasil

NOME FARMACOLÓGICO	INÍCIO (MIN)		PICO (HORAS)		DURAÇÃO		DOSE	DOSE MÁXIMA/DIA	METABÓLITOS ATIVOS
	IV	VO/IM	IV	VO	IV (min)	VO/IM (h)			
Benzodiazepinas									
Clonazepam		20-60		1-2 h		6-10	Inicial 0,5 mg (0,01- 20 mg 0,03 mg/kg) 3x Manutenção (0,5-6 mg) 3x		
Clorazepato		30-60							Não
Clordiazepóxido		5		15 min		20-80	10-20 mg 2-3x (0,1-0,2 mg/kg)	100 mg	
Diazepam	<2	15-60	3-4	1 h	15	2-6	VO sedação 5-10 mg/1x Antiespástico 5-10 mg (0,15-0,3 mg/kg) 6x IV 0,1-0,2 mg/kg	60 mg	Sim
Estazolam		15-30							Não
Cloxazolam							1-2 mg/2-4x	12 mg	
Lorazepam		20-30		2 h		6-10	0,5-3 mg (0,02-0,08 mg/kg) 2-3x	10 mg	
Bromazepam				1-4 h		12	1,5-3 mg 1-3x	12 mg	
Clobazam							10-30 mg	30 mg	
Alprazolam		20-30		1-2 h		6-10	0,25-1 mg 3x	4 mg	
Midazolam	0,5	5-15	3-5	15-30 min	15-80	2-6	VO 20-40 mg (0,5-2 mg/kg) IM 2,5-10 mg (0,05-0,2 mg/kg) IV 0,5-5 mg (0,025-1 mg/kg)	1 mg/kg/h	Sim
Nitrazepam		30-60							Não
Flunitrazepam		15-30				6-8	1-2 mg	6 mg	Sim
Triazolam							0,25-0,5 mg		
Flurazepam		30-60		15-20 min		7-8	15-30 mg		Sim
Agentes atípicos									
Buspirona						4	20-30 mg	60 mg	
Ciclopirrolona									
Zopiclona		20-30		60 min		5	3,5-7,5 mg		Sim
Imidazopiridina									
Zolpidem		20-30		40 min			10-20 mg	20 mg	Não
Antagonistas									
Flumazenil							IV 0,2-2 mg		

Min: minutos; h: horas.

Fonte: Hollister e colaboradores.[133]

A prometazina é um derivado fenotiazínico bloqueador do receptor H_1. Exerce ação sedativa moderada, anticolinérgica e anticinetótica. Em doses elevadas, apresenta efeito antipsicótico.[9,19,210]

Os anti-histamínicos podem comprometer o senso de crítica e devem ser evitados em gestantes e em nutrizes. Interagem com o álcool, sedativos, barbitúricos, narcóticos, anestésicos voláteis e anticolinérgicos (atropina). Ocorre efeito hipotensor paradoxal quando associados à adrenalina.[9] Hiper ou hipotensão arterial, taqui ou braquicardia, sensação de opressão torácica, sedação, tonturas, alentecimento do discurso, cefaleia, ataxia, desinibição, tremores, convulsões, náuseas, diarreia e petéquias podem ser observados com o seu uso.[9] O aumento do apetite pode ser útil em certas circunstâncias e constituir uma reação adversa em outras. Em doses tóxicas, causam sedação excessiva e hipotensão arterial. O uso por via IM pode resultar em dor, necrose tecidual e em abscesso. A injeção intra-arterial pode causar trombose e grangrena.[32]

Os efeitos colaterais devem ser tratados com a descontinuidade ou redução da dose e com assistência cardiocirculatória. Em casos de intoxicação são indicadas a indução da emese com ipeca, a ingestão de água, a lavagem gástrica e a administração de carvão ativado. É recomendada a administração de fenilefrina, Nadr ou metaraminol em casos de hipotensão arterial. A adrenalina deve ser evitada.[9,210]

No Quadro 53.29 estão relacionados os medicamentos anti-histamínicos mais utilizados em nosso meio.

ANESTÉSICOS LOCAIS

Os anestésico locais (ALs) por via sistêmica são utilizados no tratamento da migrânea, da dor neuropática, do prurido e das arritmias ventriculares.[9,19,178,211] Os bloqueios anestésicos de raízes ou troncos nervosos somáticos e neurovegetativos e as anestesias IV regionais são úteis no tratamento das neuralgias focais ou segmentares.[212] Os ALs estabilizam as membranas neuronais e bloqueiam os canais de Na$^+$ resistentes à TTX, inibindo o fluxo de Na$^+$ necessário para a deflagração dos potenciais de ação, incluindo os hiperexcitáveis em neuromas dolorosos[213] presentes nas fibras nociceptivas amielínicas e em condições inflamatórias.[9,19] Administrados por via IV geram analgesia central devido à ação anestésica local, à inibição da liberação central de neurotransmissores (SP, trifosfato de adenosina – ATP) dos aferentes primários nociceptivos, ao bloqueio central das unidades do sistema nervoso neurovegetativo simpático e à inibição de reflexos vasoconstritores induzidos pela dor.[9,211]

São antiarrítmicos do grupo beta-1. A lidocaína suprime o automatismo cardíaco, aumenta o período refratário efetivo, encurta a duração do potencial de ação e diminui a velocidade máxima da despolarização. Os ALs em doses terapêuticas não alteram a PA, a contratilidade miocárdica e a frequência cardíaca. A administração repetida pode resultar em acúmulo da droga. Vias de administração especiais podem ser utilizadas quando há impossibilidade de uso da via IV; a via endotraqueal permite a administração de ALs diluídos a 50%. Níveis plasmáticos elevados podem produzir vasoconstrição e reduzir o fluxo sanguíneo em várias regiões do organismo.[32]

A prilocaína apresenta potência semelhante à da lidocaína, porém é menos tóxica. É metabolizada no fígado, gerando ortotoluidina que oxida a hemoglobina e a transforma em meta-hemoglobina. Quando a dose excede 600 mg, a concentração de meta-hemoglobina pode atingir níveis que geram cianose e comprometimento da capacidade de transporte de oxigênio.[9,211]

EMLA (emulsão de óleo, água, prilocaína a 2,5% e lidocaína 2,5%) é utilizada no tratamento da dor associada a mononeuropatias e polineuropatias periféricas (neuralgia pós-herpética, neuralgia diabética) e para anestesia tegumentar durante a execução de procedimentos cirúrgicos de pequeno porte no tecido celular subcutâneo. A penetração tecidual e a ação sistêmica dos anestésicos são aceleradas com o aumento da temperatura corpórea na área de aplicação. O início, a profundidade e a duração da anestesia dependem da duração da aplicação. Esta tende a aumentar durante as primeiras três horas após o início do tratamento. Não deve ser aplicada em mucosas, tegumento inflamado ou lesado ou em superfícies com áreas superiores a 2.000 cm^3.[9,214]

Quadro 53.28. Psicoestimulantes disponíveis no Brasil

NOME FARMACOLÓGICO	DOSE/DIA	PICO (HORAS)
Anfepramona	75 mg >12 anos	
Mazindol	1-2 mg 1-3x	
Metilfenidato de liberação controlada	0,1-1,6 mg/kg – 10 mg 3-4x	2 6-8
Modafinil	100-400 mg	2-4

Fonte: Hollister e colaboradores.[133]

Quadro 53.29. Relação dos anti-histamínicos utilizados como adjuvantes no tratamento ou profilaxia da dor no Brasil

NOME FARMACOLÓGICO	DOSE	INÍCIO (MIN)	PICO (HORAS)	DURAÇÃO (HORAS)	GESTAÇÃO	LACTAÇÃO
Prometazina	VO/IV/IM 12,5-50 mg	IM/VO 15-30; IV 2-5	IV/IM/VO <2	IV/IM/VO 2-8		
Cipro-heptadina	4 mg (0,125 mg/kg) 3-6x	30-60		8-12		
Pizotifeno	0,5-1,5 mg 3x		1		?	Compatível
Hidroxizina	50-100 mg (1-2 mg/kg) 3-4x	15-30	2-3	4-6		

H: horas; min: minutos.

Fonte: Hollister e colaboradores.[133]

A mexiletina é utilizada por VO e exerce atividade anestésica, antiarrítmica e analgésica em dores lancinantes de origem neuropática (neuralgia do trigêmeo, outras neuralgias da face, neuralgia pós-herpética, neuralgia diabética).[73] Apresenta propriedades farmacológicas semelhantes às da quinidina e da procainamida. Atravessa a barreira placentária e é eliminada no leite materno.[9]

A lidocaína, por via IV, é utilizada para analgesia em doentes com dor neuropática (até 500 mg/250 mL de soro fisiológico, 5 mg/kg/h, 8,35 mg/min, 60 minutos).[215]

A duração e a qualidade da anestesia regional podem ser magnificadas com a adição de adrenalina, agonistas alfa-2 adrenérgicos (clonidina) e opioides à solução.[9,212] A alcalinização aumenta a velocidade de instalação e a duração das anestesias local ou regional (1 mL de bicarbonato de sódio a 8,4% em 10 mL de solução anestésica). Os níveis séricos da mexiletina são reduzidos com o uso concomitante de fenitoína, fenobarbital e rifampicina e aumentados com a teofilina. A absorção gastrintestinal é diminuída com narcóticos, atropina, hidróxido de magnésio e alumínio.[9,19] Podem ocorrer efeitos aditivos no coração quando associados ao propranolol ou quinidina. A meta-hemoglobinemia é complicação grave que se manifesta quando a prilocaína é associada a fármacos meta-hemoglobinizantes (sulfonamidas, acetominofeno, corantes de anilina, mesocaína, dapsona, nitratos, nitritos, nitrofurantoína, nitroglicerina, nitroprussiato, fenacetina, fenobarbital, fenitoína, quinino). Acentua o bloqueio neuromuscular dos curares. Betabloqueadores e cimetidina reduzem seu clareamento. Os benzodiazepínicos, os barbituratos e os anestésicos voláteis elevam o limiar convulsivante dos ALs.[9,19,211]

A eliminação da lidocaína é por via hepática. Deve ser usada com cautela em idosos, hipotensos e em doentes com ICC ou com comprometimento da função hepática e em gestantes. É contraindicada em doentes com choque cardiogênico ou com bloqueio cardíaco de segundo e terceiro graus. Deve ser evitada em doentes com história de alergia aos ALs ou em crianças com menos de um mês de idade. A desinsuflação do manguito deve ser realizada gradualmente após a realização dos bloqueios IV regionais.[9,19,211]

Náuseas, vômitos, diarreia, dor abdominal, hipotensão arterial, braquicardia, bloqueio da condução cardíaca, arritmias cardíacas, palidez cutânea, colapso circulatório, depressão respiratória, broncoespasmo, confusão mental, tonturas, tremores, alentecimento do discurso, dormência perioral, parestesias, ansiedade, sonolência, inquietação, euforia, convulsões, borramento visual, diplopia, hipoacusia, zumbidos, nistagmo, eritema, edema, urticária, prurido, edema angioneurótico, reações anafiláticas, meta-hemoglobinemia, leucopenia e agranulocitose são manifestações tóxicas desses fármacos. Podem ocorrer aracnoidite, comprometimento da função vesical, déficits motores e sensitivos permanentes ou temporários quando a via intratecal é utilizada, especialmente com solução hiperbárica de lidocaína a 5%.[9,211]

As complicações devem ser tratadas com a suspensão ou redução da medicação, suportes ventilatório e cardiocirculatório e acidificação urinária. Devem ser prescritos benzodiazepínicos (diazepam 0,025 a 0,2 mg/kg IV; midazolam 0,25 a 1 mg/kg IV) ou barbitúricos (tiopental sódico 0,5 a 2 mg/kg IV) para controlar as convulsões e oxigenoterapia. A meta-hemoglobinemia é tratada com azul de metileno (1 a 2 mL/kg IV por cinco minutos); quando os ALs tiverem sido ingeridos, a emese induzida é indicada.[9,19,211,212]

No Quadro 53.30 estão relacionados os ALs mais empregados no nosso meio.

Antagonistas dos receptores NMDA

A cetamina é anestésico dissociativo que atua como antagonista não competitivo do receptor NMDA ao bloquear a fenciclidina, local de ação dos aminoácidos excitatórios e dos neuropeptídeos.[153,216] Administrada, por via IV na dose de 0,6 a 5 mg/kg, reduz a sensibilidade, produz analgesia, amnésia e paralisa os movimentos sem comprometer totalmente a consciência.[19] Por via IV (0,15 a 1 mg/kg), por via IM ou SC (2,5 a 5 mg/kg), por VO (50 a 60 mg/5 a 6 mg/kg) ou epidural caudal (0,5 mg/kg) alivia a dor no membro fantasma, a neuralgia pós-herpética e atua como analgésico preventivo.[53] Sofre intensa metabolização hepática quando administrado por VO; apenas 20% da droga atinge níveis terapêuticos. O restante é transformado em metabólito ativo, a norcetamina. Sua ação por via IM inicia-se em três a quatro minutos e por via IV em menos de 30 segundos. O pico de ação por VO ocorre em 30 minutos, por via IM, em cinco a 20 minutos e, por via IV, em um minuto. A duração do efeito por via IM é de 15 a 20 minutos, por via IV, de 5 a 15 minutos e, por via epidural, de quatro horas. Proporciona aumento da pressão arterial e da frequência cardíaca, mas a respiração não é afetada, mesmo em doses anestésicas. A longo prazo podem ocorrer complicações, incluindo-se hepatopatia, úlcera gástrica e déficit da memória. Durante a recuperação da anestesia, podem manifestar-se movimentos involuntários e experiências sensoriais especiais, representadas por *delirium* e irritabilidade. Os efeitos adversos parecem ser menos expressivos em crianças.[19] O diazepam por via IV é indicado quando ocorre excitação exagerada.[32]

O dextrometorfano é antagonista do canal iônico associado ao receptor NMDA, agonista dos receptores sigma-1 e antagonista da recaptação de 5-HT e dos canais de Na^+. É primariamente metabolizado pelo citocromo P4502D6, o que torna muito variável a sua concentração. A dose é de 10 a 240 mg/dia e é dividida em três a quatro vezes; na dose de 400 mg/dia parece ser eficaz no tratamento da neuralgia diabética. O início de ação ocorre em 15 a 20 minutos. Como aumenta a concentração da 5-HT no SNC, pode causar síndrome serotoninérgica quando associado a agentes serotoninérgicos, como a paroxetina, fluoxetina e IMAOs. Pode desencadear mania em doentes com anormalidades de transtornos bipolares.[32]

A amantadina, por via IV, parece ser eficaz no tratamento da neuralgia pós-operatória. A memantina parece também ser eficaz no tratamento da dor associada às neuropatias.[32]

Agonistas e antagonistas adrenérgicos

Acentuam a ação de anticolinérgicos e antagonizam a ação de alguns anti-hipertensivos (a-metildopa, guanetidina). Os antagonistas alfa-1-adrenérgicos (prazosina),[159] os agonistas alfa-2 adrenérgicos (clonidina) e os betabloqueadores (propranolol, metoprolol)[217] são profiláticos da migrânea, incluindo a presente nos doentes hipertensos e na infância; aliviam também a dor em casos de síndrome complexa de dor regional[117,217,218] e o tremor induzido por catecolaminas, bloqueiam a inibição da desgranulação de mastócitos promovida pelas catecolaminas e exercem ação na função plaquetária.[9,57] Acentuam a ação dos anticolinérgicos e antagonizam a ação de alguns anti-hipertensivos (alfa-metildopa, guanetidina).[32]

Os betabloqueadores adrenérgicos, propranolol, metoprolol, timolol, nadolol e atenolol são eficazes na profilaxia da migrânea; reduzem pelo menos 50% da frequência das crises da migrânea com e sem aura em cerca de 60 a 80% dos casos.[219,220] Os mecanismos de ação na prevenção das crises de migrânea são: inibição da liberação de Nadr (bloqueio pré-sináptico dos receptores beta) e redução do ritmo de atividade dos neurônios do *locus ceruleus*. Doentes com hiperatividade catecolaminérgica central apresentam mais frequentemente melhora profilática da migrânea com os betabloqueadores. Não há correlação entre sua eficácia e a seletividade pelos receptores beta. Tanto o propranolol (betabloqueador não-seletivo) quanto o atenolol (seletivo para receptores beta-1) são eficazes.[219,221,222] A variação contingente negativa (VCN), que é um potencial cerebral negativo lento relacionado a evento registrado no couro cabeludo durante a execução de tarefas simples, como reação a estímulos de alarme, é significativamente aumentada e sua habituação é reduzida nos doentes com migrânea não tratada e nos doentes com cefaleia tipo tensão e retorna ao normal após a profilaxia com betabloqueadores.[219] Os bloqueadores β reduzem o ritmo sinusal, o ritmo da despolarização espontânea dos marca-passos ectópicos, reduzem a condução dos potenciais nos átrios e no nó atrioventricular e prolonga seu período refratário funcional. Não causam hipotensão arterial em normotensos, porém reduzem a pressão arterial nos hipertensos. Interferem na circulação sanguínea via redução da contratilidade miocárdica e do débito cardíaco, reduzem a secreção de renina, reduzindo as concentrações de angiotensina, alteram a atividade do sistema nervoso neurovegetativo simpático por ação no SNC, altera a sensibilidade dos barorreceptores e a atividade periférica dos neurônios adrenérgicos e aumenta a biossíntese das PGs. A interrupção abrupta de alguns betabloqueadores pode produzir uma síndrome de retirada, caracterizada como hiperatividade simpática que pode exacerbar sintomas coronarianos e aumentar a pressão arterial a níveis mais altos do que os níveis pré-tratamento. A dose deve ser progressivamenete reduzida em 10 a 14 dias. O uso de betabloqueadores em doentes com hipertensão arterial pode acarretar comprometimento hepático e resultar em encefalopatia hepática. Os betabloqueadores variam quanto à lipossolubilidade, seletividade para os receptores beta-1-adrenérgicos, ocorrência de atividade agonista parcial ou simpaticomimética intrínseca e propriedades estabilizadoras da membrana. Drogas sem atividade simpaticomimética intrínseca reduzem inicialmente o débito cardíaco e aumentam reflexamente a resistência vascular periférica sem alterar a pressão arterial final. Drogas com atividade simpaticomimética intrínseca produzem menos efeito na frequência cardíaca e no débito cardíaco, além de queda da pressão arterial; causam redução da resistência vascular periférica abaixo dos níveis pré-tratamento, provavelmente via estimulação de receptores beta-2 que determinam vasodilatação. Podem causar discreta redução do fluxo plasmático renal e do ritmo de filtração glomerular. Os bloqueadores beta-2-adrenérgicos atuam também no músculo liso dos brônquios, sem repercussão na função pulmonar dos indivíduos normais; podem causar broncoconstrição nos doentes com asma ou doença pulmonar obstrutiva crônica. Os betabloqueadores reduzem a frequência cardíaca e a contratilidade miocárdica, efeito que é ainda maior quando o sistema nervoso simpático está ativado, como durante o exercício físico. A resistência periférica aumenta como resultado do bloqueio de receptores beta vasculares e dos reflexos simpáticos compensatórios que ativam os receptores beta-adrenérgicos vasculares. Com o uso prolongado, a resistência periférica retorna ao normal. Exercem também atividade estabilizadora de membrana; sua ação no tecido de condução cardíaco é similar à dos anestésicos locais.[9,32]

O propranolol é antagonista puro com igual afinidade para os receptores beta-1 e beta-2 (não seletivo), e não ativa receptores beta-adrenérgicos; é útil na profilaxia da migrânea e no tratamento da neuralgia do trigêmeo e da síndrome complexa de dor regional. Bloqueia os receptores beta-1-adrenérgicos, reduzindo a frequência e o débito cardíaco, e os beta-2-receptores, aumentando a resistência vascular periférica e coronariana e inibindo o espasmo dos vasos piais do encéfalo.[9] Acentua a depressão miocárdica dos anestésicos inalatórios e injetáveis, o efeito vasoconstritor da adrenalina e os efeitos da digoxina e dos miorrelaxantes.não despolarizantes e despolarizantes. Aumenta os níveis séricos da

Quadro 53.30. Anestésicos locais mais utilizados no Brasil

NOME FARMACOLÓGICO	NERVO PERIFÉRICO E PERCUTÂNEO	GÂNGLIO ESTRELADO	PLEXO CELÍACO	IV REGIONAL	ESPINAL	EPIDURAL	SISTÊMICO IV	PLEURAL	DOSE MÁXIMA INDIVIDUAL
Curta duração									
Cloroprocaína	< 40 mL				50-100 mg (0,5-5%)	*Bolus* 200-750 mg (1,5-2 mg/kg) 10-25 mL/2% Infusão 20-30 mL/h (20 mg/kg)	10-20 mg/kg		1.000 mg s/adr (12 mg/kg) c/adr (15 mg/kg)
Duração	0,5-1 h				0,5-1 h	0,5-1 h	30 min		
Média duração									
Lidocaína	1-60 mL/ 0,5-5 mg/kg (0,5;2%)	10-20 mL/1%	20-25 mL/1%	MMSS 200-300 mg (40-60 mL/2%) MMII 250-300 mg (100-120 mL/0,25%)	50-100 mg (0,5-5%)	*Bolus* 20-30 mL/1% 200-400 mg (7-9 mg/kg) Infusão 6-12 mL/h (0,2-0,25 mL/kg)/1-2%/h	50-300 mg (1,5 mg/kg)/ 1%		800 mg (7 mg/kg)
Duração	1-3 h c/adr 2-6 h			1-2 h	0,5-1 h	1-3 h			
Ropivacaína	1-100 mL 0,2%					*Bolus* 10-20 mL 0,2% Infusão 4-14 mL/h			Epidural 40 mg nervo periférico 200 mg
	2-6 h					0,5-1,5 h			
	0,5-6 mg/kg (0,5-2%)			MMSS 200-250 mg (40-50 mL/0,5%) MMII 250-300 mg (100-120 mL/0,25%)		200-300 mg (6-9 mg/kg)/1-2%			600 mg (8,5 mg/kg)
Duração	1,5-3 h			1-2 h		1-3 h			
Longa duração									
Tetracaína	0,5-1 mg/kg				5-20 mg (0,4 mg/kg)				3 mg/kg
Duração	3-4 h				0,5-3 h				

(Continua →)

(Continuação)							
Bupivacaína	< 150 mg/ (0,25-0,5%)	25-50 mg 10-20 mL/0,25%	25-50 mg (0,4-1 mL/kg) (0,25%)	75-250 mg (0,5-0,75 mL/kg)	10-20 mL (0,25-0,5 mg/kg)	50-150 mg (1,5-2,5 mg/kg) 20-25 mL/0,25%-0,5%	50-150 mg	Bolus 100 mg (0,4 mL/kg - 0,25-0,5%)	225 mg (2-3,5 mg/kg)
Bupivacaína associações	1,5-6 h c/adr 8-24 h				2-4 h	1,5-5 h		3-10 h	
Mistura eutética de lidocaína a 2,5%, prilocaína a 2,5%									60 g/2.000 cm²

adr: adrenalina, c: com, s: sem, máx: máxima, MMII: membros inferiores, MMSS: membros superiores.

Fonte: Hollister e colaboradores.[133]

clorpromazina, cimetidina, halotano, digoxina e morfina e reduz os níveis de indutores enzimáticos (fenitoína, fenobarbital, rifampicina).[32] Apresenta efeito aditivo com as catecolaminas (reserpina) e os bloqueadores de canais de Ca^{++}, acentua os efeitos inotrópicos negativos da cetamina, antagoniza o efeito cardioestimulante e broncodilatador dos simpatomiméticos, induz hipoglicemia e prolonga o efeito hipoglicêmico da insulina e a elevação do K^+ plasmático em resposta à sulccinilcolina. É contraindicado em doentes com choque cardiogênico, braquicardia sinusal, bloqueio atrioventricular, ICC não decorrente da taquiarritmia e quando há histórico de asma brônquica. Deve ser usado com cautela em diabéticos ou em doentes sob tratamento com digoxina ou bloqueadores do canal de Ca^{++}. Existe risco de isquemia ou de infarto do miocárdio em casos de doença coronariana e de hipertensão rebote quando suspenso abruptamente. A adrenalina pode causar aumento súbito da PA e da frequência do pulso.[9] Seus efeitos adversos são representados por bradicardia, hipotensão arterial, bloqueio atrioventricular, ICC, angina, choque cardiogênico, arritmias cardíacas, assistolia, trombose mesentérica, hipoglicemia, hipercalemia, depressão do SNC, fadiga, desorientação, tonturas, déficit da memória, convulsões, náuseas, vômitos, pancreatite, agranulocitose, púrpura trombocitopênica e não trombocitopênica, broncoespasmo, dispneia, tosse e artralgia.[19] Suas doses iniciais devem ser baixas (40 mg/dia), que deve ser aumentada gradualmente, até alcançar, conforme cada caso, 240 mg/dia e respeitando-se a variação da PA e da frequência cardíaca. Não existe antídoto específico; em caso de intoxicação, a medicação deve ser descontinuada e o suporte cardioventilatório, o tratamento sintomático, a indução da emese com ipeca, a lavagem gástrica e o uso do carvão ativado devem ser instituídos. A bradicardia é tratada com atropina (1 a 2 mg IV), isoproterenol (0,02 a 0,15 mg/kg/min IV) e/ou com a implantação de marcapasso cardíaco. O glucagom (5 a 10 mg/IV seguido da dose de 1 a 5 mg/h em infusão contínua) controla a bradicardia e a hipotensão arterial. O bicarbonato de sódio (0,5 a 1 mEq/kg IV, repetidamente, quando necessário) auxilia o controle das anormalidades da condução cardíaca.[9,19,57]

O metoprolol e o atenolol apresentam mais afinidade por receptores beta-1 do que para beta-2 (são antagonistas beta-1 seletivos, embora a seletividade não seja absoluta). Alguns betabloqueadores (pindolol e acebutolol) ativam parcialmente receptores beta na ausência de catecolaminas. No entanto, a atividade intrínseca dessas drogas é menor do que as dos agonistas completos, como o isoproterenol; esses agonistas parciais têm atividade simpaticomimética intrínseca. O metoprolol, bloqueador beta-1-adrenérgico cardíaco seletivo, também inibe os receptores beta-2 em altas doses. O efeito profilático na migrânea se deve em parte à inibição da vasodilatação.[32]

A guanetidina, por infusão IV regional (técnica de Bier) é útil no tratamento da síndrome complexa de dor regional porque bloqueia os neurônios adrenérgicos, depleta as reservas e inibe a liberação da Nadr nas terminações nervosas.[57,117,223] A recuperação desses efeitos é lenta e o efeito é prolongado. Não cruza a barreira hematoencefálica e não atua no SNC.[57] São complicações do seu uso: hipotensão arterial, síncopes, bradicardia, tonturas, borramento visual, diarreia, dispneia, sensação de fraqueza, náuseas, vômitos, retenção urinária, hipoglicemia, edema e congestão nasal. O efeito bradicardizante acentua-se quando ela é associada à digoxina, anestésicos inalatórios e drogas depletoras de catecolaminas (reserpina). O efeito hipotensor acentua-se com diuréticos, álcool e outros hipotensores. É contraindicada em doentes com feocromocitoma ou ICC.[9,57]

A clonidina acentua os efeitos dos opioides e dos ALs. Por via intratecal exerce atividade analgésica. Atua no receptor alfa-2 adrenérgico nos neurônios do CPME, onde exerce propriedades analgésicas. Age pré-sinapticamente nos receptores acoplados aos canais de K+, resultando em aumento da condutância extracelular do K+ e induzindo estabilidade neuronal.[224,225]

A tizanidina é agonista alfa-2 adrenérgico que, por via intratecal, reverte a alodínia e a hiperpatia resultantes de neuropatia. Exerce moderado efeito miorrelaxante.[32]

No Quadro 53.31 são apresentados os agonistas e os bloqueadores adrenérgicos mais utilizados para o tratamento da dor em nosso meio.

Bloqueadores de canais de cálcio

Os canais de Ca^{++} presentes no encéfalo e no sistema nervoso periférico são classificados como L, N, P, Q, R, T.[226] Os bloqueadores de canais de Ca^{++} exercem ação antianginosa, antiarrítmica supraventricular, anti-hipertensiva,[57] profilática da migrânea e da cefaleia em salvas e analgésica, em casos de dor isquêmica e síndrome complexa de dor regional.[117] O verapamil por via epidural reduz o consumo analgésico de doentes após a execução de cirurgias abdominais. Agem predominantemente em canais de Ca^{++} dependentes de voltagem, inibindo a penetração do Ca^{++} nas fibras

Quadro 53.31. Agonistas e bloqueadores adrenérgicos utilizados no Brasil para o tratamento ou profilaxia da dor

NOME FARMACOLÓGICO	DOSE	INÍCIO (MIN.)	PICO	DURAÇÃO	GESTAÇÃO	LACTAÇÃO
Agonistas alfa-2						
Clonidina	Desintoxicação da morfina: 0,1-0,3 mg VO 3-4x/dia Profilaxia da migrânea: 0,1 mg VO 2-4x	30-60	2-4 h	VO 8 h Espinal 3-4 h		
	Analgesia espinal Epidural *Bolus* 150-500 μg Contínua 10-40 mg (0,2-0,8 μg/kg)/h Espinal *Bolus* 15-150 μg					
Depletores de noradrenalina						
Guanetidina	VO 25-50 mg (0,2 mg/kg)/dia IV (Bier) diluída em lidocaína e soro fisiológico Membro superior 20 mg Membro inferior 30 mg (10-25 mg/kg)	5-10	10 min	3-6 sem.		
Reserpina	VO 0,25-2 mg (5-20 μg/kg)/dia					
Bloqueadores alfa-1-adrenérgicos						
Prazosina	1-5 mg 2x		2 h			
Bloqueadores beta-adrenérgicos						
Beta-1 (cardíaca) Beta-2 (periférica)	25-100 mg 1x	VO< 30		24 h	C	Compatível
Propranolol Beta-1, beta-2	VO 20-80 mg 1-4x	IV < 2	4-5 sem.	VO 6-12 h IV 1-6 h	C	Compatível
Metoprolol		< 15	4-6 sem.	5-8 h	B	Compatível
					C	Compatível

Min: minutos; h: horas; sem.: semanas.

musculares lisas, incluindo as dos vasos cerebrais e do músculo cardíaco, e bloqueiam a vasoconstrição induzida por agonistas que utilizam os canais de Ca^{++} dos receptores beta-adrenérgicos.[227] A potência bloqueadora dos subtipos de receptores da 5-HT é essencial para a analgesia.[19,57,227] As benzotiazepinas (diltiazem), as difenilpiperazinas (flunarizina) e as difenilaquilaminas (verapamil), parecem ser efetivas na profilaxia da migrânea,[229] enquanto as di-hidropiridinas (nimodipina e nifedipina) parecem não atuar.[227,228]

A nimodipina, o verapamil e o diltiazem apresentam propriedades antinociceptivas.[57,227,228] O verapamil, por via epidural, atua predominantemente nos canais de Ca^{++} dependentes de voltagem, inibindo a penetração do Ca^{++} nas fibras musculares lisas, incluindo as dos vasos cerebrais e as do músculo cardíaco, e bloqueando a vasoconstrição induzida por agonistas dos canais de Ca^{++} dos receptores beta-adrenérgicos.[119] Interferem na liberação de 5-HT presentes nas terminações nervosas serotoninérgicas; apresentam afinidade pelo receptor 5-HT$_2$. Interferem também na inflamação neurogênica vascular e no início e propagação da depressão alastrante via inibição das enzimas dependentes Ca^{++} envolvidas na formação das PGs e prevenção da hipoxia neuronal. Reduzem o consumo de analgésicos de doentes após a execução de cirurgias abdominais. A potência bloqueadora dos subtipos de receptores da serotonina é essencial para a analgesia.[57,227] A nifedipina e o ditialzem são mais potentes que o verapamil.[9] A flunarizina é bloqueador do canal de Ca^{++} não seletivo que se distribui preferencialmente no tecido adiposo e cruza a barreira hematoencefálica. Sua meia-vida é de sete a dez dias. É degradada metabolicamente por desalquilação oxidativa. Parece proteger as células cerebrais contra dano isquêmico, eleva o limiar de excitabilidade na depressão alastrante e influencia a liberação de neurotransmissores (dopamina, metionina-encefalina).[15,144] Pode causar anormalidades extrapiramidais, sonolência, depressão e aumento do apetite. A dose de 5 a 10 mg/dia, deve ser mantida durante dois a cinco meses. O diltiazem e o verapamil são também úteis na profilaxia da cefaleia orgásmica.[229-231] Os bloqueadores de canais de Ca^{++} do tipo L, como a nimodipina, reduzem a necessidade de morfina em doentes com câncer. Os bloqueadores de canais do tipo T são mais eficazes em condições inflamatórias e atenuam a fase tardia, mas não a precoce, da reação à formalina. Os canais tipo N localizam-se nas terminações centrais das fibras aferentes e são importantes no desenvolvimento da hiperexcitabilidade espinal e da hiperalgesia.[42] O intervalo entre o início da administração e o início do efeito na profilaxia das crises de migrânea é prolongado (semanas). Os bloqueadores de canais de Ca^{++} acentuam os efeitos dos relaxantes musculares despolarizantes e não despolarizantes.[9] Apresentam efeito aditivo depressor cardiovascular quando associados a anestésicos voláteis, anti-hipertensivos, diuréticos, inibidores da enzima conversora da angiotensina e vasodilatadores. Reduzem a eficácia e a neurotoxicidade do lítio e o clareamento da cimetidina. Podem deslocar as ligações dos anticoagulantes orais, hidantoinatos, salicilatos, sulfonamidas e sulfonilureias das proteínas circulantes. Aumentam a toxicidade da digoxina, benzodiazepina, carbamazepina, hipoglicemiantes orais e, possivelmente, da teofilina e da quinidina. Podem ocorrer alterações da condução atrioventricular e braquicardia, quando utilizados concomitantemente a bloqueadores beta-adrenérgicos, e hipotensão arterial e bradicardia quando associados à bipuvacaína. O uso concomitante de verapamil por via IV com dantrolene pode resultar em colapso cardiocirculatório.[176] Devem ser evitados em doentes com ICC, bloqueio atrioventricular, doença do nó sinusal, *flutter*, fibrilação atrial, bradicardia, hipotensão arterial ou obstipação intestinal importante.[9,195] Dentre seus feitos adversos, citam-se: hipotensão arterial, palpitações, taquicardia, insuficiência respiratória, broncoespasmo, superficialização da respiração, congestão nasal e torácica, edema periférico, cefaleia, tonturas, ansiedade, *delirium*, psicoses, náuseas, diarreia, obstipação, rigidez articular, prurido, urticária, febre, diaforese e horripilações.[159,174,176] Em caso de intoxicação, a medicação deve ser descontinuada ou a dose reduzida, os suportes ventilatório e cardiocirculatório instituídos e a indução da emese e o tratamento sintomático realizados. Cloreto de Ca^{++} a 10% (500 a 1.000 mg IV 5 a 10 mL), gluconato de Ca^{++} a 10% (500 a 2.000 mg IV), isoproterenol, noradrenalina, atropina e implante de marcapasso cardíaco são recomendados para o tratamento da depressão miocárdica.[9,195]

Os bloqueadores de canais de Ca^{++} mais utilizados em nosso meio no tratamento e profilaxia da dor estão relacionados no Quadro 53.32.

Quadro 53.32. Bloqueadores de canais de Ca^{++} mais utilizados no Brasil para o tratamento ou profilaxia da dor

NOME FARMACOLÓGICO	DOSE PARA PROFILAXIA DA MIGRÂNEA	INÍCIO	PICO	DURAÇÃO (HORAS)
Difenilpiperazina				
Flunarizina	10 mg/dia			
Fenialquilamina				
Verapamila	80-120 mg 3x	30 min	1,2-2 h	3-7 h
1,4-di-hidropiridina				
Nifedipina		20 min	30 min	4-12 h
Nimodipina	VO 30 mg 2x IV 15 µg/kg/h			8-9 h

Agonistas e antagonistas de serotonina

Existem pelo menos 14 receptores de 5-HT; alguns são observados nos neurônios sensitivos incluindo a HT$_{1A}$, 5-HT$_2$, 5-HT$_3$ e 5-HT$_4$. Os agonistas 5-HT$_{1B/1D}$ causam constrição carotídea, inibição das terminações nervosas trigeminais dos vasos cranianos e da dura-máter e inibem os neurônios trigeminais do complexo trigeminocervical. Os receptores 5-HT$_{2A}$ são envolvidos nos mecanismos periféricos que resultam na hiperalgesia.[232] O sistema trigeminovascular é sensitivo e vasodilatador. As fibras nervosas distais originadas do gânglio trigeminal contêm substância P, CGRP e neurocinina-A que são liberados quando o gânglio é estimulado. Esse efeito é bloqueado pela di-hidroergotamina e pelos triptanos.[114,233] As células trigeminocervicais podem ser inibidas pela di-hidroergotamina, naratriptano, rizatriptano e zolmitriptano.[234]

Os triptanos são potentes constritores dos grandes vasos e dos vasos piais[235] do encéfalo. Entretanto, não alteram o fluxo sanguíneo cerebral de repouso nos animais.[236] Sua ação preferencial é na circulação craniana, pois é inexistente ou escassa a presença dos receptores 5-HT$_{1B/1D}$ nos demais leitos vasculares, particularmente na circulação coronariana.[236] Os triptanos (sumatriptano, zolmitriptano, naratriptano, rizotriptano) são agonistas dos receptores 5-HT$_{1B}$ e 5-HT$_{1D}$, que se concentram nas regiões do núcleo do complexo nuclear trigeminal, reduzem a vasodilatação meníngea, causam vasoconstrição seletiva e de curta duração nas anastomoses arteriovenosas no território das artérias carótidas (mais intensamente das artérias durais do que nas cerebrais e temporais) e previnem o extravasamento plasmático dural mediado pela ativação de autorreceptores 5-HT$_{1B/1D}$ das fibras sensitivas, sem alterar marcadamente o fluxo sanguíneo encefálico, diminuindo a inflamação neurogênica.[175,237] O complexo trigeminocervical tem receptores a que se ligam o sumatriptano[235] no gato, em cobaias e seres humanos, e o zolmitriptano no gato.[237] Os triptanos são eficazes no tratamento das crises agudas moderadas ou graves de migrânea e de cefaleia em salvas, reduzem a ocorrência de náuseas, vômitos e fonofobia em casos de migrânea; a recorrência da cefaleia ocorre em 30 a 40% dos doentes em 24 horas.[175] Parecem ser úteis no tratamento inicial das cefaleias causadas por abuso de analgésicos. O naraptriptano tem biodisponibilidade maior do que o sumatriptano e meia-vida e ação mais prolongadas, do que resulta baixa taxa de recorrência. O rizatriptano atua mais precocemente nas crises (30 minutos após a ingestão) e é bem tolerado.[232] Os triptanos promovem analgesia sem alterar significativamente a frequência cardíaca, a PA e a frequência respiratória.[175] Seu uso deve ser cauteloso em doentes com comprometimento renal ou hepático, e são contraindicados nos doentes que sofreram infarto agudo do miocárdio, acidentes vasculares encefálicos ou que apresentam doença coronariana, hipertensão arterial grave ou não controlada, doentes com doenças vasculares periféricas, hepatopatia, nefropatia, angina de Prinzmetal ou migrânea vertebrobasilar ou hemiplégica. Como manifestações adversas de seu uso, citam-se: hipertensão arterial, angina de peito, vasoespasmo coronariano, periférico ou entérico, arritmias cardíacas, palpitações, ataxia, dispneia, broncoespasmo, depressão respiratória, cianose, tonturas, mal-estar, ataxia, sonolência, sensação de fraqueza, disgeusia, convulsões, hemorragia encefálica e alterações visuais. A intoxicação é caracterizada pela ocorrência de náuseas, vômitos, acidose metabólica, hiperglicemia, hipotensão arterial, bradicardia ou bloqueio de ramo de segundo e terceiro graus. Os efeitos adversos cardiovasculares são mais expressivos quando usados concomitantemente ou até 24 horas após a administração dos alcaloides do ergot. É contraindicada sua associação com IMAOs e outros agonistas 5-HT$_{1B/1D}$. A cimetidina prolonga o seu período de ação e a associação com ISRSs pode causar fraqueza, hiper-reflexia e incoordenação motora.

A ergotamina é um alcaloide que atua como agonista parcial ou antagonista dos receptores de serotonina 5-HT$_1$ e de dopamina e exerce ação vasoconstritora nos vasos periféricos e pericranianos, ação depressora nos centros vasomotores centrais e inibitória na recaptação da Nadr.[238] Em doses elevadas, exerce efeito bloqueador alfa-adrenérgico e causa vasodilatação. É utilizada por vias oral, IM, nasal, retal, SL ou inalatória para o tratamento e profilaxia da migrânea e da cefaleia em salvas, e para estimular a contração uterina.[47,239,240] O tartarato de ergotamina é absorvido lenta e incompletamente pelo trato gastrintestinal. O pico da concentração no plasma ocorre em duas horas. A administração concomitante de cafeína promove aumento da sua absorção gastrintestinal. Por via retal os níveis séricos são superiores aos proporcionados pela VO. A ergotamina é metabolizada no fígado e 90% de seus metabólitos são excretados na bile, sendo o restante sequestrado em outros tecidos. Ocorre outro pico de absorção 20 horas após a sua administração, o que significa possibilidade de ocorrer acúmulo da droga, quando novas doses são administradas a curto prazo. Deve ser administrada mais precocemente na crise para que sua eficácia seja máxima, ou seja, quando se manifestam os fenômenos premonitórios. Seus efeitos colaterais são representados pelo agravamento das náuseas e vômitos que pode comprometer o uso da VO. Doses excessivas (superiores a 15 mg/dia) podem causar insuficiência vascular periférica. Pode possibilitar o desenvolvimento da cefaleia crônica diária. A ergotamina não deve ser utilizada mais de duas vezes por semana; preferencialmente, deve-se manter intervalo mínimo de quatro dias entre duas administrações sucessivas. Recomendam-se doses máximas de até 6 mg/dia e de 10 a 12 mg/semana por VO, e não se repetir a dose no dia seguinte, caso a cefaleia não desapareça. A di-hidroergotamina é derivada da ergotamina e apresenta as mesmas características de absorção, espectro de ação, doses terapêuticas e mesmos efeitos colaterais desta. É disponibilizada para uso por via parenteral e inalatória nasal. Podem alterar a contração uterina, especialmente no útero gravídico. Os efeitos na pressão arterial são muito variáveis, mas geralmente pouco expressivos nas doses habituais. Acentuam a hipotensão causada pelo propranolol.[152] A eritromicina aumenta sua concentração sérica.[9] São contraindicados nos doentes com história de hipersensibilidade à droga, doença vascular periférica (tromboangeíte obliterante, aterosclerose, doença de Raynaud, tromboflebite, outras arterites), afecções hepáticas ou renais, doença coronariana, hipertensão arterial, insuficiência hepática ou renal, infecção ativa, gravidez e aleitamento, hipertensão arterial importante, hipertireoidismo, desnutrição ou porfiria.[241] Os efeitos tóxicos caracterizam-se por depressão, fraqueza nos membros inferiores, parestesias, convulsões, cefaleia, *delirium*, prurido, hiper ou hipotensão arterial, taqui ou bradicardia, dor torácica, espasmo coronariano, dor abdominal, diarreia, náuseas, vômitos, doença intestinal isquêmica, vasoespasmo periférico, gangrena, vasoconstrição renal, insuficiência renal, choque e morte.[9]

Os derivados do *ergot* utlizados na profilaxia da migrânea são a metisergida, a metilergonovina e o maleato de ergonovina. A metisergida é agonista/antagonista do receptor 5-HT$_2$, muito útil na prevenção da migrânea rebelde aos demais métodos profiláticos, cefaleia em salvas e síndrome carcinoide. Nas doses de 2 a 10 mg/dia é eficaz como profilática da migrânea em mais de 60% dos casos.[48,233] Cãibras, dores musculares, *delirium*, insônia, náuseas, vômitos, reações cutâneas, edema, vasoconstrição, dor torácica e abdominal, hipotermia, dormência nas extremidades, apneia, derrame pleural, sopro cardíaco e fibrose retroperitoneal e pericárdica são as complicações descritas com o seu uso. Sua superdosagem caracteriza-se pela ocorrência de cefaleia, agitação, hiperatividade, náuseas, vômitos, dor abdominal, midríase, taquicardia, cianose e vasoespamo periférico (extremidades frias). Sua administração prolongada pode causar fibrose retroperitonial, endocárdica e pleural, como resultado de reação idiossincrásica do que de efeito relacionado à dose. Recomenda-se pausa no tratamento a cada três meses. É contraindicada durante a lactação e gravidez, em doentes com anormalidades vasculares, hipertensão arterial grave, doença coronariana, cardiopatias valvulares, flebite, fibrose pulmonar, colagenoses, etc., recomenda-se não empregá-la prolongadamente (mais de seis meses). O tratamento da intoxicação inclui a indução da êmese, a lavagem gástrica, o uso de carvão ativado, o controle da hiperatividade (diazepam) e o tratamento do vasoespasmo periférico com vasodilatadores (nitroprussiato de sódio).

No Quadro 53.33 são relacionados os agonistas e os antagonistas serotoninérgicos mais empregados no nosso meio e, no Quadro 53.34, as propriedades farmacocinéticas e a eficácia dos triptanos.

Inibidores da reabsorção óssea

Os inibidores da reabsorção óssea são indicados na prevenção e no tratamento das metástases ósseas ou da osteopenia.[32]

A calcitonina exerce atividades anti-inflamatória, inibitória da atividade osteoclástica, redutora do Ca^{++} sérico e analgésica no SNC.[36,117] É eficaz no tratamento da síndrome complexa de dor regional,[235] exerce ação profilática em casos da osteopenia e, por via intratecal, é adjuvante da analgesia proporcionada por opioides.[36]

Quadro 53.33. Antagonistas e agonistas de 5-HT, comercializados no Brasil

NOME FARMACOLÓGICO	DOSE	PICO DE AÇÃO	DOSE TETO/DIA
Agonistas-$_{1B/1D}$ (triptanas)			
Naratriptano	VO 2,5 mg/2 h		7,5 mg
Rizatriptano	VO 5-10 mg/2 h		10-30 mg
Sumatriptano	SC 6 mg/2 h VO 50-100 mg/2 h	1-1,5 h	SC 12 mg VO 300 mg
Zolmitriptano	VO 2,5 – 5 mg/2 h	1-1,5 h	10 mg
Antagonistas 5-HT$_2$			
Metisergida	VO 1-2 mg/2-3x		8 mg
Antagonistas 5-HTs			
Tartarato de ergotamina	Profilaxia da migrânea 2 mg/14 dias VO/SL Crise de migrânea Ataque 2 mg 30/30 min Manutenção 1-2 mg	6 mg	10 mg
Mesilato de di-hidroergotamina	0,5 mL 15/15 min	2 mg	

Quadro 53.34. Propriedades dos triptanos

	SUMA (VO)	RIZA	ZOLMI	NARA	ELE	FROVA	ALMO
Meia-vida (horas)	2	2-3	3	6	5	25	3
Biodisponibilidade	14%	40-45%	40%	63-74%	50%	24-30%	80%
T^{máx} (horas)	2	1	2,5	2-3	Almo	2-4	2-3
Excreção	MAO	MAO	p450				
			MAO	Renal	p450	Renal 50%	p450
							MAO
Recorrência		30-40%	20-37%	25%	25%	8-10%	?
Interações	IMAO	IMAO	IMAO		IMAO		IMAO
		propranolol	propranolol				
Eficácia em 2 horas	58%	71%	64%	48%	65%	45%	70-80%
Eficácia em 4 horas				60-74%		60-70%	

Bifosfonados são análogos estruturais do pirofosfato que se ligam ao componente mineral dos ossos e impedem a formação do cristal de hidroxiapatita e a agregação do cristal[32] inibindo a reabsorção e a mineralização óssea. Previnem fraturas patológicas e novas metástases ósseas do câncer de mama e do mieloma múltiplo, previnem a osteoporose, tratam a doença de Paget, a síndrome complexa da dor regional, a osteopenia e a osteoporose,[242] reduzem a hipercalcemia e a hipercalciúria, melhoram a função e a dor.[32] As metástases ósseas liberam citocinas (interleucina-1, fator de crescimento transformante alfa, peptídeo relacionado ao paratormônio, fator de necrose tumoral) que estimulam os osteoclastos a reabsorver a matriz óssea.[19] O pamidronato reduz as complicações (fraturas, compressão da medula espinal) e a dor em 30 a 50% dos doentes com mieloma múltiplo e câncer de próstata.[32] São mal absorvidos pelo trato gastrintestinal, especialmente na presença de alimentos contendo Ca^{++}, Fe^{++}, Mg^{++} e antiácidos que quelam os bifosfonatos.[9] Por VO, devem ser administrados em jejum. O desaparecimento do bifosfonato da circulação é rápido e o volume de distribuição aproxima-se do volume de fluido extracelular (26% do peso corpóreo) após sua administração por via IV. Não são metabolizados; são excretados quase exclusivamente pela urina, aparentemente por secreção tubular. A retenção pelo tecido ósseo é proporcional à taxa de renovação óssea; é aumentada nos pontos onde há intensa remodelação óssea.[201] Intolerância gastrintestinal (náuseas, vômitos), hipofosfatemia, hipocalcemia, elevação da fosfatase alcalina, redução do paratormônio sérico, proteinúria e insuficiência renal aguda são seus principais efeitos colaterais.[32,242]

A plicamicina alivia a dor do câncer de mama metastático sem relação com a reparação da lesão. É mielotóxica e hepatotóxica.[32]

O nitrato de gálio é inibidor da reabsorção óssea que interfere no tamanho e organização dos cristais de hidroxiapatita, tornando-os menos solúveis e, portanto, menos reabsorvíveis.[32]

No Quadro 53.35 são apresentados os inibidores da reabsorção óssea disponíveis no Brasil.

Capsaicina

A capsaicina é alcaloide apresentado como creme nas concentrações de 0,025 a 0,075%, que deve ser aplicado três a cinco vezes ao dia; proporciona alívio das sensações de queimor e de choque em doentes com neuralgia do trigêmeo, neuralgia diabética ou pós-herpética ou artralgias.[9,214] O seu mecanismo de ação está relacionado à depleção e ao bloqueio do reacúmulo de SP nas terminações nervosas cutâneas e articulares; administrada sistemicamente a animais resulta na depleção de peptídeos de todas as fibras aferentes de pequeno calibre sem alterar os neurônios calibrosos e as fibras neurovegetativas.[9] O início da ação ocorre em 14 a 28 dias após a aplicação. A duração do efeito varia de três e seis horas.[214] A aplicação gera queimor regional, às vezes difícil de ser tolerado, especialmente durante o início do tratamento. Essa sensação é prevenida quando a aplicação é realizada com frequência superior a três vezes ao dia. Deve ser evitado o contato com os olhos e com locais onde há lesão tegumentar. Como adversidades do seu uso são citados: o queimor, o eritema e o prurido.[9,214]

Dopamina e agonistas dopaminérgicos

A L-dopa e os agonistas dopaminérgicos (bromocriptina) são úteis no tratamento da dor causada por metástases ósseas, especialmente das neoplasias de mama ou de próstata. Náuseas, vômitos, empachamento epigástrico e disforia são os efeitos colaterais mais comuns desses fármacos.[32]

Quadro 53.35. Inibidores da reabsorção óssea disponíveis no Brasil

NOME FARMACOLÓGICO	DOSE	INÍCIO (SEM.)	PICO (M)	DURAÇÃO (M)	RISCO DA GESTAÇÃO
Nitrato de gálio	0,05-0,5 mg/kg/dia SC por 14 dias, mensalmente				
Calcitonina	50-200 unidades MRC – 2-5 vezes por semana via SC, IM ou nasal				C
Clodronato	VO 400-1.600 mg/dia IV 300 mg/dia				
Etidronato	VO 5 mg/kg/dia 200-400 mg/dia				C
Bisfosfonatos de primeira geração					
Alendronato	VO 10-40 mg/dia por 6 meses IV 7,5 mg/kg	4	3-6	7	C
Pamidronato	IV 15; 90 mg/dia/1.000 mL SF/SG 5% (7,5 – 15 mg/h) 30 mg/dia por 3 dias ou 30 mg/sem./ 6 semanas ou 60 mg a cada 15 dias por 3 doses	4	3-6	7	C

MRC: 0,25 mcg de peptídeo puro.

Cafeína

A cafeína é xantina que exerce ação vasoconstrictora cerebral e estimulante central. É geralmente utilizada em associação aos AAINEs (100 a 250 mg, a cada quatro horas).[32]

Anticolinesterásicos

A ativação do sistema colinérgico concorre para o alívio da dor. Os anticolinesterásicos (prostigmina) parecem melhorar a dor causálgica. Entretanto, causam muitos efeitos colaterais.[243]

CONCLUSÃO

Várias classes de fármacos são utilizadas com finalidade analgésica. A dor deve ser tratada segundo escala ascendente de potência analgésica. Os analgésicos anti-inflamatórios, os psicotrópicos, os anticonvulsivantes e os miorrelaxantes, associados ou não aos opioides de baixa ou elevada potência, são as classes medicamentosas mais utilizadas no tratamento da dor.

Os corticosteroides, os bloqueadores da atividade osteoclástica e os tranquilizantes menores são indicados em casos especiais. A prescrição deve ser adequada às necessidades, observando-se a farmacodinâmica e a farmacocinética de cada medicamento e as contraindicações peculiares a cada caso. As medicações devem ser preferencialmente de baixo custo e de fácil aquisição. A administração deve ser regular, e não apenas por demanda, devendo a via enteral ser priorizada. Alguns efeitos colaterais são dependentes da dose e outros da natureza dos agentes; alguns deles podem ser minimizados com medidas medicamentosas ou físicas específicas. O tratamento antiálgico deve ser instituído imediatamente após as primeiras manifestações da dor, pois não compromete o resultado das avaliações e previne a cronificação da dor. O desenvolvimento de AAINEs que inibem seletiva ou especificamente a COX-2, de antidepressivos que atuam seletivamente na recaptura de 5-HT e Nadr, de neurolépticos mais específicos, de miorrelaxantes de ação prologada e o desenvolvimento de apresentações de derivados opioides de ação ou liberação prolongada foi o avanço que tornou a analgesia mais eficaz e segura em doentes com dor.

REFERÊNCIAS

1. Melzack R, Wall, PD. Pain mechanisms: a new theory. Science. 1965;150(699):971-9.
2. Ferreira KASL, Teixeira MJ. Princípios gerais de tratamento da dor. In: Alves-Neto O, Costa CMC, Siqueira JTT, Teixeira MJ. Dor: princípios e prática. Porto Alegre: Artmed; 2009. p. 943-56.
3. Peng WL, Wu GJ, Sun WZ, Chen JC, Huang AT. Multidisciplinary management of cancer pain: a longitudinal retrospective study on a cohort of end-stage cancer patients. J Pain Symptom Manage. 2006;32(5):444-52.

4. Tennant FS, Uelman GF. Narcotic maintenance for chronic pain: medical and legal guidelines. Postgrad Med. 1983;73(1):81-94.
5. Foley KM. Analgesic drug therapy in cancer pain: principles and practice. Med Clin North Am. 1987;71(2):207-32.
6. World Health Organization. Alivio del dolor en el cancer. Geneve: WHO; 1987.
7. McQuay HJ, Moore RA. Methods of therapeutic trials. In: Wall PD, Melzack R, editors. Textbook of pain. Edinburgh: Churchill Livingstone; 1989. p. 1125-38.
8. Thipphawong JB, Babul N, Morishige RJ, Findlay HK, Reber KR, Millward GJ, et al. Analgesic efficacy of inhaled morphine in patients after bunionectomy surgery. Anesthesiology. 2003;99(3):693-700.
9. Omoigui S. The pain drugs handbook. St. Louis: Mosbi; 1995.
10. Leavens ME, Hill CS Jr, Cech DA, Weyland JB, Weston JS. Intrathecal and intraventricular morphine for pain in cancer patients: Initial study. J Neurosurg. 1982;56(2):241-5.
11. Brune K, Zeilhofer HU. Antipyretic (non-narcotic) analgesics. In: Wall PD, Melzack R, editors. Textbook of pain. Edinburgh: Churchill Livingstone; 1989. p. 1139-53.
12. Buckley FP, Sizemore WA, Charlton JE. Medication management in patients with chronic non-malignant pain. A review of the use a drug withdrawal protocol. Pain. 1986;26(2):153-65.
13. Antman EM, Bennett JS, Daugherty A, Furberg C, Roberts H, Taubert KA. Use of nonsteroidal antiinflammatory drugs: an update for clinicians: a scientific statement from the American Heart Association. Circulation. 2007;115(12):1634-42.
14. Cossermelli W, Pastor EH. Antiinflamatórios não esteróides e doenças reumatológicas. Rev Med. 1995;50:115-24.
15. Auriel E, Hausdorff JM, Giladi N. Methylphenidate for the treatment of parkinson disease and other neurological disorders. Clin Neuropharmacol. 2009;32(2):75-81.
16. Teixeira MJ, Teixeira WGJ. Opióides no tratamento da dor não relacionada ao câncer. In: Teixeira MJ, Yeng LT, Kaziama HHS, editores. Dor: Síndrome dolorosa miofascial e dor músculo-esquelética. São Paulo: Roca; 2006. p. 437-58.
17. Biegon A, Samuel D. Interaction of tricycle antidepressants with opiate receptors. Biochem Pharmacol. 1980;29(3):460-2.
18. Brookoff D, Polomano R. Treating sickle cell like cancer pain. Ann Intern Med. 1992;116(5):364-8.
19. Rang HP, Dale MM. Pharmacology. Edinburgh: Churchill Livingstone; 1991.
20. Breivik H, Slordahl J. Beneficial effects of flupenthixol for osteoarthritic pain of the hip: a double blind cross-over comparison with placebo. Pain. 1984;2(Suppl):52-4.
21. Nishihara KK, Furst DE. Aspirin and other nonsteroidal anti-inflammatory drugs. In: Koopman WJ, editors. Arthritis and allied conditions. 13th ed. Philadelphia: Lea & Febiger; 1996. p. 611-54.
22. Nishi DE, Paulus HE. Aspirin and other nonsteroidal anti-inflammatory drugs. In: McCarty DJ, Koopman WJ, editors. Arthritis and allied conditions. 12th ed. Philadelphia: Lea & Febiger; 1993. p. 567-602.
23. Appel PW, Gordon NB. Digit-symbol performance in methadone-treated ex-heroin addicts. Am J Psychiatry. 1976;133(11):1337-40.
24. Zhang WY, Li Wan Po A. Analgesic efficacy of paracetamol and its combination with codeine and caffeine in surgical pain: a meta-analysis. J Clin Pharm Ther. 1996;21(4):261-82.
25. Kanter MZ. Comparison of oral and i.v. acetylcysteine in the treatment of acetaminophen poisoning. Am J Health-System Pharm. 2006;63(19):1821-7.
26. Portenoy RK. Practical aspects of pain control in the patient with cancer. Pain control in the patient with cancer. Atlanta: American Cancer Society; 1989. p. 7-32.
27. P. R. Vade-Mécum. São Paulo: Soriak; 1997.
28. Insel PA. Analgesic-antipyretics and antiinflamatory agents; drugs employed in the treatment of rheumatoid arthritis and gout. In: Gilman AF, Rall TW, Nies AS, Taylor P, editors. The pharmacological basis of therapeutics. 8th ed. New York: Pergamon; 1990. p. 638-81.
29. Patt RB. Control of pain associated with advanced malignancy. In: Aronoff GM, editor. Evaluation and treatment of chronic pain. 2nd ed. Baltimore: Williams & Wilkins; 1992. p. 313-39.
30. Gingras M. A clinical trial of Tofranil in rheumatic pain in general practice. J Int Med Res. 1976;4(2 Suppl):41-9.
31. Meirelles ES, Fuller R, Silva CAA, LinTY, Teixeira M J, Georgi, DA, et al. Protocolo clínico para a prescrição dos antiinflamatórios não esteróides (AINES). São Paulo: Universidade de São Paulo; 2006.
32. Teixeira MJ, Valle LBS, Teixeira WGJ. Medicação adjuvante no tratamento da dor músculo-esquelética. In: Teixeira MJ, Yeng LT, Kaziama HHS, editores. Dor: síndrome dolorosa miofascial e dor músculo-esquelética. São Paulo: Roca; 2006. p. 483-508.
33. Teixeira MJ. Controvérsias no uso de morfínicos no tratamento da dor não-oncológica. Anais do III SIMBIDOR; São Paulo; 1997. São Paulo: APM; 1997. p. 2-9.
34. Dickenson AH, Sullivan AF. Electrophysiological studies on the effects of intrathecal morphine on nociceptive neurones in the rat dorsal horn. Pain. 1986;24(2):211-22.
35. Hill CS. Influence of regulatory agencies on the treatment of pain and standards of medical practice for the use of narcotics. Pain Digest. 1991;1:7-12.
36. Candelehi S, Romualdi P, Spadaro C, Spampinato S, Ferri S. Studies on the antinociceptive effect of intrathecal salmon calcitonin. Peptides. 1985;6 Suppl 3:273-6.
37. Dourish CT, Hawley D, Iverson SD. Enhancement of morphine analgesia and prevention of morphine tolerance by cholecystokin antagonist L-364, 718. Eur J Pharmacol. 1988;147(3):469-72.
38. Elliott K, Minami N, Kolesnikov Y, Pasternak GW, Inturrisi CE. The NMDA receptor antagonists, LY274614 and MK-801, and the nitric oxide synthase inhibitor, NG-nitro-Larginine, attenuate analgesic tolerance to the mu-opioid morphine but not to kappa opioids. Pain. 1994;56(1):69-75.
39. World Health Organization. Cancer pain relief. Geneva: WHO; 1986.
40. World Health Organization. Cancer pain relief, with a guide to opioid availability. Geneva: WHO; 1996.
41. Donner BM, Zenz M, Tryba M, Strumpf M. Direct conversion from oral morphine to transdermal fentanyl: a multicenter study in patients with cancer pain. Pain. 1996;64(3):527-34.
42. Onofrio BM, Yaksh TL. Long-term pain relief produced by intrathecal morphine infusion in 53 patients. J Neurosurg. 1990;72(2):200-9.
43. Foley KM, Macaluso C. Adjuvant analgesics in cancer pain management. In: Aronoff GM, editor. Evaluation and treatment of chronic pain. 2nd ed. Baltimore: Williams & Wilkins; 1992. p. 340-8.
44. Schreiber S, Pick GG, Wizman R, Pick CG. Argumentation of opioid induced antinoceiception by the atypical drug risperidone in mice. Neurosci Lett. 1977;228(1):25-8.
45. Hertz A. Opiates, opioids and their reception in the modulation of pain. Acta Neurochir. 1987;38(Suppl):36-40.
46. Goldstein JL, Silverstein FE, Agrawal MN, Hubbard RC, Kaiser J, Maurath CJ. Reduced risk of upper gastrointestinal ulcer complication with celecoxib, a novel COX-2 inhibitor. Am J Gastroenterol. 2000;95(7):1681-90.
47. Friedman AP. Ergotamine tartarate: its history, action and proper use in the treatment of migraine. NY ST J Med. 1959;59(12):2359-66.
48. Graham JR. Methysergide for prevention of migraine. N Engl J Med. 1964;270:60-72.
49. Twycross RG. Textbook of pain: opioids. Edinburgh: Livingstone; 1999. p. 1187-214.
50. Nikolaus T, Zeyfang A. Pharmacological treatments for persistent non-malignant pain in older persons. Drugs Aging. 2004;21(1):19-41.

51. Haffen E, Paintaud G, Berard M, Masuyer C, Bechtel Y, Bechtel PR. On the assessment of drug metabolism by assays of codeine and its main metabolites. Ther Drug Monit. 2000;22(3):258-65.
52. Goldenberg DL, Felson DT, Dinerman H. A randomized controlled trial of amitriptyline and naproxen in the treatment of patients with fibromyalgia. Arth Rheum. 1986;29(11):1371-7.
53. Chapman CR, Hill HF. Prolonged morphine self-administration and addiction liability: evaluation of two theories in a bone marrow transplant unit. Cancer. 1989;63(8):1636-44.
54. Edwards WT. Optimizing opioid treatment of postoperative pain. J Pain Symptom Manage. 1990;5(1 Suppl):S24-36.
55. Hill HF, Chapman CR, Kornell, JA, Sullivan KM, Saeger LC, Benedetti C. Self-administration of morphine in bone marrow transplant patients reduces drug requirement. Pain. 1990;40(2):121-9.
56. Plummer JL, Cherry DA, Cousins MJ, Gourlay GK, Onley MM, Evans KH. Long-term spinal administration of morphine in cancer and non-cancer pain: a retrospective study. Pain. 1991;44(3):215-20.
57. Gerber JG, Nies AS. Antihypertensive agents and the drug therapy of hypertension. In: Gilman AF, Rall TW, Nies AS, Taylor P, editors. The pharmacolocial basis of therapeutics. 8th ed. New York: Pergamon; 1990. p. 784-813.
58. Donner BM, Zenz M, Strumpf M, Raber M. Long-term treatment of cancer pain with transdermal fentanyl. J Pain Symptom Manage. 1998;15(3):168-75.
59. Fishbain DA, Cole B, Cutler RB, Lewis J, Rosomoff HL, Fosomoff RS. Is pain fatiguing? A structured evidence-based review. Pain Med. 2003;4(1):51-62.
60. Frenk H, Watkins LR, Mayer DJ. Differential behavioral effects induced by intrathecal microinjection of opiates: comparison of convulsive and cataleptic effects produced by morphine, methadone, and D-ala2-methionine-enkephalinamide. Brain Res. 1984;299(1):31-42.
61. Smith GD, Smith MT. Morphine-3-glucuronide: evidence to support its putative role in the development of tolerance to the antinociceptive effects of morphine in the rat. Pain. 1995;62(1):51-60.
62. Jaffe JH, Martin WR. Opioid analgesics and antagonists. In: Gilman AF, Rall TW, Nies AS, Taylor P, editors. The pharmacological basis of therapeutics. 8th ed. New York: Pergamon; 1990. p. 485-521.
63. Kaiko RF, Foley KM, Grabinski PY, Heidrich G, Rogers AG, Inturrisi CE, et al. Central nervous system excitatory effects of meperidine in cancer patients. Ann Neurol. 1983;13(2):180-5.
64. Kaiko RF, Laccuture P, Hopf K, Brown J. Analgesic onset and potency of oral controlled-release (CR) oxycodone and controlled-release morphine. Clin Pharmacol Ther. 1996;59:130.
65. Maruta T, Swanson DW. Problems with the use of oxycodone compound in patients with chronic pain. Pain. 1981;11(3):389-96.
66. Lascelles RG. Atypical facial pain and depression. Br J Psychiatry. 1966;122(488):651-9.
67. Fromm GH, Terrence CF, Chattha AF, Glass JD. Baclofen in trigeminal neuralgia: its effect on the spinal trigeminal nucleus: a pilot study. Arch Neurol. 1980;37(12):768-71.
68. Lewis JR. Evaluation of new analgesic: butorphanol and nalbuphine. JAMA. 1980;243(14):1465-7.
69. McQuay HJ, Moore A. Paracetamol with and without codeine in acute pain. In: An evidence-based resource for pain relief. Oxford: Oxford University; 1998. p. 60.
70. Regnard CFB, Badger C. Opioids, sleep and the time of death. Palliative Med. 1997;11(4):277-81.
71. Brescia FJ, Portenoy RK, Ryan M, Krasnoff L, Gray G. Pain, opioid use, and survival in hospitalized patients with advanced cancer. J Clin Oncol. 1992;10(1):149-55.
72. Portenoy RK. Tolerance to opioid analgesics: clinical aspects. Cancer Surv. 1994;21:49-65.
73. Fishbain DA, Rosomoff HL, Rosomoff RS. Drug abuse, dependence, and addiction in chronic pain patients. Clin J Pain. 1992;8(2):77-85.
74. Maruta T. Prescription drug-induced organic brain syndrome. Am J Psychiatry. 1978;135(3):376-7.
75. Medina JL, Diamond S. Drug dependency in patients with chronic headache. Headache. 1977;17(1):12-4.
76. Schofferman J. Long-term use of opioid analgesics for the treatment of chronic pain of nonmalignant origin. J Pain Symptom Manage. 1993;8(3):279-88.
77. Simpson DD, Savage LJ, Lloyd MR. Follow-up evaluation of treatment of drug abuse during 1969 to 1972. Arch Gen Psychiatry. 1979;36(7):772-80.
78. World Health Organization. Cancer pain relief and palliative care. Geneva: WHO; 1990.
79. Kjaersgaard-Andersen P, Nafei A, Skov O, Madsen F, Andersen HM, Krøner K, et al. Codeine plus paracetamol versus paracetamol in longer-term treatment of chronic pain due to osteorthritis of the hip. A randomised double-blind, multi-centre study. Pain. 1990;4(3):309-18.
80. Newman RG. The need to redefine addiction. N Engl J Med. 1983;308(18):1096-8.
81. Maruta T, Swanson DW, Finlauyson RE. Drug abuse and dependency in patients with chronic pain. Mayo Clin Proc. 1979;54(4):241-4.
82. Bruera E, Miller MJ. Non-cardiogenic pulmonary edema after narcotic treatment for cancer pain. Pain. 1989;39(3):297-300.
83. Kreek MJ. Medical safety and effects of methadone in tolerant indivuals. JAMA. 1973;223(6):665-8.
84. Kreek MJ, Dodes S, Knes S, Knobler J, Martin R. Long-term methadone maintenance therapy: effects on liver function. Ann Intern Med. 1972;77(4):598-602.
85. Kreek MJ. Medical complications in methadone patients. Ann N Y Acad Sci. 1978;311:110-34.
86. Portenoy RK. Chronic opioid therapy for nonmalignant pain: from models to practice. APS J. 1992;1:285-8.
87. Gritz ER, Shiffman SM, Jarvik ME, Haber J, Dymond AM, Coger R, et al. Physiological and psychological effects of methadone in man. Arch Gen Psychiatry. 1975;32(2):237-42.
88. Rayport M. Experience in the management of patients medically addicted to narcotics. JAMA. 1954;156(7):684-91.
89. Bruera E, Macmillan K, Hanson J, MacDonald RN. The cognitive effects of the administratrion of narcotics analgesics in patients with cancer pain. Pain. 1989;39(1):13-6.
90. Perry S, Heidrichi G. Management of pain during debridement: a survery of U.S. burn units. Pain. 1982;13(3):167-80.
91. Chabal C, Jacobson L, Chaney EF, Mariano A. Narcotics for chronic pain: yes or no? A useless dichotomy. APS J. 1992;1(4):276-81.
92. Cochin J, Kornetsky C. Development and loss of tolerance to morphine in the rat after single and multiple injections. J Pharmacol Exp Ther. 1964;145:1-10.
93. Gelembert AJ. New perspectives on the use of tricyclic antidepressants. J Clin Psychiatry. 1989;50(Suppl):S3.
94. Clark HW, See KL. Opioids, chronic pain and the law. J Pain Symptom Manage. 1993;8(5):297-305.
95. Mercadante S, Maddaloni S, Roccella S, Salvaggio L. Predictive factors in advanced cancer pain treated only by analgesics. Pain. 1992;50(2):151-5.
96. Rinaldi RC, Steindler EM, Wilford BB, Goodwin D. Clarification and standardization of substance abuse terminology. JAMA. 1988;259(4):555-7.
97. Sees KL, Clark HW. Opioid use in the treatment of chronic pain: assessment of addiction. J Pain Symptom Manage. 1993;8(5):257-64.
98. Finlayson RD, Maruta T, Morse BR, Martin MA. Substance dependence and chronic pain: experience with treatment and follow-up results. Pain. 1986;26(2):175-80.
99. Hill HE, Haertzen CA, Glase R. Personality characteristics of narcotic addicts as indicated by the MMPI. J Gen Psychol. 1960;62:127-39.

100. Goodwin RK, Prange AJ, Post RM, Muscettola G, Lipton MA. Potentiation of antidepressant effect by L-triiodothyronine in tricyclic nonresponders. Am J Psychiatry. 1982;139(1):3-8.
101. Brodner RA, Taub A. Chronic pain exacerbated by long-term narcotic use in patients with nonmalignant disease: clinical syndrome and treatment. Mt Sinai J Med. 1978;45(2):233-7.
102. Twycross RG. Clinical experience with diamorphine in advanced malignant disease. Int J Clin Pharmacol. 1974;7(3):184-98.
103. Weissman DE, Haddox JD. Opioid pseudoaddiction: an iatrogenic syndrome. Pain. 1989;36(3):363-6.
104. Zenz M. Morphine myths: sedation, tolerance, addiction. Postgrad Med J. 1991;67 Suppl 2:S100-2.
105. Robins LN, Davis DH, Nurco DN. How permanent was Vietnam drug addiction. Am J Public Health. 1974;64 Suppl 12:38-43.
106. Turner JA, Calsyn DA, Fordyce WE, Ready LB. Drug utilization pattern in chronic pain patients. Pain. 1982;12(4):357-63.
107. Porter J, Jick H. Addiction rare in patients treated with narcotics. N Engl J Med. 1980;302(2):123.
108. Hendler N, Cimini C, Ma T, Long D. A comparison of congnitive impairment due to benzodiazepines and to narcotics. Am J Psychiatry. 1980;137(7):828-30.
109. Jarvik LF, Simpson JH, Guthrie D, Liston EH. Morphine, experimental pain and psychological reactions. Psychopharmacology (Berl). 1981;75(2):124-31.
110. Maruta T, Swanson DW. Psychiatric consultation in the chronic pain patients. Mayo Clin Proc. 1977;52(12):793-6.
111. McQuay HJ, Bullingham RES, Moore RA. Acute opiate tolerance in man. Life Sci. 1981;28(22):2513-7.
112. Kanner RM, Foley KM. Patterns of narcotic drug use in a cancer pain clinic. Ann N Y Acad Sci. 1981;362:161-72.
113. Moulin DE, Iezzi A, Amireh R, Sharpe WK, Boyd D, Merskey H. Randomised traial of oral morphine for chronic non-cancer pain. Lancet. 1976;347(8995):143-7.
114. Kaube H, Hoskin KL, Goadsby PJ. Activation of the trigeminovascular system by mechanical distension of the superior sagital sinus in the cat. Cephalalgia. 1992;12(3):133-6.
115. Portenoy RK, Foley KM. Chronic use of opioid analgesics in non-malignant pain: report of 38 cases. Pain. 1986;25(2):171-86.
116. Owens MJ, Risch SC. Atypical antipsychotics. In: Schalzberg AF, Nemeroff CB. Textbook of psychopharmacology. Washington: American Psychiatric; 1995. p. 263-80.
117. Lin TY. Distrofia simpático-reflexa e causalgia. Estudo clínico e terapêutico [dissertação]. São Paulo: Universidade de São Paulo; 1995.
118. Bruera E, Roca E, Cedaro L, Carraro S, Chacon R. Action of oral methylprednisolone in terminal cancer patients: a prospective randomized duble blind study. Cancer Treat Rep. 1985;69(7-8):751-4.
119. Alcoff J, Jones E, Rust P, Newman R. Fluoxetine prophylaxis of migraine. Headache. 1992;32(2):101-4.
120. Regalado RG. Anafranil in the management of long-term pain: a preliminary report. J Int Med Res. 1976;4(2 Suppl):54-5.
121. Ward N, Bloom VL, Fawcett J, Friedel RO. Urinary 3-methoxy-4-hydroxyphenethylene glycol in the prediction of pain and depression relief with doxepin. Preliminary findings. J Nerv Mental Dis. 1983;171(1):55-8.
122. Orsulak PJ, Waller D. Antidepressant drugs: additional clinical uses. J Fam Pract. 1989;28(2):209-16.
123. Ward NG, Bloom VZ, Friedel RO. The effectiveness of tricyclic antidepressants in the treatment of coexisting pain and depression. Pain. 1979;7(3):331-41.
124. Magni G. On the relationship between chronic pain and depression when there is no organic lesion. Pain. 1987;31(1):1-21.
125. Vrethem M, Thorel LH, Lindstrom T, Holmgren H, Lindström T, Thorell LH. A comparison of amitriptyline and maprotiline in the treatment of painful polyneuropathy in diabetics and mondiabetics. Clin J Pain. 1997;13(4):313-28.
126. Andersen E, Dafny N. An ascending serotonergic pain modulation pathway from the dorsal raphe nucleus to the parafascicularis nucleus o the thalamus. Brain Res. 1983;269(1):57-67.
127. Roberts MHT. 5 Hydroxytryptamine and antinociception. Neuropharmacology. 1984;23(12B):1529-36.
128. Proudfit HK. Pharmacological evidence for the modulation of noception by noradrenergic neurons. In: Field HL, Besson JM. Pain modulation: progress in brain research. Amsterdam: Elsevier; 1988. p. 357-70.
129. Willner P. Antidepressants and serotonergic neurotransmission: an integrative review. Psychopharmacology. 1985;85(4):387-404.
130. Lynch AS, Max MB, Muir J. Efficacy of antidepressants in relieving diabetic neuropathy pain. Amitriptyline vs desipramine, and fluoxetine vs placebo. Neurology. 1990;40(Suppl 1):437.
131. McQuay HJ, Tramèr M, Nye BA, Carroll D, Wiffen PJ, Moore RA. A systematic review of antidepressants in neuropathic pain. Pain. 1996;68(2):217-27.
132. Monks R, Merskey H. Psychotropic drugs. In: Wall PD, Melzack R, editors. Textbook of pain. Edinburgh: Churchill Livingstone; 1989. p. 1155-86.
133. Hollister LE, Conley FK, Britt RH, Shuer L. Long-term use of diazepam. JAMA. 1981;246(14):1568-70.
134. Krupp P, Wesp M. Inhibition of prostaglandin synthetase by psychotropic drugs. Experientia. 1975;31(3):330-1.
135. Botney M, Fields HZ. Amitriptyline potentiates morphine analgesia in a direct action on the central nervous system. Ann Neurol. 1983;13(2):160-4.
136. Feinmann C. Pain relief by antidepressants: possible modes of action. Pain. 1985;23(1):1-8.
137. Butler SH, Weil-Fugazza J, Godefroy F, Besson JM. Reduction of arthritis and pain behavior following chronic administration of amitriptyline or imipramine in rats with adjuvant-induced arthritis. Pain. 1985;23(2):159-75.
138. Gray A, Spencer P, Sewell R. The involvment of the opioidergic system in the antinociceptive mechanism of action of antidepressant compounds. Br J Pharmacol. 1998;124(4):669-74.
139. Galeotti N, Bartolini A, Ghelardini C. Effect of pertussis toxin on morphine, diphenhydramine, baclofen, clomipramine and psysitigmine antinociception. Eur J Pharmacol. 1996;308(2):125-33.
140. Engel GZ. Pyschogenic pain and the pain-prone patient. Am J Med. 1959;26(6):899-918.
141. Loldrup D, Langemark M, Hansen HJ, Olesen J, Bech P. Clomipramine and mianserin in chronic idiopathic pain syndrome. Psychopharmacology (Berl). 1989;99(1):1-7.
142. Nappi G, Sandrini G, Granella F, Ruiz L, Cerutti G, Facchinetti F. A new 5-HT2 antagonist (ritanserin) in the treatment of chronic headache with depression. A double-blind study vs amutriptyline. Headache. 1990;30(7):439-44.
143. Beaver WT. Combination analgesics. Am J Med. 1984;77(3A):38-53.
144. Baldessarini RJ. Drugs and the treatment of psychiatric disorders. In: Gilman AF, Rall TW, Nies AS, Taylor P, editors. The pharmacolocial basis of therapeutics. 8th ed. New York: Pergamon; 1990. p. 383-435.
145. Max MB, Gilron IH. Antidepressants, muscle relaxants, and N-methyl-D-aspartate receptor antagonists. In: Loeser JD, Butler S, Chapman CR, Turk DC. Bonica's management of pain. 3rd ed. Philadelphia: Williams & Wilkins; 2001. p. 1710-62, cap. 85.
146. Court JE, Kase CS. Treatment of tic doloureux with a new anticonvulsant (clonazepan). J Neurol Neurosurg Psychiatry. 1976;39(3):297-9.
147. Goldenberg D, Schmid C, Ruthazer R, Ruthazer R, Schmid C. A randomized double-blind crossover trial of fluoxetine and amitriptyline in the treatment of fibromyalgia. Arthr Rheum. 1996;39(11):1852-9.
148. Rani PU, Shobha JC, Rao TR, Rao TR, Shobha JC. An evaluation of antidepressants in rheumatic pain conditions. Anesth Analg. 1996;83(2):371-5.
149. Scott WA. The relief of pain with an antidepressant in arthritis. Practitioner. 1969;202(212):802-7.

150. Jenkins DG, Ebbutt AF, Evans CD. Tofranil in treatment of low back pain. J Int Med Res. 1976;4(Suppl 2):28-40.
151. Monks RC. Tardive dyskinesia with low dose neuroleptic therapy. Modern Med. 1980;35:519.
152. Gerson GR, Jones RB, Luscombe DK. Studies on the concomitant use of carbamazepine and clomipramine for the relief of post-herpetic neuralgia. Post Grad Med J. 1977;53 Suppl 4:104-9.
153. Eide PK, Jorum E, Stubhaug A, Bremnes J, Breivik H. Relief of post-herpetic neuralgia with the N-methyl-D-aspartic acid receptor antagonist ketamine: a double-blind, cross-over comparison with morphine and placebo. Pain. 1994;58(3):347-54.
154. Chutka DS. Cardiovascular effects of the antidepressants: recognition and control. Geriatrics. 1990;45(1):55-9, 62, 67.
155. Halle MH, Del Medico VJ, Dilsaver SC. Symptoms of major depression: acute effect of withdrawing antidepressants. Acta Psychiat Scand. 1991;83(3):238-9.
156. Hall RC, Beresford TP. Tricyclic antidepressants in treatment of the elderly. Geriatrics. 1984;39(4):81-93.
157. Sandrini G, Alfonsi E, Derysky C, Marini S, Facchinetti F, Nappi G. Evidence for serotonin-S2 receptor involvement in analgesia in human. Eur J Pharmacol. 1986;130(3):311-4.
158. Johansson F, von Knorring L, Sedvall G, Terenius L. Changes in endorphins and 5-hydroxyndoleacetic acid in cerebrospinal fluid as a result of treatment with a serotonin reuptake inhibitor (zimelidine) in chronic pain patients. Psychiat Res. 1980;2(2):167-72.
159. Abram S E, Lightfoot RW. Treatment of long-standing causalgia with prazosin. Reg Anesth. 1981;6:79-81.
160. Budd K. Psychotropic drugs in the treatment of chronic pain. Anaesthesia. 1978;33(6):531-4.
161. Laustsen G, Carrillo F, Johnson J, Smith C. Drug approvals: '08 in review. Nurse Pract. 2009;34(2):25-34.
162. Tyber MA. Towards rational therapy wit monoamine oxidase inhibitors. Br J Psychiatry. 1976;128:354-60.
163. Magni G, Andreoli F, Arduino, C, Arsie D, Ceccherelli F, Ambrosio F, et al. Modifications of [H]3 imipramine binding sites in platelets of chronic pain patients treated with mianserin. Pain. 1987;30(3):311-20.
164. Marder SR, Putten TV. Antipsychotic medications, In: Schatzberg AF, Nemeroff CB. Textbook of psychopharmacology. Washington: American Psychiatric; 1995. p. 247-61.
165. Twycross RG. Non-narcotic, corticosteroid and psychotropic drugs. In: Twycross RG, Ventafridda V. The continuing care of terminal cancer patients. Oxford: Pergamon; 1979. p. 126-8.
166. Taub A, Collins WF Jr. Observation on the treatment of denervation dysesthesia with psychotropic drugs. Postherpetic neuralgia, anaesthesia dolorosa, peripheral neuropathy. In: Bonica JJ, editor. Advances in neurology. New York: Raven; 1974. p. 309-16.
167. Hirschowitz J, Bennett JA, Zemlan FP. Thioridazine effect on desipramine plasma levels. J Clin Psychopharmacol. 1983;3:376-9.
168. Somoza E. Influence of neuroleptics on the binding of metenkephalin, morphine and dihydromorphine to synaptosome-enriched fractions of rat brain. Neuropharmacology. 1978;17(8):577-81.
169. Peabody CA, Warner D, Whiteford HA, Hollister LE. Neuroleptics and elderly. Am Geriat Soc. 1987;35(3):233-8.
170. Petts HV, Pleuvry BJ. Interactions of morphine and methotrimeprazine in mouse and man with respect to analgesia, respiration and sedation. Br J Anaesthh. 1983;55(5):437-41.
171. Maltbie AA, Cavernar JO, Sullivan JL, Hammett EB, Zung WW. Analgesia and haloperidol: a hypothesis. J Clin Psychiatry. 1979;40:323-6.
172. Teixeira MJ, Oliveira Júnior JO, Seguchi HH. Tratamento da neuralgia pós-herpética com o tiapride. Arq Bras Neurocirurg. 1982;1:195-202.
173. Dipalma J. Lithium toxicity. Am Fam Physician. 1987;36(5):225-8.
174. Arkinstall W, Goughnour B, Babul N, Harsanyi Z, Darke AC. Efficacy of controlled-release codeine in chronic non-malignant pain: a randomized, placebo-controlled clinical trial. Pain. 1995;62(2):169-78.
175. Goadsby PJ. Serotonin 5 HT1b/1d receptor agonists in migraine. Comparative pharmacology and its therapeutic implications. CNS Drugs. 1998;10(4):271-86.
176. Andrew HG. Clinical relationship of extrapyramidal symptoms and tardive dyskinesia. Can J Psychiatry. 1994;39(9 Suppl 2):S76-80.
177. Raskin NH, Levinson SA, Hoffman PM, Pickett JB 3rd, Fields HL. Postympathectomy neuralgia: amelioration with diphenylhydantoin and cabamazepine. Am J Surg. 1974;128(1):75-8.
178. Rowbotham MC, Petersen KL. Anticonvulsants and local anesthetic drugs. In: Loeser JD, Butler S, Chapman CR, Turk DC, editors. Bonica's management of pain. 3rd ed. Philadelphia: Williams & Wilkins; 2001. p. 1727-35.
179. Teixeira MJ. A rizotomia percutânea por radiofreqüência e a descompressão vascular do nervo trigêmeo no tratamento das algias faciais [dissertação]. São Paulo: Universidade de São Paulo; 1984.
180. Rush AM, Elliot JR. Phenytoin and carbamazepine: differential inhibition of sodium currents in small cells adult rat dorsal root ganglia. Neurosc Lett. 1997;226(5):95-8.
181. Fromm GH, Killian JM. Effect of some anticonvulsant drugs on the spinal trigeminal nucleus. Neurology. 1967;17(3):275-80.
182. Costa AL. O G-32883 no tratamento sintomático da trigeminalgia. Arq Neuropsiquiat (São Paulo). 1965;23:279-82.
183. Rockliff BW, Davis EW. Controlled sequential trial of carbamezepine in the trigeminal neuralgia. Arch Neurol. 1966;15(2):129-36.
184. Rasmussen P, Rüshed J. Facial pain treated with carbamazepine (Tegretol). Acta Neurol Scand. 1970;46(4):385-408.
185. Bring P, Ensom MH. Does oxcarbazepine warrant therapeutic drug monitoring? A critical review. Clin Pharmacokinet. 2008;47(12):767-78.
186. Selger ME. The effect of phentoin on the action potential of a vertebrate spinal neuron. Brain Res. 1979;171(3):511-21.
187. Braham J, Saia A. Phenytoin in the treatment of trigeminal and other neuralgias. Lancet. 1960;2:892-3.
188. Haertzen CA, Hooks NT. Changes in personality and subjetive experience associated with the chronic administration and withdrawal of opiates. J Nerv Ment Dis. 1969;148(6):606-14.
189. Smirne S, Sinatra MG. Il clonazepam nelle syndrome dolorose del distratto cefalico. Rev Neurol. 1979;49(2):140-50.
190. Mandaus L, Blonberg R, Hammer E. Long term epidural morphine analgesia. Acta Anaesthesiol Scand Suppl. 1982;74:149-50.
191. Bialer M. Extended-release formulations for the treatment of epilepsy. CNS Drugs. 2007;21(9):765-74.
192. Webb J, Kamali F. Analgesic effects of lamotrigine and phenytoin on cold induced pain: a cross over, placebo controlled study in healthy volunteers. Pain. 1998;76(3):357-63.
193. Shimoyama M, Shimoyama N, Inturrisi CE, Elliott KJ. Gabapentin enhances the antinociceptive effects of spinal morphine in the rat tail-flick test. Pain. 1997;72(3):375-82.
194. Cedarbaum JM, Schleifer LS. Drugs for Parkinson's disease, spasticity, and acute muscle spams. In: Gilman AF, Rall TW, Nies AS, Taylor P, editors. The Pharmacological basis of therapeutics. 8th ed. New York: Pergamon; 1990. p. 463-84.
195. Gear RW, Levine JD, Gordon NC, Paul SM, Gordon NC, Levine JD. Benzodiazepine mediated antagonism of opioid analgesia. Pain. 1997;71(1):25-9.
196. Tonnenssen TI. Pharmacology of dugs used in the treatment of fibromyalgia and myofascial pain. In: Vaeroy H, Merskey H, editors. Progress in fibromyalgia and myofascial pain. Amsterdam: Elsevier; 1993. p. 173-88.
197. Cutting DA, Jordan CC. Alternative approaches to analgesia: baclofen as a model compound. Br J Pharmacol. 1975;54(2):171-9.

198. Dallessio DJ. Trigeminal neuralgia. A practical approach to treatment. Drugs, 1982;24(3):248-55.
199. Paulson GW, Gill W. Botulinum toxin is unsatisfactory therapy for fibromyalgia. Mov Disorder. 1996;11(4):459.
200. ChildersMK. Use of botulinum toxin type a in pain management: a clinical's guide. Missouri: Academy Information Systems; 1999.
201. Bunney WE, Garland MA. Lithium and its possible modes of action. In: Post RM, Ballenger JC. Neurobiology of mood disorders. London: Williams & Wilkins; 1984. p. 731-43.
202. Pearce JMS. Chronic migraneous neuralgia, a variant of cluster headache. Brain. 1980;103(1):149-59.
203. Lasagna, I. The role of benzodiazepines in nonpsychiatric medical practice. Am J Psychiat. 1977;134(6):656-8.
204. Rall TW. Hypnotics and sedatives: ethanol. In: Gilman AF, Rall TW, Nies AS, Taylor P, editors. The pharmacological basis of therapeutics. 8th ed. New York: Pergamon; 1990. p. 345-82.
205. Hamlin C, Gold MS. Anxiolytics: predicting response/maximizing efficacy. In: Gold MS, Lydiard RB, Carman JS, editors. Advances in psychopharmacology: predicting and improving treatment response. Boca Raton: CRC; 1984. p. 238-44.
206. Pick GG. Antinociceptive interaction between alprazolam and opioids. Brain Res Bull. 1997;42(3):239-43.
207. Fernandez F, Frank A, Holmes VF. Analgesic effect of alprazolam in patients with chronic organic pain of malignant origin. J Clin Psychopharmacol. 1987;7(3):167-9.
208. Joshi JH. Amphetamine therapy for enhancing the comfort of terminally ill patients (PTS) with cancer. Proc Am Soc Clin Oncol. 1982;1:c-213.
209. Robertson P Jr, Hellriegel ET. Clinical pharmacokinetic profile of modafinil. Clin Pharmacokinetics. 2003;42(2):123-37.
210. Garrison JC. Histamine, bradykinin, 5- hydroxytryptamine, and their antagonists. In: Gilman AF, Rall TW, Nies AS, Taylor P, editors. The pharmacolocial basis of therapeutics. 8th ed. New York: Pergamon; 1990. p. 575-99.
211. Ritchie JM, Grene NM. Local anesthetics - general pharmacology of local anesthetics. In: Gilman AF, Rall TW, Nies AS, Taylor P, editors. The pharmacological basis of therapeutics. 8th ed. New York: Pergamon; 1990. p. 311-31.
212. Wurm WH. Role of diagnostic and therapeutic nerve blocks in the management of pain. In: Aronoff GM, editor. Evaluation and treatment of chronic pain. 2nd ed. Baltimore: Williams & Wilkins; 1992. p. 218-28.
213. England JD, Happel LT, Kline DG, Gamboni F, Thouron CL, Liu ZP, et al. Sodium channel accumulation in humans with painful neuromas. Neurology. 1996;47(1):272-6.
214. Rowbotham MC. Topical agents for post-herpetic neuralgia. In: Watson CPN, editor. Herpes zoster and postherpetic neuralgia. Amsterdam: Elsevier; 1993. p. 185-203.
215. Fields HL, Rowbotham MC, Devor M. Excitability blockers: anticonvulsants and low concentration local anaesthetics in the treatment of chronic pain. In: Dickenson A, Besson JM, editors. The pharmacology of pain. Berlin: Springer; 1997. p. 93-116.
216. Eide PK. Ketamine produces specific types of pain relief. Pain. 1997;72:290-1.
217. Simpson G. Propranolol for causalgia and sudeck atrophy. JAMA. 1974;227(3):327.
218. Owens JC. Causalgia. Am Surg. 1957;23(7):636-42.
219. Olsson JE, Behring HC, Forssman B, Hedman C, Hedman G, Johansson F, et al. Metoprolol and propranolol in migraine prophylaxis: a double blind multicenter study. Acta Neurol Scand. 1984;70(3):160-8.
220. Schoenen J, Maertens de Noordhout A, Timsit-Berthies M, Timsit M. Contingent negative variation and efficacy of beta-blocking agents in migraine. Cephalalgia. 1986;6(4):220-33.
221. Borgesen SE, Nielsen JL, Moller CE. Prophylatic treatment of migraine with propranolol. A clinical trial. Acta Neurol Scand. 1974;50(5):651-6.
222. Diamond S, Medina JL. Doublé blind study of propranolol for migraine prophylaxis. Headache. 1982;22:268-71.
223. Hannington-Kiff JG. Intravenous regional sympathetic block with guanetidine. Lancet. 1974;1(7865):1019-20.
224. Davis KD, Treede RD, Raja S. Meyer RA, Campbell JN. Topical application of clonidine relieves hyperalgesia in patients with sympathetically maintained pain. Pain. 1991;47(3):309-17.
225. Stone LS, Broberger C, Vulchanova L, Wilcox GL, Hökfelt T, Riedl MS, et al. Differential distribution of a-2A and a-2C adrenergic receptor immunoreactivity in the rat spinal cord. J Neurosci. 1998;18(15):5928-37.
226. Perez-Reyes E, Cribbs LL, Daud A, Lacerda AE, Barclay J, Williamson MP, et al. Molecular characterisation of a neuronal low-voltage-cativivated T-type calcium channel. Nature. 1998;391:896-900.
227. Markley HG. Verapamil and migraine prophylaxis: mechanisms and efficacy. Am J Med. 1991;90(5A):48S-53S.
228. Peroutko SJ, Banghart SB, Allen GS. Relative potency and selectivity of calcium antagonists used in the treatment of migraine. Headache. 1984;24(2):55-8.
229. Solomon GD, Scott AFC. Verapamil and propranolol in migraine: a double-blind, crossover study. Headache. 1986;26:325.
230. Sorensen OS, Hansen H, Olesen J. A placebo-controlled, double blind, cross-over trial of flunarizine in common migraine. Cephalalgia. 1986;6(1):7-14.
231. Thomas M, Behari M, Ahuja GK. Flunarizine in migraine prophylaxis: an Indian trial. Headache. 1991;31(9):613-5.
232. Tokunaga A, Saika M, Senba E. 5HT2A receptor subtype is involved in the thermal hyperalgesic ech3anisms of serotonin in the periphery. Pain. 1998;76(3):349-55.
233. Southwell N, Williams JD, Mackenzie I. Methysergide in the prophylaxis of migraine. Lancet. 1964;1(7332):523-4.
234. Goldstein J, Ryan R, Jiang K, Getson A, Norman B, Block GA, et al. Crossover comparison of rizatriptan 5 mg and 10 mg versus sumatriptan 25 mg and 50 mg in migraine. Rizatriptan Protocol 046 study group. Headache. 1998;38(10):737-47.
235. Buzzi MG, Moskowitz M. The antimigraine drug, sumatriptan (GR 43175), seletively blocks neurogenic plasma extravasation from blood vessels in dura mater. Br J Pharmacol. 1990;99(1):202-6.
236. Humphrey PPA, Feniuk W, Marriott AS, Tanner RJ, Jackson MR, Tucker ML. Preclinical studies on the anti-migraine drug, sumatriptan. Eur Neurol. 1991;31(5):282-90.
237. Goadsby PJ, Knigt YE. Direct evidence for central sites of action of zolmitriptan (311 C90): an autoradiographic study in cat. Cephalalgia. 1997;17(3):153-8.
238. Fields HL. Sources of variability in the sensation of pain. Pain. 1988;33(2):195-200.
239. Ala-Hurula V, Myllylä VV, Arvela P, Heikkilä J, Kärki N, Hokkanen E. Systemic availability of ergotamine tartarate after oral, rectal and intramuscular administration. Eur J Clin Pharmacol. 1979;15(1):51-5.
240. Perrin VL. Clinical pharmacokinetics of ergotamine in migraine and cluster headache. Clin Pharmacokinet. 1985;10(4):334-52.
241. Orton DA, Rochardson RJ. Ergotamine absorption and toxicity. Post Grad Med. 1982;58(675):6-11.
242. Martens MG, Shaw H. Maximizing effectiveness of bisphosphonate therapy for osteoporosis. South Med J. 2008;101(8):824-30.
243. Schott GD, Loh L. Anticholinesterase drugs in the treatment of chronic pain. Pain. 1984;20(2):201-6.

CAPÍTULO 54

SEDAÇÃO E ANALGESIA EM CIRURGIA ORAL AMBULATORIAL

Maria Teresa Neves Pedrosa

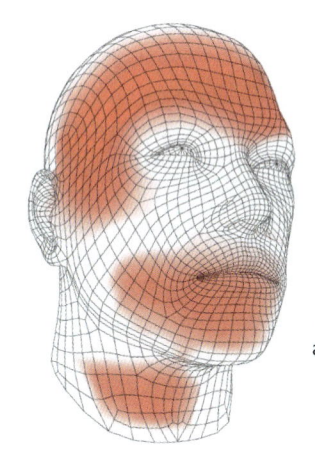

É inconcebível que, na atualidade, o profissional se atenha apenas ao atendimento técnico, sem considerar os aspectos biológicos e a saúde global do seu paciente. O cirurgião-dentista deve manter estreito relacionamento profissional com os profissionais da medicina, com os quais discutirá os casos clínicos e participará do acompanhamento e da evolução clínica dos seus pacientes, compondo, dessa forma, a equipe multidisciplinar.

A sedação envolve o uso de drogas, a exemplo dos ansiolíticos, e integra a rotina do médico anestesista, que está familiarizado com dosagem, efeitos colaterais e, principalmente, com a farmacologia geral desses fármacos. A maturidade profissional e a experiência nessa área são grandes aliadas do especialista na escolha da técnica e da droga quando há necessidade de sedar pacientes hígidos que frequentemente apresentam anormalidades de saúde leves, moderadas ou graves.

Pacientes que têm doenças graves, de maneira geral, não devem ser sedados em ambulatório, e sim em centro cirúrgico, onde geralmente há mais recursos para atendimento em situações de emergência clínica (melhor aparelhagem, enfermagem treinada e um maior arsenal de drogas para reanimação).

A Associação Americana de Anestesiologia classifica os procedimentos de anestesia de acordo com a gravidade ou complexidade em: ASA I, II, III e IV.

Os pacientes classificados como ASA I e ASA II, e que às vezes não permitem sequer o exame da cavidade oral, são beneficiados pela sedação.

INTRODUÇÃO

A sedação é indicada com frequência em cirurgias ambulatoriais, odontológicas ou não, quando o ato cirúrgico se prolonga. O paciente e a equipe se beneficiam sempre que são realizados procedimentos com o uso de drogas que aliviam a ansiedade e diminuem o estresse. Os fármacos mais utilizados são os benzodiazepínicos que, se bem administrados, preenchem os requisitos necessários, pois: a) promovem relaxamento psíquico e físico, b) mantêm preservados sinais vitais e reflexos de defesa do paciente, e c) não alteram o nível de consciência (se a sedação for leve).

Entre os benzodiazepínicos, atualmente, o midazolam é largamente utilizado com sucesso. A critério do anestesista, a via de administração pode ser intramuscular (IM) ou endovenosa (EV). Quanto às dosagens, utiliza-se 0,1 a 0,2 mg/kg IM e 0,1 mg/kg EV. Em pacientes idosos, as doses devem ser reduzidas (Fig. 54.1).

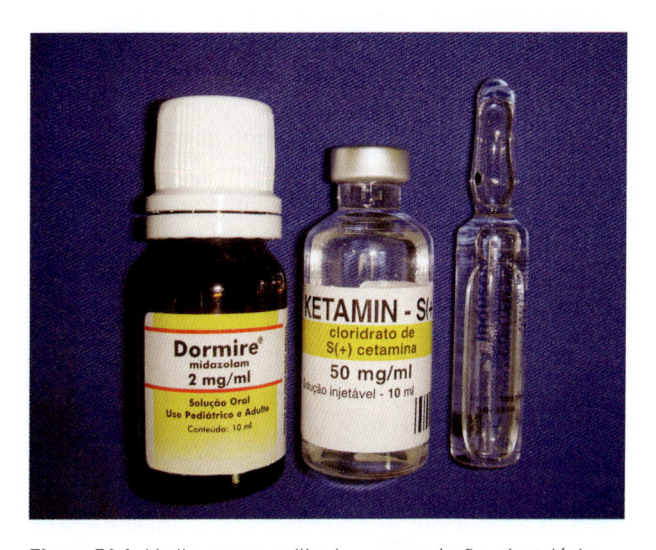

Figura 54.1. Medicamentos utilizados para sedação odontológica.

Conceito

Pode-se dizer que sedação é o alívio da ansiedade obtido por meio de medicamentos adequados, a exemplo das substâncias tranquilizantes. Quanto ao nível de consciência, podemos dividir o procedimento basicamente em: a) sedação profunda, quando há alteração do nível de consciência e riscos maiores de ocorrer depressão respiratória e cardíaca, e b) quando há apenas diminuição ou ausência do estado ansioso, sem alteração do nível de consciência.

INDICAÇÕES EM PROCEDIMENTOS ODONTOPEDIÁTRICOS

Algumas situações específicas pedem o uso de sedação para o atendimento ambulatorial, como:

a. Crianças medrosas e rebeldes, de baixa faixa etária.
b. Crianças acima dos dois anos.
c. Crianças sem deficiência mental, mas refratárias ao condicionamento, de dois a 17 anos.
d. Crianças com deficiência mental de dois a 17 anos.
e. Crianças com retardo do desenvolvimento neuropsicomotor (por exemplo, paralisia cerebral, autistas, síndrome de Down), com idades entre dois e 17 anos.
f. Crianças que apresentam hemofilia, leucemia, hepatopatias, diabetes melito, e outras doenças crônicas.
g. Pacientes adultos ansiosos ou não.

Em pacientes medrosos ou rebeldes (crianças muito pequenas), o condicionamento algumas vezes não é alcançado, e isso impede o atendimento odontológico ou prolonga muito o tratamento. Quando há urgência (dor, infecção dentária ou fraturas), é melhor recorrer à sedação. A sedação também é indicada quando a criança não colabora com o tratamento como fazia anteriormente.

Quanto às crianças refratárias ao condicionamento e sem doença cardíaca valvular ou pneumopatias, até mesmo pré-adolescentes e adolescentes, podem receber sedação adequada para o tratamento dentário. Pode-se dizer que, estatisticamente, é bastante elevado o número de crianças com deficiência mental ou retardo neuropsicomotor que são beneficiadas pela sedação, quando necessário o atendimento odontológico.

Não se pode esquecer a referência aos pacientes hemofílicos, leucêmicos, hepatopatas, portadores de anemia falciforme e AIDS, de baixa faixa etária, assim como os diabéticos. Essas crianças, por serem traumatizadas emocionalmente devido às idas e vindas aos hospitais e laboratórios, não colaboram e não aceitam o tratamento odontológico tradicional estando acordados. Nesses casos, a melhor opção é a sedação, pois constitui risco menor em relação à anestesia geral.

CONTRAINDICAÇÕES DA SEDAÇÃO EM ODONTOPEDIATRIA

Contraindicações relativas

- **Hepatopatias**: sabe-se que uma grande parte de drogas utilizadas na anestesia são metabolizadas no fígado, porém, quando se leva em conta o risco-benefício, a melhor opção é a sedação. Cabe ao anestesista avaliar bem cada caso, antes de escolher a técnica anestésica e pelas drogas. Além disso, os hepatopatas devem ser avaliados pelos profissionais da área médica, que determinarão o momento adequado para tratamento odontológico, exceto na ocorrência de uma urgência – como a dor de dente – que exige intervenção imediata. Os exames hematológicos do paciente, assim como relatórios e prontuários médicos, devem ser apresentados ao anestesiologista antes dos procedimentos de rotina odontológica, como extrações dentárias, restaurações ou cirurgias orais e maxilares. Muitas vezes, o próprio cirurgião-dentista pede exames de laboratório que auxiliam nas condutas clínicas em seus consultórios. Por exemplo, um paciente que precisa ser submetido a extrações dentárias só terá seu tratamento realizado após verificação de hemograma e coagulograma. Essa conduta, hoje, já faz parte da rotina dos consultórios de parte dos odontopediatras e de muitos cirurgiões bucomaxilofaciais.
- **Faixa etária inferior a dois anos**: nesses pacientes, a anestesia dissociativa não alcança plenamente seus objetivos. Tem-se verificado, na prática, a necessidade de uma dose maior de cetamina durante a analgesia quando são necessárias várias repetições da droga. Isso resulta no aumento do tempo de recuperação, o que é indesejável, pois impede a alta anestésica precoce. Assim, torna-se necessário o desdobramento do tratamento em duas ou mais sessões. Outra opção é a técnica combinada (inalatória com protóxido -+ EV com cetamina) (Fig. 54.2).
- **Peso acima de 40 kg**: pode-se dizer que, além da dificuldade de posicionamento na cadeira odontológica e manuseio dessas crianças, o consumo de drogas

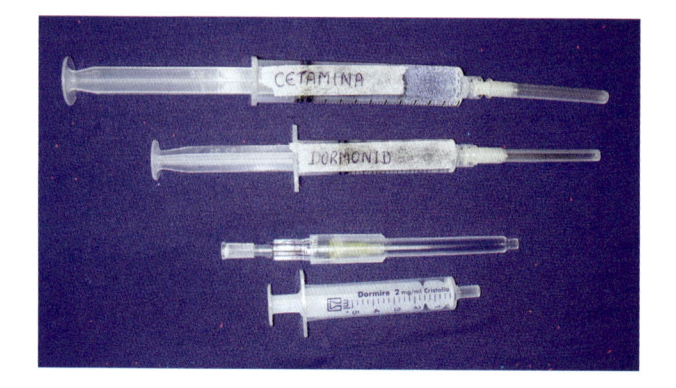

Figura 54.2. Medicações preparadas para administração endovenosa.

durante a analgesia é grande, o que aumenta o risco anestésico. Faz-se necessário lembrar que o procedimento odontológico por essa técnica é realizado fora do centro cirúrgico, onde há evidentemente mais recursos do que em consultórios ambulatoriais. Entretanto, há relatos de tratamento odontológico com analgesia em pacientes ambulatoriais com mais de 50 kg, no Hospital das Clínicas da Faculdade de Medicina da Universidade de São Paulo (HC/FMUSP), com absoluto sucesso.

Contraindicações absolutas

- **Pneumopatias**: constituem contraindicações absolutas para uma sessão de tratamento odontológico sob analgesia, uma vez que os procedimentos são realizados na cavidade oral, sem entubação endotraqueal e, portanto, sem via aérea permeável. Sob ação de drogas sedativas, com sugador de secreções e abridor de boca, o paciente terá limitações para oxigenação adequada, ressaltando-se o fato de que o pneumopata já sofre de hipoxia crônica. O risco aumenta significativamente e a sedação fica contraindicada.

Pode-se esquematizar a analgesia em pacientes com insuficiência respiratória da seguinte forma:

> PCO_2 elevada e PO_2 é HIPOXIA é agressão ao miocárdio e ao cérebro; é complicação.

A descoberta da causa de insuficiência respiratória antes do atendimento odontológico sob sedação e o tratamento adequado da doença (pneumonia, gripe, bronquite infecciosa) com antibióticos, tapotagem e boa hidratação são indispensáveis.

- **Pacientes com anemia grave**: o oxigênio (O_2) é transportado no organismo conjugado com a hemoglobina; quanto mais baixa a taxa de hemoglobina, menor a saturação de oxigênio. Por isso, tanto para a sedação quanto para a anestesia geral, é importante avaliar a taxa de hemoglobina do paciente. Quando essa taxa está abaixo de 9 g, pode-se dizer que a oxigenação será precária e o risco anestésico aumentará. Evidentemente, nos casos de urgência – dor de dente, por exemplo – o procedimento odontológico pode ser realizado, mas anestesistas e cirurgiões-dentistas devem estar preparados para atender apenas a emergência, concluindo o tratamento odontológico somente quando houver melhora da condição hematológica do paciente. Vale ressaltar que a anemia grave em pediatria pode ser decorrente de vários fatores, tais como: desnutrição, parasitose intestinal ou doença hematológica.

Cabe, pois, uma investigação acurada para detecção da causa e instituição do tratamento adequado e, sempre que possível, antes da sessão odontológica com sedação ou anestesia geral.

- **Pacientes com cardiopatias valvulares**: a indicação de anestesia geral é preferencial nesses pacientes por uma série de razões, dentre as quais destacam-se a infraestrutura de um centro cirúrgico, que sem dúvida é maior que a de um ambulatório (consultório), e a técnica anestésica. No ambulatório, não se procede à entubação endotraqueal, cuja finalidade é manter a via aérea permeável e ventilação adequada. Além disso, o paciente permanece sentado na cadeira de tratamento, ao contrário da posição na mesa de um centro cirúrgico, onde permanecerá deitado em decúbito dorsal, o que facilitará o seu sistema circulatório (melhor retorno venoso). O arsenal de drogas para anestesia num centro cirúrgico é grande, ao passo que há restrições no ambulatório. A escolha geralmente é a cetamina e os benzodiazepínicos, que oferecem boa margem de segurança para anestesia ambulatorial. A cetamina é uma droga estimulante cardíaca, ou seja, que aumenta o trabalho ou frequência cardíaca, o que é indesejável em um paciente portador de cardiopatia valvular. O aumento da frequência cardíaca nesses pacientes pode causar uma descompensação cardíaca e, posteriormente, insuficiência da bomba.

> Aumento da frequência é aumento do trabalho; é insuficiência do coração.

- **Pacientes com insuficiência cardíaca não tratada**: a rigor, nesses pacientes, salvo em caso de emergência, tanto a anestesia geral quanto a sedação estão contraindicadas. Porém, se o tratamento odontológico precisa ser realizado (caso de dor de dente), a melhor opção é a anestesia geral em centro cirúrgico, com rigorosa monitorização e criteriosa escolha de drogas a serem utilizadas. O mais sensato é que o procedimento tenha curta duração e o cirurgião-dentista resolva apenas a emergência, deixando para outra sessão a conclusão do tratamento. Nesse intervalo de tempo, que pode durar alguns dias, a equipe médica deverá tratar a insuficiência cardíaca do paciente de modo a melhorar as suas condições para o procedimento anestésico (Fig. 54.3).

TÉCNICAS DE SEDAÇÃO

a. Inalatória $N_2O + O_2$ (pacientes pediátricos).
b. IMC com cetamina (pacientes pediátricos).
c. IM + inalatória com cetamina e N_2O (pacientes pediátricos).
d. IM e EV com cetamina + diazepínicos (pacientes pediátricos).

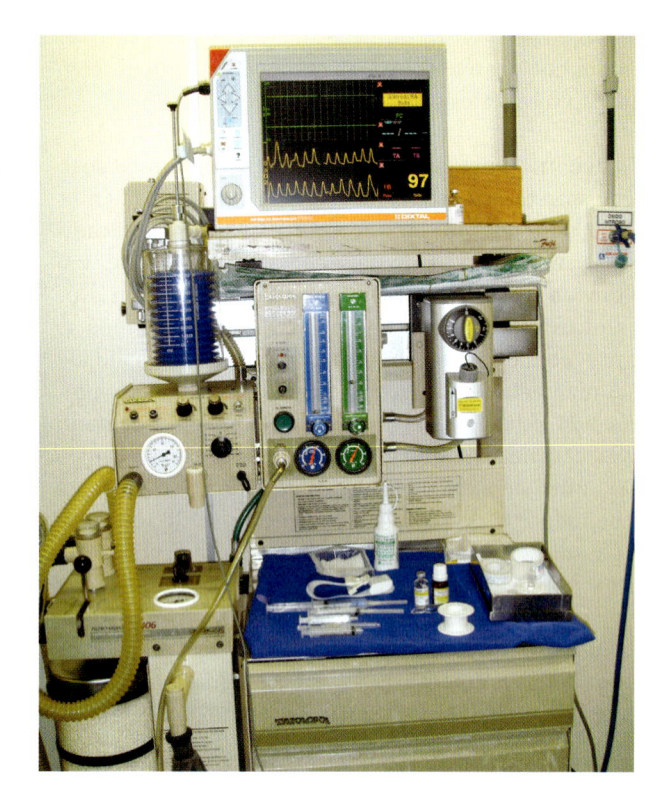

Figura 54.3. Equipamento adequadamente instalado em ambulatório odontológico para monitorização dos pacientes a serem submetidos a tratamento odontológico sob sedação.

e. EV com cetamina + diazepínicos (pacientes pediátricos).
f. EV + inalatória ou protóxido + cetamina (pacientes pediátricos).
g. Retal com hidrato de cloral (pacientes pediátricos com até 10 kg de peso corpóreo).
h. IM com midazolam.
i. EV com midazolam.
j. IM + EV com midazolam.

Via inalatória

Em 1908, descobriu-se por acaso que pacientes submetidos à inalação de protóxido (N_2O) não sentiam dor e apresentavam-se eufóricos sob efeito do gás. Tal efeito tinha curta duração. Atualmente, essa técnica é utilizada em alguns países por cirurgiões-dentistas em seus consultórios. A mistura gasosa de N_2O e O_2 é administrada ao paciente com máscara nasal. Nos Estados Unidos, na Irlanda, na Suécia e na Inglaterra, os profissionais da área odontológica estão autorizados a utilizar essa técnica anestésica. O N_2O é usado em concentrações de 30 a 70% para procedimentos curtos.

Via intramuscular

Em 1971, com o aparecimento do cloridrato de cetamina, uma droga da família dos alucinógenos com potente efeito analgésico e ação sobre o sistema límbico, alguns anestesiologistas introduziram essa técnica, utilizada apenas em pacientes pediátricos (em adultos, era alta a incidência de delírios e sonhos desagradáveis). Os efeitos colaterais na esfera psicológica foram mais frequentemente observados nos pacientes de faixas etárias mais avançadas, e isso foi atribuído à bagagem de más experiências acumuladas pelos anos. Entretanto, observou-se também que algumas crianças têm, à semelhança de adultos, experiências desagradáveis, o que pode explicar os delírios e pesadelos quando a cetamina é usada durante um procedimento com sedação.

Verificou-se que, excepcionalmente, apenas o uso da cetamina IM é suficiente para o procedimento odontológico. Daí a necessidade de complementação com outra droga ou doses subsequentes de cetamina EV.

Via intramuscular + inalatória

Durante muitos anos, foi desenvolvida a técnica IM e inalatória no HC/FMUSP. As drogas utilizadas eram a cetamina e o fluotane; o paciente recebia a cetamina IM (de 1 a 3 mg/kg) antes do procedimento e, conduzido à cadeira odontológica, o anestesista adaptava ao rosto uma máscara para administrar fluotane e oxigênio. O fluotane é um anestésico geral inalatório (halogenado) muito utilizado ainda hoje em anestesia geral nos centros cirúrgicos. Apresenta alguns efeitos colaterais que podem pôr em risco a segurança do paciente. A indução anestésica com essa substância pode ser extremamente rápida, assim como a regressão, e exige habilidade e experiência do anestesiologista. O profissional deve estar familiarizado com essa droga, que agride o miocárdio e pode desencadear arritmias. Além disso, promove diminuição da pressão arterial do paciente, oferecendo riscos durante o procedimento odontológico, quando realizado em ambulatório, na cadeira de tratamento. Por causa dos riscos do fluotane, o tempo de procedimento odontológico era muito exíguo, e o conforto necessário não era oferecido.

Quando há necessidade de complementar a sedação com anestesia infiltrativa, o anestésico local não pode conter vaso constritor, pois o fluotane sensibiliza o miocárdio à ação de catecolaminas e a interação das drogas pode resultar em parada cardíaca. O uso do fluotane apenas associado ao N_2O não resolve a questão dos sonhos desagradáveis apresentados por alguns pacientes, e nem promovem a amnésia. Daí a necessidade de se buscar outra técnica.

Via intramuscular + endovenosa

O Ketalar é administrado por via IM antes do procedimento, em dosagem de 3 a 4 mg/kg, em uma sala de recuperação. Cinco a dez minutos após a primeira dose IM, a criança é transferida para a sala de atendimento odontológico, onde se procede à monitorização e à venoclise; é instalado um soro glicosado a 5% e, em seguida, administrada uma dose de benzodiazepínico EV (0,1 mg/kg). Em seguida, é injetada na veia a primeira dose de cetamina (1 mg/kg).

A aplicação de Diazepan tem duas finalidades principais: relaxamento psíquico e físico e prevenção ou tratamento de crise convulsiva que frequentemente acomete grande parte dos pacientes, especialmente os portadores de paralisia cerebral. A eliminação dos metabólitos do benzodiazepínico é mais lenta do que da cetamina, permitindo estado de tranquilidade por muito mais tempo. A margem de segurança com ambas as drogas é grande, mesmo para pacientes desnutridos e portadores das mais diversas síndromes e patologias sistêmicas, com malformações ou deficiências físicas. Além disso, as doses utilizadas numa sedação com essas drogas são baixas e a manutenção dos reflexos orofaríngeos impede um acidente respiratório (por aspiração de secreções, corpos estranhos, etc.).

O aparelho cardiocirculatório permanece estável mesmo quando o procedimento ultrapassa 60 minutos. Não parece haver grandes alterações de pressão arterial.

Via endovenosa

Essa técnica da cetamina (1 mg/kg) mais benzodiazepínico (0,1 mg/kg) por via endovenosa ainda é utilizada no HC/FMUSP, em pacientes especiais e portadores de síndromes diversas, quando a injeção intramuscular é impossibilitada devido a deficiências de musculatura. O procedimento, de uma maneira geral, é semelhante ao da técnica IM + EV descrita anteriormente (Figs. 54.4 e 54.5).

Via endovenosa + inalatória

Técnica utilizada em alguns centros com cetamina EV + N_2O + O_2 com máscara nasal. A dose de cetamina é de 1 mg/kg, e o protóxido complementa a sedação (concentração de 30 a 70%).

Hidrato de cloral retal

A ação tem início 20 minutos após a administração. Essa técnica é empregada em alguns centros odontológicos em pacientes com peso abaixo de 20 kg. Deixa muito a desejar, pois o hidrato de cloral não tem ação analgésica, o que limita sua eficiência, e, além disso, a ação sedativa é muito discreta. A via de administração mais utilizada é a retal, por meio de sonda grossa (14).

SEDAÇÃO *VERSUS* ANESTESIA GERAL

Com relação às drogas, é preciso conhecer a diferença entre anestesia geral e sedação. Em anestesia geral, a concentração e as doses de anestésicos utilizados serão sempre maiores, porém sem riscos excessivos para o paciente. Na sedação, ao contrário, existe um limite mais estreito quanto às dosagens e ao tipo de anestésico. A não obediência a esses critérios pode desencadear acidentes graves que são evitáveis quando se utiliza o bom senso. Ver alguns casos especiais de sedação nas Figuras 54.6 a 54.13.

Anestesia dissociativa

Quando se usa a cetamina, a técnica é também chamada de "anestesia dissociativa", que se caracteriza por movimentos involuntários do paciente, que pode permanecer de olhos abertos ou semicerrados, apresentando nistagmo dos globos oculares e hipertonia muscular. Pode-se referir, ainda, aumento das secreções, aumento discreto de sangramento, aumento da pressão intraocular (PIO) e broncodilatação. Esse último efeito traz benefícios aos pacientes com bronquite asmática. Atribui-se a incidência de vômitos pós-procedimento ao aumento da pressão intraocular.

Após o procedimento, a criança permanece no ambulatório (consultório), onde deve ser observada, e sua alta é responsabilidade do anestesista, que deverá permanecer junto ao paciente, assim como o pai ou responsável.

Figura 54.4. Acesso endovenoso em membro superior esquerdo.

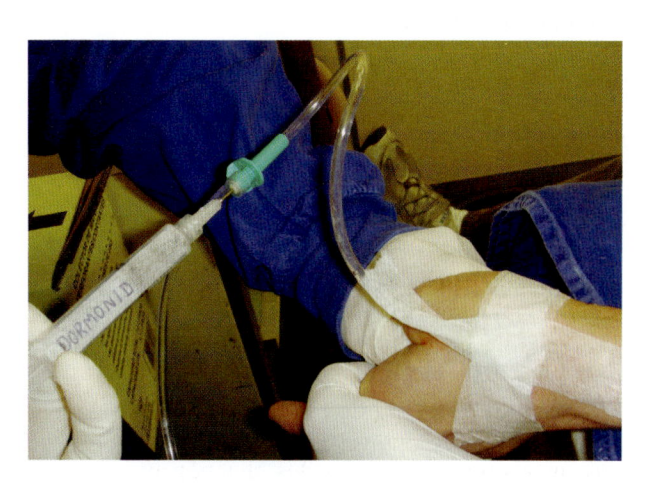

Figura 54.5. Administração do sedativo endovenoso.

O ambiente de recuperação deve estar pouco iluminado, tranquilo e, na medida do possível, sem estímulos auditivos, visuais ou táteis. Além disso, deve-se cuidar para que o paciente fique aquecido e em posição de decúbito lateral, com o dorso elevado, principalmente quando tiverem sido realizadas pequenas cirurgias ou extrações dentárias, pois esse decúbito proporciona conforto respiratório, principalmente nos portadores de deformidades físicas e em pacientes acometidos por náuseas e vômitos. Muitas vezes, quando existe um sangramento mais profuso após a sedação, é importante o esvaziamento do conteúdo gástrico. Essa medida constitui profilaxia de aspiração do sangue e secreções pelas vias aéreas, evitando-se um problema mais grave de insuficiência respiratória ou uma pneumonia por aspiração.

Metabolização hepática: pela desidrogenase alcóolica hepática – tricloro etanol. Duração: até 12 horas.

Alta do paciente

Seja qual for a técnica utilizada, o paciente sedado deve ficar em observação e alguns critérios de alta devem ser observados:

a. Recuperação da coordenação motora.
b. Ausência de tonturas ou vômitos quando sentado.
c. Conseguir fixar a atenção.
d. Capacidade de andar.
e. Estabilidade cardiocirculatória (pulso e pressão arterial mantidos em níveis normais).

A alta deve ser dada pelo anestesista, a quem cabe também a orientação pós-anestésica sobre alimentação e cuidados específicos à anestesia. Além disso, o paciente deve ser orientado quanto ao reinício do uso de medicamentos. O paciente ambulatorial deve estar obrigatoriamente acompanhado por um adulto responsável.

A permanência em área hospitalar após anestesia ambulatorial costuma ser curta quando se trata de procedimentos odontológicos sob sedação, o que resulta em grande benefício e diminuição de custos para o paciente, por isso há maior interesse pelo tratamento ambulatorial sob sedação.

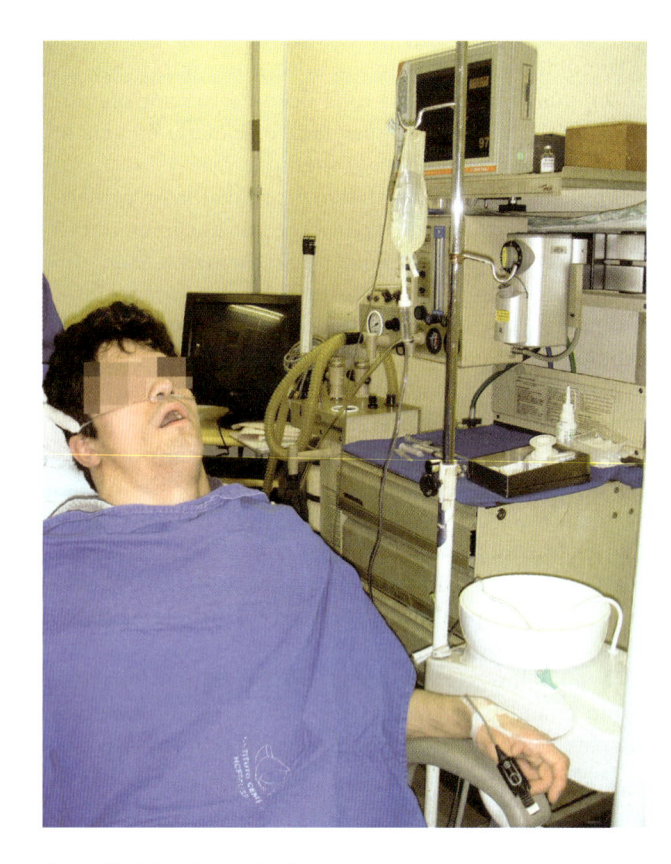

PROTOCOLO PARA SEDAÇÃO AMBULATORIAL

1. Anamnese rápida com os pais ou acompanhante da criança.
2. Exame físico do paciente, que deve estar em jejum (seis a sete horas).
3. Pesagem do paciente.
4. Verificação de exames de laboratório (hemograma completo, coagulograma, glicemia, etc.) e relatórios médicos.
5. Verificação do termo de responsabilidade assinado pelo pai ou responsável e explicação do procedimento.

Figura 54.6. Monitorização do paciente, 33 anos, com atraso do desenvolvimento neuropsicomotor, sedado para procedimento odontológico periodontal. Cateter de oxigênio e oxímetro em posição.

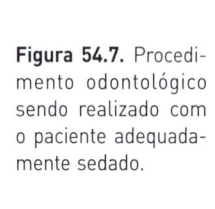

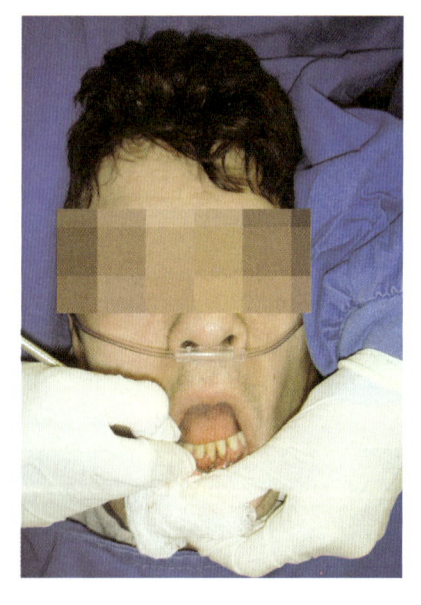

Figura 54.7. Procedimento odontológico sendo realizado com o paciente adequadamente sedado.

6. Início da sedação: injeção IM (preferencialmente no glúteo) da primeira dose de cetamina (3 a 4 mg/kg).
7. Monitorização do paciente com oxímetro de pulso (colocação do sensor em dedo da mão ou pé – que melhor se adaptar) e posicionamento na cadeira de tratamento. A criança deve ficar sentada, com as

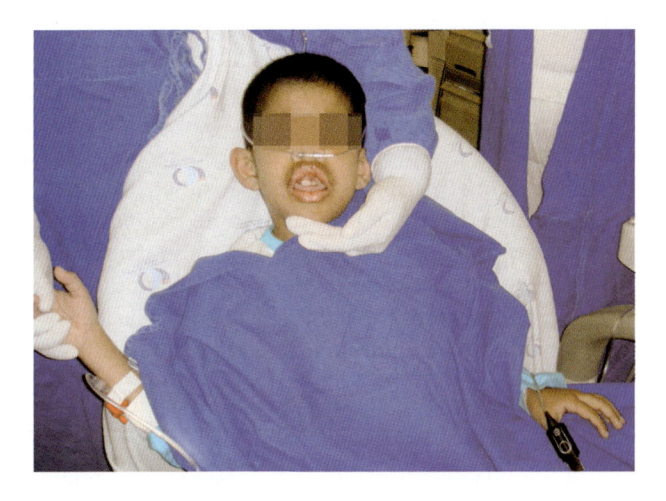

Figura 54.8. Criança de 5 anos, pós transplante renal e com diagnóstico atual de linfoma não Hodgkin, não colaborativa, sedada para procedimento odontológico cirúrgico.

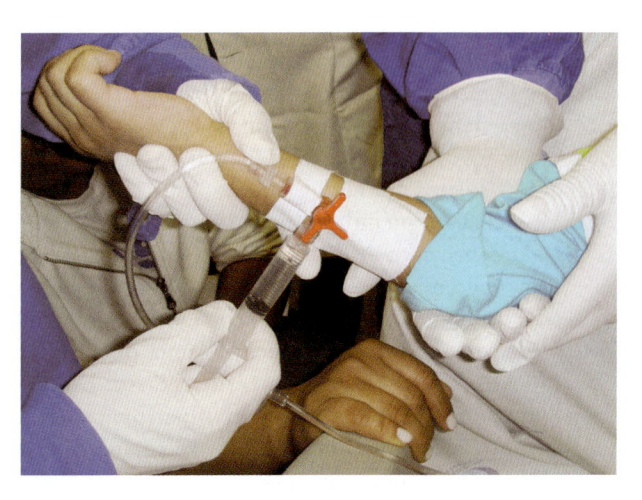

Figura 54.9. Administração do sedativo em membro superior direito da criança.

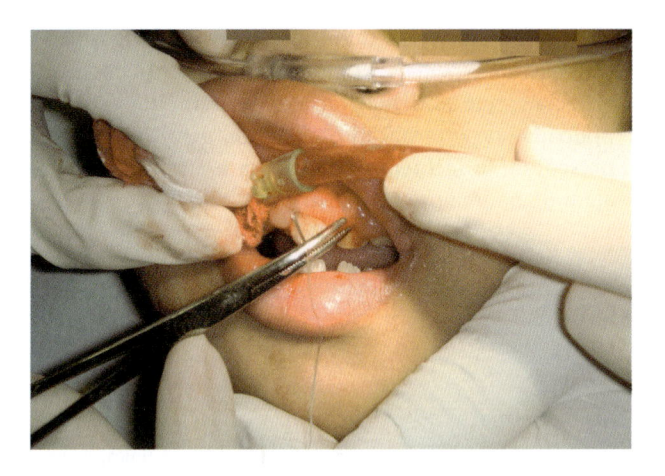

Figura 54.10. Realização de biópsia incisional de tecido gengival em apenas 10 minutos com a criança sedada satisfatoriamente.

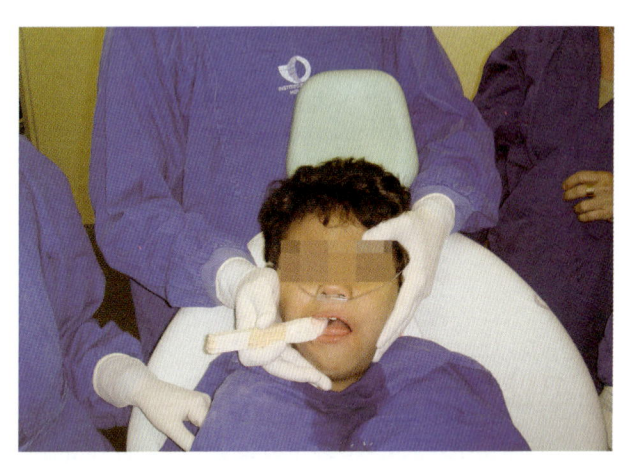

Figura 54.11. Criança, 8 anos, com diagnóstico de paralisia cerebral, sedada satisfatoriamente para procedimento odontológico cirúrgico (exodontias). Abridor de boca em posição para permitir o acesso intraoral.

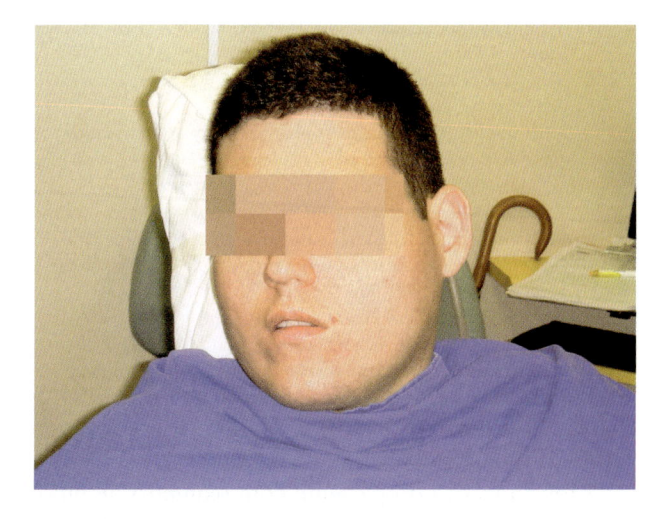

Figura 54.12. Homem, 20 anos, 85 kg, com retardo mental grave, que será submetido a tratamento odontológico restaurador sob sedação.

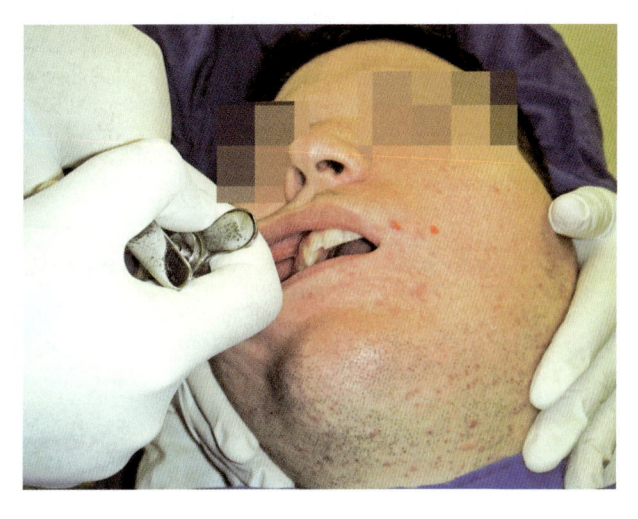

Figura 54.13. Paciente, sendo submetido a anestesia infiltrativa local para início do tratamento odontológico.

pernas em ângulo reto, tronco e cabeça posicionados como se estivesse olhando para a frente (sem hiperextensão ou flexão da nuca).
8. Colocação de cateter de oxigênio na narina (fluxo de 2 a 3 litros por minutos).
9. Venoclise no membro superior esquerdo (preferencialmente), com instalação de soro glicosado (salvo se houve contraindicação clínica). A administração do soro tem como finalidade corrigir o jejum com a oferta da glicose, pois a hipoglicemia pode desencadear uma crise convulsiva. Além disso, o cristaloide também aumenta o fluxo urinário, auxiliando na eliminação dos metabólitos da cetamina e do Diazepam.
10. Injeção de benzodiazepínico IV (0,1 mg/kg) e, em seguida, a administração da segunda dose de cetamina EV (1 mg/kg).
11. Colocação do abridor de boca, que deve ser posicionado de forma que não prenda ou empurre a língua para trás, obstruindo a orofaringe.
12. Colocação do sugador na boca: em todo o procedimento, deve-se ter o cuidado de manter a orofaringe do paciente livre de secreções e corpos estranhos, uma vez que não se está usando uma sonda endotraqueal, que assegura permeabilidade da via aérea. Deve-se estar atento a esse fato e o auxiliar do cirurgião-dentista precisa ser orientado e familiarizar-se com essa técnica de sedação sem entubação. O desenrolar da sessão e seu tempo de duração são orientados pela oximetria apresentada no oxímetro de pulso. Isso quer dizer que uma pressão de oxigênio (PO_2) abaixo de 90%, na vigência de uso de oxigênio em paciente que não apresenta sinais obstrutivos (por secreções, corpos estranhos, etc.) em vias aéreas é suficiente para contraindicar a sedação.

CONCLUSÃO

A ansiedade está geralmente presente em pacientes que vão se submeter a cirurgias. Quando a cirurgia é sob anestesia local, torna-se fundamental o controle do medo e da ansiedade. Assim, medidas de sedação, seja no paciente ambulatorial ou hospitalar, são indispensáveis durante procedimentos cirúrgicos sob anestesia local, inclusive os odontológicos. Some-se a isso as populações especiais, como crianças com necessidades especiais, que podem, graças a essas intervenções, ser poupadas de internação e anestesia geral, os quais representam longo tempo de espera e angústia aos pais, além de um maior custo financeiro.

LEITURAS SUGERIDAS

1. Cillo MTNP. Sedação e anestesia geral em odontopediatria. São Paulo: Santos; 1998.
2. Downs AT, Dembo J, Ferretti G, Lyons TD, Pelphery A. A comparative study of midazolam to meperidine/promethazine as an IM sedative technique for the pediatric dental patient. ASDC J Dent Child. 1997;64(3):197-200, 165, 228.
3. Hobbs WR, Rall TW, Verdoorn TA. Hipnóticos e sedativos: etanol. In: Hardman JG, Limbird LE, Molinoff PB, Ruddon RW, Gilman AG. Goodman & Gilman: as bases farmacológicas da terapêutica. 9. ed. México: McGraw-Hill; 1996. cap. 17.
4. Krippaeline JA, Montgonery MT. Morbidity and mortality from pharmacosedation and general anesthesia in the dental office. J Oral Maxillofac Surg. 1992;50(7):691-8.
5. Kupietzky A, Houpt M. Midazolan: a review of its use for conscious sedation of children. Pediatr Dent. 1993;15(4):237-41.
6. Luyk NH, Zachains M, Wanvimolaruk S. Bolus dose with continuous infusion Mydazolan as sedation for out patient surgery. J Oral Maxillofac Surg. 1992;21(3):172-5.
7. Nathan JE. Management of difficult child: a survey of pediatric dentists use of restraints, sedation and general anesthesia. J Dent Child. 1989;56(4):293-301.
8. Okamoto GV, Duperon DE, Jedrichowski JR. Clinical evaluations of the effects of Ketamine sedation on pediatric dental patients. J Clin Pediatr Dent. 1992;16(4):253-7.
9. Runes J, Ström C. Mydazolan intravenous conscious sedation in oral surgery. Swed Dent J. 1996;20(1-2):29-33.
10. Sarasin DS, Ghoneim MM, Block RI. Effects of sedation with Mydazolan or Propofol on cognition and psychomotor functions. J Oral Maxillofac Surg. 1996;54(10):1187-93.
11. Smith RM. Anesthesia for infants and children. 4th ed. St. Louis: Mosby; 1980.
12. Stewart RE, Barber TK, Troutman KCE, Wei SHY. Pediatric dentistry. St. Louis: Mosby; 1980.
13. Stoelting RK. Benzodiapines: pharmacology and physiology in anesthetic practice. 2nd ed. Philadelphia: Lippincott Williams & Wilkins; 1991.
14. Van Sickels JE, Tiner BD. Cost of a genioplasty under deep intravenous sedation in a private office versus general anesthesia in an outpatient surgical center. J Oral Maxillofac Surg. 1992;50(7):687-90.
15. Vianna PT, Fernandes Filho GF, Ganem EM, Castiglia YMM. Método simplificado para manutenção da concentração plasmática de propofol em nível aproximadamente constante em pacientes pediátricos. Rev Bras Anestesiol. 1995;45 Suppl 19:72.

PARTE 14 — Reabilitação e qualidade de vida na dor crônica

CAPÍTULO 55

TRATAMENTO DAS DORES OROFACIAIS E DAS DISFUNÇÕES MANDIBULARES

José Tadeu Tesseroli de Siqueira
Flanio Teixeira da Cruz
Silvia R. D.T. de Siqueira
Aldo Brugnera Junior
Fátima Zanin
Hong Jin Pai
Luiz Biella Souza Valle

Como foi realçado ao longo deste livro, são muitas as origens das dores orofaciais e das disfunções mandibulares. O diagnóstico preciso deve identificar não só a doença causal, como o tipo e o tempo de dor, além de vários outros aspectos que serão utilizados no planejamento do tratamento. A dor orofacial de origem neuropática tem tratamento diferente da dor articular ou de uma dor e disfunção mandibular mastigatória, e assim por diante. A distinção entre dor aguda e crônica é fundamental.

Este capítulo complementa o capítulo sobre diagnóstico e planejamento do tratamento, abordando especificamente as modalidades terapêuticas disponíveis para o tratamento de dores orofaciais e disfunções mandibulares, bem como suas indicações específicas. Algumas dessas opções são de uso comum em diversos tipos de dores, entretanto outras são mais específicas. Além disso, alguns tratamentos são puramente sintomáticos, e podem ser a melhor ou a única opção para controle da dor, principalmente da crônica. Alguns pacientes têm históricos complexos de saúde, outros têm síndromes álgicas complexas e exigem abordagem multidisciplinar e, em outras ocasiões, procedimentos tecnologicamente avançados, como estimulação magnética transcraniana e toxina botulínica, nem sempre estão disponíveis em todo serviço de dor.

Esclarecimento, placas de mordida, medidas fisioterápicas, e, em casos selecionados, medicamentos, são comuns no tratamento da dor e disfunção mandibular. Os medicamentos adjuvantes, como os antidepressivos tricíclicos constituem a linha de frente do tratamento da dor crônica em geral e particularmente das dores neuropáticas. Tratamentos odontológicos e cirurgias, odontológicas ou neurológicas, têm indicações específicas. Orientação dos doentes, esclarecimento e identificação dos fatores perpetuantes, sejam oclusais, posturais, emocionais, psiquiátricos ou médicos, são medidas indispensáveis para o controle da dor crônica.

Neste capítulo, serão discutidos os princípios gerais do tratamento da dor, incluindo os fatores envolvidos na escolha do tratamento, bem como as opções terapêuticas disponíveis para dores orofaciais e disfunções mandibulares, além de suas indicações.

INTRODUÇÃO

Como vimos ao longo deste livro, as dores orofaciais têm múltiplas origens e incluem condições médicas, odontológicas e psicológicas. Portanto, o tratamento depende de cada doença em particular e também das condições do paciente e do nível de complexidade que cada condição clínica requer, principalmente quando a dor é crônica.

Na dor aguda, é fundamental estabelecer o diagnóstico com rapidez para aplicar a terapêutica pertinente. Erros de diagnóstico são nocivos ao paciente, pois além de retardarem o tratamento podem causar iatrogenia, ser novas fontes de dor, contribuir para a cronificação e complicar a condição clínica. Na dor crônica é fundamental estabelecer todos os fatores envolvidos, sejam sensitivos, sejam afetivos.

A decisão terapêutica deve levar em conta certamente o diagnóstico, mas também outros fatores relevantes para o controle da dor: tempo de dor (aguda ou crônica), tipo de dor (inflamatória, neuropática ou mista), natureza da dor (dentes, músculos, articulações, nervo, etc.), distribuição e localização da dor, presença de doenças crônicas ou morbidades associadas, físicas ou mentais (depressão), fatores contribuintes ou perpetuantes da dor e o próprio prognóstico do paciente.

É necessário também estabelecer os riscos e benefícios de cada intervenção, de modo individualizado, e também estabelecer o risco médico do tratamento odontológico, ou da dor orofacial, quando o paciente tem doenças sistêmicas crônicas, transtornos psiquiátricos ou mesmo quando sua condição álgica é considerada complexa, como em algumas dores neuropáticas ou cefaleias primárias. A adesão do paciente ao tratamento é indispensável para o sucesso do tratamento, e deveria ser avaliada permanentemente.

Fatores envolvidos no planejamento do tratamento:
- Natureza da dor/diagnóstico (dentes, músculos, articulações, nervo, etc.).
- Tempo de dor (aguda ou crônica).
- Tipo de dor (inflamatória, neuropática ou mista).
- Localização da dor (local, regional, sistêmica).
- Presença de doenças crônicas/morbidades associadas.
- Fatores perpetuantes da dor (oclusais, posturais, psicológicos, sistêmicos).
- Prognóstico.
- Risco médico do tratamento odontológico ou da dor orofacial.
- Adesão do paciente.

FATORES ENVOLVIDOS NO PLANEJAMENTO DO TRATAMENTO DA DOR OROFACIAL E DAS DISFUNÇÕES MANDIBULARES

Definitivamente, a dor não é sinônimo de estímulo doloroso.[1] Portanto, tratar a dor vai além de eliminar o estímulo doloroso, principalmente na dor crônica. Entender o que ocorre em um cérebro em dor é fundamental para planejar o tratamento.[2]

Natureza da dor / diagnóstico

O tratamento da dor sempre deve ser dirigido à sua causa, portanto é fundamental distinguir entre dores dentoalveolares, musculoesqueléticas, neurovasculares e neuropáticas, por exemplo. O diagnóstico preciso para a dor é o primeiro passo para sua cura ou controle. Na face, como vimos no Capítulo 1 e ao longo deste livro, existem diferentes origens e causas de dor. Por exemplo, embora os medicamentos sejam de uso comum no tratamento da dor, a escolha do grupo terapêutico, dosagem e tempo de uso depende do diagnóstico e das características de cada caso.

Nas dores dentais, o tratamento é essencialmente operatório ou cirúrgico, já nas dores musculoesqueléticas, como na dor e disfunção mandibular, o tratamento não é cirúrgico na maioria das vezes, entretanto são comuns as medidas fisioterápicas. O tratamento dos subgrupos dessas afecções álgicas é discutido em detalhes adiante e nas Partes 11 e 12. Outro exemplo é o das dores neuropáticas orofaciais, cujo tratamento é essencialmente medicamentoso e, eventualmente, neurocirúrgico.

O diagnóstico causal da dor permite compreender a origem das alterações sensitivo-discriminativas da dor, e é fundamental para a escolha inicial do tratamento.

Tempo de dor / cronicidade

Distinguir entre *dor aguda* e crônica, as quais são definidas pelo tempo. Nas dores agudas, o tratamento volta-se às causas da dor. Por exemplo, dores pós-operatórias, pulpites, traumatismos musculoesqueléticos e fraturas. A inflamação é o principal componente da *dor aguda*. É maior no início e cessa com a cicatrização dos tecidos. Quando necessários, os medicamentos indicados são os analgésicos e anti-inflamatórios, tendo como objetivo dar conforto ao paciente e reduzir a sensibilização central. Outras medidas úteis na dor aguda são: repouso ou redução da atividade mandibular, repouso físico geral e dieta adequada. Nos traumatismos agudos da articulação temporomandibular (ATM) ou dos músculos da mastigação, a placa de mordida reduz a *hiperalgesia mecânica intra-articular*, sendo indicado seu uso no período da inflamação, associada ou não a medicamentos e demais medidas expostas anteriormente. Ver mais adiante.

Na *dor crônica*, o uso de medicamentos pode ser mais amplo e prolongado, e os analgésicos adjuvantes são os de eleição. Transtornos psiquiátricos ou psicológicos, comuns nesses pacientes, necessitam de tratamento especializado. As medidas, em geral, são mais paliativas do que curativas, porém podem controlar perfeitamente a dor. Monitorização permanente é uma necessidade nesses pacientes. Sempre que a dor for persistente, ou refratária, o paciente deveria ser reavaliado minuciosamente, pois além da doença principal podem surgir outras causas de dor. Ficar atento à possibilidade de recidivas das crises em pacientes com dor crônica controlada, o que pode sinalizar agudização da doença.

Tipos de dor

Distinguir *dor inflamatória* de *dor neuropática*. Têm características e tratamentos diferentes, como já foi discutido em vários capítulos deste livro. A *dor aguda* é essencialmente inflamatória ou nociceptiva, já o melhor exemplo de *dor crônica* é a neuropática. É possível que ocorram concomitantemente num mesmo segmento do corpo (p. ex., neuralgia de trigêmeo com dor e disfunção mandibular ou pulpite).

Quando coexistem, os tratamentos são diferentes e devem ser individualizados, entretanto pode ser necessário definir prioridade de tratamento, que geralmente é determinada pela dor mais excruciante ou considerada pior, que no caso exposto é a neuralgia do trigêmeo. Durante o curso do tempo e da própria doença, como o exemplo da neuralgia do trigêmeo, diferentes combinações podem ocorrer, exigindo atenção profissional, tanto do neurologista como do cirurgião-dentista. Além disso, em um paciente com dor crônica controlada podem surgir outras dores agudas, como dor de dente, sinusite ou cefaleia.

Em suma, pacientes com dor orofacial crônica, mesmo sob controle, devem ser reavaliados periodicamente, e particularmente nos períodos de crises ou de recidivas da dor.

Distribuição e localização da dor

Quanto à localização da dor, é necessário saber se é localizada, regional ou sistêmica. Além disso, caso seja localizada, se existem outras dores no corpo, sejam regionais ou sistêmicas. Voltando ao início, a dor é multidimensional, portanto as variações anteriormente mencionadas podem interferir no tratamento e exigir procedimentos diferenciados. Além disso, dependendo dessas interações, tanto a complexidade do caso como o prognóstico do paciente, podem variar. Quando o paciente é crônico, as dores mistas de diferentes origens são muito comuns, e isto deve ser reconhecido, pois o tratamento pode ser diferente para cada uma delas, e ao mesmo tempo a falta de tratamento de apenas uma delas será insuficiente e confundirá o profissional com pouca experiência.

A complexidade, tanto de diagnóstico como de tratamento, geralmente é diferente em casos de dor recente localizada exclusivamente na face, do que de paciente com histórico de lombalgia ou fibromialgia e que também tem dor na face. Além dos aspectos sensitivos envolvidos, um paciente com histórico de dor crônica pode apresentar alterações afetivo-comportamentais, ou presença de morbidades associadas na área da saúde mental, como a depressão, que deveriam ser consideradas, tanto no tratamento, como no prognóstico do paciente. Por exemplo, pacientes com fibromialgia necessitam de tratamento para essa condição álgica, pois a dor facial pode ser uma consequência, piorar ou ocorrer independentemente dela.

Em vários capítulos deste livro foram enfatizados tanto os mecanismos da dor como as diversas síndromes álgicas e suas interações. O reconhecimento e a experiência profissional com esses tópicos são indispensáveis para o planejamento e eficiência do tratamento.

Morbidades associadas / doenças crônicas (pacientes com necessidades especiais)

Nem sempre o paciente que se queixa de dor na face é isento de outras doenças. Principalmente nos idosos aumenta a frequência de doenças crônicas, como hipertensão, diabetes, cardiopatias, artropatias, etc. Este histórico deve ser considerado tanto para o diagnóstico da dor facial, que poderia ser uma manifestação de doenças sistêmicas, como para o seu tratamento, pois dependendo da gravidade da doença sistêmica também pode variar o risco das intervenções.

Outras doenças crônicas, como por exemplo diabetes melito, artrite reumatoide, lúpus eritematoso sistêmico, anemia falciforme e AIDS podem ter manifestações orofaciais dolorosas, podendo afetar dentes, músculos da mastigação e ATM. Quando ocorre, é necessário o controle da doença sistêmica. O tratamento passa a ser então multidisciplinar, envolvendo tanto o controle da doença crônica pelo médico como de doenças musculoesqueléticas locais pelo cirurgião-dentista.

Em geral, o tratamento odontológico destes pacientes seguirá os protocolos para atendimento odontológico de pacientes com necessidades especiais, avaliando riscos e benefícios dos tratamentos, tanto médico como odontológico. É fundamental o diagnóstico preciso, estabelecendo o papel de morbidades associadas, sejam médicas ou odontológicas, para o devido tratamento do paciente.

O mesmo se aplica aos pacientes que apresentam doenças na área da saúde mental, como depressão, por exemplo. Devido à associação comum entre dor e depressão, é fundamental identificar esta condição patológica que deverá ser tratada. O controle de *morbidades associadas*, como a *depressão* ou outras anormalidades na área da *saúde mental*, quando disponível deve ser realizado por profissional especializado (ver capítulos da Parte 4).

Fatores contribuintes / perpetuantes da dor

É fundamental identificar os fatores contribuintes ou perpetuantes de dor crônica. No caso de dor e disfunção mandibular, fatores como oclusão dental, bruxismo, postura, estresse emocional, presença de outras dores no segmento ou no corpo, doenças sistêmicas crônicas, entre outros, deveriam ser considerados. Este aspecto está relativamente bem-estabelecido pela literatura científica atual. O que não se pode é realizar apenas tratamentos sintomáticos, como uso de um anti-inflamatório ou de uma injeção anestésica no ponto-gatilho, quando o paciente tem claramente fatores perpetuantes dessa condição.

A correção destes fatores, inclusive oclusais, quando ficarem bem estabelecidos, é fundamental e requer atenção odontológica, realçando o conhecimento de oclusão funcional e das interações sensitivo-motoras do aparelho mastigatório. Particularmente neste aspecto, na dor musculoesquelética, como a disfunção temporomandibular (DTM), a oclusão pode ter papel relevante, que deverá ser avaliada pelo cirurgião-dentista no contexto clínico de cada paciente.

O bruxismo é outra condição que deve ser avaliada também neste contexto.

PROGNÓSTICO DA DOR OROFACIAL

Uma dificuldade frequente refere-se ao prognóstico do doente afetado por determinada doença. As dores orofaciais não são homogêneas, podem ter diferentes tratamentos e, portanto, diferentes prognósticos. Conhecer epidemiologia de cada condição álgica e de seus tratamentos ajuda na decisão terapêutica e, acima de tudo, permite esclarecer e orientar o paciente sobre sua dor ou doença. Uma dor de dente referida à cabeça pode demorar a ser identificada e angustiar o paciente, porém seu prognóstico é bom. Mas se a mesma dor de cabeça era decorrente de um câncer de cabeça ou pescoço, há vários fatores que irão influenciar no prognóstico, por exemplo, estádio, local, presença de metástases e condição clínica do paciente.

Nas dores benignas crônicas, como na dor muscular mastigatória ou nas cefaleias primárias, em geral o prognóstico é bom, ainda que o paciente necessite de controle permanente. O mesmo se aplica à neuralgia do trigêmeo, cuja maior angústia é a falta de diagnóstico ou a ignorância profissional. Entretanto, mesmo que necessite de tratamento permanente, e muitas vezes, mudanças no tratamento, em geral o prognóstico também é favorável.

Em geral, o grande desafio de conhecer o prognóstico de uma doença é a experiência do profissional nesse tipo de doença, independentemente de seu modo de manifestação ou estádio. Frases evasivas, como "Só deus sabe", não auxiliam e apenas realçam o despreparo profissional para atender pacientes com dor crônica orofacial.

O esclarecimento do paciente e sua adesão e resposta ao tratamento dependem muito de como o profissional explica a doença e o seu prognóstico.

RISCO MÉDICO DO TRATAMENTO ODONTOLÓGICO OU DA DOR OROFACIAL

O risco médico do tratamento da dor orofacial ou do tratamento odontológico deve ser conhecido, principalmente quando o paciente apresenta morbidades sistêmicas associadas. Uso de medicamentos, opção cirúrgica e tempo de tratamento são exemplos de procedimentos que podem oscilar dependendo da condição do paciente.

ADESÃO DO PACIENTE COM DOR OROFACIAL

Qualquer tratamento depende do modo como o paciente o recebe e o conduz. Sempre que possível, verificar se as tarefas ou orientações, incluindo o uso de medicamentos, exercícios e a própria higiene oral, estão sendo realizadas pelo paciente. Caso isso não ocorra, pode ser necessário reavaliar o tratamento e rediscutir com o paciente. Existem condutas consideradas simples e nas quais o paciente pode contestar seu papel terapêutico, como um bochecho, e outras complexas, como o uso crônico de medicamentos ou cirurgias para a dor, que podem assustar o paciente. Por outro lado, não se pode impor ao paciente nenhum tratamento. Todos exigem explicação, compreensão de riscos e benefícios e a aceitação pelo paciente.

As placas de mordidas e as próteses removíveis, incluindo as totais, são exemplos cotidianos que exigem cooperação do paciente e muitas vezes motivação pelo profissional. Cada medida deve ser cuidadosamente explicada ao paciente, justificando-a e, se possível, determinando seu objetivo e tempo de aplicação. Medidas relativamente simples, como a realização de bochechos periódicos, ajudam o profissional a verificar a adesão do paciente ao tratamento.

Avaliar este tópico nem sempre é tarefa fácil, pois vários fatores psicológicos e sociais, incluindo seguro saúde, perda de trabalho e demandas judiciais, podem interferir. Pacientes complexos devem ser avaliados por equipe multidisciplinar, inclusive pelos aspectos legais envolvidos.

OPÇÕES TERAPÊUTICAS EM DORES OROFACIAIS E DISFUNÇÕES MANDIBULARES

Sempre que possível, o tratamento deve ser voltado à causa da dor. Na dor aguda, esta relação causa-efeito é praticamente direta, entretanto, na dor crônica são inúmeros os fatores envolvidos. Portanto, no tratamento da dor crônica é necessário avaliar a participação de cada componente da dor total para estabelecer as terapêuticas e seus objetivos.

Neste contexto, as opções terapêuticas são múltiplas, nem sempre usadas isoladamente, algumas são comuns, como os medicamentos, outras incomuns ou raras como os procedimentos cirúrgicos odontológicos e as neurocirurgias. Ver no Quadro 55.1 as opções terapêuticas para o tratamento de dores orofaciais e disfunções mandibulares.

No caso específico de "dor e disfunção mandibular" é necessário enfatizar a importância de reconhecer seus subgrupos antes da escolha do tratamento.[3,4] Tratar um deslocamento anterior do disco articular agudo com inflamação articular é diferente de outro que não tenha sinais de inflamação. O sucesso do tratamento dependerá do diagnóstico correto *"que não é fácil... porém, não há substituto para a experiência no momento de se fazer a melhor escolha terapêutica"*.[5] Estes autores, em revisão sobre o assunto, resumem os modelos utilizados na atualidade da seguinte forma: o tratamento de dor por DTM inclui a *combinação* de técnicas e procedimentos físicos (fisioterapia em geral, incluindo as placas de mordida) e técnicas de abordagem comportamental (esclarecimento, *biofeedback*, relaxamento e controle do estresse), pois são modalidades consideradas reversíveis, e que apresentam baixa morbidade e alta eficácia. Outros grupos de procedimentos terapêuticos, minimamente invasivos, são o farmacológico e as infiltrações intra-articulares da ATM. As cirurgias se restringem à ATM, em casos específicos, os quais são discutidos nos capítulos da Parte 12.

> No tratamento da dor ... não há substituto para a experiência no momento de se fazer a melhor escolha terapêutica.[5]

Quadro 55.1. Distribuição do arsenal terapêutico que pode ser utilizado no tratamento das dores orofaciais, incluindo as dores musculoesqueléticas mastigatórias (DTM). É utilizada pela Equipe de Dor Orofacial da Divisão de Odontologia (EDOF) e Centro Interdisciplinar de Dor da Divisão de Neurologia do Hospital das Clínicas da Faculdade de Medicina da Universidade de São Paulo (HC/FMUSP). Tem como base os procedimentos sugeridos pela Academia Americana de Dor Orofacial,[6] os estudos de Clark e colaboradores[5] e Rudy e colaboradores[7] e a experiência acumulada no grupo

OPÇÕES TERAPÊUTICAS EM DORES OROFACIAIS E DISFUNÇÕES MANDIBULARES
1. Métodos não invasivos (reversíveis de baixa morbidade e alta eficácia)
1.1. Medidas físicas/fisioterápicas: Calor e frio, neuroestimulação elétrica transcutânea (TENS), *laser* terapêutico, placas oclusais, medidas físicas, acupuntura
1.2. Terapia comportamental: Esclarecimento e orientação, *biofeedback*, relaxamento, controle do estresse emocional
2. Métodos levemente invasivos (baixa morbidade e alta eficácia)
2.1. Tratamento farmacológico: Colutórios, anti-inflamatórios não esteroidais, antidepressivos tricíclicos, relaxantes musculares, ansiolíticos, corticoides, etc.
2.2. Terapia comportamental: Esclarecimento e orientação, *biofeedback*, relaxamento, controle do estresse emocional, hipnose, etc.
3. Tratamento de morbidades associadas
3.1. Área da saúde mental (p. ex., ansiedade, depressão)
3.2. Área médica (doenças crônicas)
3.3. Área odontológica (doenças bucodentais)
4. Tratamento cirúrgico (sempre que for necessário, se possível para remover a causa)
P. ex., endodontia, cárie dental, drenagem de abscesso, cirurgia de ATM e neurocirurgia funcional
5. Tratamentos avançados
Estimulação magnética transcraniana, toxina botulínica
6. Reabilitação estrutural/Tratamento odontológico (sempre que necessária após o controle da dor)
P. ex., troca de prótese total inadequada, reabilitação oral, implantes, etc.

Neste capítulo trazemos as recomendações gerais do tratamento da dor, acrescidas de particularidades para dores orofaciais e disfunções mandibulares. A seguir serão apresentadas as indicações de procedimentos terapêuticos disponíveis para o tratamento das dores orofaciais, incluindo as disfunções mandibulares, bem como suas indicações (Quadro 55.1).

ESCLARECIMENTO E ORIENTAÇÃO AO PACIENTE COM DOR

Crenças, ideias catastróficas, semelhança com casos de amigos e conhecidos podem influenciar pacientes com dor facial, principalmente quando a dor é recorrente, existe conflito de opiniões profissionais ou ocorreu falha no tratamento.[8] Pacientes jovens, que se queixam de ruídos articulares na ATM, podem responder de maneira diferente quando recebem informações profissionais "catastróficas", como ser uma condição temerária, que o "queixo" pode cair ou que um dia ocorrerão dores terríveis na face. O esclarecimento do doente pelo profissional só é possível quando este é preparado adequadamente para entender a doença que se propõe a tratar, quando tem o diagnóstico correto e estabelece o prognóstico para essa moléstia, algo que nem todos conseguem, e mais ainda quando a dor é crônica.

> O esclarecimento do doente só é possível quando o profissional da saúde é preparado adequadamente para entender a doença que trata e consegue estabelecer os riscos e benefícios do tratamento. Fazer o diagnóstico correto e estabelecer o prognóstico não são tarefas fáceis.

As crenças influenciam a intensidade da dor independentemente das variações físicas da face, dos maxilares ou dos dentes.[9] Além disso, a dor crônica musculoesquelética mastigatória é comum em mulheres e parece ser mais alarmante do que a dor aguda.[10]

Lembrete:
- Sempre dê o diagnóstico da doença ao seu paciente.
- Explique o que ele tem, mas não o aterrorize.
- Esteja ciente do prognóstico para informá-lo sobre o curso do problema e sobre as possíveis ocorrências.
- Conhecer a epidemiologia de cada doença que você trata é fundamental para esclarecer seu paciente.
- Conheça bem a doença ou problema que você trata e não confunda com a técnica que você pratica e domina.

Efeito placebo

Esclarecimento e conduta profissional que geram confiança são benéficos ao paciente. Como já foi dito em outras partes deste livro, a dor é uma experiência multidimensional e tem componentes sensitivos, afetivos e cognitivos envolvidos. Uma série de estudos, os quais se intensificaram na década de 1950,[11,12] e os resultados atuais de neuroimagens, que mostram a possibilidade de mudar o mapa cerebral da dor crônica em pacientes submetidos à psicoterapia,[13] comprovam a experiência clínica milenar dos bons clínicos que cultivaram a boa relação profissional-paciente.

Uma das experiências impressionantes no controle da dor e do sofrimento é a ação da música, pois desperta a atenção inevitável para o efeito *placebo*, que se refere à ação positiva de um remédio que não tem princípio ativo, isto é, não tem efeito terapêutico. *"Um remédio que não é remédio"*.

Efeito placebo: ação positiva de um remédio que não tem princípio ativo, isto é, não tem efeito terapêutico.

> "Um remédio que não é remédio."
> O oposto é o efeito "nocebo", ou seja, tem ação negativa.
> Todo tratamento tem o efeito do profissional, ou seja, tem o efeito placebo.

O efeito placebo é definido como a mudança que ocorre no corpo, ou na unidade corpo-mente, como o resultado de evento simbólico atribuído a fatos ou objetos no momento da cura.[14]

Sabe-se que quase todos os procedimentos terapêuticos, incluindo a medicação analgésica, têm efeito placebo em cerca de 35% dos pacientes.[15] Esse efeito está fortemente relacionado à atitude profissional e existem inúmeros estudos a respeito em medicina e odontologia. O efeito placebo é estudado há muitos anos e existem muitos relatos de profissionais e de pacientes sobre ele. Um deles é do Dr. Norman Cousins, em 1979, que conta sua experiência de doente desacreditado pelos médicos:[16]

> O placebo é a prova de que não há separação real entre mente e corpo. Doença é sempre a interação entre ambos. Ela pode iniciar pela mente e afetar o corpo, ou pode iniciar pelo corpo e afetar a mente, ambos os quais são supridos pela mesma corrente sanguínea... Na ausência de um forte relacionamento entre médico e paciente, o uso dos placebos podem ter pouca importância. Neste sentido, o próprio médico, de todos eles, é o mais poderoso placebo.

Na dor pós-operatória em cirurgias para extração dos terceiros molares (sisos), a analgesia placebo ocorre quando o profissional fala dos benefícios do medicamento enquanto aplica a injeção.[15] Outro interessante estudo mostrou a poderosa ação da analgesia placebo e sua relação com a atitude profissional.[17] Os autores verificaram que pacientes hospitalizados, recuperando-se de alguma cirurgia, e que necessitavam de analgésicos para o controle da dor, relataram dor de intensidade baixa quando recebiam a medicação analgésica de um profissional que realçava o *poderoso* efeito do remédio, enquanto os demais pacientes recebiam a injeção por uma máquina de infusão automática. É o efeito placebo sobre o próprio analgésico. É também o efeito da atitude profissional sobre o tratamento.

O alívio da dor pelo placebo é mediado pelo sistema opioide endógeno.[15] Entretanto, ainda não estão esclarecidos os múltiplos mecanismos envolvidos nessa analgesia.[18] Em parte, deve-se a uma rede neural opioide no córtex cerebral e no tronco encefálico, pertencente às vias descendentes de inibição da dor.[19,20] Recentemente, um estudo de neuroimagem, por tomografia por emissão de pósitrons (PET) mostrou como o cérebro responde ao efeito placebo.[21] A analgesia por placebo é acompanhada pela redução do ritmo cardíaco,[22] além disso, pacientes com doença de Alzheimer não respondem a esse efeito devido ao comprometimento da área cerebral relacionada à cognição.[23]

Indicação de esclarecimento sobre a dor e os procedimentos terapêuticos

O esclarecimento, na fase de diagnóstico, pode reduzir a ansiedade do paciente, já em condições álgicas complexas, como a dor neuropática, e pode ajudar no enfrentamento dessa condição. Expandir essas informações aos parentes dos pacientes com dor crônica na boca, que ficam atônitos pelo fato de uma *"simples dor de dente ou na boca"* afetar tanto o paciente, também pode ser benéfico.

Repouso mandibular e dieta alimentar

O repouso mandibular é indicado na dor inflamatória ou nociceptiva, portanto, na dor aguda. Pode ser devido a cirurgias bucais ou maxilares ou devido a traumatismos agudos que afetem componentes do aparelho mastigatório, como a ATM ou os músculos da mastigação. Pacientes com crises devido à agudização de doenças crônicas na ATM, como osteoartrose ou artrite reumatoide, também podem necessitar de algum repouso mandibular.

Alguns cuidados, como falar menos, evitar movimentos amplos da mandíbula e usar alimentos que exijam menor esforço, são úteis nesses casos.

Indicação de repouso mandibular

Principalmente nos casos de dor aguda (pós-cirúrgica bucal ou maxilar e traumatismos nos músculos da mastigação ou ATM).

BLOQUEIOS ANESTÉSICOS PARA O DIAGNÓSTICO OU TRATAMENTO DA DOR

O bloqueio é útil para o diagnóstico em caso de dor difusa, quando se suspeita de dor referida, principalmente de origem dental. Deve sempre ser iniciado por infiltrações nas regiões mais terminais dos nervos e finalizado pelos bloqueios de ramos, como o infraorbitário, o mentual e o alveolar inferior. Quando se bloqueia a fonte da dor, um dente por exemplo, há redução geral da intensidade da dor, embora permaneçam efeitos a distância da sensibilização central. Por essa razão, em caso de dúvida, é conveniente repetir duas ou três vezes infiltrações ou bloqueios para evitar testes falso-positivos.

Pode ser utilizado também para o tratamento de disestesia ou dor neuropática em locais de lesão de nervo. Além de eliminar a dor temporariamente, pode ter efeito de redução da excitabilidade neuronal e dos efeitos da sensibilização central. Essas técnicas são conhecidas há longa data, principalmente no coto de membros amputados, e também na cavidade bucal, embora sejam escassos os estudos nesta última área. A experiência clínica mostra que é possível controlar a dor, embora não seja uniforme em todos os casos ou pacientes.

BOCHECHOS E COLUTÓRIOS

A boca é uma unidade funcional complexa. As doenças que afetam a boca ou a face podem ter alto impacto nesse órgão. Dores agudas ou crônicas, que afetam algum componente da boca, como dentes, mucosa, músculos da mastigação ou ATM, podem ser controladas com medidas locais, como bochechos ou medicamentos de uso tópico. Existe em nosso meio uma variação enorme de medicamentos, porém nem sempre há indicação racional e padronizada por parte do cirurgião-dentista.

Bochechos com colutórios, além do efeito antimicrobiano, permitem a mobilização da boca e de vários grupos musculares, sendo portanto, uma ação dinâmica nessas estruturas. Analgésicos, como a benzidamina, também podem ser usados para reduzir desconfortos na mucosa bucal.

Indicações de bochechos / colutórios

1. Aftas e úlceras causadas por traumatismo de próteses.
2. Dor e disfunção mandibular crônica em pacientes com sensibilização central ou fibromialgia.

PLACAS DE MORDIDAS / PLACA MIORRELAXANTE / *JIGS*

As placas de mordida têm indicações e objetivos específicos, e, embora interfiram na sensibilidade dolorosa, não são analgésicos. Existem diferentes modelos, tanto para a arcada superior como a inferior, embora em geral não pareça haver muita distinção quanto aos seus resultados. O uso indiscriminado das placas de mordida e a ideia de **atuar na oclusão** como etiologia de DTM foram possivelmente a razão para o descrédito deste método terapêutico. Em geral, na DTM, a associação de métodos simples que combinam placas oclusais, esclarecimento e exercícios mandibulares, eventualmente acompanhados de ajustes dentários por interferências óbvias, reduz a intensidade e a frequência da dor em até 90% de pacientes.[24]

A despeito das controvérsias, os dispositivos oclusais são úteis, dependendo do que se espera deles, e certamente quando associados a outros procedimentos.[6,25-28] Recente revisão sobre métodos de tratamento, incluindo, as placas de mordida, mostra evidências e limitações de diferentes tratamentos para dor e disfunção mandibular.[28] O uso de placas de mordida para o controle de dor e disfunção mandibular depende, sobretudo, do tipo específico de DTM, pois certamente ela não funciona para todos os casos e ainda assim têm objetivos específicos.[30] Quanto ao mecanismo de ação, a literatura em geral alerta para a possibilidade do efeito placebo sobre a dor, o que não invalida seu uso, mas realça a influência do profissional sobre o paciente. Quanto às alterações estruturais, caso haja melhora decorrente da placa, certamente não se devem só ao efeito placebo.

Mecanismos de ação das placas de mordida no controle da dor por DTM

Parecem ser mais eficientes em dor muscular por bruxismo relacionado ao sono.[31] É possível que sejam fator modificador comportamental, sendo tão eficazes quanto método de controle do estresse emocional ou técnicas de *biofeedback*; e, quando usadas em conjunto com estas últimas, aumentam a eficácia no controle da dor, comparativamente ao uso de apenas uma delas.[32] As placas de mordida, assim como a terapia comportamental, têm efeito superior à ausência de tratamento.[5]

Estudos experimentais em modelos experimentais de dor muscular mastigatória em humanos mostram sua ação no sistema nervoso central (SNC) por meio de interações sensitivo-motoras.[33]

No caso de dor aguda na ATM, o mecanismo de ação possivelmente é por redução da hiperalgesia mecânica intra-articular decorrente dos contatos dentais. Isso contribuiria para reduzir a sensibilização central e os efeitos secundários sobre a musculatura.

Indicações de placa de mordida na "dor e disfunção mandibular"

Em geral é utilizada a placa superior lisa de acrílico, sem desoclusão canina. É o modelo convencional amplamente conhecido e usado há mais de 30 anos sem guias caninos nos serviços de dor e disfunção mandibular do HC/FMUSP.

Com base na própria literatura científica anteriormente citada e pela experiência acumulada ao longo dos anos no serviço da EDOF, os tipos, indicações e possíveis mecanismos de ação de placas de mordida para o tratamento de DTM, exceto para os deslocamentos do disco articular discutidos no Capítulo 47, são:

- Dor muscular mastigatória em paciente com bruxismo relacionado ao sono: o uso é noturno e, pelo menos por 45 dias, quando há dor muscular mastigatória. Controlada a dor, o uso não precisa ser diário. Neste caso, como existem inúmeras variações clínicas de ranger de dentes e efeitos no aparelho mastigatório, o uso prolongado da placa miorrelaxante deverá ser individualizado.
  - *Mecanismo de ação da placa na dor com bruxismo:* ainda não está bem esclarecido, entretanto a literatura mostra sua eficácia no controle da dor muscular, pelo menos por curto prazo. Realçar que a placa não deveria ser usada para **tratar o bruxismo**, pois não existe nenhuma evidência que mostre esta ocorrência.
- Mialgia mastigatória sem sinais ou histórico de bruxismo relacionado ao sono: uso noturno por 45 dias. Havendo controle da dor, o uso posterior não é necessário, porém é conveniente reavaliar periodicamente, até aos seis meses, ou caso haja recidiva da dor. Caso haja limitação de abertura interincisal, serão necessárias também medidas fisioterápicas.
  - *Mecanismo de ação da placa na mialgia local:* ainda não está bem esclarecido. A literatura sugere diversos efeitos, tanto placebo como comportamental. Entretanto é possível que reduza a sensibilização central e favoreça o repouso e o metabolismo muscular.
- Mialgia mastigatória decorrente de traumatismos cirúrgicos ou não, sem sinais ou histórico de bruxismo relacionado ao sono: uso noturno por 45 dias. Havendo controle da dor, o uso posterior não é necessário, porém é conveniente reavaliar periodicamente, até aos seis meses, ou se houver recidiva da dor.

Neste caso, sempre que houver limitação de abertura interincisal serão necessárias medidas fisioterápicas associadas.
  - *Mecanismo de ação da placa na dor muscular pós-traumática:* ainda não está bem esclarecido, entretanto pode reduzir a sensibilização central e favorecer o repouso e o metabolismo muscular.
- Síndrome dolorosa miofascial mastigatória: uso noturno por 45 dias para reavaliação da dor. Esta condição pode exigir tratamentos complementares, como infiltração de pontos dolorosos, estimulação elétrica transcutânea ou medicamentos.
  - *Mecanismo de ação da placa na dor muscular pós-traumática:* ainda não está bem esclarecido, entretanto pode reduzir a sensibilização central e favorecer o repouso e o metabolismo muscular.

Indicações na "dor e disfunção mandibular" aguda

- Inflamação aguda da ATM (artrite traumática ou agudização de artrite secundária): uso de placa anterior ou *jig*, de canino a canino, plana para contato livre dos dentes inferiores; uso contínuo, com intervalos de 1 a 2 horas, por período entre 7 e 15 dias. Nestes casos, geralmente há necessidade de analgésicos anti-inflamatórios concomitantes, além de medidas fisioterápicas leves e gradativas.
  - Mecanismo de ação da placa: reduz a hiperalgesia mecânica intra-articular decorrente do contato entre os dentes e reduz a sensibilização central, favorecendo a posição de repouso dos músculos da mastigação.

Papel da placa de mordida na "dor e disfunção mandibular" aguda:
1. Dar conforto ao paciente.
2. Reduzir os efeitos da mordida sobre a articulação inflamada.
3. Reduzir ou evita a hiperalgesia mecânica na ATM devido ao contato oclusal.
4. Reduzir a sensibilização central.
5. Reduzir os efeitos musculares secundários.

TRATAMENTO FISIOTERÁPICO EM DORES OROFACIAIS E DISFUNÇÕES MANDIBULARES

O tratamento fisioterapêutico é de fundamental importância para o restabelecimento funcional de condições clínicas nas quais há desequilíbrio neuromuscular, como na dor e disfunção mandibular muscular. Sempre que houver necessidade de reabilitação funcional pós-operatória da mandíbula, como nas cirurgias bucomaxilares em geral, as medidas fisioterápicas são imprescindíveis. O ideal é que cada serviço de cirurgia tenha protocolos para cada situação cirúrgica em particular, entretanto isto nem sempre ocorre. A participação do profissional fisioterapeuta é sempre desejável nas equipes de cirurgia bucomaxilofacial para a reabilitação pós-operatória dos pacientes.

Na dor e disfunção mandibular, as medidas fisioterápicas constituem-se em medidas da linha de frente de tratamento, entretanto é fundamental distinguir entre dor aguda e crônica, e nem sempre são isoladas, porém utilizadas com outros procedimentos.[6] Além disso, distinguir entre problemas articulares e musculares também é fundamental para a escolha terapêutica e sucesso no tratamento. Pacientes crônicos com sensibilização central ou com dores regionais associadas, como cefaleias primárias ou cervicalgias, precisaram se submeter à avaliação para planejamento do tratamento. O mesmo se presta aos pacientes com síndrome fibromiálgica.

A escolha do método de fisioterapia dependerá do diagnóstico e da própria experiência do profissional. Neste capítulo, serão apresentadas algumas das técnicas e modalidades de fisioterapia, bem como suas indicações na dor e disfunção mandibular ou reabilitação funcional da mandíbula.

São indicações de medidas de fisioterapia:

- Doenças ou afecções musculares e articulares do sistema mastigatório.
- Transtornos da coordenação do aparelho mastigatório.
- Reabilitação pós-cirúrgica (intervenções na articulação temporomandibular e/ou maxilar) ou pós-traumática (fraturas).
- Aumento do tônus da musculatura mastigatória e da coluna cervical.
- Limitações de ADM em função da dor, má postura.

São contraindicações:

- Hipersensibilidade por parte do paciente, devido à sensibilização central.
- Neoplasias, exceto no pós-operatório em casos de reabilitação.
- Insuficiência arterial.
- Doenças infecciosas.

São objetivos do tratamento fisioterápico:

- Controle da dor.
- Diminuição do tônus e do estiramento dos músculos mastigatórios encurtados.
- Movimentação das articulações com baixa mobilidade.
- Melhora da coordenação do aparelho mastigatório.
- Melhora da curvatura lordótica fisiológica da coluna cervical.
- Desativação de pontos dolorosos (*trigger points*).

As opções de tratamento fisioterápico em dores orofaciais musculoesqueléticas são:

- Eletroterapia.
- Termoterapia.
- Acupuntura.
- Laserterapia.
- Alongamento.
- Exercícios de estabilidade e coordenação.
- Exercícios de mobilização.
- Terapias manuais.

Termoterapia (radiação infravermelha)

A radiação infravermelha é considerada uma modalidade de calor superficial, apesar de ser possível que ocorra algum aquecimento adicional numa profundidade um pouco maior, em razão da condução do calor a partir do tecido superficial, como decorrência da condução direta e do aumento da circulação local.

A radiação infravermelha pode ser efetiva em várias situações clínicas, tais como:

- Redução da dor.
- Redução do espasmo muscular.
- Redução da rigidez articular.
- Aceleração do reparo/cicatrização.
- Melhora da circulação.

Esse recurso é usado através da lâmpada infravermelha a uma distância de 50 cm, em média, da área a ser tratada. Para proteção, tal região deve estar coberta por um pano úmido, bem como é imprescindível proteger os olhos de possíveis danos à retina. O tratamento com **radiação infravermelha** tem a duração de 15 a 20 minutos por atendimento, para se obter um resultado mais eficaz.

Ultrassom

Por meio do ultrassom faz-se uma aplicação de calor a partir de energia mecânica gerada por ondas ultrassônicas.

Quando o ultrassom penetra no corpo, exerce efeito sobre as células e os tecidos por meio de mecanismos físicos que podem ser térmicos ou não. As ondas são de natureza estimulante agindo no processo de cicatrização e reparo das lesões.

Este recurso pode ser uma terapia efetiva ou um risco em potencial, dependendo de como será aplicado, por isso é preciso observar quando seu uso é contraindicado. As contraindicações relativas são as seguintes:

- Útero gravídico.
- Lesões pré-cancerosas ou malignas.
- Tecido tratado por outro tipo de radiação profunda.
- Anormalidades vasculares.
- Infecções agudas.
- Olho.
- Áreas sobre saliência óssea subcutânea.

- Grandes nervos subcutâneos.
- Crânio.
- Áreas anestésicas.

Crioterapia

A aplicação da crioterapia envolve a transferência de energia térmica para fora dos tecidos, sendo utilizada no tratamento de espasmo muscular, dor decorrente da lesão, redução de sangramentos e redução de edemas.

Seus efeitos fisiopatológicos são:

- Diminuição da temperatura.
- Diminuição do metabolismo.
- Efeitos inflamatórios (diminuição ou aumento).
- Efeitos circulatórios (diminuição ou aumento).
- Analgesia.
- Diminuição do espasmo muscular.
- Aumento da rigidez tecidual.

Laser terapêutico

A terapia a *laser* promove uma potente ação analgésica, anti-inflamatória, trófica celular, ativa a produção de triofosfato de adenosina (ATP) e a síntese proteica, além de ter efeitos cicatrizantes e regenerativos.

Neuroestimulação elétrica transcutânea (TENS)

Esta modalidade de terapia é amplamente divulgada para o tratamento da dor e disfunção temporomandibular e, a exemplo de outros métodos de terapia física, não existem estudos conclusivos sobre sua eficácia no tratamento da dor musculoesquelética, pelo menos a longo prazo.[34] Em uma revisão recente da *Fundação Cochrane*, com o objetivo de avaliar a eficácia de *TENS* no tratamento da dor, não foi possível realizar metanálise devido a deficiências nos estudos avaliados, porém houve tendência a apresentar efeito favorável de TENS no controle da dor. Não foi observada diferença com relação ao tipo de aparelho ou frequência de TENS (alta ou baixa) e os mecanismos permanecem incertos.[35]

Em Odontologia, seu efeito é considerado superior ao de exercícios voluntários e sua indicação principal é o tratamento coadjuvante da dor muscular mastigatória. Também é benéfico para avaliação funcional da oclusão e manipulação mandibular, como ocorre durante procedimentos operatórios com finalidade protética, quando se procura encontrar a posição ideal mandibular para a confecção de próteses e aparelhos. Esta posição é controlada pela propriocepção periodontal, muscular e da ATM e, em condições fisiológicas de repouso, dá lugar ao espaço funcional livre, distância existente entre os dentes superiores e inferiores. A ação da musculatura elevatória da mandíbula contrabalança a ação da gravidade sobre a mesma. Vários fatores modulam essa posição postural de repouso mandibular, tais como alterações emocionais, sono, drogas, parafunção, exercícios físicos e perda dos dentes.[36-38] TENS também apresenta efeito positivo durante tratamentos fisioterápicos de abertura forçada de boca, em pacientes com trismo, controlando a dor durante os exercícios.[39]

Embora a neuroestimulação elétrica transcutânea siga princípios básicos, pode haver diferenças entre aparelhos e os resultados nem sempre são iguais, embora, a curto prazo, ocorra alívio da dor, quando comparado com placebo.[40] Em Odontologia, esse método terapêutico foi introduzido por Jankelson.[41] Geralmente, as sessões de aplicação são de 20 a 30 minutos e repetidas por intervalos variados. Devido ao efeito imediato, porém, de curta duração, existem aparelhos portáteis que podem ser utilizados pelos pacientes. Aparentemente, o efeito de TENS melhora, de acordo com a dose (duração da sessão, número e frequência das sessões).[42]

Alguns estudos evidenciam que uma aplicação única de TENS é suficiente para causar grande diferença no tratamento da dor musculoesquelética mastigatória, reduzindo a atividade eletromiográfica, porém não de maneira homogênea,[43] mesmo quando comparada a outras técnicas de tratamento como *biofeedback*.[44] Na dor experimental aguda, em indivíduos saudáveis, não houve diferença quanto à intensidade de dor ou parâmetros relacionados à ativação do sistema nervoso simpático,[45] e isso pode reforçar a teoria de que TENS tem melhor atividade na dor crônica. Em pacientes com bruxismo e DTM, os resultados de TENS não foram satisfatórios.[46]

Ao usar TENS para o tratamento da dor musculoesquelética, o cirurgião-dentista deve levar em conta que este método é coadjuvante, e sua forma de aplicação dependerá da qualidade e cronicidade da dor, da condição de dor muscular (dor por fadiga é diferente da dor muscular em doentes com fibromialgia) e do estabelecimento de um objetivo para o mesmo. O entendimento da fisiopatologia da dor é indispensável para obtenção de resultados compatíveis com a indicação desses aparelhos. E resultados de curto prazo nem sempre são mantidos longitudinalmente. A experiência do nosso grupo mostra que há lugar para TENS no controle da dor orofacial, porém dentro de objetivos bem definidos, como foi exposto inicialmente.

Para *dor neuropática*, TENS comporta-se melhor que o placebo, mas pior do que a eletroacupuntura, podendo ser aplicada como tratamento inicial ou associada a outros tratamentos. Porém, é importante salientar que pacientes que apresentam perdas de fibras Aβ não devem responder bem ao tratamento, e a dor neuropática a ser tratada com TENS deve estar em território restrito e de fácil acesso.[42]

Mecanismo de ação de TENS

O princípio de *TENS* é a ativação da teoria da comporta por meio da estimulação de fibras de grosso calibre do tipo Aβ por eletrodos de superfície e correntes de alta ou baixa intensidade, o que ativa vias espinotalâmicas e apresenta uma resposta de parestesia da área de inervação do nervo estimulado. Essas correntes de baixa ou alta intensidade devem ser sempre menores do que o limiar de percepção dolorosa.

Não se sabe exatamente as diferenças entre as estimulações de alta ou baixa intensidade, mas acredita-se que os efeitos centrais são mais comuns pela alta intensidade. Também não é conhecido se o efeito envolve arcos reflexos simples ou complexos, ou se envolve áreas mais rostrais do sistema nervoso, e ainda se há efeito seletivo para as lâminas I e V de *Rexed* no corno posterior da medula espinal e nos núcleos trigeminais. Porém, o desconhecimento desses detalhes do mecanismo de ação não compromete a prática.[42]

Mecanismos periféricos:[41,42,47,48]
a. Estímulo das fibras musculares do tipo II, permitindo a liberação de metabólitos vasodilatadores.
b. Aumento da circulação na microcirculação periférica.
c. Aumento no consumo de oxigênio.
d. Redução da resistência capilar.
e. Ação sobre a extensão do músculo.

Mecanismos centrais:[41,42,47,48]
a. Atividade central através dos neurônios motores alfa e dos neurônios medulares cardiovasculares.
b. Estimula o sistema neurovegetativo simpático.
c. Atuação no sistema supressor de dor – o que ainda é assunto controverso.

Indicações para uso de TENS

1. Dor muscular mastigatória.
2. Relaxamento mandibular principalmente em casos de desdentados totais quando há dificuldade de manipulação mandibular. Auxilia na obtenção da relação cêntrica (RC) e da dimensão vertical de repouso oclusal (DVO).
3. Alívio da dor orofacial e redução da sensibilização central em pacientes com doenças crônicas, como a fibromialgia.
4. Auxílio para alívio da dor musculoesquelética em pacientes com dor neuropática concomitante.
5. Auxiliar no tratamento de pacientes com trismo mandibular.

Contraindicação para uso de TENS

Em pacientes cardíacos graves e naqueles que usam marca-passo deve existir precaução e absoluta contraindicação ao uso na região torácica – embora sua interferência no ritmo cardíaco seja menor, quanto mais distante estiver do coração. O tipo de marca-passo é outro fator limitante ao seu uso.[49]

a. **Marca-passo sincrônico**: este aparelho afeta a atividade cardíaca, pois é inibitório ventricular, tem gatilho ventricular e é atrial sincrônico; modulando dessa forma a atividade do coração, sendo contraindicado o uso de TENS em pacientes que usam este tipo de aparelho;
b. **Marca-passo assincrônico**: este tipo de aparelho não é afetado pela atividade espontânea do coração e não há riscos para doentes que o usam.

Pacientes epilépticos e gestantes também têm restrição para uso de TENS.

LASER TERAPÊUTICO NO TRATAMENTO DE DORES OROFACIAIS E DISFUNÇÕES MANDIBULARES

Esta modalidade terapêutica é motivo de avaliação em vários tipos de dor. No caso da dor por sensibilidade dentinária, há dados experimentais e clínicos que comprovam a ação do *laser* terapêutico na redução da dor longitudinalmente (ver item específico neste capítulo). Para os demais tipos de dores que atingem a boca e a face existem relatos animadores,[50-52] embora faltem estudos controlados para relacionar a resposta analgésica ao *laser* com o efeito placebo e em relação a outras modalidades terapêuticas.

LASER TERAPÊUTICO EM LESÃO TECIDUAL AGUDA

Estudo experimental em animais mostra que o *laser* de baixa potência tem ação estimulatória nos tecidos que sofreram lesão recente, principalmente na matriz extracelular,[53] e aumenta a proliferação celular (fibroblastos) em tecidos que sofreram lesão recente.[54] Em gengivites e periodontites parece haver maior aporte de células inflamatórias, particularmente linfócitos, após a irradiação por *laser*. Possivelmente, a irradiação por *laser* interfere no processo inflamatório, aumentando a microcirculação, influenciando nos mecanismos das trocas capilares e favorecendo, desta forma a eliminação de catabólitos (ácido pirúvico e ácido láctico), facilitando com isso a redução do edema. Além disso, provoca hiperpolarização na membrana celular do axônio levando à analgesia, e é possível que ative o sistema supressor de dor e regule a ação de neurotransmissores excitadores.[55]

Laser terapêutico para o tratamento de dor e disfunção mandibular

Variações nas doses aplicadas, tipos de aparelhos utilizados e falta de uniformidade sobre os locais de aplicação são algumas das possíveis razões de resultados discrepantes na literatura sobre o *laser* de baixa potência em dor musculoesquelética, inclusive por DTM;[56] de qualquer forma, as revisões de estudos nos últimos 10 anos indicam que o efeito *laser* na dor miofascial é superior ao efeito placebo.[34,57] A aplicação do *laser* terapêutico em pontos de desencadeamento da dor miofascial (*trigger points*), comparativamente ao placebo, mostrou eficácia na redução da dor.[58] Aumento da tolerância à dor foi observado em pacientes com dor miofascial cervical após tratamento com *laser* de baixa potência.[59] Redução de dor articular da ATM por osteoartrite e melhora da mobilidade mandibular foram obtidas após tratamento com o *laser* de baixa potência.[60,61]

Laser terapêutico em dor neuropática orofacial

Parece alterar o potencial de ação do nervo por longos períodos após lesão neuropática experimental;[62] altera o período de latência e causa redução na velocidade da condução nervosa das fibras sensoriais.[58] Em pacientes com neuralgia pós-herpética, acompanhados longitudinalmente, há indícios da eficácia do *laser* de baixa potência, em comparação com outros métodos terapêuticos, e os mecanismos de ação propostos foram: a) ação direta sobre as fibras nervosas do tipo C; b) alteração do tempo de latência na condução nervosa; c) restauração rápida da atividade enzimática causada pela destruição tecidual; d) aumento do fluxo sanguíneo; e) ativação do sistema supressor de dor; e f) efeito placebo.[63]

A melhora na sensação de parestesia pós-cirurgias de implantes e, principalmente, da disestesia oral pós-traumática (neuropatia pós-cirúrgica e odontalgia atípica) parece claramente relacionada à aplicação do *laser* terapêutico em acompanhamento de seis meses após o tratamento.[64]

Laser terapêutico em mucosites

Esta situação é drástica em crianças ou adultos que se submetem à quimioterapia. Os resultados são alentadores, como mostra estudo aberto longitudinal, multicêntrico, em que houve aplicação do *laser* terapêutico para prevenção da dor aguda decorrente de radioterapia ou quimioterapia de doentes com carcinoma da cavidade oral, orofaringe e hipofaringe; houve redução significativa da intensidade e da frequência da dor, quando a aplicação do *laser* ocorria previamente à radioterapia.[65] No serviço do EDOF/HC, o *laser* de baixa potência foi a opção alternativa para controle da dor de origem dentária em doente com câncer avançado e destruição tecidual imensa, o qual não conseguia abrir a boca para o necessário tratamento odontológico e só tinha alívio dessa dor com morfina, a qual lhe provocava diversos efeitos colaterais.[66]

Laser terapêutico no tratamento da hipersensibilidade dentinária

A *hipersensibilidade dentinária* é estudada há muito tempo, e relatada clinicamente como uma dor aguda, originária da exposição da dentina após perda ou diminuição da camada de esmalte ou cemento dentário. A *laserterapia* demonstra efeito anti-inflamatório, analgésico e de regeneração tecidual nos processos de hiperemia e inflamação pulpar, mostrando-se um auxiliar terapêutico de grande valia nessa condição dolorosa. Os efeitos do *laser terapêutico* na hipersensibilidade dentinária podem ser descritos da seguinte forma: a) efeitos primários ou imediatos – remissão dos sintomas da dor; b) efeitos secundários ou tardios – aumento da atividade metabólica, proliferação de odontoblastos e produção de dentina reparativa e oclusão fisiológica dos túbulos dentinários.[67] O conhecimento da doença e de parâmetros corretos, tais como comprimento de onda, dose, forma de aplicação, forma de transmissão da luz[68] e normas de segurança são indispensáveis para o sucesso do uso da laserterapia em hipersensibilidade dentinária.

Brugnera Jr. e colaboradores[69] publicaram no Segundo Simpósio de Fotobiologia DARPA/NASA, EUA, estudo clínico retrospectivo sobre hipersensibilidade dentinária, avaliando 1.102 dentes em 388 pacientes, 98 do sexo masculino e 290 do sexo feminino, idade de 30 a 45 anos. Após análise preliminar dos dentes, os autores realizaram aplicações de *laser* diodo, CW 780 nm e CW 830 nm; nos incisivos, caninos e pré-molares sempre eram aplicados três pontos na vestibular com 1 J/cm² cada ponto e um ponto na face lingual ou palatina de 1 J/cm², totalizando uma dose de 4 J/cm² por dente. Nos molares foram aplicados dois pontos na vestibular com 1 J/cm² cada ponto e dois pontos na face lingual ou palatina de 1 J/cm², com uma dose total de 4 J/cm² por dente.

O controle pós-operatório foi feito 7, 14 e 28 dias após a última aplicação de *laser*. Do total de 1.102 dentes, 403 dentes (36,57%) necessitaram de uma sessão para remissão total da sensibilidade. Duzentos e cinquenta e cinco dentes (23,14%) necessitaram de duas sessões, 182 dentes (16,51%) três sessões; 107 (9,7%) quatro sessões, 59 (5,35%) cinco sessões. Somente 96 dentes (8,71%) não responderam ao tratamento e foram reavaliados para alteração do tratamento. A maior incidência de hipersensibilidade dentinária foi nos pré-molares inferiores (301 dentes – 27,4%), seguidos pelos molares inferiores (163 dentes – 14,8%), pré-molares superiores (149 dentes – 13,5%), incisivos inferiores (148 dentes – 13,4%), caninos superiores (119 dentes – 10,7%), incisivos superiores (108 dentes – 9,9%), caninos inferiores (62 dentes – 5,6%), molares superiores (52 dentes – 4,7%). Até o momento, a literatura não publicou nenhum estudo com esse número de dentes tratados com laserterapia. Outro dado obtido no estudo é que foi necessário avaliar 972 pacientes, e somente 388 pacientes (39,95%) puderam ter suas dores classificadas como hipersensibilidade dentinária.

Esse estudo teve embasamento em estudo histológico prévio, realizado por Villa e colaboradores.[70] Os autores, após prévio desgaste de esmalte na superfície oclusal dos molares superiores de *Ratus albinus*, promoveram uma exposição de dentina e essas áreas foram irradiadas com *laser* de HeNe, 632,8 nm, com 1,44 J/cm^2 e em intervalos de uma semana. Um grupo controle de dentes não foi irradiado com *laser*. Foi observado no grupo irradiado perfilamento dos odontoblastos, evidenciando produção de dentina terciária neoformada em grande quantidade, promovendo a obliteração fisiológica dos canalículos dentinários. A análise histológica evidenciou que apesar da rápida formação de dentina terciária, que incluía aprisionamento de dentina primária, a qualidade da dentina reparativa era de excelente qualidade. No grupo não irradiado, ou seja o controle, observou-se um intenso processo inflamatório, evoluindo em alguns casos para degeneração pulpar irreversível e necrose (principalmente no controle de 28 dias). Os autores concluíram que o *laser* terapêutico promoveu estimulação nos odontoblastos, produção de dentina reparativa e obliteração dos túbulos dentinários.

A laserterapia baseada nas experiências científicas de diversos autores e aplicada à clinica odontológica, é efetiva em torno de 90% dos casos tratados de hipersensibilidade dentinária, com rápida remissão da dor e manutenção desse estado. Parâmetros corretos são fundamentais para o sucesso da terapia.

MEDICAMENTOS EM DORES OROFACIAIS E DISFUNÇÕES MANDIBULARES

São usados em vários tipos de dores orofaciais, embora nem sempre visem à cura da doença; ao aliviar a dor contribuem para reduzir a sensibilização periférica e seus efeitos centrais. Na dor orofacial aguda (inflamatória, nociceptiva), a escolha inicial são os analgésicos e anti-inflamatórios não esteroidais,[71,72] enquanto na dor orofacial crônica os medicamentos adjuvantes (antidepressivos tricíclicos, anticonvulsivantes, etc.) são os indicados.[73,74]

Seu uso deve ser criterioso, sempre de acordo com o perfil clínico do paciente, a extensão e natureza da lesão, quando houver, e o tempo previsto de uso. A escolha do medicamento depende do diagnóstico, da cronicidade e intensidade da dor e das condições de tolerabilidade clínica do paciente (ver caps. da Parte 13). Essa é uma tarefa essencialmente clínica que exige experiência profissional nessa área.

Na *dor e disfunção mandibular crônica*, principalmente na muscular, podem ser efetivos em casos bem selecionados,[29] embora os estudos atuais de revisão sistemática não sejam conclusivos devido à falta de homogeneidade das amostras estudadas.[75] Possivelmente esse panorama sofrerá mudanças futuras.

Na *dor neuropática orofacial* é indispensável o uso de medicamentos analgésicos adjuvantes (ver capítulos da Parte 9).

Na *dor orofacial pós-operatória* ou aguda em geral são indicados os analgésicos anti-inflamatórios não esteroidais (AAINEs). Ver Capítulo 36. Neste caso são usados por tempo limitado.

Não dor crônica, seu uso pode ser prolongado e isso exige reavaliações frequentes tanto para o controle da dor como para observação de possíveis efeitos colaterais ou adversos.

Indicação de fármacos para o tratamento da dor orofacial

Na dor aguda, em geral, são usados analgésicos anti-inflamatórios e também os opioides. Na dor crônica, são indicados os adjuvantes, como os antidepressivos, anticonvulsivantes e benzodiazepínicos. Ver nos respectivos capítulos as indicações e usos.

Medicamentos de ação tópica em dores orofaciais

Diversos desconfortos ou dores orofaciais, principalmente na mucosa oral, podem ser controlados por *medicamentos de ação tópica*. Estes nem sempre estão disponíveis comercialmente, exceto os anti-inflamatórios para uso cutâneo, necessitando de formulação específica. Ainda faltam estudos clínicos controlados sobre esses medicamentos, porém a experiência clínica e a literatura apontam para diversas modalidades com indicações específicas. Principalmente em pacientes crônicos, muitas vezes submetidos a regime intenso de medicação, o qual limita ou torna intolerante o uso de mais medicação sistêmica, os tópicos podem ser muito úteis.[76]

Entre a medicação tópica para uso na cavidade bucal destacam-se os anestésicos locais (*lidocaína* e *benzocaína*) e a *capsaicina*.

Indicações

Traumatismos de próteses, aftas e disestesia decorrente de traumatismos cirúrgicos, protéticos ou por lesão de nervo. Anti-inflamatórios tópicos podem ser usados tanto na dor articular, como na muscular.

Injeções intra-articulares

Os corticoides têm indicação restrita para os casos de dor articular crônica, recorrente, de intensidade leve a moderada, normalmente em injeção intra-articular única. Na osteoartrose avançada, quando há dor ou limitação da abertura bucal, eles também contribuem para melhora do quadro. Podem, em casos selecionados, ser usados em casos de dor articular intensa pela mesma via de aplicação. Pode ser utilizado um corticoide com meia-vida intermediária, como a metilprednisolona.

Indicação de injeção articular

Atualmente, são limitadas a casos de osteoartrose avançada da ATM, quando há limitação dolorosa rebelde aos demais tratamentos. Pode ser uma opção em pacientes com doença articular sistêmica, como a artrite reumatoide, quando há limitação e dor localizada na ATM.

A injeção de corticoide no periodonto em pacientes com pericementite não infecciosa também é benéfico para tirar da crise.

Injeção ou agulhamento muscular

As microlesões e alterações da estrutura muscular que contribuem ou causam dor crônica levam à formação de pontos dolorosos no interior do músculo, os pontos-gatilho ou *trigger points*.[77] Estes pontos são geradores de dor profunda, cuja expressão clínica é difusa, mas os pontos podem ser detectados manualmente, por palpação. O **ponto-gatilho latente** emite dor quando provocado, normalmente no padrão descrito pelo paciente, enquanto o **ponto-gatilho ativo** produz dor espontânea.[78] O agulhamento ou infiltração anestésica para destruição dessas microáreas fibróticas produz bons resultados longitudinais de controle da dor miofascial. São utilizados anestésicos sem vasoconstritores para reduzir o risco de isquemia e necrose tecidual.

Em Odontologia, a injeção pode ser realizada por vias intra e extraoral. Sua escolha dependerá do ponto que se deseja alcançar. Regiões próximas ao músculo pterigóideo lateral, ricamente inervadas, como o plexo pterigóideo, exigem cuidados, pois existe o risco de sangramento e formação de hematoma. A preferência pessoal, possivelmente pela longa experiência clínica em anestesia odontológica, é a via intraoral, embora esta não seja possível em todos os casos. Alongamento muscular e exercícios musculares são indicados após a infiltração anestésica nos pontos-gatilho.

Indicação de injeção muscular ou agulhamento

Principalmente como teste diagnóstico, mas também para controle da dor originária de pontos-gatilho. Pontos álgicos de endurecimento muscular identificados pela palpação, e compatíveis com o histórico de dor do paciente.

Contraindicação

Pacientes com discrasias sanguíneas ou que fazem uso de anticoagulantes.

Acupuntura: mecanismos de ação analgésica

Esta técnica é divulgada amplamente como benéfica para o tratamento da dor crônica. Tem histórico singular na evolução da civilização humana e seu uso milenar, considerado empírico inicialmente, é difundido no ocidente, onde gradativamente obtêm-se evidências científicas sobre sua eficácia.

Como técnica, ela precisa ser dominada adequadamente pelo operador, sendo necessária a formação especializada e longo treinamento para adquirir experiência com essa técnica. No Brasil, é especialidade reconhecida pela Medicina e seu uso é cada vez mais frequente em Odontologia. No Centro de Dor do Hospital das Clínicas é usada há mais de 20 anos e os resultados são animadores.

A acupuntura é tratamento eficaz adjuvante a outras modalidades terapêuticas, apresenta a vantagem de diminuir o uso de medicamentos, é meio seguro de tratamento e auxilia no diagnóstico diferencial.

Em casos de dor aguda, como as cirurgias de dente incluso, a acupuntura mostrou-se eficaz no controle da dor pós-operatória,[79] e mais eficiente do que a codeína.[80] Em casos de dor crônica, como na dor e disfunção mandibular, particularmente na dor muscular, a acupuntura obteve melhores resultados a curto prazo. A longo prazo, porém, parece que o uso de placa de mordida foi mais eficiente. No entanto, nenhuma diferença estatisticamente significativa foi mostrada entre os dois tipos de terapia.[81-83] A acupuntura tem os efeitos mais gerais, como relaxamento e melhora da qualidade do sono, enquanto com a placa de mordida obtém-se melhores efeitos relacionados à região orofacial, como aumento ou diminuição da salivação, repouso articular e muscular, diminuição do efeito tensional sobre os dentes.[84]

Mecanismo de ação

A analgesia por acupuntura ou eletroacupuntura é um fenômeno decorrente primariamente da contrairritação[85] e hiperestimulação.[86] A supressão somatossensitiva ocorre em consequência da ativação de mecanismos inibitórios segmentares descendentes e suprassegmentares cerebrais. Segundo Melzack[86] é a "dor inibindo a dor" via ativação de sistemas moduladores, especialmente os sistemas opioide, noradrenérgico e serotoninérgico. Muitas áreas ativadas pela acupuntura coincidem com aquelas também ativadas pela dor aguda e crônica. Assim, parece que a acupuntura age pela ativação destas áreas.[87] Vários outros neurotransmissores concorreriam para a analgesia, como vasopressina, adenosina, somatostatina, angiotensina, ocitocina, substância P, ácido gama-aminobutírico (GABA), dopamina, colecistoquinina-8, de forma sinérgica ou antagônica.

O sistema inibitório opioide participa da analgesia por acupuntura via peptídeos opioides endógenos nos seguintes níveis:[88]

a. **Medular**: por meio da encefalina e dinorfina-A, bloqueando a via aferente nociceptiva.
b. **Mesencefálica**: por meio de encefalinas e beta-endorfina, ativando o sistema inibitório descendente

via rafe com liberação das monoaminas 5-HT e NE supressoras nociceptivas medulares.

c. **Hipotálamo-hipofisário:** por meio da beta-endorfina (coliberada com hormônio adrenocorticotrófico – ACTH) que penetra no líquido cefalorraquidiano e circulação sanguínea, produzindo analgesia.[89]

Apesar de ser uma técnica de fácil instrumentação, a eficácia da acupuntura depende de diagnóstico correto. E, por isso, é importante que seja praticada por profissional competente e conhecedor de doenças que podem estar envolvidas no processo sintomático, devendo encaminhar o paciente, quando necessário.

TERAPIA COGNITIVO-COMPORTAMENTAL EM PACIENTE COM DOR OROFACIAL

O paciente com dor crônica pode ter fatores emocionais perpetuantes que deveriam ser controlados. Diversos estudos apontam para a eficiência de abordagens psicológicas nos pacientes com dor crônica, particularmente na DTM, como mostra revisão sistemática recente.[29] A terapia cognitivo-comportamental é eficiente na melhora da qualidade de vida de pacientes com dor facial crônica, sugerindo que há melhor enfrentamento dessa situação, embora não haja necessariamente alteração nos níveis de dor. A dor pode ser controlada por medicamentos, como os antidepressivos tricíclicos. A associação entre eles e a terapia cognitivo-comportamental parece reduzir o grau de interferência da dor na vida do paciente crônico e aumentar o controle do paciente sobre sua própria vida, o que contribui para reduzir as visitas desses pacientes aos serviços de dor.[90]

Oliveira,[91] em revisão sobre dor crônica da face e com base em sua experiência com pacientes de dor crônica orofacial, reforça a importância da avaliação comportamental sob três contextos: a) **psicossocial**, histórias familiares de tragédias que não foram adequadamente elaboradas; b) **econômico**, a decadência econômica pode aumentar a incidência de problemas físicos; e c) **cultural**, os orientais procuram inibir a manifestação pública de dor. Sugere quatro manobras para a abordagem psicológica desses pacientes: empatia, resistência à dor, enfrentamento e interesses alternativos. Com isso procura-se melhorar a qualidade de vida do paciente, enquanto os métodos convencionais de terapêutica serão utilizados, de acordo com a necessidade do mesmo, determinados pelo seu diagnóstico e respectivo prognóstico

Certamente esse tratamento é especializado e exige avaliação específica, sendo disponível nos centros multidisciplinares de dor (ver os capítulos da Parte 4).

HIPNOSE NO TRATAMENTO DA DOR OROFACIAL

Os estudos científicos mostram sua eficácia no controle da ansiedade e da dor crônica, entretanto exige pessoal especializado e nem todos os pacientes são responsivos. A hipnose é considerada medida eficaz em doentes com dor crônica, desde que responsivos à técnica. Também é mais frequente seu uso em centros multidisciplinares de dor. Tradicionalmente, os cirurgiões-dentistas envolvem-se em hipnose, principalmente visando a situações de ansiedade e medo diante do tratamento odontológico, entretanto ainda são raros os profissionais que tratam dor crônica. Em nosso meio, há falta de estudos sobre a hipnose no tratamento de pacientes com dor crônica, incluindo a região orofacial.

Técnicas de relaxamento são úteis na odontologia e em cirurgias sob anestesia local, sendo muitas vezes utilizadas inconscientemente pelos profissionais. Elas também são úteis para o controle da ansiedade e motivação dos pacientes com dores crônicas, principalmente quando as dores são persistentes e muitas vezes refratárias aos tratamentos convencionais. O efeito placebo, como foi discutido anteriormente, baseia-se na relação do profissional com o paciente. Muitos estudos sobre dor demonstram a importância das dimensões emocional e cognitiva sobre a manutenção e o controle da dor. Ansiedade, expectativas e antecipação da dor têm papel relevante na dor. Quando eliminadas ou controladas, torna-se mais objetivo o controle dos componentes sensitivo-discriminativos da dor. Um exemplo em Odontologia é o das próteses totais instáveis em pacientes ansiosos ou pouco motivados a usá-las. Quando esse componente funciona como um perpetuante de dor e disfunção mandibular, se os pacientes forem motivados, e também houver controle funcional eficiente das próteses, o benefício é maior.

Na dor e disfunção mandibular complexa, em pacientes crônicos, a hipnose mostrou-se eficaz tanto para a redução da dor como da ansiedade.[92,93]

Os estudos mostram que os mecanismos centrais da hipnose parecem estar desvinculados das endorfinas e parecem ocorrer através do córtex cerebral. Ver mais detalhes no capítulo sobre psicoterapia e dor.

CIRURGIAS ODONTOLÓGICAS OU NEUROLÓGICAS PARA O TRATAMENTO DA DOR OROFACIAL

A compreensão de que a percepção da dor é de natureza multidimensional, envolvendo aspectos sensitivo-discriminativos e afetivo-comportamentais, além de uma ampla interação sensitiva em todos os níveis do sistema nervoso central, ajudou a compreender a razão pela qual os procedimentos cirúrgicos, exceto em situações específicas, podem causar mais problemas do que benefícios ao paciente com dor crônica.

A cirurgia pode ter indicações nos casos de doenças específicas responsáveis pela nocicepção, ou mesmo compressão de nervos, como em tumores, infecções, pulpites ou fraturas, por exemplo. Outras condições que limitam a função motora, como a osteoartrose avançada da ATM, podem ter indicação cirúrgica, ou ainda aquelas decorrentes da função, como pode ser o caso das luxações recidivantes da mandíbula. No caso de cirurgia da ATM, o assunto é amplamente discutido nos capítulos da Parte 12.

As neurocirurgias ainda têm indicação em casos específicos de dor facial, principalmente neuropática, refratária aos tratamentos clínicos, ou quando há intolerância medicamentosa. Um bom exemplo é a neuralgia do trigêmeo. Entretanto, a decisão cirúrgica deveria envolver ampla avaliação do caso, diagnóstico preciso e riscos e benefícios da cirurgia, considerando desde as possíveis complicações até a idade do paciente e as morbidades crônicas associadas. Certamente, os pacientes com dor por câncer avançado podem se beneficiar das técnicas neurocirúrgicas para o controle da dor.

TRATAMENTOS ODONTOLÓGICOS CONVENCIONAIS EM PACIENTES COM DOR

Quanto ao ajuste oclusal, não existem evidências que justifiquem seu uso em dor crônica temporomandibular.[29] Nos pacientes com dor aguda, como em pulpite, pericementite ou ainda em casos selecionados de dor musculoesquelética mastigatória, ele pode ser útil para reduzir o efeito mecânico da mordida no sistema nervoso central. Neste caso, é pontual e não um desgaste seletivo propriamente dito.

Sob o aspecto clínico, é interessante considerar que pacientes com dor crônica também podem ter doenças dentárias que exigem tratamento. Além disso, também é necessário diferenciar pacientes que apresentam: dor orofacial de origem dental, dor e disfunção mandibular, cefaleias primárias ou dor crônica decorrente de doenças sistêmicas crônicas. Todas essas condições têm particularidades e as decisões de intervenção odontológica se justificam quando há doença odontogênica, como cárie e doença periodontal, que por si sós merecem tratamento. Entretanto, o benefício desses tratamentos deve ser avaliado perante a experiência clínica atual e os dados da literatura científica, que ainda são escassos, principalmente no que se refere à relação de infecções odontogênicas crônicas, como a doença periodontal, e a dor crônica. Entretanto, não se justifica que pacientes com doenças crônicas, incluindo dores, permaneçam com infecção na boca, como se esta fora uma situação normal. Pode ser comum, normal jamais.

Tratamento odontológico em pacientes com dor:
- Dor orofacial de origem dental.
- Dor e disfunção mandibular.
- Neuralgias faciais.
- Cefaleias primárias.
- Dor decorrente de doenças sistêmicas crônicas.

Dor orofacial de origem dental

As dores odontogênicas em geral, em sua maioria exigem tratamentos odontológicos. Por exemplo, cárie, pulpites e doença periodontal. Particularmente merece destaque a dor dental referida, cujo diagnóstico pode ser mais difícil e demorado, que o tratamento propriamente dito.

É fundamental alertar para o fato de que nem toda dor de dente origina-se de doenças bucodentais, pois a dor pode ser referida, como na neuralgia trigeminal, ou neuropática pós-traumática, como em casos de endodontia, dentística, anestesia ou de cirurgias (periapicais, implantes, exodontais ou ortognáticas). Nestes casos, o tratamento odontológico pode piorar a dor, pois excita mais ainda as terminações nervosas e aumenta a sensibilização central, além de suas possíveis influências no quadro emocional do paciente. Ver os capítulos das Partes 8 e 9.

Dor e disfunção mandibular

Pacientes com dor e disfunção mandibular crônica, quando apresentam doença periodontal ou cárie, deveriam receber tratamento dentário, pois essas doenças podem agir como fatores precipitantes ou perpetuantes.

Quanto à oclusão dental e sua relação com dor e disfunção mandibular, o assunto já está relativamente bem estabelecido pela literatura científica, e as intervenções clínicas só deveriam ocorrer em casos específicos em que esteja estabelecido seu papel como fator perpetuante. Não se justificam tratamentos oclusais preventivos para dor e disfunção mandibular, seja qual for sua natureza. Por exemplo, a relação da ortodontia com DTM está relativamente bem definida na atualidade.[94]

Certamente que a reabilitação oral pode ser útil em paciente que apresenta fator oclusal perpetuante para a dor facial, como pode ser o caso de instabilidade de próteses totais ou falta de dentes posteriores.

Neuralgias faciais

Brevemente é bom relembrar que dores neuropáticas são geralmente crônicas e o paciente pode necessitar de cuidados, não só para o tratamento da neuralgia, mas também de morbidades associadas, como cárie e doença periodontal, ou ainda para a reabilitação oral, já que muitos desses pacientes perderam seus dentes na tentativa de tratar sua dor neurálgica. A participação do cirurgião-dentista é fundamental, tanto no diagnóstico desta condição álgica, como no seu controle ao longo da vida. Entretanto, seu papel relevante é acompanhar a condição odontológica do paciente, ao longo da vida, para identificar os problemas dentais e realizar os tratamentos necessários. Para isso, deve ter experiência com esse grupo de pacientes e entender seus medos e comportamentos.

Cefaleias primárias

Os pacientes com cefaleias crônicas deveriam ter uma condição dental saudável, pois aumentam as evidências de que doenças locais, como a cárie e a doença periodontal, pode contribuir para piorar a dor desses pacientes, ou mesmo agir como fator de disparo. Embora a experiência clínica já seja relevante, ainda são escassos os estudos a respeito. Certamente, que devemos compreender o que é uma cefaleia primária e seus possíveis tratamentos, e que o tratamento dentário, quando necessário, não tem indicação terapêutica primária para esse tipo de síndrome álgica.

DOR CRÔNICA DECORRENTE DE DOENÇAS SISTÊMICAS CRÔNICAS

Este ainda é um assunto polêmico e pouco explorado na literatura científica, entretanto, considerando os aspectos multidimensionais da dor, todo paciente com dor crônica, principalmente quando refratária aos tratamentos convencionais, mereceria uma avaliação odontológica.

A literatura já documenta que a doença periodontal crônica interfere no tratamento de doenças crônicas, como a artrite reumatoide. A experiência clínica sinaliza que pacientes com fibromialgia que se queixam persistentemente de dores craniofaciais podem ser amplamente beneficiados quando têm seus problemas bucais, como cárie e doença periodontal, devidamente diagnosticados e tratados.

O papel das infecções crônicas na dor crônica é algo relevante nos dias atuais e deve ser considerado, com as devidas precauções, também pelo cirurgião-dentista.

TRATAMENTOS AVANÇADOS: ESTIMULAÇÃO MAGNÉTICA TRANSCRANIANA E TOXINA BOTULÍNICA

Pacientes com dores orofaciais complexas ou refratárias aos tratamentos convencionais podem se submeter a protocolos, alguns ainda experimentais, para o tratamento da dor. Entre eles, destacam-se a estimulação magnética transcraniana (TMS) e a toxina botulínica.

Estimulação magnética transcraniana (TMS)

Esta é uma modalidade moderna de tratamento que visa a estimulação de estruturas corticais do cérebro, principalmente as motoras e que parece promissora em dores crônicas rebeldes. A indicação e seleção de pacientes devem ser realizadas por profissionais e equipes de centro de dor com experiência nessa modalidade terapêutica. Ver nos capítulos da Parte 9, sobre dor neuropática, mais detalhes desta técnica.[95] Relato de caso de odontalgia atípica refratária aos demais tratamentos mostra que a TMS pode ser uma opção nesses casos.[96]

Toxina botulínica

Nos últimos anos tem sido muito discutido seu uso em dores crônicas. Em nosso grupo é indicada para dor e disfunção mandibular de origem neurológica, caso das distonias oromandibulares, como alguns trismos e luxações recidivantes da mandíbula, ou de alguns bruxismos graves, como nos secundários. Eventualmente em pacientes com bruxismo, para controle da dor, quando as demais medidas não se mostrarem adequadas. Seu uso em dor neuropática parece ser promissor, porém ainda são poucos os estudos nessa área.

Em geral seu efeito é temporário e a repetição pode envolver sensibilização e redução dos efeitos. Esses aspectos devem ser considerados durante seu uso. Ver também Capítulos 22, 44 e 45.

TERAPIAS MÚLTIPLAS PARA O TRATAMENTO DA DOR OROFACIAL

Dependendo do diagnóstico, duração da dor e característica do paciente há necessidade de múltiplas abordagens terapêuticas para o controle e alivio da dor total. Casos crônicos recorrentes ou com dor persistente respondem melhor ao uso conjunto dos vários métodos terapêuticos acima descritos. Em relação às modalidades de terapia física, os estudos controlados não identificam superioridade de uma sobre as outras, e muitas vezes ao placebo, embora seja claro que a associação de várias delas dá resultados superiores ao placebo, isso quanto ao tratamento de DTM.[34]

A experiência clínica mostra que existe enorme variabilidade de queixas e de fatores envolvidos na dor e disfunção mandibular. Conhecer seus mecanismos fisiopatológicos, seus principais sinais clínicos e a condição emocional do paciente são fundamentais para o sucesso no tratamento.

> Nenhuma técnica, ou aparelho, é "milagrosa" principalmente quando usada indiscriminadamente em todos os casos, como "meras tentativas" de acerto e erro.

CONCLUSÃO

No momento atual, contamos com boas opções terapêuticas para o controle de dores orofaciais e de disfunções mandibulares. Isso não significa que a escolha seja fácil, pois depende do tipo de dor, de sua duração e de fatores como a saúde geral do paciente e de fatores psicossociais.

Como essas dores têm origem odontológica e não odontológica, cabe ao cirurgião-dentista diferenciá-las antes de aplicar tratamentos habituais. A escolha do tratamento depende também de compreender o significado multidimensional da experiência de dor. Não é apenas uma questão sensitiva o problema da dor.

REFERÊNCIAS

1. Merskey H, Bogduk N. Classification of chronic pain. 2nd ed. Seattle: IASP; 1994.
2. Tracey I. Taking the narrative out of pain: objectifying pain through brain imaging. In: Carr DH, Loeser JD, Morris DB, editors. Narrative, pain and suffering in pain research and management. Seattle: IASP; 2005. p. 127-63, v. 34.
3. Solberg WK. Disfunções e desordens temporomandibulares. São Paulo: Santos; 1999.
4. Sessle BJ, Bryant PS, Dionne RA. Temporomandibular disorders and related pain conditions: progress in pain research and management. Seattle: IASP; 1995. v. 4
5. Clark GT, Choi J-K, Browne PA. The efficacy of physical medicine treatment, including occlusal appliances, for population with temporomandibular disorders. In: Sessle BJ, Bryant PS, Dionne RA. Temporomandibular disorders and related pain conditions: progress in pain research and management. Seattle: IASP; 1995. p. 375-97, v. 4.
6. de Leeuw R. Orofacial pain: guidelines for assessment, diagnosis and management. 4th ed. Chicago: Quintessence; 2008.
7. Rudy TE, Turk D, Kubinski JA, Zaki HS. Differential treatment responses of TMD patient as a function of psychological characteristics. Pain. 1995;61(1):103-12.
8. Suvinin TI, Reade PC, Sunden B, Gersheman JA, Koukounas E. Temporomandibular disorders: part II. A comparison of psychologic profiles in Australian and Finnish patients. J Orofacial Pain. 1977;11(2):200-5.
9. Turner JA, Dworkin SF, Mancl L, Huggins KH, Truelove EL. The roles of beliefs, catastrophizing, and coping in the functioning of patients with temporomandibular disorders. Pain. 2001;92(1-2):41-51.
10. LeResche L, Dworkin SF, Wilson L, Ehrlich K. Effects of temporomandibular disorders pain duration on facial expression and verb report of pain. Pain. 1992;51(3):289-95.
11. Beecher HK. Mesurements of subjective responses. Oxford: Oxford University; 1959.
12. Melzack R. The McGill pain questionnaire: major properties and scoring methods. Pain. 1975;1(3):277-99.
13. Flor H. Extinction of pain memories: importance for the treatment of chronic pain. In: Castro-Lopes J, editor. Current Topics in Pain 122th World Congress on Pain. Seattle: IASP; 2009. p. 221-44.
14. Brody H. The placebo response. New York: Harper Collins; 2000.
15. Levine JD, Gordon NC, Smith R, Fields HL. Analgesic responses to morphine and placebo in individuals with postoperative pain. Pain. 1981;10(3):379-89.
16. Cousins N. Anatomy of an Illness as perceived by the patient. New York: Bantam Books; 1979.
17. Amanzio M, Pollo A, Maggi G, Benedetti F. Response variability to analgesics: a role for nonspecific activation of endogenous opioids. Pain. 2001;90(3):205-15.
18. Amanzio M, Benedetti F. Neurophamacological dissection of placebo analgesia: expectation-activated opioid systems versus conditioning-activated specific sub-systems. J Neurosci. 1999;19:484-94.
19. Fields JL, Basbaum AI. Central nervous system mechanisms of pain modulation. In: Wall PD, Melzack R, editors. Textbook of pain. Edinburgh: Churchill Livingstone; 1999. p. 309-29.
20. Price DD. Psychological mechanisms of pain and analgesia. Seattle: IASP; 1999.
21. Petrovic P, KalsoE, Petersson KM, Ingvar M. Placebo and opioid analgesia: imaging a shared neuronal network. Science. 2002;295(5560):1737-40.
22. Pollo A, Vighetti S, Rainero I, Benedetti F. Placebo analgesia and the heart. Pain. 2003;102(1-2):125-33.
23. Benedetti F, Arduino C, Costa S, Vighetti S, Tarenzi L, Rainero I, et al. Loss of expectation-related mechanisms in Alzheimer's disease makes analgesic therapies less effective. Pain. 2006;121(1-2):133-44.
24. Wenneberg B, Nystrom T, Carlsson GE. Occlusal equilibration and other stomatognathic treatment in patients with mandibular dysfunction and headache. J Prosthet Dent. 1988;59(4):478-83.
25. Okeson JP. Dores bucofaciais de Bell. 6. ed. São Paulo: Quintessence; 2006.
26. Scrivani S, Keith DA, Kaban L. Temporomandibular disorders. N Eng J Med. 2008;359:2693-705.
27. De Boever JA, Nilner M, Orthlieb JD, Steeenks MH. Recommendations by the EACD for examination, diagnosis, and management of patients with temporomandibular disorders and orofacial pain by the general dental practitioner. J Orofacial Pain. 2008;22(3): 268-78.
28. Laskin DM. Temporomandibular disorders: a term past its time? J AM Dent Assoc. 2008;139(2):124-8.
29. List T, Axelsson S. Management of TMD: evidence from systematic reviews and meta-analyses. J Oral Rehabil. 2010;37:430-51.
30. Klasser GD, Greene CS. Oral appliances in the management of temporomandibular disorders. Oral Surg Oral Med Oral Patho Oral Radio Endod. 2009;107:212-23.
31. Dao TTT, Lund JP, Lavigne GJ. Comparison of pain and quality of life in bruxers and patients with myofascial pain of the masticatory muscles. J Orofacial Pain. 1994;8(4):350-6.
32. Turk DC, Zaki HS, Rudy TE. Effect of intraoral appliance and biofeedback/stress management alone and in combination in treating pain and depression in patients with temporomandibular disorders. J Prosthet Dent. 1993;70(2):158-64.
33. Svensson P, Arendt-Nielsen L, Houe L. Sensory-motor interactions of human experimental unilateral jaw muscle pain: a quantitative analysis. Pain. 1995;64(2)241-9.
34. Feine JS, Lund JP. An assessment of the efficacy of physical therapy and physical modalities for the control of chronic musculoskeletal pain. Pain. 1997;71(1):5-23.
35. Nnoaham KE, Kumbang J. Transcutaneous electrical nerve stimulation (TENS) for chronic pain. Cochrane Database Syst Rev. 2008(3):CD003222.
36. Yemm R. A comparison of electrical activity of masseter and temporal muscles of human subjects during experimental stress. Arch Oral Biol. 1971;16(3):269-73.
37. Bassanta AD, Sproesser JG, Paiva G. Estimulação elétrica neural transcutânea (TENS): sua aplicação nas disfunções temporomandibulares. Rev Odonto Univ S Paulo. 1997;11(2):109-16.
38. Michelotti A. La posición de reposo y la actividad elétrica de los músculos masticatorios. J Clin Odont. 1998;13(5):2735.
39. Fagade OO, Obilade TO. Therapeutic effect of TENS on post-IMF trismus and pain. Afr J Med Med Sci. 2003;32(4):391-4.
40. Graaf-Radford SB, Reeves JL, Baker RL, Chiu D. Effects of transcutaneous electrical nerve stimulation on myofascial pain and trigger point sensitivity. Pain. 1989;37(1):1-5.
41. Jankelson B. Neuromuscular aspects of occlusion. Dent Clin North Am. 1979;23(2):157-68.
42. Cruccu G, Aziz TZ, Garcia-Larrea L, Hansson P, Jensen TS, Lefaucheur JP, et al. EFNS guidelines on neurostimulation therapy for neuropathic pain. Eur J Neurol. 2007;14(9):952-70.
43. Rodrigues D, Siriani AO, Bérzin F. Effect of conventional TENS on pain and electromyographic activity of masticatory muscles in TMD patients. Braz Oral Res. 2004;18(4):290-5.
44. Wieselmann-Penkner K, Janda M, Lorenzoni M, Polansky R. A comparison of the muscular relaxation effect of TENS and EMG-biofeedback in patients with bruxism. J Oral Rehabil. 2001;28(9):849-53.

45. Reeves JL 2nd, Graff-Radford SB, Shipman D. The effects of transcutaneous electrical nerve stimulation on experimental pain and sympathetic nervous system response. Pain Med. 2004;5(2):150-61.
46. Alvarez-Arenal A, Junquera LM, Fernandez JP, Gonzalez I, Olay S. Effect of occlusal splint and transcutaneous electric nerve stimulation on the signs and symptoms of temporomandibular disorders in patients with bruxism. J Oral Rehabil. 2002;29(9):858-63.
47. Weisberg GA, Carroll WL, Dinham R, Wolford LM. Transcutaneous electrical stimulation as an adjunct in the management of myofascial syndrome. J Prosthet Dent. 1981;45(3):307-14.
48. Miller BF, Gruben KG, Morgan BJ. Circulatory responses to voluntary and electrically Induced muscle contractions in humans. Phys Ther. 2000;80(1):53-60.
49. Broadlay AJM. The diagnostic dilemma of "Pseudopacemaker Spikes". Pacing Clin Electrophysiol. 2000;23(2):286-8.
50. Simunovic Z. Low level laser therapy with trigger points technique: a clinical study on 243 patients. J Clin Laser Med Surg. 1996;14(4):163-7.
51. Lee G, Wong E, Mason DT. New concepts in pain management and in the application of low-power laser for relief of cervicothoracic pain syndromes. Am Heart J. 1996;132(6):1329-34.
52. Pinheiro ALB, Cavalcanti ET, Pinheiro TITNR, Alves MJPC, Miranda ER, Quevedo AS, et al. Low level laser therapy is an important tool to treat disorders of the maxillofacial region. J Clin Laser Med Surg. 1998;16(4):223-6.
53. Yew DT, Wong SLL, Chan Y. Stimulating effect of the low dose laser: a new hypotesis. Acta Anat (Basel). 1982;112(2):131-6.
54. Lubart R, Friedmann H, Grossmann N, Adamek M. The photobiological basis of low power energy laser: tissue interaction. Int Soc Lasers Dent. 1996;5(9):13-20.
55. Trelles M. Laser clínico: aplicações em várias especialidades. In: Pimenta LHM. Laser em medicina e biologia. São Paulo: Roca; 1990. p. 19-41.
56. Kitchen SS, Partridge CJ. A review of low laser therapy. Part I and II: background, physiological effects and hazards. Physiotherapy. 1999;77(3):161-8.
57. Beckerman H, De Bier RA, Bouter B, Clark RJ, Cuyper HJ, Oostendrop RAB. The efficacy of laser therapy for musculoskeletal and skin disorders: a criteria-based meta-analysis of randomized clincial trials. Phys Ther. 1992;72(7):13-21.
58. Snyder-Mackler L, Bork C, Bourbon B, Trumbore D. Effect of He-Ne laser on musculoskeletal trigger points. Phys Ther. 1986;66(7):1087-90.
59. Snyder-Mackler L, Barry AJ, Perkins AI, Soucek MD. Effects of He-Ne laser irradiation on skin resistance and pain in patiens with trigger points in the neck or back. Phys Ther. 1989;69(5):336-41.
60. Arao M, Fukaya M, Tange K. The clinical study of low power laser treatment for temporomandibular arthrosis. Proceedings of the 4th International Congress on Lasers Dentistry; 1994; Singapore. Bologna: Monduzzi; 1994. p. 245-50, v. 6.
61. Venancio RA, Camparis CM, Lizarelli RF. Low intensity laser therapy in the treatment of temporomandibular disorders: a double-blind study. J Oral Rehabil. 2005;32(11):800-7.
62. Rochkind S, Nissan M, Razon N, Schwartz M, Bartal A. Electrophysiological effect of He-Ne laser on normal and injured sciatic nerve in the rat. Acta Neurochir. 1986;83(3-4):125-30.
63. Bradley PF. Pain relief in laser therapy. Int Soc Laser Dent. 1996;5(9):1-6.
64. Ladalardo TCC, Brugnera JR A, Bologna ED, Dias PV, Siqueira JTT, Campos RAC, et al. Laserterapia no tratamento de déficit neurosensorial decorrente de procedimento cirúrgico em Implantodontia. Rev ImplantNews. 2004;1(2):155-8.
65. Bensadoun RJ, Franquin JC, Ciais G, Darcourt V, Schubert MM, Viot M, et al. Low-energy He/Ne laser in the prevention of radiation-induced mucositis. A multicenter phase III randomized study in patients with head and neck cancer. Support Care Cancer. 1999;7(4):244-52.
66. Honda F. Laser de baixa potência para controle de dor dental em paciente com câncer avançado [monografia]. São Paulo: Universidade de São Paulo; 2000.
67. Zanin F, Brugnera A Jr. no tratamento da sensibilidade dentinária. In: Brugnera AJ, Pinheiro ALB. Lasers na Odontologia moderna. São Paulo: Pancast; 1998. p. 297-306.
68. Sommer AP. Personal communication. New York: Bull and Hayes; 2001.
69. Brugnera A Jr, Garrini AE, Pinheiro A, Campos DHS, Donamaria E, Magalhães F, et al. LLLT in treating dentinary hypersensibility: a histologic study and clinical application. Proceedings 2nd ENSOMA Congress; 2001. p. 23-31.
70. Villa R, Brugnera A Jr, Aun CE. Estudo histológico da atuação do raio Laser He:Ne na neoformação dentinária em polpa de ratos. Proceedings of the V Reunião anual da SBPqO. Pirassununga: SBPqO; 1988.
71. Dionne R. Pharmacologic treatments for temporomandibular disorders. In: Sessle BJ, Bryant PS, Dionne RA. Temporomandibular disorders and related pain conditions: progress in pain research and management. Seattle: IASP; 1995. p. 363-74, v. 4.
72. Gordon SM, Dionne RA. Management of inflammatory pain. In: Sessle BJ, Lavigne GJ, Lund JP, Dubner R, editors. Orofacial pain: from basic science to clinical management. 2nd ed. Chicago: Quintessence; 2008. p. 171-8.
73. Lascelles RG. Atypical facial pain and depression. Br J Psychiatry. 1966;112(488):651-9.
74. Sharav Y, Singer E, Schimidt E, Dionne RA, Dubner R. The analgesic effect of amitripytiline on chronic facial pain. Pain. 1987;31(2):199-209.
75. Mujakperuo HR, Watson M, Morrison R, Macfarlane TV. Pharmacological interventions for pain in patients with temporomandibular disorders. Cochrane Database Syst Rev. 2010(10):CD004715.
76. Padilla M, Clark GT, Merrill RL. Topical medications for orofacial neuropathic pain: a review. J Am Dent Assoc. 2000;31(2):184-95.
77. Travell J, Simons D. Myofascial pain and dysfuncion: the trigger point manual. Baltimore: Williams & Wilkins; 1992. v. 2.
78. Lin TY, Teixeira M J, Barboza HGF. Lesões por esforços repetitivos/Distúrbios osteomusculares relacionados ao trabalho (DORT). Rev Med Desport. 1998;47:11-20.
79. Lao L, Bergman S, Langenberg P, Wong RH, Berman B. Efficacy of chinese acupuncture on postoperative oral surgery pain. Oral Surg Oral Med Oral Pathol Oral Radiol Endod. 1995;79(4):423-8.
80. Sung YF, Kutner MH, Cerine FC, Frederickson EL. Comparison of the effects of acupuncture and codeine on postoperative dental pain. Anesth Analg. 1977;56(4):473-8.
81. Johansson A, Wennwberg B, Wagersten C, Haraldson T. Acupuncture in treatment of facial muscular pain. Acta Odontol Scand. 1991;49(3):153-8.
82. List T, Helkimo M. Acupuncture and occusal splint therapy in the treatment of craniomandibular disorders. II. A 1-year follow-up study. Acta Odontol Scand. 1992;50(6):375-85.
83. List T. Acupuncture in the treatment of patients with craniomandibular disorders. Comparative, longitudinal and methodological studies. Swed Dent J. 1992;87 Suppl:1-159.
84. List T, Helkimo M. Adverse events of acupuncture and occusal splint therapy in the treatment of craniomandibular disorders. Cranio. 1992;10(4):318-24.
85. Le Bars D, Dickenson AH, Besson JM. Advances in pain research and therapy. In: Bonica JJ, editor. Advances in pain research and therapy. New York: Raven; 1986. p. 341.

86. Melzack R. Textbook of pain. In: Wall PD, Melzack R, editors. Textbook of pain. Edinburgh: Churchill Livingstone; 1994. p. 96.
87. Biela G, Sotgiu ML, Pellegata G, Paulesu E, Castiglioni I, Fazio F. Acupuncture produces central activations in pain regions. Neuroimage. 2001;14(1 Pt 1):60-6.
88. Lee TL. Acupuncture and chronic pain management. Ann Acad Med Singapore. 2000;29(1):17-21.
89. Valle LBS, Pai HJ. Mecanismos analgésicos no SNC e SNP. 4º SIMBIDOR; 1999; São Paulo. São Paulo: SIMBIDOR; 1999. p. 229-31.
90. Harrison SD, Glover L, Feinmann C, Pearce SA, Harris M. A comparison of antidepressant medication alone and in conjunction with cognitive behavioral therapy for chronic idiopathic facial pain. In: Jensen TS, Turner JA, Wiesenfeld-Hallin Z, editors. Proceedings of the 8th World Congress on Pain. Progress in pain research and management. Seattle: IASP; 1997. p. 663-72.
91. Oliveira MFV. Aspectos psicológicos da dor e experiência em pacientes com dor crônica de face. Insight. 1998;8(85):18-21.
92. Abrahamsen R, Zachariae R, Svensson P. Effect of hypnosis on oral function and psychological factors in temporomandibular disorders patients. J Oral Rehabil. 2009;36(8):556-70.
93. Abrahamsen R, Baad-Hansen L, Zachariae R, Svensson P. Effect of hypnosis on pain and blink reflexes in patients with painful temporomandibular disorders. Clin J Pain. 2011;27(4):344-51.
94. Conti PSR. Ortodontia e disfunções temporomandibulares: o estado da arte. R Dental Press Ortodon Ortop Facial. 2009;14(6):12-3.
95. Mhalla A, Baudic S, de Andrade DC, Gautron M, Perrot S, Teixeira MJ, et al. Long-term maintenance of the analgesic effects of transcranial magnetic stimulation in fibromyalgia. Pain. 2011 Mar 10. Epub ahead of print.
96. Siqueira JTT, Marcolin MA, Teixeira MJ, Siqueira SRDT. Persistent atypical odontalgia treated with transcranial magnetic stimulation: case report. Rev Dor. 2010;11(3):259-61.

CAPÍTULO 56

REABILITAÇÃO ORAL E QUALIDADE DE VIDA

José Tadeu Tesseroli de Siqueira

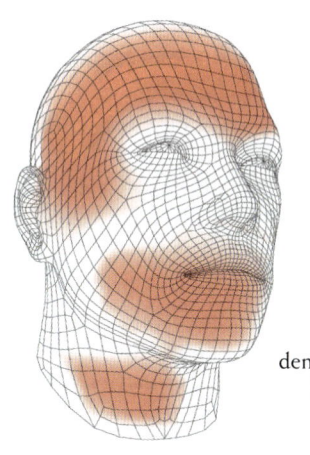

Como vimos ao longo deste livro, existem inúmeras afecções ou doenças que causam dores orofaciais e, certamente, o diagnóstico é a chave para o sucesso dos tratamentos. Porém, também vimos que a dor crônica afeta a qualidade de vida do indivíduo sob diversos aspectos, seja o biológico, o psicológico ou o social. Portanto, melhorar a qualidade de vida faz parte do papel do profissional envolvido com essa área. Esse tema é amplamente explorado na literatura científica sobre dor crônica em geral.

A boca, por outro lado, é a estrutura em que ocorrem inúmeras funções da vida cotidiana, e, quando afetada, como pode ocorrer em diversas doenças ou afecções que causam dor, pode contribuir ainda mais para o desconforto e a piora da qualidade de vida do paciente crônico. Efeitos colaterais de medicamentos, lesões em estruturas que compõem a cavidade bucal e próteses dentárias instáveis são alguns exemplos de problemas que podem dificultar, piorar ou impedir as funções habituais das estruturas orais. Portanto, após o diagnóstico e o devido controle da dor, a reabilitação oral, no sentido oclusal, pode ser uma necessidade para muitos desses pacientes.

Os procedimentos odontológicos para reabilitação oral, como por exemplo próteses, cirurgias ortognáticas, implantes e aparelhos ortodônticos não são exatamente a **terapêutica da dor**, pois são técnicas de **reabilitação** estrutural. Entretanto, a reabilitação oral pode contribuir para a melhora da qualidade de vida do paciente com dor crônica controlada, ou em algumas situações, como nos desdentados totais com próteses instáveis, ela pode auxiliar no controle da dor. Certamente que o tratamento odontológico convencional pode ser necessário em pacientes com dor orofacial, quando há coexistência de doenças bucodentais, como a cárie e a doença periodontal. Não se pode, definitivamente, deixar de avaliar a cavidade bucal de pacientes com dor craniofacial crônica.

Este capítulo discorre sobre o uso clínico de procedimentos odontológicos em pacientes com dor orofacial crônica, e especialmente com dor e disfunção mandibular.

INTRODUÇÃO

Em livro anterior, publicado em 2001,* discorremos preliminarmente sobre "qualidade de vida" na dor orofacial. Naquele momento, qualidade de vida ainda não era um tema abordado com frequência quando se falava de dores crônicas orofaciais, como disfunção temporomandibular (DTM), principalmente aqui no Brasil. Atualmente, a literatura científica apresenta mais dados nessa área, tanto no exterior,[1,2] como entre nós.[3,4] DTM, quando crônica, tem certamente impacto na vida dos pacientes e esse aspecto começou a ser motivo de atenção após as publicações iniciais que realçavam a necessidade de avaliação do eixo 2 (aspectos psicossociais) envolvidos também na DTM.[5,6] Este tema é fundamental quando se discute dor crônica em geral, e a literatura científica recente mostra enorme quantidade de publicações a respeito, incluindo a dor e a disfunção mandibular (DTM).

Há 10 anos, o termo "qualidade de vida" era utilizado genericamente para tentar fazer a dicotomia entre diagnóstico/tratamento da dor e reabilitação oral de pacientes com dor orofacial, já que eram escassos ou ausentes os estudos clínicos no Brasil. O meio mais adequado, portanto, era qualitativo, pela apresentação de casos clínicos, por meio dos quais era possível mostrar o benefício do controle da dor orofacial crônica, ou mesmo da reabilitação oral nesse pacientes. A despeito da importância de estudos clínicos amostrais, os casos clínicos, na ausência dos demais, se constituem no parâmetro inicial, qualitativo, da ciência, principalmente considerando-se a variabilidade dos pacientes com DTM. Ainda assim, a abordagem da época serviu de inspiração para estudos brasileiros sobre qualidade de vida em pacientes com "dor e disfunção mandibular".[7] Atualmente, a literatura

---

* Siqueira JJT, Teixeira MJ. Dor orofacial: diagnóstico, terapêutica e qualidade de vida. Curitiba: Maio; 2001.

brasileira registra vários estudos em nosso meio sobre esse tema.

Por outro lado, ainda há quem defenda a associação etiológica entre dor, DTM, oclusão e reabilitação oral, independentemente da falta de bases científicas. No caso da reabilitação oral, como veremos adiante, ela terá suas indicações específicas, principalmente após o controle da dor e quando o paciente apresenta problemas odontológicos que necessitam de tratamento. Por esse motivo, este capítulo foi introduzido tentando diferenciar entre diagnóstico/tratamento da dor e reabilitação oral em pacientes curados ou controlados, o que pode ser relevante para melhorar sua qualidade de vida.

BOCA E SAÚDE

A boca é parte do aparelho digestivo. Inicia a digestão, triturando os alimentos e formando o bolo alimentar. São necessários dentes sadios para realizar essa delicada tarefa. Mastigar e deglutir são tarefas cotidianas, porém complexas. Paladar, saliva, integridade da mucosa bucal, dentes e movimentos mandibulares são alguns dos diferentes componentes envolvidos nessa tarefa e que contribuem para a "eficiência funcional da boca". Certamente, quando essas funções são afetadas, principalmente na existência de dor crônica orofacial, há necessidade de investigar e reabilitar o paciente.

Em geral, ao avaliar e reabilitar, tanto a estrutura oclusal como a esquelética, o cirurgião-dentista deve ter em mente que a boca é uma 'unidade funcional'. Portanto, deve ser avaliada em seu conjunto, e não separando os dentes dos demais componentes, como a língua ou os músculos da mímica.

CONTROLE DA DOR E NECESSIDADE DE REABILITAÇÃO ORAL

Ao longo deste livro foram revisadas extensamente inúmeras condições álgicas orofaciais, incluindo as DTM. Tratar pacientes com dor, como vimos, vai além de encontrar uma *"causa física"* para a dor, exige a compreensão sobre o que ocorre em um cérebro em dor e também a importância de reabilitar funções que possam ter alguma influência nesse processo crônico, principalmente se considerarmos a boca como uma "unidade funcional". No caso de DTM crônica, também é fundamental a abordagem biopsicossocial e, eventualmente, multidisciplinar.[6]

Quanto ao tratamento, são diversas as opções, como já foi abordado anteriormente, Partes 11 e 12 deste livro, restando saber quais e quando os pacientes necessitarão de procedimentos de reabilitação oral, típicos da clínica odontológica, e que poderiam contribuir para o controle da dor ou para assegurar uma melhor qualidade de vida. Certamente ainda faltam estudos clínicos sobre este tópico, e as discussões aqui apresentadas baseiam-se na experiência clínica do grupo, e, possivelmente, nas necessidades odontológicas da nossa população.

O tratamento de pacientes com DTM abrange algumas etapas, como foi apresentado no Capítulo 53, mas, em suma depende do diagnóstico preciso, sensitivo e afetivo, do controle de fatores perpetuantes, da restauração da função mandibular, quando necessária, e da restauração ou correção das estruturas comprometidas, quando isso ocorrer, como a oclusão dental.

Tratamento do paciente com "dor e disfunção mandibular" crônica:
a. Diagnóstico, prognóstico e alívio dor.
b. Controle dos fatores perpetuantes ou originários da dor (fonte da dor).
c. Restauração da função mandibular, normalmente comprometida.
d. Restauração ou correção das alterações estruturais (oclusais e/ou esqueléticas), quando necessário.

Os três primeiros itens (a, b, c, d) correspondem ao tratamento da dor propriamente dito e foram amplamente discutidos nos capítulos anteriores (Partes 11 e 12). O último item visa devolver as funções da "unidade funcional" da boca, quando de algum modo estas comprometerem a qualidade de vida do paciente. É nesse momento que a odontologia, por meio de suas especialidades pode contribuir imensamente para a recuperação da saúde do paciente com DTM ou dor crônica de outra natureza, como na neuralgia trigeminal. O objetivo aqui não é discutir a etiologia da dor, como foi corrente no passado, relacionando empiricamente DTM e oclusão, mas controlar fatores perpetuantes de dor, quando a oclusão for um deles. A reabilitação oral deveria considerar os riscos, benefícios e custos de cada procedimento, as condições gerais do paciente e a complexidade do problema.

O PACIENTE COM DOR CRÔNICA É UM "PACIENTE COM NECESSIDADES ESPECIAIS"

Diversas doenças crônicas, ou condições fisiológicas especiais, como a gravidez, dão ao paciente uma condição especial que exige cuidados específicos durante seu tratamento odontológico. Paradoxalmente, muitos pacientes com dor crônica, como a própria neuralgia do trigêmeo, não encontram facilmente profissionais que aceitam tratar dos seus dentes, temendo desencadear as crises. Isso sem considerar que muitos desses pacientes tornaram-se desdentados na infeliz tentativa de "curar" suas inexplicáveis dores. Dor crônica, como o próprio nome diz é uma situação que pode exigir cuidados permanentes, mas que também pode requerer cuidados especiais durante o tratamento dentário, independentemente da oclusão dental estar envolvida na dor da neuralgia.

Orientação, prevenção e tratamento odontológico curativo são fundamentais aos pacientes com dores crônicas, especialmente quando atingem a boca ou a face, como é o caso das neuralgias faciais, fibromialgia, artrite reumatoide, lúpus eritematoso sistêmico, diabetes melito, entre outras. Algumas dessas condições álgicas reduzem o limiar de tolerância à dor e podem requerer cuidados especiais durante cirurgias ou procedimentos odontológicos, incluindo uso de medicamentos para controle da dor.

Pacientes com fibromialgia ou dor crônica não controlada podem responder mal a procedimentos odontológicos mesmo os considerados mais simples, como uma profilaxia ou a colocação de uma prótese total. Todo paciente com dor crônica deveria ter uma revisão regular de seus dentes e eliminar todos os possíveis focos, particularmente os periodontais, já que sabemos que a infecção tem relação com dor crônica, embora ainda sejam escassos os estudos sobre essa doença crônica bucal e dor crônica.

TRATAMENTOS ODONTOLÓGICOS CONVENCIONAIS EM PACIENTES COM DOR

As especialidades odontológicas que podem ser consideradas **curativas** de dor, particularmente a aguda, são: Endodontia, Periodontia, parcialmente a Dentística e a Cirurgia. A Ortodontia e a Ortopedia dos maxilares, a Prótese, a Implantodontia e parte da Cirurgia são **reabilitadoras** e deveriam ser vistas dessa forma.

Entretanto, existem indicações específicas para a reabilitação em pacientes com dores orofaciais crônicas. Elas são apresentadas de modo mais amplo no Capítulo 53.

Aqui, são apresentadas em resumo.

Tratamento odontológico em pacientes com dor:
5. Dor orofacial de origem dental.
6. Dor e disfunção mandibular.
7. Cefaleias primárias.
8. Dor decorrente de doenças sistêmicas crônicas.

"DOR E DISFUNÇÃO MANDIBULAR" NA CLÍNICA E NAS ESPECIALIDADES ODONTOLÓGICAS

Portanto, quando se trata de dor crônica, incluindo DTM, abordagens oclusais corretivas, comuns na clínica e especialidades odontológicas, não são a melhor forma de abordagem inicial dos pacientes. No entanto, a oclusão não se constitui em conflito, nem deveria ser excluída da discussão acadêmica e clínica, sobre DTM, já que é a base da Odontologia restauradora. Para preservar sua importância deve-se evitar seu desvirtuamento devido ao uso incorreto de seus conceitos.

Ausências dentárias podem comprometer funções básicas, como mastigação e fonação; são razões de frustração para alguns pacientes e deixam sequelas sociais importantes. O exemplo mais típico é o dos pacientes

> Quando necessário, o paciente com DTM pode receber tratamentos odontológicos que contribuam para melhorar as funções da boca. Neste sentido, a oclusão não se constitui em conflito, ela é comum a todos os profissionais, e base da Odontologia. Preserva-se sua importância e evita-se seu desvirtuamento por uso incorreto de seus conceitos.

desdentados totais que, em condições ideais, já têm restrições funcionais; mas pioram quando não usam próteses ou usam-nas em condições deficitárias. Outro exemplo refere-se aos pacientes que sofreram cirurgias para remoção de tumores e ficaram com sequelas, como perda de osso, dentes ou tecidos moles. A dificuldade e, eventualmente, impossibilidade de reposição artificial dos seus dentes, torna-os candidatos a reabilitações complexas e demoradas, que envolvem especialistas de várias áreas. Outras complicações orofaciais decorrentes de doenças crônicas, como a artrite reumatoide juvenil, ou de tratamentos, como na radioterapia do câncer, ou de traumatismos e cirurgias, ou ainda de doenças neurológicas, como o derrame, são exemplos de problemas de grande significado clínico, psicológico e social e que necessitam de algum tipo de reabilitação.

A Odontologia brasileira está perfeitamente habilitada para a solução dos mais complexos problemas. Alguns fatores contribuem para as dificuldades clínicas:

a. *Necessidade de preparo do profissional* da área de saúde para o atendimento do paciente com dor crônica, pois a reabilitação oral muitas vezes é atípica e realizada em condições especiais, individuais. Vários destes aspectos foram discutidos ao longo deste livro.
b. *Necessidade de equipes multidisciplinares* preparadas para o trabalho conjunto, compreendendo o caso do paciente em seu todo; este é um importante passo e vários exemplos podem ser observados em nosso país, fato extremamente alentador.
c. *Custos*, alguns desses procedimentos são extremamente onerosos e o doente nem sempre tem condições econômicas para realizá-los; as ofertas do serviço público são limitadas ou inexistentes; o volume de pacientes que procura atendimento gratuito é enorme; os seguros-saúde limitam o atendimento odontológico. O Ministério da Saúde tem realizado ações que beneficiam a Saúde Bucal no Brasil, incluindo o uso de próteses dentais e implantes osteointegráveis, entretanto na dor orofacial ainda é necessário avançar.

Tratamentos preventivos para a "dor e disfunção mandibular"

Outro conceito que merece destaque é sobre os tratamentos preventivos para DTM, como os ortodônticos. A literatura já aborda de maneira ampla esse aspecto e até o presente não existem justificativas para tratamento odontológico como fator preventivo de dor e disfunção mandibular.[8,9] É evidente que uma oclusão dental devidamente balanceada é sinal de saúde e pode reduzir os fatores de risco para DTM, mas este é o objetivo de qualquer tratamento odontológico. Por outro lado, existem oclusões totalmente adaptadas fisiologicamente em pacientes com alterações morfológicas extensas, inclusive algumas deformidades faciais. Estes aspectos realçam a importância da avaliação clínica do doente, individualmente.

Reabilitação oral em pacientes com "dor e disfunção mandibular"

Concluído o diagnóstico e realizado adequadamente o controle da dor, podem ser necessários tratamentos odontológicos para reabilitação oral ou mesmo esquelética. O paciente deverá ser alertado dos riscos e benefícios da reabilitação oral e a técnica utilizada seguirá os preceitos de cada especialidade. A terapêutica cirúrgica também será considerada nesta fase, exceto em dor sintomática (drenagem de abscesso agudo, pulpectomia) e este não é o caso do prognatismo mandibular, de cirurgias ortognáticas ou de reabilitação com o uso de implantes dentários. A dor pode e deve ser controlada antes da decisão cirúrgica. Não se pode utilizar cirurgia, reabilitação ou ortodontia como método de tentativa para acerto de diagnóstico. É frustrante, iatrogênico e um fator de cronicidade e possível morbidade.

> A reabilitação oral (estrutural), seja por prótese, ortodontia, cirurgia ou implantes deveria ser realizada em pacientes assintomáticos ou bem controlados, pois *o objetivo da reabilitação é devolver a boa atividade funcional do aparelho mastigatório*, melhorando assim a qualidade de vida de pacientes.

Reabilitação fisioterápica na "dor e disfunção mandibular"

Embora se considere que os métodos cinesioterápicos sejam fundamentais para o controle da dor musculoesquelética crônica, não devemos confundi-los com os procedimentos de medicina física utilizados no tratamento sintomático da dor. A reabilitação fisioterápica de músculos (a exemplo da RPG) deverá ser realizada por profissional especialista, mas nem sempre cabe utilizá-la no controle inicial da dor, quando os limiares de sensibilidade e de tolerância à dor estão geralmente alterados. A exemplo da reabilitação oral, é de bom senso utilizá-los na fase de reabilitação do paciente com DTM crônica. Ressalte-se novamente a importância do diagnóstico e da experiência profissional para a boa decisão terapêutica.[10] O cirurgião-dentista deve estar preparado para a decisão do momento oportuno de indicá-la. O convívio multidisciplinar e a discussão do caso com fisioterapeuta ou com fonoaudióloga geralmente são úteis.

Odontologia clínica / dentística

Nem sempre o paciente que procura o *cirurgião-dentista* tem boa saúde. Muitos são pacientes com necessidades especiais, e alguns deles têm dor crônica, inclusive orofaciais. A compreensão de suas doenças favorece a possibilidade de tratamento odontológico. Procedimentos simples e inócuos, em alguns, podem ser completamente diferentes em outros pacientes. Os pacientes que têm dor facial crônica por dor e disfunção mandibular devem receber o controle da dor previamente e o diagnóstico da mesma. Quaisquer medidas terapêuticas operatórias devem ser analisadas no contexto geral da história clínica. Muitas vezes, esses pacientes necessitam de tratamento odontológico, independentemente de sua dor facial. Deverão fazê-lo, reconhecendo riscos e benefícios dos procedimentos.

Além disso, pacientes nessas condições podem responder "atipicamente" a procedimentos habituais da clínica odontológica, como aqueles que têm fibromialgia, razão pela qual deve-se conhecer a condição sistêmica do paciente para, quando necessário, criar esquemas terapêuticos analgésicos que minimizem eventuais efeitos dos tratamentos indicados. Outras vezes, alguns pacientes podem desenvolver dor orofacial crônica após procedimentos relativamente simples, como a troca de uma restauração de amálgama por resina. Nestes casos, é importante reconhecer que na dor crônica, não apenas influenciam os fatores físicos, mas também outros, como a genética, que podem aumentar a susceptibilidade à dor crônica.

Endodontia

Pacientes com dor crônica da face, ou independentemente de sua presença, podem ter queixas contínuas de dor em um ou mais dentes. Muitas vezes não melhoram, tendo ou não sido alvos de inúmeros tratamentos, como obturação de canal, retratamento de canal, cirurgias de periápice e até exodontia do dente. Embora a Endodontia seja uma especialidade odontológica que trata a dor, ela deve ter indicação precisa, ou seja, antes de usá-la, confirmar se o paciente tem causa pulpar ou endodôntica. Lembrar que existem odontalgias não odontogênicas, como neuralgias, cefaleias primárias, tumores e o infarto agudo do miocárdio. Evitar procedimentos endodônticos, principalmente em dor dental recorrente, sem definição de diagnóstico e sobretudo se a dor for crônica (ver os capítulos das Partes 8 e 9).

Por outro lado, não são incomuns queixas de dor persistente após tratamento de canal. Podem ser de natureza local e devem ser devidamente tratadas pelos métodos de tratamento da dor aguda, mas podem ser o início de uma dor neuropática, como a "odontalgia atípica", cujo tratamento é diferente. O diagnóstico diferencial com neuralgia trigeminal, odontalgia atípica e dor neuropática pós-traumática, como cirurgias ou procedimentos odontológicos, deve ser realizado com dores endodônticas para evitar que esses pacientes recebam procedimentos iatrogênicos.

Pacientes nervosos, amedrontados ou com experiências dolorosas prévias podem ser mais susceptíveis à dor. O clínico que exerce a Endodontia deve lembrar que sua atividade técnica deve estar intimamente ligada ao conhecimento de todos esses fatores.

Periodontia

A periodontia tem demonstrado a importância de evitar a doença periodontal devido à sua influência em inúmeras condições sistêmicas. Entretanto, na dor crônica, ainda estão no início os estudos sobre o papel das infecções periodontais. Na doença periodontal crônica nem sempre há queixa de dor, entretanto essa é uma doença crônica que deveria ser tratada, sempre, independentemente do que o paciente está tratando. Pacientes com cefaleia crônica ou dor facial recorrente ou dor crônica em geral, bem como qualquer outra doença sistêmica crônica, deveriam ser avaliados quanto à presença de doença periodontal. Todo paciente com dor crônica recorrente da face deve ser avaliado para pesquisa e eliminação de doenças dentárias que possam agir como fatores contribuintes da dor. Neste aspecto, as doenças periodontais podem ter papel de destaque.

Vários estudos realçam o papel da substância P e do óxido nítrico nos tecidos gengivais, quando há inflamação periodontal.[11] Como esses neurotransmissores podem estar envolvidos na inflamação neurogênica e nos fenômenos de sensibilização central, é possível que a doença periodontal, também seja uma doença silenciosa quanto à dor referida.[12-14]

Prótese

As próteses dentais são indispensáveis na clínica dentária. Seu papel estético e funcional é inegável. Na dor aguda dental, como no traumatismo oclusal, o desgaste pode ajudar a reduzir a sensibilização central, entretanto é medida paliativa. A reabilitação por próteses dentais é o motivo principal deste capítulo e tem sido discutida dentro dos princípios que norteiam o tratamento da dor orofacial crônica e o próprio papel do cirurgião-dentista.

Não confundir oclusão com placa de mordida. As placas são meios físicos de tratamento da dor que inicialmente não alteram a oclusão dentária, embora possam ter importantes efeitos na postural da mandíbula e na sensibilização central. Conhecer oclusão e princípios de prótese deve estar intimamente ligado ao conhecimento e à experiência no tratamento da dor crônica e de pacientes com DTM. Vê-los de modo separado não é benéfico ao paciente que sofre de dor orofacial crônica.

Implantodontia

O paciente com queixa de dor craniofacial, quando em disfunção devido à presença de próteses inadequadas ou à sua ausência, deveria passar por avaliação cuidadosa prévia para identificar se esses são fatores contribuintes da sua dor, previamente à reabilitação oral, com ou sem auxílio de implantes dentais.[15]

Os implantes osteointegráveis contribuíram para a melhora significativa das reabilitações orais em desdentados. Embora as próteses totais (PT) melhorem as condições estruturais e funcionais dos pacientes, elas limitam plenamente o retorno à função habitual da mandíbula, seja na mastigação ou na fonação.[16] O uso dos implantes osteointegrados trouxe grande avanço para as reabilitações orais, principalmente em próteses totais instáveis. Além disso, os implantes auxiliam a reabilitação de casos complexos nas situações em que o paciente não poderia sequer usar próteses, a exemplo do que ocorre nas sequelas de traumatismos faciais, tumores de boca e face ou lesões de origem genética.

> O que se busca para o paciente desdentado total é a estabilidade de suas próteses e a redução dos reflexos inibidores do deslocamento da prótese ou da dor por ela causada. Neste sentido, os implantes podem contribuir para a estabilidade das próteses e prevenção da dor.

As próteses totais não devolvem totalmente as funções mandibulares.[17-19] As características clínicas do rebordo alveolar, da mucosa gengival e da sua lubrificação, entre outros fatores, poderão contribuir para as dificuldades clínicas encontradas na confecção da prótese total. Próteses totais implantorretidas são estáveis, melhoram a confiança do paciente, reduzem estímulos segmentares para a atividade muscular e limitam a perda óssea do rebordo residual.[20] Portanto, em pacientes com DTM, que usam próteses totais, os implantes dentais podem se tornar um excepcional fator preventivo e de controle da dor. Todavia, não se pode confundir a sua importância na reabilitação oral com o diagnóstico e tratamento sintomático de dor orofacial.

Ao reduzir a instabilidade das próteses totais, os implantes osteointegráveis melhoram a função mandibular, aumentam a confiança do paciente e estimulam a propriocepção muscular.[21] Além disso, reduzem os efeitos inibitórios restritivos da função mandibular, trazendo benefícios para a atividade articular e reduzindo a disfunção.[22] Entretanto, quando a dor está presente, e principalmente se for muscular, deve-se tomar muito cuidado, pois outros fatores podem estar envolvidos, a exemplo da sensibilização central e da plasticidade neuronal[23,24] (e no Capítulo 6 deste livro) e de alterações emocionais e psiquiátricas (p. ex., depressão). É importante relembrar que o paciente com dor crônica pode apresentar alterações comportamentais e, embora a prótese seja o fator perpetuante local, ela não deve ser supervalorizada. O paciente desdentado total, normalmente em faixa etária mais avançada, está sujeito a ter morbidades associadas e dores mistas craniofaciais, que incluem diversas cefaleias primárias, dor e disfunção mandibular e neuralgias.

> Quando os implantes, embora necessários, são usados a partir de perspectiva à qual não se propõem, cria-se uma expectativa no paciente que dificilmente se cumpre. Em dor, portanto, há necessidade de diagnóstico correto e de avaliação dos fatores envolvidos na queixa do paciente, antes da decisão terapêutica.

Ortodontia / ortopedia funcional dos maxilares

Estas especialidades podem desempenhar algum papel na prevenção de **fatores de risco** para dor e disfunção mandibular, principalmente nos jovens. É possível que previnam disfunção, entretanto não se sabe quanto à dor. Entretanto, ainda faltam estudos que comprovem esse papel. Os pacientes adultos, que têm dor e apresentam má-oclusão, não têm indicação desses tratamentos para correção da mordida, visando tratar DTM, dor orofacial ou cefaleias crônicas.

Doenças da articulação temporomandibular, exemplo típico do deslocamento anterior de disco sem redução e de início recente, e muito menos o deslocamento crônico, não têm indicação de tratamento ortodôntico/ortopédico, principalmente quando incluem movimentos dentários a médio e longo prazo. Estes, até podem ser úteis em fase mais avançada, para melhora da condição oclusal e redução de eventual fator de risco para disfunções, ou seja, sua função seria preventiva, embora os estudos longitudinais não indiquem progressão dos desarranjos internos da ATM em todos os pacientes.[25] O tratamento do bruxismo do sono por ortodontia/ortopedia é temerário e não encontra respaldo na literatura, pois essa é condição relacionada a fatores do sistema nervoso central (SNC) ou comportamentais e seu tratamento passa por outras especialidades médicas.[26] Além disso, acentue-se que correção oclusal com o objetivo **preventivo** da dor e disfunção mandibular é discutível e nos moldes atuais é empírica[8] e com risco de ser iatrogênica. A relação da ortodontia com DTM está relativamente bem definida na atualidade.[9]

Cirurgia

Com frequência, questiona-se o papel da cirurgia na "dor e disfunção mandibular" e isso decorre historicamente de seu uso indevido em cirurgias de ATM, por um longo período. Atualmente, devemos distinguir e definir as doenças ou alterações funcionais da mandíbula que necessitam de intervenção cirúrgica para sua eliminação ou correção da função mandibular. O problema, portanto, não é a cirurgia em si, mas sim o seu uso indiscriminado e aplicações indevidas. Um deles também parece ser o uso crescente de próteses articulares para substituir a ATM.

> A dor não deve servir de indicação para cirurgia da ATM, simplesmente pela não melhora de outros tratamentos.

A presença da dor, quando esta é a indicação de cirurgia, deve estar relacionada a alterações morfológicas ou funcionais que não melhoraram completamente aos demais tratamentos realizados, e está claramente relacionada à atividade funcional da mandíbula. Um dos exemplos mais discutidos é o estalido forte (pipocar) que ocorre no final da abertura bucal. Ele indica alterações morfológicas dos componentes articulares, é indolor, porém pode causar transtornos pessoais aos pacientes, tais como ruído alto ao mastigar, incômodo subjetivo e comentários de terceiros, quando em ambientes públicos. Nestes casos, deve ser avaliada a relação risco/benefício da cirurgia e discutido previamente com o paciente. Pode ser opção, a exemplo das cirurgias estéticas, para melhora da condição emocional do paciente, perante um ruído frequente na articulação que o incomoda.

Atualmente, além da cirurgia aberta da ATM, existem a artroscopia e a artrocentese que podem ser opções em casos bem indicados.

Ver mais detalhes sobre cirurgia e ATM nos capítulos da Parte 12.

Outro aspecto relevante é lembrar que a cirurgia pode ser uma indicação para o tratamento da dor persistente, principalmente das dores neuropáticas. Em outros capítulos deste livro é discutido esse tema. Os clínicos devem ter em mente que a decisão final para a cirurgia também se submete à sua avaliação, o que aumenta sua responsabilidade perante os doentes com dor crônica persistente ou refratária.

CONCLUSÃO

A odontologia contribui, e muito, para a qualidade de vida de pacientes com deficiências mastigatórias em geral, principalmente devido à falta de dentes. Mas também existem condições sistêmicas, patológicas, como os tumores, e outras fisiológicas, como o envelhecimento, que também comprometem as funções bucais. Além disso, dores orofaciais, quando crônicas contribuem para deteriorar a condição bucal, que em consequência, contribui para piorar as queixas.

A expectativa é de que a odontologia, independentemente das técnicas avançadas que detém, desenvolva de forma gradativa a noção de funcionalidade, de modo a melhorar a qualidade de vida dos doentes, sem considerar o material utilizado. Os pacientes serão os grandes beneficiados, entretanto a compreensão do que é prótese ou reabilitação oral funcional pode exigir uma mudança radical de pensamento, talvez de paradigma, para o qual o cirurgião-dentista não foi preparado. Significa compreender a profissão como meio, muito mais do que fim. Ver, a seguir, os Casos clínicos 56.1 a 56.6 mostrando as várias situações abordadas neste capítulo.

REFERÊNCIAS

1. Macfarlane TV, Blinkhorn AS, Davies RM, Kincey J, Worthington HV. Oro-facial pain in the community: Prevalence and associated impact. Community Dent Oral Epidemiol. 2002;30(1):52-60.
2. Voog U, Alstergren P, Leibur E, Kallikorn R, Kopp S. Impact f temporomandibular joint pain on activities of daily living in patients with rheumatoid arthritis. Acta Odontol Scand. 2003;61(5):178-282.
3. Oliveira AS, Bemudez CC, Souza RA, Souza CMF, Dias EM, Castro CES, et al. Impacto da dor na vida de portadores de disfunção temporomandibular. J Appl Oral Sci. 2003;11(2):138-43.
4. Barros VM, Seraidarian PI, Côrtes MIS, Paula LV. The impact of orofacial pain on the quality of life of patients with temporomandibular disorder. J Orofac Pain. 2009;23(1):28-37.
5. Dworkin SF, Huggins KH, Lereshe L, Von Korff M, Hooward J, Truellove E, et al. Epidemiology of signs and symptons in temporomandibular disorders: clinical signs in cases and controls. J Am Dent Assoc. 1990;120(3):239-44.
6. Dworkin S. Behavioral characteristics of chronic temporomandibular disorders: diagnosis and assessment. In: Sessle BJ, Bryant PS, Dionne RA. Temporomandibular disorders and related pain conditions: progress in pain research and management. Seattle: IASP; 1995. p. 175-92, v. 4.
7. Ramos AIA. Versão brasileira do Oral Health Impact Profile (OHIP) [dissertação]. São Paulo: Universidade Federal de São Paulo; 2004.
8. Fricton JR. Prevention and risk-benefit of early treatment for temporomandibular disorders. In: Sessle BJ, Bryant PS, Dionne RA. Temporomandibular disorders and related pain conditions: progress in pain research and management. Seattle: IASP; 1995. p. 335-74, v. 4.
9. Conti PSR. Ortodontia e disfunções temporomandibulares: o estado da arte. R Dental Press Ortodon Ortop Facial. 2009;14(6):12-3.
10. Clark GT, Choi J-K, Browne PA. The efficacy of physical medicine treatment, including occlusal appliances, for population with temporomandibular disorders. In: Sessle BJ, Bryant PS, Dionne RA. Temporomandibular disorders and related pain conditions: progress in pain research and management. Seattle: IASP; 1995. p. 375-97, v. 4.
11. Bartold PM, Kylstra A, Lawson R. Substance P. An immunohistochemical and biochemical study in human gingival tissues. A role for neurogenic inflammation? J. Periodontol. 1994;65(12):1113-21.
12. Dimitruk MD. O papel das periodontopatias em pacientes com dor crônica craniofacial [monografia]. São Paulo: Universidade de São Paulo; 2001.
13. Siqueira JTT, Ching LH, Nasri C, Siqueira SRDT, Teixeira MJ, Heir G, et al. Clinical study of patients with persistent orofacial pain. Arq Neuropsiquiatr. 2004;62(4):988-96.
14. Fabri G, Siqueira SRDT, Simione C, Nasri C, Teixeira MJ, Siqueira JTT. Refractory craniofacial pain: is there a role of periodontal disease as a comorbidity? Arq Neuropsiquiatr. 2009;67(2B):474-9.
15. Siqueira JTT, Ching LH. Dor orofacial em pacientes desdentados totais com disfunção temporomandibular: estudo retrospectivo longitudinal. Rev Paul Odontol. 1999;21(3):32-7.
16. Branemark PI, Hansson BO, Adell R, Breine U, Lindström J, Hallén O, et al. Osseointegrated implants in the treatment of the edentulous jaw. Experience from a 10-year period. Scand J Plast Reconstr Surg. 1977;11 Suppl 16:1-132.
17. Tallgren A. The continuing reduction of the residual alveolar ridges in complete denture wearers: a mixed longitudinal study covering 25 years. J Prosthet Dent. 1972;27(2):120-32..
18. Tallgren A, Holden S, Lang BR, Ash MM. Jaw muscle activity in complete denture wearers: a longitudinal eletromyographic study. J Prosthet Dent. 1972;44(2):123-32.
19. Tallgren A, Holden S, Lang BR. Correlations between EMG jaw muscle activity and facial morfology in complete denture wearers. J Oral Rehabil. 1983;10(2):105-20.
20. Mericske-Stern R, Zarb GA. Overdenture: an alternative im plant methodology for edentulous patients. Int J Prosthet. 1993;6(2):203-7.
21. Lundqvist S, Haraldson T. Occlusal perception of thickness in patients with bridges on osseointegrated oral implants. Scand J Dent Res. 1984;92(1):88-91.
22. Engel E, Weber H. Treatment of edentulous patients with temporomandibular disorders with implant-suported overdentures. Int J Oral Maxillofac Implants. 1995;10(6):759-64.
23. Dubner R, Ruda MA. Activity-dependent neuronal plasticity following tissue injury and inflammation. TINS. 1992;15(3):96-103.
24. Sessle BJ. Peripheral and central mechanisms of orofacial pain and their clinical correlates. Minerva Anestesiol. 2005;71(4):117-36.
25. DeLeeuw R, Boering G, Stegenga B, de Bont LGM. Clinical signs of TMJ osteoarthrosis and internal derangement 30 years after nonsurgical treatment. J Orofacial Pain. 1994;8(1):18-24.
26. 26 Lavigne GJ, Khoury S, Abe S, Yamaguchi T, Raphael K. Bruxism physiology and pathology: an overview for clinicians. J Oral Rehabil. 2008 Jul;35(7):476-94.
27. Siqueira JTT, Salomão M, Dias PV, Motta J. Implantes osseointegrados na reabilitação do desdentado total com disfunção temporomandibular: importância do tratamento sintomático. BCI. 1998;5(1):69-74.
28. Rabello GD. Dor de cabeça e enxaqueca. São Paulo: Contexto; 1999.
29. Rabello GD. Estudo transversal em uma população hospitalar: fatores constituintes e ambientais relacionados à enxaqueca [tese]. São Paulo: Universidade de São Paulo; 2000.
30. Classification and diagnostic criteria for headache disorders, cranial neuralgias and facial pain. Headache Classification Committee of the International Headache Society. Cephalalgia. 1988;8 Suppl 7:1-96.
31. International Headache Society. The International classification of headache disorders. 2nd ed. Oxford: IHS; 2004.

CASO CLÍNICO 56.1

Dor articular aguda em paciente com cefaleia crônica diária

Mulher de 47 anos apresentou limitação da abertura bucal e dor pré-auricular unilateral (direita) que se acentuava à mastigação e ao movimento mandibular.[27]

Desdentada total há 2 anos, usava prótese total superior (PTS) e sobredentadura inferior, implanto-retida, há 4 meses. Submetera-se à cirurgia implantodôntica na mandíbula (*tissue functional* – TF e Sistema INP), devido à dificuldade de usar prótese total inferior (PTI). Após o término da reabilitação oral, começara a sentir forte dor na boca e na face direita, além do aumento de intensidade de uma cefaleia holocraniana, que referia ter há mais de 10 anos.

A abertura bucal forçada e dolorosa foi de 30 mm. A sobredentadura, retida em barra tipo Dodler firmemente instalada sobre os implantes, apresentava estabilidade e os implantes estavam clinicamente osteointegrados. Tinha dor à palpação intrabucal nos músculos masseteres e no rebordo inferior esquerdo durante a intercuspidação. Apresentava estalidos articulares, acentuados à direita e, embora as próteses fossem recentes, havia perda de dimensão vertical (DV). A planigrafia das ATMs não mostrava alterações invasivas ou degenerativas, embora houvesse hipoexcursão condilar.

Diagnóstico inicial: a) dor aguda por traumatismo de prótese; b) dor e disfunção muscular mastigatória aguda; c) cefaleia crônica diária.

Tratamento: ajuste oclusal, alívio na área chapeável da PTI e aplicação de neuroestimulação elétrica transcutânea (TENS) por 30 minutos, com alívio imediato da dor (50%) e melhora da abertura bucal (35 mm). Moldagem da PTS para confecção de placa para devolução da dimensão vertical (reposição postural primária). Orientação de repouso mandibular, calor local e diclofenaco potássico 50 mg, 3 vezes/dia, por 7 dias.

Evolução: a abertura bucal estacionou em 35 mm, havendo controle imediato da dor espontânea (50%) e melhora da atividade mandibular. A paciente recebeu o tratamento preconizado nesses casos e, posteriormente recebeu novas próteses totais, permanecendo sem dor facial em acompanhamento de 15 anos. Adicionalmente, a estabilidade das próteses contribuiu para a redução da frequência e da intensidade da cefaleia crônica diária. A abertura bucal estabilizou em torno de 38 mm (Fig. 56.1).

Cefaleia crônica diária: Estudo realizado no Ambulatório de Cefaleias do Hospital das Clínicas da Faculdade de Medicina da Universidade de São Paulo mostra que 16% de um total de 3.326 pacientes apresentavam cefaleia crônica diária.[28,29] A Classificação Internacional de Cefaleias admite que, neste tipo de cefaleia, o doente relata mais de 180 dias de dor de cabeça por ano.[30,31] Eis alguns tipos de cefaleia crônica diária: cefaleia tipo tensão crônica, cefaleia diária persistente nova, enxaqueca transformada. A dor e disfunção mandibular têm algumas características em comum com algumas cefaleias primárias e também podem causar cefaleia secundária de origem mandibular.

Comentário. A paciente recebera a prótese total inferior implanto-retida para tratar a dor de cabeça. Na verdade, essa dor de cabeça era por cefaleia primária. Por isso, piorou a dor de cabeça, pois passou a ter dor muscular mastigatória que agravou a dor da cefaleia preexistente. Portanto, teve uma dor aguda em uma condição álgica crônica que a agravou. Os tratamentos são diferentes e específicos. A reabilitação oral não deveria ter esse objetivo, tratar a cefaleia primária. Além disso, também foi iatrogênica, o que demonstra que reabilitar pacientes com dor crônica exige o conhecimento desta e também a experiência em prótese. Os implantes têm indicação para a reabilitação oral, pois contribuem para a estabilidade das próteses totais e reduzem os reflexos mandibulares decorrentes de sua instabilidade. Estudos mais recentes mostram os benefícios para a propriocepção e também, possivelmente para o sistema nervoso central.

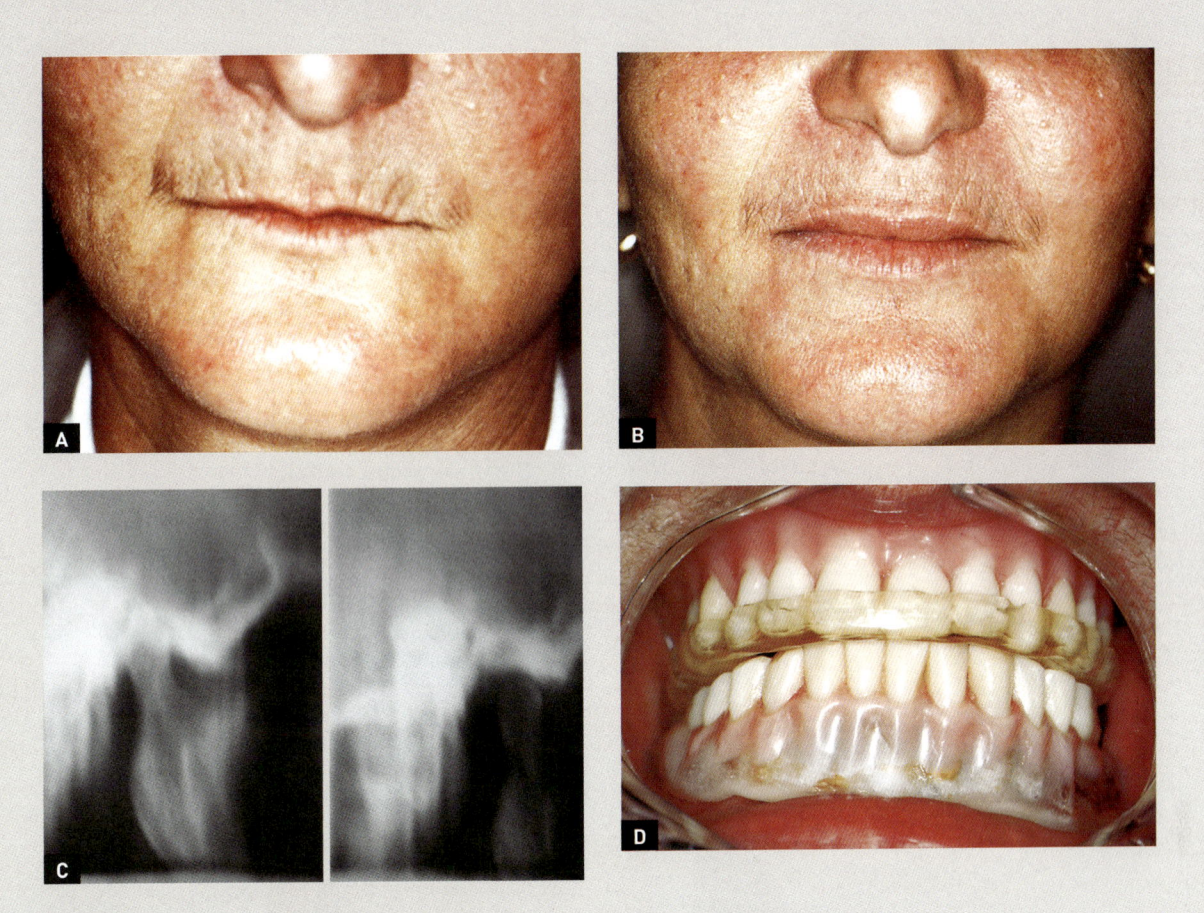

Figura 56.1. Aspecto facial da paciente, sem (**A**) e com (**B**) a placa de mordida. **C.** Planigrafia da ATM. **D.** Placa de mordida com função miorrelaxante e para devolução da dimensão vertical.

CASOS CLÍNICOS SOBRE REABILITAÇÃO ORAL FUNCIONAL E QUALIDADE DE VIDA EM PACIENTES CRÔNICOS

A seguir, serão apresentados casos clínicos que mostram a necessidade de reabilitação oral de doentes crônicos, cujas dores foram devidamente controladas em etapa anterior, da forma como foi discutida ao longo deste livro. São exemplos de que a reabilitação oral é indispensável para a melhora da qualidade de vida dos doentes. O binômio tratamento da dor/reabilitação do doente é indissociável, basta que saibamos compreendê-lo para realizar cada tarefa em seu momento próprio.

Alguns procedimentos reabilitadores são convencionais e realizados por técnicas de amplo domínio da Odontologia, outros são complexos e exigem participação de equipe interdisciplinar para sua realização. Em sua maioria são atípicos, pois os doentes têm sequelas ou mutilações que devem ser planejadas caso a caso, e, a despeito das limitações clínicas existentes, os resultados são alentadores e a satisfação dos doentes é imensurável, principalmente quando se trata de população carente, que necessita da atenção do sistema público de saúde.

A pequena amostra foi escolhida pelas diferenças entre os casos e pela variação e complexidade dos procedimentos técnicos realizados, embora todos se constituam em desafio aos aprimorandos, estagiários e residentes, assim como a seus preceptores e professores. A reabilitação estrutural, a exemplo do que ocorre na Odontologia reabilitadora, tem custo elevado, fator que limita sua aplicação prática, e esperamos que este panorama mude no futuro. O apoio de empresas e entidades de ensino particulares, como o das mencionadas nos casos clínicos a seguir, foi indispensável para a realização de alguns deles.

CASO CLÍNICO 56.2

Reabilitação oral em paciente com artrite traumática na ATM direita. Condição bucal sofrível, além de trauma repetitivo pela condição do cruzamento dentário anterior. Caso da Equipe de Dor Orofacial do Hospital das Clínicas (EDOF/HC) realizado pelos alunos de aprimoramento em Odontologia Hospitalar em programa denominado "Mutirão do Sorriso" para doentes da instituição.

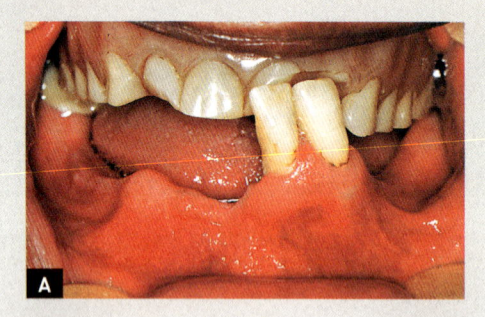

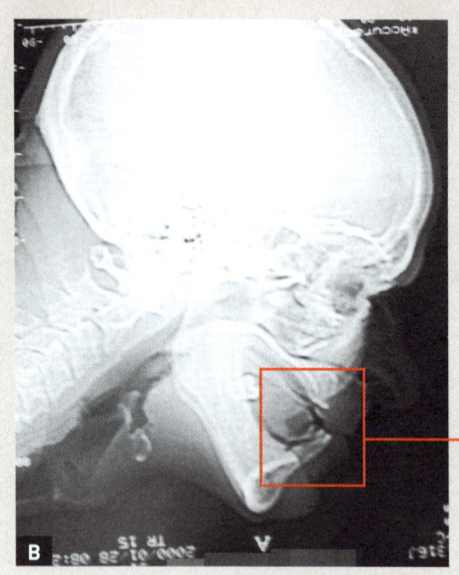

Figura 56.2. A. Condição bucal mostra desgaste acentuado nos dentes da prótese superior e a condição do rebordo alveolar inferior. **B.** Tomografia computadorizada (TC) do perfil facial mostrando a protrusão mandibular, e em **C.** o detalhe da posição protrusiva da mandíbula e o desgaste acentuado dos dentes da prótese superior. Esta agia como plano inclinado superior. **D.** TC de face. O círculo mostra a ATM direita que apresentava artrite traumática. **E.** Condição clínica das novas próteses. **F.** Condição dos lábios e do terço médio da face após colocação das novas próteses (prótese total superior e prótese removível inferior de acrílico).

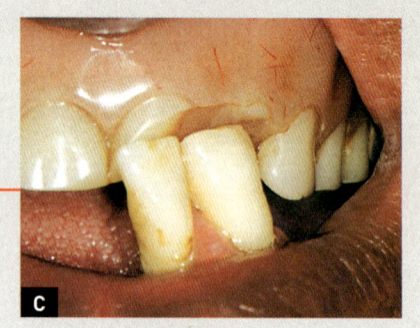

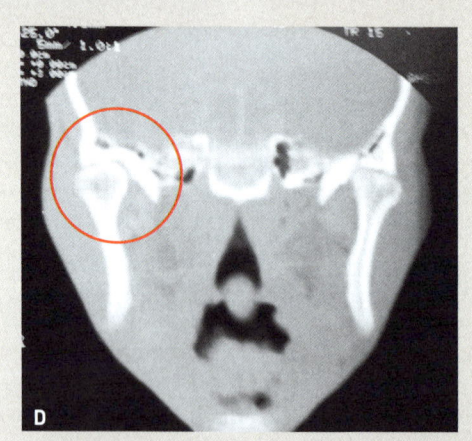

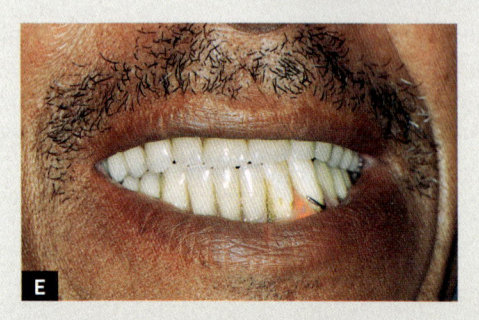

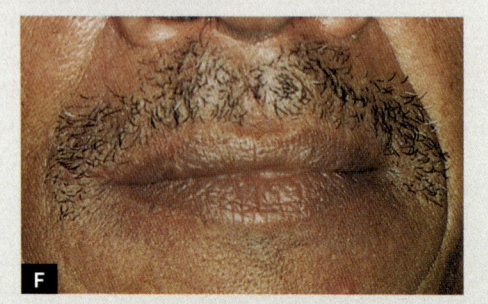

CASO CLÍNICO 56.3

Reabilitação oral em paciente com atrofia avançada do rebordo alveolar e sequelas decorrentes de fratura cominutiva de mandíbula. Dor miofascial mastigatória crônica. Caso da EDOF/HC realizado pelos alunos de aprimoramento em Odontologia Hospitalar em programa denominado "Mutirão do Sorriso" para doentes da instituição.

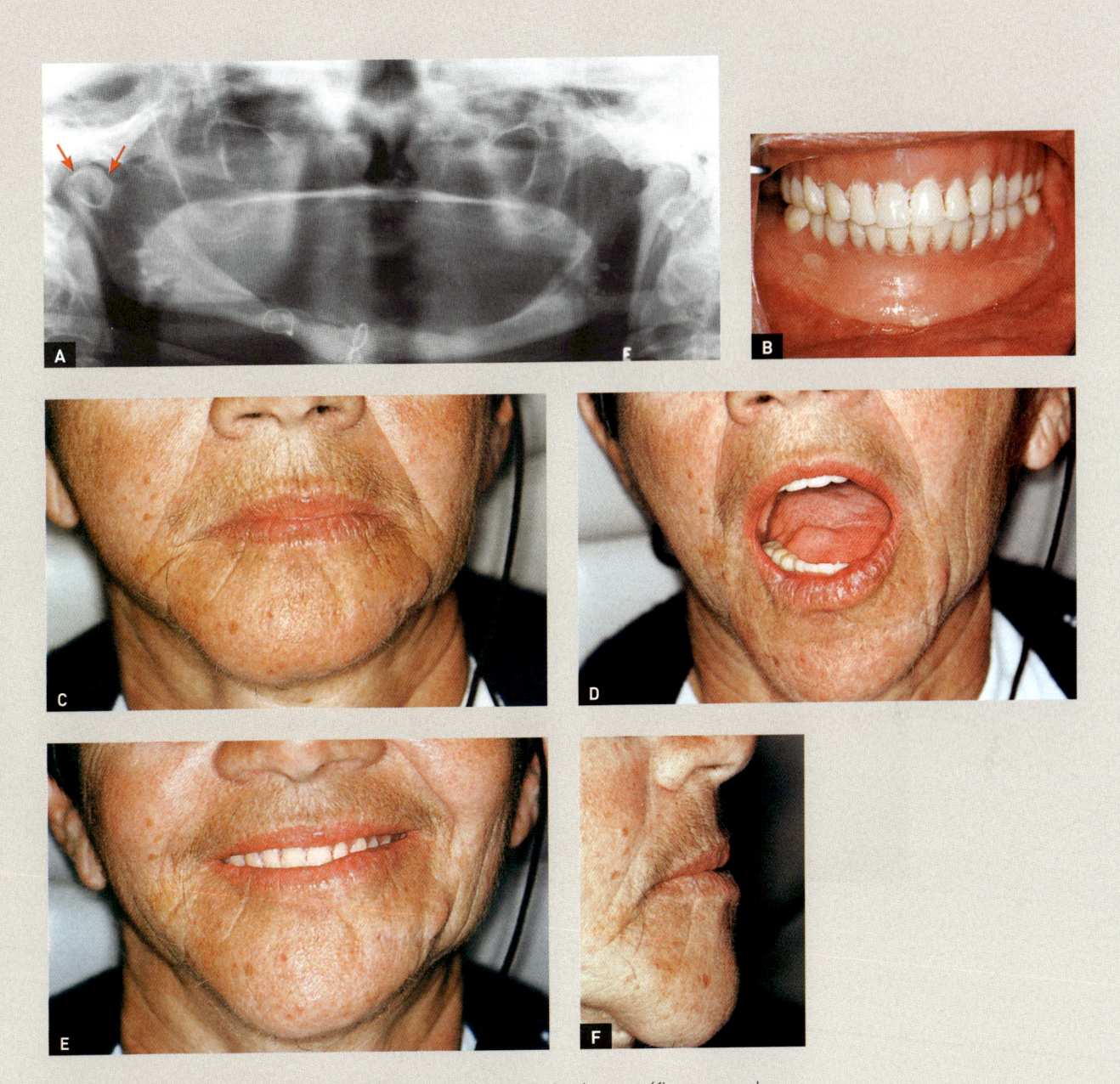

Figura 56.3. A. Esta radiografia panorâmica mostra os rebordos alveolares atróficos, as cerclagens com fios de aço e o côndilo mandibular direito remodelado (setas). **B.** Próteses totais em posição. A área chapeável da inferior estende-se pelo rebordo atrófico. **C.** Condição facial com as próteses em posição. **D.** Abertura bucal ampla com excelente estabilidade das próteses totais. **E.** Sorriso da paciente que se sentia muito feliz com suas próteses. Recebera prognóstico sombrio que nunca mais conseguiria repor suas próteses. **F.** Perfil do terço médio da face. O lábio inferior está levemente protruso, mas esta foi a condição que permitiu a estabilidade das próteses.

CASO CLÍNICO 56.4
Reabilitação oral em paciente com fístula bucossinusal decorrente de osteorradionecrose.

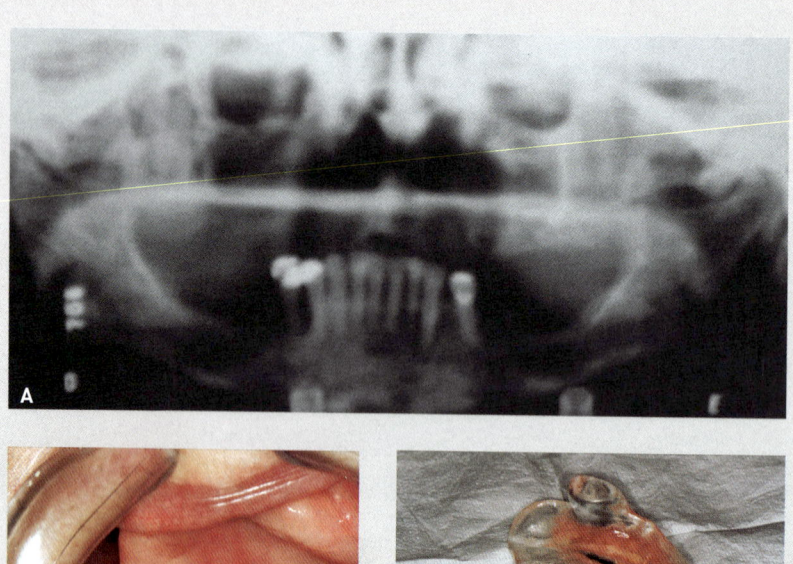

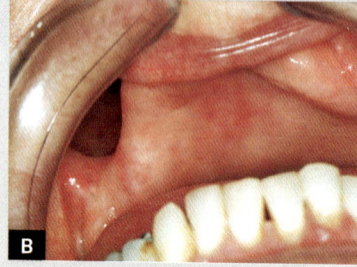

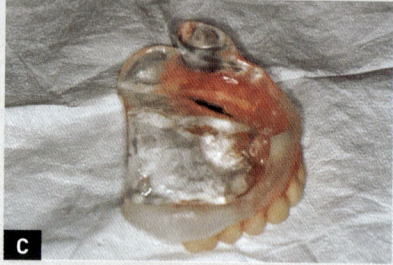

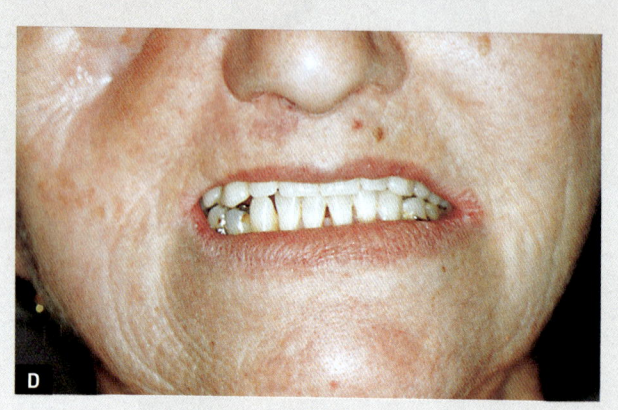

Figura 56.4. A. Radiografia panorâmica mostrando a perda parcial dos dentes. **B.** Fístula bucossinusal como sequela de osteorradionecrose extensa da região. **C.** Prótese total própria para retenção neste tipo de defeito bucal. **D.** Condição clínica da face.

CASO CLÍNICO 56.5

Reabilitação oral em paciente com ausência de rebordo alveolar decorrente de cirurgia extensa para remoção de neoplasia do soalho bucal. Caso realizado em conjunto com o Dr. Munir Salomão, Dr. Francisco P. Morganti, Dr. Pedro Velasco Dias e Dra. Flávia Regina Ferreira.

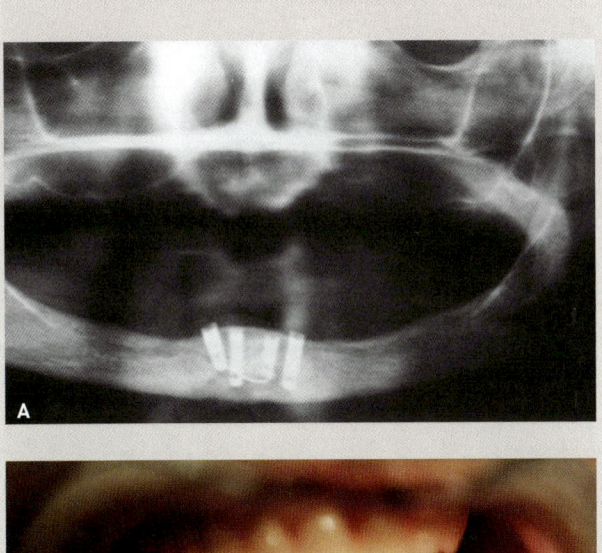

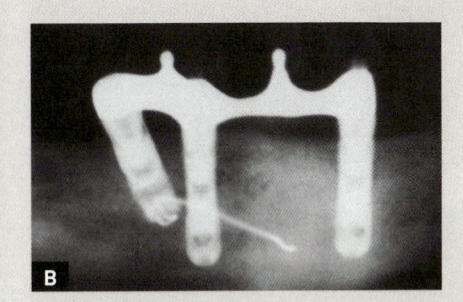

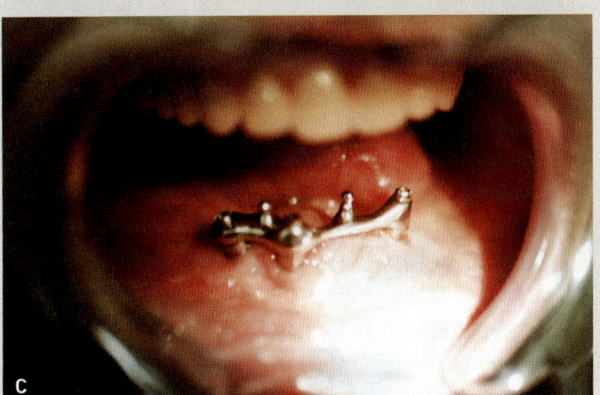

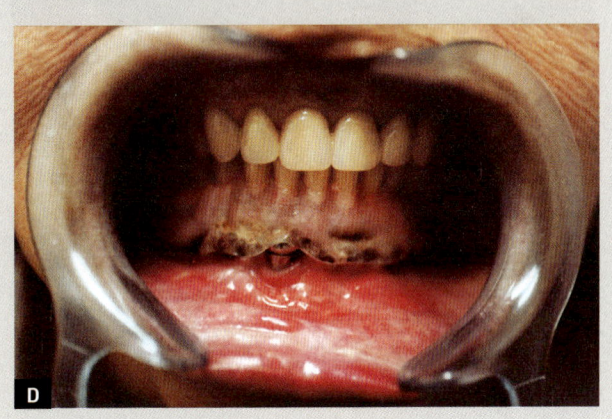

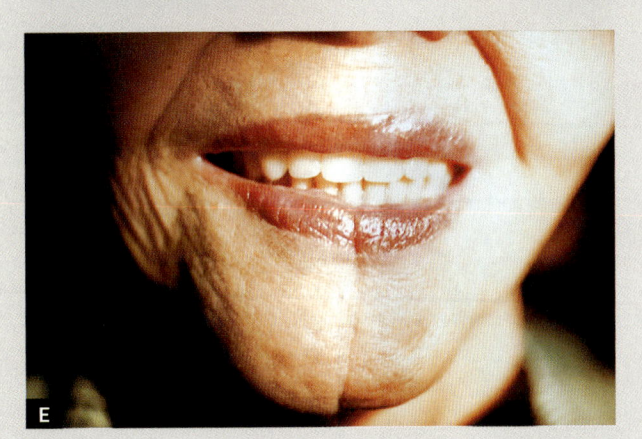

Figura 56.5. A. Radiografia panorâmica mostrando a perda parcial dos dentes. **B.** Aspecto radiográfico dos três implantes e da barra metálica para retenção da prótese (cinco anos em atividade). A linha branca é o fio de aço para osteossíntese que não se conseguiu remover. **C.** Aspecto bucal com a barra em posição. Observe que o soalho bucal continua-se com o rebordo alveolar inferior. **D.** Condição bucal das próteses. Observe a gengiva sadia ao redor do implante. **E.** Aspecto facial final. Acompanhamento de 10 anos.

CASO CLÍNICO 56.6

Reabilitação oral complexa em paciente edêntula que foi tratada de dor miofascial por DTM. Caso realizado no CETO pelo Dr. Pedro Velasco Dias e equipe.

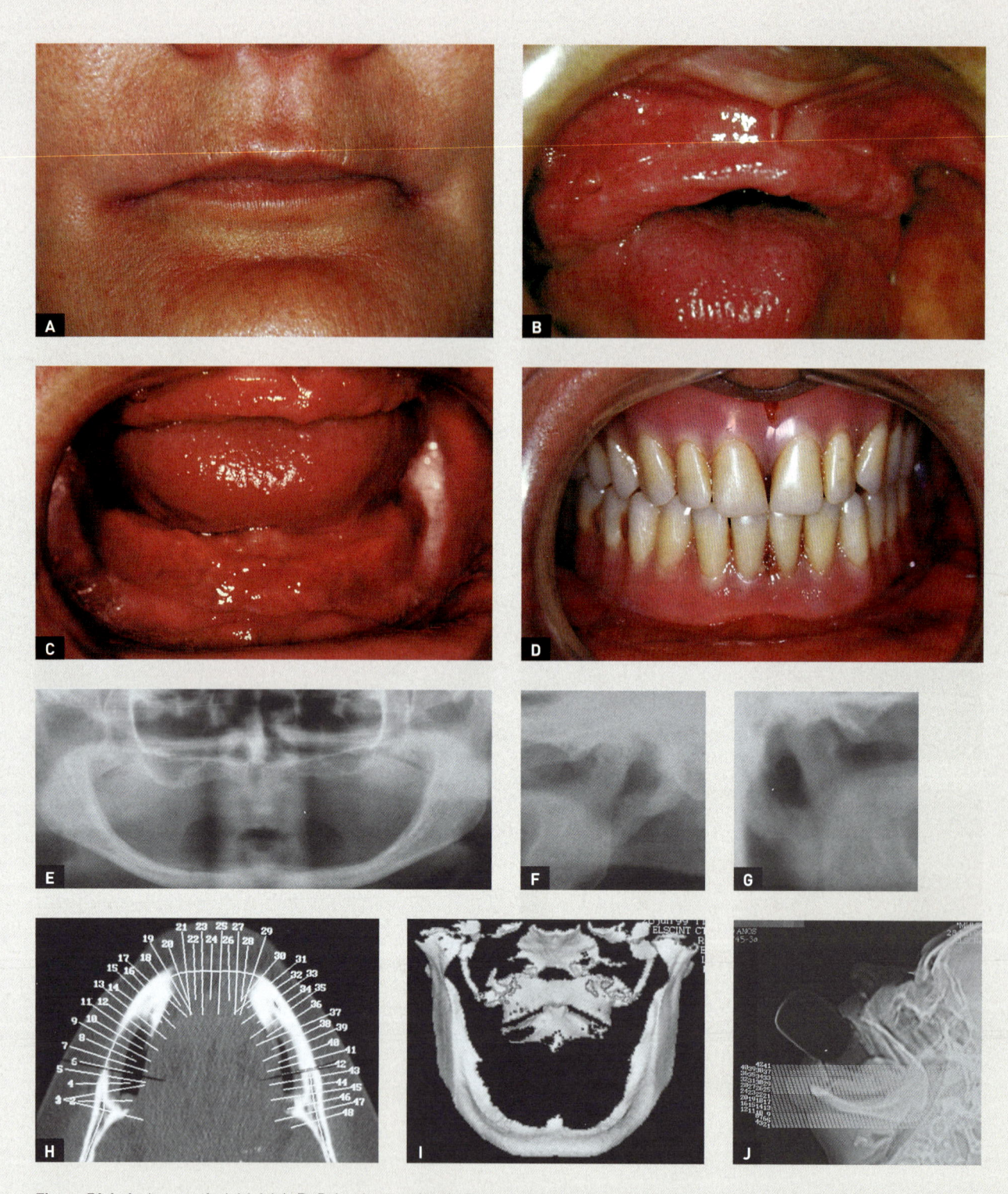

Figura 56.6. A. Aspecto facial inicial. **B.** Rebordo superior. **C.** Rebordo inferior. **D.** Próteses totais antigas. **E, F** e **G.** Diferentes aspectos radiográficos da mandíbula. **H, I** e **J.** TC de mandíbula e perfil radiográfico da face e atrofia alveolar avançada.

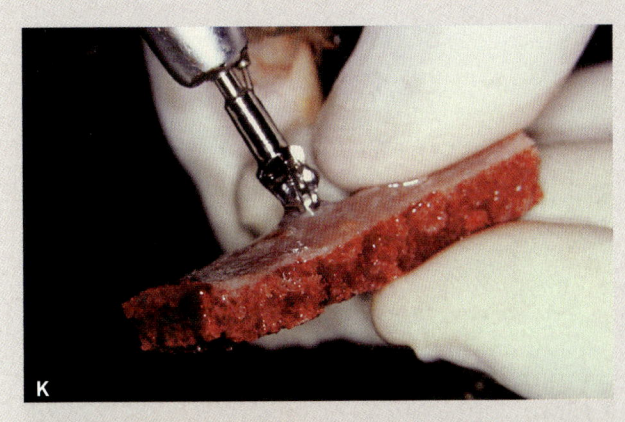

Figura 56.6. K e **L.** Enxertos ósseos de ilíaco para aumento do rebordo alveolar superior. **M.** Oito meses após a cirurgia. **N** e **O.** Radiografias panorâmicas com os implantes (Sistema Iasp, São Paulo) **(N)** e com os munhões **(O)**. **P.** Fase de modelagem. **Q.** Modelagem de transferência.

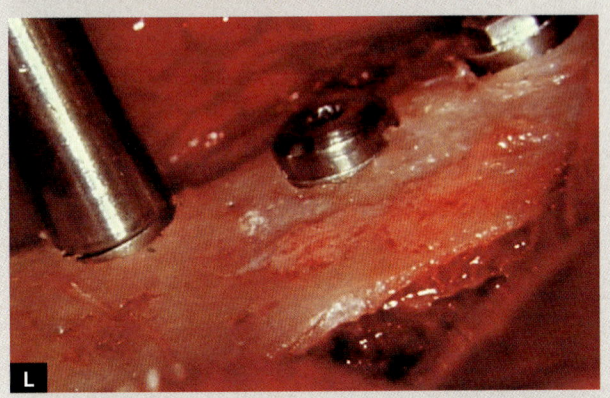

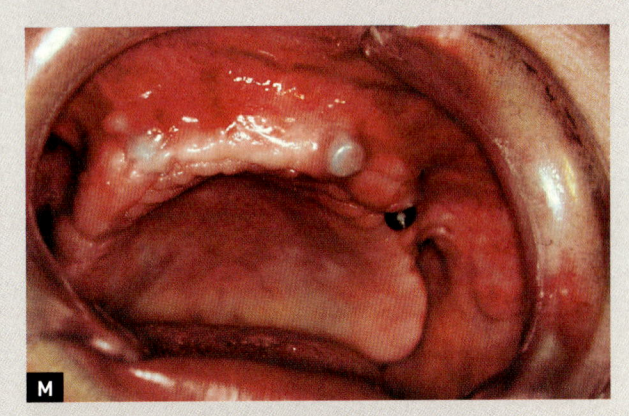

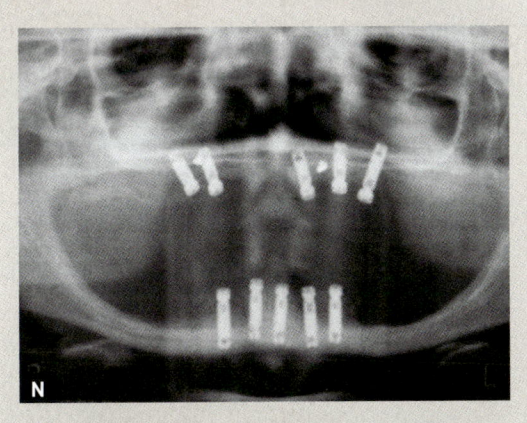

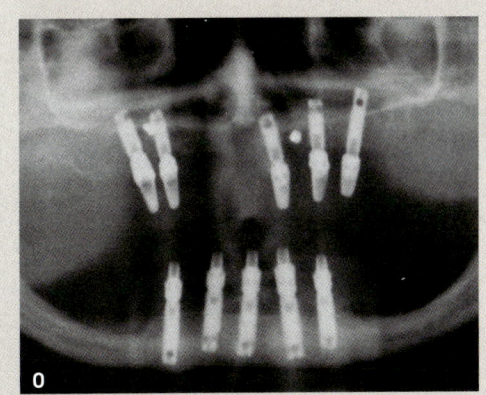

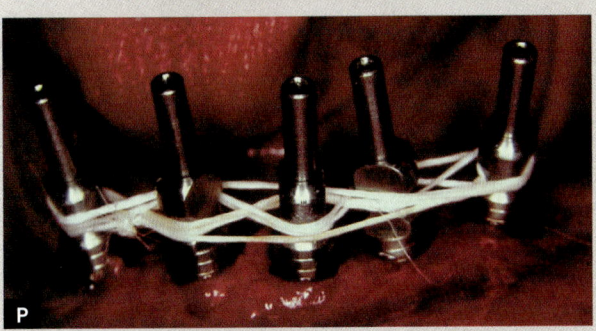

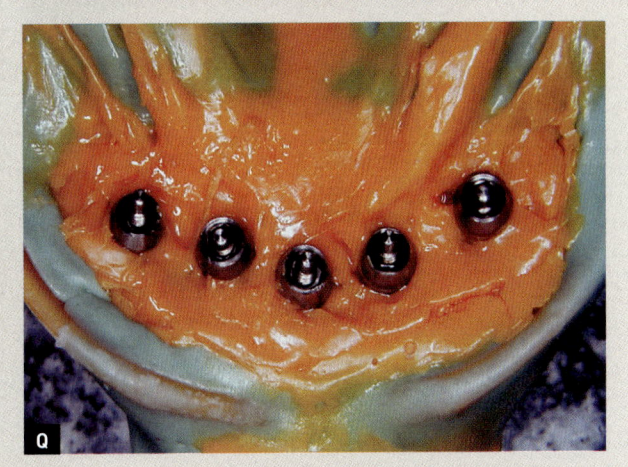

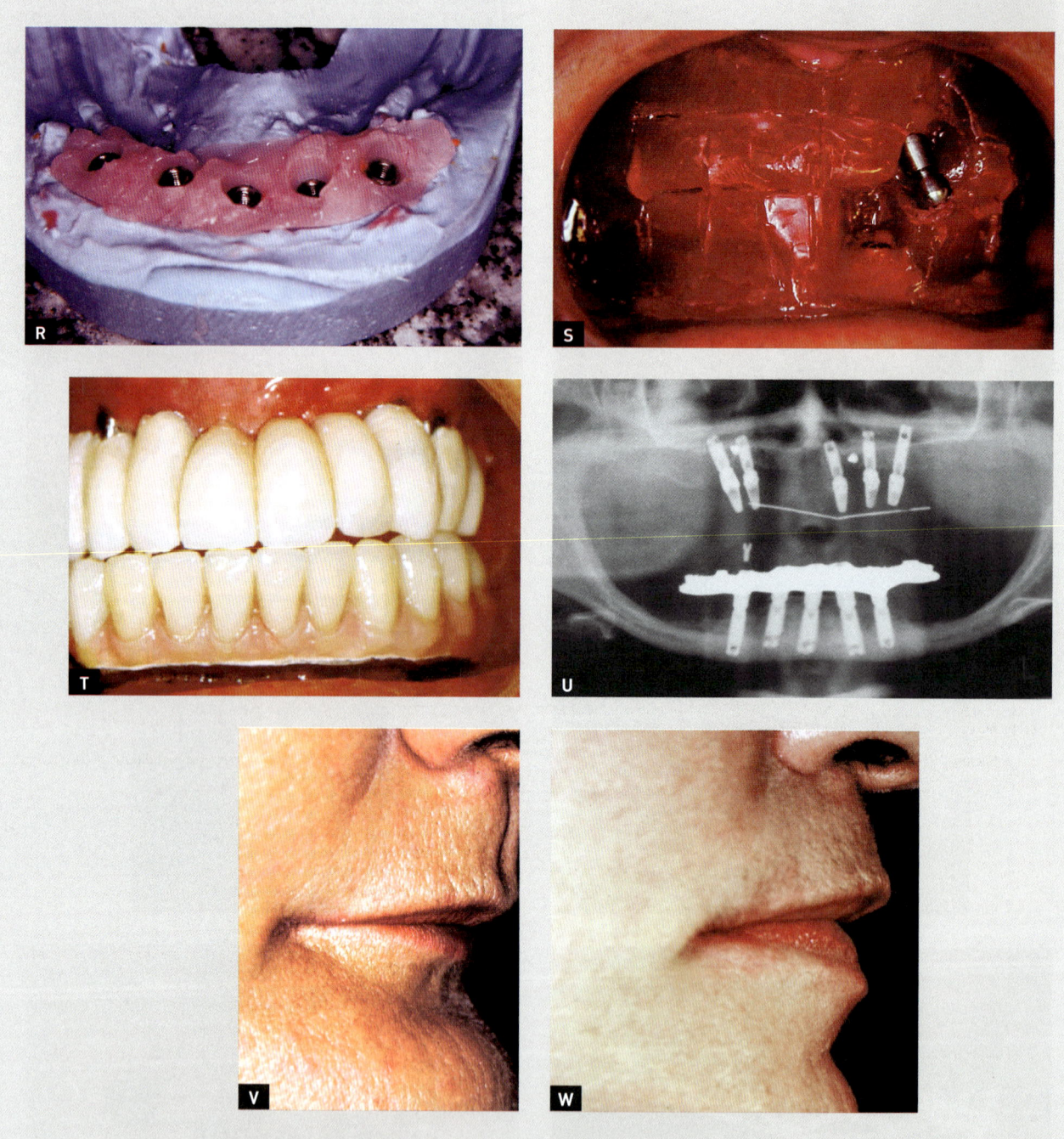

Figura 56.6. R. Modelo de trabalho. **S.** Relações maxilomandibulares. **T.** Próteses fixadas em suas posições. **U.** Radiografia após o término do caso. **V.** Perfil inicial. **W.** Perfil final. Acompanhamento de 10 anos.

ÍNDICE

A

Abertura bucal, movimento de, 618
Abscesso apical agudo, 361
Acupuntura, 695
Aerodontalgia/barodontalgia, 343-344
Afta, 511-512
Agonistas
   dopaminérgicos, 760-761
   e antagonistas adrenérgicos, 753-756
   e antagonistas de serotonina, 758-759
Alodínia, 77
Analgesia
   dolorosa, 77
   e sedação, 767-774
Analgésicos, 693-694
   anti-inflamatórios não esteroidais, 701-712
Ancoragem, 659
Anestesia geral
   odontologia, 20
   tratamento odontológico em criança, 136
   versus sedação, 771-772
Anestésicos locais, 694, 751-761
Angina do peito, 226-228
Anormalidades vasculares, 195
Anquilose, 665-670
Ansiolíticos, 748-749
Antagonistas dos receptores NMDA, 752-753
Antibióticos, 443-445, 695
Anticolinesterásicos, 761
Anticonvulsivantes, 694-695, 740-743
Antidepressivos, 694, 732-735
Antidrômico, 77
Anti-histamínicos, 749-751
Anti-inflamatórios
   inibidores da Cox-2 e de antibióticos, 689
   não hormonais, 692-693
Apneia obstrutiva do sono, 263-272
   custos da SAOS e riscos de acidentes, 265
   epidemiologia, 263-264
   fatores causais, 264
   morbidades associadas à SAOS, 264-265
   paciente com SAOS, avaliação do, 266-267
      avaliação clínica, 266
      cefalometria, 266-267
      polissonografia (PSG), 267
      ressonância magnética, 267
      sononanoendoscopia, 267
      tomografia computadorizada, 267
   protocolo de atendimento no HC/FMUSP, 269-270
   SAOS
      e cefaleias, 265-266
      tratamento da, 267-269
         aparelhos intraorais, 268-269
         medidas gerais, 267
         pressão aérea positiva, 267-268
         tratamento cirúrgico, 268
Ardência bucal sintomática, 298
Arterite de células gigantes, 196
Articulação temporomandibular
   artrocentese aplicada à, 676-682
   cirurgia, 654-675
      anquilose, 665-670
      cabeça, remodelação da/reabsorção condilar, 671-673
      disco articular, deslocamentos do, 657
      indicação, 657-660
         desarranjos internos, 657-658
         disco, redução do tamanho do, 659
         discopexia/ancoragem, 659-660
         miniscectomia com substituição, 658
         luxação recidivante, 660-661
         tumores, 661-665
   doença reumática, 644-653
   patologia da, 609-643
Artrite
   diopática juvenil, 645-646
   psoriática da articulação temporomandibular, 628
   reumatoide, 644-645
   reumatoide da articulação temporomandibular, 625-627
   reumatoide e sono, 247
Artrocentese aplicada à articulação temporomandibular, 676-682
   com e sem anti-inflamatório não esteredial, 680
   com e sem haluronato de sódio, 680
   mecanismo de ação, 378-679
      técnica da agulha única, 678-679
      cânula de dupla agulha, 679
      cânula única de Shepard, 679
   modalidades, 379
   opioide, 680
   técnica, 677-678
   versus artroscopia, 680-681
Artroscopia *versus* artrocentese, 680-681
Assistência, 17-60
Atrição, 371-372
Avaliação psicossocial do paciente com dor orofacial, 120
Avaliação somática do paciente com dor orofacial, 119-120
Axonotmese, 77

B

Babação, 526
Barodontalgia/aerodontalgia, 343-344
Bioética, 40-42
Bloqueadores de canais de cálcio, 756-757
Boca
   câncer, 491
   doentes oncológicos, cuidados paliativos com, 523-527
   dor, 19
   dores crônicas, 21-22
   estudo da dor, 23
   e saúde, 796
Bochechos
   síndrome da ardência bucal, 299
   e colutórios, 781
Bruxismo, 126-127, 371-372
   sono e dor, 240, 253-262

C

Cabeça e pescoço
   câncer, 490
   disfunção temporomandibular, 600-601
   doentes oncológicos, cuidados paliativos com, 522-523
   fisiologia e eletromiografia dos músculos, 533-543
      exame aletromiográfico, 539
      mastigação (isiometrial), 539-541
      músculos craniocervicais ou supraclaviculares, 541-542
      postural de repouso, 539
      reflexos musculares, 537
      sinal eletromiográfico, 538
      tônus muscular, 537-538
   odontologia, 25-26
Cafeína, 761
Calcitonina, 95
Câncer
   bucal no idoso, 320-321
   cuidados paliativos em doentes oncológicos, 518-532
      afecções ou doenças associadas, 527-528
      cabeça e pescoço, 522-523
      câncer de boca, 523-527
      cuidado paliativo, 520-521
      curso da doença, 519
   dor, 51
   dor orofacial, 486-504
   de boca, 491
   de cabeça e pescoço, 26
   de lábio, 491
   na criança, 129-130
Candidose, 498
Capsaicina, 760
Carbonato de lítio, 748
Cárie, 125
   dentária, 285
Carotidínea, 196
Causalgia, 77
   dor neuropática, 388-389
Cavidade oral e mastigação no idoso, 280-282
Cefaleia
   cervicogênica, 214-224, 602-604
      característica e epidemiologia clínica, 216-217
      deficiência e prevalência, 214-216
      diagnóstico diferencial, 220
      etiologia e fisiopatologia, 217-220
      histórico, 214
      tratamento, 220-221
   de origem neurológica, 189-198
      cefaleias primárias, 191-195
         causadas pelo esforço, 195
         cluster-migraine, 194
         cluster-tic, 194
         crônica diária, 193
         desencadeada pelo frio, 194-195
         em salvas, *cluster headache* ou cefaleia de Horton, 193-194
         hemicrania contínua, 194
         hemicrania paroxística crônica, 194
         hípnica, 194
         idiopática em facadas, *jabs and jolts syndrome* ou cefaleia do "furador de gelo", 194
         migrânea, 191-192
         migrânea cíclica ou em salvas, 194
         por compressão externa, 194
         síndrome de SUNCT, 194
         tipo tensão, 192-193
      cefaleias secundárias, 195-198
         associadas a anormalidades vasculares, 195
         associadas à interrupção do uso de substâncias, 197-198
         pós-traumática aguda, 195
      classificação de cefaleia, 189
      fisiopatologia, 189-190
      pacientes, avaliação dos, 190-191
   do "furador de gelo", 194
   dor cervical e orofacial, 600
   dor craniofacial, 189-235
   dor de cabeça diária crônica, 605
   dor muscular mastigatória, 569
   dor pós-operatória, 26
   dores orofaciais crônicas, 466-467
   e algia facial odontológica, 199-207
      classificações, 200-201
      doenças odontológicas, 202-204
      epidemiologia, 201-202
   e algia facial otorrinolaringológica, 208-213
      dor de origem nasossinusal, 208-211
         sinusite, 208-210
         tumores nasossinusais e de rinofaringe, 210
      cefaleia rinogênica, 211
      dor de origem otológica (otalgia), 212-213
         otite externa aguda (OEA), 212
         otite média aguda (OMA), 212
         dor de garganta, 212-213
   em salvas
      sono e dor, 239-240
   hemicrania paroxística, 240-241
   matinal, 241
   pós-endarterectomia, 196
   primária, 48-49
      disfunção temporomandibular e cervicalgias, 597-608
      odontalgia, 347
      tratamento odontológico convencional, 791
   primária e secundária, 569
   rinogênica, 211
   SAOS, 265-266
   sono e dor, 240-241
   tipo tensão, 604
   sono, 240
Cefalometria, 266-267
Cemento, 331-332
Centros profissionais para tratamento da dor, 28
Cervical/cervicalgias/dor cervicogênica, 600
Cervicalgias
   disfunção temporomandibular e cefaleias primárias, 597-608
   e atividade de trabalho, 49
Cirurgia
   articulação temporomandibular, 654-675
   bucal
      dor aguda em idoso, 322
      dor orofacial pós-cirúrgica, 417-437
   odontológica ou neurológica, 789-790
   oral ambulatorial
      sedação e analgesia, 767-774
         procedimento odontopediátrico, indicação/contraindicação em, 768-769
         protocolo para sedação, 772-774
         sedação *versus* anestesia geral, 771-772
         técnicas de sedação, 769-771
   para tratamento da dor, 80
      cordotomia, 80
      nucleotomia, 80
      tratotomia, 80
Cirurgião-dentista/paciente, 26-27
Citoarquitetura, 82-85
Coagulação e fibrinólise, 140-141
Colutórios e bochechos, 781

Complexidade, níveis de, 24
Complexo nuclear trigeminal sensitivo, projeções do, 105-106
Complexo trigeminal sensitivo, 82-99
  citoarquitetura, 82-85
    núcleo do trato do trigêmeo, 82-84
    organização somatotópica, 84-85
  neurotransmissores e receptores de membrana do NTET, 94-95
  núcleo do trato espinal do nervo trigêmeo, 86-94
  ultraestrutura dos núcleos, 85
Comprometimento da artéria carótida ou vertebral, 196
Condilíase, 624
Côndilo, fixação do disco articular no, 659-660
Cordotomia, 80
Corrente efática, 77
Córtex, 105-106
  cerebral, 71-73
Corticosteroides, 731-732
CPME, 66
Criança
  avaliação da dor, 124-138
    criança com necessidades especiais, 131-132
    criança saudável, 130-131
    dores orofaciais, fatores etiológicos das, 125-130
      cárie, 125
      bruxismo, 126-127
      disfunção temporomandibular, 127
      doença periodontal, 125-126
      lesões da mucosa oral, 127-128
      repercussões orais de doenças sistêmicas, 128-130
    epidemiologia, 124-125
    mecanismos neurais, 130
    protocolo para avaliação e abordagem, 131-132
  com câncer, 129-130
  com doença dentária e periodontais, 128-129
  com necessidades especiais, 131-132
  com paralisia cerebral, 129
  disfunção temporomandibular, 127
  doenças dentárias e periodontais, 128-129
  saudável, 130-131
  saúde oral, 128-129
  tratamento odontológico, 136
Cuidados paliativos em doentes oncológicos, 518-532
  afecções ou doenças associadas, 527-528
  cabeça e pescoço, 522-523
  câncer de boca, 523-527
  cuidado paliativo, 520-521
  curso da doença, 519

D

Degeneração Walleriana, 78
Dente
  fantasma, 411-412
  odontalgia de difícil diagnóstico, 327-384
Dentística, 798
Depressão
  e sono, 240
  síndrome da ardência bucal, 301-303
Dermatomiosite juvenil, 647-648
Desaferentação, 78
Desarranjos internos da ATM, 657-658
Desinibição, 78
Diabetes, 50
  infecção odontogênica, 463-466
  neuropatia, 393
  saliva, 287
Dieta
  síndrome da ardência bucal, 299
  alimentar no paciente com dor, 780-781
Disco
  articular, 610-611
    da ATM, 657
    deslocamento do, 612-614, 624, 657
    fixação, 659-660
    redução do tamanho, 659
Discopexia, 659
Disestesia, 78
  dor orofacial no idoso, 320
Disfunção mandibular
  afecções ou doenças musculares, 533-608
  avaliação em pacientes com necessidades especiais, 149-151
  de origem cardíaca, 230
  doença de Lyme e dor, 480
  do desdentado total, 315-319
  doenças ou sinal, 544-555
    classificação e características clínicas, 549-550
    conceito, 545-547
    dor musculoesquelética mastigatória crônica, 551-552
    paciente, abordagem clínica do, 552
    síndrome de Costen, 544-545
    tratamento da dor, 552-554
  dor, 533-543
  tratamento, 775-794
Disfunção temporomandibular, 52-56
  cefaleias primárias e cervicalgias, 597-608
    relações, 598
    articulação temporomandibular e sintomas auditivos, 598
    dor de cabeça, relação com, 598-999
  e dor orofacial, 33-34
  em crianças, 127
  gênero, 53
  idade, 53
  músculo esternocleidomastóide, 601-603
    doença degenerativa articular cervical, 602
    hérnia de disco intervertebral, 602
    síndormes cervicogênicas específicas, 601-602
    síndrome craniocervical, 602-603
  perfil sintomáticos de pacientes brasileiros, 54-55
  placas de mordidas, 599
  qualidade de vida, 54-55
  ruídos na articulação, 53-54
  sono e dor, 240
  zumbido, 274-275
Disgeusia, 498
Distrofia simpático-reflexiva, 388-389
Distúrbio do sono, 568
Doença
  cardíaca na dor orofacial, 225-235
  cardiovascular, 462
  cerebrovascular isquêmica aguda, 195
  de Alzheimer, 313
  de Lyme e dor, 475-485
    Brasil/síndorme de Baggio-Yoshinari, 482-483
    disfunção mandibular, 480
    dor dental e facial, 477-479
    envolvimento cariado, 481
    envolvimento neurológico, 481
    epidemiologia, 476-477
    EUA, diagnóstico e tratamento nos, 480-481
    histórico, 476
    infecção, desenvolvimento da, 477
    manifestações muscoesquelética, 480
    pré-medicação, 480
  dentária e periodontal em crianças, 128-129
  e Parkinson, 568
  degenerativa articular cervical, 602
  imunossupressoras, 466
  neurológica
    luxação da mandíbula e discinesia oromandibular, 319
  periodontal, 126, 344
    dor craniofacial crônica, 466
  psiquiátrica e dor, 161-163
  reumática e articulação temporomandibular, 644-653
    artrite idiopática juvenil, 645-646
    artrite reumatoide, 644-645
    características, 644-649
    dermatomiosite juvenil, 647-648
    espondiloartrites, 647
    fibrodisplasia ossificante progressiva, 648-649
    lúpus eritematoso sistêmico e eritematoso juvenil, 646-647
  sistêmica
    crônica, 791
    repercussões orais, 128-130
      saúde oral em crianças, 128
      doenças dentárias e periodontais em crianças, 128-129
      saúde oral em crianças com paralisia cerebral, 129
      câncer na crianças e suas repercussões na cavidade oral, 129
      complicações orais no tratamento do câncer da criança, 129-130
Doentes oncológicos, cuidados paliativos com, 518-532
  protocolo de avaliação e tratamento, 528
Dopamina e agonistas dopaminérgicos, 760-761
Dor
  aguda
    epidemiologia, 47
    versus dor crônica, 62
    terapêutica da, 26
  articular
    patologia da articulação temporomandibular, 609-643
      adaptação e remodelação versus doença, 612
      anatomia e histologia, 610-612
      citocinas, 614-615
      classificação, 615-616
      diagnóstico e tratamento, 622-631
      doença inflamatória ou degenerativa, etiopatogênese da, 612-614
      doença inflamatória sistêmica crônica, 614
      epidemiologia, 615
      manifestações clínicas, 616-622
      sensibilização central, 615
      tratamento, 632-637
  bruxismo do sono, 253-262
    características clínicas, 258
    classificação, 254-255
    complicações orofaciais, 259
    diagnóstico clínico e polissonográfico, 256-258
    dor musculoesquelética mastigatória, 258
    epidemiologia, 254
    fisiopatologia, 255-256
    hiperatividade muscular e dor, 258-259
    tratamento, 259-260
      exercícios físicos, 260
      fármacos, 260
      ortodontia/ortopedia dos maxilares/próteses/cirurgias, 260
      placa de mordida, 259-260
      toxina botulínica, 260
  cardíaca referida à face, 348
  central, 78
  cervical/cervicalgias/dor cervicogênica, 600
  craniofacial
    crônica e doença periodontal, 466
    e cefaleias, 189-235
    imagem cerebral, 109-116
      afetações, 111-115
      representação, 109-111
  criança, avaliação na, 124-138
    criança com necessidades especiais, 131-132
    criança saudável, 130-131
    dores orofaciais, fatores etiológicos das, 125-130
      cárie, 125
      bruxismo, 126-127
      disfunção temporomandibular, 127
      doença periodontal, 125-126
      lesões da mucosa oral, 127-128
      repercussões orais de doenças sistêmicas, 128-130
    epidemiologia, 124-125
    mecanismos neurais, 130
    protocolo para avaliação e abordagem, 131-132
  crônica, 119, 23-24
    boca e face, 21-22
    desafios em odontologia, 24-26
    disfunção mandibular por afecções ou doenças musculares, 533-543
    doença psiquiátrica, 161-163
    epidemiologia, 46-60
    estudo e tratamento, 18
    evolução e desafios à odontologia, 17-37
    face, 21-22
    psicoterapia, 173-178
    gastos, 47
    mecanismos aplicados à clínica, 61-116
    mucosa oral, 505-517
    odontologia, 20-21
      anestesia geral, 20
      Brasil, 20-21
    pacientes com necessidades especiais, 148-151
    pós-operatória, 43-44
    reabilitação e qualidade de vida, 775-810
    relação cirurgião-dentista/paciente, 26-27
    semiologia e patologia, 18
    tratamento farmacológico, 697-766
    tratamento/farmacologia/sedação, 383-774
    treinamento profissional, 27-28
  de cabeça diária crônica, 605
  de dente, 338-339
  de garganta, 212-213
  de origem nasossinusal, 208-211
  de origem otológica (otalgia), 212-213
  doença de Lyme, 457-485
  e disfunção mandibular, 797-800
  ensino na odontologia hospitalar, 30-31
  epidemiologia da dor e da dor orofacial, 46-60
  facial, 118-119
    integrando a boca ao corpo, 21-22
  facial atípica
    odontalgia, 348
    odontalgia atípica, 409-416
      classificação, 410-411
      conceitos, 409-410
      diagnóstico diferencial, 411-413
  facial de origem neuropática, 385-395
    dor neuropática, diagnóstico da, 385-386
    dores neuropáticas, 387-388
      dor mielopática, 388
      órgão fantasma, 388
      origem central, 387
      periféricas, 387
      resultantes da avulsão de plexos nervosos, 388
    face, avaliação neurológica, 385
  neuralgias cranianas e dores faciais de origem central, classificação das, 389-393
    gânglio esfenopalatino ou de Sluder, 390
    nervo glossofaríngeo, 389

nervo laríngeo superior, 390
nervo vago, 389-390
neuralgia atípica do trigêmeo, 390
neuralgia occipital ou de Arnold, 390
neuropatias sintomáticas, 391-393
síndrome de Eagle ou Síndrome estilo-hióidea, 390-391
síndrome de Sunct, 390
trigêmeo, 389
síndrome complexa de dor regional, 388-389
fisiopatologia da (glossário), 61-81
infecção odontogênica e implicações sistêmicas, 439-474
muscular mastigatória
  diagnóstico e tratamento, 556-581
    classificação, 560-562
    condições especiais, 570
    distúrbio do sono, 568
    doenças crônicas ou morbidades associadas, 57
    doenças sistêmicas, 568-569
    dor difusa ou irradiada, 559-560
    dor miofascial, 564
    fibrose muscular, 567
    hiperatividade *versus* adaptação funcional, 558-559
    inflamação, 565
    mialgia bucal, 562-564
    mioespasmo/trismo, 565-567
    músculos da mastigação, 556-558
    músculos da mastigação, traumatismo dos, 564-565
    neoplasias musculares, 570
    tratamento, 570-572
    trismo farmacológico, 567-568
muscular referida aos dentes, 348
musculoesquelética, 49
  mastigatória crônica, 551-552
neurogênica neuropática periférica, 78
neuropática, 63-64, 78, 118, 387-388
  central, 78
  orofacial
    laser terapêutico, 786
    idoso, 320
  periférica, 78
  pós-traumática, 417-437
no idoso e queimação bucal, 279-325
nociceptiva, 78
odontologia hospitalar no ensino da dor, 30-31
orofacial
  avaliação do paciente, 117-123
    avaliação psicossocial, 120
    avaliação somática, 119-120
    componente afetivo-emocional, 120
    componente cognitivo, 120-121
    componente comportamental, 121
    componente socioeconômico, 121
    diagnóstico, 117
    dor crônica, 119
    dor facial, 118-119
    dor neuropática, 118
    dor por nocicepção, 118
  boca/face, 19, 22-24
  câncer, 486-504
    característica clínicas, 494-495
    conscientização, 499
    dor e câncer, 487-488
    dor no câncer, etiologia, 488-490
    dor no câncer, fisiopatologia no, 488
    durante ou após tratamento, 495-498
    localização, 490-492
    paciente, 492-494
    paciente, reabilitação do, 499
    tratamento, 498-499
  criança, 125-130
  definição, 18-19
  disfunção da ATM à dor crônica, 23-24
  epidemiologia da dor e da dor orofacial, 46-60
  evolução e desafios à odontologia, 17-37
  idoso, 312-325
    câncer bucal, 320-321
    cirurgia bucal, 322
    disfunção mandibular do desdentado total, 315-319
    doença de Alzheimer, 313
    doenças neurológicas, 319-320
    epidemiologia, 313-314
    exames para diagnóstico, 314-315
    luxação da mandíbula e discinesia oromandibular, 319
    medicamentos, 323
    odontalgias, 315
    paciente, avaliação do, 314
    paralisia, parestesias, disestesias e dores neuropáticas orofaciais, 320
    qualidade de vida, 323
    queimação ou síndrome da ardência bucal, 321-322
    saúde bucal, 313
    traumatismo da mucosa oral, 315
  mecanismos e correlações clínicas, 100-108
    complexo nuclear trigeminal sensitivo, 102-103
    complexo nuclear trigeminal sensitivo, projeções do, 105-106
    mecanismos sensitivos periféricos, 100-102
    modulação da transmissão somatossensitiva trigeminal, 106-107
    processamento dos estímulos aferentes no complexo trigeminal, 103-105
    sensibilização central, 107-108
  pesquisa, ensino e assistência, 17-60
  odontologia, evolução e desafios à, 17-37
  saúde mental, 159-172
  tratamento, 775-794
orofacial de origem cardíaca, 225-235
  doença cardíaca com dor irradiada à face, 226
    angina do peito, 226-228
    infarto agudo do miocárdio, 228-229
  doença cardíaca e sistema de saúde, 226
  fisiopatologia da dor cardíaca, 229
  pulpites, disfunções mandibulares e dores cardíacas, 230
orofacial e disfunção mandibular
  tratamento, 775-794
    bloqueio anestésico, 781
    bochechos e colutórios, 781
    cirurgia odontológicas ou neurológicas, 789-790
    contribuintes/perpetuantes da dor, 777
    crioterapia, 784
    distribuição e localização da dor, 777
    dor crônica, 791
    dor orofacial, prognóstico da, 777-778
    estimulação magnética transcraniana e toxina botulínica, 791
    hipnose, 789
    laser terapêutico, 784-787
    lesão tecidual aguda, 785-787
    medicamentos, 787-789
    morbidade associadas/doenças crônicas, 777
    natureza da dor/diagnóstico, 776
    neuroestimulação elétrica transcutânea, 784-785
    opções terapêuticas, 778-779
    paciente, adesão do, 778
    paciente, esclarecimento e orientação, 779-781
    placas de mordidas/placa miorrelaxante/JIGS, 781-782
    planejamento do tratamento, 776-777
    risco médico, 778
    tempo de dor/cronicidade, 776
    terapia cognitivo-comportamental, 789
    terapias múltiplas, 791
    termoterapia, 783
    tipos de dor, 776-777
    tratamento fisioterápico, 782-785
    tratamentos odontológicos convencionais, 790-791
    ultrassom, 783-784
orofacial e saúde mental, 159-188
orofacial e sono (aspectos experimentais)
  estudos experimentais em humanos e animais, 248-250
    dor neuropática, 248
    dor inflamatória, 248-249
    dor orofacial, 249-250
  aspectos experimentais, 245-252
    sono e artrite reumatoide, 247
    sono e dor, 246-247
    sono e fibromialgia, 247
    sono e saúde, 250-251
    sono em dores orofaciais, 247-248
orofacial persistente, avaliação da
  pacientes complexos, 145-158
    abordagem sistematizada, 146-148
    exames complementares, 153-155
    exames de imagem e diagnóstico, 151-153
    pacientes com necessidades especiais, 148-151
    radiografias, 151
    risco médico, avaliação do, 155
    sinal de urgência/emergência, 155-157
    tomografia e ressonância magnética, 152-153
    transtornos psiquiátricos, 150
orofacial pós-cirúrgica persistente, 417-437
  cirurgias ou procedimentos odontológicos, 427
  cronificação da dor, 418-419
  dor aguda, modelo para estudo da, 419-420
  dor neuropática desaferentação, 429-430
  dor por infecção pós-operatória, 427-428
  lesão de nervo/anormalidade sensitiva/dor neuropática pós-cirúrgica, 429
  nocicepção à dor, inflamação e cicatrização da, 420-427
  nervo, risco de, 420
  pós-implantodontia, 432-433
  protocolo de tratamento, 433
  relação profissional-paciente, 430-431
  tratamento da disestesia e da dor neuropática, 431
  tratamento dor aguda e crônica, 433
óssea e osso alveolar, 345
pacientes com dor e qualidade de vida, 179-188
  condições de trabalho do profissional, 180-181
  desafios profissionais, 180
  estresse de médicos e dentistas, 184-185
  estresse profissional, 182
  formação profissional, 180
  no trabalho, 179-180
  relação profissional-paciente, 181-182
  saúde dos profissionais, 185-186
  síndrome de *Burnout* em profissional da saúde, 182-184
periodontal e periodonto, 344-345
por nocicepção, 118
pós-operatória, 43-44
pulpar e polpa dentária, 342
pulpar, diagnóstico e conduta na suspeita de, 355-369
  classificação do tipo de urgência, 358
  diagnóstico diferencial com outras dores orofaciais, 362-363
  diagnóstico e tratamento das urgências, 358-362
    abscesso apical agudo, 361
    flare-up, 362
    hiperemia pulpar, 358-359
    inflamação pulpar irreversível, 359
    periodontite traumática crônica, 359-360
    fratura dentária incompleta, 360
    necrose pulpar, 360
    pericementite apical aguda, 360
  urgência e odontalgia, 356-358
sono, 237-244
  anormalidades do sono, 239-240
    sono e depressão, 240
    sono e fadiga, 240
  bruxismo e disfunção temporomandibular, 240
  cefaleia, 240
    cefaleia em salvas, 240
    cefaleia hemicraniana paroxística, 240
    cefaleia tipo tensão, 240
    enxaqueca, 240
  distúrbios do sono e zumbido, 237-278
  fisiologia do sono, 237-239
    controle do sono, 239
    privação do sono, 239
    sono e imunologia, 239
  síndrome da apneia, 241
    cefaleia em salvas, 241
    cefaleia hemicrania paroxística, 241
    cefaleia matinal, 241
    enxaqueca, 241
    tratamento, 241-242
  zumbido, 237-278
tipos de dor, 63-64
Drogas, uso de vias não aprovadas das, 42-43
DTM *ver* Disfunção temporomandibular

E

Edema ou inchaço, 618-619
Efeito placebo em paciente com dor, 780
Eletromiografia, 537-538
  cabeça e pescoço, músculos da, 533-543
Elevadores de palato mole, 268
Encefalopatias, 392
Endocardite infecciosa, 462-463
Endodontia, 798-799
Ensino, 17-60
Envelhecimento, fisiopatologia do, 279-283
Enxaqueca, 111-112, 604
  sono e dor, 240-241
Enxaqueca *ver também* Cefaleia
Epidemiologia da dor e da dor orofacial, 46-60
  câncer, 51
  cefaleias primárias, 48-49
  cervicalgias e atividade de trabalho, 49
  diferenças entre sexos, 48
  disfunções temporomandibulares, 52-56
  dor aguda, 47
  dor crônica e seus gastos, 47
  esclerose múltipla, 51
  fibromialgia/osteoartrite/ler, 49-50
  idade, 47-48
  lesões encefálicas vasculares, 51
  lombalgias e dores musculoesqueléticas, 49
  natureza da dor, 46-47
  neuralgias idiopáticas da face, 51-52
  neuropatia diabética, 50
  neuropatias por lesão viral, 50
  neuropatias por neoplasias, 50-51
Equipe multidisciplinar, 521

Esclerose múltipla, 51
  dor facial de origem neuropática, 391
Esmalte, 327-328
Espondiloartrites, 647
Estereognose oral, 78
Estimulação magnética transcraniana, 791
Estímulo
  nociceptivo, 78
  nocivo, 78
Estresse profissional, 182, 184-185
Ética
  relação cirurgião-dentista/paciente, 26-27
  tratamento da dor, 38-45
    bioética, 40-42
    conflito de interesses, 43
    dor crônica e pós-operatória, 43-44
    pesquisa em seres humanos no Brasil, 42
    responsabilidade dos odontólogos, 44
    vias não aprovadas para administração de drogas, 42-43
Evolução e desafios à odontologia, 17-37
Exames
  complementares em dor persistente, 145-158
  de imagem e diagnóstico em dor persistente, 151-153
  físicos e subsidiários na avaliação do, 121-122
Exposição
  aguda a substâncias, 197
  crônica a substâncias, 197-198

F

Face
  dor crônica, psicoterapia da, 173-178
  dor na boca e face, 19
  dores crônicas, 21-22
  processos neoplásicos, 392
Fadiga e sono, 240
Fármaco
  tratamento da dor, 697-766
Fármaco ver também Medicamento, Tratamento farmacológico
Farmacocinética, 701
Ferida tumoral, 525
Fibras condutoras, 78
Fibrinólise, 140-141
Fibrodisplasia ossificante progressiva, 648-649
Fibromialgia, 49-50
  e sono, 247
Fibrose muscular, 567
Fisiopatologia
  comportamento de dor, 63
  dor aguda versus dor crônica, 62
  dor neuropática/desaferentação, 63-64
  glossário, 61-81
  modulação da dor, 73-77
  neuroanatomia, 64-73
  tipos de dor, 63-64
Fístulas cutâneas, 461
Foco ectópico, 78
Formação profissional em dor, 180
Fraturas mandibulares, 631

G

Gestação/lactação e uso de medicamentos, 691-696
Glossário, 77-80
  alodínia, 77
  analgesia, 77
  analgesia dolorosa, 77
  antidrômico, 77
  axonotmese, 77
  causalgia, 77
  corrente efática, 77
  degeneração Walleriana, 78
  desaferentação, 78
  desinibição, 78
  disestesia, 78
  dor central, 78
  dor neurogênica, 78
  dor neurogênica neuropática periférica, 78
  dor neuropática, 78
  dor neuropática central, 78
  dor neuropática periférica, 78
  dor nociceptiva, 78
  estereognose oral, 78
  estímulo nociceptivo, 78
  estímulo nocivo, 78
  fibras condutoras, 78
  foco ectópico, 78
  hiperalgesia, 78
  hiperestesia, 78
  hiperpatia, 78
  hipoalgesia, 78
  hipoestesia, 78
  limiar doloroso, 78
  modulação segmentar, 78
  modulação suprassegmentar, 78
  neuralgia, 78
  neurite, 78
  neurônio nociceptivo, 78
  neuropatia, 78
  neuroplasticidade, 78
  neuropraxia, 78-79
  neurotmese, 79
  neurotransmissores, 79
  nicicepção, 79
  nível de tolerância dolorosa, 79
  nociceptor, 79
  osteopercepção, 79
  parestesia, 79
  periodontite, 79
  prodrômico, 79
  pulpite, 79
  sensibilização central, 79
  sensibilização periférica, 79
  sensibilização, 79
  síndrome complexa de dor regional tipo I ou II, 79
  sistema cognitivo, 80
  sistema límbico, 80
  sistema neuronal excitatório, 80
  sistema neuronal inibitório, 80

H

Halitose, 527
Hematomas intracranianos, 195-196
Hemorragias subaracnóidea, 196
Hemostasia na clínica de dor, avaliação da, 139-144
  avaliação laboratorial da, 141-143
    contagem de plaquetas, 142
    tempo de protrombina, 142-143
    tempo de sangramento, 142
    tempo de trombina, 143
    tempo de tromboplastina parcial ativada, 143
  mecanismos de coagulação e fibrinólise, 140-141
Hérnia de disco intervertebral, 602
Herpes simples, vírus do, 509
Hidrocefalia de pressão elevada, 197
Hiperalgesia, 78
Hiperatividade
  muscular e dor, 258-259
  versus adaptação funcional, 558-559
Hiperemia pulpar, 358-359
Hiperpatia, 78
Hiperplasia condilar, 664-665
Hipersensibilidade dentária, 786-787
Hipertensão
  arterial, 196-197
  intracraniana benigna, 197
Hipnose, 789
Hipoalgesia, 78
Hipofaringe e câncer, 492
Hipotensão intracraniana, 197
Histologia dentária aplicada à clínica, 327-336
  complexo dentina-polpa, 328-331
  esmalte, 327-328
  tecidos periodontais, 331-336
    cemento, 331-332
    ligamento periodontal, 332-334
    osso alveolar, 334-336
Homúnculo de Penfield, 71-73

I

Idade e dor, 47-48
Idoso
  discinesia oromandibular no, 569
  dor no, 279
  dores orofaciais, 312-325
Imagem cerebral da dor craniofacial, 109-116
Implantodontia, 800
Inchaço ou edema, 618-619
Inervação e vascularização, 612
Infarto agudo do miocárdio, 228-229
Infecção da articulação temporomandibular, 631
Infecção odontogênica e implicações sistêmicas, 439-474
  antibióticos, 443-445
  classificação, 445-446
  etiologia/microbiota oral, 442
  infecção aguda, 446-455
    abscesso dentário, 451
    alveolite, 453
    angina de Ludwig, 451-452
    características clínicas, diagnóstico e tratamento, 450-451
    complicações/abscesso dental, 448
    dor, 448-449
    epidemiologia, 447
    fases evolutivas/abscessos dentais, 447-448
    fisiopatologia/abscesso dental, 450
    infecção retrógrada do seio cavernoso, 453
    osteomielite dos maxilares, 453-454
    pericoronarite, 454-455
    recidiva, 448
    tratamento/abscesso dental, 451
  infecção crônica, 456-467
    conceito/diagnóstico/tratamento, 456-458
    doenças associadas, 461-467
    exemplo de infecção crônica subtratada, 458-459
    manifestações clínicas e fisiopatologia, 459-461
    novas descobertas, 459
  manifestações sistêmicas, 442-443
  microbiologia oral, 440-441
  presença de microorganismos, classificação das cirurgias quanto à, 443
  profilaxia versus antibioticoterapia, 444
  risco médico dos doentes, 444-445
  significado do foco, 440
Inflamação
  neurogênica em odontalgia, 342
  pulpar irreversível, 359
Inibidores
  da MAO, 736-737
  da reabsorção óssea, 759-760
  seletivos da recaptação de serotonina, 735-736
  seletivos da recaptação de serotonina e de noradrenalina, 736
Internato e residência odontológica hospitalar, 31-33
Interrupção do uso de substâncias, 197-198
Isquemia, 393

L

Lábio e câncer, 491
Laser terapêutico, 784-787
Ler, 49-50
Lesão
  cervical não cariosa e sensibilidade dentária, 370-384
    epidemiologia, 372-373
    etiologia multifatorial da LCNC, 373
    fatores descendentes, 372
    fisiopatologia da sensibilidade dentária, 373
    junção amelocementária e cargas mecânicas sobre os dentes, 373-374
    LCNC, classificação e característica da, 374
      abfração, 376-380
      abrasão, 374-375
      erosão, 375-376
    LCNC, tratamento/cuidado/orientação ao paciente com, 380-382
  encefálica vascular, 51
  tecidual aguda, 785-787
  vesicobolhos, 510
Ligamento, 332-334, 611
  periodontal, 332-334
Ligas de dor, 33
Limiar doloroso, 78
Língua e câncer, 491-492
Líquen plano erosivo, 510-511
Lombalgias, 49
Lúpus eritematoso
  sistêmico, 507-508
  sistêmico juvenil, 646-647
Luxação
  mandibular, 628
    discinesia oromandibular, 319
  recidivante e articulação temporomandibular, 660-661

M

Macrolídeos, 695
Malformações arteriovenosas, 196
Mastigação
  dor, 533-608
  isiometrial, 539-541
Mecanismos de dor aplicados à clínica, 61-116
Medicamento
  Brasil, prescrição e dispensação no, 683-390
    anti-inflamatórios inibidores da Cox-2 e de antibióticos, 689
    medicamentos genéricos, 689
    normas, 685
    opioides, prescrição de, 386-689
    orientação, 684
    tipos de receitas, 685-686
  coadjuvantes, 731-751
  dor orofacial e disfunção mandibular, 787-789
  gestação e lactação, riscos e benefícios durante a classificação, 692
    dor, tratamento farmacológico da, 692
    medicamentos, 692-695
      analgésicos, 693-694
      analgésicos opioides, 693-694
      anestésicos locais, 694
      antibióticos, 695
      anticonvulsivantes, 694-695

antidepressivos, 694
anti-inflamatórios não hormonais, 692-693
macrolídeos, 695
meios físicos e acupuntura, 695
miorrelaxantes, 694
neurolépticos, 694
quinolonas, 695
Medo e ansiedade em odontologia, 25
Membrana sinovial, 612
Mioespasmo/trismo, 565-567
Miorrelaxantes, 694, 743-748
Modulação
da dor, 73-77
interação sensitiva, 76-77
mecanismos, 74
mecanismos neurais das dores referidas, 77
sensibilização neuronal, 73-74
supressão da dor, 74-76
segmentar, 78
suprassegmentar, 78
Movimento mandibular ou de abertura bucal, 618
Mucosa oral
dor, 505-517
doenças sistêmicas, 506-512
lesões vesicobolhosas, 510
líquen plano erosivo, 510-511
lúpus eritematoso sistêmico, 507-508
mucosite oral, 506-507
pênfigo vulgar, 508-509
penfigoide benigno, 510
ulceração aftosa recorrente, 511-512
vírus do herpes simples, 509
lesões, 127-128
Mucosite oral, 496-497, 506-507
laser terapêutico, 786
Músculo
da mastigação, 556-558
dor, 533-543
esternocleidomastóide, 601-603
neoplasias, 570

N

Natureza da dor, 46-47
Necrose pulpar, 360
Neoplasias musculares, 570
Nervos
cranianos, 64-65
desmielinização de, 393
isquemia de, 393
glossofaríngeos, neuralgia sintomática, 392
intracranianos, processos expansivos de, 392
Neuralgia, 78
do trigêmeo, 346-347
facial e tratamento odontológico convencional, 790
idiopáticas da face, 51-52
idiopática do trigêmeo, 396-408
aspectos clínicos, 396-397
características clínicas, 399-400
diagnóstico diferencial, 404
fenômenos associados, 397-398
fisiopatologia, 399
histórico, 398-399
pacientes, suporte e orientação aos, 403-404
tratamento, 400-403
compressão neurovascular, 403
compressão radículo-ganglionar com balão, 401-402
fármacos, 400
radiocirurgia, 403
rizotomia percutânea com glicerol, 403
rizotomia percutânea por radiofreqüência, 400-401
tratamento cirúrgico, 400
pós-herpética, 391
sintomática do nervos glossofaríngeo, 392
Neurite, 78
Neuroanatomia, 64-73
córtex cerebral, 71-73
nervos cranianos, 64-65
tálamo, 71
tronco encefálico, 70-71
complexo nuclear trigeminal, 70
formação reticular, 70
inervação sensitiva facial/dermátomos faciais, 70-71
vias com projeção rostral, 68-70
trato espinocervical, 69-70
trato espinorreticular, 69
trato palioespinotalâmico, 69
vias nervosas aferentes/nervo trigêmeo, 66-68
Neurocinina-A e substância P, 94
Neuroestimulação elétrica transcutânea, 784-785
Neurolépticos, 694, 737-740
Neurônio
mecano e termorreceptores de baixo limiar, 103-104

nociceptivo, 78
neuroplasticidade nos, 106-107
no subnúcleo cudal, 104-105
Neuropatia, 78
diabética, 50, 393
por lesão viral, 50
por neoplasia, 50-51
sintomática, 391-393
desmielinização de nervos cranianos, 393
dor facial resultante de processos neoplásicos da face, 392
dor facial secundária a processos expansivos de nervos intracranianos, 391
encefalopatias, 392
esclerose múltipla, 391
isquemia de nervos cranianos, 393
neuralgia pós-herpética (NPH), 391
neuralgia sintomática do nervo glossofaríngeo, 392
neuropatia diabética, 393
neuropatia trigeminal idiopática, 393
neuropatias tóxicas do nervo trigêmeo, 391
síndrome de Gradenigo, 392
síndrome de Tolosa-Hunt ou oftalmoplegia dolorosa, 393
síndrome paratrigeminal de Raeder, 392
síndrome pescoço-língua, 393
tóxica do nervo trigêmeo, 391
trigeminal idiopática, 393
Neuroplasticidade, 78
Neuropraxia, 78-79
Neurotmese, 79
Neurotransmissores, 79
de membrana do NTET, 94-95
Nível de tolerância dolorosa, 79
Nocicepção, 79
Nociceptor, 79
NSP *ver* Núcleo sensitivo principal
NTET *ver* Núcleo do trato espinal do nervo trigêmeo
Núcleo
do trato do trigêmeo, 82-84
do trato espinal do nervo trigêmeo, 86-94
conexões eferentes do SNCV, 93-94
lâminas do SNCV, 89-93
subnúcleo *interpolaris* (NiV), 87-88
subnúcleo *Oralis* (Nov), 86-87
subnúcleos *caudalis*/aferentes primários do SNCV, 88
ultraestrutura do SNCV, 88-89
sensitivo principal, 85
Nucleotomia, 80

O

Odontalgia
atípica, 409-416
cefaleias e algias faciais, 199-207
cirurgião-dentista na equipe multidisciplinar, 28-29
de difícil diagnóstico, 327-384
desafios na área da dor, 24-26
câncer de cabeça e pescoço, 26
cefaleias/dor pós-operatória, 26
controle transoperatória, 24-25
medo e ansiedade, 25
referência à cabeça e ao pescoço, 25-26
terapêutica da dor aguda, 26
desafios no Brasil, 33-35
doentes oncológicos, cuidados com, 518-532
dor orofacial no idoso, 315
equipe multidisciplinar e cirurgião-dentista, 28-29
especialidade em dor orofacial, 33
ética, 44
histologia dentária aplicada à clínica, 327-336
idoso, dor orofacial no, 315
odontogênica e não odontogênica, 337-354
barodontalgia/aerodontalgia, 343-344
casos suspeitos de dor, conduta em, 349
classificação, 339-340
epidemiologia da dor de dente, 338-339
mecanismos neurológicos da dor, 340-343
inflamação neurogênica, 342
polpa dentária e dor pulpar, 342
pulpite, 342-343
odontalgia não odontogênicas
cefaleia primárias, 347
dor cardíaca referida à face, 348
dor facial atípica, 348
dor muscular, 348
dor referida ao dente, 346-347
neuralgia do trigêmeo, 346-347
origem neoplástica, 348
sinusopatias, 347-348
osso alveolar e dor óssea, 345
periodonto e dor periodontal, 344-345
características das doenças periodontais, 344-345

doença periodontal, 344
doença periodontal crônica, 345
dor craniofacial, 345
implicações sistêmicas, 345
traumatismo periodontal, 345
polpa dentária
neuroplasticidade, 343
sensibilização do sistema nervoso central, 343
saúde bucal, 338
Odontologia
alterações da articulação temporomandibular, 620
clínica/dentística, 798
de difícil diagnóstico, 327-384
evolução e desafios à, 17-37
hospitalar, 29-33
ensino da dor no Brasil, 30-31
internato e residência odontológica hospitalar, 31-33
ligas de dor, 33
saúde pública, 29-30
risco médico, 778
saliva, 285
terapêutica da dor aguda, 26
tratamento da dor
centros profissionais, 28
cirurgião-dentista na equipe multidisciplinar, 28-29
ética à relação cirurgião-dentista/paciente, 26-27
treinamento profissional em dor, 27-28
zumbido, 274
Odontopediatria e cirurgia oral ambulatorial, 768
Odor/halitose, 527
Oftalmologia nervosa, 393
Opioides, 712-731
prescrição, 386-689
Ortodontia
dor e bruxismo do sono, 260
ortopedia funcional dos maxilares, 800
Ortopedia
dor e bruxismo do sono, 260
funcional dos maxilares, 800
Osso alveolar, 334-336
Osteoartrite, 49-50
articulação temporomandibular, 622-623
Osteoartrose
articulação temporomandibular, 622-623
e deslocamento do disco articular, 612-614
Osteopercepção, 79
Osteorradionecrose, 497
Otalgia, 212-213
Otites externa e média agudas, 212
Otorrinolaringologia e cefaleias/algias faciais, 208-213

P

Pacientes
com dor, 117-158
com dor orofacial, 154
com necessidades especiais, 149-151
complexos com doenças sistêmicas, 145-158
e cirurgião-dentista, 26-27
Paralisia
cerebral
saliva, 288
em crianças, 129
dor orofacial no idoso, 320
Parestesia, 79
dor orofacial no idoso, 320
Patologia e semiologia, 18
Pênfigo vulgar, 508-509
Penfigoide benigno, 510
Peptídeo geneticamente relacionado à calcitonina, 95
Pericementite apical aguda, 360
Periodontia, 799
Periodontite, 79
traumática crônica, 359-360
Periodonto e dor periodontal, 344-345
Pescoço e cabeça em odontologia, 25-26
Pesquisa, 17-60
Placa de mordida, 259-260
disfunção temporomandibular, 599
miorrelaxante, 781-782
Polissonografia (PSG), 267
Polpa dentária e dor pulpar, 342
Prodrômico, 79
Profissional
da saúde, 180-186
relação com paciente, 430-431
Prótese, 799
dor e bruxismo do sono, 260
total e dor crônica da face, 316-317
Protrombina, tempo de, 142-143
Psicoestimulantes, 749
Psicoterapia
dor crônica da face, 173-178

dor orofacial e saúde mental, 159-172
saúde mental e dor orofacial, 164-165
Pulpite, 79, 230, 342-343

Q
Qualidade de vida
  câncer avançado de cabeça e pescoço, 522
  doentes oncológicos, cuidados paliativos com, 521
  dor crônica, 775-810
  dor orofacial no idoso, 323
  paciente com dor, 179-188
Queimação
  bucal e dor no idoso, 279-325
  dor orofacial no idoso, 321-322
Quinolonas, 695

R
Radiculopatia e dor muscular mastigatória, 569
Radioterapia de cabeça e pescoço, 461-462
Reabilitação
  dor crônica, 775-810
  oclusal funcional (ROF), 318-319
  oral e qualidade de vida, 795-810
    boca e saúde, 796
    controle da dor, 796
    dor e disfunção mandibular
      clínica e especialidades odontológicas, 797-800
      endodontia, 798-799
      implantodontia, 799-800
      odontologia clínica/dentística, 798
      ortodontia/ortopedia funcional dos maxilares, 800
      periodontia, 799
      prótese, 799
    paciente com necessidades especiais, 796-797
      reabilitação fitoterápica, 798
      reabilitação oral, 798
      tratamentos preventivos, 797-798
      tratamentos odontológicos convencionais, 797
Receptores de membrana do NTET, 94-95
Ressonância magnética
  em pacientes com SAOS, 267
Retentores linguais, 268
Risco médico
  avaliação do, 154
  tratamento odontológico/dor orofacial, 778
Ruídos articulares, 616-618

S
SAB ver Síndrome da ardência bucal
Saliva, 284-292
  capacidade tampão da, 285
  cárie dentária, 285
  clearance salivar de açúcar, 285-286
  como meio de diagnóstico, 288
  componentes protéicos, 286-287
  diabetes, 287
  eletrólitos salivares, 286
  fluxo salivar, 285
  paralisia cerebral, 288
  sentido gustativo, 284-285
  síndromes de Down e Sjögren, 287-288
Sangramento, tempo de, 142
SAOS, 263-272
Saúde
  bucal, 796
    dor orofacial no idoso, 313
    odontologia hospitalar, 29-33
    risco para odontalgias, 338
  e sono, 250-251
  mental e dor orofacial, 159-188
    procedimentos psicoterápicos e estudos psicológicos, 159-172
      abordagem cognitivo-comportamental, 166
      abordagem de apoio breve, 167-168
      abordagem humana, 166
      abordagem psicodinâmica-analítica, 165-166
      abordagem sistêmico-relacional, 166-167
      abordagens biofuncional-corporal, 167
      doença psiquiátrica, 161-163
      estudos preliminares, 168-171
      psicoterapia, 164-165
      sintomas psicológicos, 163
  oral
    em criança, 129
    no idoso, 280
Sedação e analgesia
  cirurgia oral ambulatorial, 767-774
  tratamento odontológico em criança, 136
Senescência oral, 279-283
Sensibilidade dentária e lesão cervical não cariosa, 370-384
  atrição/traumatismo oclusal/bruxismo, 371-372
Sensibilização, 79
  central, 79
  periférica, 79
Sentido gustativo, 284-285
Serotonina (5-HT), 95
Sialorreia/babação, 526
Síndrome
  álgica mista no paciente desdentado, 318
  cervicogênicas específicas, 601-602
  complexa de dor regional, 388-389
  complexa de dor regional tipo I ou II, 79
  da apneia, 241
  da apneia obstrutiva do sono, 236-272
  da ardência bucal, 293-311
    características, 294
    depressão, 301-303
    epidemiologia, 294
    etiologia, 295
      fatores locais, 295
      fatores psicossociais, 298
      sistema gustativo, 296-297
      sistema nervoso central e periférico, 295-296
    experiência e pesquisa clínica, 301
    idoso, 321-322
    pacientes, avaliação de, 298
    sintomática, 298
    tratamento, 298-300
  de Baggio-Yoshinari, 482-483
  de *Burnout* em profissional da saúde, 182-184
  de Costen, 544-545
  de Down, 287-288
  de Eagle, 390-391
  de Gradenigo, 392
  de Sjögren, 287-288
  de SUNCT, 194, 390
  de Tolosa-Hunt, 393
  dolorosa miofascial, 564, 582-592
  estilo-hióidea, 390-391
  fibromiálgica, 592-595
  paratrigeminal de Raeder, 392
  pescoço-língua, 393
Sinusite, 208-210
Sinusopatias em odontalgia, 347-348
Sistema
  cognitivo, 80
  límbico, 80
  nervoso central, 295-296
  nervoso periférico, 295-296
  neuronal excitatório e inibitório, 80
Sono
  apneia obstrutiva do, 263-272
  distúrbio do, 568
  dor, 237-244
  dor orofacial, 245-252
Sononanoendoscopia, 267
Subluxação da articulação temporomandibular, 628-629

T
Tálamo, 71, 105-106
Terapêutica da dor aguda, 26
Terapias
  antibioticoterapia, 444
  cognitivo-comportamentais, 789
  múltiplas, 791
Tétano, 566
Tomografia computadorizada (SAOS), 267
Toxina botulínica, 260, 791
Transmissão somatossensitiva trigeminal, modulação da, 106-107
Transtornos psiquiátricos, 151
Tratamento farmacológico da dor, 697-766
  analgésicos anti-inflamatórios não estereoidais, 701-712
    administração e efeitos adversos, 707-709
    classificação e indicações, 701-707
    cuidados e contraindicações, 709-711
    intoxicação, 711
    recomendações, 711-712
  anestésicos locais, 751-761
    agonistas e antagonistas adrenérgicos, 753-756
    agonistas e antagonistas de serotonina, 758-759
    antagonistas dos receptores NMDA, 752-753
    anticolinesterásicos, 761
    bloqueadores de canais de cálcio, 756-757
    cafeína, 761
    capsaicina, 760
    dopamina e agonistas dopaminérgicos, 760-761
    inibidores da reabsorção óssea, 759-760
  farmacocinética, 700-701
  medicamentos coadjuvantes, 731-751
    ansiolíticos, 748-749
    antidepressivos, 732-735
    anticonvulsivantes, 740-743
    anti-histamínicos, 749-751
    carbonato de lítio, 748
    corticosteroides, 731-732
    inibidores da MAO, 736-737
    inibidores seletivos da recaptação de serotonina, 735-736
    inibidores seletivos da recaptação de serotonina e de noradrenalina, 736
    miorrelaxantes, 743-748
    neurolépticos, 737-740
    psicoestimulantes, 749
  opioides, 712-731
    efeitos colaterais, 726-728
    eficácia, 728
    mecanismos de ação, 712-726
    recomendações, 726
    tolerância e dependência, 729-731
    tolerância, pseudotolerância, dependência, pseudovício e vício, 728-729
  vias de administração, 699-700
Tratamento odontológico
  criança
    protocolo, 132
    sedação e anestesia geral, 136
  convencional na reabilitação oral e qualidade de vida, 797
Trato
  de Lissauer, 68
  espinal do nervo trigêmeo, núcleo do, 86-94
  espinocervical, 69-70
  espinorreticular, 69
  palioespinotalâmico, 69
Tratotomia, 80
Traumatismo
  da mucosa oral, 315
  oclusal, 371-372
Travamentos mandibulares, 619
Treinamento profissional em dor, 27-28
Trigêmeo, neuralgia idiopática do, 396-408
Trismo farmacológico, 567-568
Trismo, 526-527
  mioespasmo, 565-567
Trombina, tempo de, 143
Tromboplastina parcial ativada, tempo de, 143
Trombose venosa, 196
Tronco encefálico, 70-71
Tumor
  articulação temporomandibular, 630
  articulação temporomandibular, cirurgia da, 661-665
  da articulação temporomandibular, 494
  de laringe e faringe, 494-495
  extracraniano, 491
  intracraniano, 197, 490-491
  nasossinusal e de rinofaringe, 210
  odontolológico, 495

V
Vascularização e inervação, 612
Vias
  com projeção rostral, 68-70
    trato neoespinotalâmico, 68
  nervosas aferentes/nervo trigêmeo, 66-68
    trato de Lissauer, 68

X
Xerostomia, 498, 525-526

Z
Zona bilaminar, 611
Zumbido, 273-278
  disfunção temporomandibular, 274-275
  relação com odontologia, 274
  sistema somatossensorial, 275-276